Alfred M. Debrunner

Orthopädie
Orthopädische Chirurgie

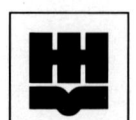

Alfred M. Debrunner

Orthopädie

Orthopädische Chirurgie

Die Störungen des Bewegungsapparates
in Klinik und Praxis

3., vollständig überarbeitete Auflage

Mit einem Geleitwort von
Professor Maurice E. Müller

Verlag Hans Huber
Bern · Göttingen · Toronto · Seattle

Anschrift des Autors
Dr. med. Alfred M. Debrunner
Orthopädische Chirurgie
Beethovenstraße 3
CH–8002 Zürich

Die Deutsche Bibliothek – CIP-Einheitsaufnahme

Debrunner, Alfred M.:
Orthopädie, orthopädische Chirurgie: die Störungen
des Bewegungsapparates in Klinik und Praxis / Alfred M.
Debrunner. Mit einem Geleitw. von Maurice E. Müller.
– 3., vollst. überarb. Aufl. – Bern; Göttingen; Toronto;
Seattle: Huber, 1994
   Bis 2. Aufl. u. d. T.: Debrunner Alfred M.: Orthopädie
   ISBN 3-456-81962-5

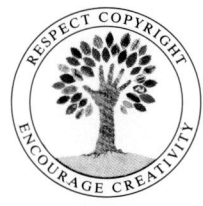

© 1994 Verlag Hans Huber Bern
Satz: Satzatelier Paul Stegmann, Bern
Herstellung: Kurt Thönnes, die Werkstatt, Liebefeld-Bern
Druck und Buchbinder: Kösel GmbH, Kempten/Allgäu
Printed in Germany

Inhaltsübersicht

I. Teil: Grundlagen der Orthopädie

A. Der Bewegungsapparat: Biomechanik und Pathophysiologie

B. Orthopädische Diagnostik

C. Orthopädische Therapie

D. Orthopädie von der Geburt bis zum Tod

II. Teil: Orthopädische Krankheiten

III. Teil: Regionale Orthopädie

A. Obere Extremitäten

B. Wirbelsäule

C. Untere Extremitäten

Geleitwort

Ein medizinisches Lehrbuch kann, besonders wenn der Gegenstandskatalog als Grundlage dient, rein deskriptiv auf dem pathologisch-anatomischen Bild einer momentanen Störung aufgebaut sein. Jedes Krankheitsbild widerspiegelt dann einen klar definierbaren Zustand, und jedes Kapitel wird unterteilt in Definition, Pathologie, Klinik, Differentialdiagnose, Evolution und Therapie. Meist stützt sich ein so aufgebautes neues Werk weitgehend auf frühere Lehrbücher und auf althergebrachtes Wissen. Wandlungen der Anschauungen und neuzeitliche Weltliteratur bleiben ebenso unberücksichtigt wie wissenschaftlich experimentelle Erkenntnisse oder pathophysiologische Erklärungen, die für das Verständnis der Mechanismen der Entgleisungen von Reparaturvorgängen so wesentlich erscheinen. Störungen im Bereich des Bewegungsapparates können nicht als Zustände, sondern müssen als meist lebenslänglich dauernde Vorgänge mit allen ihren psychologischen und sozialen Auswirkungen verstanden werden. Um die Evolution des Leidens festzuhalten und zur Aufstellung eines Behandlungsplanes auf lange Sicht sind deshalb multifaktorielle Untersuchungen und wiederholte Beobachtungen notwendig. Alles Punkte, die in einem fern von der täglichen Praxis geschriebenen Buch nicht enthalten sein können.

Ganz anders das Lehrbuch der Orthopädie von ALFRED DEBRUNNER, der als Leiter der orthopädischen Abteilung eines Stadtspitals in mehrjähriger systematischer Arbeit ein beispielhaftes Werk erstellt hat. Als orthopädischer Chirurg mit einer großen Privatpraxis weiß er, daß die Patienten beim Arzt nicht nur Therapie, sondern Verständnis, Rat und Übernahme der Verantwortung für die adäquate Behandlung ihres Leidens suchen. Deshalb versuchte er, eine Brücke von der Praxis zur Klinik und von der historischen Entwicklung der Orthopädie zu den neuesten wissenschaftlichen Erkenntnissen zu schlagen.

ALFRED DEBRUNNER legte besonderes Gewicht auf die Aufdeckung der biomechanischen Zusammenhänge zwischen funktionellem Aufbau und funktioneller Anpassung der Strukturen des Bewegungsapparates, zwischen den für die langsame Entstehung einer Arthrosis deformans verantwortlichen Vorgängen und der Entwicklung kausaler oder gar prophylaktischer Behandlungsmethoden. Trotzdem hat ALFRED DEBRUNNER den Gegenstandskatalog nicht außer acht gelassen. Alle darin aufgeworfenen Fragen wurden mit Sachkenntnis und Verständnis beantwortet. Der etwas schwierigere, theoretisch wichtige erste Teil des Lehrbuches kann vom Studenten vorerst vernachläßigt werden. Nach Studium der im allgemeinen zweiten und im speziellen dritten Teil erörterten Krankheitsbilder mit den zahlreichen ansprechenden Schemata und Beispielen aus der Praxis wird er sich dann gerne mit den Erklärungen des ersten Teiles beschäftigen.

Assistenzärzte und Praktiker, die schon über gewisse Kenntnisse in orthopädischer Chirurgie verfügen, werden dieses leicht lesbare Buch immer wieder als Nachschlagewerk verwenden. Es gehört somit in die Bibliothek jedes am Bewegungsapparat interessierten Arztes.

MAURICE E. MÜLLER

Vorwort

Vorwort zur ersten Auflage

Als vor einigen Jahren der Verlag Hans Huber mit dem Vorschlag, einen «Leitfaden» der Orthopädie zu schreiben, an mich herantrat, hatte die Orthopädie gerade einen «großen Sprung nach vorne» getan und sich damit zu einer «*orthopädischen Chirurgie*» entwickelt, mit dem anspruchsvollen Ziel, sowohl *Krankheiten* als auch *Verletzungen des Bewegungsapparates* umfassend verstehen und behandeln zu können. Nach der stürmischen Entwicklung der sechziger Jahre, die ich in der Klinik meines damaligen Lehrers Maurice E. Müller mitverfolgen konnte, schien eine Standortbestimmung angebracht.

Bald stellte sich heraus, daß die Form des «Leitfadens» mit stichwortartigem Aufzählen von Fakten und Rezepten für diesen Zweck nicht geeignet sein würde: Die Orthopädie gehört zu den medizinischen Fachgebieten, in welchen die pathophysiologischen Zusammenhänge nicht nur logisch, sondern auch praktisch *anwendbar,* die Wirkungen unserer therapeutischen Bemühungen überdies einwandfrei *nachprüfbar* sind. Diese Zusammenhänge sind zweifellos das Interessante und Wesentliche an der Orthopädie, und zu ihrer Darstellung schien die Form des Lehrbuches, des «textbook» besser geeignet.

Auch sollte das Buch ein gewisses Lesevergnügen bereiten. Medizinische Literatur ist im allgemeinen nicht gerade eine besonders spannende Lektüre, und während des Studiums hätte ich mir oft etwas weniger Einschläferndes gewünscht.

Gliederung des Stoffes

Im I. Teil: «*Grundlagen der Orthopädie*» wird versucht, die *pathophysiologischen Grundlagen* aufzuzeigen. Sicher wäre es verfehlt, die Orthopädie rein mechanisch verstehen zu wollen, doch läßt sich nicht bestreiten, daß die Gesetze der Statik und Mechanik die Funktion des Haltungs- und Bewegungsapparates ebenso beherrschen, wie etwa die Gesetze der Chemie oder der Hämodynamik die innere Medizin. Eine zusammenhängende Darstellung der Wechselwirkungen zwischen Biologie und Mechanik schien deshalb wesentlich. Eine solche «*Biomechanik des Haltungs- und Bewegungsapparates*» war bisher in deutscher Sprache nur in Handbüchern zu finden.

Der *I. Teil:* «*Grundlagen der Orthopädie*» enthält im weiteren eine zusammenhängende Beschreibung der orthopädischen *Diagnostik* sowie der orthopädischen *Therapiemöglichkeiten,* da diese sich weniger auf einzelne Krankheitsbilder als auf bestimmte *Funktionsstörungen* des Bewegungsapparates beziehen. Auf das Erfassen der Funktion und ihrer Bedeutung für den Patienten ist denn auch besonderer Wert gelegt.

Im *II. Teil:* «*Orthopädische Krankheiten*», werden Pathologie, Pathogenese und Klinik der großen Krankheitsgruppen, etwa der «degenerativen Gelenkkrankheiten», im Zusammenhang, unabhängig von der Lokalisation, in geschlossenen Kapiteln dargestellt.

Der *III. Teil:* «*Regionale Orthopädie*», in welchem die Affektionen der einzelnen Körperregionen mit ihren Besonderheiten abgehandelt werden, entspricht am ehesten einem «Leitfaden».

Somit kann, wer eine kurze Orientierung sucht, wie sie etwa ein Skriptum bietet, hinten, im III. Teil zu lesen beginnen, so wie man es bei Kriminalromanen etwa zu tun pflegt, wenn man lediglich den Ausgang der Geschichte wissen möchte bzw. nur, was man an der Prüfung zu sagen oder in der Praxis zu tun hat.

Wer, wie es der Autor hofft, sich damit nicht zufrieden geben will, mag im I. Teil mehr über die Grundlagen der Orthopädie, über Möglichkeiten, Wirkung, Sinn und Grenzen der Therapie finden.

Die dreiteilige Gliederung bringt manche Überschneidungen, doch schien mir der Vorteil der geschlossenen, auch einzeln lesbaren Kapitel, zu überwiegen. Die ausgiebigen Verweise sollten dem, der Querverbindungen sucht, helfen, diese zu finden. Der eilige Leser kann ohne weiteres darüber hinweglesen.

Auswahl des Stoffes

Da Vollständigkeit weder möglich noch erstrebenswert ist, kommen der *Auswahl* und *Gewichtung* des Stoffes besondere Bedeutung zu. Hier liegt wohl eine der letzten Chancen für ein Einmannbuch wie das vorliegende, das mit dem letzten Wissensstand eines von einem Fachspezialistenteam verfaßten Lehrbuches weder konkurrieren kann noch will:

Jede ärztliche Handlung, sei sie diagnostisch oder therapeutisch, ist ein *Entscheid,* der letztlich vom *Arzt in freier Verantwortung* getroffen werden muß. Diesen Entscheid nimmt ihm niemand ab, auch kein Lehrbuch. Dieses kann ihm lediglich die *Entschei-*

dungsgrundlagen für seine Entschlüsse vermitteln. Als tragfähige Grundlage erweist sich weniger ein kumuliertes Detailwissen, welches oft eher eine Unsicherheit bewirkt, als vielmehr das Erfassen der mannigfaltigen *Zusammenhänge.* Dies erlaubt eine zuverlässigere Beurteilung der individuellen Situation des Patienten und erleichtert es, eine Lösung zu finden, die seinen Bedürfnissen entspricht.

Nun wird ärztliches Handeln wesentlich von den körperlichen und psychischen *Auswirkungen der Krankheit auf den Patienten* mitbestimmt, umso mehr, als dieser zunehmend am Entscheidungsprozeß teilhat. Eine stichwortartige, wertfreie Aufzählung von Fakten und Methoden wäre einer solchen Auffassung nicht dienlich. Eine Wertung jedoch wird immer subjektiv bleiben und nie allen Lehrmeinungen gerecht werden. Ich hoffe aber, daß der damit verbundene Vorteil des kritischen Abwägens oder der klaren Stellungnahme überwiegt. Auch sollen die der Medizin im allgemeinen und den operativen Disziplinen im besonderen innewohnenden offenen Fragen und Zweifel nicht verschwiegen werden. Sie schützen vor einer falschen, weil simplifizierenden Sicherheit, mit welcher ausgerüstet gelegentlich junge Ärzte vom Studium in die Praxis kommen.

Im einzelnen wurden

- die *häufigen,*
- die *praktisch wichtigen* und
- die *therapeutisch zugänglichen*

Probleme in den Vordergrund gestellt. Die entsprechende Liste ist in ständiger Wandlung begriffen. So sind z.B. Tuberkulose und Poliomyelitis stark zurückgegangen. Letztere ist allerdings in den Entwicklungsländern auch heute noch eine große Plage, welche immense orthopädische Probleme stellt. Da sie zudem die Funktionsstörungen des Bewegungsapparates exemplifiziert wie keine andere Krankheit, ist sie auch ausführlich beschrieben.

Die *Frakturenlehre* gehört als fester Bestandteil zum Arbeitsfeld der Orthopädie. Sie ausführlich darzustellen würde allerdings den Rahmen dieses Buches bei weitem sprengen. Hier wird darauf eingegangen, soweit die orthopädische Betrachtungsweise von Bedeutung ist für die Probleme der Frakturheilung und der Behandlung. Etwas ausführlicher beschrieben wurden die langfristigen Auswirkungen. Noch zu häufig müssen Patienten wegen vermeidbaren *Frakturfolgen* später orthopädische Hilfe suchen.

Die orthopädischen *Operationen* wurden in Grundzügen beschrieben. Die Operationstechnik ist nur praktisch zu erlernen und in der Fachliteratur ohnehin das bevorzugte Thema. Überdies wechseln sich die einzelnen empfohlenen Methoden immer schneller ab. So veralten Operationslehren sehr rasch.

Zu den beständigeren Grundlagen der Orthopädie gehören hingegen die Kenntnisse der gerade in diesem Fach so wichtigen *Langzeitverläufe,* sowohl mit Therapie als auch *ohne* Behandlung. Erst aus der Gegenüberstellung dieser beiden Möglichkeiten lassen sich Operationsindikationen verantworten. Hier bleibt noch vieles zu erforschen, damit wir «am Patienten bleiben» und uns nicht in den unbegrenzten Möglichkeiten der heutigen Medizintechnik verlieren, denn die ärztliche Tätigkeit ist praktisch immer nur ein punktueller Eingriff in ein sich ständig wandelndes, komplexes biologisches System. Sie kann dieses nicht «heilen». Sie kann höchstens hoffen, im Ablauf des Geschehens eine Wendung zum besseren zu induzieren. Die Kunst ist es, die Natur nicht *gegen* uns, sondern *für* uns wirken zu lassen. Dabei spielt die *Zeit* eine überragende Rolle.

Mein Dank

gehört in erster Linie meinen Lehrern: meinem verstorbenen Vater, Prof. H. Debrunner, Zürich und Basel, sodann Herrn Prof. M. R. Francillon, ehemals Leiter der orthopädischen Universitätsklinik Balgrist, Zürich, und vor allem Prof. Maurice E. Müller, zuletzt Leiter der Universitätsklinik für orthopädische Chirurgie in Bern, und schließlich Prof. B. G. Weber, früher Chefarzt der Klinik für orthopädische Chirurgie in St. Gallen.

Zu danken habe ich auch meinem Partner und Freund H. R. Meyer, der mir die Probleme der Patienten in der freien Praxis verstehen half, sowie den Kollegen der chirurgischen und der rheumatologischen Abteilung des Stadtspitals Triemli, Zürich.

In mannigfaltiger Weise haben mich auch Prof. A. Schreiber, Direktor der orthopädischen Universitätsklinik Balgrist, Zürich, und sein Stab unterstützt, unter anderem mit Material aus ihrem unvergleichlichen Archiv.

Mein Dank gebührt im weiteren allen, die mir bei der Fertigstellung des Manuskriptes mit ihrem Rat geholfen haben, allen voran Prof. M. E. Müller und Ch. Petri, sodann O. Cech, Prag (Verletzungen und Verletzungsfolgen), Ch. Kieser (Knie), E. Mattmann (Neurochirurgie), Ch. Meuli (obere Extremitäten), H. R. Meyer (Fuß), H. Scheier (Wirbelsäule), B. Rüttimann (Rehabilitation und technische Orthopädie).

Besonders dankbar bin ich allen jenen, die mir in großzügiger Weise Abbildungsmaterial zur Verfügung gestellt haben. Die Herkunft der Abbildungen geht aus dem Abbildungsnachweis am Schluß des Buches hervor. Von den vielen Namen sei hier nur einer angeführt: Prof. R. Schenk, Bern, verdanke ich eine Reihe von histologischen Bildern. Auch allen übrigen – ihre Namen sind im Abbildungsnachweis auf S. 937f. zu finden – gebührt mein Dank.

Schließlich bleibt mir zu danken K. Oberli, Bern, der die Zeichnungen angefertigt und geduldig immer wieder umgezeichnet hat, P. Stegmann, der den Satz besorgte, dem Verlag Hans Huber, Bern, für die Fertigstellung des Buches, und Dr. h. c. W. Jäger, H. Weder, J. Flury und K. Thönnes für ihren Enthusiasmus und ihr Verständnis.

Um Verständnis und Nachsicht möchte ich auch den Leser bitten für die vielen Unzulänglichkeiten und Mängel, deren ich mir nur zu gut bewußt bin. Mein Wunsch wäre, daß seine Kritik möglichst geradlinig den Weg zu mir finde.

Ich würde mich freuen, wenn das Buch mithelfen könnte, eine Brücke von der Fachwissenschaft zu den Nöten unserer Patienten zu schlagen.

Zürich, Januar 1983   ALFRED M. DEBRUNNER

Vorwort zur dritten Auflage

Genau vor zehn Jahren erschien die erste Auflage dieses Lehrbuches, und bereits ein Jahr später wurde eine Neuauflage nötig. Auf diese folgte eine ebenfalls erfolgreiche Studienausgabe, ein Hinweis, daß das Buch brauchbar war. Dies zeigen auch die Zuschriften und die positive Aufnahme in der Fachwelt. Offensichtlich besteht bei einem breiten Leserkreis Bedarf nach einem Lehrbuch dieser Art: In erster Linie Orthopäden, Chirurgen, Traumatologen, Rheumatologen, Pädiater, Radiologen, aber auch Allgemeinpraktiker, Physiotherapeuten, Krankenschwestern und Studenten zählen dazu.

In diesen zehn Jahren hat sich die Orthopädie so stark gewandelt, daß eine *vollständige Um- und Neubearbeitung* notwendig wurde.

Altes wurde revidiert, Neues kam hinzu:

- Die *bildgebenden Verfahren* revolutionierten die orthopädische *Diagnostik* und brachten eine Renaissance der *Anatomie*. Beides gehört zum Werkzeug des Orthopäden. Und Werkzeuge gibt man nicht aus der Hand.
- Die *Arthroskopie* hat einen enormen Boom erlebt. Sie ist zu einer der häufigsten Operationen überhaupt geworden. Doch: «poking the scope into shoulders and knees and always finding something to remove is certainly more financially rewarding than taking time to sort out symptoms and signs for indications» (J. Bone Jt. Surg. *73–A,* 1409, 1991). Auch Arthroskopien brauchen genaue Indikationen. Sie sind auf S. 792f. zu finden.
- Die *Wirbelsäulenchirurgie* ist zu einer eigenen, höchst anspruchsvollen Spezialität geworden. Damit die Patienten davon profitieren können, müssen die Kriterien für die *Indikationen* den gleichen hohen Standard erreichen wie die Operationstechniken.

- Die *Endoprothetik* ist heute fest etabliert und zum bedeutendsten Wirkungsfeld der orthopädischen Chirurgie geworden. Das Ziel, Prothesen, die bis ans Lebensende tadellos funktionieren, ist noch in weiter Ferne. Inzwischen gilt es, auch den Patienten mit ihren Problemen mit gelockerten Prothesen zu helfen (S. 753ff.).
- *Knieverletzungen* in reicher Auswahl hat uns der *Sport* beschert. So haben wir die Biomechanik dieses Gelenkes und seiner Bänder besser verstehen gelernt (S. 836ff.). Diese theoretischen Erkenntnisse in die Praxis umzusetzen ist nicht unproblematisch.
- Die *Frakturbehandlung* ist nach dem initialen Siegeszug der Osteosynthese *differenzierter* geworden. Wir haben gelernt, daß ohne lebenden, vitalen Knochen und ohne die Mechanismen der natürlichen Frakturheilung kein Knochenbruch heilt. Die Techniken haben sich danach zu richten. Indirekte Reposition, Fixateur externe, Verriegelungsnagel, «biologische Osteosynthesen» sind aus dieser Notwendigkeit heraus entwickelt worden (S. 483ff.).

Die meisten dieser Neuerungen zeigen einen stark zentrifugalen Trend, sie drängen in Spezialitäten und Subspezialitäten. Die negativen Seiten dieser Entwicklung sind in den letzten Jahren immer klarer hervorgetreten. Viele Bestrebungen gehen heute dahin, den *Ganzheitsaspekt* wieder in den Vordergrund zu stellen. So werden z. B. im Lernzielkatalog für die Orthopäden in der Schweiz Kenntnisse gefordert, die über die reine Krankheitslehre hinausgehen und der Beurteilung und praktischen Entscheidungsfindung dienen. Es sind weitgehend dieselben Themen, welche auch Schwerpunkte bei der Neubearbeitung dieses Buches bildeten. Dazu gehören:

- *Anatomie* des Bewegungsapparates, morphologisch und funktionell.
- *Biomechanik* und Pathophysiologie.
- *Kritische Gewichtung* und *Interpretation* der diagnostischen Verfahren.
- *Stellenwert* konservativer Maßnahmen.
- Abschätzung des *Komplikationspotentials* orthopädischer Eingriffe.
- Integration der Belange der Versicherungen, der sozialen Institutionen und der rechtsmedizinischen Aspekte in der *Therapieplanung.*
- Aufwand/Nutzenanalyse von diagnostisch-therapeutischen Maßnahmen.
- Bedeutung der Dokumentation, Information und Statistik für die Qualitätssicherung in der Orthopädie.

Alle diese Aspekte wurden in der neuen Auflage besonders berücksichtigt, ebenso wie viele Anregungen und Kritiken, doch wurde eine möglichst lückenlose Aufzählung aller neueren Trends, Theorien und Techniken nicht angestrebt, da erfahrungsgemäß nur ein relativ kleiner Teil davon auf längere Sicht Bestand hat. Nur die Zeit kann uns die notwendige Sichtung und gültige Wertung bringen, welche die Grundlage bildet für die Praxis der Orthopädie und damit auch für dieses Lehrbuch.

Die Zersplitterung in Subspezialitäten wird von vielen bedauert, viele halten sie für unvermeidlich. Ihr zu begegnen werden jedoch auch zunehmend Kräfte wach, die sich auf den ärztlichen Auftrag zurückbesinnen und den *Patienten wieder in den Mittelpunkt* stellen wollen.

Als Ärzte stehen wir in einem Spannungsfeld zwischen unserer «Wissenschaft» und der Not des Patienten, eine unbequeme Situation, nicht immer leicht zu ertragen. Weder das Abheben in die Höhenflüge der Wissenschaft, noch die Flucht in den Dschungel einer Kurpfuscherei können uns helfen. Standhalten im Spannungsfeld zwischen Patient und Wissenschaft, zwischen Theorie und Praxis, ist gefordert, ist aber auch das Faszinierende unseres Berufes. Diesem Spannungsfeld ist ein ganzer neuer Buchteil gewidmet: I.D.: *«Orthopädie von der Geburt bis zum Tod – Zwischen Wissenschaft und Patient»* (S. 273 ff.).

Die Themen und Fragen, auf die hier eingegangen wird, kommen in der Fachliteratur noch kaum zur Sprache, gewinnen aber zunehmend an Bedeutung: Die *Zeit* ist einer der wichtigsten Faktoren, sowohl für das Verständnis der Krankheitsverläufe (Lebensalter) wie für unser Handeln:

– der richtige *Zeitpunkt* gehört zu jeder *Indikation,* und

– *Langzeitresultate* sind ihre Grundlagen.

Schließlich steht und fällt der Beruf des Orthopäden mit der *Verantwortung,* die sein Handeln bestimmt. Dies gilt heute in besonderem Maß, da uns immer potentere Mittel und Werkzeuge zur Verfügung stehen.

Risiko und Verantwortung in der Orthopädie ist, in diesem Lichte betrachtet, ein aktuelles Thema. Offenbar ist es auch ein Zeitloses: So scheint mir auch der Aufsatz, den mein Vater *Hans Debrunner,* Gocht-Schüler in Berlin und später Professor für Orthopädie in Basel, vor 38 Jahren für die «Zeitschrift für Orthopädie» schrieb, nichts von seiner Aktualität verloren zu haben. Ich weiß nichts besseres zu tun, als diese kleine Schrift, sozusagen als «Motto», an den Anfang dieser dritten Auflage zu stellen.

Die Zukunft liegt in unserer Hand. Daß die Orthopädie eine Zukunft hat, ist meine Überzeugung, daß dies Buch einen Beitrag dazu leisten möge, mein Wunsch.

Zürich, im Mai 1993   ALFRED M. DEBRUNNER

Risiko und Verantwortung in der orthopädischen Therapie

Von Hans Debrunner (1889–1974)

Im September 1955 fand in Paris ein internationaler Kongreß der medizinischen Ethik statt. Mehr als 800 Männer der Wissenschaft nahmen daran teil. Einige Wochen später hielt *Joseph Marion* sein Referat über «le risque en chirurgie orthopédique» vor der französischen Orthopädengesellschaft. Wir fragen uns, ob die neue Ära der Technisierung unserer Heilkunst eine Lockerung der Verpflichtungen mit sich gebracht habe, die seit Hippokrates jedem Arzt übertragen wurden, oder wie denn sonst die Tatsache zu verstehen sei, daß man dem Arzt sozusagen selbstverständliche Verhaltensregeln erneut einzuprägen für nötig findet. Es steht außer Zweifel, daß die Erfindungen und Entdeckungen der jüngsten Zeit die Methodik medizinischer Therapeutik verändert haben. Sie haben indessen an den Grundlagen ärztlichen Handelns kein einziges Steinchen abgetragen. Die Kernsprüche vom nil nocere, von der salus aegroti suprema lex, die ihr ehrwürdiges Alter schon durch die lateinische Fassung bekunden, gelten heute wie gestern und werden morgen gelten. Warum trotzdem diese Bemühungen um ärztliche Verantwortung und therapeutisches Risiko?

Ich will mich in diesen Betrachtungen auf unsere Fachprobleme beschränken. Ich glaube, zwei große Veränderungen erkennen zu können, die uns erklären, weshalb wir uns besonders eindringlich mit den Fragen beschäftigen sollten. Als erste dieser Veränderungen möchte ich die sogenannte Aufklärung des Publikums erwähnen. Durch die Presse, Radio, Film und Television wird heute in den sogenannten zivilisierten Ländern laufend über die neuen Errungenschaften der Technik berichtet. Die medizinische Technik wird in diese Berichte mit einbezogen. Von biologischen Überlegungen hört der Laie nichts. Ihm werden nur die technischen Möglichkeiten vorgeführt. So erhält er ein vollkommen falsches Bild von den Errungenschaften der Medizin und folgert daraus den Anspruch auf ein Recht zur Gesundheit, das noch vor einem Menschenalter unvorstellbar gewesen wäre. Der Kranke gibt dem Arzt den Auftrag, ihn wiederherzustellen. Er ist nicht etwa enttäuscht, wenn der Arzt diesem Auftrag nicht gerecht zu werden vermag, sondern er ist entrüstet, spricht ihm die Kompetenz der Entscheidung und des Könnens ab und läuft zur Konkurrenz. Derartige Erfahrungen

strahlen eine eigentümliche Kraft der Versuchung aus, die auch gewissenhafte Ärzte in ein Dilemma versetzen. Sie schwanken, ob sie krankhafte Zustände angehen dürfen, die zwar keineswegs lebensgefährlich, vielleicht nicht einmal lebensstörend sind, weil der Patient an Versprechungen glaubt, die ihm eine geschäftige und unverantwortliche Publizistik vorgegaukelt hatte. Dem Druck einer derartig fehlorientierten öffentlichen Meinung werden die Ärzte nicht immer widerstehen – sieht man doch wie neu empfohlene Operationsmethoden, die früher an einer einzigen Klinik sorgfältig ausprobiert wurden, in unseren Tagen sofort von einem Dutzend Berufenen und hundert Unberufenen übernommen, propagiert und oft wieder verworfen werden.

Eine zweite Veränderung, welche die ärztliche Verantwortung erhöht, besteht zweifellos in der Erweiterung der Operabilität. Damit treten die großen orthopädischen Operationen in den Risikobereich der lebensgefährlichen chirurgischen Eingriffe. Denn trotz eines Arsenals von Mitteln gegen Schock, Infektion, Embolie, lauern diese Gespenster hinter den Toren, durch die wir mit dem Patienten ins Unbekannte treten. Wir können ihr Dasein erst erkennen, wenn das Tor durchschritten ist.

Das sind bekannte Dinge. Der besonnene Arzt hat sie zu allen Zeiten respektiert und respektiert sie auch heute. Er wird es sich zur Pflicht machen, den Patienten darüber aufzuklären und ihm erst dann die Entscheidung zu übertragen, wenn er um die Gefahr weiß.

Schwerer zu beurteilen, weil es zur Kunst der therapeutischen Indikationsstellung gehört, ist das funktionelle Risiko, das zu vernachlässigen uns gerade die erweiterte Sicherheit der Operation verführt. Ich glaube, daß auf diesem Feld von uns allen Fehler begangen werden, die vermieden werden sollten. Jeder Eingriff im Wiederherstellungsverfahren bedeutet ein Abenteuer, das wir mit dem Patienten zusammen zu bestehen haben. Meist sind die Erfolgschancen gut; nie sind sie hundertprozentig sicher. Oft aber – denken wir nur an die blutigen Eingriffe bei veralteten Hüftluxationen, an die Verspannungen bei schweren Wirbelsäulenaffektionen, an Verlängerungs- und Verkürzungsoperationen – wird die Aussicht auf die erhoffte Besserung getrübt und unsicher; das Risiko des Abenteuers erhöht sich; sein Ausgang hängt von so viel Unbekanntem ab, daß es sich unserer Berechnung entzieht und auch die statistische Bewertung die Grenze der Zuverlässigkeit überschreitet. In solchen Fällen kann nur eine überaus gründliche Abklärung der Erwartungen des Patienten im Vergleich zu den vorhandenen Leistungen, also nur eine sorgfältige Funktionsdiagnose und -analyse, die Möglichkeiten eines reparatorischen Eingriffs einigermaßen abklären. Dazu gehört auch die Abklärung der psychologischen Voraussetzungen. Sie bestimmen das funktionelle Element in hohem Maße. Die Entscheidung selbst hat der Arzt im engsten Einvernehmen mit dem Patienten zu fällen. Er muß ihm die Risiken wenigstens in allgemeinen Grundzügen bewußt machen. Er benötigt die freie Zustimmung des Kranken ebensosehr wie sei-

nen Anteil an der Verantwortung. Ein solches Verhalten wird uns vor der Gefahr bewahren, daß wir unserem Können mehr zutrauen als unserem Wissen!

Claude Bernard hat die Selbstgefährdung des modernen Menschen in einem schlichten Satz ausgedrückt, der wie eine Mahnung an unsere Zeit klingt: «L'homme peut plus qu'il ne sait.» Sein Können übersteigt sein Wissen. Denken wir daran, daß wir unser Können nach unserem Wissen einzurichten haben. Dann erst werden wir verantwortungsbewußte Ärzte bleiben.

Einleitung

Orthopädie war lange Zeit ein medizinisches Nebenfach von geringer Bedeutung. Sie befaßte sich fast ausschließlich mit mißgebildeten Kindern und führte ein recht abgeschiedenes Eigenleben in Kinder- und Krüppelheimen (siehe «Entwicklung der Orthopädie»).

Es gab eigentlich nur eine *kleine Anzahl* von orthopädischen Patienten. Lange Zeit wurde Orthopädie im Laufe der Ausbildung der jungen Ärzte nur am Rande erwähnt und auch nicht geprüft.

Dies hat sich radikal geändert: Die medizinischen *Statistiken* zeigen, daß die

- *Unfallverletzungen,* die
- *Verletzungsfolgen,* die
- *degenerativen Krankheiten* des Bewegungsapparates (Arthrosen) und die
- sog. *rheumatischen Krankheiten*

heute zahlenmäßig einen Hauptanteil aller behandlungsbedürftigen Krankheiten stellen. Alle diese Patienten kommen früher oder später in die Behandlung eines orthopädischen Chirurgen oder eines anderen mit orthopädischen Problemen vertrauten Arztes. Rein umfangmäßig hat die Orthopädie eine gewaltige Ausweitung erlebt. Ihre *volkswirtschaftliche Bedeutung* geht aus den Statistiken der Unfall- und Invalidenversicherungen hervor: Die größte finanzielle Belastung erwächst diesen Versicherungen aus Schäden des Bewegungsapparates, also aus «orthopädischen Krankheiten».

Gleichzeitig mit dieser quantitativen Ausweitung der Orthopädie haben aber auch ihre *Behandlungsmöglichkeiten* eine ungewöhnliche Entfaltung erfahren. Neben der Weiterentwicklung der klassischen, mechanischen Orthopädie ist dies vor allem den erweiterten *operativen* Möglichkeiten zu verdanken. In den letzten Jahrzehnten ist die Orthopädie zur *orthopädischen Chirurgie* geworden.

Ihrem ursprünglichen Ziel: *Störungen der Funktionen des Bewegungsapparates zu beheben,* ist sie dabei treu geblieben. Heute wie früher geht es nicht darum, einzelne pathologische Zustände an einzelnen Stellen des Bewegungsapparates zu behandeln, sondern dem Bewegungsapparat eine unter den gegebenen Umständen optimale Funktion zu ermöglichen, kurz, dem Patienten zu helfen, sich selbst zu helfen.

Daß dazu eine Gesamtbetrachtung des Bewegungsapparates, aber auch des Patienten in seiner individuellen und sozialen Situation notwendig ist, macht die Spezialität der Orthopädie aus. Ihre besondere, orthopädische Betrachtungsweise ist aber nicht ein Geheimrezept des Spezialarztes für Orthopädie, sondern eine *Grundlage* für alle jene Ärzte, welche Patienten mit Störungen der Funktion des Bewegungsapparates behandeln müssen.

Diese Grundlage zu vermitteln ist das erste Anliegen dieses Buches.

Arzt oder Mediziner?

Ein Zweites kommt hinzu: Mit jedem Jahr wird der Graben zwischen der medizinischen Wissenschaft und dem Arzt, der sich seinen Patienten zuwendet, größer. Viele junge Ärzte sehen damit ihre *Lebensaufgabe,* die sie sich gestellt haben, – ihren Patienten mit den Möglichkeiten der naturwissenschaftlichen Medizin zu helfen – *gefährdet.* Sie glauben sich vor die Wahl gestellt, entweder wissenschaftlich hochqualifizierte Medizinaltechniker zu werden (und dabei den Menschen zu vergessen), oder aber *bei ihren Patienten zu bleiben,* mit schlechtem Gewissen, nicht alles zu wissen, von der Akademie vielleicht belächelt und bemitleidet, wenn nicht gar verachtet. Der Trend der Zeit, Fortschritt und Spezialisierung, scheinen für den Einzelnen keinen Mittelweg offen zu lassen, keine Möglichkeit, Wissenschaft und Menschlichkeit befriedigend zu verbinden.

Wider jede Vernunft bin ich der Überzeugung, daß es einen solchen Weg *gibt,* auch heute noch, und daß unsere Zukunft als Ärzte darin liegt. Die Orthopädie hat dafür beste Voraussetzungen: Hier, wie vielleicht nur in wenigen Sparten, ist mit gesundem Menschenverstand und Einfühlungsvermögen mehr zu erreichen für den Patienten, als mit viel auswendiggelerntem Wissen.

Aus dieser Überzeugung heraus wurde der vielleicht etwas unvernünftige Versuch unternommen, ein für die *Praxis* brauchbares, «vernünftiges» Lehrbuch im Einmannbetrieb zu schreiben. Eine Bitte um Nachsicht ist überfällig. Meine Apologie? «Nothing is perfect», auch der akademische Perfektionismus nicht.

I. Teil

Grundlagen der Orthopädie

Geschichte und Entwicklung der Orthopädie

Manche Aspekte der heutigen Orthopädie – wie der heutigen Medizin überhaupt – lassen sich nur *aus der geschichtlichen Entwicklung heraus verstehen.*

Aus *vorgeschichtlicher Zeit*

haben wir nur sehr spärliche Zeugnisse: *Skelettfunde* bezeugen, daß es fast alle orthopädischen Krankheiten schon damals gab. Besonders häufig waren infektiöse, vor allem tuberkulöse, Wirbel- und Gelenkdestruktionen, aber auch angeborene und erworbene Mißbildungen und Verletzungsfolgen kamen vor. Auch degenerative Wirbel- und Gelenkerkrankungen sind keine Erscheinungen der Neuzeit. Allerdings erlebten sie damals weniger Menschen als heute, weil die meisten schon im jungen Alter starben.

Immerhin haben die Krankheiten im Laufe der Zeit auch erhebliche *Wandlungen* durchgemacht: Die Poliomyelitis z. B. ist erstmals im letzten Jahrhundert bezeugt. Heute ist sie – dank medizinischer Forschung – in den Industrieländern wieder verschwunden, während sie in den Entwicklungsländern nach wie vor jährlich tausende von Kindern zu Krüppeln macht, ein augenfälliges Zeichen des heute noch weiten und beschwerlichen Weges von der Wissenschaft bis zur praktischen Medizin.

Mechaniker im Altertum

Die ersten Zeugnisse *orthopädischer Therapie* finden sich in *niedergelegten Schriften,* allen voran in jenen des *Hippokrates:* Dort sind viele Mißbildungen wie angeborener Klumpfuß, kongenitale Hüftluxation, Skoliosen usw. eingehend beschrieben und genaue Anleitungen für deren Behandlung gegeben. Die *Prinzipien,* z. B. der Klumpfußbehandlung: Vorsichtige, langsame und geduldige Umformung durch kleine, aber lange Zeit wirksame Kräfte wurden im alten Griechenland erkannt und postuliert. Sie sind heute so gültig wie damals und gehören zu den Grundlagen orthopädischer Therapie.

Während die frühere Entwicklung der Medizin, angesichts der unsichtbaren und rätselhaften inneren Krankheiten, durch Mystik und Magie geprägt war, entsprangen die *orthopädischen* Bemühungen von Anfang an eher *rationalem Denken.* Mißbildungen, Deformitäten und Verletzungen sind augenfällig und leicht erkennbar, die Idee, sie mit mechanischen Mitteln zu korrigieren, liegt eigentlich auf der Hand. Die ersten Orthopäden waren denn auch

mehr Therapeuten als Theoretiker, ihre Methoden waren rein *mechanistisch,* mit einem unverkennbaren Zug zur Simplifizierung, einer Gefahr, der die Orthopädie heute noch ausgesetzt ist. Hat man diese Gefahr erkannt, wird man ihr weniger erliegen.

Handwerker

Nach dem Gesagten erstaunt es nicht, daß wir aus dem eher mystisch empfindenden Mittelalter nur bescheidene orthopädische Zeugnisse haben, und daß erst mit der *Aufklärung* die Orthopädie einen Aufschwung nahm: Anschließend an die griechisch-römische Tradition, welche wieder ausgegraben wurde, z. B. von Guido Guidi (1500–1569), wurden die orthopädischen Leiden, vor allem die Deformitäten, handwerklich in den Griff genommen: Mit Extensionen, Manipulationen, Quengeln usw. wurde versucht, sie gewaltsam umzubiegen, zu korrigieren, wobei die Werkzeuge und Apparate nicht selten aus dem Arsenal der Folterkammern stammten.

So dienten z. B. bis in die jüngste Zeit verschiedenartige Instrumente der «Osteoklasie», dem gewaltsamen Brechen von – etwa fehlgeheilten – Knochen. Um Ätiologie und Pathogenese kümmerte man sich weniger, die *Therapie* war auch entschieden einfacher als die Forschung auf diesem Gebiet. Dies hat sich nur langsam geändert.

Seit dem 16. Jahrhundert mehrten sich die Traktate über die orthopädische Therapie mittels Schienen, Instrumenten, komplizierten Apparaten, Streckbetten usw., ein weites Experimentierfeld für den Erfindungsgeist und die Kunst des «homo faber», des Handwerkers. Sehr schöne und auch zweckmäßige Schienen, kleine Kunstwerke entstanden etwa aus der Werkstatt der Harnisch- und Instrumentenmacher. Von Seiten der *Handwerker* hat die Orthopädie ebenso Impulse erhalten wie von den Ärzten.

In England z. B. spielten die «trussmakers» (Orthopädie-Mechaniker) bis im letzten Jahrhundert eine führende Rolle in der Behandlung orthopädischer Krankheiten. Sie wurden dann allerdings von den approbierten Ärzten arg bedrängt, ebenso wie die «bone-setters», professionelle Therapeuten, welche in der Behandlung von Frakturen, Luxationen und Deformitäten große Erfahrung hatten, die sie von einer Generation auf die nächste überlieferten. Der bekannteste von ihnen war Hugh Owen Tho-

MAS (1843–1891), der Erfinder des «Thomas-splint», der sein Wissen und seine überragende Kunst, die er seinem Vater verdankte, nur retten konnte, indem er Medizin studierte, nachdem 1858 auf Betreiben der Ärzteschaft die Tätigkeit der «bone-setters» praktisch unterbunden worden war, obwohl nur wenige Ärzte über die gleiche Erfahrung verfügten. Schon damals spielten neben echter Sorge um das Wohlergehen der Patienten auch Prestige und Brotneid eine Rolle. Moderne Parallelen glaubt man zu erkennen etwa im Verhältnis zwischen Ärzten und Chiropraktoren.

Präventivmediziner

Neben den Apparaten und Maschinen hat von Anfang an der *Gedanke der Verhütung* von Deformitäten die Orthopädie geprägt. *Vorbeugender Prophylaxe* sollten u. a. auch Gymnastik und überhaupt gesunde Lebensweise und Erziehung dienen: Dies schrieb NICOLAS ANDRY (1658–1742) in seinem Buch *L'orthopédie ou l'art de prévenir et de corriger dans les enfants les difformités du corps»* (1741), womit die Orthopädie zu ihrem Namen kam und eng mit der Präventivmedizin und der Kinderheilkunde verknüpft wurde. ANDRY hat den Namen aus den beiden griechischen Wörtern orthos = gerade und paidion = Kind (nicht lateinisch pes = Fuß) gebildet und dies auch ausführlich erklärt. Trotz der möglichen Verwechslung des «Orthopäden» mit einem «Fußspezialisten» ist dieser Name geblieben (Abb. 1).

Orthopädische Institute: 1780 begann eine für die Orthopädie überaus wichtige Entwicklung: Damals gründete ANDRÉ VENEL in *Orbe* (Kanton Waadt) das erste orthopädische Institut. Dem Schweizer Orthopäden kommt das Verdienst zu, erkannt zu haben, daß orthopädische Behandlung von Deformitäten oft *lange Zeit* braucht und in vielen Fällen nur Erfolg haben kann, wenn sie *stationär* durchgeführt wird. Die Voraussetzungen dafür schuf VENEL in seinem privaten Institut in Orbe, dem ein Wohnheim für die jugendlichen Patienten, eine Therapieabteilung, eine Werkstätte und eine *Schule* angegliedert waren (Abb. 2).

Diese Einrichtung bewährte sich, und deshalb entstanden an vielen Orten in Europa ähnliche private orthopädische Institute, aus welchen ein großer Teil der bekannten orthopädischen Kliniken hervorgegangen ist. So erklärt sich, daß viele dieser Kliniken zuerst etwas abseits der staatlichen und Universitätsspitälern ihre Wirkung entfalteten und z. T. erst später in die Universitäten integriert wurden.

Den Gedanken der ganzheitlichen, umfassenden *Rehabilitation* haben die orthopädischen Kliniken auf diese Weise schon früh verwirklicht.

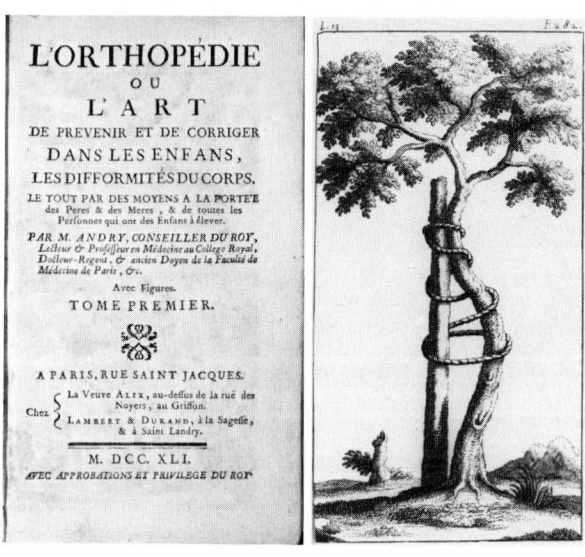

Abb. 1. Das Titelblatt von ANDRYS Buch, wo das Wort «Orthopädie» 1741 erstmals erscheint.

ANDRY erläutert darin am Beispiel des von einem Stab gestützten Bäumchens sein Prinzip, krumme Glieder gerade zu richten. Dieses Bild ist das Emblem der Orthopädie geworden und geblieben.

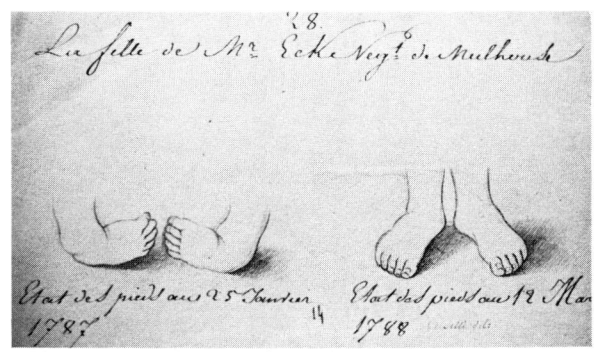

Abb. 2. ANDRÉ VENEL hat in seinem Institut nicht nur heute noch gültige Prinzipien der Orthopädie – hier die schrittweise Umformung angeborener Deformitäten durch kontinuierlich wirkende kleine Kräfte – mit Erfolg angewandt, wie dieses Bild der Klumpfüße der «Tochter des M. Ecke» und des Korrekturergebnisses ein Jahr später zeigt. Er hat offensichtlich auch seine Fälle über lange Zeit beobachtet, nachkontrolliert und dokumentiert. Damit hat er einen wichtigen Leitgedanken der Orthopädie, die *Langzeitbetrachtung* und die Erforschung der *Langzeitresultate,* bereits in die Tat umgesetzt. Diese für orthopädisches Handeln unabdingbare Betrachtungsweise läuft in unserer schnellebigen Zeit Gefahr, etwas stiefmütterlich behandelt zu werden. Man besinnt sich heute wieder mehr darauf, daß sie eine Voraussetzung für jeden weiteren Fortschritt in der Behandlung unserer Patienten ist.

Die *konservative* Orthopädie hat mit sehr einfachen Untersuchungsmethoden (Inspektion, Palpation), ebenso einfachen Behandlungsverfahren (Manipulationen, Anwendungen mechanischer Kräfte) und mit Hilfe großer handwerklicher Kunst erstaunliche Leistungen vollbracht, fand aber auch bald relativ enge Grenzen: vor allem dort, wo die Haut stärkeren korrigierenden Druck nicht mehr erträgt.

Es konnte nicht ausbleiben, daß man versuchte, mittels chirurgischer *Operationen* Deformitäten radikal zu korrigieren.

Chirurgen

Schon im 17. Jahrhundert hatten vereinzelte Chirurgen, Steinschneider und Feldscherer, Marktschreier und Quacksalber etwa Sehnendurchtrennungen gemacht (z.B. beim Schiefhals), doch verbot die Infektionsgefahr die allgemeine Anwendung solcher Praktiken in der Medizin noch bis ins 19. Jahrhundert hinein.

Erst nachdem STROHMEYER 1836 seinen englischen Kollegen LITTLE (der später die zerebrale Kinderlähmung beschrieb) von einem Klumpfuß mittels subkutaner Tenotomie der Achillessehne heilte, konnte sich das Verfahren durchsetzen. Damals wurden denn auch (z.B. von GUÉRIN in Paris) ausgedehnte Myotomien bei Skoliosen versucht. Die erste *Osteotomie* (Knochendurchtrennung) wurde in Amerika durchgeführt 1826 durch I.R. BARTON.

Aber erst mit der Einführung der *Narkose,* der *Asepsis,* des *Blutersatzes* und schließlich der *Antibiotika* wurden die Voraussetzungen für routinemäßige, größere Knochen- und Gelenkoperationen geschaffen. So kam es, daß in der zweiten Hälfte des neunzehnten Jahrhunderts die *Chirurgen* sich der operativen Behandlung der Deformitäten des Bewegungsapparates zuzuwenden begannen. Ihnen verdankte die Orthopädie einen neuen Aufschwung.

Mit der raschen Entwicklung der Abdominalchirurgie, später der Thoraxchirurgie, verlagerte sich allerdings das Interesse der Chirurgen wieder, und die Knochenchirurgie blieb längere Zeit ein Stiefkind der Medizin. Es erstaunt deshalb nicht, daß sich auch die *Orthopädie* wieder als Spezialfach von der Chirurgie abspaltete und versuchte, durch Verbindung der bewährten konservativen mit den modernen operativen Methoden zu einer umfassenden Behandlung der Krankheiten und Verletzungen des Bewegungsapparates zu gelangen. So ist die Orthopädie zur «orthopädischen Chirurgie» geworden.

In den angelsächsischen Ländern ist diese Entwicklung konsequenter verlaufen als auf dem Kontinent: Die «orthopaedic surgery» umfaßt die Behandlung nicht nur der orthopädischen Krankheiten, sondern auch die Frakturbehandlung.

Wie eng im übrigen die Entwicklung an *einzelne Methoden* geknüpft ist, zeigen zwei für die Orthopädie überaus wichtige Erfindungen, welche von anderer Seite kamen:

1851 erfand der Holländer MATHYSEN die *Gipsbinde,* in manchen Fällen auch heute noch durch kein anderes Material zu ersetzen. Die Gipstechnik wurde durch die Operationen etwas in den Hintergrund gedrängt, doch ist sie nach wie vor unentbehrlich und in der Hand des Orthopäden ein ausgezeichnetes und vielseitiges Behandlungsmittel.

Die Möglichkeit der *Darstellung des Skelettes durch Röntgenstrahlen,* welche die Erfindung RÖNTGENS 1895 brachte, stellte die orthopädische *Diagnostik* auf eine solide Grundlage und eröffnete einen gangbaren Weg für die orthopädische *Forschung.*

Es ist kein Zufall, daß ein «Handbuch der Röntgen-Lehre zum Gebrauche für Mediziner», das bereits drei Jahre später herauskam, von einem *Orthopäden* geschrieben wurde. HERMANN GOCHT in Berlin hatte sofort die Bedeutung der neuen Technik für sein Fach erkannt und wandte sie an. Er bezahlte dafür mit einer schweren Dermatitis der Hände, die er sich beim Durchleuchten zuzog, und die ihm in späteren Jahren das Operieren verunmöglichte.

Wandel der Krankheiten

Zu Anfang dieses Jahrhunderts hatten sich die Orthopäden vor allem mit den *angeborenen* und durch Krankheit erworbenen *Mißbildungen* zu befassen: Kongenitale Hüftgelenkluxation, Klumpfuß, Skoliosen, Tuberkulose von Wirbelsäule und Gelenken, *Deformitäten* infolge von Rachitis, Kinderlähmung und Frakturen waren die häufigsten Diagnosen, so wie das in der dritten Welt auf weite Strecken heute noch der Fall ist.

Dieses Spektrum hat sich jedoch in den Industrieländern seit dem Zweiten Weltkrieg stark gewandelt: Angeborene und auch manche erworbene Schäden werden früher erkannt und behandelt, die Infektionen des Skelettes konnten mit Hilfe der Antibiotika weitgehend zurückgedrängt werden.

Andererseits erreicht heute ein Großteil der Europäer und Nordamerikaner das achtzigste Altersjahr und nähert sich damit der natürlichen Lebensbegrenzung, was eine starke – absolute und prozentuale – *Zunahme der älteren Jahrgänge* und damit auch der Altersgebresten, der *degenerativen Gelenkerkrankungen* bedeutet. Diese sind orthopädischer Therapie zugänglich. So liegt hier eine Hauptaufgabe der Orthopädie: «To add life to years and not years to life» ist sicher eine dankbare Aufgabe.

Seit JOHN CHARNLEY die Möglichkeit aufgezeigt hat, *Endoprothesen,* d.h. künstliche Gelenke, einzubauen, welche Jahre und, wie wir hoffen, Jahrzehnte lang zur Zufriedenheit der Träger funktionieren, hat diese Chirurgie einen enormen Aufschwung genommen.

Aber auch die *Verletzungen* des Bewegungsapparates, insbesondere die *Frakturen,* haben in den letzten Jahrzehnten stark zugenommen, sind auch teilweise schwerer geworden, als Folge der wachsenden Mobilität und der Mechanisierung des Lebens.

Nach verschiedenen tastenden Versuchen gelang in der *operativen Frakturbehandlung* durch zielstrebige Entwicklung ein Durchbruch und wichtiger Fortschritt. Er war von Orthopäden und Chirurgen gemeinsam getragen, so z.B. auch von der Schweizerischen Arbeitsgemeinschaft für Osteosynthesefragen (AO), die vom Orthopäden M.E. MÜLLER ins Leben gerufen worden war.

Grundlagen waren das Verständnis der Bedeutung der Stabilität für die Frakturheilung, eine exakte Operationstechnik am Knochen, sowie das geeignete Instrumentarium. All dies gab auch der *operativen Orthopädie* wieder starke Impulse, so etwa für die Osteosynthese von Osteotomien.

Wie in anderen Sparten führt die zunehmende Technisierung zwangsläufig auch zu einer

Subspezialisierung

- Die Möglichkeit stabiler Fixation einzelner Wirbel hat die *Wirbelsäulenchirurgie* zu einem Spezialfach innerhalb der Orthopädie werden lassen. Auch
- Kinderorthopädie
- Handchirurgie
- Orthopädie des Fußes (Podologie)
- Neuroorthopädie sind zu eigenen Disziplinen geworden.

- Die Miniaturisierung und Adaption optischer Systeme ermöglicht die *Arthroskopie,* vor allem des Knies, heute eine eigene Wissenschaft und Kunst.
- Die *Mikrochirurgie* hat die Möglichkeit vaskularisierter Transplantate eröffnet, welche vor allem in der Wiederherstellungschirurgie von Nutzen sind.
- Eine gewaltige, vielleicht die *wichtigste Neuerung* haben die verschiedenen *bildgebenden Verfahren* gebracht. Sie haben die *Diagnostik* in mehr als einer Hinsicht revolutioniert: Die Morphologie, und damit die Anatomie hat zu Recht wieder an Bedeutung gewonnen. Eine personelle Trennung der Diagnostik von der Therapie dient allerdings keiner von beiden (vgl. S. 154).
- Die *Grundlagenforschung* hat in den letzten Jahren keine besonders spektakuläre und dem praktischen Nutzen des Patienten dienende Entdeckungen aufzuweisen. Insbesondere ist die Physiopathologie des Knorpels noch weitgehend unbekannt. Bis auf weiteres werden die degenerativen Gelenkerkrankungen die orthopädischen Chirurgen noch beschäftigen.
- Die *klinische Forschung* hingegen sieht ihre Aufgabe zunehmend in der *Erfolgskontrolle.* Die Ansprüche, sowohl von Ärzten wie von Patienten, sind in einer Art gestiegen, die stellenweise maßlos erscheint. Der *Indikationsstellung* kommt deshalb immer größere Bedeutung zu. *Ihre einzige Grundlage aber ist das Resultat,* in der Orthopädie, ihrem Auftrag gemäß, das *Langzeitresultat.* Dieses zu kennen ist besonders wichtig, wenn es um *prophylaktische* Operationen geht. Seriöse *Langzeitforschung* ist deshalb eine *Aufgabe* und ein noch weit offenes Feld.

Abgrenzung der Orthopädie

Die Orthopädie ist die Spezialität, welche die *Funktionsstörungen des Bewegungsapparates* behandelt.

Zum Bewegungsapparat gehören:

- der *Stützapparat* (Knochenskelett mit Gelenken und Bändern);
- die *Bewegungsmotoren* (quergestreifte Muskulatur mit zugehörigen Sehnen);
- der *Steuermechanismus* (Nervensystem mit motorischen, sensiblen und zentralen Anteilen), sowie die dazugehörige
- *Versorgung* (Gefäße) und die
- Schutzbedeckung (Haut).

Die hauptsächlichsten *Funktionen* des Bewegungsapparates sind:

- *aufrechte Haltung,*
- *Fortbewegung,*
- *Halte- und Greiffunktionen.*

Diesen drei Hauptfunktionen entspricht im wesentlichen die *Gliederung* des Bewegungsapparates in drei Systeme:

- Achsenskelett (Wirbelsäule und Becken),
- untere Extremitäten (Beine) und
- obere Extremitäten (Arme und Hände).

Die *Orthopädie* beschäftigt sich entsprechend diesem Aufbau des Bewegungsapparates

1. mit bestimmten *Geweben* des Körpers (Knochen, Knorpel, Bindegewebe, Muskulatur usw.) und
2. mit bestimmten *Körperregionen* (Wirbelsäule, Arme und Beine).

Die *Berechtigung* der Orthopädie, und die *Notwendigkeit,* sich als Spezialität abzugrenzen gegenüber anderen Disziplinen, erwächst ihr aus der besonderen *Physiologie* und *Pathophysiologie* des *Bewegungsapparates* und seiner Gewebe. Diese unterscheiden sich grundlegend von der Physiologie und Pathologie der inneren, hauptsächlich dem Stoffwechsel dienenden und vegetativ gesteuerten Organe.

Der Bewegungsapparat und seine Gewebe unterliegen vorwiegend *mechanischen, statischen* und *dynamischen* Gesetzen, während bei den inneren und im besonderen den Hohlorganen eher chemische und hydrodynamische Probleme auftauchen (Tab. 1).

Tab. 1: Gesetze der Organsysteme.

– Innere Organe: (Hohlorgane, Sekretion)	Hydrodynamik, Chemie
– Stützapparat, Bewegungsapparat:	Mechanik: Statik Dynamik Festigkeitslehre

Tab. 2: Organsystem und Spezialität.

Therapeutische Methode:	Konservativ	Operativ
Innere Organe:	Innere Medizin	Allgemeine Chirurgie
Bewegungsapparat	Rheumatologie	*Orthopädische Chirurgie*

Wie die *Chirurgie* als operatives Fach der *inneren Medizin* zugeordnet werden kann, so entspricht die Orthopädie, als Chirurgie des Bewegungsapparates, der *Rheumatologie,* welche sich von der internen Medizin abgespalten hat als *Medizin des Bewegungsapparates.*

Ein großer Teil der sogenannten «rheumatischen» Krankheiten, vor allem auch die degenerativen Formen (Arthrosen) wurden seit langem von Orthopäden behandelt, und heute ist die *Chirurgie der Gelenke* eine besonders wichtige und dankbare Aufgabe der Orthopädie geworden (Tab. 2).

Gewisse Schwierigkeiten ergeben sich gelegentlich in der *Abgrenzung gegenüber der Chirurgie* in der *Unfallchirurgie.* Die Abtrennung einer «Unfallchirurgie» gegenüber einer «Chirurgie der Krankheiten» ist im Grunde genommen so wenig sinnvoll wie die Abgrenzung von Unfällen gegenüber Krankheiten in der Versicherung. Die Trennung ist künstlich, denn die gesamte Spezialisierung der operativen Disziplinen vollzieht sich logischerweise nach Organsystemen (Ophtalmologie, Oto-Rhino-Laryngologie, Neurochirurgie, Urologie, Thoraxchirurgie, Abdominalchirurgie, Gynäkologie, Orthopädie), und nicht danach, ob ein Organ traumatisch oder anderweitig geschädigt ist.

Die Forderung nach Abgrenzung einer «Unfallchirurgie» oder «Unfallmedizin» (wie z. B. in Österreich: «Unfallkrankenhäuser» der Unfallversicherung, Facharzt für Unfallmedizin) entspringt nicht medizinischen, sondern rein organisatorischen Problemen (Notfalldienst, Versorgung Polytraumatisierter mit Verletzung mehrerer Organsysteme). An größeren Spitälern ist jedoch die Behandlung Verunfallter durch den Spezialisten für das betroffene Organsystem, unter organisatorischer Leitung des Allgemeinchirurgen sowie unter Mitwirkung des Anästhesisten wohl der bessere Weg als die «Unfallklinik». An kleineren Spitälern muß heute noch oft der Allgemeinchirurg aus Not und Mangel an verfügbaren Spezialisten «alles» machen. Die Entwicklung am kleinen Spital geht aber eher dahin, entweder mehrere Spezialisten zuzuziehen oder mehr Schwerverletzte rasch an größere Zentren zu transportieren (Tab. 3).

Tab. 3: Abgrenzung der Orthopädie gegen andere Fächer.

1. *Gewebe:* Stütz- und Bindegewebe (Knochen, Knorpel, Sehnen, Bänder), quergestreifte Muskulatur

2. *Organe:* Stütz- und Bewegungsorgane: Skelett, Gelenke

3. *Körperteile:* Achsenskelett: Wirbelsäule
   Obere und untere Extremitäten

4. *Funktionen:* Statische und mechanische: Aufrechter Stand. Körperhaltung, Fortbewegung, Halte- und Greiffunktion

5. *Ausfälle:* Verlust der Stützfunktion (Instabilität von Knochen und Gelenken)
   Verlust der aktiven Beweglichkeit (Lähmungen)
   Verlust der passiven Beweglichkeit (Gelenksteifen)
   Funktionsausfall wegen Formabweichungen von der Norm

6. *Spezielle Charakteristika der Orthopädie*
   - Langzeitbetrachtungen (über viele Jahre)
   - Funktionelle Betrachtungsweise
   - Zusammenhangsbetrachtung
   - Mechanische Betrachtungsweise (siehe S. 27 ff.: Der Bewegungsapparat. Biomechanik und Pathophysiologie.)
   - Spezifische Leistung des Bewegungsapparates (Skala von voller Invalidität zur vollen Leistungsfähigkeit: siehe S. 144).

A. Der Bewegungsapparat: Biomechanik und Pathophysiologie

1. Aufbau und Funktion des Bewegungsapparates

Der Bewegungsapparat hat mechanische Aufgaben, und zwar sowohl statische als auch dynamische. Diese beiden Aufgaben lassen sich nicht trennen. Teils überwiegt die

- *statische Aufgabe* (Beispiel: Wirbelsäule), teils die
- *dynamische Aufgabe* (Beispiel: Hand), teils überwiegt
- *alternierend* diese oder jene (Beispiel: untere Extremitäten im Stehen bzw. im Gehen).

Die Funktion der Gewebe des Bewegungsapparates besteht in der *Übertragung mechanischer Kräfte,* welche teils *von außen* angreifen (Bodendruck, äußere Widerstände), teils *von innen* (Schwerkraft, Muskelkraft).

Die Gewebe des Bewegungsapparates

müssen, um diese Kräfte übertragen zu können, entsprechende *mechanische Eigenschaften* haben: Druckfestigkeit, Zugfestigkeit, Formfestigkeit, Elastizität.

Die *lebende Zelle* selbst hat *keinerlei mechanische Festigkeit.* Die mechanischen Funktionen müssen deshalb von der *Interzellularsubstanz* übernommen werden.

Die Funktion der Interzellularsubstanz: mechanisches Gerüst

Eine *Differenzierung* der Interzellularsubstanz entsprechend den mechanischen Erfordernissen des Bewegungsapparates ist notwendig und weitgehend realisiert (Abb. 1.1):

- *Zugfestigkeit: Kollagene Fasern* (Bänder, Sehnen)
- *Druckfestigkeit: Knorpelzellen* (Gelenkknorpel, Wachstumsknorpel, Kallusknorpel).

Diese relativ einfachen Strukturen weisen nur *eine* Festigkeit auf, lassen sich aber in anderer Ebene weitgehend *verformen.*

Für die Erfordernisse des Stützskelettes ist indessen eine *komplexere Struktur* notwendig mit der Eigenschaft der *Formfestigkeit.* Diese umfaßt: Zug- und Druckfestigkeit, Biegefestigkeit, Scherfestigkeit, kurz, die Eigenschaft, die *Form* unter dem Einfluß mechanischer Kräfte *nicht,* oder genauer: *nur sehr wenig* zu verändern. Diesen Anforderungen entspricht das höher differenzierte, kristallin aufgebaute *Knochengewebe.*

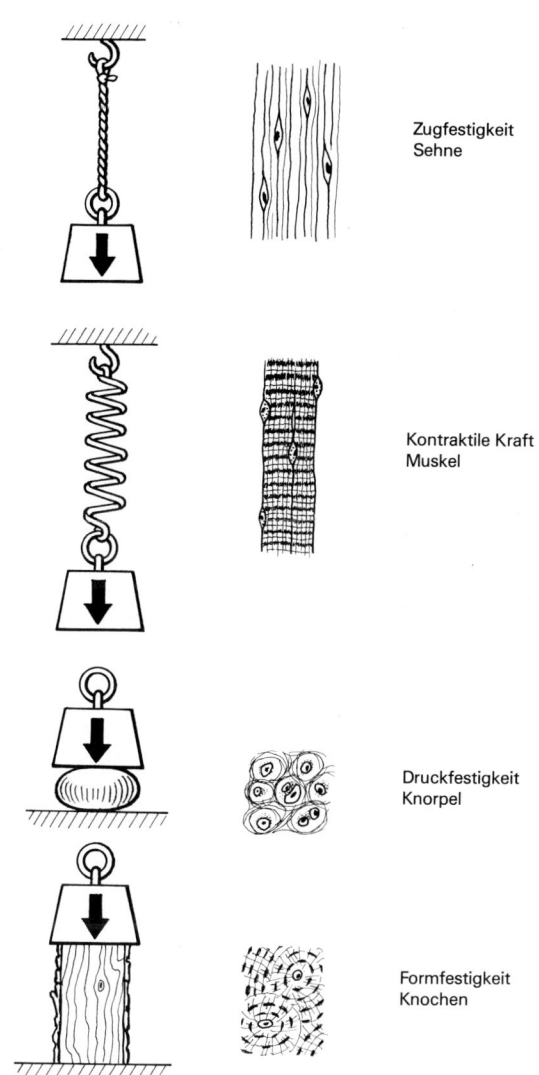

Zugfestigkeit
Sehne

Kontraktile Kraft
Muskel

Druckfestigkeit
Knorpel

Formfestigkeit
Knochen

Abb. 1.1: Die mechanische Funktion der Gewebe des Bewegungsapparates.

Weitere mechanische Eigenschaften sind:

- *Reibungsarme Beweglichkeit,* realisiert mittels:
- *Gelenkknorpeloberfläche* und *Synovialflüssigkeit* als Schmiermittel in echten Gelenken, sowie periartikulär und zwischen den Muskelschichten mittels der speziellen Textur des
- *Gleitgewebes* (lockeres Bindegewebe, Bursae).

Aufbau und Funktion

In der *Kontraktilität* der *quergestreiften Muskelfasern* ist dazu eine mechanische Kraftquelle bereitgestellt, welche die Bewegung des «Bewegungsapparates» erst ermöglicht. Dieses Gewebe stellt eine besonders hohe Form der Zelldifferenzierung dar (Abb. 1.1, Tab. 4, siehe auch S. 93).

Die Kenntnis und Erforschung der mechanischen Eigenschaften der genannten Gewebe (Festigkeitslehre) sind für das Verständnis der Pathophysiologie des Bewegungsapparates außerordentlich wichtig geworden. Sie stellen einen *Kristallisationskern orthopädischer Denkweise* dar und bestimmen die Arbeitsmethoden dieser Spezialität. Sie sollen deshalb noch eingehender besprochen werden (siehe S. 48 f.).

Aufbau, sinnvolle Organisation und Unterhalt der mechanischen Funktionen der Interzellularsubstanz setzen eine Reihe von *Zellfunktionen* voraus:

Zellfunktionen: Aufbau und Unterhalt

Der ganze *Unterschied* zwischen einem *leblosen Gebilde* und einem *lebenden Organismus* liegt darin begründet, daß ein Bauwerk oder ein mechanischer Apparat vom Augenblick der Fertigung an *keine* Entwicklungs- und Reparationsmöglichkeiten mehr hat und schutzlos den Einwirkungen der Umwelt und den sofort einsetzenden Verfallprozessen (mechanische und chemische Abnutzungs-, Ermüdungs- und Zerstörungsvorgänge) preisgegeben ist.

Diesem Schicksal entgeht der lebende Organismus nur, *weil er lebt,* d. h. dank der *grundlegenden Funktionen* der einzelnen Zelle.

Bildung von Interzellularsubstanz

Die für den Bewegungsapparat wichtigste Funktion der Zellen ist ihre Fähigkeit, Interzellularsubstanz (Bindegewebe, Knorpel, Knochen) zu bilden. Diese Fähigkeit erst ermöglicht den Aufbau des Bewegungsapparates und bleibt größtenteils bis ins hohe Alter erhalten (man denke etwa an die Frakturheilung).

Es handelt sich z. T. um hochkomplizierte Strukturen. Der Knochen z. B. ist ein funktionsgerechter Verbund von zugfesten Fibrillen mit formfester Hartsubstanz (Mineralisation) (siehe Abb. 1.2).

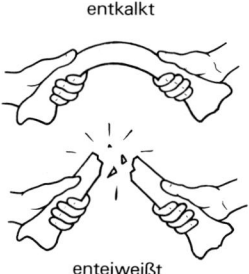

entkalkt

enteiweißt

Abb. 1.2: Knochen ist ein *Verbund* aus einer *anorganischen* Komponente (Hydroxyapatit, ein Kalziumphosphat) in kristalliner Form, und *organischen* Polymerketten (kollagene Fibrillen). Dieses liefert die *Zugfestigkeit,* jenes die *Steifigkeit.* Nur im *Verbund* ist der Knochen, was er ist: einer der besten Werkstoffe der Natur. Im Gegensatz zu Holz ist er *isotrop,* hat also in allen Richtungen die gleichen mechanischen Eigenschaften.

Tab. 4: Die mechanische Funktion der Gewebe des Bewegungsapparates.

Aufgabe:	Material:	Mechanische Eigenschaften:	Vergleichbares Material in der Technik:
– Stützelemente	Knochen	druck- und zugfest, biegefest formfest	Hartholz
	Knorpel	druckfest, elastische, Stoßdämpfer	Hartgummi
– Gelenke	Knorpel	minimale Reibung	Kugellager
– Gelenkschmierung	Synovialflüssigkeit	minimale Reibung	Öl
– Gelenkführung	Bänder	zugfest	Seil
– Motor	Muskeln	kontraktil	in der Technik nicht bekannt
– Kraftüberträger	Sehnen	zugfest	Seil
– Kontroll- und Steuerorgane	Nervensystem		Regelsysteme, Computer
– Versorgung	Gefäßsystem	feinste Verzweigung (Kapillarnetz)	nur in lebenden Systemen
– Schutz	Haut	zugfest (zweidimensional)	Leder

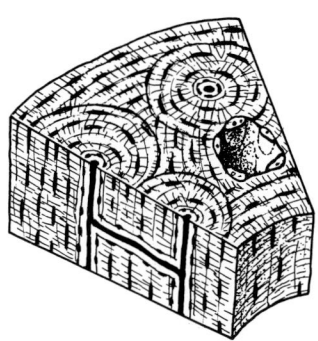

Abb. 1.3: Schematischer Schnitt aus der *Knochenkortikalis*. Lamellenknochen hat als Verbundbau große Formfestigkeit in allen Richtungen. Er *lebt* dank einer ausgeklügelten und empfindlichen Mikrozirkulation: Haverssche Kanäle in der Mitte der von zirkulär angeordneten Lamellen umgebenen Osteone. Die einzelnen Osteozyten sind mit feinsten Fortsätzen untereinander verbunden und an die Zirkulation angeschlossen. Rechts im Querschnitt eine «Resorptionshöhle».

Wandlungsprozesse

Für die spezifisch orthopädische Pathophysiologie und Therapie von zentraler Bedeutung sind folgende Wandlungsprozesse:

- *Wachstum:* Ausbildung und Ausreifung des Organismus.
- *Regeneration:* Reparation erlittener Schäden und Wiederherstellung bestimmter Strukturen.
- *Umbau:* Reaktion des Gewebes auf bestimmte äußere (vor allem mechanische), teils auch innere Einflüsse, Anpassung der Struktur an veränderte (äußere und innere) Gegebenheiten.

Die genannten drei Zellfunktionen und ihre Beeinflussung durch mechanische Kräfte machen das Forschungsfeld der *Biomechanik* aus.

Dazu kommt als vierte Funktion die Fähigkeit zur *Artveränderung:* Diese Fähigkeit besitzt das einzelne Individuum nicht; sie ist aber im Rahmen der Phylogenese der Art gegeben und ermöglicht ihr eine Weiterentwicklung.

Stoffwechselvorgänge

Sie sind Voraussetzungen für alle genannten Zellfunktionen, denn sie dienen der Erhaltung des *Lebens* im Bewegungsapparat. Diese Stoffwechselvorgänge müssen die Zellen, und, über diese als Mittler, die mechanisch wirksame *Interzellularsubstanz erreichen,* unter ständiger mechanischer Beanspruchung des Gewebes. Dies stellt den Organismus vor komplizierte Probleme, welche in der Pathogenese vieler Erkrankungen des Bewegungsapparates eine bedeutende Rolle spielen (Degenerationserscheinungen, Nekrosen usw.).

Insbesondere der *Knochen* ist kein starres, lebloses Stützgerüst, sondern lebendiges Gewebe mit einer anspruchsvollen *Mikrozirkulation* (Abb. 1.3, 1.4 und Abb. 1.5), die vor allem bei Operationen nicht belie-

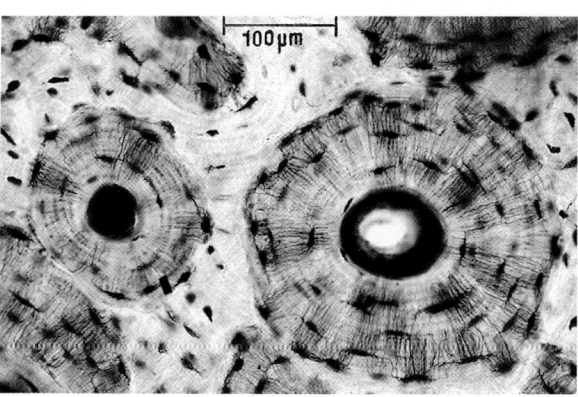

Abb. 1.4: *Lebendiger Knochen.*

Zwei *Osteone,* in der Mitte je ein (Haversscher) Gefäßkanal. Die konzentrisch zwischen den Lamellen angeordneten *Knochenzellen* (Osteozyten) sind mit basischem Fuchsin angefärbt, was zeigt, daß sie *leben.* Ihr *Stoffwechsel* mit dem zentralen Gefäß benutzt die radiär verlaufenden feinsten *Kanälchen* (canaliculi). Das darin liegende Zytoplasma ist ebenfalls angefärbt, zum Zeichen, daß es *vital* ist. Der lebende Knochen ist hier von avitalem, totem Knochen (heller) umgeben, den er z. T. ersetzt hat. Hier sind die Knochenhöhlen (Lakunen) leer (z. T sieht man nur deren Wand, z. T. schwarze Artefakte). Die Kanälchen sind nicht angefärbt, sind also ebenfalls leer. Dieses Präparat stammt von einem 80jährigen Mann und ist typisch für alten Knochen. Man sieht, daß auch im Alter avitaler Knochen immer noch laufend durch *neuen ersetzt* wird (siehe S. 341 f.). 360 : 1. (Präparat Prof. R. Schenk).

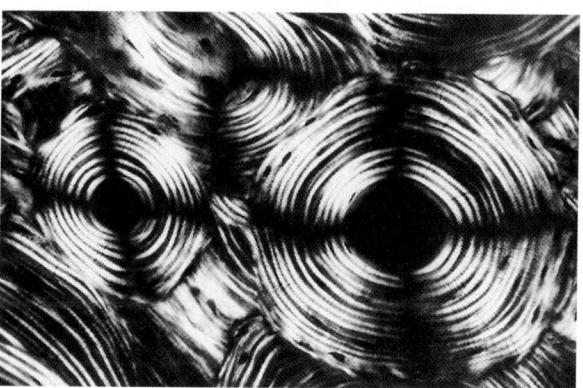

Abb. 1.5: Gleiches Präparat, im *polarisierten* Licht. Es zeigt die konzentrische Anordnung der doppelbrechenden, parallel ausgerichteten kollagenen Fibrillen und des *kristallinen* Hydroxyapatites, des anorganischen Anteils des Knochens. Auch in den nekrotischen Partien bleibt die Struktur der Interzellularsubstanz erhalten. Die Anordnung der Lamellen in den Osteonen kommt schön zum Ausdruck. Natur als moderne – bzw. uralte und damit zeitlose – Kunst.

big gestört werden darf (vgl. auch Abb. 4.19). Beim *Gelenkknorpel* hingegen ist die Ernährung durch *Diffusion* aus der Gelenkflüssigkeit zu berücksichtigen.

Die erwähnten Zellfunktionen bestimmen die *Pathophysiologie* des Bewegungsapparates: Während die Interzellularsubstanz passiver Träger der mechanischen Funktionen ist und somit irreversibel dem Verschleiß ausgesetzt wäre, nehmen die *Heilungsvorgänge* ihren Ausgang von den beschriebenen *Zellfunktionen*. Die orthopädische Therapie muß also auf diese aufbauen. Solche Erkenntnis ist weder neu noch spezifisch orthopädisch: «medicus curat, natura sanat», hieß sie früher. Sie hat aber in der relativ neuen Forschungsrichtung der «*Biomechanik*» neue und für die Orthopädie besonders fruchtbare Einsichten gebracht:

Es hat sich gezeigt, daß die mannigfaltigen Aktivitäten der Zellen des Bewegungsapparates (Knochen, Knorpel, Bindegewebe usw.) stark von den *lokalen mechanischen Bedingungen* beeinflußt werden (ROUX, PAUWELS usw.).

Die Biomechanik ist die Lehre von den *Reaktionen des lebenden Gewebes* des Bewegungsapparates auf mechanische (innere und äußere) Kräfte. Ihre Ergebnisse ermöglichen es, Diagnosen und langfristige Prognosen zu stellen und eröffnen Wege für kausale Therapie. Biomechanische Zusammenhänge sollen deshalb am Schluß des ersten Teils nochmals zusammenfassend an praktischen Beispielen dargestellt werden (siehe S. 104f.).

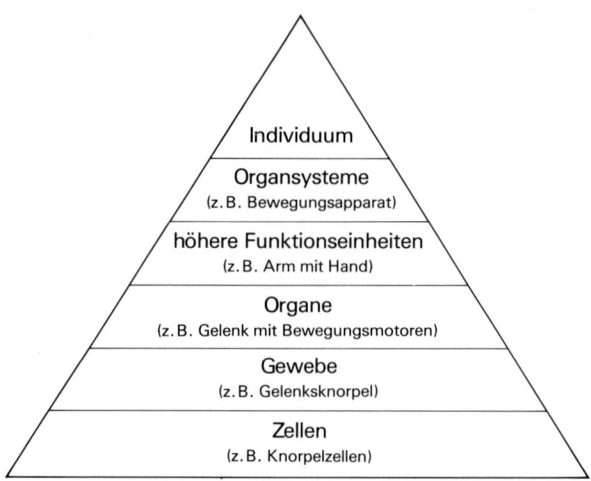

Abb. 1.6: *Die Hierarchie des menschlichen Organismus.* Der Aufbau des menschlichen Organismus kann mit dem hierarchischen Aufbau einer Pyramide verglichen werden. Auf der breiten Basis einfacher Strukturen, deren Zusammenhang auf dieser Stufe noch undurchsichtig bleibt, bauen sich immer komplexere, aber in ihrer Zweckbestimmung immer leichter durchschaubare Strukturen auf, bis hinauf zur Spitze, wo eine einfache, klare, leicht faßliche Gestalt erscheint. Steuerung und Kontrolle erfolgen wieder von der Spitze nach unten in hierarchischer Ordnung und in immer kompliziertere Verzweigungen hinein (vgl. Abb. 1.8). Die Stufenabfolge der Organsysteme erweist sich auch für eine zielgerichtete und realistische *Forschung* als sehr wichtig (siehe S. 296f.).

Der Bewegungsapparat als funktionelle Einheit

Bisher war von den Bausteinen des Bewegungsapparates die Rede. Der Bewegungsapparat als Ganzes ist aber ein hochdifferenziertes, kompliziertes Gebilde, in welchem unzählige Einzelelemente zu *Funktionseinheiten* (z. B. Gelenke, Bewegungssegment der Wirbelsäule), zusammengefügt erscheinen, aus welchen wiederum in hierarchischer Ordnung höhere Funktionsorgane (z. B. eine Extremität) aufgebaut sind. Das Ganze ist schließlich in einen hoch leistungsfähigen und vielseitigen *Organismus integriert,* welcher letztlich dem Willen des betreffenden Individuums zur Verfügung gestellt ist und von diesem leicht und sicher *kontrolliert* und *gesteuert* werden kann (Abb. 1.6) (siehe auch S. 95f.).

Der Bewegungsapparat ist für seinen Besitzer ein äußerst vielseitiges, zuverlässiges und dauerhaftes Instrument. Der Mensch ist sich der Einzelelemente und Funktionen kaum bewußt. Er empfindet den Bewegungsapparat immer als *funktionelle Einheit.* Seine Leistungsfähigkeit ist für ihn so selbstverständlich geworden, daß sie ihm erst angesichts eines

Geschädigten, z. B. eines Gelähmten, wieder richtig bewußt wird.

Unter diesem Gesichtswinkel betrachtet ist die Organisation des Bewegungsapparates *sinnvoll,* sowohl auf der Stufe der *Funktionseinheiten,* wie auch der *Gesamtintegration* (Abb. 1.7).

Eine teleologische Betrachtungsweise galt früher als nicht streng wissenschaftlich. Inzwischen sind aber am Axiom der Kausalanalyse: «Ziele können nie Ursachen sein» für *dynamische* (lebendige, sozio-ökologische) Systeme erhebliche Zweifel aufgetaucht. *Jedenfalls erweist sich die finale Auffassung für Forschung und Praxis immer wieder als sehr fruchtbar.*

Die Form entspricht der Funktion

Eine sinnvolle *Funktionsweise* setzt eine entsprechende Konstruktion voraus. Nähere Betrachtung zeigt, daß die *Morphologie* des Bewegungsapparates genau seiner *Funktion* entspricht. Tatsächlich ist mit einem gegebenen Materialaufwand die für die betreffende Funktion *optimale Form* realisiert (PAUWELS).

Der Orthopäde wird deshalb den *Beziehungen zwischen Form und Funktion* größte Beachtung schenken müssen. Es geht darum, *morphologische Strukturen* in ihrer Bedeutung für die Funktion des

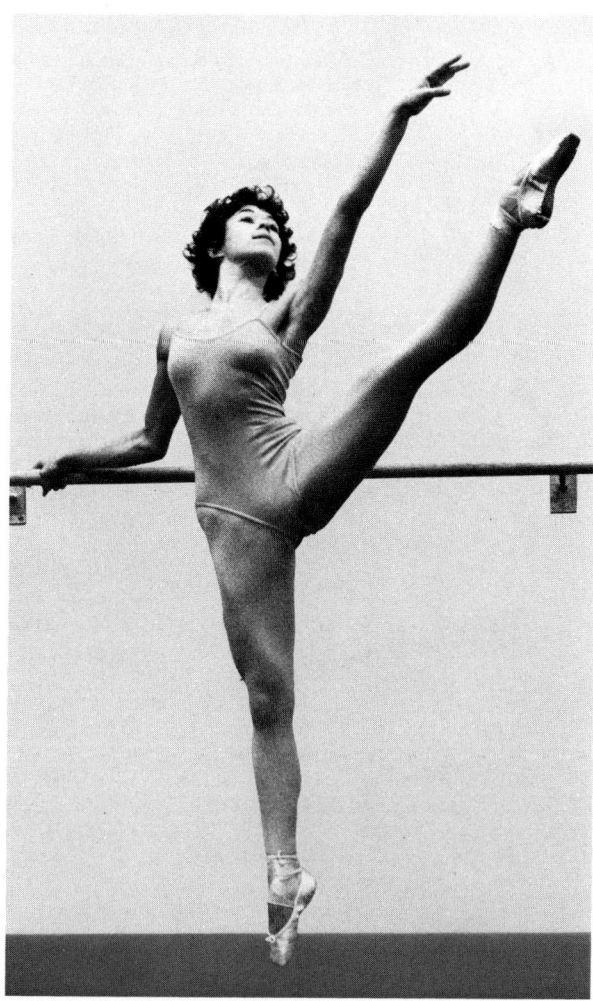

Abb. 1.7: Von einem entschlossenen Willen getragene Energie wird hier zu leichter harmonischer Eleganz, Höchstleistung des integrierten und vom Menschen vollständig kontrollierten Bewegungsapparates. Die meisten von uns empfinden einen solchen Anblick spontan als schön. Man kann sich des Eindruckes kaum erwehren, daß hier die einzelnen anatomischen Bausteine und Teilfunktionen, etwa eines Fußes, einer Gesamtleistung untergeordnet sind, einem Zweck dienen und auf ein Ziel gerichtet sind.

Bewegungsapparates zu erkennen und von rein kosmetischen Formvarianten (z. B des Skelettes) zu unterscheiden (Beispiele siehe S. 438 f: «Deformitäten und statische Störungen»; S. 463 f.: «Häufige Normvarianten bei Kindern»; S. 601 f: «Form und Haltung der Wirbelsäule»).

Steuerung

Neben dieser eindeutig nachweisbaren Ausrichtung von Elementen des Bewegungsapparates auf mechanische Stützfunktionen fällt vor allem auf, *wie leicht und einfach dieser komplizierte Bewegungsapparat zu kontrollieren und zu beherrschen ist,* im eigentlichen Sinne des Wortes «kinderleicht», z. B. wenn man kleine Kinder beobachtet, wie sie schwierige Gleichgewichtsprobleme oder Handfertigkeiten meistern.

Diese einfache Steuerbarkeit des überaus komplizierten Bewegungsapparates setzt unzählige Kontrollmechanismen voraus, welche nach dem Prinzip der *Rückkopplung, des feed back,* funktionieren. Es sind größtenteils niedrigere und höhere Reflexbogen des Nervensystems, welche im Rückenmark, im Hirnstamm, im Kleinhirn, und teilweise im Großhirn umgeschaltet werden, in der überwiegenden Mehrzahl ohne daß sie dem Individuum bewußt würden (Abb. 1.8).

Es leuchtet ein, daß Ausfälle von einzelnen Elementen oder Funktionseinheiten manchmal komplexe Störungen der Gesamtfunktion nach sich ziehen, welche oft nicht nur am Ort des Schadens sichtbar werden. Dies erschwert manchmal die Diagnose. Es ist deshalb notwendig, die *Gesamtfunktion* des integrierten Bewegungsapparates zu betrachten.

Besonders wichtig aber ist diese *Gesamtbetrachtung* des Bewegungsapparates für die *orthopädische Diagnose,* weil der Bewegungsapparat auf einen Schaden immer sofort auf mehrfache Weise *reagiert:*

1. mit *raschen,* reflexartigen Umstellungen der Gesamtfunktion über das *Nervensystem* (antalgische Zwangshaltungen, Gelenksimmobilisierung, Trickbewegungen, Hinken usw.) und
2. mit *langsameren* Umstellungen auf der mikroskopischen Ebene der einzelnen Gewebe des Bewegungsapparates, ausgelöst durch eine *reaktive Zelltätigkeit* (Knochenumbau, Hypertrophien, Ankylosen usw.).

Mit diesen beiden Reaktionen ist der Körper imstande, Schäden auszugleichen oder durch *Ersatzfunktionen* zu mildern. Solche Reparations- und Ausgleichsmechanismen werden am Bewegungsapparat in großer Mannigfaltigkeit in Gang gebracht. Sie werden unter dem Begriff der *funktionellen Anpassung* zusammengefaßt (siehe auch S. 37).

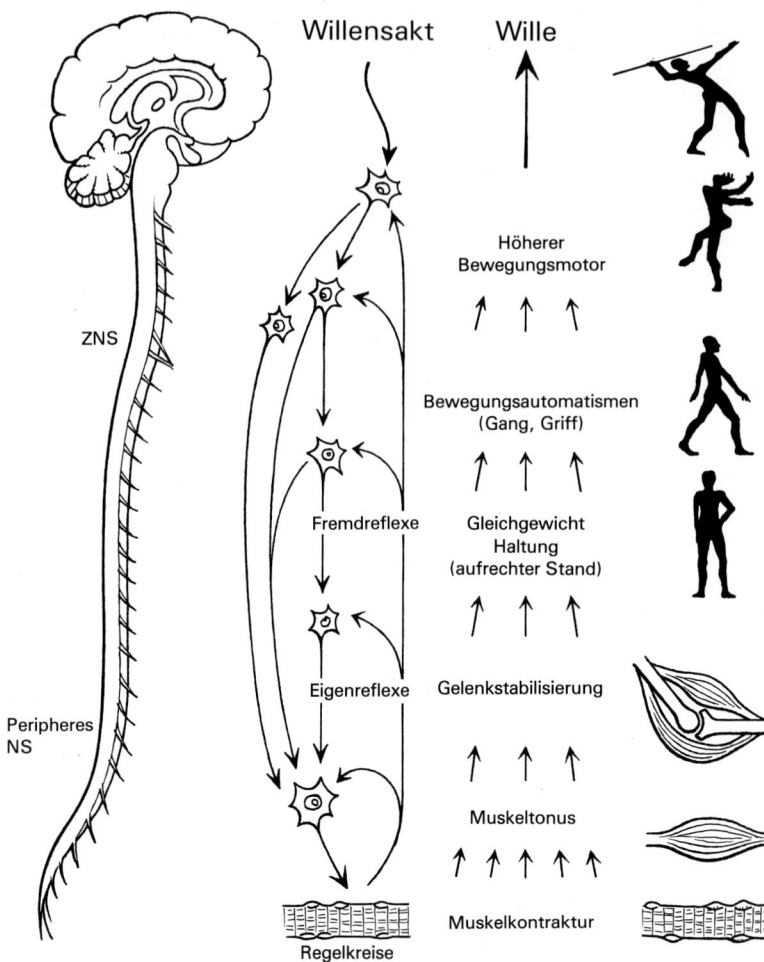

Willensakt   Wille

Höherer
Bewegungsmotor

Bewegungsautomatismen
(Gang, Griff)

ZNS

Fremdreflexe   Gleichgewicht
Haltung
(aufrechter Stand)

Eigenreflexe   Gelenkstabilisierung

Peripheres
NS

Muskeltonus

Muskelkontraktur

Regelkreise
Rückkoppelung

Abb. 1.8: *Der Bewegungsapparat, Funktion und Steuerung.*

Die Darstellung soll veranschaulichen, wie das Prinzip einer strengen Hierarchie, sowohl im Aufbau wie in Funktion und Steuerung des Bewegungsapparates verwirklicht ist. Von der Basis (Zellfunktion) bis zur Spitze (Wille und Willensakt) entspricht auf jeder Ebene einer höher integrierten Funktion des Bewegungsapparates ein höheres komplexeres Regelkreissystem des zentralen Nervensystems.

Vom Willen des Individuums bis zur Ausführung desselben geht der Weg, immer komplexer werdend, bis zur Basis und von hier, wieder überschaubarer werdend, bis zum einfachen, klaren Willensakt. Wir haben ein eindrückliches Beispiel biologisch kybernetischer Technik vor uns.

Die funktionelle Anpassung

Sie stellt eine große *Selbstheilungspotenz* dar und muß bei der Planung der *orthopädischen Therapie* berücksichtigt werden. Eine erfolgversprechende Therapie wird diese Selbstheilungstendenz unterstützen und fördern und sie nicht hemmen wollen. Streng genommen ist dies die einzige Möglichkeit einer *kausalen Therapie.*

Die *Gesamtbetrachtung* des Bewegungsapparates sowie der *Mechanismen der funktionellen Anpassung* sind für orthopädisches Handeln außerordentlich wichtig. In der Praxis muß sie als Resultat der orthopädischen Untersuchung des Patienten in Form einer *Funktionsdiagnose* zusammengefaßt werden (siehe dafür S. 114). Für den praktischen Untersuchungsgang vgl. S. 144, Tab. 6: «Die Leistungen des Bewegungsapparates und ihr Ausfall».

2. Vom Leben des Knochens

Daß Form und Aufbau des Knochens seiner mechanischen Aufgabe angepaßt sind, haben erstmals (1867) MEYER und CULMANN, ein Anatom und ein Ingenieur, klar erkannt: Sie haben z.B. das proximale Femurende mit einem Kran verglichen und ähnliche Konstruktionsprinzipien darin nachgewiesen (Abb. 2.1 und Abb. 2.2).

PAUWELS hat diese Theorie weiter entwickelt zur Lehre des

Funktionellen Aufbaues des Knochens

PAUWELS hat Gestalt und Struktur, also

1. den *makroskopischen* und den
2. den *mikroskopischen* Aufbau der Knochen mit spannungsoptischen Modellen untersucht und eine sehr *genaue Übereinstimmung* der äußeren Form und der *Trabekelstruktur des Knochens* mit den *Spannungstrajektorien* (Kraftflußlinien im Innern eines Körpers) nachgewiesen: Trajektorielle Knochenstruktur (Abb. 2.3).

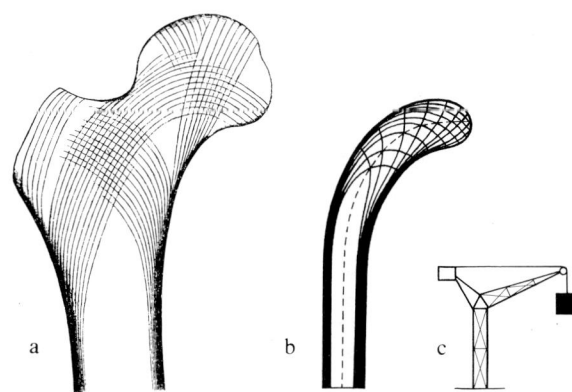

Abb. 2.2:

a So stellte 1867 G. H. MEYER die Trabekelstruktur des proximalen Femurendes dar: Die Spongiosabälkchen sind kein ungeordnetes Maschenwerk, sondern sehr genau nach den Gesetzen der Baustatik angeordnete *Kraftträger.*
Man erkennt die auf *Druck* beanspruchten *Trajektorien,* die aus der medialen Kortikalis am Adambogen ausstrahlen in den Femurkopf und senkrecht auf die belastete Gelenkfläche auftreffen. Im rechten Winkel zu diesen Drucktrajektorien verlaufen bogenförmig auf der Außenseite die *Zugtrajektorien,* welche sich distal zur lateralen Kortikalis verdichten. Schon MEYER faßte deshalb richtigerweise die Kortikalis funktionell als verdichtete Spongiosa auf.
Wo wenig oder keine Kräfte wirken (neutrale Faser) ist wenig oder kein Knochen angelegt (Markhöhle, Wardsches Dreieck).
b CULMANN zeichnete nach den Regeln der graphischen Statik die Spannungslinien in ein dem proximalen Femur entsprechendes Modell ein und fand weitgehende Übereinstimmung der theoretisch berechneten Konstruktion mit der von der Natur hervorgebrachten Knochenstruktur (siehe Abb. 2.1 und Abb. 2.3).
c Die Analogie zu einem Kran mit seiner Fachwerkkonstruktion ist deutlich.

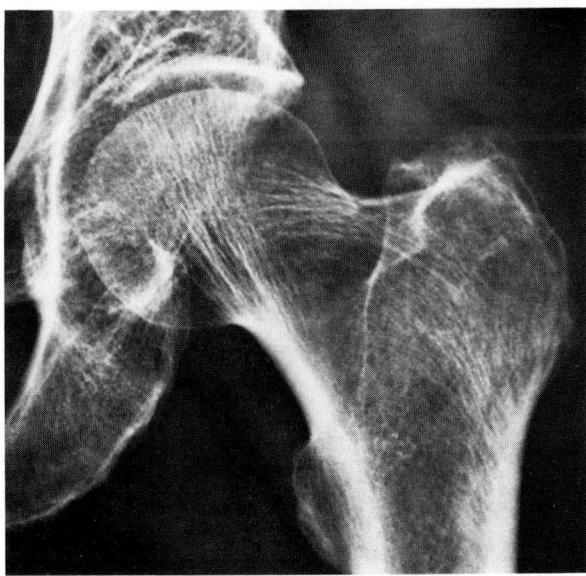

Abb. 2.1: Das Röntgenbild des proximalen Femurendes zeigt bei genauerem Hinsehen keine zufällige Verteilung der Spongiosa, sondern eine Anordnung in zwei Bündelsystemen, deren Analyse den funktionellen Aufbau der Knochen erkennen läßt.
Bei dieser 80jährigen Frau hat die Altersosteoporose die Trabekelstruktur noch deutlicher hervortreten lassen.

Dies bedeutet, daß die Knochensubstanz überall so angeordnet ist, daß sie mit dem geringsten Materialaufwand die auftretenden Kräfte bestmöglich auffangen und übertragen kann (Leichtbauweise nach PAUWELS).

Wo wenig oder keine Kräfte wirken (z.B. im Zentrum eines Röhrenknochens) ist Material gespart, kein Knochen angelegt (siehe Abb. 3.3).

Im *spongiösen* Bereich sind die Knochenbälkchen in Richtung der hauptsächlich auftretenden Kräfte ausgerichtet. Die *Kortikalis* erscheint als verdichtete Spongiosa an Stellen erhöhter Beanspruchung (Abb. 2.4).

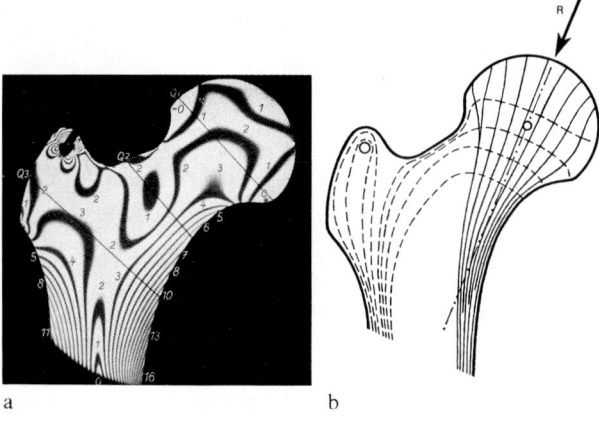

a   b

Abb. 2.3:

a *Spannungsoptischer* Versuch von PAUWELS: Plexiglasmodell des proximalen Femurendes, unter Belastung, und mit (Muskel-)Zug am Trochanter maior.

Mit Hilfe von polarisiertem Licht können die im Innern des Modells auftretenden Kräfte (Spannungen) sichtbar gemacht werden.

Die Spannungsgröße entspricht der Anzahl der schwarzen Linien (ähnlich wie auf Landkarten die Höhe über Meer an den Höhenkurven abgelesen werden kann). Daraus lassen sich die *Spannungstrajektorien* konstruieren.

b Konstruktion der Spannungstrajektorien von PAUWELS:
Die Drucklinien sind ausgezogen, die Zuglinien gestrichelt.

Die experimentell bestimmten Trajektorien stimmen weitgehend mit der Trabekelstruktur im anatomischen Präparat und auf dem Röntgenbild überein (siehe Abb. 2.1 und Abb. 2.2).

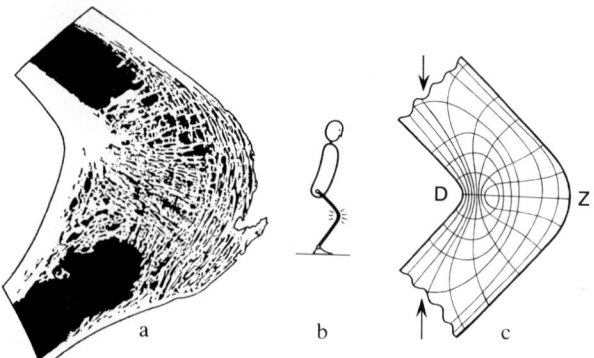

a   b   c

Abb. 2.5: a) *Präparat einer Knieankylose* von WOLFF (Versteifung wahrscheinlich infolge einer alten Tbc). Anhand solcher Präparate haben ROUX und WOLFF ihre Einsichten in die funktionellen Wandlungsprozesse der Knochen gewonnen.

Nach der Versteifung des Knies in Beugestellung (b) ist es zu einer Umstrukturierung der Knochenarchitektur gekommen, welche nun der veränderten mechanischen Beanspruchung wieder entspricht. c) das dazugehörige, theoretisch abgeleitete Spannungstrajektorienbild. D: Druckzone. An der Stelle des Knickes drängen sich sanduhrförmig die Drucklinien. Z: Die Zuglinien verlaufen dazu senkrecht, peripher und konzentrisch. Die Natur hat weitgehend technische Strukturen realisiert (nach PAUWELS).

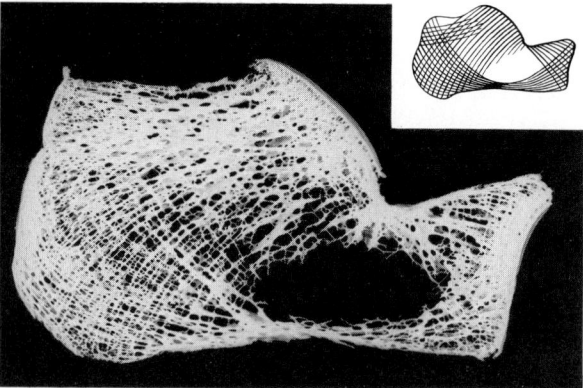

Abb. 2.4: *Knochenschliff* durch einen *Kalkaneus*, rechts oben eine Zeichnung von H. MEYER aus dem Jahre 1872. Verteilung und Orientierung der Spongiosabälkchen entsprechen auch hier einem funktionellen, trajektoriellen Aufbau des Knochens (Drucklinien vom Tuber calcanei zum unteren Sprunggelenk. Zuglinien senkrecht dazu entlang der unteren Peripherie, ausgesparte Zone in weitgehend spannungsfreiem Areal). Ein weiteres Beispiel für die «Leichtbauweise».

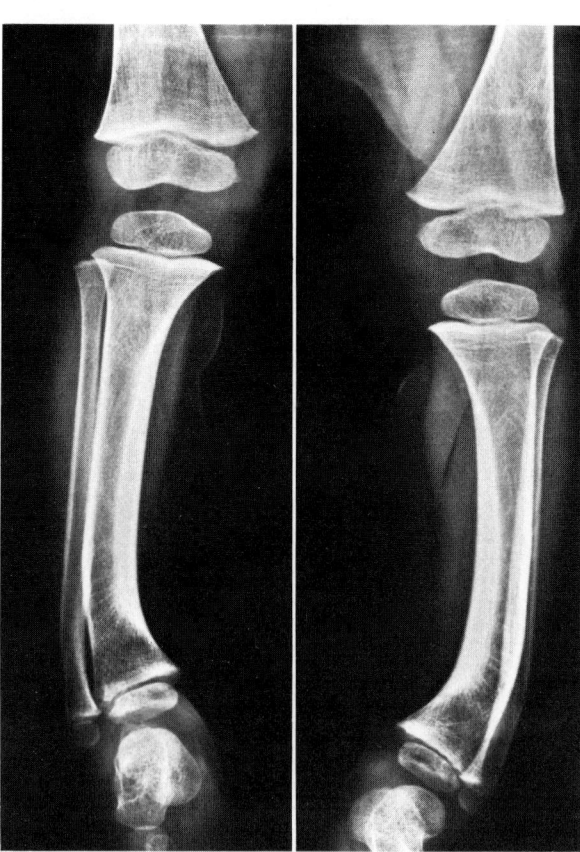

Abb. 2.6: *Crura vara* bei einem 2½ jährigen Mädchen. Massive Verdickung der druckbeanspruchten medialen Kortikalis als Antwort des Skelettes auf die unphysiologische Beanspruchung. Beispiel einer funktionellen Anpassung.

Mikroskopisch läßt sich nachweisen, daß die *Feinstruktur* des Knochens, druckfeste Hartsubstanz (Ca-apatit) und zugfestes kollagenes Fasergerüst im *Verbundbau* ebenfalls diesem Konstruktionsprinzip entspricht.

Die *Ursache* dieser funktionellen Strukturordnung liegt zur Hauptsache noch im Dunkeln verborgen. Wir wissen, daß die *Gestalt* des Bewegungsapparates *genetisch bestimmt* ist und aus der Erbmasse immer wieder getreulich und sehr genau kopiert wird.

Andererseits wissen wir aber auch, daß die differenzierte Ausbildung dieser Gestalt *durch äußere Einflüsse,* vor allem Einwirkungen *mechanischer Kräfte,* erheblich *modifiziert* werden kann.

Funktioneller Umbau

Solcher wurde von WOLFF (1892) mit seinem *«Transformationsgesetz»* und von ROUX (1895) mit seiner Lehre der *«funktionellen Anpassung»* nachgewiesen. Sie zeigten, daß unter abnormaler Beanspruchung (z. B. Fehlstellung) ein Knochen sich über längere Zeit *umbauen* kann, bis sich seine Struktur wieder genau der neuen Beanspruchung angepaßt hat (Abb. 2.5).

Knochen, der nicht mechanisch beansprucht wird, *verschwindet* langsam, z. B.

– Osteoporose bei Nichtbeanspruchung, z. B. Inaktivität (Schonung, Bettruhe), bei Lähmungen oder bei fehlender Schwerkraft (Raumfahrt);
– überschüssiger Kallus nach erfolgter Frakturheilung;
– nicht belastete Knochenspäne nach Operationen.

Andererseits wird Knochen *angebaut* und verdichtet sich (Sklerose) unter vermehrter lokaler Beanspruchung, z. B.

– Konkavseite verkrümmter Knochen bei Fehlstellung (Abb. 2.6);
– Brückenkallus bei Frakturheilung (Abb. 2.7, 2.8 und Abb. 4.7);
– Lokalisierte subchondrale Sklerose bei Gelenküberbeanspruchung (Arthrose, Spondylose);
– Sporn- und Randwulstbildungen (Osteophyten), ebenfalls bei Arthrosen und Spondylosen (siehe dort) (Abb. 2.16).

Funktioneller Umbau mit *gleichzeitigem An- und Abbau* ist besonders eindrücklich zu erkennen im Anschluß an die *Kallusbildung:* Im Verlaufe von etwa ein bis zwei Jahren wird der Frakturkallus völlig umgebaut und in eine anatomisch und funktionell dem ursprünglichen Knochen ähnliche Struktur umgewandelt (Abb. 2.7). Nach *Umstellungsosteotomien,* Arthrodesen oder sonst veränderten mechani-

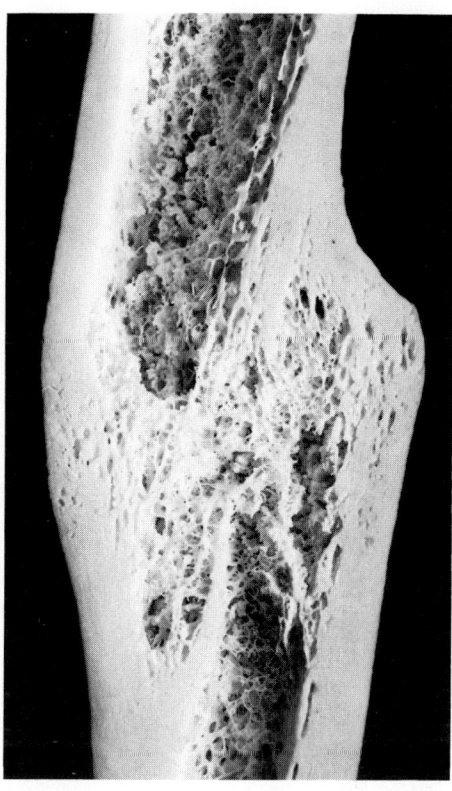

Abb. 2.7: Geheilter Oberschenkelbruch. Man erkennt den tiefgreifenden funktionellen Umbau des Frakturkallus. Ein neuer mechanisch einwandfreier tragfähiger Schaft ist entstanden. Die dichteste Knochenablagerung findet sich an den am stärksten beanspruchten konkaven Stellen. Zentral bildet sich mit der Zeit wieder eine Markhöhle.

schen Bedingungen wird die innere Trabekelstruktur des Knochens umgebaut und der neuen Beanspruchung angepaßt. Ebenso werden Knochenspäne funktionell um- und eingebaut (Abb. 2.8).

Diese Vorgänge gehen *langsam,* fast unmerklich vor sich, doch zeigen sie, daß der Knochen nicht einfach einem toten Stück Holz vergleichbar ist, Rohmaterial für den Schreiner, sondern daß er *lebt.* Diese Lebensäußerungen sind Voraussetzung für die Heilungsvorgänge am Knochen, und damit für unsere therapeutischen Bemühungen, v. a. Operationen am Knochen (vgl. S. 254: «Osteotomien» und S. 500 f.: «Kinderfrakturen»).

Der Knochen hat mit dem beschriebenen Umbaumechanismus einen wertvollen Apparat zur Verfügung, neuen Anforderungen, veränderter Beanspruchung zu begegnen, sich *anzupassen.*

Diese Vorgänge der *funktionellen Anpassung* sind für die Beurteilung orthopädischer Störungen wichtig. Sie geben Einblick in die Natur der Störung, ihren *Verlauf* und damit einen Hinweis auf die Pro-

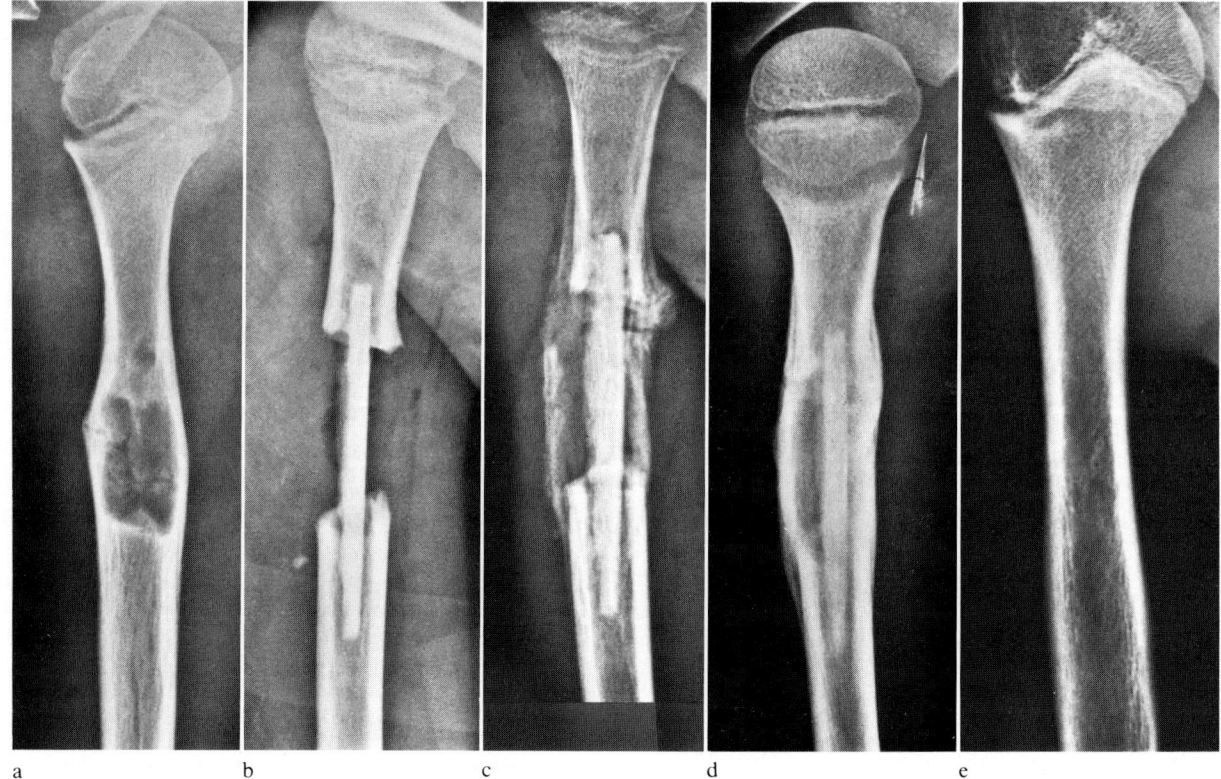

a   b   c   d   e

Abb. 2.8: Umbau eines *Knochenspanes* als *Beispiel* eines tiefgreifenden *funktionellen Umbaues.*

a   Knochenzyste bei einem 8jährigen Knaben, mit schleichender Fraktur.

b   Resektion eines Stückes des Humerus, ersetzt durch einen Kortikalisspan aus der Tibia, der in die Markhöhle eingelegt wurde. (Auf S. 371 f. ist beschrieben, wie Knochenzysten einfacher behandelt werden können.)

c   16 Tage später bereits ausgedehnte Kallusbildung.

d   Weitere 5 Wochen später ist der Kallus durchgebaut, eine neue Kortikalis bildet sich, und der Span beginnt sich umzubauen.

e   3 Jahre später: Anstelle des Spanes ist wieder eine Markhöhle entstanden, der überschüssige Kallus ist abgebaut, der Humerus hat praktisch wieder normale Form und Struktur.

Bei kleinen Kindern gehen die Umbauvorgänge wesentlich rascher und radikaler vor sich als bei Erwachsenen, deren Potenz zur «funktionellen Anpassung» aber immer noch erheblich ist.

Das gute Schlußresultat kann nicht darüber hinwegtäuschen, daß es sich hier um eine unnötige, mit Schmerzen, erheblichen Unannehmlichkeiten und Gefahren für den Patienten verbundenen Operation handelte infolge Unkenntnis des Spontanverlaufes der Krankheit.

Allgemein gesagt, stammt unser medizinisches Wissen aus der Beobachtung von natürlichen Krankheitsverläufen und Verläufen nach Operationen (die in der Humanmedizin an die Stelle von Experimenten treten). Aus dem *Vergleich* dieser beiden Verläufe ergibt sich die richtige Operationsindikation.

gnose. Oft ist aber auch schon für die *Therapie* ein Weg vorgezeichnet: Es gilt, die Selbstheilungskräfte des Knochens zu erkennen, sie zu unterstützen und für uns wirken zu lassen, sie mindestens nicht zu stören. Dies ist das Ziel jeder orthopädischen Operation am Knochen.

Die bisher besprochenen Phänomene werden am *ausgewachsenen* Organismus beobachtet. Der Bewegungsapparat im *Wachstum* verfügt daneben über eine zusätzliche Dimension von Umbaumechanismen: Die *Wachstumskräfte.* Diese verleihen ihm noch weit größere Möglichkeiten zur funktionellen Anpassung als sie der erwachsene Bewegungsapparat schon hat. (Siehe S. 74: «Wachstum».)

Ständiger Knochenumbau

Neben den bisher genannten, relativ leicht erkennbaren Umbauvorgängen (bone modeling) findet ein *ständiger Knochenumbau* statt, welcher die Skelettstruktur nicht sichtbar verändert und nur mittels mikroskopischer Techniken (z. B. besonders schön durch in vivo Markierung mit Tetracyclin, vgl. Abb. 2.11) nachgewiesen werden kann. Trotzdem hat er größte Bedeutung. Es handelt sich um den sog. *«schleichenden Ersatz»* (creeping substitution, bone remodeling) des Knochengewebes, welcher während des ganzen Lebens stattfindet.

Knochen

Alle festen Materialien, unbelebte oder im lebenden Körper, sind überall und jederzeit dem Prozeß der «*Materialermüdung*» (langsame Zerrüttung des Strukturgerüstes unter dauernder mechanischer Beanspruchung) ausgesetzt, werden dadurch mechanisch geschwächt und erleiden schließlich Bruch (z. B. einen Draht kann man brechen, wenn man ihn lange genug hin und her biegt). Auch ein toter Knochen würde bald dieses Schicksal erleiden.

In normalem gesunden und gut trainierten Zustand halten alle lebenden Gewebe die hohe Beanspruchung regelmäßiger großer körperlicher Leistung jahrelang ohne Schaden aus, in einem Maße, wie sie kein Material aus der Technik aushalten würde. Dies ist nur möglich, weil diese Gewebe *leben* und ständig *umgebaut werden*. Tatsächlich erleidet lebender Knochen nur äußerst selten mechanische Ermüdungserscheinungen (sog. Ermüdungsbrüche, «schleichende Frakturen», siehe S. 61 und S. 468). Der «schleichende Ersatz» bewahrt ihn davor. Daher ist der lebende Knochen implantiertem Fremdmaterial (metallischen Fixationen und Endoprothesen) auf lange Sicht auch rein mechanisch *überlegen*.

Der Knochen, dessen Kristallstruktur nach längerer Beanspruchung submikroskopische Zerrüttungserscheinungen aufweist, wird im Verlaufe des Lebens durch Zellaktivität Stück für Stück abgebaut und durch neuen Knochen ersetzt. Die «Ersatzrate» (turn-over-rate, bone remodeling rate) kann mit histologischen Methoden einigermaßen bestimmt werden und beträgt einige Prozent (Erwachsene) bis etwa die Hälfte (Kinder) des gesamten Skelettvolumens pro Jahr *(Frost)* (Abb. 2.9).

An mechanisch gefährdeten, schwachen Stellen des Skelettes wird dieser Umbau stark aktiviert (z. B. «Marschfrakturen», S. 469), damit der Wettlauf zwischen dem mechanischen Bruch und den Reparationsvorgängen wenn möglich gewonnen wird (meistens wird er gewonnen).

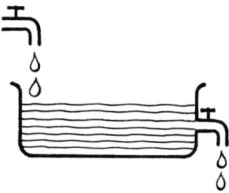

Abb. 2.9: Das Skelett steht normalerweise, wenn An- und Abbau sich die Waage halten, in einem *dynamischen Gleichgewicht,* am einfachsten darzustellen mit einem Gefäß: Sein Inhalt wird mehr oder weniger rasch erneuert je nach dem, ob der Durchfluß schnell oder langsam ist. Die Menge des Inhaltes bleibt immer gleich, außer wenn Zufluß und Abfluß nicht mehr gleich groß sind. Bei großem Umsatz genügt dann auch eine geringe Differenz, um das System rasch aus dem Gleichgewicht zu bringen. Dies ist z. B. der Mechanismus der *Osteoporose.*

Bei gesundem Organismus im Gleichgewicht dient der Knochenumbau zur Erneuerung und damit zur *Erhaltung der Qualität* des Knochens.

Die «creeping substitution» sorgt auch dafür, daß *nekrotische Knochenpartien* (z. B. nach Frakturen, freie Knochentransplantate, sterile Sequester) umgebaut und «*revitalisiert*» werden. Röntgenologisch ist von solchen Vorgängen normalerweise wenig oder nichts zu erkennen, hingegen steht uns in der *Szintigraphie* eine diagnostische Methode zur Verfügung, welche diese Umbauvorgänge sehr fein registriert (Abb. 2.10) (siehe auch S. 173 f.).

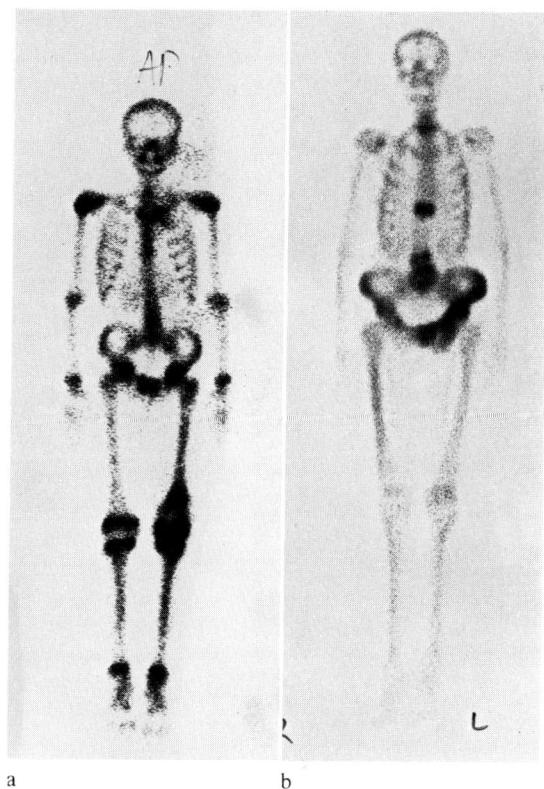

a   b

Abb. 2.10: *Knochenumbau, sichtbar* gemacht mittels *Szintigraphie*. Eine knochensuchende Substanz (Diphosphonat), die mit einem radioaktiven Isotop markiert ist (TC 99 M), lagert sich im Skelett an den *knochenbildenden Oberflächen* ab und ermöglicht so die Darstellung des *normalen* wie des *pathologischen Knochenumbaues*. Die Skelettszintigraphie ist eine aufschlußreiche diagnostische Methode: (siehe S. 173)

a Das Ganzkörperszintigramm eines 11jährigen Mädchens zeigt den *normalen,* kontinuierlichen Knochenumbau im ganzen Skelett als feine Punktierung und eine starke Aktivität im Bereiche der *Wachstumszonen,* vor allem an den Epiphysenfugen in der Nähe der großen Gelenke, sowie einen pathologisch erhöhten Umbau im distalen Femur rechts. Es kann sich z. B. um einen Frakturkallus, einen Infekt oder einen Tumor handeln. Dieses Kind hatte ein Osteosarkom am Knie.

b Ganzkörperszintigraphie einer 76jährigen Frau mit Pagetscher Erkrankung, einer Knochenkrankheit, welche durch stark vermehrten Knochenumbau gekennzeichnet ist (siehe S. 335).
Im ganzen Skelett, außer in den umschrieben befallenen Knochenpartien von Becken und Wirbelsäule, herrscht nurmehr geringe Aktivität, wie sie dem normalerweise verlangsamten Knochenumbau in diesem Alter entspricht.
Ausgeschieden wird das Technetium durch die Nieren. Es erscheint schon nach kurzer Zeit in der Blase.

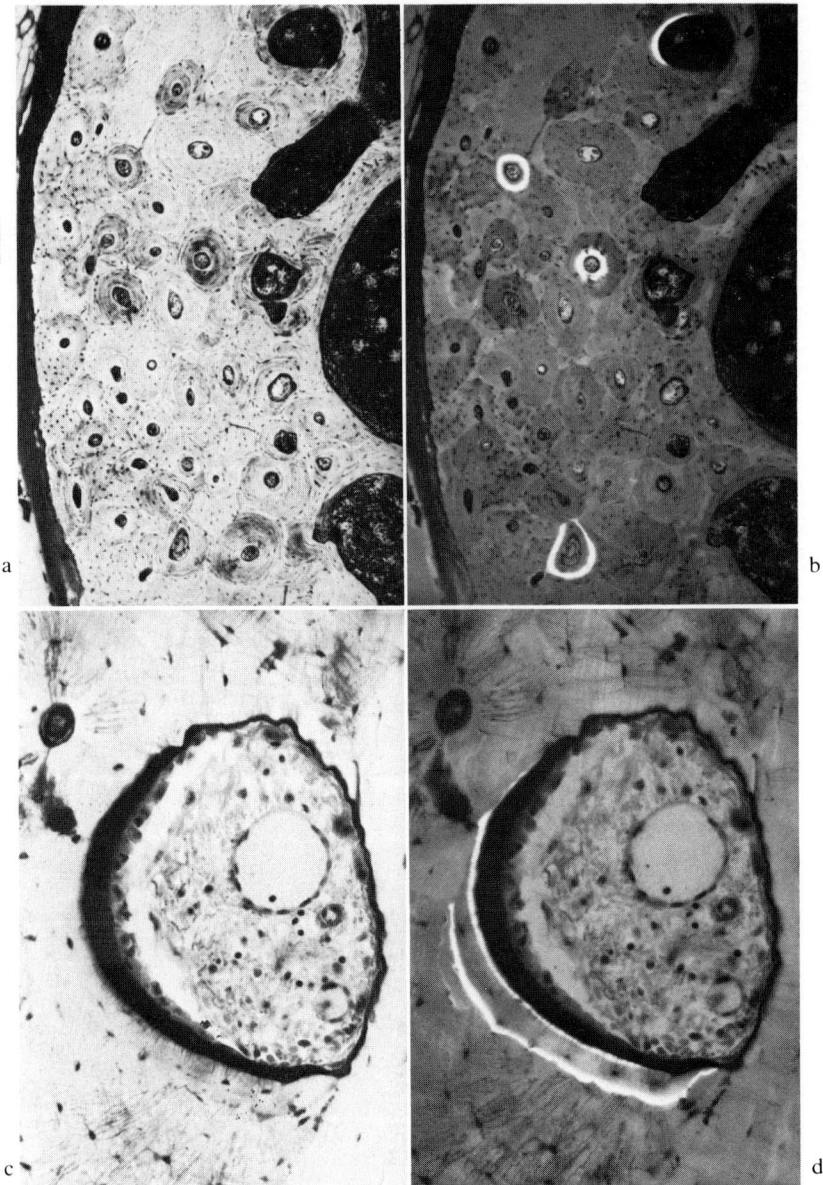

Abb. 2.11: *Histologie des Knochenumbaues* (Präparat Prof. R. SCHENK).

a Kortikalis mit typischem Lamellenknochen, links Periost, rechts Markhöhle. Immer wieder werden neue Osteone gebildet. Diese können mittels in-vivo-Markierung mit Tetrazyklin sichtbar gemacht werden (hier Achromycin etwa 2 Wochen lang, 1½ Monate ante exitum).

b Zeigt die fluoreszenzmikroskopische Darstellung von 4 neugebildeten Osteonen in verschiedenen Entwicklungsstadien (weiße Ringe) (menschliche Rippe, 63 : 1).

c Asymmetrisch wachsendes Osteon im Lamellenknochen. Man erkennt ringsum die eingemauerten Osteozyten mit ihren Ausläufern (Canaliculi), welche dem Stoffwechsel dienen. Die Wand des Haversschen Kanals ist links unten von einem neu gebildeten, dunkel gefärbten Osteoidsaum begrenzt, dem die Osteoblasten aufsitzen, die ihn gebildet haben. Auf dem Bild rechts (d) eine kurz nach der Tetrazyklingabe gebildete Lamelle als weißer Halbmond. Die Lakunenwand rechts ist unregelmäßig und von einigen mehrkernigen Osteoklasten besetzt. Hier wird Knochen resorbiert. Die zwei weißen Fluoreszenzbänder begrenzen die innerhalb von 20 Tagen gebildete Knochenlamelle (menschliche Rippenbiopsie 250 : 1, Achromycin je 25 und 5 Tage vor Entnahme).

Allen den bisher genannten Aktivitäten des Knochens liegen die gleichen histologischen Vorgänge zugrunde:

Histologische Vorgänge

Der Aufbau und Umbau des Knochens wird durch zwei verhältnismäßig einfache *Grundfunktionen* von Knochenzellen vollzogen (deren *Steuerung* allerdings sehr komplex und noch größtenteils unbekannt ist):

1. Knochenbildung durch *Osteoblasten*
2. Knochenabbau durch *Osteoklasten.*

Alle Lebensvorgänge des Knochens: Wachstum, Ausformung, Wandlung, Umbau, Frakturheilung, Reparation, Abbau basieren auf diesen beiden Zellgrundfunktionen.

Ossifikation sowie Knochenabbau sind *Oberflächenphänomene:* Die aktiven Zellen sitzen an den vorhandenen Oberflächen und bauen Knochen an bzw. ab. Dabei spielen vor allem auch die *mikroskopisch kleinen* Oberflächen im Knocheninnern (Spongiosa, Haverssche Kanäle) eine wichtige Rolle (Abb. 2.11, 2.12, 2.16).

Knochenbildung

Sie ist wohl für den Orthopäden der interessanteste und *wichtigste biologische Vorgang*. Er *schafft,* bildet und formt das knöcherne Grundgerüst des Bewegungsapparates, das Skelett, und *repariert* es wo nötig. Alle unsere Therapie muß darauf aufbauen. Ohne die Fähigkeit des Organismus zur Knochenbildung wären wir hilflos.

Auf histologischer Ebene können wir die komplizierten Vorgänge verfolgen und kennen deshalb ihre Morphologie. Hingegen wissen wir immer noch sehr wenig darüber, wie diese Mechanismen in Gang gesetzt und gesteuert werden. Unsere Möglichkeiten, sie zu beeinflussen sind entsprechend gering. So ist es leider bis heute nicht gelungen, durch irgend eine Substanz gezielt lokale Knochenbildung anzuregen (siehe auch S. 259).

Histologie

Die Knochenbildung erfolgt in zwei Etappen:

1. Die *Osteoblasten* bilden Säume von Grundsubstanz (Osteoidsäume), welche die organische Matrix darstellen.
2. An der Grenze zum verkalkten Knochen, d. h. an der sog. «Mineralisationsfront» wird *Kalk* in kristalliner Form (Apatit) ins Osteoid *eingelagert.* Damit wird das Osteoid zu *Knochen.* (Dieser Mechanismus ist z. B. bei der Rachitis und der Osteomalazie gestört.) Die *Kalzifizierung* kann nur unter *absoluter mechanischer Ruhe* stattfinden. Diese Tatsache spielt bei der Knochenbruchheilung eine entscheidende Rolle.

Die Mineralisationsfront kann sichtbar gemacht werden mittels *Fluoreszenzmikroskopie* nach Färbung mit Tetrazyklinen in vivo. Einen Großteil der Einsichten in den Knochenumbau verdanken wir dieser Methode.

Die *Osteoblasten* mauern sich z. T. selbst ein, verlieren ihre Knochenbildungspotenz und werden zu *Osteozyten.* Sie bleiben durch kleine Kanälchen (canaliculi) untereinander und mit dem Gefäßsystem (Haverssche Kanäle) verbunden und stellen die Ernährung des Knochens sicher (Abb. 2.16).

Ossifikationsformen

Die bekannte histologische Einteilung in chondrale, desmale und angiogene Knochenbildung bezieht sich auf das Gewebe *aus welchem der Knochen entsteht.* Die Grundvorgänge sind immer dieselben.

Die *größte Bedeutung* hat die

- *chondrale Ossifikation:* 1. Aus dem *embryonalen Knorpelskelett* entwickelt sich das Knochenskelett des Erwachsenen (siehe auch S. 74 f.: «Skelettwachstum»). 2. Der natürliche *Frakturkallus* entsteht auf dem Boden eines Knorpelkallus. Chondrale Ossifikation kommt überall dort vor, wo *mechanische Unruhe* im Gewebe herrscht, und das ist der häufigste Fall.

Hier kann nur auf dem Umweg über eine Knorpelmatrix Knochen entstehen, denn nur der Knorpel ist imstande, die mechanische Unruhe in ein regelmäßiges Druckspannungsfeld umzuwandeln. Ein solches aber ist die Vorbedingung für die Ossifikation (siehe auch S. 64 ff.). Der Knorpel verkalkt und dient als Gerüst.

Weniger häufig kommt die

- *desmale Ossifikation* vor: An Bandansatzstellen (Zugspannungen), am Periost und an einigen wenigen andern Orten des Skelettes (z. B. Schädel) entsteht der Knochen primär im *Bindegewebe.*
- Die *angiogene Ossifikation* hat nur geringe Bedeutung: Ohne Matrix, unmittelbar aus den Endgefäßen, kann Knochen nur entstehen bei *absoluter mechanischer Ruhe.* Solche Bedingungen sind im Körper normalerweise nicht gegeben. Unter stabiler innerer Fixation (Osteosynthese) kann Knochen primär angiogen entstehen. Qualitativ unterscheidet er sich nicht von jedem anderen Knochen (siehe auch S. 70 f.).

Eine *besondere Art von Knochenbildung* ist erst verhältnismäßig spät entdeckt worden, und zwar anläßlich von therapeutischen Gliedmaßenverlängerungen: Wenn man bei Kindern und jüngeren Erwachsenen einen osteotomierten langen Röhrenknochen, etwa ein Femur oder eine Tibia, langsam kontinuierlich distrahiert und damit die beiden Fragmente auseinanderzieht, mit einer Geschwindigkeit von etwa 1 mm pro Tag, sieht man in der entstehenden Lücke rasch und ausgiebig *neuen Knochen* sich bilden. Auf diese Weise können sich Defekte bis zu mehreren Zentimetern auffüllen.

Diese Art von Knochenneubildung beobachtet man auch, wenn man mittels äußeren Distraktoren zur Knochenverlängerung absichtlich eine *Epiphysenlösung* herbeiführt.

Als einer der ersten hat ILISAROV aus Kurgan (Sibirien) diese Knochenregenerationspotenzen erkannt und konsequent ausgenützt (mit Hilfe eines einfachen, genialen Distraktionsapparates) zur *Verlängerung von Extremitäten* (siehe S. 693), zum Schließen von Defekten bei Pseudarthrosen (siehe S. 519), sowie zur Korrektur von Fehlstellungen. PAUWELS hatte bereits darauf hingewiesen, daß Zug Knochenbildung induzieren könne.

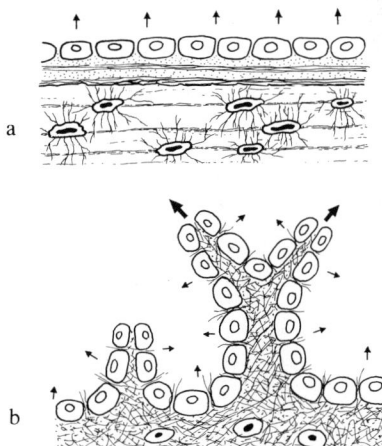

Abb. 2.12: Histogenese von a) *Lamellenknochen* und b) *Faserknochen.* Die Osteoblasten wandern in Pfeilrichtung und lagern hinter sich Osteoid ab. Faserknochen wird viel rascher, aber auch ungeordnet gebildet, z. B. im Frakturkallus. Meist wird er später ersetzt durch den funktionell strukturierten Lamellenknochen (Vgl. auch Abb. 2.15.)

Knochen

a

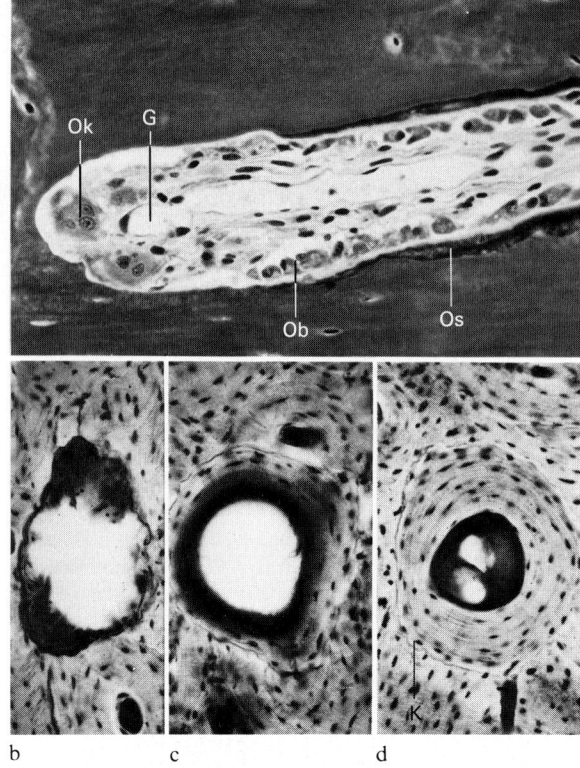

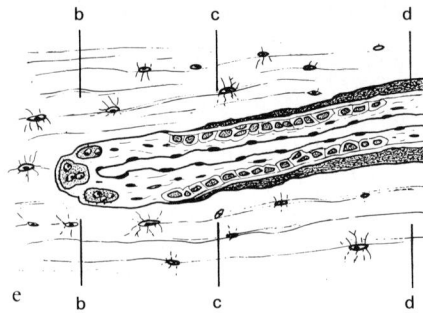

b   c   d

Abb. 2.13: *Haversscher Knochenumbau.*

Damit die Knochenkompakta umgebaut werden kann, muß sie zuerst *abgebaut* werden: Dazu bohren sich *Resorptionskanäle* in die Kompakta hinein, welche später wieder mit Knochen aufgefüllt werden und so neue *Osteone* bilden.

a   Längsschnitt durch die Spitze eines Resorptionskanals. Ganz vorne sitzen drei mehrkernige *Osteoklasten,* welche in der Art eines Bohrkopfes den Kanal in die Kompakta (nach links) weiter vortreiben. Unmittelbar dahinter haben sich bereits *Osteoblasten* gebildet und an der Kanalwand aufgereiht. Sie bilden rund um die Kanalwand wieder konzentrische Knochenlamellen (der Osteoidsaum ist als dunkler Streifen sichtbar) und damit ein neues *Osteon*. Das den Osteoklasten unmittelbar folgende Gefäß verbleibt schließlich als Haverssches Gefäß im Zentrum des neuen Osteons.

b–d   Drei Querschnitte an verschiedenen Stellen. b) Auf Höhe des Bohrkopfes: Unregelmäßige Resorptionsflächen, Osteoklasten. c) Etwas weiter hinten: Dunkler Osteoidsaum und bereits einige mineralisierte Lamellen. d) Weiter zurück (auf Bild a nicht mehr zu sehen): Schon weitgehend neu gebildetes Osteon, begrenzt durch die deutlich sichtbare Kittlinie. Durch den Anbau weiterer konzentrischer Lamellen wird in der Folge das Lumen auf die Größe eines normalen Haversschen Kanales verengt. (Präparat Prof. R. SCHENK.)

e   Skizze des «Bohrkopfes» mit Lage der Querschnitte. Der «Haverssche Umbau» kann sowohl in *vitalem* wie im *avitalem* Knochen vor sich gehen. Er spielt vor allem auch bei der *Knochenbruchheilung* und bei der *Revitalisierung* nekrotischen Knochens eine große Rolle.

Bei allen Ossifikationsarten entsteht zunächst einmal *Faserknochen,* ein Geflecht ohne geordnete Struktur, phylogenetisch und ontogenetisch älter, mit größerer Wachstumspotenz, aber geringerer mechanischer Festigkeit.

Die spezifischen mechanischen Eigenschaften bekommt er erst nach einem tiefgreifenden *funktionellen Umbau:* Einzelne Knochenschichten (Lamellen) werden von den Osteoblasten genau den mechanischen Anforderungen gemäß in geordneten Systemen (Osteonen) abgelagert, welche mikroskopisch gut sichtbar bleiben: Diesen (reifen, phylogenetisch jüngeren) Knochen bezeichnet man deshalb als *Lamellenknochen.* Es handelt sich um einen *Verbundbau* mit der größtmöglichen Festigkeit bei kleinstem Materialaufwand (Abb. 2.12).

Auch Knochenabbau ist notwendig

Die *Osteoklasten* (mehrkernige Riesenzellen) sitzen in Knochennischen (Howshipsche Lakunen) und «fressen» den Knochen von der Oberfläche her direkt weg.

Die wichtigste Funktion der Osteoklasten ist es, für das Einsprossen von Gefäßen sowie für jeglichen Umbau, jede Erneuerung des Knochens, den nötigen *Platz* zu schaffen und die *Oberflächen,* wo dann die Osteoblasten wieder nach Bedarf neuen Knochen anbauen können (Haversscher Umbau) (Abb. 2.13 und Abb. 4.19).

In der *Spongiosa* ist dies einfacher. Dort kann neuer Knochen an die bestehenden Knochenbälkchen angebaut werden. Deshalb geht auch die *Frakturheilung* im spongiösen Knochen schneller vor sich als beim kortikalen.

Umbau

Jede Veränderung der Knochenform und -struktur entsteht aus dem *Zusammenwirken* der beiden Grundvorgänge: Abbau hier, Anbau dort (vgl. Abb. 5.5 und Abb. 5.6 und S. 78: «Die Geometrie des Knochenwachstums»). Halten sie sich an einer Stelle die Waage, wird ohne Formveränderung alter Knochen durch neuen ersetzt.

Das *Resultat* des Umbaues hängt von der *Steuerung* der Osteoblasten- und Osteoklastentätigkeit ab. Sehr wenig ist bisher darüber bekannt. Wir wissen:

1. daß dieses Resultat für die Erfordernisse des Bewegungsapparates in der Regel *sinnvoll* und *zweckmäßig* ist.

2. daß die Umbauvorgänge in der Regel darauf abzielen, die *Knochenstruktur* der *mechanischen Beanspruchung anzupassen,* resp. diese zu verringern: Anbau von Stützsubstanz dort, wo es mechanisch notwendig ist und Abbau dort, wo die Beanspruchung gering ist. Ein solcher Mechanismus ist bestens geeignet, das Prinzip der größten mechanischen Festigkeit mit dem kleinstmöglichen Materialaufwand zu verwirklichen (Leichtbauweise, PAUWELS, siehe S. 35).

3. daß auf mikroskopischer Ebene ein *sensorisches* System vorhanden sein muß, welches die mechanische Beanspruchung wahrnimmt und mittels *Rückkopplungsmechanismen* (feed back) die Zelltätigkeit beeinflussen kann, so daß der Knochenumbau, das «bone remodeling», direkt durch die mechanische Beanspruchung gesteuert wird. PAUWELS hat ein Modell dieser Vorgänge entwickelt.

4. daß dieses System wahrscheinlich die Spannungen, resp. die *elastischen Deformierungen* des Knochens zu *registrieren vermag,* und daß elektrische Phänomene dabei eine Rolle spielen (wie z. B. bei den sog. «strain-gauges», kleinen piezoelektrischen Deflexionsmeßelementen). Diese Vorgänge sind indessen im Einzelnen nicht bekannt (Abb. 2.14).

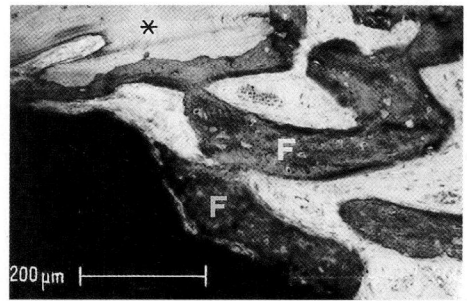

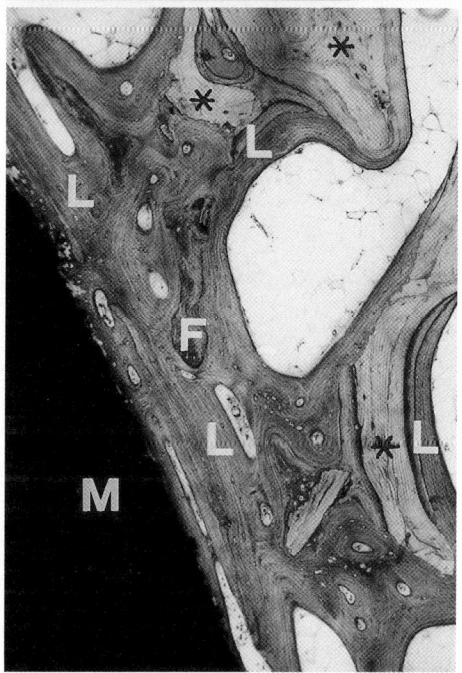

Knochen

Abb. 2.15: *Reaktiver Knochenumbau und -anbau.*

a 35 Tage nach Einsetzen einer Hüftgelenkspfanne ist zwischen dem alten Knochen (∗) und dem Implantat (Titan, schwarz) *Faserknochen* (dunkelgrau, F) eingewachsen und hat sich dort angelagert.
Faserknochen wird in sehr kurzer Zeit gebildet, immer wenn ein rascher Knochenumbau erforderlich ist, wie z. B. nach Frakturen. Er dient als provisorischer Verbund und wird später umgebaut zu *Lamellenknochen.*

b Histologisches Präparat ½ Jahr nach Einsetzen einer Hüftendoprothese. Schwarz der Metallschaft (Titan).
∗: Alte Knochenbälkchen, beim Einsetzen der Prothese teilweise beschädigt. Der größte Teil des neugebildeten Knochens ist bereits lamellär umgebaut (L, grau). Man erkennt die neugebildeten Osteone mit den Haversschen Kanälchen. Dazwischen liegen noch einzelne Faserknochenreste (F, dunkler). Die Höhlen zwischen den Trabekeln sind mit rotem Knochenmark gefüllt. Beachtenswert ist, wie sich neuer Knochen unmittelbar an die Titanoberfläche angelagert hat. Dies ist nur bei absoluter *Stabilität* möglich, wenn zwischen Implantat und Knochen keinerlei Relativbewegungen stattfinden (siehe: «Stabilität», S. 53).

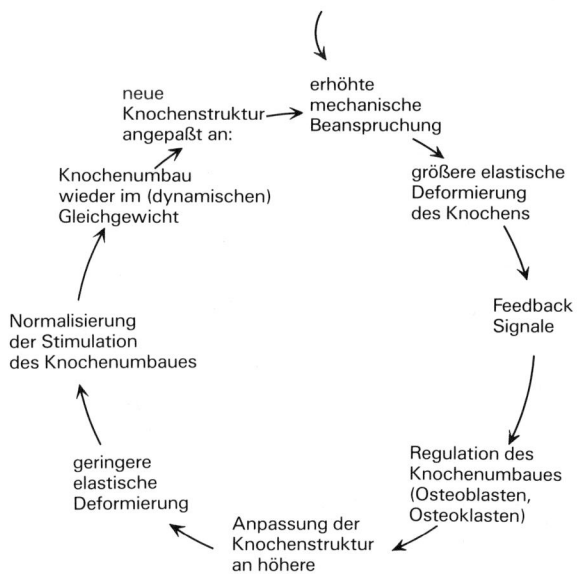

Abb. 2.14: *Regelkreis des Knochenumbaues.*
Im Sinne eines Rückkoppelungsvorganges wird der Knochenumbau u. a. durch die mechanische Beanspruchung gesteuert.

Mittels der beiden beschriebenen histologischen Vorgänge – Knochenbildung und Knochenabbau – ist der Körper imstande, alle funktionellen Probleme des Skelettes zu lösen (Abb. 2.15).

Dazu gehören die drei genannten:

1. Funktioneller Aufbau,
2. Funktioneller Umbau,
3. Ständiger Umbau,

sowie drei weitere wichtige Mechanismen:

4. Knochenwachstum (S. 74ff.),
5. Frakturheilung (S. 61ff.),
6. Reaktive Knochenveränderungen bei Krankheiten (siehe unten und Abb. 2.15 und Abb. 2.16).

Reaktionen und Regeneration des Knochengewebes

Jedem Gewebe stehen *nur wenige Reaktionsmöglichkeiten* auf äußere und innere Schädigungen zur Verfügung. Unter verschiedenen Umständen treffen wir immer wieder die gleichen Gewebereaktionen an: als Antwort auf traumatisierende oder krankhafte Noxen und als Regenerations- und Reparations-, also Heilungsvorgänge: es sind *die gleichen Vorgänge,* die wir aus der *normalen Knochenphysiologie* bereits kennen.

Um die pathologischen Vorgänge am Bewegungsapparat richtig zu deuten und gegebenenfalls sinnvoll in das Geschehen eingreifen zu können, ist es wichtig, diese Reaktionen und die Regenerations- und Reparationsmöglichkeiten der Gewebe zu verstehen.

Als gut vaskularisiertes Gewebe reagiert der Knochen sehr *aktiv.*

Er hat *zwei Reaktionsmöglichkeiten,* welchen wiederum die beiden bereits bekannten Zellaktivitäten zugrunde liegen:

1. Anbau: osteoblastische Reaktion
2. Abbau: osteoklastische Reaktion.

Normalerweise halten sich beide Prozesse die Waage (Homöostase, dynamisches Gleichgewicht). Überwiegt ein Prozeß den anderen, so treten *Veränderungen* der Knochenstruktur auf. (Dabei kann eine Vergrößerung des einen Faktors oder eine Verminderung des anderen vorliegen.)

Anbau > Abbau → Knochenbildung (Osteosklerose)

Anbau < Abbau → Knochenabbau (Osteoporose, Osteolyse)

Diese Vorgänge können lokalisiert oder generalisiert sein:

Generalisierte Vorgänge

Praktisch spielt vor allem die *Osteoporose* eine Rolle: Inaktivitätsosteoporose, Kortikoidüberschuß usw. (siehe S. 335).

Die generalisierten Umbauvorgänge selbst sind selten gestört:

- Bei *Rachitis, Osteomalazie* (Vitamin-D-Mangel) und ähnlichen Krankheiten ist die Kalzifikation blockiert (siehe Abb. 29.1).
- Eine Störung der Osteoblastentätigkeit, evtl. auch der Kollagensynthese, liegt wahrscheinlich der seltenen *Osteogenesis imperfecta* zugrunde (siehe Abb. 27.3) und
- mangelnden Abbau findet man bei der sehr seltenen *Marmorknochenkrankheit.*

Eine *lokalisierte Osteoporose*

(Rarefizierung des Knochens) ist manchmal Ausdruck dafür, daß ein Skelettabschnitt praktisch außer Funktion gesetzt ist. z. B. bei einer Lähmung, bei Nichtgebrauch durch Schmerzen usw. (siehe Abb. 30.2).

Eine umschriebene *Osteolyse* (vollständiger Knochenschwund) zeigt aber oft eine den Knochen *unmittelbar schädigende Einwirkung* an: z. B. einen Tumor, eine Infektion.

Selten sieht man, daß ohne erkennbare Ursache ein Knochenabschnitt vollständig verschwindet («idiopathische» Osteolyse).

Eine *lokalisierte Sklerose*

ist in der Regel Ausdruck eines *Reparationsversuches* des Organismus:

- *Kallusbildung* in der Frakturheilung (siehe S. 64f. und Abb. 2.7) aber auch (vergleichsweise selten) «ektopisch», in traumatisiertem Gewebe.
- *hypertrophische Pseudarthrosen* (siehe S. 514).
- *Sklerose* an mechanisch überbeanspruchten Stellen, z. B. an der Konkavseite deformierter Knochen (siehe z. B. Abb. 2.6).
- *Subchondrale Sklerose* bei lokalisierter Überbeanspruchung einzelner Gelenke bei Inkongruenz und im weiteren Verlauf degenerativer Gelenkzerstörung (Arthrosen) bzw. des Verschleißes der Wirbelverbindungen (Spondylose) (S. 422f. und S. 637).
  Diese subchondralen Sklerosen sind die *ersten radiologischen Zeichen* einer *Gelenküberbeanspruchung* und sind deshalb für die Diagnostik der Gelenkerkrankungen (Arthrosen) besonders wichtig (siehe S. 147).
- *Osteophytenbildung* in den peripheren Abschnitten der arthrotischen Gelenke. Es sieht so aus, als ziele diese Reaktion auf eine Vebreiterung der Abstützfläche hin, und tatsächlich funktionieren die Osteophyten oft auch so (siehe Abb. 37.5).

Osteophyten entstehen aber auch in unbelasteten Gelenkabschnitten aus Knorpelverkalkungen und an den Bandansätzen der Wirbel.

Die Osteophyten sind ebenfalls typische radiologische Zeichen von degenerativen Gelenkveränderungen. Aber auch *ohne Beschwerden* ist ihr Erscheinen, vor allem an der Wirbelsäule, *im Alter sehr verbreitet.* Es sind deshalb häufig Zufallsbefunde auf Röntgenbildern, und dürfen als solche nicht überbewertet werden (siehe S. 584 und S. 641 und Abb. 59.7).
- *Periostale Knochenbildungen und Sklerosen* kennzeichnen auch *Infektionen* (Osteomyelitis) (siehe S. 350).
- Lokalisierte Sklerosen können aber auch durch *Tumorwachstum* entstehen und geben deshalb zu differentialdiagnostischen Überlegungen Anlaß.

Alle diese Umbauvorgänge am Knochen lassen sich *radiologisch* sehr genau verfolgen. Ihre Deutung im Röntgenbild ist eine der wichtigsten und auch schwierigsten diagnostischen Aufgaben des orthopädisch tätigen Arztes (siehe S. 147) (Abb. 2.16).

Umbauvorgänge am Knochen lassen sich auch mit Hilfe der *Szintigraphie* immer nachweisen. Der Befund ist *unspezifisch,* erscheint aber oft *bevor* röntgenologische Veränderungen sichtbar werden (siehe S. 173 und Abb. 2.10).

Induzierte Knochenbildung und Knochentransplantation

Das Problem des Knochenersatzes hat die Orthopäden seit jeher intensiv beschäftigt, denn bei vielen orthopädischen Krankheiten und Traumafolgen fehlt irgendwo Knochen.

Ist einmal das Skelett anatomisch ausgebildet, so findet normalerweise wohl noch Knochen*umbau* statt *innerhalb* der anatomischen Grenzen der Knochenstrukturen, aber keine Knochen*neubildungen* mehr *außerhalb* derselben, es sei denn, sie wird durch bestimmte Umstände angeregt, *induziert.*

Am besten bekannt ist die Knochenneubildung *nach Frakturen,* sodann als reaktiver Prozeß bei Knochen- und Gelenkschäden, etwa degenerativer, entzündlicher oder neoplastischer Art. Selten entsteht Knochen spontan ektopisch (siehe S. 544 und 782).

Für die Knochenbildung zur Heilung von *Defekten* steht dem Organismus der *Frakturkallus* zur Verfügung. *Andere Knochenbildung* gibt es im Erwachsenenalter *normalerweise nicht:* Einfache Höhlen, wie Zysten, traumatische oder postoperative Defekte des Knochens werden spontan nicht geschlossen, außer bei einer *Kontinuitätstrennung des Knochens, also einer Fraktur.* Was Zellen, die das vorher nie taten, dazu veranlaßt, plötzlich Knochen zu produzieren, ist nicht bekannt. Dies hängt natürlich da-

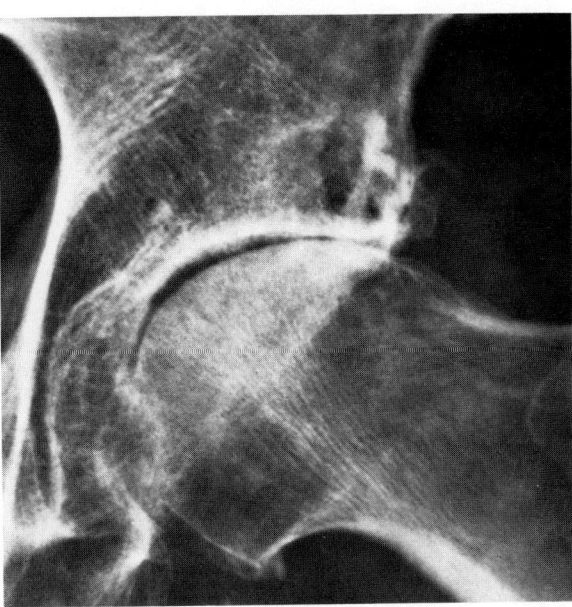

Abb. 2.16: *Knochenreaktionen.*
Knochenan- und -abbau nebeneinander bei einer Coxarthrose, ein Beispiel für die Mannigfaltigkeit von Umbauvorgängen: Sklerose des subchondralen Knochens in der Tragzone an Hüftkopf und Pfanne. Osteophytenbildung im Pfannengrund, am Pfannenerker und am unteren Kopfpol. Große Resorptionszysten (sog. «Geröllzysten») im Pfannendach, wo die Beanspruchung am größten ist. Lokale Osteoporose im nicht beanspruchten unteren Kopfabschnitt.
Weitere Beispiele von Knochenreaktionen sind die Umbauvorgänge nach Frakturen (Abb. 2.7 und Abb. 4.7), bei Infektionen (Abb. 32.6) und bei M. Perthes (Abb. 31.6), nebst anderen.

mit zusammen, daß wir so fundamentale Vorgänge wie die *Zelldifferenzierung,* insbesondere die *induzierte* Zelldifferenzierung, nicht verstehen.

In der Orthopädie und Traumatologie wäre jedoch neuer Knochen, und somit Knochenbildung, oft erwünscht als Ersatz, z.B. bei Trümmerfrakturen, Pseudarthrosen, Knocheninfekten, Nekrosen, Tumoren, Osteolysen, in der Wiederherstellungschirurgie, der Endoprothetik usw.

Das Osteogenese induzierende Agens ist zweifellos in der Fraktur zu suchen. Man glaubte es im Frakturhämatom, im Periost und Endost, auch im Knochen selbst gefunden zu haben. Die Ergebnisse der bisherigen Forschung sind jedoch uneinheitlich. Knocheninduktion ist denn auch im Tierversuch gelungen, nicht aber beim Menschen. Die derzeit *einzige Möglichkeit, Knochenbildung anzuregen,* ist *der Knochen des Patienten selbst.*

Knochen

Die autologe Knochentransplantation

95% der Knochenzellen im Transplantat überleben die Verpflanzung nicht, doch lagert sich *neuer* Knochen *an die Oberfläche* des nekrotischen transplantierten Knochens an, «integriert» ihn, baut ihn schließlich *vollständig um* und ersetzt ihn damit.

Es ist dies offenbar eine Leistung des *Spanbettes,* nicht des Spanes, dieser *induziert* die Knochenbildung lediglich.

Daraus geht die Bedeutung des *Spanlagers* für den Erfolg der Transplantation hervor: Es muß die *latente Fähigkeit* zur Knochenbildung haben. Diese ist an gute *Vaskularisation* und an *Knochenmarkszellen* gebunden. Ihr Ausdruck ist naturgemäß gute *Kallusbildung.* Spanplastiken haben deshalb nur in einem guten Spanlager eine Chance, in welchem ohnehin gute Kallusbildung zu erwarten ist. Für die *Planung* einer Spanplastik ist dies von Bedeutung (siehe z. B. Abb. 2.8, Abb. 32.9 und Abb. 32.10).

Knochenbildung ist ein Oberflächenphänomen

Anbau von neuem und Umbau des transplantierten Knochens geschieht, wie jedes bone remodeling (siehe S. 40), durch Osteoblasten und Osteoklasten und finden somit an der *Oberfläche* statt.

Das ideale Material für die klinische Knochentransplantation ist deshalb *frische autologe Spongiosa* mit ihrer großen Oberfläche und ihren vielen Hohlräumen, in die der neue Knochen einwachsen kann.

Da Integration und Umbau des Transplantates von der *Oberfläche* ausgehen und nur langsam in dieses hineindringen, spielt das *Volumen* des zu *schließenden Defektes* eine ausschlaggebende Rolle.

Je größer der Defekt ist, desto *länger* dauert es, bis das Transplantat ein- und umgebaut ist, und desto größer ist auch die Gefahr einer *Osteolyse* oder *Sequestrierung* der Späne. Wenn das Transplantat zudem unter mechanischer Beanspruchung steht, kommt es leicht zu *pathologischen Frakturen* und Pseudarthrosen im nekrotischen Knochen.

Schwierige Probleme ergeben sich daraus überall dort, wo *große Defekte* zu schließen sind: In der Tumorchirurgie, bei traumatischen Knochendefekten, in der Endoprothetik und bei orthopädischen Wiederherstellungsoperationen, zumal da *autologe Spongiosa* naturgemäß nur in *beschränkten Mengen* zur Verfügung steht.

In solchen Fällen ist die *gefäßgestielte Transplantation* von größeren Knochenstücken (Fibula, Rippe) eine interessante Alternative. Der verpflanzte Knochen bleibt am Leben und wird in kurzer Zeit integriert. Diese anspruchsvollen Operationen kommen vor allem in der *Tumorchirurgie* in Frage (siehe Abb. 33.18).

In der übrigen orthopädischen Wiederherstellungschirurgie steht nach wie vor die *freie* autologe *Knochenplastik* an erster Stelle.

Bei vielen orthopädischen Operationen ist dem Knochenspan eine *mechanische Funktion* zugedacht (z. B. als Keile in Osteotomiespalten, bei Spondylodesen, Arthrodesen). Dazu eignen sich druckfeste *kortiko-spongiöse Späne* aus dem Beckenkamm. Allerdings lassen sich nur kleine und mittelgroße Transplantate gewinnen.

Die Spanentnahme aus dem Becken hat aber noch einen weiteren erheblichen *Nachteil:* Es ist ein meist recht schmerzhafter Eingriff, und bleibende Spätschäden sind nicht selten: Schmerzen, Nervenläsionen, Beckenkammbrüche. Man wird diese zusätzliche Operation den Patienten nicht ohne Not zumuten wollen.

Es wurden deshalb *Ersatzmaterialien* gesucht:

Homologer Knochen

Arteigener Knochen, z. B. bei Endoprothesenoperationen entnommen, hat zwar keine osteogenetischen Eigenschaften, wird aber von einem vitalen Spanbett aus ebenfalls durch Osteoblasten eingebaut und schließlich integriert, *allerdings viel langsamer.* Die immunologischen Reaktionen halten sich in Grenzen, aber in schlecht vaskularisierten Transplantationslagern (z. B. bei einer Femurtrümmerfraktur) wird Fremdknochen schlecht integriert, fördert die Knochenbildung kaum, wird entweder weitgehend resorbiert oder kann nekrotisch werden. Es kommt auch leichter zur Infektion, und dann werden die Transplantate zu *Sequestern.* Bei Infektionen kann er somit nicht verwendet werden.

Immerhin ist *homologe Spongiosa* für *manche Zwecke* durchaus zu *gebrauchen:*

Bei *kleinen* Defekten und *günstigen* Verhältnissen (sauberes, gut durchblutetes knöchernes Spanbett) ist es kaum gerechtfertigt, eine Spanentnahme aus dem Beckenkamm zu machen. Als Füllmaterial genügt homologe Spongiosa.

Bei *größeren* Defekten können stabile, druckfeste Späne nach Maß zugeschnitten und eingesetzt werden, falls ihnen lediglich *mechanische Funktionen* zukommen. Sie werden toleriert und *eingebaut,* allerdings erst nach langer Zeit, und ein *Umbau* und Ersatz durch körpereigene Knochen erfolgt meist nur an der Oberfläche des Implantates. Sind die übrigen biomechanischen Bedingungen aber gut, hat dies keine nachteiligen Folgen.

Homologe Knochentransplantationen erfordern eine *Knochenbank.* Am häufigsten werden die Knochen tiefgekühlt aufbewahrt, wobei ihre Eigenschaften am besten konserviert werden. Der Betrieb ist aufwendig, und die *Anforderungen an die Sicherheit sind hoch* (Hepatitisvirus, HIV usw.).

Einfacher und problemloser ist *denaturierter Knochen* (z. B. durch Auskochen), bei welchem die Probleme mit Immunologie und Infektionsübertragung wegfallen. Naturgemäß ist seine biologische Qualität schlechter, er wird weniger gut und langsamer ein- und umgebaut. Für reine Platzhalterfunktion in gutem Milieu ist er aber durchaus tauglich: Er steht unbeschränkt zur Verfügung. Man kann daraus kräftige Späne in jeder Form für den individuellen Zweck zurechtzimmern, wenn es darum geht, *mechanische Stabilität* zu erreichen.

Versuche werden auch gemacht mit *Hydroxyapatit,* der kristallinen anorganischen Phase des Knochens, aus diesem selbst gewonnen oder synthetisch hergestellt, sowie mit anderen Materialien. Als Knochenersatz in der Klinik haben sie sich bisher nur bedingt als geeignet erwiesen.

Die Forschung auf diesem Gebiet steht noch am Anfang. Vielleicht gelingt es, durch osteogenetisch wirksame Beigaben (z. B. Knochenmark) körperfremde Transplantate biologisch aufzuwerten.

Das beste Material ist heute noch eigenes Knochenmaterial des Patienten. Um ihm die belastende Spanentnahme zu ersparen zu können, hofft man auf weitere Forschungsergebnisse.

Anwendungsformen

1. *Spongiosa,* meist aus dem Beckenkamm des Patienten gewonnen (autolog), seltener aus der Knochenbank (homolog): In lockerer Form wird sie am häufigsten zur Stimulation der Knochenbildung und als Füllmaterial gebraucht. Sie hat dann keine mechanische Funktion.

2. *Kortikospongiöse Späne,* aus dem Beckenkamm oder aus der Knochenbank: Druckfest, belastbar. Sie werden dort gebraucht, wo mechanische Stabilität notwendig ist (z. B. ventrale Spondylodesen, Osteotomien, Endoprothesenrevisionen usw.).

3. Stark *zerkleinerte* (gemahlene) *Kortikalis.* Zur Vergrößerung der Oberflächen kann damit vielleicht der gleiche Effekt erreicht werden wie mit Spongiosa.

4. Große *Transplantate* können am Gefäßsystem angeschlossen werden. So können in der Tumor- und Wiederherstellungschirurgie größere Defekte überbrückt werden (siehe Abb. 33.18).

Auch ganze fremde Gelenke und Skelett-Teile wurden transplantiert, offenbar mit recht gutem Anfangserfolg. Nach langerer Zeit treten jedoch immer mehr und neue Komplikationen auf: Ermüdungsfrakturen, Abbau, Verschleiß usw. Die große Transplantationschirurgie ist zur Zeit noch im experimentellen Stadium.

Ektopische Knochenbildung

an Stellen und in Geweben, wo eigentlich kein Knochen hingehört, kommt spontan sehr *selten* vor (Myositis ossificans, siehe Abb. 65.2), nach Trauma und bei Paraplegikern in der Muskulatur etwas häufiger, vor allem aber nach Gelenk- und Knochenoperationen. Solche Knochenbildungen haben meist keine klinischen Auswirkungen, können in einzelnen Fällen aber den Operationserfolg in Frage stellen (siehe Abb. 64.94). Die genauen Mechanismen sind nicht bekannt.

Indomethacin soll gegen solche unerwünschten Verkalkungen wirksam sein. *Röntgenbestrahlung* kann sie verhindern, oder wenigstens verringern, allerdings nur in den allerersten Stadien, zu einem Zeitpunkt, wo man die Komplikation noch nicht diagnostizieren kann. Diese Methode ist also lediglich bei Zweitoperationen prophylaktisch anwendbar.

3. Die mechanische Beanspruchung der Gewebe

Die Eigenschaften von Knochen, Knorpel, Sehnen, Bänder usw. sind genau auf ihre mechanische Aufgabe abgestimmt. Die *Wechselwirkungen* zwischen Beanspruchung und Reaktion dieser Gewebe sind ein zentrales Thema der Orthopädie. Seine Überschrift heißt Biomechanik. Im folgenden Kapitel sollen einige praktisch wichtige Probleme daraus zur Sprache kommen.

Unter *Beanspruchung* versteht man die *Wirkung* der äußeren *Belastung* und der Muskelkraft auf die Gewebe des Bewegungsapparates, d. h. die *Spannungen* und die daraus sich ergebenden *Verformungen* der Gewebe. Diese Beanspruchungen führen einerseits zum Verschleiß, andererseits zu bestimmten Reaktionen der Gewebe, welche für das Verständnis der Pathologie des Bewegungsapparates von grundlegender Bedeutung sind (siehe auch S. 104ff. mechanische Beanspruchung als pathogenetischer Faktor»).

Knochen

Hier soll am Beispiel des *Lamellenknochens* diese Beanspruchung etwas näher untersucht werden. (Einfacher aber grundsätzlich gleich liegen die Dinge bei [zugfestem] *Bindegewebe [Sehnen, Bänder] und beim [vorwiegend druckfesten] Knorpel,* deren mechanische Beanspruchung auf S. 83f. beschrieben wird.)

Mechanische Eigenschaften des Knochens

Dank seiner mechanischen Eigenschaften ist der hoch differenzierte, formfeste *Lamellenknochen* als Baumaterial für das Grundgerüst des Bewegungsapparates, das Skelett, hervorragend geeignet.

Erst in neuerer Zeit sind diese mechanischen Eigenschaften genauer untersucht worden.

Kräfte, welche von außen auf einen festen Körper wirken, werden in diesem fortgeleitet und erzeugen dadurch innere Kräfte = *Spannungen* (stress), welche den Körper zu *deformieren* suchen. Elastische Körper, wie Knochen und Knorpel, setzen diesen Spannungen Kräfte entgegen, welche ihre Form und Struktur zu *erhalten* trachten (siehe Abb. 3.1):

Ein Gleichgewicht kommt zustande, wobei der feste Körper ein wenig *deformiert* wird (strain). Diese Deformität ist *elastisch,* d. h. sie verschwindet, so-

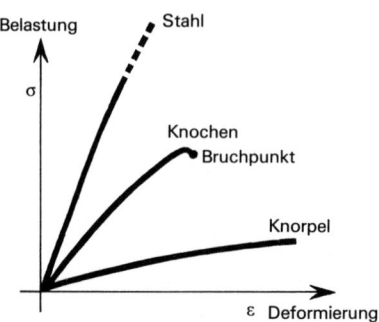

Abb. 3.1: Nach dem Hookeschen *Elastizitätsgesetz* ist die *Deformierung* (Dehnung, strain, ε) eines Körpers proportional zur wirkenden *Kraft* (stress, σ) und abhängig von einer Materialkonstante, dem *Elastizitätsmodul,* σ/ε, welches etwa der Steifigkeit entspricht. Dieses ist für harte Materialien sehr groß, für Knochen deutlich kleiner als z. B. für Stahl und für weiche (z. B. Knorpel) wesentlich kleiner.

Die verschiedene Elastizität von Knochen und Metall kann zu mechanischen Störungen führen bei der Verwendung metallischer Implantate wie Fixationsplatten und Endoprothesen (Lockerungen).

Die Widerstandskraft (Festigkeit elastischer Körper) geht bis zur *Elastizitätsgrenze:* Wird diese überschritten, so bleibt die Deformierung nach dem Nachlassen der äußeren Kraft *bestehen.* Bei relativ starren Materialien, wie z. B Knochen, führt schon eine geringe Zunahme der äußeren Kraft über die Elastizitätsgrenze hinaus zum *Bruch.*

bald die äußere Kraft nachläßt, und sie ist *proportional* zu dieser. Es gilt die Hookesche Formel: $E = \sigma/\varepsilon$, wobei E das *Elastizitätsmodul,* σ die *Spannung* (stress) und ε die *Dehnung* pro Längeneinheit (strain) bedeuten. Übersteigt die Kraft die Elastizitätsgrenze, so kommt es bald zum *Bruch.*

Knochensubstanz (lamellärer Knochen) hat dank seiner mikroskopischen Struktur (Kalziumapatit und kollagene Fibrillen im Verbundbau, ähnlich armiertem Beton) eine große *Zug-* und *Druckfestigkeit* und damit auch Biegefestigkeit, ebenso eine erhebliche *Scherfestigkeit.* Damit erhält sie eine hohe *Formkonstanz.*

Da der Knochen recht hart und starr ist, läßt sich eine Deformierung von bloßem Auge kaum feststellen. Auf mikroskopischer Ebene ist sie aber durchaus vorhanden und wirksam.

Dank seiner makroskopischen und mikroskopischen Struktur hat der Knochen

1. hohe Bruchfestigkeit bei einmaligen Spannungsspitzen (Frakturen);
2. hohe Widerstandskraft gegen Dauerbeanspruchung (Ermüdungsbrüche) (Abb. 3.1).

Veränderungen im Laufe des Lebens:

Die mechanischen Eigenschaften des Knochens verändern sich im Laufe des Lebens:

- *Kleine Kinder* haben sehr elastische und noch weitgehend *biegsame Knochen,* etwa einem grünen Zweig zu vergleichen. Deshalb kommt es in diesem Alter zu besonderen Frakturformen (Grünholz-, Wulstfrakturen, siehe S. 500f.).
Nach Abschluß des Wachstums erreicht der Knochen seine größte mechanische Festigkeit.

- *Mit fortschreitendem Alter* nimmt nicht nur die *Osteoporose* zu, sondern die Knochen werden auch *spröder,* sie brechen leichter. Auch finden z. B. Fixationsschrauben nicht mehr so guten Halt, weshalb Osteosynthesen bei alten Leuten weniger stabil sind (siehe Abb. 21.6).

Die mechanische Beanspruchung

Mechanische Überbeanspruchung, akute oder chronische, führt zum Bruch, resp. zur Zerrüttung der Strukturen des Bewegungsapparates. Mit diesen Störungen hat sich die Orthopädie zu befassen.

Tatsächlich ist der Bewegungsapparat so konstruiert, daß er die mechanische Beanspruchung *normalerweise schadlos erträgt,* und zwar dank

1. der mechanischen Eigenschaften seiner Gewebe und
2. seiner makroskopischen Konstruktion (siehe S. 35f.).

Diese beiden Faktoren sind beim gesunden, normalen Bewegungsapparat genau aufeinander abgestimmt, derart, daß die *mechanische Beanspruchung bei der vorgesehenen Leistung des Bewegungsapparates an keiner Stelle des Körpers größer ist als die mechanische Belastbarkeit der Gewebe.*

Pathogene Wirkung hat die mechanische Beanspruchung dort, wo mechanische Kräfte die Elastizitätsgrenze eines Gewebes übersteigen. Sie hängt also nicht von der Gesamtbeanspruchung, sondern von der Größe der wirksamen *Kraft pro Flächeneinheit* ab.

Das Problem ist also im Wesentlichen:

1. Die ausgewogene *Verteilung* der wirkenden Kräfte über den mechanisch wirksamen Durchmesser einer Tragstruktur auf der Ebene der *Gewebe.* (Knochen, Gelenkknorpel, usw.) Diese ist abhängig von
2. der *Übertragung* der am Bewegungsapparat auftretenden Kräfte durch eine mechanisch optimale Konstruktion der statisch wirksamen Strukturen des Bewegungsapparates auf *makroskopisch anatomischer* Ebene.

Die normale anatomische Struktur entspricht der normalen mechanischen Beanspruchung annähernd ideal: Der «Kraftfluß» durch die mechanisch wirksamen Gebilde (Knochen, Knorpel, Sehnen, usw.) ist ziemlich regelmäßig. Zur Hauptsache treten *Druckspannungen,* d. h. *axiale* Kräfte auf.

Die Spannungen und den Kraftfluß innerhalb eines festen Körpers bei gegebenen äußeren Kräften (Festigkeitslehre) kann man sich am besten *spannungsoptisch* mit Hilfe *fotoelastischer Modelle* veranschaulichen: Ein formtreues Modell aus Plexiglas setzt man analog dem Vorbild unter Druck. Die im Modell auftretenden Spannungen verändern die Lichtbrechungseigenschaften des Plexiglases und können durch doppelbrechende Prismen sichtbar gemacht werden (siehe auch Abb. 2.3 und Abb. 3.6).

Folgende Ergebnisse der Festigkeitslehre haben für die Orthopädie praktische Bedeutung:

Wirkung von Biegebeanspruchungen im Körper

Strukturen, welche nicht genau axial belastet sind, also einer Biegebeanspruchung unterliegen, haben *viel höhere* und *asymmetrisch verteilte Druck- und Zugspannungen,* als axial belastete (Abb. 3.2).

Wo solche im Körper vorkommen, steigt die Gefahr von Schäden durch Überbeanspruchung vor allem in den gewichttragenden Strukturen (Wirbelsäule, untere Extremitäten) stark an: bei Deformitäten wie: Verkrümmungen nach Frakturen, X- und O-Beine, Coxa vara, Kyphosen, Skoliosen usw. (vgl. S. 438ff. «Deformitäten»).

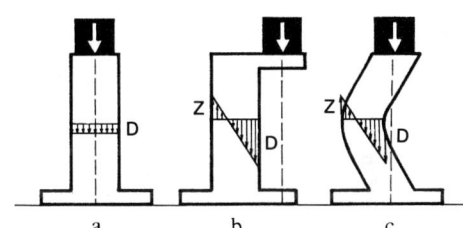

Abb. 3.2: *Biegebeanspruchung.*

a Die *axiale* Belastung eines Tragpfeilers ergibt in seinem Innern gleichmäßig über den Querschnitt verteilte Druckkräfte (D), deren Summe gleich der zu tragenden Last ist.
Im Inneren des Pfeilers ist ein Spannungsdiagramm gezeichnet. Richtung und Größe der Pfeile zeigen Richtung und Größe der an jener Stelle wirkenden Druckkräfte (Spannungen) an.

b Eine *exzentrische* Belastung, welche nicht in der Tragachse des Pfeilers liegt, ergibt eine Beanspruchung auf *Biegung.* Dies bedeutet Druckspannungen (D) auf der der Kraft zugewendeten und Zugspannungen (Z) an der entgegengesetzten Seite. Die Summe dieser Kräfte hält sich zwar die Waage, aber an den äußeren Schichten des Pfeilers treten Spannungsspitzen auf, welche die Spannung bei axialer Belastung um ein Vielfaches übertreffen.

c Achsenknickungen und Verbiegungen haben dieselbe Wirkung: Spannungsspitzen an der Oberfläche des Pfeilers im Bereiche des Knickes. Diese sind praktisch maßgebend für die Beanspruchung des Knochens. Wo solche Achsenabweichungen im Körper vorkommen ist in der Regel auch die Beanspruchung wesentlich größer als normal.

Die Bedingungen für statisch reine Druckbeanspruchung sind am Bewegungsapparat im aufrechten Zweibeinstand gegeben (siehe Kapitel «Statik der aufrechten Haltung», S. 95). Beim Gehen und Laufen, Bücken usw. treten Biegebeanspruchungen auf, doch sollten sie

1. möglichst *gering* sein und
2. nicht über längere Zeit bestehen bleiben (Abb. 3.3).

Maßgebend ist also *nicht* das *Gewicht,* das auf einem Knochen lastet, sondern die Biegebeanspruchung. Diese hängt wiederum vor allem vom *Hebelarm* ab, mit welchem die Kraft angreift, sowie von der Muskulatur.

Eine Femurfraktur z. B. wird stärker beansprucht, wenn der Patient im Bett liegt und das gestreckte Bein zu heben versucht, als wenn er mit Stöcken umhergeht (Abb. 3.4). Wenn man an solche Zusammenhänge denkt, wird man in der Frakturbehandlung die Patienten eher frühzeitig aufstehen und teilbelasten lassen.

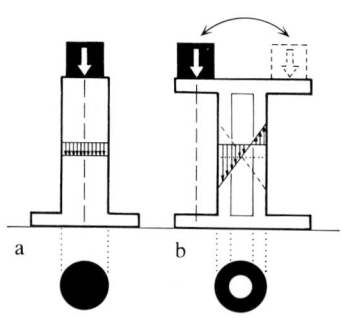

Abb. 3.3: *Dynamische Beanspruchung und funktioneller Knochenbau.*

a *Statische* Beanspruchung einer Säule: Gleichmäßige Verteilung der wirkenden Druckkräfte über den ganzen Querschnitt der Säule.
b *Wechselweise exzentrische* Beanspruchung entspricht eher der tatsächlichen (dynamischen) Beanspruchung des Bewegungsapparates, etwa beim Gehen: Die dabei auftretenden *Biegekräfte* ergeben Druck- und Zugspannungen, welche ihre höchsten Werte in den Randzonen der Säule haben. In der Mitte der Säule wirken keine Kräfte (neutrale Faser).
Ein *Rohr* ist deshalb als Kraftträger zweckmäßiger als eine Säule. Es zeigt sich somit, daß Röhrenknochen nach funktionellem Prinzip gebaut und bestens für ihre Aufgabe geeignet sind (vgl. S. 35).

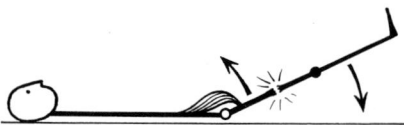

Abb. 3.4: Patient mit Femurfraktur im Bett versucht das Bein gestreckt zu heben: Das Gewicht des Beines mit seinem großen Hebelarm beansprucht die in Heilung begriffene Fraktur stärker als das Herumgehen mit Krückstöcken und teilweiser (axialer!) Belastung des Beines. Frakturen der unteren Extremitäten können und sollen in der Regel *frühzeitig teilbelastet* werden.

Entlastungsprinzip

Eine technische Möglichkeit, große *Biegebanspruchungen herabzusetzen,* ist das in der Statik gebräuchliche *Entlastungsprinzip (Zuggurtungsprinzip),* welches am Bewegungsapparat durch Muskel- und Faszienzüge ausgiebig realisiert ist, so daß vor allem die langen Röhrenknochen der unteren Extremitäten, aber auch die Wirbelsäule und das Skelett der oberen Extremitäten, zur Hauptsache *axial auf Druck* beansprucht werden und *Biegekräfte weitgehend ausgeschaltet* sind.

Durch ein *zugfestes Element,* eine «Zuggurte» wird eine asymmetrische Belastung ausgeglichen. Die gesamte Beanspruchung wird dadurch wieder auf eine axiale Druckkomponente reduziert, welche viel kleiner und gleichmäßig über den Querschnitt verteilt ist (Abb. 3.5 und Abb. 3.6).

Im menschlichen Körper entsprechen die Muskeln, Sehnen und Bänder solchen Zuggurten.

Das bekannteste Beispiel ist der Tractus ileo-tibialis, welcher der starken auf den Femurschaft wirkenden Biegekraft entgegenwirkt und ihn damit *entlastet* (Abb. 3.5 d).

Der ganze Bewegungsapparat kann aufgefaßt werden als ein komplexes System von Tragachsen und Zuggurten, «poutres composées». Die darin wirkenden *Kräfte setzen sich zusammen aus der zu tragenden Last* und den *wirkenden Muskelkräften.* Maßgebend ist die daraus *resultierende Kraft.*

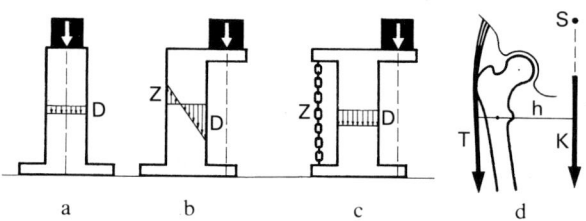

Abb. 3.5: *Zuggurtungsprinzip, nach Pauwels.*

a axiale Belastung = reine Beanspruchung auf Druck: gleichmäßig auf den Querschnitt verteilte kleine Druckkräfte (Druckspannungen).
b exzentrische Belastung = Beanspruchung auf Biegung: stark erhöhte Spannungen zur Oberfläche des Pfeilers hin. Z = Zugspannung, D = Druckspannung.
c Kette als zugfestes Element auf der der Biegekraft entgegengesetzten Seite. Diese Biegekraft wird damit ausbalanciert, es resultiert wieder eine rein axiale Druckkraft, von der doppelten Größe der Last allerdings, aber die Spannungen im Innern der Säule sind wieder gleichmäßig über den Querschnitt verteilt, die Spannungsspitzen am Rande der Säule sind verschwunden, wie das Druckdiagramm zeigt.
d Der *Femurschaft* als Beispiel der Entlastung eines Knochens durch Zuggurtung. Das Femur ist beim Gehen durch die Körperlast, welche am Schwerpunkt S mit dem Hebelarm h angreift, einer starken Biegekraft K ausgesetzt. Auf der entgegengesetzten Seite wirkt der Tractus ileo-tibialis als Zuggurtung der Biegekraft K entgegen.

Abb. 3.6: *Zuggurtung.*

Im spannungsoptischen Versuch konnte PAUWELS die Verminderung einer Biegebeanspruchung durch Zuggurtung zeigen, entsprechend der Zeichnung in Abb. 3.5: K = die exzentrisch wirkende Biegekraft, G = die in der Zuggurte wirkende Gegenkraft, R = Richtung der aus diesen beiden resultierenden Druckkraft.

a) ohne Zuggurtung. b) und c) mit zunehmender Zuggurtungswirkung, welche in c) die Biegekraft von K gerade aufhebt. Die Zahlen kennzeichnen die Größe der Zugspannung Z, bzw. der Druckspannung D. Die Anzahl der im polarisierten Licht erscheinenden schwarzen Linien (Isoklinen) ist proportional zur höchsten Spannung an der Säulenoberfläche, welche für die Festigkeit allein maßgebend ist. O = neutrale Faser. Bei aufgehobener Biegespannung erscheinen keine Isoklinen mehr.

Das Zuggurtungsprinzip findet praktische Anwendung bei vielen *Osteosynthesen.*

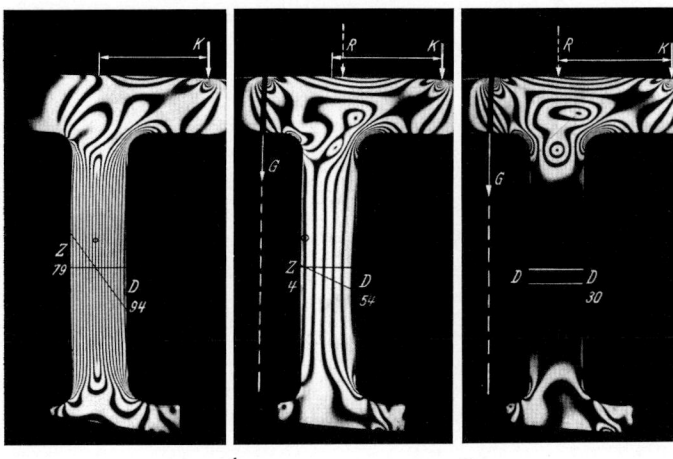

a b c

Das Zuggurtungsprinzip hat für die Frakturbehandlung, insbesondere für die *Osteosynthese* große Bedeutung gewonnen. Da die Festigkeit des Fixationsmaterials allein und seines Haltes im Knochen auf die Dauer begrenzt und Ermüdungserscheinungen ausgesetzt ist (siehe Kapitel «Ermüdungsbruch», S. 61 und S. 62), müssen Osteosynthesen so angelegt werden, daß ihre Biegebeanspruchung möglichst gering ist. Dazu eignet sich – neben anderen – oft das Zuggurtungsprinzip (Drahtschlingen bei Olekranon- und Patellafraktur, Zuggurtungsplatten bei Schaftfrakturen, Winkelplatten an der Hüfte und am Knie usw.).

Wirkung der Oberflächenbeschaffenheit

Die größten Spannungen in einem belasteten Körper treten immer an seiner *Oberfläche* auf und sind in seinem Innern relativ klein. Röhrenknochen z. B. haben daher einen mechanisch idealen Querschnitt. Die Form der Oberfläche spielt deshalb für die Festigkeit eine große Rolle. Kleine Eindellungen und Kerben rufen *hohe Spannungsspitzen* im Material hervor, welche dort zum Bruch führen können. (Ein starkes Papier läßt sich erst leicht reißen, wenn es eine Kerbe hat).

Praktisch heißt das z. B., daß *jeder Defekt* bei einer heilenden Fraktur oder einer Knochenkrankheit, aber auch jedes Schraubenloch, jeder Sägeschnitt, *den Knochen* stark *schwächt,* so daß er dort leichter brechen kann («stress riser»).

Dieser *Kerbeffekt,* jedem Ingenieur bekannt, muß bei Knochenoperationen berücksichtigt werden (Abb. 3.7).

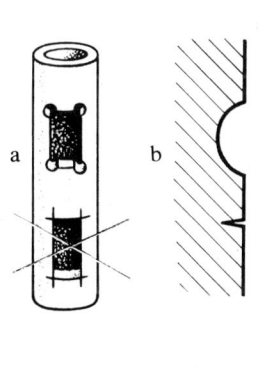

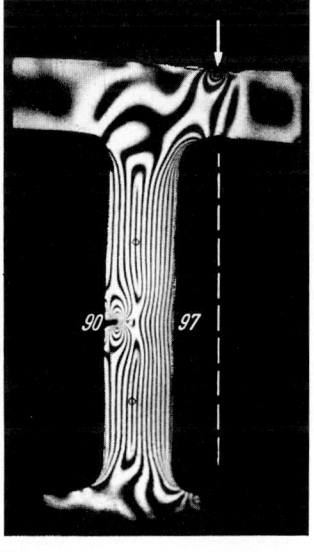

a b

c

Abb. 3.7: *Kerbeffekt, Spanentnahme.*

a Entnahme eines Knochenspanes aus einem Röhrenknochen (z. B. Tibia) für eine Knochenplastik. *Oben:* Vier Bohrlöcher mit großem Durchmesser in den vier Ecken angelegt, werden mit Säge- oder Meißelschnitten verbunden. So bleibt die Kerbwirkung relativ gering.
Unten: Die Methode, den Span direkt mit vier Sägeschnitten, welche sich in den Ecken überkreuzen, herauszunehmen, hinterläßt Schnittkerben in den Ecken, welche unter Belastung zu hohen Spannungsspitzen und damit leicht zum Bruch führen können.
b Je größer der Radius der Kerbe, desto geringer die Gefahr eines Einrisses oder Bruches (an einem Blatt Papier leicht zu überprüfen). Das Glätten einer Kerbe kann also die Bruchfestigkeit erhöhen.
c Im spannungsoptischen Versuch wird deutlich, wie sich die Spannung an einer Kerbe konzentriert. (Nach PAUWELS.)

Mechanische Beanspruchung

Wie reagiert Knochen auf mechanischen Druck?

Das Verhalten des Knochens unter mechanischer Beanspruchung war lange Zeit ein kontroverses Thema: Bekannt war die Knochenresorption unter einem pulsierenden Aneurysma, sodann die Erfahrung aus der *konservativen* Frakturbehandlung. Böhler hatte beobachtet, daß die *Resorption* der *Fragmentenden* an den langen Röhrenknochen regelmäßig eine *Verkürzung* bis zu 1 cm im Gefolge habe.

Andererseits hatten aufmerksame Beobachter (Wolff, Roux u. a.) schon im letzten Jahrhundert erkannt, daß *unter Druck auch neuer Knochen entstehen kann,* wie im Kapitel «Funktioneller Umbau» (S. 37) beschrieben.

Die Schweizer Arbeitsgemeinschaft für Osteosynthese (AO) konnte dann die Tatsache nachweisen, daß auch *hoher Druck* unter *stabilen* Verhältnissen *keine Knochenresorption* zur Folge hat (vgl. Abschnitt «Stabilität», S. 53). Diese Erkenntnis war grundlegend wichtig für die operative Frakturbehandlung und öffnete den Weg für die *Kompressionsosteosynthese.*

Andererseits werden bei *unstabilen Osteosynthesen,* sowohl zwischen den Knochenfragmenten als auch an den Berührungsstellen des Knochens mit gelockerten Implantaten (Schrauben, Nägel von äußeren Fixateuren usw.), *Osteolysezonen* beobachtet, welche, einmal vorhanden, in der Regel immer größer werden und schließlich zur völligen *Lockerung* des Implantates führen bzw. die knöcherne *Konsolidation behindern.* Die gleichen Veränderungen sieht man auch an den Kontaktstellen des Knochens mit mechanisch beanspruchten Endoprothesen. Sie führen zur *Lockerung* der *Prothese.*

Perren konnte dieses unterschiedliche Verhalten des Knochens erklären. Er konnte nachweisen, daß *intermittierender Druck* (unter der normalen funktionellen Belastung), der zeitweilig mit *Zug wechselt* (Nulldurchgang bei ungenügender Vorspannung, siehe S. 54 und Abb. 3.12), *Wackelbewegungen* auf mikroskopischer Ebene auslöst, was an den Kontaktstellen zu *Knochenresorption* und Bildung von Bindegewebe und Knorpel führt. Unter *stabilen* Verhältnissen findet hingegen *keine* Knochenresorption statt, sondern im Gegenteil *Knochenumbau* und *-anbau* bis an die Kontaktfläche (siehe Abb. 3.8).

Mechanische Beanspruchung

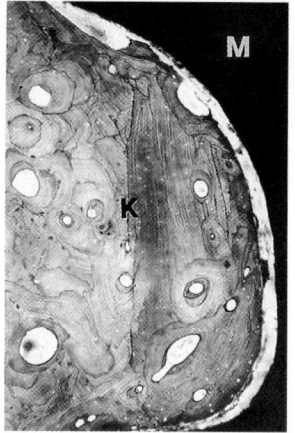
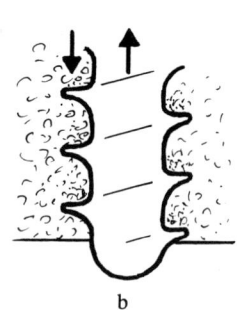

Abb. 3.8:

a *Knochenbildung im Gewindegang einer AO-Kortikalis-Schraube* (M, schwarz), 8 Jahre nach der Osteosynthese. Die senkrechte Kittlinie (K) in der Bildmitte entspricht dem Rand des ehemaligen Bohrloches vor dem Gewindeschneiden. Links davon autochthone, umgebaute Kortikalis, rechts füllt *neuer* Lamellenknochen den Gewindegang aus. (Der Spalt zwischen Knochen und Implantat ist ein Verarbeitungsartefakt. Die Kongruenz der Oberflächen beweist jedoch den Kontakt in vivo.)

Das Anziehen der Schrauben bei der Operation bewirkte *kontinuierlichen Druck* und damit *Vorspannung,* womit *Stabilität* auf mikroskopischer Ebene erzeugt wurde. Unter solchen Bedingungen ist Knochenanbau möglich und findet tatsächlich statt, wärend bei Instabilität *Knochenresorption* zu beobachten ist. Eine solche beweist umgekehrt eine Instabilität (siehe S. 763).

Sichtbar sind überdies die Lamellenstruktur und die durch Kittlinien verbundenen einzelnen Osteone mit den verschieden weiten Haversschen Kanälchen, Zeugen des Knochenumbaues.

b *Gewinde einer AO-Schraube im Profil*
1. Die Gewindezüge der Schraube sind *breit ausladend,* damit sie im Knochen *guten Halt* finden.
2. Sie sind schmal, die dazwischenliegenden Rinnen *breit,* der unterschiedlichen Härte von Stahl und Knochen entsprechend. So reißt das Gewinde im Knochen weniger aus.
3. Die nach oben, dem Schraubenkopf zugewandten Flächen des Gewindes, welche den *Druck* aufnehmen und auf den Knochen übertragen müssen, sind *horizontal* gerichtet, damit die *Druckkräfte senkrecht* zur Oberfläche wirken können.

Das Profil entspricht genau jenem des histologischen Schnittes in Abbildung a.

Damit der Knochen in den Gewindegängen erhalten bleibt, wird das Gewinde *vorgeschnitten,* entweder mit einem *Gewindeschneider* oder mit selbstschneidenden Schrauben.

Hoffnungen hatte man sich auch gemacht auf eine *osteogenetische* Wirkung der Kompression. Eine solche läßt sich aber *nicht* nachweisen. Der Vorteil der Kompressionsosteosynthese liegt darin, daß durch *Vorspannung* eine *gute Stabilität* erzielt werden kann. (Genaueres darüber im Abschnitt «Stabilität», S. 54.)

• Die normale Kortikalis des Adoleszenten und des jüngeren Erwachsenen hat eine *hohe Druckfestigkeit,* was eine schreinermäßige Bearbeitung des Knochens (Schrauben, Kompressionsosteosynthesen usw.) ohne weiteres erlaubt.

Bei Osteoporose, also vor allem im *Alter,* wird der Knochen immer dünner und brüchiger, so daß stabile Osteosynthesen oft nicht mehr möglich sind, weil die Schrauben ausreißen usw.

Stabilität

Die Hauptaufgabe des knöchernen Skelettes, *Kraftübertragung* und damit *Stützfunktion,* erfordert *Stabilität.* Dieser Begriff wird in der Orthopädie oft gebraucht im Zusammenhang mit Osteosynthesen, Endoprothesen und Frakturheilung.

Auf den ersten Blick scheint die Definition einfach: «Es hält oder es wackelt». Bei genauerer Analyse ist jedoch das Problem komplizierter, und es ist deshalb zweckmäßig, hier genauer darauf einzugehen.

In der Orthopädie interessiert besonders die Stabilität von Verbindungen *zwischen Knochen und Knochen* sowie *zwischen Knochen und Implantat.* Die Frage ist immer, *was an der Kontaktstelle geschieht.*

Relativbewegungen an der Kontaktfläche

Stabilität bedeutet das *Fehlen* von Relativbewegungen, d.h. von Bewegungen der beiden Teile gegeneinander, und zwar auf *mikroskopischer Ebene.* Dies ist, wie im letzten Abschnitt dargelegt, eine unerläßliche Voraussetzung für biologisches Verhalten der Knochensubstanz. Relativbewegungen zwischen mehr oder weniger starren Strukturen (Knochen, Implantaten) erzeugen abwechselnd Druck und Zug. Dies wirkt wie Schläge, die das Gewebe schädigen und schließlich zur Resorption, zur Osteolyse an der Grenzfläche und zur Lockerung bzw. Pseudarthrose führen (Abb. 3.9) (vgl. auch S. 70 und Abb. 4.18).

Der Mechanismus der Instabilität läßt sich am besten mit einer Graphik veranschaulichen: siehe Abb. 3.10 und 3.12. Das Problem ist im Alltag bekannt, etwa von ausgeschlagenen Scharnieren, wackeligen Stuhlbeinen usw.

Wenn die beiden Oberflächen nicht unmittelbar fest miteinander verbunden sind, finden unter Belastung *immer* geringfügige Relativbewegungen statt, die sich aufgrund der (mehr oder weniger starken) elastischen *Deformierung jeden Materials unter Beanspruchung* ergeben.

Theoretisch gibt es an der gemeinsamen Oberfläche nur *einen Ort* an welchem keine Relativbewegungen auftreten. Zur Veranschaulichung kann man auch ein Taschenbuch in die Hand nehmen und bie-

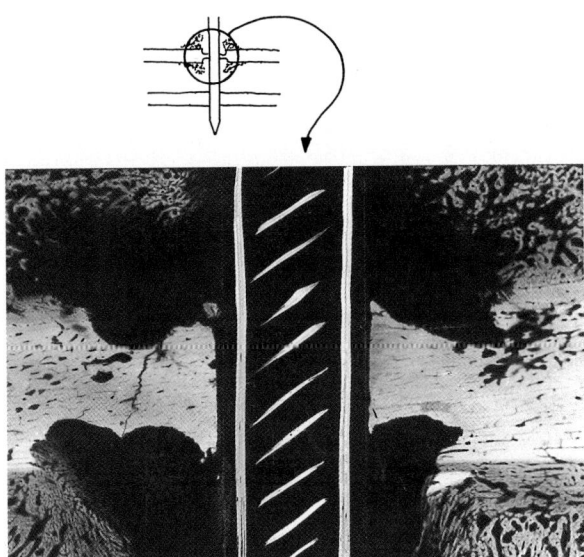

Abb. 3.9: *Knochenresorption bei Instabilität.*

Ein *Steinmann-Nagel* war im Tierversuch durch einen Röhrenknochen durchgebohrt worden und hatte sich *gelockert.*

Längsschnitt durch die eine Kortikalis (weiß), genau durch das Nagelloch (der Nagel ist schraffiert eingezeichnet). Von innen und außen wurde die alte, dem Nagel unmittelbar anliegende Kortikalis durch Osteoklasten *resorbiert,* wodurch große Lakunen entstanden (schwarz). Der Knochen hielt den Nagel nur noch mit zwei schmalen «Füßchen». Hier ist der Knochen wahrscheinlich nekrotisch. An einer Stelle ist er schon gebrochen.

Von Periost und Endost aus hat sich, in gehörigem Abstand vom Nagel, *neuer Knochen* (Kallus) gebildet (grau).

Bei *instabilen Knochenbrüchen* ist der genau gleiche Vorgang zu beobachten (vgl. S. 67f.).

gen: Die Seiten bewegen sich gegeneinander, außer am gebundenen Buchrücken (siehe Abb. 3.11). So sitzen z. B. viele Schäfte von *Hüftendoprothesen* distal mit ihrem unteren Ende fest und stabil im Schaft, während proximal am Kragen mikroskopische Relativbewegungen stattfinden, die sich radiologisch in einem Saum zwischen Knochen und Implantat äußern (siehe S. 763).

Im *Bereiche der Pfanne* ist in der Regel die *Belastungszone stabil,* während sich mit der Zeit in den Randzonen ebenfalls radiologische Zeichen von Relativbewegungen zeigen, da das Becken sich unter jeder Belastung etwas deformiert.

Stabilität zwischen zwei Gegenständen kann auf *verschiedene Weise* erreicht werden:

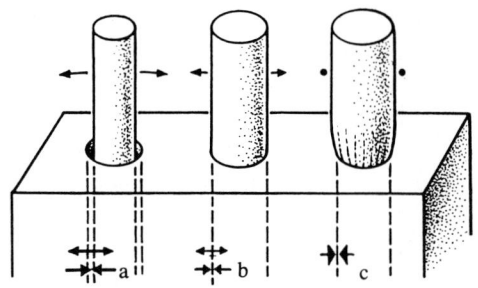

Mechanische Beanspruchung

Abb. 3.10: *Die Bedeutung der Vorspannung für die Stabilität.*

Ein Stab (ein Nagel, eine Stange, ein Draht) in einem Rohr unter alternierender Belastung als Beispiel.

a Hat der Stab «Spiel», so «schlägt» er hin und her. Für lebendes Gewebe sind solche Schläge schädlich. Osteolysen bei ungenügenden Osteosynthesen und gelockerten Endoprothesen usw. lassen sich fast immer so erklären.

b Bei *formschlüssigem* Sitz im Rohr ist der Stab in Ruhe stabil, doch bei stärkerer alternierender Belastung tritt an den Berührungsflächen abwechselnd Druck und Zug auf (wegen der Deformation, die jeder Körper unter Belastung erfährt). Solche Wackelbewegungen führen ebenfalls zur Osteolyse. Der Lockerung von primär stabilen Osteosynthesen und Endoprothesen unter stärkerer Belastung liegt in der Regel dieser Mechanismus zugrunde.

c *Vorspannung:* Der Stab ist etwas dicker als die Weite des Rohres. Indem er in dieses eingezwängt wurde und sich darin festgeklemmt, wird er etwas schlanker oder weitet das Rohr aus. Dabei entsteht ein starker, kontinuierlich wirkender Druck, der bereits in Ruhe den Stab fixiert (Vorspannung). Dieser Druck verändert sich wohl etwas unter alternierenden Biegekräften, *verschwindet aber nie ganz,* sofern die wechselnde Kraft die Vorspannung nicht übersteigt (siehe Abb. 3.12).

Vorspannung ist auch das Prinzip der *Kompressionsosteosynthese* und erklärt die gute Stabilisierungswirkung von Schrauben (interfragmentärer Druck). Das gezeigte Beispiel kann auch die Wirkung der radialen Vorspannung z. B. von Marknägeln zeigen, oder von Nägeln und Schrauben für äußere Fixation, wenn etwas dickere Nägel eingebohrt werden, als dem Bohrloch im Knochen entsprechen würde.

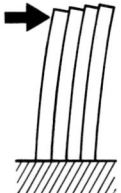

Abb. 3.11: *Scherkräfte.* Bei Biegung finden kleine *Verschiebungen* an den Grenzflächen zwischen nicht starr verbundenen Materialien statt, als Folge von tangential wirkenden Scherkräften. Solche Relativbewegungen treten z. B. zwischen Hüftendoprothesen und Femurknochen auf, und zwar auch bei Isoelastizität, wie aus der Figur leicht zu sehen ist (Beispiel: die Seiten in einem Buch). Das Problem der Verankerung von Endoprothesen ist bis heute nicht restlos gelöst (siehe S. 767 f.).

Stabilisierungsmethoden

1. *Axiale Belastung* ist das Grundprinzip der physiologischen Beanspruchung des Bewegungsapparates. Allerdings genügt axiale Belastung allein nur unter *statischen Verhältnissen* (z. B. im aufrechten Stand) für ausreichende Stabilität. Bei *dynamischer* Beanspruchung, wie z. B. beim Gehen, treten jedoch auch immer *Biege-* und *Scherkräfte* auf, welche Relativbewegungen erzeugen. Wie können diese verhindert werden?

2. *Klebung* der Oberflächen ist bis heute am biologischen, lebenden Knochen nicht gelungen.

3. *Die Natur* realisiert die ideale und dauerhafte Knochenverbindung mit Hilfe des *Frakturkallus.* Allerdings braucht sie dazu *Zeit.* Therapeutisch lassen sich diese rein biologisch und noch wenig verstandenen Vorgänge nicht beeinflussen. Wichtig ist, sie wenigstens nicht zu stören.

4. *Vorspannung.* Das *Prinzip* ist in Abbildung 3.10 dargestellt, die *Wirkung* in Abbildung 3.12. Um mikroskopische Wackelbewegungen ausschalten zu können, muß die Vorspannung *größer* sein als die funktionelle, wechselnde Beanspruchung. Echte Stabilität ist nur gewährleistet, wenn die Oberflächen auch unter Beanspruchung *immer* in Kontakt bleiben, und dies ist nur möglich unter einem positiven, *nie nachlassenden Druck.*

Vorspannung kann auf verschiedene Weise erzielt werden:

a) Vorspannung durch Zugschrauben: Interfragmentärer Druck ist ein wichtiges Prinzip in der operativen Frakturbehandlung (siehe Abb. 3.13). Indem man die Knochenbruchstücke fest gegeneinander preßt, werden sie durch Reibung unverschieblich fixiert. Aber auch Implantate (Platten, Prothesenteile) können mit Schrauben stabil am Knochen befestigt werden.

b) Radiale Vorspannung: Das Prinzip ist in Abbildung 3.10 dargestellt. Es wird wirksam beim Verkeilen eines Marknagels, eines Prothesenschaftes in der Markhöhle, beim Einsetzen, Einschrauben oder Aufspreizen einer Kunstgelenkpfanne in die knöcherne Pfanne, beim Eintreiben eines Steinmann-Nagels (etwa 0,5 mm größerer Durchmesser als das Bohrloch).

c) Axiale Vorspannung: Platten mit Spannvorrichtungen, mit Gleitlöchern, Vorbiegen von Platten und andere spezielle Techniken (siehe Abb. 4.5).

5. *Äußere Spanner* (Fixateur externe): Zwei Knochenfragmente werden über ein *starres äußeres System* mit Nägeln bzw. Schrauben gegeneinander fixiert, wenn möglich unter Kompression. Die Stabilität hängt vom guten Sitz dieser Nägel bzw. Schrauben im Knochen und von der Stabilität des verbindenden Systems ab, aber auch vom *Knochenkontakt.*

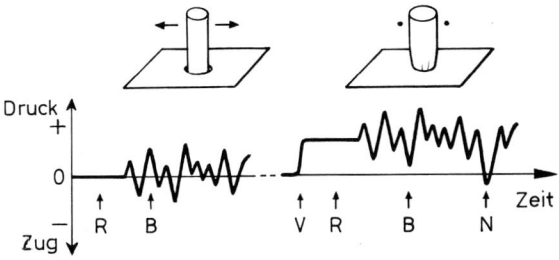

Abb. 3.12: *Diagramm der Spannung* an der *Grenzfläche* (interface) zwischen einem Implantat und dem Knochen (z. B. Schaft einer Hüftendoprothese, Schraube) unter alternierender (funktioneller) Beanspruchung. R steht für Ruhezustand, B für Belastung, Bewegung. Der *erste Teil der Kurve* entspricht etwa den Verhältnissen in Abbildung 3.10b: keine Vorspannung, Druck wechselt mit Zugspannungen, jedes Mal wenn die Kurve die Null-Linie passiert (Nulldurchgang). Solche Beanspruchung führt zur mikroskopischen Osteolyse und mit der Zeit zur Lockerung.

Der *zweite Teil der Kurve* zeigt die Verhältnisse unter Vorspannung (V): Kontinuierlicher Druck in Ruhe (R), wechselnder Druck unter alternierender Beanspruchung (B). *Entscheidend* für die Stabilität ist jedoch, daß er *nicht unter die Null-Linie abfällt*. Von «Nulldurchgang» (N) spricht man, wenn die alternierende Belastung *größer* wird als die Vorspannung. Dann nämlich geht der Druck in Zug über. Um dies zu vermeiden sollte die Vorspannung genügend groß gewählt werden.

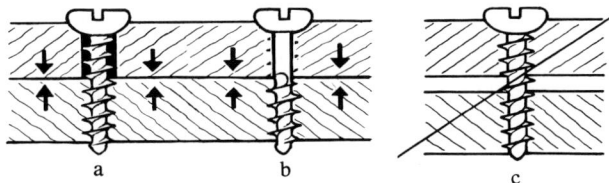

Abb. 3.13: *Stabilität mittels interfragmentärer Kompression.*
Mit *Schrauben* können zwei Knochenfragmente fest *zusammengepreßt* werden. Der entstehende *Druck* erzeugt *Vorspannung* und damit maximale *Stabilität* durch Verzahnung und *Reibung* an der Kontaktstelle der beiden Knochenoberflächen.

Zugschrauben sind deshalb für *stabile Osteosynthesen* zweifellos das *beste Mittel*.

Der *konstante Druck* durch die Vorspannung *schädigt* den Knochen *nicht*, die *absolute Stabilität* ermöglicht hingegen eine *primäre* Knochenheilung (siehe S. 70, Abb. 3.10 und Abb. 4.17).

Zur Technik der Zugschraube:

a Entweder muß das Schraubenloch im *proximalen,* näheren Fragment *soweit aufgebohrt* werden, daß die Gewindegänge hier *nicht fassen,* oder

b eine Schraube mit schlankem Hals muß verwendet werden, welche mit ihrem Gewinde nur das *distale,* fernere Fragment faßt.

c Das durchgehende Schraubengewinde darf *nicht* in beiden Knochen fassen und damit das Zusammenpressen der beiden Knochenfragmente behindern.

Solche Details sind wesentlich. Technik und Implantate sind heute darauf ausgerichtet, nicht zuletzt dank der Pionierarbeit der Schweizerischen Arbeitsgemeinschaft für Osteosynthesefragen (AO).

Stabilität durch indirekte Fixation bei *fehlendem* Knochenkontakt ist schwieriger herzustellen. Sie wird im nächsten Abschnitt beschrieben.

6. *Knochenzement* (Methylmetacrylat) kann für die Fixierung von Endoprothesen verwendet werden. Bei Revisionsoperationen findet man ihn häufig mechanisch sehr fest am Knochen adhärent. Histologische Untersuchungen bestätigen, daß stabile Verbindungen möglich sind (siehe Abb. 37.14). Sie lassen sich wohl mit der absolut formschlüssigen Verzahnung des Zementes im Knochen erklären.

Formschlüssige Verzahnung der Oberflächen ist somit eine weitere interessante und wirksame Möglichkeit einer festen Verbindung ohne Mikrobewegungen. Nach diesem Prinzip wird mit der Technik der *Zementpressung* die Stabilität von Endoprothesen erreicht. In vielen Fällen scheint sie von Dauer zu sein (vgl. dazu «Langzeitresultate von Totalhüftendoprothesen», S. 305 und S. 759). Detaillierte Kenntnisse der nötigen Bedingungen fehlen allerdings bis heute.

7. *Isoelastizität.* Wenn auch Relativbewegungen durch Implantate mit der *gleichen Elastizität* wie *Knochen* nicht ausgeschaltet werden können (siehe Abb. 3.11), ist doch anzunehmen, daß mit der Wahl solcher Materialien breitere Abstützungszonen erreicht werden könnten. Die Deformation eines Gegenstandes unter Belastung hängt jedoch nicht nur von seinem Elastizitätsmodul ab, sondern v. a. auch von seiner Form und Dimension.

8. *«Biointegration».* Offenbar haben Osteoblasten zu bestimmten Materialien und Oberflächen größere Affinität als zu anderen. Während die Grenzschicht (interface) zu manchen Implantaten durch deutliche Abschottungsphänomene (Fremdkörpergranulome, Membrane, Bindegewebsschichten) gekennzeichnet ist, kann man bei bestimmten Legierungen und Metallen (z. B. Titan) gelegentlich eigentliches Anwachsen (ongrowth) der Osteoblasten erkennen (siehe Abb. 3.14) und makroskopisch eine gewisse Adhäsion des Knochens an der fremden Oberfläche feststellen.

Bei den bisher genannten Beispielen wird der *Kraftfluß* im Normalfall *über den Knochen* geleitet, In solchem *Verbund* steht der Knochen unter Druck und gewährleistet gute Stabilität. Bei adäquater Montage genügt sie für den vorgesehenen Zweck (in der Regel die knöcherne Konsolidation).

Wesentlich *schwieriger* zu erreichen ist

Stabilität bei fehlendem Knochenkontakt

Wenn der Knochen nicht unter Druck gesetzt werden kann, z. B. wegen eines Defektes, muß die ganze Belastung vom *Osteosynthesematerial aufgenommen*

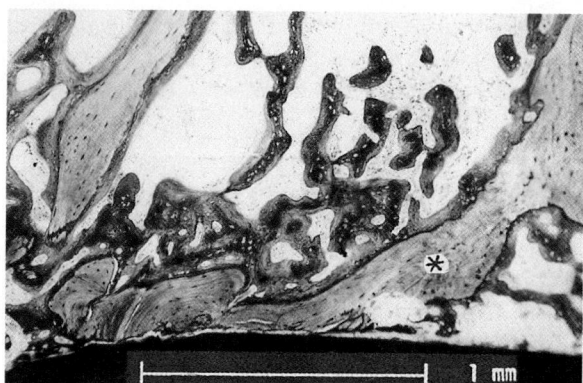

Abb. 3.14: Kontakt zwischen Implantat und Knochen, 35 Tage nach dem Einsetzen einer Titanhüftpfanne. Schwarz das Metall. In unmittelbarem Kontakt damit der vorbestehende Knochen (∗). Durch Einpressen oder Einschrauben wird die Pfanne mit Vorspannung fixiert. Diese *primäre Stabilität* ermöglicht erst das *Anwachsen* (ongrowth) von neuem Knochen (hier noch im Stadium des Faserknochens, als dunkle schmale Trabekel) auf die alten Knochenbälkchen und bis auf die Oberfläche des Implantates.

werden. Der Kraftfluß wird vollständig über die Platte oder die äußere Fixation geleitet und beschreibt somit einen mehr oder weniger großen Umweg. Solche indirekte Fixationen können deshalb nie so starr und stabil sein wie direkte. Biegekräfte und elastische Deformierung sind wesentlich *größer* als bei Verbundosteosynthesen. Innere Fixationen, die nicht auf den Knochen abgestützt sind, führen in der Regel nach kurzer Zeit zu Plattenbrüchen und Pseudarthrosen (siehe S. 62 und Abb. 4.4). Für solche Probleme bieten sich *äußere Fixationssysteme* an.

Die Stabilität des Fixateur externe

Bei den meisten herkömmlichen äußeren Fixationsmontagen und -apparaten war jedoch die elastische *Deformation* unter Beanspruchung *zu groß.* Um einen genügenden Stabilisationseffekt zu erzielen sind entweder aufwendige, komplizierte, *mehrdimensionale Systeme,* oder aber *robuster gebaute, starrere Kraftüberträger* nötig. Die technische Entwicklung der Fixateursysteme ging und geht denn auch in dieser Richtung.

Obwohl die Stabilität des indirekt wirkenden Fixateurs nie jene der direkten Fixierung mit Platten und Schrauben erreicht, zeigt es sich, daß mit geeigneten Implantaten und Verbindungen sowie mechanisch richtiger Montage eine Stabilität erzielt werden kann, welche ausreicht für die knöcherne Heilung der Fraktur bzw. Pseudarthrose.

Auch weiß man heute, daß zu starre Rigidität die natürliche Knochenbruchheilung eher stört als fördert. Vgl. dazu: «Dehnungstheorie», S. 67 und S. 70, Abb. 4.11 und Abb. 4.18.

Die Stabilität der Fixationsnägel im Knochen

Vorspannung ist auch hier ausschlaggebend. Sie kann auf verschiedene Weise erreicht werden:

– wenn immer möglich durch *Kompression* des Frakturspaltes.

Bei *Knochendefekten:*

– Vorspannung *einzelner Nägel gegeneinander.*
– *Radiale Vorspannung* der Nägel im etwas engeren Bohrkanal. Dadurch verklemmt sich der Nagel und sitzt sehr stabil. Er sollte einen um etwa 0,2 mm größeren Durchmesser haben als der Bohrer (siehe Abb. 3.16).
– Die Stabilität nimmt mit dem *Durchmesser* des Nagels bzw. der Schraube überproportional zu. *Dickere* Implantate (4,5–5–6 mm) haben sich als günstiger erwiesen als dünne.
– *Bei Distraktion* ergibt sich eine Vorspannung aus dem Zug der Weichteile.
  Für diese Situation ist der flexiblere Apparat von ILISAROV mit gekreuzten dünnen (Kirschner-) Drähten gut geeignet. Seine Stabilität nimmt mit steigender Dehnung zu. Er wird deshalb vorwiegend für *Verlängerungen* gebraucht.

Prinzip und Anwendung des Fixateur externe sind auf S. 492ff. beschrieben.

Biomechanik, Synthese von Mechanik und Biologie

Orthopädische Denkweise ist maßgeblich von der Biomechanik geprägt. Diese erforscht und beschreibt die *Zusammenhänge* und *Wechselwirkung* zwischen der *Biologie der Gewebe* und der *Mechanik des Bewegungsapparates.* Beide Elemente gehören zum Verständnis des Bewegungsapparates, seiner Leistungen und Krankheiten: Die Biologie, damit der Orthopäde nicht zum «Knochenschlosser» bzw. «spine carpenter» (NACHEMSON), und Mechanik, damit er nicht zum autistischen (biologischen) Pfuscher wird.

Ein vertieftes Verständnis der Mechanik hat besondere Bedeutung gewonnen, seit mit *Osteosynthese* und *Gelenkersatz* dem Orthopäden die Verantwortung für die *Wahl* des geeigneten Implantates und seiner biomechanisch *richtigen Anwendung* zufällt. Daß er sich dabei nicht von der naturgemäß aggressiven Werbung der Hersteller leiten läßt, sondern von der weltweit gesammelten Erfahrung und von kontinuierlicher Evaluation, das gibt ihm wohl die *einzige Gewähr,* daß er auch in Zukunft seine Methoden frei wählen kann und nicht – zum Schutz von Patient und Steuerzahler – bürokratisch reglementiert werden muß.

Mit diesen Voraussetzungen ist zwar der Erfolg nicht garantiert, aber sie helfen, viele *Fehler* und manche *falsche Wahl* zu *vermeiden.*

Der Bewegungs- und Stützapparat ist ein *mechanischer* Apparat und *gehorcht* deshalb ohne Einschränkung den *Gesetzen der Mechanik,* insbesondere der Statik und der Festigkeitslehre. Während die übrige Medizin über weite Strecken eine chemische Betrachtungsweise erheischt, sind die orthopädischen Probleme vorwiegend von der Mechanik her zu verstehen.

Rein mechanisches Denken allein genügt allerdings nicht, wie sich vor allem auf dem Gebiet der Fremdmaterialimplantationen (Osteosynthesen, Endoprothesen) gezeigt hat. Entscheidend für das Resultat ist die *Reaktion der lebenden Substanz auf die mechanischen Kräfte.*

Viele biomechanische Überlegungen waren der älteren Orthopädengeneration schon geläufig. Sie entsprangen genauer Beobachtung des gestörten Bewegungsapparates und seiner Reaktionen auf mechanische Einflüsse im Laufe des Lebens.

Dieses spezifisch orthopädische Erfahrungsgut, das in jahre- und jahrzehntelanger Betreuung und Beobachtung von Patienten erworben wurde, ist es, was die Orthopädie von den meisten anderen medizinischen Spezialitäten unterscheidet. Das *Zusammendenken* von Biologie und Mechanik über lange Zeiträume hinweg macht denn auch den Reiz der orthopädischen Denkweise aus (vgl. auch die Abschnitte: «Die mechanische Beanspruchung als pathogenetischer Faktor», S. 104f. und «Langzeitresultate», S. 299ff.).

Die *Forschungen* auf diesem Gebiet haben die Biomechanik zu einem besonderen Wissenschaftszweig gemacht (vgl. S. 295). Einige Beispiele von praktischer Bedeutung seien hier angeführt.

Biomechanische Forschung und Entwicklungen für die Praxis

Ziele:
1. Biomechanische Grundlagen des Bewegungsapparates
2. Implantate, Techniken und Instrumentarien für Osteosynthesen, Gelenkersatz und andere orthopädische Operationen, Gewebsersatz
3. Evaluation, Erfolgskontrollen

Methoden:
1. *Mechanik* (Statik, Dynamik), Festkörperphysik, Messungen, Materialprüfung
2. *Biologie:* Morphologie/Histologie, Chemie
3. *Auswertung von klinischen Beobachtungen*

Forschungsobjekte/Werkstoffe:
1. körpereigene Gewebe (Knochen, Knorpel, Bindegewebe)
2. Fremdmaterial für Werkzeuge und Implantate (Metalle, Kunststoffe, Keramik, Faserstoffe usw.)
3. Interaktion zwischen Fremdmaterial und lebendem Gewebe: In vitro (Experiment) und in vivo (Klinik)

Forschungsgebiete:
- Mechanische Eigenschaften, Festigkeit, Steifigkeit, Bruchverhalten und Abnützung
- Stabilität (Osteosynthesen, permanente Implantate, Orthesen)
- Rheologische (Fließverhalten) und tribologische (Gleitverhalten) Eigenschaften von Bindegewebe, Gelenken, Endoprothesen
- Simulation von langfristigen Beanspruchungen (Endoprothesen)
- Oberflächenphänomene: Verträglichkeit, Kraftübertragung, Knochen-Implantatgrenze (Interface)
- Kinematik (Ganganalysen)

Stufen der Organisation
- atomar
- molekular (Verbund)
- zellulär (Mikromechanik, Histologie)
- makroskopisch (Mechanik, Design)
- Organ (Gelenk, Bewegungssegment, Wirbelsäule)
- Organismus (Mensch, integrierte Leistung)

Die Forschungsmethoden sind für *jede Stufe spezifisch.* Es ist wichtig, bei jeder Fragestellung zu prüfen, welche Stufe dabei involviert ist. Entsprechend muß das geeignete Experiment gewählt werden (siehe S. 296).

Techniken: alle verfügbaren: Mechanik, Elektronik, Metallurgie, Werkstoffkunde, Materialprüfung, Meßtechniken, Modelle, Computersimulation, Mikroskopische Techniken, Morphologie (Anatomie, Histologie, Histochemie), Bildgebende Verfahren (Röntgen, MRI, Nuklearmedizin).

Entwicklungen für die Praxis:
- *Implantate* (zur Fixation, temporär bzw. permanent), Endoprothesen
- *Operationsinstrumentarium:* Orthopädische Operationen an Knochen, Gelenken sind technisch einwandfrei nur möglich mit optimalen, für den Werkstoff und das Operationsziel geeigneten Instrumenten. So müssen Messer, Meißel, Sägen, Bohrer, Gewindeschneider *spanabhebend* schneiden, damit nicht durch Quetschung und Reibung Wärme entsteht und das Gewebe geschädigt wird. Die Entwicklung des AO-Instrumentariums ist ein Beispiel dafür
- *Apparate:* Meßgeräte, Apparate für die Therapie, Instrumente, Orthesen und Prothesen
- *Bildgebende Diagnostik* (Röntgen, MRI, Nuklearmedizin)
- *Dreidimensionale Darstellung:* zur Operationsplanung, für Einzelanfertigungen (z.B. custom made Prothesen), zu Unterrichtszwecken

Beispiele:
- *Dehnungsmessungen* (z.B. mit piezoelektrischen Meßstreifen) zur Bestimmung der Beanspruchung von anatomischen Strukturen und Implantaten in vitro
- *Finite Element Analyse* komplexer Strukturen (Anatomie, Design)
- *Telemetrie* zur Ermittlung von Kräften und Spannungen in vivo (z.B. Marknagel)

Mechanische Beanspruchung

Mechanische Beanspruchung

- *Bewegungs-* und *Belastungsmessungen* mittels äußerer Fixateure
- *Goniometrie* zur dreidimensionalen Messung der sechs unabhängigen Verschiebungen und Rotationen, in vitro und in vivo (z. B. an der Wirbelsäule)
- Ganganalysen mit Hilfe von Filmen und Druckmeßplatten
- Knochenschrauben: spezifische Gewindeform (siehe Abb. 3.8), Titanhohlschrauben
- *Implantate für innere und äußere Fixation.* Festigkeit, Biokompatibilität, Stabilität, mechanische Konzepte, Bedeutung der Vorspannung, Anwendung
- Zielgeräte für Operationen
- *Wirbelsäulenstabilisierung:* Konzepte und Implantate, Analyse und biomechanische Auswirkungen
- *Endoprothesen:* Materialien, Oberflächen, Gewebsaffinität, Design, Stabilität (primär in vitro und sekundär, nach längerer Verweildauer in vivo), Abrieb und Auswirkungen
- *Gewebsersatz:* Knochen, Bänder. Resorbierbar oder dauerhaft
- Neue technische Verfahren für die Diagnostik
- Konzepte für konservative Therapie, Nachbehandlung, Trainingsmethoden
- Synthetische Knochenmodelle für Ausbildungszwecke

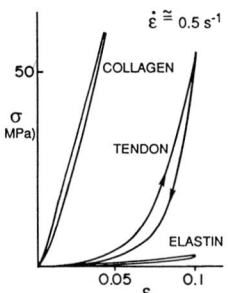

Abb. 3.15: *Deformation unter Belastung.*

Für Alpinisten ist es von großer Bedeutung, ob sie mit einem Nylon- oder einem Hanfseil gesichert sind. Das eine ist ziemlich starr, das andere wippt stark nach. Beide haben ihre Vorteile. In den Bändern und Sehnen des Bewegungsapparates sind beide Elemente kombiniert: *Kollagen* ist relativ *steif, Elastin* eher *dehnbar.* Elastisch sind beide, denn die Deformation, die sie unter der Belastung erleiden, ist *reversibel.*

Dieses Verhalten läßt sich mit *Spannungs-Dehnungskurven* am besten beschreiben: ε ist die Dehnung (strain, in % der Gesamtlänge), die das Gewebe unter einer bestimmten Spannung (σ, stress) erleidet. Kollagen *deformiert sich wenig,* Elastin sehr stark. Ihre Kombination, die Sehne, gibt am Anfang etwas nach, bis sie fest hält. Alle drei Kurven kehren wieder an den Ausgangspunkt zurück, d. h. die Deformation ist reversibel, sobald die Spannung verschwindet. *Die Fläche,* die von einer Kurve eingeschlossen wird (Hysterese), ist ein Maß für die Energie, welche die Sehne aufzunehmen imstande ist.

Diese Eigenschaften sind den Aufgaben der Gewebe *angepaßt.* Ersatzgewebe sollten wohl ähnliche Eigenschaften haben. Dies ist natürlich bei biologischen Transplantaten des gleichen Typs (z. B. Knochen für Knochen usw.) am ehesten der Fall. Es bleiben immer noch die nicht unerheblichen Probleme der Konservierung sowie der Immunologie zu lösen.

Bindegewebe

Überall, wo Zugfestigkeit gefordert wird, setzt der Bewegungsapparat *kollagenes Bindegewebe* ein. Die *Sehnen* sind das augenfälligste Beispiel. Sie bestehen fast ausschließlich aus *parallel gerichteten kollagenen Fibrillen* und zeigen deren Eigenschaften am besten: Gesunde Sehnen sind wohl sehr biegsam, haben aber eine sehr große Zugfestigkeit. Sehnenrisse gibt es praktisch nur bei vorgeschädigten, degenerierten Sehnen.

Die parallelen Fibrillen haben *Querverbindungen,* welche die Sehne als Ganzes zusammenhalten, sowie einige elastische Fasern, welche im Ruhestand eine leichte Entspannung bewirken (siehe Abb. 3.18). Das mechanische Verhalten wird dadurch mitbestimmt. Kollagene Gewebe sind deshalb unter Zug zuerst ein wenig elastisch dehnbar, werden dann zunehmend steifer, bleiben aber noch elastisch (d. h. die Längenzunahme ist noch reversibel) bis schließlich, unter sehr starkem Zug, ein nicht mehr lineares Fließen einsetzt, mit nicht mehr reversiblen Längenänderungen, und bei einer Dehnung, d. h. einer Längenzunahme von etwa 10% reißt die Sehne (siehe Abb. 3.15). Diese Eigenschaften sind genau auf die Anforderungen von Sehnen und Bändern abgestimmt und wären bei *alloplastischen Ersatzplastiken* zu berücksichtigen. *Autologe Transplantate* haben den Vorteil, daß sich solche Probleme naturgemäß weniger stellen.

Das mechanische Verhalten des kollagenen Bindegewebes ist aber auch *von der Zeit abhängig:* So setzt es einer kurzfristigen Belastung am Anfang den *größten* Widerstand entgegen, doch läßt die Spannung mit der Zeit etwas nach (Spannungsrelaxation siehe Abb. 3.16a). Als Sicherung bei abrupten Belastungen (Distorsionen), sowie als *Entlastung* bei einer Zwangsstellung (z. B. im Gips) scheint dies sinnvoll.

Andererseits aber werden kollagene Bänder, die über längere Zeit konstant belastet werden, *langsam länger* (plastische Deformation, Kriechen, creep, siehe Abb. 3.16b). Darauf beruht wohl vorwiegend die (erfolgreiche) Behandlung von Gelenksteifen und *Kontrakturen* mit Hilfe von kontinuierlichen Kräften: Mit Quengelgipsen und Apparaten (siehe S. 223), mit Etappengipsen z. B. bei der Behandlung des kongenitalen Klumpfußes, der Skoliose usw.

Diese Eigenschaft hängt mit dem schrittweisen Zerreißen der Querverbindungen zusammen und erklärt auch die Beobachtung, daß Gelenkbänder *unter permanenter Beanspruchung mit der Zeit erschlaffen,* wie etwa die zunehmende Überstreckung des Knies bei Lähmungen zeigt (siehe genu recurvatum, S. 390 und Abb. 38.14).

Dieses Verhalten des kollagenen Gewebes ist zweifellos auch bei *Bandplastiken* und *Rekonstruktionen* an Gelenken zu *berücksichtigen.*

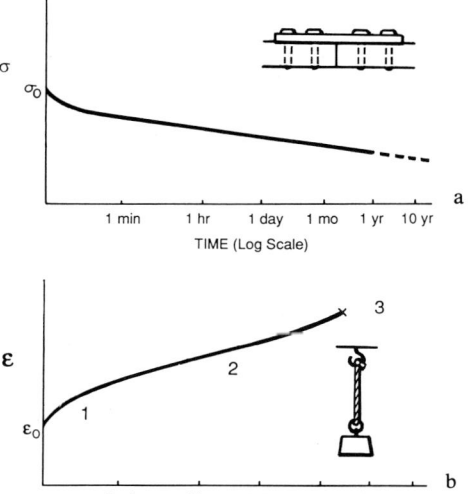

Abb. 3.16: Biologische Materialien verhalten sich *nicht ideal elastisch*. Unter Spannung verändern sie ihre Struktur *mit der Zeit* ein wenig. Dies drückt sich in der «stress relaxation» und dem «Kriechen» oder plastischen «Fließen» aus. Es sind dies verschiedene Aspekte derselben *Veränderungen in der molekularen Struktur*.

a «*Stress relaxation*» bedeutet ein Abnehmen der inneren Spannung unter gleichbleibender Deformierung, wie sie z. B. am Knochen nach einer *Kompressionsosteosynthese* zu beobachten ist: Der mittels Schrauben anfänglich erzielte Druck *nimmt im Laufe der Zeit ab*. Zu beachten ist die logarithmische Skala, die zeigt, daß die Spannung σ am Anfang rasch, später nur noch sehr langsam abnimmt.

Bei normaler Frakturheilung ist dies nicht bedenklich, wohl aber bei verzögerter Heilung, da dann die Osteosynthese vielleicht instabil wird *bevor* der Knochen konsolidiert.

Andererseits macht man sich diese Plastizität zunutze z. B. beim Quengeln, bei kontinuierlichen Verlängerungen und anderen etappenweisen Korrekturen.

b Kollagenes Bindegewebe, Bänder, Sehnen aber auch Knochen deformieren sich unter konstanter Belastung mit der Zeit. Diese *plastische Deformation* (ε = Δ 1/1) ist ebenfalls Ausdruck einer Veränderung der molekularen Feinstrukturen (*Kriechen*, creep). Sie verläuft anfangs rasch (1), später zunehmend langsamer (2), doch führt sie schließlich zum Versagen des Gewebes (3), zu Bandlaxität bzw. zum Riß. Diese Eigenschaft ist bedenklich und legt nahe, langedauernde kontinuierliche Belastungen zu *vermeiden*. Andererseits kann man auf diese Weise und mit Geduld Deformationen korrigieren (siehe S. 223 und 450).

Die Erforschung der mechanischen Eigenschaften des Kollagens zeigen, daß diese sehr komplex (mathematisch schlecht zu erfassen) und nicht auf einen einfachen Nenner zu bringen sind.

Rheologische Modelle werden zur Klärung herangezogen (siehe Abb. 3.17). Neben *elastischem* Verhalten, mit einer Springfeder symbolisiert, spielen *Viskosität* und *Reibung* eine Rolle. Viskosität meint die Zähigkeit (innere Reibung) einer Flüssigkeit (z. B. Honig). Sie wird veranschaulicht mit einer Injektionsspritze: Hoher Druck nützt wenig. Nimmt man sich *Zeit*, geht es leichter. Einige der z. T. oben genannten Eigenschaften des Kollagens können mit solchem viskoelastischem Verhalten erklärt werden, andere wieder mit *Reibung* zwischen festen Körpern (dargestellt mit einem Klotz auf einer Unterlage). Die entsprechenden Modelle sind recht *komplex*, wie das Beispiel von Abbildung 3.17 zeigt. Bei geduldigem Studium und mit genügend Vorstellungsvermögen kann man sich ungefähr ein Bild davon machen, wie Kollagen unter Zug sich verändert.

Was sind die praktischen Schlußfolgerungen? Bindegewebe, Sehnen, Bänder sind offenbar hoch spezialisierte, sehr gut an ihre Aufgabe angepaßte Gebilde. Es wird nicht leicht sein, sie zu ersetzen, schon gar nicht mit fremden alloplastischen Mate-

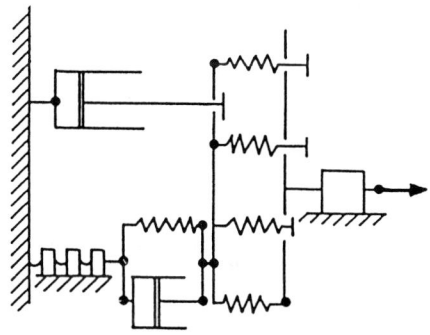

Abb. 3.17: *Rheologisches Modell*.

Zusammengesetzte Materialien (Bänder z. B. bestehen aus einem kollagenen, mit elastischen Fasern durchwobenen Geflecht) haben komplexe mechanische Eigenschaften. Hier ein(stark vereinfachtes) *rheologisches Modell* für Ligamente. Erklärung im Text.

Wenn man sich die Mühe nimmt, das Modell in Gedanken in der Richtung des Pfeils zu ziehen und sich überlegt, wann und wie die einzelnen Widerstände wirksam werden (symbolisiert durch Klötze für die Reibung, elastische Springfedern und mit visköser Flüssigkeit gefüllten Injektionsspritzen), bekommt man eine ungefähre Vorstellung davon, wie sich Bänder unter Zug verhalten. Eine genauere Beschreibung liefern Spannungs-Dehnungkurven usw. (siehe Abb. 3.5 und Abb. 3.15) doch ist eine exakte mathematische Erfassung nicht möglich.

Ersatzmaterialien sollten wohl möglichst ähnliche Eigenschaften haben. Für ihre Erforschung und Entwicklung sind solche theoretischen Einsichten von Bedeutung. Tatsächlich ist man praktisch aber weitgehend auf *empirische Erfahrungen* angewiesen. Eine einfache Leitidee ist wohl die, daß mit Transplantaten vom gleichen Typ (z. B. Sehne für Sehne usw.) die richtigen Materialeigenschaften automatisch mittransplantiert werden.

rialien. Mit autologem Material hat man wenigstens die richtigen Eigenschaften automatisch gleich mit transplantiert.

Auch Gelenkkapseln, Bänder, Faszien bestehen weitgehend aus kollagenem Bindegewebe, haben aber, Textilien ähnlich, zweidimensionale Struktur. Sie sind *Gewebe* im wahren Wortsinn: Die Fasern sind längs und quer *ineinander verwoben* (siehe Abb. 3.18). Dies macht ihre mechanische Funktion derart komplex, daß sie mit einfachen Modellen nicht voll erfaßt werden kann. So kann man die Gelenkbänder, etwa am Kniegelenk, nicht als einfache eindimensionale Zügel mit gegebener Zugrichtung und eindeutigen Ansatzstellen auffassen. Die kombinierte Wirkung von ineinander verflochtenen Bändern, Kapseln, Retinakula, Sehnen und Faszien, entzieht sich einer genauen Analyse weitgehend. Diesen Beobachtungen entspringt die Überzeugung vieler Forscher, daß eine *genaue anatomische Rekonstruktion* bzw. Imitation der anatomischen Strukturen, z.B. am Knie, auch *funktionell* dem Normalen am nächsten komme, und daß künstlicher Ersatz natürlich besonders schwierig sei.

Verletzungen dieser zweidimensionalen Gebilde sind in der Regel nicht einfache Risse. Die Textur kann in verschiedenen Richtungen und an verschiedenen Orten geschädigt sein, *ohne* daß sie völlig auseinander weicht. Hier ist eine Heilung möglich. Sind jedoch die Enden bzw. die Ränder *nicht mehr* in Kontakt, ist vielleicht eine (operative) Adaptation zweckmäßig. Die *Beurteilung* des Schadens ist naturgemäß nicht leicht.

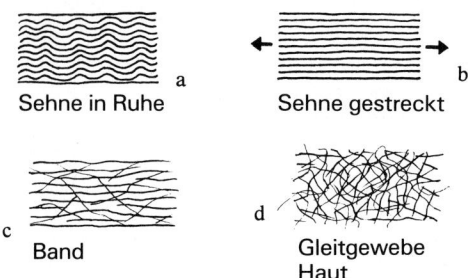

Sehne in Ruhe a   Sehne gestreckt b

c   Band   d   Gleitgewebe Haut

Abb. 3.18: *Kollagenes Bindegewebe.*

a *Sehne* im Ruhestand. Sie besteht zum größten Teil aus kollagenen Fasern, welche alle parallel laufen. Durch einige elastische Fasern wird die Sehne ein wenig entspannt, daher der wellenförmige Aspekt der kollagenen Fasern.

b Unter Zug werden sie straff gespannt. Einige wenige Querverbindungen halten sie zusammen.

c *Bänder,* Faszien usw. haben mehr Querverbindungen und damit zweidimensionale Funktion. Sie sind daher eher Netzen als einfachen Seilen vergleichbar.

d Im *interstitiellen Bindegewebe (Gleitgewebe),* in *Gelenkkapseln* usw. sind die kollagenen und elastischen Fasern in allen Richtungen gleichmäßig verteilt und ineinander verwoben. Auch die *Haut* hat ähnliche Strukturen. *Narben* sind sogar dreidimensionale Gebilde, jedoch weit weniger dehnbar als Haut und Gleitgewebe.

Ein besonders hoch spezialisiertes dreidimensionales Bindegewebe ist die *Haut.* Ihre *Elastizität* und *Zugfestigkeit* in der *Ebene* beruht auf einem dichten Geflecht von kollagenen und elastischen Fasern. Diese für ihren Zweck einzigartigen Eigenschaften werden in der plastischen Chirurgie der Extremitäten weidlich und bis an die Grenze (diese ist wegen der Zirkulation genau zu respektieren!) ausgenutzt. Sie werden von keinem anderen Material erreicht: Leder ist auch heute noch für viele Zwecke das Beste.

Kollagenes Bindegewebe ist auch in Form von *Gleitgewebe* zwischen allen Muskeln, Sehnen, Gelenken, Gefäßen, Nerven und Knochen angeordnet. Unscheinbar wie es ist, wird seine Bedeutung oft *vernachlässigt.* Es *verbindet* alle die Organe und *trennt* sie gleichzeitig voneinander ab. Eine wichtige Eigenschaft ist, durch eine erstaunliche *Verschieblichkeit* zwischen seinen einzelnen Schichten die *Beweglichkeit* zu ermöglichen.

Schwellungen, Ödeme, Entzündungen, Infektionen, Blutungen usw. breiten sich vorwiegend in diesen Septen aus und schädigen ihre feine spinnwebartige Struktur. Verklebungen, Narben und Versteifungen von Gelenken sind die *schwerwiegenden Folgen.* Frühzeitige Erkennung und Prophylaxe solcher Schäden sind deshalb von großer Bedeutung.

Wundheilung und Narben

Verletzungsschäden repariert der Organismus an allen Geweben mit *kollagenem Bindegewebe:* indem er Wunden mit Narben heilt. Narben sind dichte, *dreidimensionale* Geflechte. Ihre beste – und gleichzeitig oft eine schlechte – Eigenschaft ist *ihre mechanische Festigkeit.* Sie sind schlecht verschieblich. Das wissen Chirurgen, welche Operationsnarben wieder öffnen müssen. Es sind oft ungemein zähe und harte Gebilde, die sich auch nach ihrer Entfernung wieder neu bilden. Darin können Muskeln und Gelenkkapseln, aber auch Sehnen, Nerven und Gefäße fest verbacken sein. Diese sind dann bei Zweiteingriffen besonders gefährdet.

Narben sind als Reparatur von Schäden und als Schutz ein ausgezeichnetes, aber eben immer ein *Ersatzgewebe.* Sie hinterlassen – außer wenn sie nicht sehr ausgedehnt sind – immer eine mehr oder weniger starke *Beweglichkeitsminderung.* Der mit jeder Narbenbildung verbundene Schrumpfungsprozeß trägt erheblich dazu bei.

Operationen und die Narben, die sie hinterlassen, sind in dieser Hinsicht *nie indifferent.* Einfache, glatte Schnitte mit dem Skalpell machen feinere Narben als ausgedehnte Bearbeitung mit stumpfen Instrumenten. *Konservative* Therapie macht in der Regel *keine* Narben.

Dieser Gesichtspunkt ist, da heute die meisten Menschen bereits mehrere Operationsnarben tragen, nicht außer acht zu lassen.

Mechanische Beanspruchung

4. Pathophysiologie der Fraktur und Frakturheilung

Bruchvorgänge

Ein gesunder Knochen ist den mechanischen Beanspruchungen, welche an ihn vernünftigerweise gestellt werden, gewachsen. Die Belastungsfähigkeit des Knochens, wie sie etwa beim Spitzensport gefordert wird, ist erstaunlich hoch. Immerhin hat sie Grenzen. Diese sind erreicht, wenn die Beanspruchung die Festigkeit übersteigt.

Überbeanspruchung kann akut oder chronisch erfolgen (wie bei jedem physikalisch festen Körper):

1. Akute Überbeanspruchung führt zum plötzlichen Bruch.
2. Dauerbeanspruchung führt zum sog. «Ermüdungsbruch».
Beide Brucharten kommen klinisch vor.

Der akute Bruch

Allgemein bekanntes und scheinbar banales Ereignis. Dazu gehört das *adäquate Trauma* (Unfall). *Fehlt* dieses Trauma *(= «Spontanfraktur»),* so liegt der Verdacht nahe, daß der Knochen *vorgeschädigt* war: Sogenannte *«Pathologische Fraktur»* (z. B. bei Tumormetastasen) (siehe S. 467).

Die akute Fraktur kommt durch

1. direkte
2. indirekte

äußere Krafteinwirkung zustande. Die Unterscheidung ist wesentlich, denn bei direkten Frakturen werden die Weichteile gequetscht und oft schwerer geschädigt als der Knochen selbst.

Von der *Bruchform* kann auf den *Bruchmechanismus* geschlossen werden: (Torsion, Biegung, Stauchung, Trümmerfraktur). Daraus ergeben sich Hinweise auf Art und Ausmaß der Schädigung, vor allem auch der Weichteile (siehe im übrigen S. 476).

Der Ermüdungsbruch

Ermüdungsbrüche sind in der Technik eine gut bekannte Erscheinung, z. B. bei Metallen. Es handelt sich um Zerrüttungserscheinungen in der Struktur fester Körper infolge ständig *wechselnder* Beanspruchung. Ausschlaggebend ist die *Anzahl* der Lastwechsel, weniger deren Größe. *Nach genügend lan-*

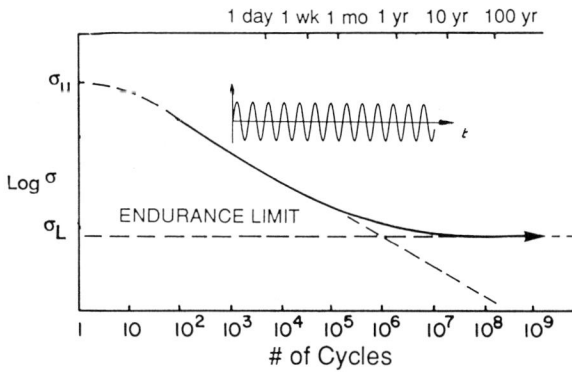

Abb. 4.1: *Materialermüdungskurve* (fatigue life curve).

Sie beschreibt die Beobachtung, daß feste Materialien (Knochen, Metall usw.) nicht nur unter *massiver Krafteinwirkung* brechen können, sondern auch, wenn sie längere Zeit wesentlich *geringeren* aber *ständig wechselnden Belastungen* ausgesetzt sind. Diese entsprechen aber genau der täglichen Beanspruchung des Bewegungsapparates (z. B. beim Gehen) und sind mithin ein *echtes Problem* in der Orthopädie. Es zeigt sich vor allem bei *Osteosynthesen* und *Endoprothesen.*

Die Spannung (σ) ist auf einer logarithmischen Skala gegen die Zeit aufgetragen. Die Spannung, welche ein Material gerade noch aushält, bevor es bricht, *nimmt mit der Anzahl Lastwechsel (cycles) deutlich ab.* Sie nähert sich schließlich einem unteren Wert, der «Ermüdungsgrenze» (endurance limit). Orthopädische Behandlung sollte so geplant und durchgeführt werden, daß die tatsächliche Beanspruchung von Ersatzmaterialien (Osteosynthesematerial, Endoprothesen), aber auch der körpereigenen Gewebe (Knochen, Frakturkallus, Kortikalis, Späne, Sehnen usw.), *immer unter dieser Grenze bleibt.*

Solche Überlegungen sind wichtig für die Frakturbehandlung, mit oder ohne Osteosynthesen, beim Ersatz von Gelenken, in der Rekonstruktionschirurgie von Knochen und Gelenkbändern, aber auch für die spezifische Beanspruchungen des Bewegungsapparates *im Sport.*

ger Zeit tritt der Bruch ein *bei einer wesentlich kleineren Belastung,* als für einen akuten Bruch notwendig gewesen wäre (Abb. 4.1).

Im Bewegungsapparat sind an sich die Bedingungen für Ermüdungsbrüche gegeben: Die tägliche Beanspruchung, etwa bei einem Fußmarsch: jeder Schritt ein Lastwechsel. Tatsächlich sind Ermüdungsbrüche am Bewegungsapparat nicht ganz selten, allerdings weniger am Knochen als an *mechanisch beanspruchten Implantaten:* Osteosynthesematerial und Endoprothesen. Seit solche in großem

Stil verwendet werden, sind Platten-, Nagel- und Prothesenbrüche in der Praxis zu einem recht großen Problem geworden.

Das liegt weniger an Materialfehlern, als an der Erfahrungstatsache, daß *jedes* Material früher oder später einmal bricht, wenn nur genügend Lastwechsel erfolgt sind, also nach entsprechend langer Zeit.

Warum sind Ermüdungsbrüche am Knochen so selten? Die Erklärung wurde im Abschnitt «Vom Leben des Knochens», siehe S. 38f.) gegeben, sie heißt: weil der Knochen *lebt* und sich ständig regeneriert (bone remodeling, creeping substitution).

Die seltenen Ermüdungsbrüche des Knochens zeigen alle Merkmale des aus der Technik bekannten Ermüdungsbruches:

1. den sog. «Dauerbruch» (schleichende Fraktur);
2. den Schlußbruch.

Dazu kommen die Zeichen der *Regeneration.*

1. Die schleichende Fraktur

Die Zerrüttung der Struktur beginnt immer an der *Oberfläche* mit einer kleinen Unregelmäßigkeit (siehe S. 51). Diese bildet einen typischen «stress riser». Die Beanspruchung konzentriert sich an dieser Stelle, und es entsteht eine Kerbe, dann ein Spalt, welcher immer tiefer wird (siehe Abb. 3.7). Genau dieses Bild zeigt ein Ermüdungsbruch des Knochens in diesem Stadium auf dem Röntgenbild (siehe Abb. 4.2). Durch diese «schleichende Fraktur» wird die tragende Struktur schließlich so geschwächt, daß plötzlich

2. Der Schlußbruch eintritt.

Soweit kommt es beim Knochen allerdings *in der Regel nicht mehr,* denn vorher haben *Reparationsvorgänge* eingesetzt und Schmerzen die Schonung erzwungen. So findet man denn histologisch und auf dem Röntgenbild neben dem Spalt der schleichenden Fraktur einen kräftigen *Kallus.* Die Heilung läßt nicht lange auf sich warten (siehe S. 468: *«Klinik der Ermüdungsbrüche»*) (Abb. 4.3).

Ermüdungsbrüche bei Implantaten

sind zu erwarten, wenn das Implantat *während längerer Zeit* wechselnder mechanischer Beanspruchung ausgesetzt ist. Diese Brüche verlaufen anders als die Ermüdungsbrüche im Knochen: Keine Reparationsvorgänge begleiten den schleichenden Bruch und keine Symptome zeigen ihn an, bis es unweigerlich zum Schlußbruch von Implantat und Knochen kommt.

Implantate, welche nur temporäre mechanische Funktionen haben müssen

Osteosynthesematerial wie Schrauben, Platten, Nägel usw. kommen regelmäßig früher oder später

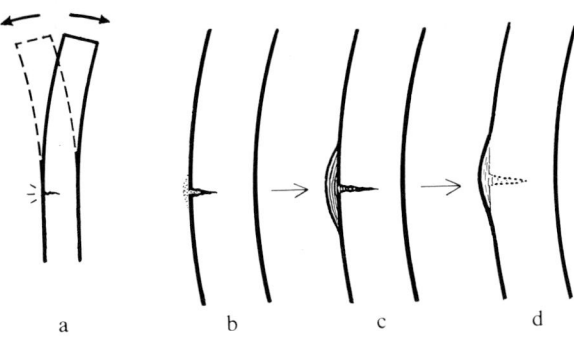

Abb. 4.2: *Ermüdungsbruch im Knochen.*

a Übermäßige, ständige, wechselnde Biegebeanspruchung kann die Tragfähigkeit der Knochenstruktur übersteigen (selten bei intakter, meist nur bei insuffizienter Knochenstruktur, siehe S. 49).

b Eine Spannungsspitze führt zu einem Riß an der Oberfläche, dieser erhöht wiederum die Spannung an dieser Stelle (stress riser, siehe Abb. 3.7).

c Während die schleichende Fraktur fortschreitet, reagiert der lebende Knochen sofort mit Reparationsvorgängen, oft mit einer stark überschießenden *Kallusbildung,* um den Schaden zu beheben. Diese ist nicht selten das erste Zeichen im Röntgenbild, während die kleine Kerbe kaum sichtbar ist (Loosersche Umbauzone).

d Unter Schonung heilt die schleichende Fraktur in der Regel rasch, und die Knochenstruktur gleicht sich durch Umbau wieder der ursprünglichen an, wobei die verbleibende Verdickung die schwache Stelle mechanisch ideal verstärkt (vgl. Abb. 4.3).

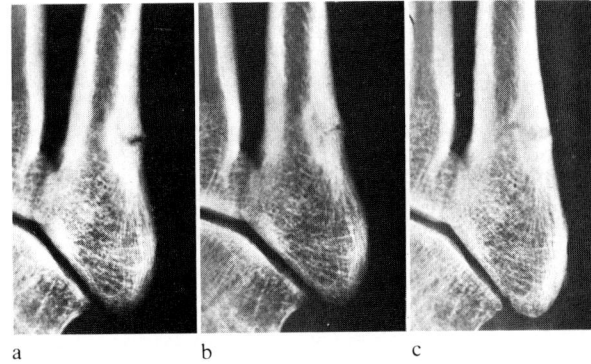

Abb. 4.3: *Ermüdungsfraktur* am fünften Metatarsale eines Rekruten (sog. «Marschfraktur»).

a Kerbe lateral im Knochenschaft. Die Kortikalis ist durch Reparationsvorgänge bereits verdichtet und verdickt.

b Etwa 2 Monate später ist die Fraktur kaum mehr zu sehen. Dank der sofort einsetzenden reaktiven Knochenumbauvorgänge ist es nicht zum Schlußbruch gekommen, vielmehr ist die Ermüdungsfraktur in Heilung begriffen.

c Ein Jahr später: Knöcherne Konsolidierung der Fraktur. Der Knochen ist infolge der Kallusbildung kräftiger als vorher und somit der erhöhten Beanspruchung wieder gewachsen.

zu *Bruch*, wenn sie auf *Biegung* beansprucht werden und der Knochen inzwischen noch nicht fest geworden ist. Der Wettlauf zwischen Implantatbruch und Konsolidation muß vom Knochen gewonnen werden (Abb. 4.4).

1. müssen *adäquat dimensionierte Implantate* verwendet werden.

2. Die Implantate sollen nur auf *Zug* und *Druck*, *nicht auf Biegung* beansprucht werden. Dies ist möglich durch *biomechanisch zweckmäßige Osteosynthesen* nach dem Prinzip des *Verbundes* zwischen Knochen und Implantat (siehe auch S. 50: «Das Entlastungsprinzip»). Dies ist der wichtigste Faktor zur Vermeidung von Ermüdungsbrüchen nach operativer Knochenbruchbehandlung. Mit der Erarbeitung und Verbreitung dieser Prinzipien befaßt sich z. B. die *Schweizerische Arbeitsgemeinschaft für Osteosynthesefragen (AO)* (Abb. 4.5).

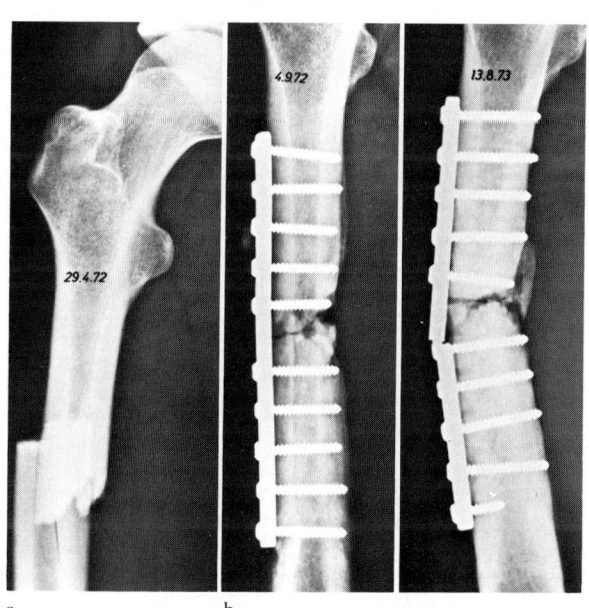

a   b   c

Abb. 4.4: *Plattenbruch nach Osteosynthese.*

a Biegungsfraktur des Femur.
b 5 Monate nach Osteosynthese mit gerader Platte lateral. Beachte den großen Defekt medial. Hier fehlen ausgebrochene Knochenfragmente. Die Fraktur ist auf der medialen Kortikalis nicht abgestützt, die ganze Biegebeanspruchung wird von der Platte allein getragen.
5 Monate nach der Osteosynthese sind noch keine Zeichen einer Frakturheilung zu sehen, hingegen scheint ein Fragment nekrotisch zu sein, es ist knochendichter als die etwas osteoporotische Umgebung. Offenbar sind durch das Trauma und bei der Osteosynthese (Deperiostierung) die Fragmentenden teilweise devitalisiert worden: stark verzögerte Frakturheilung. Die Pseudarthrose zeichnet sich ab.
c Ein Jahr später: Ermüdungsbruch der Metallplatte, die zwangsläufige Folge der ungünstigen statischen und biologischen Situation (Platte alleiniger Kraftträger, verzögerte Frakturheilung bei Devitalisation).
Therapie dieses Zustandes: siehe S. 515f. und Abb. 42.10).

3. Eine *Beschleunigung der Knochenheilung* durch die Osteosynthese ist nicht möglich. Eine bestimmte *Minimalzeit* braucht jede Fraktur zur Heilung. Mit den unter 2. genannten Prinzipien können aber fast immer die Voraussetzungen für eine ungestörte Frakturheilung geschaffen werden. Eine Möglichkeit, die Frakturheilung bei ungünstigen Voraussetzungen (z. B. ausgedehnten Nekrosen) zu fördern, ist die *Einlagerung von autologer Spongiosa*.

4. Immer bleibt die Wahl offen, auf ein Implantat zu verzichten, eine Fraktur oder Osteotomie *konservativ* zu behandeln. Diese Wahl wird von der Fraktur und auch der Person des Behandlers abhängen.

Dauerimplantate

Schwieriger ist das Problem bei den *Implantaten*, *welchen eine dauernde mechanische Funktion* zugedacht ist, also den *Endoprothesen*. Auch hier ist die biomechanisch richtige Konstruktion und Implantation von größter Bedeutung. Selbstverständlich spielt auch das Material eine große Rolle. Ermüdungserscheinungen jedoch, vor allem in der Verankerungszone, werden im Verlaufe der Jahre unter der täglichen Beanspruchung immer auftreten (vgl. Abb. 37.16).

Gelöst ist das Problem bis heute nicht, mindestens nicht für Patienten in der mittleren und jüngeren Altersklasse.

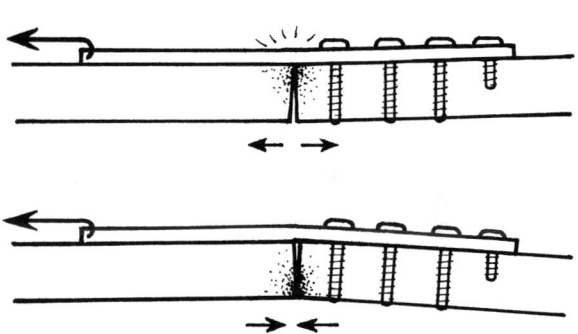

Abb. 4.5: *Prinzipien der Osteosynthese.*
Fixation einer Querfraktur mit einer Metallplatte.
Oben: Mittels eines Spanngerätes werden die Fragmentenden aufeinandergepreßt. Dadurch entsteht bei flach anliegender Platte auf der Gegenseite ein *Spalt*. Die Platte, als alleiniger Kraftüberträger, wird auf *Biegung* beansprucht und kommt meist früher oder später zu Bruch, während die Frakturheilung durch die ständigen kleinen Bewegungen im Bruchspalt behindert wird.
Unten: Durch leichtes Vorbiegen der Platte kann die *gegenseitige Kortikalis* unter Druck gesetzt werden. Auch bei wechselnder Biegebeanspruchung kann der Knochen die entstehenden Druckkräfte übernehmen, und in der (vorgespannten) Platte treten nur Zugkräfte auf. Dieser echte «Verbundbau» hält der physiologischen Beanspruchung stand, der Knochenbruch kann unter stabilen Verhältnissen ausheilen und wird *tragfähig*, bevor die Platte Ermüdungserscheinungen zeigt.
«Das Schicksal der Osteosynthese liegt in der Gegenkortikalis» (M. E. MÜLLER).

Frakturheilung – Kallusbildung – Pseudarthrose

Der wichtigste aber auch *komplexeste* Reparationsvorgang am Bewegungsapparat ist die *knöcherne Wiedervereinigung zweier voneinander* getrennter Knochenteile. Ohne diesen Vorgang wäre eine Wiederherstellung am Bewegungsapparat nicht denkbar. Auch die Mehrzahl der orthopädischen Operationen (Osteosynthesen, Osteotomien, Arthrodesen) wären nicht möglich ohne diese erstaunliche Leistung des Organismus. Die Kenntnis dieses Vorganges, der Frakturheilung unter verschiedenen Bedingungen und seines Mißerfolges, der *Pseudarthrose*, ist deshalb für den Orthopäden von grundlegender Bedeutung.

Die *natürliche Knochenbruchheilung* ist ein verhältnismäßig «narrensicherer» Vorgang. Unbehandelte Knochenbrüche heilen bei Mensch und Tier fast immer von selbst aus, offensichtlich auch ohne jede Fixation und Behandlung. Je weniger eingreifend die Knochenbruchbehandlung ist, desto weniger ist der natürliche Knochenbruchheilungsprozeß gestört, und desto weniger Pseudarthrosen entstehen. Die Anzahl der Pseudarthrosen ist mit der Entwicklung der Knochenbruchbehandlung eher gestiegen als gesunken.

Die natürliche Knochenbruchheilung

erfolgt durch den *Frakturkallus*. Die bei konservativer Behandlung übliche Fixierung der Fraktur (Gips, Extension) kann *keine* Ruhigstellung erzeugen. Sie soll lediglich die Fragmente in einer guten Stellung halten. Kleine Bewegungen der Fragmentenden gegeneinander sind dabei immer noch möglich, doch hindert dies die natürliche Knochenbruchheilung nicht, denn unter diesen mechanisch instabilen Bedingungen *fixiert der Kallus selbst* die Fragmentenden aneinander und schweißt sie schließlich knöchern zusammen. Der Vorgang erscheint klinisch recht einfach, doch ist er histologisch überaus kompliziert und noch nicht in allen Einzelheiten geklärt. Er basiert auf ähnlichen Mechanismen wie die embryonale Knochenbildung und die chondrale Ossifikation beim epiphysären Längenwachstum (siehe S. 75).

Histologische Entwicklung des Frakturkallus (Abb. 4.6)

1. Organisation des *Frakturhämatoms* durch einwachsendes *Granulationsgewebe*. An der Kallusbildung sind osteogenetische Gewebe aus der Umgebung der Fraktur (Periost, Endost, Zellen aus dem Knochen, Gefäße) beteiligt.

2. Im Frakturspalt entsteht vorerst ein *Knorpelkallus* (Faserknorpel und Bindegewebe).

3. Gleichzeitig entsteht periostal und endostal in Anlehnung an die Fragmentenden, jedoch in einiger *Distanz vom Frakturspalt,* ein *Knochenkallus (Faserknochen).*

4. Die knöcherne Überbrückung der Fraktur ist unter mechanisch instabilen Bedingungen nur über den Umweg des *Knorpelkallus* möglich. Dieser wird schrittweise mineralisiert und durch einsprossende Gefäße und begleitende Chondroblasten aufgebrochen. Nachfolgende Osteoblasten lagern an die Kalkknorpelreste das erste *Faserknochengerüst* an.

Der Vorgang entspricht also ziemlich genau der chondralen Ossifikation an den Epiphysenfugen.

Voraussetzung für die Ossifikation ist eine gewisse *Eigenstabilität* des Knorpelkallus, welche erst das Eindringen der Gefäße und die Mineralisation ermöglicht.

5. Parallel dazu hat *in den Fragmentenden* der *Haverssche Knochenumbau* stark zugenommen. Die devitalisierten Zonen werden ersetzt. Die Osteone wachsen schließlich auch in den neugebildeten, weitmaschigen Faserknochenkallus ein und ersetzen diesen durch kompakten *Lamellenknochen*.

6. Der *Umbau* dauert so lange an, bis die ursprüngliche äußere Form und innere Struktur des Knochens wiederhergestellt sind. Dies dauert allerdings Monate und Jahre (siehe Abb. 2.7, Abb. 2.8 und Abb. 4.7).

Die natürliche Frakturheilung entspricht etwa einer *Rekapitulation der embryonalen Knochenentwicklung* (vgl. S. 74f.).

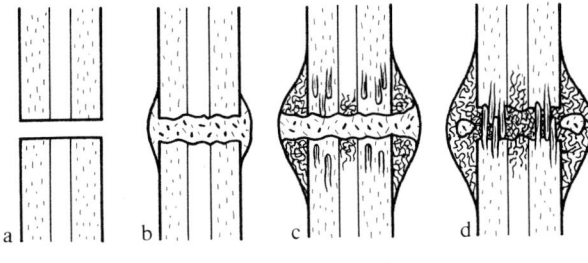

  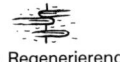

Bindegewebe   Faserknochen   Regenerierende
Faserknorpel   Osteone

Abb. 4.6: *Histologie der natürlichen Knochenbruchheilung.*

a Frische Fraktur
b Bindegewebs- und Knorpelkallus
c Periostale und endostale Knochenbildung und Haversscher Umbau der (teilweise nekrotischen) Fragmentenden
d Brückenschlag. Ossifikation des Brückenkallus, Haversscher Durchbau.

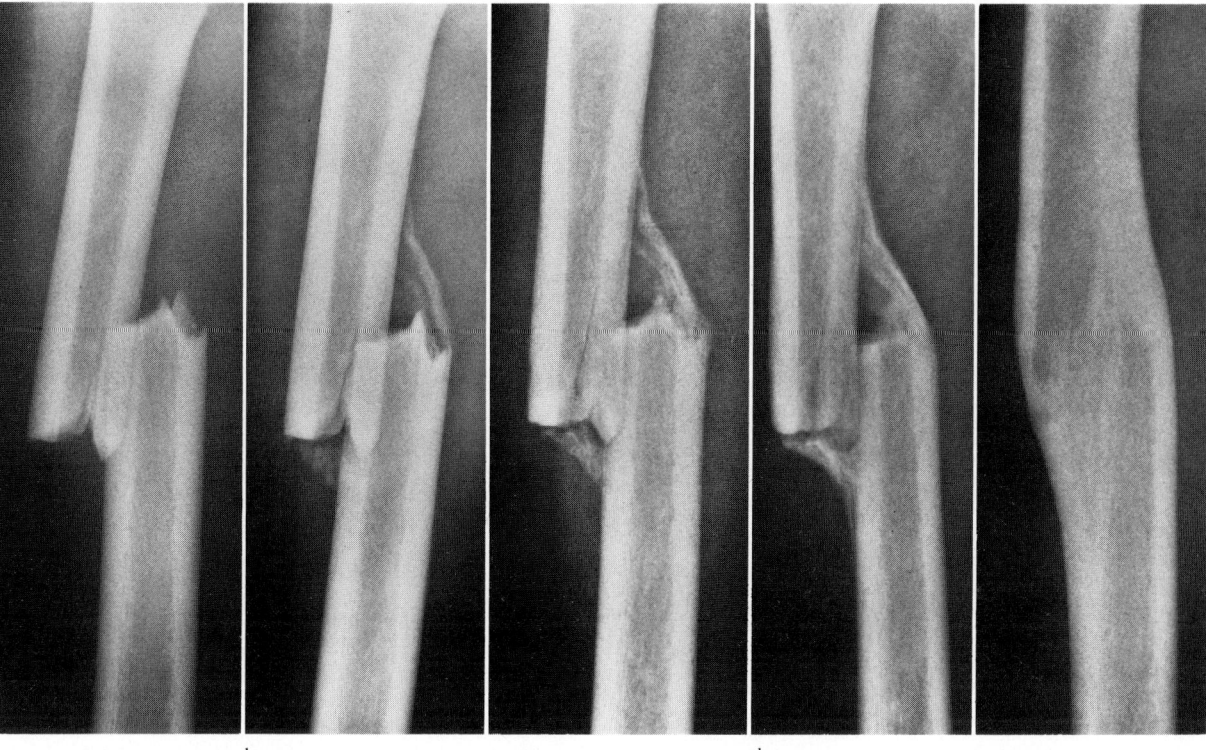

a   b   c   d   e

Abb. 4.7: *Die natürliche Frakturheilung im Röntgenbild.* Oberschenkelbruch bei einem 12jährigen Knaben.

a Fraktur am Unfalltag, seitliche Verschiebung um Schaftbreite.
b 8 Tage später erkennt man schon die ersten Schatten des Kallus.
c Nach 3 Wochen hat der Kallus die Fraktur bereits überbrückt und stabilisiert. Deutlich ist seine spindelige, vom Periost ausgehende Struktur. Die Frakturenden sind bereits etwas osteoporotisch geworden.
d 2 Monate später ist der Bruch knöchern konsolidiert. Die Kallusmanschette überbrückt nahtlos die beiden Knochenenden. Nur distal ist noch ein kleiner Spalt zwischen Kallus und unterem Fragment zu erkennen. Die scharfen Konturen der Knochenenden sind verschwunden und geglättet.

e Bereits ein Jahr später ist die Frakturstelle vollständig umgewandelt, die Ecken sind ausgefüllt, geglättet, die Kortikalis ist wieder durchgehend, und bereits ist wieder eine neue Markhöhle zu erkennen.
Mechanisch ist die Verbindung ideal, der Kraftfluß harmonisch. Bis in ein paar Jahren, beim Wachstumsabschluß, wird von der Fraktur praktisch nichts mehr zu sehen sein.
Die natürliche Bruchheilung ist die überaus zielstrebige, zweckmäßige Lösung eines schwierigen Problems. Diese imponierende Leistung der Natur ist nicht leicht zu überbieten. Von einer «sekundären Knochenheilung» zu sprechen, in Analogie zur «sekundären Wundheilung», suggeriert ein negatives Werturteil, was dem Phänomen nicht gerecht würde.

Theorie der Frakturheilung

Andererseits ist es eindeutig erwiesen, daß die *mechanischen Bedingungen im Frakturspalt* für die Heilungsvorgänge eine wesentliche Rolle spielen. KROMPECHER, PAUWELS und andere haben *Theorien über die Biomechanik der Frakturheilung* entwickelt, welche im Hinblick auf die verschiedenen Störungen der Frakturheilung (v. a. Pseudarthrosen) und die unterschiedlichen Frakturbehandlungsmethoden große Bedeutung erlangt haben.

Die Beobachtung, daß *unter stabiler innerer Fixation,* welche auch in mikroskopischen Dimensionen jede Bewegung der Frakturenden gegeneinander verhindert (Osteosynthese), die Frakturheilung *direkt* (angiogen oder bindegewebig) erfolgt, ohne Umwege über einen Knorpelkallus (s. u.), läßt vermuten, daß *mechanische Ruhe für die Knochenbildung wesentlich* ist.

Bereits PAUWELS hat dies postuliert und die Gewebsdifferenzierung durch lokale mechanische Bedingungen erklärt. Er hat auch an einem anschaulichen Kallusmodell zu zeigen versucht, wie sich der natürliche *Kallus* durch diese biomechanischen Vorgänge *selbst stabilisiert* (Abb. 4.8).

Nach dieser Theorie baut der Knorpelkallus vorerst selbst ein verhältnismäßig starres «*Leit-*» oder «*Lehrgerüst*», in welchem die für die Ossifikation notwendige mechanische Ruhe herrscht. Dieser «Brückenschlag» im Kallus ist der kritische Moment in der Frakturheilung. Soweit die Theorie.

Praktisch klinisch entscheidend ist die *Belastbarkeit* der heilenden Fraktur.

Die mechanische Festigkeit des Kallus

Darüber sind kaum experimentelle Daten bekannt. Auch die Histologie gibt wenig Aufschluß.

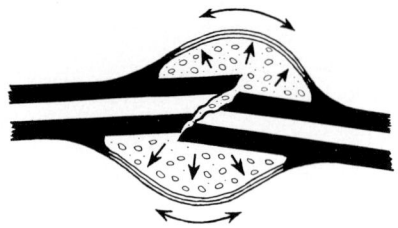

Abb. 4.8: *Stabilisierung der Fraktur durch den natürlichen Kallus* (nach PAUWELS, modifiziert).

Druckfestes Knorpelgewebe im Innern des Kallus, umschlossen von zugfestem Bindegewebe, ergibt ein stabiles Gebilde, das einem mit Wasser prall gefüllten Ball gleicht. Der wachsende Knorpel kann bekanntlich durch seinen Turgor eine erstaunliche hydrostatische Kraft entwickeln (vgl. «Die Kraft des epiphysären Knochenwachstums», S. 82).

Dadurch entsteht eine straffe Manschette, welche die beiden Frakturenden umgreift wie eine Faust einen gebrochenen Stab. Sobald der Knorpelkallus auf diese Weise die Fraktur genügend stabilisiert hat, kann der Knochenkallus, geschützt vor mechanischer Beanspruchung, eingebaut werden.

Die *klinische Erfahrung* hingegen ist alt, daß die in Heilung begriffene Fraktur den Bewegungen im Frakturspalt schon bald einen «federnden» d. h. elastischen Widerstand entgegensetzt, der *kontinuierlich zunimmt bis zur knöchernen Konsolidation.*

Diesem Prozeß ist ein bestimmter *biologischer Rhythmus* eigen, der sich aus der Geschwindigkeit der histologischen Umbauvorgänge ergibt. Die Zeitspanne mißt sich bei unkompliziertem Verlauf in *Wochen.* Sie ist verschieden je nach Frakturart. Aus der klinischen Erfahrung heraus kennt man Mittel- und Rahmenwerte. Werden diese wesentlich überschritten, spricht man von *«verzögerter Heilung».* Die Frakturheilung kann – muß nicht – dabei gestört sein. In den meisten Fällen kommt eine Konsolidation trotzdem noch zustande.

Die klinischen Kriterien zur Beurteilung der Belastbarkeit einer in Heilung begriffenen Fraktur sind ziemlich vage. Wir sind nach wie vor angewiesen auf:

1. unsere rein empirischen *Erfahrungen* über den normalen Heilverlauf.
2. die klinische *Prüfung* der Stabilität des Knochens *von Hand* durch vorsichtigen Biegeversuch.
3. *Schmerzfreiheit.*
4. *Röntgenverlaufsserien* lassen bei der natürlichen Frakturheilung die Kallusbildung und die Überbrückung der Fraktur gut erkennen. Meistens hinkt die röntgenologische Konsolidation der klinischen deutlich nach.

Im Normalfall wird die Fraktur (es ist hier nur die Rede von der natürlichen Frakturheilung mit biologisch aktiver Kallusbildung) früher oder später knöchern fest. Eigentlich ist es erstaunlich, wie gut dieser Vorgang funktioniert (Abb. 4.9).

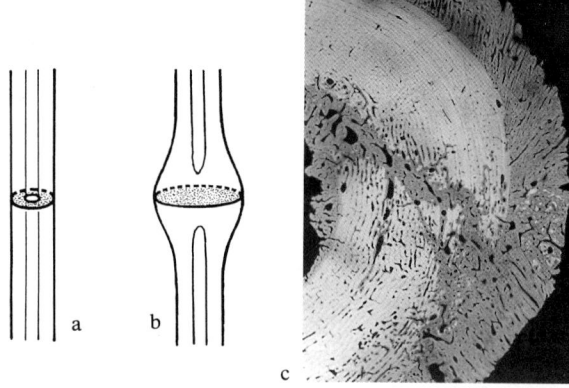

Abb. 4.9: *Der Kallus im Querschnitt.*

Eine Verdickung des Knochens (a) durch der periostalen Kallus, z. B. auf das doppelte (b), vergrößert die mechanisch wirksame Verbindungsfläche zwischen den Fragmenten auf das Vierfache. Zudem werden vor allem die mechanisch wirksamen Wandpartien verstärkt (siehe Abb. 4.7 und S. 49).

Die Kallusmanschette *erhöht somit die Festigkeit* der heilenden Fraktur erheblich. Sie fehlt bei der sog. primären Frakturheilung.

c) *Mikroradiographie.* Der alte Knochen (weiß) wird vom Kallus (grau) vollständig umwachsen und eingeschlossen: Die bedeutendste Knochenbildung geht vom periostalen Kallus aus, der den Knochen wie eine Manschette umgibt. Aber auch endostal, und bei stabilen Verhältnissen im Frakturspalt, bildet sich neuer Knochen. Dieser ist noch wenig mineralisiert, deshalb grau, während der alte Knochen im Röntgenbild weiß erscheint.

Das Ausbleiben den knöchernen Heilung (Nonunion, Pseudarthrose)

Dies ist bei der *natürlichen Knochenbruchheilung* ein recht *seltenes* Ereignis: Wenn der Frakturheilungsprozeß den Versuch zum Brückenschlag *definitiv* «aufgibt» spricht man von *Pseudarthrose* (Klinik der Pseudarthrose, siehe S. 512).

Wann ist dieser Punkt erreicht? Offenbar ist es ein «point of no return», denn eine solche Pseudarthrose *heilt spontan nicht mehr,* auch nicht mit der üblichen konservativen (relativen) Ruhigstellung.

Die bedeutet *nicht* unbedingt, daß die biologische Potenz des Kallus erschöpft ist: In vielen Fällen hat sich der Kallus – bis auf den Pseudarthrosespalt – *normal entwickelt* und histologisch ausdifferenziert, und *durch geeignete Maßnahmen kann der Knochenheilungsprozeß wieder reaktiviert* werden. Er funktioniert dann wieder genau so gut wie bei einer frischen Fraktur.

Pseudarthrose heißt lediglich, daß der *Brückenschlag,* mit Hilfe des provisorischen Kallus als Lehrgerüst für die Ossifikation, *versagt hat.*

Was sind die Ursachen dafür? Welches ist die *kritische Phase* im Verlauf der normalen Kallusentwicklung, in welcher der Brückenschlag erfolgen muß, und nach welcher er nicht mehr möglich ist?

Mechanische Beanspruchung und Differenzierung des Kallus

Die Mineralisierung der Kallusbrücke, sowie das zur Ossifikation notwendige Einwachsen von Gefäßsprossen in den Frakturspalt sind nur möglich unter der Voraussetzung, daß das zarte Gewebe nicht durch mechanische Beanspruchung zerstört wird. Die *Verformung,* die ein Gewebe ohne Schaden erträgt, ist umso größer, je *dehnbarer* das Gewebe ist. Der *Widerstand,* den es dieser Verformung entgegensetzt, nimmt aber erst mit seiner *Verfestigung* zu. Von diesen beiden gegensätzlichen *mechanischen Eigenschaften* der einzelnen Gewebe hängt die Frakturheilung ab. Entscheidend ist nicht die grob makroskopische Ruhigstellung, sondern die *Beanspruchung* der *Gewebe* und Zellen auf *mikroskopischer Ebene,* und ihre *mechanische Resistenz.* Diese sind je nach Gewebsart, Lage im Kallus und zeitlicher Phase sehr *verschieden* (Abb. 4.10):

Im Laufe der Frakturheilung *ändern* sich mit der histologischen Ausdifferenzierung des Kallus seine mechanischen Eigenschaften, und zwar bei der natürlichen Frakturheilung so, daß die mechanische Beanspruchung unter normalen Verhältnissen so klein ist, daß sie die Zellaktivität nicht stören kann.

In der *ersten Phase* (Granulations- und lockeres Bindegewebe) ist die Festigkeit des Kallus noch gering, das Gewebe aber noch sehr *dehnbar,* so daß es Bewegungen mit nicht allzu großen Ausschlägen ohne weiteres erträgt. Größere Bewegungen können ohne Schwierigkeiten durch äußere Ruhigstellung (Gips, Extension) verhindert werden.

In einer *zweiten Phase* übernimmt der *Knorpelkallus* die mechanische Beanspruchung selbst. Er ist bereits recht stabil und setzt einer Verformung einen kräftigen Widerstand entgegen. Andererseits ist er schon wesentlich *steifer* und erträgt nur noch kleine Bewegungsausschläge. Die äußere Fixation, z. B. mit Gips, muß in diesem Stadium schon sehr genau angepaßt sein, wenn sie imstande sein soll, die gefährlichen (relativ kleinen) Bewegungsausschläge zu verhindern.

In der *dritten Phase* der Mineralisation und Ossifikation erträgt der Kallus *keine* makroskopische Verformung mehr[1]. Eine äußere Fixation kann so kleine Bewegungsausschläge aber nicht mehr verhindern. Sie schützt höchstens noch gegen massive äußere Kräfte, etwa bei einem Sturz. Bei normaler Bruchheilung ist aber der Kallus inzwischen so kräftig geworden, daß er *sich selbst* vor mechanischer Überbeanspruchung *schützen* kann. Ist dies *nicht* der Fall, d. h. bei drohender Pseudarthrose, hilft nur noch die *absolute Stabilisierung* der Fraktur durch eine *stabile*

---

[1] In der ersten Phase entspricht der Kallus mechanisch etwa weichem Gummi: Er ist sehr elastisch und stark deformierbar.
Die zweite Phase entspricht ziemlich hartem Gummi: Elastisch, noch ziemlich deformierbar und schon ziemlich belastungsfähig.
Die dritte Phase entspricht Holz oder Glas: Nur noch wenig elastisch, wenig deformierbar (steif), im Normalfall widerstandsfähig und gut belastbar.
Man beachte, daß Steifigkeit und Belastungsfähigkeit nicht zwangsläufig parallel gehen: Beispielsweise kann ein (biegsamer) Gummistab widerstandsfähiger sein als ein (spröder) Glasstab, welcher unter der gleichen Belastung zerbrechen würde.

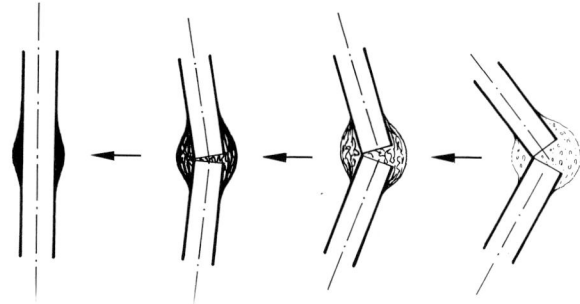

Abb. 4.10: *Mechanische Auswirkungen der Versteifung des Kallusgewebes* (in Anlehnung an PERREN). Im Verlauf der zeitlichen Abfolge von Hämatom, Granulationsgewebe, Bindegewebe, Knorpel und Mineralisation zu fibrösem und schließlich lamellärem Knochen wird die Fraktur zunehmend steifer (von links nach rechts). Bei gleichbleibender Belastung nimmt die Frakturbeweglichkeit kontinuierlich ab.

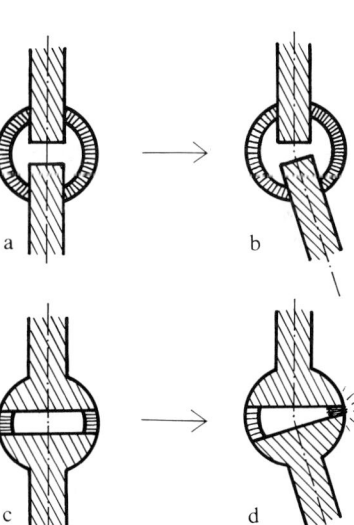

Abb. 4.11: *Die Deformierung des osteogenen Gewebes.*

Eine Achsenknickung von etwa 10° (was etwa der maximalen Verbiegung in einer Gipsfixation entspricht) ergibt eine Deformierung der einzelnen Gewebselemente (Zellen, Interzellularsubstanz) von etwa 5% in einem homogenen Manschettenkallus, was noch innerhalb der Elastizitätsgrenze eines Knorpelkallus liegt (Abb. a und b).

Bei einer Kallusform, wie man sie bei drohender Pseudarthrose findet (Abb. c und d) bewirkt hingegen *die gleiche* Achsenknickung von 10° eine Gewebsdeformierung im Frakturspalt von *über 100%,* was die Elastizitätsgrenze von z. B. Knorpelkallus, geschweige denn von Knochenkallus, bei weitem *übersteigt,* d. h. er würde *zerstört.* Eine Ossifikation, ein knöcherner Brückenschlag ist unter solchen Bedingungen nicht möglich. Das einzige Gewebe, das in mechanisch derart unruhigen Zonen existieren kann, ist gefäßloses Bindegewebe, genau was man histologisch in schmalen Pseudarthrosespalten findet.

Zur Illustration: Die *Toleranz für Angulation* von Granulationsgewebe liegt größenordnungsmäßig bei etwa 40°, diejenige für Knorpel bei etwa 5° (was z. B. in einem Gipsverband nur noch sehr knapp zu halten ist), und jene für Knochen bei etwa 0,5%.

Der *Beweis* dieser Theorie liegt darin, daß Pseudarthrosespalten in diesem Stadium *unter stabiler innerer Fixation* (Osteosynthese) in kurzer Zeit knöchern überbrückt werden (siehe S. 516).

Osteosynthese (siehe S. 68), damit der letzte Schritt der Knochenbruchheilung der knöcherne Brückenschlag, doch noch zustande kommt.

Offenbar ist diese *dritte Phase der kritische Punkt,* an welchem die Weichen zur Heilung oder zur Pseudarthrose endgültig gestellt werden.

Gleichzeitig sieht man, daß die *Anforderungen* an die Ruhigstellung parallel zur Gewebsdifferenzierung im Kallus ansteigen. Dies ist eine für die Praxis der Frakturbehandlung wichtige Erkenntnis.

Mechanische Faktoren, welche die Konsolidation beeinträchtigen

PERREN hat darauf hingewiesen, daß die *Größe des Frakturspaltes* und damit die Form des Kallus einen Einfluß auf die Beanspruchung des Regenerates hat. Dies läßt sich an einem Modell zeigen (Abb. 4.11 und Abb. 4.18).

Offenbar ist im Fall der drohenden Pseudarthrose eine *Fehldifferenzierung* des Kallus unter mechanischer Überbeanspruchung erfolgt, in dem Sinne, daß sich der Kallus in der Umgebung der Fragmentenden und in Anlehnung an diese (also unter stabilen Bedingungen) normal entwickelt bis zur Ossifikation, auf *Kosten eines schmalen Spaltes, auf den sich die ganze mechanische Beanspruchung schließlich konzentriert,* und der deshalb die normale Entwicklung des übrigen Kallus nicht mehr mitmachen kann. Die Gewebsdifferenzierung ist in diesem Spalt im Gegenteil *rückläufig:* wieder zu Bindegewebe, und schließlich kann sich sogar ein eigentlicher *Gelenkspalt* bilden: Wir haben das klassische Bild der Pseudarthrose vor uns. Diese Vorgänge lassen sich auf Röntgenserien genau verfolgen (Abb. 4.12).

Die *Ursache* dieser Fehldifferenzierung des Kallus ist wahrscheinlich in einem Vorgang zu suchen, der etwa als «Dauerbruch», als wiederholte Kontinuitätstrennung, als «schleichende» Kallusfraktur zu umschreiben wäre. Auf Röntgenserien läßt sich oft gut erkennen, wie der Frakturspalt immer deutlicher wird statt langsam zu verschwinden, während der knöcherne Kallus gleichzeitig breiter und dichter wird (Abb. 4.13 und Abb. 4.14).

Manchmal läßt sich ein richtiger «Wettlauf» zwischen der Kallusbildung und dem «Dauerbruch» verfolgen: Es werden immer neue periostale Manschetten gebildet, die auf Höhe des Frakturspaltes immer wieder von neuem brechen. *In diesem Stadium ist eine Heilung noch möglich, aber sehr prekär.* Meist hilft nur noch ganz rigorose, lang dauernde Ruhigstellung und Entlastung oder die stabile innere Fixation durch *Osteosynthese* (Abb. 4.14 und Abb. 42.7).

Welche Frakturen sind gefährdet?

PAUWELS hat die *mechanischen Störfaktoren,* welche zur Fehldifferenzierung des Kallus und zur Pseudarthrosebildung führen, zu analysieren versucht. Er hat dabei vor allem «intermittierende Schub- und Scherkräfte» und «geführte Biegung», wie sie etwa durch die Sperrwirkung eines Parallelknochens (Vorderarm, Fibula) zustande kommen, gefunden

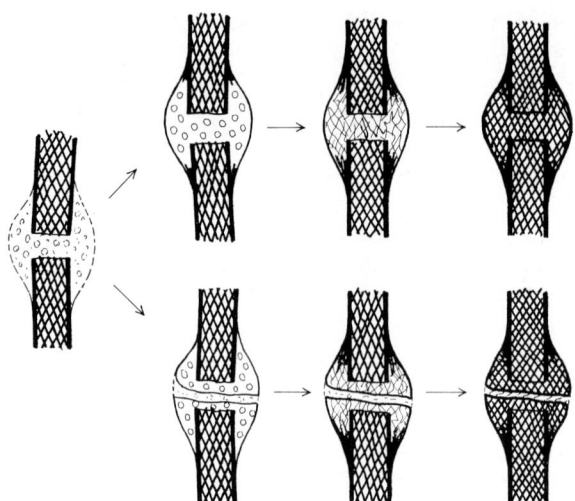

Abb. 4.12: *Kallusdifferenzierung: Knöcherner Durchbau oder Pseudarthrose?*

Obere Reihe: Gleichmäßige histologische Entwicklung des Frakturkallus entsprechend Abbildung 4.10 und Abbildung 4.11a und b. Knöcherne Heilung.

Untere Reihe: Fehldifferenzierung des Kallus: Dieser entwickelt sich von beiden Fragmentenden aus normal, doch *bleibt unter der mechanischen Überbeanspruchung der Brückenschlag aus:* Der Pseudarthrosenspalt bleibt bindegewebig und avaskulär, da die einwachsenden Blutgefäße laufend zerstört werden. Der knöcherne Durchbau in diesem Stadium ist erst möglich, wenn die mechanische Unruhe ausgeschaltet ist.

Die logische *Therapie* der Pseudarthrosen besteht in der *stabilen Osteosynthese* (siehe S. 515).

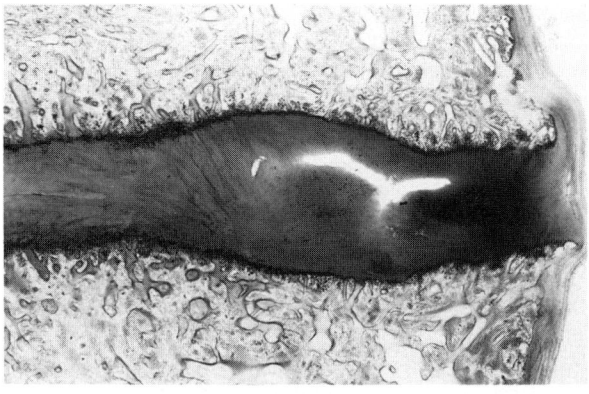

Abb. 4.13: *Histologie der Pseudarthrose* (Hunderadius, Präparat von Prof. R. SCHENK). Die beiden vitalen Knochenenden sind durch einen knorpeligen und bindegewebigen Spalt getrennt. In diesem Spalt finden, vor allem durch Scherkräfte ausgelöst, *Mikrobewegungen* statt. Man sieht Faserzüge und einen Riß in der Spaltrichtung. Hier beginnt sich ein Falschgelenk zu bilden.

Die Grenze zwischen gut durchblutetem Knochen und gefäßlosem Pseudarthrosespalt ist ziemlich scharf. Vaskularisation und Ossifikation können aber wegen der mechanischen Unruhe diese Barriere nicht überqueren. Daß sie es unter mechanisch stabilen Verhältnissen doch können, zeigt Abbildung 4.15.

Fraktur und Frakturheilung

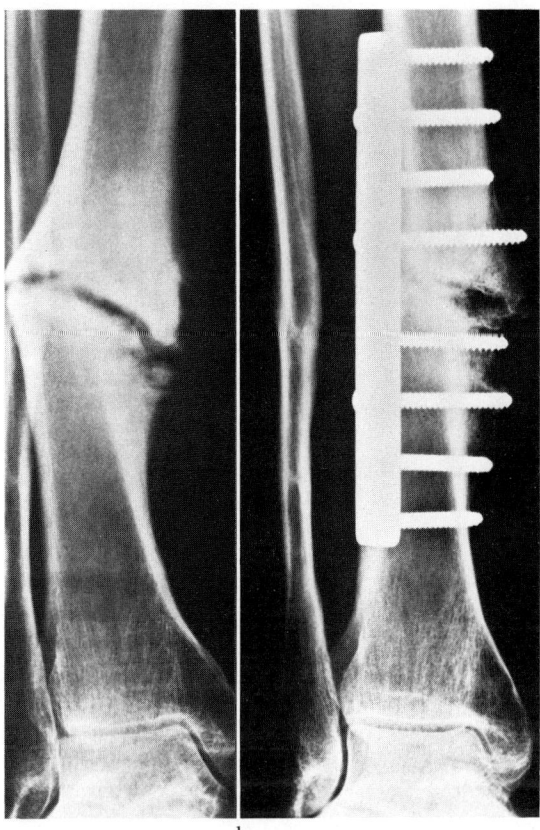

a   b

Abb. 4.14:

a Voll ausgebildete *Pseudarthrose* nach Unterschenkelfraktur. Es hat sich wohl ein dicker spindeliger Kallus gebildet, doch blieb der «Brückenschlag» aus. Im Pseudarthrosespalt finden Mikrobewegungen statt, welche die Heilung verhindern (hier z. B. geführte Biegung bei Varusfehlstellung und stehender Fibula).

b Nach Ausschaltung der mechanischen Unruhe im Pseudarthrosespalt durch stabile Fixation kann der knöcherne Durchbruch rasch erfolgen.

(siehe S. 512). Sicher sind die mechanischen Verhältnisse im Kallusgebiet oft sehr komplex und nicht immer übersehbar, doch läßt in vielen Fällen das Röntgenbild zusammen mit biomechanischen Überlegungen eine Beurteilung zu, welche den Weg für die weitere Behandlung weisen kann.

Daneben sind alle Frakturen gefährdet, welche eine *verzögerte Heilung* haben: Der histologische Frakturheilungsprozeß läuft normalweise im vorgegebenen biologischen Rhythmus ab. Wenn die *mechanische Festigkeit* des Kallus mit dieser histologischen Umwandlung nicht Schritt hält, ist der *Selbstschutzmechanismus des Kallus* in der kritischen Phase der Ossifikation gefährdet.

Alle Faktoren, die eine *Heilung verzögern,* kommen deshalb auch als *Ursache der Pseudarthrose* in Frage.

1. *Übermäßige mechanische Beanspruchung des Regenerates:* Wiederholte Repositionen, ständige Bewegung im Kallusgebiet, einmalige oder dauernde Frakturierung des Kallus, geführte Biegung usw. Oft ist die Kallusbildung durchaus gut, die Regenerationskraft erhalten. Man spricht von *vitalen Pseudarthrosen.*

2. *Mangelnde Kallusbildung* infolge fehlender lokaler Durchblutung bei Gewebsschäden: Ausgedehnte Knochendefekte, nekrotische Knochenfragmente, schwere Weichteilschäden, Infektionen usw.

Diese Pseudarthrosen sind *avital,* da biologisch nicht regenerationsfähig (siehe Klinik und Therapie der Pseudarthrose, S. 513) (Abb. 4.15).

Zur Nomenklatur: Der aus dem Griechischen abgeleitete, im deutschen Sprachgebrauch übliche Name *Pseudarthrose,* eigentlich «Falschgelenk», stammt aus der Zeit, als man nur *klinisch* anhand der falschen Beweglichkeit feststellen konnte, daß ein Knochenbruch nicht zusammengewachsen war. Bei alten Pseudarthrosen entstand mit der Zeit ein eigentliches Gelenk mit Gelenkspalt und Knorpel an den Fragmentenden. Heute sieht man diese Formen nur noch bei verschleppten Fällen.

Der englische Name «non-union» trifft genauer das, was man heute unter Pseudarthrose versteht: den im Röntgenbild sichtbaren *persistierenden Frakturspalt.* Manche Autoren sprechen bereits von Pseudarthrose, wenn dieser nach einer gewissen Zeit (Monate) noch nicht überbrückt ist. Da eine spontane knöcherne Konsolidation oft doch noch erfolgt, ist «verzögerte Heilung» die genauere Bezeichnung.

Fraktur und Frakturheilung

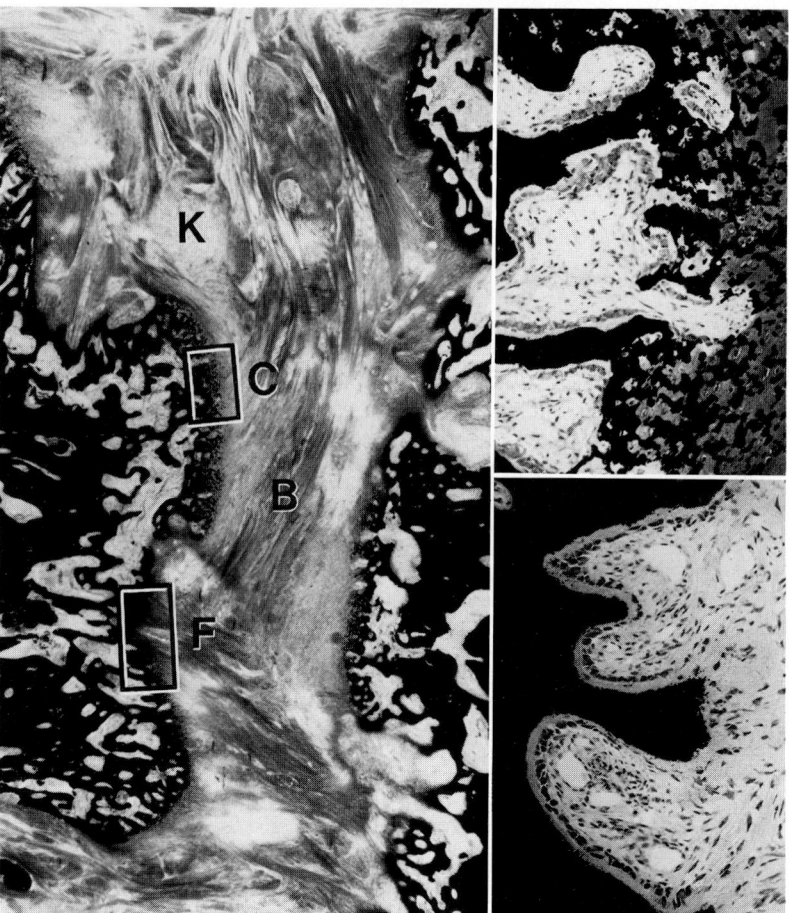

a

b

c

Abb. 4.15: Präparat einer experimentellen (vitalen) Pseudarthrose am Hunderadius, erzeugt mittels Osteotomie, von R. Schenk.

a Der Pseudarthrosespalt ist mit Bindegewebe (B) und Faserknorpel (K) gefüllt. 16fache Vergrößerung. Unter mechanisch stabilen Verhältnissen (nach Osteosynthese) ist die Ossifikation dieses Gewebes möglich. Sie geht von der Oberfläche des vitalen Knochens zu beiden Seiten des Knochendefektes aus.

b *Chondrale Ossifikation* (Ausschnitt C) 64fache Vergrößerung, Knochen und verkalkter Knorpel schwarz (v. Kossa-Reaktion). Von links her dringen Resorptionskanäle (hell) in den verkalkten Knorpel ein. An ihrer Wand sitzen Osteoblasten und bilden neue Knochentrabekel.

c *Desmale Ossifikation* in fibrösen Gewebe (Ausschnitt F). An der Oberfläche des mineralisierten Knochens (schwarz) sitzen Osteoblasten auf einem Saum von Osteoid. Das Bindegewebe an dieser Stelle ist vaskularisiert.

Die Ossifikation kann nur bei *mechanischer Ruhe* vor sich gehen. Erst die stabile innere Fixierung ermöglicht die knöcherne Überbrückung des Spaltes (siehe Abb. 4.14).

Frakturheilung unter stabiler innerer Fixation

Die Erforschung der Frakturheilung nach Osteosynthesen hat viel zum Verständnis der biomechanischen Wechselwirkungen zwischen mechanischen Kräften und den Zellaktivitäten, welche bei der Frakturheilung ins Spiel kommen, beigetragen. Tatsächlich hat die Osteosynthese *tiefgreifende Änderungen* im natürlichen Frakturheilungsmechanismus zur Folge.

Primäre Knochenheilung?

Unter mechanisch *absolut stabilen* Verhältnissen, wie sie eine starre Osteosynthese ergibt, beobachtet man eine Art von Frakturheilung, welche *in der Natur nicht vorkommt*. Röntgenologisch ist sie gekennzeichnet durch das *völlige Fehlen eines Frakturkallus*. Danis nannte sie «soudure autogène». In Anlehnung an die primäre Heilung von Hautwunden wurde sie auch als *primäre Knochenheilung* bezeichnet. Der Ausdruck ist insofern nicht ganz glücklich, als damit ein Werturteil nahegelegt wird. Als primäre Knochenbruchheilung aber wird lediglich jene bezeichnet, bei welcher die chondralen Zwischenstufen fehlen und die *Ossifikation direkt, angiogen,* erfolgt (Abb. 4.16 und 4.17).

Voraussetzung für diese Art von Knochenheilung ist eine *absolut stabil fixierte Fraktur* (z. B. Druckosteosynthese mit Schrauben und Platten). Umgekehrt ist solche «primäre Knochenheilung» ein Beweis für Stabilität. Andere, qualitative Vorteile gegenüber der Frakturheilung mit Kallusbildung hat sie *nicht*.

Kallusbildung nach Osteosynthese

Nicht selten sieht man jedoch *nach Osteosynthesen allerlei Kallusbildung*. Dies zeigt an, daß mechanische Instabilität die angiogene Ossifikation verhindert und der Organismus auf die spontane Knochenheilung mit chondraler Ossifikation zurückgreift. Die mechanische Stabilität muß nun doch durch das «Lehrgerüst» des Kallus bewerkstelligt werden.

Als *Ursache* solcher Störungen konnte Perren Knochenzerstörung und *Resorption* infolge von *Mikrobewegungen* an den *Kontaktstellen* unter *wechselnder* funktioneller *Belastung* nachweisen. Eine Erklärung bietet die *Dehnungstheorie* (siehe Abb. 4.18 und Abb. 3.9).

Diese besagt, daß primäre Knochenheilung nur bei absolut *stabilen Osteosynthesen* möglich ist, dann nämlich, wenn auch im *Mikrobereich* unter Wechsellast *keine Wackelbewegungen* stattfinden (vgl. Abb. 3.10 und Abb. 3.12).

Bei *kleinen* Frakturspalten, wie sie nach innerer Fixation häufig verbleiben, sind auch *geringfügige Bewegungen gefährlich.* Das dazwischen liegende Gewebe wird zerstört, es kommt zu lokalen Osteolysen, und der Brückenschlag bleibt aus.

An *stabile Osteosynthesen* werden somit wesentlich *höhere* Anforderungen gestellt, als an reine Adaptationsfixationen. Tatsächlich ist die *Pseudarthroserate deutlich angestiegen,* seit die operative Frakturbehandlung Allgemeingut geworden ist.

Wie Stabilität praktisch zu erreichen sei, ist eines der *zentralen Probleme* der Frakturbehandlung und der Orthopädie überhaupt. Einige Überlegungen dazu finden sich im Kapitel «Stabilität», S. 53 f.

Knochenbruchheilung mit Kallusbildung nach Osteosynthese ist der Normalfall nach *Marknagelung,* denn der Marknagel gibt keine absolute Stabilität.

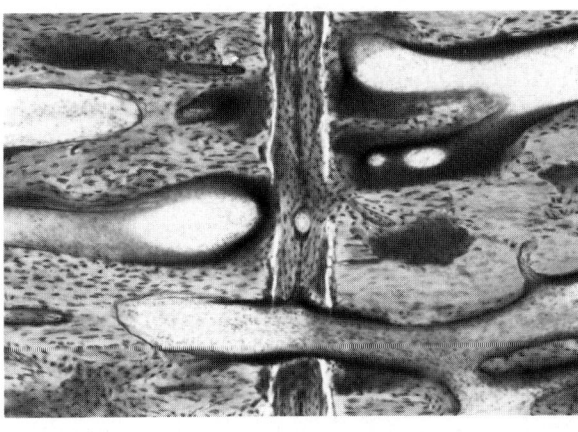

Abb. 4.17: *Sog. «Primäre» Knochenbruchheilung* einer experimentell erzeugten Fraktur beim Schaf, unter stabiler Fixation, nach PERREN. Frakturspalt senkrecht, 12 Wochen nach Operation von neugebildetem Faserknochen ausgefüllt (die beiden senkrechten weißen Streifen zeigen eine Tetrazyklinmarkierung 3 Wochen nach der Operation). In der unteren Bildhälfte überquert ein neues Osteon («Bohrkopf», siehe Abb. 2.13) den Frakturspalt von rechts nach links und «verzapft» damit die beiden Fragmentenden miteinander.

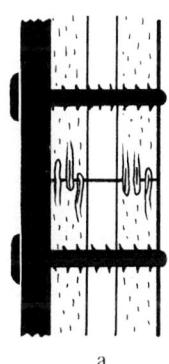 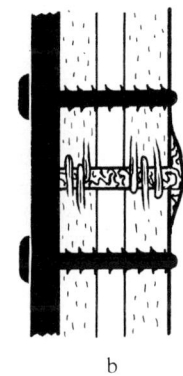

a   b

Abb. 4.16: *Frakturheilung unter stabiler innerer Fixation, nach* SCHENK.

a *«Kontaktheilung»:* Nach anatomischer Reposition und unter Kompression haben die Fragmentenden mikroskopisch an einigen Stellen unmittelbaren Flächenkontakt. An diesen Stellen, unter absolut stabilen Bedingungen, wird kein Knochen resorbiert, sondern regenerierende Osteone (siehe auch Abb. 4.17) können *direkt* von einem Fragment ins andere hinüberwachsen und auf diese Weise die Fragmentenden miteinander verbinden.

b *«Spaltheilung»:* Auch bei makroskopisch anatomischer Reposition bleiben zwischen den Fragmentenden an vielen Stellen *Spalten* offen. Unter stabilen Verhältnissen wachsen hier Gefäße und Begleitzellen ein, welche *direkt* (angiogen) Knochen bilden und so die Spalten ausfüllen. Diese «Knochenplomben» müssen in einer zweiten Phase in den Knochenverbund integriert werden, was durch Haversschen Umbau geschieht (vgl. Abb. 2.11 und Abb. 2.13). Erst dadurch gewinnt der Knochen seine mechanische Festigkeit.

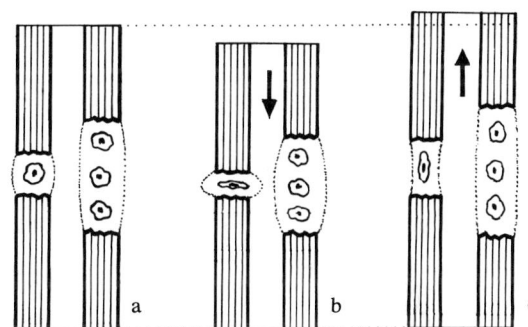

a   b   c

Abb. 4.18: *Zur Dehnungstheorie* (PERREN).

a Ein Knochen in Heilung habe auf der einen Seite einen *schmalen* Frakturspalt, auf der anderen einen *weiten.* Eine geringfügige Bewegung auf mikroskopischer Ebene unter funktioneller Beanspruchung wirkt sich, je nach Weite des Spaltes, *verschieden* aus:

b Bei *Kompression* wird die gezeichnete Zelle im engen Spalt gequetscht, während die drei Zellen in weiten Spalt nur leicht komprimiert werden, aber keinen Schaden nehmen.

c *Unter Zug* zerreißt das Gewebe im engen Spalt, im weiten wird es nur leicht gestreckt, aber nicht zerstört.

Entscheidend ist die *Deformation,* d. h. die Dehnung des Spaltes im Verhältnis zu seiner ursprünglichen Weite (d Δ 1/1%).

Diese Theorie erklärt, warum bei Instabilität die knöcherne Konsolidation in einem *engen* Fraktur- bzw. Pseudarthrosespalt stärker kompromittiert ist als in einem weiten, und weshalb der Brückenschlag, anders als man vielleicht erwarten würde, schlechter oder gar nicht zustande kommt.

Für Theorie und Praxis der Osteosynthese hat diese Erkenntnis tiefgreifende Konsequenzen. Sie unterstreicht die Bedeutung des *natürlichen Frakturkallus* einerseits und der absoluten *Stabilität* für *Osteosynthesen* andererseits.

Wenn nach Schrauben- und Plattenosteosynthesen im Verlaufe der Zeit plötzlich eine stärkere Kallusbildung auftritt, in der Regel zusammen mit lokalen Schmerzen und Entzündungszeichen, ist dies ein Zeichen dafür, daß die starre Fixation sich *gelockert* hat und mechanische Unruhe die angiogene Verknöcherung verhindert. Man hat solchen Kallus «Unruhekallus» genannt. Er ist aber nichts anderes, als der verspätete spontane *Frakturkallus.* Wenn der Zustand rechtzeitig erkannt und die Fraktur entlastet wird, entsteht meist ein «Fixationskallus» daraus und der Bruch wird schließlich doch noch fest. Die *Gefahr,* daß die *Heilung verzögert* oder gar nicht eintritt, ist allerdings *größer,* wenn der Kallus erst zu einem Zeitpunkt gebildet wird, da die Zelldifferenzierung schon ein fortgeschrittenes Stadium erreicht hat (siehe Abb. 4.12).

Besonders gefährdet jedoch sind instabile Osteosynthesen mit *mangelnder Kallusbildung.*

Nur vitaler Knochen kann heilen

Während man früher hauptsächlich den *mechanischen Faktoren* Beachtung schenkte, ist inzwischen klar geworden, welche überragende Rolle den *biologischen* zukommt: der Vitalität der Knochenfragmente und damit ihrer *Vaskularisation.*

Erst relativ spät hat man erkannt, daß sowohl die *Fraktur selbst* als auch die *Osteosynthese* die *Zirkulation im Knochen* empfindlich *schädigen* kann, naturgemäß umso mehr, je größer die *ursprüngliche Verletzung* und der bei der offenen Reposition gesetzte *sekundäre Schaden* waren. Besonders wenn der Knochen ausgiebig deperiostiert, von den Weichteilen abgelöst und damit von der Zirkulation abgeschnitten wird, können ausgedehnte Knochenareale *nekrotisch* werden (Abb. 4.19 und Abb. 31.1).

Diese sind zwar auf dem Röntgenbild unspektakulär, doch können sie zur Frakturheilung nichts beitragen und geben sich später durch schlechte, verzögerte Bruchheilung, Pseudarthrosen und Refrakturen zu erkennen.

Schließlich beeinträchtigen auch Marknägel, besonders nach *Aufbohren der Markhöhle* die *endostale* Knochendurchblutung ganz erheblich.

Die *Schonung der Gewebe* steht deshalb bei der Frakturbehandlung heute wieder im Vordergrund (vgl. Abb. 41.3 und S. 484, im Abschnitt «Frakturbehandlung», S. 472ff.).

Bei *Plattenosteosynthesen* findet man regelmäßig nach wenigen Wochen eine starke *Porosierung* des *darunterliegenden Kortikalisabschnittes.* Dies wurde als Inaktivitätsosteoporose gedeutet und mit der fehlenden mechanischen Stimulation des Knochens infolge «stress protection» durch das Implantat zu erklären versucht. Tatsächlich handelt es sich aber auch hier um *avaskuläre Knochennekrosen,* als Folge

der *gestörten Vaskularisation* des Knochens durch die Osteosynthese.

Solche *toten Knochenareale* werden vom umgebenden Gewebe her, sofern dieses gut durchblutet ist, *wieder vaskularisiert,* indem sie von Osteoklasten durchlöchert werden, bis sie mikroskopisch wie Emmentalerkäse aussehen (Abb. 4.19). Die Löcher (Lakunen) werden anschließend durch Osteoblasten wieder mit *neuem, vitalem Knochen* aufgefüllt, so daß der Knochen im günstigen Fall nach etwa einem Jahr vollständig revitalisiert ist und seine ursprüngliche Dichte zurückgewonnen hat.

In *schlecht durchbluteter* Umgebung kann dies allerdings sehr lange dauern.

Bei *Infektionen* hingegen ist ein solcher Umbau in der Regel nicht möglich. Stattdessen werden einzelne tote Knochenabschnitte osteoklastisch aus dem Verband ausgelöst und als Fremdkörper *sequestriert* (siehe S. 350, «Infekte»).

Belastbarkeit einer operierten Fraktur

Die Beurteilung der Belastbarkeit einer operierten Fraktur ist schwierig, weil ein prüfbarer «federnder Widerstand» fehlt und der röntgenologische Befund wenig Anhaltspunkte über den Fortschritt der Heilung gibt. Die einzigen

Röntgenzeichen sind:

1. Nach der Osteosynthese evtl. noch sichtbare Frakturspalten *verschwinden* nach kurzer Zeit.
2. Das Fehlen eines Kallus deutet auf starre Fixation durch die Osteosynthese hin, – oder auf völliges Fehlen jeder Gewebsreaktion, etwa bei ausgedehnten Nekrosen.
3. Ein unregelmäßiger wolkiger «Reizkallus» weist darauf hin, daß die Osteosynthese nicht stabil ist.
4. «Glättet» sich dieser Kallus, wird er «ruhig» und überbrückt die Fraktur, ist diese spontan konsolidiert.
5. Eine kräftige Kallusmanschette wirkt sich *mechanisch* günstig aus, sie erhöht die Belastbarkeit (siehe Abb. 4.9).

Klinik

In erster Linie hängt die Belastbarkeit natürlich von der *Qualität der Osteosynthese* ab. Diese kann am besten der Operateur selbst beurteilen.

Grundsätzlich ist ein *Implantat nicht geeignet,* die volle Belastung zu tragen. Über kurz oder lang würde *jede* solche Osteosynthese zusammenbrechen, wenn nicht inzwischen die geheilte Fraktur die mechanische Funktion übernommen hätte.

Osteosynthesen müssen so angelegt sein, daß der *Knochen,* im Verbund mit den Platten und Schrauben, die Beanspruchung selbst trägt. Es ist deshalb notwendig, die *technischen Prinzipien* der Osteosynthese, wie sie in entsprechenden Lehrbüchern beschrieben und in Kursen gelehrt werden, genau anzuwenden (vgl. S. 54f., 485 und Abb. 4.5).

Fraktur und Fraktur- heilung

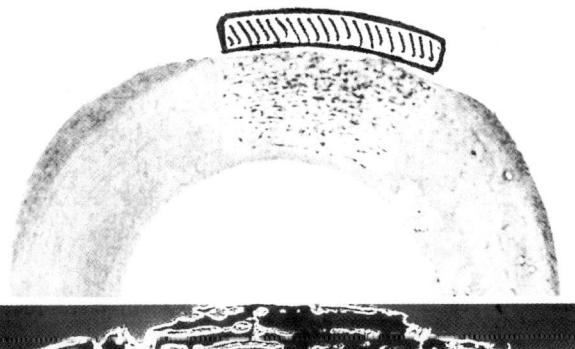

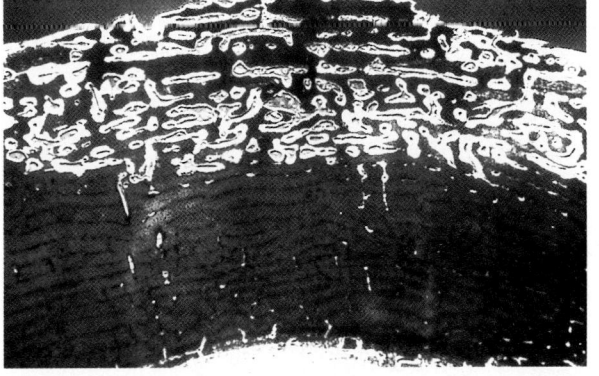

Abb. 4.19:

a *Osteoporose und Knochenumbau unter einer Osteosynthese-platte* (Tibia, Schaf), 10 Wochen nach Implantation, im *Querschnitt.* Dieses Phänomen wurde zuerst als «stress protection» interpretiert, doch handelt es sich primär um eine ischämische Knochennekrose infolge einer Zirkulationsstörung durch Operation und Implantat, mit nachfolgendem An- und Umbau.

b *Vergrößerung:* oben als weiße Höfe die Fluoreszenzmarkierung, welche vom neu gebildeten Knochen stammt, der sich am Rand der osteoklastisch entstandenen Lakunen (Osteoporose!) an die toten Knochenreste anlagert. Unten (dunkel) der plattenferne intakt gebliebene Knochen. (Präparat Prof. P. MATTER).

In der Regel werden Osteosynthesen «übungsstabil» angelegt, d. h. sie sollen die unbelastete Bewegung aller Gelenke ermöglichen. Aus der Erfahrung haben sich für die einzelnen Fraktur- und Osteosynthesearten *Richtlinien* herauskristallisiert, wann bei ungestörtem Verlauf mit der (teilweisen) Belastung begonnen werden kann. Genaue Angaben über die mechanische Festigkeit operierter Frakturen gibt es allerdings nicht.

Als einzige *Ausnahme* kann die mit einem kräftigen Marknagel als Kraftträger versorgte Schaftfraktur sofort belastet werden. Die übrigen operierten Frakturen sind in der Regel kaum früher voll belastbar als spontan geheilte.

Wann soll das Osteosynthesematerial entfernt werden?

Refrakturen nach Metallentfernung sind keineswegs selten. Leider gibt es kein absolut sicheres Kriterium, um festzustellen, wann eine osteosythetisierte Fraktur tragfähig konsolidiert ist. Man weiß aber, daß dies oft recht lange dauert, bei komplizierten Brüchen mit teils nekrotischen Fragmenten, vor allem bei Femurfrakturen, oft *über zwei Jahre.* Man wird deshalb mit einer Metallentfernung *genügend lange zuwarten,* zumal das ja in der Regel keinen wesentlichen Nachteil bringt.

Nach erfolgter Konsolidation werden die äußeren Kräfte wieder vollständig *vom Knochen* aufgenommen. Die metallischen Implantate (Platten usw.) haben dann *keine* mechanische Funktion mehr (dies läßt sich daran erkennen, daß die Schrauben nicht mehr so fest im Knochen sitzen wie am Anfang). Das Osteosynthesematerial hat seine Aufgabe erfüllt und kann an sich jetzt *wieder entfernt* werden.

Ursprünglich wurde alles metallische Osteosynthesematerial grundsätzlich wieder herausoperiert, weil es rostete, und weil man kanzerogene Wirkung befürchtete. Die heute verwendeten Legierungen haben sich inzwischen an einer großen Zahl von Patienten als in jeder Hinsicht gut verträglich und unschädlich erwiesen, und auch auf lange Sicht sind wohl keine Spätschäden zu erwarten.

Es besteht deshalb kein triftiger Grund, in jedem Fall das Material zu entfernen, zumal da die Materialentfernung mit Unannehmlichkeiten und nicht selten mit *Risiken* verbunden ist. (Verletzungen von Gefäßen und Nerven, die in der Operationsnarbe verbacken sein können, späte Refrakturen.) Vor allem bei älteren Patienten ist es wohl *nicht mehr unbedingt nötig,* routinemäßig alles Metall zu entfernen.

Frakturheilung im spongiösen Knochen
(Frakturheilung unter Kompression)

Im spongiösen Knochen verläuft die Heilung in der Regel wesentlich *rascher* und *besser* als in der Kortikalis: Diese Frakturen sind *oft primär schon* ziemlich *stabil,* besonders wenn die Spongiosabälkchen ineinander *eingestaucht* sind. Zudem sind die Kontaktflächen größer. Die Spongiosa bietet auch größere Angriffsflächen für den An- und Abbau, und sie ist besser durchblutet. CHARNLEY zeigte, daß z. B. Kniearthrodesen unter äußerem Druck in etwa 4 Wochen fest werden. Das ist wesentlich schneller, als eine Kniearthrodese ohne Kompression, z. B. im Gips, fest wird. Man hat deshalb an eine heilungsfördernde, osteogenetische Wirkung des Druckes gedacht. Eine solche konnte nicht nachgewiesen werden. Tatsache ist jedoch, daß *jede Kompression,* jede Druckosteosynthese, eine *stabilere Fixation* ergibt, als eine Adaptation und Fixation der Knochenenden ohne interfragmentäre Kompression.

a

b

Fraktur und Fraktur-heilung

5. Skelettwachstum

Skelett-
wachstum

Die *erste Skelettanlage* des Embryos ist *knorpelig.*
Die ersten Knochenkerne erscheinen in der Mitte der
langen Röhrenknochen und formen sukzessive die
Diaphyse aus. Erst viel später, z. T. erst nach der Geburt, bilden sich Knochenkerne in den Epiphysen
(siehe Abb. 9.4). Noch bei der Geburt besteht der
größte Teil des kindlichen Skelettes aus Knorpel und
ist noch recht *weich* und *plastisch verformbar.* Dies
ist wichtig zu wissen für die Therapie angeborener
Deformitäten.

Im Verlauf der weiteren Entwicklung schreitet die
Ossifikation von den Knochenkernen aus weiter fort
und findet ihren *Abschluß* mit der *Verknöcherung
der Epiphysenwachstumsfugen* zur Zeit der *Pubertät.*

Wie wächst Stützgewebe?

Interstitielles Wachstum

Knorpel als elastisches Weichteilgewebe, kann von
innen heraus wachsen, durch Zellvergrößerung und
-vermehrung *zwischen* den bereits vorhandenen Zellen, sowie interstitielle Vermehrung der Interzellularsubstanz. Man spricht von *interstitiellem Wachstum,* vergleichbar einem Ballon, den man aufbläst,
einem entzündeten Körperteil, welcher anschwillt,
oder z. B. einer Blumenzwiebel, welche von innen
heraus wächst. Nur *dehnbare* Gewebe, wie etwa
Knorpel, können interstitiell wachsen, starre Gewebe wie Knochen nicht.

Knorpel ist bei den ältesten Wirbeltieren erstmals
als Stützgewebe entstanden und bildet heute noch
das primäre Skelett beim Embryo.

Appositionelles Wachstum

Knochen, wie jede andere formfeste Hartsubstanz
mit einer geometrisch unveränderlichen, *starren
Struktur,* kann nur durch *Anlagerung* neuer Substanz an seine Oberfläche (Knochenlamellen), also
durch *Apposition* wachsen, wie z. B. Kristalle, oder
wie die Schalen von Muscheln und Schnecken, die
Hörner, Nägel und Haare der Säuger (vgl. S. 41). Die
Möglichkeiten der Formänderung sind bei dieser
Wachstumsart beschränkt. Eine Vergrößerung
durch Einlagerung von Substanz ist nicht mehr möglich.

So können z. B. die Exoskelette der Insekten nicht mehr weiter
wachsen. Das Wachstumsproblem lösen die Insekten durch Meta-
morphosen.

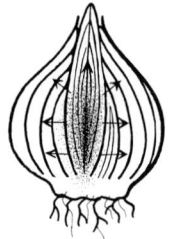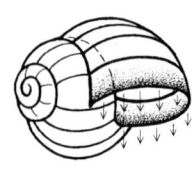

Abb. 5.1: *Interstitielles und appositionelles Wachstum: Zwei
Lösungen für ein Problem.*

1. Zwiebel, Pflanzen:

Das dehnbare Gewebe kann von innen heraus wachsen. Die
Wachstumszone liegt im Zentrum. Die Einlagerung von Hartsubstanz würde das weitere Wachstum behindern. Beachte: die ältesten Blätter der Zwiebel bilden die äußere Schale, die jüngsten sitzen in der *Mitte: Interstitielles Wachstum.*

2. Schnecke, Muschel:

An der starren Form kann das Wachstum nur durch Ablagerung
an der Oberfläche erfolgen. Die Wachstumszone liegt am Eingang
des Schneckenhauses. Dank seiner genialen Spiralform kann es
durch Ablagerung allein wachsen ohne seine Form zu ändern. Bei
einer Kugelform z. B. wäre das nicht möglich: Die Öffnung könnte
nicht mitwachsen.

Beachte: Die ältesten Ringe des Schneckenhauses liegen im
Zentrum, die jüngsten mit der Wachstumszone an der *Peripherie:
Appositionelles Wachstum.*

JOHN HUNTER (1728–1793) erkannte als erster *das
wichtige Prinzip, daß Knochen nur durch äußere Apposition und gleichzeitige innere Resorption wachsen
kann.*

Voraussetzung für die Anlagerung von harter
Interzellularsubstanz (Ossifikation) ist ein starres,
unbewegliches Gerüst oder eine starre Oberfläche
(bereits bestehender Knochen), denn die Ossifikation kann offenbar *nur unter mechanisch stabilen
Bedingungen,* abgeschirmt von mechanischer Beanspruchung, vor sich gehen (siehe S. 41, S. 64 und
(Abb. 5.1).

An der Ausbildung des morphologisch recht differenzierten Säugerskelettes ist *sowohl Knorpel mit
interstitiellem wie Knochen mit appositionellem*
Wachstum beteiligt:

Der interstitiell entstandene Knorpel gibt die
Form vor und wird im Laufe der Entwicklung *ersetzt*
durch appositionell wachsenden Knochen, der die
Stabilität gibt.

Das Wachstum des Knochenskelettes vom Embryonalstadium bis zur Pubertät setzt *kontinuierlichen Wandel* der Knochenform, einer komplizierten geometrischen Struktur, voraus. Bei diesem komplexen Vorgang können wir drei Mechanismen unterscheiden:

Drei Mechanismen des Knochenwachstums

1. Enchondrales Längenwachstum,
2. Periostales (appositioncllcs) Dickcnwachstum,
3. Knochenabbau.

Das enchondrale Längenwachstum

Das Längenwachstum erfolgt nicht an den gelenktragenden Enden der langen Röhrenknochen (die formgerechte Ausbildung der Gelenkkörper wäre nicht möglich), sondern in einem besonderen Organ, der *knorpeligen Epiphysenscheibe.* Sie ist zwischen gelenktragender Epiphyse und dem Knochenschaft (Meta- und Diaphyse) eingefügt. Dank diesem «Kunstgriff» der Natur ist dort ein interstitielles Wachstum aus dem Innern des Knochens heraus möglich: Der Knochenschaft wächst an den Enden in die Länge und schiebt die endständigen, gelenktragenden Epiphysen sozusagen vor sich her. Diese hingegen bilden die Gelenkkörper selbst nach den Gesetzen der *Gelenkkongruenz* (siehe S. 80), ohne durch das Längenwachstum gestört zu werden. Der Gelenkknorpel hat eine eigene Wachstumszone. Zum Längenwachstum tragen außerdem einige Apophysen bei.

Endochondrales Wachstum findet somit an drei Orten statt:

- Epiphysenknorpel,
- Apophysenknorpel,
- Gelenkknorpel.

Das Wachstum an diesen drei Stellen unterscheidet sich nur quantitativ. Während Epiphysen- und Gelenkknorpel unter Druck stehen, steht der Apophysenknorpel (z. B. an den Trochanteren) unter Zug.

Die histologischen Vorgänge

beim epiphysären Längenwachstum, also in der Epiphysenfuge, sind die *gleichen* wie wir sie bei *jeder* enchondralen *Ossifikation* finden: Beim embryonalen Wachstum, beim Wachstum der gelenktragenden Epiphysen und auch bei der chondralen Kallusbildung nach Frakturen (siehe Abb.5.2 und Abb.5.3):

In der *Wachstumszone* (Proliferationszone) des Epiphysenknorpels vermehren sich die germinativen Knorpelzellen. Sie reihen sich in Richtung Metaphyse in Kolonnen (Palisaden) auf und hypertrophieren dabei (Blasenknorpel). In diesem Stadium

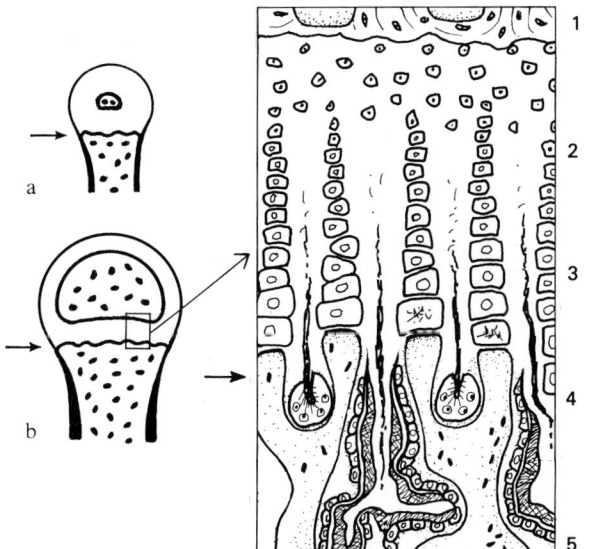

Abb. 5.2: *Enchondrales Längenwachstum.*

a *Epiphyse beim Säugling:* Der erste Knochenkern erscheint, während die Diaphyse bereits aus einer Knochenmanschette besteht.

b *Epiphyse beim Kind:* Zwischen knöcherner Metaphyse und Epiphysenkern wird die Knorpclschcibc, dic *Epiphysenfuge,* im Verlaufe des Wachstums immer dünner. Sie enthält das «Wachstumsorgan» für das Längenwachstum.

c Ausschnitt aus der Epiphysenfuge: Von oben nach unten:
  1. – *knöcherner Epiphysenkern*
  2. – Wachstumszone:
     – Proliferierender und Säulenknorpel
  3. – Knorpelumbauzone:
     – Blasenknorpel
     – Verkalkung der Septen
  4. – *Ossifikationszone*
     – Gefäßinvasion: Sinussystem
     – Osteoklasten resorbieren einen Teil der verkalkten Septen
     – Die Ossifikation beginnt an der Oberfläche der stehengebliebenen verkalkten Septen
  5. – *Metaphyse*

Die *mechanisch schwächste Stelle* ist die Zone, wo der Knorpel bereits z. T. verkalkt und resorbiert ist, die Ossifikation aber erst begonnen hat, also die Grenze zwischen *Epiphysenfuge* und *Metaphyse* (Pfeile). Epiphysenlösungen (vgl. S. 504) treten entlang dieser Linie auf. Das *Wachstumsorgan* liegt auf der epiphysären Seite dieser Linie (Störungen dieses Wachstumsorganes siehe S. 326).

Skelett-wachstum

Skelett-
wachstum

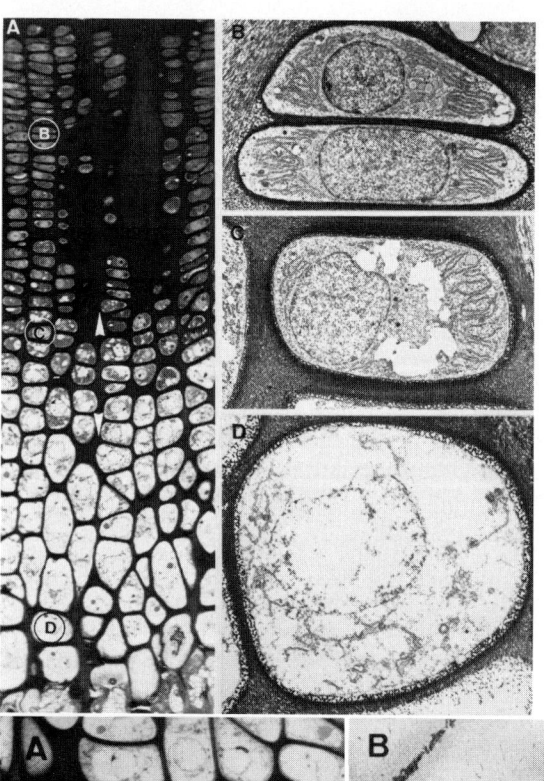

a

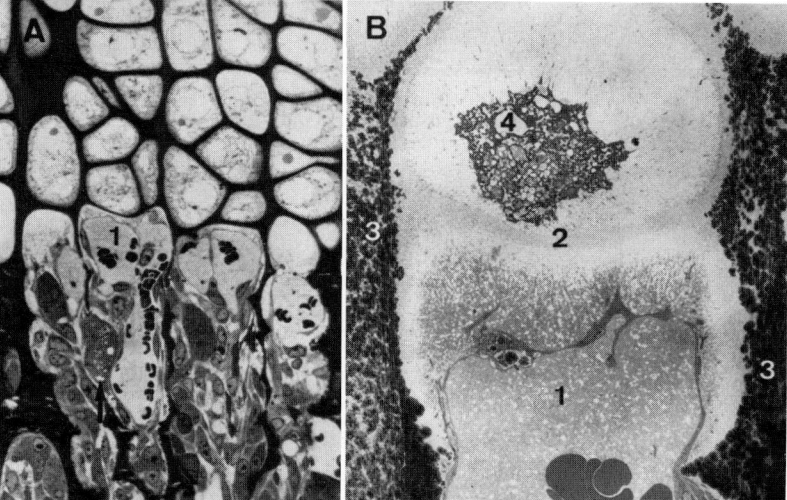

b

Abb. 5.3: *Epiphysenfuge* einer Ratte, von R. SCHENK.

a A: *Die Transformation des Knorpels* (240:1): Die eingekreisten Buchstaben bezeichnen die Lage der in den elektronenmikroskopischen Aufnahmen (2600:1, rechts) abgebildeten Zellen: B: Proliferationszone, C: Übergangszone, D: Blasenknorpel.

b Resorptionsvorgänge in der Invasions- bzw. Eröffnungszone. A: Unverkalkte quere Septen werden von den einsprossenden Kapillaren (1) aufgelöst, verkalkte Längssepten von Chondroklasten (Pfeil) abgebaut (270:1).
B. Im Elektronenmikroskop (1200:1) wird der Unterschied zwischen nicht verkalktem querem Septum (2) und verkalkten Längssepten (3) deutlich. 4: Der letzte desintegrierende Chondrozyt, 1: Kapillare sproßt in die eben eröffnete Lakune ein. Unten: Blutzellen.

werden sie aufgebrochen von Gefäßsprossen, welche aus der Spongiosa der Metaphyse ihnen entgegenwachsen.

Von der zwischen den Zellsäulen liegenden Knorpelgrundsubstanz bleiben dabei nur einige Septen übrig, welche zunehmend *verkalken.*

Von der metaphysären Seite her werden diese verkalkten Knorpelsepten teilweise durch mehrkernige Osteoklasten resorbiert, so daß größere gefäßführende Lakunen entstehen, teils werden sie von Osteoblasten besetzt, welche Osteoidsäume ablagern, die ihrerseits verkalken, d. h. ossifizieren. Mit diesen ersten aus Kalkknorpel und Knochen bestehenden Bälkchen ist die Grundstruktur für die metaphysäre Spongiosa gelegt.

Die mechanische Festigkeit der Epiphysenfuge

Während des ganzen Wachstums, vor allem aber kurz vor der Verknöcherung infolge der hormonalen Umstellung *während des pubertären Wachstumsschubes,* ist die Epiphysenfuge ein *heikler* und mechanisch etwas *schwacher Punkt.* Dies kann zu pathologischen *Insuffizienzerscheinungen* führen wie bei der Epiphysenlösung oder der Scheuermannschen Krankheit (siehe «Wachstumskrankheit», S. 325 f.).

Die Zone der Verkalkung und Gefäßinvasion ist verständlicherweise die *mechanisch schwächste Stelle* der Epiphysenfuge. Sie ist mit den dicken Pfeilen in Abbildung 5.2 bezeichnet. *Epiphysenlösungen* erfolgen immer an dieser Stelle. Dabei bleibt die Wachstumszone (der Wachstumsknorpel) an der Epiphyse, nie an der Metaphyse hängen. Das ist für die Pathophysiologie dieser Region und die Therapie wesentlich (siehe «Epiphysenfrakturen bei Kindern», S. 405).

Mit der Verknöcherung während der Pubertät wird diese neuralgische Stelle eliminiert. Das «Wachstumsorgan», die Epiphysenfuge, hat ihre Pflicht getan und verschwindet.

Tatsächlich ist das Längenwachstum eine außerordentliche Leistung des Organismus, wenn man bedenkt, daß trotz der Umbauvorgänge die Stabilität des Knochens zu jedem Zeitpunkt der mechanischen Beanspruchung gewachsen sein sollte.

Röntgenologischer Aspekt

Solange die knöchernen Epiphysenkerne noch nicht gebildet oder sehr klein sind, ist die für das Längenwachstum verantwortliche Knorpelschicht noch recht dick und erscheint nicht als Epiphysenfuge oder -linie. Besser spricht man von *Epiphysenwachstumszone*. Erst wenn die knöchernen Epiphysenkerne größer werden und sich der Metaphyse nähern und nur dic knorpelige Wachstumszone ausgespart bleibt, imponiert diese Wachstumszone auf dem Röntgenbild als «Epiphysenlinie». Tatsächlich ist es eine durchgehende *Knorpelscheibe,* welche die knöchernen Anteile von Epiphyse und Metaphyse trennt. Während des Wachstums wird diese Knorpelscheibe immer schmaler und während der Pubertät verknöchert sie schließlich ganz. Die röntgenologischen Veränderungen der Epiphysenfugen im Verlaufe der Entwicklung spiegeln das *Skelettalter* des Kindes genau wider. Sie sind auch ein feiner Indikator für pathologische Vorgänge (z. B. Rachitis) (Abb. 5.4 und Abb. 2.10).

Das periostale Dickenwachstum

Die seitliche Apposition von Knochensubstanz im Bereiche des Schaftes (der Diaphyse) erfolgt vom Periost aus direkt (desmogen) ohne Umweg über eine Knorpelmatrix. Die Osteoblasten entstammen dem Periost.

In Erscheinung tritt die periostale Knochenbildung außer beim Wachstum auch bei der Frakturheilung (Kallus) und beim Ausgleich von Achsenfehlern (s. u.) (Abb. 5.5).

Knochenabbau

ist *unerläßlich* zum Wachstum. Die Ausgestaltung der anatomischen Knochenform ist mit Apposition allein nicht möglich. Beispiel: ohne Abbau könnte die Markhöhle von Röhrenknochen sich nicht vergrößern im Laufe des Wachstums. Der Abbau erfolgt, wie jeder geordnete Knochenabbau, mit Hilfe von Osteoklasten (siehe Abb. 2.11 und Abb. 5.5).

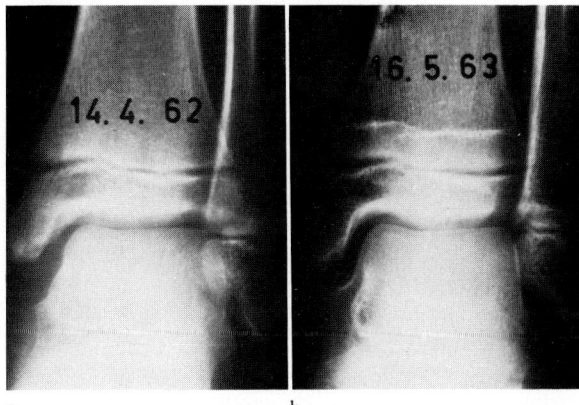

a   b

Abb. 5.4: Das *epiphysäre Längenwachstum* läßt sich manchmal auf dem *Röntgenbild* unmittelbar ablesen, wie bei diesem 10jährigen Mädchen, dessen oberes Sprunggelenk wegen einer Distorsion am 14. 4. 1962 geröntgt woden war (a).

Ein Röntgenbild ein Jahr später (b) zeigt eine feine, knochendichte Linie in der Metaphyse, parallel zur Epiphysenfuge. Diese sog. «Harrissche Wachstumslinie» bezeichnet die Stelle, wo ein Jahr zuvor die Epiphysenfuge lokalisiert war. Die Inaktivitätsosteoporose nach dem Unfall hat sie sichtbar gemacht. Das Knochenstück zwischen dieser Wachstumslinie und der Epiphysenfuge ist durch Längenwachstum in der Zwischenzeit dazugekommen.

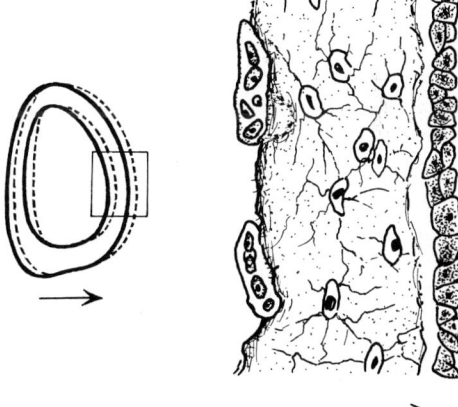

Abb. 5.5: *«Kortikaliswandern» (cortical drift).*
Röhrenknochen werden im Laufe des Wachstums dicker, die Markhöhle erweitert sich, kann sich auch seitlich verschieben durch periostales Dickenwachstum und gleichzeitige Resorption auf der Gegenseite.

Links «wandernder» Querschnitt eines Röhrenknochens, *rechts* Scheitelbein eines menschlichen Embryo mit Osteoblastensaum außen und mehrkernigen Osteoklasten innen (nach BENNINGHOFF).

Der «funktionelle Knochenumbau» (S. 37) benützt dasselbe Prinzip.

Geometrie des Knochenwachstums

Die genetisch determinierte Ausformung des Knochens, einer geometrisch komplizierten Struktur, ist nur möglich dank einem koordinierten Zusammenspiel der drei beteiligten Wachstums- und Umbaumechanismen (Abb. 5.6).

Am Beispiel der proximalen Femurendes läßt sich eindrücklich das komplexe Gleichgewicht der Wachstumskräfte zeigen, welches für die anatomisch regelrechte Ausgestaltung der Hüfte notwendig ist (Abb. 5.7).

Lokalisierte Störungen dieses Gleichgewichtes verändern sehr nachhaltig die Geometrie des proximalen Femurendes und damit Form und Funktion der Hüfte. Die folgende Abbildung soll dies an zwei typischen Beispielen zeigen (Abb. 5.8 und Abb. 28.3).

Die in Abbildung 5.8 gezeigten Wachstumsstörungen sind klinisch und auch tierexperimentell nachzuweisen. Analoge Beobachtungen werden bei anderen Schädigungen der Wachstumszonen, auch an anderen Epiphysen (vor allem Knie, Sprunggelenk, siehe S. 503, Abb. 41.27) gemacht. Sie zeigen die Bedeutung der Wachstumszonen. Ihr Mechanismus gibt Anlaß zu diagnostischen, prognostischen, prophylaktischen und therapeutischen Überlegungen (siehe Kapitel «Wachstumsstörungen», S. 326 f.). Sie legen nahe, *die Wachstumszonen* bei therapeutischen Eingriffen im Epiphysenbereich (Operationen, Röntgenbestrahlung) *zu schonen.*

Die Steuerung des enchondralen Knochenwachstums

In erster Linie ist die anatomische Knochenstruktur *genetisch* determiniert. So wird aus einer normalen Femuranlage immer ein Femur werden. Normale Größe und Form wird es aber nur erreichen bei *normaler Trophik* und *physiologischer Beanspruchung.* Wachstum und endgültige Ausgestaltung der Struktur werden somit noch von anderen als nur genetischen Faktoren gesteuert

Mechanische Beanspruchung

Der wichtigste Steuerungsfaktor ist die mechanische Beanspruchung. *Fehlt* diese, wie etwa bei *Lähmungen,* ist das Wachsum kümmerlich. Die Knochen bleiben zu kurz, dünn und dysplastisch.

PAUWELS konnte nachweisen, daß die Epiphysenfuge auf Biegebeanspruchung reagiert, indem sie sich *senkrecht* zur Achse der *hauptsächlichen Druckbeanspruchung* einzustellen sucht. Diese Beobachtung läßt sich erklären mit der experimentell und klinisch festgestellten Abhängigkeit des Knorpelwachstums von der Größe des axialen Druckes:

Skelett-
wachstum

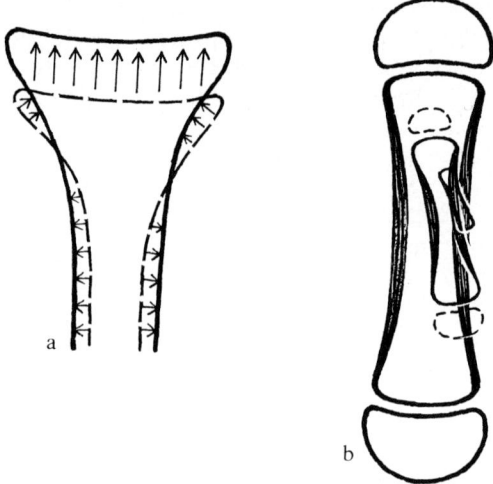

Abb. 5.6: *Geometrie des Wachstums von Röhrenknochen.*

a An der anatomisch regelrechten Ausgestaltung der Metaphyse eines Röhrenknochens im Verlaufe des Wachstums wird das komplizierte Zusammenwirken von Apposition und Resorption deutlich. Die Pfeile deuten die Richtung an, in welcher die Konturen verschoben werden: Der größte Zuwachs erfolgt in der Längsrichtung im Bereiche der Epiphysenwachstumszone. Gleich dahinter im metaphysären Bereich wird vom Periost her der breit ausladende Kelch verschmälert durch Knochenabbau. Auf Höhe der Diaphyse wird der Schaft durch periostales Dickenwachstum verbreitert.

Weitere An- und Abbauvorgänge finden im Innern der Metaphyse statt. Die Markhöhle wird zudem im Schaftbereich erweitert durch Abbau der Kortikalis von innen her, parallel zum periostalen Dickenwachstum außen. (Die inneren Umbauvorgänge sind im Bild nicht dargestellt.)

b Die Zeichnung soll verdeutlichen, wie radikal der Umbau ist. Ein Knochen kann am Schluß eine vollständig andere Form und Lage haben als ursprünglich angelegt.

Im Kindesalter sind große Veränderungen der Knochenform möglich. So wird z. B. aus dem physiologischen O-Bein des Säuglings das ebenfalls physiologische X-Bein des Kleinkindes und schließlich das gerade Bein des Adoleszenten (siehe S. 815). Die Korrektur von Fehlstellungen ist ebenfalls möglich, aber auch das Gegenteil (siehe: «Frakturen bei Kindern», S. 500). Alles hängt vom Zustand der Wachstumsfuge und von der *Steuerung* der Wachstumsvorgänge ab. Wenn wir diese Kräfte verstehen, haben wir die Möglichkeit, sie *für* uns wirken zu lassen, statt gegen uns.

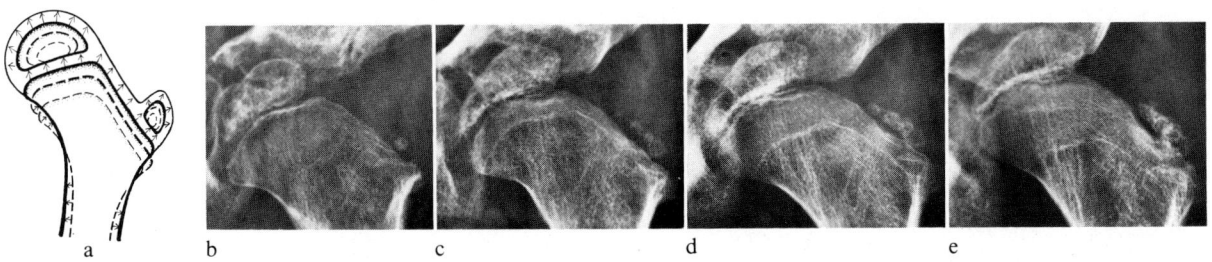

a   b   c   d   e

Abb. 5.7: *Wachstum des proximalen Femurendes.*

a Das proximale Femurende des Kindes hat eine einzige durchgehende Wachstumszone. Obwohl die drei Abschnitte mechanisch verschieden beansprucht werden (Hüftkopfepiphyse auf
Druck, Trochanter-maior-Apophyse auf Zug, dazwischen
keine mechanischen Kräfte), tragen sie gleichermaßen zum
Längenwachstum und zur formgerechten Ausgestaltung des
proximalen Femurendes bei, wie an den Wachstumslinien ersichtlich ist.

b *Röntgenserie* eines vierjährigen Knaben. Das Wachstum des
proximalen Femurendes ist gut sichtbar an der Harrisschen
Linie, welche im Anschluß an eine Hüftoperation wegen angeborener Hüftluxation entstand.
b) Kurz nach der Operation, c) 7 Monate später: Harrissche
Linie als feine weiße Linie parallel zur oberen Begrenzung der
Metaphyse sichtbar, d) 1¼ Jahre später ist die Linie scheinbar
nach unten gewandert. Ihr Abstand zur oberen Begrenzung der
Metaphyse zeigt den Knochenzuwachs seit der Operation.
e) 2 Jahre später. Weiterer Zuwachs, entsprechend der Zeichnung in Abb. a.

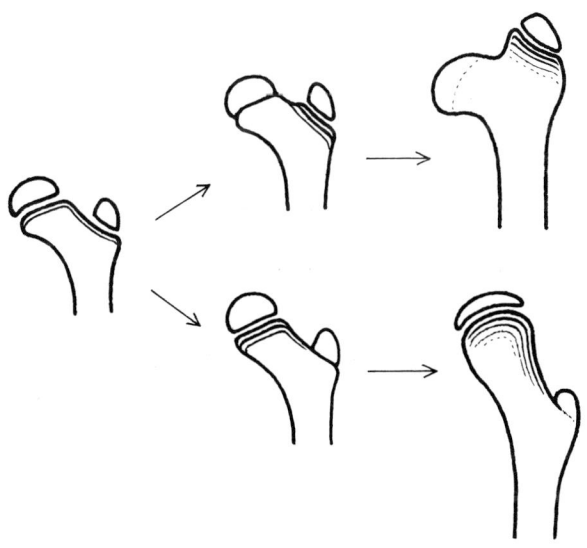

Abb. 5.8: *Wachstumsstörungen des proximalen Femurendes.*
Obere Reihe: Wird z. B. durch eine ischämische Nekrose (Morbus
Perthes) der *mediale* Anteil der Wachstumszone im Kopfbereich
ganz oder teilweise *zerstört,* so wächst der laterale Abschnitt mit
dem Trochanter normal in der Längsrichtung des Femurschaftes
weiter, der Kopf bleibt zurück. Daraus entsteht bis zum Wachstumsabschluß eine schwere *Coxa vara* mit Trochanterhochstand
und Beinverkürzung. (Röntgenpause eines M. Perthes, zehn Jahre
nach Erkrankung im Alter von fünf Jahren.)
Untere Reihe: Schädigung der *lateralen* Wachstumszone (Trochanterepiphysenfuge), z. B. bei Hüftoperationen, kann ein
Sistieren des Wachstums an dieser Stelle bewirken. Der Trochanter maior bleibt zurück, während Kopf und Hals normal weiter
wachsen in Richtung der Femurschaftachse. So entsteht eine
«Aufrichtung» des Schenkelhalses, eine Coxa valga. Charakteristisch für diese Störung ist der schmale Hals (Schwanenhals).
Keine Veränderung der Beinlänge. (Röntgenpause sieben Jahre
nach einer Hüftoperation, welche im vierten Lebensjahr durchgeführt wurde.)
Beispiele für diese Entwicklung finden sich auf S. 326, Abb.
28.3 und S. 703, Abb. 64.18.

Der Einfluß der axial wirkenden Kraft auf das Knorpelwachstum (Abb. 5.9)

Ungleichmäßige Druckverteilung auf die Epiphysenfuge, wie sie besonders durch *Biegebeanspruchung* zustande kommt, hat also auch asymmetrisches Knochenwachstum zur Folge, mit dem Effekt,
durch Veränderung der Achsenverhältnisse die Biegekraft in eine mechanisch günstigere, rein axiale
Druckkraft umzuwandeln. Dies ist dann erreicht,
wenn die Epiphysenlinie wieder in der Belastungs-
achse und zu dieser senkrecht liegt.

Wir begegnen hier wieder einem ähnlichen Prinzip, wie wir es bereits beim funktionellen Umbau des
Knochens angetroffen haben: Der beschriebene Mechanismus ist geeignet, im Sinne eines *Regelkreises*
durch Rückkopplung die *Achsenverhältnisse während des Wachstums unter Kontrolle zu halten.* Wir
haben ein weiteres eindrückliches Beispiel von *funktioneller Anpassung* vor uns: Da die Hauptbelastung
in der Längsachse der unteren Extremitäten wirkt,
wird ein achsengerechtes Wachstum gewährleistet
(Abb. 5.10). Dank diesem Mechanismus ist eine

Achsenkorrektur durch Epiphysenwachstum

möglich. Auch *pathologische Achsenabweichungen*
können durch das epiphysäre Längenwachstum ausgeglichen werden. Die ist v. a. wichtig bei *Frakturen
im Kindesalter,* die mit Achsenfehlern geheilt sind. Je
jünger das Kind ist, desto mehr prospektives Wachstum steht für die Korrektur zur Verfügung und desto
vollständiger wird die Korrektur. Gegen Ende der
Wachstumsperiode nehmen Wachstumsreserve und
Korrekturmöglichkeit rasch ab. Nach dem knöchernen Verschluß der Epiphyse ist auch keine Korrektur
durch Längenwachstum mehr möglich (siehe Abschnitt «Kinderfrakturen», S. 500).

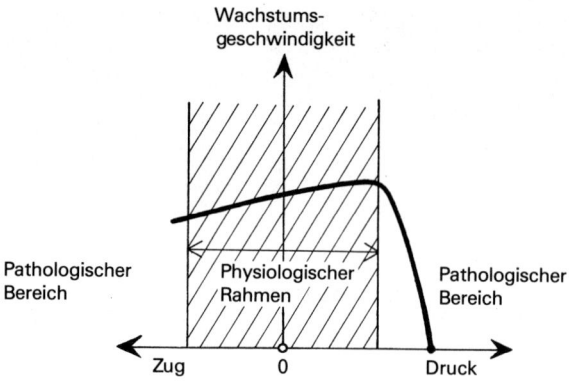

Abb. 5.9: *Einfluß der axial wirkenden Kraft auf das Knorpelwachstum.*

Die Wachstumsgeschwindigkeit des Epiphysenknorpels steigt bei zunehmendem axialen Druck leicht an, solange sich dieser Druck in physiologischen Grenzen bewegt. Massiver Druckanstieg kann das Wachstum ganz zum Erliegen bringen: Epiphyseodese, siehe S. 82.

Diese Gesetzmäßigkeit regelt weitgehend das achsengerechte Knochenwachstum (Hueter-Volkmannsches Gesetz).

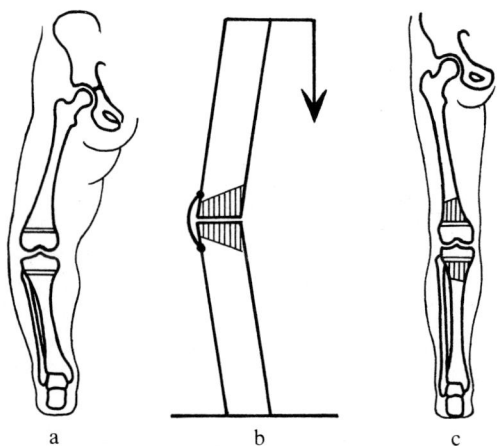

a   b   c

Abb. 5.10: *Achsenkorrektur durch epiphysäres Längenwachstum.*
Am Beispiel des Säuglings-O-Beines (nach PAUWELS*):*

a Der Säugling hat physiologischerweise ein O-Bein. Wenn er mit etwa einem Jahr aufsteht, geraten diese O-Beine unter eine Biegebeanspruchung.

b Das *Druckdiagramm* zeigt (schraffiert) den erhöhten Druck auf der Medialseite des Knies. Dieser wirkt auf die Epiphysenfugen und stimuliert ein rasches Wachstum auf der medialen Seite.

c Der (schraffiert gezeichnete) Zuwachs ist nicht rechteckig sondern trapezförmig, medial höher als lateral. Dadurch hat sich das O-Bein in das (physiologische) leichte X-Bein des Kleinkindes verwandelt. Die Biegekräfte sind verschwunden, das Bein wird axial belastet.

Auch bei *nichttraumatischen Fehlstellungen* und *Deformitäten* tritt oft eine *Korrektur* im Verlaufe des Wachstums ein. Es ist wichtig, diese Korrekturmöglichkeiten zu kennen, um

1. abschätzen zu können, *welche* Achsenfehlstellungen im Kindesalter sich *noch ausgleichen* werden im Verlaufe des Wachstums, und deshalb noch toleriert werden können, und welche korrigiert werden müssen.

2. für die *Planung* von Korrekturosteotomien zu wissen, ob und wo Rezidive auftreten können durch Umstellung der Wachstumsfugen. So kommt es z. B. nach Varisationsosteotomien am proximalen Femurende sehr häufig zur Wiederaufrichtung des Schenkelhalses (siehe auch S. 327 und S. 722).

Fehlwachstum infolge unphysiologischer Beanspruchung

Ebenso wie Achsenkorrekturen durch Epiphysenwachstum ist auch Fehlwachstum infolge unphysiologischer Beanspruchung möglich. Ein Beispiel dafür ist die Auswirkung einer Hüftlähmung auf das Wachstum des Schenkelhalses (siehe auch S. 391 und S. 397) (Abb. 5.11 und Abbildungen 34.10, 34.15 und 64.24).

Die Entwicklung der Gelenke

Noch wesentlich komplizierter als die Knochenentwicklung ist die Ausbildung der Gelenke im Verlaufe der Wachstumsperiode. Über die dabei wirksamen Mechanismen und ihre Steuerung wissen wir noch sehr wenig.

Sicher ist die Ausgestaltung der Gelenke wesentlich *genetisch* bedingt. Jedes Gelenk hat eine andere Vorlage und Anlage. Voraussetzung für ein formgerechtes Wachstum ist aber eine einwandfreie Kongruenz der beiden Gelenkanteile und normale mechanische Funktion des Gelenkes. Ein kongenital luxiertes Hüftgelenk z. B., dessen Kopf nicht in der Pfanne steht, entwickelt nur eine rudimentäre Pfanne und einen kleinen entrundeten Kopf (Abb. 64.48).

Ohne die «modellierende» funktionelle Beanspruchung bilden sich die Gelenkanlagen nicht aus.

Das *Hüftgelenk* als *Kugelgelenk* muß *genau sphärisch* sein, damit Kopf und Pfanne in jeder Stellung formschlüssig ineinander passen. Nur unter dieser Voraussetzung ist die mechanische Beanspruchung, welche das Wachstum steuert, normal. Primäre Störungen der Gelenkkongruenz rufen falsche Kräfteverteilung im Gelenk hervor und diese beeinflußt wiederum das chondrale Wachstum der Epiphysen unregelmäßig. Als Folge davon nehmen Inkongruenz und Subluxation des Gelenkes zu. So entsteht der *Circulus vitiosus der Gelenkdysplasie.* Dies hat *praktische Bedeutung:* Wenn nämlich das Hüftgelenk frühzeitig, d. h. in den ersten Wochen nach der Geburt in der richtigen Stellung gehalten wird, so entwickelt sich daraus ein *normales* Hüftgelenk (siehe Abb. 64.43 und Abb. 64.44 sowie S. 716).

Durchblutung und Trophik

Hyperämie stellt einen *Wachstumsreiz* dar: Dauert sie längere Zeit (Monate, Jahre) an, ist mit einer *Längenzunahme* zu rechnen (z. B. nach Frakturen und Operationen, vor allem Osteosynthesen bei Kindern, bei chronischer Osteomyelitis). Besonders für die Behandlung von Schaftfrakturen ist diese Erkenntnis wichtig: Keine anatomische Reposition und Osteosynthese von Schaftfrakturen bei Kindern, da sonst Längendifferenzen entstehen (siehe S. 500).

Trophische Störungen mit mangelhafter Zirkulation andererseits *hemmen* das Längenwachstum (siehe Abb. 5.12). So kommen z. B. massive Beinverkürzungen nach Lähmungen (bes. Poliomyelitis, siehe Abb. 34.2) zustande. *Ischämie* kann zu Nekrose der germinativen Zellen und Wachstumsstop führen (z. B. bei der Perthesschen Erkrankung).

Hormonale Einflüsse und mechanische Eigenschaften der Epiphysenfugen

Man weiß nicht genau, wie der gesamte Ablauf des enchondralen Wachstums zeitlich gesteuert wird. Sicher ist, daß Hormone eine große Rolle spielen. Das *hypophysäre Wachstumshormon stimuliert* die Tätigkeit der Epiphysenwachstumszonen (hypophysärer Riesenwuchs), die *Geschlechtshormone hemmen* sie eher und *fördern* dagegen ihre *Verknöcherung* (dies wurde therapeutisch ausgenutzt um vorzeitigen Epiphysenschluß zu erreichen). Die enge Koppelung des enchondralen Wachstums mit der körperlichen Entwicklung ist ein augenfälliges Zeichen für die Steuerung des Wachstums durch Hormone.

Wichtig ist zu wissen, daß

1. mit der Pubertät die Epiphysen verknöchern, und daß
2. im pubertären Wachstumsschub die *mechanische Festigkeit der Knorpelfugen vermindert* ist (MORSCHER).

Traumatische Epiphysenlösungen,

vollständig oder mit meta- oder epiphysären Frakturen kombiniert, sind deshalb in der Pubertät häufiger als vorher. Nach dem Schluß der Epiphysenfugen kommen sie nicht mehr vor.

Diese Periode ist auch das *einzige Lebensalter,* in welchem *spontane Epiphysenlösungen* vorkommen. Bei einzelnen noch ungeklärten hormonalen Dysregulationen kann die mechanische Festigkeit der Epiphysenfugen so stark herabgesetzt sein, daß es zu

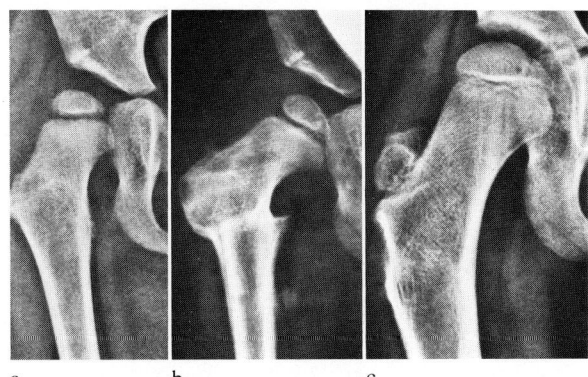

a   b   c

Abb. 5.11: Schenkelhalsaufrichtung bei angeborener Hüftdysplasie als Beispiel einer *Änderung von Knochenachsen* durch *enchondrales Wachstum.*

a 3jähriges Mädchen mit etwas dysplastischem Pfannendach. Der steile Schenkelhals ist eine häufige Begleiterscheinung der Dysplasie oder von muskulärer Insuffizienz, wahrscheinlich infolge der unphysiologischen Beanspruchung des Hüftgelenkes, weil die resultierende Kraft steiler einfällt als normal (siehe Abb. 9.5). Typisch ist die horizontal stehende Epiphysenlinie.

b Um eine bessere Zentrierung des Hüftkopfes in der Pfanne zu erreichen, wurde der Schenkelhals mittels einer intertrochanteren Osteotomie flacher eingestellt. Das Bild zeigt die Heilung der Osteotomie 3 Monate später.

c Eine Kontrolle 4½ Jahre später, im Alter von 7 Jahren zeigt, daß der Schenkelhals sich wieder aufgerichtet hat im Laufe des Wachstums. Die Epiphysenfuge steht wieder horizontal wie vorher. Offenbar ist die mechanische Beanspruchung (die steile Resultierende) gleich geblieben und hat den ursprünglichen Zustand wieder hergestellt.

Solche Phänomene sind bei Kindern im Wachstumsalter für den langfristigen Therapieplan zu berücksichtigen.

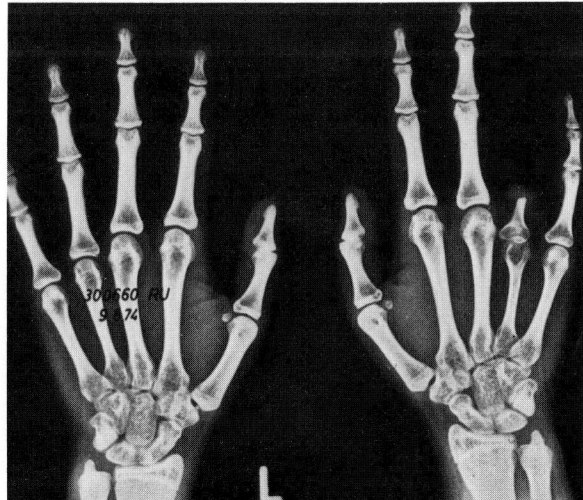

Abb. 5.12: An der rechten Hand fehlte der Ringfinger seit früher Kindheit infolge Amputation. Dadurch fehlte dem Metakarpale IV auch der notwendige Wachstumsreiz. Es wuchs nicht wie die übrigen Metakarpalknochen, sondern blieb kürzer und dünner. Auch das Gelenk entwickelte sich nicht normal.

spontanen Epiphysenlösungen kommen kann. Sie betreffen ausschließlich das Hüftgelenk und sind als «endokrine Krankheit» häufig beidseitig (siehe S. 732).

Zusammenhänge bestehen auch mit gewissen Störungen des Wirbelsäulenwachstums, welche ebenfalls im pubertären Wachstumsschub auftreten oder exazerbieren:

– Morbus Scheuermann (siehe S. 611 f.),
– Idiopathische Skoliose (siehe S. 618 f.).

Die Kraft des epiphysären Längenwachstums

Skelett-
wachstum

Um Beinlängen auszugleichen hat man versucht, das Epiphysenwachstum auf der Gegenseite zu stoppen. Dabei zeigt sich die Kraft, welche diesem Wachstumsvorgang innewohnt. Die zur Verklammerung der Epiphysenfuge (Epiphyseodese) verwendeten Stahlagraffen waren häufig zu schwach und zerbrachen unter dem Wachstumsdruck der Epiphysenfuge (siehe Abb. 5.13). Auch kleinere Knochenbrücken werden noch zerrissen. Massive Implantate (Schrauben, Nägel) oder Kallusbrücken und Zerstörungen der germinativen Zellen bringen allerdings das Wachstum zum Stillstand. Diese Verhältnisse sind für die Beurteilung von Epiphysenschäden und Therapiemöglichkeiten wichtig. (Siehe Abschnitt «Wachstumsstörungen», S. 325, und Abschnitt «Kinderfrakturen», S. 500.) An diesem Beispiel zeigen sich die mechanischen Eigenschaften des Knorpelgewebes: hohe Druckfestigkeit (wichtig für Gelenkfunktion). Die Knorpelzelle kann *sogar selbst Druck erzeugen und gegen hohen Außendruck wachsen.* Dies ist wichtig für die Bildung des Kallus zur Frakturheilung (vgl. S. 64).

Für die Praxis gilt es die Zusammenhänge zwischen Wachstum und mechanischer Beanspruchung zu erkennen. So ist es uns möglich, die Wachstumskräfte *für uns* statt gegen uns wirken zu lassen.

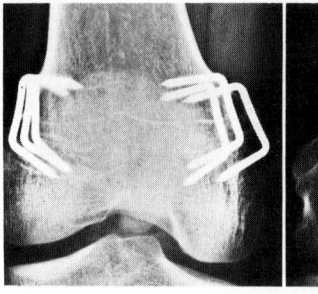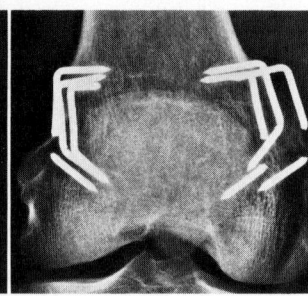

Abb. 5.13: Der Druck des epiphysären Längenwachstums: Bei diesem Knaben war im Alter von 12 Jahren wegen eines Beinlängenunterschiedes nach poliomyelitischer Lähmung eine operative Epiphyseodese mit Klammern gemacht worden, um das Längenwachstum zu stoppen (a).

b) Röntgenbild 10 Jahre später: Der Wachstumsdruck der Epiphysenfugen hat die Klammern zerbrochen. Wo diese Operation heute noch durchgeführt wird (siehe S. 691), werden wesentlich kräftigere Klammern benötigt.

6. Knorpel und Gelenk

Knorpel als Gewebe

Die ideale Gelenkgleitfläche

Hyaliner Knorpel ist das Material, welches die Gleit-flächen der Gelenke bildet. Die Oberflächen haben gegeneinander einen sehr geringen Gleitwiderstand. Die Kraftübertragung kann daher nur *senkrecht* auf die Knorpeloberfläche erfolgen. Gelenkknorpel wird also im wesentlichen auf *axialen Druck* bean-sprucht.

Dieser Anforderung genügt der Knorpel dank sei-ner Struktur. Sie entspricht im wesentlichen einem Wasserkissen: *Zugfeste* Netzwerke kollagener Fibril-len vom Typ II (im Lichtmikroskop nicht zu sehen, deshalb «hyaliner» = glasartig durchscheinender Knorpel) umhüllen die *stark wasserhaltige Grund-substanz,* welche durch Zellstoffwechselvorgänge unter hohem hydrostatischem Binnendruck (Turgor) steht. Der Knorpel ist deshalb vor allem *druckfest* (Abb. 6.1, Abb. 6.2 und Abb. 6.3).

Tatsächlich sind die Verhältnisse natürlich viel komplizierter und erst teilweise erforscht. Die *visko-elastischen Eigenschaften* des Gelenkknorpels beruhen vor allem auf der Molekularstruktur der Proteoglykane und ihrer Verknüpfung mit dem Kollagen usw. Of-fenbar spielen Interaktionen zwischen Makromolekülen, also chemische Prozesse, die Hauptrolle.

Knochenbildungsmatrix

Wie wir bereits gesehen haben, ist der Knorpel dank seiner hohen Druckfestigkeit (vgl. «Die Kraft des epiphysären Längenwachs-tums», S. 82) auch sehr geeignet als *Matrix für die Knochenbil-dung.* Er stellt ein stabiles *Lehrgerüst* dar (siehe S. 41), in welches die Knochensubstanz eingelagert werden kann, geschützt vor me-chanischen Einwirkungen.

Vom Knorpelgewebe gehen aus:

1. Die Verknöcherung des ursprünglich rein knorpelig angelegten Skelettes,
2. das epiphysäre Längenwachstum in der Jugend,
3. die natürliche Frakturheilung.

Diese Vorgänge wurden ausführlich in den letzten beiden Kapiteln dargestellt (S. 74ff. und S. 64ff.).

Hier sollen vor allem die Eigenschaften des Knorpels als *Grundbaustein* besprochen werden.

Eigenschaften des Gelenkknorpels

Die Beanspruchung des Gelenkknorpels

erfolgt, wie erwähnt, vorwiegend auf *axialen Druck.* Unter mechanischem Druck reagiert der Knorpel auf zwei Arten:

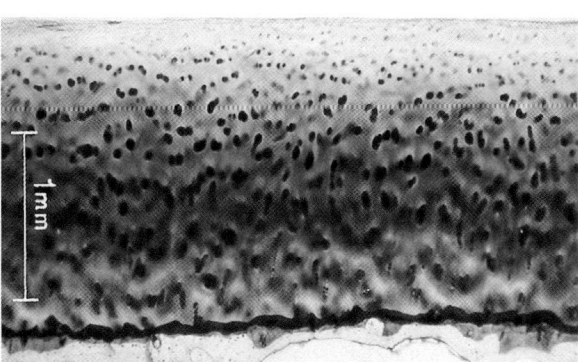

Abb. 6.1: *Gelenkknorpel* vom Femurkopf einer 60jährigen Frau. Die Toluidinblau-MacNeal-Färbung reflektiert die ungleich-mäßige Verteilung der Proteoglykane, insbesondere die Anreiche-rung um die Chondrome (= Territorien), und den geringeren Ge-halt unter der Oberfläche. Der schwarze Steifen an der Grenze zum subchondralen Knochen ist der Kalkknorpel.

Oberfläche und Struktur sind intakt erhalten, ohne jede arthro-tische Veränderung. Dies spricht für die *von keinem Werkstoff er-reichten optimalen mechanischen Eigenschaften des Gelenk-knorpels,* eines fragilen Gewebes, das überdies nur wenig Regene-rationskraft hat.

Dieser Befund ist auch im Alter *nicht* außergewöhnlich. Gesun-der Gelenkknorpel bleibt *bis ins hohe Alter normal.* Degenerative Veränderungen sind zwar eine *häufige,* aber *keine* obligate Alters-erscheinung. (Präparat Prof. R. SCHENK.)

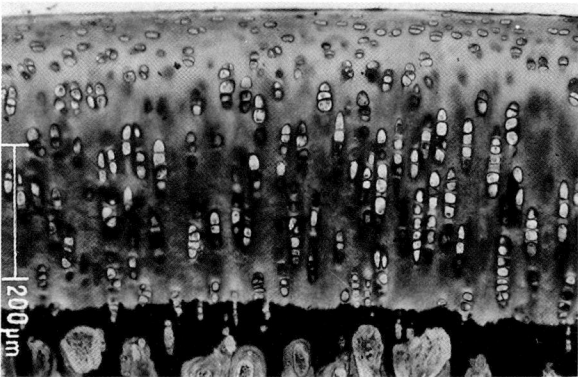

Abb. 6.2: *Gelenkknorpel* vom Femurkondylus eines *Kaninchens.* Die durch Form und Anordnung der Zellen charakterisierten Schichten sind hier deutlich zu erkennen: In der Basalschicht, unten, der mit dem subchondralen Knochen (hell) verzahnte Kalkknorpel (schwarz), darüber eine Zone *mit radiär,* senkrecht angeordneten Säulen von Chondronen mit Knorpelzellen, welche zur Oberfläche hin in eine *tangentiale* Anordnung übergehen und damit die Richtung der (im hyalinen Knorpel nicht sichtbaren) kollagenen Fasern widerspiegeln. Die Oberflächenschicht ist ab-solut glatt. (Präparat Prof. R. SCHENK.)

– Unter *kurz dauerndem Druck* deformiert er sich *elastisch,* und zwar erheblich stärker als Knochen. Er wirkt so als *Stoßdämpfer* (Schockabsorber) und schützt den Knochen, indem der Druck gleichmäßiger verteilt wird.

– Unter *länger dauerndem Druck* wird der normalerweise stark wasserhaltige Knopel wie ein Schwamm zusammengedrückt und ausgepreßt. Läßt der Druck nach, nimmt der Knorpel das verlorene Wasser wieder auf, der Turgor steigt wieder an. Hält der Druck zu lange an, so kommt es zu *Ernährungsstörungen* im Knorpel.

Wichtig für die Knorpeltrophik ist vor allem intermittierender Druck, wie er bei *Bewegung* entsteht (siehe S. 208, 844 und Abb. 17.12).

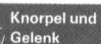
Knorpel und Gelenk

Die Gelenkknorpeloberflächen

von Pfanne und Kopf haben *minimale Reibung* gegeneinander. «Schmiermittel» ist die *Synovialflüssigkeit.* Der genaue Mechanismus dieser «Schmierung» ist noch kontrovers (Oberflächenschmierung) (Abb. 6.4). Er funktioniert aber normalerweise ausgezeichnet, mit einem äußerst *niedrigen Reibungskoeffizienten.* Die therapeutische Injektion eines «besseren Schmiermittels» in ein Gelenk hat bisher noch keinem Patienten geholfen.

Abnützung des Knorpels

Entsprechend der kleinen Reibung und den spezifischen Oberflächeneigenschaften des Gelenkknorpels ist die *Abnützung des Knorpels,* der *Abrieb,* normalerweise *minimal.* Eine während des ganzen Lebens anhaltende geringe Proliferation von Knorpel aus der Matrix genügt bei intaktem Gelenk, diesen Verlust auszugleichen.

Knorpelstoffwechsel durch Diffusion

Der Gelenkknorpel führt *keine Blutgefäße.* Er wird *durch Diffusion ernährt,* vor allem aus der *Synovialflüssigkeit.* Diese wird durch die Gelenkbewegungen in den Knorpel hinein gepumpt. Dazu sind zwei sich berührende, zueinander passende (kongruente) und gegeneinander frei bewegliche Knorpeloberflächen notwendig. Wahrscheinlich spielt dabei auch die *Dicke* des Knorpelbelages eine Rolle, so z. B. für die Pathogenese der *Chondromalazie* (siehe S. 818).

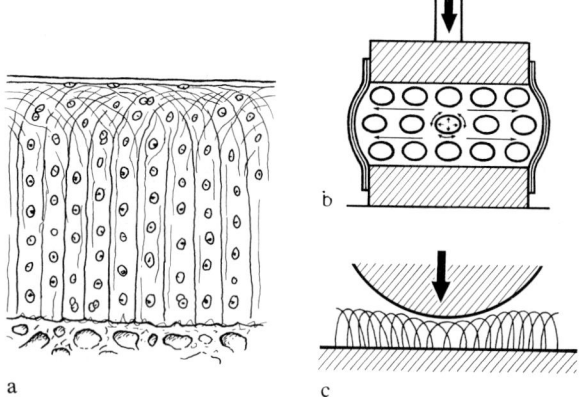

Abb. 6.3: *Aufbau des hyalinen Gelenkknorpels.*

a *Faserverlauf:* Die vom Knochen ausgehenden senkrechten Fasern biegen in die waagrechte Oberflächenschicht ein, welche als Gleitfläche absolut glatt und widerstandsfähig sein muß. Die Knorpelzellen sind in die Zwischenräume eingebettet. So kommt ein druckfestes System zustande, das auf dem Knochen fest verankert ist.

b *Veranschaulichung eines druckfesten Kugelsystems,* ein Modell des belasteten Gelenkknorpels. Eine zugfeste Hülle umschließt einen unter hydrostatischem Druck (Turgor) stehenden Inhalt. Beim Knorpel entsprechen dem Inhalt die Grundsubstanz und die Chondrone, den Hüllen die kollagenen Fibrillen.

c *Knorpel unter Druck:* So etwa könnte man sich die elastische Deformierung der Knorpelstruktur vorstellen. Diese Deformierung unter Belastung hat u. a. *zwei wichtige Funktionen:*

1. Eine *mechanische:* Der Druck wird gleichmäßig über die Gelenkfläche verteilt. Der elastische Gelenkknorpel wirkt überdies als Puffer (Schock-absorber), der die harten Stöße abfedert und damit den Knochen schützt.

2. Eine *biologische:* Unter Druck gibt der Knorpel Flüssigkeit ab, entlastet nimmt er Flüssigkeit auf. Auf diesen *Diffusionsvorgängen* beruht sein Stoffwechsel, da er keine Blutgefäße hat. Der Knorpel ist deshalb auf die funktionelle Beanspruchung, die *Bewegung des Gelenkes,* angewiesen für seine Ernährung.

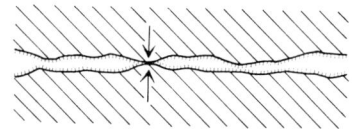

Abb. 6.4: *Reibung und Schmierung im Gelenk.*

Auch makroskopisch ganz glatte Oberflächen sind mikroskopisch unregelmäßig. Unter Druck berühren sie sich an vorspringenden Stellen. Bei Bewegungen werden diese etwas abgeschliffen. Dadurch entsteht Widerstand = *Reibung* und *Abrieb. Schmiermittel* können diese vermindern.

Bei der in der *Technik* gebräuchlichen *hydrodynamischen Schmierung* wird durch schnelle Bewegung Flüssigkeit zwischen die Oberflächen gepreßt, so daß sich diese gar nicht berühren. Dabei ist die chemische Beschaffenheit von Gelenkoberfläche und Schmiermittel von geringer Bedeutung.

Biologische Gelenke funktionieren eher nach dem Prinzip der *Oberflächenschmierung:* Der Kontakt der Gelenkflächen wird verringert durch ein an der *Gelenkoberfläche haftendes* Gleitmittel. Dabei spielt die *Beschaffenheit* dieser Gelenkoberflächen eine wesentliche Rolle. Je glatter die Oberfläche, desto weniger Reibung (z. B. Selbstschmierung von Kunststoffgelenken).

Zusammen mit der Synovialflüssigkeit haben menschliche Gelenke einen *minimalen Reibungskoeffizienten,* wie er in der Technik praktisch nie erreicht wird.

Auch künstliche Gelenke müssen nach diesem Prinzip konzipiert sein.

Das Einwalken von Gelenkflüssigkeit in den Knorpel durch intermitierenden Druck bei ausreichender *Gelenkbewegung* ist eine Voraussetzung für die *Knorpeltrophik.* Lange dauernde vollständige Immobilisation hat deshalb Ernährungsstörungen zur Folge. Dagegen wurde ununterbrochene regelmäßige Bewegung als Therapie empfohlen (continuous passive motion, siehe S. 208). Am Kniegelenk spielen bei diesem Pumpmechanismus auch die *Menisken* eine Rolle. Ihre Entfernung ist nicht gleichgültig.

Die Stoffwechselfunktion der Synovialmembran

für den Gelenkknorpel (Bildung und Resorption der Synovialflüssigkeit) steht in einem *dynamischen Gleichgewicht,* so daß normalerweise nur geringe, aber ausreichende Mengen Synovialflüssigkeit in bestimmter Zusammensetzung im Gelenk vorhanden sind. Bei krankhaften Zuständen kann dieses Gleichgewicht gestört sein. Dies äußert sich in einem *Erguß* (Rheumatische Arthritis, cP).

Gelenkkongruenz ist wesentlich

Die beiden Gelenkteile, z. B. Kopf und Pfanne *passen genau zueinander.* Nur unter dieser Voraussetzung kann das Gelenk richtig und dauerhaft funktionieren.

Um den in der Orthopädie wichtigen Begriff der Gelenkkongruenz zu erläutern, muß zuerst die *Gelenkgeometrie* betrachtet werden:

Die Bewegung eines Gelenkes erfolgen um einen Drehpunkt, resp. eine Drehachse herum. In *jeder* Stellung müssen die beiden Gelenkteile zueinander *passen.* Dies ist theoretisch nur möglich bei *Kugel-,* resp. *Zylinderform,* d. h. wenn das Gelenk senkrecht zur Bewegungsachse einen *kreisförmigen* Querschnitt hat. Annähernd ideale Kugel- resp. Zylinderform haben das *Hüft-* resp. das *Ellbogengelenk.* Sie können als Prototyp eines idealen *Kugel-* resp. *Scharniergelenkes* gelten: In allen Gelenkstellungen passen Kopf und Pfanne genau ineinander. Auch der *Druck* im Gelenk ist damit möglichst *gleichmäßig auf die ganze Gelenkfläche verteilt* (Abb. 6.5).

Die Kongruenz der übrigen (komplexer geformten) Gelenke ist mit Hilfe von komplizierten Strukturen (Menisken, Syndesmosen usw.) realisiert, wobei die *Elastizität* des Knorpels eine ausgleichende Rolle spielt.

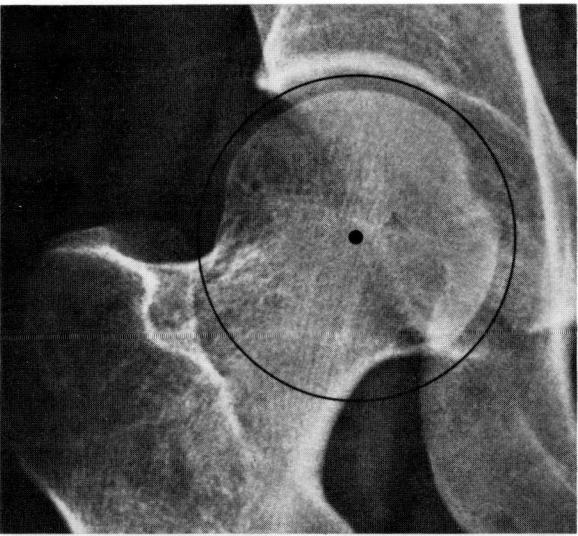
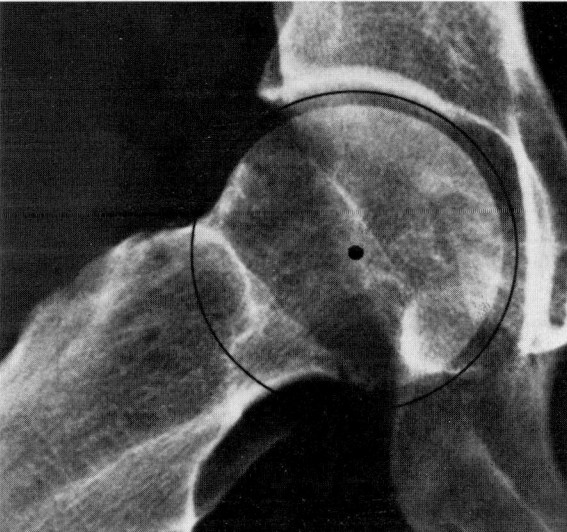

Abb. 6.5: *Die Kongruenz des Hüftgelenkes.*
Röntgenbild eines normalen Hüftgelenkes in zwei verschiedenen Stellungen (ap. und axial) mit eingezeichnetem Drehpunkt, der sich im Zentrum befindet. In beiden Stellungen deckt sich die Kontur des Hüftkopfes recht genau mit einem mit dem Zirkel gezeichneten Kreis. Der Hüftkopf hat somit *Kugelform,* eine Voraussetzung dafür, daß er genau in die ebenfalls kugelförmige Pfanne paßt. Ohne diese *Kongruenz* könnte das Hüftgelenk sich nicht «rund» drehen. Ein *inkongruentes* Gelenk ist nur in einer einzigen Stellung schlüssig, etwa wie ein Ei im Eierbecher.

Inkongruenz hat unregelmäßige Druckverteilung, Spannungsspitzen, erhöhte Abnutzung, degenerative Veränderungen, also *Arthrose* zur Folge. Inkongruente Gelenke werden deshalb auch als «präarthrotisch» bezeichnet.

Funktionseinheit Gelenk

Aus dem bisher Gesagten wird ersichtlich, daß ein Gelenk eine *Funktionseinheit* (im Sinne von S. 32) ist. Seine einzelnen Bestandteile sind genau aufeinander abgestimmt, damit es «reibungslos» funktioniert. Bereits die regelrechte Entwicklung und Ausbildung eines Gelenkes während des Wachstums erfolgt in gegenseitiger Abhängigkeit (Induktion) der einzelnen Gewebe voneinander. Störungen an einer Stelle haben eine Fehlentwicklung des ganzen Gelenkes zur Folge (siehe S. 80).

Aber auch später funktioniert ein Gelenk als *Bewegungseinheit,* wobei alle zugehörigen Anteile voneinander abhängig sind und auch so reagieren (Abb. 6.6).

Gelenkmechanik

Die Funktion eines Gelenkes ist dreifach:

1. *Stabile Verbindung* zwischen zwei Skeletteilen,
2. *Kraftübertragung,*
3. *Stellungsänderung* zweier Skeletteile gegeneinander.

Bewegungsmöglichkeiten:

1. um eine Drehachse (in einer Ebene senkrecht dazu), d. h. in *einer* Richtung,
2. um einen Drehpunkt, d. h. in *allen* Richtungen.

Diesen beiden Bewegungsmöglichkeiten entsprechen im Prinzip *zwei Gelenktypen:*

1. das Scharniergelenk,
2. das Kugelgelenk (ähnliche Funktion hat auch das Sattelgelenk).

Praktisch alle großen Gelenke des Körpers sind nach einem dieser beiden Grundtypen aufgebaut (Abb. 6.7).

Der *Aufbau* eines Gelenkes ist bestimmt von:

1. der *Gelenkgeometrie,*
2. der *Statik* und
3. den *mechanischen* Ansprüchen an die Gewebe.

Gelenkgeometrie

Gelenke sollen Bewegungen der Glieder im Sinne von *Stellungsänderungen* um einen *Drehpunkt* herum ermöglichen, wobei *Verschiebungen* der beiden Gelenkanteile gegeneinander unerwünscht sind.

Dies verlangt gleichzeitig:

– Bewegungsfreiheit und
– Stabilität

zwei Forderungen, die sich grundsätzlich entgegenstehen und nicht leicht gleichzeitig erfüllt werden können. Die Natur hat für jeden Zweck, für jedes Gelenk, besondere Konstruktionen entwickelt. Diese erfordern genaue *geometrische Anordnungen,* wenn das Gelenk nicht wackeln, aber auch nicht klemmen soll (siehe Abb. 6.8).

Kraftübertragung im Gelenk

Weil die Reibung zwischen den Gelenkflächen sehr klein ist, können nur *Druckkräfte* übertragen werden, welche senkrecht zur Knorpeloberfläche wirken. Damit das Gelenk im Gleichgewicht ist, muß

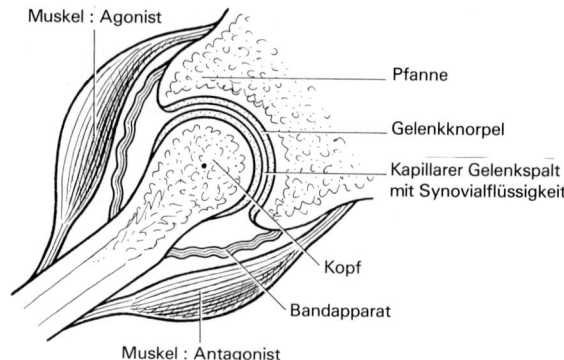

Abb. 6.6: Ein *Gelenk* ist eine *funktionelle Einheit,* bei welcher die einzelnen Teile genau aufeinander abgestimmt sind: Die beiden gegeneinander beweglichen, in jeder Stellung genau ineinander passenden Knochenanteile mit ihrem reibungsarmen Knorpelüberzug, die Gelenkkapsel, welche die Synovialflüssigkeit produziert und Stoffwechselfunktion hat, die Sicherung durch den Bandapparat, sowie die Muskulatur, in Paaren von Agonisten und Antagonisten angeordnet, die das Gelenk nicht nur bewegen, sondern vor allem auch stabilisieren müssen. Störungen eines einzelnen Teiles haben Störungen der ganzen Gelenkfunktion zur Folge.

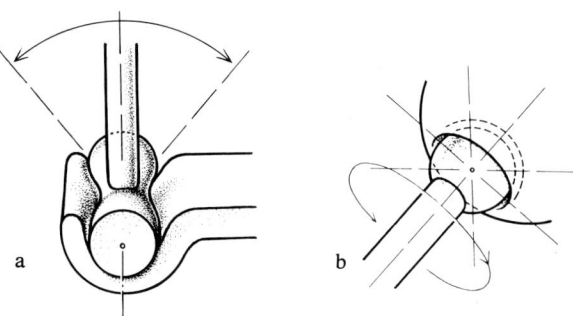

Abb. 6.7: *Gelenktypen.*

a *Scharniergelenk.* Beispiel: Ellbogengelenk. Pfanne und «Rolle» zylindrisch und kongruent, d. h. ihre Querschnitte müssen kreisrund sein. Kongruente Scharniergelenke haben Zylinderform, bzw. eine Form, wie sie auf der Drehbank entsteht: alle Schnitte senkrecht zur Bewegungsachse sind *kreisförmig,* das Gelenk bewegt sich um eine einzige Achse.

Durch die genaue geometrische Ausbildung der knöchernen Gelenkanteile ist die Bewegung eindeutig festgelegt und starr geführt. Die einzige Bewegungsachse geht durch das Zentrum dieses Kreises. Die einzige Bewegungsmöglichkeit (1 Freiheitsgrad) liegt in einer Ebene senkrecht zu dieser Achse. Andere Bewegungen werden durch *seitliche Führungsbänder* verhindert. Diese müssen im Durchstoßpunkt der Achse befestigt sein, damit sie in jeder Gelenkstellung gleich stark angespannt sind (vgl. dazu S. 92 und Abb. 6.18).

b *Kugelgelenk.* Beispiel: Hüftgelenk. Pfanne und Kopf müssen genau kugelförmig sein, damit sie bei jeder Gelenkstellung genau ineinander passen (kongruent sind). Bewegungszentrum ist der geometrische Mittelpunkt, der damit auch der Ansatzpunkt der Hebelarme der am Gelenk angreifenden Kräfte (Gewicht, Muskulatur) ist. Das Kugelgelenk ist um diesen Punkt herum nach allen Richtungen beweglich (3 Freiheitsgrade). Die Bänder haben keine führende Funktion (wie beim Scharniergelenk), sondern begrenzen lediglich den Bewegungsraum.

Für künstliche Gelenke (Endoprothesen) gelten die gleichen Prinzipien.

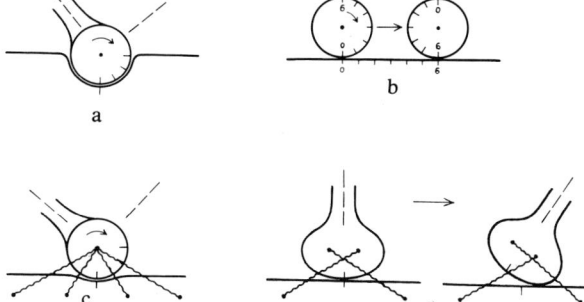

Abb. 6.8: *Gelenkkinematik und Gelenkgeometrie.*

a) *Reines Drehgleiten* ist nur bei genauer Kreisform des Gelenkes möglich. Dank der knöchernen Fixation findet eine reine Drehung um den Kreismittelpunkt als Drehpunkt, ohne Verschiebung, statt. Die meisten menschlichen Gelenke funktionieren mehr oder weniger genau nach diesem Prinzip. Dabei *gleiten* die Gelenkflächen aufeinander. Die dabei entstehende Reibung ist, dank den spezifischen Eigenschaften des Knorpels und der Synovialflüssigkeit, geringer als bei fast allen technischen Gelenken.

b) *Rollen:* Wie ein Rad auf einer Ebene rollt. Diese Bewegung ist dadurch gekennzeichnet, daß die Berührungsflächen von Rad und Unterlage sich *nicht gegeneinander verschieben* und somit auch kaum Reibung entsteht. Diese Art von Bewegung kommt nur im Kniegelenk, bei annähernder Streckung vor.

c) *Reines Drehgleiten* kann auch durch *Bänder erzwungen* werden. Dies ist aber nur möglich, wenn die Bänder *genau* im Kreismittelpunkt ansetzen, und wenn der sich drehende Gelenkanteil *genaue Kreisform* hat.

d) *Bandsicherung nach dem Prinzip der geschlossenen Viergelenkkette, überkreuzt.* Die beiden Bänder halten die Gelenkrolle fest, damit sie nicht nach links oder rechts abwandern kann. Die entstehende Bewegung ist keine Kreisbewegung um einen festen Drehpunkt, sondern *die Kombination* von *Rollen* und *Drehgleiten.* Sie ist geometrisch genau bestimmt durch die Bewegung der «Koppel». Die Form des Gleitkörpers ergibt sich zwangsläufig aus der Koppelhüllkurve (siehe Abb. 6.11). Sie gleicht eher einer Spirale als einem Kreis. Diese Konstruktion erlaubt *größere Bewegungsausschläge.* Sie ist am Kniegelenk mit Hilfe der Kreuzbänder verwirklicht. Die Form der Femurkondylen entspricht genau der geometrischen Konstruktion, und die Rollbewegung ist für die Funktion und Pathologie des Knies, vor allem auch der Menisken, von Bedeutung.

Der momentane Drehpunkt wandert, er liegt immer an der Kreuzungsstelle der beiden Bänder. Der Berührungspunkt der Gelenkflächen liegt auf der Senkrechten dazu. Er *verschiebt* sich während der Bewegung, als Ausdruck des Rollens.

die von ihm übertragene Kraft zudem durch den *Drehpunkt* des Gelenkes verlaufen. Sie wird als *resultierende Druckkraft* (R) bezeichnet (Pauwels) und setzt sich aus Schwerkrafts- und Muskelkomponenten zusammen, welche sich die *Waage* halten müssen, um das Gelenk zu stabilisieren (siehe S. 86 und Abb. 8.5).

Bestimmend für die mechanische Beanspruchung eines Gelenkes ist nicht die gesamte wirkende Kraft, sondern die

Druckverteilung im Gelenk

Der Gelenkknorpel wird durch den Gelenkdruck *elastisch deformiert.* Diese Deformierung ist proportional zur wirkenden Kraft.

Bei einem *kongruenten Gelenk* kann die Deformierung nur in einer axialen Kompression der tragenden Gelenkknorpelschicht bestehen, der Druck wird also entsprechend *gleichmäßig* über den ganzen Gelenkquerschnitt *verteilt* (Abb. 6.9).

Morphologische und funktionelle Veränderungen am Bewegungsapparat, vor allem am Skelett und an den Gelenken, können *ungleichmäßige* Druckverteilung im Gelenk hervorrufen und damit *Gelenkschäden* verursachen. (Siehe Kapitel «Die mechanische Beanspruchung als pathogenetischer Faktor», S. 106 und Abb. 6.10.)

Stabilisierung des Gelenkes durch den Bandapparat (siehe auch S. 97)

Alle Gelenke sind mehr oder weniger stark durch *Bänder* gesichert. Innerhalb des normalen Bewegungsumfanges eines Gelenkes lassen die Bänder alle Bewegungen zu. Andere Bewegungen verhindern und blockieren sie. Zwei verschiedene Funktionsweisen lassen sich unterscheiden:

1. *Anschlagsperren:* Kräftige Bänder *verhindern* z. B. das *Überstrecken* des Hüftgelenkes (Lig. Bertini) und des Kniegelenkes (dorsale Kapselbänder). In voller Streckstellung sind diese Gelenke dann *stabilisiert* und *tragfähig.*

2. *Führungsbänder:* Jedes *Scharniergelenk* braucht eine straffe *Führung* in der Bewegungsebene durch *Seitenbänder* (z. B. Knieseitenbänder, Knöchelbänder). Diese Bänder sind in jeder Gelenkstellung mehr oder weniger straff gespannt. *Bandansatz* und *-länge* sind entsprechend *geometrisch genau festgelegt.* Sie hängen vor allem von der *Drehachse* ab.

Die Bewegung beruht auf einer hohen *Präzision* der *anatomischen Ausgestaltung* des Gelenkes, in welchem die Geometrie der Gelenkkörper und des Bandapparates genau aufeinander abgestimmt sein müssen und es im Normalfall auch tatsächlich sind. Paradebeispiel dafür ist das Kniegelenk (siehe Abb. 6.11).

Diese morphologischen Details sind für die Therapie wichtig, etwa bei Wiederherstellungsoperatio-

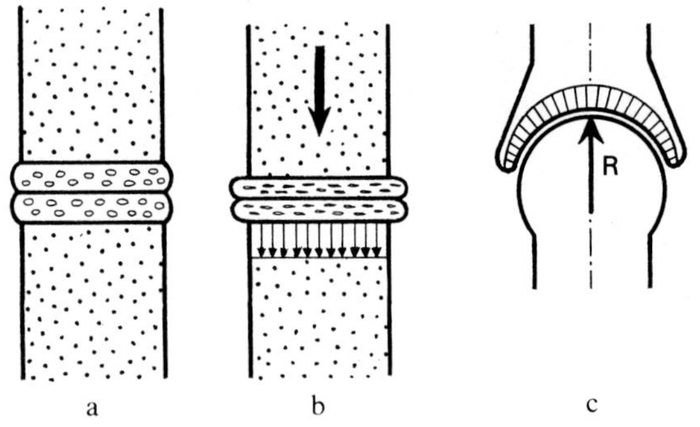

Abb. 6.9: *Druckverteilung im Gelenk.*

a Schematisiertes kongruentes Gelenk. Punktiert: die beiden Knochen. Kleine Kreise: Gelenkknorpel.

b *Belastung:* Der Gelenkknorpel wird elastisch verformt, proportional zur wirksamen Kraft. Diese wird gleichmäßig über den Gelenkquerschnitt verteilt: Spannungsdiagramm unten durch kleine Pfeile dargestellt. Die Kreise sind zu kleinen Ellipsen deformiert.

c Druckverteilung im kongruenten *Kugelgelenk.*

R = Resultierende. Die kleinen Striche entsprechen dem Druck an jeder Stelle des Gelenkes.

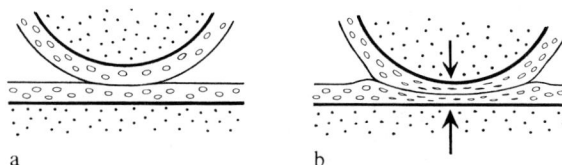

Abb. 6.10: Veranschaulichung der Deformierung des Gelenkknorpels unter Druck. Kugel und Pfanne (Inkongruenz).

a Bei schwachem Druck nur kleine Berührungsfläche, geringe Deformierung.

b Bei stärkerem Druck und stärkerer elastischer Deformierung vergrößert sich die Berührungsfläche, der Druck wird dadurch breiter verteilt. Dieses Puffersystem funktioniert allerdings nur bei einigermaßen kongruenten Knochenoberflächen. Ist dies nicht der Fall, wie auf dem Bild, so treten lokalisierter Überdruck, übermäßige Deformierung und dadurch Überbeanspruchung des Knorpels auf, was mit der Zeit zu Verschleißerscheinungen führen kann (siehe «Degenerative Krankheiten», S. 422ff.).

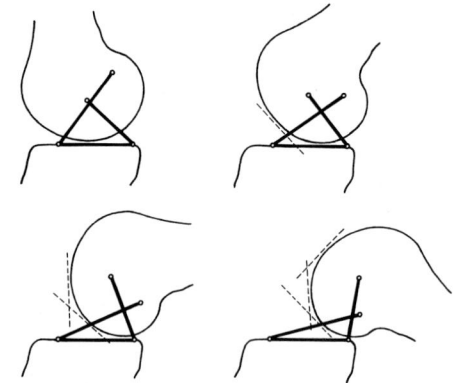

Abb. 6.11: *Kinematik des Kniegelenkes.*

Die Form der Femurkondylen ergibt sich aus der geometrischen Anordnung der Viergelenkkette: Bei *feststehendem Femur* bildet die Verbindungslinie zwischen den Insertionsstellen der beiden Kreuzbänder an der Tibia die bewegliche Koppel. Diese bildet in jeder Stellung des Gelenkes eine Tangente an die Berührungsfläche der Femurkondylen. Alle diese Tangenten (gestrichelt) schließen eine *spiralförmige Koppelhüllkurve* ein, welche die geometrische Form der Femurkondylen zwangsläufig bestimmt. Tatsächlich entspricht die Anatomie im Bereich des tibio-femoralen Gelenkabschnittes genau dieser Kurve.

Der momentane Drehpunkt liegt bei jeder Kniestellung am Kreuzungspunkt der beiden Kreuzbänder. Er wandert auf einer Kurve (Gangpolkurve). Der Berührungspunkt der Gelenkflächen liegt auf einer Senkrechten durch diesen Kreuzungspunkt. Er verschiebt sich bei Beugung nach hinten, als Ausdruck des Rollens.

Dieser komplizierte Mechanismus gibt Stabilität in Streckstellung und erlaubt maximale Flexion. Die Anordnung der Bänder ist für die Rekonstruktionschirurgie von Bedeutung (siehe S. 784 und S. 844).

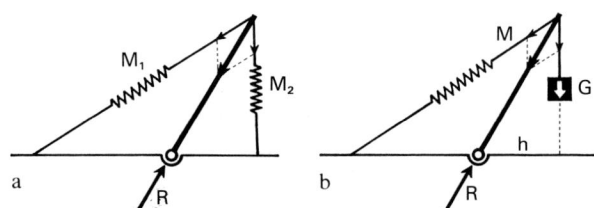

Abb. 6.12: *Gelenkstabilisierung.*

a Gelenk durch zwei antagonistische *Muskelkräfte* M_1 und M_2 stabilisiert. Die *Resultierende* R ist die Vektorsumme von M_1 und M_2 und wirkt axial auf das Gelenk. R kann graphisch mit Hilfe des Parallelogrammes der Kräfte ermittelt werden.

b Eine exzentrische *Last* G wirkt auf das Gelenk. Sie wird in der Waage gehalten durch die Muskelkraft M. Daraus ergibt sich die *Resultierende* als Druckkraft auf das Gelenk. (h = Hebelarm der Last G).

Die *Resultierende* R ist maßgebend für die *Beanspruchung* des Gelenkes (siehe Kap.: «Die mechanische Beanspruchung als pathogenetischer Faktor», S. 104).

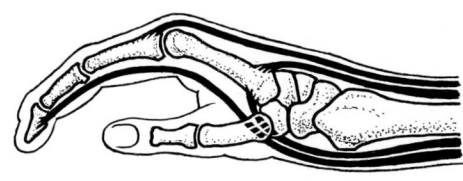

Abb. 6.13: *Die Stabilisierung einer Gelenkkette.*

Wenn die *proximalen* Gelenke (hier das Handgelenk) muskulär stabilisiert werden mit Hilfe eines Muskelpaares (hier die Antagonisten flexor und extensor carpi), können die *distalen* Gelenke (hier die Fingergelenke) frei bewegt werden (eingezeichnet sind hier flexor und extensor digitorum longus).

Dieses *Prinzip* gilt für *alle Gelenke.* So müssen z. B. auch Füße und Knie stabilisiert sein, damit sich Oberkörper und Arme frei bewegen können.

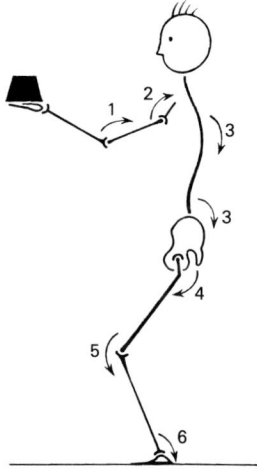

Abb. 6.14: *Steuerung des Bewegungsapparates.*

Die kurze Analyse eines einfachen Vorganges zeigt, welche Rolle das Zentralnervensystem spielt für die Funktion des Bewegungsapparates. Dies kann man leicht an sich selbst nachprüfen, etwa beim Versuch, mit der Hand ein Gewicht zu heben: Dazu müssen die Ellenbeuger angespannt werden (1). Das Gewicht würde aber jetzt den Arm hinunterziehen. Dies muß die Schultermuskulatur verhindern (2). Damit nicht der Oberkörper nach vorne fällt, muß die Rückenmuskulatur ihn aufrichten (3). Jetzt würde das Gewicht die Hüfte nach vorn flektieren, wenn nicht die Glutäen sie stabilisieren würden (4). Dadurch entsteht eine Tendenz, nach hinten zu kippen und ins Knie zu sinken. Dies verhindert der Quadrizeps, indem er den Körper nach vorne bringt (5). Damit er aber jetzt nicht nach vorne fällt durch Drehung im oberen Sprunggelenk, muß der Trizeps dieses stabilisieren (6).

nen am Bandapparat, in der Physiotherapie und für die Nachbehandlung (siehe Abb. 6.18 und «Bandläsionen am Kniegelenk», S. 836).

Schäden am Bandapparat eines Gelenkes, vor allem an den Führungsbändern von Scharniergelenken, können schwere Funktionsstörungen (Instabilität) nach sich ziehen (siehe S. 845 und S. 857).

Stabilisierung des Gelenkes durch die Muskulatur

Passive Stabilisierung durch Bänder genügt jedoch nicht, wie das Beispiel der Lähmungen zeigt (siehe Abb. 34.4 und Abb. 34.5):

1. Mit der Zeit *dehnen* sich Gelenkbänder unter der ständigen Beanspruchung, wenn sie nicht durch aktive *Muskelkraft* gschützt sind (siehe «Kollagenes Bindegewebe», S. 58 und Abb. 3.16).

2. Im Bewegungsraum ist eine Stabilisierung des Gelenkes nur durch Muskelkraft möglich. *Nur ein stabilisiertes Gelenk* kann Kräfte übertragen und eine Stützfunktion erfüllen (Abb. 6.12a).

Unbelastet wird das Gelenk durch Muskelkraft fixiert: *Agonisten* und *Antagonisten* halten sich die *Waage.*

Bei einer *längeren Gelenkkette* (z. B. Schulter – Ellbogen – Handgelenk – Fingergelenk) müssen die *proximalen* Gelenke stabilisiert werden, damit die *distalen* bewegt werden können (siehe Abb. 6.13).

Unter Belastung werden äußere Kräfte und Schwerkraftkomponenten durch die Muskulatur ausbalanciert und damit neutralisiert (siehe auch S. 50) (Abb. 6.12b).

Die Stabilisierung der einzelnen Gelenke im aufrechten Stand und im Gehen ist auf S. 95ff. beschrieben.

Steuerung

Bereits auf der Stufe einer Funktionseinheit wie z. B. eines Gelenkes ist eine weitgehende *autonome nervöse Steuerung* vorhanden, welche die automatische Stabilisierung des Gelenkes regelt (Sehnenreflexe, Muskelreflexe usw.).

Höhere mehr oder weniger unabhängige Funktionseinheiten wie z. B. Arm und Hand zusammen oder beide Beine (Gliederketten nach VON BAEYER) sind auf bestimmte höhere Funktionen ausgerichtet, wie z. B. Greif- und Haltefunktion, Gehen und Stehen usw. Sie sind als Ganzes mehr oder weniger autonom (Abb. 6.14). Sie werden im Kapitel «Statik der aufrechten Haltung» (S. 99f.) besprochen.

Reaktionen und Regeneration von Knorpel und Gelenk

Gelenkknorpel

Bradytrophes Gewebe: keine Innervation, keine Blutgefäße, Ernährung durch Diffusion aus der Synovialflüssigkeit.
Entsprechend sind die *Reaktionsmöglichkeiten,* anders als beim Knochen, sehr *gering.*
Drei «Reaktionen» sind möglich: *Zerstörung, Degeneration* und *Proliferation.*

Zerstörung

direkt durch Verletzung oder Krankheit (Infekt), oder durch mechanische Überbeanspruchung z.B. bei inkongruentem Gelenk. Indirekt durch Drosselung der Nährstoffzufuhr aus der Synovialflüssigkeit, durch einen Pannus auf der Gelenkoberfläche, z.B. bei PcP usw. oder durch langdauernde absolute Immobilisation unter Druck (z.B. äußere Spanner, Syndesmoseschrauben, Quengelgips). Dadurch fällt der «Walkmechanismus» aus. (Die üblichen Gipsverbände fixieren ein Gelenk nie ganz starr. Sie erlauben die zur Knorpelernährung nötigen kleinen Bewegungen immer. Richtig verwendet und angelegt sind sie für den Gelenkknorpel nicht schädlich.) (Siehe auch Abb. 37.2.)

Degeneration

Überbeanspruchung, vielleicht auch fehlende Beanspruchung des Gelenkknorpels, führt zuerst zu geweblichen Veränderungen und schließlich auch zur Zerstörung. Histologisch findet man im Anfangsstadium eine «Fibrillation» (Abb. 6.15), ein Aufbrechen der Oberflächenschicht und eine Auffaserung der darunter liegenden radiären Schichten (Abb. 6.16 und Abb. 37.7).

Alle diese degenerativen Vorgänge führen schließlich zu einem ziemlich uniformen Endzustand, der «Arthrose», bei welcher im Schlußstadium der Knorpel gänzlich verschwindet.

Die dabei ablaufenden chemischen und histologischen Vorgänge sind im einzelnen noch ungenügend bekannt und in ihren Zusammenhängen nicht eindeutig geklärt (vgl. S. 422 ff.).

Eindeutig zeigt jedoch die *klinische Erfahrung,* daß der *mechanische Verschleiß progredient zunimmt,* und daß im fortgeschrittenen Stadium eine Knorpelregeneration praktisch *nicht mehr* vorkommt und auch durch *kein* Medikament und *keine* Operation mehr zu erreichen ist.

Die *Chondromalazie* ist eine nicht richtig geklärte Degenerationserscheinung mit Auffaserung und *Erweichung* des oft verdickten Gelenkknorpels, welche hauptsächlich an der Patella beobachtet wird (siehe S. 818).

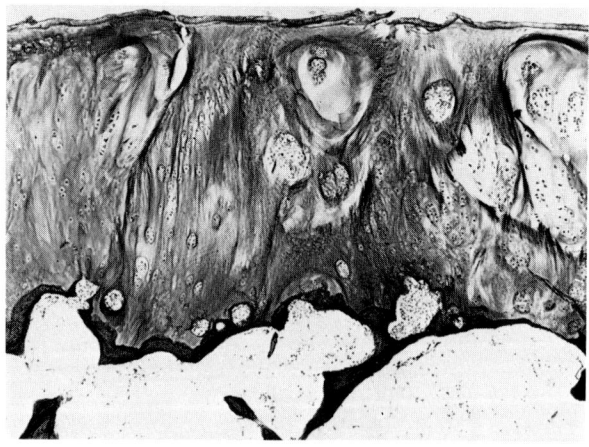

Abb. 6.15: *Degenerative Veränderungen im Gelenkknorpel eines Hüftkopfes.* Präparat von Prof. M. AUFDERMAUR, Luzern, v. Gieson, etwa 25 ×. Im ehemals hyalinen Knorpel werden die Fibrillen sichtbar (Demaskierung). Die Struktur wird unregelmäßig, man erkennt Zellvermehrung und Lakunenbildung sowie Infiltration vom subchondralen Knochen her.

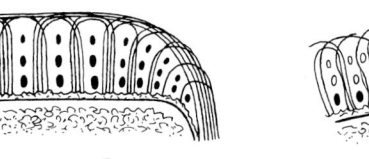 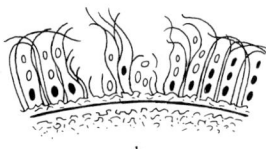

a   b

Abb. 6.16: *Degeneration des Gelenkknorpels.*

a Der intakte Gelenkknorpel ist durch einen arkadenförmigen Faserverlauf gekennzeichnet, wobei die radiären, im subchondralen Knochen verankerten Fasern an der Oberfläche umbiegen und eine kräftige tangentiale Schicht bilden (Lamina splendens).

b Nach Aufbrechen dieser Oberflächenschicht fasert der Knorpel radiär auf: «Fibrillation». Dieser Befund ist charakteristisch für die Chondromalazie (siehe S. 818), findet sich aber auch bei den übrigen degenerativen Gelenkerkrankungen (Arthrosen, S. 422 ff.).

Proliferation

Die normale Erneuerung des Gelenkknorpels aus der Matrix ist sehr gering und verläuft sehr langsam. Eine *Regeneration* ist nur bei sehr kleinen Defekten möglich. Größere Defekte vernarben bindegewebig.

Da Dauerdruck den Knorpel schädigt, hat SALTER das Gegenteil versucht: *permanente Bewegung.* Er konnte nachweisen, daß Knorpeldefekte unter solchen Bedingungen ausheilen können – beim Kaninchen. Das Prinzip der «continuous passive motion» hat in die Therapie Eingang gefunden (siehe S. 208).

Bei Arthrosen wird der überbeanspruchte Knorpel abgeschliffen und geht zugrunde, während der *randständige*, nicht mehr belastete Knorpel *proliferiert* und sich verdickt. Bald *verkalkt* er und bildet dann die bekannten blumenkohlartigen, oft recht großen Osteophyten im nicht belasteten Anschnitt arthrotischer Gelenke (siehe auch «Knochenreaktionen», S.44) (Abb.37.3).

Die Synovialmembran

Drei Reaktionen: Erguß, Hypertrophie, Adhäsionen.

Alle diese Reaktionen sind im wesentlichen *entzündlich*, im Gegensatz zu den Knochen- und Knorpelreaktionen.

Erguß

Auf *jede Reizung* des Gelenkes reagiert die Synovialmembran mit einer *erhöhten Sekretion*, was klinisch als *Erguß* in Erscheinung tritt. Je nach Art des Reizes (mechanisch, allergisch, infektiös, «rheumatisch» usw.) ist das Exsudat verschieden: von klar und dünnflüssig bis zu trüb, eitrig und blutig.

Schon dieser Aspekt gibt Hinweise auf die Ursache. Laboranalysen (cytologisch, chemisch, serologisch) können weitere Anhaltspunkte geben. Eine einmalige diagnostische Punktion ist deshalb sinnvoll.

Solange der Entzündungsreiz wirkt, überwiegt aber die Sekretion über die Resorption, und der Erguß wird sich bald wieder bilden, so daß in der Regel wiederholte Punktionen nicht weiterhelfen.

Nach Beheben der Ursache geht der Erguß mit der Zeit meistens von selbst wieder zurück.

Eine *Blutung* ins Gelenk hinein macht einen hämorrhagischen Erguß, einen «Hämarthros», der sich nur langsam resorbiert.

Hypertrophie

Entzündungen (außer rein seröse) der Synovialmembran führen manchmal zu massiven *Verdickungen*, welche nicht immer reversibel sind (Infektionen, Rheumatoide Arthritis, siehe Abb.64.86).

Adhäsionen

Nach schwereren Schädigungen der Synovialmembran durch Trauma oder Krankheit und Rückgang des Ergusses *verklebt* diese Membran oft in den Falten und mit dem Knorpel und bildet so Adhäsionen. Dadurch verliert das Gelenk mit der Zeit seinen Bewegungsumfang, wird zunehmend steif und *ankylosiert* im Extremfall, wobei der Gelenkspalt (selten!) knöchern durchgebaut werden kann (Abb.6.17).

Die Synovialmembranen von *Sehnenscheiden* und *Schleimbeuteln* (Bursae) entsprechen in jeder Beziehung denjenigen der Gelenke und reagieren gleich.

Gelenkkapsel und -bänder

Bei *normaler Beanspruchung* des Bewegungsapparates im täglichen Leben, bei nicht extremem Sport usw., werden die Gelenke vorwiegend durch die *Muskulatur* stabilisiert und gesichert. Die Bänder haben dabei *zwei* wichtige Funktionen.

1. Über *propriozeptive Rezeptoren,* welche die Spannung in den Bändern registrieren, wird *reflektorisch* die Muskelspannung gesteuert und damit eine *chronische Überbeanspruchung* des Bandapparates verhindert. Was geschieht, wenn diese Schutzfunktion ausfällt, zeigen eindrücklich die Folgen von Lähmungen: Die Bänder werden überdehnt, die Gelenke überstreckt und wackelig, falsch beweglich usw. (Siehe «Lähmungsfolgen bei schlaffen Lähmungen», S.389, sowie «Deformitäten», S.438f. und S.451f.)
2. Bei *Unfällen* wirkt eine äußere Kraft so *plötzlich* auf die Gelenkbänder, so daß der reflektorische Schutzmechanismus über die Muskulatur *zu spät* kommt, sozusagen «überrumpelt» wird (siehe Abb.66.64). Dann trifft die volle Wucht der äußeren Kraft die ungeschützten Bänder. Ihre hohe Rißfestigkeit garantiert einen sehr weitgehenden Schutz des Gelenkes. Bänderrisse sind meist die Folge massiver Krafteinwirkung über große Hebelarme (z.B. beim Skifahren).

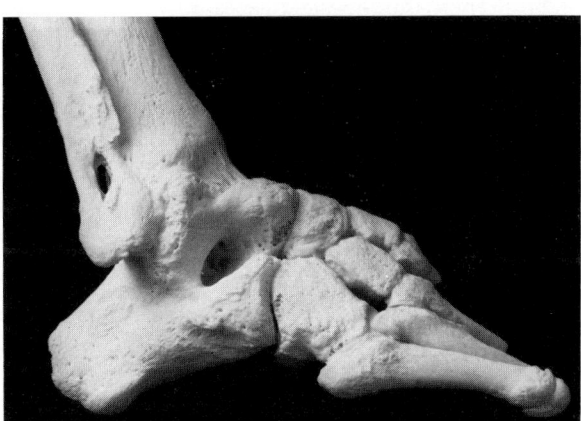

Abb.6.17: Schwer geschädigte, vor allem infizierte Gelenke versteifen, d.h. *ankylosieren* nicht selten *spontan* mit der Zeit. Bleibt eine Restbeweglichkeit, so nennt man das *bindegewebige Ankylose*. In diesem Zustand sind die verbleibenden Wackelbewegungen oft Ursache von Instabilität und Schmerzen. Manchmal erfolgt jedoch eine spontane *knöcherne Überbrückung* des Gelenkspaltes. Solche *knöchernen Ankylosen* sind in der Regel *schmerzfrei* und stabil, wie hier die knöcherne Ankylose beider Sprunggelenke eines Fußes.

Statt die unsichere und lange dauernde spontane knöcherne Ankylose abzuwarten, werden deshalb in vielen Fällen völlig zerstörte Gelenke *operativ versteift*, d.h. *arthrodesiert*. Arthrodesen ergeben gute *Dauerresultate* und gehören deshalb auch heute noch zu den dankbarsten Operationen in der Orthopädie. Voraussetzung ist eine *gute Funktionsstellung*. Dieser Fuß stand in einer zu starken Spitzfußstellung.

Knorpel und Gelenk

Damit die Bänder ihre Funktion, d.h. Führung und Stabilisierung des Gelenkes, richtig ausüben können, müssen sie die *richtige Länge* haben. Eine Veränderung der Bandlänge führt zu schwerwiegenden Störungen:

Verlängerung

Ein Trauma (Distorsion, Luxation) kann einen totalen (Ruptur) oder teilweisen (Zerrung) Bandriß zur Folge haben.

Chronische Überbeanspruchung der Bänder (zu frühe Belastung gerissener Bänder, Fehlstellungen, Lähmungen, Ergüsse) führt mit der Zeit zu ihrer *Überdehnung*.

Beides ergibt eine *Instabilität* des Gelenkes wegen *Bandinsuffizienz*. Oft wird ein Circulus vitiosus (Zunahme der Fehlstellung) in Gang gebracht.

Ein totaler Bandriß kann *nur* im ersten Stadium, und nur wenn er vor mechanischer Einwirkung geschützt ist, ohne Verlängerung ausheilen. Andernfalls verbleibt eine Bandüberdehnung mit permanenter Bandinsuffizienz (siehe Abb. 66.75).

Verkürzung

Durch Entzündungen in ihrer Umgebung, Fibrose und Narbenbildung kann eine Verkürzung des Bandapparates zustande kommen, vor allem wenn das Gelenk während längerer Zeit in einer *funktionell ungünstigen* Stellung fixiert ist, in welcher die Bänder nicht ganz gestreckt sind, und das Gelenk nicht täglich durchbewegt wird im vollen Bewegungsumfang.

Funktionell ungünstige Stellungen sind z.B. die Streckstellung der Metakarpo-phalangealgelenke, die Beugestellung des Kniegelenkes und die Spitzfußstellung für das obere Sprunggelenk (siehe «Funktionsstellungen», S. 449) (Abb. 6.18).

Solche *Gelenkkontrakturen* gehören zu den häufigsten Funktionsstörungen am Bewegungsapparat, welche orthopädische Eingriffe nötig machen (siehe S. 445).

Bei *Wiederherstellungsoperationen* am Bandapparat (z.B. Kreuzbandplastiken am Knie) ist die Wahl der *richtigen Länge* und des *richtigen Ansatzes* von großer Bedeutung (vgl. dazu auch S. 58: Bindegewebe).

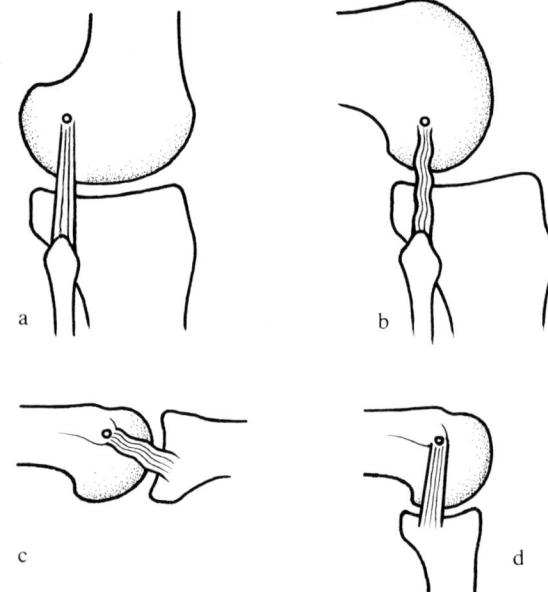

Abb. 6.18: *Gelenkversteifung infolge Bandschrumpfung bei Gelenkfixierung in ungünstiger Stellung.*

a *Kniegelenk* in Streckstellung: Seitenband gestreckt.

b In *Beugestellung* ist das Band locker. Wenn ein entzündetes Knie längere Zeit in dieser Beugestellung fixiert wird, schrumpft das Band und das Knie kann nicht mehr gestreckt werden.

c Umgekehrt können die *Seitenbänder* der *Fingergrundgelenke* in Streckstellung mit der Zeit schrumpfen, so daß die Finger nicht mehr gebeugt werden können. In Streckstellung versteifte Finger sind fast unbrauchbar.

d Wenn eine Ruhigstellung nötig ist, müssen Finger in *Beugestellung* der Grundgelenke fixiert werden. In dieser «Funktionsstellung» sind die Bänder gespannt und können nicht schrumpfen.

7. Die Muskulatur

Die quergestreifte Skelettmuskulatur als kontraktile Substanz ist der «Motor» des Bewegungsapparates. Ein Muskel kann sich *verkürzen,* womit *Bewegung* entsteht (isotonische Kontraktion) oder – ebenso wichtig – er kann einer *Verlängerung widerstehen* und damit (unerwünschte) *Bewegung verhindern,* d. h. ein Gelenk *stabilisieren* (isometrische Kontraktion) (siehe auch S. 89, S. 100 und S. 207).

Die Muskelkraft ist bei mittlerer Länge am größten. Bei maximaler Verkürzung oder Verlängerung hat der Muskel keine Kraft. Es ist deshalb wichtig, daß er möglichst seine optimale «Arbeitslänge» hat. Bei Operationen (Sehnenoperationen, Umstellungsosteotomien) ist dies besonders zu beachten.

Physiologische Reaktionen

Muskelkontraktionen, willkürliche und reflektorische, sind nie so stark, daß gesundes Gewebe dadurch beschädigt würde. Daß die Muskulatur rein *kraftmäßig* dazu imstande wäre, haben die Beobachtungen von multiplen Wirbelkompressionsfrakturen nach Elektroschock gezeigt. Die Sicherung liegt bei der körpereigenen Innervation.

Muskel- und *Sehnenrisse* durch aktive Muskelkontraktion kommen praktisch nur bei vorgeschädigtem Gewebe und nicht adäquat trainiertem Bewegungsapparat vor (siehe S. 467).

Atrophie und Hypertrophie

Die Funktion der quergestreiften Muskulatur ist an die *Innervation* gebunden. Ist diese unterbrochen, dann der Muskel auf natürliche Weise nicht mehr zur Kontraktion gebracht werden, er ist *gelähmt* (schlaffe Lähmung). Innert kurzer Zeit (wenige Monate) *verschwindet* die kontraktile Substanz der Muskulatur vollständig, nur die bindegewebigen Hüllen bleiben übrig. Der Muskel *atrophiert.*

Auch bei *Nichtgebrauch* atrophiert der Muskel sehr rasch, der Querschnitt der Muskelfasern nimmt stark ab und damit auch der meßbare Umfang eines Muskels.

Schonung eines Gelenkes wegen Schmerzen, auch kurzdauernde Bettruhe, die erzwungene Ruhigstellung während der Frakturheilung, Fixationsgipse, Amputationen usw. führen rasch zu massiver *Atrophie.* Eine beim Vergleich mit der gesunden Gegenseite (Umfangmessung!) gefundene *Differenz* ist eines der *ersten und feinsten Zeichen* einer Gelenk- oder Knochenkrankheit.

Umgekehrt antwortet der Muskel auf größere Anforderungen rasch mit einer *Hypertrophie:* Zunahme des Muskelfaserquerschnittes. Der auslösende Reiz ist die maximale *isometrische Kontraktion* (Kraft gegen Widerstand, ohne Bewegung). Isometrische Kraftübungen sind deshalb für das Training in der Physiotherapie und beim Sport besonders wichtig. Isometrisches Krafttraining kann *auch der immobilisierte Patient,* z. B. auch im Gips, betreiben! (Siehe auch S. 207.)

Die Hypertrophie verschwindet ohne regelmäßige Übung innerhalb weniger Wochen wieder.

Pathologische Reaktionen

Nekrose

Die quergestreifte Muskulatur ist wegen ihres hohen Sauerstoffbedarfes besonders anfällig für Ischämie. Allerdings ist normalerweise die Blutversorgung durch weit verzweigte Kollateralen sehr gut. Ischämien entstehen deshalb fast ausschließlich an bestimmten *Prädilektionsstellen:*

- bei lokaler Kompression der Arteria brachialis, am häufigsten bei Ellenbogenfraktur, mit nachfolgender *Volkmannscher Kontraktur* (siehe S. 507, Abb. 38.6 und S. 543).
- durch Drosselung der Zirkulation bei lokaler Druckerhöhung in der Muskelloge infolge eines Ödems beim *Tibialis-anterior-Syndrom* (siehe S. 850).
- auch Strangulation durch zu enge Verbände kann zu ischämischen Muskelschäden führen.

Bereits etwa 6 Stunden nach Unterbruch der Zirkulation ist die Ischämie der Muskulatur *irreversibel.* Der nekrotische Muskel wandelt sich zu einem verkürzten bindegewebigen Strang um (Ischämische Kontraktur) (siehe S. 445).

Kontrakturen

Bleibt ein Muskel aus irgendeinem Grund während längerer Zeit verkürzt, so verliert er schließlich seine Dehnbarkeit. Die Verkürzung wird mit der Zeit permanent. Der Muskel läßt sich passiv nur mit großem Kraftaufwand oder, im fortgeschrittenen Stadium, gar nicht mehr strecken. Die irreversible *Muskelkontraktur* schränkt die freie Bewegung des zugehörigen Gelenkes ein. Solche irreversible Einschränkungen der Gelenkbeweglichkeit werden als *Gelenkkontrak-*

turen bezeichnet und sind überaus *häufige Komplikationen* aller möglichen Affektionen des Bewegungsapparates. (Siehe S. 445.)

Die *Ursachen* sind reflektorische Dauerspasmen der Muskulatur infolge Gelenkschmerzen, Irritationen, Schonhaltungen usw. wegen lokalisierten Störungen am Bewegungsapparat, sodann vor allem Lähmungen (fehlende Antagonisten) und andere Funktionsstörungen der Innervation (neurologische Krankheiten).

Seltener machen Muskelkrankheiten selbst Kontrakturen. Ischämie führt zu Degeneration mit narbig-fibröser Umwandlung der Muskelsubstanz: Ischämische Kontrakturen (siehe oben).

Regeneration

Eine echte Regeneration von kontraktiler Substanz gibt es wahrscheinlich nicht. Zugrunde gegangene Muskelfasern werden zu bindegewebigen Strängen. Erhalten gebliebene Muskelfasern können allerdings erstaunlich hypertrophieren und damit den Verlust weitgehend wettmachen.

Verkalkungen

Myositis ossificans, posttraumatisch (siehe S. 507 und S. 782), sowie bei der sehr seltenen erblichen Myositis ossificans progressiva. Die Ursache der ektopischen Kalkeinlagerung ist nicht bekannt (siehe Abb. 65.2).

Muskulatur

8. Statik und Dynamik des Bewegungsapparates

Statik der aufrechten Haltung

Statik ist die Lehre der auf feste Körper einwirkenden mechanischen *Kräfte,* wenn diese *ausbalanciert* sind, also *keine* Bewegungen stattfinden. Eine Hauptfunktion des Bewegungsapparates besteht darin, den aufrecht stehenden Körper *gegen die Schwerkraft im Gleichgewicht* zu halten, damit er nicht umfällt.

Ein großer Teil der *orthopädischen Probleme* ist deshalb *statischer* Natur.

Sie treten vor allem auf bei:

- motorischen Lähmungen, Muskelschwächen;
- mechanischer Insuffizienz der Stützstrukturen (Knochen, Gelenke);
- Deformitäten, Fehlstellungen, Kontrakturen;
- Koordinationsstörungen.

Stabiles und labiles Gleichgewicht (Abb. 8.1)

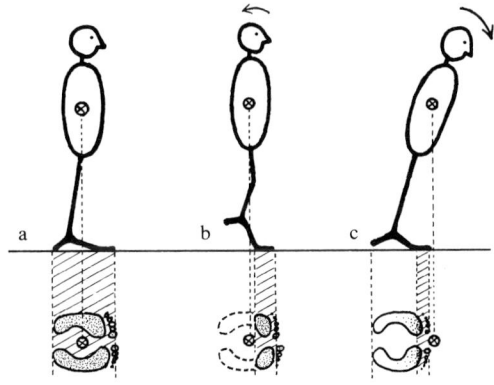

Abb. 8.1:

a Stabiles Gleichgewicht im normalen Stand. Das Gleichgewicht ist *stabil,* wenn das Lot aus dem *Körperschwerpunkt* ⊗ innerhalb der *Standfläche* (Fußsohle) liegt (schraffiert).

b Versuch zum Zehenstand: Damit man nicht auf die Ferse zurückfällt, muß der Körperschwerpunkt zuerst etwas nach vorne, über die Fußballen, gebracht werden. Das kann man an sich selbst leicht nachprüfen.

c Körperschwerpunkt *vor* den Füßen. Der Körper kippt nach vorne über. Um einen Sturz zu vermeiden, wird jetzt normalerweise reflektorisch ein Fuß nach vorne gesetzt, und damit die Unterstützungsfläche unter das Schwerpunktslot gebracht. Diese automatischen Aktionen zur Erhaltung des Gleichgewichtes sind unbewußte komplizierte, reflektorische Vorgänge, bei welchen propriozeptive, optische, vestibuläre Reize usw. verarbeitet, in komplizierte Muskelaktionen umgesetzt, rückgekoppelt und schließlich wieder auf ihre Wirksamkeit kontrolliert werden. Auch dies ist leicht nachzuprüfen.

Schwerpunkt und Standfläche (Abb. 8.2)

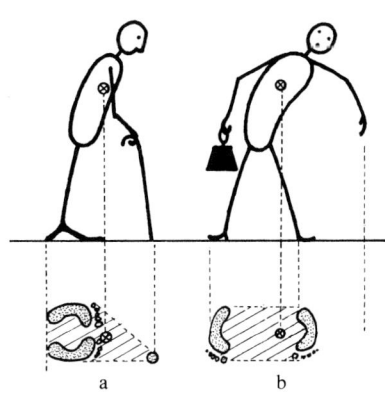

Statik und Dynamik

Abb. 8.2:

a Die Standfläche (schraffiert) kann vergrößert werden, z. B. mit Hilfe eines *Stockes* oder anderer Gehhilfen (Krücken, Gehböcke, Gehwagen usw.).

b Beim Tragen eines schweren Gewichtes auf einer Seite wird der Körperschwerpunkt zur Gegenseite verlagert, damit das Lot des Gesamtschwerpunktes G (des ganzen Systems: Körper + zu tragendes Gewicht) in die Tragfläche hineinfällt.

Gelenkstabilität und Teilschwerpunkt

Wie der ganze Körper auf seiner Unterstützungsfläche im Gleichgewicht sein muß, so muß *jeder Körperteil auf dem ihn tragenden Gelenk im Gleichgewicht* sein (Abb. 8.3).

Stabilisierung eines Gelenkes

In die Betrachtungen zur Gelenkstabilisierung, welche im Abschnitt «Funktionseinheit Gelenk» (S. 85) angestellt wurden, soll jetzt die *Schwerkraft* miteinbezogen werden: Der Einfachheit halber wird zuerst die Stabilisierung eines Gelenkes gezeigt, bei welchem das *Lot* des Teilschwerpunktes *durch die Gelenkmitte* geht. Ohne Bänder und Muskulatur würde dieses Gleichgewicht etwa demjenigen eines Balles auf der Nase eines Seehundes entsprechen: Es ist recht *labil.* Es kann *stabilisiert* werden ähnlich wie ein freistehender Mast oder eine Zeltstange durch seitliche Zugkräfte (Seile). In dieser Art ist z. B. das obere Sprunggelenk im Gleichgewicht bei ruhigem Stehen. Der Stabilisierung dienen Muskeln, Sehnen und Bänder (Abb. 8.4).

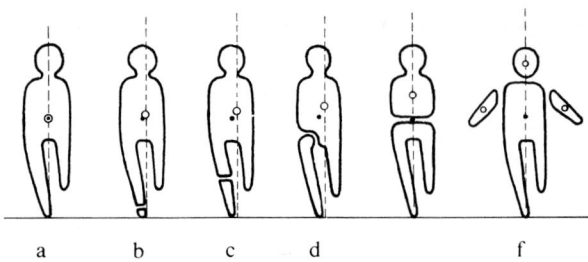

Abb. 8.3: *Teilschwerpunkte.*

Die Abbildung zeigt sozusagen den «Aufbau» des Körpers von unten nach oben, die einzelnen tragenden Gelenke und die darüber liegenden, von ihnen getragenen Körperteile mit den entsprechenden *Teilschwerpunkten* T (mit Kreis bezeichnet). Diese stimmen nicht mit dem Schwerpunkt des Gesamtkörpers (mit Punkt bezeichnet) überein. Die Körperabschnitte müssen für die Betrachtung der statischen Verhältnisse eines Gelenkes als festes Ganzes angesehen werden.

Von links nach rechts:

a Balance des ganzen Körpers auf der Unterlage (Boden);
b Körper auf dem Fußgelenk;
c Teilkörper (ohne Unterschenkel) auf dem Kniegelenk;
d Teilkörper (ohne Bein) auf dem Hüftgelenk;
e Rumpf auf der Lendenwirbelsäule;
f Kopf und Arme auf der Halswirbelsäule, resp. auf Schultergelenken.

Für die Stabilisierung eines Gelenkes ist die Beziehung zwischen dem Lot aus dem *Teilschwerpunkt* (des über dem Gelenk liegenden Körperabschnittes) und dem Gelenkmittelpunkt wichtig (siehe unten).

Der Abbildung ist der *Einbeinstand der Standphase beim Gehen* zugrunde gelegt, welcher für Leistung und Beanspruchung des Bewegungsapparates maßgebend ist.

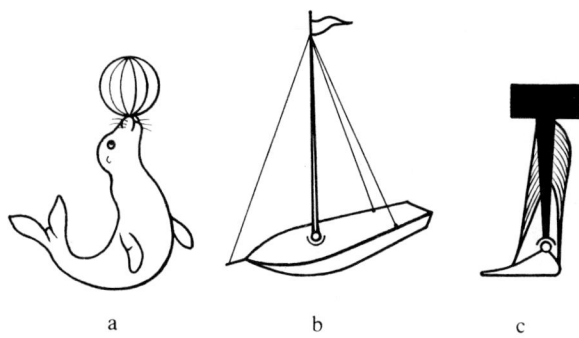

Abb. 8.4: *Gelenkstabilisierung.*

a *Labiles Gleichgewicht:* Der Unterstützungspunkt muß immer genau unter den Schwerpunkt gebracht werden.
b Absicherung eines labilen Gleichgewichtes durch seitliche Zugkräfte: z. B. Mast mit Wanten.
c *Stabilisierung* des oberen Sprunggelenkes. Bei ruhigem Stehen ist der Körperteilschwerpunkt (Körpergewicht ohne Fuß) genau über dem Gelenk. Die ständigen kleinen Schwankungen werden ausbalanciert durch reflektorische Kontraktionen des M. triceps surae resp. des M. tibialis anterior. Dies kann man sehr gut bei sich selbst nachprüfen im Stehen: Bei leichtem Vornüberneigen wird sofort die Wade angespannt, bei Zurückneigen hingegen spannt sich die Sehne des Tibialis anterior vorne über dem Sprunggelenk, wo sie gut zu sehen ist.

Auf Abbildung 8.3 erkennt man, daß das Lot aus dem Teilschwerpunkt *nicht* notwendigerweise durch den Mittelpunkt des tragenden Gelenkes verläuft, sondern mehr oder weniger weit davon *entfernt*. Besonders deutlich ist dies am *Knie* und an der *Hüfte,* natürlich auch an den seitlich ausgestreckten Armen. Daraus resultiert ein *Drehmoment,* welches die Tendenz hat, den Körperteil oberhalb des Gelenkes zur Seite abzukippen. Um ein stabiles Gleichgewicht zu erhalten, muß eine *Gegenkraft* (Muskelkraft, Bänder) diesem Drehmoment entgegen wirken und es aufheben. Als Beispiel diene das Hüftgelenk (Abb. 8.5):

Stabilisierung der Hüfte

Maßgebend für die Hüftfunktion ist vor allem die Belastung während des Gehens, also die *Standphase* (Abb. 8.5a). Sie entspricht ungefähr dem *Einbeinstand* (Abb. 8.5b). Das dazugehörige Gleichgewichtsdiagramm aus Abbildung 8.3 ist hier (Abb. 8.5c) wiederholt. Man erkennt, daß das Lot aus dem Teilschwerpunkt stark *medial* vom Hüftgelenk verläuft. Das entstehende Drehmoment, welches das Becken nach medial abzukippen trachtet, muß durch eine *Gegenkraft* ausbalanciert werden, wie bei einer Waage oder Schaukel (Abb. 8.5f). Sie wird geliefert durch die Muskelkraft der *Hüftabduktoren* (v. a. der Glutaeus medius), welche allerdings mit einem dreimal kürzeren Hebelarm am Gelenk angreift. Daraus ergeben sich Kräfteverhältnisse, wie sie in Abbildung 8.5d dargestellt sind. Richtung und Größe der Kräfte können durch ein Vektordiagramm (Parallelogramm der Kräfte) graphisch ermittelt werden (Abb. 8.5e) (PAUWELS). Die zur Stabilisierung der Hüfte nötige Muskelkraft beträgt im vorliegenden Fall etwa das Dreifache des Körpergewichtes. Die aus Körpergewicht und Muskelkraft resultierende Kraft (R) wirkt direkt als Druckkraft auf das *Gelenk.* Sie ist für seine *Beanspruchung* maßgebend. Im vorliegenden Fall ist sie etwa *viermal größer* als das Körpergewicht!

Abbildung 8.5g zeigt die graphische Darstellung der Gleichgewichtsbedingungen für ein Gelenk:

1. alle Kräfte heben sich auf: A + B + C = 0
2. alle Drehmomente heben sich auf: Aa + Bb = 0

Diese Darstellung der Statik eines Gelenkes stammt von PAUWELS, der sie am Beispiel der Hüfte genau untersucht hat. Sie gilt aber auch entsprechend für alle anderen Gelenke (Abb. 8.6).

Statik und Dynamik

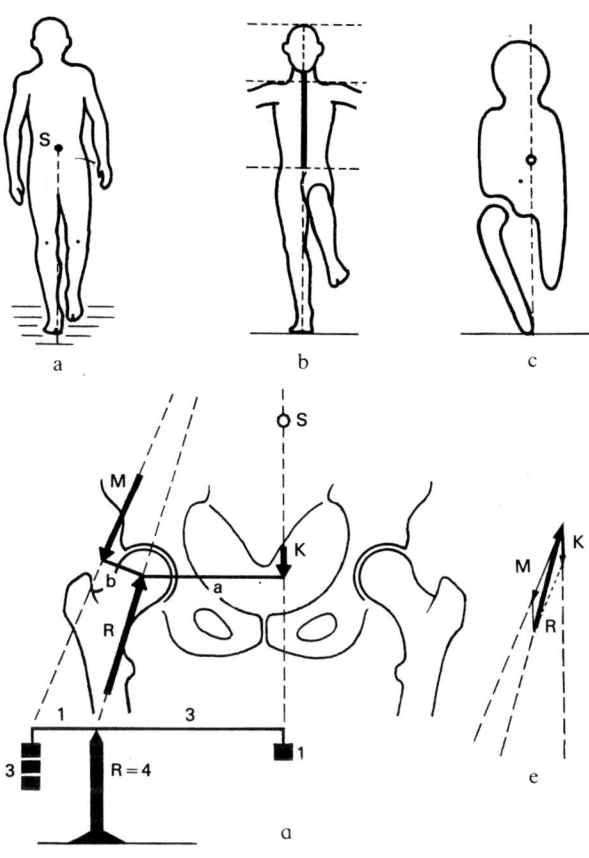

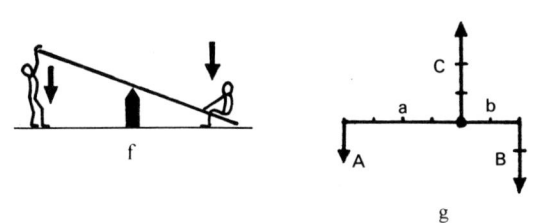

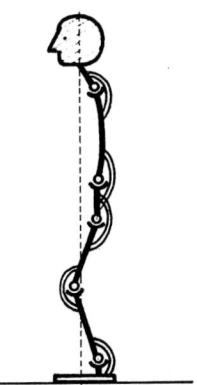

Abb. 8.5: Zur *Beanspruchung des Hüftgelenkes.* Erklärung im Text.

Abb. 8.6: *Stabilisierung der Gliederkette.*

Jedes Gelenk des Körpers muß entsprechend seinem Kippmoment stabilisiert werden. Dies hängt davon ab, ob das Lot des Teilschwerpunktes vor oder hinter dem Gelenk verläuft. Auf der Gegenseite ist eine Gegenkraft nötig.

Aktive und passive Gelenkstabilisierung
(Siehe auch S. 87 f.)

Statt mit Muskelkraft kann ein Gelenk durch Bänder stabilisiert werden, z. B. durch

1. *Seitenbänder,* welche nur Bewegungen in einer Achse zulassen, oder
2. Bänder, welche als *Anschlagsperre* wirken, also die Beweglichkeit in einer bestimmten Richtung einschränken (z. B. die dorsalen Bänder des Knies, welche eine Überstreckung verhindern). Diese Stabilisierung ist *passiv* im Gegensatz zur *aktiven* Stabilisierung mit *Muskelkraft* (Abb. 8.7). Auch ein völlig versteiftes Gelenk (Ankylose) ist stabil, was man sich therapeutisch zunutze macht (Arthrodese).

Zum Beispiel Knie- und Hüftgelenk können (in der Sagittalebene) sowohl passiv (in leichter Überstreckung) als auch aktiv (in leichter Beugung) stabilisiert werden (Abb. 8.8):

Beim Ausfall der aktiven Stabilisierung (Lähmung) bekommt die passive besondere Bedeutung (siehe Kapitel «Poliomyelitis», S. 384). Im übrigen ist sie vor allem bei bequemer Ruhestellung wirksam. Eine dauernde rein *passive* Stabilisierung führt mit der Zeit zur Bandinsuffizienz; normalerweise schützt die *Muskulatur* den Bandapparat davor (Abb. 8.9a, b) (siehe auch S. 451 ff.).

Die Bedeutung statischer Überlegungen für die Praxis

soll im folgenden kurz zusammengefaßt werden:

1. Das Problem der *Stabilisierung* eines Gelenkes ist mindestens ebenso wesentlich (Gleichgewicht, Kraftübertragung) wie das seiner Beweglichkeit.
2. Wichtigste Voraussetzung für den aufrechten Stand und Gang ist das Erhalten des *Gleichgewichtes* jedes einzelnen Körperabschnittes auf seinem tragenden Gelenk.
3. Die Gelenkstabilisierung erfolgt im wesentlichen durch die entsprechende *Muskulatur* (im Ruhestand teilweise durch Bänder, siehe Abb. 8.9).
4. Die nötige *Muskelkraft* hängt vom Verhältnis der *Hebelarme* zueinander ab:

$$\text{Muskelkraft} = \frac{\text{Teilkörpergewicht} \times \text{Lastarm}}{\text{Kraftarm}}$$

Je weiter das Lot aus dem Körperteilschwerpunkt vom Gelenkdrehpunkt entfernt ist, *desto größer* ist die notwendige Muskelkraft.

Um Kraft zu sparen und die Beanspruchung zu reduzieren ist es notwendig, daß das tragende Gelenk *möglichst nahe* an dieses Teilschwerpunktslot heran kommt. Daraus ergeben sich viele orthopädische Probleme, vor allem bei

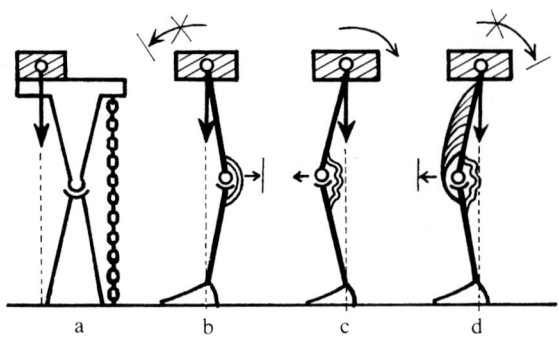

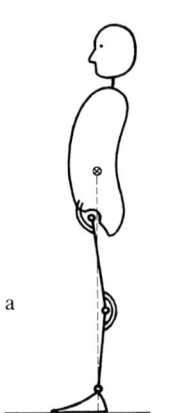
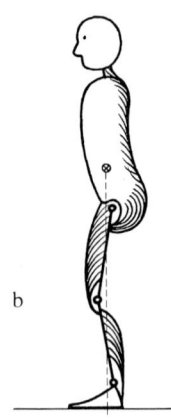

Abb. 8.7: *Aktive und passive Gelenkstabilisierung.*

a zeigt das Prinzip: Eine Last erzeugt ein Drehmoment an einem Gelenk, da ihre Schwerelinie *neben* der Gelenkmitte verläuft. Eine Kette (Band) liefert die Gegenkraft, so daß der obere Körperteil nicht nach links abkippen kann.

b Das Gelenk muß ein wenig von der Schwerelinie in Richtung zum *Band* hinübergedrückt sein, damit dieses das Gelenk stabilisieren kann *(passive Stabilisierung).*

c Liegt das Gelenk auf der anderen Seite der Schwerelinie, so nützt das Band nichts, der Körper kippt um und das Gelenk knickt ein. Wenn keine Lähmung vorliegt, tritt reflektorisch die *Muskulatur* auf der Gegenseite des Bandes in Aktion und stabilisiert das Gelenk *aktiv* (d).

Abb. 8.8: *Aktive und passive Gelenkstabilisierung.*

a Bei etwas durchgedrückten Knien und herausgestrecktem Bauch kommt das Schwerpunktslot so zu liegen, daß Knie und Hüften ohne Muskelkraft, allein durch die Bänder, stabilisiert werden können.

b Mit gebeugten Knien und etwas vorgeneigtem Oberkörper kann man nur aufrecht stehen, wenn die Muskulatur die Gelenke stabilisiert.

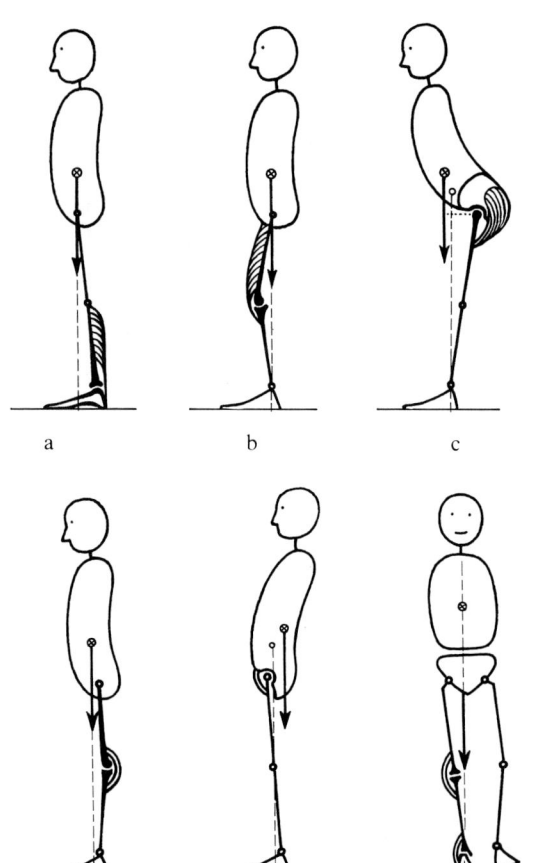

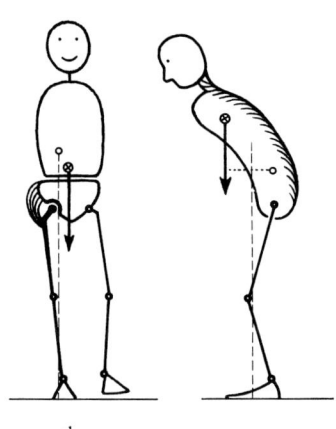

Abb. 8.9: *Die fünf wichtigsten Muskelgruppen die das Stehen ermöglichen.*

a Die Wadenmuskulatur (Trizeps und Gastrocnemius) stabilisiert das obere *Sprunggelenk;*

b Die *Oberschenkelmuskulatur* (Quadrizeps) stabilisiert das *Kniegelenk;*

c Die *Gesäßmuskulatur* (Glutaeus maximus) stabilisiert das *Hüftgelenk;*

d Der *Glutaeus medius* stabilisiert die Hüfte in der Frontalebene;

e Die *Rückenmuskulatur* stabilisiert die Wirbelsäule.

Die *wichtigsten Bänder,* die zum Stehen notwendig sind.

f Die hintere *Kniegelenkkapsel;*

g Das vordere *Hüftgelenkband* (Lig. Bertini);

h In der Frontalebene: Der *Knie-* und *Sprunggelenkseitenbänder.*

- Lähmungen (siehe S. 383 ff.)
- Fehlstellungen und Deformitäten (siehe S. 438 f.).
- Entlastung schmerzhafter Gelenke usw. (siehe S. 104 f. und S. 254).

5. Besonders gut lassen sich diese Probleme der Stabilisierung studieren bei *Poliomyelitisgelähmten,* welche alle Kompensationsmöglichkeiten instinktiv ausnützen. Um ihre Funktion zu verbessern, etwa mittels Operationen, ist eine genaue Kenntnis der statischen Verhältnisse notwendig (siehe auch: Poliomyelitische Restlähmungen, mit weiteren Beispielen, S. 384).

Kontrakturen von Gelenken stören ebenfalls die normalen statischen Verhältnisse nachhaltig. Ihre Verhütung und Korrektur ist deshalb auch vor allem aus statischen Gründen nötig. Beispiele siehe «Kontrakturen», S. 445.

6. Die *Beanspruchung* eines Gelenkes ergibt sich nicht allein aus der Belastung durch das Körpergewicht, sondern ist abhängig von der resultierenden Druckkraft auf das Gelenk, d. h. der (vektoriellen) Summe von Körperlast und Muskelkraft. Diese Kräfte können das Körpergewicht um ein *mehrfaches übersteigen.* Beispiel der Hüfte: Resultierende Druckkraft auf das Gelenk = vierfaches Körpergewicht.

Weil die *Beanspruchung* eines Gelenkes ein wesentlicher Faktor in der Pathogenese von Gelenkschäden ist, geht es praktisch therapeutisch darum, sie wo möglich *herabzusetzen.* Dies gelingt, indem man (z. B. operativ) die Hebelarme verändert (etwa bei Deformitäten, Fehlstellungen usw.), oder durch Verbesserung der Haltung, zusätzliche Abstützung (Stöcke, Schienen) usw. (Siehe Kapitel «Die mechanische Beanspruchung als pathogenetischer Faktor», S. 104, «Degenerative Erkrankungen», S. 422 und «Deformitäten, statische Störungen», S. 438).

Die Physiologie des Stehens und Gehens

Das Stehen

Im symmetrischen Zweibeinstand ist die Standfläche relativ groß, das Gleichgewicht ist recht stabil und kann mit kleiner Muskelkraft erhalten werden. Der aufrechte Zweibeinstand ist der Ausgangspunkt für das *Gehen.* Jede Gehschule, sei es bei motorisch gestörten Kindern oder in der Rehabilitation nach Unfällen, Krankheiten, Operationen usw. muß mit einem *sicheren aufrechten Stand* beginnen.

Dazu müssen die tragenden Gelenke in die richtige *Grundstellung* gebracht werden können (Abb. 8.10).

Diese Grundstellung der tragenden Gelenke ist für die orthopädische Betrachtungsweise und Therapie von grundlegender Bedeutung. Sie ist wichtiger als die Gelenkbeweglichkeit an sich. Es ist z. B. außer-

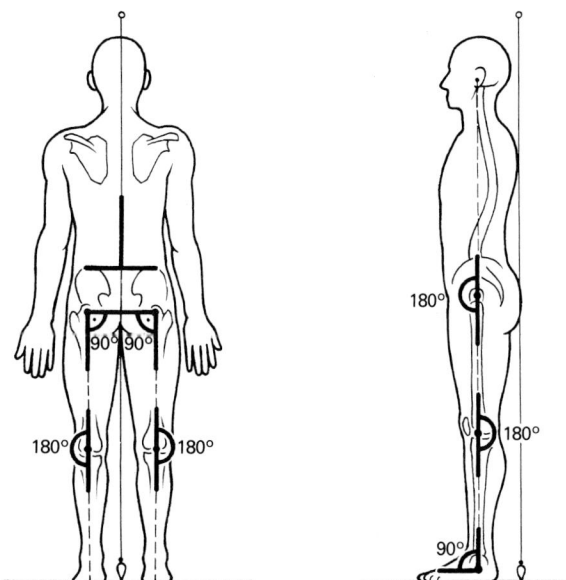

Abb. 8.10: *Das Schema der Grundstellung* ist sehr einfach: Beine, Becken und Wirbelsäule gerade, das Becken bei gleich langen Beinen horizontal. Die drei großen tragenden Gelenke in einer Stellung von 180° bzw. 90°.

Jede *Diagnostik* und *Therapie* geht von dieser Grundstellung aus (siehe S. 136, S. 203 und S. 448 f.).

Statik und Dynamik

ordentlich mühsam, mit gebeugten Hüften oder Knien oder mit einem Spitzfuß zu gehen. (Vgl. «Der normale Bauplan», S. 440, und «Funktionsstellung der Gelenke», S. 449).

Am *liegenden* Patienten, z. B. bei der Arztvisite am Krankenbett, werden diese Zusammenhänge leicht übersehen. Es ist deshalb zweckmäßig, wenn Arzt, Pflegepersonal, Physiotherapeuten und der Patient selbst immer wieder *den aufrechten Stand prüfen* und *üben,* wenn immer möglich, indem der Patient auf die Füße gestellt wird. Bei Bettlägerigen sollte dieses Manöver wenistens gedanklich genau durchgespielt werden.

Für die *funktionelle Diagnostik* (siehe S. 114 und S. 143) und den *Therapieplan* (siehe S. 199) kann auf diese Weise viel gewonnen werden.

Auch für die *Lagerung* (siehe S. 203 und S. 262) ist die Grundstellung der Gelenke wichtig, ebenso wie für eine zweckmäßige und zielstrebige *Physiotherapie* (siehe S. 205 ff.).

Der Einbeinstand

ist eine *Voraussetzung* für den *aufrechten Gang:* Bei *jedem Schritt* wird das Körpergewicht eine kurze Zeit lang *auf einem Bein allein* getragen (Standbein, Standphase), bis das andere Bein den Schritt nach vorn getan hat (Schwungbein, Schwungphase) (siehe Abb. 8.11 a).

Statik und Dynamik

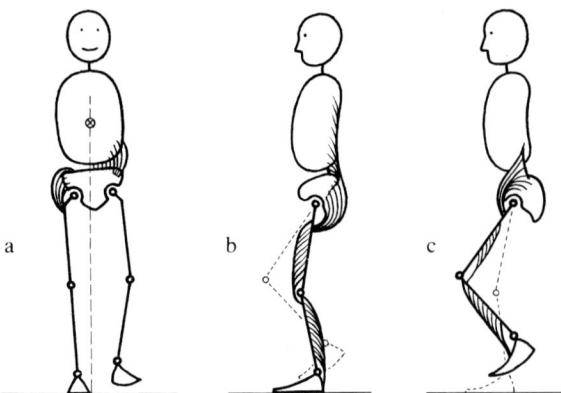

Abb. 8.11: *Der Schritt.*

a *Standphase,* in der *Frontalebene:* entspricht etwa dem Einbeinstand. Leichtes Anheben des Beckens auf der Schwungbeinseite durch die *Hüftabduktoren* und die gegenseitige Rumpfmuskulatur.

b *Standphase,* in der *Sagittalebene:* Das Standbein trägt die ganze Körperlast. Stabilisierung der großen Gelenke im wesentlichen durch ihre *Streckmuskulatur.*

c *Schwungphase, Sagittalebene:* Das Schwungbein wird angehoben, indem es durch Flexion in Hüfte, Knie und Fuß *verkürzt* wird. Im wesentlichen sind die Beugemuskelgruppen in Aktion: Ileopsoas, Knieflexoren (Trizeps, ischiokrurale Gruppe), Dorsalextensoren des Fußes (Tibialis anterior) und Zehenheber (Extensor digitorum und Extensor hallucis).

Dies entspricht etwa dem *Einbeinstand,* wobei allerdings beim flüssigen Gehen ein dynamisches Moment dazukommt, welches die Statik des an sich mühsamen und unnatürlichen Einbeinstandes etwas modifiziert und in eine harmonische Bewegung integriert. Immerhin gelten im Prinzip die selben statischen Gesetzmäßigkeiten. Auf jeden Fall ist es für eine Fortbewegung durch aufrechtes Gehen notwendig, daß *jedes* Bein *einzeln* imstande ist, *das Körpergewicht* wenigstens während kurzer Zeit voll *zu tragen,* bis das andere Bein sich verschoben hat (siehe Abb. 8.11 b: Standbein).

Der Schritt

Das *Schwungbein* muß einen *Schritt vorwärts* machen können. Dazu muß es vom Boden abgehoben und nach vorne gebracht werden können. Die dazu notwendige *Kraft* ist wesentlich *geringer* als die zum Tragen des Körpergewichts notwendige, welche vom *Standbein* aufgebracht werden muß. Ein Bein versagt deshalb eher in der Standphase als in der Schwungphase.

Um einen Schritt tun zu können, besonders zum Überwinden einer Stufe, muß das Bein angehoben, also *verkürzt* werden. Dazu dienen, vereinfachend gesagt, die Beugemuskeln der großen Gelenke des Beines, sowie Muskelgruppen, welche das Becken auf der Schwungbeinseite anheben (Abduktoren der Standhüfte, Rumpfmuskulatur der Schwungseite) (siehe Abb. 8.11 c).

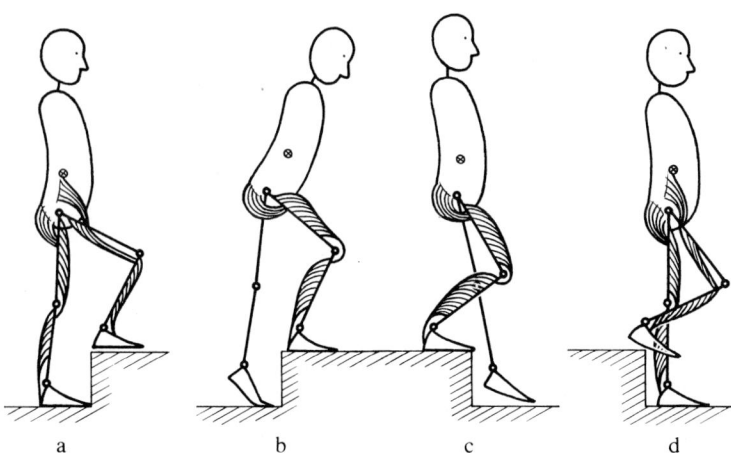

Abb. 8.12: *Stufensteigen.*

a Das Schwungbein wird auf die Stufe hinaufgehoben, während das Standbein wie beim gewöhnlichen Gehen das Körpergewicht trägt.

b Das Gewicht wird auf das andere Bein verlagert. Dieses muß jetzt das Körpergewicht um die Höhe der Stufe *emporheben,* indem es gestreckt wird mit Hilfe der großen Streckmuskulatur des Beines (siehe Abb. 8.9a–c). Diese Phase erfordert am meisten Kraft. Das untere Bein wird lediglich nachgezogen.

c Treppab werden Schwungbein und Körpergewicht langsam tiefer gesetzt, indem das Standbein, welches oben auf der Stufe stehen bleibt, gebeugt wird. Die Beugung muß langsam und kontrolliert erfolgen, damit ein Sturz vermieden wird. Diese Phase des Treppabsteigens ist für Behinderte oft besonders schwierig, weil sie sich meist auch unsicher fühlen. Das *Bremsen* erfordert viel Muskelkraft und ermüdet stark, was man auch als Gesunder erlebt, z. B. als Muskelkater im Quadrizeps nach einem längeren Abstieg im Gebirge.

d Sobald das untere Bein den Boden erreicht hat, übernimmt es die Körperlast. Das obere Bein braucht nur noch nachgezogen zu werden.

Das Stufensteigen

Stufen sind für körperlich Behinderte große, oft *unüberwindliche Hindernisse,* welche ihren Aktionsradius begrenzen. Die Unfähigkeit, eine bestimmte Stufenhöhe zu ersteigen, verunmöglicht einem Menschen z. B., eine Wohnung in einem höheren Stockwerk zu bewohnen, ein öffentliches Verkehrsmittel zu benützen usw.

In dem Augenblick, da sie nicht mehr Stufen steigen können, werden viele Menschen abhängig von fremder Hilfe oder zu eigentlichen Pflegefällen. Das *Treppensteigen* ist deshalb für die Beurteilung und die Rehabilitation Behinderter von ausschlaggebender Bedeutung. Zur Gehschule nach Unfällen und Operationen gehört das Treppauf- und -absteigen von Anfang an als wichtiges *Training.*

Das Stufensteigen bedingt eine *vertikale* Verschiebung des Körpergewichtes und braucht damit viel Kraft, vor allem vom *Standbein* (Abb. 8.12).

Aus dieser Abfolge geht hervor, daß die größere Arbeit, nämlich das vertikale Verschieben der Körperlast, immer vom *oberen* Bein geleistet werden muß.

Wenn ein Bein geschwächt ist, wird eine Stufe automatisch mit dem stärkeren Bein voran bestiegen. Beim Treppabgehen ist es umgekehrt: Das schwächere Bein geht voraus.

Das stärkere Bein ist also immer *oben,* das schwächere tiefer.

Diese Art des Treppensteigens, immer mit dem selben Bein voraus (im Gegensatz zum normalen, «alternierenden» Treppengang), gibt einen einfachen aber wichtigen *funktionsdiagnostischen Hinweis* und ist für manche Behinderte die einzige Art, Schwellen und Treppen zu überwinden.

Zehen- und Fersenstand

Er setzt eine kräftige Waden- resp. Fußhebermuskulatur voraus. Zehen- und Fersenstand sind deshalb *einfache diagnostische Tests* für das Funktionieren dieser Muskulatur, besser als die Prüfung im Liegen, gegen den Widerstand der Hand, weil auch eine geringe Schwäche und eine kleine Seitendifferenz erkannt werden können. Selbstverständlich muß jeder Fuß einzeln geprüft werden, also am besten im Zehen- oder Fersen*gang* (Abb. 8.13).

Im Gehen und Laufen spielen diese Muskelgruppen eine besondere Rolle: Der *Trizeps* ermöglicht das *Abrollen* und *Abstoßen* am Ende der Standphase. Ohne diesen Muskel (Trizepslähmung) ist der Gang langsam, kein Abstoßen erfolgt, und schnelles Laufen ist nicht möglich.

Die *Fußheber* heben die Fußspitze zu Beginn der Schwungphase vom Boden ab, damit der Fuß nach vorne gebracht werden kann. Bei Fußheberlähmung (Peronäuslähmung) wird die Fußspitze nachge-

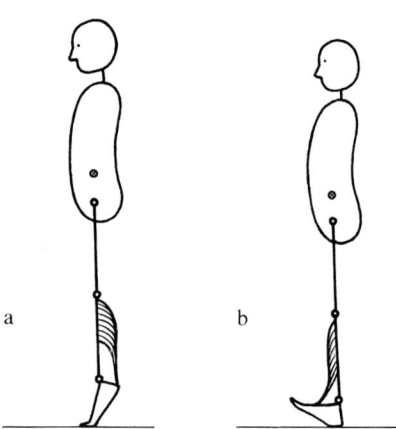

Abb. 8.13:

a *Zehenstand:* Stabilisierung des oberen Sprunggelenkes durch den Triceps surae (Gastrocnemius und Soleus), Standfläche stark verkleinert.

b *Fersenstand* (Hackengang): Fuß- und Zehenheber (Tibialis anterior, Extensor hallucis longus und Extensor digit. communis) stabilisieren das obere Sprunggelenk in Hackenstellung.

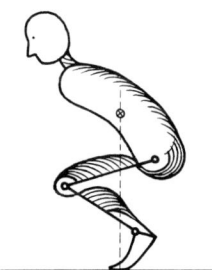

Abb. 8.14: Das *Aufstehen aus der Hocke* erfordert wegen der langen Hebelarme, vor allem des Kniegelenkes, eine erhebliche Anstrengung der drei großen Streckmuskelgruppen des Beines: Glutäen, Quadrizeps und Trizeps.

schleift, das Knie muß höher angehoben werden, und der Fuß wird zuerst mit der Fußspitze wieder aufgesetzt *(Steppergang).*

Hocke und Aufstehen

Aufstehen aus der Hocke ist ein guter Test für die Muskelkraft. Versuchen Sie es selbst auf *einem* Bein! Der Körper gleicht einer zusammengedrückten Feder, welche aufspringen muß. Die drei großen Gelenke (Hüfte, Knie, Sprunggelenk) liegen weit vor, resp. hinter der Schwerelinie, die Hebelarme sind entsprechend groß und damit auch die nötigen Muskelkräfte (Abb. 8.14).

Ähnlich erfolgt das *Aufstehen von einem Stuhl,* von der Toilette, aus dem Bett, vom Boden. Es sind alltägliche Bewegungen. Ihre Beherrschung entscheidet weitgehend über das Schicksal eines Behinderten. Wer sie nicht mehr zustande bringt ist pflegebedürftig und praktisch bettlägerig. Die *Rehabilitation* muß also *hier* ansetzen. Hilfen sind: Vornüberneigen, hohe Sitzflächen, Katapultstühle.

Laufen und Springen (Abb. 8.15)

Die drei wichtigsten Muskelgruppen für das Laufen und Springen sind:

1. Wadenmuskulatur: Fersenheber (Triceps surae),
2. Oberschenkelmuskulatur: Kniestrecker (Quadriceps),
3. Gesäßmuskulatur: Hüftstrecker (Glutaeus maximus).

Diese drei Muskelgruppen machen aus dem Bein eine Sprungfeder und geben die Kraft des Abstoßes. Das Aufstehen aus dem Sitzen oder Liegen erfolgt im Prinzip auf die gleiche Weise, ebenso das Weit- und Hochspringen. Diese sportlichen Leistungen zeigen die Leistungsfähigkeit eines gesunden durchtrainierten Bewegungsapparates.

Sitzen

Die zivilisierte Menschheit sitzt auf Stühlen. Für bequemes Sitzen sind folgende Gelenkstellungen günstig (Abb. 8.16).

Die Funktionsstellung im Stehen (siehe Abb. 8.10) kommt mit der Sitzstellung oft in Konflikt. Sie weichen an Hüfte und Knie um je 90° voneinander ab. Manche Patienten leben im Rollstuhl und können nicht gehen, andere haben vorwiegend eine sitzende Beschäftigung. Für diese ist die gute Sitzhaltung wesentlich. Wenn die Beweglichkeit der großen Gelenke nicht beide Haltungen zuläßt, ist die *Funktionshaltung zum Stehen* in *erster Linie* anzustreben. Zum *Sitzen* kann man sich mit einer Fehlhaltung eher arrangieren, als zum Stehen und Gehen. Hohe Sitzflächen sind dann besser als niedrige. (Siehe Kapitel «Deformitäten», S. 438 f.)

In vielen Ländern, in Afrika, Asien und Südamerika, sitzt man jedoch vorzugsweise *auf dem Boden* und ist deshalb auf bewegliche Hüftgelenke angewiesen.

Der menschliche Gang

Er ist eine einzigartige Mischung von unwillkürlichen, automatischen mit halbautomatischen und willkürlichen Bewegungen. Sein Effekt ist eine zielgerichtete Fortbewegung mit geringem Energieaufwand unter Erhaltung eines komplizierten Gleichgewichtes, sein Ablauf eine harmonische Bewegungsfolge. In regelmäßigem Rhythmus wiederholen sich bis in Einzelheiten festgelegte Muster. Trotzdem ist der Gang so individuell, daß man einen Menschen daran erkennen kann.

Statik und Dynamik

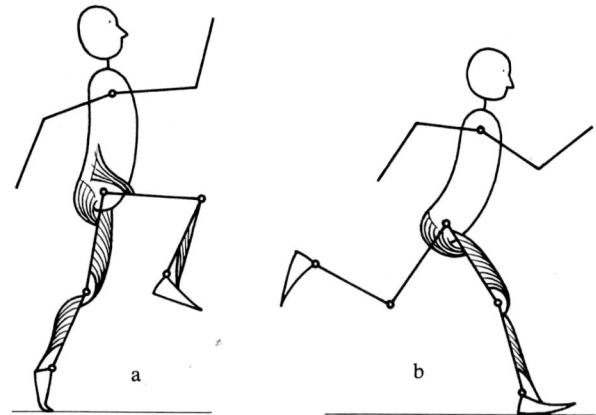

Abb. 8.15: *Laufen und Springen.*

a *Sprung:* Die drei wichtigsten Muskelgruppen sind wiederum Trizeps, Quadrizeps und Glutaeus maximus. Damit wird das Bein maximal gestreckt und der Körper beschleunigt.

b *Abfangen* des Sprunges: Die *Bremswirkung* der Muskulatur ist ebenso wichtig wie das Beschleunigen. Am meisten beansprucht wird der *Quadrizeps,* was man etwa bei einem raschen Abstieg von einer Bergtour zu spüren bekommt. Der *Tibialis anterior* bremst ebenfalls, damit der Fuß physiologisch abrollt und nicht mit dem Vorfuß hart auf den Boden schlägt, sobald die Ferse aufgesetzt hat, wie das bei Fußheberschwäche auch beim gewöhnlichen Gehen geschieht (Hängefuß, siehe S. 875).

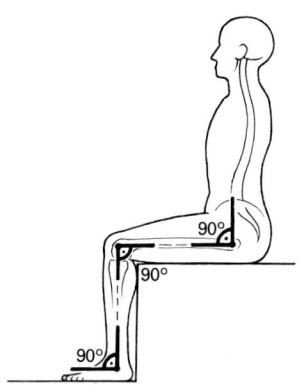

Abb. 8.16: Auch das Schema der *Sitzhaltung* ist sehr *einfach:*

1. Aufrechte Haltung der Wirbelsäule;
2. Hüfte 90° Flexion;
3. Knie 90° Flexion;
4. Fuß 90° = Funktionsstellung.

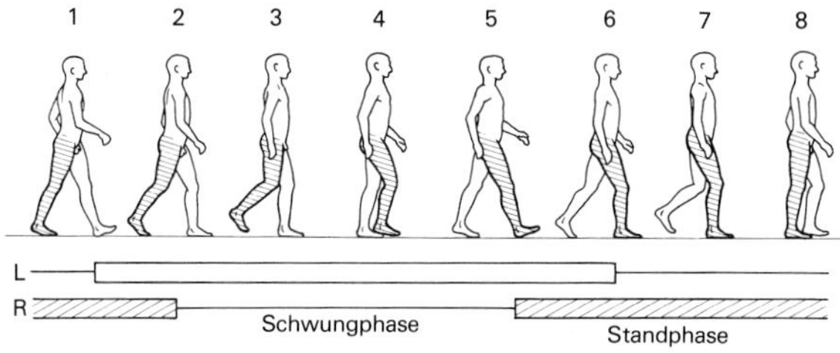

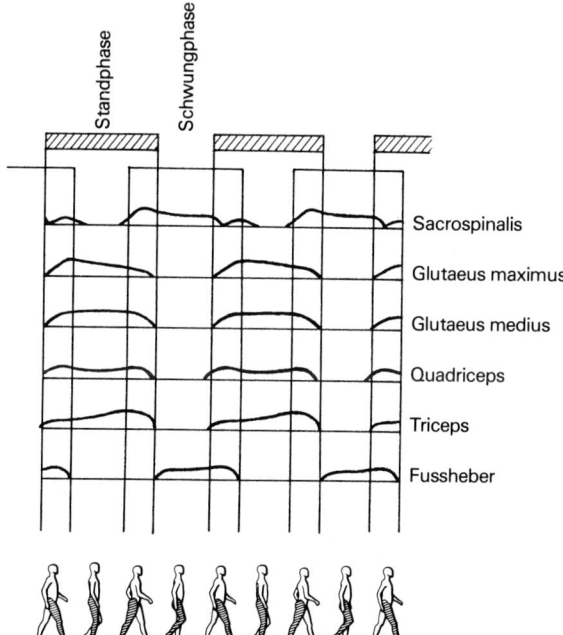

Abb. 8.17: Die *Phasen eines Doppelschrittes*. Der Zyklus des rechten (schraffierten) Beines, von links nach rechts:

1 Beide Beine am Boden, Gewichtsverlagerung von rechts nach links.
2 Abstoßen mit dem rechten Bein.
3 Beginn der rechten *Schwungphase*.
4 Durchschwingen.
5 Aufsetzen der rechten Ferse und damit Beginn der rechten *Standphase*.
6 Aufsetzen des rechten Fußes und Gewichtsverlagerung auf rechtes Bein. Beide Beine noch am Boden.
7 Das rechte Bein trägt den nach vorne beschleunigten Körper. Mitte der Standphase.
8 Linkes Bein wird vorgeschwungen.

Unten ist die Dauer der Stand- bzw. Schwungphase von linkem und rechtem Bein eingezeichnet.

Abb. 8.18: *Myokinesigramm*.

Die Balgrist-Schule in Zürich (SCHERB, FRANCILLON) hat palpatorisch auf der Rollgehbahn (siehe S. 184) die Muskelaktion während des Gehens untersucht. Dabei zeigte sich, daß jeder Muskelgruppe ein ganz bestimmtes Aktionsmuster, eine Aktionskurve zukommt. Der Gehakt ist ein hochkompliziertes, halbautomatisch gesteuertes und genau koordiniertes Zusammenspiel der gesamten Muskulatur des Bewegungsapparates. Die Abbildung zeigt einen Ausschnitt aus der «Muskelpartitur» von SCHERB. Man erkennt, daß die Mehrzahl der größeren Muskeln in der Standphase, und vor allem zu Beginn und am Schluß derselben, agiert.

Der Bewegungsablauf bezieht fast alle Gelenke und Muskeln des menschlichen Körpers mit ein. Er läuft nach einer überaus komplizierten «Partitur» ab. So werden z. B. Rumpf und Arme im gleichen Rhythmus wie die Beine, aber gegensinnig, mitbewegt usw. (Abb. 8.17).

Die Erforschung des genauen Ablaufes des Gangmechanismus ist sehr aufwendig. Sie wurde erstmals wissenschaftlich genau von O. FISCHER 1895 versucht auf optischem Weg. FISCHER konnte Geschwindigkeiten, Beschleunigungen und daraus die wirkenden Kräfte errechnen und hat so ein sehr genaues Bild des menschlichen Ganges beschrieben, auf dem bis heute die meisten Untersuchungen über den menschlichen Gang aufbauen. Seither sind mechanische Untersuchungen mit Bodendruckplatten, telemetrische Studien usw. dazugekommen. Die Arbeiten FISCHERS sind aber grundlegend geblieben (Abb. 8.18 und Abb. 8.19).

Für die *Praxis* ergibt sich, da der menschliche Gang ein so komplizierter Vorgang ist, daß in der Klinik keine praktikable Methode zu seiner objektiven Analyse zur Verfügung steht. Andererseits ist das Gangbild eine so geläufige optische Erfahrung, daß auch der Laie schon geringe Abweichungen von dieser «Norm» erkennt. Er spricht von «Hinken». Das kann auch der Arzt sehen. Bei genauer Beobachtung und aufgrund seiner Kenntnisse von Physiologie und Pathologie des Ganges ist ihm eine weitere Differenzierung möglich: Schonhinken bei Schmerzen, Hinken bei (reeller oder funktioneller) Beinverkürzung, bei Gelenkfehlstellungen, Versteifungen, Lähmungshinken usw. (siehe auch S. 118).

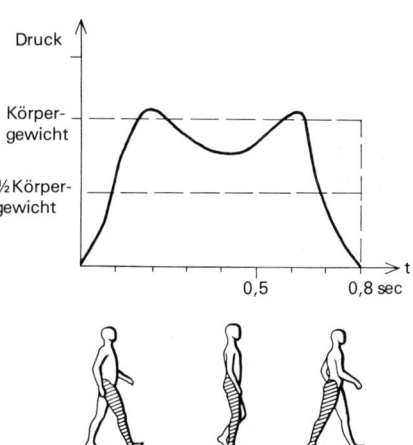

Abb. 8.19: Fußbelastung während eines Schrittes.

Normales dynamisches Druckdiagramm einer Standphase, wie man es etwa mit einer Bodendruckmeßplatte bestimmen kann. Unten die zugehörige Schrittphase (rechtes Bein).

Nach dem Aufsetzen des Fußes sofort starker Druckanstieg bis über das volle Körpergewicht hinaus (Bremswirkung). Beim Abstoßen mit dem andern Bein sinkt der Druck wieder etwas und steigt am Schluß der Standphase, beim Abstoßen, nochmals an.

Solche dynamische Druckdiagramme zeigen auch Abweichungen vom Normalen auf und eignen sich für Ganganalysen zu klinischen und Forschungszwecken.

9. Die mechanische Beanspruchung als pathogenetischer Faktor

In den vorangehenden Kapiteln war immer wieder von der mechanischen Beanspruchung der Gewebe und Strukturen des Bewegungsapparates die Rede. Tatsächlich spielt diese als pathogenetischer Faktor in der Orthopädie eine zentrale Rolle. Daher soll noch einmal zusammenfassend ihre Bedeutung dargestellt werden.

Die biomechanisch wirksame Beanspruchung

Biomechanisch wirksam ist nicht eine einmalige, kurzfristige Beanspruchung (außer sie ist so groß, daß sie unmittelbar zum Bruch führt), sondern die über längere Zeit (Monate, Jahre) vorwiegend wirksame *Dauerbeanspruchung.*

Diese wechselt unter normalen Bedingungen ständig. Aus ihrer Summe über längere Zeit hinweg kann aber in der Regel ein ungefährer *Durchschnitt* ermittelt werden als *Hauptbeanspruchung.*

Für die Hüfte hat sie PAULWELS zu bestimmen versucht. Er ging davon aus, daß das Hüftgelenk seine größte Beanspruchung beim Gehen, und zwar in der Standphase erleidet. Er konnte Größe und Richtung dieser resultierenden Kraft R errechnen aus den Gleichgewichtsbedingungen des Gelenkes (siehe Stabilisierung eines Gelenkes, S. 96) und fand eine Belastung *etwa 3–4mal größer als das Körpergewicht,* welche bei jedem Schritt auftritt. Dieser unerwartete Befund hängt damit zusammen, daß es sich nicht um eine einfache Tragfunktion handelt, sondern um die Erhaltung eines Gleichgewichtes (siehe S. 95).

Deshalb findet man an anderen tragenden Gelenken, ebenso wie am Knochen, ähnliche Verhältnisse.

Pathologische Störungen treten auf bei einem *Mißverhältnis* zwischen den *mechanischen Eigenschaften* der Strukturen des Bewegungsapparates und der tatsächlichen *Beanspruchung.*

Ein *gesunder, trainierter Bewegungsapparat* ist so eingerichtet, daß er eine Beanspruchung, wie sie beim normalen Gebrauch desselben auftritt (körperliche Leistungen, wie Sport, Schwerarbeit, und zwar sowohl Sprinter- wie Dauerleistungen), *ein Leben lang ohne Schaden zu nehmen aushält* (so zeigen auch bei alten Menschen die Extremitätengelenke normalerweise keine wesentlichen Degenerationserscheinungen. Die früher gebräuchliche Bezeichnung «malum coxae senile» für Coxarthrose ist deshalb irreführend).

Zum *Versagen* kommt es durch:

1. *Passive Überbeanspruchung* gesunder Strukturen. Praktisch nur durch Unfall, nicht durch aktive Beanspruchung möglich: Trauma, Frakturen, Rupturen.
2. Normale Beanspruchung *insuffizienter* Strukturen des Bewegungsapparates (bei Krankheit, Unfallfolgen usw.). Die meisten chronischen Schäden am Bewegungsapparat entstehen auf diese Weise: Degenerative Krankheiten (siehe S. 422).
3. Kombination von 1. und 2., z.B. übermäßige Beanspruchung des untrainierten Bewegungsapparates.

Die «*Insuffizienz*» von Strukturen des Bewegungsapparates kann auf *mikroskopischer* oder *makroskopischer Ebene* liegen:

1. *Insuffizientes Gewebe* (Knochenkrankheiten wie Rachitis, Osteopsatyrosis; lokalisierte Schäden wie Knochennekrosen, atrophische Pseudarthrosen, Gelenkschäden usw.), also Gewebeschäden bei intakter Form der Strukturen.
2. *Insuffiziente Konstruktion:* Struktur und Form entsprechen nicht den normalen mechanischen Anforderungen: z.B. unfall- und krankheitsbedingte lokalisierte Schäden am Bewegungsapparat, gestörte Reparationsphase (verzögerte Heilung), Deformitäten, inkongruente und instabile Gelenke usw., wobei die Gewebe an sich nicht beschädigt zu sein brauchen.

Eine Überbeanspruchung hängt nicht von der gesamten Belastung ab, sondern tritt auf, wenn an einer einzigen Stelle im Knochen oder in einem Gelenk eine *Spannungsspitze* die Elastizitätsgrenze des Gewebes überschreitet. Ausschlaggebend ist also die *Verteilung* der auftretenden Kräfte (Spannungen).

In den vorstehenden Kapiteln hat sich immer wieder die *Wechselbeziehung* zwischen *Form* und *Funktion,* zwischen der Morphologie der statischen Strukturen und der mechanischen Leistung und Beanspruchung des Bewegungsapparates als ein zentrales Problem herauskristallisiert. Diese Wechselbeziehungen sind im einzelnen sehr *komplex,* wie eben der Bewegungsapparat ein sehr kompliziertes Gebilde ist.

Als wesentliche *Vereinfachung* können wir davon ausgehen, daß, wie bisher darzutun versucht worden ist, der Bewegungsapparat für seine Aufgabe *optimal konstruiert* ist. (Siehe Auf- und Umbau des Kno-

Patho-
genese

chens im Kapitel «Vom Leben des Knochens», S. 35; «Die mechanische Beanspruchung des Knochens», S. 49; «Druckverteilung im Gelenk», S. 87f.; «Statik der aufrechten Haltung», S. 95.)

In erster Näherung können wir also getrost vermuten, daß anatomisch normalen Verhältnissen auch die geringste Beanspruchung entspricht.

Anatomische Abweichungen im kraftübertragenden System führen zu Veränderungen der normalen Verteilung der Kräfte im Körper. Große Kräfte konzentrieren sich an bestimmten Stellen des Stützapparates, was zur Folge hat, daß die *Kraft pro Flächeneinheit* der tragenden Substanz, also z. B. der Druck an einer umschriebenen Stelle im Gelenk, oder die Spannung in einem bestimmten Knochenabschnitt, *das tragbare Maß überschreitet* (Abb. 9.1).

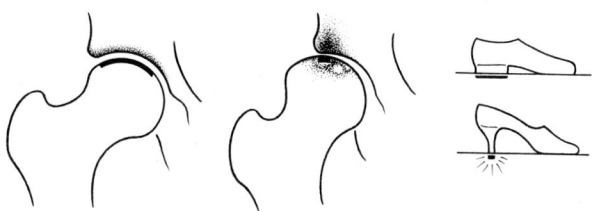

Abb. 9.1: Beanspruchung wirkt schädlich, wenn sie an *umschriebener Stelle* die *Belastbarkeit des Gewebes übersteigt*. Maßgebend ist also nicht die Gesamtbelastung, sondern der Druck pro Flächeneinheit.

Als Beispiele hier links das Hüftgelenk, rechts die Wirkung des spitzen Absatzes als Analogie.

Die Gewebe des Bewegungsapparates sind entsprechend ihrer mechanischen Funktion differenziert (siehe S. 29). So entspricht auch jedem Gewebe eine bestimmte, spezifische mechanische Beanspruchung. Diese, sowie ihre pathogenetische Wirkung sind in einer Tabelle zusammengefaßt (Tab. 5):

Tab. 5: Die pathogenetische Wirkung der mechanischen Beanspruchung auf die Gewebe des Bewegungsapparates.

Gewebe, Struktur	*Spezifische mechanische Beanspruchung*	*pathogenetische Wirkung*
Knochen	Biegung, Scherkraft	Fraktur, Ermüdungsbruch «schleichende Fraktur»
Kallus	Scherkraft, Biegung	Refraktur, Pseudarthrose
Gelenkknorpel	Reibung, Überdruck	Verschleiß, Degeneration, Arthrose
Bänder	Zug	Überdehnung, Schlottergelenk
Muskulatur	Überdehnung	Spannungen, Verkrampfungen, Schmerzen, Myogelosen, Kontrakturen
Sehnenansätze	Zug	Tendoperiostitis

Solche «*Spannungsspitzen*» können das Stützgewebe an dieser Stelle zerstören. Sie sind oft der Ausgangspunkt einer Unterbrechung der Kontinuität des *Knochens* (Ermüdungsfrakturen, Refrakturen, Pseudarthrosen) oder von degenerativen Veränderungen an *Gelenken,* also von *Arthrosen.*

Meistens kommt in solchen Fällen ein *Circulus vitiosus* in Gang:

Zur *Illustration* der bisher etwas theoretischen Betrachtungen seien einige *Beispiele* dafür gezeigt, wie Abweichungen von der normalen Form zu Änderungen der Beanspruchung und damit zu Schäden führen können.

Deformität

Fehlbelastung

Spannungsspitzen

Gewebszerstörung

Zunahme der Deformität

Beispiele mechanischer Überbeanspruchung

Beanspruchung der Gelenke

Bestimmend für die mechanische *Beanspruchung* eines Gelenkes ist nicht die *Belastung* (Körpergewicht, Muskeldruck) an sich, sondern die *Druckverteilung im Gelenk,* insbesondere der größte *Gelenkdruck pro Flächeneinheit auf den Knorpel.*

Erstes Beispiel:
Exzentrische Belastung: Das Kniegelenk bei Genu varum

(siehe auch S. 452 und S. 820) (Abb. 9.2, Abb. 9.3 und Abb. 9.4).

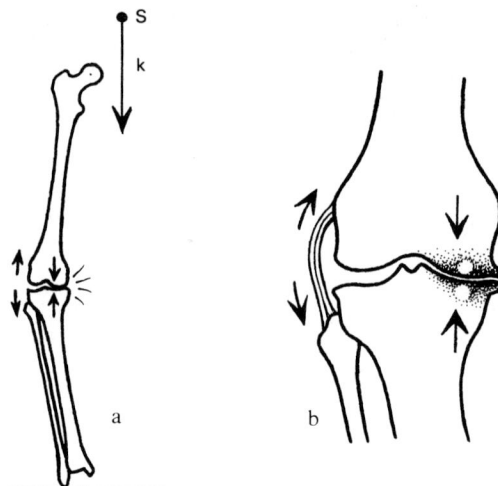

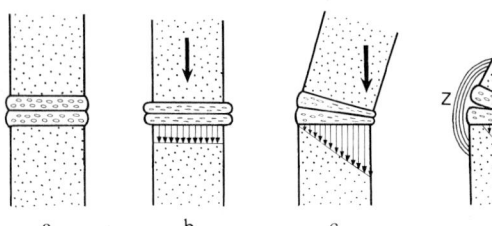

Abb. 9.2: *Exzentrische Druckverteilung im Gelenk.*

a Unbelastetes Gelenk.

b Eine konzentrisch aufgesetzte Last wird gleichmäßig über den Gelenkquerschnitt verteilt, der Gelenkknorpel wird überall gleichmäßig verformt (komprimiert), wie das Druckdiagramm (kleine Pfeile) andeutet. Die einzelnen Knorpelzellen werden auch gleichmäßig verformt (vgl. Abb. 6.3 und S. 87 f.).

c *Exzentrische Beanspruchung:* Die Deformierung des Gelenkknorpels ist asymmetrisch, entsprechend der ebenfalls asymmetrischen Druckverteilung im Gelenk (kleine Pfeile: Druckdiagramm). Die Knorpelzellen auf der rechten Seite werden stark komprimiert und deformiert. Übersteigen Beanspruchung und Deformation ein gewisses Maß, so geht der Knorpel zugrunde = Arthrose. Dazu gehört auch die Sklerosierung des subchondralen Knochens an dieser Stelle als Umbaureaktion auf den erhöhten Druck.
Beachte: auch Schubkräfte treten auf, welche die Gelenkflächen gegeneinander zu verschieben trachten. Der Bandapparat muß das Gelenk zusammenhalten. Einer solchen Beanspruchung ist er auf die Dauer nicht gewachsen.

d Last so stark exzentrisch, daß sie neben dem Gelenk liegt und damit eine Biegewirkung hat. Die Druckspitze (D) am rechten Rand steigt noch stärker an, die dort liegenden Knorpelzellen werden zusammengequetscht.
Auf der linken Seite klafft das Gelenk auseinander und muß durch den Bandapparat zusammen gehalten werden (Z). Dieser dehnt sich mit der Zeit und das Gelenk wird instabil.
Genau so entsteht die Arthrose bei einem Genu varum (siehe Abb. 9.4).

Abb. 9.3: *Überbeanspruchung des Knies bei O-Bein (Genu varum)* → *Gonarthrose.*

a Die Schwerkraft K sucht das O-Bein zu verstärken: Druck im medialen Kniegelenkspalt, Zug an den lateralen Bändern. Mit der Zeit nimmt die Deformität zu. So entsteht ein Circulus vitiosus.

b Instabilität durch Bandüberdehnung lateral (Wackelknie), Arthrose mit Knorpelusur und subchondraler Sklerose im medialen Kniegelenkabschnitt. (Der laterale ist nicht geschädigt.)
Eine Korrekturosteotomie kann normale Beanspruchungsverhältnisse wiederherstellen und den Circulus vitiosus unterbrechen.

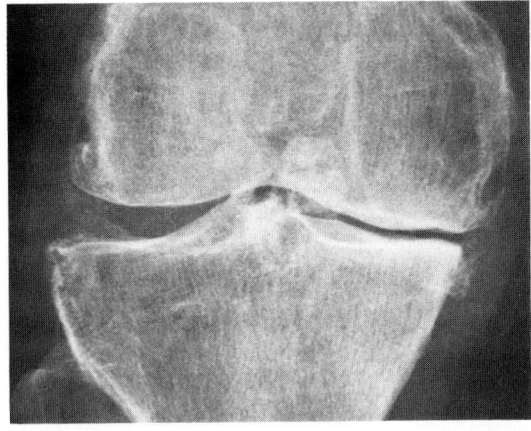

Abb. 9.4: Röntgenbild des Knies einer 67jährigen Frau mit starkem O-Bein (Genu varum): Verschmälerung des medialen Gelenkspaltes (Knorpel- und Knochenusur), subchondrale Sklerose. Klaffen des lateralen Gelenkspaltes. Hier ist eine Korrekturosteotomie angezeigt (Behandlung: siehe S. 822).

Patho-
genese

Als *zweites Beispiel*
sei die *Abhängigkeit der Hüftbeanspruchung von der Hüftmorphologie* gezeigt:

Schenkelhalswinkel und Resultierende

Die *Geometrie des proximalen Femurendes* ist maßgebend für Größe und Richtung der Resultierenden und damit für die Hüftgelenkbeanspruchung (Abb. 9.5).

Diese Verhältnisse geben die Möglichkeit, mittels operativer Veränderung des Schenkelhalswinkels (Osteotomie) die Hüftbeanspruchung zu beeinflussen (siehe S. 750f.).

Abb. 9.5: Beanspruchung des Hüftgelenkes abhängig vom Schenkelhalswinkel.

Nach PAUWELS kann die Beanspruchung des Hüftgelenkes graphisch ermittelt werden (siehe «Gelenkstabilisierung», S. 95) aus der Größe des Körpergewichtes K, welches am Schwerpunkt S angreift, und der Muskelkraft M, welche am Trochanter major ansetzt. Daraus ergibt sich Richtung und Größe der *Resultierenden* R auf das Gelenk.

a Bei einem mittleren Schenkelhalswinkel (126°).

b Bei einem steilen Schenkelhalswinkel *(Coxa valga).* Die Resultierende R ist größer und verläuft steiler, sie greift weiter lateral an. Die Beanspruchung des Gelenkes ist größer.

c Bei flachem Schenkelhalswinkel *(Coxa vara).* Die Druckkraft R ist kleiner, verläuft flacher und greift mehr medial an. Die Gelenkbeanspruchung ist kleiner.

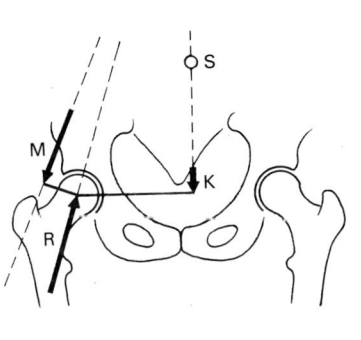 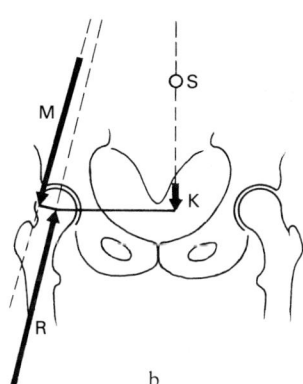 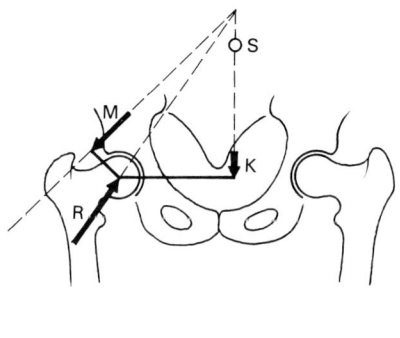

a   b   c

Pfannenform und Druckverteilung

Die Druckverteilung im Hüftgelenk ist aber nicht nur abhängig von der Größe und Richtung der Resultierenden, sondern auch von der *Lage des Pfannenerkers.*

Je näher die Resultierende am Pfannenerker liegt, desto größer wird dort der Druck (Abb. 9.6 und Abb. 9.7).

Die Abbildung zeigt deutlich, wie relativ geringe Abweichungen von der normalen Anatomie die gleichmäßige Druckverteilung im Gelenk drastisch stören können. Therapeutisch operativ lassen sich solche ungünstigen Verhältnisse beeinflussen durch:

1. Veränderungen von Größe und Richtung der Resultierenden R (siehe oben) und
2. Vergrößerung des tragenden Pfannenerkers.

Das Schema gilt nicht nur für die Hüfte, sondern für alle Gelenke; es zeigt das Prinzip der Druckverteilung im Gelenk schlechthin.

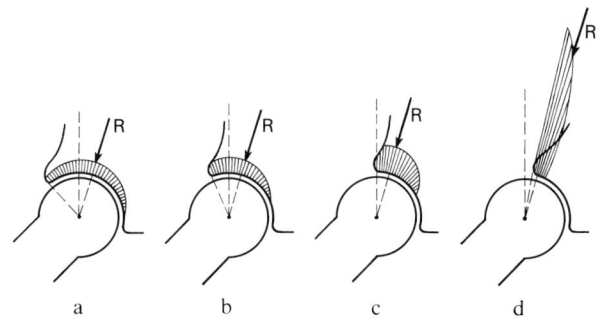

a   b   c   d

Abb. 9.6: *Verteilung des Druckes im Gelenk* je nach Lage der wirkenden Kraft (nach PAUWELS).

a Schneidet die Resultierende das Gelenk in der Mitte, ist der Druck gleichmäßig verteilt.

b–d Je näher die Wirkungslinie der Kraft an die Gelenkecke verschoben ist, desto kleiner wird die tragende Gelenkfläche und desto größer der Druck pro Flächeneinheit.

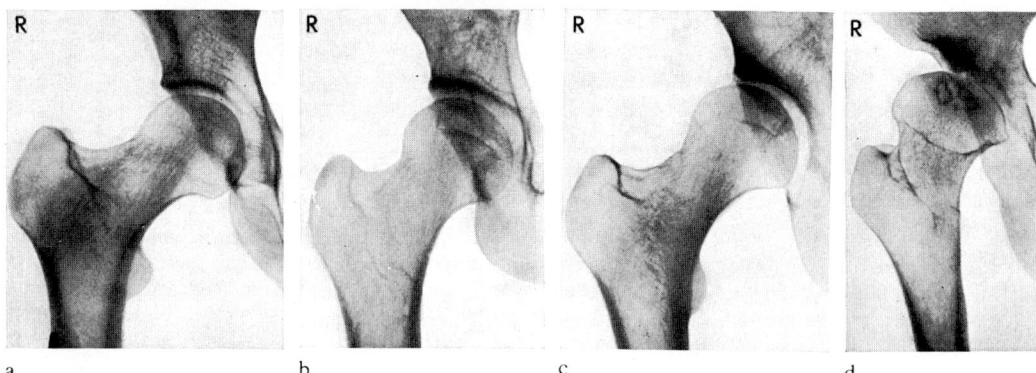

a   b   c   d

Abb. 9.7: Form und Beanspruchung des Hüftgelenkes, entsprechend dem Druckdiagramm in Abb. 9.6 (nach PAUWELS).

a *Normale Überdachung,* gleichmäßige Druckverteilung, entsprechend regelmäßig dichte Knochenstruktur in Pfannendach und Hüftkopf auf dem Röntgenbild.

b und c Mit zunehmender Dysplasie (ungenügender Überdachung, Subluxation) wird die subchondrale Verdichtungszone im Acetabulum breiter und keilförmig, die Sklerose nimmt an der Stelle des Druckmaximums zu als Reaktion auf die erhöhte Beanspruchung. Der «Gelenkspalt» wird schmaler und verschwindet langsam, als Ausdruck der mechanischen Zerstörung des überbeanspruchten Knorpels in der Belastungszone.

d Bei stärkerer Subluxation konzentriert sich die ganze Beanspruchung am Pfannenerker und wird extrem hoch. Der Knochen kann nicht mehr mit weiterem Anbau reagieren, sondern wird *zerstört.* An der Stelle der größten Beanspruchung entstehen *Resorptionszysten* («destruierende Arthrose», siehe S. 422f.).

Die *Knochenstruktur des Pfannendaches spiegelt weitgehend das Spannungsdiagramm wider,* ein weiteres Beispiel des Knochenumbaues (siehe S. 37 und S. 44).

Aus der reaktiven Sklerose läßt sich im Röntgenbild die *Beanspruchung* direkt *ablesen.* Dies ist für Beurteilung und Therapieplan wichtig (siehe S. 701 und S. 746).

Drittes Beispiel:
Posttraumatische Arthrose infolge Inkongruenz eines Gelenkes nach Fraktur

Wenn die beiden Gelenkoberflächen nicht mehr genau zueinander passen, spricht man von

• *Gelenkinkongruenz*

Solche Abweichungen von der normalen Gelenkgeometrie bewirken eine unregelmäßige Druckverteilung, Druckspitzen an bestimmten umschriebenen Stellen des Gelenkes und damit Überbeanspruchung des Gelenkknorpels. Auch hier sind *Degenerationserscheinungen* die Folge, welche einer Arthrose gleichkommt (siehe S. 422).

Die Abweichung von der normalen Gelenkgeometrie wird, weil sie zur Arthrose prädisponiert, als

• *Präarthrose*

bezeichnet. Eine solche kann kongenital oder erworben sein (z. B. Hüftdysplasie, Fehlstellungen nach Frakturen usw.) (Abb. 9.8).

Posttraumatische Arthrosen entstehen z. B. häufig nach Syndesmosenverletzungen am oberen Sprunggelenk. Auch sie gehen auf eine *Gelenkinkongruenz* zurück (Abb. 9.9 und Abb. 9.10).

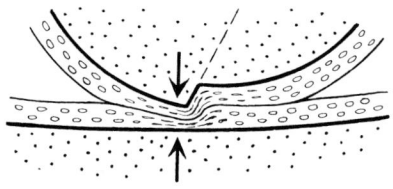

Abb. 9.8: *Stufe nach intraartikulärer Fraktur.*

Wenn eine Fraktur durch ein Gelenk verläuft und nicht genau anatomisch reponiert wird, bleibt eine *Stufe* in der Gelenkfläche zurück. Auch wenn sie nur sehr klein ist, wird die *Druckverteilung* im Gelenk stark verändert. Fast der gesamte Druck konzentriert sich an der Stufe, die Knorpelschicht wird hier stark gequetscht und verformt, und die Knorpelzellen leiden Schaden. Das ist der Ausgangspunkt einer *posttraumatischen Arthrose,* wie man sie nach intraartikulären Frakturen nicht selten sieht.

Die logische Schlußfolgerung ist, intraartikuläre Frakturen *prophylaktisch anatomisch genau* zu reponieren. Dies ist eine der Hauptindikationen für die Osteosynthese (siehe S. 474).

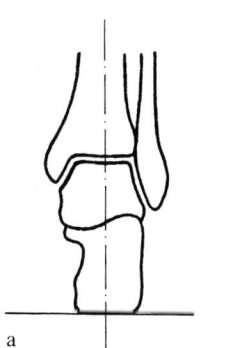
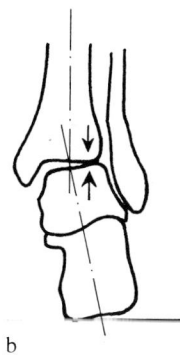

a   b

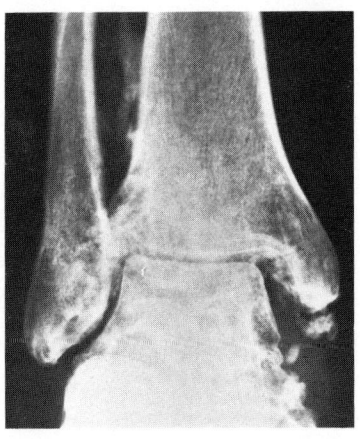

Abb. 9.9: *Gelenkinkongruenz* und *posttraumatische* Arthrose nach Syndesmosenverletzungen des oberen Sprunggelenkes entstehen, wenn die anatomischen Verhältnisse in der Knöchelgabel nicht sofort wiederhergestellt werden.

a *Normale* Konfiguration des oberen Sprunggelenkes: Kongruenz zwischen Talusrolle und Knöchelgabel.

b Durch die *Gabelsprengung* (meistens mit hoher Fibulafraktur kombiniert) vergrößert sich der Abstand zwischen den Malleolen, der Talus ist nicht mehr stabil gehalten. Er gerät in eine exzentrische, schiefe Stellung, die Gelenkflächen von Tibia und Talus verlaufen nicht mehr genau parallel: Das Gelenk ist *inkongruent.* Der Gelenkdruck konzentriert sich am lateralen Tibiarand (Pfeile). Mit der Zeit verschwindet hier der Gelenkspalt, d.h. die Knorpelschicht, unter der enormen Beanspruchung: Posttraumatische Arthrose (vgl. S. 474 und S. 509).

Abb. 9.10: Posttraumatische Arthrose bei Inkongruenz des oberen Sprunggelenkes, als Folge einer Gabelsprengung (Syndesmosenruptur). Klinik der Gabelsprengung siehe S. 859.

Patho-
genese

Beanspruchung von Knochen und Kallus

Einfluß der mechanischen Kräfte auf die Frakturheilung am Beispiel der Schenkelhalsfraktur

Im Abschnitt über «Knochenbruchheilung» (S. 64f.) wurde darauf hingewiesen, daß die Ausbildung des Knochenregenerates (Kallus) weitgehend von mechanischen Kräften abhängig ist. Diese bestimmen, ob eine knöcherne Brücke oder eine Pseudarthrose entsteht (vgl. S. 777).

Am Beispiel des Schenkelhalses können diese Zusammenhänge gut verfolgt werden (Abb. 9.11).

Dieses praktische Beispiel zeigt den Einfluß der mechanischen Beanspruchung auf die Frakturheilung, wie sie auf S. 66 beschrieben wurde. Ähnliche Beziehungen zwischen mechanischer Beanspruchung und Frakturheilung resp. Pseudarthrosenbildung gelten auch an anderen Stellen des Skelettes.

Einfluß der Spannungsverteilung im Knochen auf die Knochenstruktur, am Beispiel des proximalen Femurendes

Die im letzten Beispiel der Schenkelhalsfraktur gezeigten mechanischen Verhältnisse gelten auch für den *intakten* Schenkelhals:

- Coxa valga: weitgehend reine Druckkräfte.
- Coxa vara: große Biegekräfte (Druck unten, Zug oben), Scherkräfte (siehe auch Abb. 64.22).

Vergleicht man diese Kräfteverteilung mit anatomischen Präparaten und Röntgenbildern des proximalen Femurendes, so findet man das Gesetz des trajektoriellen Aufbaues des Knochens, sowie dasjenige des funktionellen Umbaues (WOLFF, ROUX) (siehe S. 35 und S. 37) genau bestätigt (Abb. 9.12).

Ist die mechanische Festigkeit des Knochens durch Krankheiten, z.B. bei einer Osteopsatyrose oder Osteomalazie, vermindert, kann es bei großer Beanspruchung, z.B. bei Coxa vara, zu Insuffizienzerscheinungen der Knochenstruktur kommen. Diese äußern sich als schleichende Fraktur am Ort der größten Beanspruchung, also z.B. am oberen oder unteren Umfang des Schenkelhalses (siehe S. 467).

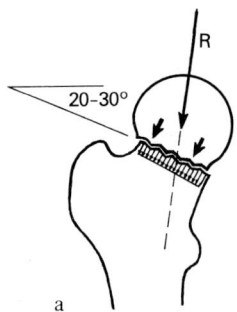 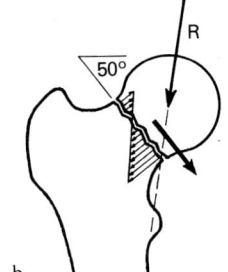 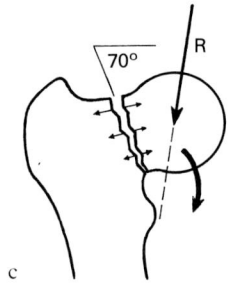

a   b   c

Abb. 9.11: *Beanspruchung* des Knochenregenerates (Kallus) nach *Schenkelhalsfraktur* (nach Pauwels).

a *Abduktionsfraktur:* Bruchfläche ziemlich horizontal (30°). Schenkelhalswinkel in Valgusstellung (Grad 1 nach Pauwels). Die Resultierende R trifft die Frakturfläche annähernd senkrecht und nahe der Mitte. Im Frakturspalt treten fast ausschließlich Druckkräfte auf, welche zudem gleichmäßig über die Bruchfläche verteilt sind, dargestellt als kleine Pfeile im Druckdiagramm.

Dies ist die beste Voraussetzung für das Regenerat. Solche Brüche heilen fast immer in relativ kurzer Zeit aus. Manche sind eingekeilt, stabil und brauchen überhaupt nicht behandelt zu werden (siehe S. 774 und S. 777).

b *Schenkelhalsbruch* mit schräger Bruchfläche (50°), (Grad 2 nach Pauwels), *ohne wesentliche Dislokation.*

Die Resultierende R trifft hier den medialen Rand der Bruchfläche. Sie wird wirksam als Scherkraft S, welche ein *Abrutschen* des Kopfes entlang dem Frakturspalt bewirkt. Dieser Beanspruchung ist das Regenerat schlecht gewachsen, es differen-

ziert sich oft zu Bindegewebe aus statt zu Knochen, d.h. die Fraktur wird nicht knöchern fest, sondern es entsteht eine *Pseudarthrose.* Die Druckverteilung im Frakturspalt ist unregelmäßig: unten großer Druck, oben Zug, auch dies ungünstige Voraussetzungen für die Heilung.

c *Adduktionsfraktur:* Bruchfläche steil (70°), Schenkelhals in Varusstellung (Grad 3 nach Pauwels).

Die Richtung der Resultierenden verläuft medial *neben* dem Frakturspalt. Daraus ergibt sich ein zusätzliches Kippmoment auf den Femurkopf. Im Frakturspalt wirken nur noch Zug- und Scherkräfte (kleine Pfeile). Unter diesen Kräften bildet sich im Frakturspalt nur Bindegewebe statt Knochen, und es entsteht eine Pseudarthrose.

Durch eine *Aufrichteosteotomie* kann diese Fraktur vom Grad 3 in eine solche von Grad 1 verwandelt werden (siehe S. 777).

Pauwels konnte auf diese Weise Pseudarthrosen, die bisher als unheilbar galten, zur knöchernen Konsolidation bringen und damit in der Praxis den Beweis für seine Theorie leisten.

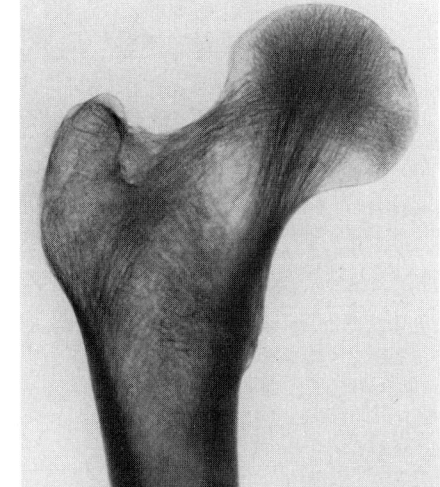

a

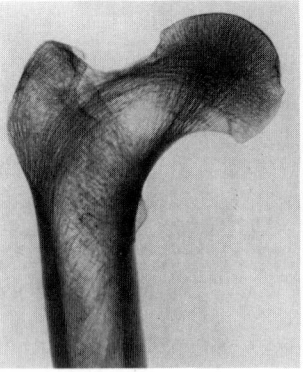 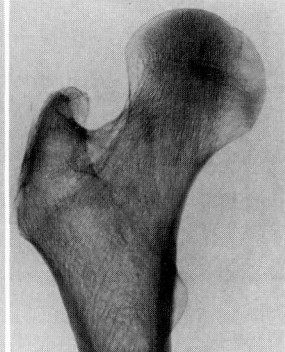

Abb. 9.12: Funktionelle Anpassung der Spongiosaarchitektur im proximalen Femurende an verschiedene mechanische Beanspruchung (nach Pauwels).

a Normale *Hüfte.* Die Druck- und Zuglamellenbündel entsprechen der normalen Biegebeanspruchung (vgl. Abb. 2.2 und Abb. 2.3).

b *Coxa vara:* Sowohl Zug- wie Druckbündel sind viel kräftiger als normal. Damit kann die mehrfach höhere Beanspruchung des Schenkelhalses in weitem Rahmen aufgefangen werden. Allerdings kommen Insuffizienzerscheinungen (schleichende Frakturen, Varusabknickung) bei Coxa vara gehäuft vor. In solchen Fällen kommt eine Aufrichteosteotomie (Valgisierung) des Schenkelhalses in Frage.

c *Coxa valga.* Das Zugbündel fehlt fast vollständig, da der Schenkelhals praktisch nur auf Druck beansprucht wird.

b   c

Patho-
genese

Konsequenzen für die Praxis

Das *Konzept* der *Präarthrose*
hat viel zum Verständnis der *Pathogenese* chronischer Schäden am Bewegungsapparat, besonders der degenerativen Gelenkkrankheiten, beigetragen.

Die Kenntnis von Ursachen hat bei Patienten und Ärzten den verständlichen Wunsch geweckt, mit Hilfe von *präventiver Orthopädie* das spätere Entstehen von Krankheiten zu verhindern.

Dies hat zu einer von viel Hoffnung, Optimismus und Enthusiasmus getragenen Welle *prophylaktischer* orthopädischer *Operationen* geführt. Im Vordergrund standen *Osteotomien,* in erster Linie im Bereiche des proximalen Femur, aber auch am ganzen übrigen Skelett.

So wurden zeitweise viele beidseitige Hüftosteotomien ausgeführt bei Kindern, deren Schenkelhalswinkel von der sogenannten «Norm» abwich, mit der Begründung, daß damit das zwangsläufige spätere Auftreten einer Arthrose verhindert werden könne.

Dieser Schluß entsprach einem Wunschdenken, das E. BLEULER als «autistisch-undiszipliniert» beschrieben hatte. Es zeichnet sich durch unkritische, simplifizierende Kurzschlußfolgerungen aus.

Eine Reihe von Fragen waren nicht beantwortet

1. Wenn manche Arthrosen in ihrer Vorgeschichte gewisse als präarthrotisch betrachtete Faktoren aufweisen, ist dann auch der umgekehrte Schluß zulässig, daß diese Faktoren tatsächlich die Ursache der Arthrosen sind?

2. Falls ja, führt dies in *allen* oder nur in einem mehr oder weniger großen Teil der Fälle zur Arthrose, und in welchen, in welchen nicht?

3. Nach welcher Zeit, in welchem Alter manifestieren sich solche Arthrosen? Die *zeitlichen* Verhältnisse waren wenig bekannt. Zweifellos bestehen sehr *große Unterschiede* für die einzelnen Arthrosen (siehe S. 422).

4. Welche *Faktoren* sind entscheidend? Man weiß heute, daß z. B. eine Dysplasie mit mangelnder Überdachung anders zu werten ist als die Abweichung eines Schenkelhalswinkels von der «Norm» (siehe S. 305 und S. 807). Eine genaue *Differenzierung* ist eine unabdingbare Voraussetzung für gezielte Indikationen.

5. Was ist als «pathologisch», was als «normal» zu betrachten? Oft wurden Meßwerte, röntgenologisch bestimmte Winkel usw. als Kriterien angegeben und gebraucht. Eine *Abgrenzung* aufgrund rein morphologischer Daten ist kaum möglich, da die Norm eine relativ große Schwankungsbreite aufweist.

Als *pathologisch* wäre einzustufen, was früher oder später *krank* macht. Der Rest ist offensichtlich als normal, jedenfalls *nicht als pathologisch* zu betrachten, mindestens für die Praxis, denn in diesen Fällen liegen keine Operationsindikationen vor.

6. Es ist eine große Anzahl von z. T. irreparablen *Komplikationen* nach prophylaktischen Operationen (z. B. Hüftkopfnekrosen, Fehlstellungen, Infektionen, Pseudarthrosen usw.) bekannt geworden, durch welche gesunde Kinder und junge Menschen lebenslängliche Schäden davontrugen.

7. Manche dieser Operationen haben, auch wenn sie planmäßig verlaufen und ausheilen, ungünstige und unangenehme Folgen: Kosmetische, störende Veränderungen (z. B. nach Varisationsosteotomien) unschöner Gang, Hinken, Asymmetrien, Narben, Bewegungseinschränkungen usw.

8. Man weiß, daß eine Operation *an sich* auch *vielfältige pathogenetische Effekte haben kann, die nicht zu vernachlässigen sind. Die Gefahr, daß die Arthrose, die man verhindern wollte, früher eintritt, ist dabei mit einzukalkulieren.*

9. Der *Beweis* für die Brauchbarkeit einer Operation liegt ausschließlich im *Resultat,* und zwar, in der Orthopädie, im Resultat auf *lange Sicht*. Echte *Langzeitergebnisse* sind bisher eher selten publiziert worden. Die Langzeitforschung ist erst *spät* auf größeres Interesse gestoßen. Ihre bisherigen Ergebnisse zeigen, daß die Verhältnisse komplexer sind, als ursprünglich angenommen, und daß Indikationen zu prophylaktischen Operationen *kritisch* gestellt werden müssen, wenn wir glaubwürdig bleiben wollen.

Einfacher ist die Ausganglage für *therapeutische Operationen* aufgrund pathogenetischer Überlegungen. Der *Beweis* für ihre Wirksamkeit liegt in der *Verbesserung* eines *krankhaften* Zustandes. Dies läßt sich schon *bald* feststellen. Tatsächlich sind *gute Ergebnisse* bei einer Reihe solcher Eingriffe nachgewiesen (z. B. Korrekturosteotomien bei unikompartimentalen Gonarthrosen, siehe S. 822).

Überdies handelt es sich hier um eindeutig krankhafte Zustände, die zu heilen oder wenigstens zu lindern wir *vom Patienten selbst* aufgefordert sind. Begründung und Legitimation von Operationen haben in diesem Umfeld eine sicherere Basis.

Pathogenese

B. Orthopädische Diagnostik

10. Die Diagnose in der Orthopädie

Jeder Patient hat nicht nur ein Leiden, sondern ist auch eine Persönlichkeit mit einem einmaligen Charakter, fühlt seine Körperintegrität, hat einen Beruf und Liebhabereien, eine Familie und ein Heim. All dies hat entscheidenden Einfluß auf seine Krankheit und seine Behandlung. *Die Diagnose ist deshalb nicht einfach eine Etikette.* Sie sollte auch zum *Verständnis* führen: des Patienten, und wie seine Krankheit ihn und sein Leben beeinträchtigt. Da orthopädische Krankheiten selten lebensbedrohlich sind, ist diese Sicht besonders wichtig.

Damit hängt zusammen, daß der Diagnose im Sinne der Identifizierung einer Krankheit als nosologische Einheit, einschließlich der Ätiologie, in der Orthopädie nicht die zentrale Bedeutung zukommt, die sie sonst in der Medizin hat, und zwar aus drei Gründen:

1. In vielen Fällen muß die Diagnose *beschreibend bleiben,* z.B. bei verschiedenen Körperdeformitäten, bei geringgradigen Abweichungen der Form von der sogenannten Norm usw.
2. In anderen Fällen ist die Diagnose *evident,* gibt aber für die Therapie noch keinerlei Hinweise, wie z.B. bei der Diagnose «Poliomyelitis», «Unterschenkelfraktur», «Arthrose» usw.
3. Oft ist mit der Diagnose wenig gewonnen für den *Therapieplan.* So spielt es eine geringe Rolle, welche Ätiologie z.B. eine Beinverkürzung oder eine juvenile Skoliose hat. Die Behandlung ist in allen Fällen dieselbe.

Was wir darüber hinaus brauchen, ist eine sog.

Funktionsdiagnose als Planungsinstrument

Damit meinen wir eine *beschreibende Diagnose des Funktionsausfalles,* der Art und Schwere einer Störung, und wie sie sich auf die Funktion des Bewegungsapparates und damit *auf den Patienten* selbst und sein Leben *auswirkt.* Dies schließt eine Beurteilung der Invalidität, ihrer Natur und ihres Grades, sowie der Adaptationsmöglichkeiten des Patienten und seines Bewegungsapparates ein. Eine solche *Funktionsdiagnose* ist nicht mit einem Wort zu erfassen wie die nosologische Diagnose eines Krankheitsbildes; sie erfordert eine erschöpfende Beschreibung.

Die Funktionsdiagnose ist der zweite Schritt nach der Diagnose der pathologisch-anatomischen Störung. Es ist die *qualitative und quantitative Analyse der Funktionsstörung des Bewegungsapparates und*

seiner Folgen für den Patienten, also seiner *Behinderung im täglichen Leben.*

Diese hängt nicht nur von der pathologisch-anatomischen Diagnose ab, sondern noch von einer Reihe anderer Faktoren.

So kann z.B. der Träger einer ankylosierenden Coxarthrose praktisch beschwerdefrei und voll leistungsfähig sein, während eine simple Warze an der belasteten Fußsohle oder ein Hühnerauge an einer Hammerzehe einen Menschen weitgehend zu immobilisieren vermag.

Bei den *Bewegungsprüfungen* z.B. sind nicht die Winkelgrade ausschlaggebend, sondern die Brauchbarkeit des Gelenkes, die praktische Leistungsfähigkeit bzw. die Behinderung *im täglichen Leben.* Diese sind deshalb bei der «*Bewegungsprüfung der einzelnen Gelenke*» (S. 137) zusätzlich angegeben.

Besonders schwierig wird die Situation, wenn mehrere Störungen zusammen kommen, weil sie sich nicht nur addieren sondern nicht selten potenzieren.

Nur eine genaue *Funktionsdiagnose* kann als *Grundlage für den orthopädischen Therapieplan* dienen.

• Ein *Grundschema für die Funktionsdiagnose* ist deshalb im Abschnitt über die Untersuchungstechnik beigefügt. Es orientiert sich an den *Leistungen des Bewegungsapparates* (Tab. 6, S. 144).

Mit dem Vorstehenden ist nicht gesagt, daß eine nosologische Diagnose unwichtig wäre. Im Gegenteil ist sie anzustreben und möglichst genau zu formulieren:

1. gibt es auch in der Orthopädie echte diagnostische Probleme, Krankheiten, bei denen das Schicksal eines Patienten von der rechtzeitigen Diagnose abhängt. Eine entsprechende «Checkliste» findet sich auf S. 186.
2. muß in jedem Fall mindestens ernsthaft versucht werden, zu einer Diagnose zu gelangen, um eine *kausale Therapie,* falls eine solche existiert, zu ermöglichen.
3. um der Ordnung und Klarheit willen, welche eine Voraussetzung für einwandfreie *Dokumentation* und *wissenschaftlich* fundierte *Arbeit* bilden.

Quantitative Diagnose

Bei *Verletzungen* ist die gewöhnliche *qualitative* Diagnose oft recht einfach, z.B.: «offene Unterschenkelfraktur». *Prognose* und *Spätresultat* sind jedoch weitgehend von *Ausmaß* und *Schwere* des Schadens abhängig, also von *quantitativen* Aspekten.

Der *Behandlungsplan* richtet sich in erster Linie nach diesen Kriterien.

Da die Schwere einer Verletzung nicht leicht quantitativ zu erfassen ist, sind *Einteilungen, Klassifizierungen* entwickelt worden, z. B. für *Frakturen* (M. E. Müller, AO-Klassifikation), für Weichteilschäden (Gustilo, Tscherne u. a.).

Der Sinn dieser Klassifikationen ist

1. einen der spezifischen Verletzung adäquaten *Behandlungsplan* aufzustellen.
2. vergleichende *Nachkontrollen* zu ermöglichen. Nur so ist eine Auswertung der Resultate und damit ein *Vergleich* verschiedener *Behandlungsmethoden* möglich.

Wegen der Bedeutung solcher Klassifizierungen sind einige davon in einzelnen Kapiteln angeführt oder wenigstens erwähnt:

Frakturklassifizierung siehe S. 477, Klassifizierung von Weichteilschäden bei Frakturen siehe S. 476, Wirbelfrakturen siehe S. 675.

Aber auch in der *Orthopädie* sind quantitative Diagnosen und Einteilungen hilfreich.

Bei der überwiegenden Mehrzahl der *orthopädischen Krankheiten* ist das *Ausmaß des Schadens* ausschlaggebend für die Spontanprognose – und damit auch für die Therapie. Beispiele dafür finden sich in jedem Kapitel, von den kongenitalen Störungen über die Infektionen und Lähmungen zu den degenerativen Schäden, von den Rückenleiden (Skoliosen, Spondylolisthesis, Spondylosen usw.) über die pathologischen Veränderungen am Kniegelenk (Patellasyndrom, Instabilitäten usw.) bis zu den Fußleiden (Hallux valgus, Senkfuß usw.).

Bei allen diesen Krankheiten gibt es Fälle, die operativ, andere, die besser konservativ, und solche, die am besten gar nicht behandelt werden sollten. In aller Regel hängt das vom *Ausmaß* des Schadens ab. Damit wird klar, daß es ein *starres Therapieschema* für die einzelnen Krankheiten *nicht* geben kann.

Sinnvolle Therapie und *Beurteilung* von Spätresultaten sind nur möglich, wenn diese *quantitativen Aspekte* in ihrer Bedeutung richtig erfaßt und diagnostiziert werden, und zwar schon bei der *ersten Bestandesaufnahme*.

Zu diesem Zweck wurden auch bei vielen *orthopädischen Krankheiten* Klassifikationen und Stadieneinteilungen (z. B. I–IV usw.) vorgeschlagen. Sie sollen helfen, quantitative Aspekte in den Griff zu bekommen. Wenn sie *praktikabel, einfach* und *eindeutig* sind und auch international akzeptiert werden, können sie sehr nützliche Instrumente für Diagnostik, Therapie und für vergleichende Nachkontrollen sein.

Zweck der orthopädischen Diagnostik

Diagnostik kann nicht Selbstzweck sein. Sie ist lediglich *Mittel* zum Zweck: dem Patienten zu helfen. Sie sollte dehalb immer mit einem bestimmten *Ziel* vor Augen betrieben werden. Solche Ziele sind:

- *Ätiologische* Abklärung und *nosologische Identifikation* einer *Krankheit.* Es ist dies die herkömmliche medizinische Diagnose, als *Voraussetzung für jede Behandlung.* In der Orthopädie ist oft eine «Blickdiagnose» möglich.
  Allerdings brauchen wir in der Mehrzahl der orthopädischen Fälle *zusätzliche Informationen,* «Diagnosen»:
- *Was will der Patient eigentlich von uns?* Nicht immer ist es genau das, was unter der Rubrik «Therapie» im Lehrbuch steht. Der Arzt, der sich die Wünsche und Probleme des Patienten anhört, wird besser gegen Mißverständnisse, Fehlschläge, Ärger und Haftpflichtprozesse geschützt sein, als wer die Vorstellungen des Patienten ignoriert und «nach Kochbuch» behandelt.
- *Temperament, Charakter, Lebenssituation* des Patienten sind in der Orthopädie in hohem Maße ausschlaggebend für das weitere Vorgehen, da es sich häufig um *chronische* Leiden und *Wahleingriffe* handelt.
- eine «*Funktionsdiagnose*», wie oben beschrieben, als Grundlage für den *Behandlungsplan:* Dazu ist eine eingehende Untersuchung mit Funktionsanalyse erforderlich. Sie orientiert sich an der *integrierten Leistung des Bewegungsapparates* (siehe S. 199) und ist im Abschnitt «Funktionelle Untersuchung» (S. 143) beschrieben. Hilfreich sollten die Tabelle 6, S. 144 und die Zusätze «Praktische Funktion» zu den Bewegungsprüfungen der einzelnen Gelenke (S. 137ff.) sein.
- Eine *Quantitative Diagnose* drängt sich vor allem bei *Verletzungen,* aber auch bei vielen *orthopädischen Krankheiten* auf. Dies wurde im letzten Abschnitt begründet.
- *Prophylaktische Untersuchungen* (z. B. Früherfassung angeborener Störungen, etwa einer Hüftdysplasie). Sie werden gezielt durchgeführt, oft als Reihenuntersuchungen (screening), bei der Geburt und gegebenenfalls auch später.
- *Verlaufskontrollen* zur Beurteilung des Behandlungserfolges. Dazu sind genaue Vergleichsmessungen notwendig.
- Oft auch bringt der *Verlauf* einer Krankheit erst eine Klärung der Situation.
  Verlaufskontrollen setzen *genaue Messungen* und gute Dokumentation voraus, da nicht absolute Werte, sondern *Änderungen* im Laufe der Zeit festgestellt werden sollen. Einzelwerte sagen nicht viel aus, hingegen kann ein Vergleich mit früheren Untersuchungen sehr aufschlußreich sein.

- *Beurteilung* der Leistungsfähigkeit (Arbeitsfähigkeit, Verkehrs-, Sport-, Diensttauglichkeit, «Check-ups»). Hier genügen oft kursorische Untersuchungen.
- *Begutachtungen,* z. B. für Versicherungen, Gerichte usw. Dazu werden wohlfundierte Beurteilungen aufgrund exakter Messungen verlangt, da es oft um hohe Versicherungssummen geht.
- *Wissenschaftliche Untersuchungen* erfordern Genauigkeit, Vollständigkeit und eine einwandfreie Dokumentation.

Orthopädische Symptome und ihre Bedeutung

Es ist zweckmäßig, bei jedem Patienten sich gleich zu Beginn *Klarheit darüber zu verschaffen, was ihn zum Orthopäden führt.* So gerät man weniger in Versuchung, eine Diagnose zu therapieren statt einem Menschen zu helfen.

Die Beschwerden, die ihn veranlassen, einen Arzt aufzusuchen und ihn um Hilfe anzugehen, liegen dem Patienten naturgemäß zuvorderst auf der Zunge. Davon möchte er zuerst sprechen. Es ist deshalb sinnvoll, wenn die *erste Frage* des Arztes sich nach dem Grund seines Kommens richtet. Sie ist der logische Ausgangspunkt für jede Anamnese.

In Amerika ist auf diese simple Erkenntnis bereits auf den vorgedruckten Krankengeschichtsformularen Rücksicht genommen. Dort steht obenan, vor der Anamnese: «chief complaint», also der Grund, der den Patienten veranlaßte, den Arzt aufzusuchen. Es ist gut, diesen Punkt während der ganzen Konsultation und Behandlung im Auge zu behalten.

Wenn man dem Patienten Gelegenheit gibt, zu erzählen, was er auf dem Herzen hat, was ihn plagt, erfährt man vieles über den Menschen selbst, aber auch über seine Ängste, seine Erwartungen. Dies alles sind wichtige Informationen, welche dem Arzt helfen, die Anamnese gezielt zu erheben, ihm aber auch schon Hinweise darauf geben, welche Art von Hilfe der Patient wahrscheinlich braucht.

Es ist vielleicht zweckmäßig, hier auf die Symptome und Probleme, welche orthopädische Patienten beschäftigen können, einzugehen.

Ein *Arztbesuch* kann sehr *verschiedene Ursachen* haben:

Angst im Hintergrund

Ängste sind häufiger als man glauben würde:

- Angst vor Krebs oder einer anderen unheilbaren Krankheit;
- Angst, invalide zu werden, nicht mehr gehen zu können und «im Rollstuhl zu enden»;

- Angst, eine Behandlungsmöglichkeit oder eine Prophylaxe zu verpassen;
- Angst, ein an sich erträglicher Zustand könnte sich verschlimmern;
- Angst vor Lähmung oder Versteifung;
- Angst vor Arthritis oder Rheuma, Tuberkulose oder Erbkrankheiten.
- Angst, durch bestimmte Tätigkeiten, Arbeit, Sport usw. zu Schaden zu kommen.
- Die *Angst vor Ärzten,* schmerzhaften und schädlichen Untersuchungen, Spital («Fabrik»), Operation, Narkose, Bluttransfusion usw. ist überaus häufig und nicht immer unbegründet. Sie erweist sich nicht selten als sinnvollen Selbstschutz. Ärzte, die selbst als Patient, oder mit Angehörigen, solche Erfahrungen gemacht haben, wissen dies.
- *Eltern* (Mütter häufiger als Väter) haben oft *Angst,* einen krankhaften Zustand ihres Kindes zu übersehen und zu wenig für seine Gesundheit zu tun. Nicht selten werden sie von Angehörigen und Nachbarn bedrängt, fühlen sich schuldig und haben Angst, später Vorwürfe zu bekommen. Wenn der Arzt die nötigen Erklärungen geben und die medizinische Verantwortung übernehmen kann, ist Müttern und Kindern in der Regel geholfen.

Sehr häufig allerdings finden wir harmlose Zustände, die sich nicht mehr verändern werden, evtl. leichte Abweichungen von der Norm ohne schwerwiegende Folgen oder geringgradige Deformitäten ohne große Bedeutung.

In den meisten dieser Fälle genügt eine Beruhigung des Patienten in irgend einer Form, evtl. eine harmlose und nicht aufwendige Therapie, um die Beruhigung zu unterstützen.

Nicht immer genügt dies. Die Situation des Patienten: Krankheit, Schmerzen, Ungewißheit, dann das Gefühl, verloren und ausgeliefert zu sein usw., bringt es mit sich, daß eine mehr oder weniger große Angst im Verhältnis des Patienten zum Arzt *fast immer* mitschwingt und wohl als *normal* betrachtet werden muß. Damit müssen beide leben. Wenn der Arzt dies weiß und rücksichtsvoll und mit Verständnis damit umgehen kann, wird das Verhältnis mit seinem Patienten gut sein.

Daneben kommen mit der Angst natürlich eine Menge *psychologische Probleme* mit ins Spiel, die berücksichtigt werden müssen. Sie beeinflussen sowohl den weiteren Gang der Abklärung wie auch den Therapieentscheid maßgeblich. Hier bewährt sich psychologisches Geschick in der Führung des Patienten. Der Ruf nach dem Fachpsychiater ist selten notwendig, wenn der behandelnde Arzt sich etwas Zeit nimmt und mit Einfühlungsvermögen und dem auch im Privatleben üblichen Takt auf den Patienten einzugehen vermag.

Die Diagnose in der Orthopädie

Der Schmerz steht im Vordergrund

Die dringlichste Klage ist der Schmerz. Die meisten ernsthaft Kranken kommen wegen Schmerzen zum Orthopäden. Der Schmerz ist vielleicht das wichtigste, sicher aber das am *schwierigsten zu beurteilende* Symptom.

Die *Angaben* des Patienten über die *Schmerzintensität* sind nur bedingt, jedenfalls nicht zum Nennwert zu gebrauchen. Manche Patienten scheinen zu übertreiben, nicht wenige bagatellisieren ihre Schmerzen. Dies liegt z. T. an Charakter und Temperament, kann aber auch ganz verschiedene – bewußte und unbewußte – Gründe haben. Daß die individuelle Psyche, das augenblickliche Befinden und die Umgebung eine große Rolle spielen, ist wohl unbestritten. Man wird versuchen, alle diese Umstände mit in die Beurteilung einzubeziehen, immer im Bewußtsein, daß es ein sicheres Wissen in diesem subjektiven Bereich nicht geben kann.

Nicht-verbale Äußerungen: Mimik, Bewegungen, Verhalten, Tonfall usw. geben oft besser Bescheid über den wahren Sachverhalt als Worte. Genaue Beobachtung und etwas Menschenkenntnis sind zweifellos hilfreich. Erwerben wird sie wohl nur der Arzt, der sich auch ein wenig für solche Belange interessiert (Abb. 10.1). Orthopädie ist ja nicht nur Schreinerhandwerk.

Vielleicht ist der *Umgang* mit dem Schmerz, sowohl mit dem *eigenen* wie mit dem *fremden,* so schwierig, weil er etwas Archaisches, Bedrohliches, Unausweichliches an sich hat, das uns unsere Ohnmacht und Hinfälligkeit in Erinnerung ruft. Dadurch ist die Beziehung zwischen Arzt und Patient doppelt belastet. Die rationalistische Weltanschauung der Schulmedizin hat hier nicht viel Hilfe anzubieten.

Immerhin ist auch zu bedenken, daß die Schmerzempfindung als ein *Sinnesorgan* aufgefaßt werden kann, und der Schmerz ursprünglich die Funktion eines *Warnsignals* hatte – und noch hat: Er soll eine Gefahr melden, damit diese erkannt und abgewendet werde. Insofern ist Schmerz eine *Aufforderung zur Diagnose.*

Schmerzen am Bewegungsapparat haben sehr oft mit seiner *Beanspruchung* zu tun und *verschwinden* unter Schonung und dank der Selbstheilungskraft des Körpers *innert nützlicher Frist wieder von selbst.* Es liegt auf der Hand, daß für solche vorübergehende Schmerzen ein anatomisches Substrat oft nicht zu finden ist. Das ist aber auch *nicht* dringlich notwendig. Ein wenig *Geduld* genügt in solchen Fällen. Allerdings ist es oft nicht einfach, dies mißtrauischen Patienten zu erklären.

Akute, vorübergehende Schmerzen werden erfahrungsgemäß eher akzeptiert und ertragen als *chronische* Dauerschmerzen. Solche können zermürben und die *Psyche* mit der Zeit beeinträchtigen und alterieren. Dies sollte man bedenken, bevor man

Abb. 10.1: Der *Schmerz.* Erkennbar mit *einem* Blick. Drei Striche genügen als Information. Jeder fühlt ihn und weiß, was gemeint ist. Jedoch: Meßbar ist er nicht. Er ist so stark, wie der Patient ihn empfindet. Die medizinische Wissenschaft hat dieses Phänomen bis heute weder qualitativ noch quantitativ in den Griff bekommen.

Solche Dinge erfaßt der Arzt mit seiner menschlichen Erfahrung besser. Er kann dem Patienten seine Angaben glauben oder nicht. Eine andere Wahl hat er nicht.

Schmerzen als psychogen, «funktionell», «psychosomatisch» oder eingebildet etikettiert.

Viele Orthopäden haben aufgrund ihrer Erfahrung den Eindruck, daß manche Körperregionen häufiger mit psychischen Problemen verquickt sind als andere. So ist eine eindeutige Beurteilung von Rückenbeschwerden oft sehr schwierig, ja unmöglich, während Hüftschmerzen meist einfacher zu deuten sind.

Daß Patienten ihre Schmerzen übertreiben, also «aggravieren», ist einfühlbar, nicht nur wenn sie sich davon einen bestimmten Zweck erhoffen, etwa eine besondere Behandlung, die Dispensation von einer für sie unangenehmen Tätigkeit oder Situation, oder eine Geldleistung, etwa in Form einer Rente. Die Beurteilung wird erleichtert durch eine gesamtheitliche Betrachtung des kranken Menschen in seinem Umfeld: Auch eine Depression kann die Ursache sein. Aufwendige zusätzliche apparative Abklärungsuntersuchungen helfen in diesen Fällen selten, können aber die Situation weiter in Richtung einer Neurose befördern.

Daß gesunde Menschen Schmerzen *bewußt erfinden,* die sie gar nicht haben, also «simulieren», ist wohl recht selten, außer in Ausnahmesituationen (Krieg, Konflikt mit der Justiz, Terror usw.). Sonst gehört schon eine erhebliche Unverfrorenheit dazu, denn es ist gar nicht so einfach, glaubwürdig zu simulieren. Versicherungsmediziner haben eine Reihe von Untersuchungsmethoden ausgearbeitet, solche Simulationen nachzuweisen. Der behandelnde Arzt wird selten darauf zurückgreifen. Brauchbar ist der «Lasègue» im Sitzen (siehe S. 659).

Ein objektiver *Nachweis* von Schmerzen ist bis heute nicht gelungen. Der Schmerz bleibt das *subjektive* Symptom par excellence, und wir müssen uns eingestehen, daß Gewißheit auf diesem Gebiet nicht zu haben ist. Ich selbst möchte im Zweifelsfall lieber vermeiden, einem Patienten Unrecht zu tun, als sagen zu können, ich hätte mich nie täuschen lassen.

Schwierige Probleme stellen Patienten, die *unbewußt* Schmerzen produzieren und projizieren. Liegt ein Verdacht auf solche sog. psychosomatische oder «funktionelle» Beschwerden vor, ist die *körperliche Untersuchung* besonders wichtig: Sie dient der Suche nach einer somatischen Ursache, denn es wäre unverzeihlich, eine solche zu übersehen und den Patienten als «psychisch» abzustempeln. Findet man keine, und deuten die übrigen Umstände auf psychogene Komponenten, so ist der Patient beim Orthopäden nicht mehr am richtigen Ort. Aber auch neurotische Patienten sind Kranke und brauchen eine Behandlung, allerdings dann beim entsprechenden Spezialisten.

Die Diagnose in der Orthopädie

Weit häufiger allerdings hat es der Orthopäde mit echten *Schmerzen bei Krankheiten des Bewegungsapparates* zu tun.

Mehr als jedes andere Symptom macht der Schmerz die Leute *invalid.* Vor allem bei chronischen Gelenkleiden steht der Schmerz im Vordergrund, während eine Lähmung oder Versteifung den Patienten meist weniger beeinträchtigt. Leistungsausfälle und Arbeitsunfähigkeit sind viel häufiger eine Folge des Schmerzes als irgendeiner anderen Ursache.

Ständige Schmerzen sind auch das einzige, woran sich ein Mensch nicht gewöhnen kann, und so muß unsere Behandlung sehr oft eine *Behandlung der Schmerzen* sein.

Die *Indikation* zu therapeutischen (im Gegensatz zu prophylaktischen) *Operationen* wird denn auch in der Mehrzahl aller Fälle wegen *Schmerzen* gestellt. Es ist deshalb wichtig, dieses Symptom in seiner Bedeutung für den Patienten möglichst genau zu erfassen. Weshalb dies keineswegs leicht ist, wurde bereits gesagt. Weitere Hinweise zur Beurteilung von Schmerzen sind im Abschnitt zur Diagnostik (S. 128f.) zu finden.

Schmerzen bei *degenerativen Gelenkleiden* gehören zu den häufigsten Klagen orthopädischer Patienten. Kranke Gelenke bereiten meist nur Schmerzen bei *Bewegung, versteifte* Gelenke sind *schmerzfrei.* Stabilisierende Maßnahmen wie Orthesen, Korsette, festes Schuhwerk usw. bringen deshalb wirksamere Hilfe als die meisten Therapien, die auf eine Verbesserung der Gelenkbeweglichkeit hinzielen.

Gelenkendoprothesen sind beim Publikum beliebt, weil die Schmerzen damit oft schlagartig verschwinden, die Beweglichkeit aber erhalten bleibt. Da langfristig gesehen jedoch erhebliche Probleme zu erwarten sind, ist vor allem bei jüngeren Leuten *Zurückhaltung* am Platz.

Im Gegensatz dazu sind *Arthrodesen* grundsätzlich auf *dauernde* Schmerzbefreiung angelegt.

Gangstörungen, Hinken

Den Gang eines gesunden jungen Menschen empfinden wir als überaus leichte, rhythmisch-harmonische und ästhetische Bewegungsabfolge. Sie folgt normalerweise einem genauen, bis weit ins Detail festgelegten, angeborenen Bewegungsmuster: Schon kleine Abweichungen davon fallen jedem Laien sofort auf, oft, bevor es der Patient selbst merkt. Andererseits ist dieses Muster keineswegs starr, sondern überaus variabel: am Gang erkennt man einen Menschen als Individuum, sein Alter, seine Stimmung, seine Absichten, aber eben auch seine Krankheit bzw. seine Verletzung.

Unter Hinken versteht man allgemein einen *asymmetrischen Gang.* Das Hinken ist das orthopädische Symptom par excellence, ein überaus feines Zeichen, welches schon sehr geringfügige Gangstörungen verrät. Die Analyse solcher Gangstörungen ist versucht worden, mittels verschiedener z. T. ingeniöser Apparate und aufwendiger Untersuchungen (siehe S. 103), hat sich aber als sehr kompliziert und schwierig erwiesen. Mit einiger Erfahrung ist es jedoch oft möglich, aufgrund bloßer Beobachtungen innert weniger Sekunden die Ursache des Hinkens zu erkennen und damit eine *Diagnose* zu stellen. Für den Orthopäden ist dies eine der wichtigsten Untersuchungsmethoden.

Zur *Differenzierung* verschiedener Gangstörungen siehe S. 133.

Meistens führen die Patienten das Hinken – wenn sie keine Schmerzen haben – auf eine *Beinverkürzung* zurück. Wenn eine solche tatsächlich vorhanden ist, kann eine Absatz- oder Schuhsohlenerhöhung genügen.

Häufiger aber ist das Hinken *Begleitsymptom* der verschiedensten Affektionen und hat andere Ursachen:

- *Lähmungen,* Muskelschwächen, neurologische Störungen.
- Gelenkerkrankungen mit *Kontrakturen* bzw. *Versteifungen* oder *Instabilität* bzw. Insuffizienz.
- *Schmerzen* bei Belastung, welche zu Ausweichbewegungen zwingen (Schonhinken), etwa bei Fußverletzungen oder Gelenkaffektionen.

Vor allem bei der letzten Kategorie ist oft eine *kausale Therapie* möglich, womit auch das Hinken verschwindet. Diese Fälle sind am dankbarsten für die Behandlung. In vielen anderen Fällen jedoch kann keine vollständige restitutio ad integrum erwartet werden und damit auch kein hinkfreier Gang, was bei den komplexen Bewegungsmustern nicht weiter erstaunt.

Manchmal aber ist es das *Hinken selbst,* was die Patienten am meisten geniert: sie fallen auf, und ihre Umgebung läßt sie damit nicht in Ruhe. Sie erscheinen alt und werden als Invalide abgestempelt. Allerdings müssen sie mit diesem sozialen Problem *selbst* fertig werden, denn in der Regel ist das Hinken nicht das Übel, sondern *die Überwindung des Übels:* Das Hinken muß als *funktioneller Anpassungsmechanismus* an veränderte statische und mechanische Bedingungen der unteren Extremitäten oder auch der Wirbelsäule (Fehlstellungen, Kontrakturen, Lähmungen, Gelenkinsuffizienz) aufgefaßt werden, welcher dem Patienten erlaubt, sich fortzubewegen, wenn nicht schön, so doch wenigstens so gut es eben geht.

In solchen Fällen wäre es verfehlt, das Hinken als solches beseitigen zu wollen, etwa mit einer Operation, oder auch nur dem Patienten solche Hoffnung zu machen. Das Resultat könnte schlimmer sein als der Vorzustand (besonders bei spastischen Lähmungen, aber auch vielen anderen Affektionen).

Die Redensart, daß «der Patient nach einer orthopädischen Operation zwar immer noch hinke, aber anders», hat einen realen Hintergrund: Indikationen zu orthopädischen Maßnahmen, insbesondere Operationen, werden primär wegen Krankheiten und nicht wegen sekundärer Symptome gestellt. Das Hinken oder ein etwas unschöner Gang kann, allein für sich, *kein Grund* sein zu operieren.

Bei älteren Leuten wird der kosmetische Aspekt ohnehin in den Hintergrund gedrängt. Für sie ist es wesentlich, sich selbständig bewegen zu können, das «Wie» wird nebensächlich. Diese Einsicht muß auch *für die Heilgymnastik wegleitend* werden.

Steife Gelenke

Viel *seltener* als man annehmen sollte, suchen Patienten wegen Gelenkversteifungen den Arzt auf. In der Regel merken die Patienten sehr lange Zeit nicht, wenn ein Gelenk langsam seine Beweglichkeit verliert. Aufmerksam werden sie erst, wenn eine für sie *wichtige Funktion ausfällt,* z. B. Frauen, wenn sie wegen einer Schultersteife sich nicht mehr kämmen können, oder wenn die Schuhe und Strümpfe nicht mehr selbst angezogen werden können bei Hüftleiden. Fast nie wird ein Patient mit einer ankylosierten Hüfte oder einem versteiften oberen Sprunggelenk uns glauben, daß er tatsächlich ein völlig steifes Gelenk hat. Die Kompensation in anderen Gelenken, z. B. in der Wirbelsäule bzw. in den übrigen Fußgelenken ist in der Regel so gut, daß sich die Patienten ohne weiteres – im günstigen Sinne – täuschen lassen. Dazu kommt, daß zuerst der Bewegungsumfang dort abnimmt, wo er am wenigsten gebraucht wird: z. B. bei Hüfterkrankungen verschwindet zuerst die Rotation, später die Seitenbeweglichkeit,

während die Flexion als wichtigste Bewegung des Hüftgelenkes am längsten erhalten bleibt. Auf Rotation und Seitenbewegungen kann verhältnismäßig leicht verzichtet werden, solange das Bein in einer Mittelstellung und nicht in einer Fehlstellung fixiert ist und noch etwas bewegt werden kann.

Diese Beobachtungen über die Gelenkbeweglichkeit haben auch *praktische Bedeutung:* Häufig wird als Maß für die Funktionstüchtigkeit eines Gelenkes fälschlicherweise sein Bewegungsumfang benützt, weil diese Größe am besten meßbar ist, und weil der Trugschluß naheliegt, die *Beweglichkeit* sei das wichtigste an einem Gelenk. Für den Patienten ist sie jedoch in der Regel *weniger wichtig* als etwa die *Gelenkstabilität.* Der Orthopäde sollte also bei der Beurteilung seiner Patienten und beim Aufstellen eines Behandlungsplanes weniger den vollständigen Bewegungsumfang eines einzelnen Gelenkes im Auge haben als in erster Linie *Schmerzfreiheit, Stabilität* und *Leistungsvermögen.*

Unter diesem Gesichtswinkel sind auch ehrgeizige Versuche, jedes steife Gelenk beweglich zu machen, sei es mittels gewaltsamer passiver «Heilgymnastik» oder mobilisierender Gelenkoperationen, mit Zurückhaltung zu beurteilen. Häufig ist es besser, ein Gelenk zu versteifen und so die Schmerzen zu beseitigen und eine gute Stabilität zu erreichen.

Schlimmer als eine Einschränkung der Gelenkbeweglichkeit an sich ist eine *Fehlstellung,* eine *Kontraktur:* Wenn ein Gelenk seine Mittelstellung, die «Normalstellung» nicht erreicht, ist die Funktion des gesamten Bewegungsapparates in der Regel empfindlich gestört. (Siehe Kapitel «Deformitäten, S. 445 f..) Auch geringgradige Kontrakturen müssen bei der Untersuchung erfaßt werden (siehe S. 135 ff. und S. 687).

Deformitäten

Sie sind das klassische orthopädische Symptom. Aus dem Bestreben heraus, Verkrümmungen gerade zu richten, ist die Orthopädie entstanden. Die Einstellung der Patienten zu ihren Deformitäten ist sehr unterschiedlich: Manche tragen sie ihr Leben lang und bemerken sie oft nicht einmal, andere entwickeln eigentliche Neurosen aus geringfügigen Veränderungen. Der Orthopäde wird die Deformität nicht nur feststellen und ihre Ursache ermitteln, sondern ihre Bedeutung für den Patienten – objektiv und subjektiv – zu erkennen suchen.

Über Sitz und Ursache von Deformitäten kann man sich leicht täuschen: Gelenkfehlstellungen, Kontrakturen, Wirbelverkrümmungen usw. können als Verdickungen, Tumoren, Knochenvorsprünge erscheinen (v. a. am Becken und am Schultergürtel). Man muß unterscheiden, was zu viel (Schwellung,

Ödem, Erguß, Tumor, Buckel) und was zu wenig ist (Atrophie, Aplasie, Defekt). Beinlängenunterschiede sind häufiger durch Fehlstellungen im Beckengürtel vorgetäuscht als echt (siehe S. 687).

Die Ursachen von Deformitäten sind mannigfaltig. Sie sind im Kapitel «Deformitäten und statische Störungen», S. 445, beschrieben.

Lähmungen

In der Regel muß eine Lähmung schon ziemlich massiv sein, bis sie den Patienten veranlaßt, den Arzt aufzusuchen. Lähmungen sind stumme und versteckte Symptome, die nur findet, wer sie sucht. Dies gilt für motorische wie für sensible Lähmungen. Schlaffe Lähmungen ziehen bald eine massive Muskelatrophie nach sich, ein feines diagnostisches Zeichen.

Was ein Patient als Kraftlosigkeit, als plötzliche Lähmung empfindet, kann eine Störung im Gelenkmechanismus (Instabilität, habituelle Luxation, Blockierung, Einklemmungserscheinung) sein.

Leichtere *spastische* Lähmungen, z. B. Hemiplegie, erscheinen eher als *Ungeschicklichkeit* und Unbeholfenheit. Sie äußern sich vor allem bei komplexeren Bewegungen (Gehen, Springen, Handfertigkeit) (siehe «Klinik der Lähmungen», S. 393).

«Probleme»

Viele Patienten haben zwar auch Symptome, vor allem aber haben sie «Probleme», die sie zum Arzt bringen: Mit ihrer Diät, mit ihrem Cholesterin und mit dem Kalzium, mit Nachbarn, Kindern und Eltern, mit der Versicherung und den Steuern, mit allen möglichen Ämtern, dem Autositz und einem Artikel in der Zeitung über neue Kunstgelenke oder Röntgenstrahlen, mit ihren verschiedenen Pillen und Pflastern, mit Sport und Yoga, Tanzen und Turnen, was ihren Lebensinhalt ausmacht, mit dem Arbeitgeber und der Kündigung, der Treppe und der Straßenbahn, der Carfahrt ins Gebirge und dem Flug in die Karibik, vor allem auch mit ihren Schuhen, die drücken, trotzdem sie angeblich viel zu breit sind, mit ihren häßlichen Krampfadern und kalten Füßen, den Strümpfen und Miedern, Katzenfellen und Matratzen, knarrenden Gelenken und Zugluft, mit dem Mond und dem Biorhythmus, der Allergie, der Schwiegermutter, ihren Ratschlägen und vielem anderen. Keines dieser Beispiele ist erfunden.

Alle diese Probleme muß man *ernstnehmen* und auf sie eingehen. Banalitäten sind es nie, wenigstens nicht für den Patienten. Bagatellisieren hilft nicht, verärgert und vertreibt ihn, Diagnosen und Therapien schießen am Ziel vorbei. Statt sich auch zu ärgern ist es besser, diese Klagen als *echte Probleme* zu erkennen und *Lösungen* dafür zu suchen. Solche lassen sich, mit gesundem Menschenverstand, etwas Phantasie und gutem Willen erstaunlich oft finden.

Dann hat man einen dankbaren statt einen unzufriedenen Patienten.

Schwieriger wird es, wenn Renten, Atteste für Arbeitsunfähigkeit und Invalidenprozente, wenn übersetzte Rechnungen, Gerichtstermine, fahrlässige Ärzte, «falsche Diagnosen», Kunstfehler, Haftpflichtprozesse und dergleichen mit im Spiel sind. Hier lohnen sich Höflichkeit, sorgfältiges Aktenstudium, eingehende Information und gut abgestützte Beurteilung. In besonderem Maße gilt dies natürlich für *Gutachten*.

Wie entsteht eine Diagnose?

Computer oder Arzt?

Immer wieder wurde und wird versucht, Diagnosen maschinell, durch den *Computer* machen zu lassen. Sind einmal alle Symptome gespeichert, vergißt er nichts. Darin ist er dem Menschen eindeutig überlegen. Warum funktioniert es trotzdem nicht?

- Damit der Computer gut arbeiten kann, braucht er sichere, quantitative, «*harte*» Daten. In der Medizin sind aber die meisten Daten unsicher, schwer faßbar und «*weich*». Mit solchen ist das *menschliche Hirn* im Vorteil.
- Der Computer muß *flächenabdeckend alle* nur möglichen Möglichkeiten von einer Checkliste abhaken. Dies bedeutet einen unverhältnismäßigen Arbeitsaufwand und kann lange dauern.
Der geschulte Diagnostiker hingegen kann *gezielt* und damit *ökonomischer,* also viel schneller arbeiten.
- Der Computer muß die Symptome als Daten *eingegeben* bekommen mittels Schrift, Zahlen oder Zeichen (Tastatur, Bleistift usw., Sprache funktioniert bis heute noch nicht). Diese Methode ist plump, verglichen mit der des Arztes:
Ein Mensch sieht, hört, fühlt alles, was in seiner Umgebung geschieht, nimmt also mit seinen *Sinnesorganen* dauernd alle sich bietenden Informationen auf. Diese stehen sofort zur weiteren Verarbeitung in seinem Hirn bereit, und das alles in wenigen Sekunden.
- Der Computer kann nicht gut zwischen wichtigen und unwichtigen Daten *unterscheiden*. Dies ist jedoch die Stärke des Diagnostikers.
- Mit falschen Eingaben macht der Computer *Fehler.* In der Medizin gibt es viele falsche, zumindest zweifelhafte Informationen. Ein guter Diagnostiker merkt das aus dem Zusammenhang.

Die Liste ließe sich erweitern. Sie soll jedoch lediglich in Erinnerung rufen, daß gute Diagnostik *nicht* im systematischen Abhaken einer Checkliste besteht, sondern eher der *Detektivarbeit* von Sherlock Holmes gleicht:

Die Diagnose in der Orthopädie

Sherlock Holmes' Methode

Die Szene wird beobachtet, ein Verdacht taucht auf, eine *Arbeitshypothese* wird aufgestellt und damit eine Fährte verfolgt, Spuren werden gesichert, Hinweise abgewogen, Beweise gesucht, eine Sackgasse muß erkannt, die Arbeitshypothese geändert und in einer neuen Richtung gefahndet werden. Wer mit dem kleinsten Aufwand in kürzester Zeit das Rätsel löst, ist Meister.

Im Verlaufe der ersten Konsultation erscheint ein Bündel von Symptomen und Befunden, das *Assoziationen* weckt zu bekannten Bildern aus der Pathologie. So entsteht die erste *Arbeitshypothese*. Diese ist das wichtigste Arbeitsinstrument, um *gezielt* weiter zu suchen. Das ist natürlich nur möglich mit einer guten *Kenntnis der Pathologie und der dazugehörigen Symptome und Befunde*.

Ständig präsent ist der lapidare Satz meines ehemaligen Lehrers W. LÖFFLER: «Was häufig ist, ist häufig, was selten ist, ist selten.»

Die *Checkliste* kommt trotzdem noch zu ihrem Recht. Aber erst ganz am Schluß: Nachsehen, ob man nichts vergessen hat.

Der rote Faden

Die Detektivarbeit stützt sich in erster Linie auf *Bericht* und *Befragung* des Patienten (Anamnese). Sie bringen in der überwiegenden Mehrzahl der Fälle bereits die Diagnose.

Die *körperliche Untersuchung* dient in der Regel der Bestätigung. Manchmal, allerdings relativ selten, führt sie zu einer Revision der Arbeitshypothese. Die Anamnese kommt dann erneut zum Zug.

Untersuchungen mit Apparaten (außer dem konventionellen Röntgenbild, das in der Orthopädie eine besondere Stellung einnimmt) sind in verhältnismäßig wenigen Fällen angezeigt. Ihre Ergebnisse sind nur zu verwerten, wenn sie mit dem klinischen Befund übereinstimmen.

Zur Anamnese

Obwohl die *Krankheitsgeschichte* des Patienten auch in der Orthopädie die *erste* und *beste* Informationsquelle ist, besteht heute die Gefahr, daß in der Ausbildung zum Arzt die Kunst der Anamnese zugunsten der technischen Untersuchungen vernachlässigt wird, sowohl im Studium wie im klinischen Betrieb. Da früher oder später die meisten auf orthopädischem Gebiet tätigen Ärzte in eigener Regie arbeiten, wo die komplizierten und teuren technischen Untersuchungsmethoden ihnen nicht immer zur Verfügung stehen und sie somit in erster Linie auf sich selbst, d. h. auf Interview und persönliche Untersuchung angewiesen sind, soll hier etwas ausführlicher darauf eingegangen werden.

Die erste Begegnung

Ich habe schon alte Frauen (mit Knieproblemen!) splitternackt auf einem Tisch liegen sehen, in einem Untersuchungszimmer, wo ständig Leute kamen und gingen, während daneben ein junger Arzt mit seinem Schreibblock in der Hand ihre Familienanamnese zu erheben versuchte. Daß die etwas unkonzentrierten Antworten der Patientin vielleicht auch mit der ihr ungewohnten *Situation* hätten zu tun haben können, schien dem Kollegen nicht einzufallen. Offenbar hatte ihn auch noch niemand aufmerksam gemacht auf andere, weniger peinliche und sogar effizientere Methoden, eine Anamnese aufzunehmen.

In der Privatpraxis ist die Situation in der Regel etwas humaner. Der niedergelassene Arzt ist auf seine Kundschaft angewiesen.

Im Spital hingegen traf ich immer wieder Patienten, die *den Namen ihres Arztes* nicht wußten. Manche mochten ihn vergessen haben, manche aber hatten ihn nie gehört. Dieser anonyme Arzt unterschätzte die Möglichkeiten einer segensreichen Wirkung seiner Person auf den Patienten zweifellos, sonst hätte er sie wohl besser genutzt.

Eine zivile Begrüßung, und daß sich der Arzt mit Namen und Aufgabe vorstellt, sind nicht nur selbstverständliche Höflichkeiten. Es sind auch Voraussetzungen für das Vertrauen, das der Arzt vom Patienten erwartet.

Die Situation

Sie sollte eine gewisse Geborgenheit vermitteln und dadurch allfällige Ängste und Spannungen abbauen helfen. Dazu sollten sich Arzt und Patient hinsetzen. Dabei ist die Distanz von Bedeutung: *Nähe* kann, je nach Lage der Dinge, beruhigend, aber auch bedrohlich wirken. *Distanz* kann abweisende Kälte, aber auch Sicherheit bedeuten.

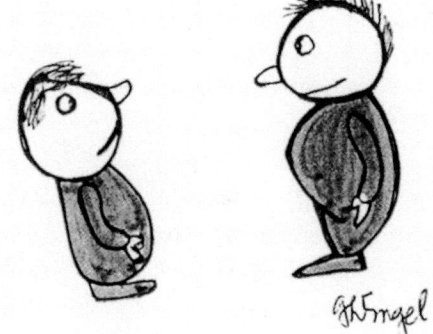

Abb. 10.2: *Erste Begegnung.*

Diese Zeichnung charakterisiert gut die *Asymmetrie* der Beziehung zwischen Patient und Arzt. Sie stammt von Prof. GEORGE L. ENGEL, Rochester, N. Y., der sich eingehend mit den psychologischen Aspekten des Krankseins befaßt hat.

Eine Reihe anderer, *nichtverbaler Ausdrucksmittel* verdienen Beachtung: Der Blickkontakt ist ein wesentlicher Informationsträger – für beide Seiten. Haltung, Bewegung von Körper, Kopf und Händen sagen viel aus, ebenso Stimme, Tonfall und Duktus der Sprache. Die Situation bringt es mit sich, daß der Patient oft genauer auf solche Botschaften des Arztes achtet, als der Arzt auf jene des Patienten. Dies kann zu Mißverständnissen führen und fatale Folgen haben. Vermeiden lassen sie sich nur, wenn man bewußt auf solche «Kleinigkeiten» achtet.

Der Patient braucht *Zeit,* sich in einer *neuen Umgebung* zurechtzufinden, da, wo der Arzt zu Hause ist (Abb. 10.2).

Das Gespräch

Das ärztliche Gespräch stand immer und steht heute noch *im Zentrum der Diagnostik und der persönlichen Betreuung des Kranken,* trotz der enormen Zunahme der Labordiagnostik und der Faszination, welche diese auf Ärzte und Laien gleicherweise ausübt.

Zuhören

Wenig Patienten können ihre Beschwerden geordnet in Worte fassen, so, wie es der Arzt für seine Diagnose gerne hätte. Fast alle bringen ihre Beschwerden stark *emotional* vor. Indem der Arzt erst einmal geduldig zuhört, auf seine Not eingeht, kommt er dem Patienten entgegen, gibt ihm damit bereits die *erste Hilfe* – nicht selten ist es die Wichtigste.

Aus der Art, wie der Patient – mit und ohne Worte – seine Beschwerden äußert, aus seinen Emotionen, seiner Sprache, seinen Vorstellungen, erfährt der Arzt vieles über den *Menschen,* seinen *Charakter,* sein *Temperament.* Damit kann er besser beurteilen, wie zuverlässig diese Aussagen sind und wie er weiter fragen muß.

Er lernt aber auch die *Vorstellungen* und *Wünsche* des Patienten kennen und ist so besser in der Lage, ihm für seine Nöte eine adäquate Hilfe zu geben.

Schließlich – und dies ist wahrscheinlich das Wichtigste – gewinnt er auf diese Weise das *Vertrauen* des Patienten, die Basis, worauf alles Weitere bauen muß.

Voraussetzung ist natürlich ein *Gesprächsklima,* in welchem der Patient sich geborgen und angenommen fühlt, damit er überhaupt in Ruhe sprechen kann. In einer gehetzten Atmosphäre kann er dies nicht. Er sollte spüren, daß der *Arzt jetzt Zeit hat für ihn* und sich für seinen «Fall» interessiert.

Das Interview

Mißverständnisse zwischen Arzt und Patient beim Anamnesengespräch sind die *häufigste Ursache* einer *falschen Diagnose.* Am besten lassen sie sich vermeiden, wenn man dem Patienten Gelegenheit gibt, seine Krankheitsgeschichte auf *seine* Art zu erzählen. Frei reden kann und wird er nur, wenn man ihm erst einmal *zuhört* und ihn nicht gleich in ein Frageschema einzwängt. Wie ungeordnet und konfus er auch berichten mag: Es ist *die Sache des Arztes,* diese Geschichte auszusortieren und zu ordnen – *während* des Interviews in Gedanken; schriftlich formuliert erst *nachher.*

Eine *Krankengeschichte aufzunehmen* scheint eine einfache Sache zu sein. Gerade dieses Feld ist aber mit Stolpersteinen übersät. Merkwürdigerweise sind sie in der somatischen Medizin kaum ein Thema.

Falsche Information kann erstaunlich viele Ursachen haben: *Der Arzt* ist vielleicht gestreßt, pressiert, ungeduldig, müde, unkonzentriert oder voreingenommen, unerfahren, ärgerlich, unfreundlich, nachlässig. *Der Patient* ist häufig verunsichert und ängstlich, kann aber auch aggressiv oder depressiv, schweigsam oder redselig, nervös, unwissend, unzuverlässig, zerfahren, vergeßlich, argwöhnisch, abergläubisch oder dumm sein, vielleicht ist er aber nur schwerhörig oder hat sprachliche Schwierigkeiten. So kann es geschehen, daß sich die menschlichen Unzulänglichkeiten von beiden Seiten kombinieren und die gemeinsamen guten Absichten frustrieren.

Der *Stil* des Interviews muß jedem Patienten neu angepaßt werden.

Die meisten Patienten können einer der folgenden Gruppen zugeteilt werden:

- *Der ideale Zeuge.* Er gibt einen genauen Bericht seiner Symptome, in der richtigen Reihenfolge, ohne Überflüssiges und ohne Kommentare. Er beantwortet alle Fragen korrekt, knapp und klar.
- *Der Unartikulierte* kann keine Frage vernünftig beantworten, sei es aus Nervosität oder infolge beschränkter Ausdrucksmöglichkeiten oder wegen unklarer Vorstellungen. Man muß ihm alle Antworten abringen, braucht eine Menge Zeit für Banalitäten und kommt nur mit viel Mühe und Geduld zum Ziel.
- *Der Schwätzer.* Er spricht unaufhörlich, beschreibt endlos seine Symptome und ergeht sich in einer Menge unwichtiger Details. Die Zeit des Arztes ist ihm kein Problem. Seinen Redefluß zu unterbrechen ist manchmal auch mit viel Geschick und Takt fast unmöglich. Schließlich muß es doch sein. Solche Konsultationen gehören zu den *anspruchsvolleren.* Der Verdacht einer Neurose ist in ausgeprägten Fällen nicht von der Hand zu weisen.
- *Unbequeme Patienten.* Sie treten dem Arzt näher, als er möchte: Sie versuchen sich anzubiedern oder mit ihm zu argumentieren, sie verwenden Fachausdrücke, berichten die Diagnosen anderer Ärzte, die sie bereits konsultiert haben usw. Dies nimmt viel Zeit bis man «zur Sache» kommt. Diese Patienten meinen es nicht schlecht, aber der Arzt muß ruhig antworten und Distanz bewahren. Sein Blut kommt sonst leicht in Wallung.
- *Unzuverlässige.* Patienten mit schlechtem Gedächtnis, Vergeßlichkeit infolge von Krankheit, cerebralen Schäden oder Alter. Wesentliche Fakten werden verpaßt, außer man kann Angaben von Angehörigen oder Nachbarn erhalten.

Es gibt Patienten, die bewußt oder unbewußt, aus unterschiedlichen Gründen dem Arzt bestimmte Angaben vorenthalten oder falsche machen. Manche Ärzte haben dafür ein besonderes Gespür. Ungereimtes, Unwahrscheinliches und «Löcher» in der Krankheitsgeschichte, eigenartiges Verhalten, Diskrepanzen zwischen Erzählung, Emotionen und Befund fallen auf. Eingehende Befragung im «Kreuzverhör» kann vielleicht dem Sachverhalt auf den Grund kommen. Oft stecken psychische Störungen dahinter. Gelegentlich sind Rückfragen bei Drittpersonen nötig. Sonst wird die Diagnose vermutlich falsch.

Andererseits ist zu viel *Mißtrauen* von Seiten des Arztes einem *Vertrauens*verhältnis natürlich nicht förderlich.

– *Fremdsprachige Patienten.* Hier zeigt sich erst deutlich die Wichtigkeit der *Anamnese* für die Diagnose und die einzigartige *Bedeutung der Sprache als Informationsträger und Kommunikationsmittel.*

Angehörige oder Nachbarn als *Übersetzer* sind unschätzbare Hilfen. (Auch im Spital finden sich fast immer fremdsprachige Mitarbeiter.) Sonst muß man sich zur Not mit vorbereiteten Fragebogen behelfen. Auch mehrsprachige medizinische Fragenkataloge sind nützlich (siehe Literaturverzeichnis): Der Arzt zeigt mit dem Finger auf die Frage, der Patient auf die Antwort.

Eigene Fremdsprachenkenntnisse, auch rudimentäre, können Wunder wirken: Schon nach den ersten Sätzen wird aus einem argwöhnischen Fremden ein guter Freund.

Wer aber eine Fremdsprache beherrscht, hat über Patientenmangel nicht zu klagen.

Die Bedeutung der Sprache

Aber auch wenn sie die gleiche Muttersprache haben, sprechen Arzt und Patient oft *verschiedene Sprachen.* Den unter Ärzten üblichen *Fachjargon* können die Patienten als Laien nicht verstehen. Ein Patient, der die Fragen des Arztes nicht versteht, gibt auch nicht die richtigen Antworten.

Wir Ärzte müssen uns an die *Umgangssprache* erinnern, die wir in unserer Jugend als erste lernten, als auch für uns eine Femurfraktur noch ein Oberschenkelbruch und die Tibia das Schienbein war. Dies ist die *Sprache unserer Patienten,* und in dieser müssen wir *einfache,* leicht verständliche Fragen stellen. Solche einfache Sprache ist offenbar schwieriger als wir meinen.

Umgekehrt ist es auch nicht selbstverständlich, daß der *Arzt die Sprache seiner Patienten versteht* und richtig interpretiert. Ihre Umgangssprache ist oft unbeholfen und undifferenziert, sie finden keine oder die falschen Wörter für ihre Symptome, ihre Zeitangaben sind ungenau, ihre Angaben unpräzis, unklar und dadurch mißverständlich. Die meisten falschen Diagnosen und Indikationen entstehen aus Mißverständnissen im ersten Gespräch.

Es wurde versucht, neuen Patienten Fragebogen zu verteilen, die sie ausfüllen sollten: der Arzt möchte Zeit sparen mit der Anamnese. Damit bringt er sich um diese interessante, wenn auch nicht neue Erkenntnis, die ein alter englischer Arzt so formulierte: «Our patients frequently neither mean what they say nor say what they mean.» Er zog daraus den kaum zu widerlegenden Schluß, daß man eben nur durch genaues *Zuhören* und *Rückfragen* herausfinden kann, *was die Wörter tatsächlich bedeuten.* So wird man beispielsweise auch lernen, daß in gewissen Alpengegenden der «Fuß» bis zur Hüfte reicht, der Patient also eigentlich «Bein» meint.

Hier hilft nur geduldiges Eingehen auf die Formulierungen, Präzisieren, Eingrenzen, Verifizieren der Wortbedeutungen mit klaren, möglichst einfachen Fragen, Umschreiben mit konkreten Beispielen usw.

Die *Zeit,* die der Arzt am Anfang aufbringt, die Geschichte seines Patienten mit Anteilnahme anzuhören, wird mehr als wettgemacht dadurch, daß der weitere Untersuchungsgang von Anfang an in die richtige Bahn gelenkt wird.

Mit einer guten Anamnese und einer sorgfältigen klinischen Untersuchung kann man sich in der Mehrzahl der Fälle weitere zeitraubende komplizierte technische Untersuchungen sparen und *gewinnt so die Zeit, die man aufgewendet hat, reichlich zurück.*

Beim ersten Gespräch werden aber auch die Weichen gestellt, ob *Vertrauen* oder *Mißtrauen* das Verhältnis zwischen Arzt und Patient bestimmt. Nicht selten liegen hier bereits die Ursachen für spätere Haftpflichtprozesse versteckt. Daß solche dann mehr Zeit und Nerven brauchen und verbrauchen als das Anhören der Geschichte des Patienten ist wohl keine Frage.

Gesprächsführung

Zweifellos ist sie eine *Kunst.* Damit ist gesagt, daß angeborene Begabung eine Rolle spielt, nicht aber, daß es auf diesem Gebiet nichts zu lernen gäbe.

Analysen von Arztgesprächen haben gezeigt, daß sich viele Interviewer einseitig auf die Symptomatologie konzentrieren und dabei *wesentliche Punkte der Gesprächsführung vernachlässigen* – und damit ungenügend, wenn nicht falsch, informiert werden. Damit wurde die *Notwendigkeit einer besseren Ausbildung im Aufnehmen von Krankheitsgeschichten* erwiesen. Zur Gesprächsschulung eignen sich vor allem Gesprächsübungen mit Selbstkontrolle (evtl. mit Tonband und Video) in kleinen Gruppen. Die wichtigste Voraussetzung ist jedoch wohl, daß der Interviewer überhaupt für solche Belange offen ist, sie erkennt und bereit ist, ihnen Beachtung zu schenken.

Die Qualität von Arztgesprächen wurde vor allem von psychologischer und psychiatrischer Seite untersucht. Dabei zeigten sich *einige besonders häufige Mängel.* Sie sind ebenso gravierend wie offensichtlich und sollen deshalb hier in Erinnerung gerufen werden (z. T. in Anlehnung an HEIM und WILLI).

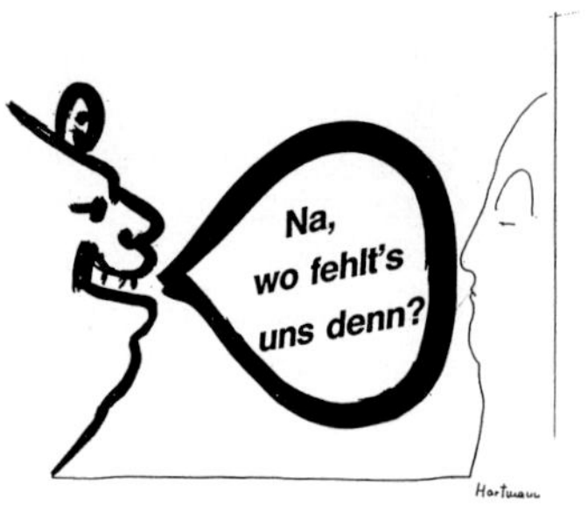

Na, wo fehlt's uns denn?

Abb. 10.3: Diese böse Karikatur illustrierte einen Aufsatz mit dem Titel «Nachdenken über Arzt, Patient und Medizin». So empfanden offenbar manche Patienten, unter ihnen die Zeichnerin, ihre Situation. Es gibt Hinweise darauf, daß das Verhältnis zwischen Ärzten und Patienten sich seither gewandelt hat.

Die Diagnose in der Orthopädie

Ungeeignete Kommunikation

- Nichtbeachten der üblichen *Anstandsregeln* (Anklopfen, Begrüßung, sich Vorstellen mit Namen, Erklären des Auftrags, der Absicht usw.).
- Ungeeignete *Situation* (in Anwesenheit anderer, «zwischen Tür und Angel», auf dem Untersuchungstisch usw.).
- Wer die Frage nach den aktuellen Beschwerden, die «*Eröffnungsfrage*», nicht «offen» stellt, sondern sofort mit gezielten Fragen beginnt, nimmt dem Patienten die Möglichkeit, seine Geschichte frei zu erzählen und engt ihn ein.
- «*geschlossene*» Fragen (die nur mit ja oder nein beantwortet werden können) haben ebenfalls die Wirkung, den Patienten verstummen zu lassen.
- Auf *Suggestivfragen* erhält man meist die gewünschte Antwort, nur entspricht diese nicht immer der Wahrheit.
- Der Arzt spricht in einer Sprache (Fachjargon, Fremdwörter, intellektuell «gehoben», kompliziert), die der Patient nicht verstehen kann, statt in seiner Muttersprache, der *Umgangssprache.*
- *Ignorieren* der Erwartungen des Patienten.
- Verkennen oder Mißachten von *nichtverbalen* Mitteilungen.
- Mangelndes Eingehen auf den Patienten, weil man mit eigenen Problemen zu beschäftigt ist oder sich keine Zeit nimmt.
- Der Kranke spürt, daß man sich nicht für ihn, sondern nur für seine Pathologie interessiert.

Ungeeignete Steuerung des Gesprächs

- Keine *Arbeitshypothese* (vermutete Diagnose, Beurteilung der Persönlichkeitsstruktur des Gesprächspartners).
- *Schematisches* Abfragen nach einer starren *Checkliste,* ohne für den Patienten einsichtigen Zusammenhang.

- *Einseitige* Befragung: Nur auf Krankheitssymptome oder Sekundärinformation (aus dritter Hand) ausgerichtet, statt auf aktuelle Beschwerden und Situation des Patienten.
- *Manipulation* des Gesprächs durch häufiges *Unterbrechen,* abrupte Themenwechsel, lange Reden usw.
- Keine *abschließende Erklärungen* über das Resultat der Untersuchung, die Bedeutung der Befunde, über das *weitere Vorgehen,* mögliche Therapievorschläge, Aussichten, zeitliche Verhältnisse usw.
- Keine oder *unglaubwürdige* Versuche, dem Kranken Mut und Vertrauen zu vermitteln und ihn zur Mitarbeit zu gewinnen.

Subjektive Einflüsse

- Autoritäres Verhalten, dogmatische Aussprüche
- Unpassende Äußerungen, z. B. über Dritte
- Bloßstellen, Beleidigen, Kritisieren des Patienten, überlegenes oder herablassendes Gehabe, Streit usw. (Abb. 10.3).
- Unangebrachte Informationen, Ratschläge und Befehle.

Taktgefühl und Einfühlungsvermögen, kurz gesagt, Achtung vor dem Patienten als Menschen, gehörten immer schon zu den besten Eigenschaften des Arztes. Sie sind gerade auf diesem Gebiet besonders hilfreich.

Zur körperlichen Untersuchung

Daß *Berührung* zur ärztlichen Untersuchung gehört, nehmen Ärzte und Patienten als selbstverständlich an und hin, ebenso daß sie vom *Arzt* ausgeht. Immerhin kann die erste Berührung ein Handschlag, ein Händedruck, sein: beidseitig, gleichzeitig.

Weitergehende Berührung gilt in unseren Breiten als Zeichen einer gewissen Intimität, ist deshalb stark mit *Emotionen* besetzt, positiven und negativen. Es ist gut, diese rechtzeitig herauszufinden und sich entsprechend zu verhalten: In beiden Fällen ist wohl eher Zurückhaltung angebracht.

Es ist erstaunlich, wie mit *wenig* Berührung auch eine gewissenhafte orthopädische Untersuchung auskommen kann: Indem man den Patienten bittet zu gehen, bestimmte Bewegungen auszuführen (statt langer Erklärungen kann man sie ihm vormachen) und ihn aus Distanz beobachtet, lassen sich Haltung, Deformitäten, Asymmetrien, Atrophien usw. erkennen. Aber auch die Beweglichkeit fast aller Gelenke, die Muskelkraft, Koordination usw. lassen sich einwandfrei prüfen.

Es ist dabei nicht unbedingt nötig, daß sich die Patienten nackt ausziehen. Eine kleine Unterhose und ein Büstenhalter stören die Inspektion des Bewegungsapparates nicht.

Daß Kälte, harte Liegen, unbequeme Stühle, langes Warten, besonders in unbekleidetem Zustand, unangenehm sind, wissen Ärzte am besten, die es schon einmal als Patient erlebt haben.

Die meisten *klinischen Untersuchungsmethoden am Bewegungsapparat* basieren auf *mechanischen pathophysiologischen Phänomenen*. Versteht man diese, so kann man auch die Untersuchungsmethoden logisch, wenn nötig sinnvoll abgewandelt, anwenden.

Wie weit soll abgeklärt werden?

Diagnose um jeden Preis?

Anamnese und *körperliche Untersuchung* erlauben – entsprechende Erfahrung vorausgesetzt – in der Mehrzahl der Fälle bereits eine Diagnose. Der Aufwand ist denkbar klein und unschädlich: Die Zeit von Arzt und Patient.

Einfaches konventionelles *Röntgen* und einige wenige einfache Labortests genügen in den meisten orthopädischen Fällen als zusätzliche Sicherung. Sie sind ebenfalls harmlos (die Gefahr von Strahlenschäden durch *gezieltes* diagnostisches Röntgen ist vergleichsweise gering).

Falls diese einfachen Mittel noch *keine Diagnose* erlauben, stellt sich die *Frage des weiteren Vorgehens:* Soll sie mit allen verfügbaren Untersuchungsmethoden erzwungen werden?

«Vor jeder Therapie steht die Diagnose» lautet ein Grundsatz der wissenschaftlichen Medizin. Konsequent mit den heute zur Verfügung stehenden Möglichkeiten angewandt, kann er eine imponierende *Eskalation von apparativer Diagnostik* nach sich ziehen.

Bevor der Arzt sie mit einem Federstrich in Gang setzt, sollte er sich *über ihre Folgen Gedanken* machen: über die Kosten, die Gefahren und Unannehmlichkeiten für den Patienten, vor allem aber auch, *was damit zu seinem Nutzen tatsächlich erreicht werden soll und kann.*

Schließlich bleibt zu bedenken, daß es eine letzte Gewißheit in vielen Fällen trotz allen Tests nicht gibt. Manche Diagnosen bleiben offen, andere haben nur einen mehr oder weniger hohen Grad von Wahrscheinlichkeit.

Viele komplizierte Abklärungsuntersuchungen bringen deshalb nicht selten statt der erhofften Klärung mehr Verwirrung und neue Unsicherheit oder führen auf eine falsche Fährte.

Medizinische Routine, Klinikvorschriften, echte oder vermeintliche Chefanweisungen, eine besondere, etwas starre Auffassung von ärztlicher Pflicht, in zunehmendem Maß auch *Angst vor Verantwortung* und *das Bedürfnis, sich allseitig abzusichern,*

Ein endloses Nachsinnen nagte dan doch an meiner Gesundheit. Der hohe Blutdruck überfiel plötzlich und das Herz fing an zu poltern und so gab es nur noch das Einliefern in den Spital. Dieser Afenthalt hat mich dan noch ganz fertig gemacht. Das viele röntgen und täglich soviele Pillen schlucken das brachte den Tony auf den Tiefstand. Und nun hört zu die Bestandesaufnahme sämtlicher Aerzte kam zu Schluss - Diagnose und landete beim Hausarzt   den ich um Auskunft bat Dieser Brief lag vor uns und Herr Dr. las mir vor, Dass nach all den gründlichen Untersuchungen keine ensthaften Befunde ̸A aufgedeckt worden seien. Ein Arzt unterhielt sich noch mit mir im Gespräch auf . Genater Arzt ging mit mir einig, dass nach all den vielen Pflegejahren und daß am Ende das Abschiednehmen von einem geliebten Menschen mein Herz sehr strapaziert wurde aber er gab mir Mut und meinte es komme ̸sh schon ̸wieder wieder in Ordnung

Abb. 10.4: Brief eines Achtzigjährigen, nach seiner Rückkehr von einem zehntägigen Spitalaufenthalt zur Abklärung von Beschwerden, die nach der Beerdigung seiner Frau aufgetreten waren.

Gründliche, länger dauernde Abklärungsuntersuchungen werden von vielen Patienten ähnlich erlebt.

können zu überdimensionierten Abklärungsprogrammen führen, einfache Neugierde aber auch zu *diagnostischen Übungen um ihrer selbst willen.* Solange sie für den Patienten unschädlich, zumutbar und nicht allzu teuer sind, ist wohl nicht allzu viel dagegen einzuwenden. Auch die praktische Ausbildung der Ärzte in Diagnostik muß zu ihrem Recht kommen (Abb. 10.4).

Offensichtlich können hier keine festen Regeln aufgestellt werden, wie weit der behandelnde Arzt die Diagnostik vorantreiben soll. Letzten Endes *bleibt das sein Entscheid und seine Verantwortung.*

Bevor aber eingreifende, vor allem invasive, für den Patienten mit Unannehmlichkeiten, Schmerzen oder Gefahren verbundene Prozeduren angeordnet werden, ist es eine gute Gewohnheit, sich zu überlegen, welche *therapeutischen Konsequenzen voraussichtlich daraus gezogen werden können,* um dem Patienten zu helfen.

Meistens läßt sich diese Frage schon *vorher* beantworten. Nicht selten muß man sich dann eingestehen, daß man keine sinnreiche Behandlung anzubieten hätte, wie auch immer das Resultat der Untersuchungen ausfallen würde. Diese trotzdem zu verordnen ist dann wohl fragwürdig.

Vorübergehende Beschwerden

In der *orthopädischen Sprechstunde* begegnet man sehr oft Patienten mit allerlei Schmerzen und Gebresten, für die sich keine Ursache finden läßt. Bei der Mehrzahl handelt es sich um *vorübergehende Beschwerden ohne objektives Korrelat.* Sie alle mit allen heute zur Verfügung stehenden Mitteln abklären zu wollen, ist weder sinnreich noch möglich. Wer es trotzdem versucht, manöveriert sich nicht selten in ein *Dilemma* hinein, z.B. wenn irgend ein *fraglicher* Befund erhoben wird, von dem man nicht weiß, was er zu bedeuten hat: Ist er überhaupt pathologisch oder handelt es sich um eine Fehlinterpretation, ein Artefakt? Liegt hier tatsächlich die *Ursache* der geklagten Beschwerden oder ist es ein Zufallsbefund? Was soll man dem Patienten sagen?

Daß es bei Bagatellbeschwerden schwieriger ist, die Ursache zu finden als bei einem deutlichen Befund, läßt sich den meisten Laien nur schwer erklären.

Endlich: Bietet sich eine *Therapie* an? Ist sie auch wirksam und nötig? Wäre der (psychologische oder somatische) Schaden vielleicht größer als der Nutzen, bei einem harmlosen, vorübergehenden Schmerz?

Die *Zeit* und etwas *Geduld* kommen uns in solchen Fällen zu Hilfe. Oft allerdings mangelt es dem Patienten wie dem Arzt an beidem.

Verlaufskontrollen

Es gibt *kein* Gesetz, wonach eine Diagnose *immer sofort* gestellt werden muß. Unter der *Voraussetzung*, daß eine einläßliche Anamnese und genaue klinische Untersuchung, wenn nötig durch konventionelles *Röntgen* ergänzt, *keine Ursache* für die geklagten Beschwerden finden lassen, kann es eine legitime und zweckmäßige Lösung sein, *abzuwarten* und den Patienten *auf einen späteren Zeitpunkt wieder zu bestellen*.

In vielen Fällen sind bis dahin die Beschwerden wieder *verschwunden*. In anderen zeigen sich vielleicht *neue* Symptome, die dann eine Diagnose ermöglichen. Solche wiederholten Untersuchungen sind, indem sie den *zeitlichen Verlauf* in die Diagnostik mit einbeziehen, oft ergiebiger als eine Serie von ungezielten Tests am Anfang.

Selbstverständlich wird man einen Patienten, bei welchem sich anläßlich der ersten Konsultation keine Diagnose stellen läßt, nicht einfach entlassen, sondern ihn mit den nötigen Erklärungen, etwa einer Vermutungsdiagnose, z.B. auf eine harmlose Überbeanspruchung, und vielleicht mit einer gefahrlosen symptomatischen Behandlung versehen *unter Kontrolle behalten*, solange er ungeklärte Beschwerden hat.

Gelegentlich bietet sich eine *probatorische Therapie* aufgrund einer *Vermutungsdiagnose* an. Der *weitere Verlauf*, Erfolg bzw. Mißerfolg der Behandlung kann Hinweise für die Diagnose (ex iuvantibus) liefern.

Auch bei *länger dauernden*, nicht ganz eindeutigen Krankheiten empfiehlt es sich, von Zeit zu Zeit die erste Diagnose unvoreingenommen noch einmal zu *überprüfen*, frühere Befunde und Meinungen zu kontrollieren.

Wie sicher ist die Diagnose?

Zwischen hysterischer Krebsangst und dem Ignorieren bedenklicher Symptome bringen die Patienten ein breites Spektrum von Signalen und Reaktionen zum Arzt. Von seiner Diagnose erwarten sie Klärung der Situation, beruhigende *Gewißheit*. «Ist es schlimm oder nicht?» ist ihre brennendste Frage.

Es gibt wohl wenige Ärzte, die darauf noch nie geantwortet haben: «Ich weiß zwar nicht genau, was es ist, aber es ist sicher nichts Schlimmes.» Diese Antwort ist heikel. Leichtfertig gegeben erweckt sie das (berechtigte) Mißtrauen des Patienten. Was man wirklich meint, ist nicht «sicher», sondern «*mit größter Wahrscheinlichkeit*».

Genügt das? Die Zahl der Patienten, die eine solche Antwort akzeptieren, ist mit dem Fortschritt der Medizin im Abnehmen begriffen. So sieht sich der Arzt in einem Dilemma, das ihm nur die Wahl läßt, entweder irgend eine mehr oder weniger *plausible Erklärung auszudenken*, oder aber *weitere* (überflüssige) *Abklärungen zu veranlassen*, mit allen ihren Folgen.

Gelegenheit zu solchen Entscheiden bietet sich täglich: Kreuzschmerzen, Nackenschmerzen, zeitweilige Gelenk- und Gliederschmerzen, Knacken in Gelenken, rheumatische und Muskelschmerzen, Überlastungsschmerzen, vor allem nach sportlichen Übungen, Schmerzen nach Verletzungen, «Periostitis», «Periarthritis», «Bursitis», «Sehnenscheidenentzündung» sind nur einige Beispiele dafür.

*Ab*klären ist *teurer* als *er*klären, braucht allerdings etwas weniger *Phantasie*. Was *besser* sei, bleibt *in jedem einzelnen Fall dem Urteil des behandelnden Arztes überlassen*.

Nicht in jedem: *Dringlich ist Abklärung immer, wo sich schwere Schäden nur mit einer sofortigen Therapie verhindern lassen*. Zwei entsprechende Listen finden sich am Schluß dieses Kapitels, S. 186 und S. 187.

Auch in den anderen Fällen ist die Frage entscheidend, ob sich aus einer weiteren Abklärung voraussichtlich *therapeutische Konsequenzen für den Patienten* ergeben.

11. Orthopädische Diagnosetechnik

«Information consists of differences that make a difference»   *Gregory Bateson*

Eine Diagnose beginnt nicht mit dem Patienten auf der Couch, sondern im Augenblick, da er zum ersten Mal das Zimmer betritt. Beobachtet wird seine Erscheinung, seine Haltung, sein Benehmen, sein Gang, kurz, alles.

Wie überall in der Medizin kann der größte Teil der Diagnosen schon aus der *Anamnese* gestellt werden.

Von den verbleibenden Fällen können die meisten durch die *physikalische Untersuchung* in der *Sprechstunde* abgeklärt werden.

Bei einem kleinen Rest sind zusätzliche Untersuchungen notwendig. Meistens genügt ein gewöhnliches *Röntgenbild.* Diesem kommt in der Orthopädie allerdings *besondere Bedeutung* zu:

1. Kontrolle des klinisch erhobenen Befundes,
2. als objektives, genaues Dokument (Vergleichs- und Verlaufskontrollen).

Nur selten sind *Zusatzuntersuchungen* für die Diagnosestellung notwendig.

In diesem Kapitel wird die *allgemeine Diagnostik des Bewegungsapparates* systematisch beschrieben. *Spezifische* Untersuchungsmethoden der einzelnen Körperregionen werden in den entsprechenden Abschnitten ergänzend dargestellt.

Die folgende Beschreibung des Untersuchungsganges kann nicht mehr als eine Art «Checkliste» sein. Sie ist nur *sinnvoll* und hilfreich *auf dem Hintergrund einer guten Kenntnis der Anatomie, der Pathologie und der zugehörigen Symptome und Befunde,* als Voraussetzung für ein gezieltes, ökonomisches Vorgehen.

Nur wenn die gewonnenen Informationen *fortlaufend* mit der Krankheitslehre verknüpft werden, geraten Befragung und Untersuchung nicht ins Uferlose und kommen in nützlicher Frist ans Ziel.

Klinische Untersuchung des Bewegungsapparates

Es ist zweckmäßig, sich immer an das gleiche *Schema* zu halten. Die *Routine* in der Untersuchungstechnik gewährleistet:

- daß nichts vergessen wird, sodann
- eine brauchbare Dokumentation und
- rationelles Arbeiten. Schließlich
- kann man sich auf wichtigeres konzentrieren, z. B. die *Interpretation der Befunde,* wenn man nicht ständig überlegen muß, welche Untersuchung noch fehlt.

Orthopädische Diagnosen gehören zum größten Teil zu *einem von sieben Paaren,* die sich gut merken lassen:

- kongenitale und Entwicklungsstörungen
- Infektion und Entzündung
- Verletzungen und mechanische Störungen
- Stoffwechselstörungen oder degenerative Schäden
- Arthritis und rheumatische Affektionen
- Sensibilitätsstörungen und Muskelschwäche
- Tumoren und tumorähnliche Läsionen

Einseitig oder beidseitig?

Dies macht einen großen Unterschied. Strikte *einseitige* Beschwerden und Befunde sprechen für eine *umschriebene,* lokale Pathologie, z. B. ein Trauma. *Beidseitige* Beschwerden und *seitengleiche* Befunde deuten hingegen auf *angeborene* Besonderheiten und *konstitutionelle Dispositionen* hin. Wichtig ist deshalb immer der Seitenvergleich.

Anamnese

Die meisten Ärzte sind sich einig, daß Aufnehmen der Krankheitsgeschichte und Befragung eine Kunst sind. Dies ist vielleicht ein Grund, warum sie im – vorwiegend wissenschaftlich orientierten – Medizinstudium ein Aschenbrödeldasein fristen. Im letzten Kapitel wurde deshalb etwas ausführlicher darauf eingegangen. Im übrigen hat die medizinische Psychologie hier wertvolle Hilfe anzubieten (siehe Literaturverzeichnis).

Die folgende Auflistung kann deshalb nicht mehr als eine *Gedächtnisstütze* sein.

Die *Anamnese beginnt* mit der *Frage nach dem Hauptsymptom* (chief complaint), d. h. nach den Symptomen oder Störungen, welche den Patienten zum Arzt führten. Diese können massiv oder belanglos sein. Aus der *Bedeutung,* welche ihnen der Patient gibt, erfährt man etwas über den Menschen und seine Probleme. Viele Patienten berichten, was sie selbst oder ein anderer Arzt *über* ihre Krankheit denken. Auch dies kann Hinweise geben, doch muß der Patient vor allem erzählen, was *er selbst* sieht und fühlt. Mit den Hauptsymptomen soll die Anamnese beginnen, denn davon möchte der Patient zuerst sprechen, von der Krankheit seiner Großeltern erst am Schluß.

- Die *hauptsächlichen Symptome*
  bei Störungen des Bewegungsapparates sind:
  - Schmerzen;
  - Funktionsstörungen;
  - verändertes Aussehen.

Entscheidend für die Diagnose ist *der zeitliche Ablauf* des Geschehens:

- *Erstmaliges Auftreten* der Symptome, allmählich oder plötzlich, mit oder ohne erkennbare Ursache, Dauer der Symptome: Das ganze Leben, Jahre, Wochen, Tage oder nur ein Augenblick.

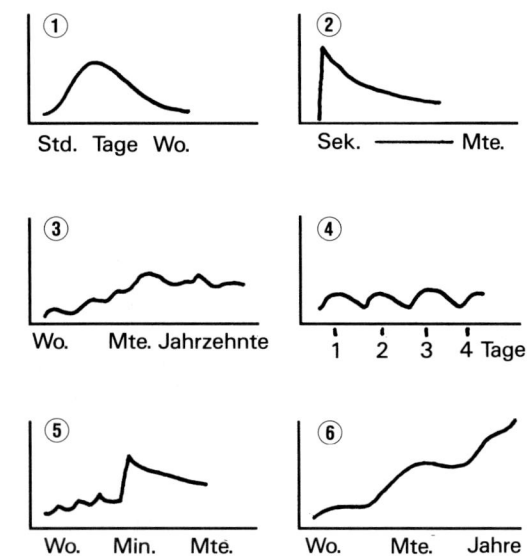

Abb. 11.1: *Krankheitsverläufe.*

1. *Akute Krankheit.* Typisch z. B. für Infektionskrankheiten: Rascher Beginn, Höhepunkt, Abklingen.
2. *Trauma:* Plötzlicher Beginn, dann zuerst rascher, später schleppender Rückgang der Beschwerden. Auch typisch für *mechanische Störungen:* Meniskuseinklemmung, freie Gelenkkörper, Subluxation, akute Epiphysenlösung, Diskushernien, Spontanfrakturen, Sehnenrupturen usw.
3. *Chronisches Leiden:* Unmerklicher, langsamer Beginn, langsame Verschlechterung, häufig wellenförmiger Verlauf. Typisch bei *degenerativen* Krankheiten.
4. *Intermittierende* Beschwerden, abhängig der von der Beanspruchung, vom Tagesrhythmus, vom Wetter. Typisch für Schmerzen im *Bewegungsapparat,* z. B. rheumatischer bzw. degenerativer Art, «Lumbalgien», «Myalgien» usw.
5. Plötzliche *akute* Schmerzen, denen aber schon *früher* leichte Beschwerden *vorausgingen.* Typisch z. B. bei Epiphyseolysis capitis femoris, M. Perthes, aber auch durch *Überbeanspruchung* oder Traumatisierung *vorbestehender* Schäden.
6. *Progredienter* Verlauf maligner Krankheiten (auch bei schweren Infektionen).

- *Weiterer Verlauf:* Schubweise, intermittierend paßt z. B. zu rheumatischen Krankheiten, kontinuierliche Verschlechterung zu Infektionen, Tumoren oder Arthrosen usw., zunehmende Besserung eher zu Traumafolgen, kurze, akute Episoden mit beschwerdefreien Intervallen zu mechanischen Gelenkstörungen (Abb. 11.1).
- Die *zeitlichen Verhältnisse* werden von den Patienten oft sehr ungenau erinnert. Es lohnt sich, Beziehungen zu festen Daten zu suchen, z. B.: letzten Sonntag, an Ostern, nach den Sommerferien, vor der ersten Schwangerschaft, nach der Rekrutenschule, während der Lehre usw., und so Erinnerungshilfen anzubieten.

Auch die Angaben über *Ursachen* von Störungen sind mit Vorsicht aufzunehmen. Der Mensch hat ein großes Kausalitätsbedürfnis. Er sucht und findet leicht einen Unfall oder eine Überanstrengung, die er anschuldigen kann – nicht zuletzt für die Versicherung. Nur die genaue Abklärung des zeitlichen Ablaufes und der Verhältnismässigkeit kann Klärung bringen.

Schmerzen

Der Schmerz ist wohl das *wichtigste* Symptom in der Orthopädie. Jeder Mensch weiß, was gemeint ist. Jedoch: Es gibt Indolente und Empfindliche. Der Schmerz ist so stark, wie der Patient ihn fühlt. Meßbar ist er nicht. Wie die Angaben der Patienten irreführen können, steht im letzten Kapitel.

Trotzdem sollte man immer versuchen, sich ein *möglichst genaues Bild* zu machen. Was der Patient beschreibt, sagt vielleicht mehr über ihn selbst als über seine Schmerzen. Um ihre Intensität etwas objektiver abschätzen zu können, braucht es *genauere Hinweise:*

Die Auswirkungen des Schmerzes auf das tägliche Leben

Arbeitet der Patient noch? Regelmäßig oder mit Unterbrüchen? In seinem angestammten Beruf und an seinem Arbeitsplatz? Kann er bestimmte Tätigkeiten wegen der Schmerzen nicht mehr ausführen? Muß er sich helfen lassen? Hat er den Beruf gewechselt? Wegen der Schmerzen oder aus anderen Gründen? Hat er die Arbeit zeitweilig, stundenweise, unterbrechen oder längere Zeit aussetzen müssen? Bezieht er bereits eine Rente?

Gehfähigkeit: In Stunden oder Minuten, Gehstrecke, unebenes Gelände, treppauf und -ab.

Sport: Welche Sportarten? Als Hobby oder wettkampfmäßig? Behinderung? Für bestimmte Bewegungen? Andere Freizeitbeschäftigungen (Wandern, tanzen usw.),

Schmerzen in Ruhe? Nachts? Selten, gelegentlich, dauernd? Hindern sie am Einschlafen? Wecken sie den Patienten nachts?

Schmerzfreie Intervalle sind wichtige Hinweise. Was *lindert,* was *verstärkt* die Schmerzen, welche Stellungen, welche Bewegungen?

Gebrauch von Schmerzmitteln? ausnahmsweise, selten, gelegentlich, regelmäßig? wie lange schon? Spontan oder auf ärztliche Anweisung? Dosierung? Diese Fragen sollten immer gestellt werden. Sie geben wichtige Anhaltspunkte, auch im Hinblick auf die Therapie, besonders für Operationsindikationen.

Wie empfindet der Patient die Schmerzen? Als erträglich, lästig, behindernd, quälend, unerträglich, nicht mehr auszuhalten? Die *Intensität* des Schmerzes ist in den meisten Fällen *für das weitere Vorgehen ausschlaggebend:* Weitere Abklärung, Therapie. Je stärker die Schmerzen, desto größer ist der Druck zur Anwendung aller Mittel des diagnostischen und therapeutischen Arsenals.

Schmerzen sind der häufigste Anlaß für eine Therapie, eine *Operation.* Um die Indikation genauer abklären zu können, ist es nützlich, herauszufinden, ob die Schmerzen für den Patienten *erträglich* oder *unerträglich* sind. Besser, als direkt zu fragen, ist es, die Antwort durch Zusatzfragen, wie beschrieben, von allen Seiten einzukreisen, abzugrenzen und zu konkretisieren, um sich einigermaßen ein Bild zu machen.

Man sollte versuchen, die *Schmerzintensität* so gut als möglich zu *schätzen.* Dazu eignet sich die folgende praktische Skala:

I *Geringe Schmerzen:* Lassen sich leicht ignorieren. Keine Auswirkungen auf die normale Aktivität des täglichen Lebens.

II *Mäßige Schmerzen:* Lassen sich nicht mehr ignorieren. Stören im täglichen Leben. Zwingen den Patienten zeitweise dazu, sich mit diesem Problem zu befassen (Therapie, gewisse Modifikationen der normalen Aktivitäten).

III *Starke Schmerzen:* Auch in Ruhe. Erhebliche Behinderung und oft schon tiefgreifende Veränderungen im gewohnten Lebensrhythmus. Dauernde Behandlung notwendig (Analgetika).

IV *Invalidisierende Schmerzen:* Verunmöglichen eine normale Lebensführung, Arbeitsunfähigkeit.

Für die Diagnose geben *Lokalisation* und *Charakter* der Schmerzen die ersten wichtigen Hinweise, in welcher Richtung weiter zu suchen sei. Häufig geben sie bereits die Diagnose selbst.

Lokalisation: Bloßes *Befragen* bringt ungenaue Antworten. Die anatomischen Vorstellungen mancher Patienten sind erstaunlich. *Mit dem Finger können sie jedoch genau zeigen,* wo es weh tut, wenn man sie dazu auffordert (siehe Abb. 11.2).

So werden *Hüftschmerzen* in der Regel in der Leiste lokalisiert, ausstrahlend zur Oberschenkelvorderseite und ins Knie, während Schmerzen im Ge-

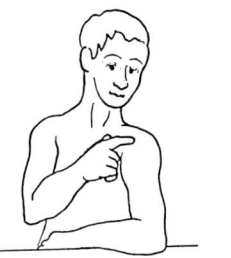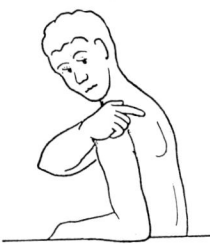

Abb. 11.2: *Die Schmerzlokalisation.*

Wo es ihm weh tut, kann der Patient besser *zeigen* als beschreiben. Mißverständnisse lassen sich vermeiden, wenn er mit einem Finger möglichst genau die Stelle bezeichnet.

Der Patient *links* hat wahrscheinlich eine Affektion des *Schultergelenkes.* Der Schmerzpunkt des Sternoklavikulargelenkes liegt noch etwas höher und ist meist scharf umschrieben. Die Schmerzen bei Affektionen der *Rotatorenmanschette* strahlen eher weiter nach distal aus.

Der Patient *rechts* hat vermutlich Schmerzen von seiner *Halswirbelsäule* aus.

An der *Hüfte* gilt ähnliches: (siehe Abb. 64.9).

säß eher auf eine Ursache im Rücken, in der *Lumbalwirbelsäule,* hindeuten, besonders auch, wenn sie auf der Rückseite ins Bein hinunter ausstrahlen.

Ebenso werden *Schulterschmerzen* meist vorne lokalisiert, während Schmerzen hinten im Schulterblattbereich eher von der *Halswirbelsäule* ausgehen.

Man wird sich also daran erinnern, daß Schmerzen

- nicht nur dort empfunden werden, wo sie entstehen, sondern auch
- *ausstrahlen* können; häufiger nach distal als nach proximal (z. B. Schulter → Arm, Hüfte → Knie)
- nicht selten *radikulären* Ursprung und entsprechende *Lokalisation* haben (z. B. lumbale oder zervikale Diskushernie)
- auch einmal *Headschen Zonen* entsprechen können, womit innere Krankheiten orthopädische und rheumatische vortäuschen
- bei *Durchblutungsstörungen* oft, aber nicht immer, als Claudicatio intermittens auftreten.

Auftreten der Schmerzen: umschrieben, konstant oder vage, «rheumatisch». Spontan oder in *Zusammenhang* mit einem bestimmten Ereignis, *abhängig* von Stellung, Lage des Körperteils, Belastung oder von bestimmten Tätigkeiten (liegen, sitzen, stehen, gehen, bücken, Arbeit, Sport). Ruheschmerz? Nächtliche Schmerzen? Was verstärkt, was lindert die Schmerzen?

Entzündungsschmerz z. B. nimmt ab bei Ruhigstellung und Hochlagerung. Der Schmerz bei *Arthrosen* ist stark abhängig von Bewegung bzw. Beanspruchung. Typisch ist der «*Anlaufschmerz*» beim Aufstehen. Statische Beschwerden verstärken sich bei längerem unbeweglichem Verharren in der gleichen Stellung und nehmen bei Bewegung eher ab.

Art der Schmerzen: dumpf, dem Gefühl der Müdigkeit ähnlich, oder scharf, stechend. Brennend und klopfend bei akuten Entzündungen, krampfartig bei Muskelspasmen. Nicht zu verkennen sind die rasenden, ausstrahlenden Schmerzen bei radikulärer Symptomatologie (Ischias). Auch andere als Nervenschmerzen können ausstrahlen, z.B. Hüftschmerzen ins Knie (Abb. 11.3).

Funktionsstörungen

des Bewegungsapparates erfährt der Patient unmittelbar und bewußt. Wenn man ihn dazu bringt, sie richtig zu beobachten und zu beschreiben, ist häufig eine Diagnose bereits möglich. Bei habituellen Luxationen (Schulter, Patella, Fibularissehnen) und schnellenden Sehnen (Finger, Hüfte) muß sie oft aus der Anamnese *allein* gestellt werden.

Wie äußert sich die Funktionsstörung? Welche Tätigkeiten, Verrichtungen, Bewegungen sind gestört? Durch Schwäche, Schmerzen, Blockierung, Steifigkeit, Deformität? Hinken ist häufig das erste Symptom.

Auch hier sind die *zeitlichen Verhältnisse* wesentlich: Ist die Störung dauernd, vorübergehend, wann wurde sie bemerkt, nimmt sie zu oder ab? Die Blockierungen des Kniegelenkes z.B. sind für Einklemmungen von freien Gelenkkörpern oder Meniskusteilen fast pathognomonisch.

Äußeres Aussehen

Veränderungen der Haut, Verkrümmungen, Verschmächtigung oder Verdickung von Extremitäten, Deformitäten an Thorax und Rücken, *Asymmetrien,* Unterschiede zwischen rechts und links, abnormer Gang, alles sind Gründe, einen Orthopäden aufzusuchen.

Seit wann bestehen diese Veränderungen? Haben sie zugenommen? Die Angaben der Patienten zu diesem Punkt sind oft unzuverlässig: z.B. werden Deformitäten lange Zeit nicht beachtet und eines Tages plötzlich entdeckt.

Die persönliche Situation des Patienten

Nachdem der Patient seine *Hauptsymptome* vorgetragen hat, versucht man sich ein Bild zu machen über die Auswirkung dieser Beschwerden auf *seine persönliche Situation:* Beruf und Arbeitsweise, Arbeitsausfall und Arbeitsfähigkeit, familiäre Pflichten, Lebensweise, soziale Verhältnisse, sportliche Betätigung.

Dies gibt den *Rahmen,* in welchem die Beschwerden gesehen werden müssen und rückt diese in die richtigen Proportionen. Anhaltspunkte für die Behandlung zeichnen sich bereits hier ab.

Zusammenhänge zwischen *Symptomen* und *Beanspruchung im täglichen Leben* müssen gesucht werden. So kann eine Analyse der Arbeitsweise des Patienten (z.B. vornübergeneigte Körperhaltung, ste-

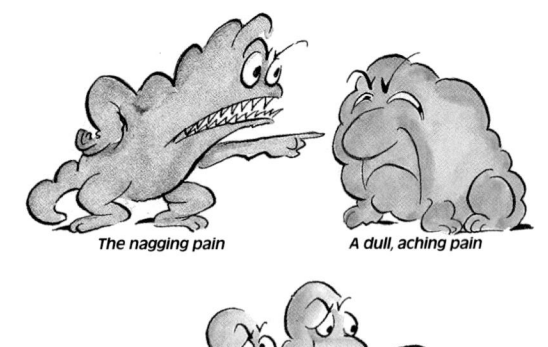

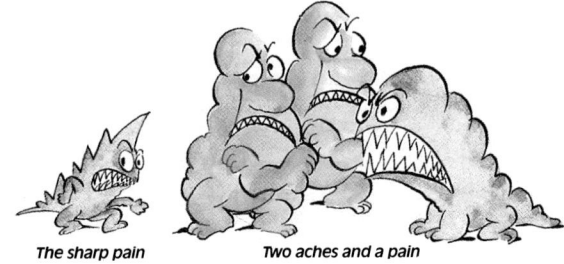

common pains...

The nagging pain — A dull, aching pain

The sharp pain — Two aches and a pain

Abb. 11.3: *Der Schmerzcharakter.*
Hier eine etwas schnoddrige, aber immerhin differenzierte Darstellung aus einer Pharmawerbung. Tatsächlich kann der Schmerzcharakter *wertvolle Hinweise* für die Diagnose geben. Viele Krankheiten haben *sehr typische Schmerzen:* Scharf, schneidend, dumpf, wandernd, akut, schubweise, chronisch usw. Es lohnt sich, darauf einzugehen.

reotype Bewegungen, lange dauerndes Sitzen oder Stehen in unveränderter Stellung, Bücken und Lastenheben, Knien, usw.) Hinweise auf Überlastungsbeschwerden geben.

Allgemeine Krankheitsgeschichte

Frühere Krankheiten, Verletzungen und Operationen, jetzige allgemeine Krankheiten (Diabetes, Herz- und Gefäßleiden, Infektionen, psychische Störungen, Medikamente usw.).

Allgemeinkrankheiten können Symptome am Bewegungsapparat machen oder verändern. Der Therapieplan, besonders eine Operation, hängt aber umgekehrt auch vom Allgemeinzustand des Patienten ab.

Familienanamnese

Wichtig ist sie vor allem in der *Kinderorthopädie,* wegen der angeborenen Störungen und allfälligen *vererbten konstitutionellen* Besonderheiten. MERCER RANG bringt dafür in seinem ausgezeichneten «Guide to Children's Orthopaedics» ein treffendes Beispiel:

Mutter bringt Kind wegen krummer Beine
Doktor: «Das wird sich schon auswachsen!»
Mutter: «Sind Sie sicher?»

_Diagnosetechnik

Doktor: «Ja. Gerade gestern hörte ich an einem Kongreß: Experten aus Japan und New York sind sich einig darüber».

Mutter (zieht ihren Rock hoch): «So, und wie erklären Sie sich dann diese Narben? Meine Beine waren genau wie seine und mußten operiert werden!»

Um sich aus der Affäre zu ziehen, kann sich jetzt der Doktor überlegen, ob er eigentlich gemeint hat, 99% würden spontan besser, und sie sei eine von den unglücklichen 1%, oder die Operation sei unnötig gewesen. Hätte er die Familienanamnese angehört, wäre ihm das nicht passiert.

Soziale Anamnese

Sie gibt oft Hinweise auf die Ätiologie (Unfälle, Berufskrankheiten, Kindsmißhandlung, Alkohol, Medikamente, psychische Komponenten usw.). In der Orthopädie *bestimmt* sie aber auch maßgeblich *das weitere praktische Vorgehen,* vor allem natürlich bei *Wahleingriffen:* Beruf, soziale Verpflichtungen und Abhängigkeiten müssen berücksichtigt werden.

Beobachtung (Inspektion)

Dies ist die Untersuchungsmethode, die in der *kürzesten Zeit* am *meisten* Information liefert!

Erste Erscheinung

Das *Alter:* entspricht das Aussehen dem tatsächlichen Alter? (Manche Ärzte schätzen zuerst und kontrollieren dann.)

Alter und *Geschlecht* engen den Kreis der möglichen bzw. wahrscheinlichen Diagnosen bereits stark ein und lassen häufig schon eine *Vermutungsdiagnose* zu.

Als Hilfe sind in Tabelle 8, S. 185, Alter und Diagnosen zueinander in Beziehung gesetzt (siehe auch Abb. 33.1, Abb. 64.8 und Abb. 64.2).

Weitere Hinweise geben *Konstitution, Typ, Haltung, Gang* usw. (Abb. 11.4).

Schon das Entkleiden selbst ist ein *Test* und verrät Funktionsstörungen (z.B. Schulter- und Hüftgelenkbeweglichkeit).

Die Haut

Dermatosen, Ekzeme und Entzündungen sind Hinweise auf Allgemeinkrankheiten, Kontusionsmarken, Hämatome Zeichen von Verletzungen. Varicosis? Ödeme?

Operationsnarben helfen die Anamnese zu ergänzen: Viele Patienten erinnern sich nicht mehr genau.

Weil Operationen bei prekären Hautverhältnissen (infektiöse Entzündungen, Ulcera, Atrophie, Kontusionen bei Frakturen usw.) eine hohe *Komplikationsrate* (Wundheilungsstörungen, Infekte, Nekrosen) haben, ist es gut, die Haut vorher genau zu inspizieren.

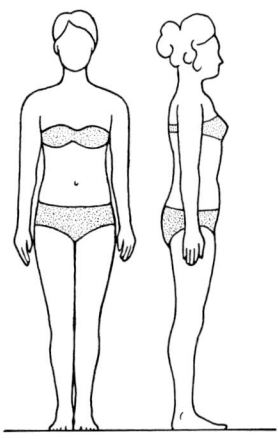

Abb. 11.4: *Untersuchung im Stehen.*

Eine richtige Beurteilung ist nur möglich, wenn der Patient wenigstens so weit *entkleidet* ist, wie er ins Schwimmbad gehen würde. Hautveränderungen, Narben usw. sieht man dann. Durch Rücksichtnahme auf das Schamgefühl, namentlich bei Frauen, läßt sich die Mitarbeit der Patienten bei der Untersuchung leichter gewinnen.

Unregelmäßigkeiten fallen am leichtesten auf, wenn man den Patienten genau von vorn, von der Seite und von hinten aus einiger Distanz betrachtet.

Inspektion im Stehen

Für die *Inspektion im Stehen* ist gute Beleuchtung (im Rücken des Arztes, nicht schräg) und genügende *Distanz* nötig. Inspektion von *vorne, hinten* und von der *Seite:* Der Patient soll gerade stehen. Nur so kann die *Symmetrie* des Körpers beurteilt werden. Auf *Unterschiede* zwischen den beiden Körperhälften ist besonders zu achten. Sie zeigen:

- Fehlstellungen und -haltungen;
- Beinlängenunterschiede (siehe unten);
- Deformitäten, Achsenfehler (Definitionen: siehe S. 439);
- Wirbelsäulenform (Definitionen: siehe S. 601);
- Schwellungen und Atrophien.

Das menschliche Auge kann oft geringe Asymmetrien genauer erkennen als dies mit Messungen möglich ist (Abb. 11.4).

Mit der Feststellung der *Körpersymmetrie* oder einer *Asymmetrie* ist fast immer ein großer Schritt zur Diagnose getan.

- *Grundlage* der Beurteilung ist die Kenntnis des *normalen Bauplanes* des Bewegungsapparates und der möglichen Abweichungen davon. Diese sind dargestellt auf S. 440.

Die dort zu findende Tabelle 22 kann als «Checkliste» für die orthopädische Untersuchung dienen.

Diagnosetechnik

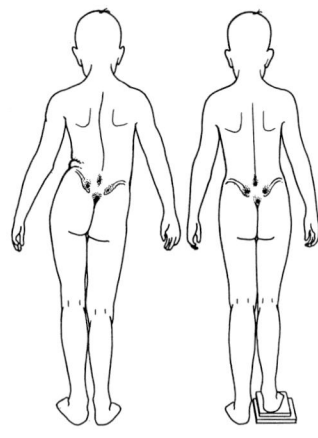

Abb. 11.5: *Beinlängenmessung.*

a Im geraden *aufrechten Stand* wird ein nicht allzu großer Beinlängenunterschied normalerweise (bei frei beweglichen Gelenken und Wirbelsäule) *ausgeglichen* durch einen *Beckenschiefstand* und eine kompensatorische *skoliotische Haltung.* Dabei erscheint die höher stehende Hüfte *dicker* und das *Taillendreieck* stärker ausgeprägt. Die Verbindungslinie der beiden *Beckenkämme* bzw. Spinae ilicae post. zeigt den Beckenschiefstand an.

b Durch Unterlegen von genügend Brettchen von 1 bzw. ½ cm Höhe kann der *Beckenschiefstand ausgeglichen* werden. Bei symmetrischem Aspekt von hinten entspricht die Höhe des Brettchenstapels der Beinverkürzung.

Diese Meßmethode ist genauer als das Messen der Beinlängen mit dem Metermaß.

- *Unterschiedliche Beinlängen werden gemessen,* indem sie im Stehen ausgeglichen werden durch ein oder mehrere *Brettchen,* auf welche der Patient mit dem kürzeren Bein steht, mit durchgestreckten Knien, bis Becken und Wirbelsäule gerade stehen. Die Höhe der Brettchen ergibt die Verkürzung. Man hat etwa sechs Brettchen von 1 cm und eines von ½ cm Dicke zur Verfügung (ausführliche Beschreibung siehe Kapitel «Beinlängenunterschiede», S. 687f.) (Abb. 11.5).

Beinlängendifferenzen werden aber, ebenso wie Körperasymmetrien, v. a. im Beckenbereich, oft vorgetäuscht durch *Fehlstellungen:* Skoliose, Hüftgelenkkontraktur (siehe «Funktionelle Beinlängenunterschiede», S. 687).

Inspektion im Sitzen

Wichtig zur Beurteilung der *Wirbelsäule:* Eine skoliotische Haltung infolge Beckenschiefstandes verschwindet beim Sitzen, ebenso die (im Stehen normale) Lendenlordose.

Eingeschränkte Hüft- und Knieflexion fallen sofort auf. An der Kniehöhe läßt sich die Unterschenkellänge ablesen usw.

- *Die Prüfung der Funktion*

des Bewegungsapparates ist am besten möglich durch *Inspektion* des Patienten *im Sitzen, Stehen und Gehen,* besser als auf dem Untersuchungstisch oder durch Palpation (siehe auch «Physiologie des Stehens und Gehens», S. 99f.).

Bei dieser Untersuchung behält der Arzt einen *größeren Abstand* vom Patienten (etwa 2–5 m). Dies hat *vier Vorteile:*

1. Man beobachtet *genauer.*
2. Ängstliche Patienten sind weniger verkrampft. Sie haben die Gewißheit, daß die *Untersuchung nicht schmerzhaft* ist.
3. Sie führen die Bewegungen *selbst* aus und halten in der Bewegung sofort ein, sobald sie schmerzt. Auch daraus ergeben sich wichtige Hinweise für den Untersucher.
4. Die *aktive Beweglichkeit* wird geprüft. Nur wo diese eingeschränkt ist, muß man die passive auch noch prüfen (Abb. 11.6).

- *Arme* heben, senken, nach vorne, zur Seite usw. Der aktive Bewegungsumfang *aller Gelenke* kann so geprüft werden.
- *Wirbelsäule:* Rumpfbeugen vorwärts, Finger bis zum Boden: Fingerbodenabstand (FBA)? Aufrichten der Brustwirbelsäule zuerst: Ausgleich der Kyphose?, dann des ganzen Rumpfes, Seitenneigen usw. (Weiteres siehe S. 580f.)
- *Becken:* Schiefstand? Ausgleich möglich? Einbeinstand: Trendelenburg? Duchenne? (Siehe Abb. 11.7 und Kapitel «Hüftgelenk», S. 700.)
- *Untere Extremität:* Bein anheben: aktive Beweglichkeit von Hüfte und Knie, gleichzeitig Standbein im *Einbeinstand:* Tragfähigkeit? Stabilität? nimmt eine Deformität (z. B. O-Bein) zu? (Bandinsuffizienz).

  - *Absitzen:* Gelenkbeweglichkeit?
  - *Kniebeuge* bis zur Hocke: berühren die Fersen das Gesäß? treten beim Aufstehen Knieschmerzen auf?
  - *Aufstehen vom Boden:* Ein Kind mit progressiver Muskeldystrophie z. B. muß sich dazu mit den Händen auf den Knien abstützen.
  - *Zehenstand:* Plantarflexion im oberen Sprunggelenk und Kraft des Trizeps, gleichzeitig Dorsalextension der Großzehe.
  - *Fersenstand:* Dorsalextension im oberen Sprunggelenk und Kraft des Tibialis anterior.

Eine Funktion kann durch *Schmerzen* behindert sein. Auch das kann man bei dieser Prüfung sehen.

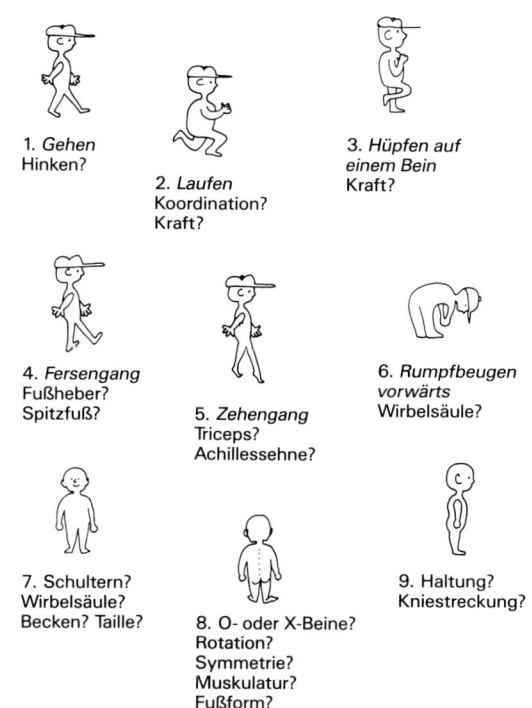

1. *Gehen*
Hinken?

2. *Laufen*
Koordination?
Kraft?

3. *Hüpfen auf
einem Bein*
Kraft?

4. *Fersengang*
Fußheber?
Spitzfuß?

5. *Zehengang*
Triceps?
Achillessehne?

6. *Rumpfbeugen
vorwärts*
Wirbelsäule?

7. Schultern?
Wirbelsäule?
Becken? Taille?

8. O- oder X-Beine?
Rotation?
Symmetrie?
Muskulatur?
Fußform?

9. Haltung?
Kniestreckung?

Abb. 11.6: *Routineuntersuchung in neun Schritten.*
Einfach zu merken nach einem Schema von MERCER RANG, das er für die *Kinderorthopädie* gezeichnet hat, das aber auch für Erwachsene zweckmäßig ist.

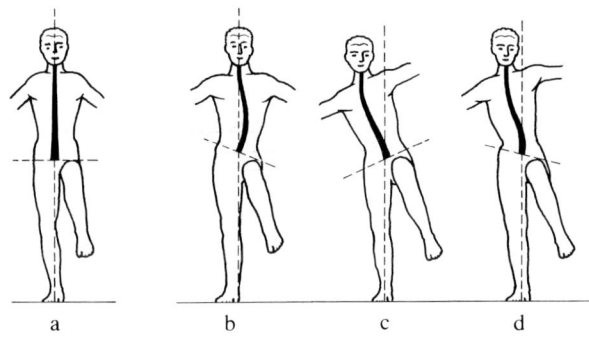

a   b   c   d

Abb. 11.7: *Trendelenburgsches und Duchennesches Phänomen* erlauben die *Prüfung* der *Hüftstabilität* in der Frontalebene.

a Der Gesunde kann im Einbeinstand das Becken mitsamt dem freien Bein anheben mit Hilfe der Abduktoren des Hüftgelenkes (Glutaeus medius). Das Becken bleibt gerade.

b Bei einer *Hüftinsuffizienz* fällt das Becken auf der Gegenseite ab: *Trendelenburg positiv.*

c Durch Überneigen des Oberkörpers und damit Verlagerung des Schwerpunktes über das Standbein können manche Patienten das Becken auf der Gegenseite anheben und so einen negativen Trendelenburg vortäuschen: *Duchenne positiv.*

d In schweren Fällen sind sowohl Trendelenburg als auch Duchenne positiv.

Beim *Gehen* lassen sich Trendelenburgsches und Duchennesches *Hinken* ebenfalls leicht erkennen.

Zur Entstehung und Statik dieser Phänomene vergleiche S. 96 f. Sie sind nicht nur bei Lähmungen des Glutaeus medius, sondern auch bei Insuffizienz anderer Genese und bei Schmerzen (Schonhinken) positiv.

Inspektion im Gehen

Die Beobachtung des Ganges gibt in *kürzester Zeit mehr Information,* als durch mühsame und langwierige Gelenkbeweglichkeits- und Muskeltests auf dem Untersuchungstisch zu gewinnen ist (vgl. S. 99 f.).

Der Untersuchungsraum sollte wenigstens ein paar Meter *unbehindertes Gehen* erlauben.

Der Gang sollte aus genügend Abstand, wenn möglich *genau von vorn und hinten* beobachtet werden.

Der *normale Gang* ist eine komplizierte, aber harmonisch ablaufende Bewegungsfolge, und wir haben instinktiv eine recht genaue Vorstellung davon. Wie ist die Bewegungsfolge gestört? Symmetrische Gangstörung durch beeinträchtigte Koordination (Parkinson, Spastizität bei C.P.), Schwäche (Muskelkrankheiten) usw.

Jeder Mensch hat einen etwas anderen Gang. Manche symmetrische «Gangstörungen» sind nicht eigentlich pathologisch, sondern eher als *Normvarianten* aufzufassen (Einwärtsgang usw.).

Was man allgemein als *Hinken* bezeichnet sind *asymmetrische Gangstörungen.* Sie haben viele Ursachen und sehr viele Erscheinungsformen. Wie hinkt der Patient?

- Hinken wird vom Patienten meist einer *Beinlängendifferenz* zugeschrieben. Ist dies der Fall, bewegt sich der Körper bei jedem Schritt etwas auf und ab, es entsteht eine Art Wellenbewegung (*Verkürzungshinken*). Trifft das zu? Längst nicht immer.

- *Schonhinken* wegen *Schmerzen* ist sehr häufig: Das Bein wird möglichst wenig und möglichst *kurz* belastet (kurze Standphase) der Patient geht wie mit einem Dorn in der Fußsohle (vielleicht hat er tatsächlich eine Dornwarze).

- Ein schmerzhaftes oder insuffizientes Gelenk wird reflektorisch *axial* belastet, d. h. es wird unter den Schwerpunkt gebracht. Der Patient neigt sich beim Gehen *auf die kranke* Seite.

- Hinken wegen Gelenkversteifung wird nicht selten *übersehen,* z. B. bei Fußversteifung oder Hüftankylose. Das typische Gangbild wird aber vom guten Beobachter erkannt *(Versteifungshinken).*

- *Lähmungshinken*
läßt sich oft schon am *Gangbild* erkennen: Die schlacksigen Bewegungen bei *schlaffer* Lähmung sind typisch und erinnern an Marionetten. *Spastischer* Gang wirkt steif, verkrampft, mit Bewegungen «en bloc», und ist oft mit Innenrotation verbunden.

- Der Gang des *Hemiplegikers* ist zu erkennen an der Zirkumduktion und der fehlenden Mitbewegung des Armes.

- auch *periphere Lähmungen* machen typische Gangbilder (vgl. S. 95 f. und S. 384 f.):

– bei Lähmung der *Fußheber* (Peronäusparese) muß das Bein hoch gehoben werden, damit die hängende Fußspitze nicht am Boden schleift. Sie wird dann zuerst aufgesetzt: «*Steppergang*».
– Lähmung der *Wadenmuskulatur* verunmöglicht das Abrollen und Abstoßen vom Boden. Der Schritt wird kurz, der Gang langsam: «*Hackengang*».
– Bei *Quadrizepslähmung* muß das Knie überstreckt aufgesetzt werden (zur Stabilisierung).
– *Hüftlähmung* führt zum typischen *Trendelenburghinken* mit Absinken des Beckens zur Gegenseite: siehe S. 700 und Abb. 11.7.

• *Koordinationsstörungen* können am Gangbild als solche erkannt und damit von orthopädischen Affektionen abgegrenzt werden.
• *Innen-* oder *Außenrotationsgang* werden häufig bei *Kindern* beanstandet. Ist er *beidseitig symmetrisch,* so handelt es sich meistens um Varianten im Bereich der Norm, häufig um Gewohnheiten. Die Verdrehung kann überall zwischen Hüfte und Fuß lokalisiert sein. Näheres im Kapitel: «Häufige Normvarianten», S. 464.

Stand- und *Schwungfunktion* sind für jedes Bein einzeln zu beobachten. Die beiden Phasen wechseln bei jedem Schritt (siehe auch S. 100). Die *Standbeinphase* ist wichtiger.

• Standbein: Trägt es überhaupt? Muß der Patient mit einem oder zwei Stöcken nachhelfen? Welchem Bein hilft der Stock? (Er wird im gleichen Rhythmus wie das kranke Bein vorgesetzt, meistens auf der Gegenseite.) Trendelenburg? Duchenne? (Siehe «Diagnostik des Hüftgelenkes», S. 70, Abb. 64.10). Verkürzte Standphase? Dies ist ein sicheres Zeichen für eine Störung (Schmerzen, Insuffizienz). Berührt die Ferse den Boden auch in der Standphase nicht, also Spitzfuß?
• *Schwungbein:* Können das Bein, der Fuß, genügend angehoben werden? Steppergang? Hängefuß? Zirkumduktion und Steifhaltung, wie bei Hemiplegie?

Abheben des Fußes: Mit kräftigem Abstoßen auf dem Fußballen? (Triceps surae.)
Aufsetzen auf dem Boden: Mit Abrollen über die Ferse (Fuß- und Zehenheber) oder Aufsetzen der ganzen Fußsohle gleichzeitig, oder auf der Fußballe zuerst (Hängefuß)? Abrollen über die Außenkante oder Abknicken nach medial? usw.

Wenn die Beobachtung der einzelnen Gangphasen wegen des raschen Wechsels etwas schwierig erscheint, so kann die *Betrachtung* des *Einbeinstandes* (als «eingefrorene» Gangphase) die Situation klären helfen.

• *Zehen-* und *Fersengang:* Damit wird die Aktion des Triceps surae bzw. der Fuß- und Zehenheber

und gleichzeitig die Beweglichkeit des oberen Sprunggelenkes geprüft.
• *Treppensteigen* ist ein ausgezeichneter Funktionstest. Ist es alternierend möglich oder nur, indem immer das gleiche Bein vorausgeht und das andere nachgezogen wird? Welches wird nachgezogen? Welche Stufenhöhe überwindet das Bein?, als Schwung- und als Standbein? Zwei verschiedene Funktionen werden so gleichzeitig getestet. Treppauf geht das bessere Bein vor, das Kranke wird nachgezogen, treppab ist es umgekehrt. Stimmt es? Warum?
• *Hüpfen* auf einem Bein (Kraft, Koordination), *Laufen* (z. B. auf dem Korridor): wichtig bei *Kindern.*

Aus der *Beobachtung allein* ergibt sich im allgemeinen schon ein ziemlich erschöpfendes Bild der vorliegenden Funktionsstörung (siehe Abb. 8.11–8.17, S. 100f.).

Die einzelnen aus der einfachen Beobachtung gewonnenen Daten sind vielleicht nicht so exakt, wie man sie mit dem Winkelmaß im Liegen nachmessen kann, aber sie haben den großen Vorteil, daß sie *realistisch* und *praxisbezogen* sind.

Sie geben ein Bild vom Zustand der Funktionsstörung in ihrer *unmittelbaren Bedeutung für den Patienten.* Dieses Bild muß dem Therapieplan zugrunde liegen, wenn es um die Wiederherstellung einer für den Patienten brauchbaren Funktion geht.

Nach dem Vorhergehenden erscheint vielleicht die Inspektion etwas lang. Sie ist es nicht. Tatsächlich spielt sie sich, routinemäßig abgewickelt, sehr schnell ab, in wenigen Minuten.

Beobachtung und Interpretation sind, bei einiger Übung, viel *raschere* Vorgänge als z. B. das Lesen, sei es eines Buches oder einer Krankengeschichte.

Erst jetzt soll «Hand an den Patienten gelegt werden».

Manuelle Untersuchung

Dazu *liegt* der Patient üblicherweise auf einer *flachen* Unterlage. Dies ist bequem für den Arzt und zweckmäßig, z. B. für die Untersuchung der Hüfte. Eine strenge Vorschrift dafür besteht nicht.

Vieles läßt sich ebenso gut, manches sogar besser im Sitzen (an Nacken, Schultern, Armen, Knien) bzw. im Stehen (Rücken) untersuchen. Man wird den Untersuchungsgang der Situation anpassen.

– Lokalisieren des *Schmerzes;*
– Druckdolenz: Welche Gewebe sind empfindlich? Gelenk, Muskulatur, Skelett, Sehnenscheiden oder -ansatzstellen.
– Typische Schmerzpunkte, z. B. Tabatière, Proc. styloides, Epikondylus, Schultergelenk. Bewegungs- und Stauchungsschmerz usw.
– Hauttemperatur;

– Ödeme;
– Periphere Arterienpulse, v. a. am Bein: A. femoralis, A. poplitea, A. dorsalis pedis, A. tibialis;
– Schwellungen: Konsistenz, Abgrenzung, Beziehung zum Skelett;
– Gelenkerguß, Kapselverdickung;
– Zustand der Muskulatur: Tonus, Atrophie, Spastizität, Verkrampfung, Myogelosen (Myokinesigraphie: siehe S. 103);
– Palpation der *Gelenke* während der Bewegung: Reiben und Knarren «Schnapphänomen» bei kongenitaler Hüftluxation (siehe dort) usw.
– Palpation von *Sehnen* bei Bewegung: Das Schnellen von Daumen- und Langfingersehnen bei Tendovaginitis stenosans, dasjenige des Tractus ileo-femoralis, und das Knirschen bei Tendovaginitis oder Peritendinitis (Tib. ant., Achillessehne) sind einwandfrei zu fühlen mit den Fingerspitzen;
– Prüfung der Frakturkonsolidation: Falsche Beweglichkeit, federnder Widerstand.

Zur klinischen Diagnostik hat auch die *manuelle Medizin* beigetragen. Eine verfeinerte Untersuchung der Gelenke, ihrer Bewegungsmuster, allfälliger Blockierungen, Verspannungen der Muskulatur usw. gibt dem in *manuellen Untersuchungsmethoden* Geübten diagnostische Hinweise, vor allem bei *Schmerzzuständen* im *Bereiche der Wirbelsäule* (siehe dort).

Die Befunde lassen sich kaum objektivieren, das Fingerspitzengefühl ist ausschlaggebend. Die Vermittlung dieser «Kunst» ist schwierig, schon weil die verschiedenen Schulen nicht leicht eine gemeinsame Sprache finden. Es ist deshalb nicht erstaunlich, daß die Schulmedizin diese Lehren und Techniken nur skeptisch und zögernd in ihr System eingliedert.

Die *therapeutische* manuelle Tätigkeit bleibt wohl den darin besonders geschulten Ärzten und Therapeuten vorbehalten. Die *diagnostischen Möglichkeiten* wird sich jedoch jeder Arzt, der mit Rückenpatienten zu tun hat, mit Vorteil zunutze machen. Es werden genügend Kurse usw. angeboten, in welchen er sich das Wissen und die nötige Fertigkeit aneignen kann.

Eine *wichtige Regel* ist, *keine Kraft anzuwenden*. Die Untersuchung muß *schmerzlos* geschehen, weil sonst der Patient sofort mit Abwehrspannungen reagiert und so die weitere Untersuchung verunmöglicht.

Bewegungsprüfungen

Es ist gut, *zuerst den Patienten selbst* die Bewegungen ausführen zu lassen. Er läuft dann nicht Gefahr, sich zu verletzen: Am Punkt, wo der Schmerz beginnt, hält er inne.

• *Prüfung des aktiven Bewegungsumfanges* aller Gelenke, gegen die Schwerkraft, gegen Widerstand: Schmerzhemmung, Lähmung, Sehnenruptur, Gelenkversteifung?
• *Passive Beweglichkeitsprüfung* der Gelenke: Bewegungsumfang in allen Bewegungsebenen.

Besonders gewissenhafte Ärzte haben sich schon bei dieser Untersuchung Sympathie und Vertrauen ihrer Patienten verscherzt. Dabei hatten sie nicht die Absicht, ihnen Schmerzen zuzufügen.

Indem man vorsichtig vorgeht und das *Gesicht des Patienten* beobachtet, statt gebannt auf das Gelenk zu starren, lassen sich solche Peinlichkeiten vermeiden (siehe Abb. 11.8).

Die Bewegungsausschläge werden *gemessen* mit einem Winkelmesser (Goniometer) oder geschätzt. Einzelne Meßwerte haben keine allzu große Aussagekraft, weil die individuellen Unterschiede recht groß sind und es keine eigentlichen Normwerte gibt.

Gleichzeitig mit der passiven Beweglichkeit kann auch die *Muskelkraft gegen Widerstand* geprüft werden (siehe auch S. 140 «Muskelprüfung»), am besten nach einem *Schema in drei Schritten,* das für alle Gelenke gleich ist, und für die Schulter (den Deltoideus) etwa so lautet:

– «*Lassen* Sie mich Ihren Arm anheben»
– «*Halten* Sie ihn jetzt selbst»
– «*Bleiben* Sie jetzt in dieser Stellung, wenn ich versuche, den Arm wieder hinunterzudrücken».

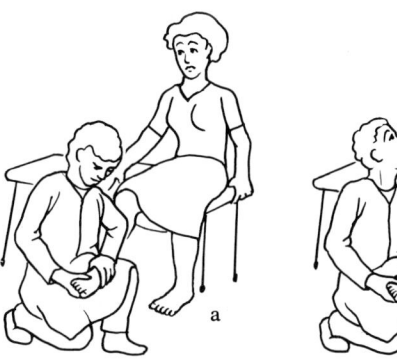

Abb. 11.8: *Manuelle Untersuchung.*

a Dieser Arzt konzentriert sich auf den Fuß. Er stellt eine eingeschränkte Beweglichkeit fest. Da er keinen Blickkontakt mit der Patientin hat, entgeht ihm, daß sie möglicherweise Schmerzen hat und ängstlich den Fuß verkrampft.
b *Blickkontakt.* Der Arzt *sieht* sofort, ob die Patientin Schmerzen hat, auch wenn sie das nicht sagt. Er wird bei seiner Untersuchung entsprechend vorsichtig vorgehen, z. B. zuerst die aktive Beweglichkeit prüfen usw.

Zweck der Messungen ist der *Vergleich:*
1. Vergleichsmessungen zwischen symmetrischen Organen. Auch geringe Seitendifferenzen zwischen rechts und links haben eine hohe Aussagekraft. Bei Arm- und Beinaffektionen müssen *immer beide Seiten* vergleichend untersucht werden.
2. Verlaufskontrollen: Vergleichende Messungen des gleichen Gelenkes in regelmäßigen Zeitabständen geben ein genaues Bild des Krankheits- bzw. Heilungsverlaufes und ermöglichen eine gezielte Therapie. Voraussetzung dafür ist eine gute *Dokumentation.*

Genaue Meßmethoden sind deshalb notwendig, obwohl man für die Diagnosestellung allein meist mit Schätzungen auskommt.
Besonders zu beachten ist die

– *Einschränkung der Beweglichkeit:* Schmerzhemmung, federnder Weichteilwiderstand oder harter, knöcherner Anschlag, Blockierung? kapsuläre oder knöcherne Ankylose? Kontrakturen (Definition siehe S. 445, Muskelkraft?
– *Übermäßige Beweglichkeit,* Laxität, z.B. überstreckbares Knie (konstitutionell oder erworben). *Falsche Beweglichkeit:* Luxation oder Subluxation (z.B. Schulter, kongenitale Hüftluxation, Patella), seitliche Bewegungen bei Scharniergelenken (Aufklappbarkeit = Bandinsuffizienz bei Bandläsionen, auch z.B. bei Varusgonarthrose, Schublade usw. (siehe auch am Kniegelenk, S.820 und S.838; am oberen Sprunggelenk, S.853 und S.857f.).

Wichtig ist besonders, ob die *Mittelstellung* («Funktionsstellung», S.449) *erreicht* wird oder nicht, d.h. ob eine Kontraktur vorliegt, weil solche in der Regel Störungen der Funktion des *gesamten* Bewegungsapparates zur Folge haben (S.438 und S.457).

Gelenkmessungen

• *Definitionen:*

– Flexion = Beugung;
– Extension = Streckung;
– Einzig am Fuß ist diese Bezeichnung nicht eindeutig, deshalb spricht man von
  – Plantarflexion (Senken der Fußspitze)
  – Dorsalextension (Heben der Fußspitze);
– Abduktion = Abspreizung von der Mittellinie;
– Adduktion = Zuspreizung zur Mittellinie;
– Außenrotation = Auswärtsdrehung;
– Innenrotation = Innendrehung (Schulter, Hüfte);
– Supination = Umwendbewegung des Vorderarmes im Radioulnargelenk, resp. des Fußes im unteren Sprunggelenk, so daß die Handfläche nach oben, resp. die Fußsohle nach innen schaut;

– Pronation = gegensinnige Umwendbewegung: Handfläche nach unten, resp. lateraler Fußrand nach außen oben.
Merkhilfe: Mit *supinierter* Hand hält man einen Teller *Suppe,* in *Pronation* ein Stück *Brot.* (Definitionen von Achsenabweichungen, siehe S. 439).

Gelenkmessungen können auf verschiedene Art gemacht und notiert werden. Hier wird die «Neutral-0-Methode» angegeben, die von der deutschen und der schweizerischen Gesellschaft für Orthopädie ausgearbeitet und empfohlen wurde. Diese Methode gestattet eine einfache und eindeutige Messung und Protokollierung.

• *Die Neutral-0-Methode*

Die Bewegungen jedes einzelnen Gelenkes werden von einer einheitlich definierten *Neutral-* oder *Nullstellung* aus gemessen. Diese entspricht einer «*anatomischen Normalstellung*», d.h. der Stellung der Gelenke bei *aufrechtem geradem Stand* mit hängenden Armen.

So sind etwa Knie und Hüften in Nullstellung gestreckt, während der Fuß rechtwinklig zur Tibiaschaftachse steht. Von dieser Stellung aus werden die Winkel der Bewegungsausschläge in jeder Bewegungsebene in beiden Richtungen gemessen, im oberen Sprunggelenk z.B. in der Sagittalebene in Dorsalextension und Plantarflexion (Abb. 11.9).

• Die *Notierung* ist am einfachsten nach der *Null-Durchgangsmethode.* Sie besteht aus der Legende

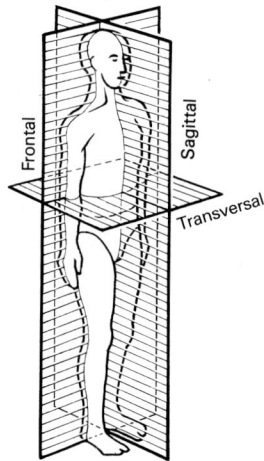

Abb. 11.9: Die «*Neutral- oder Null-Stellung*» (anatomische Normalstellung) als Ausgangsstellung für die Messung der Gelenkbeweglichkeit.

Sagittalebene: Flexion und Extension,
Frontalebene: Ab- und Adduktion,
Transversalebene: Rotation.

und 3 Zahlen: Zuerst der eine Bewegungsausschlag, gemäß der Legende, dann beim Durchgang durch die Neutralposition die Null, normalerweise in der Mitte, und als dritte Zahl der Endausschlag auf der Gegenseite. Für ein normales Kniegelenk ergibt sich also etwa:

Flexion: 140°, Nullstellung: 0°, Extension: 5°.
Im Protokoll: Flex./Ext.: 140°/0°/5°.

Wird (bei einer Kontraktur) die Nullstellung nicht erreicht, so steht die Null nicht in der Mitte, sondern auf der Seite der Bewegungseinschränkung. Bei einem Knie mit einer Flexionskontraktur von 30° (Streckdefizit von 30°) also:

Flex./Ext.: 140°/30°/0°

was bedeutet: Flexion 140° bis Flexion 30°, Extensionsdefizit.

Im Folgenden ist die *Meßtechnik* mit Bezugspunkten, Gliedmassenachsen und dem *durchschnittlichen Bewegungsbereich* bei Erwachsenen für jedes Gelenk einzeln dargestellt und als Ergänzung dazu die *Bedeutung der Gelenkbeweglichkeit* und ihres Ausfalles für die praktisch wichtige Funktion im täglichen Leben.

• *Die praktische Bedeutung des Bewegungsumfanges der einzelnen Gelenke und die tatsächliche Behinderung bei Bewegungseinschränkung:*

Die *Messung* der Beweglichkeit der einzelnen Gelenke in drei Ebenen und in Winkelgraden eignet sich gut für die standardisierte Untersuchung.

Wichtiger für den Patienten ist jedoch die *praktische Funktion* des Bewegungsapparates, d.h. seine *Leistungsfähigkeit,* bzw. seine Behinderung. Um die Untersuchung etwas *praxisorientierter* zu gestalten, vor allem aber im Hinblick auf die *tatsächliche Behinderung* des Patienten (Gutachten!) und die *therapeutische Zielsetzung* (Physiotherapie, Operationen) ist es nützlich, *gleichzeitig* mit der *Winkelmessung* die *funktionellen Ausfälle* zu erfragen, festzustellen und zu notieren.

Hinweise dazu sind deshalb den Zeichnungen für die *einzelnen Gelenkmessungen* beigegeben.

- Für die *Bedeutung der Gelenkbewegung* siehe auch «Die Physiologie des Stehens und Gehens», S.99f.
- Wesen und Auswirkung von *Kontrakturen* (Gelenkfehlstellungen) sind im Kapitel «Gelenkkontrakturen – Gelenkfehlstellungen – Ankylosen» S.445, beschrieben.
- Die beste *Stellung* für *versteifte Gelenke* (Ankylosen, Arthrodesen), d.h. die sog. *Funktionsstellung* ist auf S.449 zu finden.

• *Bewegungsprüfung* (Abb.11.10–11.19)

Bei allen Figuren sind *Grundstellung* sowie *physiologischer Bewegungsumfang* notiert. Dieser ist individuell stark variabel. Signifikant sind vor allem *Seitendifferenzen*.

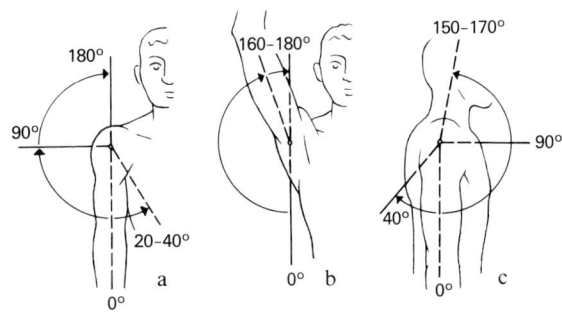

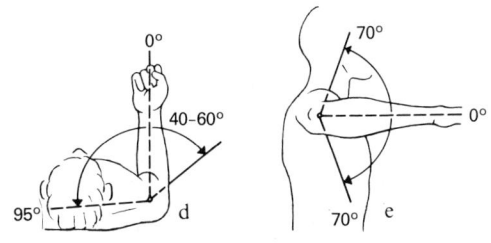

Abb.11.10: *Schultergelenk.*

a Seitwärtsheben (Abduktion).

b Beim Armheben über die Horizontale dreht sich das *Schulterblatt* mit. Bei Bewegungseinschränkung im Schultergelenk selbst setzt diese Drehbewegung früher ein und ist viel ausgeprägter (siehe S.525).

c Armheben vorwärts (Elevation). Auch hier dreht sich das Schulterblatt mit, je höher der Arm, desto mehr.

d Rotation bei angelegtem Ellbogen.

e Rotation bei abduziertem Arm.

Praktische Funktion des Schultergelenkes:

- *Armheben:* Kämmen (v.a. für Frauen sehr wichtig!), Gesichtspflege, essen. Erreichen hochgelegener Gegenstände (z.B. Küchentablare).
- *Außenrotation:* Kämmen, Nackengriff (Körperpflege, Mantel anziehen, Knöpfe schließen).
- *Innenrotation:* Rückengriff: Waschen, Knöpfe, Reißverschlüsse. Griff in die Hosentasche, Intimpflege (wer sich nach dem Stuhlgang nicht selbst säubern kann, ist praktisch pflegebedürftig).

Diagnosetechnik

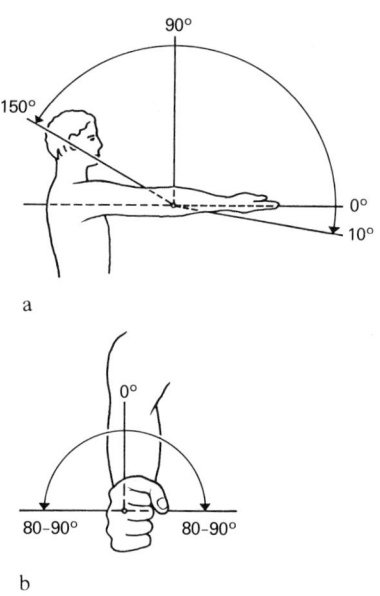

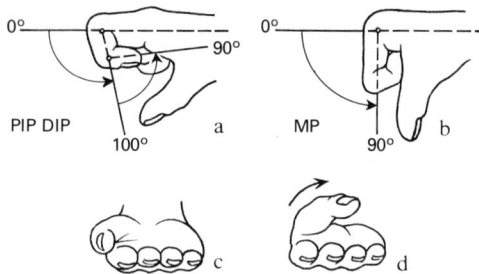

Abb. 11.13: *Finger:*

a *Flexion* im *distalen* (DIP) und im *proximalen Interphalangeal-gelenk* (PIP).
b *Flexion* im *Metakarpophalangealgelenk* (MP).

Daumen:

c und d *Opposition* des Daumens.

Praktische Funktionen:

Fingergrundgelenke:

– *Flexion:* alle Griffarten (Kraftgriff, Feingriff).
  Relativ schwierige tägliche Verrichtungen sind: Knöpfe schließen, Schuhnestel binden usw.

Daumen:

– *Daumenabduktion und -opposition:* Kraft- und Spreizgriff.
  Größere runde Gegenstände halten (Flaschen, Gläser).

Dies sind nur einige besonders wichtige Bewegungen. Weiteres zur
Funktion von Hand und Fingern siehe S. 554f.

Abb. 11.11:

a *Ellbogen:* Flexion – Extension
b *Vorderarm:* Pronation – Supination (vgl. auch S. 545).

Praktische Funktion:

Ellbogen:

– *Extension:* Erreichen weiter entfernter Gegenstände.
– *Flexion:* Erreichen von Gesicht (Waschen) und Mund (Essen)

Vorderarm:

– *Pronation:* bequeme Arbeitshaltung: Fehlende Pronation muß
  durch seitliches Anheben des Ellbogens kompensiert werden,
  was ermüdend, unbequem und unschön ist.
– *Supination:* Tragen von Gegenständen auf der flachen Hand,
  Lasten heben, Untergriffe fassen (Schubladen), Fenstergriffe,
  Hahnen, Schraubverschlüsse öffnen und schließen, Schrauben
  ein- und ausdrehen.

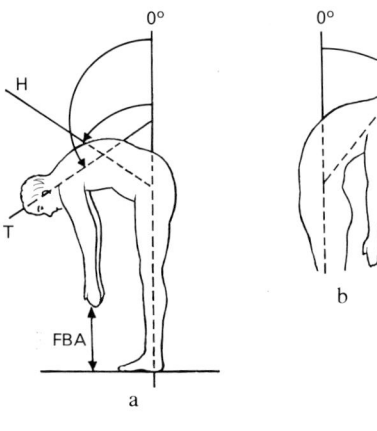

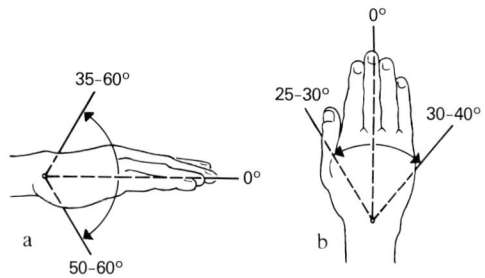

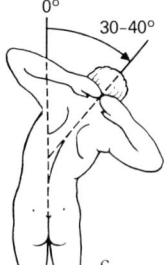

Abb. 11.12: *Handgelenk.*

a Flexion (palmar) – Extension (dorsal);
b Radialabduktion – Ulnarabduktion.

Praktische Funktion:

– *Dorsalextension:* notwendig für kraftvollen Faustschluß. Bei
  palmar gebeugtem Handgelenk haben die Finger keine Kraft.

Abb. 11.14: *Wirbelsäule.*

a *Vorneigen* (Rumpfbeugen nach vorne). H: Hüftflexion. T: Totaler Bewegungsumfang. FBA: Finger-Boden-Abstand.
b Rückwärtsneigen.
c Neigen zur Seite.

Differenziertere Beweglichkeitsprüfung der Wirbelsäule siehe
S. 581f.

Diagnose-
technik

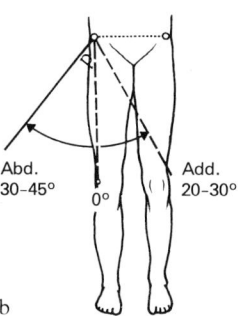
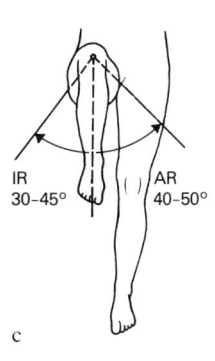
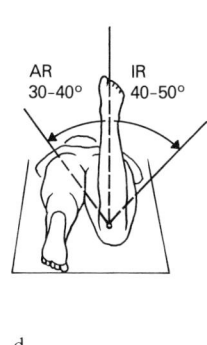

Abb. 11.15: *Hüftgelenk.*

a *Flexion – Extension.* Eine Flexionskontraktur kann kompensiert werden durch Hyperlordose und wird *leicht übersehen.* Bei der Untersuchung muß das Kreuz auf der Unterlage aufliegen. Gegebenenfalls muß man dies durch Flexion der *Gegenhüfte* erzwingen: siehe S. 700, Abb. 64.11 (Thomasscher Handgriff).

b *Abduktion – Adduktion.* Wichtig ist die genaue *Markierung* der beiden *Spinae ilicae ant.* Ihre Verbindungslinie ist die *Grundlinie* der Messung. Täuschungen kommen leicht vor. Diese Winkel sollten genau gemessen werden wegen ihrer Beziehung zur funktionellen Beinlänge (siehe unten Abb. 11.20).

c *Innen-* und *Außenrotation* bei *gebeugten* Hüften.

d Genauer und aussagekräftiger ist die *Rotationsmessung* bei *gestreckter* Hüfte in *Bauchlage.* Kleine Seitendifferenzen sind oft die *ersten Zeichen* eines Hüftleidens!

Praktische Funktion des Hüftbewegungsraumes:

– *Flexion:* Sitzen: auf niederen Sesseln kann nur sitzen, wer die Hüften gut flektieren kann. Je schlechter die Flexion, desto *höher* muß der Stuhl sein. Dabei muß der Kranke schräg und an der vorderen Kante sitzen (siehe Abb. 38.10). Sitzen auf der Toilette! (evtl. mit erhöhtem Ring!)
Bücken, Kauern, Schuhe binden, Strümpfe anziehen, Pedicure (all dies hängt auch stark von der Wirbelsäulenbeweglichkeit ab).

– *Extension:* Aufrechtes Gehen ohne Vornüberneigen und/oder Hyperlordose.

– Abduktion: – Abspreizen: Für Frauen kann sich ein sexuelles (meist überwindbares) Problem stellen.
Einschränkung der Abduktion macht im übrigen, außer etwa beim Reiten, kaum Behinderungen.

– *Adduktion:* Einschränkung macht kaum Behinderung.
Kontrakturen (Definition siehe S. 445) in Ab- oder Adduktion machen hingegen erhebliche Störungen: Die Beine erscheinen ungleich lang (funktionelle Beinlängendifferenzen, siehe S. 687 und S. 141). Beckenschiefstand und Skoliosen (siehe S. 616).

– *Außenrotation:* Eventuell wichtig zum Schuhe binden und Strümpfe anziehen.

– *Innenrotation:* Stemmen beim Skifahren.
Ausfälle von Außen- bzw. Innenrotation machen kaum Behinderungen.
Kontrakturen in Außen- bzw. Innenrotation machen beschwerlichen Auswärts- bzw. Einwärtsgang.

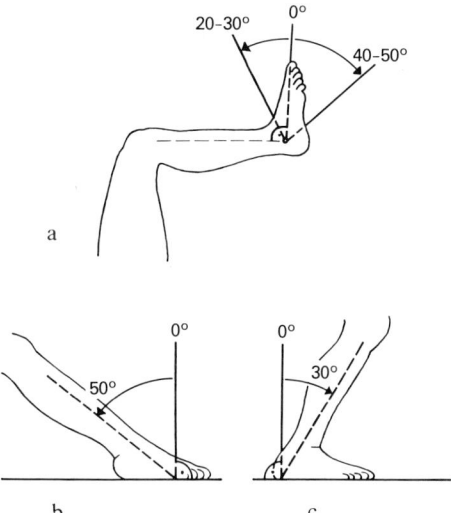

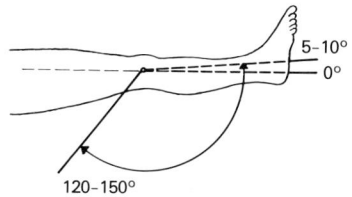

Abb. 11.16: *Knie: Flexion – Extension.*

Praktische Funktion:

– *Extension:* gerades Stehen mit gestreckten Knien (Stehen und Gehen mit gebeugtem Knie wirkt sich wie eine Beinverkürzung aus und ist beschwerlich).

– *Flexion:* zum bequemen Sitzen, vor allem bei engen Verhältnissen (Kino, Theater, Tram, Bus) sind wenigstens 90° nötig. Knien, kauern, Schuhe binden usw. brauchen in der Regel mehr (auch abhängig von Beweglichkeit der Wirbelsäule und der Hüfte). Zum bequemen Aufstehen aus dem Sitzen sind 100°-110° notwendig.

Abb. 11.17: *Oberes Sprunggelenk.*

a *Dorsalextension – Plantarflexion:* bei gebeugtem Kniegelenk zu prüfen, sonst spannt der Gastrocnemius.

b und c Genauer und der physiologischen Funktion besser entsprechend ist die Messung im *Stehen.*

Praktische Funktion:

– *Dorsalextension:* normales Auftreten und Abrollen, vor allem aufwärtsgehen, Treppen steigen.

– *Plantarflexion:* schnelles Laufen, Springen (abstoßen), Zehenstand, Tragen von Schuhen mit hohen Absätzen.

– *Spitzfußkontraktur* siehe S. 853 und S. 873.

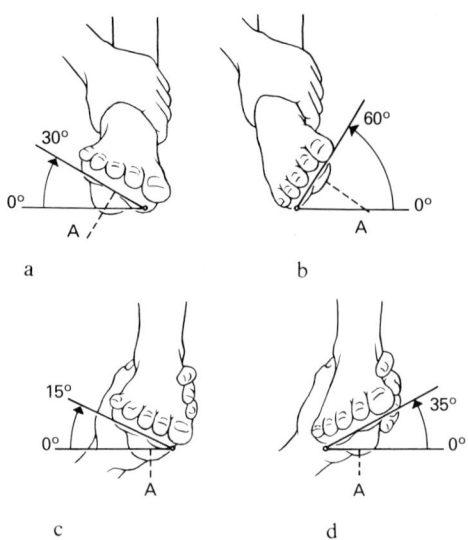

Abb. 11.18: *Unteres Sprunggelenk, Chopart, Lisfranc.*

Die Bewegungsachsen sind schräg und komplex, die Nomenklatur ist nicht einheitlich. Als *Pronation,* auch *Eversion* wird die Hebung des *äußeren,* als *Supination,* auch *Inversion,* die Hebung des *inneren* Fußrandes bezeichnet. Oft ist es wichtig, die Beweglichkeit des unteren Sprunggelenkes und jene des *Mittelfußes getrennt* zu beurteilen.

a und b: *Pronation* (Eversion) bzw. *Supination* (Inversion) im *Rückfuß,* zwischen Unterschenkel und Kalkaneus gemessen.

c und d: *Pronation* (Eversion) bzw. *Supination* (Inversion) im *Mittelfuß* (zwischen Ferse und Vorfuß) gemessen.

(A bezeichnet die senkrechte Achse des Kalkaneus.)

Praktische Funktion:
Gehen auf unebenem Boden, schräg zum Hang, Anpassung des Fußes an die Unterlage.

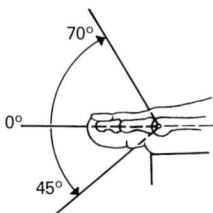

Abb. 11.19: *Zehenbeweglichkeit.*

Flexion – Extension. Wichtig in erster Linie für die Großzehe.
Funktion: Die Zehen sollten mit Kraft gegen den Boden gepreßt werden können. Sie helfen damit beim Abstoßen.
Extension: Normales Abrollen und Zehenstand. In dieser Stellung am besten zu prüfen.

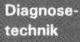

Diagnose-technik

Muskelprüfung

Die *Kraft* jedes einzelnen Muskels kann *manuell geprüft,* geschätzt und nach einer Skala bewertet werden. Ein vollständiger *Muskelstatus* ist wichtig bei Lähmungen, z.B. Poliomyelitis, zur Kontrolle des Verlaufes und für die Planung von Muskeltransplantationen.

Skala der Muskelkraft:

0 = Keine Muskelaktion
1 = Spürbare Muskelaktion, ohne Wirkung
2 = Geringe Kraft, Bewegung nur bei aufgehobener Schwerkraft (Bewegungsebene horizontal)
3 = Aufheben des Gliedes gegen die Schwerkraft
4 = Kraft gegen Widerstand (Hand des Untersuchers)
5 = Volle Muskelkraft

Die Muskelkraft wird in der Regel *für jedes Gelenk* geprüft. Dies genügt im Normalfall. Bei *Lähmungen* muß auch jeder *Muskel einzeln* geprüft werden, was nicht ganz einfach ist. Ein solcher *Muskelstatus* setzt gute anatomische und gelenkmechanische Kenntnisse voraus und ist eine ausgezeichnete Übung zum Studium des Bewegungsapparates. Er nimmt ziemlich viel Zeit in Anspruch. Physiotherapeuten sind geschult darin.

Praktisch wird die Muskelkraft am besten gleichzeitig mit den *Gelenkbewegungen* geprüft. Wie, ist auf S. 135 erklärt.

Die *Muskulatur der unteren Extremität* läßt sich auch gut am *stehenden* Patienten prüfen. Die willkürliche Innervation ist dabei bis zu einem gewissen Grad ausgeschaltet, die Untersuchung wird dadurch *objektiver:* Wenn man den stehenden Patienten an der Hand faßt und sanft hin und her schiebt, kann man sehr schön die *reflektorische Innervation* der einzelnen Muskeln, das Anspannen der Sehnen am Fuß beobachten.

N.B. Die elektrische Muskelprüfung ersetzt den mechanischen Muskelstatus *nicht,* weil sie über die *Kraft* des Muskels nichts aussagt. Die Kraft des Faustschlusses kann mit einem *Dynamometer* objektiviert werden.

Weitere Messungen

1. *Größe, evtl. Sitzhöhe (Wirbelsäule), Gewicht;*

2. *Längenmessung der unteren Extremitäten:* Distanz Spina iliaca ventralis – Malleolus internus. Von Bedeutung ist die *Differenz* zwischen links und rechts.

Voraussetzung für die Messung ist die symmetrische Lagerung der Beine (ein Beckenschiefstand verfälscht die Werte). Die Meßmethode ist nicht sehr genau, auch wird die Fußhöhe dabei nicht berücksichtigt.

Besser ist die *Bestimmung der Beinlängendifferenz* im *Stehen* (siehe «Inspektion», S. 132), evtl. gesichert durch ein Röntgenbild: Becken ap. im Stehen (S. 688).

Funktionelle Beinlängendifferenz: Am liegenden Patienten wird gemessen ob und wieviel eine Fußsohle tiefer steht als die andere. Die funktionelle Beinlängendifferenz setzt sich zusammen aus der *wahren Beinlängendifferenz* und der durch einen *Beckenschiefstand* (irgend einer Genese) erzeugten, *scheinbaren Längendifferenz.* Sie ist die funktionell wirksame Differenz und das, was der Patient als Verkürzung bzw. Verlängerung empfindet. (Siehe auch Kapitel «Deformitäten», S. 438 und «Beinlängenunterschiede», S. 687f. (Abb. 11.20).

3. *Umfangmessungen*
   Zur Bestimmung von

   – Gelenkschwellungen
   – Muskelatrophien
   – Ödem, Hämatom

Aussagekraft hat nur ein *Seitenunterschied* oder eine *Änderung* im *Laufe der Zeit*.

Die *Meßniveaus* sollten standardisiert sein:

   – Gelenkmitte (praktisch nur Knie)
   – größter Muskelumfang (Arm, Wade)
   – 15 cm oberhalb des oberen Patellarandes
   – kleinster Fesselumfang

4. *Messung von Achsenabweichungen*

Definitionen und Beschreibungen der Achsenabweichungen siehe im Kapitel «Deformitäten»: S. 439f. und Abb. 11.21.

Analog der Gelenkmessung werden Achsenabweichungen der Gliedmassen (Knochen und Gelenke) mit dem Winkelmaß (Goniometer) gemessen.

Am wichtigsten ist die *Beinachse in der Frontalebene:* Normalerweise liegen die *drei großen Gelenke* (Hüft-, Knie-, oberes Sprunggelenk) *auf einer Geraden* (Mikuliczsche Linie).

Liegen die Beine nebeneinander, so berühren sich beide Knie und Innenknöchel.

Bei einem *Genu varum* (O-Bein) wird der *Kniekondylenabstand* in cm gemessen, bei einem *Genu valgum* (X-Bein) der *Malleolenabstand.* Sie geben ein Maß für die Schwere der Deformität (Abb. 11.22).

Auskultation

Hören kann man Frakturkrepitus, arteriovenöse Aneurysmen, Gelenkgeräusche (Reiben, Knacken, Schnappen. Grobes Knacken kommt auch in normalen Gelenken vor).

Neurologische Untersuchung

Der Bewegungsapparat hat enge Beziehungen zum Nervensystem. Neurologische Affektionen, namentlich schlaffe und spastische Lähmungen und

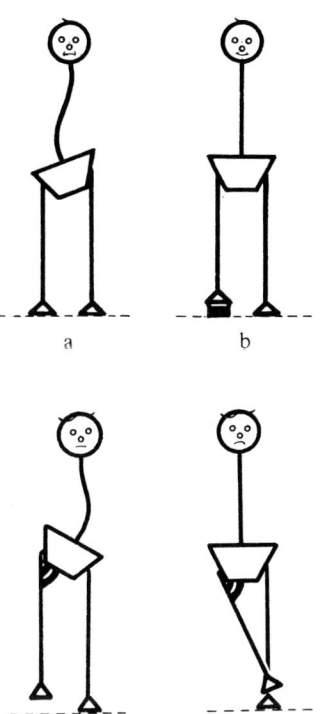

Abb. 11.20: *Echte und «funktionelle» Beinverkürzung.*
Obere Reihe: Echte Beinverkürzung.
Untere Reihe: «Funktionelle» Beinverkürzung. Das Bein *scheint* kürzer, ohne es zu sein.
Links: Der Aspekt im Stehen ist bei beiden Zuständen gleich: Beckenschiefstand.
Rechts: Beim Versuch, den Beckenschiefstand auszugleichen, erscheint die wahre Natur der Asymmetrie.

a *Echte Beinverkürzung:* Im Stehen erscheinen beide Beine gleich lang, die Verkürzung rechts ist durch Beckenschiefstand und skoliotische Haltung ausgeglichen.
b Nach Ausgleich des Beckenschiefstandes durch Unterlegen von Brettchen, oder im Liegen, erscheint die echte Beinverkürzung.
c *«Funktionelle Beinverkürzung»:* Das rechte Bein erscheint im Stehen kürzer, der Patient kann nicht bequem auf beiden Beinen stehen, Beckenschiefstand.
d Der Beckenschiefstand kann im Stehen *nicht* ausgeglichen werden, da die Ursache der Verkürzung eine *Kontraktur* (hier eine *Adduktionskontraktur der Hüfte*) ist. Der Beckenschiefstand kann nur im Liegen korrigiert werden durch Adduktion des Beines. Tatsächlich sind die Beine gleich lang, aber «funktionieren», wie wenn sie ungleich lang wären.

Diagnosetechnik

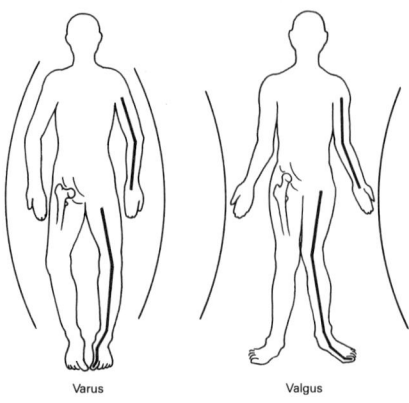

Varus   Valgus

Abb. 11.21: *Achsenabweichungen in der Frontalebene.*

Varus bezeichnet Achsenabweichungen, die zur Körperachse *konkav* sind: Arm, Ellbogen, Hüfte, Bein, Knie, Unterschenkel, Fuß und Zehen.

Valgus bezeichnet die gegensinnige, zur Körperachse *konvexe* Deformität.

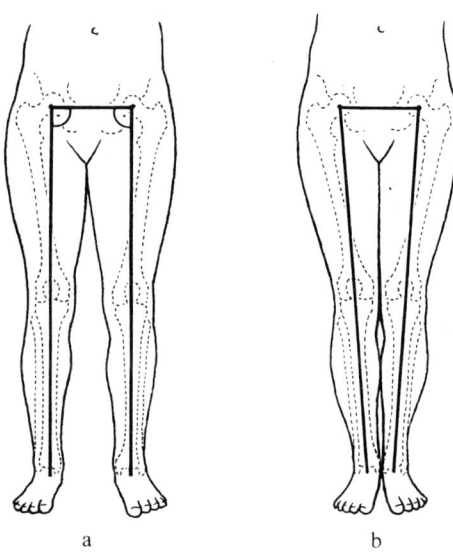

a   b

Abb. 11.22:

a Die *drei großen Gelenke* des Beines: Hüfte, Knie, oberes Sprunggelenk, liegen *auf einer Geraden* (sog. Mikuliczsche Linie).

b Die Beine sind gerade, wenn sich Knie und Innenknöchel gleichzeitig berühren (im Stehen und im Liegen zu prüfen).

Diagnose-technik

Koordinationsstörungen, haben fast immer Funktionsstörungen am Bewegungsapparat zur Folge. Häufig ist es aber auch umgekehrt. So entstehen

- *Rückenmarkschäden* (Querschnittsläsionen) bei Wirbelsäulenaffektionen,
- *periphere Nervenläsionen* bei Extremitätenverletzungen, sowie
- *iatrogene Nervenschäden,* durch direkte Verletzung, Druck, Zug usw.
- Kompressionssyndrome durch mechanischen Druck (Carpaltunnelsyndrom)

Eine neurologische Untersuchung gehört in der Regel zur Untersuchung des Bewegungsapparates.

Wichtig ist die Prüfung der *Muskelkraft.* Sie ist beschrieben auf S. 135 («Muskelprüfung», S. 140).

Im übrigen muß auf die *neurologische Fachliteratur* verwiesen werden.

Angiologie

Die *Prüfung der Zirkulation* ist unerläßlich:

1. zur *differentialdiagnostischen* Beurteilung und
2. vor jedem *operativen Eingriff,* damit man nicht von *Komplikationen* überrascht wird: Wundheilungsstörungen, Nekrosen der Haut, von tieferen Geweben, evtl. ganzen Extremitätenabschnitten. Gefährdet sind vor allem Diabetiker.

• *Arterielle Zirkulation:*

- *Anamnese:* periphere Schmerzen, Claudicatio
- *Inspizieren* der Haut: Farbe, Trophik
- *Palpieren* der Extremitätenpulse: arteria dorsalis pedis, a.tibialis posterior, poplitea, femoralis.
- *Lagerungsprobe* (Ratschow):
  1. Beine (am liegenden Patienten) *hochheben,* Füße bewegen lassen: Der Fuß auf der kranken Seite wird rascher *blaß.* Dann:
  2. Beine (am sitzenden Patienten) *hängen lassen:* Der gesunde Fuß bekommt nach wenigen Sekunden wieder die normale Farbe, die Venen füllen sich rasch wieder von distal her. Der kranke Fuß bleibt länger blaß, die Venen füllen sich nur langsam.
  3. Beim Ischämiesyndrom wird der Fuß nach etwa einer halben Minute *dunkler* als der gesunde.
- Für die *weitere (apparative) Abklärung* (Doppler-Sonographie, Oszillometrie und -graphie, Angiographie, MRI) muß auf die angiologische Fachliteratur verwiesen werden.

• *Venöse Zirkulation*

- *Variköser Symptomenkomplex:* Am ausgeprägtesten im Unterschenkel- und Knöchelbereich: Varizen, Hautatrophie, Ekzeme, Ulcera *sieht* man. In der Orthopädie haben sie vor allem Bedeutung wegen der möglichen *Komplikationen bei Opera-*

tionen: Infekte, Hautnekrosen, Thrombophlebitis.

- Die *Insuffizienz der oberflächlichen Venen* kann mit der *Trendelenburg*schen Probe nachgewiesen werden: Nach Entleeren des Venensystems (durch Anheben des Beines) wird im Stand beobachtet, ob sich die Varizen von *oben* her füllen, womit eine Klappeninsuffizienz bewiesen wäre.

- *Tiefe Venenthrombosen, Thrombophlebitis:*
- *Klinisch* besteht Verdacht bei Schmerzen und Druckdolenz in der Wade oder an der Innenseite des Oberschenkels. Wadenschmerz auch beim Strecken der Wadenmuskulatur durch passive Dorsalextension des Fußes (Hohmann).
- Zur Prüfung des *tiefen Venensystems* dient die *Perthessche Probe:* Wenn der Patient mit einer Staubinde am Oberschenkel umhergeht, entleeren sich die Venen nur bei intaktem tiefem System.
- *Ödeme* hinterlassen Dellen beim Eindrücken mit dem Finger. Wegen der Spannung ist die Haut glatt und glänzt.
Beidseitige Ödeme deuten auf kardiale Insuffizienz hin, *einseitige* auf thrombotischen Venenverschluß.

- *Thrombosen* und Thrombophlebitis spielen vor allem eine Rolle bei *bettlägerigen* Patienten, besonders *vor und nach Operationen,* wegen der Emboliegefahr. Ein immer noch nicht vollständig gelöstes Problem ist die Thromboseprophylaxe.
Für die *weitere (apparative) Diagnostik* tiefer Venenthrombosen und Embolien (Phlebographie, Fibrinogentests, Doppler-Ultraschall, Szintigraphie usw.) muß auf die Fachliteratur verwiesen werden.

Funktionelle Untersuchung des Bewegungsapparates

Die bis hier beschriebenen Techniken sind zusammenhangslose Einzeluntersuchungen und geben noch keinen Überblick über die *Leistungsfähigkeit* des Bewegungsapparates als Ganzes und seine praktische Bedeutung für den Patienten. Zu Beginn des Diagnosekapitels wurde die Wichtigkeit der *Funktionsdiagnose* hervorgehoben (siehe S. 114).

Im folgenden wird versucht, einen *systematischen Untersuchungsgang der Leistung des Bewegungsapparates zu geben.* Er stützt sich vorwiegend auf die Befragung von Patienten und Drittpersonen, teilweise auch auf direkte Beobachtung (vgl. Abb. 11.23).

Der Bewegungsapparat, das «animalische System», ermöglicht die Haltung und Fortbewegung des Körpers sowie *jede Arbeit* und *spezifisch menschliche Tätigkeit,* im Gegensatz zum «vegetativen System», den inneren Organen, die ausschließ-

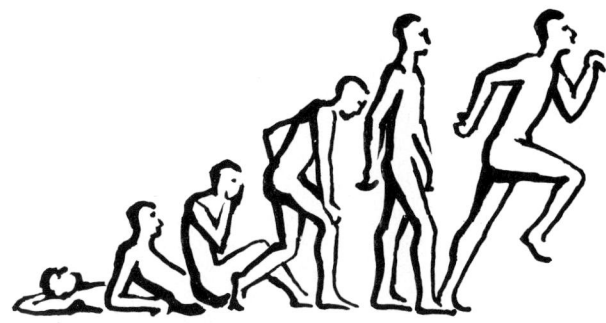

Abb. 11.23: *Die Leistung des Bewegungsapparates.*

Mit Hilfe seines Bewegungsapparates erlangt der Mensch Freiheit und Unabhängigkeit. Zwischen hilfloser Bettlägerigkeit und sportlichen Höchstleistungen liegt ein weiter Weg. Jeder Schritt vorwärts auf diesem Weg bedeutet für den Patienten einen Gewinn, jeder Schritt zurück einen schweren Verlust.

Orthopädische Diagnostik und Therapie, sollen sie dem behinderten Menschen echte Hilfe sein, müssen den Patienten auf diesem Weg Schritt für Schritt begleiten, d. h. die praktische Leistung seines Bewegungsapparates, seine Behinderung, seine Probleme erfassen, in Ergänzung zur Pathologie.

lich der Erhaltung und Reproduktion der lebendigen Substanz dienen.

Die folgende Aufstellung unterscheidet *verschiedene Leistungsstufen,* von denen eine die nächste voraussetzt in hierarchischer Ordnung. Für den Menschen bedeuten sie zunehmende Freiheitsgrade, d. h. wachsende *Unabhängigkeit von seiner Umwelt.* Ihr negatives Korrelat sind *Invalidität* und *Hilflosigkeit.* Dieser Betrachtungsweise kommt große praktische Bedeutung zu bei der Beurteilung und beim Aufstellen eines *Behandlungsplanes* (siehe S. 199f.), für die Rehabilitation (siehe S. 264ff.) und soziale Wiedereingliederung (siehe etwa die Fragebogen von Invalidenversicherungen, welche nach diesem Schema aufgebaut sind) (Tab. 6).

Diagnosetechnik

Tab. 6: Die *Leistungen des Bewegungsapparates.*

1. *Unmittelbare Erhaltung des Lebens*
   - Atmung

2. *Erhaltung der Eutrophik des Körpers*
   - Verdauung (Bauchdeckenmuskulatur);
   - Gewichtsregulation (ohne Bewegung entsteht Übergewicht);
   - Normale Trophik der Extremitäten:
     Ohne Bewegung entstehen Zirkulationsstörungen, Venenstauungen, Ödeme, Osteoporose, Muskelatrophie, Gelenkversteifungen, Kontrakturen, Druckstellen → Dekubitalulzera.

3. *Unabhängigkeit von Spitalpflege* (z. B. für ein Leben im Altersheim, in Pensionen, Anstalten mit Pflegepersonal, in Haushalten, bei denen eine ungelernte Person zur Pflege zur Verfügung steht).
   Die notwendigsten Körperbewegungen um sich selbständig bewegen zu können sind:
   - Drehen im Bett vom Rücken auf den Bauch und zurück;
   - Sitzen und sich aufsetzen (Toilette, Sessel);
   - Stehen und Aufstehen;
   - evtl. sich aus dem Bett in den Rollwagen setzen und zurück ins Bett begeben;
   - evtl. Rollwagen betätigen;
   - Aufstehen aus dem Bett und sich wieder hinlegen ins Bett;
   - Gehen (evtl. mit Hilfe von Handstock oder Krückstöcken);
   - Schwelle überwinden, Stufen und Treppen steigen, treppab gehen.

4. *Die notwendigsten Verrichtungen um ohne Pflegehilfe auszukommen* (z. B. in Altersheimen, Pensionen, in Hausgemeinschaften mit Berufstätigen, Familien):
   - selbständig essen: (Hand zum Mund führen, Fleisch zerkleinern, Löffel halten);
   - Toilette selbständig besorgen: Selbständig sich zur Toilette begeben und dort sitzen, urinieren, defäcieren, anschließend Körperreinigung;
   - sich selbst waschen (alle Körperteile), Nagelpflege (Füße mit den Händen erreichen), Haare kämmen (mit den Händen den Scheitel erreichen), (evtl. Bad nehmen, in die Badewanne einsteigen, evtl. duschen stattdessen);
   - sich selbst anziehen, bes. Strümpfe und Schuhe (Füße mit den Händen erreichen). Schuhe binden und Kragenknopf schließen: braucht in der Regel *beide* Hände (Test!);
   - Tritte steigen (öffentliche Verkehrsmittel);
   - Evtl. ins Auto steigen, Platz nehmen und aus dem Auto steigen.

5. *Vollständige (außer finanzielle) Unabhängigkeit von Hilfspersonen* (Leben in eigener Wohnung evtl. mit zeitweiliger Haushaltshilfe):
   - wenn nötig Treppen steigen;
   - außer Haus gehen zum Einkaufen: Trottoirschwellen steigen, Strasse überqueren, wenigstens eine Hand frei haben um Lebensmittel zu tragen;
   - Haushalt besorgen: Kochen (Hände frei haben von Stöcken), schwere Gegenstände halten, heben und tragen: sich bücken. Betten machen: sich bücken. Putzen: sich bücken, knien. Evtl. Waschen, schwerere, anstrengende Arbeit. Eine gewisse Handfertigkeit (schreiben).

6. *Vollständige, auch finanzielle Unabhängigkeit:* Setzt eine gewisse Arbeitsfähigkeit voraus: Weitgehend abhängig von Vorbildung und Bildungsfähigkeit, aber in der Regel ist der Gebrauch von Händen und Armen Vorbedingung. Verhältnismäßig selten stellt sich das Problem der Eingliederung wegen vollständiger Gebrauchsunfähigkeit oder Verlust eines Armes oder einer Hand, da Einhänder oft überaus geschickt sind. Eventuell sitzende Arbeit bei Gebrauchsbehinderung der Beine, evtl. besondere, leichtere, der Behinderung speziell angepaßte Arbeit. Ein besonders schwieriges Problem ist die Eingliederung Invalider mit Rückenbeschwerden.

7. *Besondere Leistungen,* die über die Erhaltung des Existenzminimums hinausgehen:
   - *Handfertigkeit:* Handwerk, hochqualifizierte Handarbeit, Schreibmaschine, Instrumente (Klavier, Violine), Feinmechanik usw.
   - *Kraftleistungen:* Schwerarbeit, Lasten heben, tragen;
     Sport (Laufen, Leichtathletik, Bergsteigen, Skifahren, Spitzensport), Artistik.
     Solche Spitzenleistungen haben für viele Menschen große, oft existentielle Bedeutung. Manchmal ist der Orthopäde in der Lage, ihnen dazu zu verhelfen.

Diagnose-technik

12. Röntgenbilder

Das Röntgenbild gibt eine sehr feine Darstellung der *Knochenstrukturen*. Sein *Auflösungsvermögen* ist heute noch unübertroffen. Hinsichtlich *Objektivität* steht das Röntgenbild ganz oben auf der Liste der orthopädischen Diagnostik. Es ist deshalb nach wie vor für die Beurteilung des Bewegungsapparates von erstrangiger Bedeutung.

Unentbehrlich ist es für die

- Dokumentation und für
- Verlaufskontrollen.

Nicht jedes Röntgenbild zeigt, was es zeigen sollte. Man darf sich nicht scheuen, wirklich *gute Bilder* zu verlangen, welche hinsichtlich

- Ausschnitt (genügend groß)
- Strahlengang (Gelenke orthogonal)
- Exposition (richtiger Kontrast) und
- Schärfe

in Ordnung sind, und ungenügende neu anfertigen zu lassen. Die Gefahr, etwas zu übersehen oder falsch zu interpretieren wäre zu groß.

Allerdings sollten *alle* Bilder kontrolliert werden, sonst kann es vorkommen, daß die Röntgenassistentin aus Angst vor Tadel sich angewöhnt, immer mehrere Aufnahmen zu schießen, bis sie ein einwandfreies Bild hat, und die «Versuche» unbesehen wegzuwerfen. Schon aus Gründen des Strahlenschutzes ist dies unzweckmäßig.

Bei der *Beurteilung* von Röntgenbildern muß man sich ständig vergegenwärtigen, daß es nur *Schatten* dreidimensionaler Strukturen sind. Es ist aus einem einzigen Bild nicht ersichtlich, ob einzelne abgebildete Elemente vorne oder hinten liegen und ob sie Beziehungen zueinander haben oder nicht, vielleicht in verschiedenen Ebenen liegen und nur übereinander projiziert sind. Übereinanderprojektion kann auch Knochendichte vortäuschen. Bei Frakturen ist die Interpretation oft nicht einfach.

Projektionsbedingte Unterschiede von strukturellen abzugrenzen ist mit einiger Erfahrung fast immer möglich.

Manchmal ist auch eine Aufnahme mit nur *wenig verändertem* Strahlengang aufschlußreich: Die auf dem ersten Bild sichtbaren Strukturen sind noch erkennbar, aus ihrer Verschiebung kann abgelesen werden, in welcher Ebene sie liegen.

Aufnahmetechnik

Um die räumlichen Verhältnisse abzuklären muß wenigstens *ein zweites Röntgenbild* gemacht werden, üblicherweise *im rechten Winkel* zum ersten: *Standardaufnahmen in zwei Ebenen.*

Standardaufnahmen

- *ap* (*anterioposteriore* Richtung) und
- *seitliche* (bei Schulter und Hüfte: axial)

Die *Standardisierung* ist notwendig, damit die Bilder miteinander *verglichen* werden können.

Der Strahlengang richtet sich nach der *Skelettanatomie*. Schwierig ist die korrekte Einstellung bei *Scharniergelenken:* Damit *Gelenkspalt* und *Gelenkrolle* orthograd abgebildet werden, muß der Röntgenstrahl die Gelenkmitte im ap.-Bild genau *in der Bewegungsebene*, im Seitenbild genau *senkrecht dazu* treffen. Schräg abgebildete Knie-, Ellbogen- und Handgelenke lassen sich nicht beurteilen. Beim oberen Sprunggelenk ap. sollte man den medialen und den lateralen Gelenkspalt sehen (Abb. 12.1).

Im abgebildeten *Ausschnitt* sollte *alles Wichtige* gezeigt, das *Übrige ausgeblendet* werden (weniger Streustrahlung).

Daß dem *Strahlenschutz* gebührende Beachtung geschenkt wird, ist selbstverständlich.

Röntgenbilder

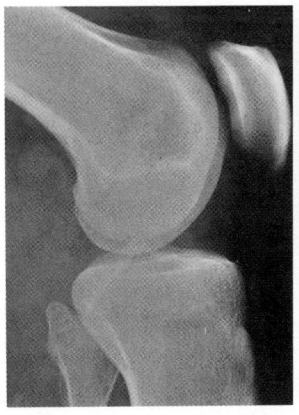 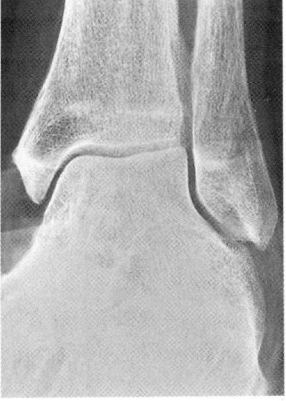

a   b

Abb. 12.1: Die *Röntgeneinstelltechnik* ist bei *Scharniergelenken* besonders heikel. Diese müssen genau orthograd getroffen werden.

a *Kniegelenk seitlich:* Die beiden Kniekondylen sollten sich möglichst gut aufeinander projizieren.

b *Oberes Sprunggelenk ap.:* Medialer und lateraler Gelenkspalt sollten freiprojiziert sein. Dazu ist normalerweise eine leichte Innenrotation des Unterschenkels notwendig.

Weitere Aufnahmen

mit anderem Strahlengang sind in manchen Fällen notwendig, um einzelne Strukturen freizuprojizieren:

- *axial*
  - bei Schulter und Hüfte statt Seitenbild
  - Patella
  - Calcaneus
- *schräg* (45°)
  - Halswirbelsäule (foramina intervertebralia)
  - Lumbalwirbelsäule (Bogenwurzel)
  - Handgelenk (Scaphoid)
  - Vorfuß
- *anderer Strahlengang:* bei manchen Gelenken können damit besondere Einzelheiten erfaßt werden:
  - *Schulter:* Tangentiale und ap.-Aufnahmen bei Innen- bzw. Außenrotation;
  - *Lumbosakralgrenze, Ileosakralgrenze:* ap.-Aufnahme mit nach hinten gekipptem Becken (Teschendorff, Barsony);
  - *Becken:* schräge Aufnahmen bei Pfannenfrakturen;
  - *Hüften:* axiale nach Lauenstein, Antetorsionsaufnahme nach Dunn (siehe S. 708);
  - *Knie:* schräge Aufnahmen bei Tibiakopffrakturen; Tunnelaufnahme;
  - *oberes Sprunggelenk:* ap.-Aufnahmen mit Innenrotation 10° zur Darstellung des fibularen Gelenkspaltes;
  - *unteres Sprunggelenk:* schräg, gezielt in den Gelenkspalt;
  - *Zehen:* Sesambeine axial.

Die *Technik der orthopädischen Röntgenuntersuchung* ist in der Spezialliteratur beschrieben, z. B. in: HAFNER/MEULI: «Die Röntgenuntersuchung in der Orthopädie» u. a.

- *Symmetrische Aufnahmen der gesunden Gegenseite zum Vergleich* sind in unklaren Fällen zweckmäßig. So sind etwa die Röntgenbilder von Gelenkfrakturen im Wachstumsalter manchmal schwierig zu interpretieren wegen der Knochenfugen und Ossifikationskerne. Vergleichsaufnahmen der Gegenseite zeigen die normalen Verhältnisse im entsprechenden Alter (siehe Abb. 41.33). Auch Befunde, von welchen man nicht weiß, ob sie eine pathologische Bedeutung haben, lassen sich auf diese Weise klären.
  Für die Beurteilung dichter Knochenstrukturen (Kortikalis) müssen die Aufnahmen *hart* sein. Für die Darstellung der Weichteilschatten (Gelenkkapsel, Sehnen, Muskulatur, Schwellungen) sind besonders *weiche* Bilder notwendig (Weichteilaufnahmen).

Verlaufskontrollen

In vielen Fällen ist der Verlauf *entscheidend,* z. B. bei der Frakturheilung, bei degenerativen Schäden, Deformitäten (Skoliosen), aber auch bei Infektionen, Tumoren, bei Endoprothesen (Lockerung) und anderen.

Immer sollten deshalb neue Bilder *mit früheren verglichen* werden! Alte Bilder zu suchen ist zwar oft mühsamer als neue Untersuchungen anzuordnen, aber *billiger* und fast immer *besser.*

Zusätzliche Röntgenuntersuchungen

Gezielte Aufnahmen sind in manchen Fällen wertvoll: Unter Durchleuchtungskontrolle (Bildverstärker) wird der Strahlengang genau festgelegt, wenn er anders schwierig einzustellen ist oder wenn bestimmte Strukturen herausprojiziert werden sollen.

Funktionsaufnahmen

Die (normale oder falsche) Beweglichkeit eines Gelenkes kann röntgenologisch objektiviert werden, indem das Gelenk in beiden Endstellungen geröntgt wird (gebräuchlich vor allem bei der Hals- und Lendenwirbelsäule, siehe S. 592 auch für das Ac-Gelenk). Beurteilt wird die Stellung der beiden knöchernen Gelenkanteile bzw. Wirbel gegeneinander.

Gehaltene Aufnahmen

Zur Prüfung der *seitlichen Gelenkbänder* bei Scharniergelenken:

- Kniegelenk (vgl. S. 788f.)
- oberes Sprunggelenk

Von Hand oder mit einem speziellen Gerät wird das Gelenk kräftig in Varus-, resp. in Valgusstellung gedrängt, «*aufgeklappt*». Die Erweiterung des Gelenkspaltes auf dem Röntgenbild, die «Aufklappbarkeit», gibt ein Maß für eine Bandinsuffizienz, aber auch für den Zustand des Gelenkknorpels (siehe Abb. 12.2, 66.76 und Abb. 68.6).

Korrekturaufnahmen

Für die Planung von Korrekturosteotomien, z. B. am proximalen Femurende, wird das Gelenk in jener Stellung geröntgt, in der es nach der Operation stehen soll.

Beurteilung

Die Beurteilung der Röntgenbilder des Bewegungsapparates ist zu wichtig, als daß sie den Röntgenologen allein überlassen werden sollte. Der Orthopäde muß die Bilder *selbst* lesen und interpretieren. Nur er kennt alle Begleitumstände genau, und ohne diese werden leicht falsche Schlüsse gezogen.

Röntgenbilder sind wie Gesichter: Weil man nie müde wird, sie zu betrachten, werden sie einem mit

Röntgenbilder

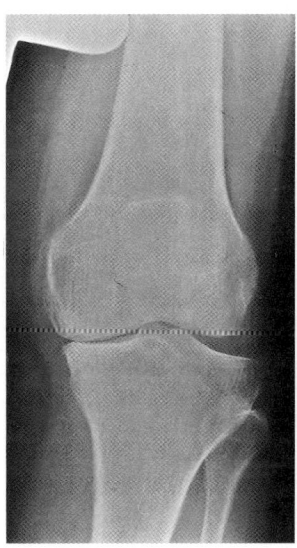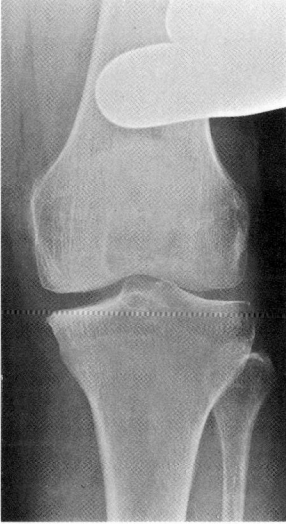

Varus   Valgus

a   b

Abb. 12.2: *Gehaltene Aufnahmen.*
Kniegelenk einer 70jährigen Frau.

a Von Hand gehalten in *Varusstreß.* Der mediale Gelenkspalt verschwindet fast vollständig, der laterale ist etwas erweitert: der
typische Befund bei einer *Varusgonarthrose.*

b Das *gleiche* Knie in *Valgusstreß* gehalten (der Bleihandschuh ist
oben außen sichtbar). Der mediale Gelenkspalt erscheint ein
wenig erweitert, der *laterale* ist *normal.* Dies zeigt, daß der *Gelenkknorpel im lateralen Kompartiment noch weitgehend erhalten ist.* Damit ist die Möglichkeit einer Korrekturosteotomie
(bzw. einer unikompartimentalen Endoprothese) noch gegeben
(siehe auch S. 824).

Gewöhnliche Aufnahmen im Liegen können täuschen.

der Zeit so vertraut, daß man darin jede kleine Veränderung *augenblicklich* erkennt. Dabei ist *Schauen*
hilfreicher als viel Wissen. *Keine* der neueren bildgebenden Methoden ersetzt jahrelange Erfahrung
im Lesen von Röntgenbildern.

Die Betrachtung des Röntgenbildes ist eine *erweiterte Inspektion* des Patienten.

Folgende Punkte sind zu beachten:

Allgemeine Knochendichte

Aus Erfahrung weiß man, wie sie in jedem Alter etwa
sein soll. *Generalisierte Osteoporose* ist häufig, doch
läßt sie sich auf dem Röntgenbild nur schätzen, nicht
genau bestimmen (siehe S. 339). Je nach Exposition
und Entwicklung ist ein Bild hell oder dunkel. Man
darf das nicht mit verschiedener Knochendichte verwechseln. Diese erkennt man am Kontrast und an
der Struktur:

Die *Feinstruktur* von *Kortikalis* und *Spongiosa,*
zusammen mit der äußeren Form, ist ein treues Abbild der Beanspruchung des Knochens. Die Anordnung der Struktur entspricht dem Kraftfluß. Dies

gibt dem Bild eine gewisse Harmonie. Ist diese irgendwo gestört, so ist dort sicher auch eine Störung
am Bewegungsapparat vorhanden (vgl. etwa Abb.
30.1, 30.2 und Abb. 32.6).

Lokalisierte, umschriebene Veränderung der Knochendichte

– Porose, Osteolyse oder
– Sklerose

Es sind sehr feine Zeichen, nach denen man suchen
muß. Sie zeigen den lokalen Knochenumbau als Reaktion auf irgendwelche Störungen (siehe «Reaktion
des Knochengewebes», S. 44).

– *Lokale Porose* bei Entzündungen, nach Verletzun-
  gen, *Osteolyse* bei Tumoren, Metastasen usw. (vgl.
  Abb. 33.21): *Scharf abgegrenzt* oder nicht? Das ist
  eines der wichtigsten Kriterien zur Beurteilung der
  Aggressivität eines Prozesses. Mit sklerotischem
  Rand oder ausgestanzt?

Die *Lokalisation* (Meta-Epi-Diaphyse, randständig
oder zentral) gibt wichtige Hinweise für die Tumordiagnostik. Siehe auch «Tumoren und Tumorähnliche», S. 368 und Abb. 33.3).

Umrißzeichnung der Knochen

Form (Deformität), Unterbrüche (Frakturen, Osteolysen), Unregelmäßigkeiten, Aufhellungen, Exostosen, Osteophyten, periostale Auflagerungen, Kallusbildung.

– *Gelenke:* Stellung der beiden Gelenkteile zueinander (Luxation, Subluxation), Weite des sog. «Ge-
  lenkspaltes» (besser: Dicke des Gelenkknorpels):
  zu eng z. B. bei Arthrose, zu weit z. B. bei Perthes,
  Subluxation, Bandinsuffizienz. Kontinuität der
  Gelenkflächen, Stufe?
– *Knorpelige Epiphysenfuge:* Reifestadium? Ver-
  breiterung bei Epiphysenlösung.
– *Weichteilschatten:* Gelenkschwellung, Erguß,
  Muskel, Sehnen, Verkalkung, freie Gelenkkörper
  sind auf weichen (schwach exponierten) Aufnahmen oft gut zu erkennen.
– *Lokale Sklerose* als Ausdruck der funktionellen
  Anpassung, der Frakturheilung (Kallus), reaktive
  Pseudarthrose, subchondral bei Arthrosen, aber
  auch bei Stauchungsbrüchen, Knochennekrosen,
  reaktiv bei bestimmten Entzündungen, einigen
  Systemkrankheiten; osteoplastische Tumormetastasen (vgl. Abb. 33.20).

Knochenschatten sind *strukturiert,* andere Verkalkungen eher *verwaschen,* schummerig gezeichnet
(Abb. 65.2).

Frische oder alte Läsion?

Immer soll man sich diese Frage stellen. Dabei hilft
die Kenntnis des zeitlichen Ablaufes von Knochenveränderungen (siehe Teil I. A., S. 40 f. und S. 61 f.):

Röntgen-
bilder

- Fraktur: Sekunden
- Osteolyse, entzündliche Reaktionen: Wochen, Monate
- degenerative Veränderungen, funktioneller Umbau: Monate, Jahre.

Stimmt der Aspekt mit der Anamnese überein?

Normvarianten im Skeletröntgenbild

«Der *Grenzbereich zwischen Gesund und Pathologisch* stellt die medizinische Wissenschaft vor außerordentlich schwierige und verantwortungsvolle Aufgaben.» Diesem Satz im Vorwort zur 13. Auflage des von KÖHLER und ZIMMER begründeten Standardwerkes zum Thema wäre lediglich beizufügen, daß er auch für jeden behandelnden Arzt gilt. Je besser dieser geübt ist im Lesen von Röntgenbildern, desto weniger wird er sich täuschen.

Es ist peinlich, einen akzessorischen Knochen mit einer Fraktur zu verwechseln, aber unverzeihlich, wegen einer asymmetrischen Patella zu operieren, in der Meinung, ein solcher Befund sei pathologisch.

Alter: Bei *Kindern:* Knochenkerne von Epi- und Apophysen. Knochenalter? Schluß der Epophysenfugen.

Bei jungen *Erwachsenen* ist die Kortikalis dicht und kräftig, die Spongiosa ebenso. Mit der im *Alter* mehr oder weniger physiologischen Osteoporose wird die *Kortikalis dünner,* die *Markhöhle weiter* und infolge der Rarefizierung der *Spongiosa* wird die strähnige *Trabekelzeichnung deutlicher.* Auch *degenerative* Veränderungen an Wirbeln (Spornbildung) und Gelenken (Osteophyten) sind im Alter bis zu einem gewissen Grad normal.

• *Röntgenbilder sind Momentaufnahmen und damit statisch.* Der *Bewegungsapparat* funktioniert aber *dynamisch.* Die meisten bildgebenden Verfahren wie Röntgen, CT, MRT zeigen einen augenblicklichen, vielleicht *zufälligen Zustand,* während die Situation in einer anderen Stellung oder Lage möglicherweise ganz anders aussieht.

Dies ist zu bedenken, wenn anatomische Lagebeziehungen zu beurteilen sind, z. B. Instabilitäten, Subluxationen, Laxitäten, Fehlstellungen und Kontrakturen von Gelenken, Fragmentstellung bei Frakturen, Statik und Dynamik der Wirbelsäule, Engpaßsyndrome usw. (vgl. Abb. 12.3). Hier liegen erhebliche *Täuschungsmöglichkeiten.* Im Zweifelsfall sind *gehaltene* und *Funktionsaufnahmen* hilfreich (siehe S. 146).

• *Treffsicherheit.* Der größte Teil aller radiologischen Skelettbefunde läßt sich *genügend sicher beurteilen,* so daß keine weiteren Untersuchungen notwendig sind.

Dazu gehören: Traumafolgen, degenerative Gelenkveränderungen, Wachstumsprozesse, Normvarianten, angeborene Skelettanomalien, ferner die

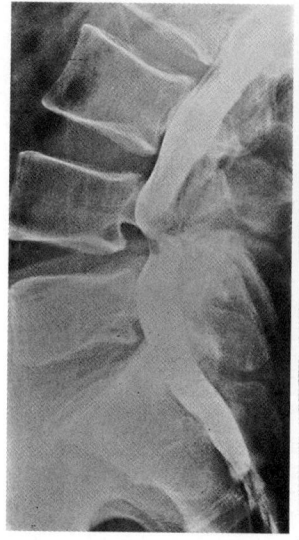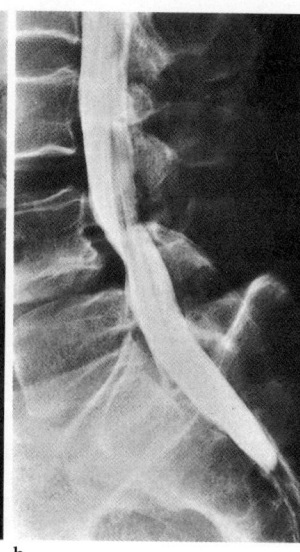

a   b

Abb. 12.3: *Momentaufnahme und Funktion.*
Lumbale Myelographie eines 49jährigen Mannes mit Rückenschmerzen bei Spondylolisthesis L4/5, ohne neurologische Ausfälle.
a In Reklination scheint eine Abknickung des Duralsackes vorzuliegen.
b Sie *verschwindet* bei gerader Wirbelsäule, in Rückenlage.

Alle bildgebenden Verfahren liefern *Momentaufnahmen.* Am *Bewegungsapparat* ist dies nur die *halbe Wahrheit.* Einblick in die *Funktion* (z. B. Beweglichkeit, Bewegungsabläufe, Stellung usw.) können *Funktionsaufnahmen* geben. Solche sind allerdings nur mit *konventioneller Röntgentechnik* möglich.

meisten Veränderungen bei Knochennekrosen und Infektionen, sowie eine Reihe von benignen cystischen Läsionen. Die häufigste ist das nichtossifizierende Knochenfibrom (siehe S. 371 und Abb. 33.4).

Differentialdiagnostische Schwierigkeiten beschränken sich weitgehend auf Tumoren und tumorähnliche Läsionen, auf ungewöhnliche entzündliche Veränderungen und seltenere Paradiesvögel. Für solche Fälle gibt es schön bebilderte Atlanten, die zur Hand sein sollten (siehe Literatur), und Fachspezialisten, die einen gerne beraten.

Messungen an Röntgenbildern

Winkelmessungen an standardisierten Röntgenbildern werden vor allem gebraucht in der Diagnostik der

- Wirbelsäule (Skoliosen, siehe S. 621), des
- Hüftgelenkes (Röntgenischiometrie, siehe S. 700) des
- Kniegelenkes (Achsenfehler, siehe S. 813f.) und des
- Fußes (Winkel zwischen Tibia und Kalkaneus, siehe S. 868), sowie in der
- Frakturbehandlung zur Stellungskontrolle.

Diese Messungen dienen vor allem auch der *Planung* der Therapie, insbesondere von *Operationen*.

Zur Diagnostik der *Lockerung von Endoprothesen* ist das Ausmessen der Wanderung (Migration) einzelner Komponenten im Knochen wertvoll (Abb. 12.4).

Da das *Ausmaß* einer Deformität bei manchen orthopädischen *Entscheidungen* eine Rolle spielt (z. B. Operationsindikationen bei Skoliosen, Hüftdysplasien), ist es nicht nur notwendig, genau zu messen, sondern auch die *Grenzen der Meßmethoden zu kennen*.

Fehlerquellen

1. *Aufnahmetechnik:* Projektionsbedingte Unterschiede (Lagerung, Strahlengang) haben nachweislich Abweichungen in der Größenordnung von 5–10 Winkelgraden zur Folge.

2. *Meßtechnik:* Sie muß *standardisiert* sein: Alle Untersucher sollten mit *genauen* Instrumenten (prüfen!) *nach der gleichen Methode* messen.

Da die Referenzpunkte nicht immer mit Sicherheit zu bestimmen sind, liegt auch hier die Fehlergrenze bei 5–10° (z. B. für die Skoliosemessung nach Cobb, vgl. S. 621).

3. *Der subjektive Einfluß* bei der Messung: *Verschiedene* Untersucher liefern verschiedene Werte (intraobserver variation), und der *gleiche* Untersucher liefert, bei mehrmaligen Messungen desselben Parameters, ebenfalls verschiedene Werte (interobserver variation). Es wird empfohlen, nur Differenzen von *über* etwa 10° in die klinische Beurteilung mit einzubeziehen (J. Bone Jt. Surg. *72–A* (319), 1990).

4. *Referenzwerte:* Zur Beurteilung, ob ein gemessener Wert normal oder pathologisch sei, wird er üblicherweise mit einem *Normwert* verglichen. Solche Normwerte basieren z. T. auf alten Untersuchungen von kleinen Serien, manche nicht einmal von zweifelsfrei normalen Individuen. Oft wurde einfach ein Mittelwert ausgerechnet und *zur Norm erhoben*, ohne Angaben von Streubreiten, Toleranzen, Standardabweichungen usw., und über Generationen weiter zitiert. Auch wurde dem *Wandel im Laufe des Wachstums* nicht immer genügend Beachtung geschenkt.

5. *Die «Norm»:* Lange schlanke und kurze dicke Menschen haben z. B. verschiedene Kniewinkel. Nur weil diese von einem «Normwinkel» abweichen, wird man sie nicht als abnormal, noch weniger als «pathologisch» bezeichnen. Es versteht sich von selbst, daß solche «Normwerte» und einzelne Abweichungen davon *nicht* einfach mit «gesund» bzw. «krankhaft» gleichgesetzt werden können, und deshalb nicht geeignet sind, in den Entscheidungsprozeß (z. B. für einen operativen Eingriff) mit einbezogen zu werden.

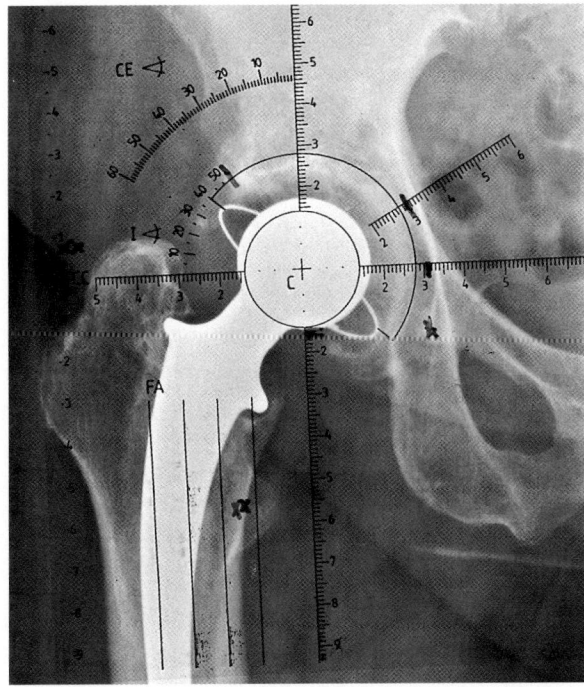

12.4: *Migrationsmessung an Hüftendoprothesen.*

Die *Stabilität* bzw. *Lockerung* von Endoprothesen kann am besten anhand ihrer *Wanderung* («migration») im Laufe der Jahre beurteilt werden.

Im vorliegenden Beispiel wurde eine Meßfolie (nach M. E. MÜLLER) auf ein Standardröntgenbild aufgelegt, und zwar genau auf die Polyäthylenpfanne, gekennzeichnet durch das Oval des Drahtringes, der die Eingangsebene markiert. Die Protrusion des Metallkopfes in die Kunstpfanne ist ein Maß für den *Abrieb*. Die *Position der Pfanne im Becken* kann bestimmt werden mittels Messung der horizontalen und vertikalen Distanz zur Tränenfigur. Das *Einsinken der Prothese* im Femurschaft wird abgelesen an der Höhe des Kopfes im Verhältnis zu den beiden Trochanteren.

Relevant sind *Veränderungen* dieser Werte im Laufe der Jahre *gegenüber der Ausgangslage* unmittelbar nach der Operation (Näheres siehe S. 759f.).

6. *Röntgenbilder sind immer Momentaufnahmen.* Im nächsten Moment ist die Stellung eines Gelenkes, die Haltung der Wirbelsäule wieder anders. Dies hängt stark von der Positionierung, also von der Aufnahmetechnik ab (vgl. Abb. 12.2 und Abb. 12.3).

Klinische Relevanz

Die *Bedeutung* von radiologischen Meßwerten für die Pathophysiologie, insbesondere für die Langzeitprognose, ist nur in wenigen Fällen einigermaßen klar: So ist z. B. der Einfluß des Krümmungswinkels auf den Langzeitverlauf der Skoliose in groben Zügen bekannt, und es gibt auch einen eindeutigen Zusammenhang zwischen dem CE-Winkel (Wiberg) und dem Langzeitverlauf von Hüftdysplasien (Engelhardt). Anhaltspunkte für ähnliche Zusammenhänge *fehlen* bei den meisten anderen radiologischen Meßwerten, so etwa zwischen dem Schenkelhalswinkel und einer frühzeitigen Arthrose, für die Abmessungen der Patella usw.

Aus all dem geht hervor, daß sich *aus radiologischen Meßwerten allein keine Operationsindikationen ableiten lassen.* In besonderem Maß gilt dies für *prophylaktische* Operationen.

Kommentar

Zur Anwendung radiologischer Meßmethoden in der Orthopädie:

– Sie sind in erster Linie ein ausgezeichnetes Mittel zur *Ausbildung* im Lesen von Röntgenbildern.
– Es sollten damit bessere *Referenzwerte zur normalen Verteilung in der gesunden Population* erarbeitet werden, im Sinne von *Grundlagenforschung.*
– Die *zeichnerische Operationsplanung* mit Hilfe von *Röntgenpausen* ist eine wesentliche Voraussetzung für das Gelingen orthopädischer Eingriffe (siehe S. 244f. und Abb. 64.93 und Abb. 66.52).
– *Verlaufskontrollen* sind auf genaue Messungen angewiesen.
– Messungen können gelegentlich zur *Diagnostik* herangezogen werden, doch
– sollten sie *nie* allein der Indikationsstellung für Korrektureingriffe dienen!

Zur *Bestimmung des Skelettalters* wird eine Handaufnahme ap. gemacht und die Entwicklung der Ossifikation verglichen mit Standardaufnahmen (z. B. Atlas von PYLE und GREULICH, vgl. S. 691).

• Eine *Photographie*

ist in vielen Fällen ein *ausgezeichnetes Dokument,* v. a. für *Verlaufskontrollen,* bei *Deformitäten* usw. Sie ist manchmal *aussagekräftiger* als ein Röntgenbild (siehe z. B. Abb. 34.4 auf S. 386 oder Abb. 57.6, S. 619). Von Photographien wird im allgemeinen *zu wenig* Gebrauch gemacht!

Grundsätzliches zur apparativen Diagnostik

Falls die bis hierher beschriebenen einfachen diagnostischen Methoden sinnvoll angewandt und ausgeschöpft werden, ist es *in den meisten Fällen möglich, eine Diagnose zu stellen* und *eine gezielte Therapie durchzuführen.* Was in den folgenden Abschnitten an diagnostischen Möglichkeiten aufgeführt wird ist keinesfalls obligat und in sehr vielen Fällen entbehrlich. Diese Feststellung scheint nicht überflüssig zu sein in einer Zeit, da die «Kostenexplosion» in der Medizin nicht nur Experten und Politiker, sondern die gesamte Öffentlichkeit beschäftigt.

Der bis hierher beschriebene diagnostische Aufwand bestand – außer den üblichen Standardröntgenaufnahmen – fast ausschließlich in *persönlicher*

Arbeit des Arztes (Anamnese, klinische Untersuchung und Beurteilung) mit entsprechend geringen Kosten. Was an weiteren Untersuchungen jetzt noch folgen kann, sind großteils technisch *aufwendige,* unverhältnismäßig viel *teurere* Methoden (Serien von Röntgenbildern, wie sie für Tomographien, Kontrastmitteluntersuchungen, besonders Arteriographien erforderlich sind, CT, MRI, Szintigramme, kompliziertere Laboruntersuchungen usw.)

Wenn wir als Ärzte nicht in eine immer größere finanzielle Abhängigkeit kommen wollen, so ist es sicher vernünftig, sich bei allen diesen Hilfsuntersuchungen die *Frage* vorzulegen, *ob sie tatsächlich* für Beurteilung und Behandlung *notwendig* sind, ob der *Aufwand* mit den *therapeutischen Konsequenzen* in einem *vertretbaren Verhältnis* steht.

Die Frage ist umso eher berechtigt, als die bisher beschriebenen Untersuchungsmethoden für den Patienten völlig *ungefährlich* und *schmerzlos* sind, was bei den noch folgenden *nicht immer* zutrifft.

Orthopädische Diagnostik ist immer noch ärztliche Kunst und kommt nicht aus der Diagnosemaschinerie. Zu dieser Kunst gehört es auch, mit einfachsten Mitteln zu einer Diagnose zu gelangen und die Hilfsuntersuchungen sparsam und gezielt dort einzusetzen, wo sie tatsächlich Informationen bringen können, mit welchen man dem Patienten weiter helfen kann.

Für die in Ausbildung stehenden Ärzte empfiehlt es sich, dies frühzeitig zu lernen, da ihnen nach der Niederlassung nicht mehr der enorme diagnostische Apparat des Spitals zur Verfügung steht.

Unter den genannten Einschränkungen können die folgenden zusätzlichen Untersuchungsmethoden ausgezeichnete Hilfsmittel sein. Voraussetzung ist allerdings, daß sie nicht nur durchgeführt und der Dokumentation beigefügt, sondern *richtig interpretiert* werden. Dazu gehört Wissen und Erfahrung. Ohne diese sind die Untersuchungen wertlos, wenn nicht irreführend.

Tomographien (Schichtaufnahmen)

Die Projektion von Skeletteilen übereinander verdeckt leicht kleinere Befunde, wie z. B. Osteolyseherde in der Spongiosa (Wirbelkörper, größere Gelenke), Knochendefekte in der Kortikalis, Sequester, Pseudarthrosespalten, kleinere Gelenke usw.

Die Tomographie erlaubt die scharfe Abbildung einer bestimmten Ebene, was davor und dahinter liegt wird verwaschen. Die Schichtaufnahmen folgen sich im allgemeinen im Abstand von ½ cm (siehe Abb. 69.50).

Mit den herkömmlichen Tomographen lassen sich *seitliche* und *antero-posteriore* Bilder aufnehmen, während die Computertomographie primär Schnitte in der *Transversalebene* erzeugt. Wo Schichten in der *frontalen* oder *sagittalen* Ebene aufschlußreicher sind, bleibt die *konventionelle Tomographie dem CT überlegen.* Gelenkflächen z. B. sind nur beurteilbar, wenn sie *senkrecht* geschnitten sind.

Kontrastmitteluntersuchungen

1. *Arthrographien*
zur Darstellung des Gelenkinnenraumes: Menisken, Kapselrisse, freie Gelenkkörper. An allen Gelenken möglich; auch als Arthrographie-CT.

Sie haben starke Konkurrenz bekommen von der Arthroskopie, diese beiden invasiven Methoden ihrerseits von der *Kernspintomographie.*

Gebräuchlich ist die Arthrographie noch an folgenden Gelenken:

- *Knie:* Meniskusverletzungen (S. 812)
- *Schulter:* Kapsel, Rotatorenmanschettenriß (siehe S. 534), hier auch als Arthro-CT
- *Hüfte:* bei Kindern mit kongenitaler Hüftgelenkluxation zur genaueren Abklärung (siehe S. 714 und S. 715), bei Erwachsenen z. B. um die Lockerung einer Endoprothese nachzuweisen (Abb. 64.106);
- selten Handgelenk, oberes Sprunggelenk.

2. *Fistelfüllungen*
zur Darstellung von Fistelgängen, Abszeßhöhlen, Sequestern. Es ist eine einfache und für die Planung von Operationen bei Knocheninfekten nützliche Untersuchungsmethode.

3. *Myelographie:* Diskushernie, Tumoren, siehe Abb. 12.3 und Abb. 59.40.

4. *Arteriographie:* vor allem in der Traumatologie.

5. *Venographie,* evtl. Lymphographie (Ödem).

Röntgen-
bilder

13. Apparative Diagnostik

*«To be uncertain is to be uncomfortable, but to be
certain is to be rediculous»*   *Chinese Proverb*

Bildgebende Diagnostik

Die *Diagnostik* hat in der Zeit seit etwa 1980 eine
eigentliche Revolution erlebt mit der Einführung
einer Reihe von z. T. hochtechnologischen (und entsprechend kostenintensiven) Verfahren, unter welchen die *bildgebenden* (Imaging techniques) an
erster Stelle stehen. Dadurch hat die gesamte Medizin, und mit ihr auch die Orthopädie, eine grundlegende Wandlung erfahren, welche auch für die ärztliche Tätigkeit *eine Reihe von neuen Problemen* mit
sich bringt.

Renaissance der Anatomie

Die *bildgebenden Verfahren* (Computertomographie, Magnetresonanztomographie, Szintigraphie,
Sonographie u. a.) erlauben uns Einblicke in den
menschlichen Körper, wie man sie sich noch vor 20
Jahren nicht vorstellen konnte. Dadurch ist die *Morphologie,* insbesondere die *topographische* Anatomie, wieder stark in den Mittelpunkt gerückt. Es ist
faszinierend, diese Bilder mit anatomischen Schnitten zu vergleichen (siehe Abb. 13.1–13.3, Abb. 13.11
und Abb. 13.19). Auch ist dies wohl der einzige Weg,
sie kritisch betrachten zu lernen (Abb. 13.1).

Genaue *Kenntnisse der normalen Anatomie* –
neben der biochemischen Betrachtungsweise der
modernen Medizin zeitweise wohl ein wenig vernachlässigt – sind heute wieder *wichtiger* geworden:
Sie sind *Grundlage* und *Voraussetzung* für eine sinnvolle und gewinnbringende Anwendung aller bildgebenden Verfahren. Der Nutzen der raffinierten Ap-
paraturen steht und fällt mit der Kompetenz ihrer
Benützer.

Aber auch die *pathologische Anatomie* hat wieder an
Bedeutung gewonnen: Sie wird im *Sektionssaal* gelernt und im *Operationssaal* geprüft. Sogar hier ist es
erfahrungsgemäß nicht immer leicht, *Krankhaftes
vom Gesunden zu unterscheiden* und den Aspekt der
Gewebe im Einzelfall richtig zu deuten. An harten
Kriterien wie Operationsbefund und Biopsie werden
die Befunde der bildgebenden Diagnostik letzten
Endes getestet und ihr Wert für die Klinik beurteilt.

Die Schnittbilder (CT, MRT) stellen allerdings
höhere Anforderungen an das *dreidimensionale Vorstellungsvermögen.* Sie wirken ziemlich abstrakt,

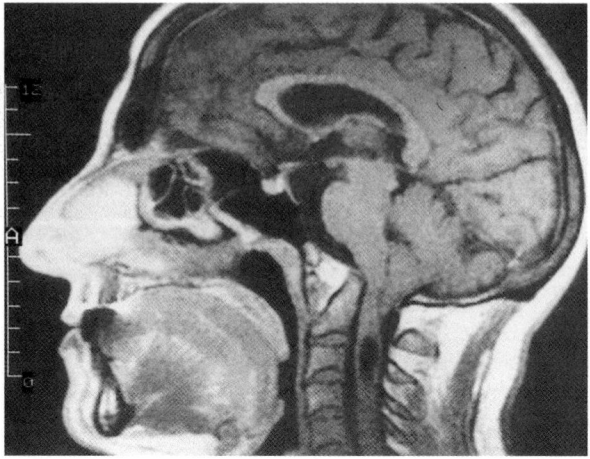

Abb. 13.1: *Die Bedeutung der Anatomie für die Diagnostik.*
Sagittales *Magnetresonanztomogramm* von Schädel und oberer
Halswirbelsäule. Das zentrale *Nervensystem* war das erste und
wichtigste Indikationsgebiet für das MRT. Hier eine Syringomyelie mitten im Rückenmark, als schwarze Aussparung.

Aber auch die Strukturen des *Bewegungsapparates* lassen sich
sehr gut darstellen. Vergleiche die Abbildung der oberen Halswirbelsäule hier mit dem anatomischen Schnitt von Abb. 13.2.

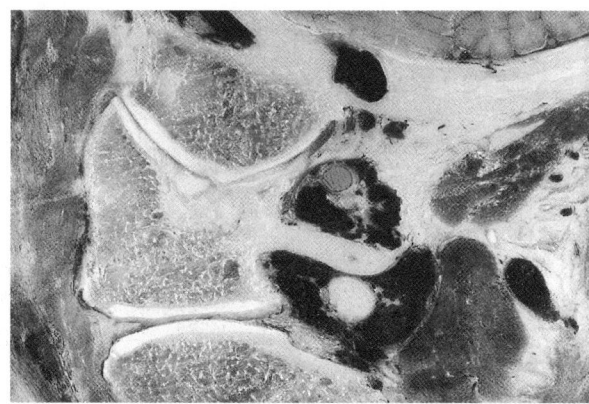

Abb. 13.2: *Anatomische Schnitte.* Parasagittaler Gefrierschnitt
durch die Massa lateralis des Atlas. Gut zu erkennen ist kranial,
konkav, das Atlanto-Occipitalgelenk, kaudal, etwas konvex, das
Drehgelenk zwischen Atlas und Axis, oben rechts die hintere
Schädelgrube mit dem Kleinhirn.

Dieses Bild, sowie diejenigen von Abb. 13.11 und Abb. 13.19
stammen von Prof. WOLFGANG RAUSCHNING aus Uppsala. Es handelt sich um Photographien von Schnitten gefrorener anatomischer Präparate. Solche Schnittserien in verschiedenen Ebenen
dienen als *Grundlage für die Interpretation von Computer- und
Kernspintomogrammen.* Sie helfen bei der Orientierung und zeigen Anordnung und Struktur der Gewebe. Um pathologische
Befunde erkennen zu können, ist Kenntnis der *normalen Anatomie* Voraussetzung.

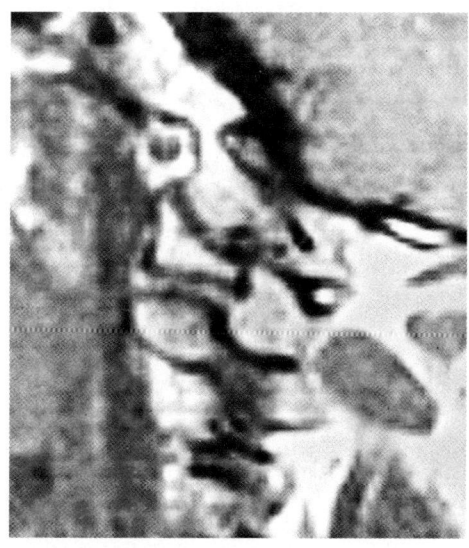

Abb. 13.3: *Anatomie im MRI.*
Parasagittaler Schnitt durch eine normale obere Halswirbelsäule. Er entspricht dem anatomischen Schnitt von Abb. 13.2. Die *Konturen* der wichtigen Strukturen müssen genau *übereinstimmen,* wenn sie identifiziert werden sollen. Die Kontraste sind allerdings sehr verschieden, ebenso die Auflösung. Es ist gut, diese Bilder miteinander zu *vergleichen,* um sich auch selbst ein Bild von den Möglichkeiten der bildgebenden Verfahren zu machen.

während konventionelle Röntgenbilder doch einen recht anschaulichen, transparenten Eindruck vermitteln und mit *einem* Blick zu erfassen sind, was man von Computertomogrammen kaum behaupten kann (Abb. 13.2 und Abb. 13.3).

Die Qual der Wahl

Probleme ergeben sich heute weniger aus dem Mangel als aus der *Vielfalt des Angebotes* an z. T. sehr aufwendigen und teuren diagnostischen Verfahren, die sich nicht immer ergänzen, sondern auch teilweise konkurrenzieren.

Wahllos auf einer Checkliste alle möglichen Untersuchungen abzuhaken und anzuordnen, sei es aus Bequemlichkeit oder aus Angst, zur allseitigen Absicherung, ist keine Kunst und auch nicht sinnvoll: Die Maschine spuckt keine Diagnosen aus, sie gibt lediglich *Antwort auf konkrete Fragen.*

Die *Fragestellung* ergibt sich aus Anamnese und klinischem Befund. Die Untersuchung soll:

- einen *Verdacht erhärten oder entkräften.* Dazu muß man zuerst einmal
- eine *Vermutungsdiagnose* aufstellen. Die *Frage* lautet dann:
- Ist meine Diagnose richtig oder falsch?

Mit dieser konkreten Fragestellung kann jetzt *gezielt* die *Wahl getroffen* werden, aufgrund der Vorzüge der einzelnen Verfahren: Knöcherne Strukturen beispielsweise lassen sich besonders gut computer-

tomographisch darstellen, Knochennekrosen und manche Weichteilstrukturen mit der Kernspintomographie, versteckte Herde findet man am besten mit der Szintigraphie usw.

Die bildgebenden Verfahren werden ständig weiter entwickelt, womit ihre Anwendung auch rasch ändern kann. Man wird jenes wählen, das die spezifische Fragestellung am besten beantwortet.

Schon aus *ökonomischen* Gründen ist eine *Auswahl notwendig,* denn die Untersuchungen sind nicht nur *teuer,* sie brauchen auch sehr viel *Zeit:* Zeit von Ärzten, Personal und Patient.

Der richtige Zeitpunkt

Ein Beispiel: Reaktive Knochenveränderungen erscheinen auf Röntgenbildern erst nach einer gewissen Zeit. Auf den ersten Bildern ist vielleicht noch nichts zu sehen. Man ist beruhigt und verpaßt die Diagnose.

Falls es sich um eine Säuglingscoxitis handelte, ist auch der richtige Zeitpunkt für die Therapie verpaßt. *Hier darf keine Stunde verloren werden:* Es wäre falsch, zeitraubende Untersuchungen abzuwarten. Die Punktion von Eiter aus dem Gelenk erlaubt cs, *sofort* mit der Behandlung zu beginnen. Analoges gilt für *alle* Notfälle.

Eine *Liste orthopädischer Notfälle* ist auf S. 187 zu finden.

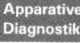

In anderen Fällen kann es zweckmäßiger sein, den *weiteren Verlauf* abzuwarten: Etwa, wenn es sich um einen harmlosen Zustand handelt, wenn Aussicht auf spontane Besserung besteht, wenn die Abklärung nicht dringlich ist.

Dies hängt vom klinischen Befund ab, aber auch von der Person des Patienten, von seinem körperlichen und seelischen Zustand, nicht zuletzt auch von seiner Einstellung zur Krankheit und seinem Platz in seinem sozialen Netz.

• *Bevor* die Untersuchung angeordnet wird, gilt es schließlich, *abzuwägen,* ob *Aufwand, Unannehmlichkeiten und Gefährdung für den Patienten* in einem *vernünftigen Verhältnis* stehen zur *Hilfe, die man ihm dafür anzubieten hat.*

Praktische Relevanz

Wenn schon die *Interpretation* der Befunde bei den meisten Methoden nicht einfach ist, bleibt die *Beurteilung ihrer klinischen Relevanz* sehr oft das *schwierigste Problem.*

Welche (therapeutischen) Konsequenzen ergeben sich aus der Untersuchung?

Diese Frage kann der Untersucher dem auftraggebenden behandelnden Arzt nicht beantworten. Sie kommt mit dem Untersuchungsbericht an ihn *zurück.*

Der Bericht des Diagnosespezialisten kann positiv oder negativ, richtig oder falsch ausfallen. Nicht selten wird er aber auch unverbindlich, ausweichend formuliert sein (auch der Untersucher möchte sich absichern), oder etwas ganz anderes zeigen als vermutet. *In keinem Fall ist das Problem für den Arzt und seinen Patienten damit gelöst:*

Ein *positiver* Bericht übt auf den behandelnden Arzt einen nicht unbeträchtlichen Druck aus, aktiv zu werden, wo das vielleicht weder nötig noch zweckmäßig, möglicherweise aber mit erheblichen Unannehmlichkeiten und einem ungerechtfertigten Risiko für den Patienten verbunden wäre.

Ein *negativer* Bescheid kann dazu zwingen, die Abklärung wieder von vorne zu beginnen. Vielleicht aber wiegt man sich und den Patienten in falsche Sicherheit. Statt Probleme zu lösen, schafft man sich neue.

Viele Ärzte fragen deshalb: «Welche Informationen benötige ich, um *meinem Patienten auf die beste Art und Weise helfen zu können?* und wie bekomme ich sie am schnellsten, einfachsten und sichersten?» Und beim Anordnen von Untersuchungen überlegen sie, ob sich sinnvolle *therapeutische Konsequenzen* daraus ergeben.

Diagnostik rein um der Diagnostik willen hat besonders unangenehme Folgen, wenn sich die Diagnose als *falsch* erweist.

Gibt es Fehldiagnosen?

Die *Erwartungen* an technische Systeme sind sowohl bei Laien wie bei Ärzten im allgemeinen *sehr hoch.* Das Vertrauen in Laborwerte und Diagnosen aus Maschinen grenzt bei vielen an Glauben. Dies birgt erhebliche *Gefahren* in sich, denn die Erfahrung zeigt, daß *Fehldiagnosen häufiger* sind als man anzunehmen geneigt ist.

Zu einem Teil liegt das an den Methoden selbst, die ja *grundsätzlich unspezifisch* sind, d.h. nur *Bilder* liefern, aber keine Diagnosen. Welchen anatomischen Strukturen und Geweben die Bildelemente im einzelnen entsprechen ist bereits beim Normalen nicht ohne weiteres eindeutig feststellbar, und wo die Grenze zwischen gesund und krank liegt, ist schwierig anzugeben. Was einzelne Signale, etwa ein erhöhter Anteil von H-Ionen im Gewebe oder ein «heißer Herd» pathologisch-anatomisch zu bedeuten haben, ist nicht ohne weiteres klar.

Auch *Artefakte* können täuschen (siehe Abb. 13.15 und Abb. 13.26), und Bilder lassen sich mit technischer *Manipulation verändern,* wobei nicht immer genau bekannt ist, was diese Veränderungen bedeuten (siehe Abb. 13.8 und Abb. 13.22).

Schließlich sind auch diagnostische Apparate *fehleranfällig* wie alle technischen Systeme.

Bedeutsamer aber ist wohl die *subjektive Komponente* der Methode beim Erfassen und vor allem bei der *Interpretation* der Daten (vgl. auch S. 156).

Es ist nicht immer einfach, all die Schatten, Konturen, hellen und dunklen Gebilde, die Punkte und

Muster absolut sicher zu interpretieren. Der Untersucher markiert sie manchmal mit Pfeilen, um dem auftraggebenden Arzt zu zeigen, was er gesehen hat. Die engagierten Diskussionen darüber lassen vermuten, daß solche Zuordnungen nicht immer auf absolut sicherem Grund stehen.

Kenntnis und realistische Einschätzung von Fehlerquellen und Grenzen der einzelnen Methoden schützen vor unkritischer Technikgläubigkeit und übertriebenen Erwartungen.

Zusammenarbeit

Wenn *beide,* der Untersucher und der behandelnde Arzt als Auftraggeber, kompetent sind und zusammenarbeiten, wird das Resultat wohl in der Regel brauchbar sein. Anderenfalls entstehen leicht *Mißverständnisse* und eine Neigung, die Verantwortung gegenseitig abzuschieben. Dann ist die Gefahr groß, daß die Untersuchung im Endeffekt mehr schadet als nützt.

Es scheint deshalb wichtig, daß der *behandelnde Arzt* mit den Möglichkeiten und Grenzen der modernen komplexen Diagnostik vertraut ist und die *Bilder selbst lesen,* also auch die Befundberichte kritisch werten kann.

Andererseits kann er vom Untersucher eine fundierte Diagnose und damit Hilfe nur erwarten, wenn er ihm *die Anamnese genau mitteilt, die klinischen Unterlagen liefert und seine Frage genau formuliert.*

Im Idealfall *kennen* sich beide und *besprechen zusammen* das Problem.

Spezialisierung

Die Technisierung der Medizin bringt zwangsläufig auch in der Orthopädie eine zunehmende Spezialisierung mit sich. Wenn diese zu einer immer größeren Kluft zwischen Diagnostik und Therapie führt, wachsen auch die hier angeschnittenen Probleme.

Eine gute Lösung ist zweifellos jene, bei welcher der behandelnde Arzt selbst seine Diagnostik betreibt, wenn etwa der Neurochirurg die CTs der Lumbalwirbelsäule selbst macht, interpretiert und dann die Diskushernien auch selbst operiert, so wie der Orthopäde die Arthrographie und die offene Reposition der Hüften selbst durchführt, und der Kniespezialist die Arthroskopie und die anschließende arthroskopische Meniskektomie.

Ein großer Vorteil dieser Methode ist der *Lerneffekt durch feedback:* Die *Kontrolle* der Diagnose durch den Operationsbefund.

Diese Lösung führt zu einer anderen, mehr vertikalen Spezialisierung: Zum *Organspezialisten.* Sie ist in der Orthopädie schon weitgehend Tatsache geworden. Es scheint zwar keine ideale, im Interesse der Sache und der Patienten aber vielleicht die bestmögliche Lösung zu sein.

Trennschärfe und Treffsicherheit diagnostischer Kriterien

Ein diagnostischer Test ist umso besser, je schärfer er die positiven von den negativen Fällen zu unterscheiden vermag. Idealerweise sollte er *alle* Fälle mit der betreffenden Diagnose erfassen. Seine *Sensitivität* wäre dann 100%. Er sollte aber auch *nur diese* Fälle erfassen und keine anderen, womit er eine *Spezifität* von 100% hätte. *Wenige diagnostische Untersuchungen und Tests haben eine derart exakte Treffsicherheit und Trennschärfe.* Die meisten liefern – neben richtigen – eine mehr oder weniger große Anzahl *falsche* Resultate (vgl. Abb. 13.4).

Mangelnde Sensitivität ergibt *falsch negative* Resultate: Die Diagnose wird nicht gestellt, und die betroffenen Patienten erhalten *keine* Therapie. Die Richtige kommt vielleicht zu spät.

Nicht weniger bedenklich sind *falsch positive* Resultate, wenn der Test *wenig spezifisch* ist. Dann besteht die Gefahr, daß unnötige, falsche oder gar schädliche Behandlungen appliziert werden, was für die Betroffenen unter Umständen tragische Folgen haben kann, z.B. eine Amputation bei einem vermeintlich malignen Tumor.

Der *praktische Wert jeder* Untersuchung, seien es Tests, Laborwerte, radiologische oder andere diagnostische Kriterien, hängt somit von seiner *Sensitivität* und seiner *Spezifität für die anvisierte Diagnose* ab (vgl. Abb. 13.5).

Naturgemäß sind die Unterschiede in dieser Hinsicht sehr groß. Spezifität und Sensitivität eines Kriteriums verhalten sich oft *umgekehrt proportional* zueinander: Ein sehr empfindlicher Test gibt nicht selten auch falsch positive Resultate. Ein besonders spezifischer, der eine Diagnose eindeutig zu sichern vermag, verpaßt sie auch gelegentlich. Brauchbar können beide sein. Je nach Fragestellung wird man den einen oder den anderen wählen:

Tests mit hoher *Sensitivität* eignen sich zum *Screening*, z.B. in der Kinderorthopädie, um vorerst einmal alle Verdächtigen zu erfassen, und zur *Herdsuche* (Infekte, Onkologie usw.).

Untersuchungen mit *hoher Spezifität* sind geeignet, eine *Verdachtsdiagnose zu erhärten oder auszuschließen:* Indikationen für eingreifendere Therapien (Operationen, Behandlung von Tumoren) sollten nur aufgrund solcher Tests gestellt werden.

Die *Szintigraphie* ist ein Beispiel für hohe Sensitivität, ebenso die *Magnetresonanztomographie* in mancher Beziehung. Ihre Spezifität ist jedoch eher gering, d.h. sie zeigen allerlei Befunde, die nicht sicher pathologisch sind. Hier ist Vorsicht am Platz.

Die Untersuchungen mit *Röntgenstrahlen* hingegen sind hinsichtlich der Skelettbefunde sehr spezifisch, aber wohl etwas weniger sensitiv. Mit anderen Worten: Sie zeigen vielleicht nicht jede Veränderung, diese jedoch zuverlässig.

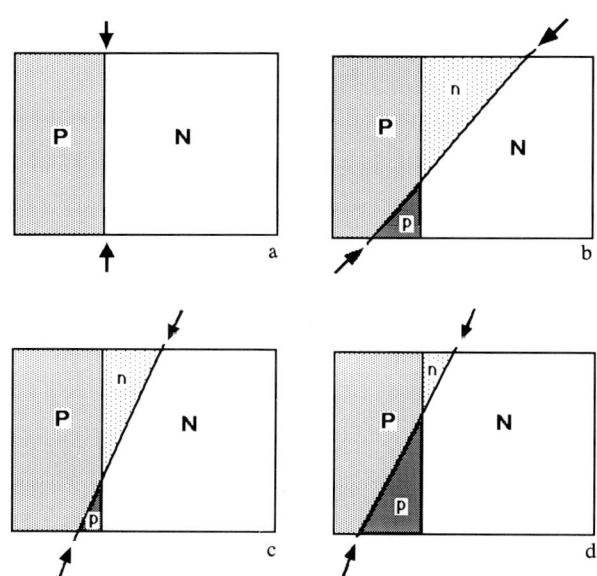

Abb. 13.4: *Trennschärfe, Sensitivität, Spezifität.*

a Ein diagnostischer Test sollte so *genau* als möglich die *pathologischen* bzw. positiven (P) von den *normalen* bzw. negativen Fällen (N) in einer Gruppe trennen können. Diese hohe Trennschärfe ist hier mit Pfeilen angedeutet. Sie wird *in der Praxis mit keinem Test erreicht.*

b Der Test in diesem Beispiel trennt nicht genau an der gewünschten Stelle: Er *verpaßt einige positive Fälle* (p), andererseits *bezeichnet er einige normale als pathologisch* (n). Seine *Treffsicherheit* beträgt im vorliegenden Beispiel 83%. Sie ergibt sich aus der Anzahl richtiger Resultate, gemessen am Gesamttotal,
= (P + N)/(P + N + p + n).
Dies bedeutet aber *17% falsche Resultate,*
= (p + n)/(P + N + p + n).
Die *Sensitivität* gibt Auskunft darüber, welcher Prozentsatz der Pathologischen vom Test erfaßt wird = P/(P + p). Im vorliegenden Beispiel sind es 91%. Dies heißt aber, daß der Rest (p), hier also *9%, nicht erfaßt* wird: *falsch Negative* = p/(P + p).

Spezifität ist wichtig, weil *nur* die Pathologischen erfaßt werden sollen und *keine Normalen.* Sie berechnet sich aus der Anzahl *richtig negativer* Tests (N) im Verhältnis zu *allen Normalen* = N/(N + n), im vorliegenden Beispiel 79%. Die Kehrseite davon ist, daß *21% von allen normalen Fällen als pathologisch abgegeben wurden* (n). *Falsch positive* Resultate = n/(N + n).

c Dieser Test erfaßt verhältnismäßig viele Fälle, so *fast alle Positiven.* Er ist also recht *sensitiv.* Es sind jedoch auch *viele Normale* dabei. Er ist also nicht sehr *spezifisch.*
Wenn ein Test von dieser Sorte negativ ist, kann man die betreffende Diagnose weitgehend ausschließen. Solche Tests können auch als Screening Verwendung finden, wenn möglichst viele Fälle erfaßt werden sollen. Sie sind aber z.B. als Grundlage für die Therapie zu unsicher.

d Dieser Test schließlich erfaßt viele positive Fälle *nicht* (p). Er ist also *nicht sehr sensitiv.* Andererseits liefert er nicht viele falsch positive Resultate (n). Er ist also ziemlich *spezifisch.*
Ein positiver Test von dieser Sorte ist somit ziemlich zuverlässlich, ein negativer sagt jedoch noch nicht sehr viel aus.

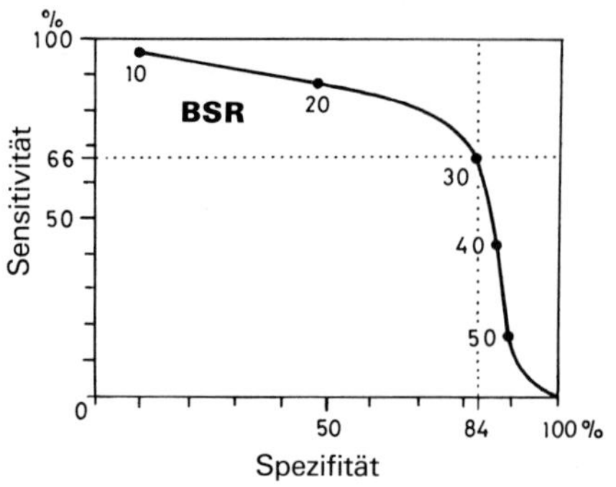

Abb. 13.5: *Treffsicherheit bzw. Unterscheidungsvermögen diagnostischer Kriterien,* am Beispiel der Blutkörpersenkungsgeschwindigkeit als Kriterium einer Infektion nach Totalhüftendoprothese. Eine allgemeine Aussage lautet: Hohe BSR = Infektion, niedrige BSR = keine Infektion. Wie zuverlässig ist dieses Unterscheidungsmerkmal?

Wird eine niedrige BSR (z. B. 10 oder 20 mm pro Sekunde) als Grenze zur Differenzierung zugrunde gelegt, würden wahrscheinlich alle Infekte erfaßt (hohe Sensitivität) aber auch viele Nichtinfizierte (geringe Spezifität). Wird der Trennwert sukzessive höher angesetzt, so nimmt die Spezifität linear bis zu etwa 30 mm/h, während die Sensitivität nur wenig abnimmt. Über 30 mm/h sinkt die Sensitivität rasch ab und die Spezifität nimmt kaum mehr zu.

Legt man 50 mm/h als Unterscheidungsmerkmal zugrunde, werden nur wenige Infekte überhaupt noch erfaßt (geringe Sensitivität), dafür sind nur noch wenige falsch positiv (hohe Spezifität).

Diese Verhältnisse lassen sich kurvenmäßig darstellen. Der ideale Wert würde in der rechten oberen Ecke liegen (Sensitivität und Spezifität je 100%). Er wird praktisch von keiner diagnostischen Methode erreicht. Der dieser Ecke am nächsten liegende Punkt auf der Kurve ist der für die Praxis am besten geeignete.

Der beste Trennwert ist mithin 30 mm/h, mit einer Spezifität von 84% und einer Sensitivität von 66%.

Solche Überlegungen gelten grundsätzlich für jedes diagnostische Kriterium und sind für die praktische Diagnostik *unverzichtbar.*

Die *Sonographie* hat die geringste Treffsicherheit von allen.

Tatsächlich beziehen sich Sensitivität, Spezifizität und Treffsicherheit einer Methode *immer nur auf eine bestimmte Diagnose.* Es ist deshalb notwendig, von einer *Verdachtsdiagnose* auszugehen und die *richtige Frage* zu stellen.

Dies ist Sache des *behandelnden Arztes.* Nur so kann er die Untersuchungen zweckmäßig (und ökonomisch) einsetzen und auch richtig beurteilen. Dazu muß er wissen, was er von ihnen erwarten kann und was nicht.

Wie objektiv ist apparative Diagnostik?

Während früher manche Diagnosen gar nicht gestellt werden konnten, weil die Untersuchungsmethoden noch nicht zur Verfügung standen, liegt die Ursache von falschen Diagnosen heute eher in inkompetenter und kritikloser Interpretation und Beurteilung der beliebig und im Überfluß erhältlichen Untersuchungen.

Die vorwiegend theoretische Ausbildung während des Medizinstudiums suggeriert Sicherheit und damit ein großes Vertrauen in technische Verfahren. Häufig besteht deshalb die Neigung, komplizierten technischen Methoden mehr Kredit zu geben als einfachen. Dabei wird in der Regel das *subjektive Moment der Interpretation unterschätzt.*

Technische Einrichtungen versprechen exaktere und *objektivere Daten.* Eine *Gewähr* dafür ist nicht gegeben:

Maschinen müssen *gesteuert* werden. So kommt das *subjektive Element* wieder in die Technik hinein: Die Apparate liefern, je nach Manipulation, *verschiedene Bilder.*

Diese müssen *interpretiert* werden. Das ist das *Schwierigste.* So hängt die Beurteilung vom *Untersucher und seiner Erfahrung ab.* Damit werden «objektive» Methoden wieder *subjektiv.*

Es ist vielleicht zweckmäßig, zu *unterscheiden* zwischen Untersuchungsmethoden, welche tatsächlich harte *objektive* Daten liefern, die auch jederzeit *nachprüfbar* sind, und anderen, deren Daten bereits in der Entstehungsphase stark der Manipulation unterworfen sind, bzw. gar nicht oder nur teilweise dokumentiert werden (z. B. Sonographie, Arthroskopie). Diese könnten als «semiobjektiv» bezeichnet werden.

1. *Objektive Methoden*

Zu diesen gehören *gewöhnliche Röntgenbilder.* Aber sogar hier können Einstellung und Exposition zu Täuschungen Anlaß geben. Ihr Einfluß ist allerdings nicht allzu groß und in der Regel erkennbar. Einfache Röntgenbilder kann der behandelnde Arzt aufgrund seiner anatomischen Kenntnisse und Erfahrung lesen. Die Interpretation der Skelettbefunde läßt nicht viel Spielraum. Röntgenbefunde lassen sich jederzeit *nachprüfen* und Fehlbeurteilungen noch korrigieren.

Dies alles macht konventionelle Röntgenbilder zu den *wichtigsten* (und praktisch einzigen) objektiven Dokumenten in der Orthopädie. Für *Verlaufskontrollen* und *Langzeituntersuchungen* sind sie *unentbehrlich.*

Die lebenslängliche Aufbewahrung der Röntgendokumentation jedes orthopädischen Patienten sollte deshalb ein Anliegen nicht nur der Ärzte, sondern auch der Spitalverwaltungen und der Politiker sein.

Apparative
Diagnostik

2. Methoden mit subjektiven Komponenten

Bei vielen moderneren und komplexeren Untersuchungsmethoden werden die produzierten Bilder von der Aufnahmetechnik (Exposition, Schnittebenen, -dicken, -folgen, Zeiten, Fenster, Kontraste usw.) stark beeinflußt, so daß von *ein und demselben* Gegenstand ganz *unterschiedliche* Bilder hergestellt werden können. Zudem sind Schnittbilder ungewohnt und damit schwieriger zu beurteilen.
Bei Sonographie und Arthroskopie z. B. werden nur einzelne Bilder dokumentiert, Momentaufnahmen, die der Untersucher mehr oder weniger willkürlich auswählte, und was er berichtet, gesehen zu haben, kann später nicht mehr nachkontrolliert werden.

Zu den apparativen Untersuchungsmethoden mit subjektiven Komponenten gehört in erster Linie die *Sonographie,* sodann die *Kernspintomographie,* aber auch die Computertomographie und die Szintigraphie.

Alle diese Untersuchungen setzen *große persönliche Erfahrung* voraus. Mit dieser steht und fällt der Wert jeder technischen Einrichtung. Der Arzt, der die Untersuchung in Auftrag gibt, ist geneigt oder gezwungen, sich auf den Spezialisten als *Interpreten zu verlassen.* Unerläßlich ist es, in jedem Fall die *technischen Daten* zu kennen und damit ihren Einfluß auf die Bildgebung.

Verantwortlich für *Indikation* und *Therapie* ist und bleibt jedoch *der behandelnde Arzt.* Damit trägt er aber auch die Verantwortung für die *Diagnose.* Niemand wird ihn davon dispensieren. Er muß seine Diagnostik selbst betreiben, die Untersuchungsbefunde, die er anfordert, selbst ansehen, interpretieren und beurteilen. Lediglich den Bericht des Untersuchers zu lesen und sich darauf zu verlassen, enthebt ihn nicht dieser Verantwortung.

Die Computertomographie

Eine der bedeutendsten und faszinierendsten Weiterentwicklungen der bewährten Diagnostik mit *Röntgenstrahlen* ist die *computergenerierte Tomographie (CT).*

Wie bei der herkömmlichen Tomographie umkreist die Röntgenquelle den Patienten in einer Ebene *senkrecht* zu seiner Körperachse. Auf der gegenüberliegenden Seite registrieren Detektoren die Strahlenintensität. Der Computer verarbeitet die digitalen Daten wieder zu einem anatomischen Bild auf dem Bildschirm.

So können *ohne Überlagerung* – das ist einer der großen Vorteile gegenüber dem konventionellen Röntgenbild – *schmale Schichten* von wenigen Millimetern Dicke als Querschnittsbilder des menschlichen Körpers dargestellt werden, wie man sie aus Anatomiebüchern kennt.

Mit dieser Technik gelang es erstmals, die *dritte Ebene* abzubilden: Die *horizontalen* bzw. *axialen*

Schnitte des CT sind eine *ideale Ergänzung* zu den üblichen Aufnahmen in *zwei Ebenen* – von vorne (ap.) und seitlich – der konventionellen Röntgentechnik und Tomographie (Abb. 13.6).

Die Abbildung des *knöchernen Skelettes* gelingt mit *Röntgenstrahlen* zweifellos am besten. Dies ist denn auch das wichtigste Anwendungsgebiet des CT in der Orthopädie.

Für die Beurteilung von *reinen Knochenläsionen,* speziell an den Extremitäten, ist nach wie vor das *konventionelle Röntgenbild* unübertroffen in seiner *Klarheit, Schärfe* der Konturen und *Übersichtlichkeit,* aber auch seiner *Genauigkeit* im Detail. Sein herausragendes örtliches *Auflösungsvermögen* erreicht der digitale CT-Scanner mit etwa 1 mm *nicht* ganz, doch übertrifft er die Kernspintomographie und vor allem die Sonographie deutlich an Schärfe.

Praktische Bedeutung für die Orthopädie hat das CT vor allem bei komplizierten Strukturen wie *Wirbelsäule* und *Becken,* welche wegen Überlagerungen oft nur schwierig und für manche Fragestellungen ungenügend darzustellen waren.

- So lassen sich im CT auch *kleine Osteolyseherde* erkennen, welche im normalen Röntgenbild wegen des Überlagerungseffektes erst von einer gewissen Mindestgröße an (in Wirbelkörpern bis 1 cm Durchmesser) sichtbar werden.
- Für die *Knochen- und Gelenkdiagnostik bei unklaren Fällen* (Überlagerungen, unübersichtliche Skelettabschnitte und Gelenke, Wirbelsäule, Fußwurzel, komplizierte Frakturen usw.) kann die überlagerungsfreie Darstellung mittels CT eine wertvolle Ergänzung sein.
- Mit der *dritten Ebene* ergeben sich neue Aspekte: Zur Darstellung von Gelenken eignen sich Schnitte, welche *senkrecht zur Gelenkoberfläche* liegen. *Tangentiale* Schnitte sind kaum beurteilbar und wenig hilfreich. Deshalb trägt z. B. eine CT des Kniegelenkes zur Diagnostik des Tibio-Femoralgelenkes wenig bei, wohl aber zur Beurteilung des Femoro-Patellargelenkes. Aus dem gleichen Grunde ist das CT zur Beurteilung des Schultergelenkes (vorderer Pfannenrand) und des unteren Sprunggelenkes unübertroffen (Abb. 13.7 und Abb. 13.14).

Die *Wahl der Ebenen* ist somit nicht beliebig, sondern wird von der *Fragestellung* diktiert.

Weichteildarstellung

Mit der Computertomographie können die *Kontraste zwischen einzelnen Geweben differenziert abgestuft werden.* Dies erlaubt, nicht nur Knochen, sondern auch *Weichteile* abzubilden und voneinander abzugrenzen. Damit wurde erstmals ein Einblick in den *Wirbelkanal* ohne invasive Methoden möglich. Gut darstellen lassen sich aber auch anatomische Veränderungen an *tiefer gelegenen Weichteilen,*

a

b

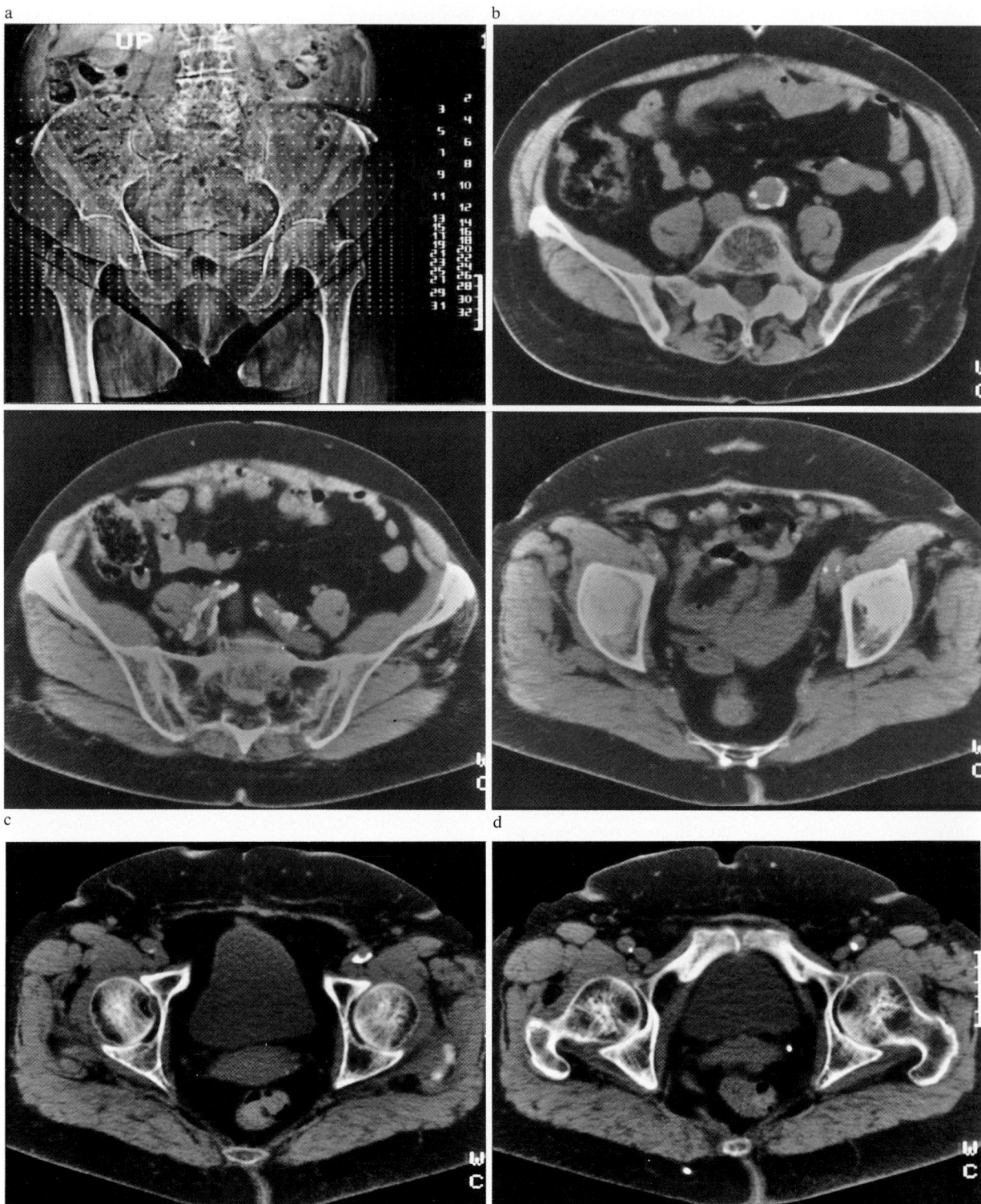

c

d

e

f

Abb. 13.6: *Anatomie des Beckens im Computertomogramm* einer 78jährigen Frau.

a *Leitscan und Übersicht:* Die axialen (horizontalen) Schnittebenen sind eingezeichnet und am rechten Bildrand numeriert, in absteigender Folge. Dies ermöglicht die Orientierung und die Lokalisierung der einzelnen Schnitte.

b *Scan 4:* Horizontalschnitt etwa auf Höhe des ersten Sakralwirbels. Die Weichteile erscheinen mit gutem Kontrast, die Muskulatur grau. Gut erkennbar sind: Wirbelkörper, Wirbelbogen, Massa lateralis des Sacrum, Ileosakralgelenke, die dorsale Rückenmuskulatur (erector trunci), von der Faszie umschlossen, die Glutäen dorsal, der M. iliacus ventral an der Beckenschaufel (Ileum) anliegend. Die einzelnen Schichten der Bauchwandmuskulatur sind deutlich zu unterscheiden.
Beidseits neben der Wirbelsäule die runden Psoasmuskeln, ventral davon die Aorta, deutlich an ihren Kalkeinlagerungen zu erkennen. Links davon die Vena cava, im Abdomen die Därme, z. T. luftgefüllt (schwarz), das subkutane Fett dunkel.

c *Scan 7:* Schnitt etwa auf Höhe der Spina iliaca ventralis. Sacrum mit zwei Wirbellöchern und den entsprechenden Nervenwurzeln, Ileosakralgelenke und Beckenschaufeln. Diesen außen anliegend der Glutäus medius; dahinter, ziemlich flach, der Maximus (beachte die massiv pathologisch veränderte Glutäalmuskulatur rechts). Ventral an der Beckenschaufel anliegend M. iliacus, medial davon der Psoas. Die Aorta hat sich bereits in die beiden a. iliacae verzweigt, die Vena cava liegt dazwischen. Die enge Nachbarschaft dieser Gefäße zum Sacrum ist bei Wirbelsäulenoperationen zu berücksichtigen.

d *Scan 13:* Schnitt knapp oberhalb der Hüftgelenke, bereits unterhalb der incisura ischiadica.
Der Querschnitt des Os ilium ist hier am breitesten. Er entspricht weitgehend der *Tragzone* des *Hüftgelenkes.* In Einklang mit der mechanischen Beanspruchung ist hier die Knochenmasse und ihre Dichte am größten.
Dorsal ist das Steißbein und die kräftige Muskulatur zu sehen: Glutäus maximus und mehr lateral m. glutaeus medius. Der m. ilipsoas ist zu einem Muskelpaket vereinigt und zieht bereits ventro-lateral aus dem Becken hinaus zur Hüfte, ebenso die *Arteria iliaca* bzw. *femoralis,* kenntlich an kleinen weißen Kalkeinlagerungen. Sie läuft in der Inguina dicht über den Knochen. Bei Hüftoperationen ist sie immer ganz in der Nähe.

e *Scan 17:* Ab hier sind die Bilder *härter:* Die Weichteile treten zurück, die Knochen sind deutlicher gezeichnet (Knochenfenster). Schnitt auf Höhe Mitte *Hüftgelenke:* Das Gelenk füllt den größten Teil des Beckenquerschnittes aus. Ventraler und dorsaler Pfannenrand umschließen das Hüftgelenk etwa zur Hälfte. Die Gelenke sind kreisrund und kongruent. Die Aussparung medial entspricht der Fossa acetabuli. Die knöcherne Scheidenwand zwischen Hüftgelenkpfanne und kleinem Becken ist sehr dünn.
Ventral ist die A. femoralis kenntlich an einer Kalkeinlagerung. Daneben die Vene und etwas weiter lateral der N. femoralis. Der N. ischiadicus knapp dorsal der hinteren Pfannenlippe.
Deutlich ist die unmittelbare Nachbarschaft von Nerven und Gefäßen im Hüftgelenk. Diese Gebilde liegen bei Hüftoperationen in gefährlicher Nähe, z. B. beim Einsetzen von Hebeln mit Haken. Lähmungen des Femoralis und des Ischiadicus, aber auch Verletzungen der Gefäße, sind nicht ganz selten.

f *Scan 20:* Schnitt auf Höhe der *Symphyse* und des Trochanter maior. Die Antetorsion der Schenkelhälse ist zu sehen und kann auf standardisierten Bildern (Knie genau ventral) auch gemessen werden.
Der m. iliopsoas liegt zwischen Hüftgelenk und Gefäßnervenbündel, etwas weiter lateral m. sartorius und m. tensor fasciae latae. Zwischen den kleinen Hüftinnenrotatoren am hinteren Pfannenrand und dem m. glutaeus maximus zieht der n. ischiadicus recht nahe am Hüftgelenk vorbei nach distal.

welche der klinischen Untersuchung ungenügend zugänglich sind (Abb. 13.7).
Inzwischen hat das CT auf diesem Gebiet vom *MRI* ernsthafte Konkurrenz erhalten.

Technische Grundlagen

Das Prinzip beruht auf *indirekter* Abbildung. Das Röntgengerät mißt an jedem einzelnen Bildpunkt die im Gewebe erfolgte Abschwächung der Strahlung. Diese «Schwächungswerte» werden vom Computer digital verarbeitet, in unterschiedliche *Grautöne umgewandelt* und wieder zu einem Bild zusammengesetzt. Die Grauwerte auf dem Bildschirm können am Steuerpult *verändert* werden, bis die interessierenden Strukturen in gutem *Kontrast* sichtbar werden.

Die Schwächungswerte werden willkürlich so definiert, daß Knochen +1000, Wasser 0 und Luft −1000 Houndsfieldeinheiten (H. E.) entspricht. Sie werden in eine Grauwertskala übersetzt, die von weiß bis schwarz reicht.

Die Einstellung des deutlichsten Kontrastes erfolgt mit dem *Fenster* d. h. mit der Auswahl des geeigneten H. E.-Bereiches für die Grauwertskala. Durch Variieren der Grautöne mittels *Fensterbreite* (Window) und *Fensterlage* (Center) kann dann aus ein und demselben Schnitt z. B. eine Abbildung der Knochenstrukturen (Knochenfenster), aber auch eine Darstellung der *Weichteile* (Weichteilfenster) erzeugt werden (Abb. 13.8). So läßt sich für die Abgrenzungen zweier Gewebe voneinander der jeweils beste Kontrast finden. Dies ist z. B. für die Diagnostik von Diskushernien wichtig.

Auch andere Bildmanipulationen sind möglich, wie z. B. Vergrößerungen, Messungen oder Rekonstruktionen *anderer Ebenen* (sagittal bzw. frontal). Diese Rekonstruktionen haben allerdings *kein besonders großes Auflösungsvermögen* (Abb. 13.9). Sie dienen in erster Linie als *Leitscan* für die Bestimmung der *Schnittebenen* (siehe Abb. 13.6a). Für seitliche und frontale Bilder sind konventionelle Röntgenbilder und Tomogramme aussagekräftiger, weil schärfer.

Zur Aufnahmetechnik

Die Schnittebenen werden zuerst auf einer sagittalen Ansicht, dem «*Leitscan*» (Scoutview, Topogramm), festgelegt. Dieser dient auch der *Orientierung* bei der Auswertung.

Für ein CT der LWS kann die Aufnahmeebene entsprechend der *Neigung der Bandscheibenebene* bis zu etwa 25° gekippt werden (Gantryneigung) (siehe auch S. 587 und Abb. 51.13).

Schichtdicken zwischen 5 und 2 mm und Expositionszeiten von 10 bis 1 Sekunden sind üblich.

Die Strahlenbelastung ist relativ gering und eher kleiner als beim konventionellen Röntgen.

Apparative
Diagnostik

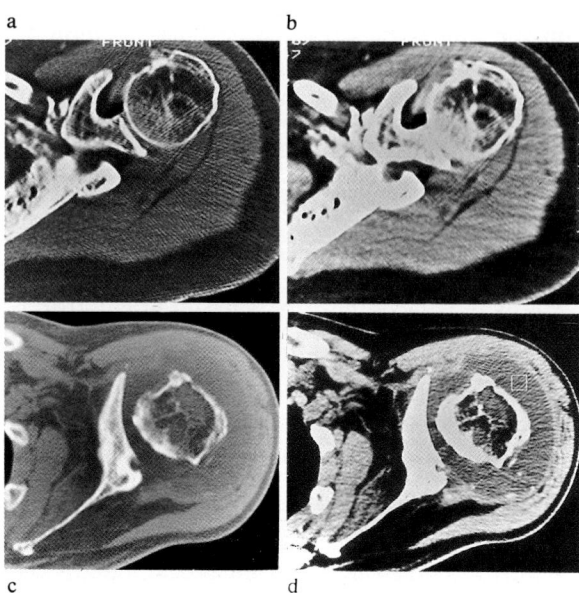

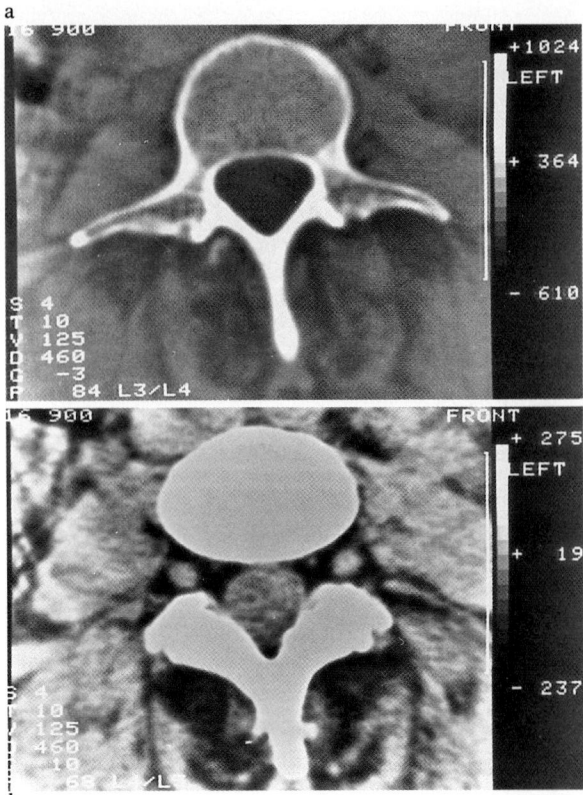

Abb.13.7: *Knochen- und Weichteildarstellung.*
Horizontale Computertomogramme des Schultergelenkes.

Auf den Bildern *links* a) und c) sind die *Knochen* deutlich dargestellt («Knochenfenster»), auf den Bilder *rechts* b) und d) durch andere Kontrasteinstellung die *Weichteile* («Weichteilfenster»).

Obere Reihe: Geringfügige degenerative Veränderungen bei einer 47jährigen Frau.

a Die im Vergleich zum Humeruskopf kleine Gelenkpfanne ermöglicht den großen Bewegungsumfang, auf Kosten der Stabilität.
Ventral springt das Korakoid vor, links oben ist die Klavikula schräg geschnitten.

b *Gleicher Schnitt.* Der Muskelmantel (M.deltoideus und M.infraspinatus) umschließt das Gelenk allseitig.

Untere Reihe: Schwere Veränderungen mit Knochendestruktion, Kapselverdickung und Gelenkerguß bei 65jährigem Mann.

c Die knöcherne Struktur des Gelenkes ist weitgehend zerstört. Medial sind zwei Rippen zu sehen.

d Rings um den Humeruskopf ist eine *dunklere Zone* gegen den dichteren Muskelmantel abgrenzbar, die diesen stark ausweitet. Sie entspricht einer Gelenkkapselverdickung mit Erguß. Ihre Dichte kann gemessen werden (in dem kleinen Quadrat).

Abb. 13.8: *Kontraststeuerung* am Beispiel von zwei *normalen Wirbelsäulenquerschnitten.*

a L3. Der Kontrast ist so eingestellt, daß die *knöchernen Strukturen* gut zur Darstellung gelangen; hier Kortikalis und Spongiosa von Wirbelkörper, Bogen und Fortsätzen. Damit ist auch der Rückenmarkkanal genau begrenzt («Knochenfenster»).

b L4. Hier treten die *Weichteilschatten* ins Bild, während der Knochen nicht mehr differenziert, sondern nur noch uniform weiß überstrahlt erscheint. Deutlich sichtbar sind der Duralsack, zwei abgehende Nervenwurzeln im Foramen intervertebrale, sowie einzelne Muskelpakete paravertebral («Weichteilfenster»). Solche Bilder werden in der *Diskusherniendiagnostik* angewandt.

Die unterschiedliche Helligkeit auf diesen zwei Bildern wird eingestellt durch die Wahl der mittleren Schwächung (+ 364 bzw. + 19 H.E.), sowie ihrer oberen und unteren Begrenzung (näheres im Text). Diese Angaben finden sich rechts im Bild neben der Helligkeitsskala.

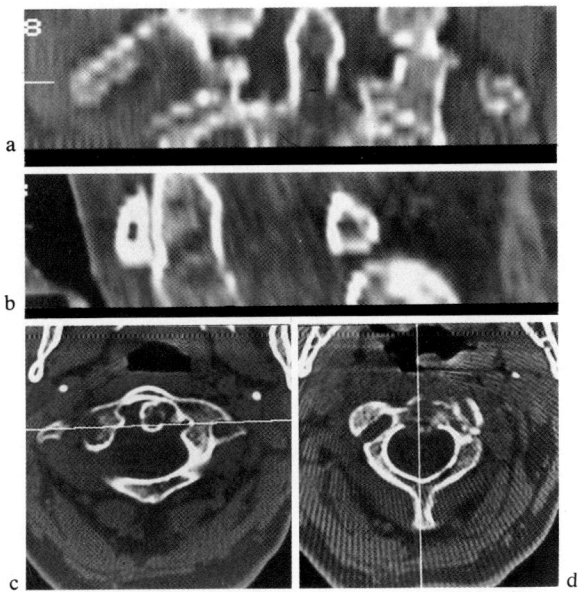

Abb. 13.9: *CT-Rekonstruktionen.*

Aus axialen Computertomogrammen lassen sich mittels digitaler Verarbeitung Bilder in *anderen Ebenen* rekonstruieren.

a) *Frontale* und b) *sagittale Rekonstruktion eines Atlanto-Axialgelenkes* aus axialen Computertomogrammen (c und d), in denen die Ebene der Rekonstruktion eingezeichnet ist (Befund: vgl. Abb. 33.25).

Diese Rekonstruktionen haben eine vergleichsweise *schlechte Auflösung* und sind deshalb nur bedingt brauchbar. Konventionelle Tomographien geben schärfere Bilder.

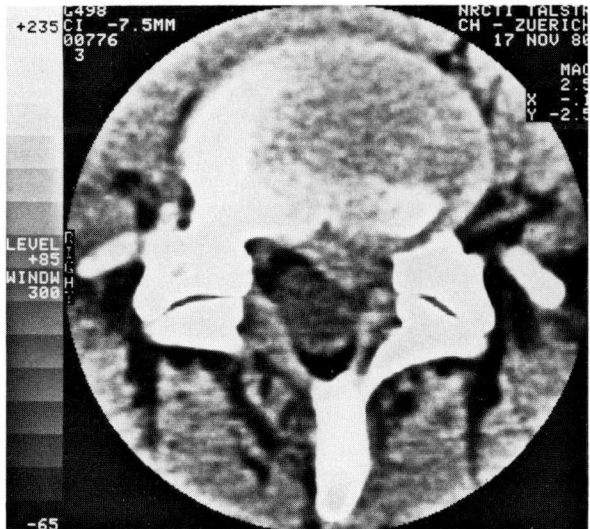

Abb. 13.10: *Computertomogramm* einer großen *mediolateralen Diskushernie.* Die Deckplattenebene steht etwas schief zur Schnittebene. Deshalb ist links ein Teil des Wirbelkörpers mit der Bogenwurzel (weiß) getroffen, rechts die Bandscheibe (grau) und das Foramen intervertebrale. Beidseits sieht man die kleinen Wirbelgelenke. Der Duralsack (dunkelgrau) wird von vorne rechts durch eine große Hernie (hellgrau) eingeengt.

Artefakte können entstehen durch:

– *Bewegung:* Vor allem bei längeren Expositionszeiten.
– *Strahlenaufhärtung:* In der Nähe von strahlendurchlässigen Strukturen (Kortikalis) können die Werte verfälscht sein.
– *Fremdkörper,* vor allem *Metalle,* verursachen massive Artefakte, in Form von strahlenförmigen Mustern, die das Bild stark verwischen. Das CT kann deshalb bei liegenden Implantaten (Prothesen, Osteosynthesematerial), *nicht oder nur beschränkt angewandt* werden (Abb. 13.15).
– *Partial volume effect:* Das CT-Bild gibt den Summationswert der ganzen Scheibendicke wieder. Kleine oder nur angeschnittene Objekte zeichnen deshalb nur mit einem Teil ihres Kontrastes (Abb. 13.21a und Abb. 13.26).

Aus den technischen Daten ergeben sich die

Indikationen der Computertomographie in der Orthopädie

1. Eine der wichtigsten Anwendungen des CT ist die *Differentialdiagnose der radikulären Ischiasbeschwerden* (Diskushernien, enger Spinalkanal, andere Kompressionssyndrome usw.). Hier hat es die *Myelographie* weitgehend *ersetzt* (Abb. 13.10 und Abb. 59.37).

2. Zur Darstellung der *Wirbelkörper,* ihrer knöchernen Anhangsgebilde (Bogen, Facettengelenke), des *Wirbelkanals* usw. ist die *horizontale* Schnittebene besonders gut geeignet (Abb. 13.11 und Abb. 13.12).

Tumoren, Infektionen und Frakturen der gesamten *Wirbelsäule* lassen sich detaillierter und genauer darstellen, insbesondere auch ihre Ausdehnung und ihre Beziehung zu Rückenmark, Nervenwurzeln und den umgebenden Weichteilen. Zur Bedeutung des CT bei *Wirbelfrakturen* siehe S. 675 und Abb. 61.7.

Die komplizierten Verhältnisse im Bereich der *Halswirbelsäule* und des *cervico-occipitalen Überganges* sind ebenfalls mit dem CT am besten zu erfassen (Abb. 53.1).

3. Unklare pathologische Prozesse am *Becken* (Tumoren, Abszesse usw.) sowie komplexe Frakturen des Acetabulum (Abb. 13.13 und Abb. 64.116).

4. *Knochentumoren,* Knochenmetastasen, *Osteolyseherde* jeder Genese, Infekte (Osteomyelitis).

5. *Weichteilprozesse:* Tumoren, Abszesse, Hämatome usw. sind oft nur im CT zu erkennen, wo sie gut abgegrenzt werden können, am besten im *Vergleich* mit der *Gegenseite* (Abb. 13.6c).

Das örtliche *Auflösungsvermögen* des CT ist besser als das des MRI, doch ist dieses in der *Kontrastdifferenzierung* dem CT überlegen.

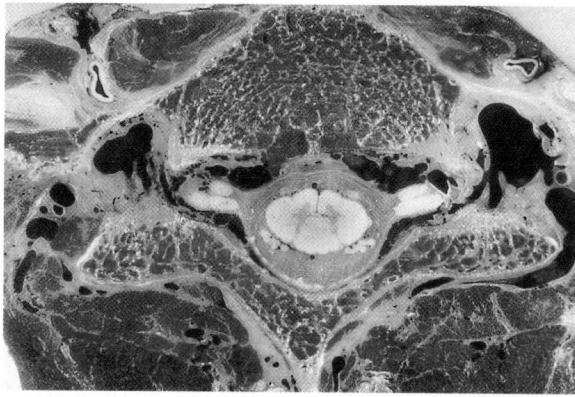

Abb. 13.11: *Querschnitt durch die untere Halswirbelsäule.* Photographien gefrorener anatomischer Präparate aus einer Serie von W. RAUSCHNING.

Wirbel, Bogen, Markkanal, Duralsack mit Rückenmark und abgehende Nervenwurzeln sind in allen Details zu erkennen, ebenso die umgebenden Weichteile. Was auf Tomogrammschnitten im CT oder im MRI zu sehen ist, läßt sich nur interpretieren, wenn es *mit diesen anatomischen Strukturen identifiziert* werden kann (siehe Abb. 13.2 und Abb. 13.19).

Apparative Diagnostik

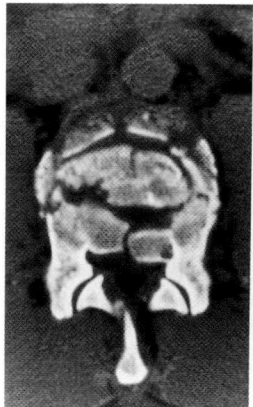 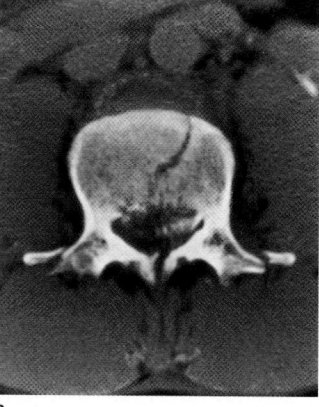

a   b

Abb. 13.12: Das *Computertomogramm* ist für die Beurteilung von *Wirbelfrakturen* wichtig geworden.

a *Trümmerfraktur.* Die lichte Weite des Rückenmarkkanals ist jedoch weitgehend erhalten.

b Diese Fraktur von Wirbelkörper und Querfortsätzen sieht auf den ersten Blick harmlos aus. Bei näherer Betrachtung erkennt man aber ein nach dorsal ausgebrochenes und *in den Wirbelkanal eingedrungenes Knochenfragment,* das für neurologische Kompressionserscheinungen verantwortlich ist.

6. Anatomische *Gelenkveränderungen,* welche mit gewöhnlichen Röntgenbildern nur ungenügend, mit horizontaler (axialer) Schnittebene aber deutlich darzustellen sind:

– *Schultergelenk:* z. B. Darstellung der Gelenkpfanne mit vorderem Rand (Abb. 13.7 und Abb. 43.5)
– *Hüftgelenk* (intraartikuläre Frakturen) (Abb. 64.116)
– *Knie* (Patellagleitfläche, Abb. 66.12)
– *unteres Sprunggelenk:* im CT – anders als im Röntgenbild – sehr schön darstellbar (Abb. 13.14).

7. *Spezielle Fragen*

– *Drehfehler* und *Torsionsvarianten* an den Extremitäten können mittels CT objektiviert werden. Auch manche andere besondere Fragen lassen sich mit Querschnittsbildern besser oder leichter beantworten.
– *Quantitative Computertomographie* (QCT) wird zur Bestimmung des Schweregrades einer Osteoporose eingesetzt (siehe S. 339).

Der Phantasie für weitere Anwendungen sind kaum Grenzen gesetzt. Der phantasielosen Verordnung allerdings auch (noch) nicht.

Bei exakter Fragestellung und guter Indikation kann das CT Einblicke in das Körperinnere gewähren, die noch vor kurzem unmöglich schienen.

Dreidimensionale Knochendarstellung

Die für die Computertomographie ermittelten Daten lassen sich relativ leicht auf verschiedene Weise weiterverarbeiten. Besonders interessant und hilfreich für die Orthopädie ist die *plastische Darstellung* einzelner Knochen. Mit dreidimensionaler Oberflächenrekonstruktion der Kortikalis aus CT-Schnittbildern ist dies technisch möglich. Störende Überlagerungen durch andere Strukturen können mit einem Computerprogramm entfernt werden, so daß der gewünschte Knochen isoliert erscheint. Auf dem Bildschirm kann er beliebig gedreht und *von allen Seiten betrachtet werden.*

Diese Darstellungen sind viel *anschaulicher* als manche ungewohnte und schwierig zu verstehende Schnittbilder. Sie helfen dem oft etwas strapazierten räumlichen Vorstellungsvermögen des Klinikers bei der Beurteilung komplexer Strukturen in *Becken, Wirbelsäule* und bei nicht ganz einfachen *Frakturen* (siehe Abb. 43.4).

Die Diagnostik wird wesentlich erleichtert, und dem *Operateur* sind solche Bilder eine willkommene Hilfe.

Es wird argumentiert, daß das Verfahren keine Steigerung des Informationsgehaltes (gegenüber dem CT) bringe. Was bei *bildgebenden* Methoden zählt, ist jedoch nicht nur die Informationsmenge, sondern die *Verarbeitung* zu einem anschaulichen,

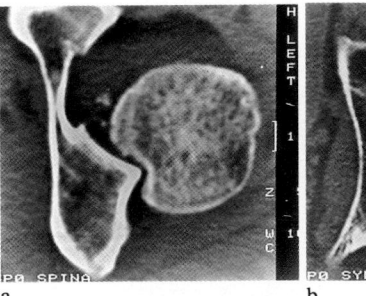 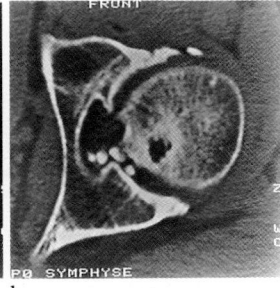

a   b

Abb. 13.13. *Hüftgelenke im CT.*

Die *axiale Darstellung* zeigt in manchen Fällen Aspekte, die auf ap.-Röntgenbildern nicht oder nur schlecht zu sehen sind:

a Dorsale *Hüftgelenkluxation.* Durch die Wucht des Traumas hat der hintere Pfannenrand eine Delle in den Hüftkopf eingeschlagen, die hier einhakt und die Reposition verhindert. An der Schulter ist dieser Mechanismus häufiger.

b *Freie Gelenkkörper* in der Fossa acetabuli bei einer Chondromatose und typische *degenerative Veränderungen:* Sklerose im Femurkopf, darin eine «Geröllcyste», Osteophyten an der Fossa acetabuli, am Pfannenrand und am Hüftknopf.

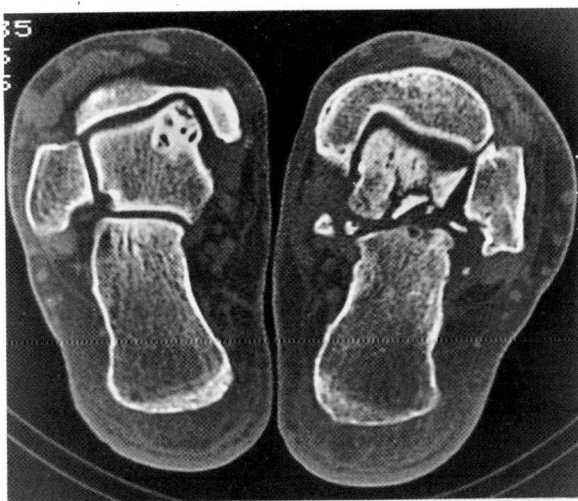

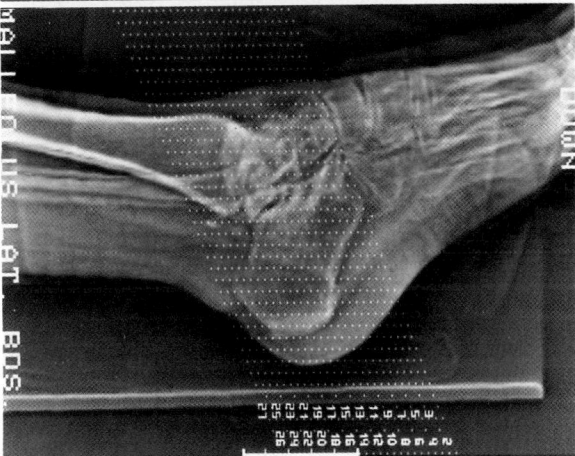

Abb. 13.14: *Das CT am Fuß.*

Oben: Schnitt durch obere und untere Sprunggelenke beider Füße (Scan 16) einer 69jährigen Frau.

Links: Oben ist die Tibia, außen der Malleolus fibularis angeschnitten. In der medialen oberen Kante der *Talusrolle* degenerative cystische und sklerotische Veränderungen (möglicherweise alte Osteochondrosis dissecans). Gelenke im übrigen normal; altersentsprechende Osteoporose.

Das *untere Sprunggelenk* zwischen Talus und Kalkaneus ist in seinem *hinteren,* leicht konvexen Abschnitt getroffen.

Rechts: vollständige *Zerstörung* und teilweise *Nekrose* des *Talus* als Folge einer alten *Trümmerfraktur.*

Solche Schnitte geben einen sehr guten Einblick in die komplizierten Strukturen des Mittelfußes, vor allem auch in das *untere Sprunggelenk,* das mit konventionellem Röntgen nur schwierig darzustellen ist.

Unten: Leitscan, mit *eingezeichneten Schnittebenen.* Der Fuß wird dabei in einer etwas *nach vorne geneigten Frontalebene* abgebildet. Wegen der ungewohnten Schnittrichtung sind Vergleich mit einem Fußskelett und räumliche Vorstellung hilfreich.

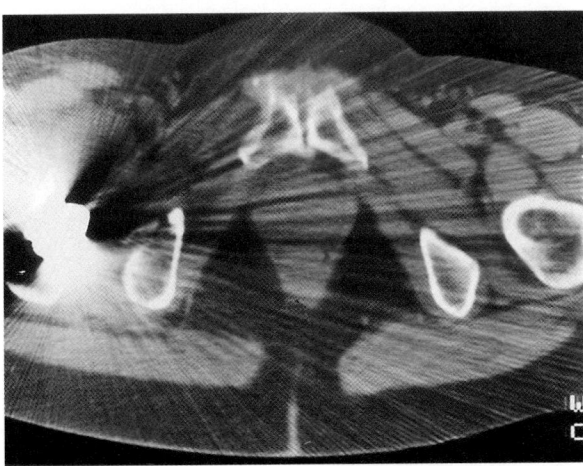

Abb. 13.15: *Artefakte im CT.*

Radiäre strahlenförmige Muster, verursacht durch *metallischen Fremdkörper,* hier durch eine Hüftendoprothese. Dies schränkt die Anwendungsmöglichkeit auch z. B. bei liegendem Osteosynthesematerial ein.

Apparative Diagnostik

lesbaren Bild. Die vertraute anatomische Form läßt sich viel besser und sicherer beurteilen als eine Serie verwirrlicher Schnittbilder. So ist der menschliche Denkapparat nun einmal organisiert.

Die 3-D-Darstellung ist eine der wenigen Entwicklungen zum Einfachen hin und nicht, wie heute üblich, zum Komplizierten. Sie wird dankbar angenommen. Beispiele dafür zeigen Abb. 13.16 und Abb. 13.17.

Kernspintomographie des Stütz- und Bewegungsapparates

Mit der Kernspintomographie (Magnetresonanztomographie: MRT, Magnetic Resonance Imaging: MRI, Nuclear Magnetic Resonance: NMR) wurde ein *völlig neues Spektrum diagnostischer Möglichkeiten* eröffnet. Sie ist für die Orthopädie eine der *wichtigsten Neuerungen* der letzten Jahre.

Das größte Problem mit dieser Untersuchungsmethode sind vorläufig die *sehr hohen Investitions- und Betriebskosten,* welche die Organisation ihrer praktischen Anwendung bestimmen (Finanzierung, Zentralisierung an wenigen Orten).

Davon abgesehen hat sich die Kernspintomographie als eine überaus *leistungsfähige* und dabei völlig *unschädliche* Methode erwiesen, so daß sie konventionelle diagnostische Methoden wirksam *ergänzen* kann.

Als *nicht-invasive Untersuchung,* die *ohne Röntgenstrahlen* arbeitet, ist sie auch dazu prädestiniert, invasive und potentiell schädliche Methoden (Myelographie, Arthroskopie usw.) zu *ersetzen.*

Die Bedeutung des MRT für die Diagnostik

1. Erstmals ist es möglich geworden, einen *Blick in das Innere des menschlichen Körpers* zu tun, *ohne ihn zu schädigen.*
2. Mit der Kernspintomographie lassen sich grundsätzlich einzelne *Gewebe* – gesunde und kranke – *voneinander unterscheiden.*
3. Es können *anatomische Schnittbilder in beliebigen Ebenen* erzeugt werden.
4. Dank diesen Eigenschaften kann das MRI in vielen Fällen *invasive Methoden ersetzen,* etwa Kontrastmitteldarstellungen wie z.B. die *Myelographie* bei extra- und intraspinalen Prozessen und die *Arthrographie* zur Beurteilung der Kniebinnenstrukturen, evtl. auch die diagnostische *Arthroskopie.*

Die Methode hat ein außerordentlich *weites Feld von Anwendungen,* die noch *weiter erforscht und praktisch erprobt* werden müssen. Diese Entwicklung ist noch nicht abgeschlossen. Es besteht jedoch kein Zweifel, daß das MRT – nach dem Röntgen – zu einer der *wichtigsten diagnostischen Hilfen* in der Orthopädie wird.

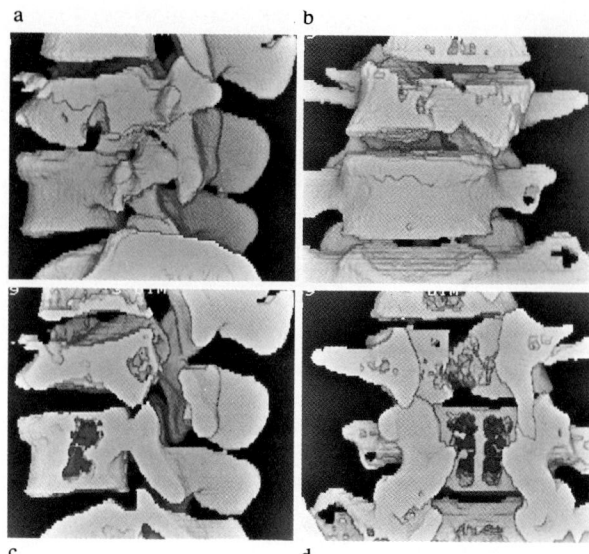

Abb. 13.16: *Dreidimensionale Abbildung* aus axialen Computerprogrammen.

Berstungsbruch der Lumbalwirbelsäule.

a Ansicht von links

b Ansicht von vorne. Die Abscherung zur Seite ist deutlich zu erkennen.

c Aufsicht auf einen Sagittalschnitt und Einblick in den *Wirbelkanal.* Dieser ist durch den nach hinten ausgebrochenen Wirbel eingeengt.

d Einblick von dorsal, nach «Entfernung» des hinteren Wirbelbogens.

Durch die Rekonstruktion der Oberflächen und das Einbringen von Licht und Schatten werden solche Bilder, obwohl sie nicht besonders scharf sind und allerlei Artefakte aufweisen, sehr *anschaulich.* Für die klinische *Beurteilung* und *Entscheidung* sind sie deshalb sehr wertvoll, so etwa auch bei komplexen Beckenfrakturen.

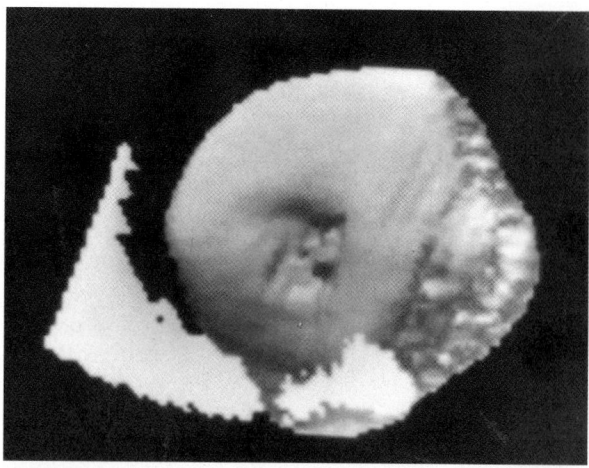

Abb. 13.17: *Dreidimensionale Rekonstruktion* einer Patellarückfläche (Prof. A. SCHREIBER, Orthop. Univ. Klinik Balgrist, Zürich). Mit dieser Methode wird es vielleicht möglich, *Gelenkoberflächen* so genau abzubilden, daß Arthroskopien zur Dokumentation eines pathologischen Befundes nicht mehr notwendig sein werden.

Die Nachteile sind vor allem technischer Art:

- Hohe Kosten, beschränkte Verfügbarkeit.
- *Lange Untersuchungsdauer.* Mit Zeiten von 45 Minuten und länger ist je nach Art der Untersuchung zu rechnen.
- Während dieser Zeit müssen die Patienten *unbeweglich* in der Magnetröhre *liegen* bleiben. Das Gefühl des *Eingeschlossenseins* und das ständige Klopfen der Maschine ist für manche eine fast unerträgliche Belastung (Claustrophobie). Kleine Kinder müssen routinemäßig *sediert* werden.
- *Begrenztes Auflösungsvermögen.* Die Bilder sind weniger scharf als Röntgenbilder oder CT. Technische Verbesserungen werden entwickelt.
- *Begrenzte Spezifität*
- relativ anfällig für *Artefakte.*
- Probleme mit der *Beurteilung* der Bilder. Es ist bereits eine immense *Forschungsarbeit* geleistet worden, um alle Signale, die auf den Bildern erscheinen, zu verstehen und richtig zu interpretieren. Ebensoviel steht noch bevor. *Ausschlaggebend* ist schließlich die *individuelle Erfahrung des einzelnen Untersuchers.*

Magnetresonanz in der Orthopädie

Während Röntgenstrahlen vor allem die kalkhaltigen Gewebe darstellen, praktisch also das knöcherne *Skelett,* verwendet die Kernspintomographie die unterschiedlichen magnetischen Eigenschaften *aller* Körpergewebe zur Abbildung. Dies macht sie zum idealen Diagnostikinstrument für die *Weichteile.*

Die erste und wichtigste Anwendung der Magnetresonanztomographie war die Darstellung der Anatomie des *zentralen Nervensystems.* Erst etwas später hat man erkannt, daß sie auch eine tadellose morphologische *Darstellung* des gesamten *Stütz- und Bewegungsapparates* erlaubt (Abb. 13.18 und Abb. 13.19).

Grundlagen

In einem *starken äußeren Magnetfeld* werden die Atomkerne der Körpergewebe wie Kompaßnadeln längs dieses Feldes ausgerichtet. Diese Ordnung kann durch hochfrequente elektrische Impulse gestört werden. Bei der *Rückkehr* der Atome in die ursprüngliche Lage (Relaxation) nach jedem Impuls entstehen schwache elektrische Signale, welche mit *Empfängerspulen* aufgefangen werden können. Ein Computer wertet sie aus, ortet sie topographisch und setzt sie rechnerisch zu einem anatomisch genauen Bild zusammen.

Maßgebend für die gute Bildqualität des Kernspintomographen sind die großen Unterschiede in der Signalintensität der einzelnen Gewebe, womit deutliche *Kontraste* entstehen. Damit ergibt sich vor allem *für die Weichteile* eine *sehr gute Gewebedifferenzierung,* die das CT übertrifft.

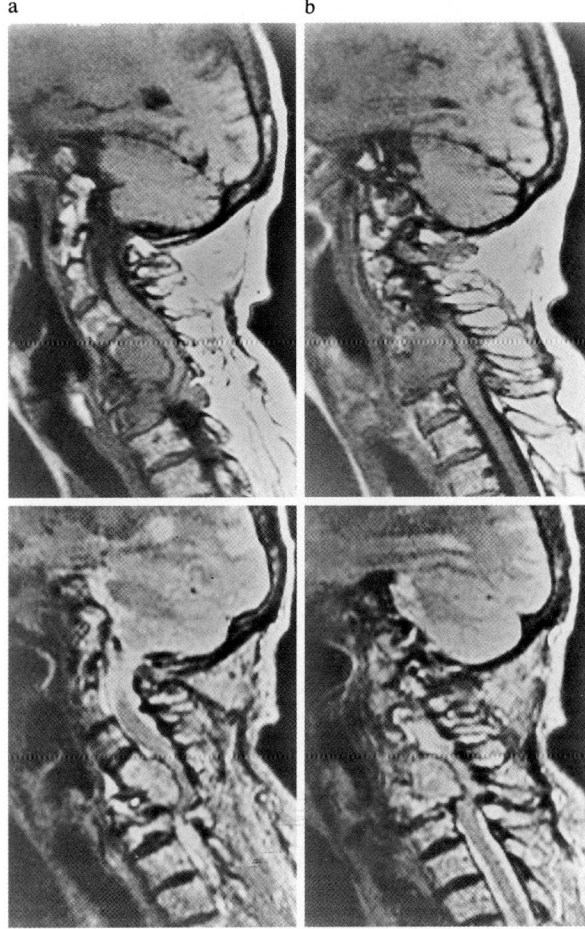

a   b

c   d

Apparative Diagnostik

Abb. 13.18: *Möglichkeiten der Kernspintomographie.*

Halswirbelsäule, 2 sagittale Schnitte im Abstand von 8 mm, in je zwei Aufnahmen mit verschiedenem Kontrast:

Obere Reihe: T_1-gewichtet. Signalarm (schwarz) ist Luft (Pharynx, Trachea), signalreich (weiß) Fettgewebe und markhaltige Spongiosa. Hirn und Rückenmark sind grau.

Untere Reihe: T_2-gewichtet. Flüssigkeitsgefüllte Räume (Liquor) erscheinen hier nicht mehr dunkel, sondern weiß.

a Im oberen Abschnitt sind die HWS und der obere Abschnitt des Wirbelkanals längs getroffen. In der Mitte erscheint die Wirbelsäule unterbrochen und verschoben, der fünfte, sechste und siebte Halswirbel sind stark verändert in Form und Kontrast (grau statt weiß), der Duralsack (grau) ist verdrängt, geknickt und eingeengt. Erst die Brustwirbel haben wieder normales Aussehen (vgl. mit Abb. 13.1).

b Schnitt *parasagittal,* 8 mm neben dem ersten: Hier ist distal von C5, unterhalb der Einengung, das Rückenmark wieder zu sehen. Es ist also auch seitlich verschoben.

c Gleicher Schnitt wie a), aber mit anderem Kontrast (T_2-gewichtet). Im Duralsack ist jetzt das Rückenmark (grau) vom Liquor (weiß) zu unterscheiden. Das veränderte Areal erscheint jetzt *hell.* Viele pathologische Veränderungen (Tumoren, entzündliche Veränderungen im Gewebe) zeichnen so, was z. T. mit erhöhtem Wassergehalt zu tun hat. Die Vorliegende erscheint ziemlich deutlich abgegrenzt. Es scheint sich um einen expansiv (abgegrenzt) wachsenden Tumor zu handeln.

d Gleiches Bild wie b). Hier ist der Unterschied in der Darstellung des Duralsackes besonders deutlich.

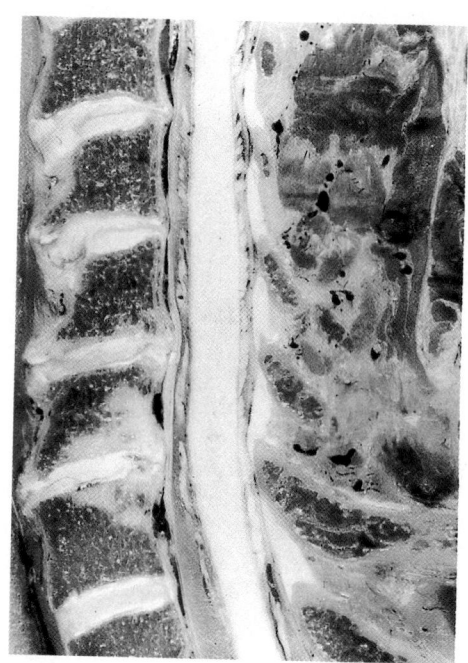

Abb. 13.19: *Anatomie und Pathologie im Schnittbild.*
Sagittalschnitt durch eine *Halswirbelsäule* (Gefrierschnitt von Prof. W. RAUSCHNING). Wirbelsäule, Wirbelkanal mit Rückenmark, Dornfortsätze bzw. Wirbelbogen sind längs getroffen. Wenn es schon nicht ganz einfach ist, die einzelnen Strukturen: Nerven, Duralsack, Gefäße, Muskeln, Bänder, Zwischengewebe auf solchen schönen Schnitten einwandfrei zu *identifizieren*, so ist das auf CT- und MRI-Bildern naturgemäß noch schwieriger (vgl. z.B. Abb. 13.18). Die CT- und MRI-Anatomie basiert auf der *normalen Anatomie solcher Schnittpräparate.*

Diese Halswirbelsäule zeigt überdies eine Reihe von *pathologischen* (degenerativen) Veränderungen an Wirbelkörpern und Bandscheiben. Nur die unterste ist einigermaßen normal.

Um CT- und MRI-Befunde richtig zu interpretieren, ist es notwendig, zu erforschen, *wie sich pathologische Veränderungen auf diesen Bildern darstellen.* Der *Beweis* ist schließlich nur durch den Vergleich mit der pathologischen Anatomie möglich, oft also nur durch die Operation.

Ursprung der Signale

Welche Signale die Gewebe aussenden, hängt offensichtlich von ihrer *chemischen Zusammensetzung und Struktur* ab. In der *Chemie* hat die Kernspintechnik ein festes Anwendungsgebiet. Die wichtigsten Signalgeber sind *bewegliche Wasserstoffkerne* (Protonen). Solche sind in den Weichteilen fast überall vorhanden, besonders reichhaltig z.B. im Fettgewebe.

Die Signale hängen aber auch von der *Zeit* ab, welche die angeregten Atome nach Abbruch des elektrischen Impulses brauchen, um ihren Gleichgewichtszustand wieder zu finden. Diese «Relaxationszeiten» (T_1 bzw. T_2) sind für jedes Gewebe spezifisch.

Sie haben etwas zu tun mit dem *Bindungszustand* der Atome: Wo diese stark gebunden sind, erscheint nur ein schwaches oder gar kein Signal, so bei kompaktem Knochen und Sehnengewebe. Aus der Signalintensität können Rückschlüsse auf den *Wassergehalt* gezogen werden. Dies ist bei pathologischen, z.B. entzündlichen Gewebsveränderungen von Bedeutung.

Allerdings sind die Zusammenhänge sehr *komplex* und im einzelnen nicht bekannt. Die Magnetresonanz ist eine *empirische* Wissenschaft. Die Interpretation der Befunde beruht auf *Erfahrung, kollektiver* und *individueller.* Beides braucht *Zeit.*

Die Übertragung der Signale

Ein dem MRT eigentümliches Merkmal besteht darin, daß die Signale sich *willkürlich* durch verschiedene *apparative Manipulationen* verändern lassen. Damit ist einerseits die bestechende Möglichkeit gegeben, die Kontraste zu *optimieren* entsprechend der Fragestellung, andererseits steigt die *Gefahr von Fehlinterpretationen.*

Die von den Atomen ausgesendeten Signale zeichnen auf dem Bildschirm *weiß.* Wo keine Signale gesendet werden, bleibt der Schirm *schwarz.*

Die *Intensität der Signale* hängt bei der Spin-Echo-Methode von *fünf Parametern* ab:

Drei davon sind *gewebsspezifisch* und damit gegeben:

– Die Wasserstoff-(Protonen-)Konzentration
– T_1 (Längsrelaxationszeit)
– T_2 (Querrelaxationszeit)

Zwei lassen sich am *Gerät* einstellen:

– TR (Repetitionszeit)
– TE (Echozeit)
– Bei weiter entwickelten Technologien (Gradientenechosequenzen usw.) kommen *weitere* hinzu (Flipwinkel usw.).

Alle diese Einstellwerte lassen sich auf unzählige Arten variieren. Für den klinischen Gebrauch ist es jedoch zweckmäßig, diese verwirrende Komplexität zu vereinfachen. So sind sog.

– T_1-*gewichtete* Bilder als Standard üblich,
– T_2-*gewichtete* als Ergänzung (Abb. 13.20).

Der *Kontrastunterschied* zwischen diesen beiden Serien deckt die diagnostischen Probleme in den meisten Fällen ab. Seltener werden andere verwendet. Lange TR und kurze TE ergeben «*protonendichtegewichtete*» Bilder (intermediate-weighted images). Bei diesen sind die Störungen durch das «Bildrauschen» gering im Verhältnis zum Signal (gute «signal to noise ratio»). Sie eignen sich deshalb gut zur *Darstellung der Anatomie* (siehe Abb. 13.22c).

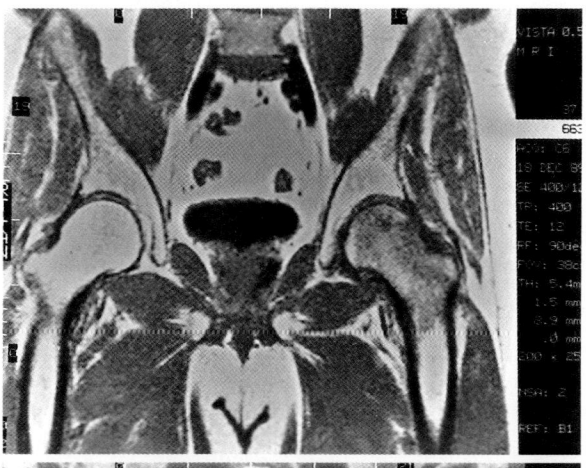

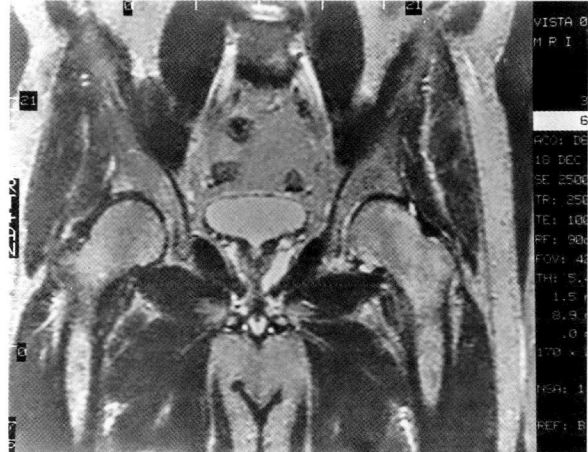

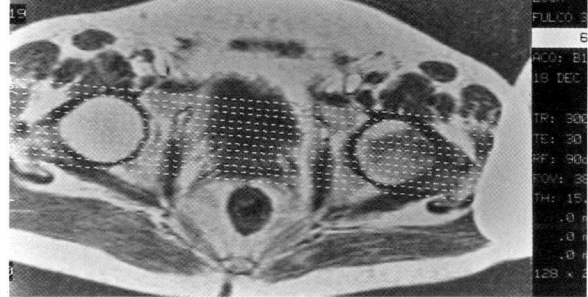

Das Bild des Bewegungsapparates im MRT

Schwarz erscheinen kompakter Knochen (Kortikalis), straffes fibröses Bindegewebe (Sehnen, Bänder, Faszien) sowie fibröser Knorpel. So gelangt sozusagen das *statisch tragende Gerüst des Bewegungsapparates* durch dunkle Zeichnung der kraftübertragenden Strukturen (druck- und zugfeste Elemente) zu einer sinnreichen Darstellung.

Klar erkennbar sind die einzelnen *Muskelpakete* (grau), voneinander deutlich abgesetzt durch das sehr *hell* erscheinende interstitielle *Fettgewebe*. Da das Knochenmark immer fetthaltig ist, erscheint dieses, und damit auch der *spongiöse Knochen* (Wirbelkörper, Epi- und Metaphysen usw.), *hell*.

Dies ist das *Grundmuster, wie* es z. B. auf T_1-gewichteten Serien erscheint. In den meisten anderen ist es ähnlich (siehe Tab. 7, unten). Damit entstehen außerordentlich anschauliche Bilder des Bewegungsapparates, deren *Konturen* für jeden anatomisch Geschulten *lesbar* sind (Abb. 13.21).

Tab. 7: *Die Signalintensität einzelner Gewebe im MRT.*

– starkes Signal: weiß – kein Signal: schwarz

– **Hell:**   – Fett, Knochenmark, Spongiosa, Nervensystem
– **Schwarz:** – Kortikalis, Sehnen und Bänder, Faserknorpel (Meniskus, Limbus), Luft
– **Grau:**   – Muskulatur, hyaliner Knorpel
– **Variabel:** T_1-gewichtet: dunkel.
            T_2-gewichtet: hell:
            – Flüssigkeitsansammlungen (Gelenkflüssigkeit, Liquor, Abszesse, Zysten)
            – Entzündliches Gewebe, Ödem
            – Tumorgewebe (die meisten)
            – Hämatom (Signalintensität ändert sich im Laufe der Zeit)

Apparative
Diagnostik

Abb. 13.20: *Die Kontraste im MRI.*

Frontalschnitt durch das *Becken* auf Höhe der *Hüftgelenke:*

a *T_1-gewichtetes Bild:* TR = 400, TE = 12.
Wie ein Rahmen bildet die *schwarze Kortikalis* die Knochenkontur von Beckenschaufel und Femur, während die inliegende fetthaltige *Spongiosa weiß* erscheint, ebenso wie das interstitielle und subkutane *Fettgewebe*. Die *Muskulatur* ist dunkelgrau: Psoas, Iliacus, Glutaeus medius, Vastus lateralis und verschiedene Adduktoren sind deutlich zu erkennen.
Außer der Kortikalis geben auch Sehnen, Luft und freie Flüssigkeit (gefüllte Blase) *kein* Signal, sind deshalb *schwarz*.
Das linke proximale Femurende erscheint flächig und diffus dunkel: Im Gegensatz zur Femurkopfnekrose, bei welcher in der Regel der obere Kopfpol, die Belastungszone, umschrieben und scharf begrenzt betroffen ist, handelt es sich hier um eine *reversible Algodystrophie* (erhöhter Wassergehalt?).

b *Gleicher Schnitt, T_2-gewichtet:* TR = 2500, TE 100: Die meisten Gewebe erscheinen etwas dunkler (Fett grau, Muskulatur dunkelgrau), freie Flüssigkeit hingegen *weiß*: Erguß im Gelenk (in der Kapselumschlagfalte links), Zysten, Blase.
Durch Einstellen verschiedener Werte von TR und TE usw. kann man verschiedene Kontraste erzeugen. Damit lassen sich praktisch *alle Gewebe voneinander unterscheiden*.
T_2-gewichtete Bilder brauchen *mehr Zeit* und *lösen weniger gut auf*, doch sind sie wertvoll, um *Flüssigkeit* nachzuweisen oder abzugrenzen.

c *Lage, Abstand und Dichte der Schichten* gehen aus dem axialen *Leitscan* (hier auf Höhe der Hüftgelenke) hervor. Diese Informationen sind unentbehrlich für die *Orientierung* und die *Beurteilung* der einzelnen Bilder.

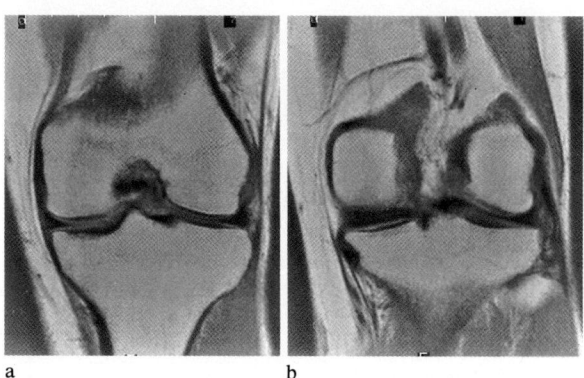

a   b

Abb. 13.21: *Magnetresonanztomogramme des Kniegelenkes* geben außerordentlich schöne und genaue Darstellungen der Anatomie. *Schwarz* erscheint das *mechanisch wirksame Stützgerüst* mit den druck- und zugfesten Elementen: Kortikalis, Bänder und Sehnen. Diese heben sich deutlich vom weißen Hintergrund der Spongiosa und des Fettgewebes ab. Hyaliner Gelenkknorpel ist hellgrau, Faserknorpel (Menisken) schwarz. (T$_1$-gewichtete Spinechoaufnahmen. TR 800 ms, TE 20 ms).

a *Frontalschnitt* in *Kniemitte:* Das Gelenk ist, dank den *keilförmigen Menisken, kongruent.* Mit dem medialen Meniskus sind die medialen Seitenbänder verbunden.
Oberhalb der Femurkondylen führt der Schnitt aus dem Femurschaft dorsal hinaus. Hier entsteht ein «Partialvolumeneffekt», indem Kortikalis und interstitielles Fettgewebe in der gleichen (8 mm dicken) Schicht liegen. Dies ergibt, je nach Anteil der einzelnen Gewebe an der betreffenden Stelle, zwischen schwarz und weiß einen grauen Mittelwert.

b *Frontalschnitt dorsal* der *Kniemitte.* Femurkondylen und Fossa poplitea mit Weichteilen: Kleine und große Gefäße (A. und V. poplitea). Unten rechts angeschnitten das Fibulaköpfchen, unten links die Sehnen des pes anserinus. Normaler Befund.

Mehr Probleme stellen die verschiedenen *Grautöne, ihre Variationen und deren Abgrenzung voneinander.*

Hier kommt eine einzigartige Eigenschaft des MRT zu Hilfe:

Die Steuerung des Kontrastes

Durch Manipulation von Apparate-Parametern (Repetitionszeit, pulse repetition time: TR, Echozeit, echo delay time: TE, u. a.) hat der Radiologe die Möglichkeiten, die Signalintensität einzelner Gewebe und Körperinhalte so zu *verändern,* daß sie sich durch Helligkeitskontrast gegen andere abheben. Dabei wird der beste Effekt rein empirisch durch Beobachtung festgestellt.

Zu den Geweben bzw. Gebilden mit stark variabler Signalintensität gehören u. a. *freie Flüssigkeit* (Liquor, Gelenkflüssigkeit, Ergüsse, Abszesse, Urin usw.), *entzündliche Infiltrationen, Hämatome* und Ödeme (eine Rolle spielt dabei der Wassergehalt) sowie *Tumorgewebe.*

Solche Gebilde können mittels *zwei* MRT-Serien mit verschiedenen Kontrastintensitäten dargestellt und dadurch *eindeutig abgegrenzt* werden. Eine häufig verwendete Kombination sind *T$_1$-gewichtete Bilder* zu ihrer Abgrenzung gegenüber Spongiosa und Fettgewebe, und *T$_2$-gewichtete,* wo sie als Kontrast gegenüber Muskulatur, Kortikalis, Bänder usw. erscheinen (siehe Tab. 7, S. 167). T$_2$-gewichtete Bilder sind vor allem in der *Gelenk-* und der *Wirbeldiagnostik* interessant (Abb. 13.22 und Abb. 13.23).

Anatomie im Schnittbild

Das MRT liefert überaus schöne, genaue anatomische Schnittbilder, wie sie besser in keinem Lehrbuch zu finden sind. Sie geben dem Betrachter willkommenen Anlaß, seine anatomischen Kenntnisse aufzufrischen und erweisen sich damit als wertvolles Hilfsmittel der permanenten *Weiterbildung,* aber auch für die *Planung von Operationen,* z. B. für die Wahl des Zugangsweges.

Am gebräuchlichsten und besonders hilfreich sind dabei die Bilder in der *Frontalebene* sowie der *mediane Schnitt* in der Sagittalebene. Sie entsprechen den geläufigen und bekannten Projektionen der konventionellen Röntgenbilder und sind daher auch für den Nichtradiologen lesbar und verständlich.

Ungewohnter und bereits schwieriger zu lesen sind *koronare* (horizontale, axiale) Schnitte. Noch mehr gilt dies für andere Ebenen: parasagittale oder gar schräge. Die Bilder richtig zu lesen, setzt ein gutes *räumliches Vorstellungsvermögen* voraus, und die Gefahr von *Täuschungen* ist nicht klein.

Das MRT ist jedoch eine ausgezeichnete Schule in Anatomie, der gemeinsamen Grundlage von bildgebender Diagnostik und Orthopädie. Nur *im Vergleich mit der normalen Anatomie* lassen sich pathologische Befunde richtig beurteilen (Abb. 13.24).

Nicht nur operativ tätige Orthopäden legen Wert darauf, die Bilder *selbst* lesen können.

Anwendung

Das wichtigste Anwendungsgebiet des MRT war und ist das *Zentralnervensystem,* für orthopädische Belange also vor allem das *Rückenmark.* Intra- und extramedulläre Prozesse lassen sich ebenso differenzieren wie intra- und extradurale, also auch *Kompressionssyndrome im Bereiche der Hals- und Brustwirbelsäule* (Abb. 13.18). Ob das MRI für die Bandscheibenpathologie mehr bringt als das CT ist fraglich (siehe S. 661 f.).

Für die Darstellung des *Knochens* eignen sich *konventionelle Röntgenbilder und Tomogramme* und auch das CT besser wegen ihres größeren Auflösungsvermögens, das beim MRI relativ gering ist und zur Zeit in der Größenordnung von etwa 1 mm liegt.

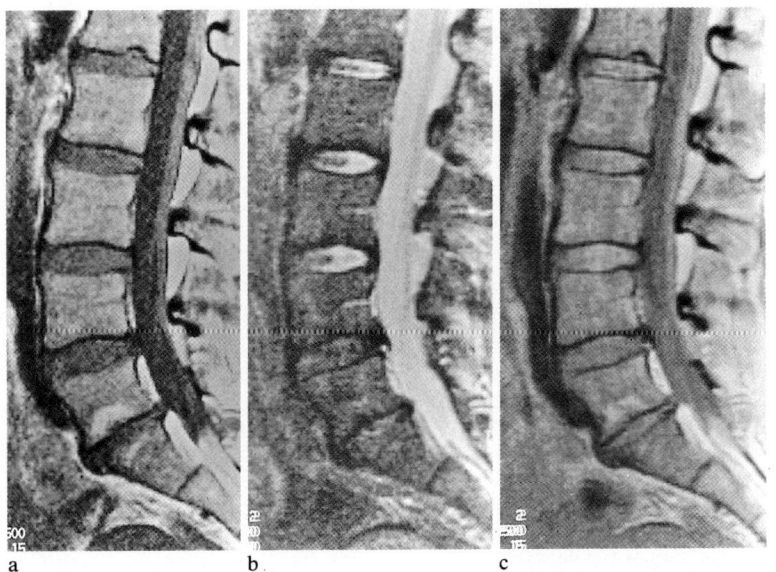

a   b   c

Abb. 13.22: *Die Lumbalwirbelsäule im sagittalen MRT.*
Verschiedene Darstellungsmöglichkeiten desselben Schnittes.

Auf *allen* Bildern sind die *kompakten Knochenanteile* (Deckplatten, Wirbelvorder- und rückwand, Bogen, Fortsätze) und Bänder (vorderes und hinteres Längsband) *schwarz.* Die *Bandscheiben* hingegen erscheinen sehr verschieden: Während sie im T_1-*gewichteten* Bild (a) (TR 500 ms, TE 15 ms) alle gleich grau aussehen, sind im T_2-*gewichteten* Bild (b) (TR 2500 ms, TE 90 ms) diejenigen zwischen L1 und 4 *weiß,* die untersten beiden jedoch dunkel. Dies hängt damit zusammen, daß normale Bandscheiben einen hohen Wassergehalt, im T_2-gewichteten Bild also hohe Signalintensität haben, degenerierte aber ausgetrocknet sind. Die klinische Bedeutung dieses Befundes ist allerdings nicht klar: Beschwerden entstehen, wenn Bandscheiben auf Nerven drücken. «Degenerierte Bandscheiben» an sich sind nicht schmerzhaft.

Unterschiedlich gezeichnet sind auch die *Wirbelkörper:* Im Bild (a) ist eine Aufhellung in L5 sichtbar (wahrscheinlich Fettmark), in (b) nicht. Kontraste lassen sich manipulieren.

Am deutlichsten ist dies im Spinalkanal: Dunkel und damit deutlich gegen das umgebende Fettgewebe abgegrenzt ist der *Duralsack* in (a) und (c), hell in (b). Dorsal darin liegt die *Cauda equina* (grau).

Die untersten beiden Bandscheiben zeigen eine leichte Protrusion.

Bild c) ist intermediär oder «*protonendichtegewichtet*» (TR 2500 ms, TE 15 ms). Die Kontraste sind ähnlich wie bei T_1-gewichteten Aufnahmen. Das Verhältnis von Signal zu Bildrauschen (signal to noise ratio) ist hier noch besser. Diese Bilder geben die *Anatomie* besonders klar wieder. T_2-gewichtete Bilder (b) sind weniger scharf.

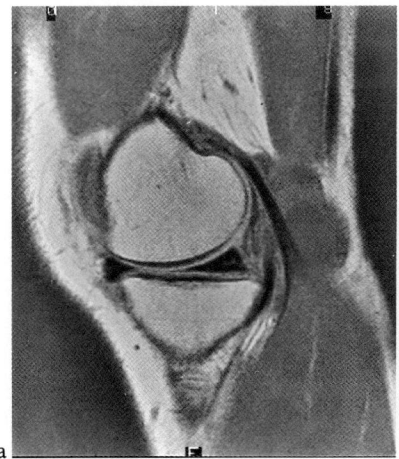 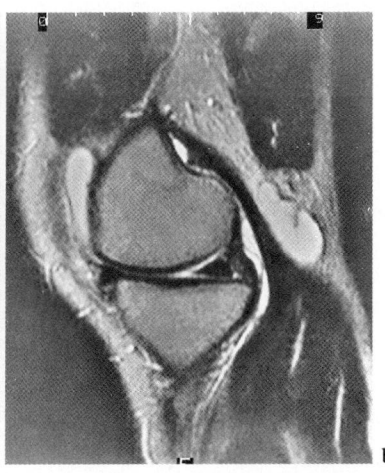

a   b

Abb. 13.23: *MRI-Diagnostik des Kniegelenkes.*

Sagittaler Schnitt durch ein *mediales* Kniekompartiment, die *gleiche* Schicht in zwei *verschiedenen Kontrasten.*

Auch in antero-posteriorer Richtung sichern die *Menisken* die *Kongruenz* des Kniegelenkes.

Interstitielles Fettgewebe trennt die *Muskelpakete* (dunkelgrau) von Quadrizeps, Gastrocnemius (mit Sehne) und Semigruppe voneinander.

a T_1-*gewichtete* Spinechoaufnahmen (TR 800 ms, TE 20 ms). Gelenkknorpel hellgrau, Faserknorpel (Menisken) schwarz.

b Auf dieser T_2-*gewichteten* Aufnahme (TR 2500 ms, TE 100 ms) erscheinen einige Areale *weiß* statt grau und heben sich damit deutlich von der Umgebung ab: *Freie Flüssigkeit* im Gelenk: im recessus suprapatellaris, im Gelenkspalt und dorsal innerhalb der Kapsel. In der Fossa poplitea überdies eine Bakersche Cyste. Im übrigen normaler Befund.

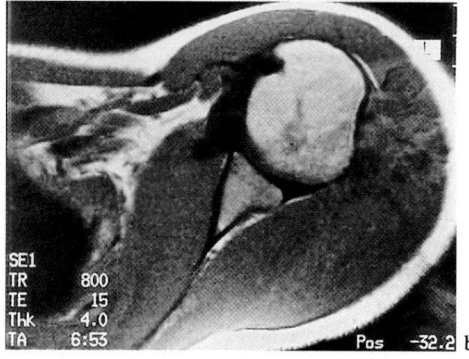

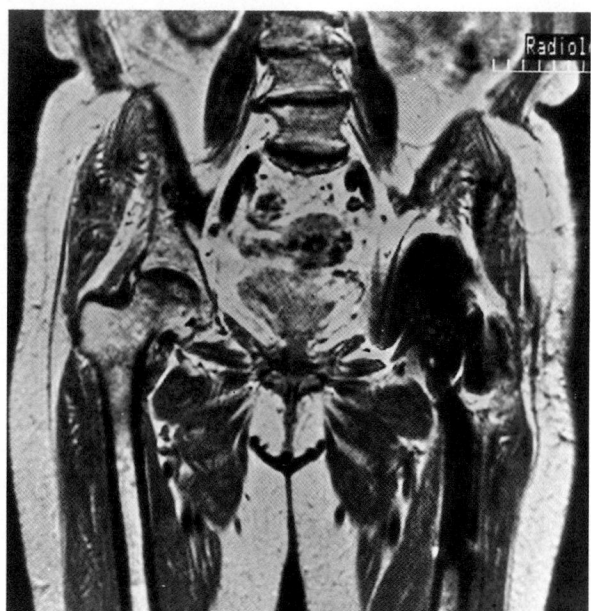

Abb. 13.24: *MRI einer normalen Schulter.*

a *Frontaler Schnitt* durch *Gelenk* und *Rotatorenmanschette* im Engpaß zwischen Akromion und Humeruskopf. Schön zu sehen ist die regelmäßige Einstrahlung der Sehne (schwarz) des M. *supraspinatus* (grau) zu ihrer Insertionsstelle am tuberculum maius des Humeruskopfes. Das ist eine Schwachstelle des Schultergelenkes. Der Gelenkknorpel erscheint als schmale graue Schicht.

b *Axialer Schnitt:* Kopf und Pfanne hell, der Limbus ventral und dorsal am Pfannenrand schwarz; ebenso die lange Bicepssehne in ihrem Sulcus. Der kräftige Muskelmantel (dunkelgrau) besteht aus dem M. deltoideus und dem M. infraspinatus, getrennt vom dünnen Blatt der Scapula (schwarz).

Abb. 13.25: *Magnetresonanztomographie* des *Beckens* einer 72jährigen Frau, T_1-gewichtet.

Rechte Hüfte: Der obere Pol des *Femurkopfes* erscheint *umschrieben schwarz.* Dies entspricht einer *Knochennekrose* in der Tragzone.

Linke Hüfte: Ausgedehntes *Auslöschungsphänomen* und erhebliche *Verzeichnung* der Umgebung bei liegender Endoprothese. Das MRT gibt bei *Metallimplantaten* wegen solcher *Artefakte* oft keine verwertbaren Bilder und ist deshalb in solchen Fällen nur sehr beschränkt anwendbar.

Die Operationsnarbe ist als Gewebsveränderung in den Weichteilen aber doch deutlich zu erkennen.

Das *Szintigramm* dieser Patientin zeigt die Abb. 13.31.

Hingegen sind Prozesse im *Knochenmark* der *Spongiosa: Knochennekrosen* (Abb. 13.25) *und Infiltrationen* (entzündliche, tumoröse) im MRT schon früh erkennbar, bevor das Knochengerüst selbst verändert erscheint (siehe S. 344).

Zur Darstellung der Weichteile

ist das MRT allen anderen Verfahren *überlegen. Abweichungen von der normalen Anatomie* lassen sich beim *Vergleich mit dieser* (z. B. der Gegenseite!) gut erkennen. In Frage kommen vor allem *traumatische, infektiöse und tumoröse Prozesse.* Unklare Veränderungen können wenn nötig durch Variierung der Signalintensität deutlicher gemacht werden.

Eine eindeutige Diagnose ist jedoch damit noch *nicht* gegeben: Man muß sich im Klaren sein, daß Kernspintomogramme (wie fast alle bildgebenden Verfahren) *rein morphologische* Veränderungen ab-

bilden, welche *grundsätzlich unspezifisch* sind hinsichtlich ihrer Pathologie.

In wenigen *Ausnahmefällen* sind diese Veränderungen so typisch und unverwechselbar, daß sie praktisch pathognomonisch werden. Dazu gehört z. B. die Femurkopfnekrose (siehe S. 740 f.).

In den meisten anderen Fällen ist eine *Differentialdiagnose* nur unter Zuhilfenahme *anderer Kriterien* möglich, wie: Lokalisation, Struktur, Ausdehnung und, namentlich, der *Klinik.*

In der *Gelenkdiagnostik* macht das MRI als nichtinvasive Methode der Arthrographie und der Arthroskopie Konkurrenz: Auf T_2-gewichteten Bildern kommen die Bänder und die Menisken, auch der Gelenkknorpel, zur Darstellung (Abb. 12.23). Allerdings ist das Auflösungsvermögen des MRI nicht (evtl. noch nicht) so gut wie bei Röntgenverfahren.

Zweckmäßige Indikation und *klinische Auswertung* der MRT-Bilder fallen in den *Aufgabenbereich des behandelnden Arztes* (siehe S. 154). Auch der Nichtradiologe ist aufgrund seiner anatomischen Kenntnisse durchaus in der Lage, die Bilder zu lesen. Dazu ist es hilfreich, auf einige Besonderheiten der Methode zu achten:

– *Flüssigkeitsansammlungen* (Gelenkerguß, Zysten usw.) erscheinen auf T_1-gewichteten Bildern grau, auf T_2-gewichteten jedoch *weiß*, womit sie sich von der Umgebung abheben. *Intraartikuläre Strukturen* sind deshalb auf *T_2-gewichteten* Bildern besser zu sehen.
– Wo keine Atome sind, erscheint auch kein Signal: *Hohlräume* (Luft) erscheinen schwarz.
– *Fließendes Blut* gibt unterschiedliche Signale, gelegentlich Bewegungsartefakte (siehe Abb. 13.26b). Wenn das Blut rasch aus der Schicht hinausfließt, gibt es kein Signal mehr. Solche Gefäße erscheinen deshalb schwarz, während stehendes Blut in T_1-gewichteten Bildern hell zeichnet. Hämatome verändern ihr Aussehen im Laufe der Zeit, entsprechend ihrer Umwandlung im Körper.
– Kleine *Verkalkungen* sind kaum erkennbar. Sie bilden sich mit Röntgenstrahlen besser ab.
– *Kontrastmittel:* Paramagnetische Substanzen (z.B. Gadolinium GTPA), die sich vor allem in pathologischen Geweben anreichern, können zur besseren Darstellung unklarer Befunde und für besondere Fragestellungen (Tumoren) in bestimmten Fällen herangezogen werden.

Artefakte

– *Bewegungsartefakte:* Wegen der relativ langen Expositionszeit ist das MRT auf solche anfällig: Das Bild wird z.B. verzerrt und unleserlich durch Atmungsbewegungen, Peristaltik, Herzaktion, Blut- und Liquorfluß (Flußartefakte, siehe Abb. 13.26b), aber auch durch Muskelbewegungen.
– *Partial volume effect:* Da wie beim CT auf einem einzelnen Schnitt eine ganze, mehr oder weniger (z.B. 5 mm) dicke Scheibe abgebildet wird, entspricht die Signalintensität an einer bestimmten Stelle einem Mittelwert, bei kleinen oder nur angeschnittenen Objekten also einem «Teilvolumeneffekt» (Abb. 13.26a und Abb. 13.21a). Diese Täuschungsmöglichkeit ist bei der Beurteilung zu berücksichtigen.
– *Fremdkörper,* besonders *metallische,* geben kein Signal, können aber das Bild so stark stören, daß bei liegenden Implantaten (Prothesen, Osteosynthesematerial) ein MRT u.U. keine verwertbaren Bilder gibt. Wegen Magnet- und Wärmewirkung kann die Untersuchung sogar gefährlich sein (Abb. 13.26c und Abb. 13.25).

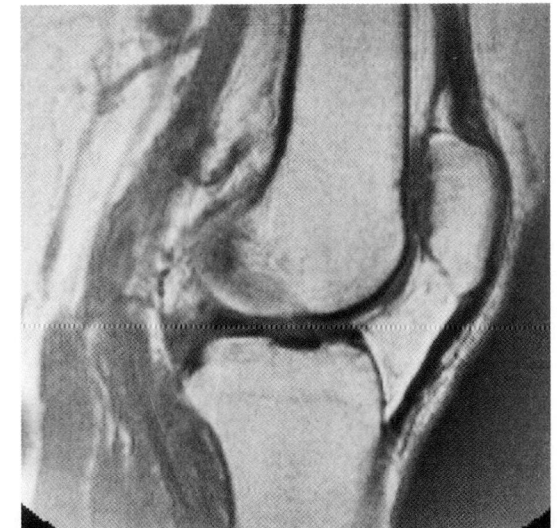

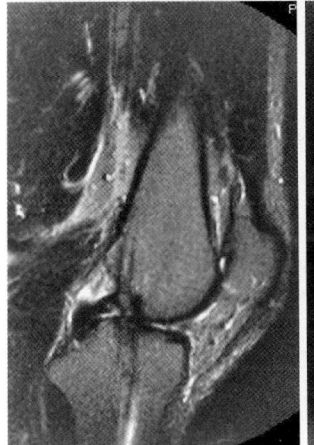
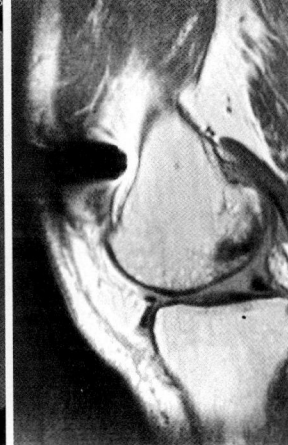

b   c

Abb. 13.26: *Artefakte im Magnetresonanztomogramm.*

a *Partialvolumeneffekt:* Die Femurkondylenrolle erscheint dorsal grau und undeutlich, weil die abgebildete Schicht teils bereits in der Fossa poplitea liegt.

b *Bewegungsartefakt:* Verwischter Streifen senkrecht in Bildmitte, hervorgerufen durch den Blutstrom in der *Arteria* poplitea, welche proximal durch die Schicht läuft (Flußartefakt).

c *Signalauslöschung* und *Verzerrung* durch einen winzigen *metallischen Fremdkörper* im Bereiche des oberen Patellapols.

– *Signale unbekannten Ursprungs.* Die Magnetresonanz ist ein überaus *komplexes Phänomen.* Es ist deshalb nicht erstaunlich, daß auch allerlei Signale auf dem Bildschirm erscheinen, die noch nicht voll verstanden werden.

Technische Daten

Ein «*Leitscan*» orientiert über die Lage der einzelnen *Schnitte.* Diese sind fortlaufend numeriert. Sie entsprechen Scheiben einer bestimmten Dicke, welche zwischen etwa 10 und 1 mm betragen kann. Je dünner die Scheibe, desto kleiner der partial volume effect, desto genauer auch das Bild.

Über die *Gewichtung* geben die eingestellten TR- und TE-Zeiten Auskunft: Kürzere Zeiten ergeben T_1-gewichtete Bilder. Für manche Untersuchungen, z.B. für die Kniediagnostik, sind T_2-gewichtete Bilder besser geeignet. Sie erfordern längere TR- und TE-Zeiten und haben entsprechende Nachteile.

Technische Weiterentwicklung

Einer der größeren *Nachteile* der gebräuchlichen *Spin-Echo-Technik* (SE) ist die *lange Dauer* einer Untersuchung. Dies limitiert ihre Anwendung, macht sie für Störungen und Artefakte anfällig und kann für die Patienten unangenehm werden, vor allem für Kinder, Alte und Schwerkranke. Auch das örtliche Auflösungsvermögen ist nicht zuletzt dadurch begrenzt.

Das System wird jedoch ständig weiterentwickelt: Das Auflösungsvermögen konnte schon wesentlich gesteigert werden. Schnelle Bildsequenzen (Gradienten-Echo-Sequenzen) und andere technische Entwicklung (3-D-Datenerhebung) erlauben in wenigen Minuten das gesamte interessierende Volumen in dünnen Schichten (1–2 mm) zu registrieren und aus diesen Daten beliebige Schnittebenen zu rekonstruieren. Dadurch reduziert sich auch der «partial volume effect».

Zukünftig wird die Kernspintomographie, als unschädliche Methode, dank technischen Verbesserungen und zunehmender Erfahrung in der Interpretation, invasive und andere potentiell gefährliche Verfahren weitgehend ersetzen.

Die Orthopädie hat somit allen Grund, sich mit dem Verfahren zu befassen. Wesentlich ist sein *gezielter* Einsatz, nicht die wahllose Verordnung, nur «weil es diese Möglichkeit gibt» bzw. «um sich abzusichern». Dann wird es auch, dank seiner technischen Entwicklungsmöglichkeiten, über kurz oder lang allgemein verfügbar werden.

Indessen zeigt sich bereits eine *neue Gefahr:* Unklare und vermeintlich pathologische Befunde werden entdeckt, mit dem Zwang zu weiterer Abklärung und Therapie, dem sich zu entziehen der Arzt nicht wenig Mühe haben wird. Die Geister, die er rief, wird er so leicht nicht mehr los.

Derzeitige Indikationen für die Kernspintomographie

1. Allgemein

Dank seiner guten *Gewebsdifferenzierung* steht das MRT für einige Indikationsgebiete an *erster Stelle:*

– *Zentrales Nervensystem:* Methode der Wahl. Intra- und extramedulläre Läsionen. Intra- und extrathekale Prozesse. Ersetzt die Myelographie weitgehend.
– *Knochenmarkerkrankungen:* Leukämien, Myelomatosen, Nekrosen, Osteodystrophie. Sehr sensitiv, effiziente Methode, dem CT überlegen.
– *Knochennekrosen:* Femurkopfnekrosen und andere Lokalisationen. Früher als im Röntgen. Zuverlässiger als Szintigraphie, aber evtl. zu sensitiv: cave falsch Positive! Abgrenzung gegen Algodystrophie, vorübergehende Veränderungen.
– *Tumoren:* Ausdehnung, Abgrenzung gegenüber der Umgebung (Knochenmark, Weichteile), zur Planung von chirurgischen Eingriffen. Stadieneinteilung, evtl. Ansprechbarkeit auf Chemotherapie, Verlauf, spezielle Verfahren (siehe auch S. 368). Wahrscheinlich dem CT insgesamt überlegen.
– *Infektionen:* Knochenmark, Weichteile: Lokalisation, Ausbreitung. Sensitiver als CT. Genauere Lokalisation und bessere Auflösung als Szintigraphie; oft kombiniert mit dieser.
– *Traumatologie:* Hämatome, Schwellungen, Muskelrisse, Sehnenrupturen, Bandläsionen (untere Extremitäten), Kompartmentsyndrom (Seitenvergleich!).

2. Regional

– *Wirbelsäule:* Viele Probleme der Wirbelpathologie wie Infekte, Tumoren.
  – Kompressionssyndrome HWS, BWS.
  – Weichteile in- und außerhalb des Spinalkanales (siehe auch S. 586 und S. 661).
    – Extramedulläre Pathologie: Gute Darstellungsmöglichkeiten.
    – Intramedulläre Pathologie: Methode der Wahl, *ersetzt* die Myelographie (siehe Abb. 13.1).
– *Diskuspathologie:* Degeneration, Prolaps.
  – *Diskushernie:* CT im Detail genauer, im MRI aber gute Darstellung des NS (Duralsack, Rückenmark, Nerven) (Abb. 13.27). Myelographie dadurch praktisch nur noch sehr selten nötig.
– *Becken:* Tumoren (siehe S. 378 und S. 379), Infekte (siehe S. 670), Trauma (S. 680).
– *Femurkopfnekrose:* Erstes Zeichen (S. 740).
– Eventuell Hüftdeformitäten bei Kleinkindern.
– *Obere Extremitäten:*
  – Schulter (Rotatorenmanschette) z. Zt. (noch) keine eindeutigen Indikationen.

- *Knie:*
  - *Binnenläsionen:*

Auf T$_2$-gewichteten Bildern sind die *Menisken* sowie die *Bänder* (Kreuzbänder, Seitenbänder) deutlich zu erkennen als dunkle Strukturen gegenüber dem umgebenden Fettgewebe und der Gelenkflüssigkeit, welche hell erscheinen. Kontinuitätsunterbrüche (Risse) sind somit grundsätzlich sichtbar. *Probleme* bestehen derzeit (noch) mit der teilweise ungenügenden *Auflösung,* der Technik der Darstellung (Menisken, Bänder, Gelenkknorpel), hauptsächlich jedoch mit der *Interpretation* und damit der Treffsicherheit. Die Täuschungsmöglichkeiten sind recht groß (siehe S. 168 und S. 171). Technische Weiterentwicklung und zunehmende Erfahrung in der Beurteilung machen es aber wahrscheinlich, daß die Kernspintomographie, als nichtinvasive Methode, mit der Zeit die diagnostische *Arthroskopie mehr und mehr ersetzen kann* (siehe S. 790 und Abb. 13.23).

  - *Fuß:* Evtl. Sehnenverletzungen (siehe S. 866). Darstellung und Interpretation sind allerdings schwierig: auf Schnittbildern ist es fast unmöglich nachzuweisen, ob die Kontinuität einer Sehne erhalten oder unterbrochen ist (Abb. 13.28).

3. Einschränkungen

- *Metallimplantate:* Die entstehenden Artefakte stören die Bildgebung. *Bei liegenden metallischen Implantaten ist das MRT in der Regel nicht anwendbar.*
- *Artefakte* siehe S. 171.

Skelettszintigraphie

Während *Röntgenbild* und *MRI* die *Morphologie* des Skelettes darstellen, ist die Szintigraphie eine *funktionelle* Untersuchung: Sie zeigt den *Knochenumbau.* Damit ist sie von besonderem Interesse für die Orthopädie.

Das Prinzip

Es beruht auf der *Knochenaffinität* einer *Trägersubstanz,* welche mit einem geeigneten *radioaktiven Isotop* markiert ist und intravenös appliziert wird. Diese Verbindung reichert sich an Orten mit vermehrter Knochenbildung an. Ihre *Verteilung im Körper* kann dann mit einer Gammastrahlenkamera abgebildet werden.

Die entstehenden Bilder spiegeln ziemlich genau die *Osteoblastentätigkeit* im Skelett wider. Schon daraus geht hervor, daß es sich um eine *unspezifische* Untersuchungsmethode handelt, von der man keine fertigen Diagnosen erwarten kann. Hingegen gibt sie unmittelbaren Einblick in die normale und pathologische Knochenphysiologie. Damit ist sie in vielen Fällen eine ausgezeichnete Diagnostikhilfe.

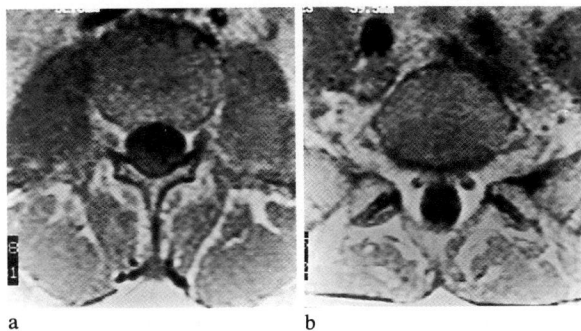

a   b

Abb. 13.27: *MRI-Querschnitte durch eine normale Lumbalwirbelsäule.*

a L1. Duralsack und zwei Nervenwurzeln im Foramen intervertebrale, Wirbelbogen und Dornfortsatz.

b L5. Zwei abgehende Nervenwurzeln neben dem Duralsack, Facettengelenke.

Das CT gibt ähnliche Informationen, ist jedoch weniger aufwendig.

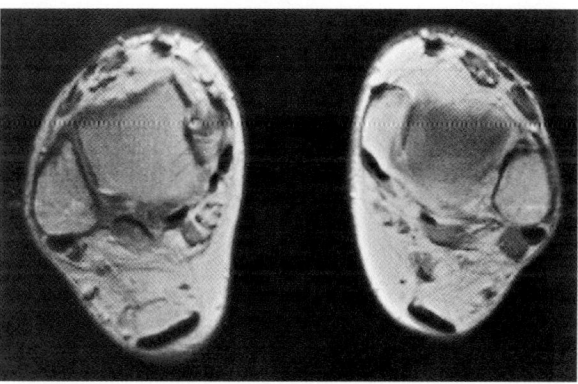

Abb. 13.28: *Normale Anatomie der Knöchelgegend im axialen (transversalen) MRT.*

TR: 1800 ms, TE 20 ms. Solche «intermediate weighted» Bilder eignen sich gut für anatomische Details.

Rechts liegt der Schnitt auf Höhe des *oberen Sprunggelenkes,* beide Malleolen sind zu sehen. *Links* ist die *Talusrolle* geschnitten. Hier ist der Malleolus medialis nicht mehr getroffen. Eine Reihe von Sehnen sind quer geschnitten und als schwarze Punkte oder Ovale zu sehen: Hinten, breit, die Achillessehne, laterodorsal die Fibularissehnen, medio-dorsal die Sehnen von m. flexor hallucis, m. flexor digitorum comm. und tibialis post., vorne diejenigen von m. tibialis ant. und der Zehenextensoren.

Zwei schwache horizontale Flußartefaktstreifen stammen je von a. tibialis und a. dorsalis pedis.

Das MRT des Fußes kann für die Diagnostik von *Weichteilen* und *Sehnen* eingesetzt werden.

Grundlagen

Schon lange ist bekannt, daß sich manche Substanzen, z.B. Vitalfarbstoffe, *im wachsenden Knochen anreichern.* Von allen bisher untersuchten chemischen Verbindungen haben sich *Disphosphonate* als besonders günstig erwiesen: Sie haben eine starke Affinität zum Knochen und werden offenbar *selektiv* an der *Mineralisationsfront* abgelagert. Der Mechanismus ist im einzelnen nicht genau bekannt. Als Tracerisotop hat sich wegen seiner günstigen physikalischen und chemischen Eigenschaften, vor allem wegen seiner Halbwertzeit von 6 Stunden, das *Technetium 99 m* im klinischen Betrieb durchgesetzt.

Etwa 2–4 Stunden nach der intravenösen Applikation hat sich die Substanz so im Knochen angereichert, daß ein *Abbild des gesamten Skelettes* hergestellt werden kann, auf dem die anatomischen Strukturen recht gut erkennbar sind. Die mit den heutigen Methoden erzeugten Szintigramme sind deshalb verhältnismäßig leicht lesbar, was als großen Vorteil anzusehen ist.

Die Verteilung der Markierungssubstanz im Körper hängt natürlich von der *Zeit seit der Injektion* ab: Auf dem *Blutweg* wird sie in die *Peripherie* verfrachtet, dort selektiv *angereichert* und schließlich durch die Nieren wieder *ausgeschieden.*

Im klinischen Betrieb werden üblicherweise zwei oder drei Phasen abgebildet, von denen vor allem die *dritte* für die Skelettdiagnostik interessant ist.

Das Dreiphasen-Szintigramm

1. Phase (flow): Wird das Szintigramm schon in den *ersten paar Sekunden nach der Injektion* als Sequenz aufgenommen, zeigt es die Verteilung der Tracersubstanz im *Gefäßsystem:* Es entspricht praktisch einer *Angiographie* und ist entsprechend *aufwendig.* In der Orthopädie ist dies selten nötig.

Die *2. Phase* wird einige Minuten, z.B. eine Viertelstunde später registriert. Sie entspricht der primären *Verteilung im Gewebe* (Blutpool) und wird auch als *Frühszintigramm bezeichnet. Hier kommen Gebiete mit gesteigerter Durchblutung* zur Darstellung, so auch die *Hyperämie* bei einer *Entzündung.* Damit läßt sich diese abgrenzen gegen andere, weniger aktive Prozesse am Knochen (Abb. 13.29).

Die 3. Phase: Die «*Spätphase*» soll die Verteilung 2–3 Stunden nach der Injektion zeigen. Sie reflektiert den *Knochenanbau,* also auch die Umbauvorgänge, welche nach Frakturen, bei degenerativen Vorgängen, ja bei den meisten Knochenkrankheiten regelmäßig in Gang kommen (vgl. «Knochenumbauvorgänge», S. 38). Sie ist deshalb für die Skelettdiagnostik besonders wichtig.

Diese *Spätszintigraphie* ist üblicherweise gemeint, wenn in der Orthopädie von Szintigraphie gesprochen wird.

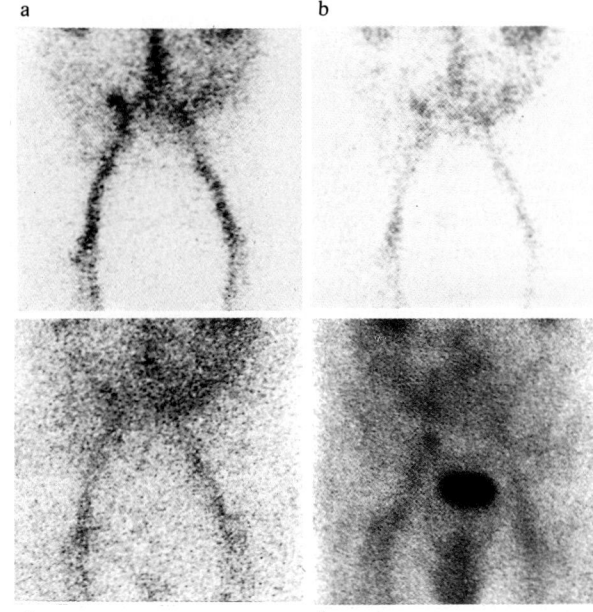

a   b

c   d

Abb. 13.29: *Frühszintigramm* eines Beckens, von ventral aufgenommen.

a   Das Bild 30 Sekunden nach der Injektion entspricht einer *Arteriographie:* Die Aorta und die beiden Femoralarterien sind sichtbar.

b   ½ Minute später.

c   nach 2½ Minuten: In der«Blutpool»-phase zeigen sich die Gebiete mit *peripherer Hyperämie,* z.B. bei *Infektionen.*

d   Szintigramm nach 15 Minuten. Periphere Verteilung noch deutlicher. Die Tracersubstanz ist bereits in Nieren und Blase angekommen. Das Skelett zeichnet sich noch nicht ab.

Das *normale Ganzkörperszintigramm* hat ein typisches altersentsprechendes Aussehen: Im *Wachstumsalter* sind alle Knochen, vor allem aber die *Epiphysen,* stark gezeichnet (Abb. 2.10a). Im Alter nimmt der Umbau ab, und damit auch die Zeichnung im Szintigramm (Abb. 2.10b). Die genaue Kenntnis des normalen Szintigrammes ist Voraussetzung für das *Erkennen von Abweichungen* von dieser Norm (Abb. 13.30).

Aussagekraft der Knochenszintigraphie

Abweichungen vom Normalen erscheinen bei lokalisierten Prozessen in den meisten Fällen als «heiße Herde»: Orte mit vermehrter Anreicherung der radioaktiven Tracersubstanz. Diese sind leicht zu erkennen, sofern das Bild technisch einwandfrei und *genau seitensymmetrisch* ist, so daß linke und rechte Körperhälfte miteinander verglichen werden können.

Da der lebende Knochen auf die meisten Läsionen, krankhafte wie traumatische, *mit gesteigerter Knochenneubildung reagiert,* welche spezifisch im Szintigramm erfaßt wird, erkennt man sofort «ob und wo etwas los ist» d.h. wo sich ein pathologischer Prozeß abspielt.

a   b

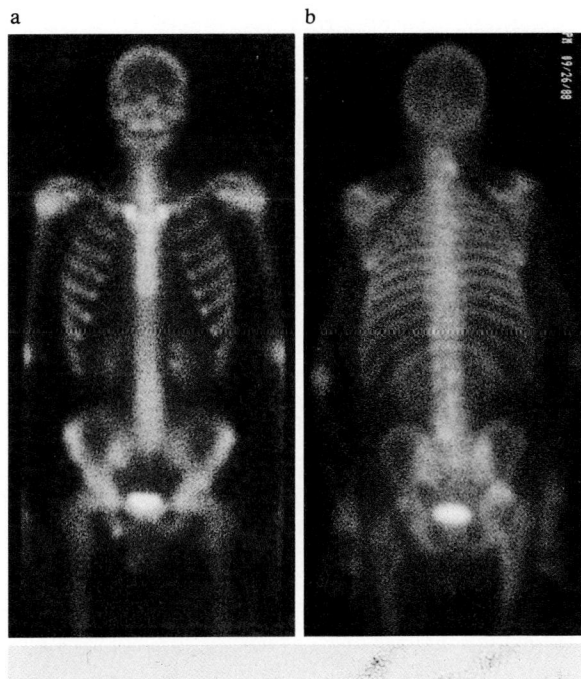

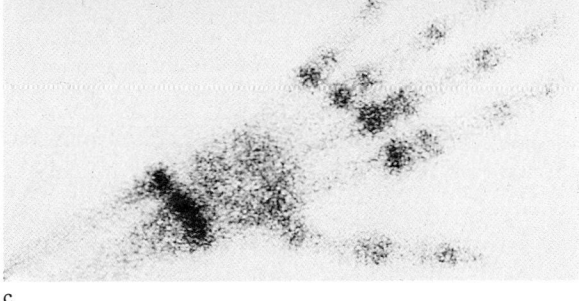

c

Abb. 13.30: *Das normale Szintigramm* gibt ein anschauliches Bild des ganzen Skelettes.

a) von *ventral,* bei einem 18jährigen Jüngling, b) von *dorsal,* bei einem 71jährigen Mann.

Oberflächliche Knochenpartien sind *kräftiger* dargestellt als die tiefer gelegenen. Das Bild entspricht also einer Kombination von Aufsicht und Durchsicht. In der Abbildung *von vorne* sind Gesichtsschädel, vorderer Schultergürtel, Sternum, vordere Rippenabschnitte, crista iliaca, os pubis und Hüftgelenke kräftig gezeichnet, in der *Rückansicht* die Schädelkalotte, Schulterblätter, Wirbelsäule, Rippen, Sacrum und die spinae iliacae dorsales. Andere Partien, besonders die langen Röhrenknochen, zeichnen sehr schwach, vor allem im Alter (vgl. auch Abb. 30.33). Alles sind genaue Abbilder des *normalen Knochenumbaues.*

Auch die Nieren sind erkennbar, entsprechend der Ausscheidung der Tracersubstanz, ebenso die Blase, je nach ihrem Füllungszustand.

Der in der Jugend intensive Knochenumbau ist vor allem an den *gelenknahen* Skelettabschnitten deutlich. Im *Wachstumsalter* sind die Wachstumszonen aktiv (vgl. Abb. 2.10).

c) *Hand* eines *17jährigen* Jünglings. Die *Epiphysenfugen* sind teilweise noch offen.

Die Szintigraphie ist die *sensitivste,* d.h. die empfindlichste Methode, um Knochenläsionen aufzufinden. Zudem erfaßt sie diese *früher* als andere Methoden.

Während im Röntgenbild und den übrigen bildgebenden Verfahren (CT, MRT) erst die *Folgen des Umbaus* zu sehen sind, zeigt das Szintigramm bereits den *beginnenden Umbau* an.

Überdies werden Defekte, z.B. in den Wirbelkörpern, im Röntgenbild erst sichtbar, wenn sie eine gewisse *Größe* erreicht haben, also relativ spät.

Andererseits meldet die Szintigraphie aber auch den *Abschluß* eines Umbauprozesses, die Normalisierung, worauf man bei den anderen bildgebenden Verfahren erst schließen kann, wenn sich der Befund stabilisiert und nicht mehr weiter ändert, also auch erst spät und im Nachhinein (Abb. 13.31).

Aus diesen Vorteilen der Szintigraphie ergeben sich ihre *Indikationsgebiete in der Orthopädie:*

- Untersuchung im *Frühstadium* bei unklaren Prozessen (z.B. Infektionen, schleichende und unsichtbare Frakturen).
- Dank der *hohen Sensitivität* eignet sich das Szintigramm vorzüglich als *Screening-untersuchung.*
- Beurteilung, ob ein Umbauprozeß noch *aktiv* oder schon *abgeschlossen* ist (Frakturheilung, bei Pseudarthrosen, entzündlichen Veränderungen, nach Operationen, bei Endoprothesen).

Die *Detailauflösung* ist zwar *nicht* mit jener anderer bildgebender Verfahren zu vergleichen. Sie genügt jedoch durchaus, denn *alle Prozesse,* die mit *Knochenbildung verbunden* sind – und das ist der größte Teil aller pathologischen Prozesse am Knochen – erscheinen, unabhängig von ihrer Ätiologie, lediglich als *uniforme Anreicherungsherde* im Szintigramm. Dieser Befund ist *unspezifisch* für eine bestimmte Krankheit, und die Szintigraphie somit ohnehin als *alleinige Methode für die Differentialdiagnose grundsätzlich wenig geeignet.*

Immer muß sie in *Verbindung mit dem Röntgenbild,* der *Klinik* und gegebenenfalls mit *anderen Untersuchungen* beurteilt werden.

Nachteile der Szintigraphie

- Die *Strahlenbelastung* entspricht einer etwas aufwendigeren Röntgenuntersuchung. Bei kleinen *Kindern* kann sie kritisch werden wegen der *Akkumulation in den Epiphysenfugen.*
- Die *lange Dauer der Untersuchung.* Die Patienten müssen lange unbeweglich liegen, was für manche sehr mühsam ist und besonders Kindern, älteren und sensibleren Menschen oft Schwierigkeiten macht.
- *Geringe Spezifität:* relativ viel positive Befunde ohne klinische Bedeutung.
- *Geringes Auflösungsvermögen* (siehe oben).

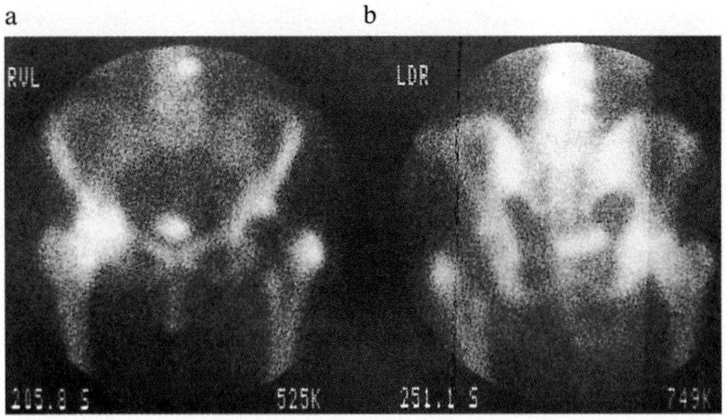

a b

Abb. 13.31: *Szintigraphie* des *Beckens* einer 72jährigen Frau.

a Ansicht von vorne (RVL = Rechts-Ventral-Links). Deutlich sind die vorderen Beckenkämme, die Schambeinäste, ein Herd in der Wirbelsäule, die Blase.

In der *rechten Hüfte* massive Isotopanreicherung. Sie entspricht einem Knochenumbau, mit entzündlicher und reaktiver Komponente, bei Arthrose infolge einer umschriebenen subchondralen Nekrose in der Tragzone des Femurkopfes. Diese ist so klein, daß der dadurch hervorgerufene «kalte Fleck» nur andeutungsweise sichtbar wird.

Linke Hüfte: Eine vor einem Jahr eingesetzte Totalendoprothese ist hingegen deutlich an der entsprechenden Aktivitätsaussparung erkennbar. Erhöhte Radionuklideinlagerungen im Bereiche des Trochanter maior und des Pfannendaches. Sie entsprechen einem Knochenumbau in der Folge der Operation, sowie periartikulären Verkalkungen.

Im Femurschaft findet jedoch kein vermehrter Umbau mehr statt, ein Zeichen dafür, daß die Prothese fest und stabil im Schaft sitzt. Eine Lockerung kann praktisch ausgeschlossen werden. So kann das Szintigramm für die Beurteilung des Prothesensitzes hilfreich sein.

b Das Szintigramm von *dorsal* her aufgenommen ergibt Rückansicht und Spiegelbild: Hier treten vor allem Sakrum und Wirbelsäule, hinterer Beckenkamm und Sitzbeine stärker in Erscheinung.

Eine quantitative Auswertung zeigt Abb. 13.34, das MRT dieser Patientin Abb. 13.25.

Diagnostische Applikation in der Orthopädie

Ihre *Indikation* hat die Szintigraphie in erster Linie als *Screening-methode* und in zweiter als zusätzliche Untersuchung für bestimmte klinische Fragestellungen:

1. Die Ganzkörperszintigraphie als Screening-methode
wird am häufigsten zur Suche nach *Skelettmetastasen* von knochenaffinen Tumoren, vor allem Mamma-Ca, Prostata-Ca usw. angewendet. Diese können damit früh und sicher erfaßt werden (siehe Kap. 7, «Tumoren»).

Bei *lokalisierten Affektionen* werden *gezielte Szintigraphien* gemacht:

2. Infektionen (Osteomyelitiden, Arthritiden).
Akute Infektionen geben sich im Szintigramm wesentlich *früher* zu erkennen als auf dem Röntgenbild. Dies kann, vor allem bei *Kindern,* in unklaren Fällen wichtig sein, damit die *Therapie frühzeitig begonnen* werden kann.

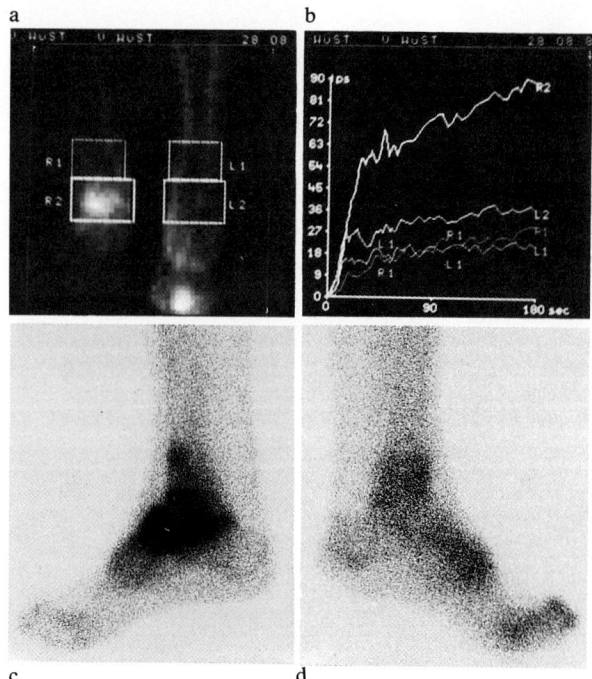

a b

c d

Abb. 13.32: *Szintigraphie bei Infektion* nach Sprunggelenkarthrodese rechts wegen posttraumatischer Arthrose.

a *Frühszintigramm.* Schon in den ersten Sekunden und Minuten reichert sich das Tc99m-MDP stark im hyperämischen Sprunggelenkbereich an.
(Als Nebenbefund erscheint ein zweiter Herd in einer Zehe links, welche die Frau vor wenigen Tagen an einem Tischbein anschlug. Er entspricht wahrscheinlich einer Fraktur.)
Der Anstieg der Radioaktivität nach der Injektion kann auch in einzelnen Abschnitten *gemessen* und damit *quantitativ* erfaßt werden. Das Areal R2 entspricht dem Sprunggelenk.

b Die *Verlaufskurve* in den *ersten drei Minuten* zeigt den *sofortigen Anstieg* der Konzentration der Tracersubstanz im Areal R2 gegenüber anderen Bezirken und gegenüber der linken Seite. Dieser Befund ist typisch für die *Hyperämie* bei *Infektionen.*

c *Spätszintigramm* 4 Stunden nach der Injektion. Massiv erhöhter Knochenmetabolismus im Bereiche des unteren Sprunggelenkes, weniger im arthrodesierten oberen. Ein Herd etwas oberhalb davon in der Tibia entspricht einem infizierten Schraubenloch.

d *Normale Aktivität* im gesunden linken Fuß.

Eine Differenzierung gegenüber anderen Affektionen ist im Szintigramm allerdings nicht möglich, doch spricht ein positives Frühszintigramm für eine Infektion (Abb. 13.32).

Für *diesen Zweck* wird auch *Gallium-67-Citrat* als *Markersubstanz* empfohlen, das sich in entzündlichem Gewebe anreichert, auch in den *Weichteilen*.

Zur Frühdiagnostik der Knochen- und Gelenkinfektionen, vor allem im Kindesalter, kann möglicherweise die Szintigraphie mit *Indium-111-markierten Leukozyten* beitragen. Diese sammeln sich in Eiterherden an. Die Methode ist zwar aufwendig, scheint aber sensitiv zu sein.

3. Frakturen

Die nach Knochenbrüchen sofort einsetzenden reparativen Vorgänge sind im Szintigramm gut zu erkennen. Bei eindeutigen frischen Frakturen sind Szintigramme selbstverständlich nicht nötig. Es gibt aber Knochenbrüche, die auf Röntgenbildern nicht zu sehen sind. Hier ist das Szintigramm die einzige Methode, welche die Diagnose zu stellen erlaubt. Zu diesen Brüchen gehören:

- *Schleichende Frakturen* (Streßfrakturen) die im Röntgenbild (noch) nicht sichtbar sind.
- *Frakturen ohne* oder mit *geringer Dislokation,* die im Röntgenbild nicht oder nicht eindeutig als solche zu erkennen sind, z.B. *Wirbelkompressionsfrakturen, Schenkelhalsfrakturen.*
- *Pathologische* Frakturen ohne adäquates Trauma, etwa bei *Osteoporose* (Wirbelbrüche).
- Multiple Frakturen bei kleinen Kindern (battered-child-syndrome bei Kindsmißhandlung).

4. Tumoren

Die Anreicherung geht einigermaßen parallel zu Ausmaß und Aktivität des Knochenanbaues. Diese variieren naturgemäß mit der Art und der Dignität des Tumors.

- Eine Abgrenzung *unklarer tumorähnlicher Veränderungen* ist manchmal möglich, indem diese in der Regel geringe oder *keine Aktivität* zeigen.
- Ein *Osteoidosteom* ist oft auf dem Röntgenbild kaum oder gar nicht erkennbar, kann aber mit Hilfe der Szintigraphie diagnostiziert und erfolgreich behandelt werden (siehe S. 373 und Abb. 13.33).
- Die *Tumordiagnostik* ist im übrigen komplex und stützt sich vorwiegend auf das Röntgenbild und andere bildgebende Verfahren. Eine eindeutige Unterscheidung zwischen benigne und maligne ist szintigraphisch *nicht* möglich. Die Szintigraphie kann deshalb nur als Hilfsuntersuchung gelten. Letztlich ist die *Histologie* entscheidend.
- Die Szintigraphie kann als *Screening* zur Tumor- bzw. Metastasensuche eingesetzt werden (Abb. 13.33).

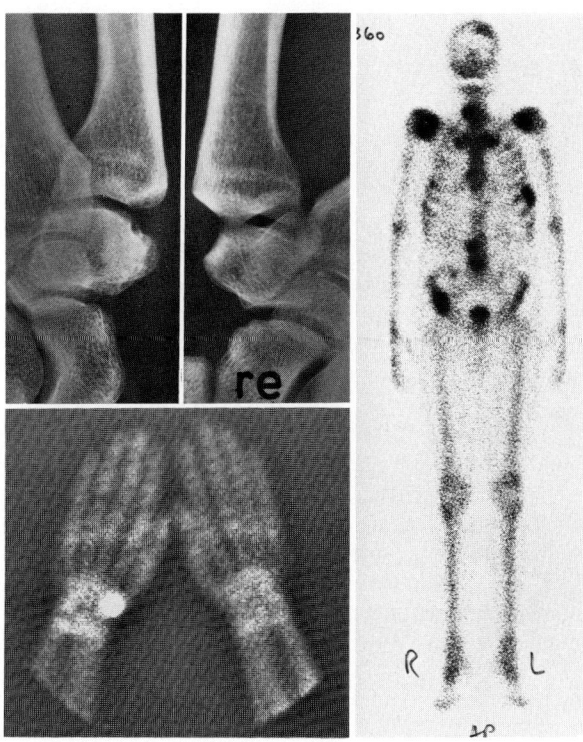

Abb. 13.33: *Szintigraphische Tumordiagnostik.*

Links: Die Diagnose eines Osteoidosteoms im Trapezium des linken Handgelenkes konnte im Röntgenbild nicht eindeutig, wohl aber mit Hilfe des Szintigrammes (unten) gestellt und auch nachträglich histologisch verifiziert werden.

Rechts: Die Ganzkörperszintigraphie ist eine geeignete Methode, um Skelettmetastasen zu suchen. Die bei diesem 62jährigen Mann im ganzen Skelett verstreuten Umbauherde zeigen osteoplastische Metastasen eines Prostatakarzinoms an.

5. Knochennekrosen

Größere ischämische Knochennekrosen können im Szintigramm Aussparungen (cold lesions) machen. Das MRI zeigt Knochennekrosen jedoch eindeutiger und ist für die Diagnose besser geeignet (Abb. 13.25).

6. Posttraumatische Zustände

Wenn eine Fraktur geheilt ist, nimmt die Knochenanbauaktivität auch im Szintigramm langsam wieder ab und normalisiert sich mit der Zeit. Dasselbe gilt für Osteotomien und andere Operationen am Knochen. *Störungen* der Knochenheilung lassen sich im Szintigramm erkennen:

Verzögerte Heilung und *vitale Pseudarthrosen* zeigen weiter starke Aktivität. Eine Klassierung der Pseudarthrosen ist mittels Szintigraphie möglich (siehe «Pseudarthrosen», S. 514).

Zur Abgrenzung von *posttraumatischen Infektionen* (Osteitis) kann die Frühszintigraphie (siehe Abb. 13.29) mithelfen, ebenso beim *Sudeck.*

7. Degenerative Veränderungen

Der gesteigerte Knochenan- und umbau ist im Szintigramm regelmäßig zu sehen. Die Veränderungen können jedoch meist schon im Röntgenbild eindeutig diagnostiziert werden.

8. Endoprothesen

Nach Einbau von Endoprothesen ist eine gesteigerte Knochenaktivität während längerer Zeit nachweisbar. Bei komplikationslosem Verlauf geht sie langsam zurück. Komplikationen wie Infektion, ausgedehntere periartikuläre Verkalkungen und Prothesenlockerungen manifestieren sich mit stärker gesteigerter Aktivität bzw. mit dem Ausbleiben der Normalisierung (Abb. 13.31 und Abb. 13.34).

Allerdings gibt es auch positive Szintigramme bei asymptomatischem Verlauf. Somit läßt sich eine Prothesenlockerung mittels Szintigraphie zwar nicht sicher beweisen, wohl aber weitgehend ausschließen.

Für die Indikation zum Prothesenwechsel sind *klinischer Befund* und *Röntgenbild entscheidend* (siehe auch S. 762).

9. Generalisierte Skeletterkrankungen, Systemkrankheiten

Die meisten dieser Krankheitsbilder sind von gesteigertem Knochenumbau begleitet und zeigen auch deutliche bis massive Befunde im Szintigramm, die oft typisch, aber selten spezifisch sind.

Für besondere Fragestellungen können Zielbilder gemacht werden. Eine *Quantifizierung* ist bei symmetrischen Körperabschnitten möglich, indem die kranke und die gesunde Seite miteinander verglichen werden.

Die nuklearmedizinischen Techniken werden ständig weiter entwickelt, womit auch Anwendung und Interpretation weiter verbessert werden können.

Näheres zur Bedeutung der Szintigraphie bei einzelnen Krankheitsbildern ist dort zu finden.

Zusammenfassend läßt sich sagen, daß die Szintigraphie eine *funktionelle, sehr sensitive, früh reagierende* aber *wenig spezifische* Untersuchungsmethode ist, die in der Regel nur zusätzlich zur klinischen und röntgenologischen Beurteilung eingesetzt wird.

Die Bilder sind verhältnismäßig leicht zu lesen, *aber nur im Zusammenhang zu interpretieren.* Umso wichtiger ist es für den behandelnden Arzt, Wesen und Indikation des Szintigramms, aber auch sein normales und pathologisches Bild zu kennen, denn der Nuklearmediziner kann ihm die *Verantwortung für die therapeutischen Konsequenzen nicht abnehmen.*

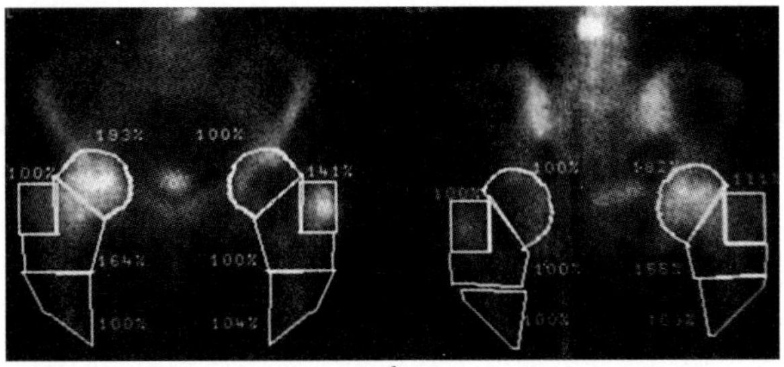

Sonographie

Auf der Suche nach unschädlichen, nichtinvasiven und nicht strahlenbelastenden Verfahren wurde mit der *Ultraschalluntersuchung* eine technisch relativ wenig aufwendige, billige und völlig harmlose Methode gefunden, welche man, bei so vielen Vorteilen, möglichst ausgedehnt angewendet sehen möchte, im Bestreben, andere, gefährlichere und kompliziertere Methoden zu ersetzen. Warum die Sonographie in der *Orthopädie* allerdings erst in einigen besonderen Gebieten Anwendung gefunden hat, wird zu erörtern sein.

Das Prinzip

der Sonographie gleicht dem Verfahren, mit welchem die Fledermäuse sich im Dunkeln zurechtfinden. Hochfrequente Schallwellen (5–10 Mega-Hertz) werden zielgerichtet auf die zu untersuchende Körperpartie ausgeschickt. Ihr *Echo* wird von der gleichen Apparatur nach dem Radarprinzip wieder empfangen und mittels Computer in ein zweidimensionales Bild umgesetzt.

Die Ultraschallbilder stellen die Anatomie wesentlich *anders* dar als etwa Röntgenbilder. Zur Darstellung kommen in erster Linie *Grenzflächen,* welche die Schallwellen reflektieren, jedoch keine dreidimensionalen Gebilde.

Die Auflösung und Präzision eines Röntgenbildes wird nicht erreicht, doch lassen sich manche Strukturen in den Weichteilen recht gut darstellen, vor allem Faszien, Muskelsepten, Bindegewebskapseln, aber auch Knorpel (Abb. 13.35):

a   b

Abb. 13.34: *Quantifizierung der Szintigraphie.*
Die Aktivität in einzelnen Arealen kann *gemessen* und dann mit der Gegenseite und anderen Arealen *verglichen* werden.
Gleiche Szintigraphie wie Abb. 13.31. a) von ventral, b) von dorsal. Im Hüftkopfbereich rechts wurde ventral eine Aktivität von 193% , dorsal eine solche von 182% gegenüber links gemessen. Der Wert links ist allerdings auch nicht normal, denn der Hüftkopf war entfernt und eine Totalprothese eingesetzt worden. Der Untersucher muß die *Klinik kennen,* um Fehlschlüsse zu vermeiden.
Im Trochanter links ist die Aktivität links 141% gegenüber rechts, vermutlich infolge postoperativer Verkalkungen. Im Schaft ist sie annähernd seitengleich, ein Zeichen, daß die Prothese fest sitzt.

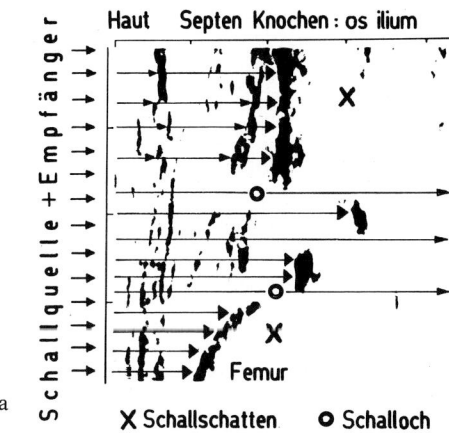

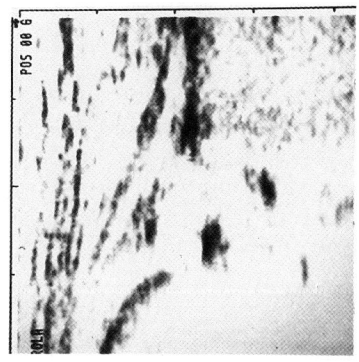

Abb. 13.35: *Sonographieprinzip.*

Rechtes *Hüftgelenk* eines *Neugeborenen,* Frontalansicht.

a) Schema, b) Originalsonogramm. Schallquelle und Empfänger lateral.

Reflexion der Schallwellen an den echogenen Strukturen (hier Muskelsepten, Faszien, Knochen). Dahinter Schallschatten (x). Echoarme Strukturen geben Schall-Löcher (o), hier z. B. der noch rein knorpelige Hüftkopf.

Die *Abbildung* der einzelnen Strukturen hängt von ihrer *Echogenität* ab, d. h. davon, wie stark sie die Schallwellen reflektieren:

1. *Totale Reflexion:* Knochen. Dahinter, im «Schallschatten», wird nichts mehr abgebildet.
2. *Teilweise Reflexion:* Faszien, Septen, Sehnen usw.
3. *Schwache Echogenität:* Muskulatur.
4. *Keine Signalreflexion:* Knorpel (Schalloch).

Technik

Empfohlen wird ein Schallwandler (Transducer) von 5 MHz. Höhere Frequenzen haben wohl etwas besseres Auflösungsvermögen, dringen aber nicht sehr tief ein (Größenordnung: 10 cm). Günstiger als Sektorschallköpfe mit divergierenden Signalen sind lineare Scans, die *parallele* Signale abgeben.

Damit ein gutes kontrastreiches Bild entsteht, müssen Grundverstärkung und Tiefenausgleich am Gerät eingestellt werden (die Signalintensität nimmt mit zunehmender Tiefe ab).

Das örtliche *Auflösungsvermögen* der Sonographie ist relativ gering.

Artefakte sind häufig und können erheblich stören (siehe unten).

Die Untersuchung

Sie erfolgt *dynamisch:* Der Untersucher führt den Schallkopf von Hand über die Haut, um die darunter liegenden Strukturen abzutasten. Dabei verfolgt er das Bild auf dem *Bildschirm.* Wichtig ist dabei die *Wahl der richtigen Ebene.* Nur in dieser ist eine Interpretation möglich und zulässig.

Ein *Vorteil* der Methode ist die Möglichkeit, *Funktion,* z. B. Verschiebungen in Gelenken, verfolgen zu können. Ihre *Beurteilung* ist allerdings *schwierig.*

Zur Ausmessung und *Dokumentation* wählt der Untersucher *einzelne* signifikante *Bilder* aus. Die so gewonnene Information ist abhängig von Apparatur, Technik und vor allem von der *Schnittebene.* Die *Interpretation* der Anatomie aufgrund der reflektierenden Grenzflächen sowie der Echogenität der Strukturen ist stark vom Untersucher und seiner Erfahrung abhängig, also mindestens teilweise *subjektiv.*

Die Sonographie muß somit als «*semi-objektive*» *Untersuchungsmethode* angesprochen werden (vgl. S. 157), im Gegensatz etwa zu einem Röntgenbild, einem rein objektiven Dokument. Da es nicht tunlich ist, die Filmaufzeichnungen aufzubewahren, stehen für spätere Beurteilung nicht die vollständigen Unterlagen zur Verfügung. Der behandelnde Arzt muß sich auf das Untersuchungsprotokoll und den Befundbericht abstützen, der auch später nicht mehr nachprüfbar ist. Die Untersuchung ist so gut wie der Untersucher.

Dies *schränkt* den Wert des Sonogramms zweifellos *ein* und ist sowohl bei der Indikation wie auch bei der Auswertung der Untersuchung für das weitere Vorgehen zu berücksichtigen.

Mindestens aber ist es für den auftraggebenden behandelnden Arzt vorteilhaft, wenn er die Bilder *selbst lesen* kann, denn die *Verantwortung* für die therapeutischen Konsequenzen kann ihm der Untersucher *nicht* abnehmen.

Artefakte

sind recht *häufig* und müssen als solche erkannt werden. Sie entstehen z. B. durch:

- Wiederholungsechos, die mehrmals reflektiert werden und deshalb tiefergelegene Strukturen vortäuschen.
- Dorsale Schallverstärkung z. B. hinter flüssigkeitsgefüllten Hohlräumen.
- Ankopplungsfehler, wo das Gerät nicht dicht an der Haut aufliegt.

- Artefakte, wo die Gewebsgrenzen nicht orthograd sondern schief getroffen werden.
- Echodifferenzeffekte (an den Randzonen gewölbter Objekte) usw.

Anwendungen in der Orthopädie

Ein wichtiger Vorteil der Sonographie liegt darin, daß sich knorpelige Strukturen darstellen lassen.

Sonographie der Säuglingshüfte

In den ersten Lebensmonaten bestehen Pfanne und Kopf des Hüftgelenkes noch fast ausschließlich aus *Knorpel.* Die *Sonographie* zeigt in diesem Zeitabschnitt, was im Röntgenbild noch nicht zu sehen ist. Sie soll dazu dienen, Kinder mit angeborener *Hüftluxation* und *-dysplasie frühzeitig* einer Therapie zuzuführen.

Ob die Ultraschalluntersuchung als allgemeine *Screening-Methode* bei allen Neugeborenen in Frage kommt, ist schon aus organisatorischen Gründen fraglich: Sie wäre außerordentlich aufwendig und wohl auch nicht absolut verläßlich. Zur *Abklärung der Risikofälle in den ersten Lebensmonaten,* wenn das Röntgen noch keine eindeutige Beurteilung erlaubt, hat sie sich jedoch *gut eingeführt* (siehe S. 711).

In der Regel werden Durchsichtsbilder auf weißem Grund angefertigt. Darauf lassen sich die Hilfslinien zum Ausmessen besser zeichnen (siehe Abb. 64.32).

Sonographie der Weichteile an den Extremitäten

Sie ergibt *weniger eindeutige Befunde.* Sie befindet sich noch im *Experimentierstadium.* Ihre Genauigkeit und Aussagekraft genügen wohl selten, um therapeutische Konsequenzen daraus ziehen zu können, hingegen kann sie dazu dienen, grob pathologische Veränderungen auszuschließen, so daß sich bei normalem Befund eine weitere Abklärung erübrigt.

Ihre Anwendung konzentriert sich zur Zeit auf zwei Gebiete:

Schultersonographie, hauptsächlich zwecks genauerer Darstellung der periartikulären Strukturen («Periarthritis humero-scapularis», Rotatorenmanschette) (Abb. 13.36). Ihr praktisch – klinischer Wert ist noch nicht genügend geklärt (siehe S. 526 und S. 532).

Sonographie zur Darstellung von *Sehnen, Muskeln, Fascien, Bursae* usw. an den Extremitäten:

Sehnenrupturen, Peritendinitiden, Flüssigkeitsansammlungen, Schwellungen usw. können Echodifferenzen geben. In unklaren Fällen kann das Sonogramm möglicherweise helfen (Seitenvergleich). Es ist jedenfalls billiger als das MRI. In der Regel sind aber Sehnenaffektionen, insbesondere Rupturen, mit der manuellen Untersuchung *klinisch* eindeutig zu erfassen.

Die Wahl des diagnostischen Verfahrens

«Tests are needed, when the answer will make a difference to management»   *Mercer Rang*

Am liebsten hätte man *spezifische* Methoden, d.h. solche, die einem die Diagnose auf dem Teller servieren würden. Daß man dies von den meisten Verfahren *nicht* verlangen kann, ist leicht einzusehen, wenn man deren Grundlagen und Arbeitsweisen bedenkt: Weder Röntgenkontrast noch magnetische Eigenschaften von Geweben oder Stoffwechselvorgänge sind spezifisch, in dem Sinn, daß sie eine eindeutige Diagnose liefern. Sie können nur im anatomischen und klinischen Zusammenhang Bedeutung bekommen.

1. Anatomie

Zur Diagnostik am Bewegungsapparat trägt in erster Linie die *genaue anatomische Abbildung* bei, d.h. das *Auflösungsvermögen* der einzelnen bildgebenden Verfahren, und *darin* wird das *konventionelle Röntgenbild* von keinem anderen Verfahren erreicht, dicht gefolgt vom CT, das auch auf Röntgenstrahlen basiert.

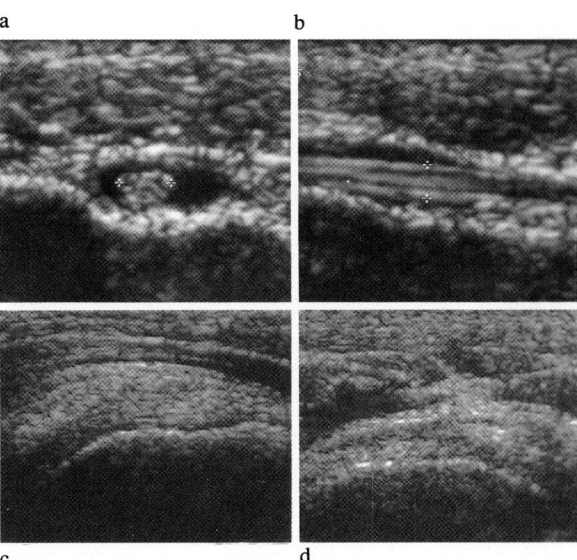

Abb. 13.36: Vier Bilder aus einer *Schultersonographieserie.*

a) Hier wurde die lange *Bizepssehne* im sulcus bicipitalis quer «beschallt», b) hier längs.

c) Längsschnitt, d) Querschnitt durch die *Supraspinatussehne.* Sichtbar sind: unten der Humeruskopf als deutliche echogene Kontur, darunter Schallschatten, darüber die Rotatorenmanschette, der M. Deltoideus und die Grenzschicht dazwischen. Im Längsschnitt (c) links der Schallschatten unter dem Akromion.

Die einzelnen Bilder sind nicht leicht zu interpretieren. Der Untersucher, der selbst die ganze Sonographie dynamisch durchführt, ist in einer besseren Lage. Ob allerdings die Diagnose stimmt, kann letztlich erst ein allfälliger Operationsbefund beweisen.

Anatomische Veränderungen am *Skelett* sind mit *Röntgenbildern* nach wie vor am besten zu beurteilen, was die überragende Bedeutung der Röntgenverfahren für die Traumatologie, die degenerativen Gelenkerkrankungen und viele andere Affektionen des Bewegungsapparates erklärt.

Die lange Erfahrung, die die Radiologie insgesamt, aber auch der einzelne Beurteiler im Lesen von Röntgenbildern hat, gibt diesem Verfahren einen Vorsprung, der nicht hoch genug eingeschätzt werden kann. Der große Vorteil liegt darin, daß *jeder* behandelnde Arzt Röntgenbilder zu interpretieren vermag, in genauer Kenntnis des Falles, womit er die besten Voraussetzungen für die Diagnosestellung hat. Diese Voraussetzungen sind bei den neueren, komplizierteren Verfahren *noch nicht* gegeben. Neue Darstellungsarten und andere Betrachtungsebenen sind zunächst ungewohnt und schwieriger zu lesen.

2. Pathologie

An zweiter Stelle steht die Möglichkeit, *pathologische von normalen Geweben zu unterscheiden.* Dazu ist die unterschiedliche *Kontrastgebung* der *Magnetresonanztomographie* gut geeignet.

3. Funktion

Funktionelle Untersuchungen können pathologische Prozesse erfassen *bevor* anatomische Veränderungen zu sehen sind. Im *Anfangsstadium* sind deshalb die auf Stoffwechselprozessen basierenden Verfahren, wie die *Szintigraphie,* den rein anatomischen überlegen. Dies ist wichtig z. B. bei Infektionen, Tumoren.

Voraussetzung für eine sinnvolle und erfolgversprechende Anwendung dieser komplexeren Verfahren ist eine *gute Zusammenarbeit* zwischen dem behandelnden Arzt und dem Radiologen schon bei der *Planung* der Untersuchung.

Es ist wichtig, daß der *Kliniker* die Möglichkeiten und Grenzen der einzelnen Verfahren kennt, und daß er dem *Radiologen* die klinischen Fragestellungen genau mitteilt.

Indikationsliste

Die folgende Liste erhebt keinen Anspruch auf Vollständigkeit. Sie kann nur einen bescheidenen Versuch darstellen, aus der Sicht orthopädischer Praxis eine ungefähre Richtung zu geben. Sie ist nur *eine* Möglichkeit unter vielen. Zweifellos ist manches kontrovers. Absolute Richtlinien gibt es nicht, die Indikationen werden laufend weiter geprüft.

Apparative Diagnostik

Indikationsliste bildgebende Diagnostik

1. Allgemein

– *ZNS* (Hirn, Rückenmark):	Magnetresonanztomographie (MRT)
– *Knochen:* grundsätzlich immer konventionelles *Röntgen,* evtl. Spezialaufnahmen, Tomographien	
Bei komplexen Läsionen:	Computertomographie (CT)
– *akute Prozesse* (Infektionen, okkulte Frakturen):	Szintigraphie
– *Aktivität:* Beurteilung eines Prozesses, bei Tumoren, Infektionen, Frakturheilung, Pseudarthrosen, Arthrosen:	Szintigramm
– *Knochennekrosen:*	MRT
– *Knochenmarkerkrankungen:*	MRT
– *Gelenke:*	Röntgen
evtl. Funktionsaufnahmen, Tomographien	
Bei komplexen Läsionen:	CT
– *Binnenläsionen:*	evtl. MRT, evtl. Arthrographie
Wenn aktive Therapie notwendig erscheint:	Arthroskopie
– *Weichteile:*	MRT (evtl. Sono, CT)
– *Tumoren* (Ausdehnung, Begrenzung, Infiltration, Diff. Dg.):	Röntgen, CT, MRT
– *Aktivität* (Dignität, Tumorähnliche):	Szintigramm
– *Metastasensuche, Osteoid-Osteom:*	Szintigramm
– *Infektionen:* im Anfangsstadium, wenn Röntgen noch negativ:	Punktion, Szinti, MRT
bald wiederholen:	Röntgen
– *Frakturen:*	Röntgen
evtl. Tomographie, bei komplexeren Verhältnissen:	CT
– *okkulte Frakturen:*	Szintigramm

(Fortsetzung)

2. Regional

– *Wirbelsäule:* evtl. Funktionsaufnahmen, Tomogramme	Röntgen,
– *Lokalisierte* Prozesse, instabile Frakturen:	CT
– *Diskushernie: LWS*	CT, MRT
– *HWS:*	MRT, CT
– *Wirbelkanal:*	CT
spezielle Probleme (selten)	Myelographie

CT und *MRI* konkurrenzieren sich teilweise:
Für *Querschnitte* hat das CT Vorteile: bessere Auflösung, Genauigkeit
Längsschnitte liefert das MRT:
für größere Abschnitte der WS, Wirbelkörper, Darstellung des ganzen Wirbelkanales usw.

– *Schulter:* Röntgen, Spezial- und Funktionsaufnahmen
  – *Rotatorenmanschette:* evtl. Sono (screening), MRI (senkrecht), Arthrographie, CT, Arthro-CT
  – *Instabilität:* MRT (horizontal), Arthro-CT

– *Ellbogen: Freie Gelenkkörper:* Arthro-CT

– *Hand:* Röntgen, evtl. Spezialaufnahmen
  – *Handgelenk, Radio-ulnargelenk:* evtl. Arthrographie
  – *Weichteile* (Sehnen): MRT

– *Hüftgelenk:* Röntgen. Komplexe Befunde: Tomo, CT
  – *Ischämische Nekrosen:* MRT
  – *Endoprothesen* (aseptische Lockerung, Infektion): Röntgen: Vergleich mit den postoperativen Bildern (siehe S. 762), BSR (siehe Abb. 13.5), evtl. Szinti
  – *Hüftdysplasie* beim Säugling: Sono

– *Knie:* Röntgen, Funktionsaufnahmen
  – *Binnenläsionen:* MRT, evtl. Arthrographie
    Wenn Therapie notwendig: Arthroskopie

– *Fuß:* Röntgen, Spezial- und Funktionsaufnahmen, Tomos
  – *Oberes Sprunggelenk:* Tomo
  – *Unteres Sprunggelenk:* CT
  – *Weichteile* (Sehnen): evtl. MRT, Sono

– *Einschränkung:* Bei liegenden metallischen Fremdkörpern (Osteosynthesematerial, Endoprothesen) sind CT und MRT wegen Artefakten nur beschränkt anwendbar

Ein Epilog

«Daran erkenn ich den gelehrten Herrn!
Was ihr nicht tastet, steht euch meilenfern;
Was ihr nicht faßt, das fehlt euch ganz und gar;
Was ihr nicht rechnet, glaubt ihr, sei nicht wahr;
Was ihr nicht wägt, hat für euch kein Gewicht;
Was ihr nicht münzt, das, meint ihr, gelte nicht.»
        Mephistopheles, in Goethe, Faust 2. Teil

Im Vorwort zu einem Buch über «Funktionsprüfungen» äußerte sich G. WEBER, ein bekannter Neurochirurg, kritisch über die wahllose Anordnung komplizierter Abklärungsuntersuchungen. Seine Gedanken sind beherzigenswert. In etwas gekürzter Form seien sie deshalb hier zitiert:

«Im modernen klinischen Betrieb mag der Eindruck aufkommen, daß sich die meisten diagnostischen Probleme nur mit mehr oder weniger komplizierten Apparaten meistern lassen. Methoden, die sich auf die unmittelbare Untersuchung des Kranken stützen, laufen Gefahr, in Vergessenheit zu geraten, obwohl der Arzt durch das Erheben einer sorgfältigen Anamnese, durch genaue Beobachtung seines Kranken und ein wenig Denkbarkeit die meisten orthopädischen Funktionsstörungen genau erfassen kann, wenn sie sich gewissermaßen als spontanes Experiment am Menschen manifestieren. Dient nicht manchmal die zusätzliche technisch – maschinelle Untersuchung nur einem Absicherungsbedürfnis?

Apparative Untersuchungen sind aus der heutigen Medizin kaum mehr wegzudenken. Sie sollen aber nicht wahllos, allein weil man sie auch machen kann, sondern immer aufgrund einer sorgfältigen Überlegung und mit gezielter Indikationsstellung eingesetzt werden, besonders dann, wenn sie für den Kranken belastend sind. In jedem Fall muß sich der Arzt fragen, wie weit sie den Patienten belästigen oder gar einem Risiko aussetzen, bevor er sie anordnet. Und immer muß er sich auch überlegen, ob das, was er wissen möchte, für die Behandlung und die Zukunft des Leidenden auch von Bedeutung ist, oder ob es diesen nur Unannehmlichkeiten, Zeit und Geld kostet. Denn Anwendung der medizinischen Technik um ihrer selbst willen befriedigt wohl den Spieltrieb des Arztes, dient aber nicht dem Kranken.

Diagnoseapparate liefern nicht immer eindeutige Resultate. Die Grenze zwischen einem noch physiologischen und einem schon krankhaften Befund ist unscharf. Manche Befunde liegen in dieser Grauzone. Wie soll sich der Arzt bei solchen Ergebnissen verhalten? Er muß sich entscheiden, ob der Grenzbefund in das gesamte klinische Bild paßt oder nicht. Und bevor er sich entschließt, eine neue Abklärungsspur zu verfolgen, muß er sich vergewissern, daß seine bisherigen Untersuchungsresultate ein weiteres Vorgehen rechtfertigen. Kommt es nicht gelegentlich vor, daß Grenzwerte weitere Untersuchungen nach sich ziehen, die in keinem vertretbaren Verhältnis zu den Beschwerden des Kranken stehen, auf diese nicht eingehen und schließlich zu unverhältnismäßigen Behandlungsmaßnahmen führen, die vielleicht mehr schaden als nützen und die Kosten des Gesundheitsdienstes in die Höhe treiben? Gerade bei apparativen Funktionsprüfungen liegt es beim Arzt, selbstkritisch zu bleiben und die Verhältnismäßigkeit seines Tuns zu bedenken.

Neue diagnostische Methoden werden zumeist in Forschungslaboratorien entwickelt. Von diesen gelangen sie in die Klinik. Der Praktiker muß sich im Rahmen seiner Fortbildung immer wieder mit neuen Methoden vertraut machen. Sie zu kennen, ist eine Verpflichtung für den Arzt, sie weise einzusetzen, ist seine Aufgabe. Sie dürfen und sollten den Patienten nicht ängstigen. Er ist aufzuklären, weshalb sie angeordnet werden. Er muß wissen, was gemacht wird und was mit ihm geschieht. Und man sollte ihm mit gutem Gewissen sagen können, daß diese Maßnahmen notwendig sind, um ihm zu helfen.

Bei ihrer Durchführung hat er ein Anrecht, die menschliche Anteilnahme des Arztes und des ärztlichen Hilfspersonals zu spüren. Die Resultate sind ihm mitzuteilen, denn er wartet darauf, sie zu erfahren, zu hören, was sie für ihn bedeuten und welche Konsequenzen sich ergeben. Dann fällt es ihm auch leichter, die Unannehmlichkeiten zu tragen, die mit manchen Untersuchungen verbunden sind. Denn diese sind nicht Endzweck, sondern Hilfsmittel, um ihm, dem kranken Mitmenschen, beizustehen.»

Hilfsuntersuchungen

Punktionen

zur bakteriologischen, serologischen und zytologischen Untersuchung von Gelenkergüssen, Empyemen und anderen Flüssigkeitsansammlungen (Bursen, Sehnenscheiden, Abszesse usw.).

Biopsien

für histologische Untersuchungen, vor allem aus:

- Tumoren (siehe S. 369)
- Knochen, z. B. Beckenkammbiopsie bei Osteoporose (S. 339).
- Muskel (Neuromuskuläre Erkrankungen).

Neurologische Elektrodiagnostik

Die *konventionelle Erregbarkeitsprüfung* ist weitgehend durch die *Elektromyographie* und die *Elektroneurographie* ersetzt worden. Beide haben *bestimmte, klar definierte Indikationen* und sollten auf diese beschränkt bleiben, denn sie sind aufwendig, unangenehm für den Patienten und können nur ganz bestimmte Fragen beantworten:

1. Elektromyographie (EMG)

Mit Hilfe von in den Muskel eingestochenen dünnen (0,6 mm Durchmesser) konzentrischen Nadelelektroden können die elektrischen Aktionspotentiale der spontanen und willkürlichen Muskelaktivität abgeleitet, aufgezeichnet und *qualitativ* sowie auch *quantitativ* analysiert werden. '

Bei vollständiger Unterbrechung der Erregungsleitung im zugehörigen Neuron (peripherer Nerv, Vorderhornzelle) treten nach etwa 2 Wochen typische *Denervationszeichen* auf. (Fibrillationspotentiale, Faszikulationen usw.). Diese geben Hinweise auf die *Art der Schädigung:*

- Motorische, neurogene Lähmungen lassen sich gegen Muskelschwächen anderer Genese: myogene (Myopathien, Nekrosen, Rupturen) sowie psychogene u. a. abgrenzen.
- Für die *Therapie* von Verletzungen peripherer Nerven und der entsprechenden Lähmungen ist die Kenntnis der Art des Schadens und seiner Prognose bedeutsam. Wichtige Hinweise können *wiederholte Elektromyographien* geben, mit welchen sich die *Denervation* sowie eine *Reinnervation* verfolgen lassen. (Siehe «Periphere Nervenlähmungen», S. 401).

Die *topographische Verteilung* von motorischen Ausfällen kann zur

- Abgrenzung von radikulären gegenüber peripheren Nervenschäden, sowie zur
- neurologischen *Höhenlokalisation* beitragen.

Apparative Diagnostik

2. Elektroneurographie

Die Bestimmung der *Reizleitungsgeschwindigkeit* eines peripheren Nerven (normal um 60 m/sec), mittels Reizung erst proximal, dann distal, und Ableitung vom Muskel, ist mit Oberflächenelektroden möglich. (Auch die sensible Leitungsgeschwindigkeit kann auf verschiedene Arten gemessen werden, z. T. auch mit Nadelelektroden).

Die Reizleitungsgeschwindigkeit hängt von der Dicke der myelinhaltigen Markscheiden ab und ist bei *Polyneuropathien* sowie lokal bei den *Kompressionssyndromen peripherer Nerven herabgesetzt.*

Für die *Indikation* zur operativen Dekompression ist diese Untersuchung deshalb von besonderer Bedeutung. (Siehe S. 403: «Kompressionssyndrome peripherer Nerven».)

3. Evozierte Potentiale

Durch periphere sensorische Reizung bzw. zentrale magnetische Stimulation können elektrische Potentiale im Hirn bzw. peripher evoziert werden. Ihre Registrierung und Beurteilung kann Hinweise auf Störungen der *Leitungsbahnen im Rückenmark* geben, etwa bei Rückenmarkskompressionssyndromen.

In der *Wirbelsäulenchirurgie* ist das intraoperative Monitoring zur Kontrolle der Rückenmarksfunktion wichtig geworden (siehe «Skoliose» S. 628).

- *Myokinesigraphie:* Palpation der Muskulatur während des *Gehens,* zur feineren Differenzierung von Motorik und Koordination. Diese Untersuchung ist an eine sog. *Rollgehbahn* (tapis roulant) gebunden, auf welcher der Patient marschiert, aber an Ort bleibt.

Die *Elektromyokinesigraphie* erlaubt die objektive Aufzeichnung der Muskelaktionen während des Gehens mittels Elektroden. Diese Untersuchung hat vor allem in der Erforschung der Physiologie des Gehens Bedeutung.

Die Arthroskopie

Mit geeigneten optischen Instrumenten ist die *Inspektion der Gelenkräume von innen* möglich. Die ersten Versuche führte bereits 1920 der Schweizer *Bircher* durch, doch erst dank der technischen Entwicklung der Systeme fand sie nach 1960 weite Verbreitung.

Geeignet dafür sind vor allem die großen Gelenke. Ihr großer Innenraum gewährt eine gute *Übersicht.* Deshalb ist die Arthroskopie in erster Linie in der Diagnostik von *Binnenläsionen* des *Kniegelenkes* wichtig geworden, sodann auch für das *Schultergelenk.*

Mit der Miniaturisierung der Optik sind auch die kleineren Gelenke der Arthroskopie zugänglich, doch hat sie hier bisher keine große praktische Bedeutung erlangt.

Da es sich um eine *invasive Methode* handelt, muß die Indikation dazu mit *Zurückhaltung* und nach strengen Kriterien gestellt werden. Obwohl der Eingriff eine geringe Morbidität aufweist, kommen Komplikationen doch immer wieder vor (Thrombosen, Embolien, Infekte). Die rein diagnostische Arthroskopie kann möglicherweise mit der Zeit durch bildgebende Verfahren (MRI) ersetzt werden.

Sinnvoll ist die Arthroskopie vor allem dort, wo die *Therapie* im *gleichen Eingriff* durchgeführt werden kann, also z. B. bei *Meniskusläsionen.* Die diagnostische Arthroskopie wird deshalb *ausführlich dort beschrieben* (siehe S. 791).

Laboruntersuchungen

- Blutbild, Senkungsreaktion: bei entzündlichen Erkrankungen verändert, bei degenerativen nicht
- Gerinnungsstatus: vor Operationen
- Serumchemie: bei Stoffwechselkrankheiten
- Serologie: rheumatische Erkrankungen
- Bakteriologie: Gelenkpunktate, Knocheninfektionen
- Liquordiagnostik
- Urinstatus usw.

Für Details wird auf die chirurgische, internmedizinische, pädiatrische und vor allem rheumatologische Literatur verwiesen.

Apparative Diagnostik

14. Tabellen zur Diagnostik

Lebensalter und Krankheiten

Die Mehrzahl der orthopädischen Krankheiten kommt nur in einem bestimmten Lebensalter vor, manche, z. B. die juvenile Epiphysenlösung, sind sogar auf eine ganz kurze Zeit des Lebens beschränkt. Vorher und nachher findet man sie nicht. So läßt sich aufgrund des Alters des Patienten bereits eine Reihe von Krankheiten ausschließen und oft auch schon eine *Wahrscheinlichkeitsdiagnose* stellen.

Es ist gut, diese Zusammenhänge zu kennen, denn sie sind nicht nur eine große Hilfe für die Diagnose, sondern auch für das Verständnis der Krankheiten. In der folgenden Tabelle ist eine Anzahl wichtiger Krankheiten einzelnen Lebensaltern zugeordnet.

Berücksichtigt ist der Zeitpunkt der *Manifestation,* nicht jener der Entstehung der Krankheit. Eine kongenitale Hüftdysplasie oder eine zerebrale Paralyse z. B. sind bereits bei der Geburt vorhanden, werden aber meistens erst später manifest (Tab. 8).

Tab. 8: Lebensalter und Krankheiten.

Geburt	*Kongenitale Schäden*	– Dysmelien – Klumpfuß – Hüftdysplasie und -luxation – Coxa vara – Tibiapseudarthrose – Osteogenesis imperfecta
	Geburtstrauma	– Hirnschäden (C. P.) – Geburtslähmungen (Plexus brachialis, obere und [seltener] untere Lähmung) – Frakturen (Klavikula, Humerus usw.)
Säuglingsalter		– kongenitale Hüftluxation – zerebrale Paralyse – septische Arthritis
Kindheit	Infekte Frakturen	– M. Perthes (Vorschul- und Schulalter) – hämatogene Osteomyelitis – Ellbogen
Adoleszenz		– Epiphyseolysis capitis femoris (Pubertät) – M. Scheuermann – Skoliose – habituelle Patellaluxation – M. Osgood-Schlatter, M. Köhler – Plattfuß, spastischer
junge Erwachsene		– Meniskusläsion (Jugendliche selten) – Diskushernie (Jugendliche und Alte selten) – Osteochondrosis dissecans (auch schon früher)
ältere Erwachsene		– degenerative Gelenkerkrankungen: Arthrosen, Spondylosen (junge Erwachsene meist nur sekundär)
Menopause		– Osteoporose – Osteomalazie – Gonarthrose
Alter		– Tumormetastasen – Frakturen: Schenkelhals, Radius, Humerus – Hemiplegie – Zirkulationsstörungen

Tabellen

Diagnosen, die man nicht verpassen darf

Die wichtigsten orthopädischen Krankheiten, welche rechtzeitig erkannt werden müssen, damit der günstige Zeitpunkt für die Therapie nicht verpaßt wird

Lebensalter	Krankheit	Diagnose
Bei der Geburt	Kongenitale Hüftgelenkluxation (Luxationsbereitschaft, instabile Hüfte)	– Abduktionshemmung der Hüfte – Schnappphänomen (Ortholanisches Zeichen) (siehe S. 710), Sonographie
Mit 3–5 Monaten	Kongenitale Hüftgelenkluxation (Luxationsbereitschaft, instabile Hüfte)	– Abduktionshemmung der Hüfte – Röntgenkontrolle (Hüftkopfkerne in diesem Alter sichtbar)
Erste Lebenswochen	Kongenitaler Klumpfuß	fixierte Equino-varus-Stellung des Fußes, nicht redressierbar (siehe S. 867)
Erstes und zweites Lebensjahr	zerebrale Parese	spezifische Reflexe im Säuglingsalter, abhängig von der Entwicklung des ZNS (siehe «Zerebrale Parese», S. 393)
Mit etwa 4–6 Jahren	Morbus Perthes (aseptische Nekrose des Hüftkopfes)	Schmerzen in Hüften oder Knie, Hinken – Beckenröntgen: Veränderungen des Hüftgelenkes (siehe «Morbus Perthes, S. 726)
Vor der Pubertät (Knaben 13–15 Jahre, Mädchen 9–12 Jahre)	Juvenile Hüftkopfepiphysen-lösung	Schmerzen in der Hüfte, evtl. nur im *Oberschenkel oder Knie,* Hinken 1. Klinisches Zeichen: Einschränkung der Innenrotation der Hüfte (am besten in Bauchlage bei gestreckter Hüfte zu prüfen) – Röntgen: Bei Verdacht immer *axiales Röntgenbild* (siehe «Juvenile Epiphysenlösung, S. 732)
Säuglingsalter und Kindesalter	Septische Arthritis Osteomyelitis Tbc-Arthritis	– septischer Zustand – Funktionsstörung – Veränderungen im Röntgenbild erst nach Tagen/ Wochen (siehe S. 351, S. 353 und S. 739)

Notfälle in der Orthopädie

Abgesehen von Unfällen (Frakturen und Luxationen usw.) sind Notfälle in der Orthopädie selten. Umso wichtiger ist es, die wenigen wirklichen orthopädischen Notfälle zu kennen und konsequent als solche zu behandeln.

Orthopädische Notfälle

- Akute Epiphyseolysis capitis femoris (siehe S. 732);
- eitrige Arthritis beim Säugling (siehe S. 353 und S. 739);
- Osteomyelitis im Kleinkindesalter (siehe S. 351);
- Ischiaslähmungen (Kompression durch Tumoren, bei Skoliosen usw.) (siehe S. 657);
- Rückenmarkskompressionssyndrome (siehe S. 405);
- Cauda equina-Syndrom (siehe S. 406);
- Phlegmonen (Sehnenscheiden) usw. (siehe S. 366);
- periphere Embolien (arterieller Verschluß).

Besondere Notfallsituationen nach Verletzungen:
- Schenkelhalsfrakturen bei Kindern (siehe S. 776);
- Frakturen und Luxationen mit Kompression von Nerven, Gefäßen (Ellbogen: Volkmannsche Kontraktur), Druck auf die Haut von innen (siehe S. 482);
- Instabile Wirbelfrakturen mit und ohne neurologische Symptome (siehe S. 674);
- offene Frakturen (siehe S. 479);
- Tibiafrakturen mit Dislokation und drohendem Hautschaden;
- Kompartmentsyndrome (Tibialis-anterior-Syndrom, siehe S. 850).

Tabellen

C. Orthopädische Therapie

15. Gespräch und Betreuung

«Therapie» soll hier in einem umfassenden Sinn verstanden werden als *Hilfe für den Patienten,* den Menschen in seiner persönlichen Situation, seiner Umwelt. Nur so bekommt unsere praktische ärztliche Tätigkeit ihren Sinn.

Im Verlaufe der rein wissenschaftlich orientierten Ausbildung des Arztes wird das kausale Schema: «Aus Untersuchung folgt Diagnose, aus Diagnose folgt Therapie» zu einem Reflex eingeschliffen, welche Gefahr läuft, vor allem im Spitalbetrieb, zur einzig wirksamen Richtlinie ärztlicher Tätigkeit zu werden und daneben andere Aufgaben vergessen zu lassen.

Mehr als die Hälfte aller Patienten – auch Eltern mit ihren Kindern – kommen zum Arzt in erster Linie um sich *beraten* zu lassen und brauchen keine «Behandlung». In manchen orthopädischen Fällen ist eine Heilung der Grundkrankheit auch gar nicht möglich, und trotzdem kann dem Patienten geholfen werden.

Das einfache Schema «Untersuchung → Diagnose → Therapie» mag für akute und lebensbedrohliche Krankheiten genügen. In der Orthopädie jedoch haben wir es nur selten mit lebensbedrohlichen Zuständen zu tun, dafür umso mehr mit chronischen, Jahre und Jahrzehnte dauernden, mehr oder weniger invalidisierenden Krankheiten, welche oft das Leben der Betroffenen tiefgreifend beeinflussen. Noch mehr als anderswo in der Medizin steht ein Mensch vor uns, dem wir aus einer Not – und sei sie «nur» psychisch – mit Rat und Tat helfen müssen, und nicht eine bestimmte Krankheit, die wir zu benennen haben, damit wir automatisch die Therapie im Lehrbuch nachschlagen können.

Beispiel: Eine poliomyelitische Restlähmung können wir nicht heilen, wohl aber eine daraus entstandene Beininstabilität und Gehbehinderung beseitigen durch eine Fußarthrodese. Die *Indikation* zur Operation ergibt sich nicht aus der Diagnose «Poliomyelitis», sondern aus der Funktionsstörung und ihrer Bedeutung für den Patienten im konkreten Fall. (Siehe «Funktionsdiagnose», S. 114.)

Während oft in der inneren Medizin mit dem Stellen der Diagnose die schwierigste Arbeit des Arztes geleistet ist und sich das weitere folgerichtig daraus ergibt, beginnt der wesentliche Teil der Aufgabe des Orthopäden meistens nach der Diagnosestellung erst.

Gespräch und Betreuung

Die *Hilfe,* die er seinen Patienten geben kann, fällt in eine der drei folgenden Kategorien:

1. Beratung und Beruhigung
2. Konservative Therapie
3. Operative Therapie

Die *erste Kategorie* ist in jedem Fall notwendig, sie wird vom Patienten immer erwartet, ist immer *wirksam* und – bei genügend Einfühlung und Takt – *unschädlich.*

Psychische Betreuung

Wichtig ist, daß der Arzt zuerst einmal auf die Klagen des Patienten eingeht (siehe «Orthopädische Symptome», S. 116).

Fast jeder Patient hat zu Beginn *Angst:* vor dem Kranksein und oft noch mehr vor dem Arzt und der Behandlung, besonders vor einer Operation. Dies vergessen wir Ärzte oft bei der täglichen Arbeit. Sobald wir selber Patienten sind, erfahren wir wieder, daß dies gar nicht «abnormal» ist.

Anormal für den Menschen ist vielmehr seine Situation in der Krankheit: Die Begrenzung seiner Existenz wird ihm mehr oder weniger drastisch vor Augen geführt. Er erlebt oder ahnt, daß dies im Grunde der «Anfang vom Ende» sei (Abb. 15.1).

Nichts greift so tief in sein Leben ein wie die Krankheit, und so sind psychische Reaktionen nicht erstaunlich sondern die Regel.

Eine akute Krankheit, ein Unfall, kann als Schock wirken. Noch tiefergreifendere Wirkungen haben

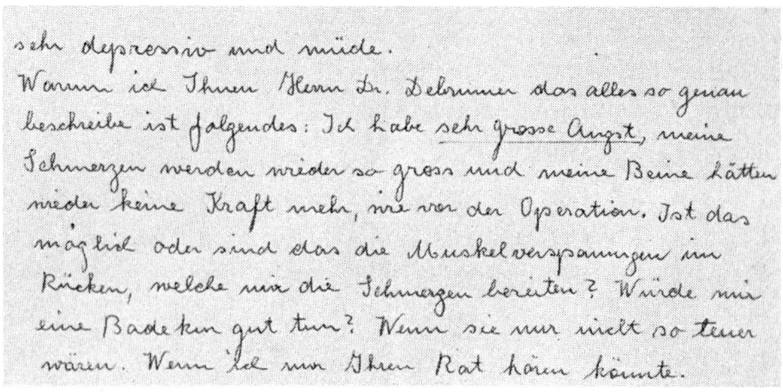

sehr depressiv und müde.
Warum ich Ihnen Herrn Dr. Debrunner das alles so genau beschreibe ist folgendes: Ich habe sehr grosse Angst, meine Schmerzen werden wieder so gross und meine Beine hätten wieder keine Kraft mehr, wie vor der Operation. Ist das möglich oder sind das die Muskelverspannungen im Rücken, welche mir die Schmerzen bereiten? Würde mir eine Badekur gut tun? Wenn sie nur nicht so teuer wären. Wenn ich nur Ihren Rat hören könnte.

Abb. 15.1: Die meisten Menschen können ihre Not, ihre Angst nicht formulieren. Viele Patienten sind nervös, depressiv, aggressiv, verwirrt, gehemmt. Viele reden, erzählen; wenige von dem, was sie bedrückt. Einige wenige können es schreiben. Die allermeiste und größte Not bleibt unausgesprochen.

aber lange dauernde, schmerzhafte, invalidisierende Krankheiten, und psychische Veränderungen treten nach einiger Zeit praktisch *bei jedem Patienten* auf.

Psychische Betreuung ist deshalb immer notwendig. Dazu ist auch der Nichtpsychiater ohne weiteres in der Lage (BLEULER): Es handelt sich ja in der Regel *nicht* um psychopathologische Reaktionen, sondern um *normale* psychische Reaktionen auf einen Ausnahmezustand. Was nottut ist keine Psychotherapie, sondern Verständnis, Einfühlung, rein menschliche Anteilnahme sowie die sichere ruhige Führung durch den fachlich kompetenten Arzt.

Mit Etiketten wie «psychische, funktionelle oder hysterische Überlagerung» usw. wird dem Patienten die Schuld am Versagen der Behandlung zugeschoben. Sie verraten meistens Unsicherheit, mangelnde Kompetenz und Ungeduld des Arztes.

Ein *Vertrauensverhältnis* zwischen Patient und Arzt wird dadurch unmöglich und jede weitere «Behandlung» aussichtslos.

Bei diesen Fällen handelt es sich meistens um:

- Fehlende oder falsche Diagnose;
- Unzweckmäßige Therapie;
- Ungenügende psychologische Führung,
- Versuch, dem Patienten die Wahrheit ganz oder teilweise vorzuenthalten (z.B. bei Komplikationen);
- Schwierigkeiten finanzieller Art, z.B. die ungenügende Versicherungsdeckung, besonders bei Leistungskürzung oder -ablehnung aus juristischen Gründen, welche vom Standpunkt des Patienten aus kaum verständlich und ungerecht sind;
- Monate- und jahrelang dauernde, schmerzhafte therapieresistente und invalidisierende Leiden, z.B. nach schweren Unfällen, gehen praktisch immer mit psychischen Veränderungen einher. Diese sind aber nicht die *Ursache* der Schmerzen sondern die *Folge* eines desperaten Zustandes, der den «Knick in der Lebenslinie» bewirkt hat.

Zur *Behandlung* dieser Fälle wird am besten zuerst die *Ursache* der Überlagerung beseitigt, d.h.: die richtige Diagnose gestellt, eine zweckmäßige (somatische) Therapie angewandt usw., kurz, die fachliche Autorität muß wiederhergestellt werden, in welche der Patient Vertrauen haben kann.

Diese Situation erheischt meistens einen *Arztwechsel.* Oft führt ihn der Patient von sich aus durch. Es ist aber sicher nicht falsch, wenn der Arzt selbst dazu rät und den Patienten einem Kollegen überweist. Es braucht *nicht* unbedingt ein Psychiater zu sein.

Zweifellos *gibt* es Patienten, die tatsächlich psychisch krank sind und deshalb somatisch nicht gesund werden können. Bei diesen wird ein Psychiater zu helfen versuchen müssen.

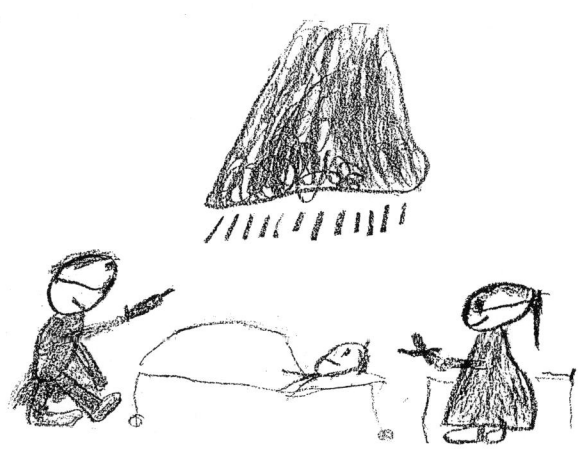

Abb. 15.2: *Ein Kind zeichnet seine Eindrücke im Spital:* Die große OP-Lampe, das Bett in der Mitte. Die Schwester steht am Kopfende, der Arzt nähert sich mit vorgehaltenem Instrument von der anderen Seite.

Verschiedene Interpretationen lassen sich unschwer finden. Kinder haben hauptsächlich Angst, wenn sie *nicht wissen,* was auf sie zukommt. Sie nehmen es aber auch übel, wenn man ihnen verspricht, es tue nicht weh, und es tut dann doch weh.

Die «*normale» psychische Betreuung jedes Patienten durch seinen Arzt* hat jedoch nichts mit Psychiatrie, wohl aber mit Psychologie zu tun. Sie ist *Voraussetzung* für jeden Behandlungserfolg und wird in zwei Formen angewandt:

1. als alleinige Behandlung in Verbindung mit einer sachlichen Information und *Beratung,* wenn keine somatische Therapie angezeigt ist.
2. als psychologische Führung und Beruhigung vor, während und nach somatischen Therapiemaßnahmen, insbesondere Operationen (siehe Abb. 15.2).

Der größte Teil der Betreuung findet statt in der

- orthopädischen Sprechstunde, ein kleiner Teil während der
- Visite am Krankenbett.

Die orthopädische Sprechstunde

Arzt sein ist eine *soziale Funktion.* Sie wird als zwischenmenschliche Beziehung wirksam, und zwar (faktisch und juristisch) als *Auftrag* des Patienten an den Arzt. In der *Begegnung* von Patient und Arzt ist die *Sprechstunde* das *erste,* das *zentrale* und *wichtigste* Ereignis. Alle weiteren Ereignisse werden darin festgelegt und sind nur Folgeerscheinungen, z.B.: Weiterführen des Auftrages in Form von Behandlung, mit Erfolg oder ohne, Einschaltung von Versicherungen, Überweisung, Arztwechsel durch den Patienten, Bezahlung oder Nichtbezahlung eines Honorars, Strafklagen und Prozesse: darüber fällt die Entscheidung fast immer schon in der ersten Sprechstunde. Deshalb ist es nicht nur für den Patienten, sondern auch für den Arzt wichtig, was in dieser «Sprechstunde» geschieht.

Die volle Stunde steht aus praktischen Gründen nicht regelmäßig zur Verfügung. Eine halbe Stunde sollte es eigentlich das erste Mal sein, und eine Viertelstunde wäre schon ein Minimum. Wenn die «Sprechstunde» zur «Spritzminute» degeneriert, ist ärztliche Tätigkeit und «Begegnung» nicht mehr möglich.

Das Wort «Sprechstunde» hat seinen Sinn: Es sollte vor allem *gesprochen* werden: zuerst vom Patienten, dann vom Arzt, schließlich im Zwiegespräch. Der Arzt muß deshalb zweierlei:

1. Sein *Gehör* leihen dem Patienten;
2. Mit seinem *Wort* wirken.

Beides ist ungemein schwierig und wichtig zugleich.

– *Das Zuhören* verlangt eine gewisse Demut vom Arzt. Er muß auf die Stufe des Patienten heruntersteigen, falls er sich auf einer höheren vermutet. Es verlangt viel Geduld (u. a. weil der Patient nie erzählt, was der Arzt hören will). Aber es bringt wesentliches, unter anderem:
  – Das Vertrauen des Patienten;
  – Den Schlüssel zur Diagnose;
  – Erkennen der psychischen und sozialen Situation des Patienten;
  – Der Arzt erfährt, was der Patient eigentlich *will;*
  – Aus dem Vorstehenden ergibt sich, was der Patient tatsächlich *braucht;*
  – Das Wichtigste ist nicht selten, daß der Patient überhaupt jemandem seine Nöte klagen darf. Damit ist ihm schon sehr viel geholfen.

• *Das Wort* des Arztes wiegt beim Patienten (auch heute noch) erstaunlich viel. Es schneidet schärfer als sein Skalpell. Es ist deshalb nicht unbillig, daß er es tatsächlich auf die Goldwaage legt und sich unüberlegter unnötiger Äußerungen enthält. Dies ist vor allem deshalb eine schwierige und heikle Aufgabe, weil dem Arzt nur wenig Zeit zum Überlegen bleibt: ein Zögern und eine Unsicherheit wird vom Patienten sofort mit Argwohn registriert, wirkt noch stärker als ein ausgesprochenes Wort und kann nicht mehr ausgelöscht werden.

Das *Wort* ist die erste, manchmal die wichtigste *Therapie,* es ist nötig für folgendes:
– Das Vertrauen des Patienten zu gewinnen und zu stärken;
– Eine Bestätigung: «Ich habe Dir zugehört und Dich verstanden», und damit
– das Eingehen auf den Patienten und seine Nöte als moralische Unterstützung;
– Der Patient wünscht und braucht eine *Erklärung* seiner Krankheit, ihrer Implikationen, Folgen und ihres langfristigen Verlaufes in *einfa-*

chen, verständlichen Worten zu seiner *Beruhigung,* und damit er sein Leben danach einrichten kann.
– Er wünscht und braucht eine *Führung* durch seine Krankheit. Obwohl er grundsätzlich alle Entscheide hinsichtlich Behandlung usw. selber fällen muß, ist er damit in den meisten Fällen einfach *überfordert* (z. B. Operationsindikationen, siehe S. 239).
– die *Mitarbeit* des Patienten ist Voraussetzung für die vorgesehene Behandlung. Sie wird im *Gespräch* gewonnen.

Selbstverständlich bedarf eine einschneidende Therapie, welche auch Gefahren in sich schließt, wie z. B. eine Operation, eines einläßlichen Gespräches (siehe S. 122 ff.).

• *Visite am Krankenbett*

Die meisten Kliniken, wo orthopädische Operationen durchgeführt werden, dienen gleichzeitig als Lehrstätte für junge Ärzte und Personal. Dies hat dazu geführt, daß auch die Visite am Krankenbett der Ausbildung dienlich gemacht wird. Das Bild ist bekannt: Der Chefarzt mit seinen Trabanten, früher lateinisch, heute englisch sich unterhaltend. Aber auch ihr Deutsch wäre dem Patienten unverständlich, jedenfalls wird mehr *über* ihn, als *mit* ihm gesprochen.

Eine Krankenvisite, bei welcher der behandelnde Arzt, eventuell ein älterer Arzt mit einem jüngeren Assistenten, dazu die Stationsschwester, wenn möglich auch die Physiotherapeutin und die Fürsorgerin anwesend sind, ist zweckmäßig: Alle Probleme des Patienten können besprochen und gelöst werden.

Daß die Art und Weise, wie die traditionelle Chefarztvisite an manchen Kliniken heute noch durchgeführt wird, stark der Kritik ausgesetzt und überdacht werden muß, zeigt ein kürzlich von allen Seiten engagiert geführter Briefwechsel in einer renommierten Tageszeitung[1]. Ansätze zur Remedur finden sich an mehreren Stellen. Zu den wichtigsten gehören:

1. Wir Ärzte sollten uns vielleicht etwas mehr in die Gedankenwelt des einzelnen Patienten hineinzudenken versuchen. Aus diesem Grund scheinen einige Bemerkungen dazu hier nicht ganz überflüssig. Siehe auch S. 121: «zur Anamnese».

2. Ausbildung und Organisation: Die *Auslese der leitenden Kader* ist fast ausschließlich auf fachliches Wissen ausgerichtet. Dies führt zu einer entsprechend *einseitigen Ausbildung* der Ärzte. Beides ist weitgehend von den Universitäten und ihren Habilitationsusanzen geprägt, welche naturgemäß das rein fachliche Denken fördern.

Wenn Vorgesetzte erkennen lassen, daß sie auch die menschliche Dimension des Arztseins ernstnehmen, geben sie damit den jüngeren Kollegen Gele-

Gespräch
und
Betreuung

genheit, auch diese Seite ihres Arzttums zu entwickeln. Das Vorbild kann fortwirken. Bei Wahlen zu höheren Weihen wären solche Gesichtspunkte mit einzubeziehen.

3. Der «Chefarzt» – Direktor, Dozent, Forscher, Autor, Operateur, verantwortlicher behandelnder Arzt für seine privaten, aber auch die allgemeinen Patienten, letzte fachliche Instanz, Vorsitzender verschiedenster Komissionen, oft auch noch Bauherr, Personalchef und Klagemauer, alles in Personalunion – muß entlastet werden. Wie aber das? Eine Knacknuß, die geknackt werden wird, wenn nicht von uns Ärzten, dann von Verwaltung und Politikern.

Beratung des Patienten

Die *sachliche Beratung* des Patienten ist Voraussetzung für jede weitere Tätigkeit des Orthopäden. Sie hat zum Zweck:

1. Die *Erklärung* des Krankheitsgeschehens zur Beruhigung des Patienten und um seine Mitarbeit für die Therapie zu gewinnen.
2. *Anweisungen* für zweckmäßiges Verhalten, evtl. Selbsttherapie, Arbeit, Beruf usw.

• *Die Erklärungen* müssen in erster Linie dem Auffassungsvermögen des Patienten entsprechen und ihm verständlich sein. Häufig gilt es, zuerst allerlei Mißverständnisse und falsche Vorstellungen zu beseitigen. Klare Information ist die Grundlage des Vertrauens zwischen Patient und Arzt. Der Arzt muß nicht unbedingt den wissenschaftlich genauen Namen der Krankheit erwähnen, aber Angaben über ihre Wirkungsweise, ihre Auswirkungen für seine Lebensweise, seine Arbeit und vor allem über mutmaßlichen Verlauf und Dauer der Krankheit machen.

Krankheiten und Heilungsprozesse verlaufen fast immer *langsamer* als Patient und Arzt es wünschen. Immerhin hat es der Arzt etwas leichter, sich in *Geduld* zu üben. Eine wichtige Aufgabe ist es, diese so gut als möglich auch dem Patienten zu vermitteln. Ein unabsehbares Krankenlager ist schlecht zu ertragen. Nur die *Unterteilung* und *Strukturierung* einer unendlich scheinenden Zeit kann helfen. Ein *Therapieplan* mit zeitlich möglichst genau festgelegten Etappen, schrittweiser Steigerung der Bewegungstherapie, z.B. wöchentliche, wenn auch kleine, Teilziele in der Rehabilitation und sukzessive Steigerung der Anforderungen. Auch ganz geringe *Fortschritte* müssen regelmäßig registriert werden. Dem Patienten bedeuten sie Bestätigung seiner Hoffnung, Ansporn und Richtung auf ein *Ziel* hin, nämlich *Unabhängigkeit* von seiner Umgebung und *Arbeitsfähigkeit*.

Vom ersten Tag an muß sein Blick darauf gerichtet sein. Wenn er es nicht von selbst tut, muß der Arzt ihn dazu anhalten.

Angaben über Nutzen, Dauer und Auswirkungen einer *Therapie* sind ebenfalls notwendig, vor allem wenn eine *Operation* geplant ist. In diesem Fall muß der Patient auch auf mögliche Gefahren hingewiesen werden (siehe dazu auch S. 242).

• *Die Beratung* erstreckt sich auf folgende Fragen:

– *Ernährung*, Diät: Dies interessiert die Patienten sehr. Sie erwarten Erklärungen und Ratschläge. Selten ist in der Orthopädie eine spezifische Diät nötig, es sei denn für eine Abmagerungskur.
– *Bewegung oder Ruhe?* Beides sind Heilverfahren par excellence. Oft ist die richtige Kombination entscheidend (siehe S. 201). Für den Patienten ist dies manchmal nicht leicht zu begreifen. Er braucht einfache, verständliche Erklärungen und genaue Anweisungen.
– *Belastung:* Ob, wieviel und wie lange ein Bein z.B. nach einer Fraktur oder Operation belastet werden darf, ist für die Heilung entscheidend. Die Instruktion mittels einer *Bodenwaage* ist sehr wertvoll (siehe Abb. 17.14).
– *Verhaltensweise:* Wie man z.B. bei einem Rückenleiden eine Last vom Boden aufhebt, wie man zweckmäßig sitzt, wie man bei Beinleiden regelmäßig hochlagern soll usw. Von solchen Anweisungen hängt oft das Wohlergehen der Patienten ab.
– *Bekleidung:* Elastische Strümpfe sind zur Behandlung des sog. «Beinleiden» (Varikosis, Ödeme) unentbehrlich. Es gibt Modelle, welche annähernd elegant aussehen.
– *Das Schuhproblem* ist ein leidiges. Keinem Arzt ist es noch gelungen, eine Frau soweit zu überzeugen, daß sie genügend große Schuhe trägt. Und wäre das noch möglich, so findet sie auf dem Markt keine, wenigstens keine, welche sie tragen würde. Manche Spezialgeschäfte haben in dieser Richtung etwas größere Auswahl als andere.

• *Schuhabänderungen* und *Einlagen* zu verschreiben gehört zu den täglichen Aufgaben des Orthopäden (siehe S. 888). *Spreizfuß-* und *Knickfußeinlagen* sind aber recht einfache Hilfsmittel, und es ist nicht einzusehen, warum ein Allgemeinpraktiker, ein Chirurg oder sonst ein Nichtorthopäde sie nicht auch verschreiben sollte, so gut wie jedes Sanitätsgeschäft serienweise vorgefertigte Einlagen verkauft, offenbar mit Erfolg. Falls solche *nicht* genügen, kommt der Patient ohnehin früher oder später zum Orthopäden.

• *Maßschuhe* sind teuer, gute Maßschuhmacher rar. Es gilt, eine Versicherung zu finden, welche sie zahlt und einen guten Orthopädieschuhmacher mit nicht zu langen Lieferfristen. Maßschuhe können auch ganz elegant gemacht werden und sind für viele Füße die einzig tragbaren Schuhe.

• *Leibbinden* halten warm, *Bandagen* und *Korsette* geben Halt (siehe S. 235). Beides ist bei Rückenschmerzen ausgezeichnet und wird oft und gern getragen. Falsch ist das Vorurteil, daß die Rückenmuskulatur unter einem Korsett zugrunde geht. Bei Kreuzschmerzen ist ein Korsett oder mindestens eine Bauchbandage praktisch immer besser als nichts, und es ist unsinnig, es dem Patienten zu verbieten, wenn er damit weniger Schmerzen hat.

• *Behandlungsmöglichkeiten zu Hause:* Es ist für die Patienten sehr wichtig, daß sie selbst zu ihrer Gesundung etwas beitragen können. Die Mitarbeit und Mitverantwortung des Patienten für den Heilungsprozeß, auf die der Arzt angewiesen ist, kann so gewonnen werden. Eine Menge alter und neuer unschädlicher Hausmittel steht zur Verfügung: Salben und Öle für Einreibungen, Pflaster, Umschläge, Bäder, Verbände usw., dann vor allem regelmäßige Bewegungs- und Muskelübungen (Abb. 15.3).

• *Die Arbeit: Orthopädische Leiden stehen weit an der Spitze aller Invaliditätsursachen.* Im Einzelfall besteht fast immer eine Behinderung für eine bestimmte Bewegung, eine bestimmte Tätigkeit, z. B. Lasten heben, ganztägiges Stehen, gewisse Handfertigkeiten usw., wobei der Patient aber eine geeignete Arbeit ohne weiteres auszuüben imstande ist, wenn auch vielleicht nur während beschränkter Zeit.

Für den Patienten ist es von vitaler Bedeutung, daß er arbeiten kann. Die Aufgabe des Arztes besteht darin, im gemeinsamen Gespräch mit dem Patienten, gegebenenfalls auch mit dem Arbeitgeber, einer Fürsorgestelle, dem Berufsberater und der zuständigen Versicherung, die praktischen Arbeitsmöglichkeiten des Patienten abzuklären. Der Arzt muß sich zu diesem Zwecke den Arbeitsplatz und die Arbeit im Detail schildern lassen, aber auch die individuellen Möglichkeiten des Patienten auf dem Arbeitsmarkt aufgrund seiner psychischen, intellektuellen und sozialen Situation mit ihm gemeinsam aufsuchen.

• Die *Arbeitsfähigkeit* muß *kurzfristig* beurteilt und bescheinigt werden. Sie wird üblicherweise in Prozentzahlen ausgedrückt. Es ist gut, wenn sich der Arzt eine Vorstellung davon verschafft, was z. B. eine «50%ige Arbeitsfähigkeit» bedeutet. Versicherung und Arbeitgeber verstehen darunter einfach: halbes Taggeld, halben Lohn, halbtägige Arbeit. Dies funktioniert aber nicht immer, z. B. wenn der Patient seine bisherige Arbeit (noch) gar nicht, eine leichtere, geeignete aber ganztags ausüben könnte. So bleibt der Patient schließlich viel länger arbeitsunfähig geschrieben als nötig.

Sinnvoller ist in diesen Fällen, eine genauere, qualitative Umschreibung der Arbeitsfähigkeit (z. B. keine Lasten heben, nicht ganztags stehen usw.). Nicht selten ist der Arbeitgeber dann in der Lage und willens, den erst teilarbeitsfähigen Patienten so zu beschäftigen, zu beider Nutzen.

• Eine *Dauerinvalidität* muß *langfristig* beurteilt, und die verbliebenen Berufsmöglichkeiten des Patienten müssen herausgefunden werden. Bei Erwachsenen stellt sich das Problem der *Umschulung*. In manchen Ländern sind die Voraussetzungen dazu dank einer ausdrücklich daraufhin angelegten Gesetzgebung und den Institutionen einer (staatlichen) Invalidenversicherung (Berufsberatung, umfassende Wiedereingliederungsmaßnahmen) gut. Es ist weitgehend die Aufgabe des Arztes, in Zusammenarbeit mit Fürsorgestellen, diese Möglichkeiten für den Patienten auszunützen und ihn darauf hinzuweisen.

• *Berufswahl:* Bei *Jugendlichen* mit orthopädischen Affektionen (meistens des Rückens), welche vor der Berufswahl stehen, hat der Arzt eine große Verantwortung. Er ist rasch geneigt, pauschal von bestimmten Berufsgattungen abzuraten (z. B. von körperlich anstrengenden, handwerklichen Berufen). Aber z. B. Büroberufe mit ganztags sitzender Arbeit ohne Abwechslung sind keineswegs günstiger. Überdies erträgt der Mensch in einem Beruf, der ihm Freude macht, ungleich mehr Beschwerden als bei einer ihm aufgezwungenen, unbeliebten Arbeit. Ich halte es für bedenklich, als Arzt einem jungen Menschen von einem Beruf, den er mit Begeisterung gewählt hat, aus rein medizinisch-prophylaktischen Gründen abzuraten oder gar ihm diesen verbieten zu wollen. Ein solcher Eingriff in die persönliche Sphäre, in das Leben eines jungen Menschen ist derart groß, und unsere Kenntnisse über die Prognose orthopädischer «Leiden» so gering, sowohl für bestimmte Zustände (z. B. die sogenannte Scheuermannsche «Krankheit»), als auch im Einzelfall, daß sich ein solcher Eingriff in die Berufswahl nur bei ganz triftigen Gründen und nach eingehender Abklärung aller Umstände rechtfertigt (vgl. auch S. 611: «Scheuermann»).

• Der *Arbeitsplatz* (auch jener der Hausfrau!) ist einer Beachtung wert. Nicht selten erfährt man vom Patienten auf Befragen, daß der Arbeitsplatz für seine Behinderung ungünstig gestaltet ist. Manche *Verbesserungen* sind möglich: Richtige *Höhe* des Arbeitsplatzes (Tisch, Maschine) und der Sitzfläche, richtige Stuhllehne und Rückenstütze, physiologischere Einrichtung von Arbeitsgängen, z. B. durch Verbesserung der Anordnung und andere Änderungen: trockene statt nasse Böden, höhere und leichtere Betten für die Hausfrau, damit sie sich weniger bücken muß beim Bettenmachen usw. Gelegentlich sind auch spezielle Einrichtungen notwendig: Verstellbare Stühle, hohe Sattelhocker usw. Oft sind eigentliche orthopädische Hilfen nötig: spezielles Schuhwerk, Rücken- und Nackenstützen, Arbeits-

Abb. 15.3: Glücklicherweise wollen auch heute noch die meisten Patienten *selbst* etwas *tun* für ihre Gesundheit. Wir Ärzte können diesen Willen nur unterstützen und sollten den Patienten Gelegenheit und Anleitung dazu geben.

Nebst Ratschlägen für den Alltag (wenn möglich Anregungen statt Verbote) dienen diesem Zweck ausgezeichnet die alten, bewährten und unschädlichen *Hausmittel* und Selbsttherapien, die der Patient selbst zu Hause durchführen kann, wie etwa die verschiedensten Wärmeanwendungen usw.

Wer selbst zu wenig Erinnerung und Phantasie hat (im Studium wird das nicht geprüft) findet Anregungen bei vielen verschiedenen Organisationen, Vereinigungen, im Schrifttum für Laien usw. Die Merkblätter der Rheumaliga sind nur *ein* Beispiel von vielen Hilfen, die wir unseren Patienten vermitteln können.

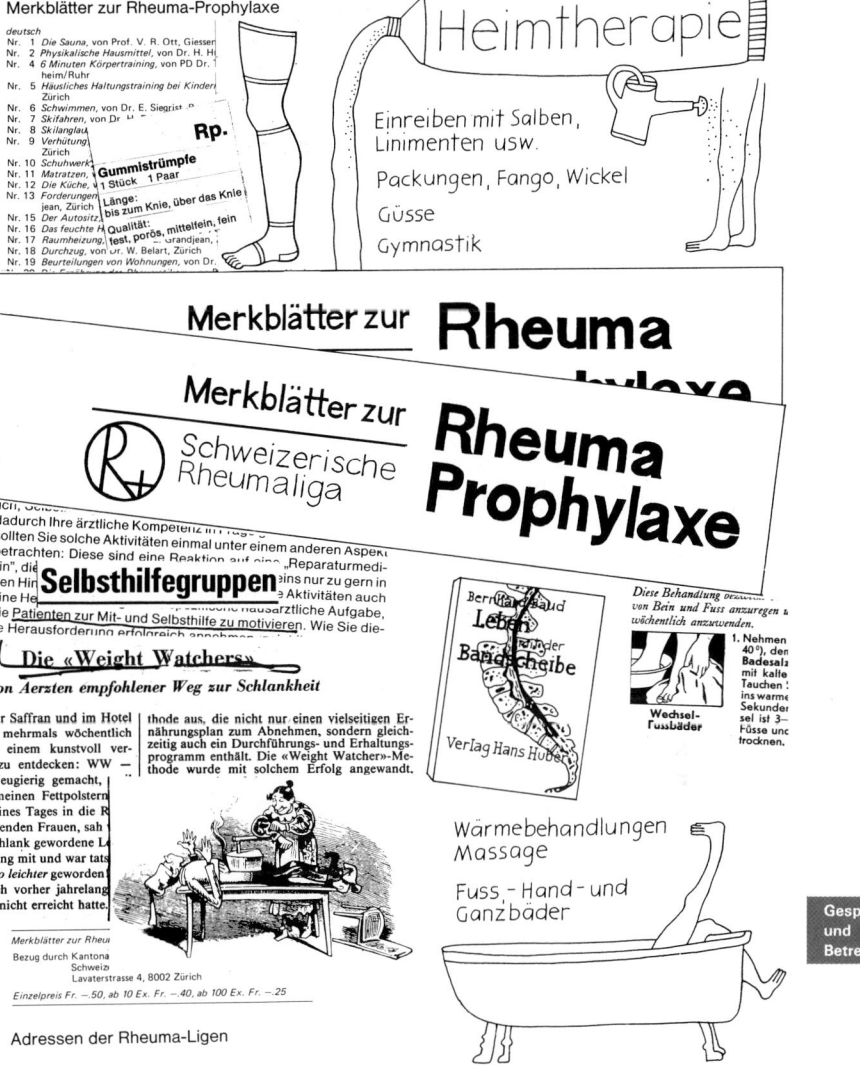

Adressen der Rheuma-Ligen

schienen (siehe S. 219 und S. 237). Die *Arbeitsmedizin* befaßt sich eingehend mit diesen Fragen und kann eine große Hilfe sein.

Der *Weg zum Arbeitsort* hängt unter Umständen von einem geeigneten *Transportmittel* ab.

• *Schule:* Orthopädische Krankheiten bei Kindern und Jugendlichen können Probleme mit der Schule aufwerfen:

– Bei leichten zerebralen *Bewegungsstörungen* und genügenden geistigen Fähigkeiten ist der Besuch einer normalen Schule möglich. Psychologische und soziale Schwierigkeiten überwinden zu helfen sind Eltern und Lehrer, auch die andern Kinder, gerne bereit, wenn sie vom Arzt die nötigen Erklärungen über die Natur der Krankheit bekommen.

Dies gilt auch bei anderen Mängeln am Bewegungsapparat, angeborenen und erworbenen.

– Eine häufige Frage von Kindern und Eltern betrifft den *Turnunterricht.* Er ist für die Kinder, auch die orthopädischen Patienten unter ihnen, wichtig. Dispens sollte nur erteilt werden, wenn unbedingt nötig (z. B. bis eine Fraktur geheilt ist), und evtl. nur für einzelne Übungen (z. B. Sprünge). Bei etwas gutem Willen aller Beteiligten läßt es sich meistens so einrichten, daß auch behinderte Kinder am Turnunterricht teilnehmen können.

– Während eines *längeren Krankenlagers,* wie z. B. bei Perthesscher Krankheit, nach Operationen oder Unfällen, versäumt ein Kind leicht so viel Schulunterricht, daß es eine oder sogar mehrere

Klassen repetieren muß. Um dies zu vermeiden, sind in den orthopädischen und pädiatrischen Kliniken *Spitalschulen* eingerichtet. Kommt das Kind nach Hause, so muß oft der Arzt darauf drängen, daß es dort auch für die Schule arbeitet, und daß es so bald als möglich die Schule wieder besuchen kann, evtl. mittels eines besonderen Transportes und mit Gehhilfen.

• *Sport* ist Spitzenleistung des Bewegungsapparates, seine beste Trainingsmöglichkeit, aber auch seine *größte Beanspruchung.* Deshalb ist er leider oft das erste, worauf ein Patient wegen eines Schadens an diesem Bewegungsapparat verzichten muß. Nach Frakturen und Operationen ist jeder Sport außer Schwimmen während genügend langer Zeit zu verbieten. Bei chronischen degenerativen Leiden ist dies weniger einfach. Wenn man dem Patienten davon abrät, ist er unglücklich – und das Leiden heilt doch nicht. Vielleicht kann der *Schmerz* für den Patienten ein brauchbarer *Indikator* sein für seine Leistungsfähigkeit. Was er ohne oder mit wenig Schmerzen noch tun kann, ist kaum sehr schädlich. Werden die Schmerzen zu stark, so beschränkt sich der Patient von selbst.

• *Erbleiden:* Manche Patienten möchten vom Arzt wissen, ob sie heiraten können oder dürfen, wenn sie selbst oder ihr Partner unter einer angeborenen Krankheit leiden, und ob für Kinder die Gefahr einer Vererbung des Leidens bestehen würde (vgl. S. 317).

Man wird dies abzuklären versuchen. Vielleicht ist es nötig, den Unterschied zwischen «angeboren» und «vererbt» zu erklären, den viele Laien zu wenig kennen. Ebenso trägt es manchmal zur Beruhigung bei, wenn man einem Patienten versichern kann, daß seine Krankheit nicht ansteckend sei.

Manche Leute machen sich Sorgen über ihre schwächliche Konstitution und Anfälligkeit für bestimmte Leiden. In der Regel darf man ohne Zwecklügen solche Bedenken zu zerstreuen versuchen.

• *Finanzielle und soziale Probleme* tauchen bei länger dauernden Krankheiten fast immer auf. Für den Patienten sind deshalb die Angaben des Arztes zu Handen der Versicherung von großer Bedeutung. Aus dieser Einsicht heraus wird sich der behandelnde Arzt dieser lästigen Büroarbeit unterziehen.

Manche Patienten wissen nicht, welche Versicherungsleistungen sie zu erwarten haben und von welcher Versicherung. Hier ist ein Hinweis des Arztes nötig.

Oft brauchen die Patienten auch Beratung und Hilfe von Fürsorgestellen und sozialen Institutionen. Es ist gut, wenn der behandelnde Arzt entsprechende Adressen und Kontakte vermitteln kann.

Nicht selten kommen zur Krankheit psychische, familiäre, soziale Nöte usw. hinzu. Diese werden dem Arzt erzählt oder verschwiegen. In jedem Fall stellt sich ihm auch hier eine Aufgabe, ob er nun sich selbst damit befassen oder die Hilfe anderer vermitteln will. Weiteres siehe «Rehabilitation», S. 265 ff.

• *Technische Hilfsmittel:* Behinderte Patienten sind oft auf Hilfsgeräte für ihre täglichen Verrichtungen angewiesen: Strumpfanzieher, Greifscheren, Coxarthrosestuhl usw. Diese «Selbsthilfen» sind auf S. 237 und S. 269 («Selbsthilfen und Rehabilitation») aufgeführt. Sie werden im Spital in der Regel von der *Ergotherapie* (Beschäftigungstherapie) hergestellt, improvisiert oder beschafft. Sie sind auch in einschlägigen Geschäften erhältlich.

Probleme der verschiedenen Altersgruppen

Je nach Alter stellen sich dem Patienten ganz verschiedene praktische Probleme, welche der orthopädisch tätige Arzt ihnen lösen helfen muß. Sie sind in der folgenden Liste zusammengefaßt:

– *Säuglingsalter:* Prophylaktische Untersuchungen (Hüftdysplasie und -luxation, andere kongenitale Mißbildungen, zerebrale Schäden);

– *Kleinkindesalter:* Sehr oft sind die Mütter verängstigt durch Bemerkungen von Verwandten, Nachbarn usw. und haben Angst, später Vorwürfe zu bekommen, weil sie die Kinder vernachlässigt hätten. Es handelt sich meist um tatsächliche oder vermeintliche leichtere Gangstörungen, Gestaltanomalitäten usw. In solchen Fällen kann der Orthopäde als Fachmann die Mutter in der Regel beruhigen.

– *Schulalter:* Haltung (Füße, Rücken). Turndispens, Schuldispens, Möglichkeit des Schulbesuches, evtl. mit Gehgips, Apparaten, Stöcken, evtl. Transport zur Schule usw. Bei längerer Krankheit evtl. Verlust eines oder mehrerer Schuljahre. Spezialschule. Möglichkeit der Schulung im Spital oder zu Hause.

– *Adoleszenz:* Wachstumsstörungen (Epiphysenlösungen, Scheuermann, Skoliose). Berufswahl, Arbeits- und Bildungsfähigkeit, Lehre (z. B. kontrakter Plattfuß, S. 884). Bei der Berufswahl spielen in erster Linie Neigung, Eignung und Einsatz eine Rolle, erst in zweiter Linie orthopädische Probleme. Die Prognose vieler orthopädischer Leiden ist so unsicher, daß größere Eingriffe in die Berufswahl, z. B. Verbote bestimmter Berufe oder ähnliches, nur ausnahmsweise und nach genauer Abklärung aller, auch der nicht medizinischen (sozialen) Probleme gerechtfertigt sind.

– *Junge Erwachsene:* In diesem Alter sind orthopädische Krankheiten, außer Unfallfolgen, relativ selten. Beurteilung von Sport- und Diensttauglichkeit. Beratung von Ehekandidaten: Erbkrankheiten, Belastung der Frau durch Schwangerschaft und Geburt (Rücken, Lähmungen, Beckenenge usw.). Beurteilung der *Arbeitsfähigkeit* und evtl. einer *Dauerinvalidität*. Wiedereingliederung in den Arbeitsprozeß (psychische und somatische Voraussetzungen). Die Unersetzbarkeit der Hausfrau und Mutter, Probleme der Familie, wenn die Frau krank und ihre Arbeitsfähigkeit beeinträchtigt ist.

- *Ältere Patienten:* Degenerative Erkrankungen. Dies sind oft Krankheiten, welche nicht mehr geheilt werden können, «mit denen der Patient leben muß». Arbeitsfähigkeit, Umstellung der Arbeitsweise oder Pensionierung. Familiäre Verpflichtungen. Unterhalt nicht arbeitender Familienmitglieder, Sorge für unmündige Kinder.

- *Greisenalter:* Behinderung und Invalidität machen das tägliche Leben zunehmend beschwerlicher und schwieriger. Daraus entstehen Probleme, für deren Lösung der Arzt gefragt ist. Möglichkeit in einer eigenen Wohnung zu leben, evtl. bei der Familie, evtl. im Heim oder Spital. Der Grad der Selbständigkeit und Unabhängigkeit solcher Patienten bestimmt ihre Lebensweise (siehe Tab. 6, S. 114 und Abb. 15.4).

Eine ausführliche Darstellung der Probleme der verschiedenen Altersgruppen findet sich auf S. 279.

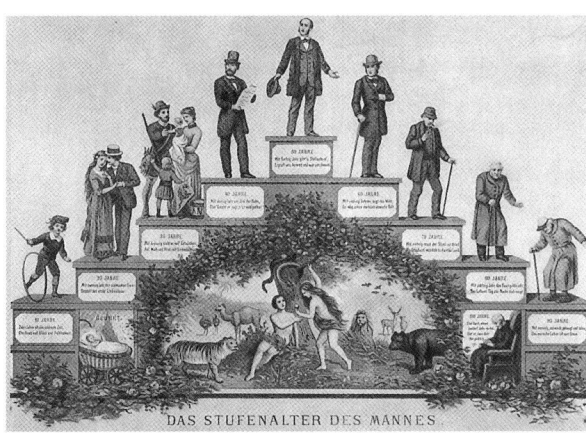

Abb. 15.4: Die *traditionelle Darstellung des Menschenlebens* braucht das Bild der *Treppe* für Aufstieg und Niedergang. Die Figuren stellen eindrücklich die Veränderungen des Bewegungs- und Stützapparates in seinem Werden und Zerfall dar. Jede Stufe hat ihre eigenen Gegebenheiten und Gesetze. In jedem Lebensabschnitt stellen sich deshalb auch wieder andere Probleme, sowohl für den Patienten wie für seinen Arzt. (Eine moderne Version gibt Abb. 21.4).

Rehabilitation

Die *Wiedereingliederung* eines kranken oder invaliden Menschen in seine normale Umgebung und Arbeit, kurz, *in ein normales Leben* – soweit wie irgend möglich –, ist der *umfassendste Begriff* ärztlicher – und allgemein menschlicher – Hilfe: Einem Menschen zu helfen, sich selber zu helfen, ist wohl das beste, was man ihm geben kann.

Unter Rehabilitation, Wiedereingliederung, versteht man die *Gesamtheit aller medizinischen und nichtmedizinischen* Bemühungen, einem Behinderten oder Invaliden den Weg zurück in die Gesellschaft, in die Arbeitswelt zu ebnen. Rehabilitation ist immer ein Team-Work. Es braucht dazu die *Zusammenarbeit* von Ärzten (Orthopäden, Rehabilitationsmediziner, Werkarzt, evtl. Psychiater), anderen medizinischen Berufen (Pflegepersonal, Physiotherapeuten, Ergotherapeuten, Orthopädiemechaniker) und Sozialarbeitern wie Fürsorgestellen, Berufsberatung, Stellenvermittlung, Personalchefs usw.

In diesem Gemeinschaftswerk kann der Orthopäde eine wichtige, zweifache Aufgabe erfüllen:

1. Die *Koordination* der gemeinsamen Bemühungen.
2. Das *Aufstellen* und *Durchführen eines Behandlungsplanes.*

Für das Aufstellen des Behandlungsplanes ist es zweckmäßig, von den *Leistungsmöglichkeiten des Bewegungsapparates* und ihrer Bedeutung für den Patienten auszugehen. Dazu dient Tabelle 6 auf S. 144.

Wesen und Methoden der Rehabilitation sind eingehend in einem eigenen Kapitel, S. 264ff., dargestellt.

Tab. 9: Checkliste Orthopädische Beratung.

- Verhaltensmaßregeln (Lebensweise, Schonung und Belastung);
- Berufsberatung (Umschulung);
- Schulberatung (Spezialschulung, Turnen);
- Sportberatung (Training);
- Beobachtung, regelmäßige Kontrollen;
- Besprechung der Therapiemöglichkeiten;
- Invalidenberatung;
- Beurteilung von Arbeitsfähigkeit, Invalidität, Wiedereingliederungsfähigkeit, Tauglichkeit für Sport, Verkehr (Auto), Militärdienst;
- Beurteilung für Versicherungen, Gerichte (Gutachten, Zusammenhänge);
- Konsiliarische Beratung des behandelnden Arztes.

Gespräch und Betreuung

16. Möglichkeiten und Indikationen orthopädischer Behandlung

«Guérir quelquefois
Soulager souvent
Consoler tousjours.»

Kausale Behandlung

Kausale Behandlung ist natürlich anzustreben wo immer möglich. Immerhin müssen *funktionelle* und *praktische* Gesichtspunkte den Ausschlag für die Wahl des Behandlungsverfahrens geben, und meistens sind symptomatische Maßnahmen zur Erhaltung und Verbesserung der Funktion zusätzlich notwendig.

In vielen Fällen steht eine kausale Behandlung nicht zur Verfügung. Trotzdem kann den Patienten praktisch sehr viel geholfen werden durch Linderung ihrer Beschwerden und Verbesserung der Funktion des Bewegungsapparates. Vielleicht muß man sich zuweilen ein wenig lösen von der aus dem Studium mitgebrachten Vorstellung einer lehrbuchmäßigen Funktion des Bewegungsapparates und einer vollständigen Integrität des Körpers. Anders als eine Maschine hat der Mensch mit seinem Bewegunsapparat unzählige Möglichkeiten, Störungen im «normalen» Funktionsablauf irgendwie zu kompensieren («Funktionelle Anpassung», S. 34 und S. 384).

Diese Möglichkeiten, dieses «igendwie» herausfinden und therapeutisch zu unterstützen macht den Reiz orthopädischen Denkens und Handelns aus.

Lebensqualität

Gegenüber den Definitionen von «Krankheiten» und von «Gesundheit», welche das herkömmliche Leitmotiv der Medizin seit dem vorigen Jahrhundert sind, hat erst in letzter Zeit die *«Lebensqualität»* größere Bedeutung erlangt. Daß diese durch wissenschaftlich einwandfrei fundierte Therapie nicht immer verbessert, nicht selten jedoch massiv verschlechtert wird, hat sich z. B. bei der chronischen Niereninsuffizienz und in der Onkologie gezeigt. Ein eindrucksvolles weiteres Beispiel für die Bedeutung der Lebensqualität ist die *chronische Polyarthritis:* Diese Patienten empfinden es als wesentliche Verbesserung, wenn sie wieder vom Bett aufstehen, den Rollstuhl erreichen, die Toilette benutzen und sich selbst besorgen können.

An diesem Beispiel zeigt sich exemplarisch die *Aufgabe der Orthopädie:* Selten hat sie lebensbedrohliche Zustände zu behandeln. Den meisten orthopädischen Patienten kann sie jedoch zu einer *Verbesserung ihrer Lebensqualität* verhelfen. «To add life to years, not years to life» ist vielleicht ihre wichtigste Aufgabe, ja geradezu *ihre Spezialität.*

Unter diesem Aspekt verliert die Vorstellung von der «nur symptomatischen» Behandlung vielleicht etwas von ihrem abschätzigen Beiklang und gewinnt dafür an Interesse und Wert.

Symptomatische Behandlung

Schmerzbekämpfung

Fast immer steht sie für den Patienten an erster Stelle. Sie hat aber einen weiteren Zweck: Schmerzen beeinträchtigen die Funktion praktisch immer sehr stark. Beseitigung von Schmerzen ist deshalb auch *Funktionsverbesserung,* sogar in Fällen, bei denen man das Gegenteil erwarten würde (z. B. nach Ausschalten eines schmerzhaften Gelenkes mittels Arthrodese).

Verbesserung der Funktion

1. *Verbesserung statisch ungünstiger Verhältnisse,* z. B. mittels Korrektur von Deformitäten (Arthrolysen, Tenolysen, Osteotomien, Arthrodesen).
2. *Stabilisierung der Gliederkette* bei
   - Lähmungen
   - Gelenkinsuffizienz
   - Gestörter Tragfunktion des Skelettes (Frakturen, Pseudarthrosen usw.)
   mittels Osteosynthesen, Arthrodesen, Sehnen- und Bandplastiken, Apparaten usw.
* Verbesserung statisch ungünstiger Verhältnisse und Stabilisierung der Gliederkette sind die *beiden Grundpfeiler* orthopädischer Therapie im engeren Sinne. Erst an dritter Stelle folgt die
3. Verbesserung des *Bewegungsumfanges* der Gliederkette. *Schmerzfreiheit, Stabilität* und *praktische Funktion* haben den *Vorrang* vor Gelenkmobilisierungsversuchen als Selbstzweck.

Korrektur von Deformitäten

Dies war die ursprüngliche Aufgabe der Orthopäden. Sie hat an sich schon einen gewissen Sinn, der in der Vorstellung der körperlichen Integrität des Menschen gründet.

Bei dem engen Zusammenhang zwischen Form und Funktion ist damit oft auch eine Verbesserung der Leistung des Bewegungsapparates verbunden.

Andererseits ist eine Deformität – zumal eine geringgradige – an sich noch keine Operationsindikation.

Recht häufig suchen Patienten den Orthopäden auf mit der Bitte, eine ästhetisch störende Deformität zu beseitigen. Dem Arzt stellt sich die verantwortungsvolle Aufgabe, Berechtigung eines solchen Anliegens gegen Gefahren und Nachteile einer Operation abzuwägen und den Patienten entsprechend zu beraten. Einerseits wird man nicht leichtfertig «Schönheitsoperationen» anpreisen und ausführen. Andererseits kann man sich den oft echten und schwierigen psychischen und sozialen Problemen, welche manche Patienten tatsächlich haben, nicht entziehen indem man sie einfach als «neurotisch» abtut. Eine eingehende Aussprache ist in jedem Fall notwendig. (Vgl. auch S. 243: «Kosmetische Indikation?»)

Zur Korrektur von Deformitäten als *Prophylaxe* vgl. S. 241 und S. 443 sowie S. 463 f.: «Häufige Normvarianten bei Kindern».

Das Behandlungsziel

Unserer idealen Vorstellung gemäß, welche wir von der Ausbildung her mitbringen, ist das Ziel jeder Behandlung die Ausschaltung der krankmachenden Noxe und eine «Restitutio ad integrum», eine vollständige Wiederherstellung.

Nur beim kleineren Teil der orthopädischen Krankheiten ist dies möglich, teils weil eine «kausale Therapie» fehlt, teils weil die Schäden irreversibel sind. Unser Behandlungsziel muß dann ein anderes sein: *Erreichen der bestmöglichen für den betreffenden Patienten brauchbaren Funktion.* Dabei muß von der integrierten *Leistung* des gesamten Bewegungsapparates und *ihrer Bedeutung für Leben und Arbeit* dieses Patienten ausgegangen werden (siehe Liste «Die Leistungen des Bewegungsapparates», S. 144).

Unter diesem Gesichtspunkt wird es sinnvoll, etwa ein schwer beschädigtes, schmerzhaftes Gelenk nicht zu retten zu versuchen, sondern zu versteifen, damit das beschädigte Glied wieder für die Gesamtfunktion des Bewegungsapparates brauchbar wird.

Ersatzfunktionen

Natürlich entspricht die neue Funktion nicht mehr genau der früheren, «normalen». Es ist eine abgewandelte «Ersatzfunktion», pathologisch vielleicht im Sinne der Lehrbuchphysiologie, aber für die Bedürfnisse des betreffenden Menschen von unersetzlichem Wert.

Wir müssen in der Orthopädie Hilfsfunktionen, Improvisationen, Ersatzlösungen, usw. erkennen und akzeptieren. Die Natur und unsere Patienten kennen sie schon lange und wenden sie an.

Oft sind solche nicht lehrbuchmäßige Funktionen mühsam durch funktionelle Anpassung und jahrelange Übung vom Patienten erworben worden, und er ist in Ermangelung der «regelrechten» Funktion darauf angewiesen.

Unverzeihlich wäre es, ihn solcher unentbehrlicher Funktionen etwa durch eine Operation zu berauben, mit dem Blick auf eine «Normalisierung», eine Wiederherstellung anatomischer Lehrbuchverhältnisse.

Diese Gefahr ist nicht so klein, wie es scheinen könnte. Beispiele von Operationen bei Spastikern, bei multiplen Deformitäten oder Lähmungen, bei Folgen von Verletzungen oder polyarthritischen Schüben an mehreren Gelenken, aber auch bei nicht anatomisch geheilten Frakturen usw. zeugen davon.

Vor solchen Fehlleistungen kann nur eine aufmerksame Gesamtbetrachtung schützen, eine genaue Funktionsdiagnose, das Verständnis der Wechselwirkung zwischen mechanischen Anforderungen und biologischer Leistung zusammen mit einiger Erfahrung.

Hier muß sich die orthopädische Betrachtungsweise bewähren. (Vgl. «Funktionelle Diagnostik»: S. 114.)

Die integrierte Leistung des Bewegungsapparates

Sie ist die Grundlage dieser Betrachtungsweise:

Von der Atmung für die unmittelbare Erhaltung des Lebens bis zu Spitzenleistungen in Handfertigkeit und Sport ist ein langer Weg, auf dem *jede Stufe die vorhergehende voraussetzt.*

Im Verlaufe der menschlichen *Entwicklung* wird dieser Weg von *Stufe zu Stufe durchlaufen* von der völligen Hilflosigkeit des Säuglings über die vollständige, auch finanzielle, Unabhängigkeit, die von einem normalen Erwachsenen erwartet wird, bis zu spezifischen überdurchschnittlichen Fertigkeiten und Leistungen eines bestimmten Individuums. All dies setzt einen intakten, tadellos funktionierenden Bewegungsapparat voraus.

Wenn die Funktionen des Bewegungsapparates sich entweder wegen frühkindlicher Störungen nicht normal entwickeln, oder aber später wieder abgebaut werden, so fallen in erster Linie die hochdifferenzierten Leistungen aus, und die «Entwicklungsstufen» werden in umgekehrter Reihenfolge wieder *rückwärts durchlaufen* in immer größere Abhängigkeit des Betroffenen von seiner Umgebung hinein.

Dies geschieht bei *Krankheiten langsam,* durch *Unfälle plötzlich,* und im *Alter* oft *fast unmerklich* und nur am Grade der Abhängigkeit erkennbar. Das ist was wir mit *Invalidität* bezeichnen.

Diese Invalidität steht für den Patienten des Orthopäden in der Regel im *Vordergrund,* und unsere therapeutischen Überlegungen kreisen um ihre zentrale Bedeutung. Für jeden Patienten ist sie verschieden: Bei einem Musiker kann es darum gehen, ob er wieder sein Instrument spielen kann oder nicht, bei einem Arbeiter, ob er seine Familie selbst durchbringen kann oder nicht. Ein schwer Verunfallter sollte wieder in einen Arbeitsprozeß eingegliedert werden, und bei einem alten Patienten kann die Frage sein, ob er nach einer geheilten Schenkelhalsfraktur wieder

Möglichkeiten und Indikationen

zu Hause zu leben imstande ist, in ein Heim übergesiedelt werden muß, oder überhaupt nicht mehr das Spital verlassen kann.

In jedem Fall ist es die wichtigste und schönste Aufgabe des Orthopäden, Mittel und Wege zu suchen, seinen Patienten wieder in die *nächsthöhere Stufe* der *Selbständigkeit* zu bringen. Dies ist für das Leben des Betroffenen von zentraler Bedeutung und für die Gesellschaft von großem Interesse.

Es ist für den orthopädisch tätigen Arzt zweckmäßig, sich bei jedem seiner Patienten die *Frage nach der Stufe seiner Unabhängigkeit vorzulegen* und alle Möglichkeiten zu prüfen, ihm einen größeren Freiheitsgrad zu verschaffen. Dazu ist das Studium und die Kenntnis des Bewegungsapparates und seiner Funktionsweise im gesunden und gestörten Zustand notwendig.

Als «Checkliste» dafür kann die Liste «Leistungen des Bewegungsapparates» im Abschnitt «Funktionelle Diagnostik», S. 143 dienen: (Tab. 6, S. 144).

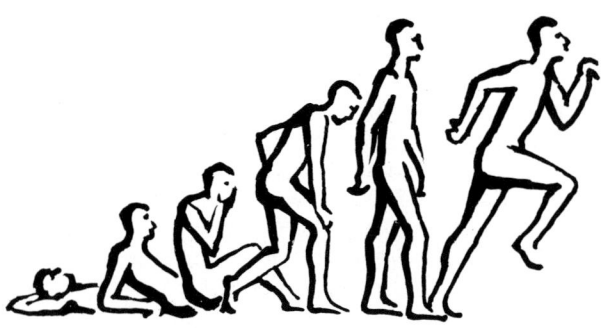

Möglichkeiten und Indikationen

Der Behandlungsplan

Kaum irgendwo ist ein *langfristiger* Behandlungsplan so wichtig wie in der Orthopädie. Als Beispiel sei die kongenitale Hüftgelenkluxation oder die Klumpfußbehandlung angeführt: Eine Korrektur der Deformität in einem Akt ist nicht möglich und würde mit einer Katastrophe enden. Die Behandlung muß oft über mehrere Jahre geführt werden. Verschiedene konservative und operative Methoden ergänzen sich in bestimmter Folge, und *der richtige Augenblick* für den nächsten Schritt muß genau erfaßt werden.

Das Aufstellen eines langfristigen Behandlungsplanes ist somit notwendig, auch um die unerläßliche Mitarbeit der Patienten, bzw. der Eltern der betroffenen Kinder, zu gewinnen.

Orthopädische Leiden *begleiten* die Patienten oft *durchs ganze Leben.* Eine Gelenkdeformierung, Epiphysenlösung oder Fraktur in der Jugend führt mit den Jahren zur deformierenden Arthrose. Auch wenn der Patient nichts davon zu wissen braucht,

wird der Orthopäde sich einen langfristigen Plan zurecht legen, wie dieser Patient therapeutisch durch die Jahre zu betreuen sei, und er wird versuchen, unmittelbar notwendige Maßnahmen auf später erforderliche abzustimmen.

Nicht selten soll eine Operation, welche für notwendig erachtet wird, nicht sofort ausgeführt werden, sondern man wartet besser den *geeigneten Zeitpunkt* dafür ab, z.B. eine gewisse Skelettreifung bei Epiphyseodesen, Skoliose- und Arthrodeseoperationen, Endoprothesen usw., obwohl damit die Geduld von Patient und Operateur unter Umständen ein paar Jahre lang strapaziert werden.

Methoden orthopädischer Therapie

Daß Therapie zuerst und vor allem *nicht schaden* soll, ist wohl zu Recht das erste Gebot des Hippokrates. Es gilt heute, da uns viel wirkungsvollere – zum Nutzen wie zum Schaden – Methoden in die Hand gegeben sind, mehr denn je.

Es ist deshalb zweckmäßig, sich bei der Auswahl der zur Verfügung stehenden Mittel an das bewährte *Schema* zu halten, welches *beginnt mit den am wenigsten gefährlichen Maßnahmen:*

1. Keine Therapie, lediglich Aufklärung und Beratung;
2. Konservative (nicht operative) Therapie;
3. Operative Therapie.

Wenn immer möglich wird man einen Versuch machen mit der niedrigeren, harmloseren Stufe und nur, wenn unbedingt nötig, zur nächst höheren «eskalieren».

Vor allem Operationen, aber auch konservativen Methoden, wohnt eine erstaunliche Mannigfaltigkeit von *Komplikationsmöglichkeiten* inne. Sogenannte iatrogene Schäden, Mißerfolge, ja tragische Katastrophen, sind häufiger, als man nach den Angaben in der Fachliteratur vermuten würde. Und sehr oft entstehen diese Schäden aus kleinen Versehen, Fehlern in der Beurteilung, Nachlässigkeiten in der Ausführung, welche bei der Planung der Therapie nicht vorausgesehen wurden. In den Vereinigten Staaten hat die Verurteilung von Ärzten zu Haftpflichtleistungen in der Folge von «malpractice suits» (Kunstfehlerprozessen) solche Ausmaße angenommen, daß die Haftpflichtversicherungen sich zu weigern begonnen haben, Ärzte überhaupt zu versichern. Orthopädische Chirurgen stehen dabei konkurrenzlos an erster Stelle. Ein zweifelhafter Ruhm. In Europa ist eine ähnliche Entwicklung im Gange.

Sicher fällt die Entscheidung, ob Operation oder nicht, oft schwer. Es ist aber sicher besser, im Zweifelsfall sich einmal auf der Seite der konservativen Therapie zu irren.

17. Konservative Therapie

Die in der Orthopädie heute gebräuchlichen Methoden fußen zu einem großen Teil auf gesicherten Grundlagen. Es ist daher in den meisten Fällen möglich und richtig, einen *logischen, rationalen Behandlungsplan* aufzustellen. In gewissen Fällen kann es allerdings zur Betreuung und psychologischen Führung des Patienten wesentlich sein, daß «etwas gemacht wird», also eine Therapie «ut aliquid fiat». Selbstverständlich wird man harmlose Applikationen, vielleicht etwas Bewegung, Bäder, Einreibungen, usw. wählen, welche der Patient wenn immer möglich selbst zu Hause anwenden kann. Medikamente sind in solchen Fällen in der Orthopädie entbehrlich (Tab. 10).

Tab. 10: Konservative orthopädische Therapie.

- Ruhigstellung, Hochlagerung
- Fixierung und Stützung, Redression
- Bewegung
  - Heilgymnastik
  - Massage
  - Manipulation (Frakturen, Luxationen, Gelenke, Wirbelsäule)
- Physikalische Applikationen
  - Wärme und Kälte
  - Wasser
  - elektrische und andere
  - Ultraschall
  - Röntgenbestrahlung
- Medikamente
  - allgemein
  - lokal
- orthopädische Apparate und Behelfe

Zwei orthopädische Behandlungsprinzipien: Ruhe und Bewegung

Die spezifisch orthopädischen Behandlungsprinzipien stützen sich vor allem auf die *Anwendung bzw. Ausschaltung mechanischer Kräfte.*

Sie fallen in eine der drei folgenden Gruppen:

- *Ruhe*
- *Stützung* instabiler Struktur (Knochen, Gelenke)
- *Korrektur* und Verhinderung von Deformitäten.

Alle bedienen sich ähnlicher Methoden: äußere Stützen und Fixationen. Schienen, Gipse, Apparate usw.

In einem scheinbaren Gegensatz dazu stehen bewährte Methoden, welche die

- *Bewegung als Behandlungsprinzip* in den Vordergrund stellen: Heilgymnastik, Manipulation, Massage usw.

Bewegung und Ruhe, ein Gegensatz?

Zur Erhaltung seiner Funktion braucht der *Bewegungsapparat* die *Bewegung.* Für die Heilung von *Krankheit* und *Verletzung* braucht es hingegen *Ruhe.*

Was braucht nun der kranke und verletzte Bewegungsapparat?

Diesen grundsätzlichen Anforderungen gerecht zu werden ist ein zentrales Anliegen der orthopädischen Therapie, das uns in unzähligen Abwandlungen auf Schritt und Tritt begegnet und sich wie ein roter Faden durch konservative und operative Therapie zieht: Körpertraining, Heilgymnastik, Mobilisation, Gelenkoperationen auf der einen, Schonung, Ruhigstellung, Fixation mit Gipsen und Apparaten, Osteosynthese, Arthrodese auf der anderen Seite.

Manchmal ist das eine, oft das andere besser, häufig ein Kompromiß und nicht selten auch beides zugleich, z.B. bei einem Gehgips oder einer Mobilisation nach Osteosynthese.

Welches sind die Prinzipien nach denen die vielfältigen Möglichkeiten aus dem Arsenal der konservativen orthopädischen Therapie angewendet werden? Vielleicht ist es am besten, sich erst einmal die Wirkung von Ruhe und Bewegung auf die Gewebe des Bewegungsapparates klar zu machen, um daraus die Behandlungsprinzipien abzuleiten.

1. Nur ein *normaler Gebrauch* gewährleistet eine normale Trophik (Eutrophie) der Gewebe und eine normale Funktion des Bewegungsapparates. Sobald dieser normale Gebrauch ausfällt, sei es, weil er durch Krankheit unmöglich gemacht oder einfach vernachlässigt wird, reagieren die Gewebe mit regressiven und involutiven Veränderungen, mit Atrophie und Mobilitätsverlust.

2. Die *Heilung* von Krankheiten des Bewegungsapparates benötigt in der Regel eine bestimmte *Zeitspanne der Ruhe* für den Heilungsprozeß (Entzündung, Wundheilung, Frakturheilung). Zudem lindert Ruhigstellung die Schmerzen, welche durch Bewegung ausgelöst werden. Schmerzhafte, entzündete und verletzte Gelenke und Gliedmassen werden instinktiv immobilisiert (Tab. 11).

Tab. 11: Wirkung von Ruhe und Bewegung auf die Entzündungs- und Heilungsvorgänge.

	Knochen	Gelenke	Muskulatur und Bindegewebe
Ruhe (Hochlagerung): therapeutisch	Normale Frakturheilung, keine Schmerzen	Rückgang von Entzündung, Schmerzen und Erguß; Bewegungseinschränkung in der Regel reversibel	Rasche Wundheilung, Rückgang des Ödems, Atrophie, reversibel
Tieflage: ungünstig	evtl. Sudecksche Atrophie	Schwellung, Erguß, Schmerzen und Versteifung	Venöse Stauung, Ödem, Schmerzen
Bewegung: schädlich (besonders die passive Mobilisation)	– Entzündung nimmt zu – Frakturheilungsstörung: überschießender Kallus, evtl. verzögerte Heilung, Fehlstellung, Refraktur Pseudarthrose mit Schmerz, Schwellung, Rötung evtl. Sudeck	Stärkere Entzündung mit Schmerzen, Schwellungen, Erguß und zunehmender Versteifung (paradoxe Wirkung!)	evtl. Myositis ossificans, evtl. stärkere Entzündung, Schwellung, Ödem und *Schmerzen*
Aktive Bewegungsübungen soweit schmerzfrei: sobald es die Situation erlaubt		Verbesserung der Beweglichkeit	Rückgang der Atrophie Abnahme der Schwellung

Tab. 12: Wirkung von Ruhe und Bewegung auf die gesunden Gewebe des Bewegungsapparates.

	Knochen	Gelenk	Muskulatur und Weichteile
– Immobilisation: Bettruhe, Gipsfixation (Liegegips): *notwendiges Übel,* nicht länger als nötig	Inaktivitätsosteoporose, reversibel	Ohne tägliche Bewegungsübungen leicht Versteifung möglich, vor allem bei Gelenkerkrankungen und Lähmungen. Bei Jugendlichen praktisch nie Versteifung. Bei älterem und vorgeschädigtem Gelenk evtl. Bewegungseinschränkung, meist reversibel, bei Gelenkerkrankungen und Lähmungen aber oft bleibend	Inaktivitätsatrophie (bei Jugendlichen ohne weiteres reversibel)
Besser, wenn möglich ist: – partielle Fixation, jedoch mit möglichst normaler Funktion (Belastung) z.B. Gehgips, Funktionsgips (Arm, Hand), Apparat, Stützkorsett	Geringe Osteoporose	Beweglichkeit bleibt erhalten	Geringe Atrophie
Ideal ist: Normale schmerzfreie Funktion (Gehen mit Belastung, Handarbeit): *wo immer möglich.*	Eutrophie	Schmerzfreie Beweglichkeit im Rahmen des Möglichen Normale Funktion	Eutrophie (wenn keine pathologische Zustände vorhanden sind, welche Ruhe verlangen) ist das beste Training

An der Bedeutung von Ruhe und Hochlagerung für den Heilungsprozeß bei akuten Krankheiten und nach Verletzungen ist ebenso wenig zu zweifeln wie an der Schädlichkeit allzu früher und forcierter Bewegung.

Dem Prinzip der *Ruhigstellung* dient denn auch ein großer Teil aller orthopädischen Therapie (Schonung, Bettruhe, Extensionen, Gipse, Apparate, Korsette, Osteosynthesen).

Wie wirken sich diese Maßnahmen auf die Gewebe des Bewegungsapparates aus? (Tab. 12.)

Die Wirkungen treten *rasch* ein (Tage Wochen) und sind *tiefgreifend*. Der Stoffwechsel der Gewebe des Bewegungsapparates reagiert schon auf geringe Änderungen in der Beanspruchung sehr fein.

Es ist nicht zu bezweifeln, daß länger dauernde, weitgehende Immobilisierung die Gefahr einer Gelenkversteifung in sich birgt und gewisse Schäden nach sich ziehen kann, welche allerdings – je nach Alter und Zustand der Gelenke – mehr oder weniger lange Zeit reversibel bleiben.

Die Ruhigstellung erweist sich somit als ein «notwendiges Übel», weshalb eine gewisse *Atrophie* der Gewebe zum Bilde fast aller Erkrankungen und Verletzungen des Bewegungsapparates gehört. Es gilt, diese

1. im *kleinstmöglichen* Rahmen und
2. *reversibel* zu halten.

Daraus ergeben sich

• *zwei Behandlungsprinzipien* für die Ruhigstellung

1. *Zeitliche Begrenzung der Ruhigstellung auf das unbedingt notwendige:*
   – Vollständige Ruhe (Bettruhe) (z.B. nach Schock, Operationen): wenige Tage
   – Wundheilung: wenige (4–6) Tage
   – Frakturheilung: bis Konsolidation eingetreten
   – Entzündungsheilung: bis Entzündung abgeklungen.
2. *Örtliche Beschränkung* auf das unbedingt notwendige:
   – Verletztes oder erkranktes Gelenk
   – Wunde
   – verletzter Knochen
   – entzündeter Körperabschnitt.

Dabei wird man *alle jene Gelenke* und Muskeln, *welche nicht unbedingt ruhiggestellt* werden müssen, *weiter* übungsmäßig *bewegen* und womöglich normal funktionieren lassen (z.B. Finger brauchen im Handgips, Schultern bewegen bei Ruhigstellung der Hand usw.).

Die Beurteilung, ob Ruhigstellung oder Bewegung im einzelnen Falle das Richtige ist, kann *nur die Beobachtung* lehren: Wenn bei forcierter Bewegungstherapie ein Glied anschwillt, sich verfärbt, stärker schmerzt und schlechter bewegt werden kann, so

benötigt es eben noch Ruhe, bis diese Symptome wieder verschwunden sind. Bald wird man aber, diesmal etwas vorsichtiger, mit aktiven Bewegungsübungen wieder beginnen und sehen, daß jetzt die Heilung Fortschritte macht, die Schmerzen und das Ödem verschwinden und die Funktion sich verbessert. Dies war dann das richtige Maß von Ruhe und Bewegung.

Die *Methoden* der Ruhigstellung sind mannigfaltig:

Ruhigstellung, Hochlagerung, Fixation

Ruhigstellung, Hochlagerung und Fixation gehören bei Entzündungen jeder Genese, nach Verletzungen, Operationen usw. zu den wichtigsten Therapiemaßnahmen. Im akuten Stadium ist dazu in der Regel Bettruhe notwendig.

Dabei ist eine

• *korrekte Lagerung*
zu beachten: Grundstellung der Gelenke, damit keine Kontrakturen entstehen: ausführliche Beschreibung im Kapitel «Deformitäten», (S. 449) (Abb. 17.1).

Die korrekte Lagerung in Funktionsstellung ist besonders wichtig bei *Lähmungen*. Sie ist dort (S. 389) ausführlich beschrieben.

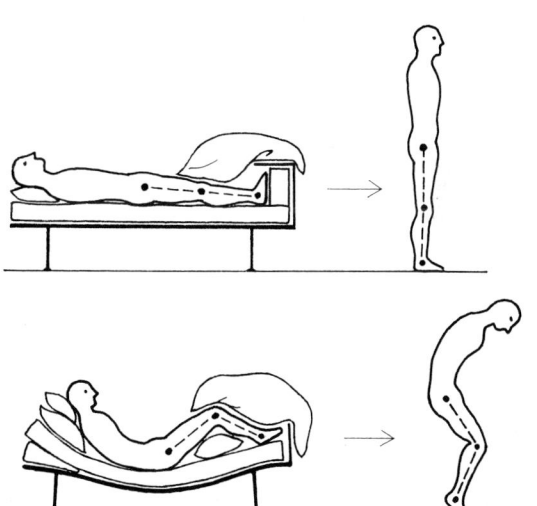

Abb. 17.1: Der Einfluß der *Lagerung* im Bett auf die Haltung im *aufrechten Stand:*

Oben: Korrekte Lagerung im Bett: feste gerade Unterlage, Brettchen oder Kiste zum Abstützen der Fußsohle und Bettbogen, damit die Decke nicht auf den Fuß drückt. Diese Stellung ergibt im Stehen eine gerade aufrechte Haltung.

Unten: Eine häufig anzutreffende Lagerung im Bett: Kopf hochgestellt, die weiche Unterlage sackt durch, Kissen unter den Kniekehlen, die Bettdecke drückt auf den Fußrist. Diese Körperhaltung ist zum Stehen denkbar ungünstig.

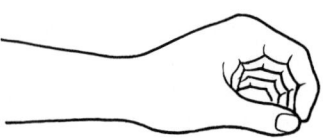

Abb. 17.2: *Funktionsstellung der Hand.*

Lockerer Faustschluß, Daumen und Zeigfingerkuppe berühren sich. Detaillierte Beschreibung siehe S. 558f.

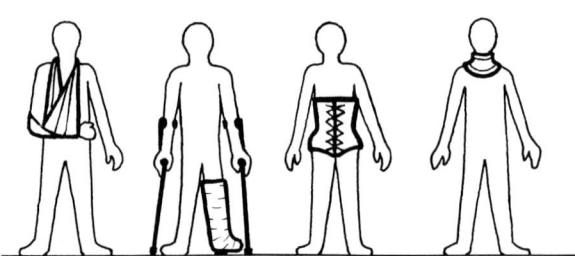

Abb. 17.3: *Ruhigstellung und Entlastung von Arm, Bein und Wirbelsäule.*

– Die *Armschlinge* ist einfach und zweckmäßig. Der Gefahr der Schulterversteifung muß durch möglichst frühes regelmäßiges *Armheben* begegnet werden. Eine ruhigzustellende *Hand* sollte allerdings, anders als auf der Zeichnung, auch *in* der Schlinge liegen.

– Mit *Krückstöcken* kann man auf *einem* Bein gehen *ohne* das andere zu belasten. Der Fuß sollte aber wenn möglich normal *aufgesetzt* und *abgerollt* und nicht in der Luft gehalten werden, da sonst rasch trophische Störungen (Ödem, Versteifung) auftreten.

– *Beingipse* sollten wenn immer möglich als *Gehgips* gefertigt werden.

– *Lendenmieder* und *Halskragen* geben eine relative Ruhigstellung, ohne daß die Funktion der Muskulatur dadurch behindert wird.

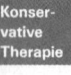

Konser-
vative
Therapie

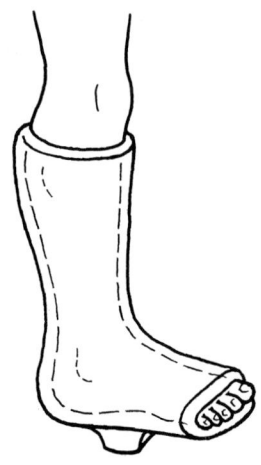

Abb. 17.4: *Gehgips.*

Trophik und Zirkulation sind im Gehgips wesentlich besser als im Liegegips, weil bei jedem Schritt automatisch isometrische *Muskelaktionen* stattfinden und Knochen und Gelenke physiologisch beansprucht werden. Statt eines *Gummiabsatzes* an der Sohle kann auch ein *Behelfsschuh*, z. B. aus einem alten Autopneu angelegt werden.

Arm und Hand werden hochgelagert, die Hand ebenfalls in Funktionsstellung (siehe S. 558) (Abb. 17.2).

Die *Fixation eines Gelenkes, eines Gliedmassenabschnittes,* wie sie bei Gelenk- und Knochenerkrankungen, nach Gelenkverletzung, Frakturen, Operationen wie Osteotomien, Arthrodesen usw. häufig notwendig ist, kann kurzfristig mit Schienen, mit Gipsverbänden, im Dauerzug (Extension) erfolgen, längerfristig mit Apparaten (Orthesen).

Je nach Krankheit oder Verletzung muß die Fixation mehr oder weniger starr sein (mehr oder weniger gepolsterter Gips, Liegegips oder Gehgips). Eine völlig starre Fixation ist mit konservativen Methoden nicht zu erreichen, aber auch selten unbedingt notwendig.

Falls – in seltenen Fällen – eine absolute Fixation notwendig ist (z.B. bei manchen Pseudarthrosen), hilft nur eine Operation (Osteosynthese).

Absolute und relative Ruhigstellung

Vollständige Ruhigstellung bedeutet

– *Bettruhe* oder
– *Gipsfixation.*

Oft ist jedoch nur eine gewisse *Schonung* und *Entlastung vor übermäßiger Beanspruchung* notwendig (Abb. 17.3).

Zum Schutz vor der *normalen* Beanspruchung dienen:

– an der oberen Extremität: eine *einfache Armschlinge;*
– für die untere Extremität: *Krückstöcke,* Entlastungsapparate;
– für die Wirbelsäule: *Lendenmieder* und *Halskragen.*

Stützung und Halt

Stützung und Halt sind oft gleichbedeutend mit Ruhigstellung und werden auch mit ähnlichen Mitteln erreicht.

In vielen Fällen jedoch ist *Stützung notwendig, aber keine Ruhigstellung.*

Während *Ruhe* unentbehrlich ist für die *Heilungsvorgänge* am Bewegungsapparat ist *Stabilität* und *Belastbarkeit* der Strukturen die *Voraussetzung für die Funktion.*

Gebrochene, pseudarthrotische oder weiche Knochen, instabile, insuffiziente Gelenke, gelähmte Gliedmassen bedürfen der *Stützung,* damit sie funktionieren können. Oft soll damit nicht in erster Linie eine Ruhigstellung angestrebt, sondern im Gegenteil sollen Bewegung, Belastung und normale Funktion ermöglicht, erlaubt und gefördert werden.

Stützung und Entlastung ist kurzfristig am besten mittels Schienen, Gipsverbänden usw. möglich. Für langfristige Fixation lohnt es sich, *abnehmbare* Behelfe: Schienen, orthopädische Apparate usw. herzustellen. Die Patienten sind dankbar, wenn sie sich waschen können.

- *Arm und Hand:* Einfache Schienen, Manschetten, Gipsverbände, welche die Fingergrundgelenke freilassen, ermöglichen einen weitgehend normalen Gebrauch der Hand. Eine Hand, die nicht gebraucht wird, versteift rasch (siehe S. 558).
- *Wirbelsäule:* Gipskorsett, Bauchbandage, Lendenmieder, Halskragen (siehe S. 649).
- *Beine:* Vollständige Entlastung ist selten nötig und nur mit Krückstöcken möglich oder mit Entlastungsapparaten, auf welchen sich Becken oder Bein direkt abstützen (siehe Abb. 17.14 und Abb. 17.32).

Wenn immer möglich soll aber *normales Gehen mit voller* oder wenigstens *teilweiser Belastung* angestrebt werden: Dazu eignet sich kurzfristig am besten ein *Gehgips* (Unter- oder Oberschenkelgips) (Abb. 17.4).

Aber auch nach Osteosynthesen, Gelenkersatz und anderen Operationen, die keine äußere Fixation erheischen, ist es besser, beim Gehen *Bodenkontakt* zu haben, den Fuß *aufzusetzen* und möglichst normal *abzurollen. Teilweise* Belastung kann mit einer *Bodenwaage* kontrolliert werden (siehe Abb. 17.14a). Dies ist sicherer, als wenn die Patienten auf einem Bein herumhüpfen müssen.

Für chronische Zustände, vor allem auch Lähmungen, kommen *Gehapparate* und Lähmungsschienen in Betracht.

Auch ein gewöhnlicher *Handstock* ist oft schon eine große Hilfe.

- *Füße:* Einlagen, Stiefel, Maßschuhe (siehe S. 888).

Ein Beispiel für die konsequente Durchführung des Prinzips von Ruhigstellung und Bewegung gleichzeitig ist die *Osteosynthese:* Durch stabile Fixation der gebrochenen Knochen kann auf die Ruhigstellung verzichtet und statt dessen Bewegung und normale Funktion gefördert werden.

Verhinderung und Korrigieren von Deformitäten

Während in der Fraktur- und Luxationsbehandlung und bei der Manipulation von Wirbelsäule und – selten – Gelenken mit einem kurzen aber oft massiven Kraftaufwand eine Reposition bzw. Mobilisation versucht wird, benützt die konservative Orthopädie zur *Korrektur von Deformitäten* stete, *über lange Zeit hinweg wirkende Kräfte,* welchen die Deformitäten mit der Zeit nachgeben sollen *(Redression).*

Mindestens ebenso wichtig ist es, *Rezidive* von korrigierten Deformitäten zu *verhindern,* weil diese immer die Tendenz haben, sich sofort wieder zu bilden (siehe «Kontrakturen», S. 448).

Angewendet wird die Redression bei kongenitalen Deformitäten (Klumpfuß: Gipse, Apparate, Nachtschienen: siehe S. 867) und gelegentlich bei kindlichen Stellungsvarianten. Bei schlaffen und spastischen Lähmungen sind sie unentbehrlich (Prophylaxe von Gelenkfehlstellungen mit Schienen und Apparaten, siehe S. 402). Technisch recht schwierig und aufwendig ist die konservative *Skoliosebehandlung* (Korrekturgipse, Extensionskorsette, siehe S. 624). Auch bei Gelenkerkrankungen mit muskulären *Kontrakturen* werden Schienen und Apparate verwendet, und schließlich kommt das Prinzip auch bei der *Frakturbehandlung* gelegentlich zur Anwendung (3-Punkte-Gips, Gipskeilen, siehe S. 223 f.). Eine besondere Vorrichtung zur Gelenkredression ist der *Quengel* (als Gips oder Apparat, siehe Abb. 17.23).

Das Hauptproblem bei allen diesen Redressionsbehandlungen ist der *Druck auf die Haut* mit der Gefahr von Hautnekrosen, von Dekubitalgeschwüren. Dies zu vermeiden und trotzdem genügend Druck auf das Skelett auszuüben ist eine Kunst. Hier ist dieser Methode eine Grenze gesetzt.

Bewegungstherapie (Heilgymnastik)

Jede dieser Aufgaben erfordert verschiedene heilgymnastische Methoden (Tab. 13):

Bewegungsbehandlung ist weitgehend die Domäne der

- *Heilgymnastik (Physiotherapie)* und der
- *Beschäftigungstherapie (Ergotherapie)*

beides medizinische Berufe mit einer langen und gründlichen Ausbildung.

Während die *Physiotherapie* sich vorwiegend den *unteren Extremitäten* und dem *Stamm* widmet, nimmt sich die *Ergotherapie* besonders der *Hand* und ihren Fertigkeiten an (siehe S. 266).

Ihre Hauptaufgabe haben beide in der *Nachbehandlung* von Verletzungen und Operationen, sowie von Krankheiten, welche länger dauernde Immobilisation erfordern.

Daneben gibt es aber eine ganze Reihe von spezifischen Indikationen, so vor allem bei schlaffen und spastischen Lähmungen und bei manchen statischen Störungen und Schmerzen, besonders im Bereiche des Rumpfes, des Schulter- und Beckengürtels.

Eine besonders wichtige und dankbare Aufgabe erwächst der Physiotherapie und der Ergotherapie bei der *Rehabilitation,* der *Wiedereingliederung* invalider und nach längerer Immobilisation behinderter Patienten in das tägliche Leben. Diesen Patienten muß man *helfen, sich selbst zu helfen.* Dies beginnt mit Einübung der einfachsten täglichen Verrichtungen und führt bis hin zu spezifischen Leistungen, welche besondere Kraft und Geschicklichkeit verlangen (siehe S. 210 f. und S. 266).

Konservative Therapie

Tab. 13: Aufgaben der Heilgymnastik.

1. *Kräftigen* einer geschwächten Muskulatur.
2. *Erhalten der Muskeltrophik* während (durch Krankheit oder nach Operationen) erzwungener Inaktivitätsperioden.
3. Erhalten oder Wiedergewinnen der *Gelenkbeweglichkeit* während erzwungener Immobilisierung.
4. *Verbessern* einer ungenügenden «schlaffen», muskelschwachen *Haltung.*
5. *Lockern* muskulärer Verkrampfung und Spannungen, sowie ungünstiger verkrampfter Gewohnheitshaltungen.
6. Verbessern der *Koordination* bei neurologischen Störungen (zerebrale Bewegungsstörungen).
7. *Verhindern sekundärer Komplikationen* (Thrombosen, Decubitus, Pneumonien) bei Bettlägerigen.
8. Verbessern und Wiedererlangen der normalen Gebrauchsfunktionen: Greifen, Halten; Stehen, Gehen, Aufstehen, Treppensteigen usw.

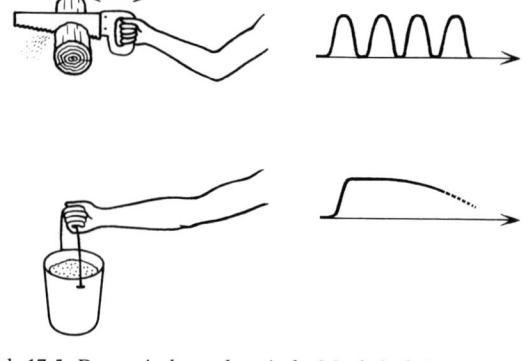

Abb. 17.5: *Dynamische und statische Muskelarbeit.*

Oben: Dynamische Muskelarbeit ist physiologisch, rhythmisch, fördert die Trophik und ermüdet wenig.

Unten: Statische Haltearbeit leistet keine Arbeit im eigentlichen Sinn (man könnte den Kessel auch aufhängen oder abstellen). Wegen rascher Ermüdung nimmt die Kraft bald ab.

• *Formen der Bewegungstherapie*
1. Muskeltraining:
   – isometrisch (reines Krafttraining ohne Bewegung);
   – isotonisch (Bewegung gegen gleichbleibenden Widerstand);
2. aktive Bewegungsübungen: funktionelle Bewegungsabläufe;
3. passive Bewegungsübungen: bei schlaffen Lähmungen zur Verhinderung von Kontrakturen;
4. Koordinationstraining bei spastischen Lähmungen (Bobath usw.);
5. Haltungsturnen;
6. Lockerungsübungen und Massage;
7. funktionelles Training: Praktisch orientiertes Üben der normalen Funktionen:
   – Gehschule;
   – Üben der täglichen Verrichtungen;
   – Handfertigkeit (Ergotherapie).

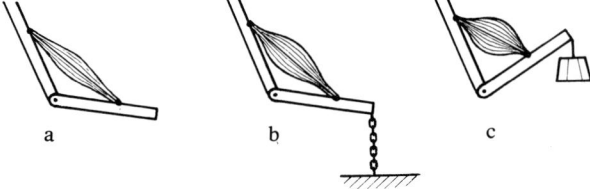

Abb. 17.6: *Isometrische und isotonische Muskelaktionen.*
a Muskel (z. B. Bizeps am Vorderarm) in Ruhe.
b *Isometrische Muskelaktion:* Bei *gleichbleibender Länge* des Muskels (bei fixiertem Gelenk) Muskelspannung gegen Widerstand.
c Um das Gelenk gegen *gleichbleibenden* Widerstand zu *bewegen* muß der Muskel sich *isotonisch* kontrahieren.

Muskeltraining

Dynamische und statische Muskelarbeit

Dynamische, also *mit Bewegung verbundene* Muskelarbeit (z. B. Gehen, Fenster putzen, rudern), fördert Durchblutung und Stoffwechsel und erhält den Bewegungsapparat in gutem Trainingszustand. Dynamische, rhythmische Muskelarbeit kann man sehr lange leisten bei bestem Wohlbefinden *ohne zu ermüden,* kurz, sie ist *gesund* und natürlich.

Aber auch *bei bewegungslosem Verharren* in einer bestimmten Stellung ist die Muskulatur ständig in Aktion: z. B. beim Stehen, Sitzen oder Lasten tragen muß sie den Körper gegen die Schwerkraft aufrecht halten. Dazu braucht es *Haltearbeit.* Diese wird als *statische Muskelarbeit* bezeichnet.

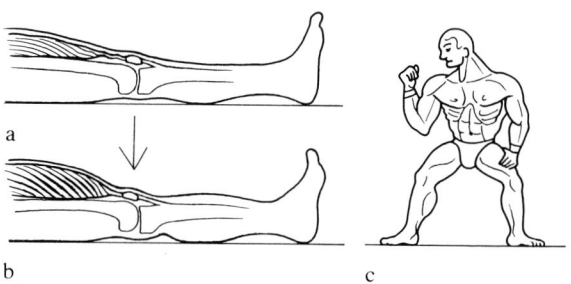

Abb. 17.7: *Isometrisches Krafttraining.*
a Bei erschlafftem Quadrizeps steht die Patella tief und läßt sich von Hand leicht verschieben.
b Der angespannte Quadrizeps zieht die Patella hoch und fixiert sie fest. So lassen sich isometrische Quadrizepsübungen leicht palpatorisch kontrollieren.
c Maximale *Hypertrophie* der Muskulatur wird beim «bodybuilding» mit isometrischem Muskeltraining erreicht. Eine der *wichtigsten* Aufgaben der *Heilgymnastik* ist das Verhindern bzw. die *Rückbildung* der Muskelatrophie.

Bei unserer modernen Lebensweise überwiegt leider oft die statische Muskelarbeit: Langes Verharren in vornüber geneigter Stellung, am Tisch, an der Schreibmaschine, am Fließband beansprucht die Muskulatur *unphysiologisch*. Man *ermüdet* rasch, es stellen sich bald *Verkrampfung* und *Schmerzen* als Zeichen der Überdehnung und des ungenügenden Metabolismus ein (Abb. 17.5).

Viel kann erreicht werden, wenn es gelingt, im täglichen Leben – am Arbeitsplatz – durch Verbesserung der Körperhaltung und Rationalisierung der Arbeitsweise die statische Muskelbeanspruchung zu verringern und statt dessen Rhythmus und Bewegung in den Alltag zu bringen.

Beim Kranken und Verletzten liegen die Dinge etwas komplizierter. Oft ist Immobilisierung notwendig und Bewegung verboten. Trotzdem ist dynamische Muskelarbeit möglich: Dank *isometrischem Muskeltraining*. Dieses ist nicht zu verwechseln mit statischer Muskelarbeit: Isometrisches Muskeltraining wird *rhythmisch* betrieben.

Isometrische Muskelübungen

Der Muskel wird während ein paar Sekunden *so stark als möglich angespannt ohne das Gelenk zu bewegen* (Gelenk in Endstellung oder durch Antagonisten fixiert). Diese Art von Muskeltraining hat *große Vorteile:*

1. Muskelphysiologische Untersuchungen haben gezeigt, daß isometrisches Muskeltraining genau der richtige Stimulus ist, eine maximale *Hypertrophie* des Muskels hervorzurufen. Im Leistungssport wird es deshalb gezielt als *Krafttraining* benutzt. Es genügt, mehrmals täglich die betreffende Muskelgruppe (z.B. den Quadrizeps) während ein paar Sekunden mit maximaler Kraft einige Male hintereinander anzuspannen, um in kurzer Zeit die größtmögliche Hypertrophie zu erreichen (Abb. 17.6).

2. Diese Übungen sind, hat man den «Trick» einmal begriffen, sehr einfach und ohne Hilfsmittel durchzuführen, eignen sich also besonders gut als «Hausaufgaben».

3. Sie erlauben *Muskeltraining* bei immobilisierten Gelenken, also *im Bett, im Gips* usw., kurz, es gibt *keine* Situation in welcher auf ein Muskeltraining verzichtet werden muß!

Beim *Gehen in einem Gehgips* finden infolge der normalen Innervation automatisch isometrische Muskelaktionen statt. Dies ist einer der Gründe, warum der Gehgips dem Liegegips weit überlegen ist. Analoges gilt für Korsette, Apparate usw.

4. Isometrisches Muskeltraining kommt, auch wenn die Gelenke selbst nicht bewegt werden, der Gelenkbeweglichkeit zugute: Es fördert die Zirkulation und damit die Resorption von Ödemen, verhindert ausgedehnte Inaktivitätsatrophie und -dystrophie sowie

Gelenkkapselschrumpfung und -verklebung und ermöglicht damit später eine *raschere Gelenkmobilisierung.*

Besonders deutlich ist die Wirkung des isometrischen Muskeltrainings am *Knie* zu beobachten. Das Spiel der Patella zeigt dem Arzt, der Heilgymnastin und dem Patienten selbst, ob er seine Quadrizepsübungen richtig macht. Diese Bewegung der Patella hilft wesentlich mit, daß auch ein immobilisiertes Kniegelenk beweglich bleibt (Abb. 17.7).

5. Das *funktionelle Training,* z.B. in Form der Gehschule, beansprucht die Muskulatur weitgehend *isometrisch*.

Isotonische Muskelübungen

erfolgen gegen gleichbleibenden Widerstand, z.B. Gewichte. Sie dienen ebenfalls der Muskelkräftigung und sind gleichzeitig die besten Übungen für die Gelenkmobilisierung (siehe Abb. 17.10).

Isokinetisches Training

benötigt *Apparate*. Es beruht auf dem Prinzip der *gleichbleibenden Winkelgeschwindigkeit* über einen größeren oder den ganzen Bewegungsumfang. Die Bewegung ist *kontrolliert geführt*. Der *Widerstand,* gegen den trainiert wird, kann *variiert* werden. Damit werden Kraft und Beweglichkeit gleicherweise und wirkungsvoll trainiert. Beliebte und zweckmäßige Geräte sind z.B. das *stehende Fahrrad* für die Beine, und das *Rudergerät* für Arme und Rücken.

Aktive Bewegungstherapie

Aktive Bewegungsübungen bilden die Grundlagen der Physiotherapie. Am besten sind Übungen gegen Widerstand: gegen die Schwerkraft, evtl. die Hand der Physiotherapeutin, gegen Gewichte, Übungen die der Patient selbst machen kann (Abb. 17.8).

Auch zur Mobilisierung steifer Gelenke sollte auf *aktive* Bewegungsübungen vertraut werden.

Die Versuchung, mit *passiven* Bewegungen, also von Hand nachzuhelfen ist groß. Tatsache ist, daß entzündlich gereizte Gelenke, etwa nach Frakturen oder Operationen, unter ständig wiederholten gewaltsamen passiven Bewegungsversuchen *nicht besser beweglich sondern steifer werden,* abgesehen von den äußerst *unangenehmen Schmerzen,* die solche Versuche auslösen.

Der Grund für den «kontraproduktiven» Effekt solcher Manipulationen liegt darin, daß die Gelenkentzündung durch die mechanische Reizung verschlimmert wird. Dadurch entstehen *Exudate, Ödeme* und zelluläre *Infiltrationen,* welche ihrerseits wieder zu *Narbenbildung* und *Versteifung* führen. Die *Schmerzen* tun das übrige. Sie bewirken *Verkrampfung, Abwehr* und *Passivität* (siehe Abb. 17.9, «Bindegewebe», S. 58 und S. 450 «Therapien der Kontrakturen»).

Konservative Therapie

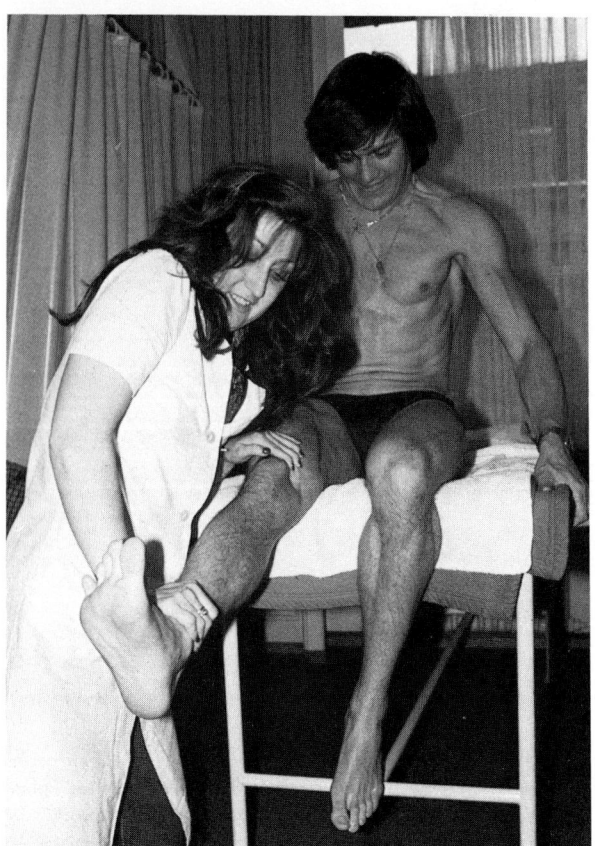

Abb. 17.8: *Aktives Muskeltraining gegen Widerstand* ist das Prinzip, auf welches Skiabfahrtsmeister *Russi* vertraut für die Rehabilitation seines havarierten Kniegelenkes. Die Motivation spielt bei der Heilgymnastik die Hauptrolle. Sie obliegt der Therapeutin. Nicht immer hat sie es so leicht mit den Patienten und so schwer mit dem Widerstand des Quadrizeps wie hier.

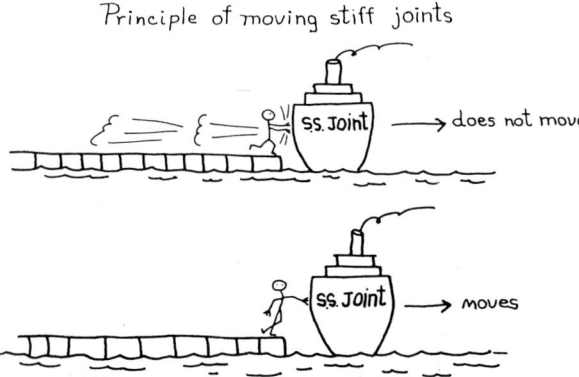

Abb. 17.9: Das Prinzip, steife Gelenke zu bewegen, haben HoWARD und FLATT so dargestellt: Abrupte Gewalt nützt nichts, macht nur Schmerzen und entzündliche Gewebsreaktionen. Einer sanften aber stetigen Kraft gibt das vernarbte periartikuläre Gewebe eher nach ohne Reaktion.

Unerfahrene und übereifrige Physiotherapeuten richten gelegentlich ihr Augenmerk zu einseitig auf die Gelenkbeweglichkeit und messen ihre Erfolge mit dem Winkelmaß. Wichtig ist hingegen, die *Schmerzgrenze* als natürlichen Schutzmechanismus zu beachten. Als Faustregel kann gelten, daß die *beste Heilgymnastin jene ist, welche mit den Händen auf dem Rücken* arbeitet. Diese vielleicht etwas überspitzte Formulierung garantiert, daß das *Hauptgewicht* auf die *aktive* Gymnastik gelegt wird: Der Patient muß sie *selbst* betreiben (Abb. 17.10).

Mit Hilfe der Schwerkraft und einfachen Einrichtungen (Gewichte) kann der Patient mit diesem Programm auch eine kontrollierte «*passive*» Gelenkmobilisierung durchführen, ohne daß die Heilgymnastin «assistiert» (Abb. 17.10).

Immerhin sei zugestanden, daß eine einfühlende, vorsichtige manuelle Hilfe durch eine geschickte Physiotherapeutin eine ausgezeichnete Wirkung haben kann, nicht zuletzt deshalb, weil der Patient durch die Anwesenheit und Zuwendung der Therapeutin (welche mehr Zeit für ihn hat als der Arzt) zu intensiver Mitarbeit angespornt wird.

Diese Übungen sind in erster Linie *aktiv*, sie ergeben aber gleichzeitig auch eine vom Patienten *selbst* kontrollierte *passive* Bewegungsmöglichkeit.

Passive Bewegungstherapie

Die *rein passive Bewegungstherapie* von Hand ist nur angezeigt als *Prophylaxe*, wenn ein Gelenk *aktiv nicht mehr bewegt werden kann*, z. B. bei Lähmungen. Das tägliche Durchbewegen solcher Gelenke verhindert Kontrakturen, welche sonst unweigerlich auftreten würden (vgl. S. 448). Daß im übrigen die Nachteile der passiven Bewegungen ihre Vorteile meistens überwiegen wurde oben dargelegt (Abb. 17.11).

Kontinuierliche passive Bewegung «continuous passive motion»

Passive Bewegungen, durch Therapeuten *von Hand* ausgeführt, können naturgemäß höchstens ein paarmal täglich appliziert werden. Genaue Dosierung und Kontrolle sind schwierig und sehr subjektiv. Diese Nachteile werden mit der maschinell betriebenen und vom *Patienten selbst gesteuerten* «continuous passive motion» *ausgeschaltet* (siehe Abb. 17.12). Es handelt sich um ein völlig anderes Prinzip als die manuelle passive Bewegung: Auf einer motorgetriebenen Schiene werden ununterbrochen *langsame* Bewegungen – hier Flexion und Extension des Knies – ausgeführt. *Geschwindigkeit* sowie *Bewegungsumfang* sind wählbar und werden vom *Patienten selbst* eingestellt. Damit ist gewährleistet, daß die *Schmerzgrenze respektiert* wird, eine wichtige *Voraussetzung* für den Erfolg.

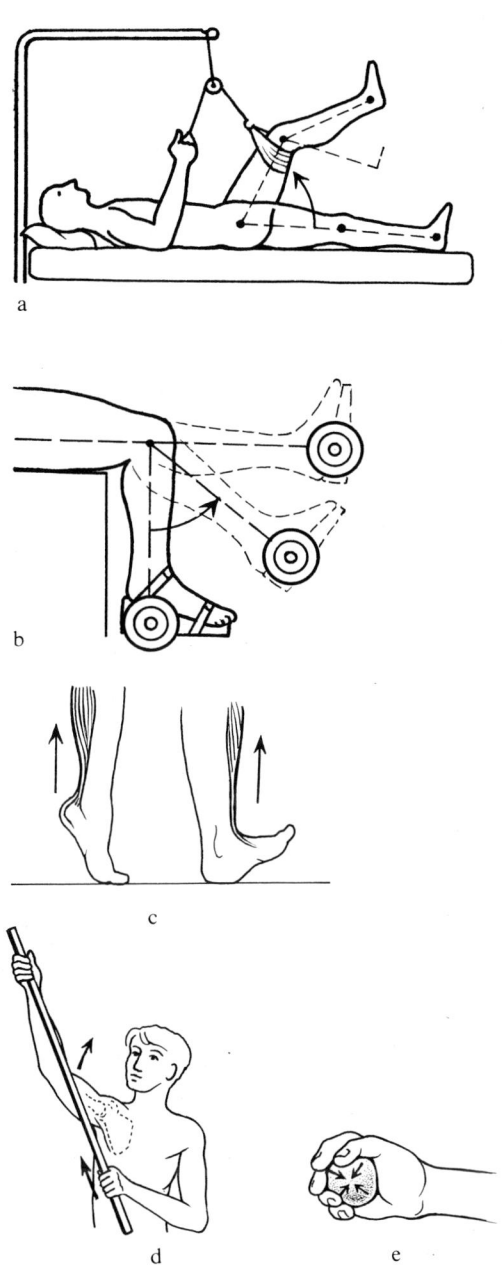

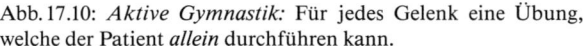

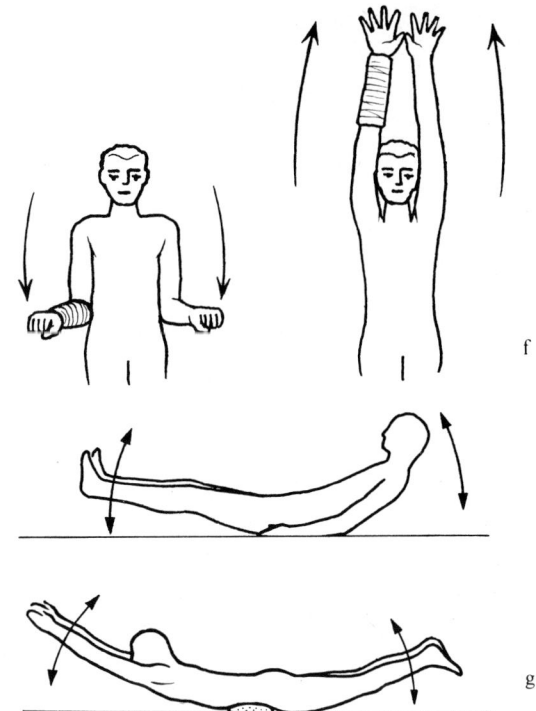

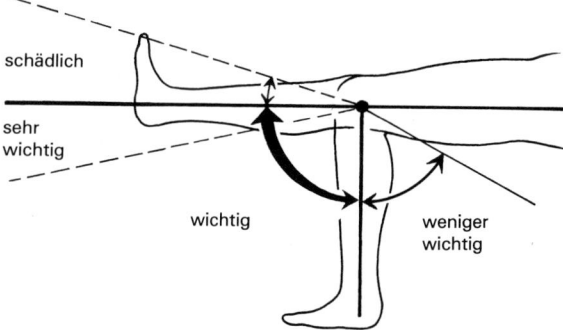

Abb. 17.10: *Aktive Gymnastik:* Für jedes Gelenk eine Übung, welche der Patient *allein* durchführen kann.

a *Hüften* und Knie im Bett mit Hilfe eines Rollenzuges.

b *Knie:* Quadrizeps (aktiv und passiv) *Gewicht* heben und langsam senken.

c *Fuß:* am besten in normaler Funktion: Zehen- und Fersengang.

d *Schulter:* aktiv und passiv: mit Hilfe eines Stockes und der anderen Hand.

e *Hand:* Faustschluß, Finger in Funktionsstellung: Drücken eines kleinen Balles, Kneten von Silikonmasse o. ä.

f *Übung für die obere Extremität:* Arm hochhalten, Hand und Finger zur Decke strecken, dann Arm senken, Ellbogen beugen, Faust schließen. Diese Übung mehrmals hintereinander jede Viertelstunde.

g *Rücken:* in Rückenlage: für die Bauchmuskulatur; in Bauchlage: für die Rückenmuskulatur.

Abb. 17.11: *Die praktische Bedeutung des Bewegungsumfanges.*

Entscheidend ist nicht der Bewegungsumfang allein, in Winkelgraden gemessen, sondern die Beweglichkeit im richtigen, *funktionell wichtigen Bereich.*

Das *Kniegelenk* z. B. sollte *voll gestreckt* werden können (Funktionsstellung), denn Gehen mit gebeugten Knien ist ungünstig. Eine Flexion von 90° erlaubt bequemes Sitzen und genügt oft, besonders bei älteren Leuten. Ähnliches gilt für alle anderen Gelenke auch.

Der Ehrgeiz des Physiotherapeuten sollte weniger auf die möglichst große Beweglichkeit als auf die beste *Funktion* gerichtet sein. Wesentlich ist in diesem Zusammenhang vor allem das Verhindern und Bekämpfen von *Kontrakturen* (siehe dazu S. 450).

Konser-
vative
Therapie

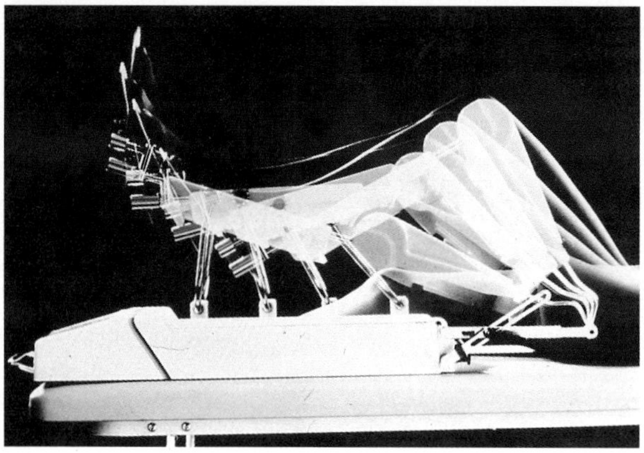

Abb. 17.12: «*Continuous passive motion*».

Da rigorose, langdauernde Fixation dem Gelenkknorpel schaden kann, hat SALTER versucht, das Gegenteil, nämlich *ununterbrochene passive Bewegung als Therapieprinzip* zu nutzen. Es wurden elektrische Maschinen entwickelt, mit welchen die Gelenke langsam (etwa einmal pro Minute) und gleichmäßig durchbewegt werden können. Diese Apparate sind besonders in der *Nachbehandlung von Gelenkoperationen* sehr nützlich. Sie werden hauptsächlich für das Kniegelenk, aber auch für Schulter, Ellbogen, Sprunggelenk eingesetzt (siehe S. 844, Abb. 66.73).

Das Prinzip beruht darauf, daß die *Schmerzgrenzen beachtet* wird: Den Bewegungsumfang kann *der Patient selbst* einstellen. Wenn die Bewegung ohne Schmerzen möglich ist, kann er ihn langsam steigern.

Konservative Therapie

In *dieser Form* ist die passive Bewegung eine wirkungsvolle Therapie. «Continuous passive motion» wird hauptsächlich in der *Nachbehandlung* von Frakturen und orthopädischen Operationen gebraucht, vorzugsweise am Knie, aber auch an anderen Gelenken (Fuß, Ellbogen). Sie hilft, trophische Störungen zu vermeiden und die Gelenkbeweglichkeit wieder zu erlangen.

Muskeldehnübungen (stretching) sind vor allem im Sport- und Fitneßtraining beliebt, haben aber auch bei manchen Schmerzzuständen, bei leicht kontrakter Muskulatur, gute Wirkung. Dabei wird versucht, durch Dehnung den Bewegungsumfang eines Gelenkes, bzw. einer Gelenkkette auszuweiten.

Um zweigelenkige Muskeln zu dehnen, müssen beide Gelenke gleichzeitig in der gleichen Richtung bewegt werden (z. B. wird die ischio-crurale Muskulatur gedehnt durch Hüftflexion bei gestrecktem Knie, der M. rectus femoris durch Strecken der Hüfte bei gleichzeitiger maximaler Flexion des Knies).

Das Üben der Gebrauchsfunktion

Das Üben der *Gebrauchsfunktion,* also der natürlichen Aufgaben des Bewegungsapparates, ist in der Orthopädie wichtiger als das isolierte Üben von Teil-

funktionen. Statt z. B. die isolierte Dorsal- und Plantarflexion des Fußes gegen Widerstand im Liegen zu üben ist es sinnvoller, den Zehen- und Fersenstand zu trainieren. Das Üben der koordinierten Funktionen im natürlichen Zusammenhang gibt bei geringerem Zeitaufwand bessere funktionelle, für den Patienten praktisch brauchbarere Resultate. Es gilt, diesem zu helfen, sich selbst zu helfen: Die *Rehabilitation* zielt darauf ab, den Patienten wieder von seiner Umwelt unabhängiger zu machen. Oft muß er die einfachsten täglichen Verrichtungen erst wieder lernen: Aufstehen, Gehen, sich selbständig an- und auskleiden, allein auf die Toilette gehen, seine Körperpflege selbst besorgen, Schwellen und Treppenstufen steigen usw. (siehe auch S. 144, Tab. 6: «Die Leistungen des Bewegungsapparates» und S. 265 f.: «Rehabilitation»). Alle praktisch wichtigen Fähigkeiten zu üben ist die Hauptaufgabe der Physiotherapeutin. Deshalb legen wir besonderen Wert auf die

Gehschule

Sie schließt auch die richtige Handhabung der Stöcke mit ein (siehe S. 99 f.: «Physiologie des Stehens und Gehens» und S. 236: «Gehhilfen»).

Das Gehen mit Krückstöcken muß gelernt werden. Anzustreben ist der 4-Punkte-Gang, d. h. gleichzeitiges Vorsetzen eines Fußes und des gegenseitigen Stockes. Bei dieser Gangart werden beide Beine teilweise belastet (Abb. 17.13 C).

Wichtig ist es, die Stöcke auf die richtige *Länge* einzustellen: siehe Abb. 17.37.

Ist *keine* Belastung möglich bzw. erlaubt, so bewegen sich beide Stöcke im *gleichen* Rhythmus wie das zu *entlastende* Bein (Abb. 17.13 B).

Der kranke Fuß wird wenn möglich *abgerollt* wie beim normalen Gehen, auch bei vollständiger Entlastung. Das Hochziehen des kranken Beines während des Gehens fördert Atrophie, Dystrophie und Fehlstellungen und sollte möglichst vermieden werden (Abb. 17.14).

Ein großer *Spiegel* hilft dem Patienten und der Physiotherapeutin zur Kontrolle der aufrechten geraden Haltung.

Nur wenn es nicht anders geht, wie etwa bei Lähmungen, muß der «Durchschwinggang» benützt werden (Abb. 17.13 A und Abb. 17.15).

Als Übung für das normale Gehen sind die anderen Gangarten besser.

Für die ersten Gehversuche (postoperative Nachbehandlung) muß man oft auf zusätzliche Gehstützen (Gehwagen, Gehböcke, Achselkrücken) zurückgreifen (Abb. 17.38 und Abb. 17.36), oder aber auf das *Gehbad,* wo ein schwereloses Gehen den Anfang erleichtert.

Aber schon das *Aufstehen aus dem Bett,* aus dem Sitzen, muß gelernt werden (Abb. 18.9).

Gehunfähige Patienten brauchen ein praxisbezogenes *Rollstuhltraining,* damit sie von fremder Hilfe so weit als möglich *unabhängig* werden.

Abb. 17.13: *Verschiedene Gangarten mit Krückstöcken,* in der Reihenfolge, in der sie bei fortschreitender Rehabilitation erlernt werden.

Die Zahlen 1, 2, 3, bedeuten drei Schritte. Schwarz das kranke Bein, mit der entsprechenden gleichzeitigen Stockhilfe, weiß das gesunde Bein.

A «*Durchschwinggang*». Im Rhythmus: Beide Stöcke gleichzeitig vor, dann beide Beine zwischen den Stöcken durchschwingen. In der Regel nur bei Lähmungen beider Beine, meist mit Gehapparaten (vgl. auch Abb. 17.15).

B *Vollständige Entlastung.* Beide Stöcke immer zusammen mit dem zu entlastenden Bein. Meist am Anfang der Rehabilitation (nach Frakturen, Operationen usw.). Wenn zuerst noch Schwierigkeiten bestehen, vor allem mit dem fehlenden Gleichgewicht, beginnt man mit *Gehböcken* oder *Gehwagen* (siehe Abb. 17.38).

C *4-Punkte-Gang* (alternierend): Stöcke bewegen sich gegensinnig zu den Beinen (gleich wie das automatische Armschwingen beim normalen Gehen). Teilweise Belastung beider Beine, weitere Stufe in der Rehabilitation. Vorteil: Gang symmetrisch. Bei *beidseitigen* Affektionen. Bei *einseitigen* kann man bald übergehen zu D.

D Gang mit *einem* Stock (Krück- oder Handstock). Stock in der Regel auf der Gegenseite (Patienten mit schwerer Insuffizienz benützen ihn gelegentlich auf der kranken Seite).

Ein *gewöhnlicher Handstock* bringt auch vielen Patienten mit Schmerzen Erleichterung (siehe auch S. 236 und S. 750).

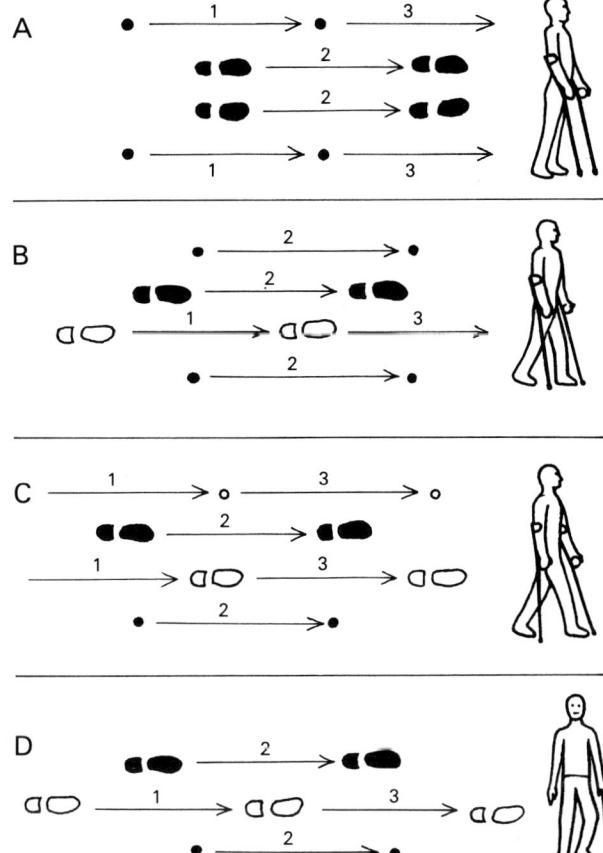

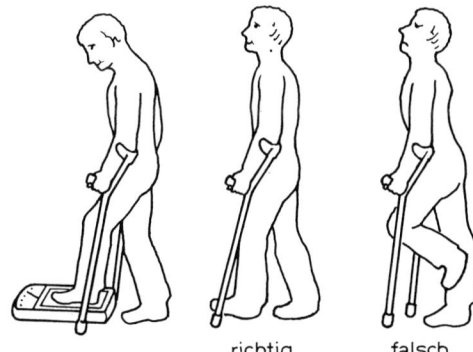

Abb. 17.14: *Technik der Entlastung mit Krückstöcken.*

a Entsprechend der Belastungsmöglichkeit wird der Fuß mit mehr oder weniger Gewicht aufgesetzt. Mit der *Bodenwaage* ist das leicht zu kontrollieren und zu üben.

b Auch bei vollständiger Entlastung wird der Fuß auf dem Boden *aufgesetzt* und normal *abgerollt,* so daß von Anfang an ein normales Gangbild eingeübt wird.

c Diese Gehtechnik mit dem Bein in der Luft ist *schlecht.* Sie fördert Atrophie, Dystrophie und Fehlstellung, die Funktion wird vernachlässigt, der Patient gewöhnt sich einen schlechten Gang an und hat nachher große Mühe, wieder umzulernen. Alte Leute und Behinderte *können* überhaupt nicht so gehen, sind unsicher und stürzen.

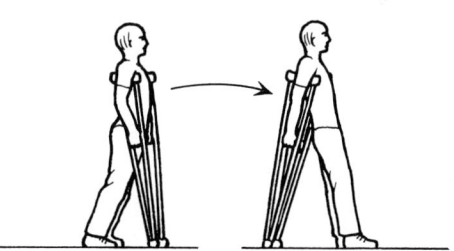

Abb. 17.15: «*Durchschwinggang*» *mit Krücken.* Bei ausgedehnten *schlaffen Lähmungen* beider Beine (z. B. nach Poliomyelitis) ist mit Hilfe von Oberschenkelgehapparaten und Krücken das Gehen auf diese Weise möglich (vgl. S. 387). Auch manche Paraplegiker können auf diese Weise gehen lernen, evtl. ohne Apparate, wenn sie auf den spastischen Beinen stehen können.

Funktionelles Training bei Hand- und Armaffektionen

ist nicht weniger wichtig. Hier geht es darum, die *praktische Gebrauchsfähigkeit der Hand* zu erhalten und zu fördern. Einfache, isolierte Bewegungsübungen genügen nicht. Aus dieser Erkenntnis heraus ist die *Beschäftigungstherapie (Ergotherapie)* entstanden. Bestimmte Handfertigkeiten, oder noch besser echte nützliche handwerkliche Arbeiten werden so auf die funktionellen Verhältnisse der Hand abgestimmt, daß daraus ein kombiniertes Training von Koordination, Kraft und Geschicklichkeit entsteht, welches einem vollständigen heilgymnastischen Programm entspricht.

Diese Aufgaben sind, wie die Funktion der Hand selbst, sehr kompliziert, erfordern viel Kenntnisse und Geduld. Wo keine Ergotherapeutin diese Aufgabe übernehmen kann, ist es zweckmäßig, den Patienten wenigstens zu irgend einer Handarbeit anzuhalten, z. B. Stricken oder Puzzles legen, ihn so weit als möglich bei den täglichen Verrichtungen die behinderte Hand brauchen zu lassen und ihm einen kleinen Gummiball oder noch besser einen Klumpen Silikonmasse in die Hand zu drücken, damit er diese kneten kann. Dazu kommt Übung f (Abb. 17.10f).

Einzelne spezielle Formen der Heilgymnastik

Lockerungsgymnastik

ist angezeigt bei ungünstigen nicht fixierten Gewohnheitsfehlstellungen, bei Muskelverkrampfungen und bei manchen Schmerzzuständen.

Bei ernsthafteren Krankheiten am Bewegungsapparat nehmen die Schmerzen in der Regel *bei Bewegung zu*. Dies ist geradezu ein diagnostischer Test. Im Gegensatz dazu gibt es überaus *häufig* mehr oder weniger *harmlose Schmerzzustände,* welche *auf Bewegung günstig ansprechen*. Es handelt sich wohl meistens um statische Beschwerden infolge Insuffizienz der Muskulatur, Trainings- und Bewegungsmangel usw.

Diese – weil ohne anatomisch-pathologisches Substrat – schlecht faßbaren Beschwerden, welche von den sog.«rheumatischen» oft nicht eindeutig abgegrenzt werden können, bessern sich – im Gegensatz zu den ernsthafteren Erkrankungen, welche in der Regel ruhiggestellt werden müssen – häufig unter heilgymnastischer Behandlung. Die Beschwerden machen weniger den Eindruck eines entzündlichen Geschehens als eines «eingerosteten» Bewegungsapparates. Es handelt sich vor allem um Beschwerden im Rücken, Nacken, Kreuz, im Becken- und Schultergürtel.

Ein Versuch mit heilgymnastischer Behandlung, vor allem Lockerung von Versteifungen und Muskeltraining, auch evtl. gezielte Massage, wird in solchen

Fällen meistens belohnt. Gelingt er nicht, muß nach anderen Ursachen gesucht werden.

Haltungsgymnastik

hat eine straffere, besser aufgerichtete, bewußtere Haltung, vor allem des Rumpfes, aber auch der Füße und Beine zum Ziel.

Die Patienten sind in der Regel Kinder und Jugendliche. Oft werden die Übungen prophylaktisch und in Gruppen durchgeführt. Der Erfolg ist nicht eindeutig nachgewiesen. Er ist nur zu erwarten, wenn die Patienten auch regelmäßig täglich zu Hause turnen und tatsächlich zu einer bewußt besseren Haltung gelangen.

Heilgymnastik bei zerebralen Bewegungsstörungen

Eine besondere und besonders schwierige und mühsame Bewegungstherapie beschäftigt sich mit den zentral-nervös bedingten Koordinations- und Bewegungsstörungen, *vor allem bei Kindern* mit angeborenen Schäden (C. P.), aber auch mit anderen Patienten, z. B. mit *Hemiplegikern*.

Es existieren verschiedene. z. T. recht komplizierte Systeme von neurophysiologisch theoretisch gut untermauerten Therapieschulen, wie z. B. jene des Ehepaars BOBATH. Das Ziel ist bessere *Koordination* der Bewegungen, was u. a. durch *Ausnutzen* der reichlich vorhandenen *Reflexe* zu erreichen versucht wird. Diese spezielle Heilgymnastik braucht eine längere zusätzliche Ausbildung. Sie ist zweifellos von großem Wert für die zerebral bewegungsgestörten Patienten, wenn der Aufwand auch recht groß ist und man natürlich keine Wunder erwarten darf bei diesen Krankheitsbildern (siehe auch S. 395).

Moderne Schulen und Theorien

Auf die verschiedenen modernen Schulen und ihre Theorien und Techniken kann hier nur summarisch eingegangen werden.

Einen großen Fortschritt brachte die «*Funktionelle Bewegungslehre*», weniger wegen einzelner theoretischer Hypothesen und der etwas mühsamen Sprache, als wegen des *gründlichen Studiums* der Funktionen des *Bewegungsapparates* unter Einbezug der *Schwerkraft,* also nicht mehr nur im luftleeren Raum der Theorie, sondern auf dem *Boden*. Es sind dies die gemeinsamen Grundlagen der Orthopädie und der Heilgymnastik. Sie sind im Teil I. A. auf S. 95–102 beschrieben.

Ebenso wichtig ist die *funktionelle Diagnostik*. Sie deckt sich ebenfalls mit der Diagnostik in der Orthopädie. Dazu muß allerdings als ein weiterer Schritt die *Diagnostik der praktischen Leistungen des Bewegungsapparates* kommen, mit der die individuellen Anforderungen der Patienten an ihren Bewegungsapparat *im täglichen Gebrauch* zusätzlich erfaßt werden. Beide sind im Teil I. B unter «Funktionsdiagnose» (S. 114) und «Orthopädische Symptome»

(S. 116), sowie «Funktionelle Untersuchung des Bewegungsapparates» (S. 143f.) ausführlich beschrieben, so daß hier darauf verwiesen werden kann.

Das Ziel eines schönen, eleganten und geschmeidigen Bewegungsapparates als Ausdruck und Gehäuse einer glücklichen Seele und eines freien Geistes ist zweifellos ein erstrebenswertes Ideal, doch ist es *für viele orthopädische Patienten nicht mehr erreichbar.* Umso mehr müssen diese sich darauf konzentrieren, die ihnen verbliebenen Möglichkeiten voll auszuschöpfen, um den Anforderungen des täglichen Lebens noch gewachsen zu sein. Hier bleibt das «richtige Bewegungsmuster» oft Theorie, und in der Praxis gilt es, *Ersatzfunktionen für verlorengegangene Fähigkeiten zu suchen, zu lernen und zu trainieren.* Den Patienten dabei zu helfen kann eine besondere Herausforderung für die Physiotherapie sein. Auch wenn das nicht dem Idealbild der «richtigen Lehre» entspricht, können daraus große seelische und körperliche Kräfte erwachsen, wie z. B. viele schwer gelähmte Poliomyelitispatienten immer wieder gezeigt haben (vgl. dazu: «Poliomyelitis: Schlaffe Lähmungen», S. 384).

Diese Sicht erklärt auch, weshalb in der orthopädischen Rehabilitation so viel Wert auf das *Training der praktischen Gebrauchsfähigkeit* gelegt wird.

Viele der modernen Theorien, welche vorwiegend die Wechselwirkungen zwischen Schmerzen und Fehlregulationen zum Gegenstand haben, sind an Patienten mit schwer faßbaren Störungen (Weichteilrheumatismus) erarbeitet worden und naturgemäß schwierig zu beweisen. Manche davon sind mit viel Enthusiasmus und Überzeugung propagiert worden (wenn man etwa liest von «unendlicher Bereicherung»). Ihre Wirksamkeit scheint oft stark an ihre Promotoren gebunden zu sein, was nicht gegen sie spricht, aber ihre Reproduzierbarkeit beeinträchtigt. So lange sie nicht schaden, ist wohl nichts dagegen einzuwenden.

Andere Theorien betreffen die Wirkung verschiedener empirischer Behandlungsverfahren bei Sportlern im Training. Auch diese können nicht unbesehen auf orthopädische Patienten übertragen werden.

Schließlich liegt ein erheblicher Teil aller physiotherapeutischen Angebote und Aktivitäten in der Grauzone zwischen Gesund und Krank, zwischen Sport, Fitneß, Arbeitswelt und Sozialversicherung, Psychotherapie und Freizeit. Es ist selbstverständlich, daß sich die Orthopädie auch für diese Aspekte interessiert aus dem einen oder anderen Grund, doch können Behandlungen in diesem Umfeld nicht zu Lasten des Gesundheitswesens, der Kassen und Sozialversicherungen gehen.

Die *klassische Heilgymnastik* jedoch ist zweifellos eine der wichtigsten Hilfen in der Nachbehandlung von orthopädischen Operationen.

Wie können Physiotherapeutin und Arzt sich verständigen?

Operativ tätige Orthopäden waren (und sind) fast ausschließlich *Männer.* Physiotherapeuten waren (und sind) in der Mehrzahl *Frauen.* Noch zu meines Vaters Zeiten waren die Rollen *klar verteilt:* Hier der Arzt, dort sein Hilfspersonal. Das hat sich geändert.

Aufgrund ihrer Ausbildung melden die Physiotherapeuten heute für ihren Beruf den Anspruch auf *selbständige Tätigkeit* in der Behandlung von Kranken und Verunfallten an. Zu diesem Zweck reklamieren sie die *Kompetenz,* die geeignete *Methode selbst zu bestimmen* und die *Technik selbst zu wählen.* Konsequenterweise wollen sie auch die *Verantwortung* dafür *selbst übernehmen.*

Tatsächlich ist ihre *Ausbildung* in Anatomie, Bewegungslehre und vor allem in den verschiedenen Behandlungsmethoden besser als diejenige der meisten Ärzte, die sich nicht speziell mit den Störungen des Bewegungsapparates befassen.

Andererseits wird auch von den Physiotherapeuten nicht bestritten, daß die *Verantwortung für das Gesamtkonzept einer orthopädischen Behandlung beim Orthopäden liegt* und daß somit die *physikalische Behandlung auch von ihm verordnet werden muß.* Eine vollständige Arbeitsteilung und eine Verselbständigung der Physiotherapie wäre zum Schaden von Patienten, Physiotherapeuten und Ärzten.

Wie aber läßt sich der vorprogrammierte Kompetenzkonflikt lösen? Wie kann die *Kommunikation* zwischen PhysiotherapeutIn und Arzt zur Zufriedenheit beider Partner funktionieren?

Der *Arzt* kennt:
- die *Krankheit* des Patienten und
- ihre *Prognose,* also was zu erwarten steht,
- was sein *beschädigter Bewegungsapparat* noch *erträgt* und
- was diesem heute und in den nächsten Tagen und Wochen *zugemutet* werden kann, und schließlich,
- was er *von der Therapie wünscht* und *erhofft.*

Dies alles kann der Physiotherapeut nicht wissen.

Es ist wohl ziemlich klar, daß eine Therapie ohne diese Kenntnisse eine Irrfahrt im Nebel und eine Reise in die Nacht bedeutet, die mit *Gefahren* verbunden ist, besonders nach orthopädischen Operationen (Endoprothesen, Osteosynthesen, Bandplastiken), bei ernsthaft kranken und bei älteren Patienten.

Andererseits kennt der *Therapeut:*
- die *Methoden* und *Techniken* und
- *weiß, wozu sie gut sind.*

Davon versteht der Arzt, der nicht darauf spezialisiert ist, oft wenig. Dann kann er der Therapeutin oder dem Therapeuten getrost *Auswahl* und *Ausführung im Einzelnen überlassen.* Was er ihnen aber *genau sagen muß* und auch *kann,* ist, *welche Ziele er damit erreichen möchte* (siehe auch Tab. 14).

Ziele der Physiotherapie in der Orthopädie:

- Muskelkräftigung,
- Lockerung verkrampfter Muskulatur,
- Gehschule,
- Thrombose- und Dekubitusprophylaxe,

– Gelenkbeweglichkeit verbessern,
– Koordination oder
– *Schmerzlinderung,* zweifellos die *häufigste Indikation.*

Zu diesen Anweisungen gehören zusätzliche Angaben über:

– *die zeitlichen Verhältnisse,* z. B. in welchem Rhythmus die *Beanspruchung gesteigert* werden darf und *Fortschritte zu erwarten* sind.
– *die Belastbarkeit* des Kranken im allgemeinen, bzw. eines verletzten *Gelenkes* oder *Knochens.*

Der Physiotherapeut muß also vom Arzt wissen, *welche* Maßnahmen *wann gefährlich* und deshalb nicht erlaubt sind. Bei orthopädischen Patienten sind es in erster Linie bestimmte Bewegungen, Belastungen, Übungen oder physikalische Maßnahmen, welche unmittelbar nach operativen Eingriffen vermieden werden sollen, ebenso wie nach schweren Verletzungen, nach Osteosynthesen und Bandplastiken, bei Endoprothesen, aber auch nach manchen Frakturen, bei Krankheiten mit mechanischen Schäden am Bewegungsapparat.

Solche Vorbehalte, «*Kontraindikationen*» dem Physiotherapeuten zu *melden* ist *jeder behandelnde Arzt gehalten* und auch *durchaus in der Lage,* auch wenn er in der physikalischen Therapie nicht so gut ausgebildet ist wie der Therapeut oder die Therapeutin. Diese andererseits sollten solche Anweisungen partnerschaftlich akzeptieren können und nicht als Bevormundung auffassen.

Tab. 14: Ziele und Mittel der physikalischen Therapie.

– *Schmerzen lindern*	– Kälte, evtl. Wärme, niederfrequente Ströme, Heilgymnastik, Massage
– Muskeln kräftigen	– Isometrisches Muskeltraining, evtl. niederfrequente Ströme
– Muskeln entspannen	– Wärme, Kälte, Heilgymnastik, Massage
– Entzündung hemmen	– Kälte, Ruhe, Hochlagern
– Resorption fördern bei – Hämatomen, *akuten* Schwellungen und Ödemen	– Kälte, Ruhe, Hochlagern
– bei *chronischen* Schwellungen und Ödemen	– Wärme, Heilgymnastik Massage
– Gelenkbeweglichkeit	– Aktive, evtl. passive Heilgymnastik isokinetisches Training, «continuous passive motion», Wasserbad
– allgemeine Wirkung	– Heilgymnastik, Bad
– Thromboseprophylaxe	– Mobilisation, Bewegung
– Dekubitusprophylaxe	– Lagerung, Bewegung
– Pneumonieprophylaxe	– Atmungstherapie
– psychologische Wirkung	– Heilgymnastik, Massage
– neuro-vegetative Umstimmung	– Wärme, Heilgymnastik, Wasser, verschiedene physikalische Anwendungen, Massage

Kontrollen

Schließlich ist eine *regelmäßige Erfolgskontrolle* in jedem Fall notwendig. Dabei geht es weniger um Kritik als um das *Überprüfen* der weiteren Marschrichtung. Mehr noch als andere medizinischen Maßnahmen muß die physikalische Therapie, als empirische Behandlung, bei jedem Patienten *nach der Wirkung appliziert* und *dosiert* werden und nicht nach einem starren Schema, schon gar nicht nach irgendwelchen Theorien.

Dies gilt umso mehr, als die *Ziele,* die anvisiert werden sollen, außerordentlich *verschieden* sein können. Sie reichen vom hohen Anspruch, die Topfitneß eines Spitzensportlers wiederherzustellen, bis zum mühsamen und bescheidenen Versuch, einen invaliden alten Menschen aus dem Bett wieder an den Eßtisch zu bringen. Es wäre unsinnig, bei beiden die gleichen Methoden und die gleichen Maßstäbe anwenden zu wollen.

Während bei einem jungen Sportler jede neue, erfolgversprechende Methode gut ist, weil sie die Motivation fördert, sind beim alten kranken Menschen die Möglichkeiten der Therapie beschränkt, die erreichbaren Ziele begrenzt. Der berufliche Ehrgeiz von Arzt und Therapeut muß sich *bescheiden,* sollen die gut gemeinten Behandlungen nicht in der Frustration aller Beteiligten enden.

Regelmäßige Kontrollen sind gerade bei älteren Patienten besonders wichtig, um realistisch das Mögliche abzuschätzen. Es spricht nichts dagegen, daß PhysiotherapeutIn und Arzt dies *gemeinsam tun.* Wenn sie dabei vielleicht nicht ganz gleicher Meinung sind, ob ein Erfolg bzw. Mißerfolg der Therapie zuzuschreiben sei oder nicht, ist das nicht weiter schlimm, solange sie sich über das *weitere Vorgehen* einigen können.

Konservative Therapie

Die Schmerzgrenze

Sie ist wohl *das wichtigste Kriterium* zur Beurteilung, was in der Physiotherapie nützlich oder schädlich sei. Es gibt Patienten (auch Physiotherapeuten und sogar Ärzte), die überzeugt sind, daß Heilgymnastik schmerzhaft sein müsse, um wirksam zu sein. Die Mehrheit in jeder dieser Gruppen ist anderer Ansicht. Für diese ist die Schmerzgrenze ein einfacher, vernünftiger und zweckmäßiger Anhaltspunkt, *in der Heilgymnastik eine brauchbare und bewährte Richtschnur.*

Wenn Spitzensportler um ihrer Karriere willen Schmerzen auf sich nehmen, haben alte kranke Menschen oft nur den Wunsch, in Ruhe und ohne Schmerzen zu leben und sich noch selbst besorgen zu können. Ihnen dazu zu verhelfen ist zwar eine weniger spektakuläre Aufgabe für die medizinischen Betreuer, aber der Dank dieser Patienten ist ihnen gewiß.

Kinder haben keine Probleme. Sie bewegen sich, so viel sie können, beachten spontan die Schmerzgrenze und brauchen deshalb nach Unfällen und Operationen keine besondere Heilgymnastik.

Nachbehandlung nach Operationen und Verletzungen

Für eine komplikationslose Heilung ist *Ruhigstellung* das *erste Gebot.* Für die *Funktion* jedoch ist *Bewegung* wichtig. Hier hat die Heilgymnastik eine ihrer wichtigsten Aufgaben in der Orthopädie. Sie *darf aber den Heilungsprozeß auf keinen Fall stören.* In diesem «Interessenkonflikt» den richtigen Weg zu finden ist nicht leicht. Im Abschnitt «Ruhe und Bewegung, ein Gegensatz», S. 201, wurde versucht, diese Probleme aufzuzeigen.

Die Heilgymnastik darf und soll von Anfang an in Aktion treten, muß aber *die operierten oder verletzten Abschnitte des Bewegungsapparates in den ersten Tagen aussparen.* Sobald es der Heilungsprozeß erlaubt, kann auch mit Bewegungen der operierten oder verletzten Gelenke begonnen werden, doch muß dies sehr vorsichtig geschehen, damit keine Band- oder Sehnennähte reißen, keine Blutungen und Hämatome, Schwellungen und Entzündungen entstehen, Endoprothesen nicht luxieren, Osteosynthesen nicht zerbrechen usw., was alles in den ersten Tagen und Wochen leicht geschehen kann. *In diesem Stadium ist die Physiotherapeutin auf die Anweisungen des Operateurs angewiesen.*

Im Zweifelsfall ist *die Schmerzgrenze maßgebend. Als verläßliche Richtschnur* hat sie sich ausgezeichnet *bewährt.*

An den meisten Kliniken haben Orthopäden und Physiotherapeuten gemeinsam detaillierte Nachbehandlungspläne ausgearbeitet. Sie können nicht immer starr schematisch angewandt werden. Im Einzelfall müssen Heilgymnastin und Operateur *zusammen* den richtigen Weg finden.

Massage

Sie ist überaus beliebt bei Kranken wie bei Gesunden, heute wie bereits vor 4000 Jahren in China. Sie wird in einer Reihe von verschiedenen Spielarten angewandt. Die *klassische Massage* ist alt. Ihr Repertoire besteht aus genau beschriebenen Handgriffen: Streichen (effleurage) soll beruhigen, mit Kneten (pétrissage) und Klopfen (tapotement) können die Muskeln bearbeitet werden, Erschüttern (vibration) und Reibung (friction) haben wieder andere Wirkungen, doch steht die *Schmerzlinderung* immer *an erster Stelle.*

Jede Massage ruft auch eine *Hyperämie* mit allen ihren sekundären Wirkungen hervor.

Eine der sinnreichsten Anwendungen der Massage ist zweifellos, *verkrampfte Muskulatur* und umschriebene *Muskelhärten* (Myogelosen) zu lösen. Wohl ist es auch möglich, den venösen und lymphatischen *Rückfluß* zu unterstützen.

Zur klassischen Massage, welche nach wie vor verbreitet ist, sind immer wieder neue «Schulen» mit neuen Theorien und Techniken gekommen (Bindegewebs- oder Reflexzonenmassage, «triggerpoint»-Bearbeitung, wobei sich «der Finger tastend in die Tiefe bohrt», und viele andere). Wissenschaftlich fundiert ist davon nur wenig.

Bei *Entzündungen* (Phlebitiden) ist Massage *kontraindiziert.*

Zur Kräftigung der Muskulatur (des Patienten) trägt sie nichts bei. Hier hilft nur eigenes Muskeltraining. Die Massage ist aber angenehmer und bequemer und tatsächlich in geeigneten Fällen sehr nützlich. Das wird ihr ihre Verbreitung erhalten.

Manipulationen, Redressionen

Manuelle Methoden zur Beeinflussung von Störungen des Bewegungsapparates wurden ursprünglich von drei ganz verschiedenen Seiten her entwickelt:

Orthopädische Manipulation

Die ersten Orthopäden auf dem Kontinent versuchten, Deformitäten mit Brachialgewalt zurecht zu biegen, teils mit, teils ohne Erfolg. Die meisten gewaltsamen Handgriffe sind subtileren Methoden gewichen, einige haben sich in verfeinerter Form erhalten, so z. B. die manuelle Redression des angeborenen Klumpfußes (siehe Abb. 2). Ganz verlassen wurde die manuelle Reposition der angeborenen Hüftgelenkluxation, weil sie sehr häufig zur Zerstörung des wachsenden Hüftkopfes führte.

Die gewaltsame *manuelle Mobilisation eines Gelenkes,* ohne oder mit Narkose, ist eine nicht ungefährliche, aber in geeigneten (seltenen) Fällen wirksame Methode, wenigstens für Schulter- und Kniegelenk (Gefahr einer Patellafraktur!) (vgl. S. 450 «Behandlung der Kontrakturen»).

Maschinelle Therapie

Die an Folterwerkzeuge erinnernden Maschinen zur Redression und Gelenkmobilisation, die endgültig in den Kellern der orthopädischen Kliniken verschwunden schienen, sind in Form moderner Therapie- und Kraftmaschinen neu erstanden und erfreuen sich großer Beliebtheit bei Jung und Alt (Abb. 17.16). Daß sie auch *Gesunden* dienen für Fitneß- und Sporttraining, macht sie *auch für Verletzte und Kranke attraktiv.* Zum Krafttraining, für Ausdauer, aber auch für Beweglichkeit sind sie ausgezeichnet geeignet. Auch manche ältere Hüftpatienten besorgen sich ein stehendes Fahrrad als «Hometrainer». Motivation ist alles.

Frakturreposition

In England waren die sog. «*bone-setters*» eine eigene, mehr oder weniger paramedizinische Spezialität. Sie haben das Geraderichten gebrochener Knochen zu einer Kunst entwickelt. Im deutschen Sprachgebiet haben Unfallärzte und Orthopäden, vor allem auch die österreichische Schule, die *manuelle Frakturreposition* zu technischer Vollkommenheit entwickelt. Trotz den heute vorhandenen operativen Möglichkeiten der «Osteosynthese» bleibt die *manuelle Reposition* für die meisten Brüche die beste Behandlungsmethode und verdient, technisch einwandfrei erlernt und beherrscht zu werden. Darüber sind sich nach wie vor die Befürworter der konservativen mit denen der operativen Frakturbehandlung einig. Eine *einwandfreie Retention* der erreichten Reposition ist allerdings *unerläßlich.* Ohne eine tadellose *Gipstechnik* (siehe S. 221 f.) geht die gute Fragmentstellung bald wieder verloren (siehe auch «Frakturbehandlung», S. 472 f. und S. 500 f.).

Konservative Therapie

Manuelle Behandlung

Von einer ganz anderen Seite her kam die amerikanische Schule der *Chiropraktiker* zu manipulativen Techniken. Ihre Theorie geht davon aus, daß viele Krankheiten, auch innerer Organe, ihre Ursache in Unstimmigkeiten (Verschiebungen) im Bereiche der Wirbelverbindungen haben sollen. Durch bestimmte genau vorgeschriebene Handgriffe gelingt es, diese Wirbelverbindungen zu beeinflussen, Verklemmungen zu lösen und «Luxationen» zu reponieren. Nach den Vorstellungen der Schulmedizin bestehen Beeinflussungsmöglichkeiten über die Headschen Zonen, doch ist es wohl illusorisch, innere Krankheiten auf diese Weise kurieren zu können. Das Laienpublikum jedoch hat sich am eigenen Leib vom *Erfolg chiropraktischer Behandlung bei Rückenschmerzen* überzeugen lassen.

Mit einiger Verspätung ist die Schulmedizin dieser Erkenntnis gefolgt und hat begonnen, sie sich selbst zunutze zu machen. Vieles liegt hier noch im Dunkel der archaischen Strukturen des Achsenskelettes ver-

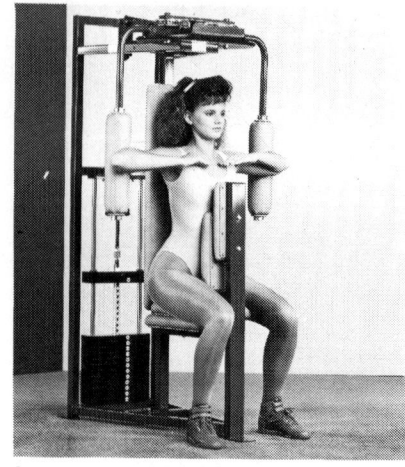

a

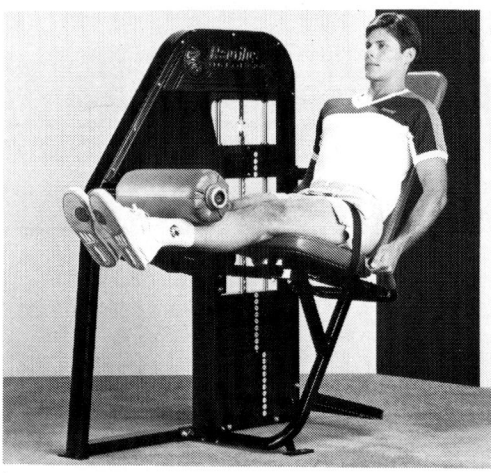

b

Abb. 17.16: Kraft- und Bewegungstraining mit *Maschinen.* Sehr beliebt im Sport, für Fitneß, bei Jung und (in Grenzen) Alt. Zweckmäßig aber auch in der Therapie von Störungen des Bewegungsapparates. *Bewegungen gegen Widerstand* gehören zu den besten Übungen zur Kräftigung der Muskulatur. Widerstand und Bewegungsausschläge können nach Bedarf reguliert werden.

a Effekt gleich wie beim Rudern: für *Schultergürtel* und *Rücken.* Verbessern der *Haltung*

b *Kniestrecken gegen Widerstand.* Training des *Quadrizeps,* des größten und für das Knie wichtigsten Muskels.

borgen, doch steht fest, daß die Kunst der Manipulation, der manuellen Beeinflussung von Schmerzen im Bereiche der Wirbelsäule, vor allem Kreuz- und Nackenschmerzen, erlernbar ist und oft spektakuläre Erfolge zeitigt – mit wenig Aufwand und Gefahr. Im Arsenal der Therapiemöglichkeiten ist die manuelle Therapie also eine gute Alternative, neben anderen, für geeignete Fälle. Darüber hinaus zeigen die Erfolge der Chiropraktoren, was eine gute Führung der Patienten vermag.

Inzwischen hat sich die «manuelle Medizin» etabliert. Sie hat den größten Teil des theoretischen Ballastes der Chiropraktoren und Osteopathen über Bord geworfen und dafür versucht, ihre erfolgreichen Handgriffe zu studieren. Allerdings ist es bisher kaum gelungen, die Palpationsbefunde zu objektivieren. So liegen z.B. die Verschiebungen und geringfügigen Bewegungsdifferenzen, die manuell diagnostiziert werden, innerhalb der methodischen Fehlerbreite der Beurteilung von Röntgenbildern. Und wie etwa die Bewegungen in einem Ileosakralgelenk manuell erfaßbar sein sollen, ist schwierig zu verstehen, wenn über die Beweglichkeit dieses Gelenkes objektiv lediglich feststeht, daß sie nur sehr wenige Millimeter bzw. Winkelgrade beträgt. Die manuelle Medizin ist immer noch weitgehend eine empirische Wissenschaft. Ihre theoretische Untermauerung hat erst begonnen (EICHLER, 1981).

Physikalische Therapie

Physikalische Applikationen haben eine jahrhundertealte *Tradition*. Sie sind heute so *beliebt* wie im Altertum und im Mittelalter. Ihre *Wirksamkeit* bei Beschwerden des Bewegungsapparates ist somit rein *empirisch* bewiesen. Daneben sind sie – bei vorsichtiger Handhabung – weitgehend *unschädlich,* sind also gradezu *ideale Heilmittel.*

Die *Schulmedizin* versuchte, sie wissenschaftlich in den Griff zu bekommen, doch ist ihr dies, zu ihrem Ärger, bis heute nur zu einem kleinen Teil gelungen. Sie braucht deswegen nicht auf ihre heilsamen Wirkungen zu verzichten, doch muß sie den vorwiegend *empirischen Charakter* der physikalischen Medizin akzeptieren.

Dies bedeutet, die physikalischen Methoden nicht nach starren Schemata, sondern *nach der Wirkung anzuwenden* und zu *dosieren.* Das Prinzip von «Versuch und Irrtum» ist hier – anders als etwa bei der operativen Therapie – im Einzelfall der richtige Weg, *vorausgesetzt, daß dem Irrtum umgehend die Korrektur folgt.*

Wärme und Kälte

Es sind wohl die *wirksamsten* physikalischen Mittel, um lokal auf kranke Gewebe, wie schmerzhafte Weichteile, verhärtete, verspannte Muskeln usw. einzuwirken. *Wärme* in unzähligen Formen ist bei weitem die am häufigsten gebrauchte Anwendung.

Der *Wärmeapplikation* dient ein großer Teil der physikalischen Behandlungsmethoden. Bei vielen wird die Wärme von außen zugeführt: Umschläge, Packungen, Bäder, Lampen, Lichtbogen usw., bei einigen wird sie im Körperinneren erzeugt: Kurzwellenapparate (kontraindiziert bei Metallimplantaten), Ultraschall usw.

• *Wärme* bewirkt eine Zunahme der lokalen Durchblutung und des Stoffwechsels. Bei vielen *chronischen* Zuständen wirkt dies schmerzlindernd, resorptionsfördernd und «heilend».

Bei *akuten Entzündungen* und Schwellungen jedoch verstärkt Wärme die Schmerzen. Hier wirkt sich im Gegenteil

• *Kälte* günstig aus. Auch bei *frischen Verletzungen* wirkt Kälte schmerzlindernd. Zudem hat sie entzündungshemmende und muskelrelaxierende Wirkung.

Kälte wird in der Regel in Form von feuchten Umschlägen, Packungen oder Eisbeuteln angewandt.

Ob Kälte oder Wärme besser wirkt, kann nicht immer vorausgesagt werden. Das läßt sich nur empirisch herausfinden, indem man auf Wärme umstellt, wenn Kälte nicht wirkt. Warum dies logisch ist, muß man den Patienten vielleicht erklären.

Wasser

Wärme und Kälte wirken im feuchten Milieu viel intensiver als im Trockenen. Darauf beruht ein Teil der Wirkung des Wassers. Daß Thermalbäder als angenehm empfunden werden, ob sie nun Schwefel, Sole oder Schlamm enthalten, ist altbekannt. Ihre Wirkung ist zwar wenig erforscht, doch ist dies kein Grund, darauf zu verzichten. Ob die chemische Zusammensetzung des Wassers eine große Rolle spielt, ist nicht ganz klar, vielleicht auch nicht so wichtig.

Eine für den orthopädischen Patienten wesentliche Wirkung des Wassers ist die *Aufhebung der Schwerkraft.* Bewegungsübungen (Schwimmen) und vor allem Gehübungen sind deshalb im Bad viel leichter und müheloser möglich. Auch schwer Gehbehinderte und Invalide können oft noch gut schwimmen. Die Rehabilitation eines insuffizienten Bewegungsapparates wird durch Wassergymnastik und Gehbad enorm erleichtert. Schrittweise kann der Patient durch Senken des Wasserspiegels wieder «aufs Land» trainiert werden.

Für die orthopädische Therapie ist daher vor allem das *Gehbad* von großem Wert.

Elektrische Behandlung

Wissenschaftlich gesichert ist die elektrische *Wirkung* auf die *Skelettmuskulatur:* Denervierte, noch nicht degenerierte Muskelfasern können damit zur Kontraktur gebracht werden. Theoretisch ist deshalb die elektrische Stimulation gelähmter Muskelgruppen indiziert um ihre Degeneration hintanzuhalten, bis eine Reinnervation zustandekommt, falls eine solche überhaupt erhofft werden kann. Ob solche Behandlungen tatsächlich einen praktischen Nutzen haben, ist nicht mit Sicherheit erwiesen.

Die Anwendung anderer elektrischer Wirkungen erfolgt eher auf empirischer Basis. Mittels *Jontophorese* ist es möglich, in beschränktem Maß Wirkstoffe durch die Haut in den Körper zu bringen. Dazu braucht es Gleichstrom. *Diadynamische* (intermittierende) oder niederfrequente *Wechselströme* haben *lokal analgetische* Wirkung.

Diathermie und *Kurzwellen* wirken durch die produzierte *Wärme*. Diathermie wirkt oberflächlich, die Gefahr von Verbrennungen muß beachtet werden.

Kurzwellen haben eine *Tiefenwirkung* und deshalb ein weiteres Anwendungsgebiet, vor allem bei chronischen, nicht entzündlichen, degenerativen, rheumatischen und posttraumatischen Zuständen usw. Bei *metallischen Implantaten* dürfen sie wegen der Hitzeentwicklung *nicht* verwendet werden.

Ultraschall bringt das Gewebe zum Vibrieren, wodurch auch Wärme entsteht. Die Tiefenwirkung ist gering.

Infrarot als lokale Wärmeapplikation wird zur Vorbereitung der Heilgymnastik angewandt, sowie z. B. zur Behandlung des Patellasyndroms.

Alle diese Applikationen müssen *nach ihrer Wirkung dosiert* und dauernd *überwacht* werden, damit sie für den Patienten angenehm und nicht schmerzhaft oder schädlich sind (Vorsicht vor Verbrennungen).

Röntgenbestrahlung

Indiziert bei wenig differenzierten, rasch wachsenden malignen *Tumoren* (z. B. Ewing-Sarkom).

«Entzündungsbestrahlung», «Schmerzbestrahlung» wird gelegentlich bei hartnäckigen chronischen Gelenkschmerzen angewandt (M. Bechterew), wenn die anderen Behandlungsmöglichkeiten erschöpft sind. Nach Endoprothesenoperationen wird bei bekannter Neigung zu Verkalkungen prophylaktisch röntgenbestrahlt.

Röntgenbestrahlung kann schwerwiegende *Schäden* am Skelettsystem verursachen. Vor allem die *Epiphysenwachstumszonen* sind sehr empfindlich.

Sie können leicht zerstört werden und haben dann schwere Wachstumsstörungen mit späteren, evtl. massiven Deformitäten zur Folge (siehe S. 326). Höhere Röntgendosen (bei Tumorbestrahlungen) machen Knochennekrosen mit Ermüdungsfrakturen, welche nicht mehr heilen.

Medikamentöse Therapie

In der medikamentösen Therapie der Krankheiten des Bewegungsapparates spielen die *nichtsteroidalen Antirheumatika* die Hauptrolle. Sie sind Gegenstand einer umfangreichen rheumatologischen Literatur. Auf diese kann hier verwiesen werden. Andere pharmazeutische Produkte spielen in der Orthopädie eine relativ kleine Rolle. Vitamin D zur Behandlung der Rachitis und die spezifischen Mittel bei der Gicht sind zwei von den wenigen Beispielen *spezifischer* medikamentöser Therapie. Anderseits ist eine spezifische Wirkung etwa von Knorpelextrakten oder -enzymen bei Gelenkkrankheiten nicht erwiesen.

Die übrigen Medikamente werden im wesentlichen als Hilfsmittel zur *Unterstützung* der eigentlichen orthopädischen Therapie eingesetzt.

Es sind:

Schmerzmittel

Bei akuten Zuständen, nach Operationen, Frakturen usw. sind sie unentbehrlich. Salicylate und nichtsteroidale Antirheumatika wirken bis zu einem gewissen Grad spezifisch. Lange dauernder regelmäßiger Schmerzmittelkonsum bei chronischen, invalidisierenden Gelenkleiden ist an sich ein Indiz für eine Operation. Nicht immer aber ist eine solche möglich oder erwünscht. So kann man oft auf eine länger dauernde Medikation mit Schmerzmitteln nicht verzichten. Einige relativ spezifische Pharmaka («Antirheumatika») haben sich bewährt. Keine sind ohne Nebenwirkungen.

Antibiotika

Bei akuten bakteriellen Entzündungen, wie eitriger Arthritis oder hämatogener Osteomyelitis bei kleinen Kindern, können gezielt eingesetzte Antibiotika im *Frühstadium* eine ausgezeichnete Wirkung haben, so daß außer Ruhigstellung keine weiteren Maßnahmen mehr notwendig sind.

In der Mehrzahl von Infektionen im Bereiche des Bewegungsapparates, zumal *bei chronischen Osteitiden* usw. *genügen Antibiotika allein nicht,* um eine solche Infektion zu heilen. Sie werden zur Unterstützung und Abschirmung bei chirurgischer Behandlung eingesetzt, evtl. auch lokal. Die *prophylaktische* Anwendung von Antibiotika während und kurz nach orthopädischen Operationen kommt bei Endoprothesen in Frage (vgl. S. 251).

Bei *tuberkulösen* Erkrankungen des Bewegungsapparates wird die tuberkulostatische Therapie im Rahmen der allgemeinen Tuberkulosebehandlung durchgeführt.

Kortikosteroide

Ihre Wirkung bei rheumatischen und anderen Gelenkleiden ist frappant, allerdings nur kurzfristig. Die systemische Applikation, über längere Zeit durchgeführt, ist gefährlich und komplikationsreich und wird deshalb so sparsam als möglich angewandt (siehe auch S. 418 Anhang).

In der orthopädischen Praxis wird die lokale Injektion mit Depotpräparaten bevorzugt.

Knochenoperationen unter Kortisonbehandlung sind möglich. Die Osteoporose und die erhöhte Infektionsgefahr sind allerdings zu berücksichtigen.

Lokale Injektionen

Lokale Injektionen eines Lokalanästhetikums an umschriebene schmerzhafte Stellen des Bewegungsapparates wie Bandansätze, Muskelhärten, Gelenke, bringen sofortige Schmerzfreiheit, allerdings oft nur von kurzer Dauer.

Die *lokale Injektion* von *Kortikosteroiden* hat anhaltende Wirkung, ist aber nicht ungefährlich. Die Injektion muß vorsichtig, mit geringen Dosen, und unter strenger Asepsis erfolgen. Dann ist sie in vielen Fällen eine große Hilfe. Allerdings bringen öftere Wiederholungen die Gefahr von trophischen Schäden, Sehnenrupturen usw. mit sich.

Depots im Periost oder dicht unter der Haut können zu unangenehmen Schmerzzuständen bzw. *Hautschäden* führen. *Infektionen* nach Kortisonspritzen sind zu Recht gefürchtet, besonders nach intraartikulären Injektionen (siehe S. 362).

Intraartikuläre Injektionen von *Kortikosteroiden* helfen vielen alten Patienten, deren Gelenke nicht mehr operiert werden können. Die direkteste und gefahrloseste Einstichstelle ist für jedes Gelenk standardisiert. Am Knie z. B. sticht man von lateral unter die Kniescheibe.

Eine prophylaktische Wirkung sog. «chondroprotektiver» Extrakte, welche gelegentlich in längeren «Spritzenkuren» intraartikulär appliziert werden, ist nicht erwiesen. Sie können jedoch unangenehm sein und sind nicht ungefährlich (Infektion).

Zwischenfälle nach *Injektionen* sind zwar selten, aber vor allem in der Privatpraxis höchst unangenehm. Es ist gut, mit aller nötigen Umsicht vorzugehen, aber auch, für die Behandlung derartiger Notfälle vorbereitet zu sein (A. Bernau, Z. Orthop. *128*, 322, 1990), um nicht dem Vorwurf fahrlässigen Handelns ausgesetzt zu sein.

Thromboseprophylaxe

Sowohl bei elektiven Operationen wie in der Traumatologie gehören Thrombosen und Embolien zu den *gefürchtetsten Komplikationen*. Als Thromboseprophylaxe sind, neben der Frühmobilisation und physikalischen Maßnahmen (Stützstrümpfe usw.) verschiedene Medikamente in Gebrauch, worunter Heparine und Antikoagulantien der Dicumarinreihe die wichtigsten sind. Art, Dosierung, Beginn und Dauer der Medikation, sowie ihre Effizienz, sind nach wie vor umstritten (vgl. S. 250).

Orthopädische Apparate und Behelfe

Früher bestand die «Kunst» des Orthopäden zu einem großen Teil darin, ausgeklügelte technische Apparate zu entwickeln zur Behebung von Deformitäten usw. Die Entfaltung der operativen Orthopädie hat scheinbar die «technische Orthopädie» etwas in den Hintergrund gedrängt und auch manche Hilfsmittel entbehrlich gemacht. Tatsache ist aber, daß:

1. die *Gipstechnik* nach wie vor unersetzbar ist in der Orthopädie, besonders auch in der Frakturbehandlung und daß
2. die *Orthopädietechnik* weiter in rascher Entwicklung begriffen ist. Sie ist heute bereits zu einer Spezialwissenschaft innerhalb der Orthopädie geworden.

Die *Indikationen* wurden auf S. 201 f., besonders S. 204, eingehend begründet.

Aufgabe von orthopädischen Apparaten und Gipsen

1. *Ruhigstellung* von Teilen des Bewegungsapparates zur Schmerzlinderung, bei Entzündungen, nach Trauma oder Operationen (z. B. Liegeschalen, gepolsterte Verbände, Extensionen);
2. *Fixierung* einzelner Gelenke und Skelettabschnitte (z. B. Frakturgipse);
3. *Stützung* insuffizienter Tragstrukturen des Bewegungsapparates (z. B. Gehgipse, Führungsapparate, Korsette);
4. *Entlastung* nicht tragfähiger Gelenke oder Skeletteile (z. B. Thomasbügel, Schuheinlagen usw.);
5. *Korrektur* von Deformitäten (z. B. redressierende Gipse, Quengelapparate);
6. *Verhindern von Deformitäten* und Fehlstellungen (Kontrakturen) (z. B. Schienen, Korsette);
7. *Gliederersatz* (Prothesen);
8. *Ersatz gelähmter Muskelkraft* (Motor-angetriebene Prothesen und Orthesen);

Konservative Therapie

9. Maßnahmen zur *Verbesserung der Statik* und Mechanik (z. B. Hängefußschiene, Änderungen am Schuhwerk usw.);
10. *Andere Behelfe,* welche die täglichen Verrichtungen ermöglichen und erleichtern (z. B. Strumpfanzieher, Greifzange).

Manche dieser Funktionen überschneiden sich, und viele Apparate und Gipse dienen mehreren Zwecken gleichzeitig.

Mit fast jeder Gips- und Apparatebehandlung muß als entscheidender Nachteil eine mehr oder weniger massive *Behinderung* der normalen Funktion, vor allem der Bewegungsmöglichkeiten, in Kauf genommen werden. Die Kunst der orthopädischen Therapie besteht darin, die – therapeutisch beabsichtigte – Funktionsbehinderung auf das absolut notwendige Minimum zu beschränken. Alle übrigen Funktionen sollen ermöglicht, erlaubt und unterstützt werden.

Das *Angebot* an technischen Behandlungsmöglichkeiten ist so groß, daß für jeden einzelnen Fall eine individuelle, auf die speziellen Bedürfnisse zugeschnittene *optimale* technische Lösung zur Verfügung steht.

Es ist die *Aufgabe des Arztes,* diese Lösung zu finden und anzuwenden, bzw. exakt anzuordnen. Dazu ist es zweckmäßig, sich jedesmal die Frage vorzulegen, was man eigentlich vom Gips oder vom Apparat im konkreten Fall erwartet. Diesem Zweck dient die oben aufgeführte Tabelle, welche dabei als «Checkliste» dienen kann. Sie erleichtert die Auswahl des geeignetsten Hilfsmittels und hilft, das Zweckmäßigste auszudenken, welches die gestellte Aufgabe erfüllt, ohne mehr zu behindern als unbedingt notwendig.

So wird verhindert, daß wertvolle Zeit verloren geht: Bettlägerige Patienten können mit Rollenzügen und anderen Hilfsmitteln (Brett und Rolle für die Ferse) schon im Bett Bewegungsübungen machen. Sie müssen nicht länger auf Sofas und in Rollstühlen sitzen, wenn mit Schienen oder Apparaten eine Gehschule begonnen werden kann, oder sich auf einem Bein herumquälen und das andere in die Luft hoch halten, wenn ein normales Gehen mit voller oder wenigstens teilweiser Belastung mit einem guten Gehgips oder dem richtigen Apparat möglich ist. Viele Patienten können, mit den richtigen technischen Hilfsmitteln versorgt, auch früher ihre Arbeit aufnehmen, statt wochen- und monatelang zu Hause sich zu langweilen und ihre «Genesung» abzuwarten.

Besonders wichtig ist das Üben der normalen Gebrauchsfähigkeit der *Hand.* Oft gelingt das mit Hilfe von kleinen Schienen oder Apparaten. Untätig in der Armschlinge wird eine Hand bald steif und gebrauchsunfähig.

Einfache Stützbehelfe werden gelegentlich *zur genaueren Abklärung einer Operationsindikation* herangezogen: Vor einer Arthrodese kann man das betreffende Gelenk mit einer Schiene oder einem leichten Gips fixieren, um festzustellen, wie sich das auf die Gesamtfunktion auswirkt. Arzt und Patient können sich dann ein ungefähres Bild machen von den Auswirkungen der geplanten Operation.

• *Die einzelnen Techniken:*

- Verbände
- Extensionen
- Gipstechnik
- Orthopädietechnik:
    - Orthesen (äußere Apparate)
    - Schuhe und andere Fußbehelfe
    - Prothesen
- andere Hilfsmittel

Stützverbände mit elastischen Klebebinden oder gewöhnlichen elastischen Binden werden angewendet, wo eine starre Fixierung nicht notwendig erscheint. Als «Taping» sind Klebeverbände im Sportbetrieb wieder zu hohen Ehren gelangt dank ihrer – heute wie früher – guten stabilisierenden Wirkung (siehe Abb. 23.3). Etwas weniger wirksam, dafür komfortabler sind käufliche elastische *Bandagen,* z. B. für Knöchel und Knie.

Zinkleimverbände werden vor allem nach längeren Liege- und Gipsperioden angelegt, um Schwellungen und Ödeme zu vermeiden und zur Stabilisierung (Abb. 17.17).

Dem gleichen Zweck dienen *elastische Stützstrümpfe.* Sie sind bei den weit verbreiteten «Beinleiden» (Varikosis, Ödeme) unentbehrlich.

Extensionen

Sie sind ein wichtiges Hilfsmittel mit verschiedenen Anwendungen:

Extensionen zur Behandlung unstabiler Frakturen

Die Extension hat den Zweck:

- Die Achsenstellung der Fragmente zu erhalten;
- eine stärkere *Verkürzung* zu verhindern (eine *Distraktion* ist auf jeden Fall zu vermeiden!);
- die Ruhigstellung während der ersten Zeit der Frakturheilung zu gewährleisten.

Extensionen zur Behandlung von Deformitäten z. B. bei der kongenitalen Hüftgelenkluxation (siehe Abb. 64.41) oder bestimmter Kontrakturen (z. B. Hüfte, kontrakter Knickfuß usw., siehe dort).

Technik: Bei *Kindern* und bei relativ geringem Zug genügt die *Extension an der Haut* (Klebebinden) oder mittels Manschetten.

Wenn stärkere Zugwirkung nötig ist, besonders bei Erwachsenen, wird die *Extension direkt am Skelett* angelegt mittels eines Drahtes (Kirschnerdraht) oder, besser, eines Nagels (Steinmannagel) quer durch das distale Femur oder die proximale Tibia

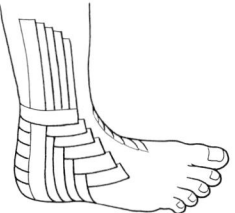

Abb. 17.17: Beispiel eines *Stützverbandes* aus dachziegelartig gekreuzten elastischen Klebebindungen für die Knöchelgegend, etwa bei leichteren Fußverstauchungen (Gibneyverband). Solche Verbände sind bei *Sportverletzungen* wieder aktuell geworden (Taping).

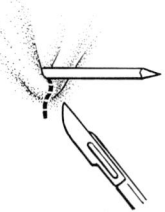

Abb. 17.18: Zur *Technik der Nagelextension.* Wenn der Nagel die Haut spannt, muß sie mit dem Messer eingeschnitten und auf der Gegenseite wieder *spannungsfrei* genäht werden, sonst gibt es Hautnekrosen und Infektionen dem Nagelkanal entlang bis in den Knochen hinein.

Für kürzere Zeit (einige Wochen) ist die Extension am proximalen Tibiaende jener durch das Femur vorzuziehen, weil die Gefahr einer Infektion oder Versteifung des Kniegelenkes weniger groß ist.

Muß *längere Zeit* extendiert werden, so ist die *Extension am Femur* besser, weil dann Dehnungsschäden am Kniebandapparat sicher vermieden werden können.

Extensionen für den Unterschenkel greifen am Tuber calcanei oder an der distalen Tibia an.

Die Technik mit dem dünnen Kirschnerdraht und dem Spannbügel hat den *Nachteil,* daß sich der Draht im Knochen ständig etwas bewegt, was einer Infektion des Knochens von der Drahteintrittstelle her Vorschub leistet. *Dickere Nägel,* besonders solche mit einem Gewinde, *sitzen unbeweglich fest im Knochen.* Sie werden deshalb nicht an Bügeln festgeschraubt, sondern an beiden Enden direkt mit der Zugschnur verbunden.

An der Nageleintrittstelle darf die Haut nicht gespannt sein, weil sonst dort lokale Hautnekrosen und Infektionen entstehen (Abb. 17.18).

Bei *Kindern* ist darauf zu achten, daß die Nägel nicht durch die Epiphysenfuge, d.h. durch die Wachstumszone eingebohrt werden, sondern im Schaftbereich.

Der *Zug* wird über eine *Rolle* geleitet und läßt sich einfach regulieren durch das An- bzw. Abhängen von Gewichten. Weniger leicht ist es, die Wirkung des Zuges zu *kontrollieren* und zu dosieren. Davon hängt aber der Effekt der Extension wesentlich ab.

In der *Frakturbehandlung* sind die nötigen Gewichte ziemlich genau bekannt. Man richtet sich am besten genau nach den Vorschriften, doch muß die *Wirkung kontrolliert* werden. Ein *zu großer Zug* führt zur *Distraktion* der Fragmente und damit gewöhnlich zu einer Verzögerung oder gar zum Ausbleiben der Frakturheilung. Zeigt eine *Röntgenkontrolle* ein Auseinanderklaffen der Fragmentenden, so muß sofort Gewicht abgehängt werden.

Extensionen an der Wirbelsäule

Sie wirken bei akuten Schmerzen im Kreuz oder im Nacken unmittelbar schmerzlindernd. Die Wirkung beruht wahrscheinlich auf behutsamem Dehnen von Wirbelblockierungen und dem Lösen reflektorischer Muskelverspannung.

Die Extension kann intermittierend, also auch ambulant angewandt werden, oder aber als *Dauerextension.* Sie greift an den Beinen oder am Becken an.

Die «*Glissonsche Schlinge*» zur Extension der Halswirbelsäule greift am Kinn und Hinterhaupt an und kann im Liegen oder im Sitzen verwendet werden (siehe Abb. 59.44).

Bei Frakturen kommen Extensionen an der Schädelkalotte (Crutchfield-klammern, Halo-traction) zur Anwendung (Abb. 17.26).

Gipstechnik

Die Gipstechnik ist ein Beispiel dafür, daß nicht immer das Neue auch das Bessere ist. Sowohl das Material als auch die Technik, wie sie von Generationen von Orthopäden entwickelt wurde, sind unübertroffen und heute so unentbehrlich wie damals. *Gips* läßt sich *ausgezeichnet modellieren* wie kein anderes Material. Zudem ist er *billig.*

Die neuen *Kunststoffe* zum Gipsersatz sind dagegen wesentlich *leichter,* ein besonders geschätzter Vorteil, und *wasserbeständig.* Sie sind jedoch *teurer* und lassen sich schlechter modellieren. Umso besser muß gepolstert werden. Wo es auf genaue Formgebung ankommt, ist deshalb *Gips* vorzuziehen. Daß der Orthopäde die Technik beherrscht ist selbstverständlich, ebenso, daß die Kunst und der Teufel im *Detail* liegen.

Polsterung

Gepolstert oder ungepolstert braucht keine Streitfrage mehr zu sein, wie sie es lange Zeit war. Die österreichische Schule (BÖHLER) hat mit dem ungepolsterten Gipsverband ausgezeichnete Resultate erzielt in der Frakturbehandlung. Tatsächlich ist zur Retention reponierter frischer Frakturen ein sehr satt sitzender, genau angepaßter Gips nötig.

Je weniger Polster verwendet wird, desto sorgfältiger muß ein Gips anmodelliert werden, sonst gibt es unweigerlich Druckstellen, Schmerzen und Hautne-

Konservative Therapie

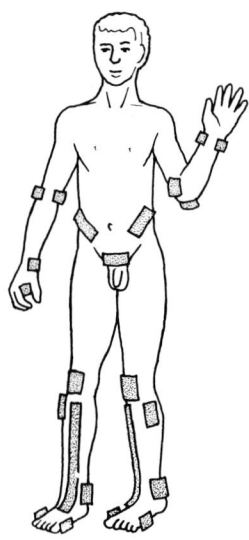

Abb. 17.19: *Polsterung* der druckgefährdeten Stellen: Knöchel, Fibulaköpfchen, Kondylen, Beckenkämme usw., sowie ein Streifen vorne längs für die spätere Gipsentfernung. Am besten eignen sich Filz und Zellstoffbinden.

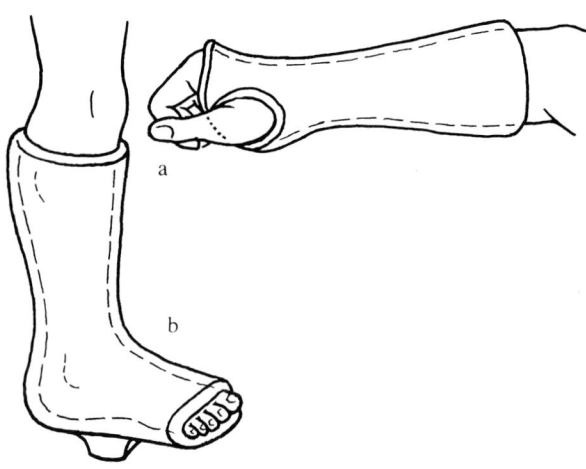

Abb. 17.20:

a *Vorderarmgips.* Hand in Funktionsstellung. Die Fingergrundgelenke sollen wenn immer möglich bis 90° *gebeugt* werden können. Oben muß der Gips bis zu den Fingerknöcheln reichen, sonst gibt es Ödeme auf den Handrücken. Der Daumen wird nach Möglichkeit *freigelassen,* was eine gute Greiffunktion ermöglicht.

b *Unterschenkelgehgips.* Wichtig ist die *plantigrade Stellung* des Fußes, damit die Fußsohle im Stehen gerade auftritt: Rechtwinkelstellung zum Unterschenkel (kein Spitzfuß) und keine seitliche Kippung. Die Fußsohle soll modelliert, der Vorfuß nicht seitlich zusammen gepreßt werden.
Der Gips muß oben bis zu den *Zehengrundgelenken* reichen, sonst gibt es ein Ödem auf dem Fußrücken. Der Gips darf nicht auf das Fibulaköpfchen drücken, damit keine Fibularislähmung entsteht.
Statt eines Gummistollens zum draufstehen kann ein Behelfsschuh, käuflich im Sanitätsgeschäft oder hergestellt aus einem alten Autopneu, verwendet werden.

krosen. Wenn zuviel gepolstert wird, sitzt der Gips schlecht.

Druckulzera entstehen in der Regel an Knochenvorsprüngen mit dünner Hautdecke ohne subkutanes Polster, also an Stellen mit schlechter Heilungstendenz. Am besten ist es deshalb, diese *besonders gefährdeten Stellen zu polstern* (Abb. 17.19).

Technik

Als Polster eignet sich am besten dünner Filz. Schaumstoff wird leicht durchgedrückt und schützt weniger gut. Die Gipsbinden werden satt abgerollt, jedoch nicht angezogen. Mit der Handfläche kann eine relativ dünne Schicht gut anmodelliert werden, wobei Eindrücke mit den Fingern vermieden werden. Dickere Schichten lassen sich weniger genau anpassen. Während des Anlegens und des Härtens des Gipsverbandes darf das Glied nicht mehr bewegt werden, weil sonst *Falten* entstehen im Gips, welche, einmal hart geworden, schmerzhafte Druckstellen abgeben (z.B. vorne über dem oberen Sprunggelenk oder in der Kniekehle) (Abb. 17.20).

Solche wenig gepolsteren Gipse müssen, wenn eine auch nur geringe Schwellungsneigung besteht (also immer nach frischen Verletzungen) sofort in der ganzen Länge vollständig *gespalten* werden, damit keine Zirkulationsstörungen entstehen (Abb. 17.24).

Oft ist eine starre Fixation nicht nötig und auch nicht erwünscht (z.B. soll eine reponierte Hüfte nach kongenitaler Luxation bei einem Kind im Beckengips ein gewisses Spiel haben). Auch bei der postoperativen Ruhigstellung oder zur Vermeidung von Fehlstellungen bei bettlägerigen Patienten geht es lediglich darum, größere Bewegungsausschläge zu verhindern.

In solchen Fällen ist es zweckmäßig, einen *gut gepolsterten Gips* anzulegen, der einen gewissen Spielraum läßt und hinsichtlich Druckstellen und Zirkulationsstörungen weniger problematisch ist. Als Polstermaterial eignet sich *Zellstoff* in Rollen.

Verschiedene Gipsformen

Zirkuläre Gipse

Sie geben den besten Halt durch *kontinuierliche, ununterbrochene Fixation* (z.B. bei Frakturen unerläßlich). Nachteil: Keine Kontrolle und keine Pflege der Haut möglich.

Gipsschienen

Es sind einfache, billige aber sehr wirksame Hilfen. Sie werden mit elastischen Binden angewickelt, sind abnehmbar und ermöglichen die Körperpflege und Kontrolle. Gipsschienen können aus zirkulären Gipsen geschnitten oder unmittelbar aus mehreren Schichten längs gelegter Gipsstreifen angefertigt werden. Als Polster eignet sich Flanell.

Gipsschienen haben viele Anwendungsmöglichkeiten, vor allem auch als *Nachtschienen* (Fuß, Hand) um Gelenkfehlstellungen zu verhindern.

Zur vollständigen Ruhigstellung von Wirbelsäule und unteren Extremitäten werden *Liegeschalen* (Gipsbett) verwendet.

Gehgipse

haben gegenüber Liegegipsen unschätzbare *Vorteile:* automatisches, adäquates Training durch normale Funktion, bessere Trophik, raschere Heilung. Daneben kann der Patient seine normale Tätigkeit ausüben. Wenn immer eine Belastung, auch nur eine teilweise, möglich ist, wird man den Beingips mit einem Absatz versehen, damit der Patient mit dem Fuß auftreten und abrollen kann. Dazu eignet sich ein einfacher *Gummistopfen.* Er soll etwas *hinter* der Mitte der Sohle, wenig vor der Verlängerung der Unterschenkelachse befestigt werden, und zwar so, daß er sich nicht gleich lockert beim Draufstehen (Abb. 17.19). Hygienischer sind allerdings *Behelfsschuhe,* die über den Gips an- und nachts ausgezogen werden können.

Auch mit *Gipshülsen* (z. B. zur Kniestabilisierung) kann man gehen. Diese Hülsen müssen aber gut anmodelliert und evtl. mit Trägern über die Schulter aufgehängt werden, damit sie nicht hinunterrutschen.

Gipskorsette

dienen verschiedenen Zwecken: siehe Abb. 17.21 und S. 650. Richtig angepaßt sind sie sehr wirksam.

Gipse zur Korrektur von Fehlstellungen

Das *Prinzip* ist in der Regel *Druck an drei Punkten:* am Ort der Deformität, Gegendruck auf der Gegenseite oben und unten (3-Punkte-Gipse) (Abb. 17.22) (siehe auch S. 502).

Solche Gipse werden angewandt zur etappenweisen Redression von kongenitalen Klumpfüßen (siehe S. 867), in der Frakturbehandlung zur Verhinderung von Achsenfehlern, als Korsette zur Aufrichtung von Kyphosen und Redression von Skoliosen (siehe S. 614 und S. 625). Eine Variante ist der Quengelgips (siehe S. 224), eine weitere das Gipskeilen (siehe S. 125).

Da diese Gipse *Druck ausüben sollen* besteht immer die *Gefahr von Hautschäden,* Druckstellen, Dekubitalgeschwüren, welche sehr schlecht heilen und schwierig zu behandeln sind. Korrekturgipse erfordern deshalb eine besonders sorgfältige Gipstechnik und genaue Überwachung. Anwenden soll sie deshalb nur, wer die Technik gut beherrscht und Geduld hat.

– *Quengelgipse:* Eine Methode um *Gelenkkontrakturen zu korrigieren.* Ein zirkulärer Gips wird auf Höhe des zu redressierenden Gelenkes (am häufigsten Knie) quer durchgetrennt und mit einem mechanischen Scharniergelenk versehen. Eine einfa-

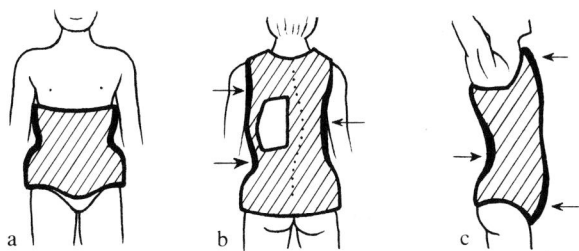

Abb. 17.21: *Gipskorsette* können *verschiedene Funktionen* haben. Hier drei Beispiele:

a Gipsmieder zur *Ruhigstellung* der Lumbalwirbelsäule, bei starken Kreuzschmerzen und nach Operationen. Taille und Beckenkämme müssen gut ausmodelliert werden.

b *Korrekturgips* zur Behandlung von Skoliosen, nach dem 3-Punkte-Prinzip (vgl. S. 625).

c Gipskorsett zur *Erhaltung* der *Reklinationsstellung* nach Aufrichtung einer Kyphose, z. B. bei Wirbelkompressionsfrakturen und Spondylitiden. Nach dem 3-Punkt-Prinzip werden Symphyse, Lumbalwirbelsäule und Sternum abgestützt.

Die Punkte, wo Druck ausgeübt werden soll, sind mit Pfeilen bezeichnet. Polsterung und Modellierung dieser Stellen ist besonders wichtig.

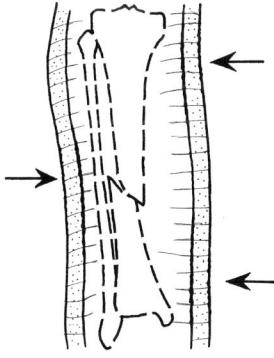

Abb. 17.22: *3-Punkte-Gips.*

Gipse zur *Korrektur* oder *Erhaltung* einer Korrektur müssen gezielt *modelliert* werden. *Beispiel:* Eine isolierte Tibiaschaftfraktur hat wegen der Sperrwirkung der intakten Fibula die Tendenz, in Varusstellung abzuknicken. Dieser Tendenz kann schon beim Anlegen des Gipses entgegengewirkt werden durch *Gegendruck* an drei Punkten mit der flachen modellierenden Hand.

Konservative Therapie

che Quengelvorrichtung gestattet, mit zunehmender Kraft das Gelenk zu strecken (seltener: zu beugen). Die Quengelbehandlung muß über längere Zeit durchgeführt werden. Ihr Anwendungsgebiet ist beschränkt (Lähmungen, muskuläre Kontrakturen bei manchen Gelenkkrankheiten. Hämophilie).

Für Fingerkontrakturen (z.B. bei Polyarthritis) werden gelegentlich Quengelgipse mit Gummizügen angefertigt (Abb. 17.23).

Gipsmodelle

werden zur Herstellung von orthopädischen Apparaten und Schienen benötigt. Die Modelle macht in der Regel der Orthopädist selbst. Bei Behelfen, welche in einer bestimmten *Korrekturstellung* wirken sollen, ist es gut, wenn der Arzt den Gips für das Modell selbst herstellt oder wenigstens dabei mithilft, denn nur er weiß genau, welche Stellung dem Glied, z.B. dem Fuß, gegeben werden soll. Zuerst wird ein ungepolsterter, dünner zirkulärer Gipsverband angelegt, während das Glied in Korrekturstellung gehalten wird. Bevor der Gips ganz hart geworden ist, wird er über einem auf der Haut liegenden Band längs gespalten, abgenommen und schließlich wieder zusammengesetzt. Durch Ausgießen dieser Form erhält der Orthopädist den Leisten, über dem er den Behelf herstellen kann.

Kontrolle und Änderungen von Gipsen

Mit dem Hartwerden des Gipses hat die Behandlung erst begonnen: Jetzt muß *kontrolliert* werden, ob die Stellung richtig ist und bleibt, ob keine Zirkulationsstörungen, Druckstellen, Hautschädigungen entstehen. Solche müssen sofort behoben werden.

Druckstellen

Klagt der Patient *von Anfang an* über *Schmerzen* an *einer bestimmten Stelle* im Gips, ist *immer* anzunehmen, daß dort *der Gips drückt*. Ein *Fehler* wäre es, Schmerzmittel zu geben und abzuwarten. Fast sicher würden zwar die Schmerzen nach wenigen Stunden verschwinden, doch ist dies kein Grund zur Beruhigung. Im Gegenteil: Die Haut ist unter dem Gipsdruck anästhetisch geworden und wird bald ischämisch und nektrotisch. Schon nach ein paar Stunden kann es zu spät sein. Die Haut wird schwarz, demarkiert sich schließlich und hinterläßt ein schmerzhaftes, schlecht heilendes Dekubitalgeschwür.

Druckstellen im Gipsverband können *vermieden* werden, wenn man darauf achtet *in der ersten Zeit kurz nach Anlegen des Gipses*. Gibt der Patient an einer umschriebenen Stelle Schmerzen an, so schneidet man genau dort ein genügend großes Fenster aus dem Gips und sieht nach. Ist eine Druckstelle vorhanden, so wird diese abgepolstert, die Ränder des

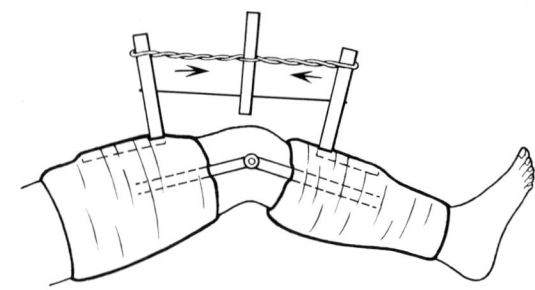

Abb. 17.23: *Quengelgips.* Durch tägliches Drehen des Stabes wird die Schnur gespannt und das Knie langsam gestreckt.

Auch mit dem Keilen des Gipses (siehe Abb. 17.25) können in ähnlicher Weise in mehreren Etappen Gelenke gestreckt werden.

Das dargestellte System ist einfach, billig und leicht herstellbar. Es eignet sich z.B. auch für Arbeit in der dritten Welt, wo es bei poliomyelitisgelähmten Kindern gute Dienste leistet. Man kann das natürlich auch mit Kunststoff und modernerer Technik viel schöner und besser – auch teurer – machen.

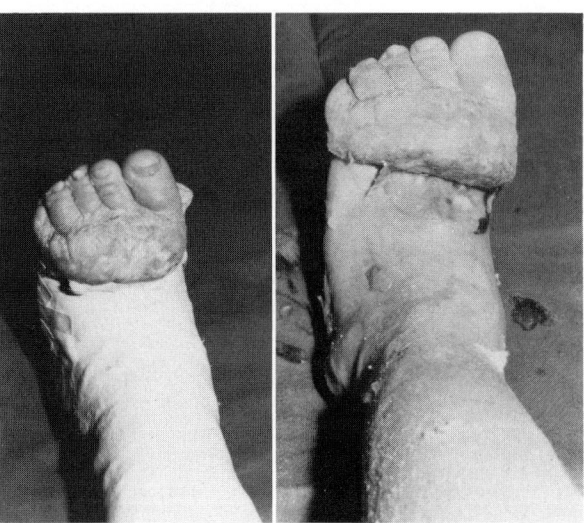

Abb. 17.24: Druckstellen, Dekubitalulzera, Ödeme, Infektionen und *Hautnekrosen unter Gipsdruck* sind sehr unangenehme, langwierige Komplikationen, die irreparable Schäden hinterlassen können (siehe auch Abb. 34.22). Sie sind vermeidbar durch sorgfältige Gipstechnik (richtige Polsterung der gefährdeten Stellen, kein Fingerdruck und keine Falten, während der Gips erhärtert; Fußgips bis zu den Zehen, damit keine Schwellung auf dem Fußrücken entsteht) und genaue *Kontrolle in den ersten Stunden und Tagen*. Wenn der Gips drückt, muß er *sofort geöffnet* und die Haut darunter inspiziert werden.

Fensterrahmens werden etwas aufgebogen mit einer Zange, damit sie nicht drücken, und dann wird das Fenster wieder mit dem ausgeschnittenen Deckel *geschlossen,* damit kein *Fensterödem* entsteht.

Bei Druckstellen am *Rand* des Gipses wird der Rand besser mit einer Zange aufgebogen als abgeschnitten, da sonst ein Ödem und ein neuer Druck am Rand entsteht (Abb. 17.24).

Zirkulation

In den ersten Stunden und Tagen muß auch die *Zirkulation* und die *Sensibilität* überwacht werden, vor allem bei zirkulären Gipsen. Schmerzen, Unfähigkeit Finger bzw. Zehen zu bewegen, Verfärbungen (Zyanose oder Blässe), Ödeme sind Alarmzeichen. Der Gips muß sofort der Länge nach vollständig gespalten (falls das nicht schon beim Anlegen geschah), oder, wenn die Störungen nicht gleich verschwinden, ganz entfernt werden, damit keine *ischämischen Muskelnekrosen* bzw. keine Stauungen entstehen (siehe S. 93).

Durch Gipsdruck können auch *periphere Nerven* gelähmt werden. Besonders gefährdet ist der *nervus fibularis* am Fibulaköpfchen in der Kniekehle.

Korrektur von Fehlstellungen

Bei Frakturen und Osteotomien sollte in den ersten Tagen die Stellung der Fragmente kontrolliert werden. Schon nach zwei bis drei Wochen ist eine Korrektur oft nicht mehr möglich, vor allem bei Kindern (siehe auch S. 500).

Bei Frakturen ist es oft nützlich, eine leichte Achsenabweichung im Gips durch *Keilen* des Gipses zu korrigieren. Am einfachsten geht das, indem der Gips an der Stelle, wo gekeilt werden soll (im Röntgenbild zu bestimmen), zirkulär durchtrennt wird bis auf eine Stelle auf der konvexen Seite des Achsenknickes, über welche der Gips dann aufgebogen wird, bis die Achse gerade steht. In den klaffenden Spalt auf der gegenüberliegenden Seite wird ein passendes Kork- oder Holzstück eingeklemmt und der Gips wird wieder verschlossen (Abb. 17.25).

Diese Methode wird gelegentlich auch zur *Redression* von *Kontrakturen,* etwa nach *Lähmungen* (Poliomyelitis), angewandt.

Meistens verspüren die Patienten keine Schmerzen, solange die Abwinkelung nicht zu groß ist (etwa bis zu 10°). Man muß aber kontrollieren, ob nicht an der Stelle, über welche der Gips aufgebogen wurde, evtl. eine Druckstelle entsteht.

Gipsentfernung

Dazu sollten die richtigen Werkzeuge vorhanden sein. Gipsschere mit flacher unterer Klinge, welche ohne Gewalt zwischen Haut und Gips eingeschoben werden kann. Gipsspreizzange und «Rabenschnabelzange» zum Aufbiegen der Gipsränder.

Vor Gipsfräsen erschrecken sich die Patienten, besonders Kinder, nicht nur wegen des fürchterlichen Lärms. Zwar oszillieren die Sägeblätter nur, so daß schwere Verletzungen ausgeschlossen sind (den Patienten zur Beruhigung kann das der Arzt am eigenen Handballen demonstrieren), doch entstehen schmerzhafte Striemen auf der Haut durch die vom Fräsen stark erhitzten Sägeblätter. Man sollte also, wenn überhaupt, mit der Gipsfräse dort *schneiden, wo Gipse gut gepolstert sind.* Deshalb werden Gipse vorne mit einem Polsterstreifen versehen.

Kleine Fußgipse bei *Säuglingen* werden am leichtesten entfernt nach einem Bad im warmen Wasser. Die Gipsbinden lassen sich dann abwickeln.

Technische Orthopädie

Was der Arzt mit dem Gips bezweckt, kann der *Orthopädist* – eleganter, differenzierter, für den Patienten bequemer, aber auch wesentlich teurer – mit der Orthopädietechnik erreichen, und dazu einiges mehr.

Für rasche, *kurzfristige* Behandlung kommt *Gips,* für *langfristige* oder *dauernde Versorgung Orthopädietechnik* in Frage. So kann man, grob gesagt, die Indikationen etwa abgrenzen, wobei wir natürlich auch von den viel größeren Möglichkeiten der Orthopädietechnik gerne Gebrauch machen.

Technik und Biologie

Apparate sind im allgemeinen nicht besonders beliebt. Die Patienten haben große *psychologische Probleme* damit und möchten im allgemeinen lieber durch eine *Operation* davon befreit werden.

Trotzdem hat die *Apparatebehandlung* große *Vorteile:* Im Gegensatz zur Operation ist sie *risikolos* und *reversibel.* Wenn der Apparat nicht paßt, kann

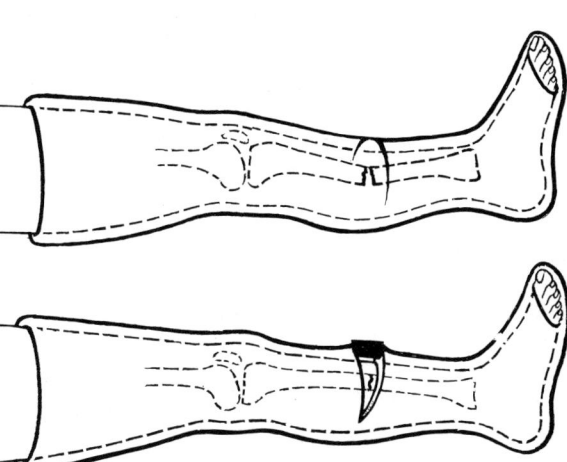

Abb. 17.25: «*Gipskeilen*». Erklärung im Text. Diese Methode ist besser als ein Keil aus dem Gips herauszuschneiden, da sonst die Weichteile eingeklemmt werden können (vgl. auch Abb. 41.26).

Konservative Therapie

er abgeändert oder weggelassen werden. Viele, vor allem ältere Patienten haben sich an ihren Apparat gewöhnt, er dient ihnen für ihre praktischen Bedürfnisse. Für manche Behelfe, z.B. die Prothesen, gibt es ohnehin keine Alternative.

Wo der *menschliche Stützapparat versagt*, muß er *selbst* gestützt werden. Für Patienten, die nicht mehr aufstehen und gehen können, waren *äußere* Stützen früher die einzige Hoffnung und Chance. Aus dieser Möglichkeit, Bettlägerige wieder gehfähig zu machen, ist die *Orthopädietechnik* entstanden, und sie machte aus der Not gleich auch eine Tugend – und aus dem Handwerk eine *hochentwickelte Kunst.*

Ihre Apparate und Prothesen waren schon früh wahre Meisterstücke, und sie blieben vielen Behinderten treue Begleiter fürs ganze Leben: «Als wärs ein Stück von mir.»

Doch gerade dies wurden auch die schönsten Kunstwerke nie ganz. Ihnen *fehlt das Leben:* Das Gefühl, die Bewegung, das lebendige Aussehen. Dies *spürt* der *Träger,* und seine *Umgebung sieht* es. Beide akzeptieren diese Fremdkörper nur ungern. Es sind und bleiben *Notbehelfe.*

Die orthopädische *Chirurgie* eröffnete *andere,* neue Wege: *Innere Fixation* und *Endoprothesen,* stabil, voll integriert, unsichtbar. Und mit dem Fortschritt wuchsen die Ansprüche und *Forderungen* des Publikums, und die Ärzteschaft nahm sie gerne auf: *Restitutio ad integrum, weg vom Apparat!*

Die Orthopäden verlegten sich aufs Operieren, und die Orthopädietechnik lief Gefahr, als überholt und obsolet vernachlässigt zu werden.

Die Grenzen des operativ Machbaren, Sinnvollen (für den Patienten) und Vertretbaren sind aber inzwischen deutlicher geworden. Sie werden vielleicht früher erreicht als erhofft. Und auch die Physiotherapeuten konnten keinen Jungbrunnen anbieten. Tatsächlich bleibt trotz all dieser Bemühungen eine große Gruppe von Patienten zeitweilig oder dauernd behindert, wenn nicht pflegebedürftig oder gar *bettlägerig.*

Hier wäre Resignation fehl am Platz. *Diesen Patienten kann geholfen werden.* Nicht nur mit spektakulären, komplizierten Konstruktionen, sondern sehr häufig auf einfachste Weise.

Handwerker und Arzt

Die moderne technische Orthopädie hat eine breite Palette von verschiedenen Hilfsmitteln anzubieten. Der Orthopäde, aber auch der Praktiker, der Chirurg, der Rheumatologe, der Physiotherapeut, der die Prinzipien und *Möglichkeiten* apparativer Versorgung auch nur in den Grundzügen *kennt,* wird sich in der Sprechstunde, auf der Visite eher daran erinnern. So kann er seinen Patienten Hilfe anbieten, zu welcher ihnen *sonst niemand* verhilft.

Technische Details sind natürlich Sache des *Spezialisten,* aber die *Prinzipien* und *Einsatzmöglichkeiten* muß der *behandelnde Arzt* kennen und für seinen Patienten wahrnehmen. *Verordnung* des Behelfs und *Zuweisung* zum zuständigen Spezialisten *sind seine Aufgabe.*

Dazu muß er wissen, wer wofür zuständig ist, bzw. *welcher Handwerker was macht:*

– Der *Orthopädist* oder Orthopädietechniker, früher auch Orthopädiemechaniker genannt, stellt

1. *Einlagen* und Fußbettungen her,
2. *Orthesen,* d.h. Schienen, Apparate und Korsette aus harten Werkstoffen und
3. *Prothesen* für die Extremitäten.

Sein Handwerk schließt unter anderem Schlosserei, Schreinerei, heute vor allem auch die Verarbeitung von *Kunststoffen* ein. Seine Erzeugnisse haben meist mechanische Tragfunktionen.

– Der *Bandagist* verfertigt *Stoffkorsette* und Mieder, vor allem also Stützen für den Rumpf, aber auch Bandagen für die Extremitäten. Sein Handwerk ist das des *Sattlers* und Schneiders, er arbeitet auch mit Kunststoffen, vorzüglich aber mit *Textilien,* seine Behelfe sind also eher *Leichtgewichte.*

Die meisten Orthopädiewerkstätten liefern auch Bandagistenerzeugnisse und *Schuheinlagen.*

– Der *Orthopädieschuhmacher* stellt *Maßschuhe* und Innenschuhe her und kann *Änderungen* und *Anpassungen* an *Serienschuhen* vornehmen. Überdies stellt er individuell angepaßte *Einlagen* (Fußbettungen) her (Schuhwerk und Einlagen siehe S. 880, S. 888 und S. 903).

Die *Grenze* zwischen dem Orthopädieschuhmacher und dem Orthopädisten liegt etwa auf Höhe der Wade. Manche Sprunggelenkprobleme können ebenso gut mit einem hohen Schaftschuh wie mit einem Unterschenkelapparat gelöst werden.

Verschiedene einfache, aber nicht weniger nützliche, vor allem *temporäre* Hilfen kann die *Ergotherapie* (Beschäftigungstherapie) liefern, mit ihren Materialien Schaumstoff, Kork, Textil, thermoplastische Kunststoffe (siehe S. 266).

Temporäre und permanente Hilfen

Der Gedanke, eine (teure) Hilfe herstellen zu lassen, liegt naturgemäß nahe, wenn der Behinderte zu seiner Rehabilitation für *dauernd* einer solchen bedarf, wie z.B. nach einer Amputation oder bei einer irreversiblen Lähmung. Diese Einsicht erleichtert dem Patienten den Entschluß, aber auch seiner Umgebung, insbesondere auch dem *Kostenträger.*

Weniger eindeutig ist die Notwendigkeit einer *temporären Versorgung,* wenn Aussicht besteht, daß der Behelf in absehbarer Zeit nicht mehr benötigt wird, wie zur Nachbehandlung von Frakturen, Operationen, oder bei Krankheiten, welche vorübergehende Ruhigstellung erheischen usw.

In allen solchen Fällen ist die *Zeit* in Rechnung zu stellen, welche für die Rehabilitation bzw. bis zur Wiederaufnahme der Arbeit für den Patienten *verloren geht.*

Oft ist es möglich, diese Zeit mit *behelfsmäßigen,* kostengünstigen Orthesen zu *überbrücken,* was per saldo *billiger* kommt als untätiges Warten.

Der psychologische Vorteil für den Patienten ist ohnehin unbezahlbar. Hier hat der Arzt Möglichkeiten, mit einer einfachen Anweisung an den Techniker seinem Patienten eine Hilfe zu bieten. Sein Dank ist ihm gewiß.

Ebenso ist es sinnvoll, die Zeit bis zur Fertigstellung einer definitiven Orthese oder Prothese mit einer *provisorischen* zu überbrücken. Damit lassen sich Erfahrungen sammeln, Anpassungen und Änderungen können vorgenommen werden, und schließlich braucht jeder Patient, der für sein tägliches Leben und seine Arbeit dauernd auf ein Hilfsmittel angewiesen ist, deren zwei: zum wechseln, reinigen und für Reparaturen.

Die probatorische Versorgung

mit aus Leichtgips und anderen Materialien gefertigten Behelfen, z. B. Hinterschienen, Hülsen, Korsetten usw., dient der Erprobung, Kontrolle und Indikation definitiver Maßnahmen, seien es Orthesen oder Operationen.

Verschreiben – Herstellen – Kontrollieren

Es ist heute auch für den praktisch tätigen Fachorthopäden kaum mehr möglich, die technische Orthopädie in allen Details zu kennen. Besonders durch die Verwendung plastischer Materialien ist eine Vielfalt von neuen Verfahren und Techniken entstanden. Immerhin sind die alt bewährten Materialien, wie Leder und Metall, unentbehrlich geblieben dank ihrer guten Verträglichkeit und Stabilität.

Wichtig ist, daß der Arzt dem Orthopädisten genau sagen kann, was er für seinen Patienten braucht. Das beste Resultat wird erzielt, wenn *Arzt und Orthopädist gemeinsam besprechen* können, welche *Art* von Behelf im gegebenen Fall am zweckmäßigsten ist und was er *bewirken* soll. Die *Ausführung* des Behelfs bleibt Sache des Orthopädisten.

Die *Kontrolle,* ob der Behelf tatsächlich paßt und richtig funktioniert, ist wiederum Sache des *Arztes.* Dazu sind gute Vorstellungen vom Wesen orthopädischer Apparate notwendig, jedoch nicht unbedingt detaillierte Spezialkenntnisse der orthopädischen Technik. Es ist auch ohne solche möglich, Druckstellen, schlechte Paßform, ungenügende Korrekturwirkung, flasche Gelenkstellung, überflüssige oder fehlende Teile am Apparat zu erkennen und dies dem Orthopädisten mitzuteilen, damit er die Sache korri-

giert. Es wäre falsch, auf diese Kontrollen zu verzichten und sich als Arzt auf die größere technische Erfahrung des Orthopädisten zu verlassen. Nur der Arzt kennt Funktionsstörungen und Bedürfnisse seiner Patienten genau und kann somit die biomechanische *Wirkung* des Apparates beurteilen. Der Orthopädist kennt lediglich seine *Funktionsweise* – und auch er macht Fehler. Schlecht angepaßte, schmerzhafte und unzweckmäßige Apparate aber sind für die Patienten eine Mühsal, wenn nicht eine Qual.

Die Kontrolle sollte erfolgen, sobald der Patient den *Behelf während einiger Zeit praktisch erprobt hat.*

Prinzipien orthopädietechnischer Versorgung

Kraftübertragung

Jeder *äußere* Apparat, jede Orthese, Prothese, Schuhzurichtung, soll sie ihren Zweck erfüllen, wirkt durch *Übertragung einer Kraft* auf den Körper, bzw., da Kraft gleich Gegenkraft ist, vom *Körper* auf den *Behelf.*

Die Kraft muß vom orthopädischen Apparat auf den *menschlichen Stützapparat,* d.h. das *Skelett* übertragen werden. Dazwischen eingeklemmt liegen *Haut* und *Unterhautgewebe* und damit auch die *größten Probleme orthopädietechnischer Versorgung.*

Haut- und Unterhautpolster von *Fußsohle* und *Handflächen* lassen schon in Aufbau und Struktur ihre besondere Eignung für Druckaufnahme erkennen. Wenige andere Körperstellen ertragen andauernd soviel Druck ohne Schaden zu nehmen: Schmerzen, rote Druckstellen, Entzündung, Ekzeme, Blasen, Falten, Störungen von Trophik und Zirkulation, schließlich Sensibilitätsverlust, Hautnekrose und Decubitus sind die unausweichlichen Folgen von zuviel Druck auf die Haut am falschen Ort.

Wirksame Kraftübertragung vom äußeren Apparat auf den Knochen ist aber *ohne erheblichen Druck auf die Haut nicht möglich.* Die hohe *Kunst* des Orthopädisten besteht darin, diesen Druck am *richtigen* Ort zu applizieren, richtig zu *verteilen* und so zu dosieren, daß die gewünschte Wirkung erreicht wird *ohne daß die Haut Schaden nimmt.*

Dies erreicht er durch:

1. *mechanisch* richtige Konstruktion des Hilfsmittels (richtige Lage der Gelenkachsen, Hebelarme, Kraftwirkung, geeignete Gelenke).
2. Richtiges Wählen der *Angriffspunkte* der *Kräfte* am Körper.
3. Richtige *Verteilung* des dazu nötigen *Druckes* auf die Haut.
4. *Genaues Anpassen* des Behelfs an die Anatomie (Maß und Modell).

5. *Unverschieblicher Sitz* des Behelfes, um «Pumpen», Abrutschen, Reiben und Wundscheuern zu vermeiden (Behelf richtig fassen, evtl. aufhängen).
6. *Nachformen* des Produktes: Entlasten (Hohllegen und Abpolstern) von Druckstellen, Ausmodellieren (Auftragen) von Stellen, wo zuviel «Spiel» vorhanden ist.

Die zu übertragenden Kräfte wirken in *drei Richtungen* (siehe Abb. 17.26):

1 *Axiale* Kräfte für Trag- und Stützfunktion.
2. *Seitliche* Kräfte gegen Deformitäten, Achsenabweichungen: Drei-Punkte-Prinzip.
3. Das *Gewicht* des Behelfes.

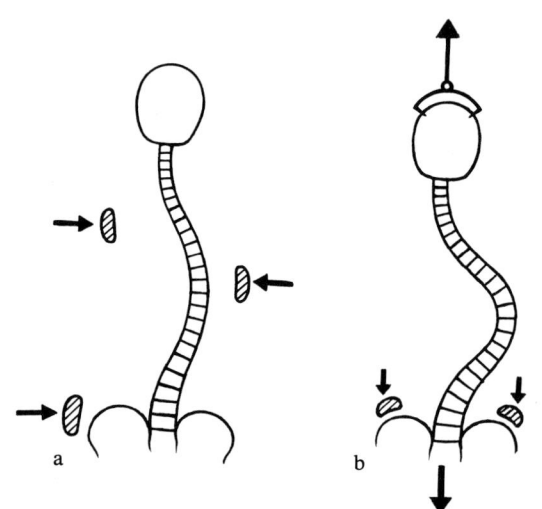

Abb. 17.26: *Zwei mechanische Prinzipien zur «Geraderichtung» in der Orthopädie,* am Beispiel der Skoliose.

a *Drei-Punkte-Prinzip:* Um einen krummen Stab gerade zu biegen, faßt man ihn an den beiden Enden und drückt mit dem Knie gegen die Krümmung: Für Biegung braucht es drei Kräfte. Dieses Prinzip wird in den verschiedensten Varianten angewandt um *Deformitäten zu korrigieren* bzw. zu verhindern. Es ist am wirksamsten, wenn die Krümmung verhältnismäßig *gering* ist.
Richtige Wahl der Angriffspunkte und *breitflächige* Applikation der Kräfte machen die Kunst des Gipsens und der Orthopädietechnik aus (vgl. Abb. 17.27).
b *Extension in der Längsrichtung* vermag eine Krümmung zu strecken, besonders wenn diese *stark* ausgeprägt ist. Extensionen haben, indem sie nicht durch Druck, sondern durch Zug wirken, auch einen *entlastenden* Effekt. Außerdem besteht keine Gefahr der Überkorrektur: Die Streckung bewirkt *automatisch* eine Geraderichtung.
Extensionen werden deshalb hauptsächlich in der *Frakturbehandlung* angewandt (vgl. Abb. 41.10). Zug an der Haut, mit Klebeverbänden, Schlingen, Pelotten (vgl. Abb. 17.27) stößt rasch auf Grenzen. Genügend starker Zug über längere Zeit kann nur *am Skelett selbst* aufrecht erhalten werden (Nagel- und Drahtextensionen an Femur und Tibia, siehe S. 472). Der Zug mittels Klammern (Crutchfield) oder Nägeln (Halo) direkt an der *Schädelkalotte* findet bei der Behandlung von instabilen Halswirbelfrakturen Anwendung (siehe S. 596).

1. *Stützen und Tragen (axiale Kräfte)*

Beim normalen aufrechten Stehen und Gehen wird die Last des Körpers von den *Fußsohlen* getragen. Falls dies nicht möglich ist, z. B. nach einer Amputation, oder wenn das Skelett nicht tragfähig ist, muß das Körpergewicht *irgendwo weiter oben gestützt* werden. *Dies ist praktisch nur an wenigen Körperstellen möglich* (siehe Abb. 17.27):

– Die Tragfähigkeit von *Amputationsstümpfen* hängt in erster Linie von der Amputationshöhe ab. Siehe dazu Kapitel «Amputationen und Prothesen», S. 909.
– *Orthesen* jedoch können wegen der beschränkten Stützmöglichkeiten am Körper das Körpergewicht in der Regel nur *teilweise* tragen.

• *Die geeigneten Unterstützungspunkte* am Körper, wie in Abb. 17.27 dargestellt, von unten nach oben:

1. Einzelne intakte *Fußsohlenpartien* (z. B. Ferse, Fußballen, mediale Wölbung). Bei manchen Fuß- und Fußsohlenaffektionen kann die schmerzhafte Stelle *entlastet* und das Gewicht auf besser belastbare Sohlenpartien verteilt werden. Dazu dienen Einlagen, Fußbettungen, Innenschuhe.
2. *Unterschenkel:* In beschränktem Maß kann die Wadenpartie, sofern die Muskulatur kräftig genug ist, einen Teil der Körperlast tragen. Vollständige Entlastung ist erst im Kniebereich möglich.
3. *Knie:* Volle Abstützung ist an den *Tibiakondylen,* vorne beidseits der Tuberositas tibiae, und zusätzlich an der *Patellarsehne* möglich. Dazu wird bei Unterschenkelprothesen und Unterschenkelentlastungsapparaten, etwa nach Frakturen, Gebrauch gemacht, aber auch wenn Unterschenkel, Sprunggelenke oder Fuß nicht belastet werden dürfen.
4. *Oberschenkel:* Bei genügend gut ausgebildeter Muskulatur und konischer Form des Oberschenkels kann ein Teil der Körperlast dort abgefangen werden, z. B. wenn das Knie entlastet werden soll.
5. *«Tubersitz».* Das Prinzip ist «Sitzen im Stehen». Der Apparat muß das Tuber ossis ischii unterstützen. Dazu muß er sehr genau angepaßt und unter dem Sitzbein gut anmodelliert sein. Der Ring muß überdies eng genug sein, damit das Becken nicht nach innen abrutscht. Der Patient muß richtig auf dem Apparat bzw. der Prothese *sitzen* können.

Anwendung: Oberschenkelapparat mit Tubersitz, wenn das Bein nicht belastet werden kann oder darf, Thomasbügel zur Entlastung der Hüfte bei Perthes im Kindesalter (diese Wirkung ist umstritten), Oberschenkelprothese.
6. Stützen der *Wirbelsäule* am *Thorax.* Starre Korsette stützen den Brustkasten seitlich an den unteren *Rippen,* dazu evtl. auch vorne am *Sternum,* etwa bei Kyphosen. Die Unterstützung in den

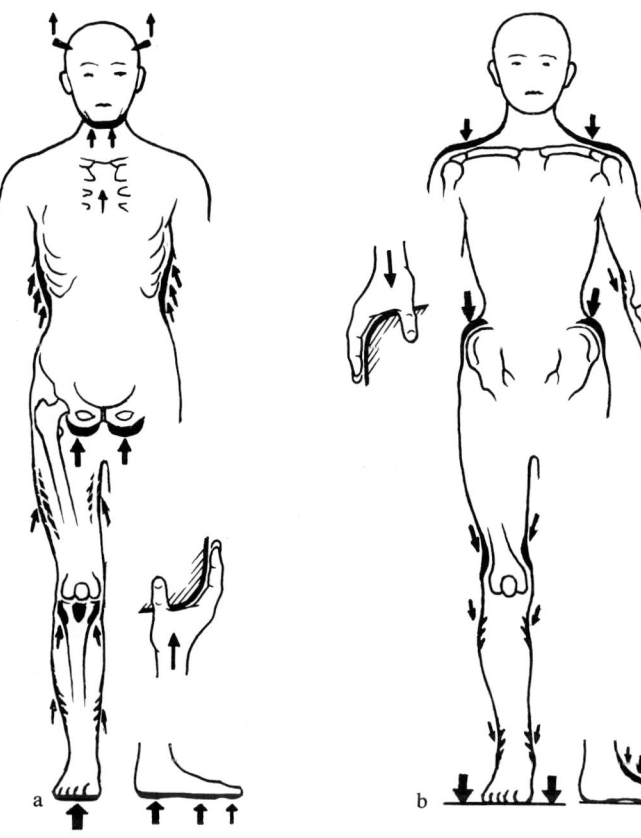

Abb. 17.27: *Stütz- und Aufhängepunkte am Körper für Orthesen und Prothesen.*

a *Hier können Orthesen das Körpergewicht unterstützen.*
 Zum Stützen des Körpergewichtes sind naturgemäß *Fußsohlen* und *Gesäß* (Sitzbein) geeignet. Das Stützen an anderen Stellen ist fast immer mit *Schwierigkeiten* verbunden und in der Regel nur *teilweise* möglich: Am Tibiakopf, weniger gut am Unter- und Oberschenkel, etwas besser am Sitzbeinknorren mit Bekkenring und Tubersitz, Thomasbügel, (Abb. 17.32). Die meisten Orthesen haben deshalb einen *Fußteil:* Die Fußsohle *trägt mit.* Zur *vollständigen Entlastung* ist eine *Erhöhung* nötig, damit der Fuß frei schwebt.
 Der Oberkörper kann mit Korsetten an der *Thoraxwand* abgestützt werden, evtl. am Sternum. Heroischer ist das Stützen des Kopfes am Hinterhaupt mit Kinnteil oder das Aufhängen am knöchernen Schädel (Halo), etwa bei schweren Skoliosen.
 Bei allen tragenden Orthesen ist der *gute Sitz* das Wichtigste. Sonst machen sie Beschwerden durch Druck und Reibung, werden nicht getragen oder nützen nichts.

Zu ergänzen wäre, daß das Körpergewicht mit Stöcken und Krücken auch auf Händen, Unterarmen und Achseln abgestützt werden kann.

b *Hier können Orthesen und Prothesen abgestützt bzw. aufgehängt werden.*
 Orthesen müssen nicht nur stützen, sie müssen auch *halten,* damit sie nicht herunterrutschen. Besonders Beinorthesen haben eine notorische Tendenz dazu. Abstützen oberhalb des Knies genügt selten, auf den Knöcheln fast nie. Mit Ausnahme von leichteren Bandagen müssen Beinorthesen deshalb meist mit einem *Fußteil* versehen werden, auf dem sie stehen.
 Korsette sitzen auf den *Beckenkämmen.* Diese müssen deshalb mit einer tiefen Taille gut ausmodelliert werden.
 Auf den *Schultern* können Halskragen, Glissonextensionen abgestützt, aber auch Prothesen oder Beinapparate (Thomasbügel) *aufgehängt* werden.
 Armorthesen und -prothesen brauchen ebenfalls guten Halt oberhalb der Gelenke.

Konser-
vative
Therapie

Achseln, gleich wie bei Krücken, ist nicht ideal, muß aber doch gelegentlich benützt werden, etwa für Korsette und Sitzschalen bei schweren Lähmungen.

7. Obere *Brustwirbelsäule* und *Halswirbelsäule* können nur am Kopf gestützt werden: Vor allem am Occiput, weniger gut am *Kinn.* Beispiel: Milwaukee-Korsett bei Skoliosen und Kyphosen.
Eine gewisse Stützwirkung haben auch mehr oder weniger weiche zirkuläre Halskragen.

8. Vollständige Stützung und Ruhigstellung der *Halswirbelsäule* ist nur mittels eines Angriffspunktes an der *Schädelkalotte* möglich. Beispiel: Halo-traction (siehe Abb. 17.26).

2. Abstützen und Aufhängen der Behelfe

Apparate, Schienen und Prothesen haben *selbst* ein Gewicht und damit eine für den Patienten recht lästige *Tendenz nach unten zu rutschen.* Schon mancher Behelf ist aus diesem Grunde im Mülleimer gelandet.

Das *Abstützen* bzw. *Aufhängen* der *Prothesen* und *Orthesen* ist ein Problem, das den Orthopädietechnikern besondere Knacknüsse aufgibt. *Wo läßt sich der Behelf aufhängen bzw. abstützen?* (siehe dazu auch Abb. 17.27).

1. *Am Fuß: Schuhe* halten in der Regel über dem *Rist;* wenn sie gut angepaßt und leicht sind, auch ohne Schnürung. Damit sie nicht abrutschen, brauchen viele Apparate ein *Fußteil,* welcher sie im Gehen und Stehen direkt am Boden abstützt. Unterschenkelapparate und Fußschienen können entweder im Schuh oder mit eigenem Fußteil befestigt, «aufgehängt» werden. Auch Knieschienen werden meist, Oberschenkelapparate praktisch *immer,* mit Fußteil ausgerüstet, weil sie sonst hinunterrutschen würden. So kommen sie auch bei jedem Schritt wieder in die richtige Lage. Ein Abstellen auf den Knöcheln ist meist nicht möglich wegen Druckerscheinungen.

2. Halt *oberhalb des Kniegelenkes:* Dieses Prinzip wird für Unterschenkelprothesen angewendet (siehe S. 911, KMB-Prothesen). Im übrigen finden nur leichtere Kniebandagen und -apparate genügend Halt oberhalb des Knies, und dies nur bei schlanken Patienten, wenn Kniegelenk und Oberschenkel ein deutliches Profil haben.

3. Stützen für den *Rumpf* (Korsette) können nur wirklich stützen, wenn sie auf den *Beckenkämmen* gut aufsitzen. Dazu müssen Taillen speziell gut und tief ausmodelliert werden.

4. Auf den *Schultern* können Halskragen abgestützt, aber auch Armprothesen, Beinapparate und Oberschenkelprothesen mit Bändern aufgehängt werden.

Seitliche Kräfte

Sollen Achsenabweichungen, Deformitäten oder Gelenkfehlstellungen mit Apparaten beeinflußt werden, muß man *seitliche Kräfte* angreifen lassen. Dies kann nur nach dem *Drei-Punkte-Prinzip* wirksam funktionieren (siehe Abb. 13.26a): Eine Kraft wirkt gegen den Scheitelpunkt der Deformität, je eine Gegenkraft greift distal und proximal davon an. Je größer die Hebelarme sind, also je *länger* der Apparat, desto besser die Wirkung (siehe Abb. 17.28). Je großflächiger die Kraft verteilt wird, desto kleiner ist der Druck auf die Haut. Der Arzt muß sich im Klaren sein, welche Wirkung der Behelf haben soll, welche er erwartet, und der Orthopädietechniker muß zusehen, ob und wie er das optimal realisieren kann.

Die Möglichkeiten dazu sind beschränkt: Beeinflussung von Fehlstellungen im *Wachstumsalter* setzt *kontinuierliche, langfristige* Krafteinwirkung voraus, wenn überhaupt ein Effekt zu erhoffen sein soll. Dies bringt erhebliche *praktische* Probleme mit sich. Wo trotz konsequenter Anwendung eine Wirkung zweifelhaft bleibt, wird in der Regel heute auf solche prophylaktisch wirken sollende Hilfsmittel *verzichtet.* Dazu gehören X- und O-Beinschienen und -apparate für Kinder.

– *Skoliosekorsette,* allerdings nur wenn tadellos angepaßt und rigoros angewendet, können einen präventiven und begrenzt korrigierenden Effekt haben und manchen Kindern eine Operation ersparen.
– *Achsen- und Gelenkfehlstellungen* mit Bandinsuffizienzen sind eine gute Indikation für Führungsapparate, solange die Deformität nicht zu ausgesprochen ist (siehe S. 846).

Gelenkige Verbindungen

Die *mechanischen Scharniere* an den Apparaten müssen *genau* in der Achse des anatomischen Gelenkes liegen, sonst schiebt der Apparat und zwingt dem Gelenk falsche Bewegungen auf, statt es zu entlasten. Dies hätte bei schonungsbedürftigen Gelenken, z. B. nach Bandnähten, deletäre Wirkung. Die richtige Plazierung der Achse ist Aufgabe des Mechanikers, aber der Arzt muß sie aufgrund seiner anatomischen Kenntnisse *kontrollieren.*

Weil das Kniegelenk keine fest fixierte Drehachse hat (siehe Abb. 6.11), ist viel Erfindergeist darauf verwendet worden, seine komplizierte Kinetik technisch nachzuahmen, z. B. mit verstellbaren Achsen oder mit Vierachsengelenk (siehe S. 784). Wie weit dies nötig und zweckmäßig ist, hängt wohl von speziellen Indikationen ab. Im allgemeinen genügt es, das Kniescharnier etwa 2 cm hinter die Kniemitte (auf der Strecke zwischen Patella und Kniekehle am Übergang vom mittleren zum hinteren Drittel) und etwa 2–2,5 cm über den Gelenkspalt zu legen.

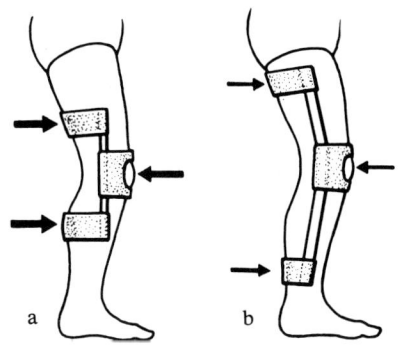

Abb. 17.28: *3-Punkte-Prinzip und Hebelarme.*
Eine Orthese – hier zur Stabilisierung des Kniegelenkes – wirkt *besser* über *längere Hebelarme.*

a Ein kurzer Apparat scheint bequemer zu sein, doch ist wegen der kurzen Hebelarme starker Druck zur Stabilisierung notwendig.
b Mit einer *langen* Orthese ist gute Stabilisierung möglich, mit weniger Druckproblemen, dank längerer Hebelarme.

Mit einer Verlagerung des mechanischen Gelenkes nach *hinten* wird überdies das Kniegelenk *stabiler,* was bei Quadrizepsschwäche und besonders bei Oberschenkelamputierten wichtig ist.

Mit *Anschlagsperren* kann der Bewegungsumfang von Gelenken beliebig eingeschränkt werden (siehe Abb. 13.31 c), z.B. zur Schonung und Immobilisierung, oder etwa zur Stabilisierung eines genu recurvatum (siehe S. 452).

Ein Gelenk kann aber auch ganz *blockiert* werden zur Stabilisierung, z.B. bei Quadrizepslähmung. Es kann dann zum Sitzen freigegeben werden (Schweizerschloß, siehe Abb. 13.31 b).

Auch Zügel und Federn können angebracht werden, um fehlende Muskelkraft teilweise zu ersetzen, z.B. bei einer Hängefußschiene.

Anpassen der Behelfe

Damit Prothesen und Orthesen ihre Funktion erfüllen können, müssen sie in erster Linie *genau passen. Maß* und *Modell* zu nehmen ist Sache des Orthopädisten. Gipsmodelle herzustellen ist eine Kunst, die viel Geschick und Erfahrung erfordert. Der betreffende Körperteil wird eingegipst, wobei die Form *zweckentsprechend modelliert* wird, insbesondere an Abstützflächen wie Fußwölbung, Kniekondylen, Tubersitz, Beckenkämmen. Das abgenommene Gipsnegativ wird wieder geschlossen und ausgegossen. Das so entstandene Positiv wird wenn nötig noch weiter ausmodelliert. Gips wird aufgetragen etwa an Knochenvorsprüngen, damit dort später keine Druckstellen auftreten, während zu dicke

Weichteilpartien am Modell noch einer Schlankheitskur unterzogen werden, indem dort Gips weggenommen wird, damit der Behelf nachher satter sitzt.

Über den fertigen *Gipsmodellen* werden schließlich alle Apparate, Korsette, alle Prothesen und Maßschuhe individuell hergestellt.

Damit ist immer noch keine Gewähr gegeben, daß der Behelf auch wirklich paßt. Dies stellt sich bei der Probe, oft erst nach einigem Gebrauch, heraus:

Schmerzhafte Druckstellen an der Haut gibt der Patient bald an. Sie sind rot und daran leicht zu erkennen. Der Behelf muß an dieser Stelle sofort *ausgeweitet* und evtl. *abgepolstert* werden.

Ein Apparat, der drückt wird *nicht* getragen, wegen der Schmerzen. Sie sind ein Warnzeichen. Werden sie ignoriert oder fehlt die Sensibilität, geht die Haut zugrunde. Drucknekrosen heilen schlecht und machen weiteres Tragen des Behelfes unmöglich.

Aber auch *zu lose sitzende* Apparate, die nicht richtig passen und sich ständig bewegen, machen Hautschäden durch *Friktion:* Schmerzen, Rötung, Entzündung, Falten, Blasen, nässende Wunden, Hautinfektionen mit Pusteln, Ekzemen usw., welche auch das Tragen schließlich verunmöglichen. Satter, unverrückbarer Sitz ist Vorbedingung. Der Arzt kann das leicht kontrollieren. Der Orthopädist muß Abhilfe schaffen: durch Ausweiten, Verengen, Auftragen, Ausmulden, Polstern, je nach lokaler Situation und Material.

Eine *Schwierigkeit mit der Paßform* ergibt sich daraus, daß Volumen und Form der *Weichteile* sich immer wieder *ändern.* Über längere Zeiträume sind es Muskelatrophien, Fettansatz oder -abnahme, Ödeme, Schwellungen bei Entzündungen, Schrumpfungen bei ihrer Heilung. Aber auch schon im *Tagesrhythmus* ändert sich das Volumen: Schuhe oder Apparate, die am Morgen noch locker sitzen, können am Abend bereits zu eng sein.

Der Orthopädist muß auf diese Dinge *eingehen.* Meist kann er korrigieren mit Ausweiten, Verengen, Ab- oder Auftragen, je nach Material und Situation.

Aber auch der *Arzt* muß erkennen, wann eine Anpassung, eine Änderung oder ein neuer Behelf fällig ist. Auf jeden Fall muß er immer *genau passen.*

Bei raschen Veränderungen der Form des Beines bzw. Armes ist es besser, einen provisorischen Behelf anzupassen, als zu warten, bis der Definitive gemacht werden kann.

Bei Kindern im Wachstumsalter ist dies ohnehin nötig.

Die *Adipositas* ist ein ganz wesentliches und oft fast *unüberwindliches Hindernis für das Anpassen von Orthesen.* Diese finden mangels deutlicher anatomischer Formen keinen Halt und keine Angriffspunkte für die zu übertragenden Kräfte.

Konservative Therapie

Ein großes Problem, das *fast bei jeder* orthopädietechnischen Versorgung auftaucht, ist

das Schwitzen.

Nicht nur ist es für die Patienten meistens lästig, sondern fördert auch die *Mazeration der Haut,* verdirbt die Behelfe und erschwert die richtige Anpassung. Ein *Mittel dagegen fehlt* nach wie vor. Puder trocknet immerhin etwas.

Natürliche Materialien wie Leder, Baumwolle, Leinen, Holz sind in dieser Hinsicht günstiger als die *Kunststoffe* und *synthetischen Textilien.* Andererseits sind Kunststoffbehelfe abwaschbar. Solche aus Leder sind schlecht zu reinigen, Flecken bleiben.

Manche Patienten verwenden dünne Socken, Strümpfe, Leibchen unter den Prothesen bzw. Orthesen, die sie häufig wechseln. Damit können sie auch kleine Volumenveränderungen ausgleichen.

Kunststofforthesen werden mit vielen Löchern versehen, um die Folgen des Schwitzens zu mildern. An den Fußsohlen kann Formalin wirken. Das Problem bleibt bestehen. Es ist auch ein wesentlicher Grund, warum viele Patienten ihre Apparate nicht tragen.

Orthesen im praktischen Gebrauch

Orthesen, die dem Patienten das Leben eher erschweren als erleichtern, landen höchstwahrscheinlich früher oder später auf dem Estrich oder beim Abfall. Ein gewisser Komfort darf erwartet werden: Sie sollen sich einigermaßen bequem an- und ausziehen und tragen lassen, nicht schwerer und sperriger sein als unbedingt nötig. Hingegen sollten sie pflegeleicht sein und sich auch einigermaßen akzeptabel präsentieren.

Mit den modernen Materialien und Techniken kann man hier den Wünschen den Patienten schon weitgehend entgegenkommen, und dies ist, mindestens bei Behelfen, die der Patient tagtäglich tragen muß, kein Luxus.

Dies gilt auch für *Ästhetik* und *Kosmetik,* die bei den meisten Patienten eine wichtige Rolle spielen. Auch hier hat der Orthopädietechniker heute viele neue Möglichkeiten, den Patienten ihre Wünsche bezüglich Material, Ausführung, Farbe usw. zu erfüllen.

Apparate werden im täglichen Gebrauch enorm *strapaziert.* Sie verschleißen und brechen. Daran wird jedenfalls ihre *Wirkung erkennbar.* Sie müssen also *robust* sein und *reparaturfähig.* Einfache Konstruktionen sind in dieser Beziehung besser als komplizierte. Solche Überlegungen sind vor allem in der *dritten Welt* entscheidend, dort, wo orthopädietechnische Versorgung einer großen Bevölkerungsgruppe eine dringende Notwendigkeit ist, z. B. für die Lähmungsfolgen nach Poliomyelitis (siehe auch S. 387).

Orthopädietechnik heute

Dazu ein Zitat von R. BAUMGARTNER: «Wer die ältere Literatur kennt, stellt bald fest, daß grundlegend neue Entwicklungen im Bereich der Orthesen selten sind. Die Grundlagen sind bekannt und von hervorragenden Fachleuten früherer Generationen bereits zur Perfektion gebracht worden. Neuheiten werden oft aus kommerziellen Gründen vorschnell angepriesen. Daneben werden aber Modelle aus dem 19. Jahrhundert praktisch unverändert nachgebaut, weil sie heute noch unübertroffen sind.

Immerhin haben *neue Werkstoffe* Orthesen ermöglicht, die ihren Vorgängern in Funktion, Kosmetik, Hygiene und Tragkomfort eindeutig *überlegen* sind. Die Suche nach Werkstoffen, die sich leicht bearbeiten lassen, trotzdem genügend fest, dauerhaftig, hygienisch, pflegeleicht, nicht zu schwer und auch nicht zu teuer sind, geht weiter. Der Preis der Orthese wird aber heute weniger durch den Aufwand an Material als an Arbeit bestimmt. Daher kommen auch immer mehr Orthesen aus vorfabrizierten Paßteilen oder als Fertigprodukte auf den Markt, die sich rasch und einfach den individuellen Erfordernissen anpassen lassen.»

Immer gilt es zu bedenken: Wenn sie auch nicht sehr beliebt sind, haben Orthesen gegenüber Operationen einen *unschätzbaren Vorteil:* Sie sind *unschädlich* und *ohne Risiko.*

Orthopädiemechanische Versorgung ist, im Gegensatz zu Operationen, *reversibel. Im Zweifel ist sie immer einen Versuch wert.*

Hier sollen nur *einige Grundformen* orthopädischer Behelfe und Apparate beschrieben werden, besondere Behelfe hingegen bei den entsprechenden Krankheiten.

Prothesen

Diese werden im Kapitel über «Amputationen und Prothesenversorgung», S. 913 f. handelt.

Orthesen

Äußere *Stützapparate* werden im Gegensatz zu den Prothesen auch als *Orthesen* bezeichnet.

Schienen

Einfache, starre Schienen zur Ruhigstellung und/oder Erhaltung einer bestimmten Gelenkstellung, ähnlich den Gipsschienen. Aus armiertem Leder oder Kunststoff, z. B. Handgelenkschiene, Radialisschiene (Lähmungsschienen siehe S. 402 f. und Abb. 17.29, 34.19, 49,9 und Abb. 49.17).

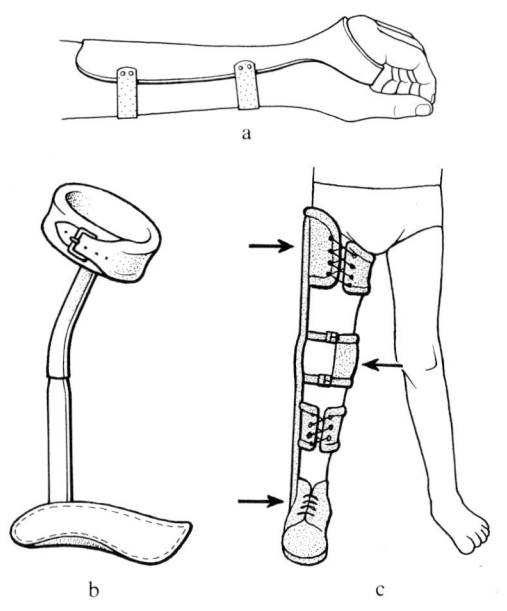

Abb. 17.29:

a *Handschiene* aus Kunststoff zur Stabilisierung des Handgelenkes bei Radialislähmung (Fallhand).

b *Peronäusschiene:* Stützung der Sohle bei Fußheberschwäche. Die mit Stab verbundene Einlage wird im Schuh getragen (siehe S. 875).

c Apparat zur *X-Bein-Korrektur* im Wachstumsalter. Die Wirkung solcher Schienen läßt sich kaum eindeutig objektivieren.

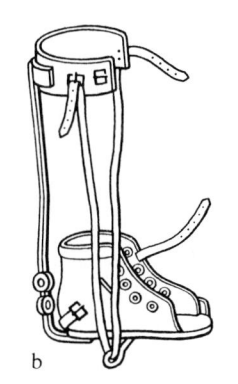

Abb. 17.30:

a Beispiel einer *Nachtschiene* für Kleinkinder. Die Schuhe können verstellt werden. Man kann damit Spreizstellung sowie Innen- oder Außenrotation der Beine und Füße fixieren während der Nacht.
Solche Schienen werden manchmal auch in der Behandlung der angeborenen Hüftgelenkluxation gebraucht (Ponseti-Schiene).

b Nachtschiene zur Behandlung des angeborenen Klumpfußes. Diese Schienen dienen der *Erhaltung* der mittels manipulativer und operativer Techniken erreichten Korrekturstellung und müssen konsequent und während langer Zeit nachts getragen werden, weil sonst sehr leicht *Rezidive* entstehen.

– *Beinschienen,* z. B. Spitzfußschiene (Schale) zur Vermeidung einer Spitzfußdeformität bei Bettlägerigen, Peronäusschiene (Heidelbergerschiene) bei Fibularislähmung (Abb. 69.24).

– *Kniehinterschienen:* Für Gehübungen bei Gelähmten zur Stabilisierung eines insuffizienten Kniegelenkes.

– *Nachtschienen:* Zur Behandlung leichter Deformitäten bei Kindern (Torsionsvarianten, X- und O-Beine). Über längere Zeit wirkende kleine äußere Kräfte sollen die Fehlstellung beeinflussen. Dazu werden während der Nacht Korrekturschienen angelegt. Ihr Wert ist nicht eindeutig nachgewiesen, im Gegensatz zu den folgenden:

Durch manuelle Redression und Operation erreichte Korrekturen (z. B. von kongenitalen Klumpfüßen) müssen *erhalten* werden, sonst gehen sie bald wieder verloren. Zu dieser *Rezidivprophylaxe* dienen ebenfalls Nachtschienen, mehr oder weniger komplizierte Apparate, welche in Korrekturstellung angefertigt und angelegt werden, evtl. mit eingebauten Gelenken und elastischen oder starren Zügeln (siehe z. B. Klumpfußbehandlung, S. 869). Auch in der Behandlung der kongenitalen Hüftgelenkluxation usw. werden verschiedene Schienen verwendet (Abb. 17.30).

– *Quengelschienen:* Bei manchen Kontrakturen werden Quengelschienen verwendet, welche gleich funktionieren wie die Quengelgipse (siehe S. 224).

Apparate für die untere Extremität

Gehapparate

erfüllen etwa denselben Zweck wie Gehgipse: Stützung, Stabilisierung des Beines, bzw. eines Gelenkes, damit der Patient belasten und gehen kann.

Die klassische Indikation für den Gehapparat ist die *schlaffe Lähmung* (siehe S. 387). Ein *instabiles Gelenk* (z. B. Kniegelenk bei Quadrizepslähmung, Sprunggelenk bei Fußlähmungen) wird zum Gehen *fixiert,* damit es nicht unter der Körperlast einknickt. Gehapparate werden je nach Bedarf als

– *Unterschenkelapparat* (für den Fuß) oder als
– *Oberschenkelapparat* (für das Knie) angefertigt (Abb. 17.31).

Gelegentlich ist noch ein zusätzlicher *Beckenteil* notwendig. Die Stabilisierung der Hüfte mit Apparaten ist aber schwierig: Hohmann-Apparat.

Zu jedem Beinapparat gehört in der Regel ein *Fußteil,* um das Gewicht des Apparates zu tragen, damit er nicht auf die Knöchel herunterrutscht.

Oberschenkelapparate werden in der Regel mit einem beweglichen *Kniegelenk* ausgerüstet. Dieses wird zum Gehen *blockiert* und beim Sitzen freigegeben. Dazu dient ein spezieller Verschluß («Schweizerverschluß», Abb. 17.31 b).

Konservative Therapie

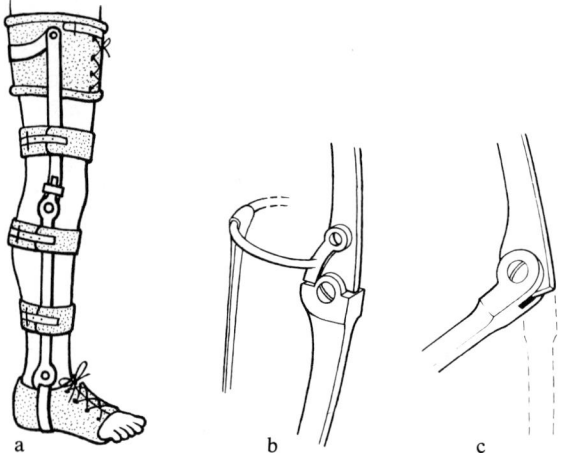

Abb. 17.31: *Oberschenkelapparat.* Feststellbares Kniegelenk, Fußgelenk mit Anschlag gegen Spitzfuß. Der Fußteil ist bei allen Beinschienen nötig, damit der Apparat nicht hinunterrutscht (a). Mancherorts werden die Apparate stattdessen direkt am Schuh befestigt.

Rechts: Detail eines Knieschloßes: b) sog. «*Schweizerschloß*», in Streckstellung blockiert. Kann zum Sitzen ausgeklinkt und gebeugt werden. Zum Beispiel bei Quadrizepslähmung.

c) *Führungsscharnier,* bleibt beim Gehen beweglich, mit Anschlag gegen Überstreckung. Zum Beispiel bei Kniebandinsuffizienz, Wackelknie, Genu recurvatum.

Die hier abgebildeten Orthesen zeigen das *Prinzip.* Moderne Orthesen mit moderneren Materialien sehen eleganter aus und bieten mehr Komfort, doch sind die Konstruktionsprinzipien genau die *gleichen* geblieben. Um nicht einzelne Modelle zu propagieren, werden hier herkömmliche dargestellt. Wo weniger Geld und technische Möglichkeiten zur Verfügung stehen, sind sie auch heute noch ideal.

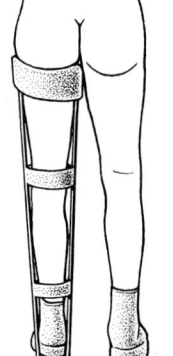 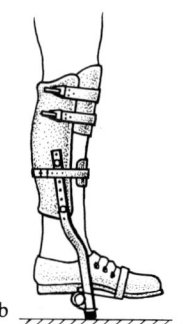

Abb. 17.32: *Entlastungsapparate.*

a *Thomasbügel* zur Entlastung des Hüftgelenkes. Das Bein hängt frei im Apparat, das Körpergewicht wird vom Beckenring getragen, der Patient «sitzt» darauf. Der Ring muß genau angepaßt sein. Auf der Gegenseite ist eine Schuherhöhung nötig.

b *Unterschenkelgehapparat* zur Entlastung des Fußes, verwendet vor allem in der Frakturnachbehandlung, wenn die Belastung noch nicht erlaubt ist. Die Fußspitze wird mit einer Feder gestützt, damit sie nicht herunterhängt und evtl. auch mitträgt. Das Knieteil muß individuell nach Modell angefertigt werden. Auf der Gegenseite wird eine entsprechende höhere Sohle getragen.

Das *Fußgelenk* ist je nach Bedarf starr (etwa zur Blockierung der Sprunggelenke bei Arthrose), oder beweglich, wenn lediglich eine *Stützung* nötig ist (z. B. bei Lähmungen).

Eine besondere Art des Gehapparates ist der *Führungsapparat,* welcher angewandt wird bei einer Bandinsuffizienz, also einer *seitlichen Instabilität* des Knies (siehe S. 846) oder Sprunggelenkes. Er läßt die normale Gelenkbewegung frei, verhindert aber das seitliche Abknicken. Die *Gelenke* solcher Führungsapparate werden *nicht blockiert.*

Bei vielen Geh- und Führungsapparaten ist es zweckmäßig, die Gelenke mit einer *Anschlagsperre* zu versehen, um unerwünschte Bewegungen zu verhindern, während die erwünschten Bewegungen frei bleiben, z. B.

– Anschlag *gegen Spitzfuß-* oder Hackenfußstellung;
– Anschlag *gegen Überstreckung* des Kniegelenkes (z. B. bei Genu recurvatum usw.).

Apparate werden in *zwei Grundtypen* hergestellt:

1. Als *Metallapparat* mit Ledergurten (Schellen) (Abb. 17.31). Diese Ausführung ist einfacher und billiger.
2. Als *Schienenhülsenapparat.* Die Gliedmaßen werden gefaßt und gehalten von modellgefertigten Leder- oder Kunststoffhülsen (siehe Abb. 34.6). Solche Apparate sind anspruchsvoller, sitzen satter und geben besseren Halt, sie sind aber teurer.

Entlastungsapparate

Im Gegensatz zu den Gehapparaten, bei welchen das Körpergewicht vom Bein mehr oder weniger selbst getragen wird, und der Apparat lediglich stützt und führt, *trägt der Entlastungsapparat das Gewicht des Körpers* teilweise oder ganz. Eine *teilweise* Entlastung ist mit einem gut angepaßten, kräftigen Gehapparat gut möglich. Eine *vollständige* Übertragung des Gewichtes vom Körper auf den Apparat ist jedoch schwierig. Es stellt sich das gleiche Problem wie bei der *Abstützung einer Prothese.*

Unterschenkelentlastungsapparate können während beschränkter Zeit getragen werden, doch kommt auf lange Sicht nur die Abstützung auf dem Sitzbein (Tuber ossis ischii), der sog. *Tubersitz* in Frage. Der entsprechende Apparat *(Thomasbügel)* hat einen starren Ring auf Gesäßhöhe. Beim Gehen «sitzt» der Patient auf diesem Ring, das Bein hängt darin ohne den Boden zu berühren. Die Anpassung des Ringes, vor allem am Sitzbein, hat sehr genau zu erfolgen, das Becken darf nicht in den Ring hineinrutschen.

Am andern Bein muß entsprechend die Schuhsohle erhöht werden (Abb. 17.32).

Konservative Therapie

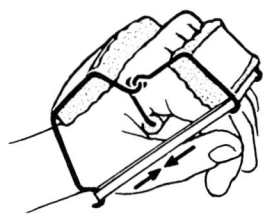

Abb. 17.33: «*Knuckle-bender*» («Knöchelbeuger»). Mit einem Gummizug werden die Fingergrundgelenke gebeugt. Eine wichtige Schiene gegen die funktionell ungünstige und häufige Versteifung der Fingergrundgelenke in Streckstellung.

Apparate für die obere Extremität

Da die Arme keine Tragfunktion haben, sind Stützapparate seltener notwendig als an den unteren Extremitäten.

Relativ häufig werden gebraucht:

– Manschetten oder Schienen, ein schmerzhaftes oder gelähmtes Handgelenk zu fixieren und so den Gebrauch der Finger zu ermöglichen.
– funktionelle Fingerschienen (Bunnell), um die Beweglichkeit der Fingergelenke zu verbessern und Fehlstellungen und Kontrakturen zu vermeiden (z. B. bei cP) (Abb. 17.33).

Wichtig ist es in jedem Fall, die gute *Funktionsstellung* der Hand zu erhalten (siehe Kapitel «Hand», S. 555).

Für *gelähmte* Arme und Hände werden recht komplizierte Apparate konstruiert, um die verlorene *Muskelkraft zu ersetzen* und geeignet zu steuern. Dazu kann die eigene Kraft des Schultergürtels verwendet werden oder aber fremde, elektrische Kraft (S. 271 und S. 917).

Stützen für den Rücken

Gegen Korsette bestehen Vorurteile, bei Ärzten wie bei Laien: Die Muskulatur «verkümmere» darunter. Dem ist *entgegenzuhalten:*

1. Der Muskeltonus ist zur Hauptsache *reflektorisch,* nicht willkürlich und wird deshalb nicht einfach «abgeschaltet». Die Reflexmechanismen sorgen für Muskelaktivität auch unter dem Korsett.
2. Schmerzen und schlechte Haltung führen zu Verkrampfung, Überdehnung und Atrophie der Rückenmuskulatur. Das Korsett *vermindert die Schmerzen* und verbessert die Haltung. Es verhilft damit zu einer besseren Funktion der Rückenmuskulatur.
3. Das wichtigste Argument ist die Praxis: Rückenstützen sind tatsächlich sehr oft *ausgezeichnete Mittel gegen Rückenbeschwerden.* Sie werden na-

türlich nur bei vermehrter Beanspruchung, also bei der Arbeit, bei längerem Stehen usw. getragen (siehe auch S. 649f.).

Eine Vielfalt von Behelfen steht zur Verfügung. Die Skala reicht von der einfachen Leibbinde über das Stoffmieder bis zum Stahlkorsett (Tab. 15).

In dieser Skala nimmt die Fixationswirkung von oben nach unten zu (aber auch Preis und Behinderung), während Bewegungsfreiheit und Komfort bei den zuerst genannten am größten sind.

Die *Wahl* richtet sich in erster Linie nach der Fixationswirkung welche nötig ist, dann aber auch nach der gewünschten Bewegungsfreiheit usw. (siehe Tab. 15, nächste Seite).

Die Stützwirkung dieser Behelfe beruht auf zwei verschiedenen Mechanismen (siehe auch S. 577):

1. *Hydrostatischer Druck* (im Abdomen)

Eine straffe Binde eng um den Leib gewickelt erhöht den intraabdominalen Druck. Darauf beruht die Stützwirkung von *Bauchbandagen,* Miedern usw. ohne oder mit wenig stabilen Teilen.

Voraussetzung ist eine *straffe Bandagierung.* Wollene Leibbinden sind ein guter Kälteschutz, haben aber keine Stützwirkung, ebensowenig locker gebundene Mieder.

2. *Äußere Stützwirkung am Skelett: Starre Korsette*

Die untere Abstützung erfolgt am Becken, und zwar an den *Beckenkämmen,* am Kreuz und an der Symphyse.

Die obere Abstützung greift am *Rippenthorax* an, bei Bedarf auch höher, am *Sternum,* evtl. lateral davon (Abb. 17.34).

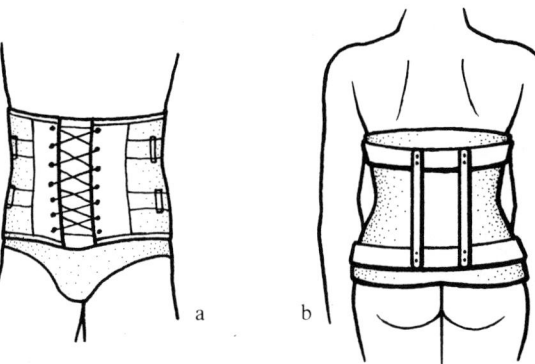

Abb. 17.34: *Halt und Stütze für den Rücken bei Kreuzschmerzen.*
a Ein *Stoffmieder.* Solche «Campgürtel» und schmalere Bauchbandagen sind als Konfektionsartikel in verschiedenen Größen im Handel.
b Ein nach Maß und Modell gefertigtes *Überbrückungsmieder* aus Leder mit Metallverstärkung.

Konser-
vative
Therapie

Tab. 15: Die Wirkung von Rückenstützen.

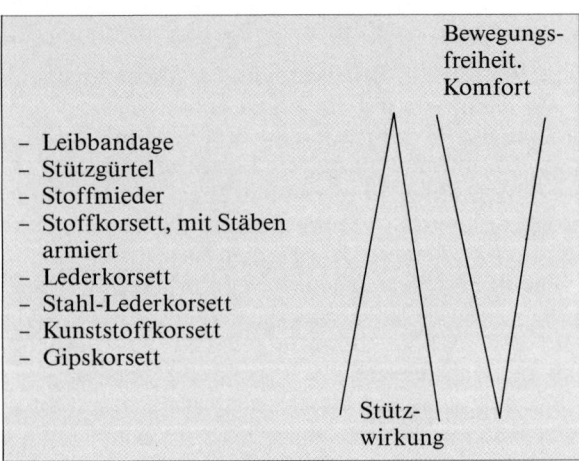

- Leibbandage
- Stützgürtel
- Stoffmieder
- Stoffkorsett, mit Stäben armiert
- Lederkorsett
- Stahl-Lederkorsett
- Kunststoffkorsett
- Gipskorsett

Bewegungsfreiheit. Komfort

Stützwirkung

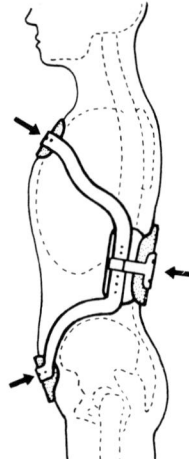

Abb. 17.35: *Das Prinzip des 3-Punkte-Korsetts.*

Um die *Brustwirbelsäule* gerade aufrecht zu halten und eine Kyphose zu verhindern, muß sie an der vorderen Thoraxwand bzw. am *Sternum* abgestützt werden. Gegendruck am thorakolumbalen Übergang und auf der *Symphyse*. Das Abdomen bleibt zur Atmung frei.

Selbstverständlich gibt es verschiedene Modelle und Ausführungen, je nach den Erfordernissen der Stabilität und den individuellen Anforderungen. Nur wenn das Korsett *gut sitzt,* kann es seinen Zweck erfüllen. Dazu müssen Beckenkämme und Taillen beim Abnehmen des Modelles *gut ausgeformt* werden.

Solche Stützkorsette finden Verwendung bei jeder Art von *Insuffizienz* der Wirbelsäule mit *Kyphose:* Osteoporose, Wirbelfrakturen, Spondylitiden, Spondylose, Lähmungen usw.

Der nächst höhere Stützpunkt ist der *Kopf* und zwar *Hinterhaupt* und *Kinn,* wenn die obere Brust- und Halswirbelsäule mitgestützt werden müssen (z.B. das «Milwaukee»-Korsett von Blount zur Behandlung von Skoliosen und schweren Kyphosen, siehe S. 624).

Wenn der Unterkiefer als Stützpunkt dienen soll, sind kieferorthopädische Maßnahmen zum Schutz der Zahnentwicklung notwendig. Besser ist allerdings eine einfache Mahnpelotte unter dem Kinn.

Größere Kräfte müssen durch Skeletttraktion direkt auf die Schädelkalotte übertragen werden (Halo-traction).

Korsette, welche eine *Korrekturwirkung* ausüben sollen, werden nach dem *3-Punkte-Prinzip konstruiert* (siehe Abb. 17.26). Anwendung finden sie bei Skoliosen (siehe S. 625), starken Kyphosen (siehe S. 614), Wirbelfrakturen (Abb. 17.35 und S. 674).

Die gewählten Stützpunkte müssen besonders gut *ausmodelliert* und gepolstert werden, damit keine Druckstellen entstehen.

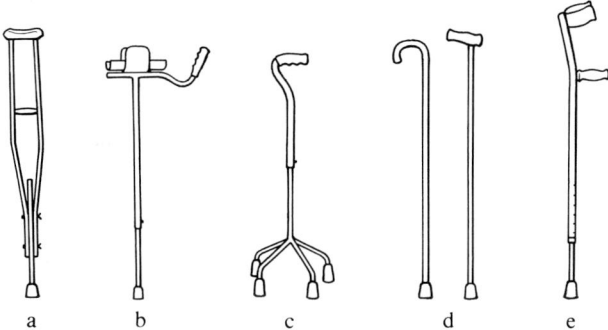

Abb. 17.36: *Verschiedene Stockhilfen.*

a Achselkrücken sind nötig, wenn das ganze Körpergewicht beim Schritt getragen werden muß. Sie müssen gut gepolstert und verstellbar sein.

b Polyarthrikerstöcke gestatten das Abstützen mit dem Vorderarm bei invaliden Händen.

c Die drei- oder vierbeinige Gehstütze gibt mehr Sicherheit und Stabilität, etwa für Kinder, Spastiker, oder alte Leute mit Gleichgewichtsproblemen.

d Gewöhnliche Handstöcke mit verschiedenen Griffen. Auf einem geraden, wenn nötig der Hand eigens angepaßten Griff, kann man besser abstützen. Alle Stöcke müssen Gummistopfen haben, damit sie nicht rutschen.

e Der am häufigsten gebrauchte Krückstock (Amerikanerstock) mit Unterarmführung erlaubt weitgehende Entlastung. Alle Krückstöcke müssen *verstellbar* sein. Sie sollten auch so leicht als möglich sein.

Manche Patienten genieren sich «am Stock zu gehen», aber auch ein Wanderstab, ein Schirm, ein elegantes Stöcklein sind oft schon eine große Hilfe und werden eher akzeptiert.

Gehhilfen

Im weitesten Sinne gehören dazu:

- Physiotherapie mit Gehschule (siehe S. 210).
- Gipse und Apparate (siehe S. 219 ff.).

Grundlage ist die *Physiologie des Stehens und Gehens,* welche auf S. 99 beschrieben ist.

Gehhilfen im engeren Sinne

- Handstöcke
- Krückstöcke
- Gehböcke
- Gehwagen (Eulenburg)
- Gehbarren

Die einfachste Gehhilfe ist ein gewöhnlicher *Handstock.* Tatsächlich ist er eine *sehr große Hilfe,* sowohl für das Gleichgewicht als auch für die *Entlastung* und damit zur *Schmerzlinderung.* Die Beanspru-

a   b   c   d   e

Konservative Therapie

chung z.B. des Hüftgelenkes kann durch einfache Stockhilfe auf etwa ¼ reduziert werden. Dazu wird der Stock auf der der kranken *gegenüberliegenden* Seite getragen (siehe auch S. 750). Die Patienten machen das in der Regel von selbst richtig, sonst muß man es ihnen zeigen.

Der Stock sollte unten mit einem Gummistopfen versehen sein, damit er auf der Unterlage nicht ausrutscht (Abb. 17.36).

Krückstöcke geben einen etwas stabileren Halt, indem der *Unterarm* kräftig abgestützt werden kann. Die Länge der Krückstöcke muß richtig eingestellt werden: Nicht zu kurz, damit der Patient aufrecht stehen kann und sich nicht bücken muß, nicht zu lang, damit die Arme bequem herunterhängen und der Ellbogen nicht zu stark gebeugt oder die Schulter angehoben werden muß.

Mit *zwei* Krückstöcken ist eine *vollständige Entlastung* eines Beines möglich (Abb. 17.13).

Das Gehen mit Krückstöcken muß erlernt werden. Die *Gehschule* hat eine zentrale Stellung im Physiotherapieprogramm (siehe S. 211) (Abb. 17.37).

Mehr Stabilität und Gleichgewicht geben

- *Stützwagen* mit Achselstützen (Eulenburg) und
- *Gehböcke,*

von denen es verschiedene Modelle gibt (Abb. 17.38).

Diese Hilfen dienen den *ersten Gehversuchen* nach Operationen und manchen Frakturen. Besonders auch für *Kinder* sind sie zweckmäßig, für Alte und Gebrechliche oft unentbehrlich.

Bei fehlendem Gleichgewicht und schweren Lähmungen lernen die Patienten das Gehen am besten zuerst an starren *Gehbarren* (Abb. 34.1).

Selbsthilfen und Einrichtungen für Behinderte

Viele Patienten, vor allem Polyarthritiker, sind bei ihren *einfachsten täglichen Verrichtungen behindert.* Koxarthrotiker etwa können ihre Strümpfe nicht selbst anziehen. Eine ausführliche *Liste solcher Behinderungen* findet sich auf S. 137 f.

Diese Patienten können sich oft mit *ganz einfachen Hilfsmitteln selbst helfen,* und sie sind sehr dankbar, wenn man ihnen diese *vermittelt.*

In der *Ergotherapie* werden sie in einfacher Form ad hoc hergestellt. Sie sind auch in *Fachgeschäften* erhältlich (Tab. 16 und Abb. 17.39).

Großen Verdienst um die Hilfen für Behinderte haben die *Rheumaligen.* Ihre Fürsorgestellen haben einen *Beratungsdienst,* geben Merkblätter heraus usw. Ihre Mitarbeit ist auch für den Arzt eine große Hilfe.

Besondere Aufmerksamkeit verdient die *tägliche Toilette* (Ankleiden, Kämmen, Fußpflege usw.), sodann die Arbeit in *Küche und Haushalt,* welche auch

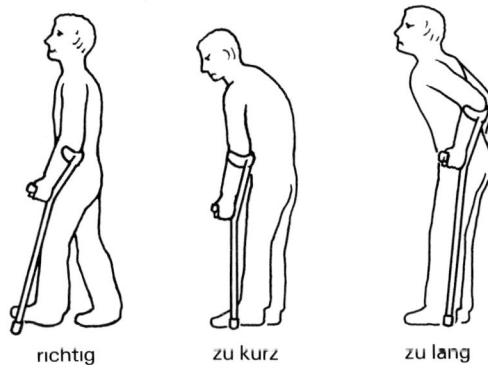

richtig   zu kurz   zu lang

Abb. 17.37: *Gehen mit Krückstöcken.* Der Patient soll bequem aufrecht gehen und den Fuß richtig *abrollen* (siehe S. 210 und Abb. 17.14). Die Stöcke müssen auf die *richtige Länge* eingestellt werden (a). Sind sie zu kurz geht der Patient gebückt (b), sind sie zu lang, zieht es die Schultern hoch (c).

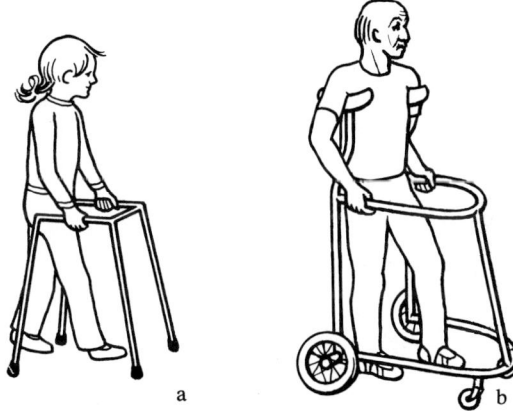

a   b

Abb. 17.38: *Gehhilfen.*

a Gehböcke geben Stabilität und Sicherheit. Sie sind geeignet für Kinder, aber auch für Erwachsene mit Gleichgewichtsstörungen und ältere Menschen, die wegen Schwäche und Krankheit nicht mehr ohne Hilfe gehen können.

b Der *Gehwagen* mit Rädern und Achselstützen (Eulenburg) wird vor allem von älteren Patienten für die *ersten Gehversuche* nach Unfällen und Operationen benützt.

Konservative Therapie

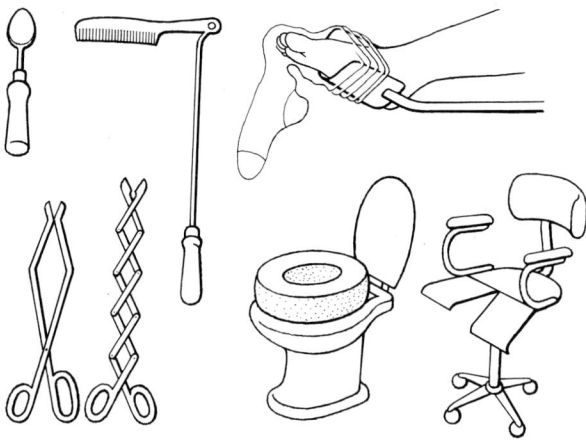

Abb. 17.39: *Selbsthilfen für Behinderte.*

- *Löffel* mit dickem Griff für behinderte Hände. Griffe können allgemein auch genau der Form der Hand angepaßt werden z.B. cP).
- *Kamm* mit langem Griff: z.B. bei steifer Schulter.
- *Strumpfanzieher:* Unentbehrlich bei steifer Hüfte (Koxarthrose), steifen Knien und Rücken. Dazu Schuhlöffel mit langem Griff.
- *Greifzangen* (2 Arten) für Patienten, die sich nicht bücken können, um Gegenstände vom Boden aufzuheben (z.B. Rückenpatienten).
- *WC* mit erhöhter Schüssel. Für Hüftpatienten, die schlecht sitzen können.
- *Koxarthrosestuhl,* für steife Hüfte einstellbar (hier für die linke).

Tabelle 16: Hilfsmittel für Behinderte.

Für Kranke mit steifem Rücken und steifen Beinen:

- Strumpfanzieher
- Greifzangen
- Koxarthrosestuhl mit absenkbarem Beinteil
- Erhöhter WC-Sitz
- Haushaltgeräte (Wischer, usw.) mit langem Stiel

Für Kranke mit steifen Armen oder Einhändige:

- Bürste und Kämme mit langem Stiel
- Gestielte Bestecke
- Teller mit aufgesetztem Rand

Für Kranke mit schmerzenden, schwachen Händen:

- Flaschendeckel- und Hahnenöffner
- Feststeller (Saugunterlagen) u.a. Küchenhilfen
- Geräte mit dicken und abgewinkelten Stielen, welche besser in die deformierte Hand passen
- Krückstöcke zum Abstützen des Vorderarmes (Abb. 17.36b).

der schwerbehinderten Hausfrau praktisch nie abgenommen wird. Dafür gibt es eine Reihe von *Geräten:* Halterungen, Patentgriffe, Haushaltmaschinen, Barhocker zum Sitzen in halbstehender Stellung, «Helping Hand» (Greifzangen) usw.

Behinderte und Betagte brauchen oft eine besondere *Wohneinrichtung:* Gummimatten in der Badewanne und Haltegriffe, um das Ausrutschen zu vermeiden, Duschehilfen, Klosettstühle usw.

Ältere Behinderte, besonders auch Knie- und Hüftpatienten haben Mühe mit dem *Aufstehen vom Stuhl.* Armlehnen helfen. Niedrige Sitzgelegenheiten sind ungünstig, hohe besser, verstellbare am besten (siehe Abb. 17.39). Es gibt auch solche mit Federn (Katapult).

Ein wichtiges Ziel in der Rehabilitation ist auch die *Mobilität* der Behinderten, so daß diese sich im Haus und außer Haus frei und ohne Hilfe bewegen können. Dazu dient eine Reihe von Einrichtungen, von Gehhilfen über architektonische Veränderungen an Wohnung und Häusern (Schwellen, Rampen, Geländer, Lifte) bis zu speziellen *Fortbewegungsmitteln.*

Architektonische Gesichtspunkte sind zu beachten, wenn die Behinderten nicht gut gehen, sich nicht bücken, keine hoch gelegenen Regale erreichen können oder gar auf einen *Rollstuhl* angewiesen sind: Keine Schwellen und Treppen, gute Erreichbarkeit von Gegenständen (Abstellflächen und Kästen, nicht zu hoch oder zu tief), richtige Sitzhöhe und Höhe der Arbeitsfläche, genügend Verkehrsraum.

Rollstühle brauchen bestimmte *minimale Abmessungen* von Türen, Liften, WC usw. und zusätzlichen Verkehrsraum. Auch Treppen und Schwellen sind meist unüberwindliche Hindernisse.

Um sich auch außerhalb der Wohnung fortbewegen zu können brauchen Rollstuhlpatienten Motorantrieb, spezielle Fahrzeuge und besonders eingerichtete *Autos.*

Schließlich gilt es, den Behinderten die Arbeit zu erleichtern oder zu ermöglichen durch geeignete *Arbeitsplätze.*

Für deren Einrichtung, Gestaltung und Änderung steht an manchen Orten ein betriebseigener *Werkarzt,* welcher mit der *Arbeitsmedizin* vertraut ist, zur Verfügung, daneben Wiedereingliederungsstellen der Sozialversicherung usw.

Wichtig ist, *an diese Dinge zu denken* und sie zu *veranlassen,* denn die Patienten kennen sie oft nicht. Detailkenntnisse sind auch für den behandelnden Arzt nicht nötig. Im Bedarfsfall ist es aber gut, Adressen zu kennen, wo man sich informieren kann.

Eine eingehende Darstellung von technischen Hilfsmitteln ist im Abschnitt Rehabilitation S.269f. zu finden, weitere Angaben auch bei den einzelnen Krankheitsbildern.

Konservative Therapie

18. Operative Therapie

Früher nur zögernd als Hilfsmethode angewandt, ist die operative Therapie zur wichtigsten und wirksamsten Behandlungsmethode von Störungen des Bewegungsapparates geworden. Es gibt kaum eine Krankheit oder Verletzung, die nicht operiert werden könnte. Soll aber alles Machbare auch gemacht werden? Es ist uns eine wirkungsvolle Methode in die Hand gegeben, aber auch ein zweischneidiges Schwert. *Iatrogene Schäden* aus unzulänglicher Anwendung sind häufiger und schwerer als je zuvor.

Es ist deshalb vielleicht nicht überflüssig, *einige grundsätzliche Fragen* zur operativen Therapie hier aufzuwerfen.

Sechs allgemeine Behandlungsprinzipien

ROBERT SALTER, ein kanadischer Orthopäde, gibt in seinem ausgezeichneten Lehrbuch sechs allgemeine Behandlungsprinzipien zu beherzigen. Obwohl sie banal scheinen mögen, sind sie so grundlegend und wichtig, daß sie hier in Form von sechs Gewissensfragen gebracht werden sollen:

1. Habe ich dem Patienten *geholfen* oder *geschadet?* Durch die Behandlung nicht gebessert worden zu sein ist deprimierend. Durch die Behandlung verschlechtert worden zu sein ist niederschmetternd.
2. Gründet meine Behandlung auf *gesicherter Diagnose und Prognose?* Eine mögliche Behandlung unterlassen zu haben bei schlechter Prognose ist schlimm. Aber auch eine Krankheit aktiv zu behandeln, welche von selbst heilen würde, ist ein schlechter Dienst am Patienten.
3. Habe ich ein *bestimmtes Behandlungsziel* im Auge? Entsprechend den orthopädischen Symptomen gilt es 1. Schmerzen zu lindern, 2. Funktion zu verbessern, 3. Deformität zu verhindern bzw. zu beseitigen.
4. Wirke ich *mit den Gesetzen der Natur* oder *gegen* sie? Unsere Behandlung ist völlig abhängig von der Reaktion der Körpergewebe. Nur wenn wir sie unterstützen, können wir etwas erreichen, sonst nicht: «medicus curat, natura sanat».
5. Ist mein *Behandlungsziel vernünftig?* Wenn ja, *erreiche ich es* mit meinen Behandlungsmethoden? Und schließlich: *Lohnt sich dieses Ziel* für meinen Patienten, *gemessen an den Gefahren,* Unannehmlichkeiten und Opfern, die er dafür auf sich nimmt?

6. *Helfe* ich meinem Patienten mit seinen *besonderen Problemen* und *individuellen Bedürfnissen* in seiner *persönlichen Situation* oder behandle ich lediglich einen «Fall» oder eine Diagnose? Der größte Teil der orthopädischen Operationen sind «Wahloperationen», also nicht dringlich. Deshalb hat der Orthopäde immer Zeit und Möglichkeit, bei der Wahl der Therapie die individuellen Faktoren wie Alter, Geschlecht, Beruf, persönliche Situation, aber auch Charakter und psychische Reaktion des Patienten auf sein Leiden zu berücksichtigen.

Zur Operationsindikation

> *«L'homme peut plus qu'il ne sait»*
> Claude Bernard

Wie wird eine Indikation gestellt?

Eine Operationsindikation ist ein *Entscheid.* Dieser kann intuitiv, affektiv oder aber rational logisch sein. Für eine Operationsindikation ist eigentlich nur letzteres zulässig. Ein rational-logischer Entscheid basiert auf bestimmten *Entscheidungsgrundlagen* (medizinische und andere Informationen vom Patienten, medizinische Kenntnisse aufgrund der Ausbildung, im besten Fall entsprechend dem derzeitigen Stand des Wissens). Diese Entscheidungsgrundlagen können falsch oder richtig sein. Ein logischer Denkprozeß führt dann zur «Indikation». Wie läuft dieser ab?

Ziel einer Operation ist in der Regel nicht nur, einen gegebenen Zustand zu ändern, sondern die *Spontanprognose zu verbessern. Die Indikation sollte also nur gestellt werden, wenn die Prognose nach dem Eingriff besser ist als jene ohne Eingriff.*

Dieses Kriterium allein genügt aber noch nicht: *Die Indikation ist nur gegeben, wenn der Unterschied* zwischen Operations- und Spontanprognose *größer ist als die Gefahren, Unannehmlichkeiten und Opfer, die der Patient für die Operation auf sich nehmen muß.* Wiegt die mögliche Verbesserung der Prognose jedoch diese Opfer und Gefahren nicht auf, ist die Operation *nicht* angezeigt, besonders, da die Mehrzahl der orthopädischen Eingriffe *«Wahloperationen»* sind (Abb. 18.1).

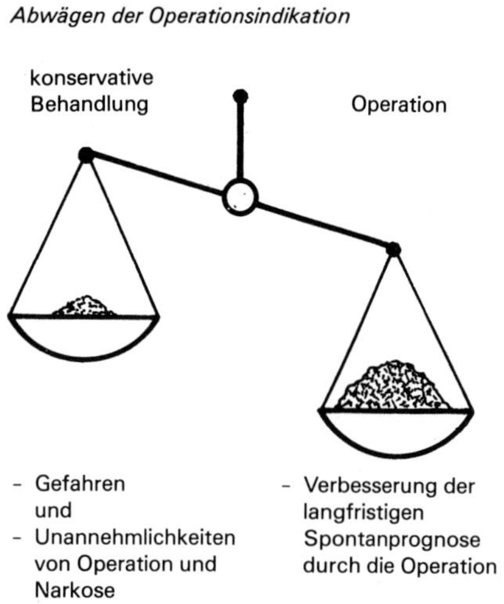

Abwägen der Operationsindikation

Abb. 18.1: Nur wenn *alle* Argumente auf die Waage gelegt werden und sich *eindeutig* die rechte Schale senkt, sollte operiert werden.

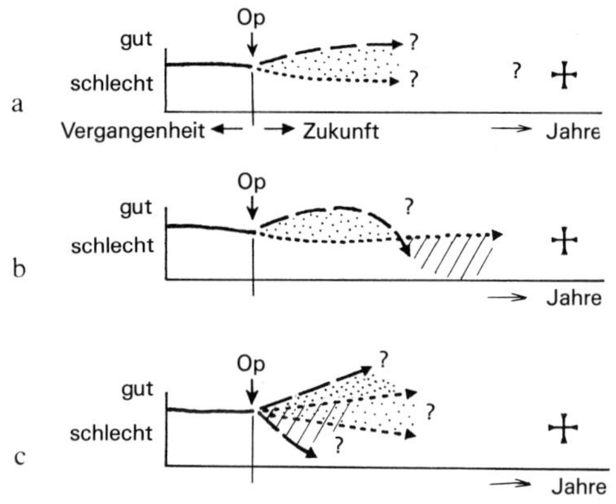

Abb. 18.2: Die *Prognose* kann als eine Kurve in die Zukunft dargestellt werden.

a Vom Tage der Operation an trennen sich die beiden Kurven: Spontanprognose (punktiert) und Prognose nach Operation (gestrichelt). Der *Gewinn* für den Patienten liegt im Feld dazwischen (punktiert). Nur wenn die *Verbesserung* der Prognose durch die Operation die *Gefahren* und *Unannehmlichkeiten* der Operation aufwiegt, ist der Entschluß zur Operation gerechtfertigt. Was wissen wir über die beiden Kurven?

b Langfristige und kurzfristige Prognosen brauchen nicht übereinzustimmen. Über langfristige Prognosen wissen wir in der Orthopädie immer noch viel zu wenig. Was nützt es einem Patienten, wenn das Operationsresultat langfristig schlechter wird, als die Spontanprognose gewesen wäre?

c Prognosen sind im besten Fall statistische Mittelwerte. Wir müssen deshalb mit einem großen Unsicherheitsfaktor und großer Streuung rechnen. So bleibt die *Indikation*, trotz aller Bemühungen, sie zu objektivieren, letztlich ein *persönlicher Entscheid des Operateurs.*

Operative Therapie

Alle diese Größen liegen in der *Zukunft* und können deshalb nur *statistisch* als *Wahrscheinlichkeit* erfaßt werden. Je mehr unsichere Größen in der Rechnung vorkommen, desto größer wird die Unsicherheit der Indikation, da die Unsicherheitsfaktoren der einzelnen Größen sich multiplizieren (Abb. 18.2).

Den Patienten interessieren nur zwei Fragen:

1. *Was kann er auf lange Sicht von einer Operation erwarten?*
2. *Was geschieht, wenn nicht operiert wird?*

Immer mehr setzt sich die Erkenntnis durch, daß diese Fragen ebenso *wichtig* sind wie Fragen der Operationstechnik. Im Teil I. D. wird deshalb nochmals darauf eingegangen: «Langzeitresultate als Grundlagen orthopädischer Indikationen», S. 305, «Langzeitforschung», S. 299, «Prophylaktische Operationen bei Kindern», S. 288 und «Statistik», S. 308.

Die Prognose

Die *Prognose* ist in der Regel der *große Unsicherheitsfaktor* in der Rechnung: Es gibt Leiden, bei denen sie ziemlich eindeutig ist, andere, bei denen sie sehr stark variieren kann, also unsicher ist. Dasselbe gilt für Operationen.

Prognosen haben überdies nur statistische Wahrscheinlichkeit und brauchen im Einzelfall nicht zu stimmen.

F. NIETHARDT hat die *Anzeige zur Operation in der Orthopädie* auf den folgenden kurzen und treffenden Nenner gebracht:

«Eine Operationsindikation besteht nur dort, wo

– die Prognose als ungünstig,
– die Operationsmethode als technisch sicher und
– der Operationserfolg durch Nachuntersuchungsergebnisse als hinreichend gesichert angesehen werden kann.»

Die Unsicherheitsfaktoren der Prognose können verringert werden, wenn statt auf die Prognose *auf den Jetztzustand* abgestellt wird. Dann bleibt lediglich die Unsicherheit, ob der Eingriff tatsächlich den bestehenden (schlechten) Zustand verbessern kann. Diese Unsicherheit ist relativ gering gegenüber derjenigen, bei welcher prognostische Überlegungen für die Indikation im Vordergrund stehen.

Praktisch heißt das: Rein *therapeutische* Eingriffe haben *zuverlässigere Grundlagen als prophylaktische.*

Ziemlich eindeutig ist die Situation bei Schmerzen, auch bei körperlich störenden Leiden und Deformitäten. Der Nutzen einer guten und bewährten Operation wird dann ihre Unannehmlichkeiten und Gefahren sicher aufwiegen, so daß man sie dem Patienten mit gutem Gewissen empfehlen kann. In der

Regel wird die Operation auch vom Patienten, der seine Schmerzen loswerden will, gewünscht.

Therapeutische Eingriffe werden denn auch im Regelfall Anlaß zu orthopädischen Operationen sein, während die Indikation zu prophylaktischen Operationen (z. B. «um eine spätere Arthrose zu vermeiden») auf wesentlich wackligeren Füßen steht.

Prophylaktische Operationen

Wie wir gesehen haben, sind ihre *Entscheidungsgrundlagen* (Prognosen spontan bzw. nach Eingriff) in hohem Grade *unsicher.* Auch haben die Patienten von sich aus keine Ursache, sich operieren zu lassen, da sie ja oft völlig gesund sind, und schließlich widersprechen solche Operationen wohl auch dem Prinzip des «primum nil nocere».

Wenn eine Operation bei einem schweren, schmerzhaften Leiden nicht den gewünschten Erfolg hat, so wird doch ihre Notwendigkeit nachträglich kaum bezweifelt. Wenn aber ein praktisch gesunder, arbeitsfähiger, in der Regel junger Mensch oder ein Kind durch eine prophylaktische Operation zu Schaden kommt, dann wird mit Recht gefragt, *ob denn der Eingriff tatsächlich notwendig gewesen sei.* Es ist zweckmäßig, diese Frage, die allenfalls vor Gericht – entsprechend logisch und stichhaltig – beantwortet werden muß, sich regelmäßig schon *vor* jeder Operation zu stellen und sie als strengen Maßstab für die Indikation zu Grunde zu legen. So wird man dem Vorwurf entgehen, überflüssige Operationen um einer unsicheren Prognose willen bei gesunden Kindern fahrlässig mit ihren Risiken in Kauf genommen zu haben.

Selbstverständlich ist dies keine Verurteilung prophylaktischer Operationen an sich. Sie erfordern aber – und das gilt grundsätzlich – eine noch wesentlich *strengere Indikationsstellung* als therapeutische Eingriffe. Aus diesem Grunde scheint es zweckmäßig, noch etwas näher auf die prophylaktische Indikation einzugehen.

Normvarianten und Formfehler

Mit dem Fortschritt der orthopädischen Chirurgie und dem Verschwinden schwerster Deformitäten hat sich die Orthopädie auch den weniger ausgeprägten Formfehlern zugewandt, besonders seit man erkannt hat, daß solche Abweichungen von der Norm in einzelnen Fällen degenerative Krankheiten im Gefolge haben können mit Schmerzen und Invalidität. Da Operationen heute weniger gefährlich sind als früher, ist die Frage der operativen Korrektur dieser Formabweichungen im Sinne der Arthroseprophylaxe aktuell geworden.

Bekannte Beispiele, wie Abweichungen von der normalen Form mit der Zeit zu degenerativen Gelenkerkrankungen führen können, sind vor allem die Achsenfehler der unteren Extremitäten und die Inkongruenzerscheinungen der belasteten Gelenke, insbesondere die Hüftdysplasien, welche mit Arthrosen enden. Es liegt auf der Hand, solche Deformitäten frühzeitig zu korrigieren, um Krankheiten zu vermeiden.

Immerhin wird man sich bewußt bleiben müssen, daß sich hier prophylaktische und kosmetische Indikationen leicht vermischen mit all ihren Problemen, und ihre Grenzen sich verwischen.

Schwierig wird die Entscheidung, wenn die Deformität verhältnismäßig gering ist, so daß sie nicht mehr eindeutig als pathologisch bezeichnet werden kann, sondern an der Grenze zwischen den normalen und pathologischen Formvarianten liegt. Unsere Kriterien zur Abgrenzung sind nicht sehr scharf. Schon die Definition, was pathologisch sei und was nicht, ist nicht eindeutig.

Gibt es «Normalwerte»?

Wir benützen für unsere Beurteilung wohl eine Reihe von sog. «Normalwerten». Es handelt sich bei diesen aber durchwegs lediglich um Mittelwerte einer verhältnismäßig kleinen Population sog. «normaler» Individuen, wobei sehr häufig nicht einmal die statistische Streuungsbreite bekannt ist (siehe die Kapitel «Radiologische Meßmethoden»: S. 148, «Häufige Normvarianten bei Kindern»: S. 463, «Form und Haltung der Wirbelsäule»: S. 601, «Torsionsvarianten am Schenkelhals»: S. 708, «Achsenfehlstellungen»: S. 452).

Mindestens müßte man noch die normale Verteilung kennen, die Standardabweichungen, die Perzentilenzahlen usw., um sich einigermaßen ein Bild machen zu können, in *welchem Rahmen* die normalen Werte tatsächlich streuen. Ohne diese Daten, welche heute noch weitgehend fehlen, ist es kaum zulässig, apodiktisch scharfe Grenzen zwischen normal und pathologisch zu ziehen. Und doch tun wir das häufig und gründen sogar Operationsindikationen darauf (siehe auch Kapitel «Statistik», S. 308 f).

Haben wir andere Kriterien, um die tatsächlich *pathologischen* Abweichungen von den «Normvarianten» zu unterscheiden? Sinngemäß wären es diejenigen, welche *später zu Störungen,* etwa zu Arthrosen und Schmerzen führen. Praktisch läuft dies auf die Frage des *Risikos* hinaus, *früher oder später im Laufe des Lebens an einer Arthrose zu erkranken.*

Das Risiko einer sekundären Arthrose

Was wissen wir darüber? Die Theorie gibt uns wohl sehr genaue und einleuchtende Kausalzusammenhänge und Hypothesen, aber *keine Fakten!* Nur *langfristige Verlaufskontrollen* können solche liefern. Leider fehlen uns, aus verschiedenen Gründen, langfristige Verlaufsserien und stichhaltige, statistisch einwandfreie Reihenuntersuchungen noch

Operative Therapie

weitgehend! Immerhin hat man erkannt, daß solche Untersuchungen dringend notwendig sind.

P. ENGELHARDT hat mit seinen Untersuchungen über *das Risiko der sekundären Koxarthrose*[1] einen bahnbrechenden Anfang gemacht (siehe «Langzeit-resultate als Grundlage orthopädischer Indikationen», S. 305 und «Statistik in der Orthopädie», S. 308). Er konnte retrospektiv auf Röntgenserien aus der orthopädischen Klinik Balgrist, Zürich, Langzeitverläufe von Patienten mit Hüftleiden über mehrere Jahrzehnte, von der Kindheit bis ins Alter, verfolgen und daraus radiologische Kriterien herleiten, welche schon im floriden Stadium erlauben, langfristige Prognosen aufzustellen. So wissen wir seither viel genauer, welches die Risikofaktoren bei diesen Krankheiten sind. Sie werden bei der kongenitalen Hüftluxation, beim Morbus Perthes und bei der juvenilen Epiphysenlösung, den drei häufigsten Leiden des wachsenden Hüftgelenkes, beschrieben (S. 709 ff.).

Es hat sich dabei erneut gezeigt, daß die *Spontanverläufe in der Regel besser* sind, als wir vielleicht anzunehmen geneigt waren, während andererseits die *Resultate nach operativer Therapie oft nicht ganz unseren Erwartungen entsprachen.* Dies weist darauf hin, daß die tatsächliche Verbesserung der Spontanprognose durch unsere Therapie hinter unseren optimistischen Hoffnungen nachhinkt. So weiß man z. B. heute auch, daß sich eine vermehrte Antetorsion des Schenkelhalses fast immer bis zum Wachstumsabschluß normalisiert, daß man also nicht operieren muß!

Das sind eindringliche *Mahnungen:*

1. *Zurückhaltung mit prophylaktischen Operationen* ist angezeigt, solange genaue prognostische Kriterien fehlen.
2. Die Indikation zu *prophylaktischen Operationen* aufgrund von pathophysiologischen Hypothesen, ohne Kenntnis der empirisch ermittelten Risikofaktoren, ist nicht zu verantworten.
3. Weitere groß angelegte prospektive *Reihenuntersuchungen,* im *horizontalen* (größere Anzahl) wie im *vertikalen* (längere Zeitspanne) *Querschnitt,* sind als Grundlage für gezielt indizierte prophylaktische Eingriffe notwendig. Ein großer Teil der in der Orthopädie noch zu leistenden Arbeit liegt in solchen Untersuchungen (vgl. Abb. 2).

Vorläufig können sog. «Normalwerte» und Abweichungen davon lediglich als Vergleichswerte zur Beurteilung herangezogen werden. Für die Indikation wird im Einzelfall noch eine Reihe anderer Umstände berücksichtigt werden müssen.

Vergleiche dazu auch «Prophylaktische Operationen bei Kindern», S. 288 und «Risikoforschung als Grundlage prophylaktischer Operationen», S. 300.

Therapeutische Operationen

Anders als bei prophylaktischen Operationen ist es hier nicht selten der *Patient,* der den Arzt zur Operation drängt. Dies ist meist besser als umgekehrt, doch ist es die Pflicht des Operateurs, zu hochgespannte Erwartungen des Patienten zu erkennen und ihn auf Gefahren, Unannehmlichkeiten und Opfer, die er auf sich nehmen muß, aufmerksam zu machen. Vor allem aber sollte er nicht nur einen *kurzfristigen Erfolg,* sondern das *spätere Schicksal* des Patienten im Auge haben. Dies scheint selbstverständlich zu sein, doch zeigt gerade der Aufschwung der Endoprothesenchirurgie oft das Gegenteil. So ist es beispielsweise fragwürdig, bei jungen, aktiven Menschen solche Prothesen einzusetzen, nur weil sie dies wünschen, und «weil der Patient sonst doch nur zu einem andern Chirurgen ginge». Vielleicht ist es doch möglich, mit dem Patienten ins Gespräch zu kommen und ihn eingehend zu informieren, damit er in Kenntnis der Situation entscheiden kann.

Letzten Endes bleibt die *Indikation im Einzelfall ein freier Entscheid des Operateurs,* den ihm niemand abnehmen kann, weder Lehrmeinungen noch Standardschemata, weder Professoren noch andere Kollegen, und schon gar nicht Publikumsmeinungen oder Maßenmedien, nicht einmal der Patient.

Dieser Entscheid wird getroffen *für* den individuellen Patienten, um ihm in seiner besonderen persönlichen Situation zu helfen, und *im Einvernehmen mit ihm,* denn so wenig der Operateur über den Patienten entscheiden kann, so wenig kann er diesem die Entscheidung allein überlassen.

Operationsinformation

Jeder Chirurg informiert seinen Patienten über den Sinn und die Aussichten einer geplanten Operation. Jeder Patient wünscht solche Orientierung. Dieses Gespräch begründet das Vertrauens- und auch das *Vertragsverhältnis.* Doch erst die Zunahme von Kunstfehler- und anderen Haftpflichtprozessen hat dazu geführt, daß Chirurgen sich vorher absichern wollen und vom Patienten eine schriftliche Bestätigung verlangen, über alle möglichen Komplikationen genau und vollständig aufgeklärt worden zu sein.

Wissenschaftlich exakte Untersuchungen[2] haben indessen gezeigt, daß die meisten Patienten zwar rasch erfassen und auch später gut erinnern, was sie vom Eingriff erhoffen können, jedoch die ihnen geschilderten Gefahren und Komplikationsmöglichkeiten ungenügend aufnehmen, zum größten Teil

---

[1] Thieme, 1988.
[2] M. HUTSON et al.: «Patients' Recall of Preoperative Instruction for Informed Consent for an Operation» J. Bone Jt. Surg. *73-A,* 160 (1991).

verdrängen und bald wieder vergessen. Dies entspricht langer Erfahrung praktisch tätiger Chirurgen.

Zweifellos handelt es sich um psychische *Abwehrmechanismen* in einer *Angstsituation*. Die befragten Patienten betonten denn auch ihre großen Ängste bei der ersten Besprechung, welche für die meisten eine starke seelische Belastung bedeuten.

Daß in einer solchen Situation eine emotionslose, rationale Diskussion aller Aspekte und Implikationen einer Operation möglich sei, erweist sich oft als *Illusion.*

Zweifel und Ängste lähmen und deprimieren. So setzen die Patienten alle *Hoffnung auf die Operation* und klammern sich daran. Kein Arzt wird ihnen diese Hoffnung nehmen wollen. So wird das Gespräch zu einer schwierigen Gratwanderung für ihn: Er muß für jeden Patienten die ihm zuträgliche und für ihn richtige Mischung von Ermunterung und Warnung finden (siehe auch S. 122f. und S. 190ff.).

Auch wenn heute die Patienten für mündig erklärt werden und der Arzt ihnen wie ebenbürtigen Partnern begegnen soll, sind sie doch erstaunlich oft froh und dankbar, wenn er ihnen bei der Entscheidung hilft, ja sie ihnen abnimmt. Ist diese einmal getroffen, muß er sie voll unterstützen. Zweifel sind jetzt nicht mehr am Platz. Damit aber ist die *Verantwortung* des Arztes, die er mit dem Patienten teilen sollte und wollte, wieder weitgehend auf ihn allein zurückgefallen. Sie wiegt nicht leicht (vgl. Abb. 18.3).

Kosmetische Indikation?

Form und Funktion sind die beiden Pole, zwischen denen sich die Orthopädie bewegt. Beide sind untrennbar verbunden. Trotzdem ergeben sich sehr verschiedene Aspekte desselben Problems: Ein *funktionelles* und ein *kosmetisches,* je nach Standort des Betrachters. Betrachter ist nicht nur der Patient, sondern auch der Arzt. Beide Betrachtungsweisen sind an sich legitim, nur wissen manchmal beide, Arzt und Patient, nicht genau, von welchem Standpunkt aus sie das Problem gerade betrachten, und vermengen leicht beides. Daß der Patient das tut ist ihm nicht zu verargen: Sein Problem ist komplex, vielschichtig, affektiv beladen, aber als solches ein ganzes, nicht auftrennbar (siehe S. 438ff.: «Deformitäten und statische Störungen»).

Umso mehr muß der Arzt auf der Hut sein, die beiden Gesichtspunkte nicht durcheinander zu bringen, sondern klar zu trennen. Sonst wird seine Indikation irrational.

Damit soll nicht gesagt sein, daß der Wunsch des Patienten nach Körperintegrität, nach Korrektur häßlicher, verkrüppelnder Deformitäten nicht ebenso ernst zu nehmen wäre wie seine Funktion. Die psychischen Probleme mancher Patienten in dieser Hinsicht sind oft nicht geringer als ihre somatischen. Diesen Problemen sich zu verschließen wäre wohl zu mechanistisch gedacht. Andererseits sollten funktionelle Betrachtungen kein Vorwand sein, um – bewußt oder unbewußt – kosmetische Chirurgie zu betreiben (vgl. Abb. 66.40).

Die *Indikationen* sind auch auf diesem Gebiet nicht leicht zu stellen und nur unter Berücksichtigung der persönlichen Situation des Patienten und seiner Nöte möglich. Indem er sich Rechenschaft gibt über Motive und Ziele, wird der Operateur am ehesten die richtige Lösung für das spezifische Problem seines Patienten finden.

In den letzten Jahren ist der Druck auf die Ärzte gewachsen: Während frühere Generationen von Patienten sich mit ihrem *Schicksal abfinden* mußten und auch eher willens waren, es zu akzeptieren, sind die Bewohner der Industrieländer heute immer weniger dazu bereit. Sie reklamieren ein Recht auf Gesundheit und Körperintegrität, wünschen vom Arzt Beseitigung ihrer kosmetischen Störungen und stellen ihn damit vor schwierige Entscheide, die ein genaues Abwägen aller Möglichkeiten und Risiken verlangen.

Kosmetische Operationen haben denn auch die höchste Rate von *Haftpflichtprozessen.*

Die individuelle Indikation

Alle bisher gemachten Überlegungen können höchstens Richtlinien sein. Im konkreten Fall kann die Indikation nur im Gespräch mit dem Patienten erarbeitet werden. Seine persönliche Situation ist letztlich ausschlaggebend.

Auf *alle Faktoren* einzugehen, welche die Operationsindikation schließlich *bestimmen,* würde ein weiteres Buch füllen. Hier seien nur einige pro memoria angeführt:

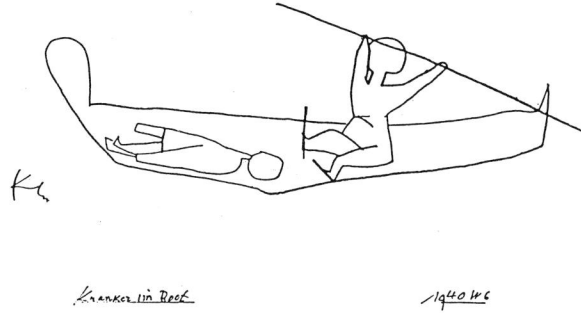

Abb. 18.3: PAUL KLEE: *«Kranker im Boot»,* Zeichnung, 1940, Bern, Kunstmuseum.
Klee hat die Situation so gesehen und mit wenigen Strichen charakterisiert, besser als viele Worte es können. Es sieht so aus, als hätte er das Bild im Blick auf orthopädische Operationsindikationen gezeichnet.

- Ziel, Wert und Erfolgsaussichten des Eingriffs;
- Größe, Schwierigkeit, Gefahren des Eingriffs;
- Personelle und materielle Voraussetzungen für die Operation;
- Alter, Geschlecht, persönliche Situation, Arbeit, Charakter, Psyche des Patienten;
- Pathologische Anatomie, lokale und allgemeine Situation;
- Zeitpunkt, Dringlichkeit;
- Trotzdem Indikationen eigentlich nur rational logisch gestellt werden, zeigt sich immer wieder, daß Temperament von Operateur (und Patient) oft eine ausschlaggebende Rolle spielen (Abb. 18.4).

Resultate	Behandlungsmethode A	B
sehr gut	50%	95%
befriedigend	50%	-
schlecht	-	5%

Abb. 18.4: Wie objektiv sind Ihre Beurteilungskriterien? Testen Sie sich selbst: Fiktive Erfolgsstatistik, Vergleich der Behandlungsmethoden A und B. Welche Methode ist besser? Welche würden Sie wählen? Warum?

Operationsplanung

Wahl, Planung und Ausführung orthopädischer Operationen sind *ärztliche* und gleichzeitig *Ingenieuraufgaben.* Entsprechende Neigung, Kenntnisse und Geschick, sowie eine sorgfältige *Planung* machen aus einem Zufallsspiel eine verläßliche Hilfe für den Patienten mit reproduzierbarem Resultat. Diese Voraussetzungen garantieren zwar den Erfolg noch nicht, aber sie helfen viele *Fehler vermeiden* und manche falsche Wahl.

Was in wissenschaftlichen Publikationen einfach erscheint und als problemlos dargestellt wird, zeigt in der praktischen Anwendung oft erst die verdeckten Klippen und Tücken, die zum Mißerfolg führen können. Darüber ist aus Krankengeschichten und Röntgendossiers in der Regel mehr zu erfahren als aus Fachzeitschriften und Büchern.

M. E. Müller und viele andere haben immer wieder auf die Bedeutung einer *minutiösen präoperativen Planung* bis ins Detail hingewiesen. Orthopädische Operationen lassen sich mit Hilfe von Röntgenbildern im Maßstab 1:1 planen und mit Bleistift auf Pauspapier «trocken» durchführen. Damit kann man sich manche Überraschung während der Operation selbst ersparen. Winkel und Distanzen können genau gemessen und die passenden Implantate ausgewählt werden (mit entsprechenden Schablonen). Abbildung 18.5 zeigt das Vorgehen exemplarisch am Beispiel einer komplexen Femurosteotomie.

Richtige technische Planung und Durchführung ist für orthopädische Operationen eine *conditio sine qua non,* eine unabdingbare Voraussetzung, doch ist sie nur *ein* Aspekt unter vielen. Es kann nicht die Meinung sein, derartige Anweisungen genau wie aus einem Kochbuch einfach zu befolgen nach dem Muster «man nehme» usw. Dazu würde eine Schreinerlehre genügen.

A. Nachemson hat an einem Workshop über neue Operationsmethoden mit Recht gefragt: «Are we surgeons or carpenters?» und damit auf *die biologischen und ärztlichen Probleme* hingewiesen, welche vor und hinter der technischen Operation stehen. Auf diese wurde an verschiedenen Stellen dieses Buches ausführlich eingegangen, so daß hier lediglich darauf verwiesen werden kann:

- *Pathophysiologie:* siehe Teil II, S. 313ff.
- Biologie des lebenden Knochens: siehe S. 35
- Mechanische Beanspruchung der Gewebe und ihre Reaktionen: siehe S. 48f.
- Pathophysiologie der Frakturheilung: siehe S. 61ff.
- Knochentransplantationen: siehe S. 45f. und S. 259
- Fremdmaterial im Bewegungsapparat: siehe S. 260f. und S. 73
- das wachsende Skelett: siehe S. 74f.
- Reaktionen und Regeneration von Knorpel und Gelenk: siehe S. 90
- Statik und Dynamik des Bewegungsapparates: siehe S. 95
- die mechanische Beanspruchung als pathogenetischer Faktor (Präarthrosen): siehe S. 104
- Konsequenzen für die Praxis: siehe S. 111

- *Beurteilung:* siehe S. 94
- Orthopädische Symptome und ihre Bedeutung: siehe S. 95f.
- Wie sicher ist eine Diagnose? siehe S. 96
- Funktionsdiagnose: siehe S. 94
- Quantitative Diagnose: siehe S. 94
- Messungen an Röntgenbildern: siehe S. 111

- *Orthopädie zwischen Patient und Wissenschaft:* siehe S. 273ff.
- die Bedeutung der Zeit in der Orthopädie: siehe S. 277ff.
- Die Wandlung des Bewegungsapparates im Laufe des Lebens: siehe S. 279ff.
- Methoden wissenschaftlicher Forschung: siehe S. 294f.
- Wozu Nachkontrollen? siehe S. 299
- Klinische Forschung: siehe S. 297
- Langzeitforschung: siehe S. 299
- Was bestimmt den Verlauf der Krankheit? siehe S. 299
- Spontanverläufe und solche nach Operationen: siehe S. 239f. und Abb. 18.2
- Retrospektive Untersuchungen: siehe S. 300
- Beurteilung, Bewertung und Vergleich: siehe S. 302
- An Assessment of assessment: siehe S. 275
- die Sicht des Patienten: siehe S. 303
- Langzeitresultate als Grundlagen orthopädischer Operationen: siehe S. 305
- Statistik in der Orthopädie: siehe S. 308

Abb. 18.5: *Planung einer intertrochanteren Varisations- und Derotationsosteotomie mit Versetzung des Trochanter major, nach* M. E. MÜLLER.

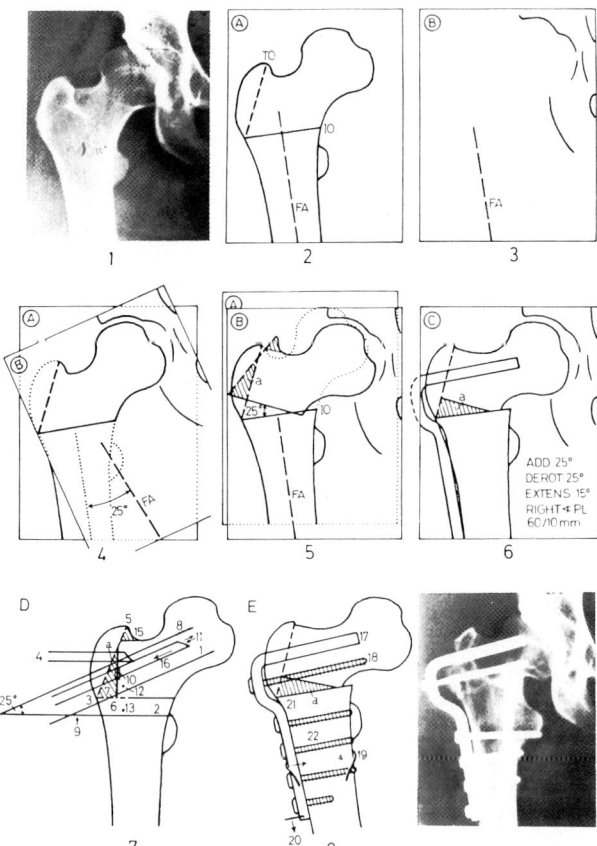

1 Präoperatives Röntgenbild.

2 Vom ap.-Röntgenbild der Hüfte Konturen des Hüftgelenkes und des proximalen Femur auf Transparent-Zeichenpapier übertragen. Die Femurachse (a) wird gestrichelt markiert. In der Intertrochantergegend wird senkrecht zur Femurschaftachse eine Linie, die voraussichtlich die Osteotomielinie (O) sein wird, gezogen. Vom lateralen Ende dieser Linie aus wird die Trochanterosteotomie (T) bis zur Trochanterspitze eingezeichnet.

3 Neuen Bogen Transparent-Zeichenpapier über **A** legen. Pfannenkonturen und gestrichelte Femurachse (a') nachziehen.

4 **B** wird über **A** gedreht, bis der Schenkelkopf im Acetabulum die bestmögliche Kongruenz aufweist. Sobald diese Stellung gefunden ist, wird das proximale Femur kranial der Osteotomielinie und ohne Trochanter major nachgezeichnet, zwischen a und a' der Varisationswinkel (25°).

5 **B** wird auf **A** verschoben, bis die Femurachsen (a. u. a') übereinanderliegen und die mediale Ecke der kranialen Osteotomiefläche in die distale Osteotomiefläche des proximalen Femur etwas hineinragt. Dann werden Femurschaft distal der Osteotomie sowie Trochanter major-Massiv lateral der Trochanterosteotomie eingezeichnet. Zwischen beiden Osteotomielinien kann der Winkel der notwendigen Varisation gemessen werden (hier 25°). Gleichzeitig werden das aus dem Schenkelhals zu resezierende Dreieck (b) und die uberragende Trochanterspltze (c), dle später ebenfalls entfernt werden kann, erkennbar.

6 Eine neue Pause ohne die zu resezierenden Dreiecke (b u. c) über die Implantatschablone der AO legen. Die passende Rechtwinkeloder Kondylenplatte einzeichnen, wobei der Abstand zwischen Osteotomie und Eintrittsstelle mindestens 12 mm betragen sollte. Sollte es sich jetzt zeigen, daß die Klinge der Platte zu hoch zu liegen kommt, so wurde anfangs die Femurquerosteotomie zu kranial vorgesehen, und die Zeichnungen müssen neu erstellt werden. Die Klinge der Platte sollte ½–1 cm distal der kranialen Halskontur und 1–1½ cm proximal der Femurosteotomie eingesetzt werden.

Das Dreieck b wird zwischen den beiden Osteotomieflächen eingesetzt.
Dieses Bild sollte dem postoperativen Ergebnis entsprechen.
Darauf werden folgende Angaben notiert: Ab- und Adduktion in Rückenlage, Außen- und Innenrotation in Bauchlage, errechnete Varisation, Derotation, Streckung und Verkürzung sowie Maße der gewählten Platte: 90°, Klinge 60 mm, Ausladung 10 mm.

7 Auf der ersten Pause (2) und einer zweiten Pause von 6 wird die Reihenfolge der verschiedenen Schritte des Eingriffes eingetragen.
Auf 2: (1) Kirschnerdraht (K1) über Schenkelhals gelegt zeigt die Richtung des Schenkelhalses in der Rotationsebene an. (2) Kirschnerdraht (K2) in der Mitte des Femurschaftes auf Höhe des Trochanter minor senkrecht zum Schenkelschaft. Richtung in bezug auf Rotationsebene gleich wie K1. Meist muß vorher ein 2,0 mm-Bohrkanal angelegt werden. (3) Markieren der Höhe der intertrochanteren Osteotomie mit dem Meißel. (4) Plattensitzinstrument parallel zu K2 um 2 cm in das Trochanter major-Massiv zirka in der Mitte einschlagen. Anschließend wird es wieder herausgeschlagen. (5) Von der markierten Höhe der intertrochanteren Osteotomie aus wird das Trochantermedaillon bis zur Trochanterspitze durchsägt. (6) Etwas kranial von K2 wird mit der Oszillationssäge eine intertrochantere Teilosteotomie auf einer Distanz von 2cm angelegt (wie gestrichelt). (7) Proximale Osteotomie zur Verkürzung des Schenkelhalses senkrecht zur intertrochanteren Osteotomie. Entfernung des Knochenkeiles b (punktiert). (8) Kirschnerdraht (K3), möglichst kranial in den

Schenkelhals eingeführt, bildet mit K2 einen Winkel von 25°. In der Sagittalebene liegt er parallel zum Schenkelhals, d. h. parallel zu K1. (9) Verkürzung von K2, dessen Ende sonst stören würde. Entfernung von K1. (10) Platteneintrittsstelle 10–15 mm kranial der intertrochanteren Osteotomie. (11) Plattensitzinstrument um 50 mm einschlagen. Zurückschlagen desselben um 10 mm. (12/13) Je ein Kirschnerdraht senkrecht zum Schaft unterhalb des Plattensitzinstrumentes und distal der vorgesehenen Osteotomie einsetzen. Sie dienen zur Kontrolle der Rotationskorrektur. (14) Beendigung der Osteotomie. Das proximale Femur wird nun gekippt und die Osteotomie aufgeklappt. (15) Eventuell überragende Trochanter major-Spitze am kranialen Halsanteil mit Luer entfernen. (16) Entfernung des Plattensitzinstrumentes.

8 Pause von 1.5: (17) Einschlagen der Klinge der Platte vorerst durch das Trochantermedaillon, dann in den vorbereiteten Plattensitz im Schenkelhals. (18) Durch das obere Plattenloch wird eine lange Kortikalisschraube (gleich lang wie die Klinge der gewählten Platte) in den Schenkelhals eingedreht. (19) Nachdem alle Korrekturen vorgenommen worden sind, wird die Platte mit einer Haltezange fixiert. (20) Anlegen des Spanners. Leichte Spannung desselben. (21) Entferntes Knochendreieck (b) zwischen den Osteotomieflächen einklemmen. Kontrolle der Stellung. Osteotomie unter Kompression setzen. (22) Einsetzen der restlichen Schrauben.

9 Bei richtiger Planung und Ausführung stimmt das postoperative Röntgenbild mit der Zeichnung (8) überein.

Diese lange Liste soll lediglich zeigen, daß es *mit einer technisch perfekt durchgeführten Operation allein noch nicht getan* ist.

Mit der Zunahme von orthopädischen Operationen allgemein häufen sich die *Haftpflichtfälle,* und zwar vor allem jene, bei denen dem Chirurgen kein technischer Fehler, sondern *eine falsche Indikation zur Last gelegt* wird: Vor Gutachtern und Richter wird er künftig Mühe haben, sich zu verteidigen mit dem Argument, technisch richtig nach «Vorschrift» operiert zu haben, wenn die Operation für den spezifischen Zustand des Patienten ungeeignet war, am falschen Ort, zur falschen Zeit eine falsche Operation.

An *Operationsanleitungen* besteht im chirurgischen, traumatologischen und orthopädischen Schrifttum *kein Mangel.* Es kann nicht die Aufgabe eines Lehrbuches sein, solche zu geben: Sie veralten schnell. Die Medien ihrer Verbreitung sind deshalb vor allem Operationslehren mit rasch wechselnden Auflagen, Zeitschriften, Kongresse, Kurse und Studienaufenthalte an Kliniken, wo spezielle Gebiete besonders gepflegt werden, «Workshops», wo Operationen an Kunstknochen «trocken» geübt werden können, sodann, in erster Linie, der Anschauungsunterricht und die praktische Arbeit in einer orthopädischen Ausbildungsklinik. Das Angebot für jüngere und ältere Operateure ist breit und groß.

Ein Orthopädielehrbuch muß sich mehr den *Prinzipien* widmen, die auch noch Gültigkeit haben, wenn einzelne Operationsmethoden längst wieder vergessen sind. Dazu gehören, so meine ich, die Themen der oben angeführten Liste. Diese Liste mag lang, zu lang, erscheinen. Wenn trotzdem das eine oder andere Kapitel daraus das Interesse des einen oder anderen Lesers zu wecken vermöchte, wäre der Zweck dieses Buches erreicht.

Zur orthopädischen Operationstechnik

Nur einige besonders beachtenswerte Punkte seien erwähnt:

- *Operationen an Knochen:* Osteotomien, Osteosynthesen, Endoprothesen usw. müssen mit der mechanischen Beanspruchung im einzelnen Fall in Einklang stehen. Andererseits müssen die Gewebe, muß insbesondere die Blutversorgung des Knochens, geschont, erhalten werden.
- *Zugangswege:* Anders als in der Chirurgie der Körperhöhlen ist der Zugang nur durch mehr oder weniger dicke Weichteilschichten möglich. Um diese zu schonen, und um keine Gefäße, Nerven usw. zu verletzen, werden in der Regel anatomisch festgelegte, erprobte Zugänge entlang der Septen gewählt, die gute Übersicht über das Operationsgebiet geben. Wahl und Kenntnis des Zugangsweges ist der erste Schritt zur Planung.

Die *besten Zugangswege* für jede Operation sind *in einschlägigen Büchern und Atlanten* genau beschrieben (siehe Literatur). Sie sind für die Operationsvorbereitung unentbehrlich, doch ist das *Studium der topographischen Anatomie* an der Leiche die Grundlage.

Technisch schwierige Operationen

Selbstverständlich sind technisch anspruchsvolle Operationen, technisch perfekt durchgeführt, der Stolz des Operateurs. Er ist der allgemeinen Bewunderung gewiß, und viele werden ihm folgen. Je schwieriger seine Operation aber ist, desto mehr Fehlschläge werden seine Nachahmer haben. Gute Operationen sind solche, die auch vom durchschnittlichen Operateur nachvollzogen werden können und auch ihm in einem hohen Prozentsatz gleich gute Resultate liefern.

Risiken – Komplikationen

> *«There is no orthopaedic condition that cannot be made worse by surgery»*
> *(insider wisdom)*

Orthopädische Operationen gehören zu den *größten Risiken* in der Medizin.

Der *Arzt* muß die Gefahren jeder Operation kennen und in jedem einzelnen Fall abzuschätzen versuchen, bevor er sie mit gutem Gewissen empfehlen kann.

Der *Patient* muß orientiert werden, damit er sich in Kenntnis der Sachlage für oder gegen eine Operation entscheiden kann, und damit der Arzt gegen Forderungen aus Haftpflicht wegen ungenügender Information geschützt ist.

Die Erklärung, welche ein Patient an einem größeren amerikanischen Spital unterzeichnen muß[3] (andere sind ähnlich), wenn er sein Einverständnis für

---

[3] RICHARD H. ROTHMAN: Complications of Total Hip Arthroplasty, W. B. Saunders Company, Philadelphia, 1988.

Operative Therapie

eine Totalhüftendoprothesenoperation gibt, listet 18 Risiken bzw. Komplikationen auf, über welche vom Arzt aufgeklärt worden zu sein er bestätigt.

Es sind:

- Infektion
- Thrombophlebitis
- Lungenembolie
- Tod
- Lähmung
- Wundheilungsstörung und
- verzögerte Knochenheilung
- die Risiken der Anästhesie
- Transfusionsreaktionen
- Abnutzung
- Lockerung und
- Luxation der Prothese
- Schmerzen
- Steifigkeit
- Instabilität
- Bruch
- Beinlängendifferenz
- unkontrollierte Blutung.

Hinzugefügt wird, daß diese Liste nicht vollständig sei.

Im weiteren muß der Patient unterschreiben, daß er sich im Klaren darüber sei, daß die Praxis der Medizin und Chirurgie keine exakte Wissenschaft ist, und daß Resultate nicht immer vorausgesehen werden können, ebenso, daß er von niemandem eine Garantie bekommen habe hinsichtlich des Resultates, und schließlich, daß mit der Operation eine vollkommene Wiederherstellung möglicherweise nicht erreicht werden könne.

Die Erklärung («informed consent») umfaßt eine ganze Seite in Kleindruck, ähnlich einer Versicherungspolice.

Wie viele Patienten weltweit solche Erklärungen nicht nur unterschreiben, sondern auch genau lesen und richtig verstehen, ist nicht bekannt. Bekannt ist hingegen, daß Ärzte und ihre Angehörigen, obwohl sie leichteren Zugang zu solchen Dienstleistungen haben und besser aufgeklärt sind als das Laienpublikum, sich *weniger häufig operieren lassen* als die übrige Bevölkerung[4], welche weitgehend auf die Empfehlungen des Arztes angewiesen ist.

Dies läßt die Vermutung aufkommen, daß mehr operiert wird als unbedingt nötig, eine Vermutung, die nicht ganz leicht von der Hand zu weisen ist, schon deswegen nicht, da ja nicht der Arzt, sondern der Patient das Risiko letztlich tragen muß.

Darin braucht noch kein Vorwurf zu liegen: Der Operateur muß ja ein Optimist sein und diesen Opti-

mismus auch auf seine Patienten übertragen können. Angst ist ein schlechter Ratgeber. So hat der Chirurg die natürliche Neigung, die Risiken eher zu unterschätzen, wenn nicht zu verdrängen. Doch da schon sein Patient dies tut, wird er dieser Neigung widerstehen und umso gewissenhafter

1. die *nicht beeinflußbaren Risiken* genau abwägen und
2. die *beeinflußbaren* Risiken zu mindern suchen.

Risiken und Komplikationen werden üblicherweise nach ihrem *zeitlichen Auftreten eingeteilt:*

- Komplikationen während und kurz nach der Operation
- Nichterreichen des Operationszieles
- späte Komplikationen

Diese Einteilung ist übersichtlich und zweckmäßig für die *Therapie.* Besser noch ist allerdings die *Prävention.* Deshalb werden hier zuerst die *vermeidbaren* Risiken und Komplikationen vorgestellt, die mehr *Schicksalshaften* nachher.

A. Vermeidbare Komplikationen (iatrogene Schäden)

Vieles liegt an der *präoperativen Beurteilung und Planung*

- *Nichterreichen des Ziels der Operation,* z. B. bei falscher Diagnose, mit falsch indizierter oder unzweckmäßiger Operation. Darauf wird bei den einzelnen Operationen hingewiesen.
- Komplikationen aus *allgemeinmedizinischen Krankheiten* und anderen begleitenden Störungen, z. B. Infektionen, Gangrän bei Diabetes, unvorhergesehene Folgen bei Lähmungen usw.

1. Intraoperative Komplikationen

Zu den häufigsten und schwerwiegendsten Komplikationen gehören

- *Verletzung* kritischer anatomischer Strukturen *mit Instrumenten:*

Nerven

Sie können zerschnitten, gequetscht und überdehnt werden, aber auch länger dauernder Druck von Haltehaken oder von außen (Lagerung) verursachen *Lähmungen.* Diese sind je nach Verletzung definitiv oder reversibel (oft allerdings nur unvollständig und erst nach längerer Zeit). Gefährdet sind in erster Linie der *N. radialis* am Oberarm und der *N. fibularis* im Bereich des Fibulaköpfchens (Drucklähmung durch unzweckmäßige Lagerung). Alle Nervenverletzungen und ihre Folgen: siehe S. 404 (Tab.).

[4] G. Domenighetti, Lancet, 1988/II, 1470 und G. Domenighetti, Informationsbulletin der Union Schweizerischer Chirurgischer Fachgesellschaften *13,* 77 (1990).

Operative Therapie

Besonders schwerwiegend sind Verletzungen des *Rückenmarkes* mit entsprechenden *Lähmungen* (Querschnitt). Gefahr besteht bei allen *Wirbelsäulenoperationen,* vor allem, wenn dabei auch Wirbel gegeneinander verschoben werden (Repositionen von Frakturen, Spondylolisthesen, Skoliosen).

Gefäße

Die Verletzung größerer Gefäße während der Operation führt gelegentlich zu dramatischen Episoden: Bei stärkerer Blutung kann in kurzer Zeit ein gefährlicher Blutverlust eintreten. Im Blutsee sieht man aber die Blutungsquelle nicht, was die Blutstillung sehr schwierig machen kann. In dieser Situation darf der Operateur die Nerven nicht verlieren. Die Gefahr, daß in unvorsichtiger Eile weitere Strukturen verletzt werden, ist groß. Also: erst einmal abtamponieren und dann sorgfältige Suche und Identifizierung des verletzten Gefäßes.

Solange es sich um Gefäße handelt, die ligiert werden können bzw. dürfen, ist die Sache einfach. Schwieriger wird es, wenn wichtige größere Gefäße und Endarterien verletzt sind, oder wenn kleinere Gefäße dicht an ihrer Abzweigung vom Hauptstamm abgetrennt wurden. Ohne Ausbildung in Gefäßchirurgie oder einen Gefäßchirurgen in der Nähe kann die Situation heikel werden.

Gefährdet sind in erster Linie Wirbelsäuleneingriffe von ventral her, aber auch Operationen am Schultergürtel und am Becken, an Oberschenkel und Knie.

Grundsätzlich ist die genaue *Kenntnis der Anatomie* und das Benützen bewährter Zugangswege die beste Vorsorge gegen solche Komplikationen: Entweder im sicheren Bereich operieren oder kritische Strukturen zuerst identifizieren. Wichtig ist gute *Übersicht* mit Hilfe klarer *Darstellung des Operationsfeldes.* Weichteilschäden lassen sich am besten vermeiden, wenn man *hart am Knochen* bleibt.

An den Extremitäten hilft die *Blutleere* (Auswickeln mit der Esmarchschen Staubinde) oder die *Blutsperre* mit der Blutdruckmanschette. Sie gibt sehr schöne Sicht. Plötzliche Blutungen gibt es nicht, doch können Gefäßverletzungen unbemerkt bleiben. Die Blutsperre sollte deshalb vor Abschluß der Operation geöffnet werden, damit eine genaue Blutstillung (Hämostase) durchgeführt werden kann.

Falls die Blutsperre länger als etwa eine Stunde benötigt wird, sollte sie zwischenhinein *geöffnet* werden, da sonst irreversible *Zirkulationsstörungen* (Nekrosen) auftreten können, vor allem bei alten Patienten und solchen mit arterieller Insuffizienz.

Verletzungen von Nerven, Venen und Arterien können auch durch *stumpfe Instrumente,* etwa durch allzu starken Zug an Hohmannhebeln, gesetzt werden.

Besonders gefährlich sind *Gefäß- und Nervenverletzungen in der Tiefe* bei *blindem Operieren:* beim Bohren, Eintreiben von Drähten, Nägeln, Schrauben, beim Setzen eines Fixateur externe usw., denn diese Verletzungen bleiben oft zuerst unbemerkt.

Auch hier hilft nur genaue Kenntnis der topographischen Anatomie: Operieren nur im sicheren Bereich, Vermeiden der kritischen Zonen.

Zweitoperationen

sind besonders gefährdet, da man hier nicht mit normalen anatomischen Verhältnissen rechnen kann und die Gefäße und Nerven in den derben *Narben* eingemauert sind. Vor allem die dünnen Venenwände können dann leicht einreißen.

Endoprothesenwechsel sind wesentlich *heikler* als Erstimplantationen: Wenn wegen ausgedehnten Osteolysen oder/und massiver Osteoporose der Knochen brüchig ist oder fast ganz fehlt, sind die Weichteile natürlich viel stärker gefährdet. Verletzungen großer Gefäße sind darum häufiger.

Falsch gesetzte Implantate

Wenn Osteosynthesematerial und Endoprothesen usw. nicht stabil im Knochen halten, brechen sie aus und richten Schaden an den Weichteilen an. Schrauben, Plattenklingen, Nägel, Drähte, Agraffen usw. können leicht *intraartikulär* zu liegen kommen und das Gelenk beschädigen oder zerstören. Eine *Röntgenkontrolle in einer Ebene genügt nicht:* Nicht selten zeigt erst ein Röntgenbild in einer *zweiten Ebene,* daß das Implantat nicht richtig im Knochen, sondern im Gelenk liegt (siehe Abb. 64.65, S. 736).

Als besonders gefährlich haben sich *Spickdrähte* («Kirschnerdrähte») erwiesen: Sie wandern leicht und haben vor allem im Schulterbereich, aber auch im Becken, zu Verletzungen von inneren Organen und großen Gefäßen und damit schon zu *Todesfällen* geführt.

Spickdrähte sollten mindestens hinten abgebogen und nicht lange belassen werden. Wo sie bewegliche Verbindungen überkreuzen, also Gelenke, Frakturen und Pseudarthrosen, *brechen* sie bald. Das tiefere Fragment kann dann kaum mehr entfernt werden und wandert unkontrolliert nach innen.

Knochen

Intraoperative *Frakturen* können mit Instrumenten (Meißel, Säge am falschen Ort angesetzt oder Plattensetzinstrument, Bohrer, Marknagel, Endoprothesen), aber auch durch Manipulation von außen gesetzt werden.

Mechanisch *ungenügende Osteosynthesen* brechen ebenfalls auseinander. Wenn Schrauben ausreißen und wenn der Verbund nicht hält, geschieht dies schon intraoperativ oder bald darauf, oder dann später durch Ermüdungsbruch der überbeanspruchten Implantate.

Fehlstellungen: Bei Osteotomien, Osteosynthesen und Endoprothesen hängt die richtige Stellung in erster Linie von der präoperativen Planung ab. Aber sowohl klinische wie radiologische Messungen haben ihre Fehler, und der Knochen wie auch die Implantate sind elastisch. Eine Kontrolle ist nicht mit letzter Sicherheit möglich, und so bleibt eine gewisse Unsicherheit.

Gelenkknorpel

Knorpel ist weich, das Gelenk eng. Knorpelverletzungen mit Instrumenten geschehen sehr leicht, werden kaum oder gar nicht bemerkt und haben keine unmittelbare Folgen. Da der Knorpel sich aber nicht regeneriert, führen sie *später* zu *Arthrosen.*

Infektion

Sie wird praktisch *immer bereits während der Operation gesetzt.* Mit großer Disziplin läßt sie sich weitgehend, jedoch nicht vollständig, vermeiden (siehe S. 251).

2. Postoperative Komplikationen

Wundheilungsstörungen

Wunde und Naht sind das Einzige, was der Patient von der Operation *sieht.* Sie sind das Markenzeichen des Operateurs. Aber nicht nur deshalb ist es lästig, wenn Operationswunden nicht primär heilen, schwarze Krusten bilden und eitern. Dies verzögert auch die Rekonvaleszenz beträchtlich und birgt die Gefahr einer *tiefen Infektion* in sich.

Gequetschte Wundränder werden nekrotisch. Es ist besser, sie *vor* der Hautnaht auszuschneiden. Aber auch unter Spannung vernäht wird die Haut nekrotisch. Sie muß durch Entlastungsschnitte entspannt oder aber offen gelassen werden. Wichtig ist dies vor allem in der Traumatologie.

Hämatome, Nachblutungen

Stärkere Nachblutungen in die Operationswunde hinein führen ebenfalls zu Wundheilungsstörungen und damit zu tiefen Infekten. Gute Hämostase und gegebenenfalls Druckverbände helfen, Anzahl und Ausmaß postoperativer Hämatome zu reduzieren, ganz vermeiden lassen sie sich nicht.

Massive postoperative Blutungen können das Leben des Patienten gefährden oder z. B. das Schicksal einer Endoprothese besiegeln. Bevor das Hämatom spontan nach außen durchbricht und sich entleert, sollte es operativ ausgeräumt werden, damit es sich nicht infiziert.

Solche massive Blutungen können noch ein oder zwei Wochen nach einer Operation auftreten. Sie sind häufiger unter Antikoagulationsbehandlung.

Zirkulationsstörungen

Nekrosen, trockene *Gangrän* kommen vor allem bei Diabetikern, bei alten Patienten und solchen mit peripheren arteriellen Durchblutungsstörungen vor. Bei diesen ist besondere Vorsicht am Platz: Keine Blutsperren, kein Adrenalin in der Lokalanästhesie, keine engen Verbände.

Die Gefahr von *Drucknekrosen, Dekubitalulcera* an *Fersen* und *Sakrum* ist in diesen Fällen ebenfalls besonders groß, da die Patienten oft auch lange unbeweglich auf dem Rücken liegen. Nur äußerst sorgfältige Pflege (Umlagern, Polstern, Hohllegen der Druckstellen) in den ersten Stunden und Tagen nach der Operation lassen diese sehr unangenehmen und häufig irreparablen Schäden vermeiden.

Besonders heimtückische Komplikationen sind die *Logensyndrome* (Tibialis anterior-Syndrom, S. 850) und andere *ischämischen Muskelnekrosen* (Volkmannsche Kontraktur, S. 543), denn wenn man die ersten Symptome nicht richtig deutet und nicht sofort notfallmäßig handelt, ist es meist schon zu spät.

Knochennekrosen und Pseudarthrosen

Ausgedehnte Knochenfreilegung, z. B. zum Zweck einer anatomischen Reposition, mit Deperiostierung von größeren Knochenpartien und ausgebrochenen Fragmenten berauben den Knochen seiner Zirkulation, er wird *nekrotisch.* Die Gefäße haben Mühe, in eine harte, kompakte Kortikalis wieder einzuwachsen. Wenn noch eine oder gar zwei Metallplatten oder mehrere Operationen hinzukommen, kann die Nekrose irreversibel werden. Damit verliert der Knochen die Regenerationskraft, *bricht* durch Ermüdung und heilt nicht mehr zusammen (avitale Pseudarthrose, siehe S. 513).

Wachstumsstörungen und Fehlstellungen

Epiphysenverletzungen im Wachstumsalter können noch nach Jahren schwere Fehlstellungen verursachen. Der Wachstumsknorpel ist ein empfindliches Organ des jugendlichen Skelettes und muß entsprechend geschont werden.

Fehlstellungen nach Operationen bei Erwachsenen sind die Folge falscher Planung, unplanmäßiger Operation oder ungenügender Fixation bzw. Fixation in falscher Stellung. Falls diese im Gips erfolgte, läßt sie sich noch korrigieren, sofern die Fehlstellung innerhalb der ersten Tage erkannt wird.

Operative
Therapie

B. Risiken, die wenig oder nicht beeinflußbar sind

Nur die Wichtigsten können genannt werden:

Thrombose und Lungenembolie

Es sind auch heute noch gefürchtete und trotz großer Anstrengungen (medikamentöse und physiotherapeutische Prophylaxe) nicht vollständig beherrschbare Komplikationen. Thrombosen z. B. nach Hüftoperationen sind außerordentlich häufig und haben oft beträchtliche *Beinödeme* zur Folge und nicht selten Lungenembolien. In einigen wenigen Fällen verlaufen diese *tödlich*.

Die Infektion (siehe auch S. 349 ff.)

Wegen ihrer Bedeutung in der orthopädischen Chirurgie erheischt sie ein eigenes Kapitel: siehe S. 251.

Die Risiken der Anästhesie

Sowohl Narkose wie regionale Anästhesie haben ihre Risiken. Der Operateur, sofern er sie nicht selbst durchführt, hat darauf wenig Einfluß.

Einer der gewichtigeren Vorbehalte gegen die Narkose sind die Bedenken, daß dadurch vor allem bei älteren Patienten die Hirnfunktion, besonders das Gedächtnis, beeinträchtigt werden könnte. Es ist Sache des Anästhesisten, die beste und risikoärmste Anästhesie zu wählen, nach den Bedürfnissen des Patienten, der Operation und nach seinen eigenen Fähigkeiten.

Komplikationen mit *Bluttransfusionen* (Inkompatibilität, Verwechslungen, Hepatitis, in zunehmendem Maße auch HIV) lassen sich trotz aller nötigen Vorsichtsmaßnahmen nicht mit absoluter Sicherheit vermeiden. Auch Todesfälle kommen immer wieder vor.

Eigenblutspende und Retransfusion des während der Operation verlorenen Blutes sind zweifellos sinnreiche Maßnahmen.

Mißerfolg der Operation

Steife Gelenke

werden meist der ungenügenden postoperativen Mobilisation, d. h. der Physiotherapie angelastet. Dies ist ungerecht: Wenn schon die *intraoperative Beweglichkeit eingeschränkt* ist, was z. B. bei Arthroseoperationen häufig der Fall ist, kann natürlich auch die Physiotherapie keine bessere Beweglichkeit zustandebringen.

Auch das postoperative Ödem, die mechanische Entzündung, die Schmerzen und die Heilungsvorgänge, die nicht gestört werden sollen, sowie Rücksicht auf die je nach Operation noch verminderte mechanische Belastbarkeit schränken die Möglichkeiten der Physiotherapie in den ersten Tagen und Wochen nach der Operation erheblich ein.

Später kommen manchmal *periartikuläre Verkalkungen* hinzu, die nicht voraussehbar und nicht zu beheben sind (siehe S. 45, S. 757 und Abb. 64.95 d und e).

Schmerzen

in den ersten Tagen und Wochen nach größeren Operationen sind normal. Auch daß eine gewisse Wetterfühligkeit, Schmerzen bei größerer Beanspruchung, empfindliche Narben usw. *längere Zeit* oder *dauernd* bestehen bleiben, ist noch nicht als abnormal zu bezeichnen. Die Schmerzempfindung ist individuell außerordentlich verschieden. Damit sei nicht gesagt, daß man bei überdurchschnittlicher Schmerzäußerung eines Patienten nicht eingehend nach einer Ursache suchen soll.

Hinken, Insuffizienz, Gehstörungen

Viele Patienten mit Hüftendoprothesen gehen völlig normal. Daraus zu schließen, daß alle Patienten nach dieser Operation hinkfrei gehen werden, ist Wunschdenken. Viele haben die erheblichen funktionellen Reserven nicht mehr, die es braucht, um die immer vorhandene postoperative Insuffizienz zu kompensieren.

Fehlstellungen sind, wie oben dargelegt, nicht immer ganz zu vermeiden. Oft sind sie auch Folgen steifer Gelenke: Kontrakturen, siehe auch S. 445.

Die obige Liste läßt sich mühelos verlängern. Sie ist wohl den meisten Ärzten, ob sie operativ tätig sind oder nicht, bereits viel zu lang. Es ist durchaus begreiflich, daß die Mehrzahl der Patienten mit derartiger Aufklärung überfordert sind. Manche lassen sich verunsichern und abschrecken, andere nehmen die Risiken und Gefahren gar nicht erst zur Kenntnis oder verdrängen sie (vgl. S. 242). Sie geben sich vertrauensvoll in die Hand ihres Arztes. Auf ihn fällt somit die doppelte Verantwortung.

Es ist nicht der Zweck dieses Kapitels, auch die Ärzte von Operationen abzuschrecken, im Gegenteil: Es gibt *viele ausgezeichnete* und *hilfreiche orthopädische Operationen,* mit denen sie ihren Patienten entscheidend helfen können, die in einem hohen Prozentsatz erfolgreich sind und, dank einer gewissen Standardisierung, wenig Komplikationen haben. Manche andere Operationen mögen spektakulärer sein, werden aber diesen Kriterien nicht durchwegs gerecht.

Die Aufgabe des Arztes könnte vielleicht so umschrieben werden:

1. Die Bedürfnisse des Patienten festzustellen
2. Ihm bei seinem Entscheid zu helfen ohne ihn zu stark zu beeinflussen

Operative Therapie

3. Wenn der Entscheid einmal getroffen ist, ihn nicht mehr zu verunsichern, sondern ihm Mut zu machen
4. Alles vorzukehren, damit die Operation ein Erfolg wird
5. Für einen allfälligen Mißerfolg ein (somatisches und psychisches) Auffangnetz bereitzuhalten.

Zur Überweisungspraxis

Fortschritt bedingt heute *Spezialisierung,* auch in der Orthopädie. Die Entwicklung geht eindeutig und unaufhaltsam in diese Richtung. Kein Arzt braucht alles zu wissen, doch sollte er wissen, *wo sein Wissen endet* und eine Vorstellung davon haben, was der Spezialist weiß.

Aber auch kein Chirurg oder Orthopäde kann *alles* können. Seine *Grenzen zu kennen* ist jedoch keine Schande.

Wenn ein Arzt seinen Patienten einem Fachmann und Operateur zuweist, der Erfahrung auf dem betreffenden Gebiet hat, ist dem Patienten, und damit allen Beteiligten, am besten geholfen.

Die Infektion

Sie ist die am meisten gefürchtete und bedenklichste Komplikation in der Orthopädie. Sie ist ein Risiko *jeder* Operation, und unter ungünstigen Umständen kann sie dazu zwingen, einen Operationsbetrieb vollständig einzustellen für längere Zeit, etwa bei einer Hospitalismusepidemie.

Die Infektionsgefahr läßt sich *nie* ganz ausschalten, wohl aber *verringern,* und dies ist eine der *wichtigsten Aufgaben* im orthopädischen Operationsbetrieb.

Bei orthopädischen Operationen und Osteosynthesen von primär geschlossenen Frakturen ist es möglich, die Infektionsrate *unter 1%,* höchstens 2% zu halten. Bei höheren Infektionsraten muß der Betrieb überdacht und revidiert werden. *Die Analyse der Ursachen* weist den Weg.

1. Peinlich genaue Asepsis ist wohl die wichtigste Voraussetzung. Verstöße gegen diese Regel verursachen die meisten Infektionen. Dies beginnt mit der Hospitalisierung: Wichtig ist die bestmögliche Abschirmung der neu eintretenden Patienten vor Spitalkeimen, besonders z. B. bei frischen offenen Frakturen.

Aseptisches Arbeiten im Operationssaal ist eine in der Ausbildung von Chirurgen und Operationsschwestern heute noch *fest verankerte Tradition.* Sie bildet die *Grundlage* der Infektionsprophylaxe. Eine Lockerung und Aufweichung dieser rigorosen und manchmal als kleinlich empfundenen Gewohnheiten wäre nur zum Schaden der Patienten.

2. Der größere Teil der *Krankheitserreger stammt von der Haut* der beteiligten Personen: Patient, Operateur und seine Helfer. Eine gute *Hautdesinfektion* ist wesentlich. Sie verliert allerdings ihre Wirksamkeit mit der Zeit, d. h. bei länger dauernden Operationen, indem Keime aus der Tiefe (Schweißdrüsen, Haarbälge) an die Oberfläche treten.

Schutzhandschuhe aus Leinen über den Gummihandschuhen schützen diese vor Perforationen und haben auch sonst bei Knochenoperationen *Vorteile* (besserer Griff usw.).

3. Die Dauer einer Operation hat statistisch einen deutlichen Einfluß auf die Infektionsrate: Je länger die Wunde offen ist, je mehr Gewebe geschädigt wird, durch direkte Verletzung, durch Druck von Haken usw., desto größer ist die Infektionsgefahr.

Scharfe Instrumente (Messer, Meißel) und klare gerade Schnitte schonen das Gewebe besser als stumpfes Quetschen, Schaben usw. Geschädigtes, nekrotisches Gewebe ist ein guter Nährboden für Bakterien. Gut durchblutetes Gewebe hingegen hat gute Abwehrkraft. Da *keine* Operationswunde absolut steril ist, sind diese Verhältnisse im Wundgebiet von großer Bedeutung.

4. Keime aus der Luft können die Wunde kontaminieren. Sie stammen aus den Atemwegen und den Kleidern. Eine *gute Ventilation* ist imstande, sie fortlaufend aus dem Operationsgebiet hinaus zu blasen bzw. zu saugen. Die industrielle Reinraumtechnik hat dazu viel beigetragen. Allerdings sind Forderungen z. B. nach «laminarer Luftströmung» usw. eher utopisch und auch gar nicht nötig: Nur im leeren Operationssaal kann ein laminarer Luftstrom erzeugt werden. Sobald Patienten und Operationspersonal darin sind, entstehen Turbulenzen. Es genügt jedoch, mit einem raschen Luftwechsel die vorhandenen Keime schnell aus der Operationszone zu entfernen. Reinraumtechnik und «Operationsboxen» geben keine Garantie gegen Infektionen und entheben nicht von einer minutiösen Asepsis und gewebeschonender Operationstechnik.

5. Auch der Einsatz von *Antibiotika* dispensiert nicht davon. Immerhin scheint *kurzdauernde perioperative* hochdosierte Anwendung eines breit wirksamen Antibiotikums eine gewisse prophylaktische Wirkung zu haben, z. B. bei Endoprothesenoperationen.

Praktisch *alle Infektionen nach Operationen* entstehen durch *Kontamination der Operationswunde.* Ist die Wunde einmal geschlossen, besteht keine Gefahr mehr von außen. Komplikationslose *primäre Wundheilung* ist die beste Garantie.

Infektionsprophylaxe kann nur wirksam werden, wenn sie *alle* Faktoren berücksichtigt, wenn *alle* Eingangspforten für Bakterien bestmöglichst geschlossen werden und die körpereigene Abwehr gut funktioniert. Einzelne käufliche Einrichtungen (Sterilbox, UV. u.a.) geben weder eine Garantie noch ein Alibi.

Das einzige Kriterium für die Wirksamkeit der Infektionsprophylaxe ist die Infektionsstatistik des Spitals bzw. des Chirurgen.

Neben der aktiven Prophylaxe kann eine *zurückhaltende Indikation* bei erhöhtem Risiko zur Senkung der Infektionsrate beitragen.

Welche Operationen und welche Patienten sind besonders gefährdet?

1. Große, langdauernde Operationen mit viel *zerstörtem, schlecht durchblutetem Gewebe,* Nekrosen.
2. *Wundheilungsstörungen,* sekundäre (p.s.) Wundheilungen.
3. Größere *Blutungen,* Hämatome.
4. *Mehrmalige Operationen,* Narben von Verletzungen und früheren Operationen. Bestrahlungen.
5. *Prekäre Hautverhältnisse:* Durch Verletzungen und/oder Operationen usw. geschädigte Hautdecke (etwa bei direkten Frakturen). Hautkrankheiten: Ekzeme, Dermatitis, Varikose, Ödeme.
6. Instabile Osteosynthesen.
7. Endoprothesen
8. Schlechter Allgemeinzustand (Kachexie, Alkoholismus, Anämie), Diabetes, hohes Alter.
9. Distale Körperpartien: Zehen, Füße, Knöchel, Unterschenkel sind stärker gefährdet als stammnahe Partien.

Fehlschläge – Rückzugsmöglichkeiten

Operationen sind *definitiv.* Fehlschläge somit auch. Sie prägen das Image eines Operateurs weit mehr als seine Erfolge.

Wie lassen sich Fehlschläge vermeiden?

1. durch einwandfreie *Indikation,*
2. genaue *Planung* und
3. sorgfältige *Ausführung.*

Diese drei Voraussetzungen garantieren zwar noch nicht den Erfolg, helfen aber, die Fehlschläge auf das unvermeidliche Minimum zu reduzieren. Überdies schützen sie den Operateur gegen unberechtigte Klagen und Forderungen.

Die heutige Patientengeneration ist rasch geneigt, die *Schuldfrage* aufzuwerfen und daraus Haftpflichtansprüche abzuleiten und zu stellen. Hat man sich nicht an die anerkannten Regeln der «ärztlichen Kunst» gehalten, gilt das als «*Kunstfehler*». Doch auch technische Fehler werden nur entschuldigt, wenn *Fahrlässigkeit* oder *mangelnde Sorgfalt* ausgeschlossen werden kann.

Zunehmend wird aber auch *falsche Indikation* zu einem Vorwurf, der nicht immer leicht zu entkräften ist.

Wer die drei oben genannten Punkte beachtet, hat den Komfort eines guten Gewissens und die Zuversicht, vor fremden Gutachtern oder Richtern bestehen zu können. Eine *Garantie* gegen Fehlschläge hat er damit jedoch *nicht.*

Operationen sind – anders als Orthesen – *irreversibel.* «Zurückoperieren», wie es enttäuschte Operierte manchmal möchten, kann man nicht. Dies müssen Patienten wissen und Ärzte bedenken. Sonst stehen beide gelegentlich vor einem Scherbenhaufen, der, je nach Situation, schwierig oder kaum mehr zu reparieren ist.

Ganze Reihen von Scherbenhaufen entstanden durch die unkritische und *verfrühte Anwendung von neuen Operationen und Implantaten,* die *noch nicht genügend getestet* waren, und von denen sich erst später, im längeren Verlauf, herausstellte, daß sie ungeeignet, ja schädlich waren. Das Neueste ist nicht immer auch schon das Beste.

Welche Rückzugsmöglichkeiten bleiben offen?

Diese Frage muß schon *bei der Planung der ersten Operation* beantwortet werden. Ein Beispiel: Nach dem Mißerfolg einer intertrochanteren Osteotomie ist jederzeit eine Endoprothese, eine Arthrodese, eine Resektion oder jede andere Operation möglich, weil der Hüftkopf noch vorhanden ist. Beim Fehlschlag einer Endoprothese bleiben nur wenige und schlechtere Optionen. Der letzte Ausweg ist die ersatzlose Entfernung. Auch diese Aussicht ist noch erheblich besser als die Rückzugsmöglichkeiten nach fehlgeschlagenen Knieendoprothesen, wo in ungünstigen Fällen nur die Amputation übrigblieb. (Deshalb versucht man, bei den Knieendoprothesen möglichst viel Knochen zu erhalten.)

Die *Rückzugsmöglichkeiten* abzuschätzen unter Einbezug der *Lebenserwartung* gehört vielleicht zu den *wichtigsten* Punkten bei der *Indikationsstellung.* Wenn man weiß, daß Endoprothesen schon bei Jugendlichen eingesetzt wurden, wird die Bedeutung solcher Entscheide ersichtlich.

Revisionsoperationen

Im Gefolge der starken Zunahme der Operationen sind auch Anzahl und Anteil der *Zweit- und Mehrfachoperationen rasch angestiegen.* Es sind wesentlich heiklere, *schwierigere* und vor allem auch *größere* und *belastendere* Operationen. Sie dauern wesentlich länger, ihre *Komplikationsrate* ist um ein mehrfaches *höher* als bei Erstoperationen und ihre Erfolgsrate kleiner. Das gilt in besonderem Maße für Operationen an der Wirbelsäule, für das Auswechseln von Endoprothesen, aber auch für alle anderen Revisionsoperationen.

Patienten und nicht operativ tätige Ärzte, aber auch viele Operateure *unterschätzen* das regelmäßig:

- Der *Zugang* ist durch die derben, stark verwachsenen und verbackenen Narben erheblich erschwert. Die Exposition verlangt größere Schnitte, sie braucht wesentlich mehr Zeit und mehr Blut.
- Durch die *Narben* sind die einzelnen Gewebe stark verändert, ihre Grenzen verwischt. Die anatomischen Strukturen sind nicht mehr eindeutig erkennbar oder fehlen ganz. Die Orientierung ist schwierig, und die *Gefahr,* wichtige Strukturen zu verletzen, ist groß.
- Oft *fehlen größere Knochenteile* infolge früherer Resektion, Osteolyse, Porose usw., was Rekonstruktionsoperationen stark erschwert oder verunmöglicht.

Mehrfachoperationen

Man kann Operationen nicht beliebig wiederholen, z. B. Endoprothesen beliebig oft wechseln. Die Qualität des Gewebes, des Knochens, seine Durchblutung, werden jedesmal schlechter, die Komplikationsrate steigt mit jedem Eingriff.

Grundmuster von Operationen

«If the only tool you have is a hammer, you tend to see every problem as a nail»
Abraham Maslow

Chirurgie ist auch heute noch ein *Handwerk* und wird es wohl bleiben. Die Arbeitsweise der orthopädischen Chirurgie hat viel vom Schreinerhandwerk an sich: der *Werkstoff* bestimmt die Instrumente, und Knochen läßt sich am ehesten mit Holz vergleichen. Eine entsprechende *handwerkliche Ausbildung* ist die *Grundlage für die Operationstätigkeit* in der Orthopädie.

Die Wirkungsweise des chirurgischen Eingriffs ist einfach und beruht im Prinzip auf *Schnitt* und *Naht.* Am *Knochen* braucht es dazu die Instrumente des Schreiners: Meißel, Säge, Bohrer zur Trennung; Schrauben, Platten, Nägel, Drähte zur Verbindung. Das Prinzip von Schnitt und Naht, von Trennen und Verbinden, bleibt sich gleich.

Daraus ergeben sich die weiteren Möglichkeiten des *Ausschneidens* (Resektion) von Gewebe bzw. des *Ersatzes.*

Kombinationen dieser vier Grundoperationen werden angewandt etwa zur *Rekonstruktion komplexer Strukturen,* z. B. von Gelenken. Solche Operationen werden auch als *Plastiken* bezeichnet (Tab. 17).

Im folgenden werden die wichtigsten orthopädischen Operationen kurz beschrieben (Abb. 18.6).

Tab. 17: Terminologie der orthopädischen Operationen.

	Schnitt	Naht
Knochen: Gelenk:	– Trennen (-tomie) – Lösen (-lyse) – Osteotomie = Knochendurchtrennung – Arthrotomie: Eröffnen eines Gelenkes	– Verbinden (-dese) (Synthese) – Osteosynthese = stabiler Knochenverbund – Arthrodese: operative Gelenkversteifung (knöcherne Verbindung der beiden Knochen)
Sehne:	– Arthrolyse: operative Gelenkmobilisierung – Tenotomie = Sehnendurchtrennung – Tenolyse = Befreien einer verwachsenen Sehne	– Sehnennaht – Tenodese = Fixation einer Sehne zur Gelenksperre
Nerv:	– Sehnentransposition = Verlagerung des Sehnenansatzes – Neurolyse: Auslösen eines Nervs aus einer Narbe	– Nervennaht
	Entfernen von Gewebe: – Exzision, Resektion, Exkochleation – Amputation	*Ersatz von Gewebe:* – Gewebstransplantate: werden um- und eingebaut, z. B. – Knochenspäne – Sehnentransplantation – durch Fremdmaterial: bleibt im Körper unverändert, z. B. Gelenkendoprothesen
Rekonstruktionsoperationen (Plastiken)		

Operative
Therapie

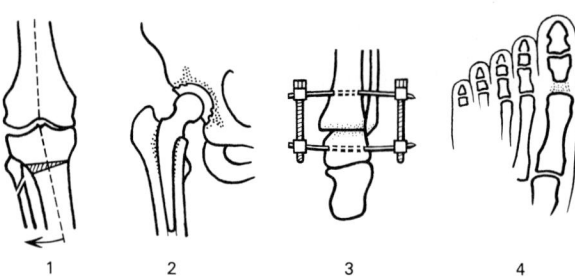

1   2   3   4

Abb. 18.6: *Grundtypen von orthopädischen Gelenkoperationen,* mit je einem typischen Beispiel.

1 *Osteotomie:* Knochendurchtrennung, zur Änderung bzw. Korrektur der Achsenverhältnisse. Hier bei Genu varum mit Arthrose.
2 *Gelenkendoprothese:* künstliches Gelenk, z. B. Hüftgelenk.
3 *Arthrodese:* Gelenkversteifung. Hier oberes Sprunggelenk.
4 *Resektion:* Hier bei Hallux valgus.

Osteotomie

Knochendurchtrennung zur Stellungsänderung. Die Osteotomie mittels Meißel, Bohrer oder Säge hat die früher geübte «Osteoklasie», das manuelle Brechen der Knochen, z. B. bei rachitischen Deformitäten verdrängt.

Die «Kortikotomie» (Ilisarow) nimmt den Gedanken der schonenden Knochendurchtrennung wieder auf, in der Meinung, daß dann die Kallusbildung besser sei. Dies ist allerdings nicht erwiesen.

Die Osteotomie dient der *Korrektur einer Knochenfehlstellung* (z. B. nach Fraktur), sowie der Fehlstellung eines Gelenkes (gelenknahe Osteotomie). Gerade die letztere hat aber auch biomechanische Wirkungen (z. B. Hüfte, Knie) und hat sich als *erfolgreiche Operation* zur *Ausschaltung* von *Schmerzen bei* überbeanspruchten arthrotischen Gelenken erwiesen.

Über den Wirkungsmechanismus existieren viele Theorien. Wahrscheinlich spielen mehrere Faktoren eine Rolle: Verringerung der mechanischen Beanspruchung durch Korrektur von Fehlstellungen, Entlastung überbeanspruchter Gelenkabschnitte, Änderung der Blutzirkulation, Umbauvorgänge im Knochen usw.

Indikationen zur Osteotomie sind:

– stärkere *Fehlstellungen und Deformitäten* von Knochen (angeboren, krankhaft oder nach Frakturen) und Gelenken (Kontrakturen). (Siehe dazu Kapitel «Deformitäten»: S. 438 ff.).
– *Schmerzen* bei arthrotischen Gelenken: siehe «Degenerative Krankheiten»: S. 422 f., und in den einzelnen Abschnitten: Hüfte, S. 696 f.; Knie, S. 783 f.
– *Biomechanisch* wirksame Osteotomien sind z. B. die Aufrichteosteotomie bei Schenkelhalsfrakturen (siehe S. 774 und S. 109), die Korrekturosteotomie bei Varus-Gonarthrose (S. 822) u. a.

Heilungsverlauf: Die Osteotomie ist eine gezielt gesetzte Fraktur. Es gelten deshalb die Gesetze der *Frakturheilung* (S. 64 ff.) und der *Frakturbehandlung* (S. 472 ff.). Man wird natürlich eine günstige «Fraktur» setzen, die leicht heilt (z. B. möglichst im spongiösen Bereich, möglichst kleiner Hebelarm usw.). Häufig wird eine Osteosynthese angeschlossen. Bei *Kindern* ist eine Nachbehandlung im Gips meist einfacher und zweckmäßiger. Auch ist eine nachträgliche Stellungskontrolle noch möglich.

Arthrodese

Gelenkversteifungsoperation mit dem Ziel der *knöchernen Ankylose* der beiden beteiligten Knochen. Ein krankes, schmerzhaftes Gelenk wird praktisch immer schmerzfrei und *stabil,* sobald es knöchern durchgebaut ist. Die Grundkrankheit heilt in der Regel gleichzeitig aus. Diese Schmerzbefreiung ist *zuverlässig* und *dauernd,* ein unschätzbarer Vorteil gegenüber anderen Operationen.

Funktionell gibt die Arthrodese ebenfalls ausgezeichnete Resultate, vorausgesetzt daß

1. die *Stellung gut* ist (siehe Tab. 6, S. 449: «Die Funktionsstellung der Gelenke») und
2. die *benachbarten Gelenke* gut funktionieren.

Vor allem die *Greiffunktion* (Arthrodesen an der Hand und am Handgelenk) und die *Gehfunktion* (Arthrodesen an Hüfte, Knie oder Fuß) kann entscheidend verbessert werden. Der Verlust an Beweglichkeit wird dadurch mehr als wettgemacht und fällt funktionell meist erstaunlich wenig ins Gewicht (vgl. auch S. 137 f.: «Die praktische Bedeutung des Bewegungsumfanges» und S. 119: «Gelenksteifen»).

Ein großer Vorteil ist die *Stabilität* des arthrodesierten Gelenkes. Deshalb werden auch instabile Gelenke manchmal versteift (z. B. bei Lähmungen, siehe S. 388 und Bandinsuffizienz).

Indikation

Ihre Hauptindikation hat die Arthrodese bei infektiösen *Arthritiden* (siehe S. 362), bei *posttraumatischen Gelenkzerstörungen* und bei *degenerativen Gelenkerkrankungen.* Weiteres zur Arthrodese siehe im Kapitel «Arthrosen»: S. 422 und bei den einzelnen Gelenken. An der *Wirbelsäule* entspricht der Arthrodese die *Spondylodese:* siehe S. 651.

Die *Indikation* zur Arthrodese ergibt sich vor allem:

1. Bei Befall eines *einzigen* Gelenkes;
2. bei *jüngeren* Patienten;
3. bei *körperlich* schwer *arbeitenden* Patienten.

Im Zeitalter der Endoprothesen sind Arthrodesen verpönt, sowohl bei Patienten wie bei Ärzten. Zu Unrecht. Tatsächlich ist die *Behinderung* durch das versteifte Gelenk erstaunlich gering, jedenfalls meist

Operative Therapie

geringer als Patient und Arzt befürchten. Es kann deshalb zweckmäßig sein, das Gelenk vorher versuchsweise für einige Zeit mit einer Gipshülse ruhigzustellen, damit der Patient den Effekt der Versteifung erleben kann. Besser noch ist es, ihm die *Adresse* eines bereits erfolgreich *operierten anderen Patienten zu vermitteln,* damit er sich objektiv über das Resultat informieren kann.

Technik

Ein arthrodesiertes Gelenk muß heilen wie ein Knochenbruch. Große angefrischte Kontaktflächen fördern den Durchbau, d.h. der Gelenknorpel sollte möglichst weitgehend entfernt werden. Durch die Versteifung wird der Hebelarm größer. Dies ist einer der Gründe, warum die Pseudarthroserate von Arthrodesenoperationen gewöhnlich höher liegt als jene von Frakturen und Osteotomien. Aber nicht nur deshalb ist die *Fixation* (Osteosynthese) von Arthrodesen bedeutsam: Sie hat auch die Aufgabe, die *richtige Stellung* bis zur Konsolidation zu sichern, was für die *Funktion* ausschlaggebend ist. *Die beste Stellung der Arthrodese* für jedes Gelenk ist auf S. 449 angegeben.

Pseudarthrotische Gelenke bleiben fast immer schmerzhaft, was sogar als diagnostischer Test gelten kann. Solche Pseudarthrosen nach Arthrodeseversuchen müssen deshalb meist nochmals operiert werden und zwar nach den Regeln der Pseudarthrosebehandlung (siehe S. 515).

Gelenkendoprothesen

Die ersten Versuche mit künstlichen Gelenken wurden am *Hüftgelenk* gemacht. Zuerst wurden Femurköpfe aus Plexiglas, dann aus Metall eingesetzt. Diese Operation hat sich bei *Schenkelhalsfrakturen,* also bei intaktem Gelenkknorpel in der Pfanne, bewährt und gehört heute zu den Standardoperationen der Traumatologie.

Bald erkannte man, daß *bei zerstörtem Gelenkknorpel,* also bei Arthrosen und aseptischen Arthritiden, *beide* sich berührenden Gelenkflächen ersetzt werden müssen. Solche «künstlichen Gelenke» werden als «*Totalprothesen*» bezeichnet. Mit ihrer Einführung ist erstmals die große Hoffnung, zerstörte, steife Gelenke wieder beweglich zu machen, in Erfüllung gegangen.

Tatsächlich ist es möglich, Endoprothesen aus Metall und verschiedenen Kunststoffen einzusetzen, die

1. vom Körper *akzeptiert* werden und
2. die mechanischen *Kräfte auf den Knochen übertragen,* ohne daß dieser unter der Beanspruchung zerstört wird oder verschwindet. Wir wissen heute, daß die Totalhüftendoprothesen während einer Reihe von Jahren wie normale Gelenke funktionieren können in günstigen Fällen.

Diese an sich ausgezeichneten Resultate dürfen nicht darüber hinwegtäuschen, daß *die Probleme,* welche die Gelenkendoprothesen mit sich bringen, enorm groß sind:

1. wegen der möglichen Komplikationen;
2. wissen wir (noch) nicht, *wie lange* die Endoprothesen *funktionieren.*

Die schwerste Komplikation ist die *Infektion.* Die Chance, daß eine solche heilt, ist trotz Antibiotika gering, und meist wird die Prothese mit der Zeit instabil und muß ersetzt, häufig jedoch über kurz oder lang schließlich ersatzlos *entfernt* werden (siehe S. 257).

Infektionen können zu jedem Zeitpunkt entstehen, *auch noch viele Jahre nach der Operation.* Auch hämatogene Infekte kommen vor, z.B. bei allgemeiner Sepsis, so daß der Patient zeitlebens einer gewissen Komplikationsgefahr ausgesetzt bleibt.

Neben einer Reihe von *Frühkomplikationen,* welche das Resultat beeinträchtigen können (Luxation, Verkalkung, Versteifung, mechanische Insuffizienz u.a.), ist *die Langzeitprognose* der größte Unsicherheitsfaktor:

1. *Ermüdungs- und Abnützungserscheinungen* des implantierten Materials (siehe S. 62). Die Beanspruchung ist beträchtlich: Ermüdungsbrüche der Prothesen, des Prothesenlagers, Usurierungen und Abrieb zerstörten die früheren Prothesenmodelle schon in den ersten Jahren. Ob die technische Entwicklung das Auftreten dieser Ermüdungserscheinungen des Fremdmaterials verhindert oder nur hinausschiebt, werden wir erst im Laufe der nächsten Jahre und Jahrzehnte erfahren.

2. *Die Kraftübertragung von der Prothese auf den Knochen* wirft die größten Probleme auf: Lokale Überbeanspruchung und unterschiedliche Elastizität von Knochen und Fremdmaterial führen häufig zu *Lockerung* und Knochenresorption. Trotz der Versuche, die Nachteile des «*Knochenzementes*» (Zementbruch) durch zementlose (formschlüssige) Verankerung zu vermeiden, bleibt das Problem bestehen.

Besonders stark beansprucht in dieser Hinsicht sind *Scharnierprothesen* (Knie, Ellbogen), bei welchen die seitlichen Kräfte zur Gelenkstabilisierung nicht von den Bändern abgefangen, sondern direkt auf den Prothesenstiel und die Verankerung übertragen werden (siehe Abschnitt «Seitliche Fehlstellungen in Gelenken»: S. 452). Diese können dadurch *auslockern.* Ohne feste Verankerung geht jedoch die Stabilität verloren, *Schmerzen* entstehen, und der Knochenabbau schreitet unaufhaltsam weiter. Solche Prothesen müssen ausgewechselt werden. Allerdings nimmt mit jeder Operation die Aussicht auf ein gutes Resultat ab.

Operative Therapie

Ist wegen Infektion oder zu ausgedehnter Knochenresorption kein Wechsel mehr möglich, bleibt als *Rückzugsmöglichkeit* schließlich nur die ersatzlose Entfernung der Prothese übrig (siehe S. 766). Wegen des großen Knochendefektes ist auch eine Arthrodese meist nicht mehr möglich.

So trägt der Patient also eigentlich mit seiner Prothese während seines ganzen Lebens eine kleine «Zeitbombe» mit sich herum, von der niemand weiß ob und wann sie «losgeht» (Abb. 37.16, Abb. 64.97–64.109 und Abb. 66.55).

Die *Lockerung* im Laufe der Jahre ist heute zweifellos das *größte Problem der Endoprothesen* (siehe Abb. 25.4, Abb. 25.5 und Abb. 25.6): Die durchschnittliche Lebensdauer von Endoprothesen ist *kleiner* als die durchschnittliche Lebenserwartung eines 65jährigen Patienten (siehe S. 305f.).

Wir haben deshalb allen Grund, mit der *Indikation* zurückhaltend zu sein und sie zu beschränken auf:

- *ältere* Patienten, entsprechend ihrer geringeren *Lebenserwartung* (Abb. 66.51) und
- Patienten, welche die *Prothese wenig strapazieren,* also wiederum *Ältere* und schwer Invalide.

Junge aktive Menschen, welche noch im Erwerbsleben stehen, würden voraussichtlich eine Endoprothese während vieler Jahre großer Beanspruchung aussetzen. Wir wissen nicht, wie lange Implantat und Körper das aushalten und einwandfrei funktionieren. Eine Komplikation kann leicht zur lebenslangen Invalidität führen. Der Chirurg, der bei einem jüngeren Menschen eine Endoprothese einsetzt, nimmt eine *große Verantwortung* auf sich (siehe «Langzeitresultate als Grundlagen für Indikationen», S. 305).

Endoprothesen werden eingesetzt vor allem bei degenerativen Gelenkveränderungen, also bei *Arthrosen,* welche ja ohnehin überwiegend eine Krankheit des Alters sind (siehe S. 422) sowie bei invaliden *Polyarthritikern* (siehe S. 414), aber auch bei anderen nicht-infektiösen Gelenkerkrankungen.

Technik: Grundsätzlich können alle Gelenke durch Endoprothesen ersetzt werden. Nicht alle eignen sich jedoch gleich gut dafür. Das *Hüftgelenk* als gut gesichertes Kugelgelenk ist bisher am längsten, am häufigsten und am erfolgreichsten ersetzt worden. Die *Verankerung* (mit oder ohne «Zement») ist zur Zeit das größte Problem bei den Hüftendoprothesen.

Zusätzliche Schwierigkeiten (Stabilität, Führung, Scharniermechanismus, Anschlag, komplexe Gelenkmechanik, Hautbedeckung usw.) treten bei anderen, vor allem bei Scharniergelenken auf (siehe einzelne Gelenke).

Trotzdem hat sich die Totalendoprothese des *Kniegelenkes* gut eingeführt. Allerdings sind die «Rückzugsmöglichkeiten» bei Mißerfolg (Infektion) hier wesentlich schlechter.

Am Sprunggelenk und am Fuß haben sich Endoprothesen nicht bewährt. An der oberen Extremität jedoch, wo Beweglichkeit wichtiger ist als Stabilität, und wo die Beanspruchung weniger groß ist, werden, vor allem bei *Polyarthritis,* Finger-, Schulter-, auch Ellbogen- und gelegentlich Handgelenksendoprothesen eingesetzt. Die Resultate scheinen mit der Erfahrung besser zu werden.

In der *Prothesenentwicklung* geht der Trend allgemein zu kleinen, weniger voluminösen Prothesen, die weniger Knochenresektion verlangen und damit bessere Rückzugsmöglichkeiten offen lassen, und zu weniger starren Verbindungen, die dem Gelenk selbst etwas mehr Spiel lassen, womit die Verankerung entlastet wird (vgl. Knieendoprothesen auf S. 825ff.).

Obwohl auf dem technischen Gebiet pausenlos Fortschritte gemeldet werden, ist es sehr schwierig, diese zu beurteilen. Von einer guten Hüftendoprothese kann und muß man heute eine Lebensdauer von *über* 10 Jahren, etwa 15 Jahre, verlangen. Neue Entwicklungen sollten *besser* sein. Das bedeutet, daß eine *neue Prothese länger* als 15 Jahre funktionieren sollte, doch das wissen wir erst am Ende dieser 15 Jahre. Es liegt hier ein eigentlicher «Beweisnotstand» vor. So lange will der Fortschritt natürlich nicht warten.

Für die Praxis bedeutet dies, daß es kaum sinnreich ist, wenn viele einzelne Chirurgen, jeder für sich, oder einzelne kleinere Krankenhäuser mit neuen Modellen an wenigen Patienten ungefähr die gleichen Versuche und Erfahrungen machen. Diese Erfahrung zusammenzutragen und auszuwerten kann nur Aufgabe von größeren Zentren sein, welche auch über die nötigen Patientenzahlen für eine *relevante Statistik, die Infrastruktur* für die Entwicklung verfügen, aber auch die *Möglichkeiten* und den *Willen* haben, alle ihre Fälle *regelmäßig nachzukontrollieren.* Wer operiert ohne diese Voraussetzungen zu erfüllen, bleibt mit Vorteil beim Bewährten, bis genügend Erfahrung mit den neuen Modellen vorliegt, damit er sich nicht dem Vorwurf aussetzt, die Patienten als «Versuchskaninchen» zu behandeln.

Ein nachahmenswertes Beispiel dafür ist die Entwicklung der Hüftendoprothese in Wrightington durch CHARNLEY, der seine Prothese erst nach mehreren Jahren, als sie ihre Bewährungsprobe bestanden hatte, zum Verkauf freigab. Ein Gegenbeispiel ist das «Resurfacing», die «Doppelcupprothese» für die Hüfte, welche bereits kurz nach ihrer Erfindung weltweit in großer Zahl eingesetzt wurde. Sie war ein Mißerfolg. Schon nach wenigen Jahren mußten die meisten Prothesen wieder entfernt und gegen ältere

Operative Therapie

Modelle ausgewechselt werden. Dies hätte den Patienten vielleicht erspart bleiben können, wenn nur ein oder zwei größere Zentren die Studie durchgeführt hätten.

Zweit- und Mehrfachoperationen

Prothesenrevisionsoperationen gehören heute zum Routineprogramm jeder orthopädischen Klinik. Es sind ausgesprochen aufwendige, oft große und nicht selten schwierige Eingriffe (Entfernen der Prothese aus derbem, zähem Narbengewebe, oft ausgedehnte Knochendefekte, Osteoporose usw.). Dabei handelt es sich fast immer um *alte* oder *sehr alte* Patienten.

Prothesenlockerungen sind häufig. Nicht immer machen sie Beschwerden, und nicht selten sind es Zufallsbefunde auf dem Röntgenbild. Für viele ältere Patienten ist der Zustand durchaus *erträglich*. Ihnen wird man nach Möglichkeit einen zweiten Eingriff *ersparen*. Ein *Prothesenwechsel* ist ein wesentlich *größerer* und schwerer Eingriff als eine Erstoperation. Näheres siehe S. 253 und S. 766.

Resektions- und Interpositionsarthroplastik

Definition: Resektion eines zerstörten Gelenkes, ohne oder mit nachfolgender Interposition von Weichteilen aus der Umgebung (Kapsel, Faszie).

Seit der Einführung der Endoprothesen sind solche Gelenkplastiken kaum mehr gefragt. Sie sind jedoch besser als ihr Ruf, und in manchen Fällen sind sie die beste oder die einzige Möglichkeit, so z.B. wenn gelockerte Endoprothesen wegen Infekt oder Knochenschwund entfernt werden müssen, aber auch gelegentlich primär. Bei *kleinen* Gelenken (Zehen) stehen sie immer noch an erster Stelle.

Anstelle des früheren Gelenkes bildet sich eine dicke derbe Narbe, die mit der Zeit eine gewisse Stabilität und Belastbarkeit ergibt und auch eine beschränkte Beweglichkeit, meist ohne oder mit geringen Schmerzen.

Bedeutung haben solche Plastiken vor allem an der *Hüfte* (Girdlestone, siehe S. 772), am *Ellbogen,* an der *Hand* und als Methode der Wahl an den *Zehengelenken* (siehe S. 897).

Osteosynthese

Definition: Temporärer mechanischer Knochenverbund mittels Schrauben, Platten, Drähten oder Nägeln zum Zweck der unverschieblichen Fixation von Knochenfragmenten, vor allem nach *Frakturen,* aber auch nach *Osteotomien* und *Arthrodesen.*

Es ist festzuhalten, daß eine Osteosynthese die knöcherne *Heilung weder ersetzt noch beschleunigt.* In jedem Fall muß auf die Dauer die körpereigene *Knochenheilung* für den *dauernden, stabilen* und *belastbaren* Knochenverbund sorgen, mit und auch ohne Osteosynthese (siehe «Frakturheilung», S. 64f. und S. 70f.).

Wozu Osteosynthesen?

Die *Indikation* ergibt sich aus dem *Abwägen* verschiedener unbestrittener *Vorteile* in bestimmten Fällen gegen die *Gefahren* jeder offenen Knochenoperation. Kaum eine Indikation in der Chirurgie des Bewegungsapparates ist so umstritten wie jene zur Osteosynthese. In den meisten Fällen ist sie relativ, selten zwingend:

1. *Gelenkbrüche:* Die *genaue* Reposition der Fragmente zur *anatomischen Wiederherstellung* der Gelenkflächen ist in der Regel nur mit *offener Reposition* und Osteosynthese möglich (S. 474). (Bei Kindern auch die anatomische Wiederherstellung gebrochener *Epiphysenfugen:* S. 504).

2. *Pseudarthrosen:* Viele Pseudarthrosen heilen unter konservativer Behandlung nicht mehr. Die stabile Kompressionsosteosynthese ist die *Operation der Wahl* (siehe S. 516).

3. *Sofortige Mobilisation:* Um die *Komplikationen* der konservativen Frakturheilung, d.h. vor allem der Immobilisierung, zu *vermeiden:*
- allgemein: Thrombose, Embolie, Pneumonie, Dekubitus usw.
- lokal: die sog. «Frakturkrankheit»: Versteifung, Dystrophie, Zirkulationsstörung, Ödeme, Druckstellen usw. (siehe Kapitel «Frakturbehandlung», S. 481).

Diese Komplikationen kommen nur bei *Erwachsenen,* praktisch *nie bei Kindern,* vor. Deshalb gilt diese Indikation zur Osteosynthese auch nur für Erwachsene, nicht für Kinder (siehe «Frakturen bei Kindern», S. 508).

4. Ein weites Feld *relativer* Indikationen sind Frakturen und Osteotomien, welche konservativ *schlecht zu halten* sind (vor allem im Hüft- und Oberschenkelbereich). Am meisten umstritten ist wohl die Osteosynthese am Tibiaschaft.

5. Die Möglichkeit der *raschen Mobilisation* hat viele praktische (nicht unbedingt vitale) Vorteile: Einfachere Nachbehandlung, größeren Komfort für Patient und Arzt, kürzere Hospitalisationsdauer, raschere Erlangung einer gewissen *Unabhängigkeit,* und in manchen Fällen frühere *Arbeitsfähigkeit.* All dies sind wesentliche, wenn auch mehrheitlich nicht rein medizinische Gesichtspunkte. Die Indikation ist nicht zwingend und deshalb anfechtbar.

6. Osteosynthesen bei *orthopädischen Operationen* wie Osteotomien und Arthrodesen haben ihren festen Platz in der orthopädischen Chirurgie. Es ist sinnvoll und zweckmäßig, im Anschluß an solche Operationen die Knochenfragmente in der *gewünschten richtigen Stellung* zu fixieren. Meist ist rasche Mobilisation und Belastung möglich.

Operative
Therapie

Stabilität und Belastbarkeit

Stabile Osteosynthesen können mit Schrauben und Platten und unter bestimmten Umständen mit Drähten (Zuggurtung) erreicht werden: Unverrückbare Stellung der Fragmente gegeneinander, keine Bewegung im Frakturspalt. Grundsätzlich sollten bei Erwachsenen nur *stabile* Osteosynthesen gemacht werden. Nur unter stabilen Bedingungen kann die Frakturheilung ungestört erfolgen (siehe S. 70). Instabiles Flickwerk stört die Frakturheilung und schadet mehr als es nützt. Die Implantate dürfen *nicht* auf Biegung beansprucht werden, vielmehr soll der *Knochen selbst* den Druck und im *Verbund* mit ihm das Implantat den Zug aufnehmen, damit keine Ermüdungsbrüche entstehen (siehe S. 62). Stabile Osteosynthesen setzen viel Kenntnisse, Erfahrung und Geschick voraus. Die Prinzipien der Mechanik und des Handwerkes müssen genau beachtet und für jeden Einzelfall individuell appliziert werden. Die Erforschung und Verbreitung dieser Prinzipien hat sich z. B. die *Schweizerische Arbeitsgemeinschaft für Osteosynthese* zum Ziel gesetzt.

Belastbare Osteosynthesen. Stabile Osteosynthesen mit Schrauben und Platten sind in der Regel *nur teilweise belastbar.* Die Belastbarkeit kann der Operateur am Schluß der Operation einigermaßen abschätzen (siehe auch S. 54 und S. 72). Voll belastbare Osteosynthesen, d. h. solche, mit denen der Patient ohne Stöcke herumgehen kann, können eigentlich nur mit *Marknägeln* erzielt werden (dies sind allerdings nicht ganz starre Osteosynthesen).

Mit dem *Verriegelungsnagel* (siehe S. 489) wurde die Indikation zur Marknagelung bedeutend erweitert.

Osteosynthesen sollten mindestens die *Mobilisation der Gelenke ohne Belastung* erlauben (Übungsstabilität). Volle Belastung ist jedoch selten möglich. In der Regel ist eine Teilentlastung mittels Stöcken, seltener Schienen oder Gipsen notwendig.

«*Adaptationsosteosynthesen*» z. B. einfache Drahtschlingen («Cerclagen»), halten die Fragmente lediglich einigermaßen zusammen ohne ihre Bewegungen gegeneinander zu verhindern. Solche Osteosynthesen sind bei *Kindern* in Form der Spickdrahtfixation die Technik der Wahl, z. B. bei Epiphysenbrüchen (siehe S. 505). Bei *Erwachsenen* sind sie jedoch in der Regel *ungenügend* und stören die Bruchheilung. Sie schaden mehr als sie nützen (Infekt, Pseudarthrosen). Mißglückte Versuche, stabile Osteosynthesen zu erzielen, gehören zu den Hauptursachen von iatrogenen Schäden in der Frakturbehandlung und haben die Osteosynthese in Mißkredit gebracht.

Die *Gefahren der Osteosynthese* sind vor allem:

- *Infektion* (Osteitis)
- *Hautdefekt* (Nekrose)
- *Zusammenbruch der Osteosynthese*
- Knochennekrosen nach ausgedehnter Deperiostierung
- Verzögerte Heilung, Pseudarthrose
- Refraktur

Deshalb müssen hohe Anforderungen gestellt werden: hochgradige Asepsis, gute Hautverhältnisse, gute mechanische Stabilität.

Die Osteosynthese ist eine *anspruchsvolle* Methode. Andererseits ist sie kaum je unbedingt notwendig. Die Knochen heilen auch ohne Operation zusammen.

Man wird sich also bei einer geschlossenen Fraktur nur zur Osteosynthese entschließen:

1. Wenn eine *klare Indikation* vorliegt und
2. wenn die *personellen und materialen Voraussetzungen* dafür gegeben sind. Die entsprechenden Erkenntnisse sind in einer umfangreichen Literatur niedergelegt. Die notwendige Erfahrung und das erforderliche Können sind groß und nur in praktischer Arbeit zu erwerben.

Die Grenzen der Osteosynthese

sind in den letzten Jahren deutlicher geworden. Relativ spät wurde die *Bedeutung der Gefäßversorgung des Knochens* erkannt.

Daß es schwierig ist, *Mehrfragmentefrakturen* und *Trümmerbrüche* anatomisch genau zu reponieren, kann zwar eine Herausforderung bedeuten, doch ist mit der säuberlichen Darstellung und Verschraubung der Fragmente eine erhebliche *Gewebeschädigung* verbunden (siehe S. 72), so daß im Endeffekt der Schaden größer ist als der Nutzen. Deshalb werden Wege gesucht zu mehr «biologischen» Osteosynthesen (siehe S. 487). Im Kapitel «Prinzipien der operativen Frakturbehandlung», S. 484f. wird ausführlich darauf eingegangen.

In diesem Rahmen hat auch die *äußere Fixation* wieder größere Bedeutung erlangt (siehe S. 492ff.).

- Grenzen hat die Osteosynthese auch bei der *Osteoporose*. Bei jüngeren Menschen lassen sich Osteosynthesen nach Schreinermanier machen, weil ihre Knochen bestem hartem Holz vergleichbar sind. Im Alter werden sie dünn und brüchig, so daß eine Stabilisierung von Frakturen oft kaum mehr möglich ist: Schrauben drehen durch, Zuggurtungsdrähte und Nägel reißen aus, Spickdrähte wandern und Platten lockern sich.

Arthroskopische Operationen

In den letzten Jahren hat das arthroskopische *Operieren* dank der Miniaturisierung der Instrumente und der Verbesserung der Optik größere Bedeutung erlangt. Die Methode ist wenig traumatisierend. Sie hat den Vorteil, daß die Patienten sofort mobilisiert werden können.

Hauptanwendungsgebiet sind die *Binnenläsionen des Kniegelenkes.* Die arthroskopische Operationsmethode ist deshalb dort beschrieben: S. 791 ff. Auch *am Schultergelenk* hat sie gute Indikationen.

Die *Technik* der Arthroskopie ist völlig verschieden von den Operationen am Knochen. Eine Subspezialisierung ist auch hier vorprogrammiert.

Knochentransplantation

(zum Knochenersatz)

- *Kortikalis,* mit vorwiegend *mechanischer* Funktion
- *Spongiosa,* mit hauptsächlich *biologischer* Wirkung.

Freie Knochentransplantate werden mit der Zeit *umgebaut* und durch körpereigenen Knochen *ersetzt* (vgl. S. 46 f.).

Das ideale Transplantat ist *autologe Spongiosa.* Diese heilt problemlos ein und wird rasch umgewandelt. Dies ist vor allem bei ungünstigem Spanbett wichtig. Autologe Spongiosa wird deshalb *bei Knocheninfekten* und *Tumoren* bevorzugt. Eigenspongiosa wird wenn möglich aus der unmittelbaren Umgebung des Operationsgebietes gewonnen oder aber aus dem Beckenkamm.

Die Technik der Spanentnahme muß genau beachtet werden, um Komplikationen wie Nervenschäden, Frakturen, Wundheilungsstörungen und Narbenschmerzen zu vermeiden.

Kortikalisspäne werden wesentlich langsamer umgebaut. Sie werden nur noch verwendet, wenn das Transplantat eine *mechanische Stützfunktion* erfüllen muß. Die Spanentnahme soll so erfolgen, daß kein Ermüdungsbruch auftritt (Technik siehe S. 51).

Um den Patienten die unangenehme und nicht ganz selten mit Komplikationen belastete Spanentnahme zu ersparen, und weil autologer Knochen ohnehin nur in beschränktem Maß zu gewinnen ist, kann in vielen Fällen *homologer Knochen* verwendet werden, vor allem, wenn die Späne lediglich mechanische Platzhalterfunktion haben und in ein *gut durchblutetes Spanbett* zu liegen kommen.

Die Knochen werden steril gewonnen, z. B. bei Endoprothesenoperationen. Die *Anforderungen an die Knochenbank sind hoch,* insbesondere auch, um eine Infektionsmöglichkeit (HIV) auszuschließen.

Die *biologischen* Aspekte der Knochentransplantation sind im Kapitel «Induzierte Knochenbildung, Knochentransplantation», I A., S. 45 eingehend erörtert.

Indikationen:

- Ersatz von tragfähigem Knochen bei *Defekten,* Tumoren, Frakturen, vor allem Stauchungsfrakturen an Gelenken (siehe dort).
- *Förderung der Frakturheilung,* wo dies notwendig erscheint (verzögerte Heilung, atrophische Pseudarthrosen) (S. 516).
- *Arthrodesen, Spondylodesen* (siehe dort).
- *Knocheninfektionen:* autologe Spongiosa hat sich zur Auffüllung von Defekten nach Ausräumung von infiziertem, nekrotischem Knochen besser bewährt als alle andern Materialien. Das Spanbett muß gut durchblutet sein (siehe bei «Osteitis»: S. 354 ff.).
- Gestielte (vaskularisierte) Späne werden gelegentlich gebildet, vor allem in Form der sog. «Dekortikation» bei Pseudarthrosen (siehe S. 516).

Weitere Knochen- und Gelenkoperationen

- *Resektion:* Tumoren, Exostosen usw.
- *Arthrotomie:* Eröffnung des Gelenkes zur Inspektion und Revision und für weitere Gelenkoperationen.
- *Arthrolyse:* Lösung von Weichteilkontrakturen zur Mobilisierung eines steifen Gelenkes.
- *Synovektomie:* Resektion der (pathologisch veränderten) Synovialmembran (z. B. bei cP und anderen Arthritiden) (siehe S. 417).

- *Arthrorhise:* Konstruktion einer knöchernen Anschlagsperre. Kaum mehr gebraucht.

Bandrekonstruktionen

Naht oder Rekonstruktion gerissener oder insuffizienter Bänder. Die Indikationen stehen heute (1992) keineswegs fest. In den letzten zehn Jahren wurde – als Folge zunehmender schwerer Sportverletzungen – auf diesem Gebiet intensiv gearbeitet. Dabei stellte sich heraus, daß noch viel *mehr Fragen offen sind als beantwortet:*

- Die klinische Bedeutung einer Instabilität ist keineswegs immer eindeutig klar. In vielen Fällen ist die Behinderung sehr gering. Die meisten Bandverletzungen heilen auch *ohne Operation* folgenlos aus (siehe S. 858).
- Die klinische und radiologische *Quantifizierung* einer Bandverletzung, einer Instabilität – als unabdingbare *Voraussetzung für klare Indikationsrichtlinien* – ist außerordentlich *schwierig* (siehe S. 842).
- Wie sich die *mechanischen Eigenschaften* der Bänder in der Heilungsperiode und unter verschiedener Beanspruchung ändern, weiß man noch nicht genau. Die Stabilität eines Gelenkes unmittelbar nach einer Operation oder Verletzung kann sich im Laufe der Zeit *verändern* (S. 58). Das Resultat

ist nicht ohne weiteres voraussehbar, und längerfristige Ergebnisse liegen noch kaum vor.

– Bei einem gut funktionierenden und stabilen Gelenk sind die *Insertionsstellen der Bänder* genau auf die *Geometrie der Gelenkbewegung* abgestimmt (S. 86). Diese Zusammenhänge sind außerordentlich *komplex.* Deshalb gibt eine möglichst genaue Wiederherstellung der normalen anatomischen Verhältnisse am ehesten Gewähr für gute Funktion. Da die meisten der vor einigen Jahren noch empfohlenen Ersatzoperationen (vor allem am Knie) mittels Sehnen- und Muskeltranspositionen darauf zu wenig Rücksicht nehmen, sind sie weitgehend aus dem Repertoire verschwunden.

– *Fremdmaterial* als Bandersatz hat bisher *nicht* zu überzeugenden Resultaten auf längere Sicht geführt. *Autogenes* Sehnenmaterial ist derzeit der beste Ersatz. Dies gilt auch für die «Augmentation», d.h. die Verstärkung geschwächter Bandstrukturen (siehe auch S. 843).

Sehnenoperationen

– *Tenotomie:* Sehnendurchtrennung bei Kontrakturen (z. B. Adduktoren der Hüfte, bei gewissen kongenitalen oder spastischen Kontrakturen).

– *Sehnenverlängerung:* Zur Lösung von Kontrakturen. Differenzierter und besser dosierbar als die einfache Tenotomie (Abb. 18.7).

– *Sehnentransposition:* Verlagerung des Sehnenansatzes, um dem Muskel eine andere Funktion zu geben und damit eine fehlende zu ersetzen. Dabei muß die alte geopfert werden. Die Umstellung der Innervation auf die neue Funktion erfolgt in der Regel erstaunlich rasch und gut. Wird angewandt z. B. bei Fußdeformitäten und bei schlaffen Lähmungen, vor allem an der Hand, evtl. bei Sehnenrupturen (Finger).

– *Muskel-Sehnen-Transplantation:* Vollständige Verpflanzung von Muskel und Sehne als gefäß-nerven-gestieltes Transplantat.

Die Ersatzsehne muß einen *genügend kräftigen*

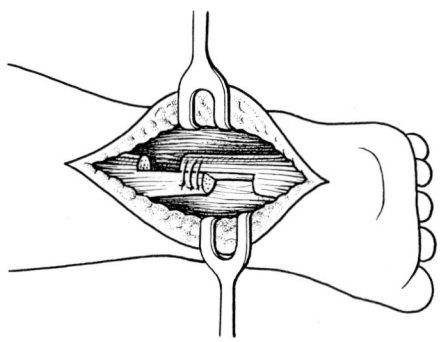

Abb. 18.7: Z-förmige Sehnenverlängerung mit Seit-zu-Seit-Naht. Hier Achillessehnenverlängerung bei einem Säugling mit kongenitalem Klumpfuß.

Muskel haben. Am Bein des Erwachsenen z. B. finden sich solche kaum je (Stützfunktion!), an der Hand eher (Greiffunktion).

– *freies Sehnentransplantat:* zur Überbrückung größerer Defekte, sowie bei Sehnenverletzungen in der Hohlhand, um Nähte dort zu vermeiden, wo die Sehnen in den engen Sehnenscheiden frei gleiten sollen.

– *Tenodese:* Fixation der Sehne eines gelähmten Muskels am Knochen, als Anschlagsperre für das Gelenk. Selten mehr gebraucht, weil meist von ungenügender Wirkung.

Operationen an Nerven

– *Nervennaht:* End zu End, evtl. unter Zwischenschaltung eines freien Transplantates. Mikrochirurgische Technik.

– *Neurolyse:* Herauslösen eines schmerzhaften und beschädigten Nerven aus einer Narbe, Verwachsung oder anderer Einengung (Tunnelsyndrome, S. 403) (evtl. Nervenverlagerung, z. B. N. ulnaris).

– *Neuromversorgung:* Stumpfversorgung eines schmerzhaften Narbenneuroms (siehe S. 402).

– *Nervenresektion:* Zur Schmerzausschaltung.

Plastische Operationen

Bei kongenitalen Deformitäten, Kontrakturen, Hautdefekten, Dekubitalulcera, sind gelegentlich plastische Operationen an der *Haut* notwendig. Die Zusammenarbeit mit einem plastischen Chirurgen ist zweckmäßig.

Mikrochirurgische Technik

Sie hat der *Transplantationschirurgie* neue Wege erschlossen: Indem Gefäße bis hinunter zu einem Durchmesser von etwa 1 mm anastomosiert und End zu End vernäht werden können, ist es möglich geworden, größere zusammenhängende Gewebekomplexe als Ganzes zu transplantieren und dank wiederhergestellter Blutzirkulation am Leben zu erhalten: Knochen (z. B. den Fibulaschaft), große Weichteillappen mit Haut, Unterhaut und Muskel.

Profitiert haben davon die *Tumorchirurgie* und die *Unfallchirurgie* für den *Ersatz* oder die *Deckung großer Defekte.*

Material für Implantate

In der Orthopädie wird Fremdmaterial hauptsächlich für zwei Gruppen von Implantaten gebraucht:

1. *Temporäre Implantate,* vor allem zur Fixation von Knochenfragmenten, zur Osteosynthese.

2. *Permanente Implantate,* für Endoprothesen, «künstliche Gelenke».

Operative Therapie

Hier ist eine unübersehbare Wissenschaft entstanden. Die Forschung ist weiter im Fluß.

Implantate müssen selbstverständlich gut *körperverträglich* und chemisch *inert* sein, auch dürfen sie nicht *kanzerogen* sein. Dies ist bei den heute verwendeten Materialien weitgehend *der Fall*. Auch Allergien sind sehr *selten*.

Je nach ihrem Zweck sollen Implantate *bestimmte Eigenschaften* haben:

Festigkeit

Für Fixationen, Osteosynthesen, Endoprothesen haben sich *Metalle* in verschiedenen Formen und Legierungen *bewährt* und *durchgesetzt*. Korrosion ist kaum mehr ein Problem.

Die gewünschten mechanischen Eigenschaften lassen sich metallurgisch recht genau erzeugen. Das Hauptproblem sind *Ermüdungsbrüche* bei Implantaten, die längere Zeit mechanisch beansprucht werden.

Es hat sich gezeigt, daß es *nicht notwendig* ist, grundsätzlich alle Metallimplantate wieder zu entfernen.

Knochenzement (Polymethylmethakrylat) zur Fixation von Endoprothesen hat eine über 30jährige *Bewährungsprobe bestanden*. Das Monomer ist toxisch. Beim Einbringen des Zementes in noch halbflüssigem Zustand kommen Narkosezwischenfälle vor. Größere Zementklumpen können beim Abbinden schädliche Temperaturen erreichen.

Oberflächenbeschaffenheit

1. Für den Gelenkersatz

Gute tribologische Eigenschaften, d.h. *minimale Reibung* ist gefordert. Die Kombination eines harten Materials (Metall, Keramik) mit einer Pfanne aus dem *Kunststoff Polyäthylen* ist auch heute noch die *erste Wahl*. Andere Materialien konnten bisher nicht überzeugen. Möglicherweise hat die *Kombination Metall/Metall* eine Zukunft, wenn die Genauigkeit der Abmessungen noch gesteigert werden kann.

Das ungelöste Problem mit dem weichen Polyäthylen ist der *Abrieb*. Die mikroskopisch kleinen Partikel spielen möglicherweise eine Rolle bei den Osteolysen, die dann zur Auslockerung der Prothesen führt. Nur gegenüber *absolut glatten Oberflächen* ist der Abrieb so gering, daß er erst nach Jahren bemerkbar wird. Als Partner des Polyäthylens ist darum Keramik dem Metall überlegen.

Unmittelbar am Knochen ist das weiche Polyäthylen großem Verschleiß ausgesetzt. Es muß mit Zement oder Metall unterlegt werden.

2. Knochen – Implantatgrenze

Ideal wäre eine stabile Verbindung zwischen Knochen und Implantat. Die üblichen Metallegierungen und das Methylmethakrylat haben zwar engen, formschlüssigen Kontakt mit dem Knochen, was eine gute Verbindung ergibt, aber sie «kleben» nicht aneinander. Der Traum ist die «Biointegration», das Anwachsen des Knochens an das Implantat. Titan scheint in dieser Hinsicht günstige Eigenschaften zu zeigen, ebenso Hydroxyapatit.

Elastizität

Silastik wurde und wird als Ersatz von Fingergelenken verwendet, doch neigt das Knochenlager zu Osteolyse und Granulombildung.

Zugfestigkeit

Als *Ersatz von Bändern und Sehnen* wurden verschiedene Materialien erprobt, u.a. Kohlenstofffasern, in der Hoffnung, daß diese eine Neubildung von kollagenen Fasern induzieren. Die bisherigen Resultate auf längere Sicht sind unbefriedigend.

Resorbierbare Materialien

«Biodegradable» Materialien wären von *größtem Interesse*: als Platzhalter, Fixationsmaterial, Knochen- und Bandersatz usw., doch ist die Forschung auf diesem Gebiet noch nicht sehr weit gediehen.

Klebstoffe für Knochen, Knorpel usw. wären ebenfalls außerordentlich nützlich, doch wurden bisher keine brauchbaren gefunden.

Nachbehandlung

Die Nachbehandlung nach Operationen und Verletzungen (Knochenbrüchen) ist ein wesentlicher Bestandteil der gesamten Behandlung. Sie wird schon vorher im *Behandlungsplan* festgelegt. Entscheidend ist die *Mitarbeit des Patienten*. Diese kann am besten gewonnen werden, wenn der *Arzt selbst* die Patienten schon vorher genau *informiert* und die Nachbehandlung *persönlich* leitet.

Das *Ziel* ist eine möglichst vollständige funktionelle Wiederherstellung.

Wundbehandlung, Verbände

Eine gute und allgemein verwendete Maßnahme zur Vermeidung von Hämatomen ist die postoperative *Saugdrainage*.

Verbände soll der behandelnde Arzt selbst anlegen und auch regelmäßig kontrollieren. Das Pflegepersonal muß genau über die durchgeführte Behandlung orientiert sein. Bei starken *Schmerzen* sollten nicht einfach Schmerzmittel gegeben, sondern zuerst muß der *Verband kontrolliert* werden, ob er *zu eng* ist, denn innerhalb weniger Stunden können Druckstellen an der Haut gefühllos und nekrotisch werden. Auch *Nervendruckschäden* und periphere *Zirkulationsstörungen* müssen *in den ersten Stunden* erkannt und behoben werden. Vergleiche dazu auch den Abschnitt «Kontrolle und Änderung von Gipsen», S. 224.

Größere postoperative *Hämatome* und auch Wundinfekte werden mit Vorteil sofort chirurgisch *ausgeräumt* und drainiert. Die Wundheilungsstörung kann damit auf ein Minimum beschränkt werden.

Lagerung

Ruhigstellung und *Hochlagerung* gehören fast immer zur Nachbehandlung. Vgl. dazu die Abschnitte «Bewegung und Ruhe, ein Gegensatz?»: S. 201 und «Ruhigstellung, Hochlagerung, Fixation»: S. 203. Operierte und verletzte Arme und Beine werden höher gelagert als der übrige Körper, um einer *Ödembildung entgegenzuwirken.*

Besonders wichtig ist die *Lagerung in Funktionsstellung,* weil sonst in kurzer Zeit irreversible Kontrakturen entstehen können. Vgl. dazu S. 445, besonders die Tabelle auf S. 449: «Prophylaxe der Kontrakturen». Zur Lagerung bei Lähmungen siehe S. 402.

Peinlich genau ist darauf zu achten, daß *keine Druckstellen* und daraus *Dekubitalgeschwüre* entstehen an Fersen, Gesäß usw., sowie durch Schienen, Aufhängevorrichtungen usw. Vor allem ältere Patienten, welche längere Zeit im Bett liegen, müssen häufig umgelagert werden. Gummiringe, Schaumstoffpolster, Wasserkissen und ähnliche Behelfe sind oft unentbehrlich (Abb. 17.1, 18.8, 34.21 und Abb. 34.22).

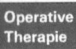

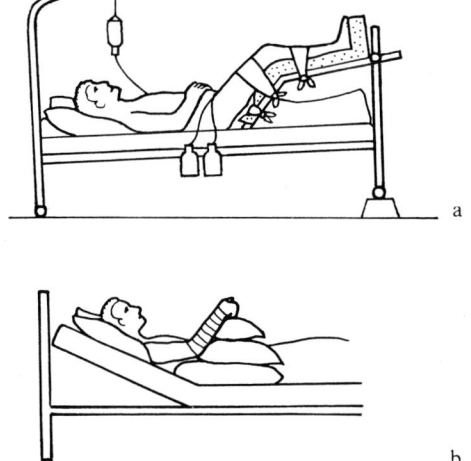

Abb. 18.8:

a Hochlagerung des Beines auf Schiene mit Fußstütze. Hochstellen des unteren Bettendes.

b Hochlagerung von Arm und Hand auf Kissen, auch auf Schienen, oder aufhängen in einem Sack.

Medikamente

In den ersten Tagen wird man selten ohne *Schmerzmittel* auskommen, allerdings erst, wenn lokale Schmerzursachen soweit als möglich behoben sind. Eine schmerzfreie Funktion vermindert die Gefahr von trophischen Störungen (Sudeck) wesentlich.

Meist wird bei bettlägerigen Patienten eine *Thromboseprophylaxe* durchgeführt. Nicht weniger wichtig ist die aktive Bewegungsgymnastik.

Antibiotika sind nach aseptischen orthopädischen Operationen selten indiziert. Eine kurz dauernde perioperative Prophylaxe scheint bei offenen Frakturen und Endoprothesen wirksam zu sein.

Mobilisation

Eine aktive Frühmobilisation ist in jedem Fall anzustreben (siehe S. 201). Sie wird sich nach der Art der Operation bzw. der Stabilität einer Osteosynthese richten (siehe S. 53f. und S. 258).

Auch im Gipsverband, und wenn noch nicht bewegt werden darf, ist *immer ein isometrisches Muskeltraining möglich* (vgl. dazu S. 207).

So früh als möglich sollen die Patienten aufstehen (Abb. 18.9) und herumgehen, wenn nötig mit Stock- und anderen Hilfen («Gehhilfen»: S. 236).

Heilgymnastik und Ergotherapie

Regelmäßige Atmungsgymnastik muß schon vor der Operation geübt werden.

Die Heilgymnastin hat in der Nachbehandlung von orthopädischen Operationen und Frakturen hauptsächlich überwachende und leitende Funktion. Sie arbeitet *am besten mit den Händen auf dem Rücken,* und nur selten wird sie selbst aktiv eingreifen. Die Hauptarbeit leistet der Patient selbst. Zweckmäßig sind Flaschenzüge, Pullingformer, Hanteln und andere Geräte, mit welchen der *Patient selbst* gegen Widerstand arbeiten kann (vgl. Abb. 17.16).

Aktive heilgymnastische Übungen für jedes Gelenk sind im Abschnitt S. 209 aufgeführt (vgl. Abb. 17.10). Für die Gelenkmobilisation, z. B. nach Knieoperationen, ist die maschinelle kontinuierliche Bewegung («continuous passive motion») ein wertvolles Hilfsmittel (siehe S. 208).

Schwierig ist es, mit der Heilgymnastik *das richtige Maß* von Bewegung zu finden, das nötig ist, um eine befriedigende Gelenkbeweglichkeit zu erreichen, *ohne* den *Heilungsverlauf* zu stören (Ödeme, mechanische Entzündung, Nachblutungen), ohne das *Operationsresultat* zunichte zu machen (Zerreißen von Nähten, von Bandplastiken, Bruch von Osteosynthesen oder porotischen Knochen, Luxation oder Lockerung von Endoprothesen usw.) und, nicht zuletzt, ohne dem Patienten *unnötige Schmerzen* zuzufügen.

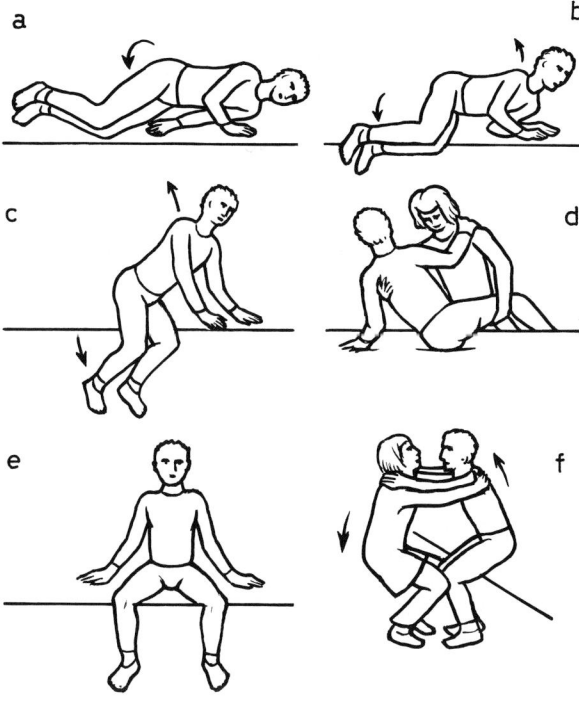

Abb. 18.9: *Aufstehen aus dem Bett.*
Darf ein Gelenk (Hüfte, Knie) nach Unfall oder Operation noch nicht gebeugt werden, muß der Patient «en bloc» aufstehen. Dies gelingt, wenn er nicht zu schwer und zu unbeholfen ist, mit Hilfe *einer* geschickten Pflegeperson.

a Drehen zur Seite.
b Oberkörper aufstützen, Beine über den Bettrand.
c Aufrichten und Aufsitzen, d) mit Hilfe.
e Mit hochgestelltem Bett geht das Aufstehen aus dem Sitzen leichter.
f Aufstehen mit Hilfe. Druck gegen die *Knie* des Patienten, damit sie nicht einknicken.

Vor allem bei *alten Leuten* ist das Ziel der Operation in der Regel die *Schmerzfreiheit* und nicht eine hundertprozentig normale Gelenkbeweglichkeit.

Kinder brauchen ohnehin *keine* postoperative Physiotherapie.

Von größter Wichtigkeit ist das *möglichst frühzeitige Üben der normalen Gebrauchsfunktion* (siehe S. 210): Die Greiffunktion der *Hand* (Ergotherapie, Knetübungen mit Silikonkitt) und *die Gehschule:* S. 210.

Von Fall zu Fall muß verordnet werden, wieviel das Bein belastet werden darf. Wenn immer möglich soll der *Fuß beim Gehen auf dem Boden aufgesetzt* und nicht in der Luft hochgezogen gehalten werden! Meist ist eine Belastung von einigen Kilogramm möglich. Sie kann mit einer einfachen kleinen Personenwaage gemessen und geübt werden. *Das Gehen mit Stockhilfe muß gelernt werden* (Abb. 17.13 und Abb. 17.14).

Bei den ersten Gehversuchen wird das Bein mit elastischen Binden eingebunden, um das fast obligate Ödem zu vermeiden. Gummistützstrümpfe tun denselben Dienst.

Physikalische Applikationen

In den ersten Tagen kommen höchstens kalte Packungen zur Abschwellung in Frage. Nach Wundheilung sind Bewegungsübungen *im warmen Wasser* (Bad) zweckmäßig.

Andere Applikationen kommen gelegentlich später als Hilfsmaßnahmen in Frage.

Ambulante Nachbetreuung

Vor der Spitalentlassung ist abzuklären, ob der Patient genügend selbständig ist, um *nach Hause* gehen zu können (aufstehen, gehen, Treppen steigen, Toilette, sich selbst ankleiden, evtl. Kochen, Haushalt, einkaufen usw.). Kinder werden in der Regel in die Obhut der Mütter entlassen. Auch Männer finden meist genügend Hilfe und gute Pflege zu Hause durch ihre Frauen.

Alleinstehende Patienten brauchen wenigstens eine zeitweise Hilfe zu Hause (Angehörige, Nachbarn, Gemeindehelferin), sonst gehen sie besser zuerst in ein *Erholungsheim* (nicht unbedingt in eine Badekur, dazu ist es meist noch zu früh).

Hausfrauen sollte man nicht zu früh aus dem Spital entlassen, denn meistens können sie sich nicht schonen und müssen sofort wieder anderen helfen statt daß ihnen geholfen wird. Eine *Haushalthilfe* ist ein Minimum, löst aber nicht immer alle Probleme.

Die ärztlichen Nachkontrollen sind zu regeln und wenn möglich wieder dem *Hausarzt* zu überlassen. Dabei muß die *schrittweise Arbeitsaufnahme* gefördert und den individuellen Gegebenheiten angepaßt werden, im Einvernehmen mit Arbeitgeber und Versicherung (siehe auch S. 194 und S. 265 ff.).

Jeder Operateur wird sich über den *Erfolg* seiner Operation *informieren* wollen. Von Bedeutung ist weniger der Befund bei Spitalaustritt als das *Ergebnis auf lange Sicht*. Entsprechende *Nachkontrollen* sind vor allem in der Orthopädie besonders wichtig. *Spätresultate* bilden die *Grundlage* unserer *Indikationsstellung* (siehe auch S. 299 und S. 305).

Operative Therapie

19. Rehabilitation – Eingliederung

Idee und Entwicklung

Die Idee, ihren behinderten Mitmenschen im Überlebenskampf zu helfen, kam den Gesunden verhältnismäßig spät. Das Naturprinzip des «Kampfes ums Überleben» war ihnen geläufiger. Im Altertum, und mancherorts bis heute wurden und werden Krüppel eliminiert, als Kinder ausgesetzt, als Erwachsene ausgegrenzt, wenn möglich ins Ghetto verbannt: Aus den Augen, aus dem Sinn.

Andererseits waren viele Behinderte in Familien und Dorfgemeinschaften bestens integriert, aufgehoben und angenommen. Solches fällt der Industriegesellschaft sichtlich schwerer. Sie möchte Probleme lieber durch Organisation lösen. Der Ruf nach dem *Staat* ertönt.

Organisierte Hilfe gab es bis zur ersten Hälfte dieses Jahrhunderts wenig, und zumeist in Form von Almosen auf karitativer Basis. Zu den ersten, die sich dieser Krüppel annahmen, gehörten *Orthopäden,* die nicht nur die Korrektur der Deformitäten, sondern auch die Schulung und Eingliederung der Kinder unternahmen (siehe S. 22).

Der Ruf nach dem Staat kam aber auch von einer anderen Seite. Die Heere von Verletzten, die in zwei Weltkriegen als Helden für ihre jeweiligen Vaterländer gekämpft hatten und als Invalide zurückkamen, förderten den Gedanken, der Staat könnte für diese Kriegsversehrten verantwortlich sein und wenigstens die Folgekosten zu zahlen haben. Damit ging auch die «Krüppelfürsorge» von privaten immer mehr auf *staatliche Institutionen* über.

So kamen die Behinderten zwar von Almosen weg, gerieten jedoch in den Einflußbereich von Politik (Gesetzgebung) und Verwaltung (Versicherung). Diesen anonymen Mächten stehen Patienten wie Ärzte ziemlich hilflos gegenüber. Auch war mit der Namensänderung zu «Körperbehinderten-Fürsorge» die Diskriminierung in der Gesellschaft nicht aufgehoben.

Die *private Wirtschaft* überläßt dem *Sozialstaat* die Fürsorgepflicht, hat aber aus marktwirtschaftlicher Rechnung recht große Mühe, Behinderte in diese *Marktwirtschaft einzugliedern.* Genau dies aber wäre das *Ziel der Rehabilitation,* wie der Begriff heute international heißt.

In diesem *Spannungsfeld,* zwischen privater Marktwirtschaft und Sozialstaat, spielt sich der *Kampf* des Behinderten um seine *vollständige Eingliederung* in die Gesellschaft ab. Der Anspruch ist hoch:

Rehabilitation bedeutet für den Behinderten:

1. Maximale Nutzung seiner *Fähigkeiten,* Chancengleichheit im Erwerbsleben, am Arbeitsplatz, aber auch
2. Recht auf ein *normales privates Leben,* also auf eigene Wohnung, unbeschränkte Mobilität, vollwertige Freizeitgestaltung usw., und schließlich
3. *vollständige gesellschaftliche* Integration.

Daß diese Gesellschaft alle diese Forderungen mit Begeisterung, Großzügigkeit und persönlichem Einsatz erfüllen würde, war kaum zu erwarten. Die praktischen Erfahrungen in der Rehabilitation zeigen, daß Invalide, die einen *ausdauernden Willen* und *besondere Fähigkeiten* für eine Eingliederung mitbringen, auch die *besten Chancen* dafür haben. Hier kann Rehabilitation mit Hilfe zur Selbsthilfe Erfolge erzielen. Behinderte *ohne* ein überdurchschnittliches Maß an Willen und Fähigkeiten überwinden das Handicap nur sehr schwer. Zu diesen gehören in erster Linie geistig Behinderte, Ungelernte, Anderssprachige und Alte, aber auch viele Patienten mit schwereren körperlichen Behinderungen, mit Schmerzen, und nicht zuletzt wenig motivierte Renten- und Unterstützungsempfänger. Ein großer Teil davon sind orthopädische Patienten.

Daß nicht bei allen eine vollständige Rehabilitation möglich ist, darf *kein Grund zur Resignation* sein: *Auch jede teilweise Wiedereingliederung ist ein wichtiger Erfolg. Hier liegt*

Die Aufgabe des behandelnden Arztes

Er kann die Rehabilitation zwar nicht allein durchführen, aber er muß sie im richtigen Zeitpunkt *veranlassen* und auch *begleiten. Nur er weiß,* was getan werden muß, warum, wie und wann. Die Rehabilitation selbst ist *Aufgabe eines Rehabilitationsteams von Spezialisten* aus dem Medizinalbereich sowie aus paramedizinischen Berufen. Dieses Team wird nicht von sich aus aktiv, sondern *erst auf Anregung* bzw. *auf Anweisung des behandelnden Arztes.* Welche Maßnahmen dieses Team ergreifen soll, hängt von *medizinischen Gegebenheiten* ab wie: Heilungsverlauf, Therapie, Dauer der Behandlung, Belastungsfähigkeit, Arbeitsfähigkeit für bestimmte Tätigkeiten (sitzend, stehend, stundenweise), Prognose, Restinvalidität. Die nichtärztlichen Mitglieder des Rehabilitationsteams sind auf diese *Angaben des Arztes* angewiesen, damit sie in Aktion treten können.

Diese Angaben kann *jeder* Arzt machen, er braucht dazu nicht Rehabilitationsspezialist zu sein: Kennen muß er lediglich *die Möglichkeiten der Rehabilitation* und die *Adressen* bzw. die *Telefonnummern* der verschiedenen Personen und Institutionen, welche in der Rehabilitation mitwirken können und sollen.

Das sind allerdings *ziemlich viele,* denn die Eingliederung bezieht sich auf *alle Lebensbereiche* des Behinderten. Von der medizinischen Behandlung bis zur vollwertigen Berufsarbeit und damit zur wirtschaftlichen Unabhängigkeit, vom Spitalbett zur eigenen Wohnung und zum eigenen Fahrzeug, womit erst die gesellschaftliche Unabhängigkeit erreicht ist, führt ein weiter Weg, der auch *lange Zeit* – oft Jahre – braucht.

Hier liegen auch *die Schwierigkeiten* jeder Rehabilitation: *Koordination* der beteiligten Stellen und *Kontinuität.* Beides *kann nur der behandelnde Arzt* gewährleisten. Nur er kann den richtigen Zeitplan aufstellen und kontrollieren.

Das Rehabilitationsteam

Auf dem Weg von der medizinischen Behandlung bis zur vollen Integration benötigt der Patient eine Reihe von verschiedenen Therapien, Hilfen und Unterstützungen, welche *zeitlich* und *räumlich* in der richtigen Abfolge *koordiniert* werden müssen (Abb. 19.1).

Daraus ergibt sich die *Zusammensetzung des Rehabilitationsteams.*

Dazu gehören, ungefähr in der Reihenfolge ihres Auftritts:

- der behandelnde Arzt
- medizinische Spezialisten (Ärzte)
- Pflegedienst
- Physiotherapie
- orthopädietechnische Versorgung
- Ergotherapie (Beschäftigungstherapie)
- Sozialdienst
- Berufsberatung (Berufsfindung, berufliche Evaluation)
- Schulung bzw. Umschulung
- Arbeitserprobung, evtl. Arbeitstherapie
- Stellensuche/Berufsarbeit evtl. geschützte Arbeit (Werkstätten)
- Wohnung mit behindertengerechter Einrichtung (architektonische Gesichtspunkte)
- Beförderungsmittel (Kleinwagen, Auto)

Diese (unvollständige) Liste macht sofort klar, daß eine solche Reihenfolge nicht starr sein kann, und daß kein Nacheinander sondern nur ein *Nebeneinander* sinnvoll ist, ein *Ineinandergreifen* der einzel-

nen Maßnahmen, sonst geht viel zu viel Zeit und damit auch die *Motivation* verloren.

Gleichzeitig und als *Voraussetzung* für alle diese Maßnahmen muß die

Finanzierung

geregelt werden. Häufig sind, je nach Gesetzeslage, *mehrere* Kostenträger für einzelne Teilaspekte des Rehabilitationsprogrammes zuständig, was das Problem nicht erleichtert. Gelöst werden muß es trotzdem. Auch hier hat *der Arzt* wieder eine Schlüsselposition, indem er Krankheits- und Unfallfolgen trennen, Behandlungskosten zuweisen, Erwerbsausfallanteile feststellen und allfällige Rentensätze abschätzen muß. Auch dies kann er, und nur er, aufgrund seiner Ausbildung, wobei es genügt, wenn er die *wichtigsten* Gesetzesbestimmungen kennt, sowie die Adressen bzw. Telefonnummern der für Detailfragen zuständigen Stellen:

Sozialdienst, Versicherungen, Ämter, Rechtsdienst usw.

Als Koordinations- und Anlaufstelle für alle Beteiligten bietet sich der *Sozialdienst* an.

Medizinische Behandlung

steht in den meisten Fällen am Anfang einer Rehabilitation. Sie schließt je nach Situation pflegerische, konservative, operative, physiotherapeutische Maßnahmen ein. In schweren Fällen wird *Spitalbehandlung* während längerer Zeit notwendig sein. Bei Mehrfachgeschädigten müssen oft *Spezialisten* zugezogen und koordiniert werden.

Da die Probleme nicht nur medizinischer Art sind, sondern die Zukunft des Patienten gesamthaft in Frage steht, und oft seine Familie auch unmittelbar betroffen ist, was häufig schwierige Probleme aufwirft, ist eine gute *psychologische Führung* während der ganzen langen Dauer der Rehabilitation besonders wichtig. Ob es zweckmäßig und nötig ist, Fachleute, d. h. *Psychologen* und *Psychiater* zuzuziehen, wird der behandelnde Arzt entscheiden müssen. Die Mitarbeit des *Sozialdienstes* ist in jedem Fall von großem Nutzen und meist auch unentbehrlich.

Orthopädietechnische Versorgung

mit Orthesen, Prothesen usw. Sie sollte *so früh als möglich* an die Hand genommen werden. Orthopädische Kliniken und Rehabilitationskrankenhäuser haben meist *eigene Werkstätten,* was das Anpassen, Kontrollieren und Abändern erleichtert.

Die Möglichkeiten der *technischen Orthopädie* sind auf S. 225 ff. aufgezeigt.

Andere orthopädietechnische Hilfsmittel

Um ihre Funktionsausfälle einigermaßen auszugleichen, sind viele Körperbehinderte auf solche Hilfsmittel angewiesen. Vom einfachen Strumpfanzieher

Rehabili-
tation

über den Rollstuhl zu komplexen elektronischen Einrichtungen steht heute ein riesiges Arsenal für die Rehabilitation zur Verfügung. Es ist dem Nichtspezialisten unmöglich, alle Angebote zu kennen. Aber es ist hilfreich, wenn der Arzt wenigstens eine Ahnung hat, welche technischen Möglichkeiten grundsätzlich bestehen, um bestimmte Behinderungen zu überwinden oder wenigstens zu mildern. Im *konkreten Fall* kann man sich am geeigneten Ort, an Rehabilitationsstellen, aber auch in Fachgeschäften und Katalogen orientieren. Eine ausgezeichnete Darstellung findet sich im Handbuch für Orthopädie («Orthopädie in Praxis und Klinik», Bd. II., siehe Literatur), eine Liste am Schluß dieses Kapitels (S. 269).

Es ist zweckmäßig, auch diese Hilfsmittel *früh einzusetzen.* Wichtig ist es, *daran zu denken.* Die Behinderung ist ja meist offensichtlich, für den Betroffenen ohnehin. Es genügt, ihn zu fragen (siehe S. 116 ff. und S. 193 ff. Er empfindet sie schmerzlich und ist froh um die kleinste Hilfe. Eine kleine Zusammenstellung von einfachen Selbsthilfen findet sich auch auf S. 237.

Besonderheiten zur Versorgung und Rehabilitation der *einzelnen Behinderungen* finden sich in den entsprechenden Kapiteln:

- *Lähmungen, Muskelkrankheiten:* siehe Poliomyelitis, schlaffe Lähmungen (S. 387)
- *Cerebrale Behinderungen* mit *spastischen Lähmungen:* siehe cerebrale Kinderlähmung – spastische Lähmungen, S. 398
- *Querschnittslähmungen, Tetraplegie:* siehe Paraplegie, spastische Lähmungen mit Sensibilitätsstörungen, S. 407
- *Hemiplegie* siehe S. 409
- *Amputationen der unteren Extremitäten:* siehe Amputationen und Prothesenversorgung, S. 913
- *Gehbehinderte:* siehe Gehschule S. 210, das Üben der Gebrauchsfunktion S. 210, Gehhilfen S. 236, Selbsthilfen für Behinderte S. 237, Amputationen der unteren Extremitäten S. 915
- *Gehunfähige* benötigen Transportmittel wie Lifte, Rollstühle, Fahrzeuge, also *technische Hilfsmittel:* siehe S. 269f.
- Im Gebrauch von *Händen und Armen Behinderte:* Selbsthilfen für Behinderte S. 237, progressiv chronische Polyarthritis S. 417
- *Hand* S. 554 ff., «Gefühllose Finger»: S. 559, «Die verstümmelte Hand»: S. 560 und S. 563: «Handlähmungen».
- *Amputationen* und *Prothesen* an den *oberen Extremitäten:* S. 916 und S. 322.
- *Extremitätenfehlbildungen:* S. 321
- *Schwerste Lähmungen, Tetraplegie:* siehe S. 408; siehe auch *technisch/orthopädische Hilfsmittel* S. 269 und Abb. 19.3.

Rehabilitation

Von der Bewegungstherapie zur sinnvollen Arbeit

Von den Bewegungen, die in der Physiotherapie geübt werden, führt ein langer Weg zu den sinvollen Bewegungen in der Berufsarbeit, die ein Einkommen sichern kann.

Die einzelnen Stufen der Rehabilitation sind:
- Physiotherapie
- Beschäftigungstherapie (Ergotherapie)
- Arbeitstherapie
- Berufslehre
- berufliche Arbeit.

Die Physiotherapie

ist eine medizinische Behandlung. Ihr Augenmerk richtet sie ausschließlich auf die erkrankten Gelenke und Muskeln. Auch die Patienten sollen sich auf die Bewegungen um ihrer selbst willen konzentrieren. Daß dies manchen von ihnen mit der Zeit langweilig wird, ist wohl einfühlbar.

In der Absicht, ihre Motivation dauerhafter zu erhalten, wurde die

Beschäftigungstherapie (Ergotherapie, occupational therapy)

erfunden:

Die Patienten sollen etwas tun, was sie als *sinnvoll* empfinden können und was ihnen *Freude* macht. *Handarbeiten* bieten sich dazu an, aus welchen bei kreativer Tätigkeit auch ein Erzeugnis entsteht, das Befriedigung gibt: Weben, Flechten, Knüpfen, Papierarbeiten, Buchbinden, Modellieren, Töpfern, Leder- und Holzarbeiten, Stoffdruck, Metalltreiben usw. Die *Ergotherapie* benützt leicht zu bearbeitende Materialien: Bast, Rohr, Textilien, Ton, Holz, Kunststoff usw. Durch ergonomisch richtige Auswahl und Anordnung der Arbeiten und Arbeitsplätze kann man genau die gleichen Muskel- und Gelenkübungen ausführen lassen, wie in der Physiotherapie.

Die positive Wirkung auf die Psyche des Patienten, der Gewinn an Motivation und Ausdauer sind beträchtlich. Überdies kann er brauchbare Handfertigkeiten und Geschicklichkeiten erlernen. Dies ist besonders auch bei Lähmungen, Fehlbildungen und Verletzungen von Händen und Armen wertvoll. Aber auch Spiele machen Spaß und fördern Fingerfertigkeit und zielstrebiges Denken.

Die *Ergotherapie* umfaßt daneben:

- Funktionelles Training: Das Wiedererlangen bzw. Erhalten der normalen Funktionen, sowie das Erlernen von *Ersatzstrategien* im *Selbsthilfe-* und *Haushalttraining* (Körperpflege, Essen, Fortbewegung), aber auch in Schule und Beruf durch Konfrontation mit dem Alltag.

- Erproben und Anpassen von *Hilfsmitteln* (z. B. Rollstuhl, Werkzeuge, Eß- und Badehilfen)
- Herstellen von Lagerungs- und Übungshandschienen

- *Heim- und Arbeitsplatzabklärung*
- Therapieprogramme nach Entlassung aus dem Spital, oder um eine Hospitalisation zu umgehen.
- Beratung, Unterstützung und praktische Anleitung von Angehörigen.

Kurz gesagt, sie ist am oft vernachlässigten Übergang zwischen Spital und Wohnung angesiedelt und überbrückt den Graben zwischen stationärer und ambulanter Behandlung, eine große Hilfe für die Patienten, aber auch für den behandelnden Arzt.

Beschäftigung ist nicht gleichzusetzen mit Arbeit. Die Erzeugnisse der Flechterei, Weberei, Töpferei usw. werden als hübsche Nebenerscheinungen angesehen, *nicht* jedoch als Arbeitsprodukte für den Verkauf und zum Broterwerb.

Erst dies aber würde echte Eingliederung bedeuten, und die meisten Patienten, die Gesellschaft und die Kostenträger sehen es denn auch so. Hier hätte die

Arbeitstherapie

einzuspringen: Erst wenn die vom Behinderten geleistete Arbeit einen *wirtschaftlichen Wert* hat, benötigt wird und sich *verkaufen* läßt, ist die wirtschaftliche Eingliederung geglückt. Dies ist nicht nur die vorherrschende Ansicht der freien Marktwirtschaft, sondern auch der Betroffenen selbst.

Vorbildliches richteten Autofabriken in England und Schweden ein: Statt ihre Arbeiter nach Unfällen oder Krankheiten vom Werkarzt arbeitsunfähig schreiben zu lassen, bis sie wieder voll einsatzfähig waren, ermöglichten sie ihnen, im *Produktionsbetrieb,* und zwar in werkeigenen Rehabilitationsabteilungen, sofort wieder *eine Arbeit aufzunehmen, die ihrem Heilungsstadium bzw. ihrer Behinderung genau entsprach,* und die gleichzeitig als *Therapie* diente. Zu diesem Zweck waren einige Maschinen speziell umgebaut worden, damit bestimmte Bewegungen gefördert und andere vermieden werden konnten, ähnlich wie bei den kinetischen Physiotherapieapparaten.

Die Führung der Abteilung oblag dem *Werkmeister;* der Einsatz an den Maschinen wurde vom *Werkarzt* nach medizinischem Gesichtspunkt organisiert. Als entscheidend wichtig für den Erfolg stellte sich heraus, daß die auf diese Weise hergestellten Bestandteile auch tatsächlich in die Autos eingebaut und nicht wieder eingeschmolzen wurden. Dies gab den Patienten die Gewißheit und Befriedigung, daß ihre Arbeit für die Produktion notwendig war und sie somit *ihren Lohn auch redlich verdient* hat-

ten. Der Schritt von der reinen Beschäftigung zu diesem Konzept war enorm, der Erfolg entsprechend groß, und nach Angaben von Firma und Versicherung, welche zusammenarbeiteten, auch betriebswirtschaftlich positiv.

Solche Wiedereingliederung entspricht einem *Ideal.* Tatsächlich ist sie nur an wenigen Orten realisiert und auch nicht überall realisierbar. Daß aber zwischen Behandlung und Beschäftigung einerseits und Berufs- und Erwerbsarbeit andererseits ein Graben klafft, den Behinderte nur schwer, wenn überhaupt, überspringen können, und daß Brücken immer noch weitgehend fehlen, ist eine unbestreitbare Tatsache. Stellensuche ist für Behinderte, ebenso wie Stellenvermittlung für Sozialarbeiter, eine frustrierende Angelegenheit.

Der Einzelne kann an diesen Verhältnissen kaum viel ändern. Die Gesellschaft, der freien Maktwirtschaft verpflichtet, hat andere Sorgen und überläßt ihre nicht konkurrenzfähigen Mitglieder lieber dem Sozialstaat. Die Verwaltung ihrerseits ist mit einer echten Eingliederung oft überfordert und hat die Tendenz, auf die einfachere Berentung auszuweichen.

Es ist eine *Pflicht der Ärzte,* stattdessen auf die Abklärung von Berufsmöglichkeiten, auf Arbeitserprobung und Arbeitsplatzvermittlung hinzuwirken und die Bereitstellung der entsprechenden Infrastrukturen (Beratungsstellen, geschützte Werkstätten, Arbeitsplätze für Invalide, Teilzeitarbeit usw.) im öffentlichen und politischen Bereich zu unterstützen.

Schulung, Umschulung

Bei Kindern und Jugendlichen steht die *Erstschulung,* bei jüngeren Behinderten die *Umschulung* im Vordergrund der Rehabilitation. Hier kommt naturgemäß der *medizinischen Beurteilung* und *Eignungsabklärung* erste Bedeutung zu.

Berufsfindung und *Berufsberatung* Behinderter braucht das Wissen eines erfahrenen *Spezialisten.* Schon frühzeitig muß er eingeschaltet werden. Auch er muß sich auf die ärztliche Einschätzung der Belastbarkeit und der spezifischen Behinderung des Exploranden abstützen können.

Die *Ergotherapeutin* kann aus ihrer Erfahrung zweckdienliche Angaben und Vorschläge machen.

Schließlich ist die *geeignete Ausbildung* zu vermitteln und zu organisieren.

Kinder besuchen, soweit es geht, die *normalen* Schulen. Wo dies nicht möglich ist, müssen sie Sonder- und Spezialschulen zugewiesen werden.

Die Rehabilitation von *cerebral behinderten* Kindern und Jugendlichen und von Querschnittsgelähmten in eigenen Zentren ist besonders organisiert.

Arbeitserprobung, Berufslehren und *Umschulung*

sind oft nur in *geschützten Werkstätten* und im Internat möglich.

Für orthopädische Patienten kommen Berufe in der elektronischen Branche, Datenverarbeitung, Feinmechanik, Verwaltung vor allem in Frage, aber auch im akademischen Bereich (siehe Abb. 19.3).

Der Sprung ins Erwerbsleben ist, wie schon erwähnt, auch nach abgeschlossener Ausbildung nicht einfach. Manche geistig und besonders schwer Behinderte müssen in *Wohnheimen* bleiben und dort «beschäftigt» werden.

Für die Behinderten ebenso wichtige Fragen wie der Arbeitsplatz sind

Wohnen und Mobilität

Während es für die Gesellschaft bequemer ist, Körperbehinderte in Wohnheimen usw. zusammenzufassen, möchten und sollten sie auch eine eigene Wohnung haben und nicht immer nur unter Ihresgleichen leben müssen.

Normale Wohnungen müssen für Behinderte, vor allem Rollstuhlfahrer, meist speziell eingerichtet, ja umgebaut werden. Dies sind Aufgaben für *Architekten* und *Planer*.

Der Weg zum Arbeitsplatz kann nicht immer mit öffentlichen Verkehrsmitteln zurückgelegt werden, denn diese sind im allgemeinen nicht sehr behindertenfreundlich. Auch sonst möchte der Behinderte sich frei bewegen können, wie es für seine Umgebung selbstverständlich ist. Dazu ist ein *Kleinfahrzeug* oder ein *Auto* notwendig. Dieses muß für manche Behinderte umgebaut werden. Für Paraplegiker, die auf einen Rollstuhl angewiesen sind, stellen sich hier besondere Probleme.

Auch der *Behindertensport* spielt für die Invaliden eine wichtige Rolle. Entsprechende Verbände und Sportlehrer bieten ihnen Gelegenheit dazu. Hier kann die Restfunktion im Wettkampf geübt werden, sei es beim Schwimmen, Skifahren, Ballspiel, Bogenschießen usw. Die Resultate sind erstaunlich, und der Gewinn an Selbstbewußtsein, die Freude und das gemeinsame Erlebnis sind wichtig für den Behinderten.

Finanzielle Probleme

bilden einen großen Teil der Sorgen der Behinderten, ihrer Familien und Betreuer.

Finanzierung von Behandlung, Hilfsmitteln, Erwerbsausfall, Schulung, Eingliederung ist wohl in den meisten Industrieländern irgendwie möglich, doch sind in der Regel ganz verschiedene Kostenträger zuständig, was viel administrativen Aufwand und meist auch frustrierende Verzögerungen und Wartezeiten zur Folge hat. Dies ist auch für den Arzt

ärgerlich, doch sollte er die Mühe auf sich nehmen, den Kassen und Versicherungen die *medizinischen Angaben* rasch zu melden, da ohne diese nichts geschieht. Die Fragen auf den vielen Formularen scheinen ihm zwar lästig, doch sind sie in der Regel wenigstens klar gestellt – und somit auch klar zu beantworten.

Im übrigen nimmt ihm der *Sozialdienst* viel Arbeit auf diesem Gebiet ab. Er braucht sich um Details nicht zu kümmern. Er muß lediglich die Adresse und Telefonnummer des zuständigen Sozialarbeiters wissen und diesen informieren. Der *Sozialdienst* ist Koordinations- und Anlaufstelle für alle an der Rehabilitation Beteiligten. Er kann auch weitere Personen, Institutionen und Ämter einschalten, wenn nötig auch einmal einen Rechtsdienst.

Schließlich ist es zweckmäßig, daß der *Arzt zusammen mit dem Sozialdienst* den *Plan* für die Rehabilitation aufstellt.

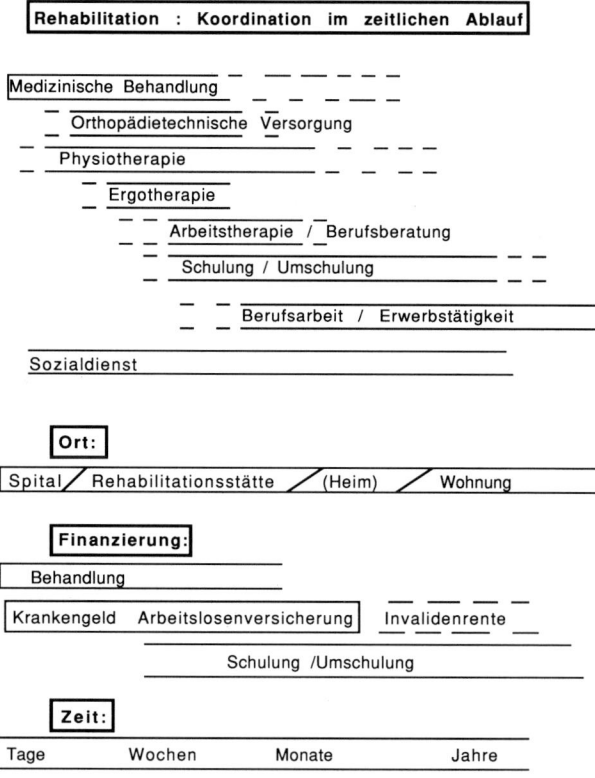

Abb. 19.1: *Die zeitliche Koordination der Rehabilitation.*

Die einzelnen Dienste greifen z. T. gleichzeitig, z. T. nacheinander ein. Ihr Einsatz muß früh *geplant* und *koordiniert werden. Der Zeitpunkt* richtet sich nach den *Fortschritten der Rehabilitation* des Patienten.

Wie in jedem Konzert ist es gut, wenn alle wissen, wer der Dirigent ist. Im allgemeinen wird es der behandelnde Arzt sein. Auch er muß nicht alle Instrumente spielen können, jedoch den Blick fürs Ganze haben.

Rehabilitation

Zeitliche Koordination

Monate und Jahre untätigen Daseins sind für die meisten Patienten eine lange Zeit, besonders wenn in dieser Zeit nicht viel geschieht. Damit in der Rehabilitation nicht noch mehr Zeit verloren geht und keine Leerläufe dem Patienten die Motivation nehmen, muß die in der Tabelle auf S. 268 angedeutete zeitliche Abfolge *zusammengedrängt* werden (siehe Abb. 19.1). Manche Dienste müssen gleichzeitig tätig werden. Ihren Einsatz diktiert der Fortschritt in der Rehabilitation. Da nur der Arzt diesen beurteilen kann, liegt ihm die Planung ob.

Örtliche Koordination

Zu Beginn einer Krankheit oder nach einem Unfall ist oft ohnehin eine Behandlung *im Spital* notwendig. Ob die weitere Behandlung und Eingliederung ambulant oder stationär erfolgen soll, ist ein wichtiger Entscheid. Er hängt vor allem auch davon ab, *wo welche Dienste angeboten werden*.

An größeren Zentren, in Eingliederungsstätten, wo alle diese Dienste am gleichen Ort verfügbar sind, läßt sich der zeitliche Ablauf straffer und effizienter gestalten. Dieser Vorteil ist gegen denjenigen abzuwägen, wenn der Patient zu Hause wohnen kann.

Letzteres ist der *Normalfall* bei allen leichteren Unfällen und kürzeren Arbeitsunterbrüchen. Oft wird leider bei solchen Fällen nach Spitalaustritt einfach gewartet, bis der Patient wieder voll arbeitsfähig ist. In der Zwischenzeit geschieht nichts, und es ist möglich, daß sich der Patient langweilt, sich ans Nichtstun und seine Rente gewöhnt, seine Behinderung assimiliert und schließlich permanent invalid wird und unzufrieden bleibt. Mit etwas gutem Willen und Phantasie aller Beteiligten ist es oft möglich, die Patienten *schon in der Rekonvaleszenz wieder in den Arbeitsprozeß einzugliedern*.

Der Gedanke der Rehabilitation, der Wiedereingliederung, gilt ebenso für diese leichteren Fälle wie für die Schwerbehinderten. «Rehabilitation ist keine Technik, sie ist eine Philosophie in Aktion» (SALTER).

Orthopädietechnische Hilfsmittel

Sie sollen Körperbehinderten helfen, ihre Funktionsausfälle zu überwinden und auszugleichen. Sie dienen somit der *Rehabilitation* (siehe S. 225ff.).

Selbstverständlich müssen sie dem *Einzelfall angepaßt* sein. Das breitgefächerte Angebot der Industrie vermag indessen die meisten Bedürfnisse zu befriedigen, da die Erzeugnisse in reichhaltiger Abwandlung und verschiedenen Größen erhältlich sind.

Wichtig ist, daß der Patient gut mit seinem Hilfsmittel umgehen kann. Deshalb sollte es möglichst *einfach* sein. Eine *eingehende Schulung* darin durch Physiotherapeuten und/oder Ergotherapeuten usw. ist *immer* notwendig.

1. Hilfsmittel für Funktionsstörungen der unteren Extremitäten

- Gehhilfen (Stöcke usw.) siehe S. 236: «Gehhilfen».
- Strumpfanzieher, Greifzangen, Stühle, siehe S. 237: «Selbsthilfen für Behinderte».
- Für Patienten, die beim Aufstehen aus dem Sitzen Mühe haben, gibt es «Katapultsessel».
- Die *Pflege* erleichtern: Patientenlifte, Badelifte, Badewannensitze usw.
- Für *bettlägerige Patienten* gibt es Lesehilfen, wie Prismen-Brillen, Glaspult, auf welches Bücher und Zeitschriften, nach unten offen, gelegt werden können.
- *Wohnung:* Handläufe, Geländer, keine Schwellen und Treppen, Kücheneinrichtung und Arbeitsplatz auf Augen- bzw. Tischhöhe.
- Einbaubare Treppenlifte.

2. Hilfen für Gehunfähige

Alle Menschen, die gehunfähig sind, aber sitzen können, brauchen

• *Rollstühle*

Diese sind heute technisch perfekt entwickelt. Es gibt verschiedene Typen für verschiedene Zwecke: Fortbewegung in der Wohnung, für die Toilette, den Arbeitsplatz, für außer Haus, Sport, in Kombination mit einem Auto usw., aber auch solche für vollständig hilflose Patienten.

Für die Auswahl des *richtigen Modelles* sind gute Kenntnisse in der Rehabilitation wichtig.

Rollstühle werden Statistiken zufolge am häufigsten vom *praktischen Arzt* verordnet. Zusammenarbeit mit dem Sozialdienst (Finanzierung, Wohnungsverhältnisse), mit der Orthopädietechnik, der Beschäftigungstherapie (Feineinstellung) und der Physiotherapie (Art der Behinderung) ist wesentlich für die zweckmäßige Verordnung und Auswahl, damit Fehlinvestitionen (in über einem Drittel der Fälle der Grund für die Rückgabe des Rollstuhles) vermieden werden.

Rehabilitation

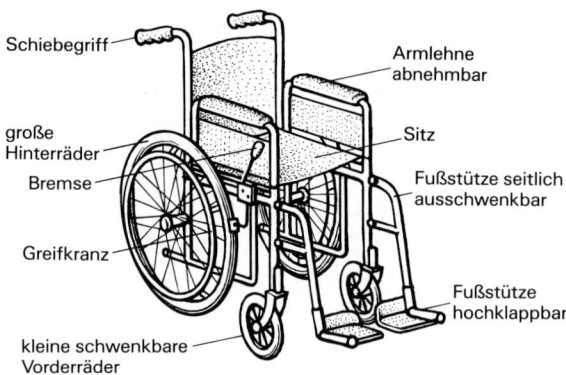

Schiebegriff

große Hinterräder

Bremse

Greifkranz

kleine schwenkbare Vorderräder

Armlehne abnehmbar

Sitz

Fußstütze seitlich ausschwenkbar

Fußstütze hochklappbar

Abb. 19.2: *Standardrollstuhl,* zusammenfaltbar, mit Greifkranz für Handbetrieb. Alle Details müssen stimmen, denn Gehunfähige verbringen darin *ihr ganzes Leben.*

Der *übliche Rollstuhl* für *die Wohnung, das Heim,* ist einigermaßen *standardisiert.* Falls der Patient noch genügend Kraft in Armen und Händen hat, kann er ihn mit Hilfe von *Greifreifen* selbst bewegen und steuern. Damit er in der Wohnung manövrierfähig ist, läßt sich der Rollstuhl an Ort wenden. Dazu eignen sich die üblichen großen hinteren Räder am besten. Die Beinstützen sollen sich hochklappen und schwenken lassen. Das Überwechseln auf das Bett, die Toilette ist ohne abnehmbare Seitenteile kaum möglich (Abb. 19.2).

Sitzflächen, Rückenlehne, Armlehne evtl. Kopfstützen müssen dem Patienten und seiner Behinderung angepaßt sein, ebenso für besondere Situationen entworfene Zubehörteile, von denen es eine große Auswahl gibt. Nicht alle sind unbedingt notwendig.

Damit der Rollstuhl seinen Zweck erfüllt, muß der Patient lernen, richtig damit umzugehen. Ihm dies beizubringen ist Aufgabe der *Physiotherapie.* In einem intensiven *Rollstuhltraining* muß der Patient lernen, ein- und auszusteigen, zu manövrieren, Schwellen, womöglich auch Randsteine (durch Kippen) zu überwinden usw.

Spezielle Modelle für bestimmte Zwecke

– Schiebewagen für Patienten, die sich nicht mehr selbst fortbewegen können.
– Rollstühle mit besonderen Stützen und Halterungen für Spastiker, für Patienten mit Lähmungen des Stammes.
– Toiletten- und Duschstühle.
– Handbetriebselbstfahrer (mit Hebeln).
– *Elektrorollstühle* für Haus und Straße. Patienten welche nicht imstande sind, sich mit der Kraft ihrer Arme fortzubewegen (Lähmungen, Krank-

heiten der oberen Extremitäten) können damit selbständige Mobilität gewinnen. Je nach Behinderung kann die Steuerung durch Füße, Hände, evtl. das Kinn im *Servosystem* erfolgen.
– Rollstühle für spezielle Zwecke: Treppenfahrer, Aufrichterollstuhl für Stehfähige, Sportstühle, verschiedene Größen, Adaptationen für Spastiker, Einarmige, Patienten mit steifen Gelenken, mit Decubitusgefahr usw.
– Manche Standardrollstühle lassen sich *zusammenfalten* (z. B. damit sie im Auto mitgeführt werden können), sind aber etwas weniger komfortabel, kommen evtl. als Zweitrollstuhl in Frage.

Bei der *Auswahl* des Rollstuhls ist entscheidend:

– Zweck, praktische Bedürfnisse, gezielter Ersatz der Funktionsausfälle des Patienten.
– Richtige Maße, Sitzkomfort.
– Optimale Förderung der Unabhängigkeit des Behinderten in seiner Umgebung.
– Sicherheit, Stabilität (Rollstühle für Doppelamputierte müssen wegen der Schwerpunktsverlagerung die Räder weit hinten haben).
– Robustes, reparaturfähiges Gerät.

• *Rollstuhlgängige Architektur*

In Wohnungen und Häusern herumzufahren braucht etwa das, *was die Straßen für Autos sind:* Breite, flache, glatte Verkehrswege ohne Hindernisse und gute Zufahrtsmöglichkeiten zu Tisch, Bett, Schrank, Toilette usw., inkl. Kehrplatz.

Manche *Türen* sind zu schmal, die meisten Toiletten und Badezimmer zu eng. Dafür gibt es genaue Maße und Anleitungen, die erhältlich und zu beachten sind. Kleine *Niveauunterschiede* können zur Not mit Rampen oder Armkraft überwunden werden, Treppen praktisch nicht. Rollstuhlfahrer müssen zu ebener Erde wohnen, sonst sind sie auf genügend breite Lifte angewiesen.

Diese Probleme berühren auch die *Öffentlichkeit.* Trotzdem muß für jeden Einzelfall seine individuelle Lösung gesucht und gefunden werden. Hier ist die Zusammenarbeit mit dem Sozialdienst unentbehrlich.

• *Fahrzeuge*

Für die *Mobilität außer Haus,* im Straßenverkehr, sind Rollstühle ungenügend und unzumutbar, schon wegen der Gefahr und der Witterung.

Autos können je nach Behinderung umgerüstet und angepaßt werden. Hilfen für die Hand- bzw. Fußbedienung gibt es in verschiedenen Formen. Mit einem ärztlichen Attest sowie entsprechender Ausbildung und Prüfung kann der behinderte Fahrer im Straßenverkehr zugelassen werden. Erst dann kann im Autozeitalter von einer vollständigen Eingliederung gesprochen werden.

3. Technische Hilfsmittel für Funktionsstörungen von Händen und Armen

Vielen Patienten, vor allem *Polyarthritikern,* fehlen Kraft und Beweglichkeit der *Hand zum Greifen* (vgl. Abb. 49.4 mit Abb. 36.3). Eßbesteck, Toiletten- und Haushaltgeräte können mit dicken Griffen, welche in die Hand passen, versehen werden. Solche sind auch im Handel. Was *Kraft* zur Bedienung braucht, wie Flaschenöffner, Schraubendeckel, Deckelzangen, Wasserhahnen, Türgriffe, Schlüssel, Gemüserüster usw. kann ebenfalls mit geeigneten Griffen und größeren Hebelarmen versehen werden. Die Ergotherapie hat dank ihrer Kreativität und einfacher Materialien viele Möglichkeiten. Hilfsmittel können auf einfache und billige Art «ad hoc» hergestellt und ausprobiert werden (Schienen, Ankleide- und Haushalthilfen, Eß- und Schreibhilfen usw.). Aber auch das Angebot im Handel ist groß. Kataloge helfen bei der Auswahl.

Patienten, die sich ganz oder teilweise mit einer *einzigen Hand* helfen müssen (Amputierte, Gelähmte, Hemiplegiker), sind oft äußerst geschickt mit dieser. Da aber die zweite Hand fehlt, mit welcher der zu bearbeitende Gegenstand festgehalten werden soll, braucht es *Feststellhilfen* für Küche, Haushalt, Schreibtisch usw. Auch für diesen Zweck gibt es viele nützliche Geräte wie z. B. Kartoffelschäler, Dosenöffner, rutschfeste Schreib- und Arbeitsunterlagen usw.

Für *Ohnhänder* und manche andere Behinderte ist eine Toilette mit automatischer Spülung und Warmluft (Closomat) kein Luxus.

Manche *Kinder ohne Arme* haben gelernt, ihre *Füße* wie Hände zu gebrauchen (wobei sie die Großzehe wie einen Daumen abspreizen und benützen können) (siehe Abb. 27.6). Dieses Beispiel zeigt die *Anpassungsfähigkeit* vor allem junger Menschen, die immer *voll ausgenützt* werden sollte.

Allerdings gibt es Behinderte, die ohne aufwendige äußere Hilfen *vollständig hilflos* wären. Dazu gehören hohe Querschnittslähmungen, Tetraplegien, bestimmte Systemerkrankungen der Muskulatur und andere Lähmungen. Der Fortschritt der

• Elektronik

hat erstaunliche technische Hilfen gebracht für diese Schwerstbehinderten, welche nur noch atmen, Augen, Mund und Zunge und vielleicht einen Finger bewegen können. Mit diesen minimalen Bewegungen, mit dem Luftstrom der Atmung oder mit gesprochenem Wort lassen sich alle möglichen Apparate einschalten und steuern, wie z. B. die Betteinstellung, elektrische Haushaltgeräte, Fernseher usw., Kommunikationshilfen wie Telefon, Schreibmaschine, Computer bedienen, aber auch Roboter für beliebige Zwecke, z. B. um Buchseiten zu wenden.

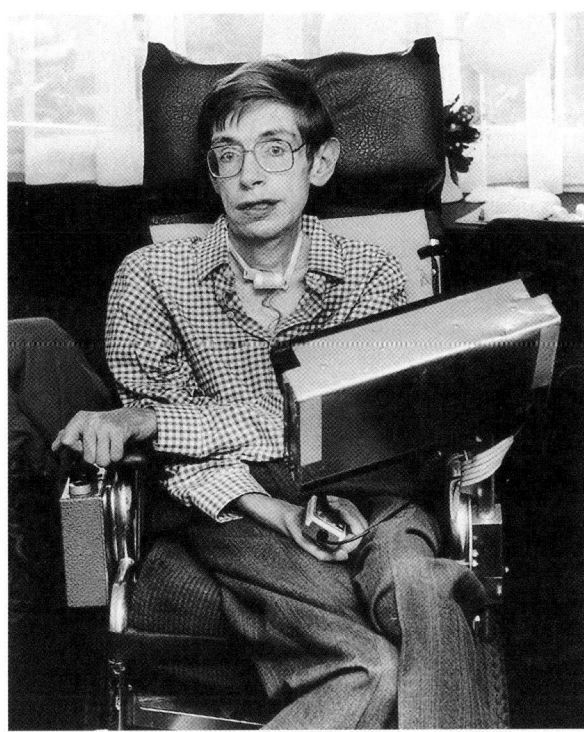

Abb. 19.3: *Zur Rehabilitation.*

Der Nobelpreisträger STEPHEN W. HAWKING ist wegen seiner Lähmung an den Rollstuhl gebunden. Er kann nicht schreiben und auch nicht mehr sprechen. Mit Hilfe einer komplizierten elektronischen Einrichtung kann er Vorlesungen und Vorträge halten, kosmologische Forschung betreiben und sogar spannende Bücher darüber verfassen (so z. B. «A Brief History of Time»).

Aber auch im Mittelfeld leisten viele Behinderte dank Rehabilitation Erstaunliches.

Daß ein Mensch mit Willen und Intelligenz mit Hilfe solcher Geräte sich voll in die Gesellschaft integrieren kann, hat STEPHEN W. HAWKING bewiesen, der trotz seiner progressiven Muskeldystrophie nicht nur einen Lehrstuhl für Kosmologie innehat, sondern für seine Arbeiten auch mit dem Nobelpreis ausgezeichnet wurde, ein Beispiel unter vielen, daß moderne Rehabilitation nicht nur mit Hilfe von Muskelkraft, sondern auch durch die Kraft des Geistes möglich ist (Abb. 19.3).

Rehabilitation

D. Orthopädie
von der Geburt bis zum Tod
zwischen Patient und Wissenschaft

«ars brevis, vita longa»
Die Kunst (des Chirurgen) ist kurz, das Leben (seines Patienten) lang.
Moderne Umkehrung antiker philosophischer Einsicht.

20. Jenseits der Wissenschaft

«It is better to know some of the questions than all of the answers» James Thurber

Pathologie, Diagnose und Therapie sind die drei Pfeiler der *medizinischen Wissenschaft,* welche die Universität dem Studenten vermittelt. Daneben gibt es ärztliches Wissen und Erfahrungen, die mit streng wissenschaftlichen Methoden schwierig zu erfassen sind, aber unser *tägliches Handeln entscheidend beeinflussen.* Sie sollen in diesem Abschnitt zur Sprache kommen.

1. Die Zeit als Dimension

Orthopädie ist keine Eintagsfliege. Sie spannt den Bogen von Geburt über Wachstum und Leistung zum Verfall des Bewegungsapparates. Ihre zeitliche Dimension ist ein Menschenalter. *Orthopädie ist die Disziplin der Langzeitverläufe.*

Im Studium können nur Momentbilder gezeigt werden. Die Zeit bleibt eingefroren. Krankheit und Heilung aber spielen sich in Zeiträumen von Wochen, Monaten, Jahren und Jahrzehnten ab:

- «Die Zeit heilt Wunden», aber auch Frakturen und Krankheiten. Sie spielt im Heilungsprozeß die *wichtigste* Rolle. Sie ist die verläßlichste Verbündete von Patient und Arzt. Ein wesentlicher Teil der orthopädischen Kunst besteht darin, sie richtig zu nutzen.
- Andererseits «nagt der Zahn der Zeit» während des *ganzen Lebens* am Bewegungsapparat, vor allem an seinen Gelenken, in Form der *Verschleißkrankheit,* der Arthrose. Nur wenn wir die zeitlichen Verhältnisse kennen, können wir Prognosen wagen und Therapie planen.
- Orthopädische Krankheiten schreiben die Biographie ihrer Träger. Oft betreuen wir diese Patienten *ein Leben lang.*
- Pathologie *wandelt* sich ständig im Laufe des Lebens. Sie tritt uns *in jedem Lebensalter* wieder anders entgegen. Die drei nächsten Kapitel sind diesem Wandel gewidmet.
- Orthopädische Leiden sind durch ihre *Verläufe in langen Zeiträumen* gekennzeichnet. Nur wer Monate, Jahre und Jahrzehnte zu überblicken vermag, ist in der Lage, richtige Entscheide zu treffen. Ein Kapitel über *Langzeitforschung* (siehe S. 299) stellt diese zentrale Aufgabe der Orthopädie vor.
- Orthopädische Behandlungen haben *Wirkungen auf die ganze Lebenszeit.* Kenntnis der *Resultate,* insbesondere der *langfristigen,* hilft, gute orthopädische Indikationen zu stellen. Diesem besonderen Anliegen von Patienten und Praktikern sollen die folgenden Kapitel gerecht werden.

2. Wissenschaft als Grundlage unseres Heilauftrages

Woher wissen wir Ärzte, was unsere Patienten brauchen? Als Quelle unseres Wissens gilt die medizinische Wissenschaft. Sie wird allgemein als verläßlich angesehen. Die Universität zeigt in der Regel keine Neigung, diesen Glauben bei den Studenten zu untergraben. So kann medizinisches Wissen zuweilen zwar etwas kritiklos, aber recht selbstsicher, apodiktisch und autoritär auftreten und damit Patienten und Ärztekollegen beeindrucken.

Erst in der praktischen Arbeit drängt sich die Einsicht auf, daß eine gewisse *Relativierung* notwendig ist. Die Erfahrung, daß *das Wissen von heute oft der Irrtum von morgen* ist, sowie ein *Einblick in die Methoden* der medizinischen Wissenschaft können vor ihrer Überschätzung schützen, etwas Bescheidenheit vermitteln und damit unser Handeln beeinflussen. Sie helfen uns, nicht nur «Mediziner», sondern Ärzte zu sein.

Zwei Abschnitte («Orthopädie zwischen Wissenschaft und Heilungsauftrag», S. 294 und «Statistik in der Orthopädie», S. 308) gehen auf diese Probleme ein.

3. Das Resultat zählt

Am Ende zählt für den Patienten nicht die Theorie, sondern *einzig und allein der Erfolg.* Jede Therapie, jede Operation ist nur so gut wie das Ergebnis. *Verlaufskontrollen* entscheiden über Wert und Unwert einer Operationsmethode und nicht theoretische Überlegungen. *Ohne Nachkontrolle der Patienten ist keine Wertung möglich.* Der Abschnitt «Langzeitforschung» (S. 299) stellt sich diesen Problemen. rung messen? Oder sind Winkel und Distanzen ausschlaggebend?

Wissenschaft *mißt.* Wie mißt man ein Operationsresultat? Lassen sich Schmerzen, Hinken, Behinde-

In diesem Zusammenhang tauchen Fragen und Probleme auf, deren Dimension man erst allmählich zu erkennen beginnt. Sie gehören zu den drängendsten und schwierigsten in der Orthopädie, doch finden sie im Studium und in Lehrbüchern noch kaum Erwähnung. Es scheint mir wichtig, wenigstens darauf hinzuweisen (siehe S. 294f. und S. 302).

Wie objektiv ist unsere Beurteilung?

«An Assessment of Assessment», eine Beurteilung und Kritik der Methoden, mit welchen wir Erfolge zu erfassen und zu beurteilen versuchen, stammt von A. GRAHAM APLEY, Herausgeber des Britischen Journal of Bone and Joint Surgery, und gehört zum *Besten,* was zu diesem Thema geschrieben wurde. Es ist überdies ein sprachliches und stilistisches Meisterstück, ein Beispiel, wie auch *Fachpublikationen lesbare packende Sprache* sein können. Im Land Shakespeares hat solche Schreibe mehr Tradition als im Land Goethes. Und da die englische Sprache ohnehin heute die Sprache der Orthopädie ist, kann ich nichts besseres tun, als jenes «Editorial» im vollen und originalen Wortlaut hier zu zitieren[1]:

An Assessment of Assessment

A cynic, according to Oscar Wilde, is a man who knows the price of everything but the value of nothing. If this is true, surgeons should avoid cynicism, since to them evaluation is vital. It is clearly important to be able to compare the patient's state before operation with that after it, and to assess if one procedure is more beneficial than another. Surgeons seek, readers require and editors encourage such comparisons; but are they always valid, or are we sometimes fooled by pseudo-science? An article and an editorial published in February 1990 by our sister Journal (J. Bone Joint Surg. [Am] 1990; *72-A:* 159–168) highlights these important problems, which are also referred to in this issue (page 1008).

Science is measurement. True, but it may be as difficult to measure success as to measure beauty, joy or sorrow; we cannot easily quantify the embarrassment of a limp, nor readily compare occasional agony with constant ache. Often we cannot even decide whether higher marks mean more pain or less.

Perhaps we have succumbed too readily to the tyranny of numbers. Some factors, such as walking distance and angular deformity can easily be allocated points. But to judge the patient's condition by adding these together (a not uncommon practice) implies that different factors have equal value. This is manifest nonsense. We should not substitute bad accounting for good judgement.

In the field of joint replacement, where accurate assessment is notably important, it is also particularly difficult. We must have a long follow-up, but new models are continually introduced, new cases are continually added, and old patients intermittently fall by the wayside. ‹Survivorship› is an attractive solution, but if retention of the prosthesis is the sole criterion, the patient may be classified as a success when he (and common sense) would tell us that the operation has failed. Nor is it sensible for a painless arthrodesis to receive more marks than a moderately successful replacement, which may happen with a rheumatoid patient. It is so easy to devise a numerical scoring system which allocates a high proportion of the total to those features in which a particular prosthesis excels and only a few marks to its weaknesses.

Moreover, even the most conscientious evaluation will vary with the assessor. If he is the surgeon in charge the patient may be reluctant to disappoint him; a friend may be biased in his favour; a junior may have his eye on future patronage; and an enemy may be against him.

In the face of such difficulties it is tempting to abandon science and simply to ask a skilful, experienced and scrupulously honest surgeon whether or not an operation works. Unhappily even he may become temporarily deaf when his patients report unpleasant symptoms, and the inventor of a prosthesis may find it distinctly difficult to avoid bias, if prompted by its manufacturers and marketers.

The ideal evaluation needs an unprejudiced assessor. It should compare series which are comparable, with numbers large enough to minimise error and which have been studied long enough for any faults to have emerged. It should define clearly the factors being studied and only those which are quantifiable should be quantified. It should produce answers which are conclusive and conclusions which are constructive. Manifestly, this ideal is pie in the sky. So what are we to do?

Clearly we should resist the seductive simplicity of numerical scores and we should abandon the practice of adding unrelated scores. But assessment is as much an art as a science and even though the science of numbers is fallible, the art of words remains. Words, as Huxley said, are tools of thought. We should hammer out precise verbal definitions of all the important factors, we should all agree to use these definitions and we should publish only those papers which abide by them.

---

[1] A. GRAHAM APLEY: Editorial, J. Bone Jt. Surg. [Br], *72-B,* 957, 1990.

SICOT, the HIP Society and the AAOS have shown the way forward and produced a valuable prescription. Some readers may feel that it needs distillation before they can swallow it! The clinical research worker may need to start with a pro forma which lists everything from the range of every movement to whether the examination was conducted when the moon was full; but when he is writing for publication let him remember that most readers are busy surgeons, so in the text he should give us the essence, the whole essence and nothing but the essence – so help the patient!

Jenseits
der Wissen-
schaft

21. Das Rätsel der Sphinx oder Die Zeit in der Orthopädie

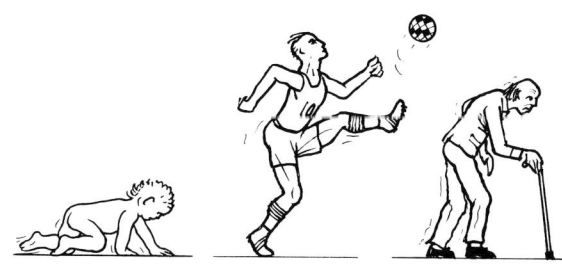

Abb. 21.1: *Das Rätsel der Sphinx oder Die drei Lebensalter.*

«Was ist des Morgens vierfüßig, des Mittags zweifüßig, des Abends dreifüßig? *Ödipus* hat das *Rätsel der Sphinx* gelöst, das den *Menschen* in seinen *drei Lebensaltern* charakterisiert und damit die einfachste Formel gibt für die Entwicklung unserer funktionellen Gestalt vom kriechenden Kind bis zum stockgebeugten Greis. Es zeigt uns, wie stark die Phasen von der Gestalt her bestimmt sind (Abb. 21.1). Wir finden keine knappere Begründung für die Tatsache, daß sich die *Orthopädie in besonderem Maße mit den Problemen der Lebensalter zu befassen hat.*»

Was mein Vater, Hans Debrunner, 1958 schrieb, stimmt wohl immer noch, wenn auch die Betrachtungsweise heute etwas nüchterner, «wissenschaftlicher» sein mag.

Immerhin läßt sich die Entwicklung von *drei besonderen Sparten der Orthopädie* daraus zwanglos herleiten: der

- *Kinderorthopädie,* der
- *Sportorthopädie* und der
- *geriatrischen Orthopädie.*

Andererseits stehen diese Disziplinen *nicht isoliert im Raum,* sondern sind durch die *zeitliche Dimension* eng *verknüpft,* gehen ineinander über und aus einander hervor. Schäden im Kindesalter (auch iatrogene) haben Folgen für *das ganze Leben.* Jedenfalls wird eines deutlich klar:

Die Bedeutung der Lebensalter für die Orthopädie

Ein Leben lang *bewegt* sich der Mensch dank seinem *Bewegungsapparat* und *stützt* sich auf seinen *Stützapparat.* Die Orthopädie faßt deshalb logischerweise die *Zeitspanne eines Menschenlebens* von der Wiege bis zur Bahre ins Auge. Was bedeutet dies?

«Unser Leben währet 70 Jahre, und wenn es hoch kommt sind es 80 Jahre.» Diese Beobachtung des Psalmenschreibers vor über 2000 Jahren ist erstaunlich aktuell. Die Statistiken zeigen heute eine *Überalterung* der Bevölkerung, jedoch *keine unbegrenzte Verlängerung* des Lebens: Offenbar gibt es eine *natürliche* (wohl genetisch bestimmte) *obere Grenze* bei *etwa 100 Jahren.* Die Überalterung rührt daher, daß heute viel mehr Menschen ihr natürliches Ende erleben als frühere Generationen.

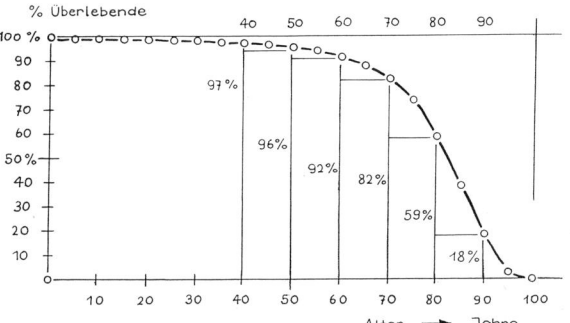

Abb. 21.2: *Überlebensordnung der Frauen in der Schweiz* 1983.
(Daten aus dem statistischen Jahrbuch der Schweiz, 1985.) Die Kurve gibt die Anzahl der lebend geborenen Schweizerinnen an, die im Alter von 40 bzw. 50, 60 usw. Jahren noch leben.

Mit 70 Jahren sind noch über 80% und mit 80 Jahren noch fast 60% am Leben. Die Überalterung ist evident. Andererseits ist die Zahl der überlebenden 100jährigen statistisch praktisch gleich Null: Die natürliche obere Grenze des erreichbaren Alters scheint ungefähr dort zu liegen, was der Kurve auch eine einfache, schwungvolle Eleganz verleiht.

Die Lebensalter

Diese beiden Tatsachen sind aus den statistischen *Überlebenskurven* deutlich ersichtlich (Abb. 21.2 und 21.3). Sie *prägen* die heutige Orthopädie nachhaltig.

Die 80–100 Jahre eines Menschenlebens bilden den zeitlichen Rahmen, den die orthopädische Betrachtung erfassen muß. Diese Zeitspanne zwischen Geburt und Tod ist in einem großen Bogen angelegt und durchläuft eine Reihe von ganz *verschiedenen Epochen.* Ihre *Struktur* wird deutlich in der volkstümlichen Darstellung der «Lebenstreppe» (Abb. 15.3), hier noch einmal in einer moderneren Version: Abb. 21.4.

Schon ein kurzer Blick darauf zeigt die *enorme Wandlung, die der Bewegungsapparat in diesem Zeitraum erfährt:* Die Figuren auf der Treppe charakterisieren eindrücklich *die verschiedenen biologisch vorgegebenen Abschnitte des Menschenlebens,* welche für das Leben des Patienten und somit auch für seinen behandelnden Orthopäden von entscheidender Bedeutung sind. Tatsächlich entsprechen dieser Wandlung auch *einschneidende Veränderungen der Gewebe und ihrer mechanischen und chemischen Eigenschaften,* welche nicht ungestraft ignoriert werden können.

Eine *Strukturierung* dieses Zeitraumes drängt sich deshalb, und vor allem auch *im Hinblick auf die orthopädische Indikationsstellung* auf.

Zu diesem Zweck läßt sich das menschliche Leben vereinfachend in vier oder fünf *Epochen von je 20 Jahren gliedern* (siehe Abb. 21.5).

Die Wandlung des Bewegungsapparates und seiner Gewebe im Laufe des Lebens

– Die *ersten 20 Jahre* sind vom *Wachstum* geprägt. Kennzeichnendes Organ sind die knorpeligen Wachstumszonen, die *Epiphysenfugen.* In dieser Zeit bilden sich mit dem wachsenden Skelett *die Gelenke* aus. Ihre endgültige Form ist entscheidend für ihr *späteres Schicksal.* Wo und wann sind prophylaktische Maßnahmen, insbesondere Operationen, gerechtfertigt bzw. nötig? Die Orthopädie muß hier Zeiträume von vielen Jahrzehnten, 30 Jahre und mehr, ins Auge fassen. Orthopädische *Langzeitforschung* ist die Grundlage dazu.
Mit diesem Lebensabschnitt befaßt sich die **Kinderorthopädie.** Zu ihren Aufgaben gehört die Behandlung der *kongenitalen Fehlbildungen* und der *Wachstumsstörungen.*

– Die *nächsten beiden Jahrzehnte,* von *20–40,* sind die Jahre optimaler Arbeits- und *Leistungsfähigkeit.* Rasche Wiederherstellung von Körperintegrität, Erwerbs- und Sportfähigkeit sind die *anspruchsvollen modernen Ziele,* neben welchen Langzeitfolgen nicht aus den Augen verloren werden dürfen.
Hier hat die **Sport-** und *Unfallorthopädie* ihre Domäne.

– Die *fünfte und sechste Dekade, von 40–60,* bringt eine gewisse Involution des Bewegungsapparates, mit absinkender Leistungsfähigkeit, die es möglichst lange *zu erhalten gilt.* Auch beginnen sich *Degenerationserscheinungen* bemerkbar zu machen. Schäden, Mißbildungen aus der Jugend können manifest werden. Andererseits sollten *Gelenkimplantate,* in diesem Alter eingesetzt, noch während Jahrzehnten funktionieren. Beides sind wichtige Themen der *konventionellen Orthopädie des Erwachsenenalters.*

Die Lebens-alter

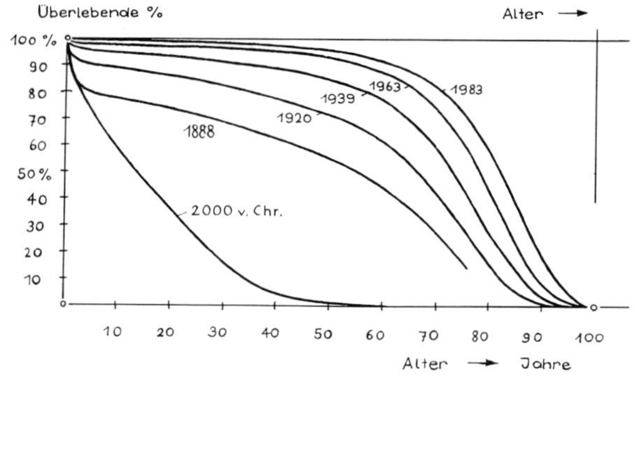

Abb. 21.3: *Die Entwicklung der Überlebensrate der Schweizer Frauen in den letzten 100 Jahren.*

(Daten aus dem statistischen Jahrbuch der Schweiz, 1983.) Die einzelnen Kurven geben die Überlebensraten seit 1888 an, mit Ausnahme der ersten, die für die Jungsteinzeit archäologisch ermittelt wurde.

Alle Kurven haben einen ähnlichen charakteristischen Verlauf: Kurz nach der Geburt ein steiler Abfall infolge der Neugeborenensterblichkeit. Anschließend verlaufen die Kurven mehr oder weniger flach, bis sie im mittleren Alter immer steiler abzufallen beginnen.

Die Veränderung im Laufe der letzten 100 Jahre betrifft zunächst die ersten Lebensjahre: Die Kindersterblichkeit ist kontinuierlich zurückgegangen von etwa 20% im Jahre 1888 bis auf etwa 1% heute. Eine größere Veränderung jedoch betrifft die höheren Altersgruppen: Die Kurven verschieben sich immer weiter nach rechts oben, d.h. die Alten werden älter. Allerdings treffen sich alle Kurven wieder auf dem Nullpunkt bei einem Alter von 100 Jahren: Ein Beweis für die These, daß hier eine natürliche obere Grenze liegt.

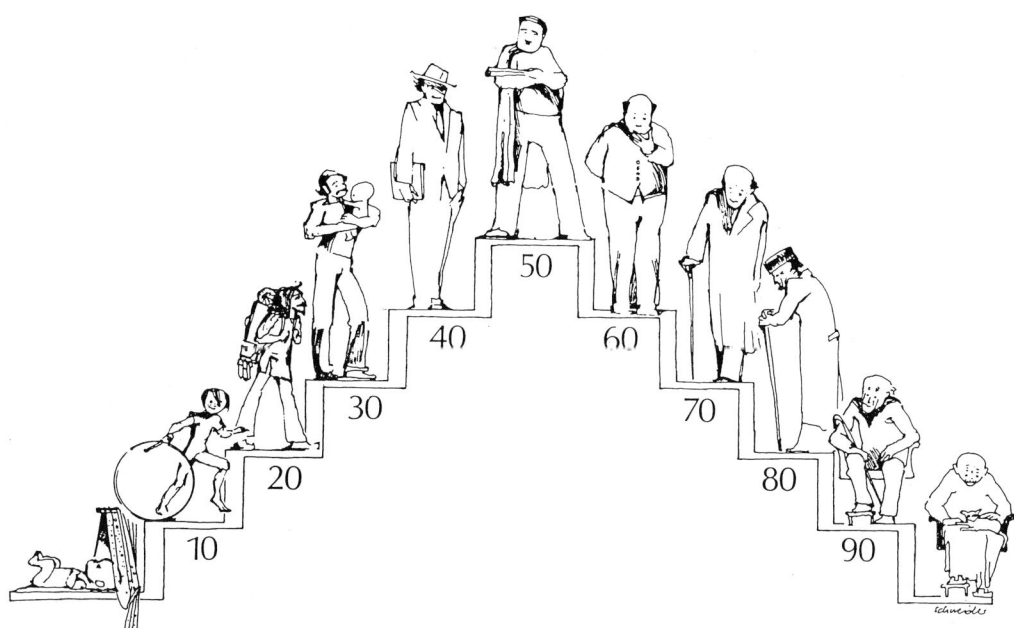

Abb. 21.4: Der Bewegungsapparat des Menschen ist von der Geburt bis zum Tod einer *ständigen Wandlung* unterworfen, was nicht nur wegen der unterschiedlichen Beschaffenheit der Gewebe (besonders des Knochens) z. B. unsere Operationstechnik weitgehend bestimmt. Auch die *Leistungsfähigkeit* des Bewegungsapparates ändert sich mehr als wir wahrhaben wollen. Man ist oft erstaunt, was etwa jüngere Medizinalpersonen älteren Menschen noch zumuten, z. B. an Heilgymnastik. Offenbar haben junge Menschen gar keine Möglichkeit, das Körpergefühl eines Alten nachzuempfinden. Wichtiger ist aber wohl, daß auch die gesamte Vorstellungswelt völlig verschieden ist, daß kein Lebensalter sich in ein anderes hineinzuversetzen vermag. Diese unsichtbare Barriere überwinden zu helfen ist Aufgabe des Arztes.

Das Menschenleben ist kein Zustand, sondern ein Ereignis mit Ursprung und Ziel. So radikal wie sich die Gestalt wandelt, so grundlegend wandeln sich Inhalt und Sinn des Lebens in der Spanne zwischen Geburt und Tod. Die bekannte alte bildliche Darstellung der Lebensalter stellt die Verhältnisse sehr gut dar. Es lohnt sich, die Stationen einzeln anzusehen. Der Arzt, der nur Chemie, Mechanik und Pharmakokinetik weiß, wird die Bedeutung der Lebensalter für den Patienten, für seine Krankheit und die adäquate Therapie kaum verstehen und deshalb auch die wirklichen Bedürfnisse seiner Patienten nicht erkennen.

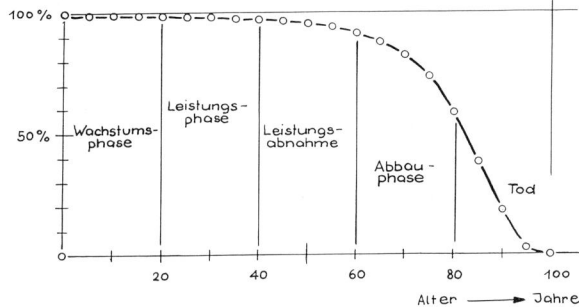

Abb. 21.5: *Die vier oder fünf Lebensabschnitte.*
Im Hinblick auf ärztliche Entscheide, insbesondere orthopädische Indikationen, kann eine Gliederung des menschlichen Lebens in vier oder fünf Abschnitte nützlich sein. Weiteres dazu im Text.

– Die letzten 20 Jahre, *von 60–80,* bringen den langsamen aber sicheren *Abbau,* der unweigerlich zum Zerfall und zur Auflösung führt. Kennzeichnende Merkmale sind *Osteoporose* und Unsicherheit, was zu den typischen *Altersfrakturen* führt, sowie die in diesem Alter fast obligaten *degenerativen Veränderungen.* Die Ansprüche an den Bewegungsapparat werden bescheiden: Fortbewegung und Erhaltung der *Selbständigkeit* müssen oft genügen. «To add life to years, not years to life»: So wurde die noble Aufgabe der **geriatrischen Orthopädie** umschrieben.

– Die Jahre *über 80* sind geschenkt. Die orthopädischen Aufgaben wandeln sich noch einmal, sie werden *palliativ.* Es gilt, die Mobilität so lange als möglich zu erhalten und das Ende erträglich zu machen.

Die Lebensalter

Diese kurze *Übersicht* zeigt die *Mannigfaltigkeit der Probleme* und *die Dringlichkeit der Aufgaben,* die sich der Orthopädie in den *einzelnen Lebensaltern* stellen.

Sie sollen in der folgenden Zusammenstellung noch etwas konkretisiert werden:

1. Die Wachstumsphase

Bei der *Geburt* sind die Gewebe des Bewegungsapparates noch nicht ausgereift: Das *Skelett* besteht noch zum überwiegenden Teil aus *Knorpel* (siehe Abb. 5.2 und Abb. 27.1), die bereits vorhandenen Knochen sind noch weich und elastisch, das *Periost* ist fast kräftiger als diese selbst, die Muskeln sind noch wenig differenziert, das Ganze gut in einem dicken Fettpolster verpackt, was z.B. *Plattfüße* vortäuschen kann. *Körperformen* und *Proportionen* müssen noch eine imponierende *Wandlung* erfahren, ehe sie diejenigen des Erwachsenen erreicht haben.

Das *Zentralnervensystem* ist *noch nicht ausgereift,* was für seine Pathophysiologie in diesem Alter von Bedeutung ist.

Der Geburtsvorgang *selbst* kann traumatisch sein: Neugeborenenfrakturen (z.B. Clavicula), Plexuslähmungen oder Hirnschäden können schwerwiegende Folgen haben.

Die Geburt gibt erstmals Gelegenheit, *kongenitale Schäden* zu *erkennen.* Manche Fehlbildungen sind *auffällig,* andere muß man *gezielt suchen* (z.B. Hüftdysplasie und -luxation) (siehe S. 318 und S. 710).

Bei der Beurteilung ist die *vom Erwachsenen abweichende* Anatomie zu berücksichtigen: Wirbelsäule noch ohne Lendenlordose, O-Beine, übermäßig bewegliche Gelenke (Knickfüße) usw.

Auch die *Physiologie* ist noch wesentlich anders: Es ist gut, die *normale Entwicklung* in den ersten Jahren zu kennen: Das Reflexverhalten, die Fortschritte der Motorik bis zum aufrechten Gang geben Hinweise auf die Entwicklung des ZNS (siehe S. 394), und des Bewegungsapparates (z.B. Hüftluxation).

Das Knochenwachstum

ist ein komplexer intensiver Vorgang, gekennzeichnet durch die *Wachstumszonen* an Epiphysenfugen, Apophysen und Periost (siehe S. 74). Sein Fortschritt kann am Auftreten der *Knochenkerne* abgelesen werden. Er folgt einem ziemlich genau festgelegten Fahrplan und kann mit Normtabellen verglichen werden.

Die stark *vaskularisierten Epiphysen* sind anfällig *für Infektionen* (Säuglingsosteomyelitis, und -arthritis), ihre *sofortige Diagnose* ist besonders wichtig, soll das Gelenk erhalten bleiben (siehe S. 351).

Die *definitive Ausformung* der Gelenke erfolgt in der frühen Kindheit. *Inkongruenzen verstärken* sich,

bei Kongruenz ist eine gewisse *Nachholentwicklung* noch möglich (siehe S. 80, S. 326 und S. 330).

Knochenbrüche im Wachstumsalter

präsentieren sich *wesentlich anders* als bei Erwachsenen. Ihre *Diagnose* kann schwieriger sein, vor allem im Gelenkbereich, wegen der verschiedenen Knochenkerne. Vergleichsbilder der Gegenseite sind hilfreich. Die Behandlung folgt besonderen Richtlinien.

Dabei spielt in erster Linie das Verhalten der *Wachstumszonen* eine Rolle: Sie können gewisse Fehlstellungen noch *ausgleichen* im Verlaufe des Wachstums. Andere *entstehen* erst später bei bestimmten Verletzungen der *Wachstumszone selbst.* Für die Behandlung ist es wichtig, die Verletzungsmechanismen und ihre Prognose richtig einzuschätzen (siehe Kapitel «Gelenknahe Frakturen bei Kindern», S. 503 und «Störungen des Wachstums der Epiphysenfugen», S. 325). Aber auch die erhebliche Elastizität der Knochen, das kräftige Periost, die rasche und sichere Heilung und die *anschließende Modifikation* der Anatomie durch das weitere Wachstum beeinflußt die *Frakturbehandlung bei Kindern:* Sie ist – von wenigen Ausnahmen abgesehen – *grundsätzlich konservativ* (siehe Kapitel «Kinderfrakturen»).

Wachstumszonen und Epiphysen sind auch bei älteren Kindern noch gefährdet: Alterspezifische Krankheiten sind *Perthes* (siehe S. 726), *Epiphysenlösung* (siehe S. 732) und manche *primäre Knochentumoren* (siehe S. 372).

Zu den Wachstumskrankheiten gehören auch *Skoliose* und *Scheuermannsche Kyphose* (siehe S. 611 und S. 616).

Ein besonderes Kapitel sind die

Haltungsprobleme

von Rücken, Schultern, Beinen, Füßen, welche schon bei kleinen Kindern, dann vermehrt im Schulalter, speziell aber in der *Adoleszenz* im Zusammenhang mit der *Pubertät* auftreten, und in der Regel die Umgebung der Kinder, vor allem Eltern, Lehrer, Therapeuten usw., mehr beschäftigen als diese selbst. Über ihre *Prognose* wird viel spekuliert und diskutiert, von Laien wie von Ärzten, doch *fehlen* Untersuchungen über Langzeitresultate und Spontanverläufe noch weitgehend.

Die Möglichkeiten, die Haltung zu beeinflussen, werden wohl oft überschätzt. Andererseits sind «schlechte Haltungen» vermutlich weniger schädlich als oft angenommen. Diese Fragen sind ausführlich diskutiert in den Abschnitten («Normvarianten»: S. 463, «Haltung»: 601 und «Füße»: S. 860).

Wesentliche Faktoren sind sicher *Konstitution* und *Vererbung* (siehe Abb. 55.2). Dies gilt auch für *Torsionsvarianten* (siehe S. 464).

Ein ganz *wesentliches Merkmal* des kindlichen Organismus ist seine erstaunliche

Die Lebensalter

Anpassungsfähigkeit

Sie äußert sich in seiner großen *Heilungspotenz* und *Regenerationskraft,* etwa *nach Verletzungen,* in einer *Wachstumspotenz,* welche erhebliche Korrekturmöglichkeiten noch in sich schließt. Diese ist umso größer, je jünger das Kind ist.

Aber auch die Art, wie Kinder mit ihren *Behinderungen umzugehen lernen,* zeigt ihre oft verblüffende *physiologische* und *psychische* Anpassungsfähigkeit (siehe S. 322f.). Hier liegen große Hilfen bereit, auch für den behandelnden Arzt, wenn er sie kennt.

Alle diese Besonderheiten des Wachstumsalters rechtfertigen und begründen eine *eigenständige Kinderorthopädie* und ein *besonderes Kapitel* in diesem Buch: S. 285ff.

«Vorbeugen», «Prophylaxe» ist eines der *Hauptthemen* der Kinderorthopädie. Auf ihre Problematik wird auf S. 288 und S. 241 eingegangen.

2. Nach Abschluß des Wachstums

Mit dem Erreichen des Erwachsenenalters hat der Mensch auch seine *höchste körperliche Leistungsfähigkeit* erreicht. Es ist auch die Zeit, in welcher am wenigsten Krankheiten auftreten. Diese glücklichen Umstände führen den modernen Menschen *zum Sport,* mit den *entsprechenden Unfällen,* was den Orthopäden in die Lage versetzt, sich als *Sportarzt* zu betätigen.

Die *Sportorthopädie*

ist damit zu einer besonders wichtigen Branche der Orthopädie geworden. Sie befaßt sich einerseits mit verschiedenen, meist verhältnismäßig harmlosen *Weichteilverletzungen* wie Prellungen, Zerrungen, Verstauchungen usw., aber auch mit den ernsthafteren und *folgeschweren Verletzungen,* vornehmlich von *Gelenkbändern,* und ganz besonders mit den *Bandverletzungen der Kniee* der *Spitzensportler,* insbesondere der *Fußballer.* Dank der großen Bedeutung dieses Sports in unserer Gesellschaft ist das *Kniegelenk* mit seinen Bändern – noch bei Morgenstern «ein Knie, sonst nichts» – ins Zentrum des Interesses gerückt. Diesem *zentralen Thema* der *Sportmedizin* ist ein eigenes Kapitel gewidmet (siehe S. 290).

Andere Verletzungen sind zwar typisch für bestimmte Sportarten, kommen aber auch auf andere Weise zustande. Alle diese Verletzungen sind in den *Kapiteln «Verletzungen», «Frakturen»* und im *dritten Teil* des Buches, unter der *betreffenden anatomischen Lokalisation besprochen* und *dort zu finden.* Im Kapitel «Sportmedizin – Sportorthopädie» wird somit lediglich auf diese verwiesen.

Die Sportorthopädie hat unser *Verständnis* der Anatomie und Funktion des Kniegelenkes sowie der Bandverletzungen entscheidend gefördert. Anderer-

seits ist die Gefahr einer gewissen Verkommerzialisierung der Sportmedizin nicht zu verkennen. Daß die Medien sie vereinnahmen, trägt dazu bei. Selbstverständlich sollen Sportler optimal betreut werden, doch wäre es bedauerlich, wenn daraus eine Luxusmedizin entstünde, die nur wenigen zugute käme und an den Bedürfnissen der älteren Generation vorbeizielte.

Verletzungen im jungen Erwachsenenalter

Zu ihrem Verstandnis ist es wichtig, sich daran zu erinnern, daß alle Gewebe, insbesondere Muskulatur, Bänder und Sehnen, vor allem auch die *Knochen* in der Regel *kräftig* und *kompakt* sind, daß es also schon *großer Kräfte* bedarf, sie zu brechen, bzw. zu zerreißen.

Die *Gewebszerstörungen* sind denn auch oft ausgesprochen schwer. Besonders der *Schaden* an *Weichteilen* und *Bändern wird leicht unterschätzt.* Ihre Bedeutung für die Frakturbehandlung hat man erst in letzter Zeit in ihrer ganzen Tragweite erkannt (siehe S. 475).

Andererseits haben gerade junge Sportler mit gutem Trainingsstand und guter Motivation die besten Chancen für eine Wiederherstellung. Die *hohen Ansprüche* dieser Gruppe sind allerdings bei schweren Verletzungen natürlich nicht immer zu erfüllen.

Schwere Mehrfachverletzungen (Polytrauma)

haben infolge der erhöhten Mobilität und Mechanisierung in den letzten Jahren stark *zugenommen.* Ihr Kennzeichen ist die große *Energie,* die zu schweren *Zertrümmerungen* der Gewebe führt.

Die Behandlung dieser schweren Verletzungen ist eine drängende und schwierige Aufgabe, die auch große *organisatorische* Probleme mit sich bringt: Fachgerechte Versorgung ist nur in enger *Zusammenarbeit* von traumatologisch geschulten, *engagierten* und *teamfähigen Orthopäden* und *Chirurgen* möglich. An die Infrastruktur (Notfallservice, Traumazentren mit der nötigen personellen und materiellen Dotierung) werden hohe Anforderungen gestellt. Dazu ist die Hilfe einer einsichtigen öffentlichen Hand notwendig.

3. Die Orthopädie des mittleren Alters

Sie entspricht etwa der Lehre der nicht spezifisch altersbezogenen Orthopädie, ist also Gegenstand des *ganzen Buches.* Patienten in diesem Alter sind in der Regel stark in einem sozialen Netz eingebunden und engagiert: *Arbeit, Familie, Unterhaltspflicht* stehen bei den meisten im Vordergrund. Darauf müssen und wollen sie Rücksicht nehmen. Eine maximale Therapie à tout prix ist deshalb oft nicht möglich oder nicht wünschenswert. Viele Patienten müssen

Die Lebensalter

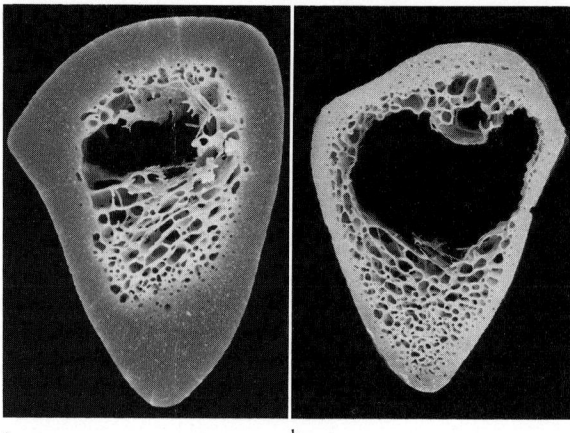

a   b

Abb. 21.6: *Veränderungen des Knochens im Laufe des Lebens.*
Struktur und Zusammensetzung der Knochen machen im Laufe
des Lebens eine ständige Wandlung durch, welche bei einer Therapie zu berücksichtigen ist. Während im Knochen des Kindes der
Anteil der organischen Substanz (Kollagen) noch verhältnismäßig groß, der Knochen deshalb noch biegsam ist, nimmt im
Alter der anorganische Anteil (Kalziumsalze) ständig zu, die Knochen werden starrer und brüchiger. Gleichzeitig setzt im Alter eine
mehr oder weniger physiologische Reduktion der Knochensubstanz ein, die *Altersatrophie* oder *-osteoporose,* wodurch die
mechanische Festigkeit der Knochen erheblich abnimmt.

a Normaler Tibiaquerschnitt von einem gesunden jungen Mann.
b Vergleichbarer Querschnitt von einer 75jährigen Frau. Die
   äußere Form ist erhalten, die Markhöhle jedoch ist erweitert,
   und die innere Kortikalis aufgelockert, «spongiosiert».

Diese Veränderungen haben auch Einfluß auf die Pathologie
(Frakturen), sowie auf die Therapie. Es leuchtet ein, daß beispiels-
weise Schrauben für eine Osteosynthese im Knochen eines jungen
Erwachsenen besseren Halt finden, als im Knochen eines älteren
Menschen.

Die Ausweitung der Femurmarkhöhle im Alter schwächt möglicherweise auch die Stabilität der Hüftendoprothesen.

sich mit ihren orthopädischen Problemen – häufig
beginnende degenerative Erscheinungen – abfinden
und damit leben. Ihnen ist mit erleichternden Maßnahmen manchmal besser geholfen als mit einer
Operation, die vielleicht mehr verspricht als sie halten kann.

4. Geriatrische Orthopädie

Im *Alter* nehmen alle Kräfte ab, die Knochen werden
dünner, brüchiger. Ihr Kennzeichen ist die *Osteoporose* (siehe Abb. 21.6). Zudem werden die Muskeln
schwächer, Reaktionsvermögen und Koordination
nehmen ab. Menschen, die früher laufen und springen konnten, brauchen jetzt einen Stock, nicht nur
wegen der allgemeinen *Schwäche,* sondern auch wegen der *Unsicherheit,* die oft noch verschlimmert
wird durch Gleichgewichtsstörungen, Schwindel,
Tremor, Sehschwäche usw. Unfälle werden damit
häufiger, und Stürze führen leichter zu *Frakturen*
(Abb. 21.7), ja die Knochen brechen auch ohne nennenswertes Trauma. Viele Leute werden wieder klein
und bucklig. Im Röntgenbild findet man dann spontane *Wirbelimpressionsfrakturen,* nicht selten als Zufallsbefund.

Überhaupt darf man sich bei alten Leuten mit
einer einzigen Diagnose nicht zufriedengeben. Fast
immer findet man *mehrere Krankheiten.* Nicht alle
erheischen eine Therapie. Wichtig ist es, den *Stellenwert* der einzelnen Gebresten für den Patienten zu
ermitteln.

Degenerative Wirbelveränderungen und *Gelenkschäden* sind eine fast *obligate* Begleiterscheinung.

Die *starke Zunahme* der älteren und *sehr alten*
Jahrgänge (siehe Abb. 21.8) bringt es mit sich, daß
die Orthopäden sich einer ständig wachsenden Zahl
von alten und gebrechlichen Patienten mit chronischen degenerativen Schäden, aber auch Unfallfolgen des Bewegungsapparates gegenüber sieht.

Die geriatrische Orthopädie und *Traumatologie*
ist rein zahlenmäßig zu einer der *bedeutendsten Aufgaben* der Orthopädie und Traumatologie geworden.

Der operative *Hüftgelenkersatz,* sei es wegen *Koxarthrosen* oder *Frakturen,* gehört zu den häufigsten
Operationen überhaupt. Aber auch alle *anderen*
Gelenke sind betroffen, nicht selten *mehrere* gleichzeitig: Knie, Schultern, Sprunggelenke, Handgelenk. Vielen Patienten kann und muß *operativ* geholfen werden.

Sind ihnen größere Eingriffe noch zumutbar? Ein
einwandfreier *Allgemeinzustand* ist bei diesen Patienten die Ausnahme. Die Operabilität ist oft eine
Ermessensfrage. Diese fordert *Entscheide:* Abwägen
der Chancen gegen das Risiko. Charakter und Le-
benswille des Patienten spielen dabei eine Rolle, die
in der Regel unterschätzt wird. Seine Schmerzen und
seine Not erleichtern dem Arzt den Entscheid.

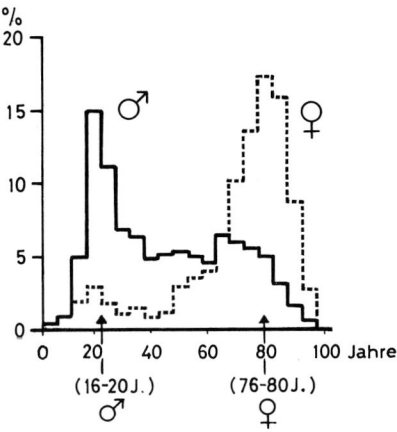

Abb. 21.7: *Statistik der Femurfrakturen:* Auswertung von etwa 5000 Oberschenkelbrüchen (inkl. proximales Femurende).

Altersverteilung: Männer: ausgezogene Kurve, Frauen: unterbrochene Kurve.

– Im *Kindesalter* sind Femurfrakturen selten. Die Kinder stürzen zwar pausenlos, aber sie haben eine gute Reaktion und brechen ihre elastischen Knochen nur selten.

In der *Adoleszenz* beobachtet man einen *raschen Anstieg* der Femurfrakturen, fast ausschließlich bei *Männern.* Meist sind es schwere Unfälle, denn die Knochen sind in diesem Alter sehr resistent und brechen nicht leicht. Ein *Gipfel* ist erreicht bei Männern im *jungen Erwachsenenalter,* in welchem auch der *Sport* eine besonders wichtige Rolle spielt. Eine *Hauptursache* dieser schweren Verletzungen ist die Ansicht vieler junger Männer, daß der *Straßenverkehr* ebenfalls zum Sport gehöre. *Frauen* scheinen da weniger Probleme zu haben.

– Im *mittleren Alter* nehmen die Femurfrakturen rasch ab. Offenbar werden auch Männer und ihre sportlichen Aktivitäten vernünftiger.

– Etwa nach dem *60. Altersjahr* nimmt die Frakturhäufigkeit *noch einmal zu,* bei Männern allerdings nur unbedeutend.

Bei den *Frauen* beginnt dieser Anstieg schon gute *10 Jahre früher* und erreicht einen einsamen Gipfel bei etwa *80 Jahren.* Darin kommt die *Osteoporose* zum Ausdruck, die bei den Frauen schon mit der Menopause einsetzt und in einem hohen Prozentsatz eine so starke Verminderung der Knochenmasse zur Folge hat, daß auch leichte Unfälle – meist sind es einfache Stürze – zu Frakturen führen können. Am häufigsten sind Brüche des proximalen Femurendes (pertrochantere und Schenkelhalsfrakturen), des Handgelenkes, des Humeruskopfes.

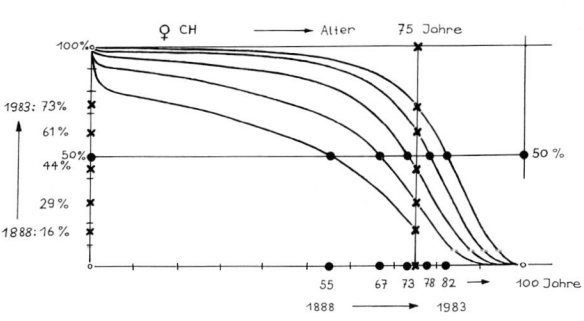

Abb. 21.8: *Die Zunahme des Überlebensalters in den letzten 100 Jahren.*

Aus der gleichen Kurve wie in Abbildung 2 sind hier zwei Entwicklungen herausgegriffen:

1. Horizontal mit *Punkten* dargestellt ist die Zunahme des Alters, bei welchem 50%, d. h. die Hälfte der Schweizerinnen noch am Leben waren bzw. sind (einer «Halbwertzeit» entsprechend): 1888 lag dieses Alter bei 55 Jahren, während es heute, 100 Jahre später, bereits 82 Jahre beträgt.

2. Vertikal mit *Kreuzen* dargestellt ist die Zunahme der Überlebensrate der 75jährigen seit 1888. Von diesen waren damals nur noch 16% am Leben. Heute sind es 73%. Die Zahlen sind noch eindrücklicher als die Kurven vermuten lassen.

Aber auch von den *lokalen* Verhältnissen her tauchen Probleme auf: Das größte ist wiederum die *Osteoporose.* Stabile Osteosynthesen sind bei den oft überaus dünnen, weichen, brüchigen Knochen praktisch *nicht mehr möglich.* Andererseits ist die *rasche Mobilisierung* in diesem Alter besonders wichtig.

Da eine perfekte Wiederherstellung ohnehin häufig nicht mehr erreichbar ist, sieht man sich oft gezwungen, *Kompromisse* einzugehen. Lehrbuchmäßige Lösungen sind somit nicht immer die besten. Oft müssen, dem Zustand des Patienten angepaßt, auch unkonventionelle Entscheide getroffen werden: Einfache, sichere, wenig belastende, rasch greifende Maßnahmen, welche eine frühzeitige Mobilisation und Wiederaufnahme des normalen Lebensrhythmus erlauben.

Ein Beispiel dafür, daß Ideallösungen unter solchen Umständen vielleicht *grundsätzlich unmöglich* sind, ist die pertrochantere Femurfraktur der Frauen im achten und neunten Lebensjahrzehnt, für deren Behandlung bis heute *keine* Patentmethode existiert (siehe S. 776). Irgendwo stoßen Medizin und Chirurgie an ihre Grenzen. Sicher liegen diese dort, wo auch das menschliche Leben sich seiner naturgegebenen Grenze nähert.

Die Lebensalter

Das *Ziel* solcher Operationen ist somit *beschränkt: Linderung der Schmerzen, Erhalten der Gehfähigkeit,* der Mobilität, der größtmöglichen *Selbständigkeit* und *Unabhängigkeit* von fremder Hilfe, gelegentlich das Erleichtern der *Pflege* (z. B. Beseitigung von Kontrakturen) und endlich der letzten Zeit bis zu Sterben.

Geriatrie aus der Sicht der Betroffenen

Am Schluß dieses Kapitels soll noch eine ältere Dame selbst zu Wort kommen. Als Fachfrau und ehemalige Patientin hat sie den folgenden Brief an die Redaktion einer Ärztezeitung geschrieben:

«Anläßlich einer Veranstaltung, an der ich mich zu Fragen und Äußerungen zu Problemen der Gerontologie zu stellen hatte, kamen auch Bemerkungen über das Verhalten vieler Ärzte zur Sprache, z. B. daß es oft vorkomme, daß sie die Betagten mit *Ihr* anredeten; oder, daß sie über den Kopf des Patienten hinweg sich an die Begleitperson wendeten und so tun – auch wenn dazu keine Veranlassung besteht – als ob der Betagte ja doch nicht mehr zurechnungsfähig wäre. Überhaupt wurde festgestellt, daß viele Ärzte den Patienten gegenüber eine gewisse Herablassung zur Schau stellen.

Ich habe das selber einmal im Spital als Patientin empfunden, als der Oberarzt, mich ins Auge fassend, zu den Assistenzärzten sagte: «Eigentlich würde man ihr das Alter nicht geben». Ich bin mir dann fast so vorgekommen wie ein Stück Vieh, dessen Preis festgelegt wird. Ich weiß um die großen Anforderungen, die an das Können und Wissen der Ärzte gestellt werden; aber wäre dabei nicht noch etwas Raum für einen Hinweis auf taktvolles Verhalten und Menschlichkeit für den Fall, daß dazu Veranlagung und gute Kinderstube nichts oder zu wenig beigetragen haben?»

Ein Kommentar ist wohl nicht nötig.

22. Kinderorthopädie

Im letzten Kapitel wurden die *Besonderheiten* des *wachsenden Bewegungsapparates* aufgezeigt, welche eine spezielle «Kinderorthopädie» rechtfertigen.

Kongenitale Störungen und frühkindliche Krankheiten haben Auswirkungen auf das *ganze spätere Leben. Ihre Beurteilung und Behandlung* hat weitreichende Konsequenzen und ist deshalb besonders *verantwortungsvoll.*

Manche Therapien sind *schwierig* und erfordern viel *Erfahrung* (z. B. bei kongenitalen Defekten, Hüftgelenkdysplasien und -luxationen, Klumpfüßen, MMC und anderen Lähmungen verschiedener Genese, bei Skoliosen, Spondyloptosen, Infektionen des Skelettes, Knochentumoren, Epiphysenlösungen u. a.). Sie gehören in die Hände *besonders spezialisierter Orthopäden* bzw. Kliniken.

Andererseits sind Kinderärzte, Geburtshelfer, Allgemeinpraktiker, Chirurgen, Schulärzte in ihrer täglichen Arbeit *sehr häufig mit orthopädischen Problemen* bei Kindern konfrontiert, die zwar keine hochspezialisierte Therapie erheischen, aber doch *beurteilt,* evtl. *behandelt* und jedenfalls irgendwie gelöst werden müssen.

Dazu gehören:

- Neugeborenenuntersuchung
- Vorsorgeuntersuchungen im Verlaufe des Wachstums
- Normvarianten und mehr oder weniger ausgeprägte Deformitäten, v. a. der Füße, der Beine und des Rückens sowie Gangstörungen.
- Verletzungen von Knochen und Gelenken.
- Berufs- und Sportberatung
- Erklärungen und Beratung der Eltern
- Prophylaktische Maßnahmen.

Diese letzteren stellen besonders *heikle Probleme,* welche einige Bemerkungen dazu am Schluß dieses Kapitels rechtfertigen.

Kinderorthopädischer Alltag

Es ist nützlich, bald herauszufinden, *weshalb die Mutter das Kind bringt.* Hat es Schmerzen und klagt? Hat sie selbst etwas bemerkt, oder war es die Großmutter, die Nachbarin oder eine Verwandte? Mütter möchten sich absichern, nichts verpassen, haben Angst. Wenn man *ihr Problem* kennt und weiß, *wie groß* es ist, kann man auch besser darauf eingehen.

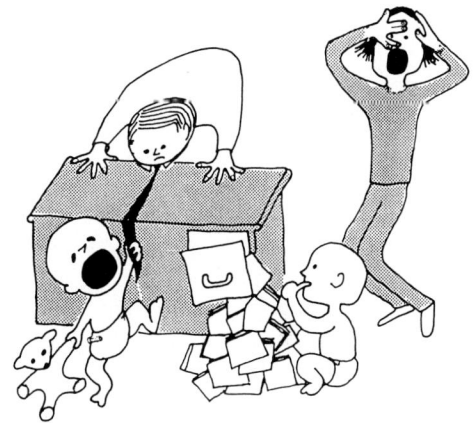

Abb. 22.1: «The Real Challenge of Children's Orthopaedics». Dieses Titelblatt stellte MERCER RANG seinem Leitfaden für Kinderorthopädie voran.

«Der Hauptunterschied zwischen Kindern und Erwachsenen ist, daß Kinder Eltern haben.» MERCER RANG, der ein ausgezeichnetes Buch über Kinderorthopädie geschrieben hat, weiß, wovon er spricht: Eltern sorgen sich wegen der Form der Beine, Füße oder des Rückens ihres Kindes, und dies füllt einen großen Teil der orthopädischen Sprechstunde (Abb. 22.1). In den *meisten Fällen* sind die Sorgen *unbegründet,* die Kinder wachsen gerade. So muß der Arzt nur zwei Dinge können:

1. Eine einleuchtende *Erklärung* zur Hand haben (beruhigen allein nützt nichts) und
2. Diejenigen *Fälle erkennen,* die *nicht in dieses Schema passen.*

Diese nicht immer einfache Aufgabe nimmt den Allgemeinpraktikern und den Kinderärzten niemand ab. Manche von ihnen überweisen dem Facharzt für Orthopädie im Zweifelsfall lieber einmal einen Patienten zu viel als einen zu wenig. Sie sind der Ansicht, daß dies ihrer Ehre keinen Abbruch tue und sie dabei noch etwas lernen.

Zur Therapie

Kinder haben eine große *spontane Heilungspotenz.* Sie brauchen z.B. praktisch *nie Physiotherapie,* weder nach Frakturen noch postoperativ.

Die Wirkung von Gymnastik auf Fehlhaltungen, an die man früher glaubte, wird heute eher bezweifelt. Auch ist man nicht mehr so sicher, ob mit Einlagen, Schienen, Korsetten usw. eine Korrektur von Fehlstellungen möglich sei. Viel Streit wurde damit in Familien getragen und in Kauf genommen. Dies sucht man heute zu vermeiden und derartige Therapie auf jene Fälle zu beschränken, bei welchen ihre Wirkung und Notwendigkeit erwiesen sind.

Operationen am wachsenden Skelett

Bei diesen ist das Endresultat weniger von der postoperativen Stellung der Knochen als vom weiteren Wachstum in den Jahren bis zum Wachstumsabschluß abhängig. Manche auf den ersten Blick einleuchtende Operationen haben sich als unzweckmäßig, ja als schädlich erwiesen, weil sie noch nach Jahren zu neuen Fehlstellungen führen.

Dazu gehören: Einige Operationen am Knie, besonders die Versetzung der Tuberositas tibiae (Roux) bei habitueller Patellaluxation (siehe S. 801), manche Osteotomien am proximalen Femurende, Operationen an der Hüftgelenkpfanne (siehe S. 709 und S. 717), Osteosynthesen im Gelenkbereich, aber auch am Femurschaft (siehe S. 501 und S. 503 f.) u.a.

Kenntnis der Physiologie (siehe S. 74 f.) und Pathologie (siehe S. 325 f.) des Knochenwachstums, sowie der Langzeitresultate schützen vor Fehlindikationen und helfen, soche Schäden zu vermeiden.

Die Besonderheiten des Bewegungsapparates im Wachstumsalter wurden in verschiedenen Abschnitten des *ersten Teils* dargestellt (siehe S. 29ff.). Auf die einzelnen Krankheiten und Verletzungen wird im Teil II «Orthopädische Krankheiten» und im Teil III «Spezielle Orthopädie» eingegangen.

Eine eigene «*Kinderorthopädie*» kann und soll in diesem Rahmen nicht gebracht werden, doch kann vielleicht eine *Übersicht der Orthopädie im Kindesalter,* mit Hinweisen auf die einschlägigen Stellen in diesem Buch, das Auffinden der einzelnen Krankheiten und Problemkreise erleichtern:

Kinder-orthopädie

Liste der kinderorthopädischen Themen in diesem Buch

Kinderorthopädie

Dank Vorbeugeuntersuchungen und -maßnahmen sind die orthopädischen Krankheiten im Kindesalter in den Industrieländern *zurückgegangen.* Andererseits ist ihre Behandlung *anspruchsvoller* geworden.

Im Gegensatz dazu haben die *Verletzungen* im Kindesalter weiter *zugenommen,* eine Folge vor allem des Straßenverkehrs. Die Kenntnis der Besonderheiten des Bewegungsapparates im *Wachstumsalter* ist deshalb für alle, die solche Verletzungen zu behandeln haben, *unentbehrlich.*

Entscheide und Behandlungen, vor allem operative, bestimmen die Zukunft dieser Kinder und haben schwerwiegende *lebenslängliche Folgen.* Sie sind deshalb besonders *verantwortungsvoll.*

All dies führt dazu, daß Kinderorthopädie zunehmend eine *eigene Spezialität* in der Hand *einiger weniger besonders erfahrener Kinderorthopäden* wird, im Interesse der betroffenen Kinder.

Anders sind die Verhältnisse in den *Entwicklungsländern,* wo nur wenige orthopädisch ausgebildete Ärzte einer riesigen Anzahl jugendlicher orthopädischer Patienten gegenüber stehen, solchen mit poliomyelitischen Lähmungen, Infektionen, Mangelkrankheiten, unbehandelten angeborenen Deformitäten, neurologischen Krankheiten, Unfallfolgen u. a.

Orthopäden aus den Industrieländern, die sich entschließen können, den dortigen Ärzten zu helfen

bei der Behandlung dieser Kinder, finden eine dankbare Aufgabe und eine unschätzbare Erfahrung, die zu machen anders nicht mehr möglich ist (vgl. Abschnitt Poliomyelitis).

Prophylaktische Maßnahmen bei Kindern

Vorbeugen ist eines der *Hauptthemen der Kinderorthopädie.* Die Idee ist einleuchtend, und es scheint einfach, sie in die Praxis umzusetzen. Bei genauerem Zusehen tauchen jedoch immer mehr Fragen und Zweifel auf: Sinnvolle Prophylaxe ist nur jene, die einen schlechten *Spontanverlauf* zum Besseren zu ändern vermag. Darüber hinaus muß sie *unschädlich* und *zumutbar* sein.

Das erste Problem ergibt sich bei der *Diagnose.* Das Wichtigste an ihr ist die *Prognose:* Wissen wir, welche *Zustände* tatsächlich *später* zu Schäden führen? Dazu wäre die Kenntnis der *Spontanverläufe* notwendig. In Wirklichkeit wissen wir darüber in den *wenigsten Fällen* genau Bescheid. Was wird aus den «schlechten Haltungen», aus den Torsionsvarianten, den Knick- und Plattfüßen usw.? Nur sehr selten sehen wir im späteren Leben Schäden, die *eindeutig* auf diese «Leiden» zurückzuführen sind.

Wissenschaftlich stichhaltige Untersuchungen und Statistiken dazu *fehlen* weitgehend. Es gibt sogar Arbeiten, die nachweisen, daß es praktisch unmöglich ist, z. B. die Wirkung von Schuheinlagen bei Senkfüßen im Kindesalter auf die spätere Entwicklung objektiv nachzuweisen[1].

Schuheinlagen, Haltungsturnen und ähnliche harmlose Dinge *schaden* wenigstens nicht. Stärker der *Kritik* ausgesetzt sind *prophylaktische Operationen,* z. B. Osteotomien bei auf Röntgenbildern gemessenen «Fehlstellungen». Der Nutzen solcher Eingriffe sollte mindestens die *Risiken,* die kleineren *echten Schäden* (Narben, Änderungen der Proportionen) und die Unannehmlichkeiten für Mutter und Kind aufwiegen.

Über den *langfristigen Spontanverlauf* liegen wenige Untersuchungen vor. Falls dieser *schlecht* ist, wie vermutet wird (sonst würde man wohl keine prophylaktische Operation bei einem gesunden Kind machen), wäre erst noch nachzuweisen, daß er durch die geplante Operation tatsächlich *zum Guten verändert* wird. Darüber liegen aus naheliegenden Gründen *keine* Untersuchungen vor. Hingegen gibt es Hinweise darauf, daß manche dieser Operationen den anvisierten Zweck *nicht* erreichen und sich später auch *nachteilig* auswirken können.

---

[1] Dennis R. Wenger et al.: «Corrective Shoes and Inserts as Treatment for Flexible Flatfoot in Infants and Children». J. Bone Jt. Surg., *71-A,* 800 (1989).

Selbstverständlich müssen schwere Schäden, wie angeborene Klumpfüße, Epiphysenlösungen usw. *behandelt* werden, denn erstens haben diese Kinder *tatsächlich Symptome*, und zweitens kennt man *schlechte Spätfolgen* dieser Krankheiten.

Allerdings gilt es, *genau zu differenzieren:* Wie ist die Spätprognose im Einzelfall, wie groß ist das Risiko eines späteren Schadens? Und wie weit ist es tatsächlich möglich, solche (vermuteten) Spätschäden abzuwenden?

Unsere bisherigen Kenntnisse sind *spärlich.* Erst in jüngster Zeit könnte z. B. nachgewiesen werden, daß die Epiphyseolysis capitis femoris längst nicht in allen Fällen die deletären Spätfolgen hat, die man vermutete, und daß anderseits die kongenitale Hüftdysplasie oft *trotz* aller möglichen Eingriffe mit der Zeit unaufhaltsam ihren ungünstigen Verlauf nimmt. In beiden Fällen ist somit zu fragen, ob manche risikoreiche Eingriffe nicht vielleicht mehr *schaden* als *nützen.*

Ein *Beweisnotstand* für die *Wirkung prophylaktischer Eingriffe* wird offensichtlich. Diesem Notstand abzuhelfen ist nur möglich durch *klinische Langzeituntersuchungen.* Sie sind die *einzigen sicheren Grundlagen* unserer *Indikationen.* An drei Beispielen wird dies im Abschnitt «Langzeituntersuchungen als Grundlage orthopädischer Operationen», S. 305, aufgezeigt.

Hier liegt ein weites, noch kaum beackertes Feld. *Langzeitforschung* ist eine der *wichtigsten* Aufgaben der heutigen Orthopädie. Sie steht noch am Anfang. Der Weg ist gewiesen: Er muß in den *Archiven* der *orthopädischen Kliniken* ansetzen. Diese Fundgruben auszuwerten ist *dringlich,* solange die Unterlagen *noch vorhanden* sind, und die *Patienten* für die *Spätkontrollen noch leben.*

Diese Arbeit ist noch zu leisten. Die wenigen bisher gemachten Untersuchungen zeigen, daß dieser Weg tatsächlich zu *neuen Erkenntnissen* führt, und daß es der *einzig* mögliche Weg dazu ist. Die Organisation der *Langzeitforschung* ist auf S. 300 ausführlich beschrieben.

Die Hoffnung, mit *prospektiven* Untersuchungen Spätresultate zu erhalten, ist aus verschiedenen Gründen weitgehend *illusorisch:*

1. Die Zeitspannen sind *viel länger* als sie für prospektive Studien realistisch sind.
2. *Spontanverläufe* ohne Therapie sind *ebenso wichtig* wie solche nach Operationen. Sie umfassen ebenfalls *Zeitspannen,* die eine einzige Ärztegeneration selbst gar nicht begleiten kann.
3. Bis prospektive Langzeitstudien evaluiert werden können, ist ihr Thema beim heutigen «Tempo des Fortschritts» nicht mehr aktuell. Und so lange können wir gar nicht warten.

Umso wichtiger ist es, die (noch vorhandenen) *Archive* zu *erhalten* und *auszuwerten.* Zentrale Bedeutung haben dabei die *Röntgenbilder* als die einzigen objektiven Dokumente. Ihre Vernichtung im kleinen und großen Stil ist ein Schaden, der nicht wieder gutzumachen ist.

Bevor genügend wissenschaftlich *gesicherte* Unterlagen für die positive Wirkung von *prophylaktischen Operationen* bei *symptomfreien* Kindern zur Verfügung stehen, ist wohl nur eine *zurückhaltende Indikationsstellung* im Sinne des «primum nil nocere» zu verantworten.

23. Sportmedizin – Sportorthopädie

Ohne Sport scheint heute ein erfülltes Leben schlicht unmöglich zu sein: Die einen fühlen sich nur joggend, surfend, stemmend oder gleitend als Mensch, die anderen schauen zu.

Die *Sportmedizin* hat den Zweck, den Spitzensportlern zu helfen, ihre Spitzenleistungen zu steigern und die übrige Menschheit durch Sport zur Gesundheit zu führen. Der *Sportorthopädie* fällt eher die Aufgabe zu, dadurch entstandene Schäden wieder zu beheben.

Solche Schäden entstehen bei *beiden* Gruppen, den Sportlern *und* den Amateuren: Indem sie ihre *Grenzen* überschreiten. Kurzfristig durch *Unfälle,* langfristig durch *Überbeanspruchung.* Spitzensportler *können* sich diesen Risiken kaum entziehen, und Amateure setzen sich ihnen mangels Training und Einsicht aus.

Schließlich liefern die risikofreudigen Freizeitsportler immer mehr

Schwere Verletzungen

Zum Beispiel Wirbelsäulenbrüche, Polytrauma usw. Diese unterscheiden sich *grundsätzlich nicht* von Unfallverletzungen aus anderen Ursachen. Auch ihre *Behandlung* ist nicht anders.

Natürlich gibt es für *jede Sportart typische Verletzungen:* Meniskus- und Kniebandschäden beim Fußball, Torsionsverletzungen beim Skifahren usw.

Alle diese schwereren Unfallverletzungen werden nach den *allgemeinen* in der Traumatologie und Orthopädie geltenden Regeln für die betreffende Verletzung behandelt. Hier kann deshalb auf diese *verwiesen* werden: (siehe Liste «Sportverletzungen», S. 292).

Wohl ist einmal eine spektakuläre Heilung möglich, etwa mit der arthroskopischen Entfernung eines freien Gelenkkörpers, so daß der Operierte am nächsten Tag das Abfahrtsrennen bzw. den Fußballmatch gewinnt – Sternstunden auch für die Medizin – doch das sind Ausnahmen. Für die meisten Spitzensportler bedeutet eine schwere Verletzung das baldige Ende ihrer Karriere (Abb. 23.1).

Bandverletzungen

stehen bei *Spitzensportlern* an erster Stelle. Dank der Publikumsattraktion des Fußballsportes ist das *Kniegelenk* ins Rampenlicht gerückt. Ein *besonderes Interesse* der Sportmedizin gilt deshalb den *Knieverletzungen* mit ihren Instabilitäten, und damit dem

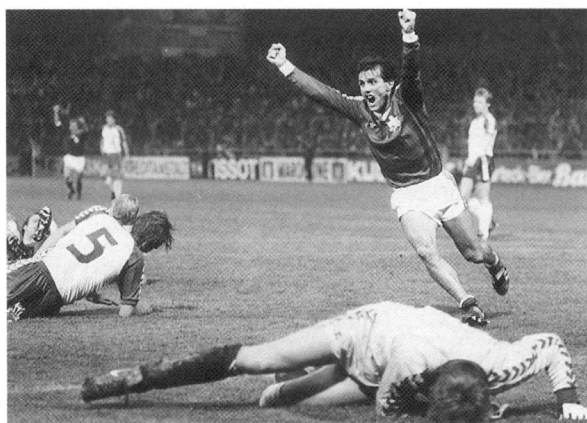

Abb. 23.1: *Fußball. Schweiz – Dänemark 1:0*

«Nach dem entscheidenden Treffer von Barberis liegen die Dänen geschlagen am Boden». Bild + News Zürich, 18. Oktober 1984.

Sport als Ventil für Nationalismus und Ersatz für Krieg. Einer gewinnt immer, viele bleiben auf der Strecke. Panem et circenses, Brot und Spiele: Spiele für das Volk, Brot für Ärzte.

vorderen Kreuzband und den verschiedenen Konzepten, die gerissenen Bänder wieder richtig zu flicken. Die damit verbundenen Probleme sind im Kapitel «Bandverletzungen», S. 471 beschrieben.

Ein *großer Teil* der *Sportverletzungen* jedoch sind

Weichteilverletzungen

Es handelt sich meist um *Bagatellverletzungen,* die auch *ohne* spezifische Behandlung *mit der Zeit* immer *folgenlos ausheilen:* Kontusionen, Prellungen, Quetschungen, Verstauchungen, Zerrungen, Distorsionen, Schürfungen, Blutungen, Hämatome, Muskelkrämpfe und -verspannungen usw.

Ein paar Umschläge, Kältewickel, etwas Therapie, und, vor allem, *ein paar Tage Ruhe* würden meistens genügen. Diese allerdings sind für den Spitzensportler und seine Umgebung *zu teuer.* Er muß *sofort* wieder wettkampffähig werden. Dazu soll ihm der Sportarzt verhelfen, wenn möglich *ohne* daß dadurch Dauerschäden entstehen.

Dies erfordert eine *genauere Beurteilung* der Läsion und ihrer Prognose. Davon hängt der Entscheid ab, ob der Sportler sofort wieder antreten kann oder ob eine Schonfrist notwendig ist – ein verantwortungsvoller Entscheid im Flutlicht der Medien!

Sport-
orthopädie

Die *Behandlung* dieser Bagatellverletzungen selbst ist weniger spektakulär: Kälte, Umschläge, einfache Hochlagerung, Physiotherapie, Ruhigstellung mit elastischen Klebeverbänden, Kompression, Stützbandagen, evtl. weitere antiphlogistische und analgetische Mittel, und möglichst nicht zuviele lokale Spritzen und Kortison. Es sind die bekannten und üblichen einfachen Mittel, die jeder Arzt in solchen Fällen anwendet.

Wesentlich ist die *Diagnose*. Sie stützt sich meist ausschließlich auf die *klinische Untersuchung* und den *Verlauf*. Maßgebend sind vor allem *Funktionstests* (für Gelenke, Sehnen, Muskeln): Die endgradige Beweglichkeit von Gelenken wird mit der Gegenseite verglichen, die Muskeln werden gedehnt, gestreckt, ihre Kraft und Schmerzhaftigkeit festgestellt usw.

Muskelverletzungen

Solche werden beim Sport häufig beobachtet. Typisches Beispiel ist der Schlag gegen die Vorderseite des Oberschenkels mit Kontusion des Quadrizeps. Risse und Blutungen machen Schmerzen und Schwellung. *Blutung in die Interstitien,* die Zwischenräume zwischen den Muskeln, sind meist harmlos. Das Hämatom kann sich ausbreiten in den Septen (siehe Abb. 23.2a). Es erscheint nach einiger Zeit weiter unten als violette Verfärbung, die langsam grün und dann gelb wird.

Ernster zu beurteilen sind *intramuskuläre Blutungen in den Muskel hinein,* da sie einen *Druckanstieg* im Muskel bewirken, der bis zu einem *Muskelkompressionssyndrom* führen kann (siehe Abb. 23.2b). Dann kann eine operative Entlastung notwendig werden.

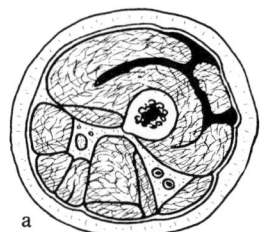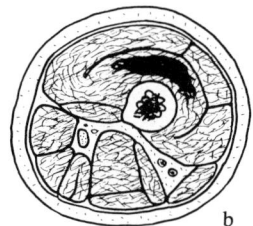

Abb. 23.2: *Stumpfe Muskelverletzungen.*

a Eine Blutung *in die Interstitien* und Septen kann sich verteilen und weit ausbreiten (meist nach distal). Starke Schwellung ohne wesentlichen Druckanstieg, relativ harmlos.

b Blutung *in den Muskel hinein:* Starker intramuskulärer Druckanstieg, da das Hämatom gefangen ist und nicht abfließen kann. Gefahr eines Muskelkompressionssyndroms.

Unangenehm und lästig für den Sportler, aber *überaus häufig* sind

Überlastungserscheinungen

Sie entstehen naturgemäß bei einem *Mißverhältnis* zwischen *Belastung* und *Belastbarkeit* des Bewegungsapparates. Der Spitzensportler muß die Beanspruchung immer bis *an die Grenze* seiner Belastbarkeit steigern. Der Amateur ist zuwenig trainiert, überschätzt sich selbst und macht vor allem am Anfang viele Fehler. Bei beiden sind «*Überlastungssyndrome*» eine überaus häufige Erscheinung.

Ihre *Entstehung* ist nicht klar. Es handelt sich um chronische lokale Entzündungserscheinungen an allen möglichen Stellen des Bewegungsapparates:

- *Sehnenansätze* (Tendoperiostitis)
- *Sehnen-* und *Sehnenscheiden* (Tendinitis und Peritendinitis)
- *Knochenhaut (Periostitis).* Bei länger dauernder «Periostitis» sollte ein *Röntgenbild* gemacht werden: Es könnte ein Ermüdungsbruch (Streßfraktur) sein.
- *Schleimbeutel (Bursitis).*

Offenbar sind ständig sich wiederholende mechanische Einwirkungen (Reibung, Druck, Zug) die Ursache, hauptsächlich bei stereotypen Bewegungen und lange dauerndem Training.

Falls die Schmerzen nicht im Anfangsstadium rasch wieder verschwinden (unter Schonung, evtl. antiphlogistischer Behandlung) werden sie rasch *chronisch* und sind oft sehr *hartnäckig* und therapieresistent. Sie können zum Unterbruch, ja zur Aufgabe des betreffenden Sportes zwingen. Dies gilt besonders auch für Entzündungen im Bereiche von *Sehnen.*

Auch *Risse* von *Sehnen* und *Muskeln* als Ausdruck von Überlastungsschäden bei *degenerativ veränderten* Sehnen sind typische Sportverletzungen im mittleren und höheren Alter. Wichtig ist es, die *Diagnose* zu stellen, denn nur eine baldige *operative* Wiederherstellung gibt bei vollständigen Rupturen Aussicht auf eine Heilung ohne funktionelle Ausfälle. Diese Verletzungen sind auf S. 467, S. 835 und S. 849 beschrieben.

Therapie

In der *Behandlung* von Sportverletzungen, und zum Schutz vor solchen, wird viel von *Bandagen,* Klebeverbänden (taping, siehe Abb. 23.3), Führungsschienen (braces), besonders von funktionellen Kniegelenkbandagen, Stützen für das Sprunggelenk und von speziell physiologisch gebauten Turnschuhen Gebrauch gemacht.

Der *Physiotherapie,* in erster Linie der *Heilgymnastik* kommt im Sport größte Bedeutung zu. Im Vor-

Sportorthopädie

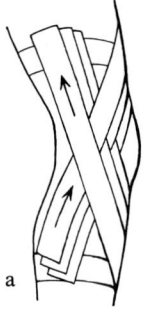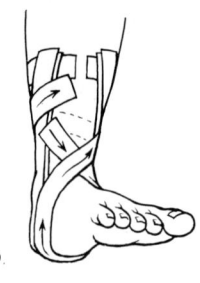

Abb. 23.3: *Klebeverbände* zur Stabilisierung und Stützung *(«Taping»)* erlauben dem Sportler frühzeitig die Wiederaufnahme des Trainings. a) Knie, b) Sprunggelenke.

dergrund steht die *Motivation* des Sportlers. Sie ist Voraussetzung und Garant des Erfolgs. Solange noch Ruhigstellung nötig ist, kann isometrisch trainiert werden, also ohne Bewegung des Gelenkes, nachher dynamisch isotonisch, d.h. Bewegung gegen gleichbleibenden Widerstand.

Beliebt und wirksam ist auch das *isokinetische* Training: Dazu sind Maschinen erforderlich, bei denen der *Widerstand* eingestellt werden kann (z.B. stehendes Fahrrad), damit bei gleichbleibender Geschwindigkeit trainiert werden kann (siehe Abb. 17.16).

Auch *Muskeldehnung* (Stretching, statisch) gehört zum Arsenal der Physiotherapie in der Sportmedizin.

Wenn man liest, daß «für viele Menschen der Sport fast ebenso wichtig geworden ist, wie die Berufsarbeit», da» es «für sie wesentlich ist, nach Verletzungen ihr Training so rasch als möglich wieder aufzunehmen» und daß «auch der weniger anspruchsvolle Gelegenheitssportler physisch und psychisch unter kleineren Verletzungen leiden könne, die ihn zur Untätigkeit verdammen und dadurch in seinem Wohlbefinden und seiner Lebensqualität einschränken» (Zitate aus einem Handbuch über Sportverletzungen), so wird klar, welche *Ansprüche* heute gestellt werden in unserer Gesellschaft, wie der *Erwartungsdruck* an die Medizin gewachsen ist. Ein Vergleich etwa mit der medizinischen Grundversorgung in den Entwicklungsländern zeigt die bestehenden Unterschiede deutlich.

Sportverletzungen im Einzelnen

Jede Sportart hat ihre spezifischen Verletzungen: Tennisellbogen, Meniskusverletzungen des Fußballers «Werferarm» usw., die mit der spezifischen Beanspruchung im betreffenden Sport zusammenhängen.

Eine kleine *Zusammenstellung einiger häufiger Sportverletzungen* soll das Aufsuchen der betreffenden Stelle im Buch erleichtern:

Sportorthopädie

Sportverletzungen – Liste

Sport-
orthopädie

24. Orthopädie zwischen Wissenschaft und Heilungsauftrag

«Reading is sometimes an ingenious device for avoiding thought»   *Sir Arthur Helps 1850*

Grundlage unserer ärztlichen Tätigkeit ist das medizinische Wissen. Medizin zählt heute nach allgemeinem Verständnis zu den Naturwissenschaften, und damit zu den *exakten* Wissenschaften. Daran knüpfen sich *große Hoffnungen* und hohe Erwartungen des Publikums, aber auch der Ärzte. *Entsprechende Verpflichtungen* und *Verantwortung* sind damit verbunden.

Von der Schule bis zur Universität wird Wissen gelehrt, gelernt und geglaubt. Die Autorität, mit welcher früher die Kirche auftrat, nimmt heute mit Selbstverständlichkeit die Wissenschaft für sich in Anspruch. Erst in der praktischen Arbeit erkennt der Arzt die Relativität der Wahrheiten, die Brüchigkeit des Wissens, das Schwanken des Grundes. Vorher macht ihn kaum jemand darauf aufmerksam. Es ist deshalb vielleicht nicht überflüssig, hier kurz der Frage nachzugehen, woher unser medizinisches Wissen stammt.

Wissenschaftliche Forschung hat *Methode.* Die strengen Maßstäbe, die daran angelegt werden, lassen wenig Freiraum: Harte Daten sind gefragt. Das *Experiment* hat sie zu liefern. Es wird *geplant* und muß *reproduzierbare* Resultate liefern, soll es glaubwürdig sein. Die Auswertung hat den unerbittlichen Regeln der Logik, der Mathematik, der Statistik zu folgen. Harte Daten suggerieren Präzision und sicheren Grund, weiche sind lästig, ja suspekt.

Andererseits: Der *Gegenstand* dieser Wissenschaft ist ein für die Forschung in vieler Hinsicht denkbar *ungeeignetes Objekt.* Dieses, *der Mensch,* ist ein organisches, gewachsenes Gebilde, wohl das komplizierteste auf diesem Planeten. Er entzieht sich wissenschaftlichem Griff immer wieder, sei es durch morphologische Variabilität, Unbestimmtheit, mehrschichtige Funktionen, sei es durch seine unberechenbare Psyche. Ihn wissenschaftlich zu erfassen erweist sich, sobald man über die Ebene chemischer Grundvorgänge hinaus von komplexeren Zusammenhängen etwas zu begreifen versucht, als außerordentlich schwierig. Die erhobenen Daten sind fast alle weich, was ihre statistische Bearbeitung nicht erleichtert, und so ergibt sich auf weite Strecken ein eigentlicher *Beweisnotstand* in der medizinischen Wissenschaft.

Das kümmert allerdings das Forschungsobjekt, den Menschen selbst, wenig, wenn er als Patient beim Arzt Hilfe in seiner Not sucht. Er setzt das Wissen um seine Krankheit bei der Medizinergilde als selbstverständlich voraus und fragt nicht, woher es komme. Als *Auftraggeber* verlangt er von seinem Arzt Behandlung und Heilung und wünscht nicht, Forschungsobjekt zu sein.

Durch Auftrag und Ethik sind mithin der *Anwendung* der wissenschaftlichen Methode auf den Menschen enge Grenzen gesetzt. So gerät der Arzt in ein *Dilemma* zwischen seiner Wissenschaft und seinem Patienten. Es ist dies vielleicht heute das *größte Problem des praktisch tätigen Arztes,* der mit Patienten zu tun hat und sich nicht in sein Labor zurückzieht.

Woher wissen wir Ärzte was unsere Patienten brauchen?

Die *genaueste Definition* liefern uns die *Juristen:* Die Behandlung hat «nach den Regeln der Kunst» und «dem derzeitigen Stand der Wissenschaft» zu erfolgen, sonst liegt ein «Kunstfehler» vor. Der Gesetzgeber weiß also, daß die Erkenntnis von heute der Irrtum von morgen sein kann und ist damit manchem Mediziner eine Nasenlänge voraus.

Die wissenschaftliche Methode

Sie stammt aus der Renaissance und löste den Glauben des Mittelalters ab. Der Erfolg – die Zivilisation der Neuzeit – beweist ihre Leistungsfähigkeit, und niemand bestreitet ihren Platz als erste und wichtigste Grundlage unserer beruflichen Tätigkeit, sei es als Forscher, als Kliniker oder als niedergelassener Arzt.

Sie basiert auf dem Prinzip der *Kausalität,* und ihre Instrumente sind *Beobachtung* und *Logik.* Dies besagt, daß nicht die Technik das Entscheidende ist, sondern das Schauen und das Denken. Ob mit optischen Geräten oder mit chemischen Substanzen, ob im Labor oder am Krankenbett gearbeitet wird, ob im Röntgenarchiv oder im Untersuchungszimmer Nachkontrollen durchgeführt werden, *bleibt sich gleich,* die *Methode der medizinischen Forschung* ist immer dieselbe: Sie umfaßt eine Reihe von Schritten in einer bestimmten Reihenfolge. Sie beginnt beim Patienten und führt in einem Kreis wieder zu ihm zurück.

Die Methodik medizinischer Forschung[1]

1. Ein aufmerksamer Beobachter *sieht* ein ungelöstes Problem; allerdings nur, wenn er bereit ist, unvoreingenommen zu schauen, sich von der Lehrbuchweisheit zu lösen und kritische Fragen zu stellen.

2. *Zusammenhänge* zu ahnen bzw. zu erkennen erfordert *kreatives Denken,* das über das Schullernen hinaus geht. Das Problem muß zuerst klar in seinen Umrissen erkannt, sodann formuliert werden, bevor es bearbeitet werden kann.

3. Die Chance, daß das Problem nicht *bereits* irgendwann irgendwo von irgend jemandem bearbeitet wurde, ist verhältnismäßig klein. Das Rad noch einmal zu erfinden trägt höchstens bei zur Vermehrung der Papierflut. *Gezieltes Literaturstudium* kann dies verhindern. Die Dienste computerisierter Datenbanken sind dabei eine gute Hilfe im nicht mehr überschaubaren Schrifttum.

4. *Die richtige Frage* zu stellen ist oft nicht so einfach. Sie sollte so formuliert werden, daß eine Antwort mit Hilfe einer Untersuchung, eines Experimentes möglich erscheint.

5. Eine *Arbeitshypothese* als mögliche Antwort auf eine Frage. Sie soll durch das Forschungsprojekt verifiziert oder falsifiziert – jedenfalls nicht um jeden Preis bewiesen – werden.

6. *Das Protokoll. Genaue Planung* vor Beginn der Untersuchung ist unabdingbar. Dazu gehört die Wahl der richtigen Methode (Labor, Klinik), ihre Durchführung, Beschreibung des Materials, aus welchem die Daten gewonnen werden sollen, der Kontrollgruppe, endlich die Auswertung einschließlich der statistischen Methoden.

7. Forschungsprojekte erheischen oft das Zusammenwirken verschiedener Disziplinen, Techniken und Spezialisten. *Zusammenarbeit* ist ein besonderes Merkmal medizinischer Forschung.

8. *Beibringen der nötigen Mittel.* Die finanziellen Grundlagen hängen u.a davon ab, wie klar, wie relevant ein Projekt ist, welche Erfolgschancen und praktische Bedeutung es hat.

9. *Durchführung* der Untersuchung, des Experimentes. Moralische Motive, aber auch Ethik-Komitees setzen den Versuchen am Menschen natürlich sehr enge Grenzen. Auch Tierversuche sind heute erheblichen Restriktionen unterworfen, sicher zu Recht. Laborexperimente können nur einen kleinen Teil der für die Humanmedizin wichtigen Fragen beantworten. Darauf ist zurückzukommen.

Klinische Untersuchungen, v.a. langfristige Verlaufskontrollen, sind von größter Bedeutung, besonders auch um neue Behandlungsverfahren, etwa Operationen zu überprüfen. Bei diesen «Follow-up studies» handelt es sich in Tat und Wahrheit um nichts anderes als die beobachtende und statistische Auswertung von klinischen Experimenten. Sie bilden die Grundlage unserer Indikationen und können allen wissenschaftlichen Kriterien genügen. Sie begegnen – im Gegensatz zu Experimenten als solchen – keinen moralischen Bedenken.

10. *Analyse der Daten.* Nicht wenige Entdeckungen bzw. Erfindungen wurden mehr oder weniger zufällig gemacht, wie etwa die des Penicillins: Indem ein Forscher sein Interesse nicht nur auf den Zweck seiner Untersuchung fokusierte, sondern auch für andere Erscheinungen offen hielt.

11. *Interpretation.* Bei prospektiven Studien besteht immer eine gewisse Gefahr, daß der Autor versucht ist, seine Theorie oder den Erfolg seiner Operationsmethode zu beweisen. Schon oft wurden Daten der Theorie angepaßt statt umgekehrt, sowohl unbewußt wie auch bewußt.

12. *Schlusse ziehen:* Dies ist wiederum nicht immer leicht, und man ist oft erstaunt, wie aus den gleichen Daten ganz verschiedene Konsequenzen gezogen werden.

13. *Antwort auf die ursprüngliche Frage.* In der Regel soll damit die Arbeitshypothese getestet werden können, ob sie richtig oder falsch war. Nicht selten ergeben sich daraus neue Fragen und neue Zyklen von Forschungsprojekten.

14. *Präsentation der Resultate.* Erst die Kritik von Kollegen in Forschung und Klinik erweist die innere Konsistenz der Arbeit und hilft, die eigenen Ideen zu präzisieren.

15. *Publikation.* Zwar ist die Papierflut riesig, und nur ein Bruchteil davon neu und relevant. Trotzdem hat jede Publikation ihren Wert: vor allem für den Autor: Sie zwingt zur Formulierung und damit zur Klarheit.

16. *Praktische Applikation.* Nicht alles kann und soll sofort verwertet und angewandt werden. Andererseits haben neue Erkenntnisse oft große Mühe, sich gegen alte Lehrmeinungen durchzusetzen und brauchen dazu ungebührlich lange Zeit. Zweifellos aber sind neue Einsichten in das Krankheitsgeschehen oder der Nachweis der Wirksamkeit therapeutischer Konzepte das oberste Ziel medizinischer Forschung im Dienste des Patienten.

Nicht weniger bedeutsam ist auch der Nachweis, daß eine bestimmte Operation schlechte Folgen hat. Solche Meldungen sind leider selten. Sie fordern einige Zivilcourage vom Autor, doch können nur sie verhindern, daß noch viele weitere Patienten mit dieser Methode «behandelt» werden.

Orthopädie und Wissenschaft

---

[1] Die Liste der «Methodik medizinischer Forschung» folgt in modifizierter Form R. Salter in: «Textbook of Disorders and Injuries of the Musculoskeletal System» (1984).

Es ist nicht nur für den *Arzt als Forscher* wichtig, einige grundsätzliche Überlegungen anzustellen, wie mit der wissenschaftlichen Methode neue Erkenntnisse erworben werden. Auch *dem im Auftrag des Patienten prakisch tätigen Arzt* kann es helfen, sich daran zu erinnern, wie der «derzeitige Stand der medizinischen Wissenschaft» erreicht wurde.

Er muß wissen, daß es weit mehr offene Fragen als Antworten gibt, und daß das Fundament, auf welchem er seine Schulmedizin betreibt, etwas weniger sicher ist, als er vielleicht gedacht hatte während seiner theoretischen Ausbildung, wo alles so klar und einfach dargestellt worden war.

Das Wissen um die Relativität und Vergänglichkeit vieler Lehrmeinungen macht bescheiden und legt beispielsweise nahe, therapeutische Empfehlungen an die Patienten (z. B. Berufs- und Sportverbote) und Operationsindikationen nicht unnötig starr zu handhaben. Dies gilt in besonderem Maß für *prophylaktische* Maßnahmen und Operationen, die wissenschaftlich nicht genügend begründet sind.

Auf die *Forschungsmöglichkeiten* und ihre *Einschränkungen,* die sich *für den wissenschaftlich tätigen Orthopäden* daraus ergeben, daß sein Patient gleichzeitig Forschungsgegenstand und Auftraggeber ist, soll hier noch etwas ausführlicher eingegangen werden.

Möglichkeiten wissenschaftlicher Forschung in der Orthopädie[2]

1. *Experimente am Menschen* selbst sind aus moralischen und ethischen Gründen grundsätzlich verpönt. Seit den Erfahrungen, die im Dritten Reich damit gemacht worden waren (A. MITSCHERLICH: «Medizin ohne Menschlichkeit», 1949) besteht Einhelligkeit darüber.

Daß hingegen unsere *Operationen auch* die charakteristischen Merkmale eines Experimentes haben, ist eine große Chance, welche es zu nutzen gilt: Die *klinische Forschung* ist der *wichtigste* Motor des Fortschrittes in der Orthopädie. Im nächsten Abschnitt (S. 297) soll deshalb näher darauf eingegangen werden.

2. *Menschliches Gewebe,* das im Laufe diagnostischer Abklärungen und therapeutischer Eingriffe oder bei Sektionen postmortem gewonnen wird:

– *Körperflüssigkeiten,* v. a. Blut, geeignet hauptsächlich für chemische, immunologische u. ä. Untersuchungen. Sie sagen über die Vorgänge im *Inneren* der Zellen und die Funktion des Bewegungsapparates *relativ wenig* aus.
– *Gewebsteile:* aus Biopsien, von Operationen und Sektionen. Sie können histologisch, evtl. histochemisch aufgearbeitet werden und damit Einsichten in die Morphologie, auch die Biochemie, ermöglichen. Allerdings sind diese fast immer rein *deskriptiv* und bringen wenig Information über zelluläre oder biomechanische Zusammenhänge.

Der operative Gelenkersatz etwa ermöglichte das Studium kranker Gelenke, allerdings nur in fortgeschrittenen Stadien, und Kontrollgruppen stehen nicht zur Verfügung. Solche klinische Forschung ist oft weiter handicapiert durch das Fehlen von repräsentativen und statistisch signifikanten Serien.

3. *Tierexperimente.* Sie sollen die fehlenden Experimente am Menschen ersetzen, doch gibt es in verschiedener Hinsicht *erhebliche Probleme:*

– *Größenverhältnisse:* Biomechanische Untersuchungen, bei welchen größere Kräfte ins Spiel kommen, sind naturgemäß bei kleinen Tieren nicht möglich. Die Beanspruchung z. B. eines menschlichen Hüft- oder Kniegelenkes kann bei einer Maus nicht simuliert werden. Experimente mit vergleichbar großen Tieren sind jedoch aus anderen Gründen problematisch.
– *Zeitliche Verhältnisse:* Arthrotische Veränderungen z. B. entwickeln sich über lange Zeiträume, meist Jahre hinweg. Diese Zeitspannen lassen sich im Experiment nicht komprimieren.
– *Biologische Unterschiede* zwischen verschiedenen Arten. Tierversuche sind nur relevant für die Humanmedizin, wenn Physiologie und Pathologie der betreffenden Tierart denjenigen des Menschen entsprechen. Man hatte angenommen, daß die *Artverwandtschaft* im Stammbaum der Evolution dafür ausschlaggebend sei, daß also Experimente bei Primaten mehr Aussagekraft hätten, als solche bei Ratten oder gar Hühnerembryonen. Dies ist keineswegs immer der Fall. Physiologische Gewebereaktionen sind für alle Arten verschieden, und es ist deshalb für Tierversuche Bedingung, daß der Untersucher *Artunterschiede hinsichtlich der biologischen Reaktion* kennt und weiß, bei welchen Versuchstieren diese im Hinblick auf seine spezifische Fragestellung mit jener des Menschen übereinstimmen oder nicht.

4. *In vitro-Experimente.* Untersuchungen am Lebenden sind oft widersprüchlich und haben zu viele Variablen. Mit *Zellkulturen* kann die Versuchsanordnung wesentlich vereinfacht werden. Allerdings ist ihre Aussagekraft stark beschränkt und nur für we-

---

[2] Dieser Abschnitt stützt sich teilweise auf Beiträge maßgebender amerikanischer Orthopäden zum 100jährigen Jubiläum der American Orthopedic Association im J. Bone Jt. Surg. *69-A* (1987), 1250–1290, sowie von H. I. ROACH et al.: «The Choice of an experimental model», J. Bone Jt. Surg. *71-B,* (1989) 549.

nige bestimmte, vor allem biochemischen, Fragen genügend. Hier erweist sich

die Bedeutung der Organisationsstufen für die Wahl des geeigneten Modells.

- Subzellulär
- Zelle
- Gewebe (z. B. Knochen)
- Organ (z. B. Femur)
- Organsystem (z. B. Skelett)
- Organismus (z. B. Tier, Mensch)

Die Wirkung des Vitamins C etwa spielt sich auf subzellulärer Ebene ab, hat jedoch Auswirkungen bis auf die Stufe des Organismus hinauf (Skorbut). Erforscht wurde diese Wirkung an Zellkulturen von Hühnerembryonen. Dieses Beispiel illustriert einen für die Forschung wichtigen Punkt: Fragestellungen auf einer bestimmten Ebene lassen sich am wahrscheinlichsten mit Experimenten auf der selben Ebene lösen. Für *biochemische* Probleme können also Zellkulturen von Hühnerembryonen durchaus geeignet sein, denn auf dieser Stufe sind die Zellen und ihre Reaktionen auch bei genetisch stark verschiedenen Arten auf weiten Strecken noch gleich.

Die *Orthopädie* als chirurgische Disziplin befaßt sich zwar einläßlich mit grundlegenden zellulären Mechanismen (z. B. Frakturheilung, Pseudarthrosen, Knocheninduktion), doch naturgemäß auch mit komplexeren Organisationsstufen: Mit Geweben (Knochengewebe, Knorpel, Sehnen), vorwiegend aber auch mit Organen und Organsystemen (Knochen, Gelenke).

Experimente auf dieser Ebene wären nur mit lebenden Tieren möglich. Die Schwierigkeiten, die sich dabei ergeben, sind allerdings in der Mehrzahl der Fälle größer als der Nutzen. Die Resultate sind längst nicht immer auf den Menschen übertragbar. So scheitern z. B. Tierversuche über Pseudarthrosen daran, daß es außerordentlich schwierig ist, überhaupt solche zu produzieren.

Künstlicher Gelenkersatz bei Tieren ist wenig aussagekräftig, weil die biomechanischen Bedingungen ganz anders sind, vor allem auch bei kleinen Tieren, und weil die Beobachtungszeiten in der Regel viel zu kurz sind.

Gerade der künstliche Gelenkersatz hat gezeigt, daß nur *Beobachtungen am Menschen selbst* signifikant sind. Tatsächlich sind bisher praktisch alle Erkenntnisse und Fortschritte so zustande gekommen. Der Weg, den dabei etwa FRIEDRICH PAUWELS und JOHN CHARNLEY, um nur zwei zu nennen, beschritten haben, ist *beispielhaft* für orthopädische klinische Forschung und gleichzeitig ein Beweis dafür, daß der Orthopäde, der *gleichzeitig* Arzt und Forscher ist, sowohl für seine Patienten wie auch für die Wissenschaft das Beste leistet (Abb. 24.1).

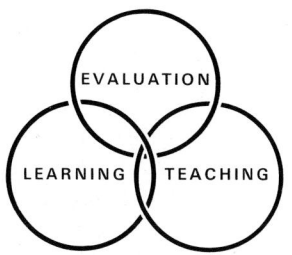

Abb. 24.1: Den *engen Zusammenhang* zwischen Evaluation, Lernen und Lehren hat M. E. MÜLLER so dargestellt: Beobachtend und erfahrend lernen wir. Gedanklich wird das Gelernte geklärt zu praktischer Anwendung. Der Erfolg muß *evaluiert* werden. Damit wird eine Rückkopplungsschlaufe (feedback loop) in Gang gesetzt: Wir korrigieren und lernen neu.

Lehren zwingt zur Klarheit von Wort und Schrift. So lernen wir unsere eigenen Gedanken ordnen, die Bedeutung unserer Worte genauer verstehen. Und aus der Kritik anderer lernen wir wieder.

Klinische Forschung

Am *Beispiel* J. CHARNLEYS (1911–1982) seien die Arbeitsmethoden der *klinischen Forschung* nochmals aufgezeigt:

- CHARNLEY war ein ausgezeichneter *Beobachter,* der die klinischen Probleme rasch sah.
- Mit seinem intuitiven kreativen Geist erkannte er Möglichkeiten zur Lösung dieser Probleme.
- Als Ingenieur und in kollegialer Zusammenarbeit mit anderen Fachleuten konnte er praktische Lösungen entwickeln. Neben Innovationen in der Frakturbehandlung hat er auch die Kompressionsarthrodese zur Klinikreife gebracht und schließlich der *Totalhüftendoprothese* zum weltweiten Durchbruch verholfen.
- Er evaluierte und testete die Implantatmaterialien und ihr Design mechanisch und biologisch sehr genau im Labor, bevor er sie beim Menschen einsetzte.
- Er entwickelte die Operationsmethode und operierte seine Patienten selbst.
  Für manche Chirurgen ist dies der Zeitpunkt, ihre Methode zu propagieren und kommerziell auszuwerten. Nicht so für CHARNLEY: Er richtete genaue *Nachkontrollen* ein für seine operierten Patienten und *evaluierte* auf diese Weise seine *Resultate.*
- Dank dieser Nachkontrollen erkannte er früh die Unzulänglichkeiten seiner Methode und versuchte sie zu verbessern.
- Um Erfolg zu haben, mußte er *alle Faktoren* berücksichtigen, so auch die Infektionsgefahr, an der sein ganzes Projekt hätte scheitern können: Er richtete deshalb einen speziellen Operationssaal mit keimfreier Luft ein.

Orthopädie und Wissenschaft

– Er versuchte den *Kontakt* mit seinen Patienten zu *behalten,* um über den weiteren Verlauf orientiert zu sein. Zu diesem Zweck führte er die Nachkontrollen regelmäßig jedes Jahr durch.
Er wertete die Daten seiner Nachkontrollen *systematisch* aus. So war es ihm möglich, den Effekt von Änderungen und Verbesserungen seiner Operation statistisch nachzuweisen.
– Durch systematische und phantasiereiche Bemühungen gelang es ihm, eine größere Anzahl von *Autopsiepräparaten* zu gewinnen. Er arbeitete sie auf und konnte so auch histologisch die Gültigkeit seines Konzeptes der stabilen Verankerung der Prothesen im Knochen mit Zement nachweisen.
– Erst nach Jahren, als die *Spätresultate* sowohl klinisch wie radiologisch den Erfolg seiner Methode eindeutig erwiesen, gab er seine Hüftprothesen zur kommerziellen Nutzung durch die Herstellerfirma und für den allgemeinen Gebrauch frei.
– Auch nach seinem Tod sind die Langzeitresultate von CHARNLEYS originalen Prothesen noch von keinem anderen Modell übertroffen.

CHARNLEY hatte erkannt, daß seine Operation, mit welcher er seinen Patienten half, gleichzeitig das *entscheidende Experiment* war, wenn er es auszuwerten verstand und sich dafür die Mühe nahm.

Auch wenn nach strengsten Kriterien vielleicht nicht alle Anforderungen experimenteller Wissenschaft genau erfüllt waren, kann man die Entwicklung und Nachkontrollen seiner Hüftendoprothesen ohne Zweifel ein Experiment und eine kontrollierte prospektive Studie nennen, die im Einklang mit der besten wissenschaftlichen Tradition steht und für orthopädische klinische Forschung mustergültig bleibt.

Dies festzustellen ist vielleicht nicht überflüssig in einer Zeit, die klinische Forschung als Empirismus belächelt, wenn nicht verachtet und nur experimentelle Studien gelten lassen möchte. Allzu oft sind Grundlagen oder Schlußfolgerungen solcher Arbeiten dem Thema nicht adäquat.

Ärzte wie Laien werden sich eingestehen müssen, daß Medizin und Chirurgie mehr sind als puristische Wissenschaft, daß ihre Wege vielleicht komplizierter sind als z.B. jene der Chemie, und daß sie eben auch auf mancherlei verschiedenen Wegen zu ihren Einsichten und Ergebnissen kommen müssen.

Weder Theorien noch Laborexperimente helfen hier weiter. *Die Langzeitverläufe unserer Patienten sind unsere Experimente. Experimente aber erhalten ihre Berechtigung erst durch die Auswertung.*

Dokumentation und Evaluation unserer Langzeitresultate sind die wissenschaftlichen Grundlagen unserer Indikationen und damit unserer gesamten orthopädischen Tätigkeit.

In diesem Kontext ist es vielleicht interessant, sich zu erinnern, wie die heutige medizinische Wissenschaft, insbesondere die Orthopädie, im Laufe der letzten drei Jahrhunderte bis heute zu ihrem Wissen gekommen ist. Experimente spielten nur eine geringe Rolle:

– Am Anfang stand *genaue Beobachtung von Einzelfällen.* Sie führte zur Klassifizierung von Krankheiten, zu Gedanken über Ursachen, Beobachtungen von Ergebnissen der Behandlung.
– Untersuchung der *normalen* Strukturen. *Genaue Beobachtung,* erweitert durch das Mikroskop, erschloß den gerade in der Orthopädie besonders wichtigen Bereich der *Morphologie.*
– Schwieriger war die *Erforschung der Funktion* (WEBER, DUCHENNE, BRAUNE und FISCHER, MAREY, MEYER, CULMANN, STRASSER, FICK). Auch sie beruht vorwiegend auf Beobachtung.
– Mit den gleichen Methoden wurden *Krankheiten* und ihre *Verläufe* studiert (WOLFF, ROUX). Damit kam die Dimension der *Zeit* in die medizinische Wissenschaft. Auch sie spielt in der Orthopädie eine dominierende Rolle.
– Versuche, Krankheitsprozesse und -verläufe zu *ändern,* etwa mittels Operationen, mußten verfolgt und beobachtet werden (PAUWELS). Dies war der Beginn der eigentlichen *klinischen Forschung: Verlaufskontrollen* und *Langzeitresultate* bilden das Fundament orthopädischen Handelns, insbesondere orthopädischer *Operationsindikationen.*
– Schließlich sollten manche Fragen durch Experimente geklärt werden.

Die kurze Rückschau zeigt, das der größte Teil des derzeitigen orthopädischen Wissensstandes aus der *klinischen Forschung,* insbesondere aus genauer Beobachtung und intelligenter Interpretation stammt und zum kleineren Teil aus Experimenten oder prospektiven Studien. Diese sind zur Lösung bestimmter Probleme unverzichtbar, doch genügen sie für die weitere Forschung bei weitem nicht.

Die Bedeutung *weiterer klinischer Forschung* für unsere praktische ärztliche Tätigkeit geht aus dem Gesagten klar hervor.

Ebenso klar erhellt daraus jedoch auch, daß *Medizin nie eine exakte Wissenschaft* war und auch nie eine solche sein kann. Der Arzt, der den schwankenden Grund erkennt, auf dem er steht, der Modetrends und neue Erkenntnisse *kritisch wertet* und den *Menschen* im Patienten zuerst sieht, wird diesem besser helfen können, als einer, der alles für bare Münze nimmt, was publiziert und ex cathedra verkündet wird, und seine Arbeit entsprechend nach Kochbuch erledigt. Dies unterscheide, so *M. Mumenthaler,* den echten Arzt vom «Mediziner».

Orthopädie und Wissenschaft

25. Langzeitforschung

«Thruth is the daughter of time and not of authority»
Francis Bacon

Orthopädie ist die Disziplin der Langzeitverläufe

Wozu Nachkontrollen?

Wenn wir einem Patienten eine *Operation* vorschlagen, müssen wir ihm *zwei Fragen* beantworten können:

1. Was kann ich auf lange Sicht erwarten, wenn operiert wird?

Alle Orthopäden sind sich einig, daß nur *Nachkontrollen operierter Patienten* uns diese Auskunft liefern können (vgl. «Klinische Forschung», S. 297).

Ebenso wichtig aber ist des Patienten *zweite Frage:*

2. Was geschieht, wenn man nicht operiert?

Um diese Frage beantworten zu können, sollten wir *langfristige Spontanverläufe kennen.*

Gefragt sind somit stichhaltige *Vergleiche* von *langfristigen Spontanverläufen* mit solchen *nach Operationen,* und zwar für die *Zeitspanne eines ganzen Lebens.*
Woher sonst könnte uns die Berechtigung kommen, solche Eingriffe den oft beschwerdefreien Patienten zu empfehlen? Und mit welchem Recht dürften wir ihnen Schmerzen, Mühsal und Risiko einer Operation zumuten?

Was bestimmt den Verlauf?

Orthopädische Leiden sind in der Regel keine statischen Zustände, sondern *dynamische Prozesse.* Sie begleiten die Patienten *ihr ganzes Leben lang* und bestimmen oft ihr Schicksal.
Die pathologisch-anatomischen Vorgänge welche diesen Prozessen zugrunde liegen, sind überaus *komplex,* indem einerseits die verschiedenen Gewebe des Bewegungs- und Stützapparates *permanenter* mechanischer *Beanspruchung* und dauerndem *Verschleiß* unterliegen, andererseits aber die lebende Substanz eine ganze Reihe von komplizierten Me-

chanismen in Gang zu setzen vermag, um diesen Prozessen *entgegenzuwirken* und sich der veränderten Situation *anzupassen.* Es sei hier lediglich an einige Beispiele erinnert:

- korrigierende und deformierende Wachstumskräfte des Knochens
- Prozesse bei der Frakturkonsolidation
- das Knochenremodeling unter mechanischer Beanspruchung
- spontane Gelenkreparationsvorgänge
- Narbenbildungen
- Kompensationsmechanismen der Muskulatur und des Nevensystems
- psychische Kräfte zur Überwindung von Krankheit und Invalidität, ohne deren Hilfe alle unsere therapeutischen Bemühungen von vornherein zum Scheitern verurteilt wären.

Während wir die Wirkungsweise der *Noxen* einigermaßen erkennen können, verstehen wir die *Reparations-* und *Kompensationsmechanismen* nur ansatzweise. Alle diese nur unvollkommen erfaßbaren Faktoren und Kräfte bestimmen den *Spontanverlauf* des Leidens.
Wenn wir durch unsere Eingriffe diesen Spontanverlauf zum Besseren verändern wollen, sollten wir ihn *ebenso gut kennen* wie die Folgen unserer Eingriffe.
Ein Blick in die orthopädische Literatur (1989) zeigt, daß unsere Kenntnisse unter diesem Aspekt noch recht rudimentär sind. Es ist offensichtlich:

Die Langzeitforschung steckt noch in den Kinderschuhen

Was sind die Ursachen für diesen Rückstand? Langzeitstudien sind eine mühsame und zeitraubende Angelegenheit und schon deswegen wenig beliebt. Oft wurden Nachkontrollen ohnehin nur als notwendiges Übel betrachtet, als Beweis für bessere orthopädische Leistung im Konkurrenzkampf mit den Kollegen. Das interessierte außer dem Operateur kaum jemanden. Kein Wunder, daß solche Studien als nicht sehr wissenschaftlich angesehen wurden. Im akademischen Bereich waren damit auch kaum Lorbeeren zu ernten: So wurden mancherorts als Habilitationsschriften fast ausschließlich experimentelle Forschungsprojekte akzeptiert, was zur Folge hatte, daß die klinische Forschung als unwissenschaftlich ins Abseits gedrängt und aus der Akademie verbannt zu werden drohte, eine aus orthopädischer Sicht bedauerliche Entwicklung.

Als Beweis, daß diese Entwicklung nicht unausweichlich ist, sei eine Untersuchung von P. ENGELHARDT über «das Risiko der sekundären Arthrose»[1] angeführt: Sie zeigt, daß auch aus einer *retrospektiven* Studie, auf der Basis eines lückenlosen Archivs, eine streng wissenschaftliche und aussagekräftige Arbeit entstehen kann (vgl. Abb. 25.1). So ließen sich für die Behandlung der drei wichtigsten Hüfterkrankungen im Kindesalter (Hüftgelenkluxation, Perthes und Epiphysenlösung), aufgrund von Langzeitverläufen über 30 Jahre und länger, wissenschaftlich fundierte, konkrete Richtlinien, d. h. Hilfen für die Indikationsstellung, aufstellen (siehe S. 705).

Hier werden Wege aufgezeigt zu einer eigentlichen klinischen «*Langzeitforschung*», die von der Wissenschaft akzeptiert und von der Praxis angewendet werden kann. Solche Arbeiten beweisen, daß zwischen Wissenschaft und Klinik keine unüberwindbaren Gegensätze bestehen, sondern sehr wohl eine äußerst fruchtbare Synthese möglich ist. Damit kann auch einer im akademischen Betrieb herrschenden Tendenz, diese beiden Bereiche als inkompatibel noch weiter voneinander zu trennen, entgegengewirkt werden (siehe Abb. 25.2).

Angesichts unserer fast unbegrenzten operativen Möglichkeiten und unserer Bereitschaft, diese auch ausgedehnt anzuwenden, ist eine *Kontrolle der Spätresultate noch wichtiger* geworden als sie immer schon war. Die *Langzeitforschung* ist ein relativ junger Zweig der Wissenschaft. Ihre Bedeutung für die Orthopädie liegt darin, daß sie, und *nur sie*, *Rechtfertigung* für unsere *Operationen* und *Grundlagen* für unsere *Indikationen* liefert, welche wir vor unseren Patienten verantworten können.

F. U. NIETHARD schreibt: «Was bringt der Orthopädie schon die Vielzahl von Grundlagenuntersuchungen, wenn diese nicht auch durch eine Evaluation klinischer Ergebnisse im Langzeitverlauf überprüft werden?»

Zur Organisation von Langzeitforschung

Einer der Hauptgründe, warum bis heute so wenige gute Langzeitstudien zur Verfügung stehen, liegt bei den *großen Schwierigkeiten,* ehemalige Patienten wieder aufzufinden und sie dann auch noch für eine Untersuchung zu gewinnen. Der Anteil der schließlich für die Auswertung zur Verfügung stehenden Dossiers und Patienten ist denn auch sehr oft enttäuschend klein: Häufig findet man die Patienten schon in der eigenen Dokumentation nicht mehr. Ihre

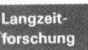

Adressen haben geändert, Frauen haben geheiratet und ihren Namen gewechselt, Briefe kommen zurück mit dem Vermerk «Adressat unbekannt», von vielen Angeschriebenen hört man nichts: Sie sind weggezogen, im Altersheim, gestorben, unzufrieden, uninteressiert oder verstehen den Sinn der Anfrage nicht. Manche Fragebogen sind unbrauchbar, weil ungenügend ausgefüllt usw.

Schließlich ist es oft schwierig, die Gefundenen für eine Kontrolle nach so langer Zeit zu motivieren.

Als Ausweg aus diesen Schwierigkeiten wird die *prospektive Studie* empfohlen. Aber auch diese hat ihre Tücken: Oft ergibt sich die Fragestellung erst aus späteren Erfahrungen und Entwicklungen, die bei der Planung noch nicht erkannt waren. Nicht selten ändert aber auch das Interesse mit der Zeit und mit anderen Untersuchern. Schließlich werden prospektive Studien in der Regel mit einer bestimmten Absicht unternommen, was ihre Objektivität nicht unbedingt fördert.

Alle diese Probleme wären zur Not lösbar, doch wer kann heute eine Studie planen und beginnen, und 10, 20 oder mehr Jahre auf die Resultate warten?

Hier bieten sich retrospektive Studien an.

Retrospektive Untersuchungen

Sie liefern *Resultate jetzt,* d. h. etwa innert Jahresfrist von der Planung an gerechnet. Nachkontrollen nach vielen Jahren unterliegen auch den übrigen Nachteilen weniger: Die Nachfolger der Operateure von damals sind persönlich weniger involviert und deshalb meist objektiver. Retrospektive Untersuchungen sind durchaus möglich und aussagekräftig, wie eine Reihe von wegweisenden Arbeiten zeigt. Das Wichtigste aber: Sie können uns *heute* Antwort geben auf die Fragen, die uns *heute* interessieren. Allerdings erfordern sie *einige einfache*

Voraussetzungen

1. Einigermaßen vollständige *Listen des anvisierten Kollektivs.* Seine *genaue Definition* und Abgrenzung (Diagnose, Operationstyp) ist Bedingung. Ohne diese sind Vergleiche nicht möglich.

2. *Dokumentation* der *Ausgangssituation.* In der Regel gehören Röntgenbilder dazu. Die *Bedeutung des Röntgenbildes* in der orthopädischen Langzeitforschung kann nicht genug betont werden: Es ist das einzige objektive Dokument und für die Beurteilung der Ausgangslage in den meisten Fällen ausreichend. Die *Röntgenarchive* von Spitälern und Ärzten sind deshalb die *Grundlagen* der orthopädischen Langzeitforschung. *Alte Archive,* wie z. B. dasjenige der orthopädischen Universitätsklinik Balgrist, Zürich (seit 1912 sind alle Krankengeschichten und Röntgenbilder noch vorhanden und greifbar) sind dafür *unschätzbare Quellen.* Auch heute noch fehlt bei vie-

---

[1] P. ENGELHARDT, 1988, siehe Literaturverzeichnis.

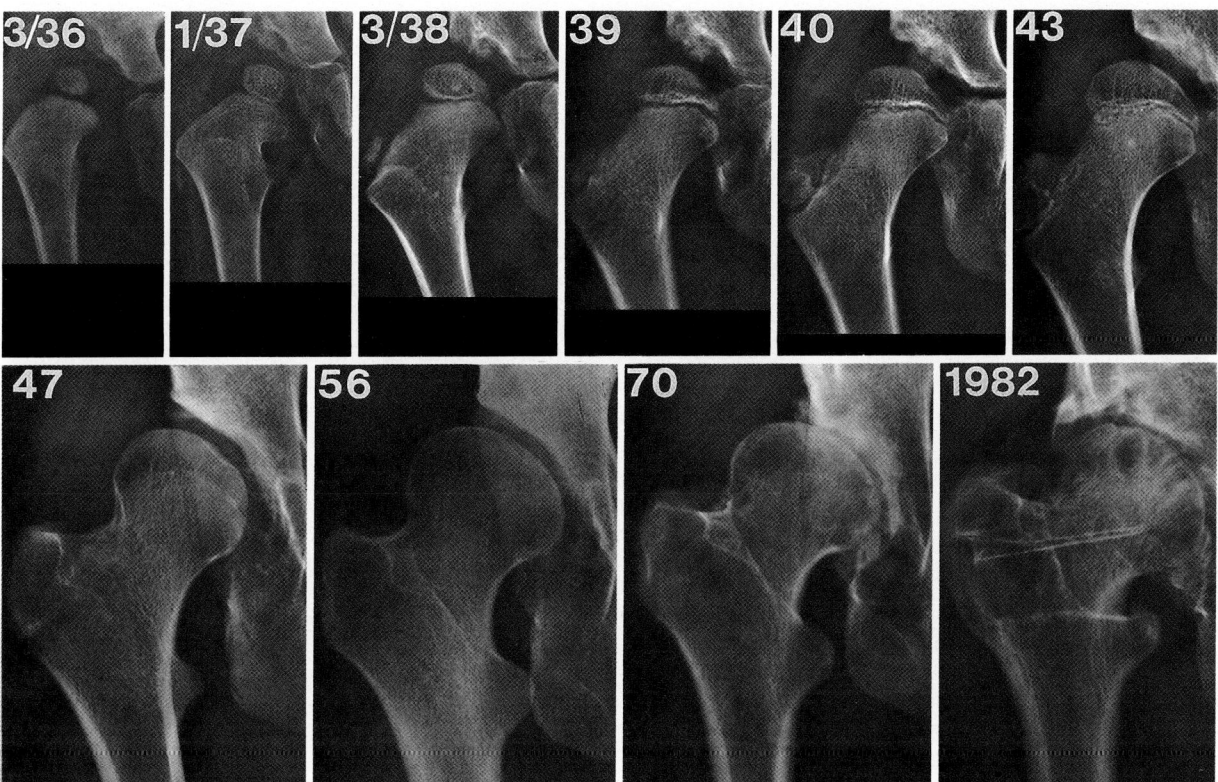

Abb. 25.1: «*Hüftbiographie*».

Langzeitserie über 46 Jahre eines dysplastischen Hüftgelenkes. Aus dem Röntgenarchiv der orthopädischen Universitätsklinik Balgrist, Zürich (P. ENGELHARDT, 1988).

Reposition einer kongenitalen Hüftluxation im Alter von einem Jahr und 10 Monaten (3/36). Mit einem ungenügend ausgebildeten Pfannendach (CE-Winkel –5°) ist eine normale Hüftentwicklung durch das Wachstum nicht möglich. Mit 34 Jahren (70)

bereits schwere Arthrose. Deshalb damals Beckenosteotomie und intertrochantere Osteotomie. Bis zu diesem Zeitpunkt wurde also ein «*Spontanverlauf*» aufgezeichnet, ab hier der Verlauf nach Operation.

Solche Langzeitstudien geben Einblicke in die *Wechselwirkung* zwischen Wachstumskräften (Epiphysen) und Deformität (Dysplasie), und später, zwischen Verschleiß (Arthrose) und reaktiven Knochenveränderungen (Sklerose). Vgl.: Statistik, Abb. 26.4 und Hüfte, S. 705 ff.

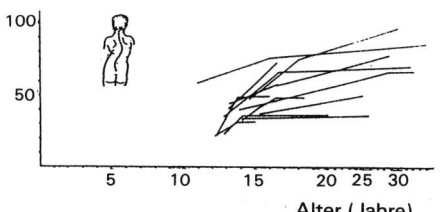

Abb. 25.2: Verlaufskurven der Krümmung (in Winkelgraden nach Ferguson) von unbehandelten *Adoleszentenskoliosen* bei 12 Mädchen, aus einer Arbeit von H. SCHEIER (1967).

Solche Kurvenscharen geben *Trends* und *Streuungen* genau wieder, besser als dies ein statistischer Mittelwert kann. Alle Daten sind einzeln ersichtlich. Auch mit *kleinen* Kollektiven können aussagekräftige Studien gemacht werden.

Mit Hilfe von *Graphiken* können auch größere Zahlenmengen, die in Tabelle verwirrend, wenn nicht abschreckend wirken, übersichtlich dargestellt werden.

Die Kenntnisse von *Spontanverläufen* ist die *Grundlage* für die *Behandlung*. Studien wie die obige sind *Langzeitforschung* im besten Sinne. Sie können nicht hoch genug eingeschätzt werden. Leider sind sie immer noch viel zu selten.

Langzeit-forschung

len Verwaltungen und sogar bei manchen Ärzten das Verständnis für das Aufbewahren alter Röntgenbilder. Dafür zu werben muß uns dringende Aufgabe sein.

3. Bei *Operationen:* Operationsbericht und postoperative Dokumentation (Röntgenbild bei Eingriffen am Skelett) sollten vorhanden sein.

4. *Aktuelle,* nachgeführte *Adreßkartei:* Daß das Wiederfinden und Aufbieten von Patienten nach mehrjährigem Intervall bei der heutigen Mobilität offenbar unerwartet große Schwierigkeiten bereitet, ist eine allgemeine Klage: Arzt und Patient verlieren sich rasch aus den Augen. Um dieser Situation zu begegnen kann es nützlich sein, daß der Arzt bzw. das Spital in der Zwischenzeit einen wenn auch lockeren Kontakt mit dem Patienten aufrecht erhält. Dies kann das Auffinden, die Motivation sowie die Einbestellung der Patienten zur Untersuchung wesentlich erleichtern. Manche Ärzte und Kliniken halten diesen Kontakt aufrecht durch

5. *regelmäßige Nachkontrollen (follow up),* z.B. bei Endoprothesenträgern zuerst jährlich, später in Abständen von 3 oder 5 Jahren, oder mittels Fragebogen, Neujahrskarten usw. Auch Versicherungen haben nutzbare Verbindungen.

Solcher nie abgerissener, mehr oder weniger persönlicher Kontakt fördert auch wesentlich Verständnis und Motivation der Patienten für eine Nachkontrolle, welcher sie sonst oft recht verständnislos bis skeptisch gegenüber stehen. Gerade unter diesem Aspekt sind die niedergelassenen Ärzte gegenüber den eher anonymen Spitälern in einer günstigeren Ausgangslage, und nicht wenige nutzen sie.

6. *Die «fehlenden Patienten».* Um diese zu finden, würde die ideale (prospektive) Studie einen jährlichen Kontakt und das Nachführen der Adreßkartei einschließen. In vielen Fällen stehen solche Unterlagen nicht zur Verfügung. Dann ist man versucht, die nicht aufgefundenen Patienten aus der Studie zu *eliminieren.* Dies kann zu *falschen Schlüssen* führen:

Es ist erwiesen, daß die Patienten mit guten Resultaten in der Regel relativ leicht zu erreichen und kooperativ sind. Unter denjenigen, die nicht mehr auffindbar sind und denen, die eine Zusammenarbeit ablehnen, sind die Patienten mit schlechten Ergebnissen überproportional häufig vertreten. Also gehören gerade diese auch in die Studie. Dazu genügt die einfache Methode, einen Fragebogen ein- oder zweimal an die alte Adresse zu schicken, natürlich nicht.

STANLEY M.K.CHUNG hat aus seiner Erfahrung Hinweise gegeben[2], wie man Patienten finden kann, die mit Fragebogen nicht zu erreichen sind. (Er hatte im Raum Philadelphia *alle* 56 Patienten, bei denen vor durchschnittlich 17 Jahren eine Colonnaplastik gemacht worden sind, nachkontrollieren können.) Der Schlüssel sei ausgiebiger Gebrauch des *Telefons,*

Langzeit-forschung

dazu etwas Phantasie und Zeit. Seine Tips erinnern an die Fahndungsmethoden von Sherlock Holmes oder des Roten Kreuzes.

Informationsquellen waren: Die gesamte Spitaldokumentation des Patienten, einschließlich die Adressen von Eltern, Verwandten, Arbeitgebern, Hausarzt, Versicherungen usw. Telefonische Anfragen bei Nachbarn, Arbeitgeber, Arbeitskollegen, Post- und anderen Ämtern. Kataloge, Listen von Berufsleuten, Telefonbüchern usw.

7. Da für klinische Nachuntersuchungen trotz aller Anstrengungen nie mehr alle Patienten erreicht werden können (Todesfälle usw.), ist eine spezielle statistische Bearbeitung nötig, die Schlüsse aus *unvollständigen* Datensätzen zuläßt. Dazu eignen sich die «survivalship analysis» (KAPLAN/MEIER) und die daraus hervorgehenden «survivalship curves» (Abb. 21.2 und Abb. 25.4–25.6, S.306). Sie bilden die statistische Basis für Langzeitstudien.

Damit ist auch die *fortlaufende Kontrolle* eines Kollektivs möglich.

Beurteilung, Bewertung, Vergleich

Was ist ein «gutes Resultat»? So einfach die Frage ist, so schwierig ist die Antwort. A. GRAHAM APLEY, Herausgeber des Britischen Journal of Bone and Joint Surgery, hat in einem lesenswerten Editorial daraufhingewiesen. Es ist auf S.275 abgedruckt. Eine gute bildliche Darstellung der Situation gibt H. R. MEYER[3] (Abb.25.3).

Die Beurteilungskriterien sind so vielfältig, subjektiv und unterschiedlich, daß eine objektive Bewertung auf größte Schwierigkeiten stößt, ja manchmal unmöglich ist. Unzählige Punktesysteme wurden entworfen, um Resultate zu quantifizieren. Allen diesen sog. «Scores» ist gemeinsam, daß sie subjektive und objektive Befunde, klinische und radiologische Daten, aber auch Gesichtspunkte des Patienten wie des Arztes, relativ willkürlich gewichten, in einen Topf werfen und daraus einen Summationswert brauen, der dann nochmals ziemlich willkürlich als «ausgezeichnet», «gut», «mäßig», bzw. – erstaunlich selten – als «schlecht» bezeichnet wird.

Für einen ersten Überblick mögen solche Pauschalurteile genügen. *Zusammenhänge* werden jedoch dadurch *eher verwischt als beleuchtet. Differenzen* werden *eingeebnet statt verdeutlicht.* Dies ist in besonderem Maß der Fall, wenn auch noch die Röntgenbefunde (Arthrosegrad, Migrationszeichen bei Endoprothesen) in die globale Beurteilung miteinbezogen werden: Bei der bekannten Diskrepanz zwischen Klinik und Röntgenbefund ist viel eher eine *Gegenüberstellung* der beiden angebracht.

M.E.MÜLLER[4] hat diese Mängel analysiert und einen gangbaren Weg vorgeschlagen: Subjektive und

Abb. 25.3: Die Beurteilung des Behandlungsresultates hängt unter anderem vom *Standpunkt* ab: Patient und Arzt sind nicht immer gleicher Meinung. H. R. Meyer versuchte diesen Tatbestand in einer *Vierfeldertafel* einzufangen:

		Arzt:	
		zufrieden	nicht zufrieden
Patient:	**zufrieden**	Z/z	Z/n
	nicht zufrieden	N/z	N/n

Er meinte jedoch, die vier Bilder von J. Knessl sollten mehr als viele Worte sagen:

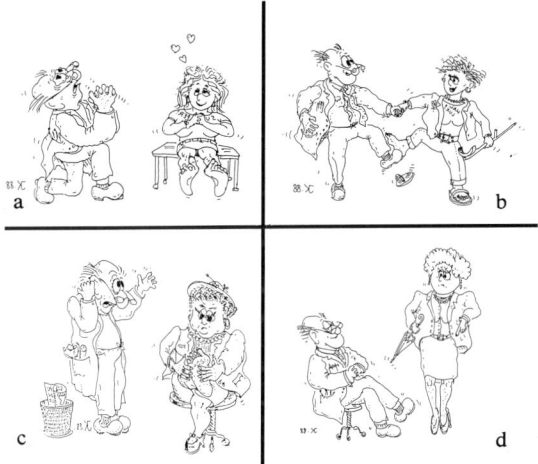

objektive Befunde sollen *getrennt* beurteilt, *einander gegenübergestellt* und miteinander *verglichen* werden. Eine solche differenzierte Beurteilung ist in jedem Falle ergiebiger als die summarische mit irgendeinem «Score».

Die *Bewertungsschemata* wurden ursprünglich kreiert um *Vergleiche* zwischen verschiedenen Methoden, Operateuren, Kliniken usw. zu ermöglichen. Dazu können sie sehr geeignet sein. Solche Untersuchungen sind natürlich wichtig und nötig. Das subjektive Element, das die verschiedenen Untersucher mit einbringen, macht sie jedoch oft schwierig und unbefriedigend. Echte Vergleiche kommen nur selten zustande.

Nützlicher und fruchtbarer, allerdings auch mühsamer ist es, wenn einzelne Autoren aus verschiedenen Kliniken und Schulen, statt ihre Resultate zusammenhangslos in Referaten und Artikeln einzeln in den Raum zu stellen, sich an einen runden Tisch setzen und versuchen, ihre Erfahrungen auszutauschen und zu vergleichen.

Die Sicht des Patienten

Obwohl dieses Kriterium naturgemäß *ausschließlich subjektiv* ist, hat es das *größte Gewicht* und muß selbstverständlich in die Studie Eingang finden. Ein verläßliches Rezept, wie dies zu bewerkstelligen sei, damit die Schlußfolgerungen der Wirklichkeit auch einigermaßen entsprechen, *fehlt* allerdings bis heute. Die Gründe dafür liegen auf der Hand: Wunschdenken und Wahrheit, auch die Sicht von Patient und Behandler, liegen oft weit auseinander, und der nicht faßbare Schmerz, psychische Faktoren, die Interessenlage der Beteiligten usw. spielen ihre Rolle.

All dies macht solche Studien *nicht* von vornherein wertlos, solange sich sowohl der Untersucher wie auch die Leser der Publikation all dieser psychischen Interaktionen und der dadurch möglichen *Beeinflussung* und *Verfälschung bewußt* sind. Ihre Mechanismen sind noch kaum erforscht. Die Erfahrung kennt aber *einige typische Konstellationen,* welche zu solchen Verfälschungen führen können und deshalb in die *Beurteilung von Kontrollstudien* und ihren Resultaten *mit einbezogen* werden sollten, will man nicht groben Täuschungen erliegen:

– Die meisten Langzeitstudien stammen aus größeren Kliniken und betreffen die *eigenen Operationsergebnisse.* Die Untersuchungen werden in der Regel vom Operateur selbst oder in seinem Auftrag und unter seiner Leitung durchgeführt. Es ist wohl selbstverständlich und sicher nicht verwerflich, daß der Operateur und sein Team gute Ergebnisse erhoffen und erwarten. Aber es ist nicht sinnvoll, das Faktum zu negieren oder zu verdrängen, daß die *spezifische Interesselage* die Beteiligten und

[2] Stanley M. K. Chung: Methods for Locating the «Missing Patients» in Long-Term Follow-up Studies, J. Bone Jt. Surg. *53-A,* 1448 (1971).
[3] H. R. Meyer, 1990, siehe Literaturverzeichnis.
[4] P. Koch, M. E. Müller, 1990, siehe Literaturverzeichnis.

allfällige *Abhängigkeitsverhältnisse* das Resultat beeinflussen können.

- Gleicherweise hat der *Patient* natürlich große Hoffnungen und Erwartungen. *Nur ungern gesteht es sich selbst einen Mißerfolg ein.* Das Opfer und die Schmerzen dürfen nicht umsonst gewesen sein. Dies kann dazu führen, daß Patienten das Resultat besser beurteilen, als sie es tatsächlich empfinden.
- Die meisten Patienten haben *Sympathie* für ihren Arzt und möchten ihn *nicht enttäuschen.* Sie neigen eher dazu, Schmerzen zu bagatellisieren und das Ergebnis zu beschönigen.
- Viele Patienten wissen, daß sie ihren Arzt mit einem schlechten Resultat nicht nur enttäuschen sondern auch *verärgern* - und dies suchen sie natürlich zu vermeiden.
- Erfahrungsgemäß haben auch viele Patienten *Angst,* daß der Operator sie bei schlechtem Resultat *nochmals operieren* möchte bzw. muß. Auch dies ist nicht selten ein Grund, Beschwerden zu bagatellisieren.
- *Mißverständnisse* zwischen Arzt und Patient sind überaus häufig: Zeitmangel, sprachliche Schwierigkeiten, Mühe mit dem Ausdruck und dem Verstehen des anderen usw. Erhebungen mittels *Fragebogen* sind dafür besonders anfällig.
- *Verschiedene Erwartungen:* Ein älterer Mensch ist manchmal zufrieden, von den schlimmsten Schmerzen erlöst zu sein, ein Spitzensportler verlangt, morgen wieder in Topform eine Meisterschaft zu bestreiten. Es gibt Patienten, die mit Fußarthrodesen wieder Klettertouren unternehmen, andere sind unglücklich, daß sie nicht mehr jeden Schuh tragen können. Unter Lebensqualität versteht jeder Mensch etwas anderes.
- Eine ausschlaggebende Rolle spielt demnach die *psychische Konstellation der Patienten.* Manche akzeptieren ihr Schicksal und damit auch miserable Resultate, andere sind nie zufrieden. Nicht selten steckt hinter einem Mißerfolg eine *larvierte Depression* und eine verfehlte Operationsindikation.
- *Unzufriedenheit mit dem behandelnden Arzt* ist eine Erscheinung, die im Zunehmen begriffen ist. Sie hat mannigfaltige Ursachen. Die stets steigenden Ansprüche sind nur eine davon. Eine andere, häufige, ist mangelnde Kommunikation. All dies schlägt sich natürlich auch in der Beurteilung des Resultates nieder.
- Rentenansprüche, Kompensationsbegehren usw. beeinflussen die Aussagen.

Ein Teil dieser Schwierigkeiten kann eliminiert werden, wenn *nicht der Operateur* bzw. Mitglieder seiner Klinik die persönliche Befragung durchführen, sondern andere, unabhängige Ärzte, evtl. auch Sozialarbeiter oder andere.

Angesichts all dieser komplexen Probleme, die sich einer objektiven Beurteilung entgegenstellen, drängt es sich, wie bereits erwähnt, einmal mehr auf, die

- *objektive Daten* (Klinischer Status, Röntgenbefunde) und die
- *subjektive Beurteilung*

bei solchen Erhebungen *getrennt* auszuwerten und *vergleichend* gegeneinander zu stellen. Nur dieser Vergleich erlaubt Rückschlüsse auf die Leistungsfähigkeit einer Behandlungsmethode und ermöglicht die Beantwortung der nicht unwichtigen Frage, ob eine objektive feststellbare Veränderung (und vermeintliche Verbesserung) für den Patienten auch tatsächlich eine willkommene Hilfe bedeutet, was keineswegs selbstverständlich ist.

Publikationen, in welchen alle Daten gepoolt werden (z. B. mit Hilfe eines «scores»), laufen Gefahr, auf diese Weise die Resultate eher zu verschleiern als zu klären.

Nichtärztliche Erfolgskontrollen ärztlicher Therapie

Interesse an Erfolgskontrollen haben zunehmend auch nichtärztliche Stellen: Die Versicherung, die ihre Leistungen begrenzen, die Administration, die die «Kostenexplosion» in den Griff bekommen möchte, staatliche Stellen, welche die Effizienz des Gesundheitswesens unter die Lupe nehmen möchten, die Regierung, die damit die Medizin auch ins politische Spiel bringt. *Qualitätskontrolle* ist auch von Seiten der Konsumenten, der Patienten, immer mehr gefragt.

In den USA ist unter dem Begriff «outcomes research» bereits ein ausgedehnter Apparat entstanden. Seine Statistiken sind von ganz anderer Dimension, haben aber auch andere Zielrichtungen, als die Bescheidenen der Ärzte.

Bisher spielten die Ärzte in den planenden Gremien eine kleine Rolle. Zweifellos werden die Ergebnisse aber auch für die Zukunft ihrer Arbeit weitreichende Folgen haben. «A Call to Leadership»[5], ein Aufruf an die Orthopädischen Chirurgen, die Führung zu übernehmen bei solchen Langzeitstudien, zeigt, welche Bedeutung die Ärzte in den USA diesem Problem beimessen.

[5] BERNHARD A. RINEBERG, J. Bone Jt. Surg. *72-A,* 1439 (1990). HENRY R. COWELL: «Hard Decisions from Soft Data», J. Bone Jt. Surg. *72-A,* 1441 (1990).

Langzeituntersuchungen als Grundlagen orthopädischer Indikationen

Orthopädische Operationen sind überwiegend und typischerweise *Wahleingriffe*. Es stehen somit *Alternativen* zur Verfügung: andere Operationen, konservative Therapie, aber auch: keine Behandlung, warten, regelmäßige Kontrollen. Indem wir die *Wahl* treffen, stellen wir die *Indikation*.

Zwischen dem «alles dominierenden Wunsch zu heilen» (E. BLEULER) und dem «primum nil nocere», beides ausgesprochen ethische Motive, liegt unser Handlungsspielraum. Damit sind auch unsere *Entscheidungskriterien* vorgezeichnet: *Mit* unserer Behandlung soll es dem Patienten besser gehen als *ohne* diese. Darin sind sich Arzt und Patient einig.

Bei beiden bestehen jdoch nicht selten unklare Vorstellungen und Mißverständnisse in bezug auf die zeitlichen Verhältnisse: Soll ein im Augenblick unerträglicher Zustand behoben werden oder geht es mehr darum, spätere schlimme Folgen zu vermeiden? Selbstverständlich überschneidet sich beides in vielen Fällen, doch ist es gut, beide Indikationen, die therapeutische und die prophylaktische, möglichst scharf zu trennen: 1. Was soll *jetzt* erreicht werden? 2. Welche *spätere* Folgen will man vermeiden?

Drei Beispiele sollen dies zeigen:

1. *Endoprothesen* werden in der Regel eingesetzt, damit die Patienten ihre Schmerzen *jetzt* loswerden. Was *später* daraus wird, ist im Augenblick weniger wichtig. Der Patient glaubt ohne weiteres, der Arzt wisse es, doch kann dieser ohne Kenntnis von Langzeitresultaten höchstens Vermutungen haben.

2. Bei Fehlstellungen, Abweichungen von der Norm, bei «Präarthrosen» werden manche orthopädischen Operationen aus *prophylaktischen* Überlegungen gemacht: die Patienten, meist *Kinder* oder *Jugendliche*, sind zwar praktisch *gesund,* aber der Arzt verspricht ihnen, daß sie *später* nicht erkranken werden, sofern sie sich *jetzt* operieren lassen. Der Patient bzw. seine Eltern, glauben das, doch ohne Kenntnis des Langzeitverlaufes ist die Vision des Arztes eine rein theoretische Hypothese.

3. Wie genau müssen frische Frakturen *jetzt* reponiert werden, damit *später* keine sekundären Schäden entstehen?

In allen drei Fällen, so grundverschieden ihre Problematik auch ist, bleibt die *Kenntnis von Langzeitverläufen Voraussetzung für eine verantwortungsvolle und wohl begründete Indikationsstellung.*

1. Präarthrosen

Seit Abweichungen von einer sog. «normalen» Gelenkanatomie allgemein als «Präarthrose» bezeichnet worden sind, weil sie in bestimmten Fällen zu Arthrosen führten, ist das Bestreben, solche Defor-

mitäten prophylaktisch operativ zu korrigieren, unter den Orthopäden sehr stark gewesen. Um den Wert solcher Operationen objektiv beurteilen zu können, sind *Vergleichuntersuchungen* zwischen dem *Spontanverlauf* und dem Verlauf *nach Operationen* notwendig, und zwar, da die befürchteten degenerativen Veränderungen häufig erst *nach mehreren Jahrzehnten* auftreten, mindestens über denselben Zeitraum. ENGELHARDT hat in der bereits erwähnten Arbeit (S. 300) für die drei häufigsten Hüfterkrankungen im Kindesalter eine notwendige Beobachtungszeit von *wenigstens 30 Jahren* ab Krankheitsbeginn ermittelt. Vorher kann nicht von aussagekräftigen Langzeitresultaten gesprochen werden. Für andere «Präarthrosen» gelten noch größere Intervalle, und in manchen Fällen werden erst lebenslange Beobachtungen schlüssige Resultate erbringen.

Die Arbeit ENGELHARDTS ist exemplarisch: Er wollte wissen, was aus Kindern und Jugendlichen mit Hüftkrankheiten (angeborene Hüftdysplasie, M. Perthes, juvenile Epiphysenlösung) später geworden war. Dazu verglich er ihre alten Röntgenbilder mit neuen, die er anläßlich einer Nachkontrolle 30–70 (!) Jahre später, machte.

Auf den ersten Bildern hat er die verschiedenen Merkmale der Krankheit (Winkel, Quotienten, Rundung des Hüftgelenkes) gemessen, womit die sog. «präarthrotische Deformität» quantifiziert werden konnte. Diese Werte setzte er dann in Beziehung zur Schwere einer allfälligen späteren Arthrose auf den Schlußbildern. So gelang es ihm, retrospektiv die *Wahrscheinlichkeit,* d. h. das *Risiko* zu ermitteln, mit welcher eine bestimmte «Präarthrose» im Laufe des Lebens zu einer Arthrose führt. Er konnte auch bestimmte «*Risikofaktoren*» dingfest machen, welche für die Prognose ausschlaggebend sind (beispielsweise einen CE-Winkel von weniger als 10–15° bei Hüftdysplasien, siehe S. 720). Damit waren erstmals stichhaltige Grundlagen geschaffen für Operationsindikationen, die auch wissenschaftlich standhalten, und nicht nur von Vermutungen und theoretischen Hypothesen diktiert sind.

Auf diesem Gebiet ist noch viel Forschungsarbeit zu leisten, damit wir unseren Patienten mit gutem Gewissen alle jene prophylaktischen Operationen vorschlagen können, welche uns in den letzten Jahren aufgrund theoretischer Hypothesen selbst empfohlen wurden.

2. Endoprothesen

Sie sind als *endgültige Lösungen* von Gelenkproblemen konzipiert. Die Idee ist, ob ausgesprochen oder nicht, daß sie funktionieren und ihrem Träger dienen, *so lange er lebt.* Inzwischen haben wir gelernt, daß die Prothesenverankerung nicht starr und endgültig hält, sondern daß sie wahrscheinlich dauerndem Wandel unterworfen ist. *Das Resultat der Pro-*

thesen hängt in erster Linie von der Zeitspanne seit der Implantation ab. Die Prothesen haben also eine «survial rate», eine «Überlebensrate» wie ihre Träger, welche am besten ihre Lebensdauer beschreibt (Abb. 25.4).

In der Erforschung der Langzeitresultate von Endoprothesen ist die «survival rate analysis» heute unabdingbar geworden (S. 312). Zweckmäßigerweise sollte die *Überlebensrate des künstlichen Gelenkes mit jener ihres Trägers übereinstimmen.* Nimmt man einmal optimistisch eine mittlere Überlebensrate einer Endoprothese von 15–20 Jahren an, so entspricht das etwa der *Überlebenswahrscheinlichkeit* eines 60–65jährigen Patienten. Wird die Prothese in diesem Alter eingesetzt, so ergibt die statistische Wahrscheinlichkeit, daß sie gerade etwa so lange hält, wie ihr Träger lebt, eine annähernd ideale Situation (Abb. 25.5). Die Prothesenversorgung von alten Menschen ist denn auch heute recht gut gelöst, da ihr «Langzeitverlauf» auf natürliche Weise begrenzt ist.

Setzt man die Prothese dagegen *früher* ein, so stimmen die bekannten statistischen Überlebensraten von Prothese und Patient *nicht mehr überein* (Abb. 25.6), und es können sich Schwierigkeiten ergeben mit mehrfachen Revisionsoperationen, Komplikationen, evtl. bis zur Notwendigkeit, die Prothese irreversibel entfernen zu müssen, alles Dinge, über welche wir noch sehr wenig wissen.

Das langfristige Schicksal von Endoprothesen bei jüngeren Menschen umgreift viel größere Zeiträume, als unsere bisherigen Langzeituntersuchungen zu erhellen vermögen. Für eine verantwortungsvolle Indikationsstellung müssen wir offensichtlich auch auf diesem Gebiet *Beobachtungszeiten ins Auge fassen, die mit der Lebenserwartung unserer Patienten vergleichbar sind.*

3. Frakturreposition – Fehlstellung

Geringfügige Fehlstellungen nach Knochenbrüchen stören die Frakturheilung nicht. Was aber geschieht auf lange Sicht? Gibt es nicht statische Störungen, etwa Rückenbeschwerden bei Beinverkürzungen, Arthrosen bei Achsenfehlern oder bei Verschiebungen der Gelenkflächen nach intraartikulären Brüchen? Welche Fehlstellungen dürfen toleriert werden? Die Kontroverse zwischen konservativer und operativer Frakturbehandlung entzündet sich immer wieder an dieser Frage:

Die Anhänger einer anatomisch genauen Reposition (und damit der Osteosynthese) führen in erster Linie biomechanische Überlegungen an, die Verfechter der konservativen Behandlung (welche geringfügige Fehlstellungen immer in Kauf nehmen muß) vor allem die lange Erfahrung, daß solche Fehlstellungen relativ gut toleriert werden und auffallend selten später zu behandlungsbedürftigen Beschwerden führen. Beide Argumente stimmen. Die

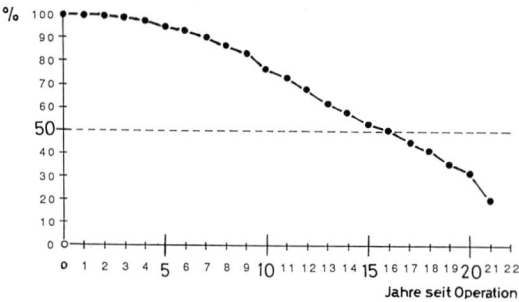

Abb. 25.4: *Die «Survivorship Curve» von annähernd 2000 Totalhüftendoprothesen* einer größeren Schweizer Klinik.

Die Kurve gibt den Prozentsatz der Prothesen an, die nach einer bestimmten Anzahl Jahren nach der Implantation noch «in situ» sind. Es handelt sich statistisch um die gleiche Kurvenart wie die Überlebensraten von Abb. 22.2. Allerdings ist die horizontale Altersskala stärker auseinander gezogen: Sie umfaßt nicht 100 Jahre, sondern reicht nur bis 22 Jahre. (In Abb. 25.5 und Abb. 25.6 sind beide Kurven auf den gleichen Maßstab gebracht.) Die Lebensdauer der Prothesen ist also etwa 4–5mal kleiner als jene des Menschen.

Obwohl die Resultate dieser Prothesenserie als sehr gut zu bezeichnen sind, sind Verbesserungen sicher noch möglich. Der Trend zum progredienten Abfallen der Kurve und die im Vergleich mit dem menschlichen Leben kurzen Zeiträume sind jedoch konstant und deutlich und wohl nicht leicht zu ändern.

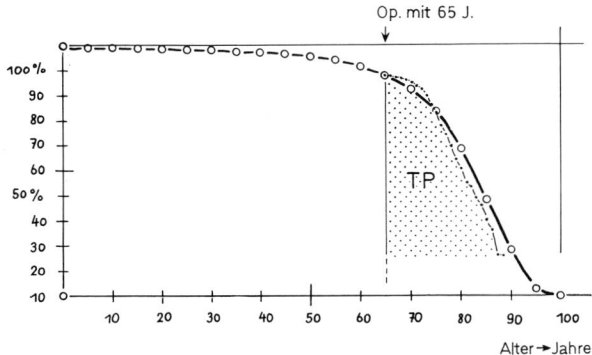

Abb. 25.5: *Übereinstimmung der Überlebensraten von Hüftendoprothesen und Population.*

Die Survival rate der Hüftendoprothesenserie aus Abb. 25.4 ist hier mit der Überlebensordnung der Schweizer Frauen aus Abb. 25.6 auf denselben Maßstab gebracht worden. Es ergibt sich eine Übereinstimmung der beiden Überlebensraten, wenn die Patienten im Alter von etwa 65 Jahren operiert werden. Diese Patienten haben deshalb statistisch eine gute Chance, daß die Prothese bis zu ihrem Tod in situ bleibt, bzw. daß sie das Ende der Prothese nicht mehr erleben.

Langzeit-
forschung

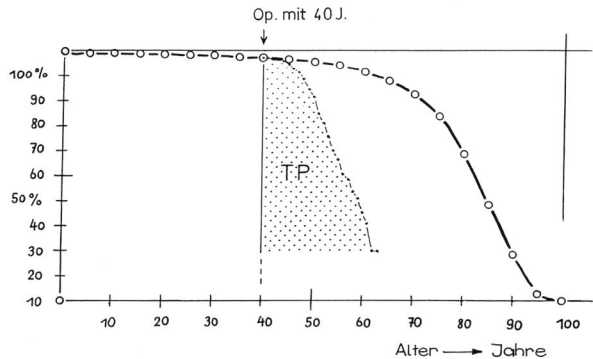

Abb. 25.6: *Die Diskrepanz der Überlebensrate von Prothese und Patient.*

Diese Darstellung zeigt das Auseinanderklaffen der beiden Kurven, d.h. der Überlebenschance von Prothesen und Patienten für den Fall, daß z.B. schon im Alter von 40 Jahren operiert wird. Praktisch alle Patienten überleben ihre Prothese um die doppelte bis dreifache Zeitspanne (entsprechend der horizontalen Distanz zwischen den beiden Kurven). Was in diesen verhältnismäßig langen Zeiträumen geschieht, wissen wir noch kaum. Die Ergebnisse von Langzeitstudien werden von großer Bedeutung sein für uns und unsere Patienten.

Frage ist, *welche* Fehlstellungen Spätschäden machen und welche nicht.

Nur weitere *Langzeituntersuchungen* können darüber Auskunft geben und die Diskussion aus dem Bereich unbewiesener Vermutungen führen. Wichtig wäre dies in erster Linie für die *Indikationsstellung* in der Frakturbehandlung, aber auch für die *Begutachtung* von residuellen Fehlstellungen und die schwierige Frage, wann nachträgliche *Korrekturosteotomien* angezeigt sind und in welchen Fällen nicht.

Genauere Daten aus Längsschnittuntersuchungen fehlen bis heute. In groben Umrissen zeigt sich, daß in erster Linie zwischen Frakturen *ohne* und solchen *mit* Beteiligung eines Gelenkes unterschieden werden muß:

Betrifft eine Fraktur *nur die Knochen allein* und bleiben die *Gelenke intakt,* so sind *Spätschäden selten.* Offensichtlich ist die Toleranz für Fehlstellungen relativ groß, jedenfalls größer als oft vermutet und theoretisch postuliert wurde.

Ist jedoch das *Gelenk mitbetroffen,* bei intraartikulären Frakturen, sind Spätfolgen in Form der posttraumatischen Arthrose häufig. Erwartungsgemäß treten sie rasch ein bei schlecht reponierten Gelenkflächen mit Stufenbildung, doch werden auch tadellos reponierte Gelenke auf längere Sicht arthrotisch, so daß mithin auch eine anatomisch genaue Reposition keine Garantie für ein lebenslänglich gesundes Gelenk ist.

Die *wichtigste* Frage: *Welche Fehlstellungen toleriert werden* und welche Spätschäden machen, ist bis heute nur ungenügend beantwortet. Sie bleibt offen, bis jemand es unternimmt, die einschlägigen Langzeituntersuchungen zu machen. Solche sind, wegen der langen Zeiträume, nur mit *retrospektiven* Untersuchungen möglich, die sich auf *alte Röntgenarchive* stützen können.

Spätschäden nach Operationen am wachsenden Knochen

Manche Operationen im Bereiche der Wachstumszonen, an Epiphysen oder Apophysen, stören das normale Wachstum nachhaltig, was langsam, im Verlauf von Jahren, zu massiven Deformitäten führen kann. Diese Spätschäden zeigen ihr volles Ausmaß erst am Ende der Wachstumsperiode, nach der Pubertät. Der Operateur bekommt sie kaum mehr zu Gesicht.

Viele dieser Operationen wurden während Jahren empfohlen und ausgeführt, bis *Langzeitresultate* die z.T. schwerwiegenden Folgeschäden aufdeckten (siehe S. 326).

Langzeit-forschung

26. Statistik in der Orthopädie

«Many authors use statistics the way a drunk uses a lamppost: For support rather than illumination»
Anonymous

«La statistique est comme un bikini: Elle montre beaucoup, mais elle cache l'essentiel»   *M. E. M.*

Ohne Statistik ist heute in der Wissenschaft nichts mehr glaubwürdig. Statistik soll auch die Orthopädie zu einer Wissenschaft machen. Andererseits: Welcher Arzt studiert ihre Methoden so, daß er sie beherrscht und durchschaut? Klinisch tätige Orthopäden haben meist anderes zu tun. Sie haben dann die Wahl, sich auf die Hilfe von Fachleuten zu verlassen oder zu dilettieren. So gerät Statistik in Gefahr, ihrem eigentlichen Zweck entfremdet und zum Alibi zu werden.

Wo ist der Platz der Statistik in der Orthopädie? Die Frage scheint vielleicht überflüssig, doch zeigt die praktische Erfahrung, daß gerade auf diesem Gebiet manche Unklarheiten und Mißverständnisse bestehen.

Die *Erwartungen* an die *Leistungsfähigkeit* statistischer Methoden sind, bei Laien wie bei Ärzten, außerordentlich *hoch,* höher als bei den Fachleuten, den Statistikern. Man erhofft Antwort auf fast alle offenen Fragen. Was aber darf realistischerweise erwartet werden?

Vorab ist es vielleicht gut, zwischen

- *beschreibender* und
- *analytischer Statistik* klar zu *unterscheiden.*

1. Beschreibende Statistik

Ihre Aufgabe ist in erster Linie das *Erfassen von Daten* und ihre *geordnete,* übersichtliche *Darstellung.* Damit ermöglicht sie dem praktisch tätigen Orthopäden, sich im klinischen Betrieb Rechenschaft über seine Tätigkeit, seine Entscheide und seine Resultate zu geben. Diese *Rückmeldung* aber ist unabdingbare Voraussetzung für die *Evaluation der eigenen Arbeit,* für echte Erfahrung, kritische Wertung und für neue Ideen. Nur mit diesem «feed back» besteht Gewähr, daß die Methode «Versuch und Irrtum» (auch heute noch wichtigster Motor des Fortschritts) nicht beim Irrtum verharrt, sondern *lernfähig* bleibt.

Mit solcher *beschreibender Statistik* können Häufigkeiten, Verteilungen, Trends, zeitliche Abläufe

u. a. sichtbar gemacht werden (siehe Abb. 26.1). Für viele Zwecke genügt dies. Besondere fachspezifische Kenntnisse in Statistik sind dazu *nicht* in jedem Fall erforderlich. Damit ist *jeder* klinisch tätige Arzt in der Lage, solche Betrachtungen zu machen, und auch dazu *verpflichtet.*

Obwohl in der Orthopädie Einzelbeobachtungen in manchen Fällen klarere Einsichten in biologische Zusammenhänge bringen als Statistiken, sind solche zur *Beurteilung von Behandlungsresultaten,* insbesondere von Operationen *unverzichtbar:*

Wir sind es unseren Patienten schuldig, verläßliche Zahlenangaben über Erfolge und Risiken der verschiedenen Behandlungsmöglichkeiten zur Verfügung zu haben, sowohl *zu ihrer Information* wie auch als *Grundlage für unsere Empfehlungen und Operationsindikationen* (Abb. 26.2).

Schlüsse auf kausale Zusammenhänge lassen sich aus solchen einfachen Statistiken allerdings *nicht* ziehen. Die beschreibende Statistik kann lediglich die Daten für eine allfällige analytisch-statistische Auswertung bereitstellen.

2. Analytische Statistik

Stichhaltige wissenschaftliche Erkenntnisse lassen sich mittels Statistik nur gewinnen durch *mathematische Bearbeitung* des gesammelten Materials. Damit befaßt sich die analytische Statistik. Sie stellt eine *anspruchsvollere Stufe* der Statistik dar und setzt entsprechende *theoretische Kenntnisse* voraus, stellt aber auch wesentlich *höhere Anforderungen* an das *Datenmaterial.* Es ist gut, diese beiden Stufen und ihre Anwendungsgebiete deutlich *auseinanderzuhalten.*

Analytisch-mathematische Methoden erlauben dem Statistiker, mit Hilfe der Gesetze des *Zufalls* Arbeitshypothesen zu *verwerfen,* (in selteneren Fällen auch zu verifizieren), indem er nachweisen kann, ob eine empirisch gefundene *Verteilung* der Daten einer Stichprobe auf *Zufall* beruhe oder nicht.

Dazu stehen ihm verschiedene *Prüffunktionen* zur Verfügung, die alle auf der Wahrscheinlichkeitsrechnung basieren. Als mathematisches Modell für zufällige Ereignisse spielt die *Gaußsche Normalverteilung* in Form der graphischen Darstellung (Glockenkurve) und als algebraische Formel eine zentrale Rolle. Die wichtigsten Parameter sind *Mittelwert* bzw. Median und *Streuung* (Standardabweichung) bzw. Varianz (vgl. Abb. 39.3).

Statistik

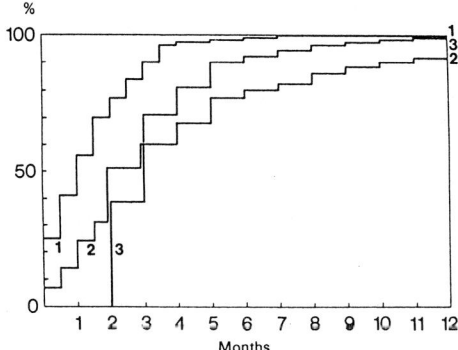

Abb. 26.1: *Statistik* aus einer norwegischen Arbeit über Verriegelungsnagelung. Kumulative prozentuale Resultate für (1) volle Belastung, (2) Arbeitsaufnahme und (3) radiologische Konsolidation von 93 Tibiaschaftfrakturen.

Solche aussagekräftigen Statistiken samt anschaulicher graphischer Darstellung sind ohne großen statistischen Aufwand möglich.

Im hier gewählten Beispiel kommen die *zeitlichen Verhältnisse* gut zum Ausdruck, ebenso die *große Streuung.* Die Art der Verteilung ist besonders instruktiv: Rascher Anstieg am Anfang, dann Abflachung der Kurve und langwieriger Verlauf. Es leuchtet ein, daß einfache Mittelwerte keine sinnvolle Aussagen zulassen würden.

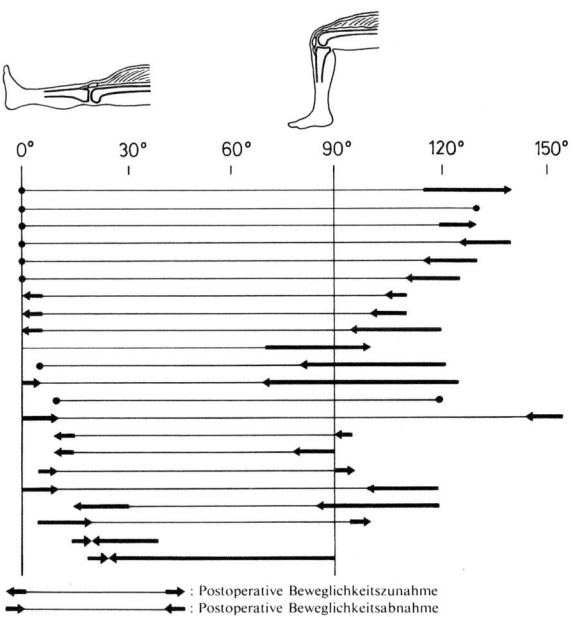

Abb. 26.2: Kniebeweglichkeit von 22 Patienten aus einer Langzeitkontrolle nach infrakondylärer Tibiakorrekturosteotomie.

Mit solchen Graphiken läßt sich ein unübersichtliches Zahlenmaterial *gestalten.* Sie geben *Überblick* und lassen das *Resultat,* besondere *Trends, Streuung* und größere *Abweichungen bei Einzelfällen* erkennen.

Alle Daten werden klar offengelegt. Damit wird die Stastik *transparent* und *überprüfbar.* An die Daten werden keine andere Anforderungen gestellt, als daß sie einigermaßen *stimmen.* Mathematische Analysen sind nicht unbedingt notwendig und waren hier nicht beabsichtigt.

Auswahl und Anwendung der Prüffunktionen hängen von der Art der Untersuchung, der Daten, der Fragestellung usw. ab und müssen in jedem Fall sorgfältig festgelegt werden, in der Regel schon bei der Planung der Studie.

Die meisten klinischen Fragestellungen zielen darauf hin, festzustellen, daß ein gefundener Unterschied (z. B. zwischen zwei Behandlungsmethoden) *nicht* zufallsbedingt sei. Es liegt in der Natur der Statistik, daß sie dies nicht absolut, sondern nur mit einem mehr oder weniger hohen Grad von *Wahrscheinlichkeit* anzugeben vermag. Stich- und Schlagwort dafür ist die *Signifikanz,* ein in der medizinischen Literatur oft verwendeter Ausdruck.

Im medizinisch-biologischen Bereich wird meist eine Wahrscheinlichkeit von 95% als «signifikant» angesehen. In manchen Arbeiten wird dies gar nicht mehr besonders erwähnt, was dazu führen kann, daß der Leser (und vielleicht sogar der Autor) meint, es lägen bewiesene Tatsachen vor. Dies ist natürlich nicht der Fall:

1. Man nimmt in Kauf, sich mit 5% Wahrscheinlichkeit zu irren.

2. Der Satz, daß ein gefundener Unterschied mit hoher Wahrscheinlichkeit nicht zufällig sei, sagt *noch nichts* darüber aus, *worauf denn sonst dieser Unterschied beruhe.* Dazu *kann* die analytische Statistik auch keine Aussage liefern. Sie muß es dem logischen Scharfsinn des Untersuchers überlassen, sich darüber Gedanken zu machen und allfällige Schlüsse hinsichtlich kausaler Zusammenhänge zu ziehen.

Die (gelegentlich etwas voreilige) Schlußfolgerung, daß z. B. eine Behandlungsmethode besser sei als eine andere, wäre nur zulässig, wenn die beiden Kollektive sich in *keiner* Eigenschaft (Alter, Geschlecht, Diagnose, usw.) unterscheiden würden, außer in eben dieser Behandlung, oder genauer: daß andere bestehende Unterschiede *rein zufällig* wären. Dies trifft bei orthopädischen Statistiken selten zu. Manche Unterschiede kennt man, andere sind versteckt.

Das notwendige «Randomisieren» («Verzufälligen») ist im klinischen Betrieb meist nicht einfach, ja oft unmöglich, nicht zuletzt, weil bei diesem Procedere oft so viele Daten verloren gehen, daß die Anzahl der verbliebenen Fälle für eine statistisch-analytische Auswertung nicht mehr ausreicht.

Bei genauer Durchsicht der Literatur beschleicht den geneigten Leser manchmal das Gefühl, der Ausdruck «statistisch signifikant» werde häufig und leicht gebraucht. Vielleicht zu oft und zu leichtfertig? Eine gewisse *Skepsis* den gemeldeten Resultaten und Schlußfolgerungen gegenüber erscheint nicht unangebracht (Abb. 26.3). Die bereits angedeuteten *Schwierigkeiten* mit der Statistik in der Orthopädie haben verschiedene Gründe (vgl. dazu auch S. 239: «Operationsindikation»).

Statistik

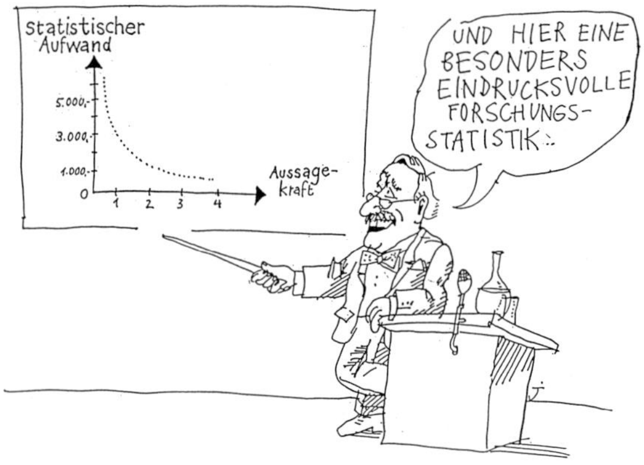

Abb. 26.3: Diese etwas bösartige Karikatur drückt das verbreitete unterschwellige Unbehagen zweifelhaften Statistiken gegenüber aus. Es ist nur auszuräumen durch Beachten der *Möglichkeiten* und *Grenzen* statistischer Methoden sowie sachgerechte Datenerhebungen und Auswertung.

Probleme mit der Statistik in der Orthopädie

- Mit der *Datenerhebung* steht und fällt jede Statistik. *Fehlende* und *falsche* Daten schmälern ihre Aussagekraft, indem sie das verwertbare Kollektiv drastisch reduzieren.
- Die Daten werden in aller Regel im Laufe des klinischen Betriebes als *Nebenprodukte* gesammelt, meist von verschiedenen, nicht unmittelbar an der Studie beteiligten Mitarbeitern. Solche Daten sind naturgemäß defizitär, und ihre Übertragung fehleranfällig.
- Einzelne *größere Fehler* und Abweichungen können die Statistik u. U. stark verändern und verfälschen. (Zur Genauigkeit radiologischer Messungen siehe S. 111.)
- «Weiche» *Daten* spielen in der Orthopädie wahrscheinlich eine noch größere Rolle als in der Medizin allgemein (Schmerz, «gutes» Resultat, Hinken usw.). Sie bereiten von der Erhebung bis zur Auswertung viel Kopfzerbrechen. Das Problem ist von einer Lösung weit entfernt. Bei der Datenerhebung ist darauf zurückzukommen.
- Nach *Eliminierung* aller unbrauchbaren, nicht verwertbaren und unsicheren Daten sind die verbleibenden *Kollektive* oft *so klein,* daß eine statistische Bearbeitung nicht mehr möglich ist.
- Eine echte *Randomisierung* der häufig relativ kleinen Kollektive ist bei klinischen, vor allem bei retrospektiven Studien, oft kaum möglich. Auch werden Bedenken laut, daß durch ein solches Auswahlverfahren das Verhältnis zwischen Arzt und Patient gestört werden könnte. Einen Ausweg bietet vielleicht das «Vorauswahlverfahren» (R. W. CHANG: Prerandomisation, J. Bone Joint Surg. *72-A,* 1451, 1990).

- *Kontrollgruppen* (z. B. ohne Behandlung) stehen selten zur Verfügung, denn es ist kaum zu verantworten, lediglich zu wissenschaftlichen Zwecken Patienten unterschiedlich zu behandeln oder ihnen bestimmte Behandlungsmethoden vorzuenthalten.
- *Spontanverläufe* sind in Industrieländern eine Rarität geworden. Damit fehlt die wichtigste Kontrollgruppe.
- Die meisten orthopädischen Kollektive sind *uneinheitlich* in mehrfacher Hinsicht, z. B. Alter, Geschlecht, detaillierte Diagnose usw. Direkte Vergleiche sind dann nicht ohne weiteres zulässig. Wenn man zu Vergleichszwecken *homogene* Gruppen bildet, werden die Zahlen oft so klein, daß ihre statistische Aussagekraft verloren geht.
- *Prospektive Studien* sind für statistische Bearbeitung an sich besser geeignet als retrospektive. Aus verschiedenen naheliegenden Gründen läßt sich diese Empfehlung bei Längsschnittuntersuchungen nur ausnahmsweise realisieren.
- *Retrospektive Studien* lassen sich weniger leicht für mathematische Analysen präparieren. Daß dies trotzdem möglich ist, zeigt, neben anderen, die Studie von ENGELHARDT (siehe auch S. 305). Solche Untersuchungen haben *große Bedeutung in der Orthopädie wegen der lebenslangen Beobachtungszeit* (siehe dazu: «Langzeitresultate, S. 299).
- *Kleine Fallzahlen* sind im klinischen Betrieb die Regel und eine permanente Krux für die Statistik. Damit muß man leben. *Beschreibende Statistik* ist immer möglich und anzustreben. Unzweckmäßig, wenn nicht falsch wäre es hingegen, für kleine Zahlen und unsichere Daten Signifikantests zu bemühen und analytische Auswertungen erzwingen zu wollen.
- *Prozentzahlen* anzugeben ist nur bei größeren Zahlen sinnreich. Die häufig anzutreffende Unsitte, auch bei einem Dutzend Fälle Prozente auszurechnen, suggeriert eine nicht vorhandene Genauigkeit.
- *Mittelwerte* werden nicht selten als Referenzwerte für die *Norm* ausgegeben, z. B. für radiologische Messungen usw. Eine solche *Verwechslung* kann schwerwiegende *Folgen* haben, etwa wenn Operationen empfohlen werden, um Abweichungen von dieser «Norm» zu korrigieren (siehe S. 463 und S. 241). Mittelwerte allein sind irrelevant, wesentlich ist die *Streuung.* Sie sollte immer angegeben sein. Biologisch (auch anatomische und radiologische) Daten haben immer eine mehr oder weniger große Streubreite. Dies muß bekannt sein, bevor ein Befund als «pathologisch» eingestuft wird.
- «*Statistisch signifikant*» bedeutet nicht «bewiesen», sondern (im üblichen medizinischen Sprachgebrauch) «eine Vertrauenswahrscheinlichkeit von 95%, daß Stichproben nicht zufällig sei». Dies trifft nur zu, wenn *eine Reihe von Vor-*

Statistik

aussetzungen erfüllt ist. Dazu gehören: Homogene Stichproben, hinreichend große Zahlen, hinreichend diskrete Merkmale und für die besondere Fragestellung spezifische Tests, alles hohe Anforderungen, die in der Klinik schwierig zu erreichen sind, sowohl vom Material wie von der theoretisch statistischen Bearbeitung her.

Daß trotz all der genannten Schwierigkeiten aussagekräftige statistische Erhebungen möglich sind, zeigt das Beispiel der bereits erwähnten Arbeit von ENGELHARDT (S. 300). Aufgrund von retrospektiven Längsschnittuntersuchungen und Auswertung von röntgenologischen Parametern konnte er Risikofaktoren für die langfristige Prognose von Hüftgelenkkrankheiten ermitteln, welche als Grundlage für die Beurteilung und Indikationsstellung gelten können.

Die statistische Bearbeitung wurde mit Hilfe von uni- und multivarianten Analysen durchgeführt, für kontinuierliche Meßwerte (Zahlen) mit einer graphischen Methode (Box and Whiskers Plot, siehe Abb. 26.4), für klassierte Größen mit Kontingenz- bzw. Vierfeldertafeln.

Die Langzeitforschung ist auf solche Untersuchungen angewiesen. Für die klinische Arbeit sind sie außerordentlich wichtig und dringend nötig, damit Indikationen nicht länger auf Hypothesen und Vermutungen gegründet werden müssen.

Zur Datenerhebung

1. Zahlen

Meßwerte, zeitliche Angaben (Alter) usw., d.h. harte Daten eignen sich am besten für mathematisch statistische Beurteilung. Leider lassen sich bei der klinischen Untersuchung viele Merkmale nicht oder nur *ungenau* mit einer erheblichen *Fehlerbreite* messen.

2. Quantifizierbare Größen

Manche Eigenschaften, die in mehr oder weniger hohem Maß vorhanden sind, lassen sich zwar nicht direkt messen, aber immerhin in eine *Skala* zwischen zwei Extreme (z.B. gut – schlecht, Schweregrad einer Verletzung usw.) einordnen. Um sie quantifizieren zu können, ist eine *Klassifikation* zu erstellen (siehe z.B. die Frakturklassifikation S. 477). Darin müssen Stufen definiert, einzelne Gruppen abgegrenzt werden, um die nötige *Trennschärfe* zu erreichen. Hier treten bereits erhebliche *Probleme* auf. Wann soll z.B. eine Wundheilungsstörung oder eine Thrombose als Operationskomplikation eingestuft werden? Oft erweist es sich als unmöglich, genaue Kriterien für eine eindeutige Zuordnung zu formulieren, was zur Folge hat, daß diese Zuordnung dann stark subjektiv geprägt ist und recht willkürlich sein kann. So werden verschiedene Untersucher ein und dasselbe Operationsresultat vielleicht verschieden beurteilen. Was ist ein «gutes», ein «sehr gutes», ein

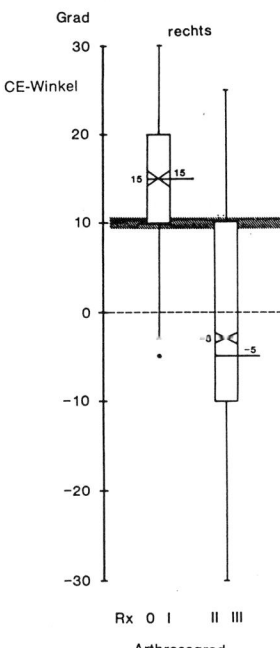

Abb. 26.4: *Statistische Bearbeitung von Langzeituntersuchungen als Grundlage für Beurteilung und Indikation.*
Graphische Darstellung der kontinuierlichen Meßwerte (hier des CE-Winkels, als Qualitätsmerkmal des Pfannendaches am Hüftgelenk) in Form eines Histogrammes (aus der Arbeit ENGELHARDT, siehe Text).

5 statistisch relevante Kennzahlen sind als «Box and Whisker Plots» rechts neben der Skala des Merkmals aufgezeichnet. Sie erlauben eine einfache Beurteilung mit *einem* Blick: Oberes und unteres Ende der Kästchen (box) entsprechen dem 75%- bzw. dem 25%-Quartil. Die Kästchen selbst umfassen somit 50% der Meßwerte und sind ein Maß für die Streuung um den Median. Die «Whiskers» begrenzen den Bereich der nicht auffallenden Streuung. Zwischen ihren Enden liegen etwa 95% aller Meßwerte. Der Median ist mit einem Querstrich, das arithmetische Mittel mit einem Kreuz bezeichnet. Diese Darstellung gibt die wesentlichen Elemente der Verteilungskurve wieder.

Im gewählten Beispiel ist links die Verteilung der CE-Winkel *derjenigen* Hüftgelenke dargestellt, die im Alter *keine* oder nur geringe Arthrosezeichen aufweisen (Rx 0 I), rechts derjenigen, die später zu *Arthrosen* führen (Rx III). Es zeigt sich, daß eine *gute Trennung zwischen günstiger und ungünstiger Entwicklung* möglich ist, und zwar *bei einem CE-Winkel von 10°.*

Wird somit die Prognose dysplastischer Hüften aufgrund dieses Kriteriums gestellt, so stimmt sie in 75% der Fälle. *Solche Untersuchungen müssen in Zukunft Hypothesen und Vermutungen ersetzen.*

Statistik

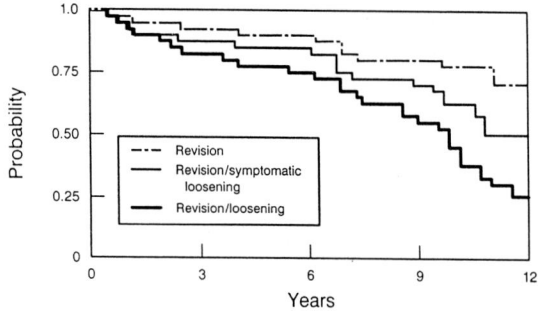

Abb. 26.5: *Survivorship curve* von 55 Totalhüftendoprothesen nach Acetabulumfrakturen aus einer amerikanischen Arbeit. Sie gibt für jedes Jahr die kumulierte prozentuale Überlebensrate der Prothesen an. Darin kommt zum Ausdruck, daß das Resultat eine Funktion der Zeit ist: Der Prozentsatz der guten Resultate nimmt von Jahr zu Jahr ab.

Die obere Kurve (Revision) zeigt die Prothesen in situ, die mittleren (Revision/symptomatic loosening) den Anteil der beschwerdefreien, die unterste (revision/loosening) den Anteil der schmerzfreien und auch radiologisch (noch) nicht gelockerten Prothesen. Dieser beträgt nach 12 Jahren noch etwa 25% aller Fälle gegenüber 70% die noch «in situ», also (noch) nicht ausgewechselt oder entfernt wurden. Die Kurve «Revision» gibt also ein wesentlich optimistischeres Bild als die beiden anderen. Zu *Vergleichszwecken* wird in der Regel aber nur diese angegeben, da die Revision das einzige klare objektive Kriterium ist.

Solche «Kaplan-Meier-Kurven» sind für die *Beurteilung der Langzeitresultate* von Endoprothesen *unabdingbar.*

Dank einer speziellen statistischen Methode (keine Signifikanztests) sind die Anforderungen an das Datenmaterial vergleichsweise klein, und *retrospektive* Studien sind möglich.

Jahr zu Jahr zu, wegen Adreßänderungen, Wegzug, Namensänderungen, Desinteresse, Krankheit und Tod. Diese Ausfälle können nicht einfach ausgeklammert werden.

Die Methode der «survivorship analysis» (KAPLAN/MEIER) ermöglicht die Auswertung von unvollständigen Statistiken. Die «survivorship curves» – sie entsprechen etwa den Überlebenskurven aus den Sterbetafeln (Abb. 22.1 und Abb. 22.2) – sind für klinische Studien wichtig geworden. Für *Langzeituntersuchungen* sind sie heute unabdingbar (Abb. 26.5). Weitere Beispiele finden sich auf S. 306 und S. 435.

Die Survivorship analysis wird vor allem für die Beurteilung des *langfristigen Schicksals von Endoprothesen* eingesetzt. Als Endpunkt des «Überlebens» wird in der Regel die *Revisionsoperation,* d. h. der Ersatz bzw. die Entfernung der Prothese benutzt, *da dies am einfachsten ist.* Weil Schmerzen, Gehfähigkeit usw. statistisch nur sehr ungenau erfaßbar sind, werden sie bei Vergleichsstudien meist ausgeklammert. Gerade sie wären jedoch für die Beurteilung des Erfolges von Bedeutung. So aber bleibt die Sicht des Patienten unberücksichtigt. Dies schränkt natürlich die Aussagekraft der meisten Survivorshipanalysen erheblich ein: Alle Prothesen, die noch «in situ» sind, werden als «gut» eingestuft, auch wenn ihre Träger Schmerzen haben und gehbehindert sind.

Andererseits ist nur mit dieser starren aber klaren Definition ein *objektiver Vergleich* zwischen einzelnen Prothesenmodellen und verschiedenen Kliniken möglich.

Zusammenfassend läßt sich sagen: *Gute Statistik ist ein wertvolles Hilfsmittel, aber falsche Statistiken sind irreführend und somit schlechter als gar keine.*

Im *Zweifelsfall* ist es wohl ehrlicher und dient der Wahrheitsfindung besser, von einer *mathematisch-analytischen Auswertung abzusehen* und sich *auf eine beschreibende Statistik zu beschränken,* welche weniger der Kritik ausgesetzt ist und viele nützliche Erkenntnisse bringen kann, als mit unzulänglichen Mitteln und unstatthaften Manipulationen falsche Sicherheit vorzutäuschen.

An den *klinischen Forscher* und sein Projekt werden somit *hohe Ansprüche* gestellt.

Der *Empfänger der Botschaft,* der lernende und der *praktisch tätige Arzt* als Leser, werden hingegen gut beraten sein, Statistiken in Zeitschriften, Kongreßbänden und Büchern zuerst *kritisch unter die Lupe zu nehmen* und die behaupteten Ergebnisse nicht gleich unbesehen für bare Münze zu nehmen.

Retrospektive Längsschnittuntersuchungen sind in der Orthopädie unumgänglich, grundlegend wichtig und lassen sich statistisch durchaus einwandfrei bearbeiten.

«mäßiges» oder ein «schlechtes» Resultat? (Vgl. dazu: «An Assessment of Assessment», S. 257.)

Weil solche Daten nicht allzuviel besagen, wird die *Aussagekraft* vieler Statistiken gering. Hier hilft auch eine z. B. mit einem χ^2-Test nachgewiesene «hohe Signifikanz» nichts, im Gegenteil: sie spiegelt falsche Tatsachen vor.

Bei ungenügendem und fehlerhaftem Datenmaterial ist eine analytische statistische Auswertung natürlich nicht angängig.

3. Ungenügendes Datenmaterial

Viele klinischen Statistiken haben sich als unbrauchbar erwiesen wegen *unvollständigem Datenmaterial* und fehlerhaften Eingaben.

Statistiken sind von der Methode her auf *Vollständigkeit* des Datensatzes angewiesen. Die *Klinik* kann solche aber praktisch *nie* liefern: Die strengen Randbedingungen, die für wissenschaftliche Experimente gefordert werden müssen, sind aus naheliegenden Gründen nicht zu realisieren. Für Kontrolluntersuchungen können nie mehr alle Patienten erreicht werden. Der Prozentsatz der Ausfälle nimmt von

Statistik

II. Teil Orthopädische Krankheiten

27. Angeborene Krankheiten

Allgemeines

Begriffsbestimmung

Angeborene oder *kongenitale* Krankheiten und Fehlbildungen sind bei der Geburt bereits vorhanden,
teils bereits erkennbar, teils noch nicht. Die meisten
manifestieren sich aber dann innerhalb des ersten
Lebensjahres, einige wenige erst später.

(Der früher gebrauchte Ausdruck «Mißbildung»
sollte besser durch «Fehlbildung» ersetzt werden, da
er weniger diskriminierend tönt.)

Als perinatale Krankheiten werden solche bezeichnet, welche in Zusammenhang mit der Geburt
entstehen, wie z.B. Geburtstraumata, manche Formen der C. P. usw.

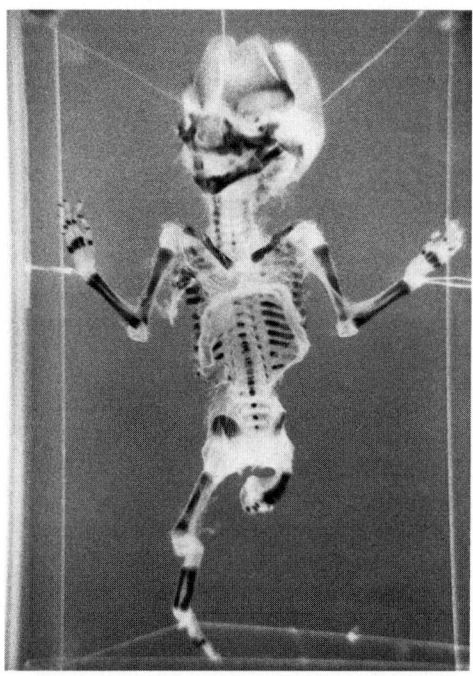

Abb. 27.1: *Embryo* von etwa 3 Monaten (Präparat von Dr. CH.
PETRI). Die Skelettanlage ist schon voll ausgestaltet. Die Knochenkerne sind in den Diaphysen der langen Röhrenknochen, in
der Wirbelsäule und in den Extremitäten bereits weitgehend ausgebildet. Die meisten gelenktragenden Epiphysenkerne verknöchern erst nach der Geburt.

Die *Fehlbildung* des linken Beines, wo nur der Fuß und ein verkürzter Röhrenknochen angelegt sind, muß in den ersten Schwangerschaftswochen entstanden sein.

Ätiologie

1. *Genetische Schäden:*
   - Vererbung (z.B. viele Systemerkrankungen)
   - andere (z.B. Genmutationen, Chromosomen-
     schäden)
2. *Schädigung* der Frucht *während der Schwangerschaft:*
   - Virus-embryopathie (z.B. Rubeolen)
   - Röntgenstrahlen
   - Medikamente (z.B. Thalidomid)
   - O_2-Mangel
   - mechanische Schädigung im Uterus (z.B. kon-
     genitale Amputationen)
   - andere, unbekannte.
3. *Zusammenwirkung* von *genetischen* und *exoge-
   nen* Faktoren: eine vererbte Prädisposition kann
   durch äußere Einwirkung zur manifesten Krankheit führen.

   Beispiel: Bei genetisch bedingter Laxität und Instabilität der
   Hüftgelenke führt die mechanische Umstellung nach der
   Geburt (Streckung und Adduktion) zur Subluxation, zur Dysplasie und schließlich zur bekannten «kongenitalen Hüftgelenkluxation», welche bei der Geburt meistens noch gar
   nicht vorhanden war.
   Die *Prophylaxe* bei Neugeborenen (Abduktionsstellung der
   Hüften durch breites Wickeln, Spreizhose) verhindert praktisch fast immer die Krankheit (siehe «Luxation coxae congenita», S. 709).

4. Bei einer Reihe von kongenitalen Krankheiten ist
   die *Ursache nicht geklärt,* wie z.B. beim kongenitalen Klumpfuß.

   Bei manchen Krankheiten, welche erst im Laufe des späteren
   Lebens auftreten, scheinen kongenitale *Prädispositionen* eine
   Rolle zu spielen, wie z.B. bei der Dupuytrenschen Kontraktur,
   bei manchen Hüftaffektionen usw.

Teratogenese

Kongenitale Krankheiten und Fehlbildungen des Bewegungsapparates entstehen aus Störungen der embryonalen Entwicklung. Ihre Erscheinungsform
hängt hauptsächlich vom *Stadium der Organogenese*
zum Zeitpunkt der Schadeneinwirkung ab. Diese
spielt sich im wesentlichen zwischen der dritten und
siebenten Woche ab. So haben toxische Schäden
(z.B. Medikamente wie Thalidomid) vor allem in
frühen Stadien schwerwiegende Folgen: Die sich ent-
wickelnden Extremitätenknospen werden so geschädigt, daß sie sich gar nicht ausbilden können (Amelie).

Wirkt die Noxe in einem *späteren Zeitpunkt,* wenn die Extremität schon angelegt ist, so wird z. B. nur noch etwa eine Tibia, ein Finger mißgebildet. Die gefährliche Zeit sind die ersten zwei Schwangerschaftsmonate. Die Art der Fehlbildung läßt auf den Zeitpunkt der Schädigung rückschließen (Abb. 27.1).

Erscheinungsformen der orthopädisch wichtigen kongenitalen Krankheiten:

1. *Generalisiert* als
   a) Skelettsystemerkrankungen
   b) multiple, komplexe Fehlbildungen
2. *Lokalisiert* als
   a) Fehlbildungen einzelner Extremitäten oder Teilen davon (Dysmelien)
   b) An bestimmten Punkten des Bewegungsapparates lokalisierte Störungen (z. B. Wirbelmißbildungen, Hüftdysplasie, Klumpfuß).
3. Kongenitale Schäden des *Zentralnervensystems* haben je nach Ausmaß und Lokalisation mehr oder weniger schwere Störungen des Bewegungsapparates zur Folge (Hirnschäden, degenerative Erbkrankheiten, Spina bifida mit Meningozele usw., siehe «Neurologische Affektionen», S. 383).

Diagnose

Manche kongenitale Fehlbildungen sind bei der Geburt leicht erkennbar, etwa ein kongenitaler Klumpfuß, andere werden nur bei sorgfältigem Suchen entdeckt, wie z. B. die kongenitale Hüftgelenkdysplasie. Da die frühzeitige Behandlung eine Voraussetzung für eine erfolgreiche Behandlung und eine gute Prognose ist, so gehört das *gezielte* Fahnden nach solchen kongenitalen Störungen zur Routineuntersuchung bei *jedem Neugeborenen.* (Hüftuntersuchungen bei Neugeborenen siehe «Kongenitale Hüftluxation», S. 710.)

Manche weniger schwerwiegende Fehlbildungen werden in der Regel als *Zufallsbefunde* auf Röntgenbildern entdeckt, wie etwa eine Spina bifida occulta. Ihre Bedeutung liegt lediglich darin, daß man sie richtig interpretiert und keine falschen therapeutischen Schlußfolgerungen zieht.

Prophylaxe

In den letzten Jahren konnten viele kongenitale Krankheiten ursächlich geklärt werden. Eine Prophylaxe ist damit in vielen Fällen möglich geworden:

Die wichtigte Maßnahme ist das *Fernhalten schädigender Einflüsse* vom Fötus, vor allem *in den ersten Schwangerschaftswochen und -monaten.* Dazu gehören die bekannten Noxen wie Röntgenstrahlen, Rubeolen, schädigende Medikamente usw. Die Tragödie der durch Thalidomid geschädigten Kinder hat gezeigt, daß auch als harmlos geltende Medikamente verheerende Wirkung haben können, und daß man noch weit davon entfernt ist, alle schädigenden Einflüsse zu kennen.

Die *Aufklärung der Eltern* ist eine wesentliche Aufgabe des Arztes. Sind bereits kongenitale Krankheiten in der Familie bekannt, so geht es darum, die Prognose für ein zu erwartendes Kind zu stellen und die Eltern entweder zu *beruhigen,* wenn die Wahrscheinlichkeit einer Störung gering ist, zumal wenn die Krankheit nicht erblich ist, oder sie eingehend zu *beraten,* falls die Gefahr einer Schädigung des Kindes besteht.

Wenn in der Familie bereits Fälle von kongenitalen Hüftluxationen bekannt sind, ist die Untersuchung und gegebenenfalls Behandlung (Spreizbehandlung) der Neugeborenen imstande, weitere Luxationen und Dysplasien zu verhindern.

Therapie

Manche kongenitalen Anomalien haben keine Funktionsstörung zur Folge und brauchen deshalb keine Therapie außer vielleicht einer kosmetischen.

Bei anderen, z. B. bei Extremitätenfehlbildungen, stellt sich die Frage, ob eine Therapie *möglich,* aber auch ob sie *nötig* ist.

Für Korrektur- und Rekonstruktionsoperationen muß der *richtige Zeitpunkt* gewählt werden: Im ersten Lebensjahr sind die anatomischen Strukturen noch klein und so zart, daß kompliziertere Operationen aus technischen Gründen besser auf *später* verschoben werden.

Einige allerdings, wie z. B. die kongenitale Hüftdysplasie und -luxation oder der kongenitale Klumpfuß, können nur geheilt werden, wenn die *Behandlung in den ersten Tagen,* höchstens Wochen nach der *Geburt* begonnen wird. Je später die Therapie einsetzt, desto schwieriger wird sie und desto schlechter sind die Resultate. Schon nach einem halben Jahr sind meistens nicht wieder gutzumachende Schäden entstanden.

Kenntnis von Bedeutung und Prognose der kongenitalen Krankheiten sind Voraussetzung für einen sinnvollen Behandlungsplan.

Die Therapie zielt in erster Linie darauf hin, eine möglichst normale *Funktion* zu gewährleisten. Wegleitend dafür sind die biomechanischen und *allgemein orthopädischen Gesichtspunkte.*

Sodann sind natürlich auch *kosmetische* Gesichtspunkte wichtig. Vielleicht ist auf diesem Gebiet nicht alles Machbare auch gut. Größere Rekonstruktionsoperationen haben den Charakter von Experimenten, die Gefahr von Komplikationen und Fehlschlägen ist nicht klein.

Welche Therapie auch immer angezeigt sein mag, eine genaue Bestandesaufnahme und Beurteilung sollte *möglichst früh* gemacht werden. *Die Eltern brauchen Aufklärung und Hilfe.* Oft haben sie Schuldgefühle. Sie müssen eine Vorstellung bekommen über die Zukunft ihres Kindes. Im eingehenden Gespräch sollten alle ihre Fragen kompetent beantwortet werden können.

Erfahrene Orthopäden haben solche Gespräche auf ein *Tonband* aufgenommen und dieses den Eltern mitgegeben, weil ausführliche Informationen oft ungenau erinnert werden.

Generalisierte angeborene Krankheiten

Skelettsystemerkrankungen

Es sind generalisierte, meistens vererbte Störungen einer bestimmten Phase im Ablauf der normalen Skelettentwicklung. Diese (mit Ausnahme der kartilaginären Exostosen) sehr *seltenen* Krankheiten sind deshalb für das Verständnis der Pathophysiologie der Knochenbildung interessant, so z. B.:

- Störung der (für das enchondrale Längenwachstum wichtigen) *Knorpelbildung:* Achondroplasie (Chondrodystrophie, siehe unten);
- Störung der *enchondralen Ossifikation:* Dysostosis enchondralis;
- *Generalisierte* Dysostosen (Morquio, Pfaundler usw.);
- *Lokalisierte* Störungen des *enchondralen Wachstums:* Multiple kartilaginäre Exostosen, Enchondromatose (siehe unten);
- Störung der periostalen und endostalen *Knochenbildung:* Osteogenesis imperfecta (siehe unten);
- Störung des *Knochenabbaus:* Marmorknochenkrankheit (Albers-Schönberg, äußerst selten).

Neben den genannten gibt es eine Reihe von weiteren kongenitalen generalisierten Störungen der Skelettentwicklung. Die meisten davon sind außerordentlich selten. Hier werden nur einige wenige aufgeführt, welche für die Orthopädie von klinischer Bedeutung sind.

Achondroplasie (Chondrodystrophie)

Gestörtes epiphysäres Längenwachstum der langen Röhrenknochen. Daraus entsteht ein *dysproportionierter Zwergwuchs:* Extremitäten stark verkürzt, oft deformiert, während Schädel und Stamm annähernd normal sind. Einige sind bekannte Zirkusclowns. Eine Behandlung ist nicht möglich, außer, wenn nötig, die operative Korrektur stark deformierter Beine (Abb. 27.2).

Osteogenesis imperfecta (Osteopsatyrosis, angeborene Knochenbrüchigkeit)

Sehr dünne, porotische, brüchige Knochen. *Multiple Frakturen,* in schweren Fällen schon im Uterus, schleichende Frakturen, Pseudarthrosen, schließlich schwere *Deformitäten* der Extremitäten, vor allem Femur (Coxa vara, Hirtenstab), Tibia. In schweren Fällen Gehunfähigkeit und Hilflosigkeit.

Je älter die Patienten sind bei der ersten Manifestation, desto leichter ist die Krankheit. Nach der Pubertät treten nur noch selten Frakturen auf.

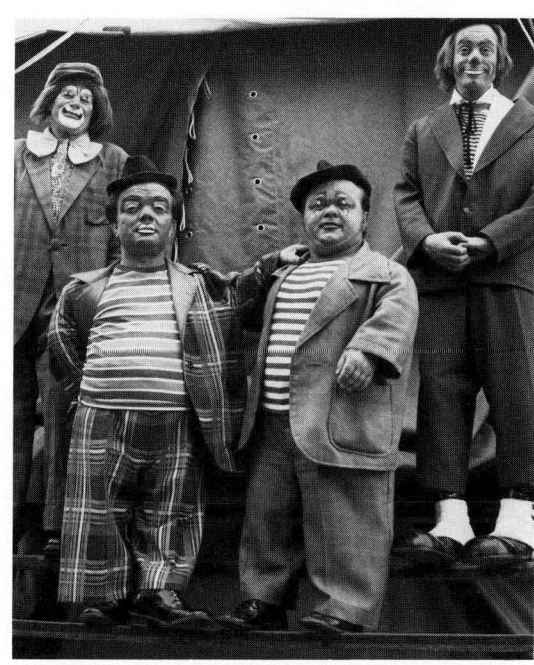

Abb. 27.2: *Chondrodystrophiker* sind gesunde Leute. Ihr Problem ist weniger medizinischer als sozialer Art: Ihren Platz in der Gesellschaft zu finden. Diese Beiden scheinen eine befriedigende Lösung gefunden zu haben.

Bei stärkeren Deformitäten sind Korrekturosteotomien, evtl. an mehreren Stellen gleichzeitig und Armierung mit einem dünnen Marknagel (Sofield) notwendig, um weitere Frakturen zu verhindern. Evtl. Gehapparat (Abb. 27.3).

Multiple kartilaginäre Exostosen

Relativ häufige familiäre Erkrankung. Im Verlaufe des Wachstums bilden sich *von den Epiphysen ausgehend* zahlreiche kleinere und größere *Knochenauswüchse mit Knorpelkappen,* kartilaginäre Exostosen. Sie entstehen durch eine Störung des periostalen osteoklastischen Abbaues in der Metaphyse. Die einzelnen Exostosen entsprechen in jeder Beziehung den solitären kartilaginären Exostosen, welche im Tumorkapitel (S. 372) beschrieben sind.

Die Exostosen sitzen in *Gelenknähe.* Sie machen gelegentlich Schmerzen und Funktionsbehinderung durch ihre Ausdehnung und Lokalisation. Befallen sind vor allem Knie, Knöchel, Schultergegend, Handgelenk, Ellbogen (Abb. 27.4).

Mit dem Verschluß der Epiphysenfugen hört auch das Exostosenwachstum auf. Späteres Wachstum ist auf maligne Entartung (Chondrosarkom) verdächtig.

Störende Exostosen können operativ entfernt werden. Die Operation sollte wenn möglich erst nach dem 10.-12. Jahr gemacht werden, sonst gibt es oft Rezidive.

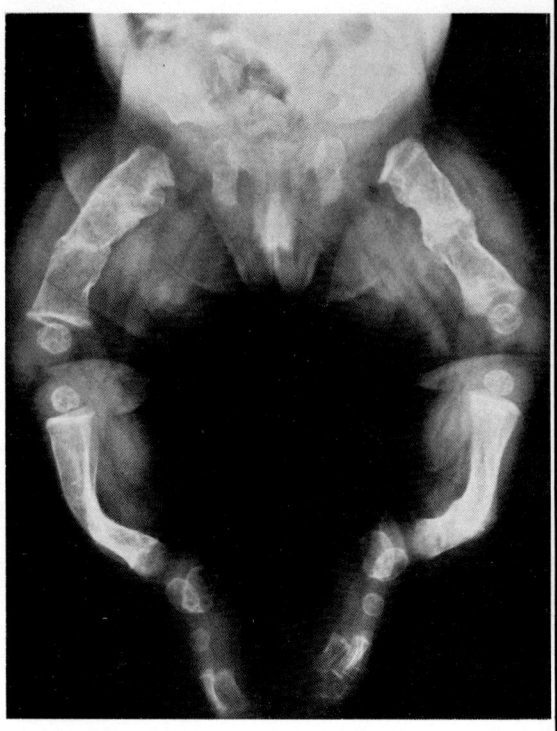
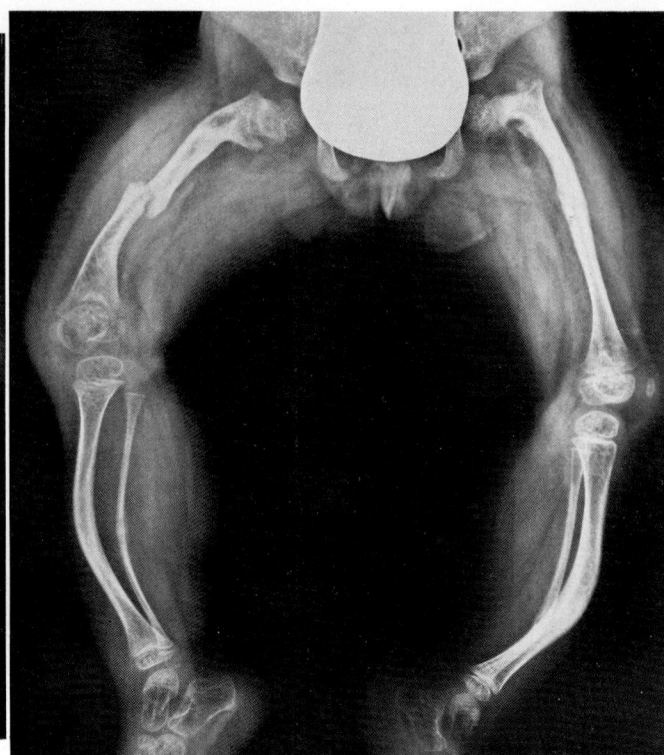

a   b

Abb. 27.3: *Osteogenesis imperfecta.*

a Kurz nach Geburt. Bereits multiple Frakturen.

b Mit 3 Jahren: Dünne, stark verbogene Knochen (beachte die Sklerose und Verdickung im Knickbereich als Ausdruck des reaktiven Knochenumbaues, mit welcher der Organismus die mangelnde Qualität des Knochens wettzumachen versucht). Pathologische schleichende Frakturen in beiden Femora: Coxa vara.

Oft sind mehrfache Osteotomien zur Geraderichtung der Knochen nötig.

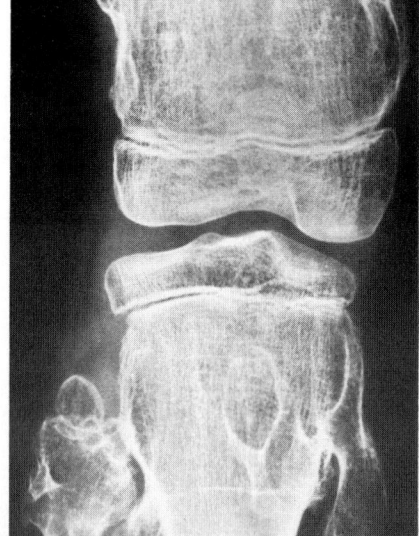

Abb. 27.4: *Multiple kartilaginäre Exostosen.*

Manche Patienten haben fast an allen Gelenken mehrere Exostosen und z. T. erhebliche Deformitäten der Knochenenden. Die Exostosen wachsen, solange die Epiphysenfugen noch offen sind (wie hier), nachher verändern sie sich in der Regel nicht mehr (vgl. S. 372).

Enchondromatose

Selten. Von enchondralen Ossifikationszentren ausgehende *tumorartige Knorpelinseln,* welche den Knochen auftreiben und verdicken können. Sie persistieren als *multiple Enchondrome* (vgl. S. 373) im Knochen und können das normale Längenwachstum stören. Befallen sind vor allem die *Fingerknochen,* gelegentlich auch die langen Röhrenknochen: Olliersche Krankheit: einseitiger Befall einer Körperhälfte (Beinlängendifferenz).

Knochendeformitäten müssen gelegentlich operativ korrigiert werden.

Dysostosis enchondralis

Verschiedene leichtere *Gelenkdeformitäten,* Abweichungen von der normalen anatomischen Form, vor allem des *Hüftgelenkes,* hat man als kongenitale Dysostosen abzugrenzen versucht (siehe Abb. 64.75).

Multiple komplexe Fehlbildungen

Fehlbildungen, die *mehrere Organsysteme* betreffen (Skelett, Bindegewebe usw.). Von der Vielfalt dieser meist sehr *seltenen* Erscheinungen sollen nur einige für die Orthopädie wichtige erwähnt werden.

- *Arachnodaktylie (Marfansyndrom):* extrem asthenischer Habitus, oft Insuffizienz des statischen Apparates (Senk-Plattfüße, überstreckbare und Schlottergelenke [siehe S. 451], Haltungsstörungen der WS, Skoliosen usw.), relativ häufig. Nur wenn Deformitäten die Funktion beeinträchtigen, kommt eine Therapie, evtl. eine Operation, in Frage.
- *Arthrogrypose:* Kongenitale, generalisierte Störung, wahrscheinlich der Muskelanlagen (Amyoplasie), vielleicht neurogen. Die *Gelenke* sind alle weitgehend *versteift* infolge periartikulärer Kontrakturen. Fehlstellungen, schwere Invalidität. Die Gelenke können nur sehr schwierig und auch operativ meist nur ungenügend mobilisiert werden. *Therapie:* Minimales Ziel: Das Kind sollte wenn möglich *stehen* lernen. Dazu braucht es *gerade Beine* und *plantigrade Füße* (Fußsohlen flach auf dem Boden stehend). Es sollte auch wenigstens mit einer *Hand den Mund* erreichen können.
- *Neurofibromatose:* Systemerkrankung des peripheren Nervensystems. *Hellbraune Hautflecken (café au lait).* Häufig *Skoliosen,* welche besonders rasch progredient und schwer verlaufen (siehe Skoliosen, S. 616f.).
- *Myositis ossificans progressiva.* Massive generalisierte heterotopische Knochenbildung in der Skelettmuskulatur (keine Beziehung zur posttraumatischen Myositis ossificans).

Andere angeborene Muskelkrankheiten: siehe Muskelerkrankungen, S. 413.

Extremitätenfehlbildung *(Dysmelien)*

Sie können eine einzige oder mehrere Extremitäten, sogar alle vier gleichzeitig befallen. Alle Varianten kommen vor, von kleinen Defekten oder Überschußbildungen einzelner Strahlen (z. B. Hexadaktylie) über die Verstümmelung einzelner Extremitäten (Phokomelie = Robbengliedrigkeit), bis zu ihrem völligen Fehlen (Amelie) (Abb. 27.5).

Zu den relativ *häufigeren* Fehlbildungen gehören fehlende Trennung der Strahlen (Syndaktylie), überzählige Strahlen (Hexadaktylie), Hyper- und Hypoplasien.

Die *Terminologie* der zahllosen Varianten ist uneinheitlich. Sie interessiert die Philologen mehr als die Orthopäden.

Große Anstrengungen wurden gemacht, eine *Systematik* in die Vielfalt der Formen zu bringen. Praktische Bedeutung hat allerdings nur die einfache Einteilung der International Society for Prosthetics and Orthotics für die

Extremitätendefekte

1. *Transversale Defekte* sehen aus wie Amputationsstümpfe (kongenitale Amputationen).
2. *Longitudinale Defekte* sind alle übrigen. Sie betreffen oft ein Segment (z. B. den proximalen Teil des Femur) (siehe S. 691), die eine Seite von Unterarm bzw. Unterschenkel (z. B. Radius, Tibia), oder einzelne Strahlen von Hand bzw. Fuß.

Therapie

1. Untere Extremität

Größere transversale Defekte brauchen eine *prothetische Versorgung.* Sie sollte beginnen, sobald das Kind ins Laufalter kommt. Die ersten Prothesen sind möglichst *einfach.* Bewegliche Gelenke (Kniegelenk) werden erst bei älteren Kindern eingebaut.

Das *Ziel* der Behandlung ist die *Gehfähigkeit:* Belastbarkeit und Längenausgleich der Beine.

Longitudinale Defekte brauchen, wenn die Extremität nicht belastbar ist, eine prothetische *Stützung am Becken.* Große, z. T. heroische Rekonstruktionsoperationen wurden angegeben. Wenn gute Prothesenversorgung möglich ist, sollte man sich vielleicht damit begnügen (dazu kann eine Amputation auf einem tragfähigen Niveau nötig sein).

2. Obere Extremität

Das *Ziel* ist *praktische Funktion im täglichen Leben.*

Die Frage, ob Prothese oder nicht, kann nicht generell beantwortet werden: *Elektronisch steuerbare Prothesen* geben zwar dem Kind gute motorische Greiffunktion, doch hat man gesehen, daß die Kinder sie *kaum in ihr Körperschema integrieren* wie richtige Hände, sondern sie eher als *Werkzeuge* brau-

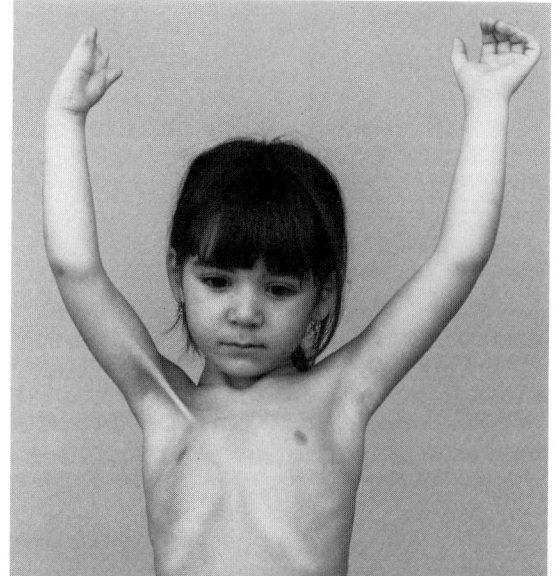

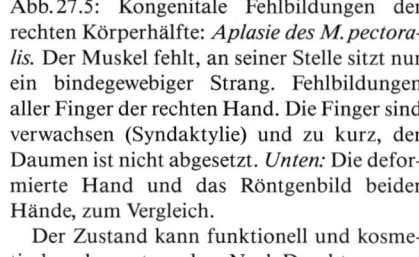

Abb. 27.5: Kongenitale Fehlbildungen der rechten Körperhälfte: *Aplasie des M. pectoralis.* Der Muskel fehlt, an seiner Stelle sitzt nur ein bindegewebiger Strang. Fehlbildungen aller Finger der rechten Hand. Die Finger sind verwachsen (Syndaktylie) und zu kurz, der Daumen ist nicht abgesetzt. *Unten:* Die deformierte Hand und das Röntgenbild beider Hände, zum Vergleich.

Der Zustand kann funktionell und kosmetisch verbessert werden: Nach Durchtrennung der Finger voneinander (Syndaktylieoperation) wird die Gebrauchsfähigkeit der Hand, vor allem des Daumens, besser. Mittels einer Z-Plastik der Haut kann der Strang in der Achsel beseitigt werden.

Wahrscheinlich handelt es sich um ein autosomal vererbtes Leiden (Polandsyndrom). Die Noxe muß zur Zeit der Organogenese der Extremitäten gewirkt haben (um die vierte Embryonalwoche).

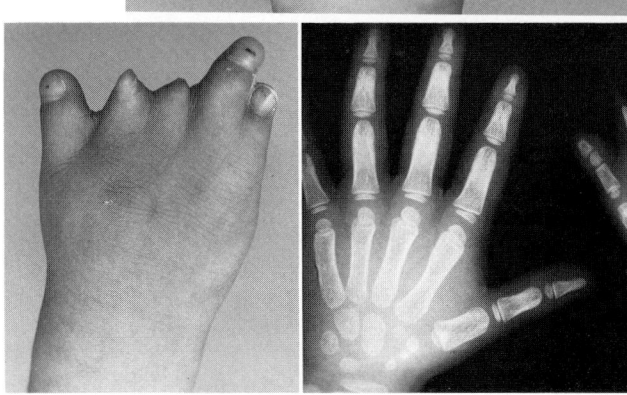

chen: Die Prothesen haben *keine Sensibilität* und werden daher oft als lästige Fremdkörper empfunden. Viele Kinder legen deshalb ihre Prothesen weg und lernen lieber, mit ihren *Stümpfen* zu arbeiten, oder, wenn dies nicht möglich ist, mit den *Füßen,* und sie entwickeln darin *erstaunliche Fertigkeiten* (siehe Abb. 27.6). Wichtiger als Prothesen sind Hilfsmittel zum Essen, Schreiben, für die Toilette usw.

Trotzdem sollte allen Kindern die Möglichkeit geboten werden, *mit Prothesen zu üben,* zuerst mit einfachen, später mit komfortableren. Manche Jugendliche brauchen sie dann für ganz bestimmte Zwecke, manche kommen auch später wieder darauf zurück. Schließlich entscheidet das Kind im Verlaufe der Entwicklung zum Erwachsenen *selbst,* ob und wie es eine Prothese brauchen will.

Fehlstellungen und größere Defekte erfordern manchmal schwierige Rekonstruktionsoperationen, oft prothetische Versorgung, nicht selten beides. Die *Indikationen* sind *komplex* und *individuell.* Im Vordergrund steht die *Funktion* der Hand bzw. das *Zu-*

sammenspiel beider Hände. Besonders wichtig ist eine gute *Sensibilität* und Belastbarkeit der Greiffläche. Auch mit schwer defekten Händen und Armen sind viele Kinder erstaunlich geschickt und leistungsfähig. Daran operativ etwas zu verbessern ist nicht einfach.

Die *Weichteilverhältnisse* setzen einer operativen Verlängerung enge Grenzen. *Narben* können das Wachstum stören und sind empfindlich. Andererseits sind auch *kleine sensible Stummeln sehr wertvoll,* etwa zur Steuerung einer Prothese. Sie dürfen nicht amputiert werden.

Die Behandlung von Kindern mit Defekten und Fehlbildungen ist nur im Teamwork möglich. Sie ist deshalb in der Regel *spezialisierten Zentren* vorbehalten, die über orthopädietechnische Werkstätten, Schulungseinrichtungen, Operationsmöglichkeiten und – vor allem – über *viel Erfahrung* verfügen.

Die Kinder mit solchen schweren angeborenen Extremitätenfehlbildungen vermitteln dem Orthopäden drei wichtige Erkenntnisse:

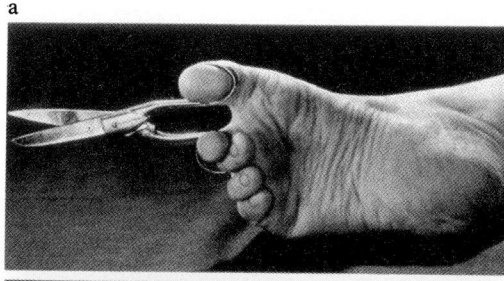

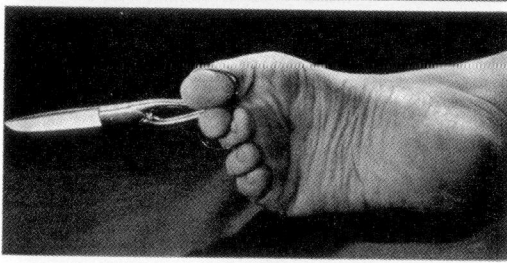

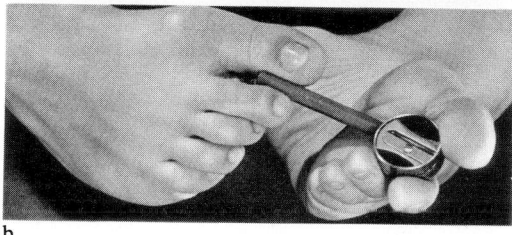

Abb. 27.6: *Füße wie Hände.* Ohnhänder von Geburt können ihre Füße wie Hände gebrauchen und entwickeln darin erstaunliche Fähigkeiten. Dieses Beispiel zeigt die Möglichkeiten *funktioneller Anpassung.* Diese gilt es zu unterstützen. a) Schneiden mit der Schere. b) Bleistift spitzen mit beiden Füßen.

Umgekehrt ist der Fuß des zivilisierten Menschen im Schuh ein Beispiel dafür, wie ein Organ mit mannigfachen Anlagen verkümmern kann.

1. Die fast unglaubliche *Geschicklichkeit* und Willenskraft, mit der angeborene (auch früh erworbene) Körperbehinderungen von geistig normalen Kindern bewältigt werden. (Ein Kind ohne Beine kann gehen lernen, eines mit zwei Oberarmstümpfen kann z. B. ohne Prothesen stricken.)
2. Der hohe *Wert* von kurzen, unscheinbaren *Extremitätenstümpfen,* sofern sie mit guter *Sensibilität* ausgestattet und nicht schmerzhaft sind.
3. Kinder mit Extremitätenmißbildungen können sehr geschickt mit zweckmäßigen Prothesen (für Arme und Beine) umgehen, doch wollen und müssen sie im täglichen Umgang damit *selbst* herausfinden, ob und wie sie diese brauchen können.

Kongenitale Pseudarthrosen
(proximales Femurende, distaler Tibiaabschnitt) entstehen aus angeborener Gewebsinsuffizienz einzelner Knochen (coxa vara congenita, tibia vara congenita). Diese seltenen Krankheiten stellen besondere, schwierige Probleme. Wegen der mangelnden Knochenbildungspotenz im betroffenen Skelettabschnitt heilen sie *ausgesprochen schlecht.* Sich selbst überlassen resultieren schwere *Verkürzungen des Beines.* Behandelt wie unbehandelt neigen diese Krankheiten zu *Ermüdungsfrakturen,* rezidivierenden *Achsenfehlstellungen* und *Pseudarthrosen. Die Therapie ist schwierig.* Sie schließt Osteosynthesen und Knochentransplantationen ein. Fehlschläge sind häufig und erfordern neue Eingriffe, oft während der ganzen Wachstumsperiode. Gute Spätresultate sind Lehrstücke in angewandter Biomechanik und erscheinen so spektakulär, daß sie gerne publiziert werden. Näheres siehe im speziellen Teil.

Lokalisierte Störungen

Es gibt eine Reihe lokalisierter kongenitaler Fehlbildungen, welche oft überhaupt nie oder nur bei einer Röntgenuntersuchung *zufälligerweise gefunden* werden (z. B. Spina bifida occulta u. a. Wirbelfehlbildungen, Zusatzknochen, Halsrippen usw.). Andere werden *früher oder später im Leben manifest,* z. B. wenn ein Gelenk oder ein Bewegungssegment der WS wegen der angeborenen Fehlbildung und Minderwertigkeit mit der Zeit unter der Belastung degenerative Veränderungen durchmacht und damit *schmerzhaft wird* (kongenitale Hüftdysplasie und -luxation, Spondylolisthesis, Assimilationsstörungen der WS usw.).

Die Mehrzahl der Fehlbildungen wirkt sich von Anfang an mehr oder weniger störend aus, z. T. rein kosmetisch (einzelne Fingerfehlbildungen, Sprengel, Klippel-Feil usw.), manchmal aber auch funktionell (Coxa vara congenita, kongenitale Tibia vara, Klumpfuß usw.). Bei letzteren ist eine Therapie fast immer notwendig, oft *operativ.*

Bei den rein kosmetischen Störungen muß die Indikation von Fall zu Fall gestellt werden (Abb. 27.8).

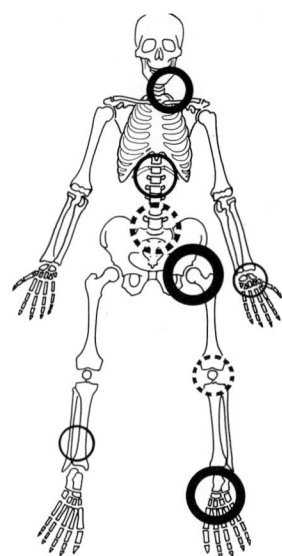

Abb. 27.7: Gezielte *Untersuchung des Neugeborenen* zur Erkennung kongenitaler Fehlbildungen am Bewegungsapparat:
Dicke Kreise: Häufige Lokalisationen. *Dünne Kreise:* seltenere Lokalisation. *Ausgezogene Kreise:* Fehlbildungen, die schon bei der Geburt erkannt werden können:
1. *Hüfte:* Kongenitale Hüftluxation.
2. *Fuß:* Kongenitaler Klumpfuß u. a. Fußdeformitäten.
3. Kongenitaler Schiefhals.
4. Andere Lokalisationen: Wirbelsäule, Hand, Finger, Unterschenkel.

Gestrichelte Kreise: Manifestation der Fehlbildung meist erst im Laufe des Wachstums: Wirbelsäule (Spina bifida occulta, Spondylolisthesis u. a.), Knie: Patella.

Liste der lokalisierten kongenitalen Fehlbildungen

In der folgenden Liste sind die nicht ganz seltenen, lokalisierten angeborenen Fehlbildungen aufgeführt, die *häufigsten* und für den Orthopäden besonders *wichtigen* sind *kursiv* gesetzt. *Wo im speziellen Teil eine ausführliche Beschreibung folgt, ist darauf hingewiesen.*
Es ist wichtig, diese Fehlbildungen zu erkennen, um sie von erworbenen Veränderungen abgrenzen zu können.

Thorax:
- *Trichterbrust:* Bei ausgeprägter Deformität ist die Lungenkapazität vermindert. Therapie: Atmungsgymnastik. Eine kosmetische Verbesserung ist nur thoraxchirurgisch möglich (siehe S. 590).
- Hühnerbrust: rein kosmetische Bedeutung.
- Calvicula-hypoplasie und -agenesie: keine Therapie möglich.
- Aplasie des Musculus pectoralis (Abb. 27.5a).
- Schulterhochstand (Sprengel): durch ausgedehnte Operation kann das Schulterblatt tiefer gesetzt werden. Hauptsächlich kosmetische Indikation.

Hals:
- Basiläre Impression;
- Wirbelsynostosen: angeborener Kurzhals (Klippel-Feil);
- *Schiefhals* = Torticollis (siehe S. 589);
- Halsrippe (siehe S. 589).

Wirbelsäule:
- symmetrisch: Blockwirbel, Spaltwirbel;
- asymmetrisch: Keilwirbel: *kongenitale Skoliose* (siehe S. 598 und S. 616);
- *Assimilationsstörungen:* vor allem am Lumbosakralübergang: Hemilumbalisation resp. -sacralisation (siehe S. 598);
- Spondylolyse → *Spondylolisthesis* (siehe S. 630);
- Spina bifida occulta. Sehr häufig, Zufallsbefund, klinisch ohne Bedeutung;
- *Spina bifida mit Meningo- oder Meningomyelozele.* Je nach neurologischer Störung sehr schwere Erkrankung (siehe S. 410).

Arme:
- Radio-ulnare Synostose (siehe S. 540);
- Luxation des Radiusköpfchens (siehe S. 540);
- Madelungsche Deformität am distalen Vorderarm (siehe S. 547);
- Klumphand (Radiusdefekt);
- *Syndaktylie:* Zusammengewachsene Finger (Abb. 27.5b) (siehe S. 554);
- *Polydaktylie:* überzählige, evtl. fehlgebildete Finger, Klino-, Kamptodaktylie: leichtere, relativ häufige Fingerfehlbildungen (siehe S. 560).

Beine:
- Kongenitale Hemi-hypertrophie, evtl. mit Beinlängendifferenz (siehe S. 687);
- Protrusio acetabuli und andere Hüftdeformitäten (Dysostosen) (siehe Kapitel «Hüftgelenk», S. 743);
- *Luxatio coxae congenita:* Angeborene Hüftdysplasie und -luxation. Bei etwa 1,5‰ aller Neugeborenen (siehe S. 709);
- Coxa vara congenita (siehe S. 707);
- Kongenitaler Femurdefekt, mehr oder weniger ausgedehnt (Abb. 27.1 und Abb. 63.8);
- Patella alta, *Patelladysplasie* (siehe S. 799), Patella bipartia (siehe S. 796);
- Kongenitale Patellaluxation (siehe S. 796);
- Diskoider Meniskus (siehe S. 796);
- Tibia pronata, – *kongenitale Tibiapseudarthrose* (siehe Kapitel «Tibia», S. 848);
- Fibulahypoplasie und -agenesie, selten Tibiaagenesie;
- *Pes equinovarus: kongenitaler Klumpfuß.* Bei etwa 2‰ aller Neugeborenen (siehe S. 866);
- *Pes adductus congenitus* = kongenitaler Sichelfuß (siehe S. 871);
- Kongenitaler Plattfuß, Hackenfuß (siehe S. 872);
- Coalitio talo-navicularis (siehe «Der kontrakte Plattfuß», S. 884);
- Os tibiale externum und andere Zusatzknochen am Fuß (siehe S. 899);
- Hallux varus congenitus usw.;
- Kongenitale Zehendeformitäten (siehe S. 896);
- Hexadactylie (6 Strahlen bzw. Zehen).

28. Störungen des Wachstums der Epiphysenfugen

Kinder sind keine kleinen Erwachsenen. Ihre Anatomie, im Organaufbau wie in den Proportionen, unterscheidet sich wesentlich von jener des Erwachsenen, ihre Psyche nicht weniger. Insbesondere aber haben sie von der Geburt bis zur Pubertät ein eigenes *«Wachstumsorgan»:* Die *Epiphysenfugen* (siehe auch Skelettwachstum, S. 74f. und Abb. 2.10).

Eine Reihe von Störungen am Bewegungsapparat entstehen und verlaufen in engem wechselseitigem *Zusammenhang mit dem Skelettwachstum:* Es handelt sich um *Schäden* an diesem Wachstumsorgan, an den *Epiphysenfugen,* welche dann das weitere Wachstum stören.

Der Ursprung des Namens «Orthopädie» geht auf die Sorge um «gerades Wachstum der Kinder» zurück. Das *Wachstum* ist ein zentrales Anliegen auch der heutigen Orthopäden geblieben. Seine besonderen Probleme, insbesondere der meist viele Jahre dauernde Verlauf, machen das Wesen der *Kinderorthopädie* aus.

Entwicklung und Wandlung

Das Skelettwachstum verläuft nicht gradlinig, sondern in kleineren und größeren Schüben. Es spiegelt damit die Reifung und Entwicklung des Kindes wider, welche ebenfalls nicht geradlinig verläuft. Es zeigt sich, daß manche Entwicklungsphasen mehr gefährdet sind als andere (z.B. die Pubertät), und daß bestimmte Störungen in bestimmten Phasen auftreten.

Die einzelnen Entwicklungsphasen des Skelettwachstums und ihre Beziehungen zu Störungen am Bewegungsapparat sind in einem *Diagramm* zusammengefaßt (Abb. 28.1).

1. *Bei der Geburt* ist das Bindegewebe unter dem Einfluß mütterlicher Hormone besonders dehnbar: Hypermobile Gelenke (kongenitale Hüftluxation), dünne Extremitäten. Die Schwerkraft hat noch keinen formenden Einfluß. Das Säuglingsalter wird abgelöst von der

2. *Kleinkindphase:* Typisch sind die frühkindlichen Proportionen und eine gewisse Fülle. Das Kind richtet sich auf und belastet erstmals Beine und Wirbelsäule axial. Die bisher gebeugten Knie und Hüften werden gestreckt, was die Beanspruchung dieser Gelenke grundlegend ändert: Aus dem physiologischen

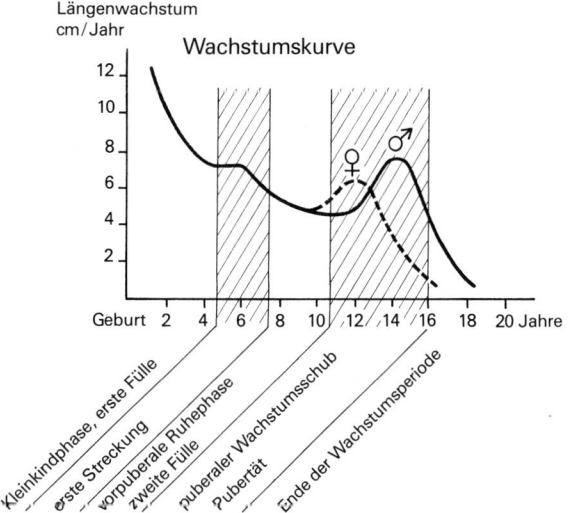

Abb. 28.1: *Wachstumskurve,* welche das jährliche Längenwachstum zeigt, in cm pro Jahr. Das Längenwachstum ist bei der Geburt am schnellsten, wird ständig langsamer und hört im Alter zwischen 16 und 20 Jahren ganz auf. Die Abnahme ist aber nicht kontinuierlich. Dazwischen gibt es *Wachstumsschübe,* vor allem in der *Pubertät,* bei den Mädchen früher als bei den Knaben. Der Zusammmenhang mit hormonalen Umstellungen ist offensichtlich, aber im einzelnen noch nicht restlos klar. Diese Wachstumsschübe sind Perioden *erhöhter Gefährdung* und fallen zusammen mit dem Auftreten spezifischer Wachstumsstörungen (Epiphyseolysis der Hüften, Scheuermann, Skoliose u.a.) Weiteres siehe Text.

O-Bein des Säuglings wird im dritten Lebensjahr ein X-Bein (siehe Abb. 39.1 und Abb. 66.38, S. 815).

Die Antetorsion der Hüfte nimmt ab. Allerdings ist das Becken noch stark nach vorne gekippt, die Wirbelsäule einigermaßen gerade. In dieser Phase verläuft das Wachstum ruhiger.

3. *Der erste Gestaltwandel.* Zwischen dem fünften und dem siebenten Altersjahr liegt ein kleiner Wachstumsschub, die «erste Streckung». Sie löst die «erste Fülle» des Kleinkindes ab, Proportionen und Gestalt ändern sich.

Die Perthessche Erkrankung der Hüften kommt in dieser Phase besonders häufig vor. Auch für Haltungsschäden scheint diese Periode anfälliger zu sein.

4. Im *Schulalter* vor der Pubertät, durchlaufen die Kinder eine etwas ruhigere Entwicklungsphase.

Wachstumsstörungen sind seltener. Auch die Haltung gibt weniger Anlaß zur Beanstandung.

Besonders eindrücklich ist

5. Der *Pubertätswandel.* Am Skelett äußert er sich durch einen starken, letzten *Wachstumsschub,* bevor das Längenwachstum aufhört. In dieser Phase ist der Bewegungsapparat besonders *gefährdet.* Offenbar erreicht die Beanspruchung durch das intensive Wachstum eine kritische Schwelle. Eine ganze Reihe von mehr oder weniger schweren *Störungen* und *Beschwerden treten in dieser Phase gehäuft auf:*

Schlaffe Haltung der Wirbelsäule, Adoleszentenkyphosen, Knie- und Fußbeschwerden mit Akzentuierung von Deformitäten wie X-Bein, Knickfuß, kontrakter Plattfuß usw. Manche leichten Deformitäten oder Fehlhaltungen mögen vorbestanden haben, nehmen aber in dieser Phase zu und machen erstmals Beschwerden.

Diese «Wachstumsstörungen» haben eher den Charakter einer *konstitutionellen* Insuffizienz des Muskel- und Bandapparates, welche während der Periode stärkerer Beanspruchung (zum Wachstumsschub kommen psychische Belastungen und der Eintritt ins Berufsleben) manifest werden kann. Sie können am ehesten als *statische Insuffizienzen am Haltungsapparat* (Wirbelsäule, untere Extremität) gedeutet werden (vgl. S. 456 und S. 601 f.).

Aber auch eine *Reihe von ernsthafteren Krankheiten* erscheinen in dieser Phase:

– Scheuermannsche Krankheit (siehe S. 611);
– Juvenile Epiphysenlösung (siehe S. 732);
– Idiopathische Skoliose u. a. (siehe S. 618).

Wahrscheinlich bestehen auch Zusammenhänge zwischen diesen Krankheiten. Allen ist gemeinsam eine *mechanische Insuffizienz* der *Epiphysenwachstumszonen,* des «Wachstumsorganes». Offenbar sind die Epiphysenwachstumsfugen in dieser Phase überbeansprucht und besonders anfällig. Sicher spielt die *hormonale Umstellung* eine wesentliche Rolle dabei. Es handelt sich bei diesen Krankheiten also um eigentliche «Systemkrankheiten» des *«Wachstumsorgans».*

Übersicht der Störungen des Knochenwachstums

Fast alle Krankheiten oder äußeren Einwirkungen, welche eine wachsende Epiphysenfuge nachteilig zu schädigen vermögen, können Störungen des Knochenwachstums zur Folge haben.

• *Generalisierte Störungen*

Neben den genannten «Systemerkrankungen des Wachstumsorganes» sind es

– *kongenitale Krankheiten* wie Chondrodystrophie, Osteogenesis imperfecta, kongenitaler Klumpfuß usw.
– *Stoffwechselkrankheiten:* Die *Rachitis* als Ossifikationsstörung verändert das Knochenwachstum in spezifischer Weise, siehe S. 333.
– *Lähmungen* und Gelenkdysplasien können das Wachstum nachhaltig beeinflussen (siehe S. 391 und S. 716).
– *Lokalisierte* Schädigungen der Epiphysenfugen können *schwere Deformitäten* zur Folge haben. Sie werden im folgenden besprochen:

Lokalisierte Schädigungen der Epiphysenwachstumszonen

Ursachen

1. Lokal destruierende Prozesse (Infektionen, vor allem Arthritis, Osteomyelitis; Tumoren, Exostosen usw.);
2. Aseptische Nekrosen (z. B. Perthes);
3. Röntgenbestrahlung;
4. Trauma: Epiphysenfrakturen, Stauchungsfraktur der Metaphyse;
5. Operation im Bereiche der Epiphysenfuge (Marknägel, Nägel und Drähte für Skeletttraktion);
6. Epiphysenfugenläsion am distalen Femur nach langdauernder Ruhigstellung bei Coxitis tbc;
7. Angeborene Störungen der enchondralen Verknöcherung (Chondrodystrophie, kartilaginäre Exostosen, enchondrale Dysostosen, Tibia vara (Blount) usw.).

Auswirkungen

Eine Schädigung der germinativen Zone im Epiphysenwachstumsknorpel kann je nach Schwere, Lokalisation und Ausdehnung des Schadens ganz unterschiedliche Wachstumsstörungen zur Folge haben:

1. Gleichmäßige *Verlangsamung* des Wachstums;
2. Totaler *Wachstumsstop;*
3. Asymmetrische Verlangsamung des Wachstums;
4. Asymmetrischer Wachstumsstop.

Diese Störungen können vorübergehend oder *permanent,* d. h. während der ganzen Wachstumsphase wirksam sein. Je *jünger* das Kind ist, desto *schwerer* sind die bis zum Wachstumsabschluß zu erwartenden *Deformitäten* (siehe Abb. 48.3).

Ein *Beispiel* für falsch gesteuertes Wachstum infolge einer *Anlagestörung* der Epiphysenfuge sind die *kartilaginären Exostosen.* Ihre Entwicklung geht mit dem enchondralen Wachstum parallel und hört mit diesem auf (siehe Tumorkapitel, S. 372). Auch die *juvenilen Knochenzysten* entstehen nur während der Periode des enchondralen Wachstums.

Zu 1. und 2.: Gleichmäßige, symmetrische Wachstumshemmung: Sie hinterläßt nach Abschluß des Wachstums eine *Verkürzung* des betroffenen Gliedes, welche, besonders bei früheren Schädigungen, z. B. im Säuglingsalter, viele Zentimeter betragen kann (z. B. nach Schädigung der Wachstumszonen im Hüft- oder Kniebereich durch eitrige Coxitis, Osteomyelitis, nach traumatischer, nicht reponierter Luxation der Hüftkopfepiphyse usw., vgl. S. 687: «Beinlängenunterschiede»).

Zu 3. und 4.: Manchmal ist nur *ein Teil der Epiphysenscheibe beschädigt,* blockiert oder zerstört. Der *intakt gebliebene Anteil wächst normal weiter,* während der geschädigte Anteil zurück bleibt oder ganz ausfällt.

Dies führt zu einer asymmetrischen einseitigen Apposition von Knochen und damit zu einem völlig *ungleichmäßigen Wachstum,* meist zu einer starken *Achsenknickung.* Nach einer Korrekturosteotomie entsteht die Deformiät wieder, und oft sind mehrere Eingriffe bis zum Wachstumsabschluß notwendig.

Epiphysenfugenschäden sehen zu Beginn recht *harmlos* aus. Manche (vor allem traumatische) werden gar nicht diagnostiziert. Die Kinder werden als geheilt entlassen. *Erst nach einem oder mehreren Jahren* beginnt sich das Glied immer stärker zu deformieren (Haftung einer Unfallversicherung!). Die Deformität nimmt dann zu bis zum Abschluß des Wachstums, d. h. bis alle Epiphysenfugen geschlossen sind.

Beispiele

1. *Genu valgum nach Bestrahlung* eines Hautnaevus lateral am Knie mit Schädigung der lateralen Knieepiphysenscheiben (Abb. 28.2).

2. *Coxa vara bei M. Perthes:* siehe Abschnitt «Skelettwachstum» (Abb. 5.8, S. 79 und S. 726, sowie Abb. 28.3c und d und Abb. 64.58).

3. *Schenkelhalsaufrichtung* nach *Schädigung der Trochanterepiphysenlinie* (siehe Abb. 5.8, S. 79 und S. 722, sowie Abb. 28.3 und Abb. 64.18).

4. *Traumatische Schädigung* des medialen Abschnittes der distalen Tibiaepiphysenfuge: *Varusfehlstellung* des oberen Sprunggelenkes (Abb. 28.4 und Abb. 28.5).

• *Blockierung der Epiphysenfuge.* Ein massiver äußerer Druck, der den Wachstumsdruck übersteigt, bringt das Wachstum der Epiphysenfugen zum Erliegen (siehe Druckdiagramm auf S. 80). Dies kann man experimentell nachweisen, indem man die Knorpelfuge mit kräftigen Agraffen fest verklammert (Abb. 5.13).

Therapeutisch wird dieser *Epiphyseodese* genannte Eingriff angewandt z. B. zum Beinlängenausgleich (siehe Abschnitt Beinlängendifferenzen, S. 692).

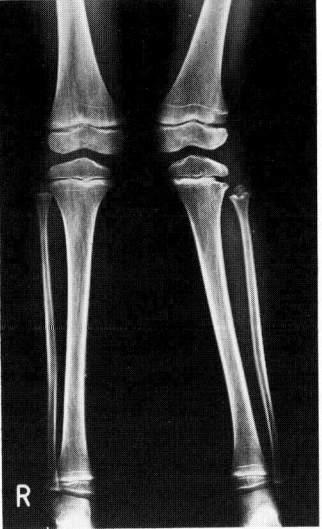
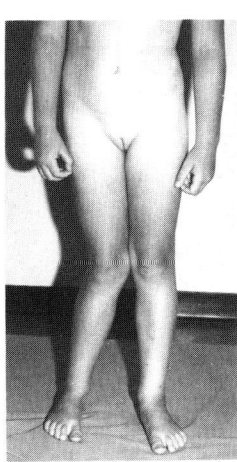

Abb. 28.2: Beispiel einer *Wachstumsstörung* infolge eines Schadens an der Wachstumszone in der Epiphysenfuge, hier im Anschluß an die *Röntgenbestrahlung* eines Hautnaevus lateral am linken Knie bei einem 5jährigen Kind. Die Veränderungen im lateralen Abschnitt der Epiphysenfugen am linken Knie (Femur, Tibia, Fibula) sind deutlich zu erkennen: Defekt, Deformität, Sklerose. Der Längenzuwachs seit der Störung läßt sich an der Harrisschen Linie ablesen: Lateral ist er geringer als medial, was zu einer *Achsenabweichung* führt.

Solche Wachstumsstörungen kommen auch nach anderen lokalen Schädigungen der Epiphysenfuge vor. Die Deformität wird erst längere Zeit *nach* der Schädigung manifest und nimmt bis zum Wachstumsabschluß *noch weiter zu.*

Dieses X-Bein muß korrigiert werden, wenn nötig mehrmals bis zum Wachstumsabschluß.

Die gleiche Wirkung hat eine *Knochenspange,* welche die knöcherne Epiphyse mit der Metaphyse verbindet und damit die dünne Epiphysenscheibe, welche die beiden Knochenteile trennt, *überbrückt.* Eine sehr schmale Knochenbrücke wird allerdings vom Wachstumsdruck der Epiphysenfuge gesprengt (siehe S. 82: «Die Kraft des epiphysären Längenwachstums»).

Transepiphysäre Brüche verlaufen quer durch die Epiphysenfuge. Der *Kallus* kann in den klaffenden Frakturspalt hineinwachsen und eine solche Brücke bilden. Durch die lokale Wachstumsperre kommt eine schwere asymmetrische Wachstumsstörung zustande wie bei einer lokalisierten Zerstörung der Epiphysenfuge.

Eine anatomisch exakte Reposition solcher Epiphysenfrakturen ist notwendig, damit die beiden Knochenanteile (Epiphyse und Metaphyse) durch die dünne Epiphysenfuge wieder getrennt sind und keine Knochenbrücke sich bilden kann (siehe Kapitel Kinderfrakturen, S. 54) (Abb. 28.5).

Schäden an
Epiphysen-
fugen

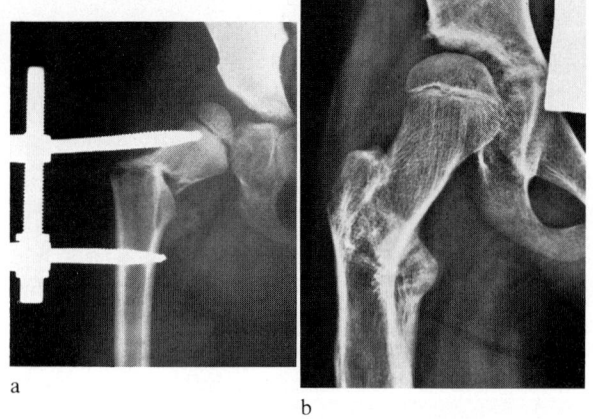

a

b

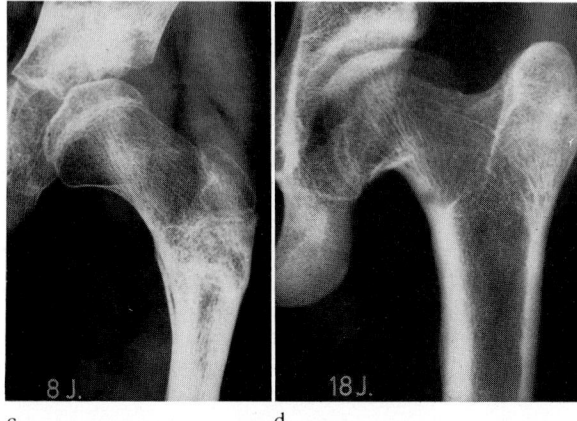

8 J.

18 J.

c

d

e

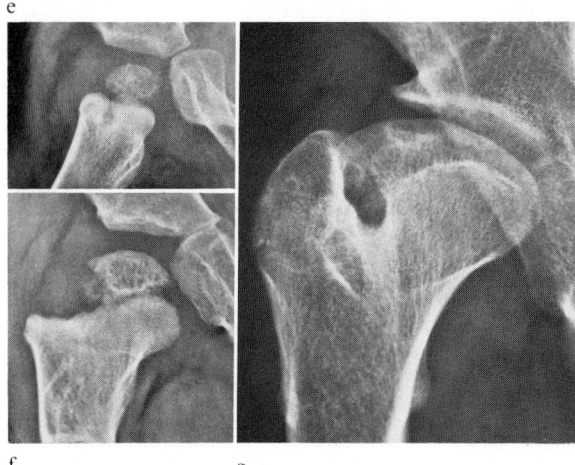

f

g

Abb. 28.3: *Je nach Lokalisation* eines Schadens an der Epiphysenwachstumszone des proximalen Femurendes verläuft das weitere Wachstum ganz verschieden. Hier drei Beispiele zur Illustration der Skizze von Abbildung 5.8, S. 79, wo die Theorie der Wachstumsstörung erläutert wird.

a Während einer Derotationsosteotomie bei kongenitaler Hüftluxation wurde die *Trochanterepiphysenfuge* verletzt. Osteotomie und Fixationsschraube liegen zu hoch: postoperatives Bild im Alter von 3 Jahren.

b Dieselbe Hüfte im Alter von 11 Jahren: Steilstellung des Schenkelhalses wegen vorzeitigen Verschlusses der Trochanterepiphysenfuge. Diese Deformität ist vermeidbar.

c «*Luxationsperthes*» (siehe S. 718) mit Schädigung der *Wachstumszone* des *Hüftkopfes.*

d Bild 10 Jahre später: Ausgeprägte *Coxa vara,* da der Trochanter weiter gewachsen ist, der Schenkelhals nicht mehr.

e Säuglingscoxitis mit osteomyelitischem Herd im Schenkelhals.

f Im Alter von 3 Jahren: Defekt im Bereiche der Wachstumszone zwischen Kopf- und Trochanterepiphyse.

g Dieselbe Hüfte nach Abschluß des Wachstums mit 14 Jahren. Der Wachstumsdefekt liegt genau zwischen Kopf und Trochanter. Dieses Beispiel zeigt, daß auch an dieser Stelle eine Wachstumszone liegt, welche zur formgerechten Ausgestaltung des proximalen Femurendes wesentlich beiträgt.

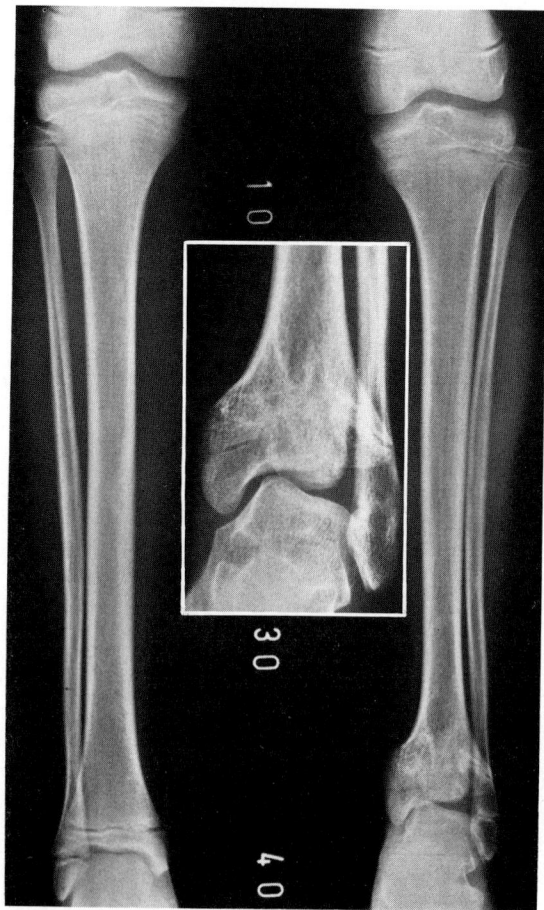

Abb. 28.4: *Wachstumsstörung* bei einem 11jährigen Mädchen, das als Säugling eine Osteomyelitis in der linken distalen Tibiaepiphyse hatte: Der linke Unterschenkel ist um etwa 4 cm kürzer als der rechte. Zudem ist das obere Sprunggelenk stark schiefgestellt und deformiert (siehe Inset). Die Beinlängendifferenz wird bis zum Wachstumsabschluß noch *zunehmen.*

Abb. 28.5: Wachstumsstörung nach Knöchelbruch (a) mit Fraktur und anschließender Verödung der medialen Epiphysenfuge am Innenknöchel bei 13jährigem Mädchen. b: 2 Jahre später Varusfehlstellung des oberen Sprunggelenkes infolge Blockierung des Wachstums der Epiphysenfuge medial.

Solche Deformitäten können vermieden werden durch anatomische Reposition und Osteosynthese der gefährdeten Epiphysenfraktur (siehe S. 505).

c: Kontrollbild der Gegenseite: Normales Wachstum (beachte die Harrissche Epiphysenlinie, die den normalen Längenzuwachs markiert).

d–f: Schema zu Abbildung a–c (Pausen nach den Röntgenbildern). Schraffiert: Die Epiphysenfuge, punktiert: Die seit dem Unfall hinzugewachsenen Knochenpartien.

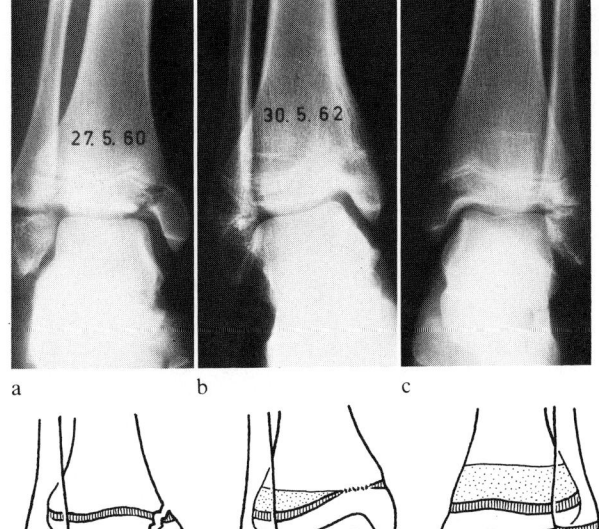

Abb. 28.6: *Wachstumsstörung* nach Fraktur am Tibiakopf bei 14jährigem Knaben.

a Die Fraktur verläuft offenbar quer durch die Wachstumszone der Tuberositas tibiae.

b 1¼ Jahre später: Verschluß der Epiphysenfuge an der Tuberositas tibiae. Ventral kein Längenwachstum mehr, nur noch dorsal. Dadurch Achsenabweichung: Genu recurvatum.

c Zustand drei Monate nach Korrekturosteotomie und Einsetzen eines keilförmigen Knochenspanes zum Verkürzungsausgleich. Äußere Spanner dienten zur Fixation unter Druck, die Nagellöcher sind noch sichtbar.

d Das Genu recurvatum vor der Korrekturoperation.

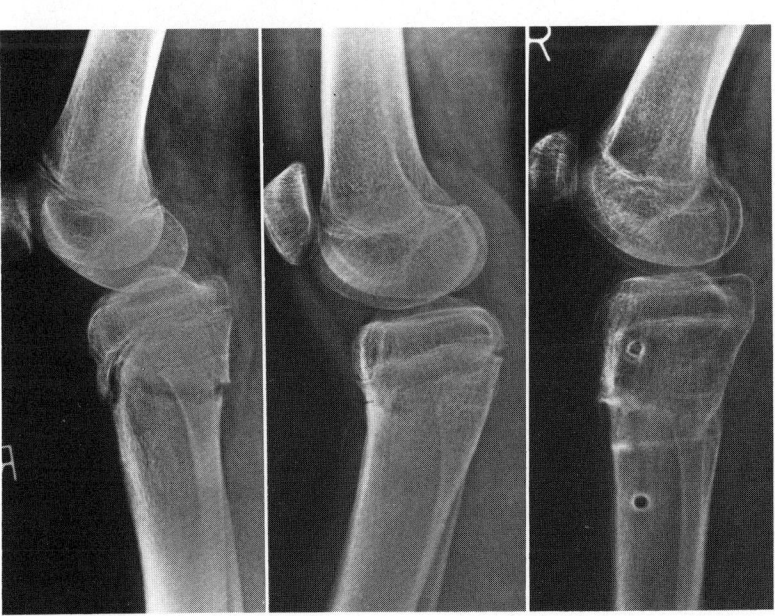
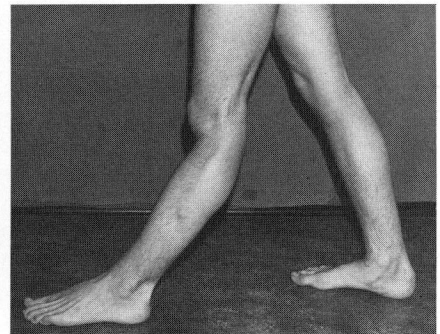

Andererseits können *Operationen* im Bereiche der Wachstumsfugen zu unbeabsichtigten Wachstumsstörungen führen. So sollte z. B. die Verpflanzung der tuberositas tibiae bei der habituellen Patellarluxation (nach Roux), sowie die Tibiamarknagelung im Wachstumalter vermieden werden wegen der Gefahr eines späteren Genu recurvatum. Schädigungen der Trochanterepiphyse können zu Coxa valga führen (Femurmarknagel!) (Abb. 28.6). Die Resektion des Radiusköpfchens im Kindesalter ist ein Fehler: Sie führt zu einem Cubitus valgus.

Zu einer spontanen Epiphyseodese kommt es zuweilen im Kniebereich bei Coxitis tbc. Die außerordentlich starke Osteoporose (lange Liegezeit, trophische Störungen) führt zu Mikrofrakturen im Bereiche der Wachstumszone und zur Brückenkallusbildung.

Indirekte Störung des epiphysären Wachstums

Überschießendes Längenwachstum

durch Stimulation der Wachstumsfuge wirkt störend vor allem an den unteren Extremitäten, wenn dadurch *Beinlängendifferenzen* entstehen. *Ursache* ist meist eine über längere Zeit vermehrte Durchblutung der Diaphyse eines langen Röhrenknochens (Osteomyelitis, arteriovenöse Fistel). Am häufigsten sieht man dies heute nach anatomisch reponierten Schaftfrakturen, besonders nach *Osteosynthesen.* Das Röntgenbild unmittelbar nach der Operation kann den Chirurgen freuen, das Spätresultat sieht er nicht mehr. Wenn der Fall längst abgeschlossen ist, kommt der Patient zum Orthopäden für den Beinlängenausgleich (siehe auch Frakturbehandlung im Kindesalter, S. 501 und Beinlängendifferenzen, S. 687).

Störungen der normalen mechanischen Verhältnisse – Lähmungen

Im Kapitel Skelettwachstum ist die Bedeutung der normalen *physiologischen mechanischen Beanspruchung* für das Wachstum beschrieben worden (siehe S. 78). Diese fehlt vor allem bei *Lähmungen:* Bei schlaffen Lähmungen fehlt der physiologische Muskeltonus ganz oder teilweise, bei spastischen Lähmungen ist seine Koordination gestört.

Am *Hüftgelenk* können die Auswirkungen katastrophal sein, besonders wenn die Lähmung bereits im *frühen Kindesalter* entsteht (Poliomyelitis, zerebrale Parese, siehe S. 391 bzw. S. 396).

Wie in Abbildung 5.11 gezeigt, *richtet sich der Schenkelhals* unter der veränderten Beanspruchung im Verlaufe des Wachstums *auf* (Coxa valga). In ausgeprägten Fällen führt das zur Subluxation, ja *Luxation* der Hüfte (Coxa valga luxans), was schwerste Behinderung nach sich zieht. Meist läßt sich diese Entwicklung nur operativ verhindern (Variationsosteotomie) (siehe auch S. 707).

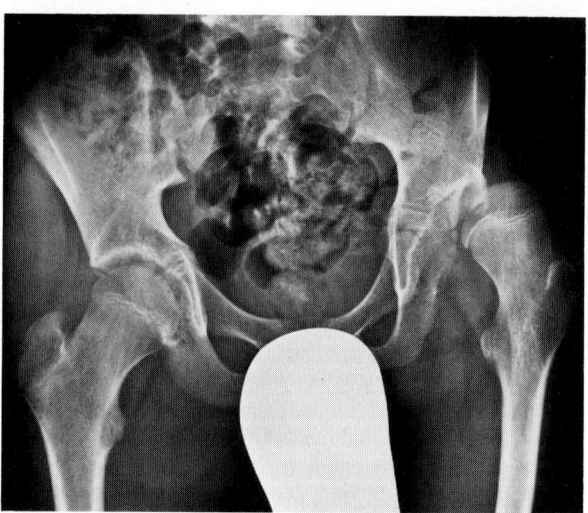

Abb. 28.7: *Wachstumsstörung* infolge schlaffer *Lähmung* des linken Beines (Poliomyelitis im Kleinkindesalter): Aufrichtung des Schenkelhalses (extreme Coxa valga), Subluxation der linken Hüfte. Als weitere Folge bleibt die Pfannenentwicklung aus und anstelle des Pfannendaches bildet sich eine sekundäre Abstützfläche, ein kümmerliches Ersatzgelenk.

Allerdings ist die Gefahr von *Rezidiven* groß, was nicht verwundert, wenn man bedenkt, daß unter der veränderten pathologischen Beanspruchung der Schenkelhals sich wieder von neuem aufrichtet (Abb. 28.7).

Störungen der Gelenkentwicklung

Störungen der geometrisch genau festgelegten Anlage eines Gelenkes oder des Muskelgleichgewichtes leiten einen Circulus vitiosus ein, der wechselweise Beanspruchung und Entwicklung des Gelenkes in falsche Bahnen lenkt. Typisches Beispiel dafür ist die Hüftdysplasie im Kindesalter, welche, wird der Circulus vitiosus nicht unterbrochen, das Gelenk früher oder später zerstört. Dies ist im Abschnitt Gelenkentwicklung, S. 80 erläutert. Die Klinik der Hüftdysplasie ist im Abschnitt Kongenitale Hüftdysplasie (S. 709 f.) beschrieben.

Ähnliche Fehlentwicklungen kommen aber auch an *anderen Gelenken* vor: z. B.

- *Fußgelenke,* z. B. beim kongenitalen Klumpfuß,
- *oberes Sprunggelenk,* bei Fehlstellungen des Fußes und Fehlbelastung der Talusrolle in der Malleolengabel.
- *Kniegelenk,* bei Fehlstellungen (z. B. Genu recurvatum), bei Dystopie der Patella mit veränderter Zugrichtung des Quadrizeps und habitueller Patellaluxation.
- *Ellbogengelenk:* Ist die Kongruenz der drei zusammenwirkenden Gelenkanteile (Scharniergelenk

zwischen Trochlea humeri und Ulna, Kugelgelenk zwischen Radiusköpfchen und Capitulum humeri, Drehgelenk zwischen Radiusköpfchen und Ulna) aus irgend einem Grunde gestört, so kann sich das Ellbogengelenk nicht normal entwickeln. Daraus können Fehlstellungen und Bewegungseinschränkungen entstehen. Deshalb darf z. B. das *Radiusköpfchen beim Kind nie entfernt* werden.

Prognose

Allen in diesem Kapitel aufgeführten Wachstumsstörungen ist gemeinsam, daß sie meistens *unauffällig beginnen,* kaum Symptome machen und deshalb *oft nicht erkannt werden.* Anstatt auszuheilen nehmen die Störungen zu, allerdings so langsam und in so langen Zeiträumen, daß sie oft nur mit Verlaufskontrollen über Monate und Jahre hin erfaßt werden können.

Die *Beurteilung* der Prognose und die daraus sich ergebende *Planung* der prophylaktischen Therapie stellen manchmal recht schwierige Probleme, welche nur in jahrelanger Betreuung der Kinder – in der Regel bis zum Wachstumsabschluß – gelöst werden können. Es sind typisch orthopädische Probleme. Ihre Lösung verlangt:

- Biomechanische Überlegungen,
- Gesamtheitsbetrachtung,
- Erfassen der langfristigen Entwicklung und
- viel Geduld.

Prophylaxe und Therapie der lokalisierten Wachstumsstörungen

Ist die Bedeutung der Epiphysenwachstumszonen einmal erkannt, so kann die oberste Regel nur heißen: Sie *schützen* und *schonen:* Pathologische Prozesse in ihrer Nähe sofort eliminieren, bevor sie größeren Schaden anrichten, ohne dabei die Wachstumszone selbst zu beschädigen. *Bei Operationen* die Epiphysenfugen (und auch die übrigen Wachstumszonen, z. B. an Apophysen) nicht zu berühren, vor allem nicht zu überqueren (außer mit ganz dünnen Kirschnerdrähten in senkrechter Richtung) (siehe auch Frakturen bei Kindern, S. 505).

Therapie

Defekte Wachstumszonen konnten bisher nicht erfolgreich wiederhergestellt (transplantiert) werden. Hingegen ist es möglich, *kleinere Knochenbrücken,* die das epiphysäre Wachstum blockieren, gezielt zu *resezieren (Desepiphyseodese),* (evtl. in Kombination mit einer Korrekturosteotomie). Ein geeignetes Interponat soll eine neue Brückenbildung verhindern. In günstigen Fällen produziert die restliche, intakt gebliebene Wachstumszone ein neuerliches, mehr oder weniger normales Wachstum.

Die *Epiphysensprengung* mit der Technik von Ilisarow, eine interessante Idee, hat sich bisher klinisch nicht bewährt (siehe auch S. 693).

Manchmal ist aber die Entwicklung von Fehlstellungen und Verkürzungen nicht zu vermeiden. Es gilt dann, mittels individuell geplanter Korrekturosteotomien solche kombinierte Deformitäten möglichst zu korrigieren. Falls vorauszusehen ist, daß die Wachstumsstörung nachher noch weiter wirkt, wird man überkorrigieren. Meist ist auch eine gewisse *Verlängerung* erwünscht. Nicht selten sind aber bis zum Wachstumsabschluß *mehrere* Eingriffe notwendig.

Mit *gezielten Epiphyseodesen* (Verödung von Epiphysenfugen: siehe S. 691) ist es manchmal möglich, weitere Deformierungen zu verhindern und/oder Verkürzungen auszugleichen (auf der gesunden Gegenseite). (Siehe auch Deformitäten, S. 438f. und Achsenfehlstellungen, S. 452f.) (Abb. 28.8.)

Bei Fehlentwicklungen von Gelenken können gelenkmechanisch wirksame Operationen die normale Gelenkfunktion und damit eine normale Entwicklung fördern.

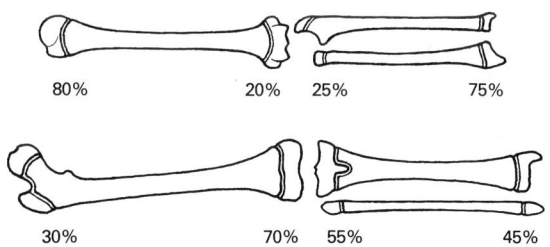

Abb. 28.8: Beitrag der einzelnen Wachstumsfugen zum Längenwachstum der Extremitätenknochen (Länge jedes Knochens zu 100% gerechnet): Am Bein haben die *knienahen Epiphysenfugen* den größten Anteil am Längenwachstum, am Arm jedoch die *ellbogenfernen* Wachstumszonen (siehe auch Abb. 2.10).

Wichtig sind diese Werte für die Beurteilung von Wachstumsstörungen und deren *Prognose* im Kindesalter, und damit für das Aufstellen eines *Behandlungsplanes* (siehe S. 691). Überdies erklären diese Verhältnisse, warum nach Amputationen an Oberarm und Unterschenkel bei Kindern manchmal der Knochen aus dem Amputationsstumpf herauswächst (siehe S. 911).

29. Skelettveränderungen bei Allgemeinkrankheiten

Orthopädische Probleme ergeben sich bei bestimmten Allgemeinkrankheiten, manchmal dominieren sie das Krankheitsbild.

Gelenkschäden entstehen sehr häufig bei der

Hämophilie = Bluterkrankheit

Die Blutungsneigung führt immer wieder zu schweren *Blutergüssen* in die *Gelenke* hinein: *Hämarthros.* Der entstehende Pannus auf der Gelenkoberfläche beeinträchtigt die Ernährung des Knorpels. Dadurch werden degenerative Erscheinungen im Gelenk und eine Fibrose der Gelenkkapsel ausgelöst. Im *akuten Stadium,* das klinisch wie eine Entzündung aussieht, ist, neben der intermedizinischen Behandlung, die *Ruhigstellung* der Gelenke mit Schienen notwendig. Bei unzweckmäßiger Lagerung (siehe S. 448ff.) versteifen die Gelenke leicht in Fehlstellungen (z.B. Knieflexionskontraktur). Der Versuch, sie zu redressieren, löst neue Blutung aus. Die Hämophiliegelenke sind deshalb schwierig zu behandeln. Am erfolgreichsten ist das vorsichtige, langsame Aufquengeln mit nachträglicher Sicherung durch Schienen und Apparate. Operationen (z.B. Korrekturosteotomie) sind bei genauer Überwachung der Blutgerinnung (zusammen mit dem Hämatologen) möglich. Aufwand (Frischblut) und Kosten sind aber sehr hoch.

Die *übrigen Allgemeinkrankheiten,* die orthopädische Probleme stellen, sind fast durchwegs Stoffwechselkrankheiten.

Stoffwechselkrankheiten

Das Skelett ist der größte Kalzium- und Phosphorspeicher des Körpers. Sein Stoffwechsel ist intensiv, rasch und sehr variabel (An- und Abbau durch boneremodeling: siehe S. 38). Veränderungen im Kalziumstoffwechsel machen sich rasch am Skelett bemerkbar. Umgekehrt kann eine überstürzte Kalziumfreisetzung aus dem Skelett sich in allgemeinen Symptomen, wie z.B. Nierensteine, manifestieren, etwa bei Inaktivitätsosteoporose infolge längerer Bettruhe.

Liste der Stoffwechselstörungen

1. Störungen der Vitaminzufuhr

Vitamin D-Mangel: Bei wachsendem Skelett: Rachitis (siehe S. 333).
　　Nach Wachstumsabschluß: *Osteomalazie* (siehe S. 333).
Vitamin D-Überdosierung: Hypervitaminose.
Vitamin C-Mangel: Skorbut = Möller-Barlowsche Krankheit: u. a. Störungen der enchondralen Ossifikation, subperiostale Blutungen, Epiphysenlösungen. Typische Erscheinungen im Röntgenbild.
　　Rasche Heilung nach Vitamin C-Zufuhr.
Vitamin A, B, E: Mangelerscheinungen.

2. Störungen des Hormonhaushaltes

Parathyreoidea
– Hyperparathyreoidismus: *Osteodystrophia generalisata* = Ostitis fibrosa cystica generalisata (siehe S. 334).
Nebennieren
– Morbus *Cushing:* schwere Osteoporose, evtl. mit pathologischen Frakturen und (Wirbel-)deformitäten.
– Auch iatrogen durch Steroidmedikation (Cortison usw.) (siehe Rheumatische Erkrankungen, S. 414. Anhang).
Thyreoidea:
– Hypothyreose: Kretinische Wachstumsstörung.
– Hyperthyreoidismus: Osteoporose.
Hypophyse:
– Hypophysärer Riesenwuchs, Akromegalie.
– Wachstumsstörungen (hypophysärer Zwergwuchs).
Keimdrüsen:
– gestörtes Hormongleichgewicht im Klimakterium: *präsenile Osteoporose* (siehe S. 338).
Störungen bei Diabetes
– Zirkulationsstörungen, Infektanfälligkeit, diabetische Osteopathie mit schmerzhafter Osteoporose.
Störungen bei Schwangerschaft – Osteoporose.

3. Andere Stoffwechselstörungen

Renale Osteopathien (Renale Rachitis)
　　Skelettsystemveränderungen bei bestimmten Formen von Niereninsuffizienz simulieren das klinische Bild der Rachitis, sprechen aber auf Vitamin D-Zufuhr in normalen Dosen nicht an:
– *Vitamin D-resistente Rachitis:* vererbte tubuläre Niereninsuffizienz. Therapie mit hohen Dosen Vitamin D.
– *Renale Osteodystrophie* bei chronischem Nierenschaden: Kombination von Viatmin D-resistenter Rachitis und sekundärem Hyperparathyreoidismus.

Resorptionsstörungen: z.B. Sprue, auch länger dauernde Hungerzustände, können zu Skelettveränderungen, vor allem zu *Osteomalazie,* führen.
Speicherkrankheiten: gelegentlich Skelettveränderungen.
Gicht = Arthritis urica: siehe S. 419.
Hier sollen nur die *orthopädischen Aspekte* der wichtigsten Stoffwechselkrankheiten besprochen werden. Die Krankheitsbilder selbst sind in der internmedizinischen oder pädiatrischen Literatur nachzulesen.

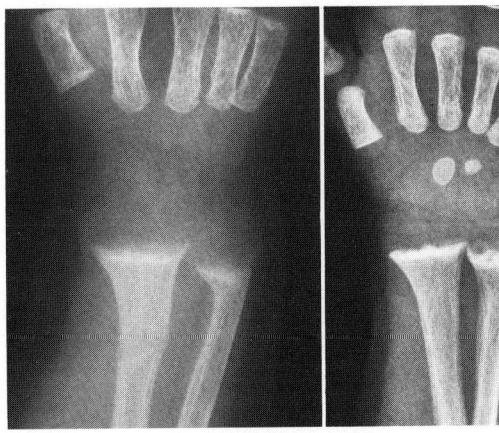

Abb. 29.1: Links: Handgelenk eines Kleinkindes bei florider Rachitis, mit einer Grünholzfraktur im Radius und distal an der Ulna. Rechts: Rachitis nach einigen Wochen Therapie.

Vitamin D-Mangel: Rachitis und Osteomalazie

Früher und in Krisenzeiten außerordentlich häufig und eines der Hauptprobleme in der Orthopädie. Heute beinahe, aber nicht vollständig, verschwunden. Die Diagnose ist deshalb schwieriger geworden.

Pathophysiologie

Die Zellen (Osteoblasten, Osteoklasten usw.) funktionieren normal, *gestört ist die Kalkeinlagerung* in die vorgebildete Knochengrundsubstanz (Matrix). Der Knochen bleibt deshalb *weich.*

Kompensatorische Überproduktion von Grundsubstanz, beim wachsenden Skelett vor allem im Bereiche der Wachstumszonen (Epiphysenfugen), welche aber keine mechanische Festigkeit hat. Dies führt zu *Verbiegungen,* evtl. massiven Derformitäten dieser wachsenden Knochen, im *Kindesalter* also zum typischen Bild der *Rachitis.*

Bei voll ausgebildetem Skelett, d. h. *nach Wachstumsabschluß,* äußert sich die mangelnde Mineralisation vor allem in einem *generalisierten Knochenschwund.* Deformitäten kommen zustande durch *multiple schleichende Frakturen* (Loosersche Umbauzonen, sog. «Milkmansyndrom»). Die Krankheit hat deshalb bei Erwachsenen eine andere Erscheinungsform und auch einen anderen Namen: *Osteomalazie.*

Die «*Looserschen Umbauzonen*» sind keine eigene Krankheit. Sie sind ein *Symptom* und kommen überall dort vor, wo das Verhältnis zwischen mechanischer Beanspruchung und mechanischer Festigkeit des Knochens gestört ist. Sie sind die charakteristische Antwort des lebenden Knochengewebes auf Ermüdungsbrüche der Knochengrundsubstanz (siehe Ermüdungsbrüche, S. 468). Bei der Osteomalazie sind sie besonders häufig und deutlich zu verfolgen.

Rachitis

Typische Deformitäten: säbelförmige *Verbiegung* der langen tragenden Röhrenknochen: O- oder X-Beine, *Auftreibungen* der distalen Epiphysenfugengegend (äußerlich und im Röntgenbild sichtbar, palpierbar, vor allem an Handgelenk und Knöchel). Verdickungen am Knochen-Knorpel-Übergang der Rippen (Rosenkranz), weiche Schädelknochen am Hinterkopf (Kraniotabes).

Röntgen: Starke Verbreiterung der Epiphysenfuge, typische becherförmige Ausweitung der Metaphyse. Auflockerung der Knochenstruktur an der Grenze Metaphyse-Epiphysenwachstumsknorpel, Osteoporose (Abb. 29.1).

Die Diagnose wird vermutet bei mangelhafter Ernährung und den typischen Erscheinungen der Krankheit.

Sie wird erhärtet durch Röntgen und Labor (erhöhte Serumphosphatose), sowie durch promptes Ansprechen auf Vitamin D-Zufuhr (Diagnose ex juvantibus, DD. gegen Vitamin-resistente Rachitis).

Therapie: Vitamin D-Zufuhr, z.B. Vitamin D-Stoß (1×300000 E.). Besser, wenn möglich: tägliche Zufuhr von 100–200 E., Sonnenlicht.

Überdosierung von Vitamin D kann zu allgemeinen Krankheitserscheinungen führen! (Hypervitaminose mit typischen Röntgenzeichen).

Bereits bestehende Knochendeformitäten korrigieren sich vor allem bei kleinen Kindern im Verlaufe des weiteren Wachstums weitgehend spontan (siehe S. 78), evtl. sind temporär Schienen und Apparate zweckmäßig. So kann man unter medikamentöser Therapie meistens *abwarten,* bis die verbogenen Knochen *wieder gerade wachsen.* Bei schweren Deformitäten kommen Korrekturosteotomien in Frage.

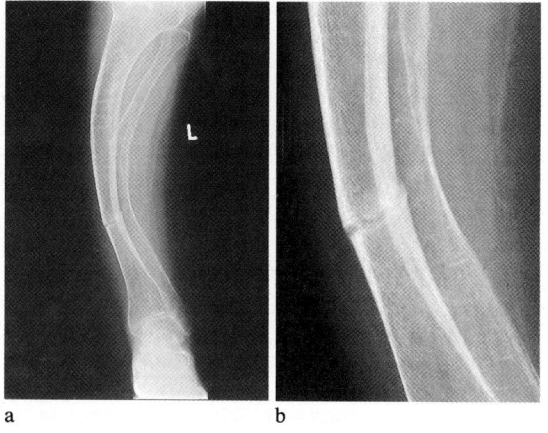

a   b

Abb. 29.2: *Osteomalazie* unbekannter Genese bei einer 70jährigen Frau. Massiver generalisierter Knochenschwund, extreme Verbiegung des Unterschenkels (crus valgum), Ermüdungsfraktur im Tibiaschaft (Loosersche Umbauzone, b: Ausschnitt). Das Bein ist kaum belastbar, die Frau ist auf Gehhilfen angewiesen. In solchen Fällen kommen Korrekturosteotomien in Frage.

Osteomalazie

Im höheren Alter, vor allem bei *Frauen:* Die Osteomalazie infolge mangelnder Zufuhr von Vitamin D ist bei normaler Ernährung selten. Sie kommt aber vor infolge von Fettresorptionsstörungen im Darm.

Das *Leitsymptom* sind generalisierte *Schmerzen* am *ganzen* Skelett. Sie werden verstärkt durch Druck auf den Thorax oder die Symphyse. Bei Verdacht sollte die alkalische Phosphatase bestimmt werden. Zusammensintern der Wirbel, Schrumpfen der Thoraxhöhe, Kyphose, evtl. Gibbus. Multiple Stauchungsfrakturen der Wirbelsäule. Deformitäten infolge schleichender Frakturen.

Röntgen: Entkalkung des gesamten Skelettes. Das Röntgenbild ist verwaschener und weniger scharf gezeichnet als bei der Osteoporose.

- Wirbeldeformitäten: Fischwirbelformen
- Beckendeformierung: (Kartenherzbecken)
- Coxa vara
- An den Stellen größter Beanspruchung *schleichende Frakturen,* Umbauzonen (Looser): Scham- und Sitzbeinäste, Schenkelhals (Abb. 29.2 und Abb. 64.22), oberer Femurschaft.

Therapie: Unter *Vitamin D-Zufuhr* kommt es bei reinem Vitaminmangel meist rasch zur Besserung der Beschwerden (Calciferol p. o., etwa 1000 E. täglich, bei Malabsorptionsyndrom i. m.).

Hyperparathyreoidismus: Osteodystrophia fibrosa generalisata = Ostitis fibrosa cystica generalisata (v. Recklinghausen)

Seltene Krankheit, welche neben allgemeinen Symptomen (Nierensteinen) im Spätstadium generalisierte und gleichzeitig lokalisierte Knochenveränderungen aufgrund einer Stoffwechselstörung durch erhöhte Ausschüttung von Nebenschilddrüsenhormonen macht. Als Ursache findet man fast immer ein *Adenom* der Parathyreoidea.

Regellose Entkalkung des Skelettes, Verdünnung der Kortikalis, fibröse Umwandlungen des Knochenmarkes, Zystenbildungen, braune Tumoren als Folge von Blutungen, Frakturen, in schweren Fällen massive Skelettdeformitäten. Zuerst Schmerzen, später funktionelle Störungen.

Die Krankheit ist *heilbar* durch die Exstirpation des Epithelkörperchenadenoms.

Die *Diagnose* wird vermutet bei unklaren Knochenveränderungen und gesichert durch den Nachweis der Störung im Kalzium-Phosphatstoffwechsel.

30. Verschiedene Knochenkrankheiten

In diesem Kapitel sind einige Erkrankungen des Skelettes zusammengenommen, deren *Ätiologie nicht bekannt* ist, oder die nicht leicht nach ihrer Ätiologie ın anderen Kapiteln eingereiht werden konnen.

Osteofibrosis derformans juvenilis = fibröse Dysplasie (JAFFÉ, LICHTENSTEIN, UEHLINGER)

Ätiologisch nicht geklärte, seltene Skelettaffektion mit fibröser Umwandlung von Knochenmark einzelner (monostotische Form) oder mehrerer Knochen (polyostotische Form). Bei Kindern und jungen Erwachsenen gelegentlich zusammen mit Störungen außerhalb des Skelettes.

Die Knochenveränderungen gleichen jenen bei der Osteodystrophia fibrosa: Größere wabig-zystische Auftreibungen, vor allem der langen Röhrenknochen, wobei eine dünne Kortikalisschicht immer erhalten bleibt. Stoffwechselstörungen fehlen jedoch.

Wichtig ist die *differentialdiagnostische* Abgrenzung von den *Tumoren,* damit keine unnötigen Resektionen gemacht werden.

Nur Spontanfrakturen und Deformitäten verlangen manchmal chirurgische Interventionen wie Spongiosaplastiken und Osteotomien.

Ostitis deformans (Pagetsche Erkrankung)

Ungeklärte, nicht allzu seltene Erkrankung einzelner oder mehrerer Knochen im fortgeschrittenen Erwachsenenalter (etwa 3% aller Männer über 40 sind befallen) mit stark erhöhtem, *überstürztem Knochenumbau.* Die lamelläre Knochenstruktur wird abgebaut und ersetzt durch rasch wachsenden Faserknochen von ungeordneter Struktur, meist größerer Dichte, aber geringer mechanischer Festigkeit. Die normalen Knochenformen werden grob verändert: Vergrößerung des Schädels (Hut wird zu klein), *Verkrümmung langer Röhrenknochen,* Veränderungen auch an Wirbelsäule, Becken und Sacrum. Gewöhnlich unbemerkter Beginn und schleichender Verlauf über Jahre hinweg. Nicht selten Zufallsbefunde auf Röntgenbildern.

Gelegentlich symptomlos, oft schmerzhaft. Auffällig wegen der langsam entstehenden Deformitäten und akut bei *pathologischen Frakturen.* Oft Ermüdungsfrakturen (größere Beanspruchung wegen Deformität, geringe Belastbarkeit des Faserknochens), besonders Schenkelhals, proximale Tibia.

Gelegentlich *entartet* der Paget in ein sehr malignes Sarkom. Außer in diesen Fällen ist der Verlauf *langsam protrahiert* und kommt oft spontan zum Stillstand.

Diagnose: Typischer Aspekt im Röntgenbild: im Frühstadium Rarefikation, später grobsträhnige, unregelmäßige, oft sklerotische Struktur. Grobe Veränderungen, Verkrümmungen und Verdickungen der Knochenform (Abb. 30.1).

Labor: Alkalische Phosphatase fast immer erhöht, übrige Laborbefunde normal.

Therapie: Symptomatisch-orthopädisch.

Schmerztherapie medikamentös, Deformitäten wenn möglich operativ.

Da die Ätiologie nicht bekannt ist, gibt es auch *keine kausale Therapie.* Zwei Medikamente, die in den komplizierten Kalziumstoffwechsel eingreifen, zeigen Wirkungen:

- *Calcitonin* scheint die primären Knochenschmerzen beeinflussen zu können. Allerdings ist ein Effekt nur in den ersten Wochen zu erwarten.
- Phosphonate sind zur Zeit (1991) noch im Versuch. Die Knochenbruchheilung verläuft beim Paget normal. Korrekturoperationen sind manchmal notwendig und heilen normal aus.

Die Osteoporose

Bedeutung: Die Osteoporose ist bei weitem die *häufigste Skelettkankheit.* Etwa 25% aller *Frauen über 60 Jahren* leiden darunter. Das Hauptsymptom sind *Rückenschmerzen* infolge von *Spontanfrakturen* von *Wirbelkörpern.*

Die Osteoporose ist aber auch die Ursache der so überaus häufigen *Altersfrakturen* von Hüfte, Humerus, Radius usw.

Sie ist heute ein großes *medizinisches und soziales Problem.*

«Osteoporose» ist zunächst lediglich ein *Symptom:* «Knochenschwund», und somit eine Begleiterscheinung vieler generalisierter sowie lokalisierter Skelettaffektionen.

Definition: Mit dem Oberbegriff *Osteopenie* wird eine Rarefizierung des Skelettes bezeichnet, eine Verminderung, jedoch keine qualitative Veränderung der normalen Knochensubstanz. Als «Altersatrophie» ist dies eine *normale* Erscheinung. Osteoporose bedeutet einen Knochenverlust, der darüber

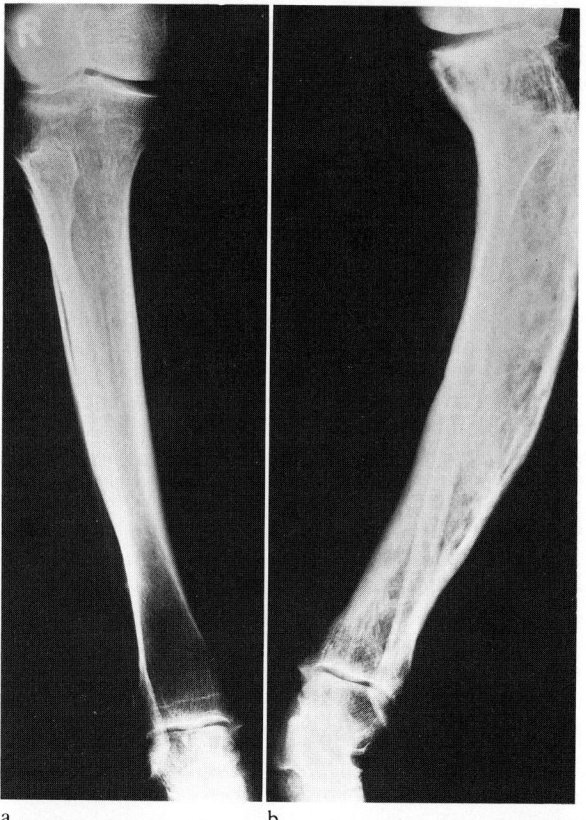

a   b

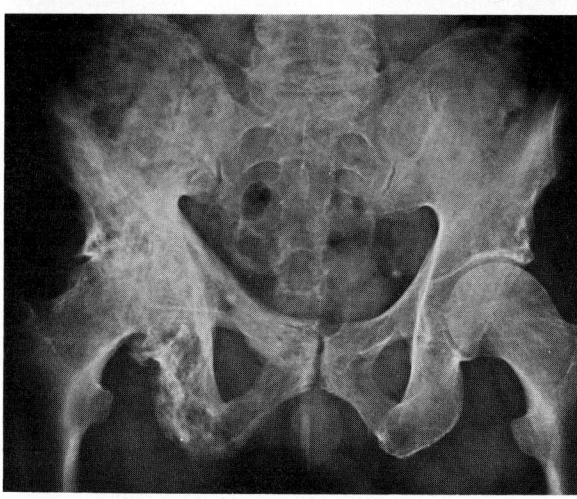

c

Abb. 30.1: *Ostitis deformans:* Pagetsche Erkrankung bei einem 70jährigen Mann.

a Rechter Unterschenkel mit normaler Knochenstruktur.

b Linke Tibia massiv deformiert (Crus varum), die Spongiosastruktur grob strähnig und unregelmäßig umgebaut durch überstürzten ungeordneten Knochenumbau.

c Massiver Knochenumbau in der rechten Beckenhälfte infolge M. Paget bei einem 74jährigen Mann.

hinausgeht, also *pathologisch* ist. Im Röntgenbild erscheinen die Knochen durchsichtiger, weniger dicht, im übrigen von normaler Form und Struktur. Es handelt sich somit nicht um ein qualitatives sondern um ein *quantitatives* Phänomen.

Pathophysiologie

Das menschliche Skelett besteht je etwa zur Hälfte aus Hartsubstanz (Hydroxylapatit), der druck- und formfesten Komponente, und der organischen Grundsubstanz, dem zugfesten Element im Verbund.

Die gesamte Knochenmenge eines gesunden Erwachsenen *nimmt von Jahr zu Jahr etwas ab,* zuerst weniger, im mittleren und höheren Alter mehr, etwa in der Größenordnung von bis zu 1% pro Jahr. Das ist die physiologische Altersatrophie bzw. -osteoporose.

Bei Frauen ist sie schon normalerweise zur Zeit der Menopause stärker ausgeprägt und kann dann leicht pathologisches Ausmaß annehmen. Dies ist die häufigste Form einer klinisch manifesten Osteoporose.

Der Mechanismus dieses «Knochenschwundes» ist komplex, entsprechend dem komplexen, durch eine Reihe von Hormonen, Enzymen und Zellaktivitäten gesteuerten Gleichgewicht zwischen Knochenan- und -abbau. Dabei können ein verminderter Knochenanbau, aber auch ein vermehrter Abbau eine Rolle spielen, jedenfalls ist *die Bilanz des Umbaues negativ.* Der Umbauprozeß läuft, im Gegensatz zu anderen Knochenkrankheiten, *geordnet* ab.

Die *histologischen Veränderungen* sind zunächst ebenfalls lediglich quantitativ: Die Spongiosatrabekel sehen normal aus, sind jedoch spärlicher, das Maschennetz erscheint lockerer, ausgedünnt.

Ursachen

A. Primäre Osteoporosen

(Synonyma: idiopathische, präsenile.) Zu diesen gehören 95% aller Osteoporosen: Die *postklimakterische* und die *Altersosteoporose.* Sie lassen sich nicht scharf voneinander trennen und sind als pathologische Steigerung der normalen Involutions- und Altersveränderungen aufzufassen.

Ihre Ätiologie ist noch weitgehend *ungeklärt,* doch spielt vor allem bei der postmenopausalen Osteoporose der Ausfall der *Östrogene* eine wesentliche Rolle.

B. Sekundäre Osteoporosen

Ihre Ursachen sind mannigfaltig:

1. *Generalisierte Stoffwechselstörungen,* vor allem Störungen des hormonalen Gleichgewichtes zwischen anabolen und katabolen Hormonen:

– *Steroidosteoporose:* Hemmung des Knochenanbaues und gesteigerter Abbau können rasch zu schweren Osteoporosen führen. Entscheidend ist die Dosis über längere Zeit: Über 5–7 mg Prednison pro Tag während einem Jahr verursacht einen substantiellen Spongiosaverlust.
– Cushing-Syndrom
– Hyperthyreose
– Rheumatische Krankheiten
– Hypogonadismus, u. a.

2. *Lokalisierte Stoffwechselstörungen* sind wahrscheinlich die Ursache der lokalisierten Osteoporose bei lokalen Entzündungen, Tumoren, und bei der Sudeckschen Dystrophie.

3. *Inaktivitätsosteoporose:* Die massive Osteoporose der Astronauten hat gezeigt, daß das Fehlen der mechanischen Beanspruchung des Knochens innert wenigen Tagen und Wochen zur Knochenatrophie führt. Dasselbe geschieht – generalisiert – bei Bettlägerigkeit und – lokalisiert –, wenn wegen einer Verletzung oder Krankheit ein Körperteil ruhiggestellt wird, sei es durch Schmerzhemmung oder äußere Fixation. Zum Beispiel nach Frakturen und lokalisierten Knochenkrankheiten ist die Osteoporose ein regelmäßiger, meist recht massiver Befund.

Bei längerer Immobilisierung (etwa 3–4 Monate) bei älteren Patienten (ab 50–60 Jahren) und bei massivem fortgeschrittenem Zustand ist die Osteoporose kaum mehr reversibel (Abb. 30.2).

4. Die *Sudecksche Dystrophie,* eine besondere, wenig geklärte, lokalisierte Osteoporose ist auf S. 510 beschrieben. Charakteristisch ist ein *grobfleckiges* Aussehen der stark rarefizierten Knochenstruktur.

Postmenopausale Osteoporose

Die *generalisierte Osteoporose* im vorgerückten Alter ist die *häufigste Knochenkrankheit.*

Während die Porose selbst klinisch stumm bleibt, sind *ihre Folgen* schmerzhaft und invalidisierend: Durch den Substanzverlust wird der Knochen mechanisch geschwächt, spröde und *bricht leicht.* Den Unterschied zwischen einem jungen, kräftigen und einem alten, brüchigen Knochen kennt jeder, der am Knochen operiert (vgl. Abb. 21.6).

So kommt es schon bei geringfügigem Trauma, häufig auch *ohne* ein solches, zu *Kompressionsfrakturen der Wirbelkörper.* Diese *Spontanfrakturen* machen die Osteoporose erst zur *manifesten Krankheit* (Abb. 30.3).

Physiologische Altersatrophie und der *pathologischen Osteoporose* lassen sich nicht immer voneinander abgrenzen. Die Übergänge sind fließend. Immerhin gibt es Unterschiede:

Die *Altersosteoporose* entsteht relativ langsam, kontinuierlich und ohne klinische Symptome. Sie schwächt neben der Spongiosa typischerweise auch die *Kortikalis.* (Siehe Abb. 21.6 und Abb. 64.96.) Die im höheren Alter so häufigen Frakturen am proximalen Femurende, von Humerus und Radius, haben wohl hier ihre Ursache.

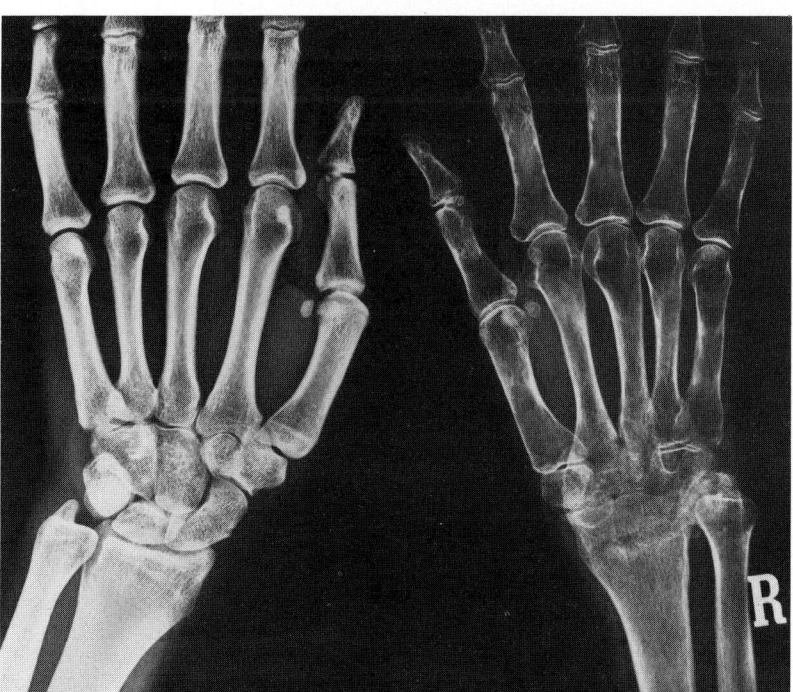

Abb. 30.2: *Inaktivitätsosteoporose* der rechten Hand, im Anschluß an eine destruierende entzündliche Erkrankung im Handwurzelbereich. Linke Hand normal.

Die Knochensubstanz ist insgesamt massiv abgebaut, die Kortikalis nur noch in dünnen Umrissen zu sehen, die Spongiosa z. T. vollständig verschwunden.

Form und Struktur der noch vorhandenen Knochen ist erhalten. Die Osteoporose ist weitgehend ein *quantitatives* Phänomen.

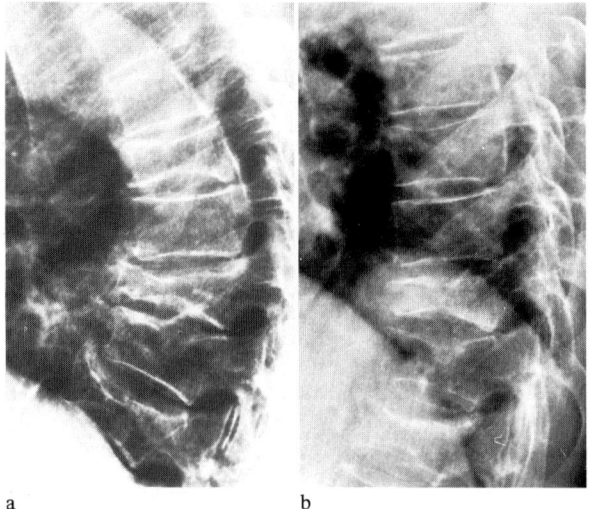

a   b

Abb. 30.3: *Spontanfrakturen* und *progrediente Kyphose* der Brustwirbelsäule bei *postmenopausaler Osteoporose.*

a 70jährige Frau mit *Rückenschmerzen. Kompressionsfrakturen* mehrerer Wirbelkörper: Der 10. Brustwirbel hat Keilform, der 12. eher die Form eines Fischwirbels, der dazwischenliegende Wirbel zeigt einen Einbruch der oberen Deckplatte.

b 8 Jahre später: Die Deformitäten haben zugenommen. Jetzt ist auch die untere Deckplatte von Th 8 eingebrochen. Beachte die starke Zunahme der Kyphose.

a

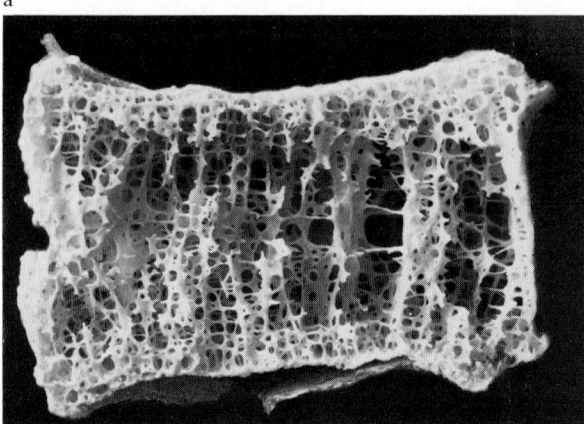

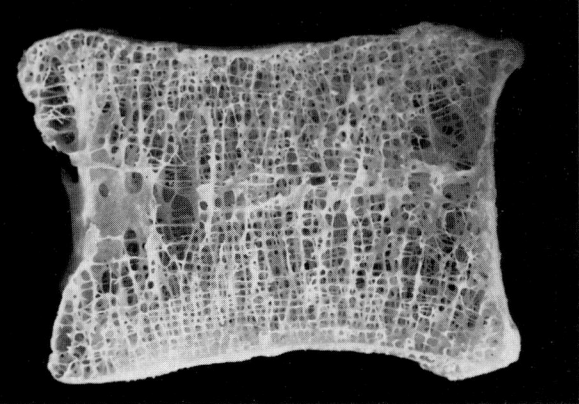

b

Abb. 30.5: *Osteoporose.*

a Wirbelkörper mit osteoporotischer Spongiosa. Deutliche Auflockerung der Wabenstruktur, die im ganzen jedoch erhalten bleibt. Die Rarefizierung betrifft vorwiegend die quer verlaufenden Trabekel, während die senkrechten, die den Druck übertragen müssen, eher stehen bleiben. Die Substanzeinbuße gegenüber normaler Spongiosa ist jedoch eindrücklich. Die Osteoporose ist ein quantitatives Phänomen. Sekundäre Komplikationen wie Deformationen (hier Eindellung der Deck- und Grundplatten im Sinne der Fischwirbelbildung) und Spontanfrakturen machen erst die Osteoporose zu einer schweren Krankheit.

b Normale Wirbelspongiosa eines älteren Mannes zum Vergleich.

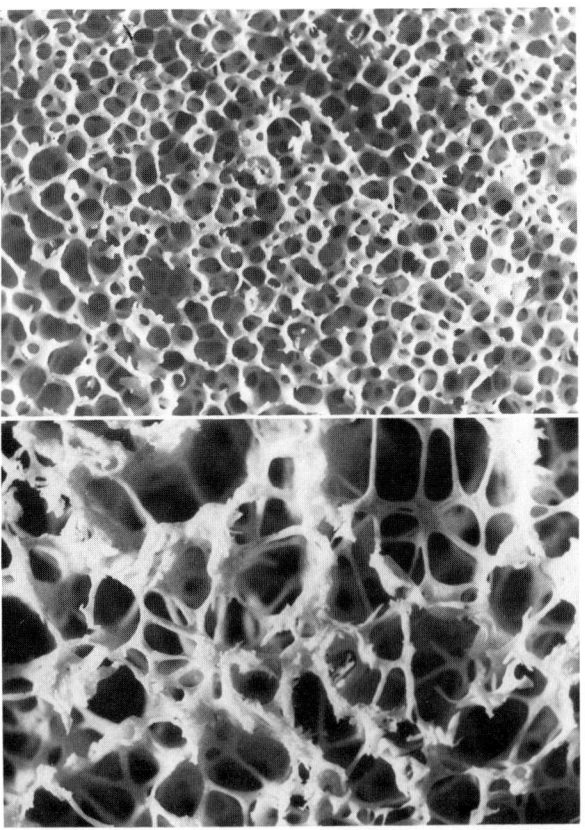

Abb. 30.4: Vergleich der Spongiosa eines normalen Wirbelkörpers (oben) mit der Spongiosa eines Wirbelkörpers bei schwerer Osteoporose. (Präparate Prof. M. AUFDERMAUR.)

Die *Osteoporose* ist fast ausschließlich eine Krankheit der *Frauen* in der *Menopause* und wird deshalb auch als *postklimakterische Osteoporose* bezeichnet. Der Ausfall der anabolen Gonadenhormone spielt, neben anderen Faktoren, eine ausschlaggebende Rolle.

Die Osteoporose verläuft in *Schüben,* nicht selten mit ausgeprägtem Knochenschwund in wenigen Jahren. Dieser betrifft vor allem die Spongiosa. Im Röntgenbild sind diese Veränderungen zu erkennen: Die Knochenbälkchen werden dünner und verschwinden teilweise, zuerst die Querverbindungen, während die Tragelemente länger erhalten bleiben. Betroffen sind also vor allem die Metaphysen der langen Röhrenknochen, und in erster Linie die *Wirbelkörper* (Abb. 30.4 und Abb. 30.5).

• *Diagnose*

Osteoporose ist zunächst einmal ein *röntgenologischer Begriff:* Knochenschwund ohne Strukturveränderung. Die Knochen erscheinen etwas blaß und glasig, ihre Zeichnung ist aber – im Gegensatz zum unscharfen Bild der Osteomalazie – überdeutlich. Die Wirbel sind «durchsichtig», jedoch scharf begrenzt. Eine Osteoporose ist auf dem Röntgenbild allerdings erst zu erkennen, wenn *über ein Drittel bis die Hälfte* der Knochensubstanz verschwunden ist. Dann setzt auch eine Rarefizierung und Vergröberung der Bälkchen ein.

Die *Knochendichte im Röntgenbild* ist *kein* geeignetes Kriterium für die Diagnose der Osteoporose. Sie hängt zu stark von der Aufnahmetechnik ab und davon, wie schlank oder adipös der Patient ist. Eine objektive, quantitative Bestimmung der Knochendichte auf Röntgenbildern ist trotz vieler Versuche nie befriedigend gelungen. Dazu kommt, daß die Übergänge von normal zu pathologisch fließend sind.

Für die *klinisch* wichtige *Abgrenzung* der Osteoporose von der nichttherapiebedürftigen Altersatrophie ist der *Nachweis* von *Wirbeldeformitäten* im Sinne von Einbrüchen (ohne adäquates Trauma) ausschlaggebend. Ohne diese ist die Diagnose Osteoporose nicht zu stellen.

Diese Spontanfrakturen sind im seitlichen Röntgenbild deutlich sichtbar und haben ein typisches Aussehen: Deckplattenimpressionen, Keilwirbel, Fischwirbel, siehe Abb. 30.6.

Allerdings können frische Frakturen von alten manchmal kaum unterschieden werden. Sie geben sich jedoch im Szintigramm zu erkennen (siehe S. 177).

Normale Laborwerte erlauben die Abgrenzung gegenüber anderen Krankheiten, die röntgenologisch ebenfalls das Bild einer Osteoporose machen können (Osteomalazie, Osteolysen bei malignen, hämatologischen u. a. Veränderungen). Abklärungsbe-

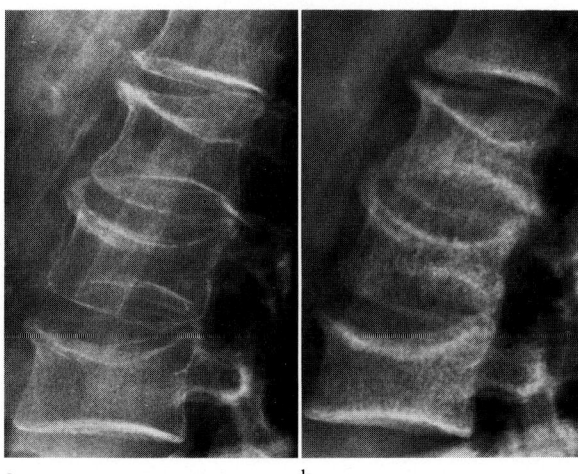

a   b

Abb. 30.6:

a Schwere Osteoporose der Lumbalwirbelsäule mit massiven Deformationen der Wirbelkörper: Deckplatteneindellungen (Fischwirbel), Spontanfrakturen.

b Nach 3jähriger Behandlung mit hohen Dosen von Natriumfluorid (80 mg NaF täglich) entsteht eine eigentliche Fluorose mit einer marmorartigen Verdichtung der Knochen (Bilder von M. DAMBACHER aus der Klinik Balgrist, Zürich). Wie weit diese Sklerosierung als Therapie der Osteoporose sich eignet, ist noch nicht ganz gewiß. Nebenwirkungen (schmerzhafte Schwellungen der Sprunggelenke) zwingen manchmal zum Absetzen der Therapie.

dürftig sind auch rasch progrediente Osteoporosen, sowie solche bei Männern und jüngeren Frauen.

Eine *genaue quantitative* Messung der Spongiosadichte ist mit Hilfe der *quantitativen Computertomographie* (qCT) möglich geworden. Damit können Prophylaxe und Therapie *gezielt* eingesetzt und kontrolliert werden.

Die *Knochenbiopsie* (zur morphometrischen Auswertung, nach vorgängiger zweimaliger Tetracyclinmarkierung) hat mehr wissenschaftliche als klinische Bedeutung.

• *Klinik der Osteoporosekrankheit:*

Das häufigste Symptom sind *Rückenschmerzen,* seltener Schmerzen an anderen Knochen. Diese können langsam oder akut auftreten. Oft verläuft die Krankheit in Schüben.

In einem *akuten Schub* können die Patientinnen durch die Schmerzen fast vollständig immobilisiert und bettlägerig werden. Dann findet man in der Regel eine frische Wirbelfraktur.

Die Ursache der *chronischen* Schmerzen sind möglicherweise wiederholte Mikrofrakturen im Bereiche der Wirbelspongiosa. Die Deformierung der Wirbelkörper hat einen Haltungsverfall zur Folge: Keilwirbel im Thorakalbereich führen zu einer massiven *Kyphose.* Der «Buckel» ist geradezu ein Merkmal des alten Menschen. Er kann so ausgeprägt sein, daß der Rippenbogen auf dem Beckenkamm aufstößt, was starke Schmerzen auslöst. Da auch die Lumbalwirbel zusammensintern werden die Leute wieder *kleiner,* auch dies ein Zeichen des Alters (siehe auch Abb. 60.2).

Die gestörte Statik führt zur Dekompensation des gesamten Haltungsapparates, mit Überdehnung von Muskeln und Bändern, Hartspann der Muskulatur und entsprechenden Schmerzen, die auch nachts nicht mehr verschwinden.

Sehr häufig macht aber eine Osteoporose keinerlei Beschwerden, bis einmal eine Fraktur sie nach einem geringfügigen Unfall oder auch ohne Trauma manifest werden läßt.

• *Therapie*

Eine kausale und rasch wirkende Behandlung steht nicht zur Verfügung, und eine Heilung ist oft nicht mehr möglich. Da die Krankheit eminent chronisch und schmerzhaft ist, muß die Therapie auf *zwei Ziele* gerichtet sein:

1. Die Behandlung der Schmerzen
2. Die Behandlung des Knochenschwundes.

1. Die Schmerzbehandlung

Im akuten Schub,

meist ausgelöst durch Spontanfrakturen (Deckplatteneinbrüche), stehen *Entlastung,* wenn nötig kurzfristige *Bettruhe,* sowie schmerzlindernde (passive) *Physiotherapie* an erster Stelle.

Im akuten Stadium sind *Analgetika* nicht zu umgehen. Bei umschriebenen Schmerzen evtl. lokale Infiltrationen.

Sobald als möglich sollten die Patienten wieder mobilisiert werden, um den circulus vitiosus von Immobilisation und Osteoporose zu unterbrechen. Dazu ist eine *Bauchbandage* bzw. ein *Stützmieder* oder *-korsett* sehr zweckmäßig und besser als die durch Schmerzen erzwungene Immobilisation.

Calcitonin, ein Schilddrüsenhormon, hat neben der antiosteolytischen eine analgetische Wirkung, ist allerdings sehr teuer (Nasalspray). Es wird eingesetzt

– im akuten Schub in den ersten Wochen
– bei Patientinnen, die rasch Knochensubstanz verlieren (fast losers).

Im chronischen Stadium

steht die aufbauende, mobilisierende *Physiotherapie* im Vordergrund. Wichtig ist eine eingehende *Rückenschule* mit detaillierter praktischer Instruktion der Patienten zur Verbesserung der Haltung in der täglichen Routine (Abb. 59.13 und Abb. 59.16).

Eine *Bauchbandage* erhöht den *intraabdominalen Druck* und unterstützt damit die aufrechte Haltung (siehe Abb. 59.17). Weiteres siehe Abschnitt Wirbelsäulen, S. 577 und S. 235 f.).

Nicht selten haben diese Frauen auch eine *larvierte Depression,* die diagnostiziert und behandelt werden sollte.

2. Die Behandlung des Knochenschwundes

Die *aktive Bewegungstherapie* steht wiederum an erster Stelle als prophylaktische Maßnahme.

Fluortherapie: Von der *Fluorose,* der Fluorvergiftung, kennt man dessen Wirkung: Überschießende Knochenneubildung. Eine milde Fluorose ist offenbar imstande, die Knochen mechanisch etwas resistenter zu machen, damit sie weniger leicht brechen (Abb. 30.6).

Diese Therapie eignet sich für die klinisch manifeste «Low-turnover-Osteoporose» im Alter, d. h. bei Spontanfrakturen. Ihre Wirkung tritt erst nach langer Zeit ein. Die Behandlung wird 1–4 Jahre lang fortgesetzt (mit Kalzium kombiniert) und muß *kontrolliert* werden wegen den *Nebenwirkungen.* Dazu gehören schmerzhafte Schwellungen im Knöchelbereich. Sie zwingen zum Aussetzen der Behandlung.

Prophylaxe

Östrogene hemmen den Knochenabbau. Sie scheinen deshalb bei der postmenopausalen «High-turnover-Osteoporose» sinnreich zu sein, allerdings nur, wenn die Osteoporose noch nicht manifest geworden ist, d. h. bevor Wirbelfrakturen auftreten. Es gilt also, die *Risikopatientinnen* herauszufinden. Dies ist vielleicht mit der quantitativen Computertomographie möglich (ein Spongiosaverlust von weniger als 1% innerhalb von 3 Monaten müßte sicher erfaßt werden können).

Die Östrogentherapie sollte innerhalb der ersten fünf Jahre der Menopause beginnen. Gestagen wird dazugegeben wegen des erhöhten Karzinomrisikos.

Eine generelle Osteoporoseprophylaxe bei allen Frauen wird wegen der möglichen Komplikationen nicht empfohlen.

Calcium: Bei der gewöhnlichen Osteoporose besteht normalerweise kein Kalziummangel. Die Zufuhr in einer ausgewogenen Nahrung genügt im allgemeinen. Da aber das Ca im Knochenstoffwechsel eine zentrale Bedeutung hat, über die man noch lange nicht alles weiß, und weil gelegentlich doch ein Mangel vorliegt und nichts versäumt werden soll, wird meist Kalzium zusätzlich verschrieben.

Die *sekundäre Osteoporose* als Folge einer Grundkrankheit geht zurück, wenn diese sich bessert. Oft muß wegen schwerer Osteoporose eine Corticoidmedikation abgebrochen werden.

31. Knochennekrosen

Am besten bekannt, weil am auffälligsten, sind die nekrotischen *Knochensequester* bei *Knocheninfektionen.* Sie werden als Fremdkörper demarkiert und abgestoßen (Abb. 31.1). Im Gegensatz dazu sind die sog. *aseptischen Knochennekrosen,* auch *avaskuläre* oder *ischämische* Knochennekrosen genannt, weniger auffällig: Das Röntgenbild kann nicht zwischen lebend und tot unterscheiden.

Osteonekrosen sind an sich gewöhnliche, oft symptomlos verlaufende Erscheinungen. Bei jeder Fraktur werden kleine Knochenabschnitte nekrotisch, ebenso wie z.B. transplantierte Knochenspäne. Durch «creeping substitution» werden sie wieder vaskularisiert und mit der Zeit wieder durch lebenden Knochen ersetzt (siehe S. 38ff.).

Ursachen

1. Trauma

Verletzungen und Zerreißungen von Arterien bei Frakturen können dort zu Knochennekrosen führen, wo infolge der anatomischen Verhältnisse keine Kollateralen verbleiben. Dies ist vor allem bei intraartikulären *Gelenkfrakturen* der Fall. Das bekannteste Beispiel ist der Schenkelhalsbruch (Abb. 64.122).

Aber auch bei *Trümmerbrüchen* können einzelne aus dem Zusammenhang herausgerissene Fragmente nekrotisch werden.

Schließlich werden kleinere oder größere Knochenabschnitte nekrotisch infolge von zu wenig gewebsschonenden *Knochenoperationen,* und regelmäßig *unter den Osteosyntheseplatten* (siehe Abb. 4.19).

2. Andere

Weniger klar ist die Pathogenese bei den *nicht traumatischen* Knochennekrosen: Ob es sich um intraoder extravasale *Zirkulationsstörungen* handelt, ob im arteriellen, kapillären oder venösen Abschnitt, ist nur in einzelnen Fällen bekannt. Da wir aber nicht einmal die *normale Hämodynamik des Knochens* verstehen, ist dies nicht verwunderlich.

Eine Arbeitshypothese vermutet, aufgrund gefundener erhöhter Druckwerte, eine intraossäre extravasale *Tamponade,* ähnlich einem Kompartimentsyndrom. Diese Hypothese ist insofern interessant, als eine frühe *Trepanation* therapeutische Wirkung haben müßte.

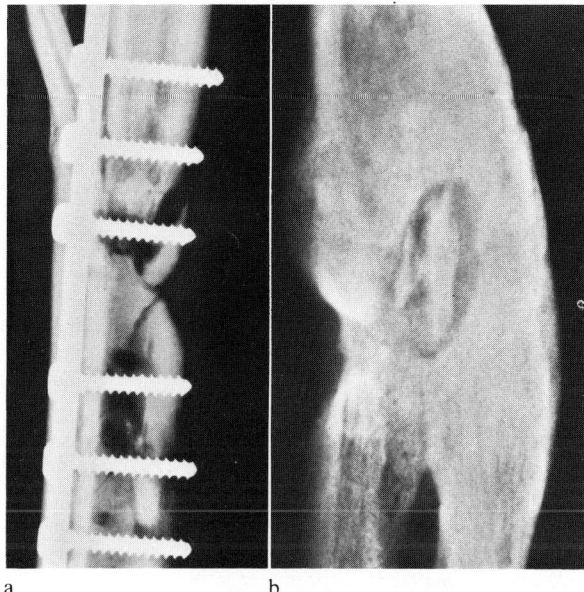

a   b

Abb. 31.1: *Nekrotischer Knochen im Röntgenbild.*

a Die Kortikalisfragmente zwischen den mittleren Schrauben sind verhältnismäßig knochendicht. Sie haben ein glasiges, reaktionsloses Aussehen, im Gegensatz zum umliegenden Knochen, der Umbauerscheinungen zeigt. Es handelt sich um nekrotische Knochenbruchstücke nach einer Trümmerfraktur des Unterschenkels. Die Vaskularisation der Fragmente war von Anfang an prekär und wurde durch eine zu wenig gewebsschonende Operationstechnik bei der Plattenosteosynthese noch vollständig zerstört. Die Frakturheilung ist dadurch kompromittiert, und die Gefahr einer Infektion in nicht durchbluteten Gebiet, mit der Bildung von Sequestern und Defektpseudarthrosen, ist außerordentlich groß (siehe S. 479).

b Totes Knochenstück (Sequester) bei chronischer Osteomyelitis des Femur eines 29jährigen Mannes, vier Jahre nach Oberschenkelfraktur und Marknagelung. In der Mitte des Bildes liegt ein sklerosiertes, nekrotisches Stück der ehemaligen Kortikalis (rechts davon periostaler Kallus) in einer Knochenhöhle, die mit Granulationsgewebe und Eiter gefüllt ist. Solche eitrige Sequester können spontan nicht mehr ausheilen (siehe S. 350).

Im Falle der akuten Osteomyelitis spielt ein ähnlicher Mechanismus eine Rolle, und eine rasche *Druckentlastung* kann vielleicht einmal eine Knochennekrose verhindern.

Stoffwechselstörungen spielen jedoch ebenfalls eine wichtige Rolle. Dies beweisen die gehäuften Knochennekrosen an Gelenken nach Nierentransplantationen, bei verschiedenen (an sich seltenen) metabolischen Krankheiten und unter langdauernder Medikation (Steroide u.a.) (siehe Tab. 18).

Die Pathophysiologie dieser Vorgänge ist noch völlig *unklar*. Die Bezeichnung «avaskulär» ist zu eng gefaßt.

Bei manchen Osteonekrosen findet sich *keine* Ursache: «Idiopathische Nekrose» (häufigst: Femurkopf) (Abb. 31.3).

Für alle diese Knochennekrosen ist ihre *subchondrale Lokalisation* typisch.

Tab. 18: Ätiologie von Osteonekrosen.

1. *Traumatische Knochennekrosen* (in der Reihenfolge ihrer Häufigkeit aufgeführt). (Siehe auch S. 479)
   1. *Femurkopf.* Nach intraartikulären Schenkelhalsfrakturen bei Kindern und Erwachsenen, nach traumatischer Hüftluxation (siehe S. 774f.)
   2. Os Naviculare der Hand (proximales Fragment) nach Naviculärefraktur (siehe S. 548)
   3. Os Lunatum, nach Luxation (siehe S. 547)
   4. Talusrolle nach Fraktur
   5. Trochlea humeri, Humeruskopf, Femurkondylen (selten)
2. *Weitere bekannte Ursachen von Knochennekrosen*
   - Embolischer Gefäßverschluß: bei der *Caisson-krankheit* (Gasembolie durch Stickstoff beim raschen Auftauchen aus großer Tiefe). Femurkopf, Humeruskopf usw.
   - *Röntgenbestrahlung.* Zum Beispiel Femurkopfnekrose nach Bestrahlung eines Uterusneoplasmas
   - Metabolische, hämatologische Störungen (M. Gaucher, Sichelzellanämie)
   - Steroide, Cytostatica usw.
   - Alkoholabusus
   - *Nach Nierentransplantationen* häufig Knochennekrosen an mehreren Gelenken
   - Lokale Infektionen (Arthritis, Osteomyelitis, Tbc)
3. *Idiopathische Knochennekrosen*
   Relativ häufig ist die
   - *Idiopathische Hüftnekrose* (siehe S. 741)
   Eine Stoffwechselstörung wird vermutet, konnte aber bisher nicht bewiesen werden. – Medialer Femurkondylus (M. Ahlbäck) (siehe S. 832). Selten werden auch andere Epiphysen, z.B. der Humeruskopf, befallen.
   - *Juvenile Osteochondrosen* (s.u.)

Das Schicksal des toten Knochens

Gesunder Knochen ist ein gut durchblutetes, *zellreiches* Gewebe: Osteophyten in der Knochensubstanz selbst, durch ein feines Kanalsystem untereinander verbunden, und Knochenmark – blutbildendes und Fettmark – in den Waben der Spongiosa bzw. in der Markhöhle. Schon nach 12–48 Stunden *Anoxie* (irgendwelcher Genese) *sterben* diese Zellen.

Dies läßt sich histologisch feststellen: Die Knochenhöhlen sind leer, nur die Interzellularsubstanz, das Knochengerüst, ist noch vorhanden, Zellen fehlen (Abb. 31.2).

Makroskopisch läßt sich toter Knochen *nicht* von lebendigem unterscheiden: Struktur (auch im Röntgenbild) und Festigkeit des Knochens bleiben erhalten. Entsprechend sind die Symptome im Anfangsstadium meist sehr gering oder fehlen ganz. All dies macht die *Diagnose* im Frühstadium schwierig, wenn nicht unmöglich.

Die *Prognose* hängt vom weiteren Verlauf ab: Im toten Knochen findet kein Stoffwechsel mehr statt. Der normale Knochenumbau, das für die Erhaltung der mechanischen Festigkeit notwendige «remodeling» (siehe S. 38f.) liegt darnieder. Im toten Knochen treten deshalb nach längerer Zeit (Monate, Jahre) unter dem Einfluß der mechanischen Beanspruchung *Ermüdungsfrakturen* (siehe S. 61) auf, die schließlich zur Zerrüttung und *Zerstörung der Knochenstruktur* führen können, sofern nicht Reparationsvorgänge, ausgehend von der vaskularisierten Umgebung, den toten Knochen mit der Zeit revaskularisieren und durch neuen ersetzen (creeping substitution).

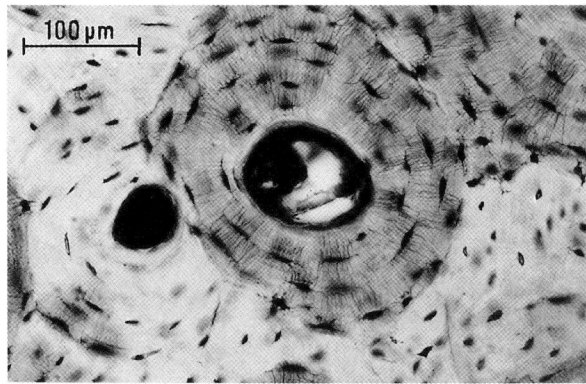

Abb. 31.2: *Nekrotischer Knochen im Mikroskop.*
Ein lebendes (Mitte) und ein totes (links) Osteon. Der nekrotische Knochen zeigt keine Vitalfärbung (mit basischem Fuchsin) mehr. Sein Kanal ist obliteriert, die Knochenhöhlen sind *leer,* die Canaliculi ebenfalls (die schwarzen Flecken sind Artefakte). Links unten haben einige Osteozyten Anschluß an ein vitales Nachbarosteon gefunden. Die Struktur der Interzellularsubstanz ist erhalten. Das tote Osteon wurde bereits von einem neuen «angenagt» und teilweise ersetzt. Der neue, vitale Knochen kann an den nekrotischen anwachsen. Die Verbindung an den «Kittlinien» ist mechanisch fest. (Präparat Prof. R. Schenk.)

Der *schleichende Ersatz* geht sehr langsam und ebenso unauffällig vor sich, wie die Nekrose selbst und kann klinisch nur am Endresultat erkannt werden.

Eine solche Heilung ist nur unter besonders günstigen Voraussetzungen möglich:

1. Wenn der *nekrotische Bezirk* relativ *klein* ist, so daß die langsamen Umbauvorgänge eine Chance haben, den toten Knochen in nützlicher Zeit zu ersetzen.
2. Wenn die *mechanische Beanspruchung gering* ist, so daß der Knochen nicht zusammenbricht, bevor er ersetzt ist.
3. *Aseptische* Bedingungen: Im infizierten Gebiet wird der nekrotische Knochen demarkiert und *sequestriert* (siehe Abb. 31.1b).
4. Bei *Kindern* im Wachstumsalter ist die Regenerationspotenz des Knochens wesentlich größer als beim Erwachsenen: M. Perthes und Osteochondrosen heilen besser aus *je jünger* die Kinder sind.
5. Gut *vaskularisierte Umgebung* (vgl. Abb. 31.1a).
6. Für *Knochenspäne* (autologe oder heterologe, Spongiosa oder Kortikalis) «als toten Knochen», gelten die *gleichen Überlegungen,* und die genannten 5 Punkte sind für ihre Einheilung von ausschlaggebender Bedeutung.

Zweifellos heilen viele kleinere, und wahrscheinlich auch manche ausgedehntere Knochennekrosen aus, *ohne* daß sie bemerkt worden wären.

Vaskularisierung und Umbau der nekrotischen Knochenabschnitte gehen von der vitalen Randzone aus, indem von hier die Gefäße in den toten Knochen einwachsen und Zellen einwandern, welche neuen Knochen an die toten Trabekel anlagern und diese schließlich osteoklastisch ab- und osteoblastisch umbauen, ein langsamer Prozeß, der Monate und Jahre dauert und nur unter der Bedingung *mechanischer Ruhe* vor sich gehen kann (vgl. S. 65f.).

Ist jedoch der tote Knochen inzwischen unter der mechanischen Beanspruchung *zusammengebrochen,* so ist nur noch eine *Demarkierung* der lebenden gegen die toten Partien, aber kein Umbau, also keine Heilung mehr möglich. Diese Fälle führen (im Gelenkbereich) zu *Arthrosen* bzw. (im Schaftbereich) zu *Frakturheilungsstörungen* und entsprechenden Beschwerden.

Die subchondralen Knochennekrosen

Wegen ihrer anatomischen Verhältnisse sind konvexe Gelenkteile, deren Epiphysen weitgehend intraartikulär liegen (Femurkopf, Kniekondylen, Hand- und Fußwurzelknochen usw.) *besonders nekrosegefährdet,* nicht nur bei Frakturen (siehe S. 704), sondern *auch spontan.*

Diese Formen von Knochennekrosen haben besondere *klinische Bedeutung* (siehe Abb. 64.122).

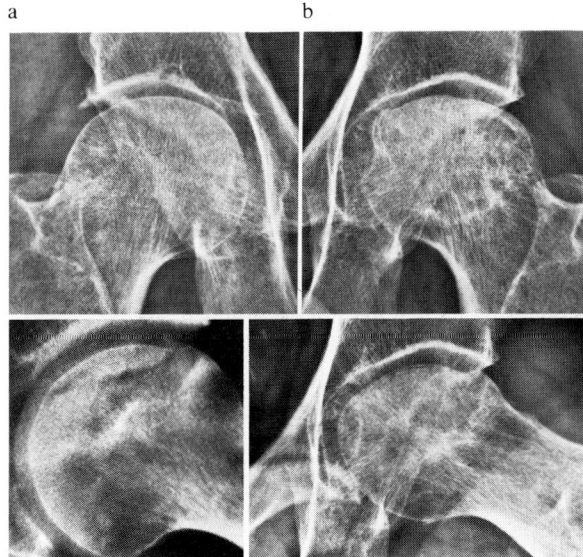

Abb. 31.3: *Idiopathische Hüftkopfnekrose* bei 51jährigem Mann.

a Normale rechte Hüfte.

b Linke Hüfte: Nekrose der oberen Kopfhälfte, welche unregelmäßig sklerosiert erscheint. Die normale Spongiosastruktur ist nicht mehr erkennbar. Der obere Kopfpol ist eingedrückt und abgeflacht.

c Hüfte eines 48jährigen Mannes mit idiopathischer Hüftkopfnekrose: Die nekrotische, knochendichte Kopfkalotte ist eingesunken (Kopfkontur unterbrochen), darunter erkennt man eine aufgelockerte Osteolyse- und Umbauzone, durch welche eine schleichende Fraktur verläuft.

d Axiales Röntgenbild der linken Hüfte desselben Patienten. Der vordere Kopfpol ist eingebrochen. Subchondral ist als feiner Spalt eine tangential verlaufende Ermüdungsfraktur zu erkennen, ein typisches Zeichen.

Verlauf

Beim *Erwachsenen* werden die subchondralen avaskulären Knochennekrosen häufig *nicht* wieder vaskularisiert und umgebaut. Der tote Knochen hält der mechanischen Beanspruchung auf die Dauer nicht stand. Es treten schleichende Frakturen auf, die Knochenstruktur bricht schließlich zusammen. Da dem (an sich intakten, weil durch die Synovialflüssigkeit ernährten) Gelenkknorpel (siehe S. 84) das richtige *Widerlager fehlt,* wird er ebenfalls langsam zermürbt, so daß der Prozeß mit der Zeit (Monate, Jahre) zur Zerstörung des Gelenkes und zur *degenerativen Arthrose* führt (Abb. 64.71).

Im Gegensatz zu den subchondralen Knochennekrosen bei Erwachsenen haben die Osteochondrosen bei *Kindern* und *Jugendlichen,* soweit sie nicht sehr ausgedehnt sind, eine recht gute *Heilungstendenz.* Sie sind im nächsten Kapitel «Die juvenilen Osteochondrosen» beschrieben.

Die *Diagnose*

der Osteonekrosen ist im Anfangstadium schwierig. *Schmerzen* können das einzige Zeichen sein. Im

Knochennekrosen

Röntgenbild erkennt man erst nach einiger Zeit eine relative *Verdichtung* der Knochenstruktur, sei es im Vergleich zur umgebenden (reaktiven) Osteoporose, sei es infolge einer Kalkanlagerung am nekrotischen Knochen. Erst später wird der Zusammenbruch der Knochenstruktur an *Ermüdungsfrakturen* sichtbar.

Im *Magnetresonanzbild* sind die avaskulären Bezirke früh und deutlich zu erkennen als umschriebene Signalaussparungen (siehe Abb. 31.4). Das MRI ist wohl die beste und genaueste Methode zur *frühzeitigen* Erfassung von Knochennekrosen. Dies ist auch eine der wichtigsten Anwendungen des MRI in der Orthopädie (siehe auch Abb. 13.25).

Allerdings ist das MRI *überempfindlich*. Ob es sich bei manchen positiven Befunden um vorübergehende, reversible «Nekrosen» handelt, die bald spontan heilen, oder um andere Phänomene (Ödeme), ist nicht geklärt.

Ausgedehnte, wenig scharf umschriebene Bezirke mit vermindertem Signal werden als «*Algodystrophie*» gedeutet, eine ebenfalls reversible, noch kaum verstandene Veränderung bei schmerzhaften Gelenken (Abb. 13.20).

Diese Erscheinungen sollten *nicht* als Nekrosen angesehen werden, denn sie haben eine gute Prognose und *heilen von selbst* mit der Zeit, brauchen somit *keine* eingreifende Therapie.

Größere Nekrosebezirke können im *Szintigramm* als *Aussparung* (cold-lesions) sichtbar werden, kleinere werden allerdings meist überstrahlt und verdeckt von der umgebenden reaktiven Knochenbildung, die aber ihrerseits typisch für die Nekrose ist und auf sie hinweist.

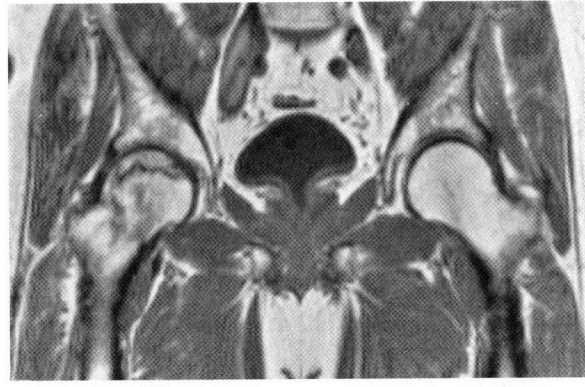

Abb. 31.4: *Partielle Hüftkopfnekrose* rechts, nach Schenkelhalsfraktur, im *Magnetresonanzbild*. Die Kopfkalotte (die *Tragzone*) ist dunkel und durch eine scharfe Grenzschicht gegen den restlichen Kopf abgesetzt. Dieser Befund ist typisch. Auch im Frakturbereich hat es dunklere Stellen. Der linke Hüftkopf sieht normal aus. Die dunklere Partie entspricht der dichteren Trabekelstruktur, die vom Adambogen zum Kopfpol zieht.

Therapie der Osteonekrosen beim Erwachsenen

Unsere Möglichkeiten, den Spontanverlauf zu beeinflussen, sind beschränkt:

Prophylaktisch können die Risikofaktoren in manchen Fällen gemildert werden: Gefahren des Tauchens, der Organtransplantationen, der langfristigen und hohen Kortisonbehandlung, Stoffwechselstörungen, Alkoholismus.

Lokal, durch sofortige (chirurgische) Entlastung bei akuten Infektionen, evtl. bei Tamponade (s. o.), ferner durch rasche, zweckmäßige Behandlung gefährdeter Frakturen (Schenkelhals, Talus usw.), aber auch Weichteile und Knochen schonende, evtl. extrafokale, Osteosynthesen (fixateur externe).

Im 1. Stadium: Ischämie ohne röntgenologische Veränderungen

Eine *mechanische* Entlastung wäre theoretisch sinnvoll, falls eine Revitalisation erhofft werden kann. Dies ist oft zweifelhaft und dauert meist ungebührlich lange Zeit. Daß eine Teilentlastung (z. B. mit Krückstöcken, Thomasbügel usw.) genügt, ist nicht bewiesen und eher unwahrscheinlich. Bettruhe über Monate oder gar Jahre ist nicht zumutbar, da der Erfolg auch zu unsicher wäre. Ob frühzeitige intraossäre Druckentlastung mittels *Trepanation* in bestimmten Fällen das Fortschreiten der Ischämie verhindern kann, sollte weitere Forschung zeigen.

Im 2. Stadium, wenn die *ersten röntgenologischen Zeichen* erkennbar werden:

Knochentransplantationen wurden vorgeschlagen und durchgeführt, jedoch ohne durchschlagenden Erfolg. Auch die Hoffnung, mit gefäßgestielten Spänen die Revaskularisation zu fördern, hat sich bisher kaum erfüllt.

Im 3. Stadium, wenn *deutliche Zeichen der Knochenzerstörung* auftreten

Osteotomien haben den Zweck, die beschädigten Gelenkabschnitte aus der Beanspruchung heraus zu bringen, etwa durch Drehung des proximalen Femurendes, bzw. Stellungsänderung des Kniegelenkes. Die Erfolge sind unterschiedlich und wenig zuverlässig, und, je größer der Nekrosebezirk, desto schlechter. Bei jüngeren Patienten sollten sie jedoch in Betracht gezogen werden, bevor zum letzten Mittel, der Endoprothese, Zuflucht genommen wird (siehe auch in den speziellen Kapiteln: Hüfte, S. 741, Knie S. 832).

Im 4. Stadium bei *weitgehendem Zusammenbruch* der gelenkbildenden Knochenstrukturen kommt bei älteren Patienten wohl nur ein künstlicher Gelenkersatz in Frage, mit welchem dann nicht allzu lange zugewartet werden sollte. Bei *jüngeren Patienten* ist der Entscheid schwierig: Konservative Therapie, solange es geht, Osteotomien, evtl. einmal eine Arthrodese, und – als letzte Möglichkeit – schließlich eine Endoprothese.

Die juvenilen Osteochondrosen
(aseptische Knochennekrosen)

In dieser Gruppe wird eine Reihe von genau umschriebenen, *an einzelnen Epiphysen lokalisierten* Krankheitsbildern des *Wachstumsalters* zusammengefaßt, welche alle die gleichen pathologisch-anatomischen Veränderungen zeigen.

Sie werden hier in der *Reihenfolge ihrer Häufigkeit* aufgeführt, mit dem Hinweis, wo sie im speziellen Teil im einzelnen beschrieben sind:

1. Wirbelkörperdeckplatten (M. Scheuermann, siehe S. 611);
2. Femurkopf (M. Calvé-Legg-Perthes) (siehe S. 726);
3. Apophyse der tuberositas tibiae (Morbus Osgod-Schlatter) (Bei dieser Krankheit wird allerdings eine chronische Überbeanspruchung als Ursache angenommen, siehe S. 807);
4. Metatarsalköpfchen II (M. Freiberg-Köhler II) (siehe S. 900);
5. Os naviculare pedis (M. Köhler I) (siehe S. 899);

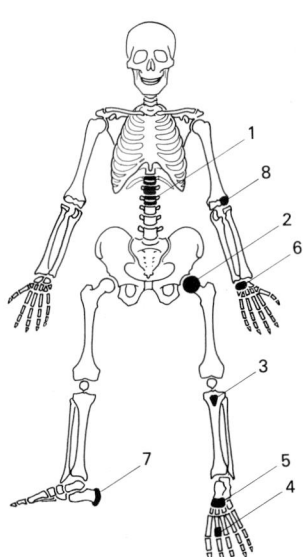

Abb. 31.5: Lokalisation der *aseptischen Knochennekrosen* im Wachstumsalter. Numerierung wie im Text, in der Reihenfolge der Häufigkeit.
Bei der «Apophysitis» des Kalkaneus (7) scheint es sich eher um die Folgen einer chronischen Traumatisierung der Apophyse und ihrer Sehnenansätze durch Muskelzug zu handeln. Auch bei der Schlatterschen Erkrankung (3) spielt dieser Mechanismus eine auslösende Rolle.

6. Os lunatum (M. Kienböck) (siehe S. 547);
7. Kalkaneusapophyse (siehe S. 898);
8. Seltenere Lokalisationen: Capitellum humeri (M. Panner), unterer Patellapol (M. Sinding-Larsen), Osteochondrosis ischio-pubica (van Neck), Vertebra plana (Calvé) und an fast allen anderen Epiphysen und Apophysen (Abb. 31.5).

Zu den juvenilen Osteochondrosen kann auch die *Osteochondrosis dissecans* gezählt werden, da die pathologischen Veränderungen sich weitgehend gleichen (siehe S. 347).

Allen Osteochondrosen gemeinsam ist:

1. Das Auftreten *im Wachstumsalter,* etwa zwischen dem 3. und 16. Lebensjahr.
2. Die *Lokalisation:* Subchondraler Knochen einer gelenktragenden Epiphyse und/oder einer epiphysären Wachstumszone.
3. Der *chronische,* klinisch oft symptomarme oder stumme Verlauf.
4. Die Tendenz zur *Selbstheilung:* Abbau und schleichender Ersatz des toten Knochens durch neuen, lebendigen Knochen (Ausnahme: Osteochondrosis dissecans).
5. Die *typischen röntgenologischen Veränderungen,* welche den Ablauf der pathologisch-anatomischen Veränderungen genau und augenfällig sichtbar machen. Auf diesen *klaren Röntgenbefunden basieren Diagnostik und Beurteilung* der Osteochondrosen.
6. Die *Beeinflussung* des Krankheitsverlaufes durch die *mechanische Beanspruchung.* Traumatische Schädigungen spielen wahrscheinlich eine auslösende Rolle.

Pathologische Anatomie

Am Beispiel der *Perthesschen Erkrankung* des Femurkopfes läßt sich der Verlauf gut verfolgen. Er ist für *alle* Osteochondrosen *typisch.* Die röntgenologischen Veränderungen spiegeln die pathologisch-anatomischen Vorgänge genau wider (Abb. 31.6):

1. Stadium: Ischämie und Knochennekrose. Histologisch findet man leere Osteozytenhöhlen. Die Knochenstruktur und damit ihre mechanische Tragfunktion sind noch erhalten. Der Gelenkknorpel wird von der Synovialflüssigkeit ernährt und bleibt am Leben.

Erst nach einiger Zeit werden *diskrete röntgenologische* Veränderungen sichtbar: Der nekrotische Knochenkern erscheint ein wenig dichter, sklerotisch, wahrscheinlich wegen einer reaktiven Osteoporose der Umgebung. Der Gelenkspalt wird mit der Zeit eine Spur breiter und der Epiphysenkern ein wenig kleiner, wahrscheinlich deshalb, weil der Knorpel weiterwächst, der nekrotische Knochen nicht mehr.

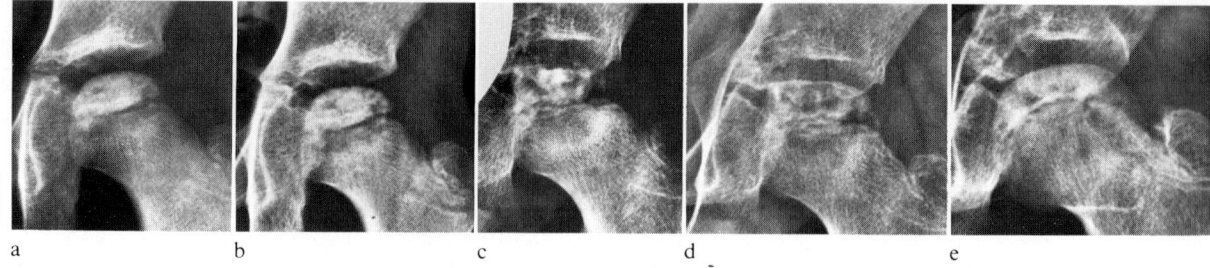

a   b   c   d   e

Abb. 31.6: Verlauf der juvenilen aseptischen Knochennekrose am Beispiel des M. Perthes eines 6jährigen Mädchens.

a Röntgenbild der linken Hüfte: Sklerose und leichte Abplattung der Hüftkopfepiphyse. Das Mädchen hatte seit einigen Wochen etwas Schmerzen.

b Einige Monate später: Die Knochenstruktur des Hüftkopfes beginnt unregelmäßig zu werden: Frühes «Schollenstadium».

c Ein Jahr später: Im Röntgenbild scheint die Hüftkopfepiphyse völlig zu zerfallen. Der obere Kopfpol ist etwas erniedrigt, eingedrückt, mit einem stark sklerotischen (noch nekrotischen)

Fragment. Ringsum unregelmäßige, fleckige Struktur. Resorptions- und Umbauzonen. Diese sind bereits wieder revaskularisiert.

d Nach einem weiteren halben Jahr ist der Kopf praktisch vollständig revitalisiert und umgebaut, seine Konturen sind wieder sichtbar. Von der nekrotischen Zone in der Mitte ist nur noch ein kleines Restfragment zu sehen.

e Nach weiteren 1½ Jahren ist der Hüftkopf wieder weitgehend aufgebaut. Die residuelle Deformität ist in diesem Fall relativ gering.

Meist verläuft dieses Stadium «stumm», d. h. *beschwerdefrei* und undiagnostiziert. Es kann mehrere Monate bis über ein Jahr dauern.

2. Stadium: Revaskularisation des nekrotischen Knochens. Reaktives Einwachsen von lebendem Gewebe in den toten Knochen. Neuer Knochen wird an die nekrotischen Trabekel angelagert. Dadurch erscheint die Knochenstruktur unregelmäßig und sklerotisch.

In diesem Stadium läßt sich in vielen Fällen eine subchondrale pathologische *Kompressionsfraktur* nachweisen (meistens im axialen Röntgenbild, siehe Abb. 64.57 und Abb. 64.59). Sie zeigt an, daß die mechanische Resistenz des Knochens nicht mehr genügt, und ist Ausdruck einer *mechanischen Zerrüttung* der mikroskopischen Struktur. An diesen Stellen setzt eine *osteoklastische Reaktion* durch einwachsendes Granulationsgewebe ein, so daß neben den Ossifikationsvorgängen auch *osteolytische Bezirke* im Röntgen zu erkennen sind. Dadurch erscheint der Epiphysenkern unregelmäßig, aufgelokkert. In diesem «Fragment- oder Schollenstadium» ist er besonders gefährdet.

Der neugebildete primäre Faserknochen wird durch Umbau und Wachstumsvorgänge unter dem Einfluß der mechanischen Beanspruchung plastisch *deformiert*. In diesem Stadium sind die auf das Gelenk wirkenden Kräfte für die Prognose entscheidend.

An der Hüfte wirkt die Belastung im Sinne einer *Subluxation*. Dadurch wird wiederum der Druck auf den Kopfkern erhöht, und ein Circulus vitiosus entsteht, der zu einer schweren *Deformierung* des Kopfes mit schlechter Prognose führen kann.

Alle therapeutischen Bemühungen setzen hier an mit dem Ziel, den «weichen» Kopfkern während die-

ser Phase vor Deformierung durch mechanische Beanspruchung zu *schützen*. Das ist nicht leicht, denn diese Phase kann 1–4 Jahre lang dauern.

Oft wird die Krankheit erst in diesem Stadium diagnostiziert, weil vorher keine oder nur geringe Beschwerden bestanden.

3. Stadium: Knöcherner Wiederaufbau. Der Revitalisierung der Epiphyse folgt sukzessive der neue Aufbau des Knochenkernes. Er beginnt an der Peripherie (z. T. vom Knorpel aus) und läßt sich im Röntgenbild genau verfolgen. Die sklerotischen Fragmente verschwinden langsam und machen einer regelmäßigen Knochenstruktur Platz. In dieser Phase ist der Knochen immer noch mehr oder weniger plastisch deformierbar. Erst am Schluß läßt sich die endgültige Kopfform erkennen. In dieser Phase bestehen in der Regel keine Beschwerden mehr.

4. Stadium: Residuelle Deformität. Nach der knöchernen Heilung ändert sich die Form nur noch durch das weitere – normale oder gestörte – Wachstum. Die schließlich verbleibende Deformität hängt ab vom Alter der Kinder (jüngere haben eine bessere Prognose), vom Ausmaß der Nekrose und von der Behandlung. Diese Restdeformität ist sehr variabel. Falls die *Wachstumsepiphysenfuge* mitbetroffen ist, kann die Deformität noch im Verlaufe der nächsten Jahre infolge von Wachstumsstörungen weiter zunehmen (Coxa vara, siehe Abb. 64.58).

Da der *Gelenkknorpel intakt* geblieben war ist die Gelenkfunktion in der Regel nicht wesentlich gestört. Die residuelle Deformität führt jedoch im späteren Leben häufig zu degenerativen Erscheinungen im Gelenk, zur *Arthrose* (Abb. 64.60).

Die am *Beispiel des M. Perthes* beschriebenen pathologisch-anatomischen Vorgänge, sowie ihre radiologischen und klinischen Begleiterscheinungen finden sich *bei allen Osteochondrosen.*

Die einzelnen Krankheitsbilder sind im speziellen Teil unter der entsprechenden Lokalisation beschrieben (siehe Liste, S. 345).

Die Osteochondrosis dissecans

Die Osteochondrosis dissecans gehört pathologisch-anatomisch auch zu den juvenilen Osteochondrosen. Sie unterscheidet sich aber in einigen Punkten von den bisher genannten Formen, insbesondere darin, daß die Tendenz zur Selbstheilung mit zunehmendem Alter fehlt. Betroffen sind denn auch eher ältere Kinder und junge Erwachsene.

Die Krankheit befällt vorzugsweise konvexe Gelenkflächen: am häufigsten die

- Femurkondylen am Knie, sodann das
- Capitellum humeri am Ellbogen, seltener die
- Talusrolle und gelegentlich das
- Hüftgelenk.

Statt einzuheilen werden die kleinen subchondralen nekrotischen Knochenstücke isoliert, *«disseziert»,* und mit der Zeit *ins Gelenk hinein abgestoßen.* Dort machen sie als freie Gelenkkörper, sog. «Gelenkmäuse» Beschwerden.

Als *Ursache* läßt sich manchmal ein *Trauma* nachweisen (subchondrale Fraktur, sog. «flake fracture»: tangentiale intraartikuläre Fraktur durch Abscherung z.B. einer Kante an der Talusrolle).

Am Knie spielen möglicherweise chronische Mikrotraumen eine Rolle. Im übrigen ist es nicht klar, warum an bestimmten Stellen umschriebene subchondrale Knochenpartien nekrotisch werden.

Pathologische Anatomie

Die Knochennekrosen sind meist nicht viel größer als eine Linse. Der sie bedeckende Gelenkknorpel bleibt am Leben, da er von der Gelenkflüssigkeit ernährt wird, und ist vorerst intakt, so daß man bei Eröffnung des Gelenkes im Frühstadium keine pathologische Veränderung findet. Bei *jüngeren Kindern* kann die Nekrose *ausheilen* durch schleichenden Knochenersatz wie bei den anderen juvenilen Osteochondrosen. Bei älteren Kindern und Erwachsenen verliert sich diese Kraft zur Selbstheilung. Das nekrotische Knochenstück sklerosiert und wird von einem Wall von Granulationsgewebe, das in einen Spalt zwischen gesundem und nekrotischem Knochen hineinwächst, *demarkiert.* Mit der Zeit reißt unter der mechanischen Beanspruchung der Knorpel am Rande des Sequesters ab und das Knochenstück mitsamt dem bedeckenden Knorpelüberzug wird ins Gelenk hinein abgestoßen, wo es sich frei bewegt und *Einklemmungserscheinungen* machen kann (Abb. 31.7 und Abb. 31.8).

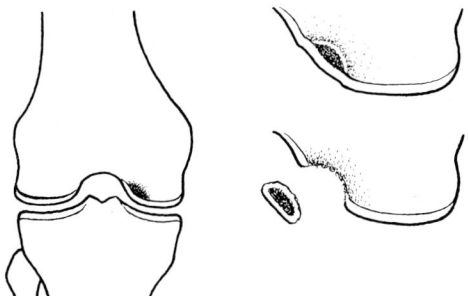

Abb. 31.7: *Osteochondrosis dissecans.*
Lokalisation meist an typischer Stelle am Knie, subchondral auf der Innenseite des medialen Kondylus.

Rechts: Das nekrotische Areal hat sich vom lebenden Knochen demarkiert, der Gelenkknorpelüberzug ist noch intakt (oben). Schließlich wird das Stück abgestoßen (unten) und schwimmt als freier Gelenkkörper im Gelenk (Gelenkmaus). Symptome entstehen, wenn es im Gelenk einklemmt.

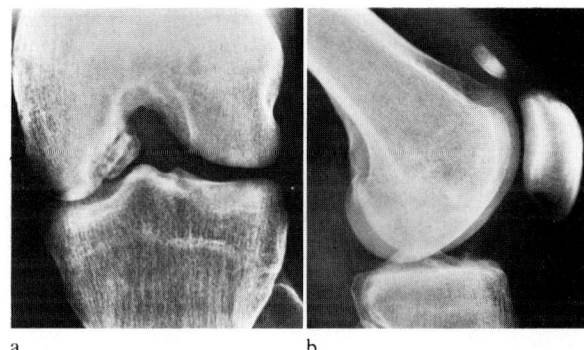

a   b

Abb. 31.8: *Osteochondrosis dissecans* bei einem 16jährigen Mädchen.

a Linkes Kniegelenk. Ein großes Dissekat an typischer Stelle: Auf der Innenseite des medialen Femurkondylus. Der Defekt, das «Mausbett», ist sklerotisch abgegrenzt gegen das bereits vollständig demarkierte Dissekat.

b Einige Zeit später hatte das Mädchen zeitweise Blockierungen des Knies. Diese Einklemmungserscheinungen waren verursacht durch das Dissekat, welches inzwischen als freier Gelenkkörper ins Gelenk abgestoßen worden war. Die «Gelenkmaus» ist sichtbar im Recessus suprapatellaris, wo sie im Augenblick der Röntgenaufnahme gerade lag. Sie kann sich aber jederzeit wieder im Kniegelenk einklemmen und sollte deshalb entfernt werden. Sie zu finden ist oft nicht ganz einfach.

Die eigentümliche Tatsache, daß die nekrotischen Knochenpartien bei der Osteochondrosis dissecans, im Gegensatz zu den meisten übrigen Osteochondrosen, nicht knöchern umgebaut werden und ausheilen, erklärt man mit der ständigen mechanischen Beanspruchung, welche die einsprossenden Gefäße immer wieder zerstört und so die Revaskularisation verhindert (der gleiche Vorgang wie bei einer Pseudarthrose).

Diese Vermutung wird gestützt durch die Beobachtung, daß ein Dissekat unter Umständen einheilen kann, wenn es unbeweglich in seinem Bett fixiert wird, z. B. mit kleinen Schrauben oder Stiften.

Klinik

Die Osteochondrosis dissecans macht kaum oder nur geringe Beschwerden, solange das Dissekat an Ort und Stelle liegt. Bei jüngeren Kindern heilt die Krankheit meist spontan. Heftige *Beschwerden* treten auf, wenn sich das Dissekat ablöst und im Gelenk einklemmt. Wenn der Defekt, den das Dissekat hinterläßt, das «Mausbett» groß ist, und in der belasteten Gelenkzone liegt, kommt es mit der Zeit zu degenerativen Veränderungen und damit zur *Arthrose*.

Die spezifischen Aspekte der Osteochondrosis dissecans sind im speziellen Teil beschrieben: Knie: S. 807; Ellbogen: S. 541; Hüfte: S. 740; oberes Sprunggelenk: S. 854.

Die «*Chondromatose*», eine durch viele freie Gelenkkörper gekennzeichnete seltene Krankheit kommt am häufigsten am Ellbogen vor und ist deshalb dort beschrieben.

Knochen-
nekrosen

32. Infektionen am Bewegungsapparat

Epidemiologie

Der langsame aber stetige Wandel der Krankheiten im Laufe der Zeit wird am Beispiel der Knocheninfektionen besonders deutlich. Während noch zu Beginn dieses Jahrhunderts die *Tuberkulose* von Knochen und Gelenken eine sehr gefürchtete, oft lebenslängliche und lebensbedrohende Krankheit war, sind heute die Knocheninfektionen nach *Unfällen* bei der Arbeit, beim Sport und im Verkehr zu einem therapeutischen und volkswirtschaftlichen Problem geworden.

Die *Ursachen* sind mannigfaltig: Bessere Behandlungsmöglichkeiten einerseits, besonders durch die Antibiotika, veränderte Lebensweise mit der energieintensiven Arbeitswelt, der stark gesteigerten Mobilität mit größeren Geschwindigkeiten andererseits, aber auch epidemiologische Wandlungen der Erregerflora.

Die *spezifischen Erreger* haben nicht mehr die große Bedeutung, die sie einst hatten:

- Die *Tuberkulose* von Knochen und Gelenken ist in den Industrieländern recht selten geworden, wenn auch nicht verschwunden. In den *Entwicklungsländern* ist sie noch weit verbreitet, ebenso wie andere, exotischere Krankheiten.
- *Bang, Paratyphus* und ähnliche sind ebenfalls selten, doch sollte man in unklaren Fällen daran denken.
- *Gonorrhoe* und *Lues* sind weitgehend von Viruskrankheiten abgelöst worden, und wo noch vorhanden, werden sie geheilt bevor sie den Bewegungsapparat befallen.
- *Unspezifische* Erreger spielen heute die größte Rolle, und unter diesen ist der *Staphylococcus aureus* der wichtigste und *verbreitetste* bei den Knochen- und Gelenkinfekten. Dies hängt mit der Art der Infizierung (Unfälle, iatrogen) und mit dem Hospitalismus zusammen.

Neben Staphylokokken kann die Bakterienflora weitere unspezifische Keime enthalten: Proteus, Coli, Pseudomonas und Streptokokken.

Die Erregerflora wandelt sich ständig: Neue Keime, Änderung von Virulenz und Resistenz. So ist z.B. der früher harmlose Staphylococcus epidermidis virulent geworden.

Die Ausbreitung der Infektion erfolgt:

1. *auf dem Blutweg* aus einem entfernt gelegenen Herd. Diesen Weg nehmen die Staphylokokken bei der «hämatogenen Osteomyelitis», in der Regel auch die Tuberkelbazillen und die meisten anderen, selteneren Eitererreger.
2. *direkt,* indem die Erreger durch eine – große oder kleine – Hautverletzung (Stichverletzung, Injektionsnadelkanal, offene Wunde, offene Fraktur, Operation) an Ort und Stelle gelangen oder aus einem benachbarten Infektionsherd «per continuitatem» in den Knochen oder in ein Gelenk einwandern.

Auf diesem Weg entstehen vor allem die unspezifischen *Staphylokokkeninfektionen:*
- im Gelenk am häufigsten nach intraartikulären Injektionen,
- am Knochen bei offenen oder operierten Frakturen. Solche Knocheninfekte werden gelegentlich als «Osteitis» (im Gegensatz zur hämatogenen «Osteomyelitis») bezeichnet.

Lokalisation

Eitrige Entzündungen befallen vor allem:

- *Knochen* und Knochenmark (Osteomyelitis), sowie
- *Gelenke* (Arthritis, Gelenkempyem), sie nisten sich aber auch in anderen
- *vorbestehenden Höhlen* ein (Sehnenscheidenphlegmone, Bursitis) oder verbreiten sich im
- *Zwischengewebe* (Phlegmone, Panaritium).

Bakteriologie und Klinik

Schwere, Ausdehnung und Verlauf eines Infektes hängen einerseits von der Art, vor allem von der *Aggressivität* und *Virulenz* der Erreger, andererseits von der *Infektabwehr* des betroffenen Individuums und – lokal – des befallenen Gewebes ab.

Diese Faktoren sind im einzelnen nicht genau erfaßbar, so daß die *Diagnose des Erregers nicht genügt,* um die Prognose eindeutig bestimmen zu können.

Auch bei klinisch eindeutigen Infektionszeichen kann es *negative* bakteriologische Befunde geben, sowie *falsch positive* Laborresultate, durch Verschmutzung bei nicht absolut *steriler* Entnahmetechnik. Schließlich kann die Bakteriologie über die

Pathogenität und Virulenz einzelner Keime bislang *keine* Auskunft geben.

Oft zeigt erst der *klinische Verlauf* die Schwere einer Infektion, und man ist auf die althergebrachten *Infektions-* bzw. *Entzündungskriterien,* vor allem auf die *klinischen Zeichen* angewiesen.

Somit kommt der *klinischen* Diagnostik *größte Bedeutung* zu, denn für eine erfolgreiche Behandlung ist die *Frühdiagnose* entscheidend.

So ist z. B. ein Staphylokokkeninfekt in einem Fall eine banale, kurz dauernde Episode ohne Folgen, in einem anderen aber eine schwere, lebensbedrohende, akute Krankheit, welche ausgedehnte Zerstörungen machen und in einen chronischen Zustand ohne Heilung übergehen kann (Abb. 32.1).

Zur pathologischen Anatomie

Die infektiöse Entzündung spielt sich in den *Höhlen* im Knochen ab, vorzugsweise im *Knochenmark* (Osteomyelitis), aber auch in allen feineren Verzweigungen *im Knochen selbst,* bis hinein in die Haverschen Gefäßkanäle und Canaliculi der einzelnen Osteozyten (Osteitis).

Histo-pathologisch besteht *kein* Unterschied zwischen «Osteomyelitis» und «Osteitis». Die Entzündung spielt sich, wie bei jeder bakteriellen Infektion, im *lebenden* Gewebe ab. Die Formen reichen von der aggressiven hyperämisch-exsudativen und leukozytären (eitrigen) Phase bis hin zur fibrösen Vernarbung.

Zur Nomenklatur: Die hämatogen entstandene Infektion, früher *die häufigste* Form, entsteht praktisch immer im roten *Knochenmark* der *Spongiosa,* greift auch leicht auf das gelbe Fettmark der Röhrenknochen über. Sie wurde und wird wohl richtigerweise als *Osteomyelitis* bezeichnet.

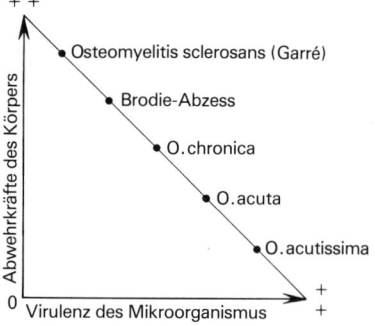

Abb. 32.1: Die *klinische Erscheinung* der *Osteomyelitis* hängt von der *Virulenz* der Erreger und der Stärke der Abwehrkräfte des Körpers ab. Zwischen chronischen sklerosierenden Formen und foudroyant verlaufenden schweren Allgemeinerkrankungen mit ausgedehnten Knochenzerstörungen gibt es alle Übergänge. (Nach FANCONI.)

Die heute viel häufigere, durch *lokale* Infektion, gewöhnlich *traumatisch* entstandene *Knochenentzündung* ist tatsächlich eine globale «Osteitis» und wird wohl besser auch so benannt, wie das im englischen und französischen Sprachgebrauch üblich ist.

Warum Knocheninfekte schlecht heilen:
Pathologisch-anatomische Besonderheiten von Entzündungen an Knochen und Gelenken

Die *Heilung* eines Infektes ist grundsätzlich möglich *auf zwei Arten:*

1. *Resorption* der Entzündung auf dem Lymph- oder Blutweg
2. *Abkapselung* des Infektes (Abszeß) und Entleerung nach außen (Fistel), worauf sich die Resthöhlen durch Narbenschrumpfung schließen können.

Am *starren* Interzellulargerüst des Knochens finden diese Heilungsvorgänge *ungünstige Voraussetzungen:* Durch die Infektion werden häufig größere Knochenpartien *nekrotisch.*

Avitale, nicht infizierte Knochenpartien können normalerweise mit der Zeit revaskularisiert und reintegriert werden (vgl. «Knochenekrosen», siehe S. 342). *Im infizierten Milieu* werden sie jedoch abgestoßen und abgekapselt, «sequestriert».

Die so entstandenen *Sequester* können nicht resorbiert, aber auch nicht durch eine Fistel ausgestoßen werden. Das anorganische Interzellulargerüst des toten Knochens bleibt – weil nicht durchblutet und somit auch für Antibiotika nicht erreichbar – als Brutstätte für Bakterien im Körper liegen. Abkapselung durch Abszeßbildung ist wohl möglich, ebenso kann sich der Eiter durch Fistel entleeren, aber die *starren knöchernen Resthöhlen* können sich *nicht* durch Narbenschrumpfung *verkleinern und schließen.* Im Granulationsgewebe, welches diese Höhlen ausfüllt, mottet der Infekt weiter und kann jederzeit wieder aufflackern. Dies ist der Grund, warum akute Knocheninfekte so *häufig chronisch* werden, endlos fisteln oder immer wieder Abszesse machen und nicht ausheilen. Damit ist aber auch der Weg für die Therapie vorgezeichnet: Er kann in solchen Fällen nur *chirurgisch* sein (siehe S. 355 f.) (Abb. 15.1).

Bei *infizierten Gelenken* steht die entzündliche Reaktion und Sekretion der stark vaskularisierten *Synovialmembran* im Vordergrund. Sie produziert einen zunächst serösen, später eitrigen Erguß, der in seiner veränderten chemischen Zusammensetzung den Gelenkknorpel schädigt und schließlich zerstört. Die fibrinösen Verklebungen vernarben und veröden den Gelenkbinnenraum so daß das Gelenk selbst mit der Zeit versteift. Zu einer definitiven Ausheilung kommt es in der Regel erst durch die *knöcherne*

Ankylose. In solchen Fällen kann die frühzeitige *Arthrodese* die Krankheitszeit abkürzen.

Eine Chance, solchen ungünstigen Verlauf abzuwenden, gibt nur die *rechtzeitige Diagnose* bei den ersten Symptomen, sowie die ohne Verzug eingeleitete konsequente *chirurgische Therapie.* Sie ist im Abschnitt «Gelenkinfektionen», siehe S. 362 f., beschrieben.

Die akute hämatogene Osteomyelitis

Die durch *Staphylokokken* hervorgerufene *hämatogene* Knocheninfektion ist eine gefürchtete *akut* und dramatisch verlaufende Krankheit bei *Kindern,* vor allem Säuglingen. Eine *prompte Diagnose* ist in diesen Fällen besonders wichtig, weil die Heilung zum großen Teil von einer sofort einsetzenden Therapie abhängt. Andernfalls geht die akute leicht in eine *chronische* Osteomyelitis über, welche jahrzehntelang dauern kann.

Die Osteomyelitis im Kindesalter

Beginn unter dem *Bild einer akuten Infektionskrankheit.* Hinweise auf eine lokalisierte Krankheit sind Schmerzen, ängstliche Schonhaltung, Gebrauchsunfähigkeit und Schwellung einer Extremität und lokale Druckdolenz. Bei Kleinkindern und besonders bei Säuglingen sind diese Symptome oft nur spärlich ausgeprägt. Befallen sind am häufigsten die *langen Röhrenknochen:* Tibia, Femur, Humerus, Vorderarm. Der Herd liegt fast immer in der gut durchbluteten Spongiosa der *Metaphysen,* nahe der Epiphysenfugen und Gelenke. Die Epiphyse selbst ist primär nie betroffen. Im Säuglingsalter jedoch

kann die Infektion auf die Epiphyse übergreifen, weil die Blutgefäße noch durchgängig sind; später bildet die Epiphysenfuge eine Barriere (Abb. 32.3). Nicht selten bricht ein Knochenherd *ins Gelenk* durch: Säuglingsarthritis siehe S. 353.

Die *Diagnose*

muß sich weitgehend auf die genannten *klinischen Befunde* stützen.

Das Röntgenbild zeigt in den ersten Tagen höchstens *Weichteilschwellungen.* Knochenveränderungen erscheinen erst nach etwa 2 Wochen: Zuerst feine periostale Auflagerungen und lokale Osteoporose, dann Osteolyseherde in der Spongiosa, später relative Sklerose der nekrotischen Kortikalisabschnitte, welche dann sequestrieren. Die Luxation eines Gelenkes (Hüfte) beim Säugling weist auf eine *septische Arthritis* hin.

Die *Gelenkpunktion* bestätigt die Diagnose.

Sie sollte möglichst *bald* gemacht werden, *solange der Schaden noch reversibel ist,* damit die Therapie sofort eingeleitet werden kann und keine wertvolle Zeit verloren geht.

In unklaren Fällen, vor allem bei *Kindern,* kann das *Szintigramm* eine Hilfe sein. Akute Infektionen geben sich darin wesentlich *früher* zu erkennen als auf dem Röntgenbild. Es wird am besten als *Dreiphasen-Szintigraphie* durchgeführt (Abb. 13.29). Dabei kommt die lokale Hyperämie auch zur Darstellung, was differentialdiagnostisch bedeutsam sein kann.

Bei Knocheninfektionen werden auch *Ga-Szintigraphien* angewandt. Die Markersubstanz Gallium-67 reichert sich in *entzündlichem* Gewebe an, auch in den *Weichteilen.*

Zur Frühdiagnostik von Knochen- und Gelenkinfektionen, vorallem im Kindesalter, kann mögli-

Abb. 32.2: *Warum Knocheninfekte nicht spontan heilen können.*

Ein totes Knochenstück, ein «Sequester» liegt in einer starren, knöchernen Abszeßhöhle, welche sich durch eine Fistel dauernd entleert. Der Sequester kann weder ausgestoßen noch resorbiert werden, und die Abszeßhöhle kann nicht schrumpfen und sich schließen. Die Behandlung der chronischen Osteomyelitis ist nur chirurgisch möglich: Alles nekrotische Gewebe muß entfernt und die Höhle ausgefüllt werden.

Röntgenbild: Sequester im Femur eines Jünglings bei Osteomyelitis. Man erkennt die massive reaktive Sklerose mit periostaler Verdickung, wo die Osteomyelitis bereits abgeheilt ist, aber auch die scharfe Abgrenzung der Abszeßhöhle und des toten Knochenstückes: Hier ist eine Spontanheilung nicht möglich.

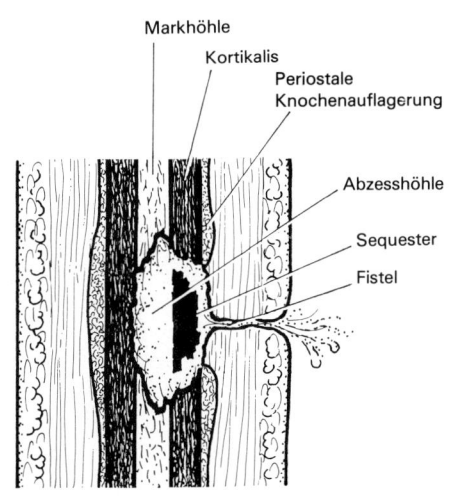
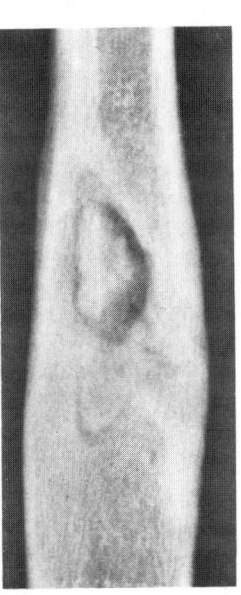

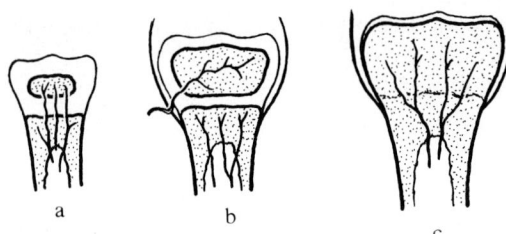

Abb. 32.3: *Die Blutversorgung der Epiphysen im Wachstumsalter.*

a Beim *Säugling* erreichen die Gefäße aus der Metaphyse den Epiphysenkern direkt. Ein Infekt kann sich leicht in die Epiphyse und *ins Gelenk* ausbreiten.

b Beim *Kind* (von etwa 2–16 Jahren) bildet die Epiphysenfuge eine *Schranke* für die Gefäße. Knocheninfekte befallen vorzugsweise die *Metaphysen* und verschonen Epiphysen und Gelenke in der Regel.

c Beim *Erwachsenen* wird die Epiphyse von der Metaphyse her versorgt. Infekte können wieder leichter die Epiphyse erreichen und ins Gelenk durchbrechen.

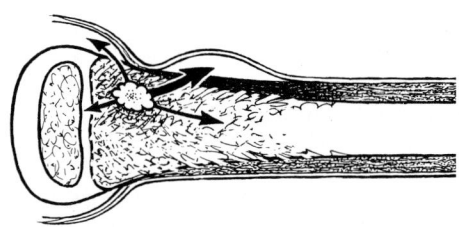

Abb. 32.4: *Ausbreitung der Infektion.* Hämatogene Herde liegen mit Vorliebe in der gut durchbluteten Spongiosa der *Metaphyse.* Von hier kann die Infektion *subperiostal* sich ausbreiten und hier einen *Abszeß* bilden, sie kann in die *Markhöhle* vordringen, oder auch – bei Säuglingen und Erwachsenen vor allem – auf die *Epiphyse* und ins *Gelenk* übergreifen und hier schwere Schäden anrichten (eitrige Arthritis, Wachstumsstörungen).

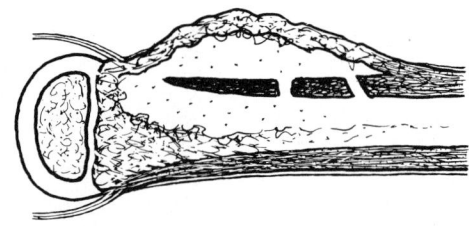

Abb. 32.5: *Hämatogene Osteomyelitis beim Kind.* Wenn es nicht gelingt, der Infektion im Frühstadium Herr zu werden, können Markraumphlegmone und subperiostale Abszesse entstehen. Die dazwischen liegende Kortikalis wird z. T. nekrotisch und sequestriert, d. h. liegt als totes Knochenstück in der Abszeßhöhle (sog. «Totenlade»). Vom Periost her bildet sich ein ausgedehnter Kallus (vgl. Abb. 32.2 und Abb. 32.6). Die Osteomyelitis ist *chronisch* geworden (siehe S. 354).

cherweise die Szintigraphie mit *Indium-111-markierten Leukozyten* beitragen. Diese sammeln sich in Eiterherden an. Die Methode ist zwar aufwendig, scheint aber sensitiv und spezifisch zu sein.

Näheres zur Szintigraphie siehe S. 173 f.

Verlauf und Komplikationen

Bei sofort einsetzender adäquater Therapie ist im Frühstadium eine *Heilung* mit Restitutio ad integrum durch Resorption möglich. Sonst breitet sich der Infekt rasch weiter aus und kann verheerende Wirkungen haben. Je nach dem, in welcher Richtung er sich ausbreitet können entstehen (Abb. 32.4):

– Markraumphlegmone
– Periostaler Abszeß
– Fistelbildung
– Nekrose und Sequestrierung kleinerer und größerer Kortikalisabschnitte
– Zerstörung einer benachbarten Epiphysenwachstumsfuge
– Einbruch in ein benachbartes Gelenk: septische Arthritis
– Allgemeine Sepsis.

So kann es zu schweren Wachstumsstörungen, Deformitäten, Verkürzungen und Gelenkankylosen kommen. Diesen vorzubeugen ist manchmal möglich durch eine *frühzeitige chirurgische* Ausräumung des Infektes, bevor er sich weiter ausgebreitet hat.

Die Therapie

Sie muß einsetzen, *bevor* diese röntgenologischen Veränderungen erscheinen: Sofortige hochdosierte Antibiotikagaben, nebst der obligaten Ruhigstellung, können *im Anfangsstadium* den Infekt zur Heilung kommen lassen. *Nicht* abgewartet werden sollte der Laborbefund von der obligaten Punktion. Der Nachweis von Eiter und Staphylokokken bestätigt lediglich die Diagnose, und die Resistenzprüfung des Erregers erlaubt eine gezieltere Anwendung der Antibiotika. Ist nämlich der Prozeß schon zu weit fortgeschritten, mit Abszedierung und Sequesterbildung, dann ist die Osteomyelitis bereits ins *chronische Stadium* getreten (Abb. 32.5), und die Heilungsaussichten nehmen rasch ab. Die hämatogene Osteomyelitis im Kindesalter ist dehalb eine *Notfallsituation.*

Wenn die Krankheit auf die antibiotische Therapie nicht sofort anspricht, oder wenn bereits Eiterherde vorhanden sind, ist es besser, nicht länger zuzuwarten, sondern eine *Operation* durchzuführen (Punktion allein genügt nicht, weil der Eiter zu dick ist). *Die chirurgische Ausräumung* des *Infektherdes* mit anschließender Drainage gibt bessere Gewähr, die häufigen schweren Komplikationen zu vermeiden, den Krankheitsprozeß abzukürzen und zur Heilung zu bringen, *bevor* er in das *chronische* Stadium tritt.

Infektionen

Infektionen

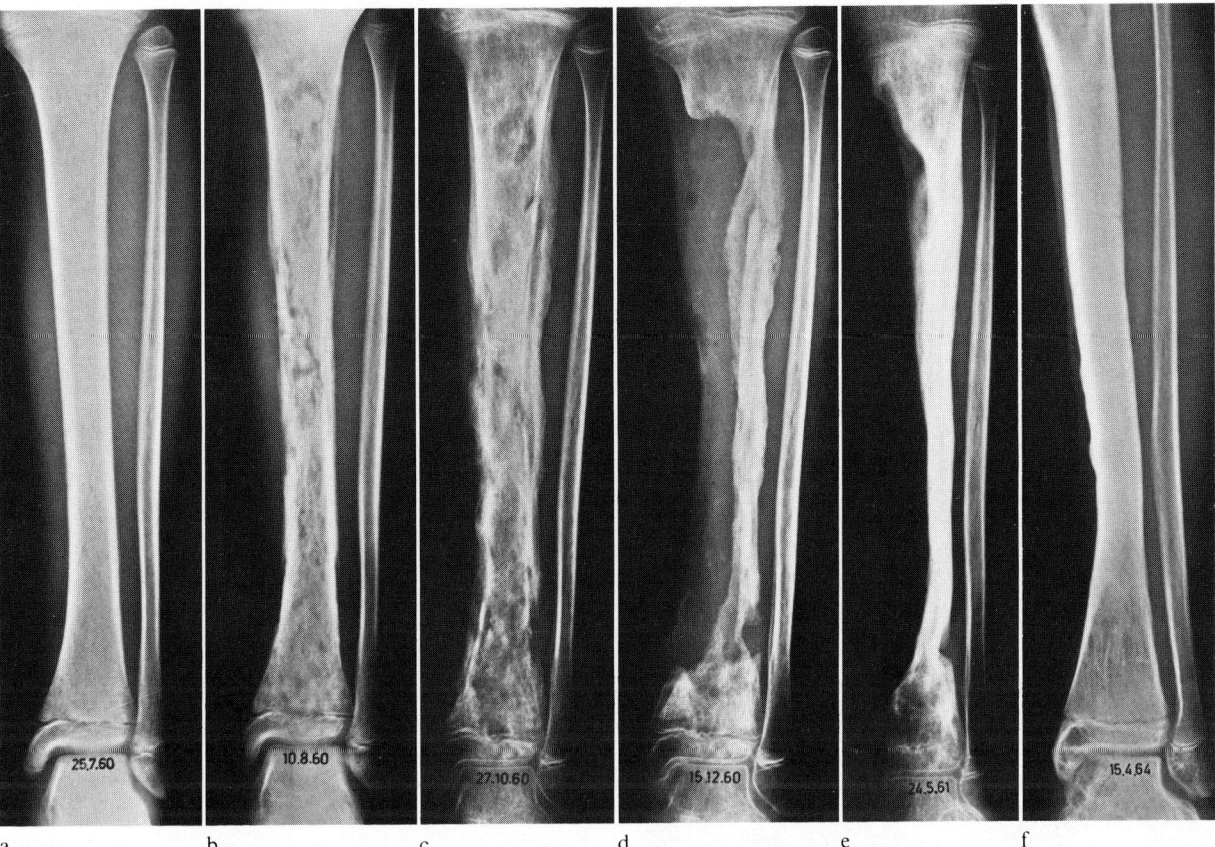

a   b   c   d   e   f

Abb. 32.6: *Hämatogene Osteomyelitis der Tibia, Verlauf bei einem 11jährigen Knaben.*

a Erste klinische Symptome: Fieber, Schmerzen, Schwellung. Im Röntgenbild noch kaum Veränderungen: Diskrete unregelmäßige Osteoporoseherde in der distalen Metaphyse.

b 2 Wochen später: ausgedehnte, unregelmäßige, fleckige Osteoporoseherde, periostale Auflagerungen. Einzelne Kortikalisabschnitte bleiben reaktionslos und röntgendicht: Zeichen der Nekrose.

c 2 Monate später: ausgedehnte Zerstörung der Knochenstrukturen, daneben intensive Knochenneubildung. Proximal eine große Knochenhöhle mit Sequester.

d Subperiostale *Resektion* der gesamten nekrotischen Diaphyse. Nur eine schmale Wand bleibt stehen.

e Ein halbes Jahr später. Osteomyelitis ausgeheilt, der Knochen beginnt sich wieder zu regenerieren, starke reaktive Verdichtung des erhaltenen Knochenpfeilers.

f Drei Jahre später: Weitgehende Wiederherstellung der normalen Knochenstruktur durch Umbau und Wachstum.

Bei fortgeschrittener Erkrankung sind oft große Teile der Schaftkortikalis nekrotisch. Alle diese *Sequester* müssen entfernt werden, in seltenen Fällen die gesamte Diaphyse. Ein Ersatz durch Spongiosa ist kaum je nötig, denn das Regenerationsvermögen des kindlichen Periostes ist außerordentlich groß (Abb. 32.6).

Säuglingsarthritis

Sie wird an dieser Stelle beschrieben, weil Vorkommen, Pathologie, Erscheinungen, Verlauf und Therapie ähnlich sind wie bei der *hämatogenen Osteomyelitis*. Eigentlich handelt es sich um ein und dieselbe Krankheit, die den Knochen oder das Gelenk, oft beide zusammen, befällt. Die hämatogene eitrige Arthritis ist vorwiegend eine *Kinderkrankheit* und kommt am häufigsten bei *Säuglingen* vor.

Die Säuglingsarthritis entsteht denn auch meist infolge des *Durchbruches* eines metaphysären oder epiphysären *Osteomyelitisherdes ins Gelenk*.

Befallen werden deshalb in erster Linie Gelenke, deren Metaphyse intrakapsulär liegt, vor allem die Hüfte, seltener Ellbogen, Knie usw. Die Unterscheidung von einer Osteomyelitis kann verständlicherweise schwierig sein, ist aber auch nicht unbedingt notwendig, da die Therapie dieselbe ist.

Das *klinische Bild* entspricht beim Säugling nicht immer der Schwere der Krankheit. Die allgemeinen Zeichen einer Infektionskrankheit und die ängstliche Schonhaltung des Gelenkes in einer Zwangsstellung müssen den Verdacht auf eine septische Arthritis erwecken.

Die *Diagnose* muß sofort mittels Gelenkpunktion gemacht werden, denn nur die *früh,* d.h. in den *ersten Tagen* begonnene adäquate Therapie ist imstande, ein solches Gelenk zu retten. Ohne Behandlung führt der Druck des eitrigen Ergusses in diesem Alter rasch zu einer *Luxation* und Zerstörung des Gelenkes (z.B. am Hüftgelenk bei Coxitis). Die Zerstörung der Wachstumsfugen führt zu schwersten Deformitäten und Verkürzung der Extremität (Abb. 28.3e–g und Abb. 32.7).

• *Therapie*

Die *sofortige Eröffnung* und *Ausräumung des Herdes* sowie die *Arthrotomie* und *Drainage* können, zusammen mit der einschlägigen antibiotischen Behandlung, ein solches Gelenk nicht selten retten.

a

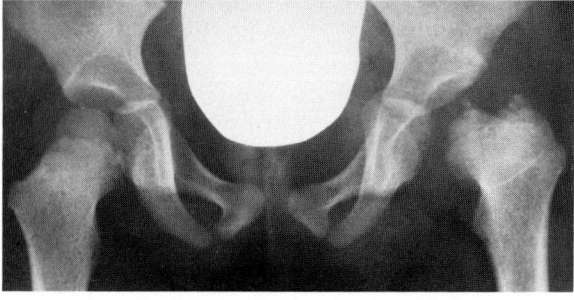

b

Abb. 32.7: *Säuglingscoxitis.*

a 8 Monate altes Mädchen mit dem Bild einer schweren akuten Infektionskrankheit. Das linke Hüftgelenk ist subluxiert, der Kopfkern etwas unregelmäßig, den kleinen Defekt in der Metaphyse sieht man nur auf der Originalaufnahme. Die ganze linke Seite ist etwas osteoporotisch. Daß es sich um eine *frische* Subluxation handeln muß, sieht man an der normalen Pfannenkonfiguration. Die Diagnose «eitrige Säuglingscoxitis» wurde durch Operation bestätigt. Der Druck des Eiters im Gelenk, das Empyem, hatte den Hüftkopf aus der Pfanne gedrückt.

b Zustand 3 Jahre später: Durch die Operation konnte die Luxation behoben werden. Eine Schädigung der Wachstumszonen führte jedoch zu einer Wachstumsstörung.

(Klinik der eitrigen Coxitis: siehe S. 739.)

Akute eitrige Gelenkentzündungen im Säuglingsalter gehören zu den wenigen *Notfällen* in der *Orthopädie.*

Mit *zunehmendem Alter* nimmt die Häufigkeit der septischen Arthritis ab, die klinischen Zeichen sind deutlicher auf das betroffene Gelenk bezogen. Der Verlauf ist etwas weniger dramatisch, eine Luxation entsteht kaum noch, doch sind die Folgen nicht weniger schlimm, wenn die *frühzeitige Behandlung* die Infektion nicht rasch zu beseitigen vermag. Die Therapie ist dieselbe wie bei der Säuglingsarthritis.

Das klinische Bild wird zunehmend ähnlicher demjenigen bei Erwachsenen. Es ist beschrieben im Abschnitt «Gelenkinfektionen», S. 362ff.

Die chronische Osteomyelitis (Osteitis)

Sie *entsteht* entweder aus einer *akuten hämatogenen Osteomyelitis,* wie oben beschrieben, oder durch eine *lokal fortgeleitete Infektion* bei offener Fraktur oder nach einer Knochenoperation.

Die früher relativ häufige, wegen ihres oft lebenslangen Verlaufes und ihrer Therapieresistenz gefürchtete hämatogene Osteomyelitis ist seltener geworden, während die Infektionen nach *offenen Frakturen* mit oft schweren Weichteilschäden, sowie die Infektionen im Gefolge der *operativen Frakturbehandlungen* an Häufigkeit und Bedeutung stark zugenommen haben. Sie stellen nicht nur medizinisch, sondern auch volkswirtschaftlich ein großes Problem dar, denn ein großer Teil dieser Patienten sind junge Menschen im erwerbsfähigen Alter.

Infektionen bei *Frakturen,* Defekten, nicht geheilten Brüchen, *Pseudarthrosen* ergeben natürlich noch wesentlich *komplexere Probleme* als die Knocheninfektion bei erhaltener Kontinuität. Diese speziellen Probleme werden im nächsten Kapitel «Infizierte Frakturen und Pseudarthrosen» beschrieben (siehe S. 357).

Zuerst sollen jedoch Pathophysiologie und Behandlungskonzept des chronischen Knocheninfektes besprochen werden. Sie bilden auch die Grundlage für das Verständnis der infizierten Frakturen und ihrer Therapie.

Klinik

Wenn die akute Knocheninfektion sich dank der körpereigenen Abwehr nicht mehr weiter ausbreitet, der lokal umschriebene Herd aber wegen der anatomischen Situation auch nicht ausheilen kann, tritt die Osteitis in ihr *chronisches Stadium* ein:

Die akuten Entzündungszeichen verschwinden mit der Zeit ganz, das Bild ist beherrscht von *Fisteln,* welche dauernd sezernieren (Abb. 32.8), oder immer sich wiederholender *Abszeßbildung,* wenn der Eiter nicht abfließen kann, von *Sequestern,* die nicht resorbiert, aber auch nicht ausgestoßen werden können, von *pathologischen Frakturen,* aber auch von massiven periostalen Knochenneubildungen, welche die Sequester einschließen (Totenlade) und den zerstörten Knochen mit der Zeit ersetzen.

Eine chronische Osteomyelitis bzw. Osteitis bleibt immer ein Infektionsherd, der jederzeit wieder aufflackern kann. Rezidive nach Jahren und Jahrzehnten sind keine Seltenheit (siehe S. 350 und Abb. 32.9).

Auf dem Boden einer jahrelang sezernierenden Fistel kann einmal ein *Karzinom* entstehen.

Auch wurden früher bei extrem chronischem Verlauf *Amyloidosen* beobachtet.

Schließlich besteht auch immer die Gefahr einer bakteriellen Streuung mit *septischen Komplikationen.*

Vor allem aber sind ständig sezernierende *Wunden* und *Fisteln* für die Patienten äußerst unangenehm. Die Sanierung der *Osteomyelitisherde* stellte früher oft unlösbare Probleme, so daß viele Patienten trotz Antibiotika und zahlreichen Operationen nie geheilt wurden.

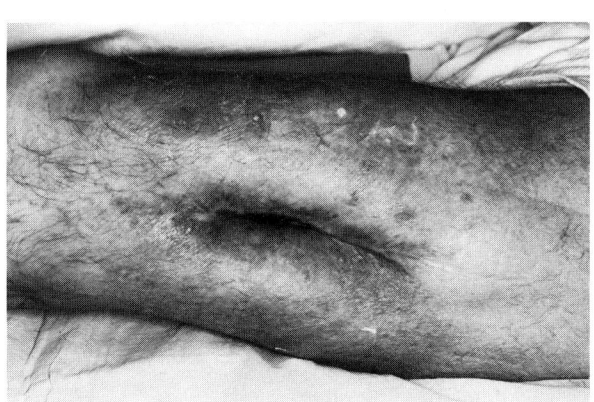

Abb. 32.8: Fistelnde Narbe bei chronischer Osteomyelitis im Anschluß an Femurfraktur. Die Narbe ist derb, am Knochen adhärent, die Haut dünn. Die Fistel geht auf den Knochen, meist ist ein Sequester die Ursache. Ständig fließt etwas Eiter, die Patienten müssen oft mehrmals täglich ihre Verbände wechseln und fühlen sich geniert und behindert.

Einführung der Antibiotika

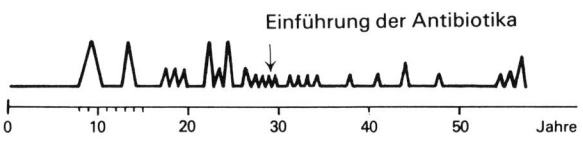

Abb. 32.9: *Verlauf einer hämatogenen Osteomyelitis.*
Eine Osteomyelitis kann einen Patienten sein ganzes Leben lang begleiten. Früher war das fast die Regel, aber auch heute noch kann man nie mit Sicherheit sagen, daß eine Osteomyelitis endgültig geheilt sei. Die Kurve zeigt die Rezidive mit schmerzhaften Schwellungen (niedrige Zacken) und Eiterungen (hohe Zacken) bei einem Sechzigjährigen, der als Kind eine hämatogene Osteomyelitis hatte. Dank Antibiotika gingen die Schübe zurück, verschwanden jedoch nie ganz.

Dank einem klaren und konsequent durchgeführten Therapiekonzept ist es möglich, diese Zustände erfolgreich zu behandeln. *Entsprechend ihrer Pathophysiologie kann die Therapie nur chirurgisch sein.*

Für die *Planung* dieser Therapie ist das

Röntgenbild

von besonderer Bedeutung. Es kann groteske Veränderungen, vor allem unregelmäßige, massive Sklerosen zeigen, nebst Sequestern, welche deutlich durch einen Osteolysehof demarkiert erscheinen (Abb. 32.10 und Abb. 32.2).

Bei akuten Rezidiven, etwa bei Fieberschüben mit Schmerzen, ohne Fistel, sind Diagnose und Lokalisation des Herdes allerdings oft schwierig. *Tomographien* und CT können solche Herde aufdecken.

Die Aktivität einer Osteitis oder einzelner Herde kann mit der *Szintigraphie* erfaßt und lokalisiert werden. Dies kann für die Planung der Therapie wichtig sein (siehe Abb. 13.32).

Besteht eine *Fistel,* zeigt ihre Füllung mit Röntgenkontrastmittel Lokalisation und Ausmaß des Herdes.

Extrem chronisch verlaufende Formen der Osteomyelitis, ohne Fistelbildung, können ebenfalls zu diagnostischen Schwierigkeiten Anlaß geben:

Der sog. *Brodie-Abszeß:* Umschriebene Sklerosierung in der Metaphyse eines langen Röhrenknochens, mit kleiner zentraler eitriger Einschmelzung. Die Ausräumung evtl. Ausfüllung der Höhle mit Spongiosa führt in der Regel zur Heilung.

Noch chronischer verläuft die sog. *Osteomyelitis sclerosans* (Garré), mit kleinen im Röntgenbild kaum sichtbaren Granulations- und Abszeßherdchen, dafür starker *Sklerosierung* und *Verdickung* der Kortikalis eines langen Röhrenknochens. Klinisch bestehen lokale Entzündungszeichen. Wichtig ist die Differentialdiagnose gegen Tumoren (Osteid-Osteom, Abb. 13.33 und S. 367, Sarkom). Die Prognose ist gut, evtl. ist operative Ausräumung angezeigt. (Siehe Abb. 32.1.)

Therapie der chronischen Osteomyelitis

Systemisch applizierte *Antibiotika* erreichen die Bakterien in den Sequestern und den mit Eiter und nekrotischem Gewebe gefüllten Höhlen *nicht,* nützen also im chronischen Stadium nichts. Auch bei akuten Schüben können sie nur als Abschirmung dienen. Nur die *radikale chirurgische Ausräumung* aller infizierten nekrotischen, nicht durchbluteten Gewebe gibt Aussicht auf eine Heilung. Eine chronische Fistel geht fast immer von einem *Knochensequester* aus. Eine *Fistelfüllung* mit Methylenblau *während der Operation* zeigt deutlich das nicht durchblutete, infizierte Gewebe: Sequester, Fistelgang, Granulationsgewebe. Die Ausräumung muß peinlich genau und *radikal* erfolgen, mit scharfem Löffel, Luer und Meißel. Es darf nur *gut durchblutetes Gewebe* belassen werden, von welchem die aktive Infektabwehr ausgehen kann (körpereigene Abwehrstoffe, Antibiotika).

Infektionen

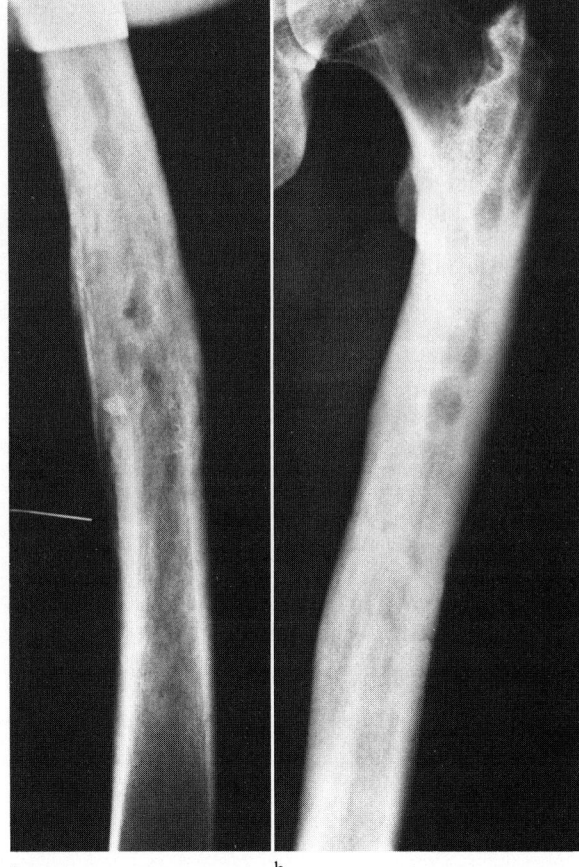

a   b

Abb. 32.10: Chronische Osteomyelitis bei einem 35jährigen Mann, 12 Jahre nach Marknagelung einer Femurfraktur. Im Laufe der Jahre immer wieder Schmerzschübe, welche zeitweise von Abszeß- und Fistelbildung gefolgt waren, zeitweise spontan langsam zurückgingen. Die Röntgenbilder zeigen massive Umbauerscheinungen im Femur, starke Sklerosierung, periostale Auflagerung und an mehreren Stellen *Aufhellungszonen* (oft erst auf Tomogrammen zu sehen) im Markkanal, eine davon läßt sich bis zum Trochanter maior verfolgen. Es sind Resorptionshöhlen, wo der Marknagel gelegen hatte, gefüllt von eitrigem Granulationsgewebe, in welchen der Infekt weiter mottet und zeitweise wieder aufbricht (die Nadel links auf dem Bild bezeichnet die Fistel).

Durch radikale Ausräumung der Höhlen und Ausstopfen mit autologer Spongiosa konnte die Infektion später eliminiert werden. Vor einem Rezidiv ist der Patient jedoch nie vollständig gefeit.

Auch der anstehende *Knochen* muß angefrischt werden bis auf gut durchblutete, vitale Schichten.

Nur gesundes, gut vaskularisiertes Gewebe kann als Bett und Lager für allfällig nötigen Gewebsersatz dienen und gibt Gewähr für eine definitive Ausräumung der Infektion (vgl. Abb. 32.11).

Gelegentlich kann anschließend eine temporäre Spüldrainage zweckmäßig sein, bis eine stärkere Sekretion nachgelassen hat.

Mit dieser aktiv chirurgischen Behandlung, *wenn nötig,* mehrmals *wiederholt* in Abständen von einigen Wochen, gelingt die Elimination des Infektes fast immer.

Bleiben *Resthöhlen* zurück, so besteht die Gefahr, daß die *Infektion von neuem aufflammt,* auch noch nach Jahren. Deshalb wurde großer Wert darauf gelegt, solche Höhlen *aufzufüllen.* Dazu hat sich *autologe Spongiosa* am besten bewährt. Fremdmaterial hingegen führt zu *Rezidiven.* (Dies dürfte auch für die stark propagierten Gentamycinkugeln gelten. Resorbierbare Träger für lokale Antibiotika sind problemloser.)

Man kann Spongiosa unmittelbar in Abzeßhöhlen einbringen, wenn diese vorher peinlich genau ausgeräumt wurden. Eigenspongiosa heilt sogar als «offene Spongiosaplastik» ein, wenn eine Hautdeckung nicht möglich ist.

Als weitere Methoden kamen zur Anwendung: die Ausmuldung, damit sich lebende Weichteile, vor allem Muskeln, in die Höhle hinein legen können (besonders am Femur), und die Austapezierung des Defektes mit einem dünnen Spalthautlappen (Thiersch) (besonders an der Tibia).

Mit der Verbesserung der Operationstechnik (sorgfältige radikale Ausräumung), der lokalen Anwendung von Antibiotika und den modernen Möglichkeiten plastischer Deckung ist das Ausfüllen von Resthöhlen im Knochen nicht mehr unbedingt nötig.

Weichteildefekt und plastische Deckung

Die Deckung des Defektes, bzw. der Verschluß der Wunde sind keineswegs einfach. Viel Erfindergeist von Ärzten wurde darauf verwendet, vor allem auf dem Gebiet der Hautplastiken, und den Patienten wurde mit Cross-leg-Flaps, Wanderlappen usw. oft Unzumutbares zugemutet.

Es hat sich indessen herausgestellt, daß das *Haut*problem, also der Wundschluß, *nicht* das *Haupt*problem ist: Die Osteomyelitis heilt aus, wenn sie chirurgisch eliminiert ist und die Resthöhlen mit vitalem Gewebe gefüllt sind, und zwar auch *ohne* Wundschluß, häufig sogar *besser.*

Die *offene Wundbehandlung* bei Infektionen ist wieder – was man früher sehr gut wußte, und was z. B. in der Kriegschirurgie immer oberstes Gesetz

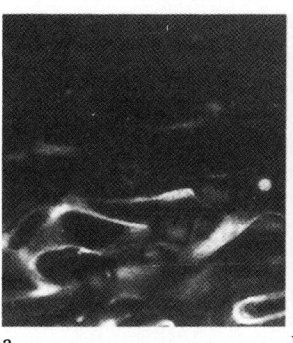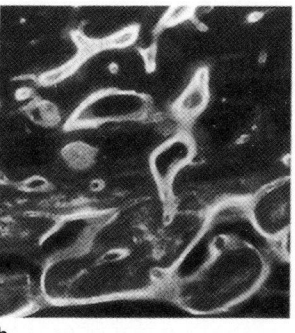

a   b

Abb. 32.11: Der Umbau eines Spongiosatransplantates ist *von der Vaskularität des knöchernen Lagers* abhängig:

a Wenig Umbauvorgänge unmittelbar auf deperiostierter Kortikalis.

b Knochenum- und anbau in einer durch Dekortikation eröffneten, gut durchbluteten Tasche (Vitalfärbung).

geblieben ist – zu einem wesentlichen Prinzip geworden.

Selbstverständlich ist eine gute solide Hautbedeckung von größter Wichtigkeit für die Wiederherstellung einer brauchbaren Extremität, doch kommt sie im *Behandlungskonzept* an zweiter Stelle *nach der Sanierung des Knochens.*

Das heißt nicht, daß sie in jedem Fall erst später gemacht werden kann: Dank den Fortschritten in der *plastischen Chirurgie,* besonders der *vaskulären Mikrochirurgie,* ist es möglich geworden, große Defekte früh zu schließen, was für die Behandlung infizierter komplizierter Frakturen mit schweren Weichteilschäden wichtig ist.

Mikrochirurgische Anastomosen kleinster Gefäße (1 mm Durchmesser) gestatten die freie Transplantation von größeren, auch aus mehreren Gewebsschichten (Haut, Subcutangewebe, Faszie, Muskel) zusammengesetzten und beliebig großen Lappen (z. B. Latissimus dorsi-Lappen) zur Deckung ausgedehnter Defekte (vgl. Abb. 32.16).

In der *Behandlung infizierter offener Knochenbrüche* mit schweren Weichteilzerstörungen haben diese Techniken entscheidend mitgeholfen, auch hoffnungslos erscheinende Schäden zur Ausheilung zu bringen, und in manchen Fällen haben sie die Knochenbruchheilung erst ermöglicht. Die früheren, z. T. abenteuerlichen Wanderlappen sind verschwunden.

Aber auch bei erhaltener Kontinuität des Knochens sind die modernen plastischen Techniken mit vaskularisierten (gestielten oder freien) Lappen von großem Wert, indem schon früh definitive, haltbare, belastbare und kosmetisch befriedigende Hautdeckungen ohne häßliche Narben geschaffen werden können.

Allerdings sind auch diese Verfahren sehr *aufwendig,* technisch äußerst *anspruchsvoll,* heikel und komplikationsanfällig. Sie sind deshalb dem in der

plastischen mikrochirurgischen Technik geschulten Chirurgen vorbehalten, der über die notwendige Erfahrung sowie die entsprechende Infrastruktur verfügt. Die Behandlung der schweren infizierten Knochen- und Weichteilschäden ist deshalb in größeren spezialisierten Zentren in Zusammenarbeit mit der plastischen Chirurgie am besten gewährleistet.

Infizierte Frakturen und Pseudarthrosen
(Posttraumatische Osteitis)

Die Infektion erfolgt immer durch eine *offene Wunde,* am häufigsten also bei offenen Frakturen, aber auch bei Frakturosteosynthesen und anderen Knochenoperationen (z. B. Osteotomien). Entsprechend der Zunahme von schweren Verkehrs- und Arbeitsunfällen mit offenen Frakturen, aber auch als Folge der teils kritiklosen Verbreitung der Osteosynthese, ist die Osteitis häufig und ihre Behandlung ein großes Problem geworden, obwohl sie seit der Einführung der Antibiotika ihre Schrecken etwas verloren hat.

Offene Frakturen waren früher schwere lebensbedrohende Verletzungen – und sind es unter kriegerischen und anderen schwierigen Verhältnissen heute noch. So endete ein größerer Teil der offenen Oberschenkelbrüche tödlich und offene Unterschenkelbrüche oft mit der Amputation.

Solche schlimme Folgen konnten und können nur vermieden werden durch die *unverzügliche und energische Einleitung der adäquaten Therapie bei den ersten Anzeichen einer Infektion.* Diese rechtzeitig zu erkennen ist deshalb entscheidend.

Erscheinungsbild

Die Infektion einer Wunde nach Trauma oder Operation im Knochenbereich kann verschieden tief gehen: Von der harmlosen «Fadeneiterung» über die Heilung «per secundam» zum tiefen Abszeß und bis zur Infektion des Knochens selbst. Verschiedene Faktoren kommen zusammen, wenn aus einem banalen Infekt eine Osteitis entsteht: Ausgedehnte, schwere Verletzung, zerstörtes und gequetschtes, nicht oder ungenügend durchblutetes Gewebe, vor allem auch nekrotischer Knochen, fehlende oder defekte Hautdecke, virulente Erreger, geschwächte Abwehr.

Die *Diagnose*

ergibt sich aus der Wundinfektion, den allgemeinen und lokalen Entzündungszeichen und dem *Verlauf* (siehe S. 349 f., «Bakteriologie und Klinik»).

Der *Erregernachweis allein* hat wenig Bedeutung: *Praktisch alle Wunden,* auch bei aseptischen Operationen, sind *kontaminiert.* Entscheidend ist die *Virulenz* der Erreger, doch darüber kann uns die Bakteriologie keine Auskunft geben. *Spitalkeime* sind die häufigsten Erreger.

Abstriche aus fistelnden Wunden enthalten die verschiedensten Keime. Welches der eigentliche Erreger ist, weiß man nicht immer. Signifikant ist nur die *streng aseptische* Eiterentnahme aus der *Tiefe* mittels *Punktion.* Aber auch bei manifester Infektion bleibt die Kultur manchmal negativ.

Das Röntgenbild ist wichtig für den Therapieplan und den späteren Vergleich. Zu *Beginn* der Infektion zeigt es keine Besonderheiten, ebensowenig wie das CT. Auch die meisten anderen Spezialuntersuchungen bringen in diesem Stadium wenig, sind somit entbehrlich. Das MRI kann Weichteilveränderungen zeigen. Die Szintigraphie nach Frakturen ist immer positiv, also unspezifisch. Mit Antikörpern markierte Leukozyten sollen eine Unterscheidung ermöglichen.

Pathologisch-anatomisch

sind die Vorgänge die gleichen wie bei der *hämatogenen Osteomyelitis.* Die Erreger sind aber nicht immer so extrem virulent wie bei dieser, die Heilungsaussichten sind also an sich eher besser. Andererseits ergeben sich zusätzliche Probleme infolge von:

1. Weichteilschäden durch Trauma und/oder Operation
2. Störungen der Knochenbruchheilung
3. Mechanische Instabilität
4. Knochendefekte
5. Fremdmaterial (nach Osteosynthesen)
6. Hautdeckung.

Weichteilschäden

Massive Gewebszerstörung durch Trauma und/oder Operation lassen devitalisiertes, nekrotisches, *nicht durchblutetes Gewebe* zurück, in welchem Infektionen sich leicht ausbreiten und von der körpereigenen Infektabwehr und von Antibiotika nicht erreicht werden können. *Gut durchblutetes, vitales Gewebe ist die beste Infektabwehr.*

Eine beschädigte oder zerstörte *Hautdecke* öffnet einer Infektion den Weg zum Knochen. Hautschnitte, etwa zum Zwecke von Osteosynthesen, durch kontusionierte, beschädigte Haut führen fast sicher zu ausgedehnten *Hautnekrosen,* dadurch zu Hautdefekten und Infektion der darunter gelegenen Strukturen.

Hat die Infektion sich erst einmal im Knochen eingenistet, nützt auch eine geschlossene Hautdecke nichts mehr. Sie verhindert im Gegenteil das Abfließen des Eiters und damit die Heilung. Daraus ergeben sich als praktische Schlußfolgerungen:

Prophylaxe: Bei der *Indikationsstellung* zu einer Osteosynthese ist deshalb zu beachten:

1. Osteosynthesen sollen *nicht* unter *kontusionierter Haut* angelegt werden.
2. Eine Osteosynthese schädigt traumatisiertes Gewebe (Weichteile und Knochen) noch weiter, so daß ausgedehnte Nekrosen entstehen können, welche einer Infektion Vorschub leisten.

Therapie: Bei etabliertem Infekt soll devitalisiertes Gewebe *radikal entfernt* und die Haut offen gelassen werden.

Störungen der Knochenbruchheilung bei Infekt: Pseudarthrosen

Infizierte Knochenbrüche heilen schlecht, sie haben eine große *Pseudarthroserate.* Zwischen Infekt und Pseudarthrose besteht ein *Circulus vitiosus: Der Infekt stört die Brückenkallusbildung und verhindert das Festwerden der Fraktur,* und der Infekt *kann unter instabilen Verhältnissen nicht heilen, solange Knochenfragmente sich gegeneinander bewegen und reiben* (siehe Abb. 42.10, S. 516).

Die Kombination von Infekt und Pseudarthrose ist deshalb relativ häufig und galt lange Zeit als fast unheilbar. Seit die biologischen Zusammenhänge, vorab die Bedeutung der Stabilität, genauer erkannt sind, hat man auch gelernt, diese schwere Komplikation zu behandeln und zur Heilung zu bringen.

Grundsätzlich muß zuerst der Knochen *stabilisiert* und anschließend die Infektion nach den Richtlinien der *Osteomyelitisbehandlung* (siehe S. 355) zur Ausheilung gebracht werden. Die *Behandlung der infizierten Pseudarthrose* ist auf S. 516 beschrieben.

Die Bedeutung der Stabilität

Die Stabilität der Fragmente hat sich als *unabdingbare* und *wichtigste* Voraussetzung für die knöcherne Heilung im Infektbereich erwiesen. Damit steht und fällt jede Therapie.

Plattenosteosynthesen und *Implantate* im infizierten Gebiet sind jedoch ausgesprochen *ungünstige* Faktoren. Weitere Ausbreitung des Infektes, ausgedehnte *Nekrosen* von Knochen und Weichteilen sowie der Hautdecke sind die häufigsten Folgen.

Um die noch vitalen Gewebe im Fraktur- und Infektionsbereich zu schonen, sollte die Fixation *außerhalb* dieses Herdes installiert werden. Hier empfiehlt sich der

Fixateur externe

Infizierte Frakturen bzw. Pseudarthrosen sind häufig durch kleinere oder größere Defekte gekennzeichnet, so daß wegen der fehlenden Kontinuität des Knochens die *Kraftübertragung* vollständig *vom Fixationssystem* übernommen werden muß (Abb. 32.12 und Abb. 32.13).

Das Prinzip des Fixateur externe ist im Abschnitt «Stabilität», auf S. 53 beschrieben, seine Anwendung auf S. 492ff.

Infektionen

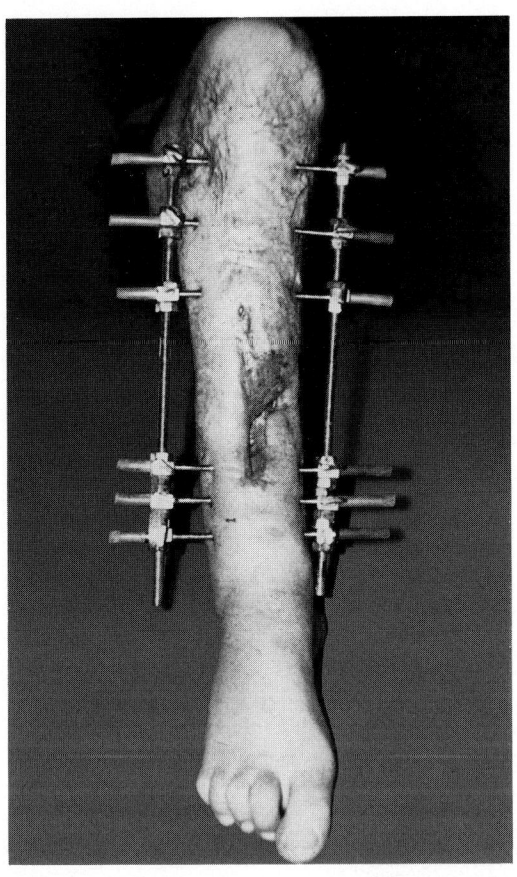

Abb. 32.12: Äußere Spanner bei infiziertem offenem Unterschenkelbruch.

Gute Stabilität ist Voraussetzung für den Erfolg der Methode. Mit zweckmäßiger Anwendung von kräftigen Spannern ist eine unverrückbare Fixation zu erreichen, die eine offene ambulante Wundbehandlung erlaubt.

Äußere Spanner eignen sich besonders auch für die Behandlung infizierter Pseudarthrosen (siehe S. 516 und Abb. 42.10).

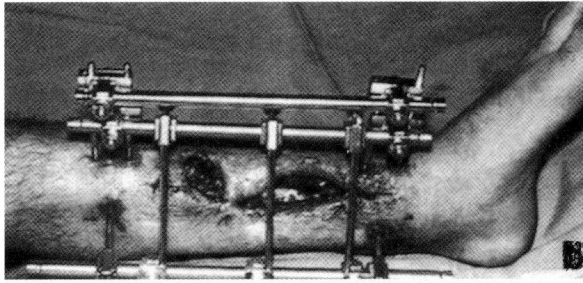

Abb. 32.13: Infektpseudarthrose nach schwerer *offener Unterschenkelfraktur* mit ausgedehnten Weichteilverletzungen und Hautdefekt. Stabilisierung mit *Fixateur externe* (dreidimensionales Rohrsystem). Die Fixationsnägel liegen *außerhalb* des Infektherdes.

Knochendefekt und Knochenbildung

Stabilisierung der Knochenfragmente und *Eliminierung* der Infektion durch Debridement sind die unverzichtbaren Voraussetzungen für eine problemlose Frakturheilung. Häufig bleibt jedoch ein mehr oder weniger großer *Defekt* übrig, eine Lücke, die der Kallus nicht oder nur äußerst langsam zu schließen vermag. In diesen Fällen ist der Knochen meistens auch derart geschädigt, daß er seine Potenz zur Bildung neuen Knochens weitgehend, wenn nicht vollständig, eingebüßt hat.

Die *Überbrückung* kann mit einer *Knochentransplantation,* und zwar mit *autologer Spongiosa* bewerkstelligt werden. Fremde (homologe) Transplantate werden im infizierten Milieu *nicht* akzeptiert, es kommt zum Rezidiv. *Autologe Spongiosa* ist auch die einzige zur Zeit bekannte Substanz, die Knochenbildung anregen kann.

Ausschlaggebend für den Erfolg ist die Qualität, d. h. die *Vitalität* des *Spanbettes.* Dieses muß *sauber* und gut *durchblutet* sein, damit die Späne einheilen können. Dazu ist absolute *mechanische Ruhe* nötig.

Zur Überbrückung einer Lücke, aber auch zur medialen Abstützung einer Fraktur, eignet sich die extrafokale *Spongiosastraße,* womit der Infektherd umgangen wird. Diese Technik ist in Abb. 42.11 dargestellt: Auf der Rückseite des Knochens wird mit dem Meißel subperiostal eine längliche Tasche eröffnet, in welche die Spongiosa eingelegt werden kann. Durch diese *Dekortikation* (siehe Abb. 42.8) wird der vitale Knochen angefrischt, was ein ideales *Transplantatlager* ergibt (vgl. Abb. 32.11).

Der Defekt selbst ist ein weniger ideales Lager, doch heilen autologe Spongiosaplastiken unter günstigen Bedingungen auch hier ein. In der Regel wird dieser Eingriff jedoch vorerst aufgeschoben, bis die Spongiosabrücke stabil geworden und die akute Infektion einigermaßen abgeheilt ist.

Spongiosa wird gewöhnlich aus dem *Beckenkamm* gewonnen. Dorsal ist mehr erhältlich als ventral. Die *Spanentnahme* sollte vorsichtig und nach den einschlägigen Vorschriften erfolgen, damit weder der Nervus cutaneus femoris ventralis verletzt noch der Beckenkamm zu stark lädiert (Bruchgefahr) wird. Beides führt nicht selten zu *dauernden Beschwerden.*

Eine interessante *Alternative* zur Spongiosaplastik für die Schließung eines Knochendefektes ist der *Fragmenttransport nach der Methode von Ilisarow:* Der Knochen wird im Gesunden osteotomiert, und das mittlere Fragment wird langsam (mit Drähten) zum Defekt hin gezogen bis dieser geschlossen ist. Eine Verkürzung kann vermieden werden, indem die Osteotomie gleichzeitig distrahiert wird: Zwischen den beiden gesunden Fragmenten bildet sich relativ rasch neuer Knochen (siehe S. 519ff. und Abb. 42.12).

Körperfremdes Material

Metallplatten, Nägel usw. zur Osteosynthese fördern eine beginnende Infektion. Bei gefährdeten Fällen ist die Indikation zur Osteosynthese entsprechend vorsichtig zu stellen.

Ein einmal etablierter Infekt kann in der Regel *nicht* ausheilen, solange Fremdkörper in situ liegen. Meistens bleibt eine *Fistel* offen, die mehr oder weniger stark eitert. Trotzdem ist es besser eine gut fixierende Osteosynthese zu *belassen* und das Fixationsmaterial erst nach der Konsolidation der Fraktur oder Pseudarthrose zu entfernen, sofern das Metall tatsächlich gut stabilisiert. Gelegentlich ist eine temporäre Spüldrainage notwendig.

Metall allerdings, das *keine* mechanische Funktion hat (z.B. gelockerte Schrauben und Platten), wird sofort entfernt. Die Stabilisierung erfolgt dann am besten mit *äußeren Spannern* (Abb. 32.12) (siehe auch Therapie der infizierten Pseudarthrose, S. 516).

Infizierte Endoprothesen (Abb. 32.14 und Abb. 64.113) müssen meistens über kurz oder lang entfernt werden, temporär oder definitiv. Infektionen bei Hüft- und Knieprothesen sowie ihre Behandlung sind ausführlich im speziellen Teil beschrieben (S. 771 bzw. S. 831).

Hautdeckung

Erstaunlich ist, daß ein *Hautdefekt* im Verlaufe der Osteitis nicht die entscheidende Rolle spielt, die man angenommen hatte. Auch unter einem Hautdefekt können Knochen und Infektion ausheilen, wenn die oben angegebenen Prinzipien beachtet werden, d.h. unter stabilen Verhältnissen, und manche Wunde schließt sich mit der Zeit durch Granulationen und Narbenschrumpfung.

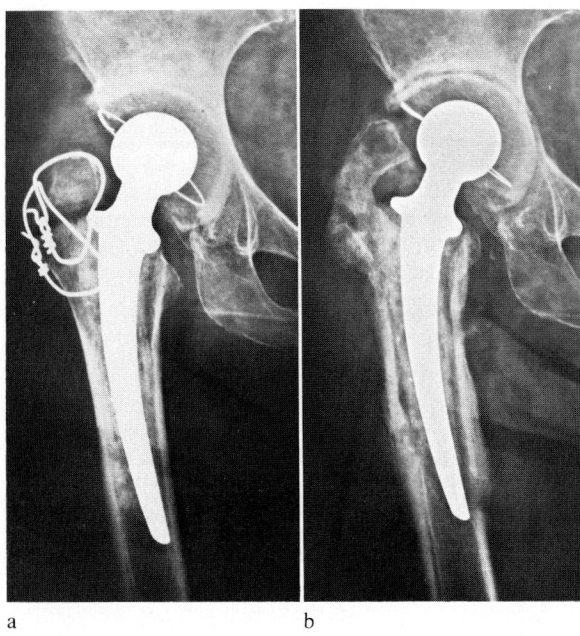

a   b

Abb. 32.14: *Infektion* bei Totalhüftendoprothese, die *gefürchtetste Komplikation* dieser Operation.

a In den ersten Wochen ist auf dem Rötgenbild noch kaum etwas zu sehen.

b 2 Jahre später: ausgedehnte Osteolysezone rings um das Implantat herum. Sowohl Pfanne wie Schaft sind gelockert. Die Femurkortikalis zeigt alle Zeichen einer Osteomyelitis: Unregelmäßige, herdförmige Osteolyse und Sklerose, periostale Auflagerungen.

Die Patientin hatte eine Fistel, zunehmend Schmerzen, und konnte immer schlechter gehen. Die Prothese wurde schließlich ersatzlos entfernt, wodurch der Infekt geheilt, die Schmerzen beseitigt und die Patientin wieder ordentlich, wenn auch mit Stock, gehfähig gemacht werden konnte.

Der Versuch, den Infekt operativ auszuräumen und wieder eine neue Prothese einzusetzen, kann gelingen, gibt aber keine Gewähr, daß nicht früher oder später die Prothese doch noch definitiv entfernt werden muß (siehe Abb. 64.114).

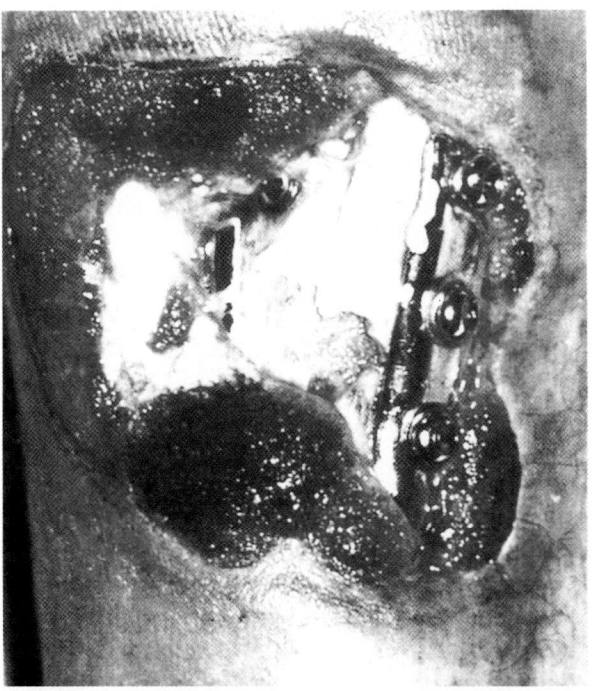

Abb. 32.15: Ausgedehnter *Hautdefekt mit Infektion* (Osteitis) nach offener Unterschenkelfraktur. *Osteosynthesematerial* (Platten, Schrauben) und *nekrotischer Knochen liegen frei.*

Bei kontusionierter oder von der Unterlage abgerissener Haut (Decollement) führt eine Osteosynthese fast sicher zu Wundheilungsstörung, zu Hautnekrosen, zur Infektion und zu diesem Bild.

In solchen Fällen bietet sich der Fixateur externe an. Die Fixationsnägel können in genügendem Abstand von Fraktur und Weichteilverletzung eingesetzt werden (siehe Abb. 41.17).

Trotzdem kommt der Weichteil- und Hautbedeckung große Bedeutung zu. Offen in der Wunde liegendes Metall, nekrotische Knochenanteile, freiliegende Sehnen oder unbedeckter Gelenkknorpel verhindern eine Heilung (Abb. 32.15). Plastische Deckung solcher Defekte mit vitalem Gewebe, am besten mit Muskulatur oder vaskularisierten Hautlappen, können die Heilung in Gang bringen (Abb. 32.16).

Im vorangehenden Kapitel wurde auf die plastische Defektdeckung eingegangen (S. 356).

Neben der chirurgischen Therapie als Eckpfeiler sind eine Reihe von begleitenden Maßnahmen wesentlich und hilfreich:

Antibiotika

Prophylaxe

Routinemäßige prophylaktische systemische Anwendung bei *aseptischen* Osteosynthesen und Knochenoperationen ist problematisch. Der Nutzen ist nicht eindeutig wissenschaftlich erhärtet. *Nachteile* sind die *Resistenzbildung* und die *Begleitwirkungen.* Als Erreger kommen vor allem Staphylokokken in Frage, evtl. andere unspezifische Mikroorganismen. Somit müßte ein breit wirkendes Antibiotikum eingesetzt werden. Der Nutzen ist gegen Aufwand und Schaden abzuwägen.

Bei *offenen Frakturen,* großen *Weichteilschäden* usw. ist die prophylaktische Anwendung eines systemischen Antibiotikums wohl nützlich.

Da die Eintrittspforte für eine Infektion *immer die offene Wunde* ist, sollte der Blutspiegel *während des Eingriffs* am höchsten sein. Nachher haben Antibiotika keine prophylaktische Wirkung mehr.

Solche perioperative Prophylaxe wird auch bei Endoprothesenoperationen empfohlen.

Therapie

Systemische Applikationen zur Unterstützung der chirurgischen Behandlung sollte möglichst *gezielt* wirken (Erregernachweis, Antibiogramm), aber auch möglichst *frühzeitig* beim Auftreten des Infektes einsetzen. Diese beiden Forderungen sind nicht immer vereinbar.

Auch sollte das Medikament bald wieder abgesetzt werden. Bei länger dauernder Anwendung verliert es seine Wirkung.

Lokale Antibiotika

Um höhere und längere Zeit lokal wirksame Konzentrationen zu erzielen, wurden verschiedene *Trägersubstanzen* eingesetzt, resorbierbare (z. B. Kollagen) und nicht resorbierbare (z. B. Polymethylmetacrylat) und mit einem Antibiotikum (z. B. Gentamycin) be-

laden, welches kontinuierlich freigesetzt wird. Diese Materialien werden kurzfristig zur vorübergehenden Auffüllung von Defekten, aber auch langfristig (in der Endoprothetik) angewandt.

Die therapeutische Konzentration des Antibiotikums nimmt rasch ab. So verlieren z. B. Gentamycin-Kugeln und -Ketten nach wenigen Wochen ihre Wirkung. Sie bleiben nachher als Fremdkörper liegen. Besser ist es zweifellos, sie bald wieder zu entfernen oder resorbierbares Trägermaterial zu verwenden.

Statt Antibiotika werden auch andere antibakteriell wirkende Substanzen versucht, die keine Resistenz erzeugen.

Die *Spüldrainage,* früher stark propagiert, wird vor allem noch bei *Gelenkinfektionen* angewandt.

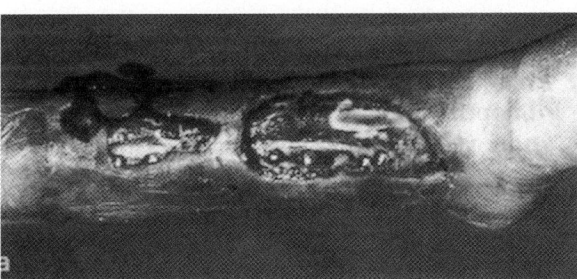

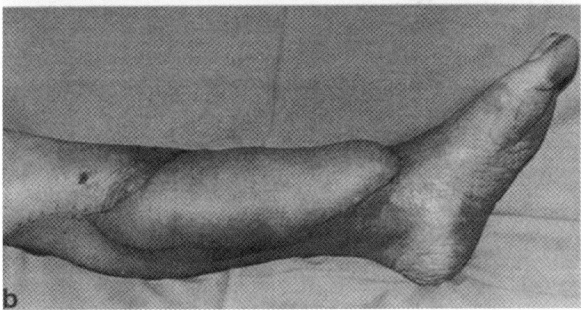

Abb. 32.16: Ausgedehnte *Weichteilnekrosen nach Plattenosteosynthese* bei einer Unterschenkelfraktur mit Hautkontusion.

Die Stabilität ist zwar gut, aber die Blutversorgung schlecht, und es kommt zu Infektion, Osteitis und Pseudarthrose, eine desolate Situation, die sich kaum mehr, oder nur in Jahren, sanieren läßt. Hier war die *Indikation* zur Plattenosteosynthese sicher *falsch* gewesen.

Um den Weichteildefekt zu decken, bevor die Infektion sich ausbreitet, wurde drei Wochen später ein Latissimus-Transfer gemacht. Das große freie Transplantat wurde mikrochirurgisch an die Blutzirkulation angeschlossen. Die Osteosynthese wurde belassen.

Infektionen

Gelenkinfektionen

Die hämatogene eitrige Arthritis bei Säuglingen und Kleinkindern wurde im Abschnitt «Säuglingsarthritis» auf S. 353 beschrieben.

Später infizieren sich Gelenke fast ausnahmslos durch Gelenkverletzung, z. B. durch Stichwunden, mit Gelenkpunktionen, intraartikulären Injektionen, länger dauernder Cortisonbehandlung usw. An erster Stelle stehen deshalb Knie, Finger- und Fußgelenke, aber auch die Hüfte und alle anderen Gelenke können befallen sein.

Patienten mit schlechtem Allgemeinzustand, Diabetes, Immunosupression, Cortisonbehandlung usw. sind besonders gefährdet. Die eitrige Arthritis eines großen Gelenkes ist eine schwere Krankheit. Sie endete früher nicht selten tödlich.

Die lokalen Symptome sind deutlicher ausgeprägt als beim Kleinkind. Es sind die *klassischen Entzündungszeichen:* Rötung bei oberflächlich liegenden Gelenken, z. B. Fingergelenke), Schwellung, Gelenkerguß, vor allem am Kniegelenk gut erkennbar, Überwärmung (an der in der Tiefe gelegenen Hüfte kaum nachweisbar) und starke *Schmerzen.* Das *Gelenk* ist *sehr empfindlich,* wird *ängstlich fixiert in einer Zwangshaltung,* in der Regel in *Flexion,* was der Stellung entspricht, in welcher der Gelenkerguß die Kapsel am wenigsten spannt und deshalb am wenigsten Schmerzen verursacht. Meist besteht mehr oder weniger hohes Fieber in den ersten Tagen, und das Blutbild ist verändert im Sinne einer akuten Infektion.

Verlauf

Die Entzündung beginnt in der stark vaskularisierten *Synovialmembran.* Diese schwillt stark an und produziert übermäßig viel und qualitativ stark veränderte *Synovialflüssigkeit.* Der so entstandene *Gelenkerguß* ist zuerst serös, wird aber bald *trüb* und *eitrig* (Empyem).

Die derart in ihrer chemischen, serologischen und zellulären Zusammensetzung veränderte Gelenkflüssigkeit *schädigt* die *Gelenkknorpeloberfläche.* Dieser Prozeß setzt bereits im Laufe der ersten Tage ein, und schon in kurzer Zeit können irreversible, bleibende *Veränderungen* entstehen, falls die Infektion fortschreitet.

Wenn die *Therapie früh genug* eingeleitet und konsequent *durchgeführt* wird, kann es gelingen, einen derartigen Verlauf abzuwenden und Spätschäden zu vermeiden. Anderenfalls beginnt von der hypertrophischen Synovialmembran aus *Granulationsgewebe* ins Gelenk hinein zu wachsen, den Gelenkknorpel zu überwuchern, seine Ernährung zu drosseln und ihn schließlich zu zerstören, bzw. nekrotische Knorpelteile zu sequestrieren.

Durch den erhöhten Druck im Gelenk wird die Kapsel ausgeweitet und mitsamt dem Bandapparat in Mitleidenschaft gezogen.

Das ausgeschiedene Fibrin *verklebt* den Gelenkbinnenraum, verlötet und verödet ihn schließlich, was zusammen mit der *Vernarbung* im und um das Gelenk herum zur zunehmenden *Versteifung* führt bis zur bindegewebigen Ankylose. Diese kann schlußendlich verknöchern, womit erst die definitive Heilung möglich wird. Bei spontanem Verlauf kann dies Monate und Jahre dauern.

In der Zwischenzeit kann es zu Abszeß- Sequester-, und Fistelbildung kommen, sowie zu Fehlstellungen infolge von Kontrakturen.

Ist das Gelenk einmal irreparabel geschädigt, kann dieser lange Prozeß abgekürzt werden durch eine *Arthrodese.*

Im *Frühstadium,* bevor irreversible Schäden entstanden sind, hat ein infiziertes Gelenk eine reelle Chance, unter konsequent durchgeführter chirurgischer Therapie auszuheilen und wieder normal funktionstüchtig zu werden.

Daraus geht hervor, wie *wichtig* das *frühe Erkennen* eines Gelenkinfektes ist.

Die Diagnose

Sie muß bei den oben beschriebenen Zeichen vermutet werden. Beim geringsten Verdacht ist eine eingehende Abklärung nötig. Sofort muß das Gelenk *punktiert* werden, um die Diagnose zu *sichern,* sowie Art und Empfindlichkeit des Erregers festzustellen. Dies ist notwendig, auch wenn im *Röntgenbild* noch keine Veränderungen zu sehen sind. Solche stellen sich erst allmählich ein: *Osteoporose* im ganzen Gelenkbereich, zunächst diffus, mit der Zeit unregelmäßig fleckig. Eine zunehmende *Verschmälerung des Gelenkspaltes* deutet die Zerstörung des Gelenkknorpels an. In diesem Stadium kann mit der Wiederherstellung des Gelenkes nicht mehr gerechnet werden (Abb. 32.17).

Die Therapie

Sie entspricht jener der septischen Arthritis beim Kind. Da das Gelenk auf dem Spiel steht, ist stationäre Behandlung angezeigt. Durch frühzeitige, gezielte antibiotische Therapie und konsequente Ruhigstellung gelingt es manchmal, die Arthritis zu heilen, wenn die Erreger nicht allzu pathogen sind.

Wenn die Infektion aber auf die konservative Behandlung nicht sofort anspricht, jedenfalls bei einem eindeutigen infektiösen Erguß, sollte mit der *chirurgischen Therapie* nicht zugewartet werden. Drainage mittels Punktion und Arthroskopie genügen in der Regel nicht. Das Gelenk muß eröffnet, gesäubert und ausgespült werden. In späteren Stadien kann eine *Synovektomie* notwendig werden.

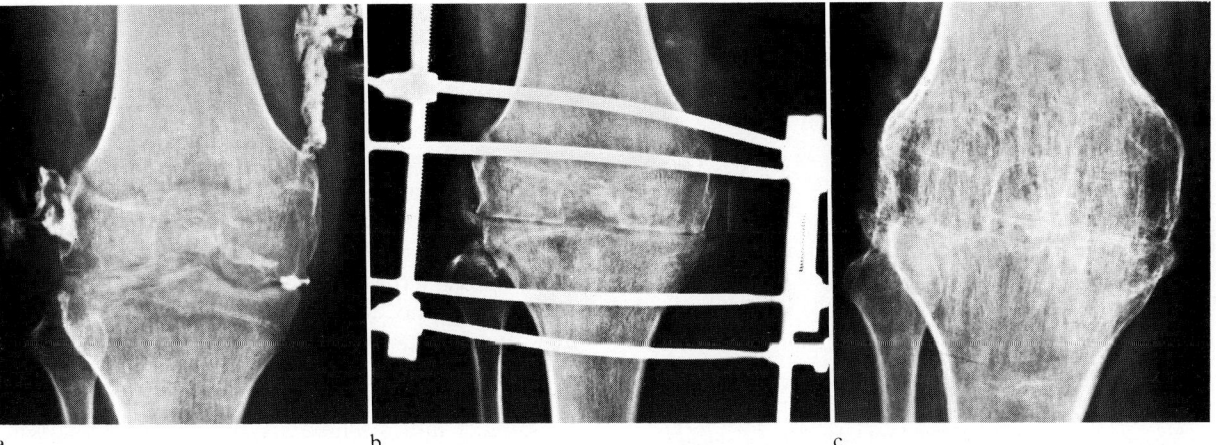

a   b   c

Abb. 32.17: *Septische Arthritis* bei einem 35jährigen Mann.

a Weitgehende Zerstörung des Kniegelenkes und starke Osteoporose. Die Kontrastmittelschatten stammen von einer Fistelfüllung.

b Zustand nach Ausräumung des Infektes und Kompressionsarthrodese des Kniegelenkes. Der Druck auf die entknorpelten Gelenkflächen ist an der Durchbiegung der Nägel zu erkennen, welche durch äußere Spanner zusammengepreßt werden.

c Kontrollbild 2 Jahre später: Die Infektion ist ausgeheilt, die Arthrodese knöchern fest geworden.

Schließlich kann eine *Spül-Saug-Drainage* installiert und angeschlossen werden an kontinuierlichem, niedrigem Sog, was besser funktioniert als Vakuumflaschen.

Ringer-Laktat ist lokal besser verträglich als NaCl und Antibiotikazusatz für die *Dauerspülung.* Diese sollte nicht länger als etwa eine Woche belassen werden. Die Drains haben eine perfide Tendenz, zu verstopfen. Es ist deshalb überaus wichtig, sie ununterbrochen zu kontrollieren und zu pflegen, wieder durchgängig zu machen und wenn nötig neu einzulegen.

Eine gleichzeitige *gezielte* hochdosierte *Antibiotikatherapie* ist angezeigt. Diese Maßnahmen geben dem Gelenk eine Chance, zu heilen, bevor irreversible Zerstörungen eingetreten sind.

Ruhigstellung und *Hochlagerung* im Anfangsstadium sind selbstverständlich und *unumgänglich.*

Um eine Versteifung zu verhindern, sollte andererseits das Gelenk so früh als möglich wieder bewegt werden. Dies kann aber erst nach Abklingen der akuten Entzündung geschehen und darf kein Rezidiv auslösen. Die Mobilisation ist also äußerst heikel. Ein Kompromiß in diesem Dilemma ist die passive Mobilisation mittels motorgetriebener Schienen, die der Patient selbst einstellen kann («continuous passive motion, siehe S. 208).

Solche kontrollierte, regelmäßige und langsame Bewegungen sind weniger gefährlich als die schlecht dosierbare und schwierig zu kontrollierende konventionelle Heilgymnastik, welche deshalb in diesen Fällen keine Indikation hat.

Es braucht aber viel *Geduld* und Zeit, bis eine brauchbare Beweglichkeit wieder einigermaßen erreicht wird. Ungeduld bringt Rezidive.

Bei früh einsetzender Therapie kann in etwa der Hälfte der Fälle mit einem guten Ergebnis gerechnet werden. Bewegungseinschränkungen, Arthrosen und subjektive Beschwerden sind allerdings häufige Spätfolgen.

In manchen Fällen ist eine befriedigende Gelenkfunktion *nicht mehr* zu erwarten: Sobald Zeichen der Gelenkdestruktion deutlich werden, ist die *Ankylose in Funktionsstellung* (siehe S. 449) anzustreben. Die Krankheit und die Schmerzen verschwinden, sobald das Gelenk knöchern fest versteift ist. Dies tritt früher oder später spontan ein, und man kann das Gelenk einfach so lange in Funktionsstellung *im Gips ruhigstellen.* Doch kann die spontane Verknöcherung Monate und Jahre auf sich warten lassen, und nicht selten entstehen Fehlstellungen. Deshalb ist es besser, die *Arthrodese* durchzuführen, sobald es sich herausstellt, daß eine Wiederherstellung des Gelenkes nicht mehr möglich ist.

Die Arthrodese kann und soll auch bei florider eitriger Entzündung gemacht werden. Gleichzeitig wird ja auch der Infekt radikal ausgeräumt. In kurzer Zeit klingt die Entzündung ab und das Gelenk wird in guter Funktionsstellung knöchern fest und tragfähig (siehe auch Arthrodesen S. 254) (Abb. 32.18). Bei kleinen Gelenken, etwa an den Zehen, genügt eine einfache Resektion.

Bei Fehlstellung ankylosierter Gelenke kann eine Korrekturosteotomie notwendig werden.

a   b

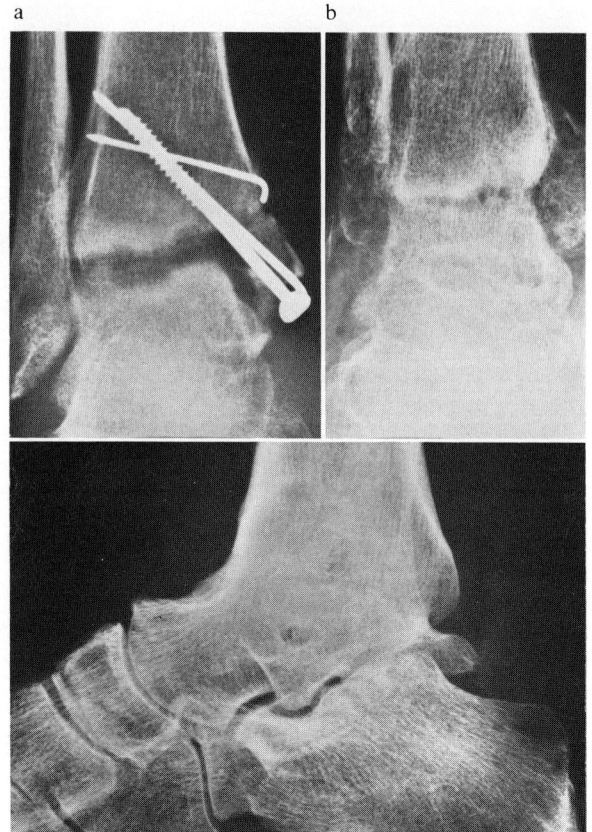

c

Abb. 32.18: *Posttraumatische septische Arthritis* bei einem 23jährigen Mann.

a Infektion des oberen Sprunggelenkes im Anschluß an eine offene Bimalleolarfraktur und Osteosynthese. Das Gelenk ist weitgehend zerstört.

b Ausräumung der Infektion und Arthrodese des oberen Sprunggelenkes.

c 2 Jahre später. Arthrodese knöchern durchgebaut.

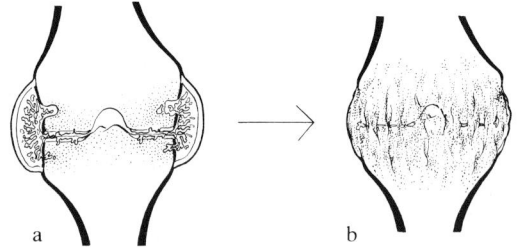

a   b

Abb. 32.19: *Gelenktuberkulose.*

a Synovitis, Erguß. In diesem Stadium ist eine Heilung noch möglich, doch geht der Prozeß häufig weiter, mit Schädigung des Gelenkknorpels, Infiltration des Knochens, und schließlich Zerstörung des Gelenkes.

b Ausheilung durch Ankylose, erst fibrös, später meist knöchern. Dadurch wird das Gelenk wieder schmerzfrei und tragfähig, allerdings dauert es lange Zeit (evtl. Jahre). Auch andere eitrige Arthritiden können so ausheilen. Mit einer Arthrodese läßt sich der Prozeß abkürzen.

Tuberkulose

Dank der BCG-Impfung und der erfolgreichen medikamentösen Therapie der Tuberkulose im Frühstadium sind die tuberkulösen Erkrankungen des Bewegungsapparates stark zurückgegangen. Früher häufig gesehene Bilder wie Querschnittlähmung bei Spondylitis tbc, schwere Fehlstellungen und Beinverkürzungen wegen Coxitis tbc nach jahre- und jahrzehntelanger Erkrankung usw. sind selten geworden. Trotzdem ist die Tuberkulose noch nicht verschwunden, und es ist wichtig, an die Diagnose zu denken. *Die frühe gezielte Behandlung* vermag manches Gelenk zu retten, die Knochentuberkulose zur Heilung zu bringen und die Leidenszeit um Jahre abzukürzen.

Die *Skelettuberkulose* ist in der Regel eine Krankheit der *Kinder* und Jugendlichen. Sie wird hämatogen ausgestreut und setzt sich besonders im Knochenmark von gut durchbluteter Spongiosa fest, also vor allem in Wirbelkörpern (Spondylitis) und in Gelenknähe: Hüftgelenk (Coxitis), Knie (Gonitis), seltener kleine Hand- und Fußknochen (Spina ventosa). Der Befall der *Gelenke* kann sowohl von einem gelenknahen Knochenherd wie auch direkt von einer tuberkulösen Synovitis ausgehen.

Klinik

Die Krankheit beginnt schleichend und verläuft *protrahiert,* oft über mehrere Jahre hinweg. Die klassischen Symptome der Entzündung fehlen meistens, einzig die *Schmerzen* sind immer vorhanden. Eine erhöhte Senkungsreaktion, eine gewisse Einschränkung der Beweglichkeit des befallenen Gelenkes können die einzigen Zeichen sein im Beginn. An Stellen, die der klinischen Untersuchung gut zugänglich sind, wie Kniegelenk, Finger usw. läßt sich eine Schwellung, allerdings oft ohne Überwärmung, feststellen. Die *Diagnose* muß in diesem Stadium vermutet und mit Hilfe von Tuberkulinreaktion (damit kann eine Tbc wohl ausgeschlossen, nicht aber nachgewiesen werden), *Röntgenbild,* evtl. *Tomogramm* und durch den *Nachweis der Erreger* aus dem Krankheitsherd gesichert werden.

Die Veränderungen auf dem *Röntgenbild* sind zu Beginn der Erkrankung oft gering und nicht selten auf einer gewöhnlichen Aufnahme nicht sichtbar. Ein lokaler Defekt läßt sich dann evtl. nur auf der *Schichtaufnahme* nachweisen. Manchmal müssen wiederholte Kontrollen in Abständen von 1–2 Monaten gemacht werden. Charakteristisch ist die starke, unregelmäßige *Osteoporose* in der Umgebung des Herdes, fast immer ohne osteosklerotische Reaktionen.

Bei Gelenkbefall erscheint nach einiger Zeit (Wochen) eine zunehmende *Verschmälerung des Gelenkspaltes* im Röntgenbild. Sie zeigt die fortschreitende Zerstörung des Gelenkknorpels an.

Verlauf

Bei der primären Tbc-Arthritis fehlt gelegentlich ein Erguß, und das Gelenk versteift unter langsamer Zerstörung des Gelenkknorpels (Caries sicca, z.B. des Schultergelenkes). Meist ist jedoch ein eitriger Erguß vorhanden, zusammen mit einer massiven Verdickung der Synovialmembran. Bei unbeeinflußtem Verlauf verschwindet mit der Zeit der Gelenkspalt ganz, das Gelenk ankylosiert, zuerst fibrös, später knöchern, indem der Gelenkspalt von Knochentrabekeln überbrückt wird. Dies war früher die einzige Art der «Heilung» der Krankheit (Abb. 32.19).

Wachstumsstörungen nach Skelettuberkulose sind nicht selten, weil der tuberkulöse Prozeß in der Regel in der Nähe der Epiphysenwachstumsfugen beginnt und diese zerstören kann, mit Vorliebe am Hüftgelenk. Massive Beinverkürzungen und Fehlstellungen, z.B. des proximalen Femurendes, bleiben zurück, auch nach Ausheilung des Prozesses. Frühe operative Herdausräumung kann solche Folgen manchmal verhindern.

Eine eigenartige Wachstumsstörung wurde gelegentlich bei einer Coxitis tbc am gleichseitigen Knie beobachtet: Zerstörung und Wachstumsblockierung der knienahen Epiphysen im sehr stark porotischen Knochen, ohne daß das Knie selbst tuberkulös wäre. Vielleicht spielt die monate-, oft jahrelange Liegezeit im Gips bei diesen Fällen eine Rolle (Mikrofrakturen im stark osteoporotischen Knochen).

Die *häufigste* Skelettuberkulose und auch die *schwerste* Form ist die *Wirbeltuberkulose:* siehe S. 669f.

Therapie

In jedem Fall steht heute die antibiotische tuberkulostatische Therapie nach den allgemeinen Regeln der Tuberkulosebehandlung an erster Stelle. Dazu kommt die vollständige Ruhigstellung, in der Regel Bettruhe bis zum Abklingen des floriden Prozesses. Unter einem solchen Regime kann die Skelettuberkulose ausheilen, allerdings meistens nicht ohne Defekte wie Keilwirbel- und Gibbusbildung oder Gelenkankylosen zu hinterlassen. Bei manchen Fällen von Gelenktuberkulose, die früh diagnostiziert und behandelt werden, vor allem bei Kindern, kann sich das Gelenk unter der konservativen Therapie erholen, sofern der Zerstörungsprozeß noch nicht weit fortgeschritten ist. Evtl. kann durch anatomisch genaue *Ausräumung eines gelenknahen Knochenherdes,* der noch nicht ins Gelenk eingebrochen ist, evtl. durch eine *frühzeitige Synovektomie* der Prozeß zur Heilung gebracht werden, *bevor* er irreparable Zerstörungen am Gelenk angerichtet hat. Falls ein Gelenk nicht gerettet werden kann – nach einigen Monaten konservativer Therapie ist dies erkennbar – gibt die *Ankylose in guter Stellung* das beste Ergebnis. Manchmal tritt sie spontan ein. Meistens dauert dies aber lange Zeit (Jahre; siehe Abb. 32.20), und

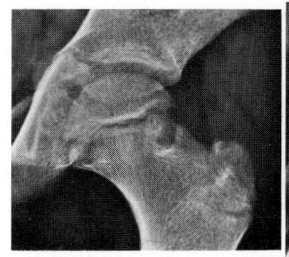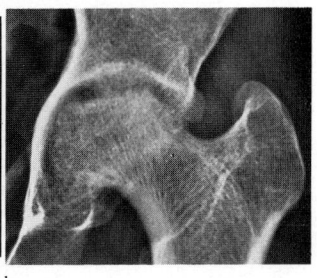

a   b

Abb. 32.20: *Coxitis tuberculosa.*

a Osteolyseherd in der Metaphyse, dicht unter der Epiphysenfuge, bei einem 11jährigen Knaben.

b Dieselbe Hüfte 9 Jahre später. Offenbar ist der Herd ins Gelenk durchgebrochen und hat eine Arthritis verursacht, welche das Gelenk weitgehend zerstörte. Nach vielen Jahren werden solche Gelenke in der Regel ankylotisch, zuerst bindegewebig wie hier, später meist knöchern (siehe Abb. 38.8).

Fehlstellungen sind nicht selten. Deshalb ist in der Regel die *operative Ausräumung* des Infektes und gleichzeitige *Arthrodese* bzw. Spondylodese angezeigt (auch bei floridem Prozeß ohne weiteres möglich!), bei Fehlstellungen evtl. eine Korrekturosteotomie (Funktionsstellung: siehe S. 449).

Manchmal verhindern *Knochensequester,* nekrotische Wirbelteile oder Gelenkabschnitte, eine Spontanheilung, weil sie vom Körper nicht mehr abgebaut oder resorbiert werden können. So können chronische Fisteln mit dauernder Eitersekretion übrigbleiben. Sie tragen den Keim für maligne Entartung (Fistelkarzinom) und Stoffwechselstörungen wie z.B. die Amyloidose in sich.

In solchen Fällen ist eine *Sanierung* durch *operative Ausräumung* möglich und zweckmäßig. Damit kann die Krankheitszeit meistens erheblich verkürzt werden. Die Operation umfaßt in der Regel die Abszeßausräumung, Sequesterentfernung, Resektion aller nekrotischen Gewebe, Fistelentfernung, sowie evtl. eine Spanoperation oder eine Arthrodese (siehe auch bei Osteomyelitis, S. 354ff.).

Infektionen

Seltenere Infektionskrankheiten des Skelettes

Typhus, Bang, Ruhr: Diese Krankheiten befallen gelegentlich das Skelett, vorzugsweise einzelne Wirbelkörper, und verursachen hier eine spezifische Osteomyelitis, resp. eine *Spondylitis.* Die Krankheit verläuft akuter als die Tbc-Spondylitis und macht im Gegensatz zu dieser eher sklerotische Reaktionen als Porose.

Die Diagnose

wird aus dem bakteriologischen oder serologischen Nachweis der Grundkrankheit gestellt. Die Heilung erfolgt auf dem Weg über den Zusammenbruch des befallenen Wirbels (Keilwirbel, Gibbus) und die Verschmelzung mit dem benachbarten Wirbel.

Therapie: Behandlung der Grundkrankheit, Ruhigstellung (Bettruhe, Liegeschale), evtl. chirurgische Ausräumung von Abszeß und Sequester zusammen mit Spondylodese (Spanoperation) (vgl. Tuberkulose, S. 364).

An *Lues, Gonorrhoe* oder *andere,* exotischere Infektionen wäre zu denken bei ungewöhnlichen Fällen.

Weichteilinfektionen

Eitrige Sehnenscheidenentzündungen

Vorzugsweise in den Sehnenscheiden der Fingerflexoren, ausgelöst durch lokale Infektion (Stichverletzungen). Lokale Schmerzen und Bewegungsbehinderung. Oft ist die chirurgische Drainage des Empyems notwendig (siehe S. 562).

Eitrige Bursitis

Typisch ist die eitrige Bursitis der

– Bursa olecrani (S. 542) und der
– Bursa praepatellaris (S. 835), ebenfalls fast immer durch lokale Infektion (offene Wunden).

Starke entzündliche Schwellung, Hydrops. Die Bursitis sollte nicht mit einem Gelenkerguß verwechselt werden. Durch Inspektion und Palpation kann die Begrenzung der Entzündung auf die Bursa festgestellt werden.

Therapie: Im akuten Stadium: Inzision und Drainage. Wenn Entzündung abgeklungen: Exzision der Bursa.

Prophylaktische Exzision bei traumatischer Eröffnung der Bursa.

Panaritium: siehe S. 561, *Paronychie:* siehe S. 561 und (an den Zehen) S. 905.

33. Tumoren des Bewegungsapparates

Tumoren des Bewegungsapparates sind relativ selten. Mit wenigen Ausnahmen sind es *Knochentumoren*. Ihre große Bedeutung liegt darin, daß *neben harmlosen* Zufallsbefunden auch rasch *letal verlaufende* Krankheiten vorkommen.

Die *Verantwortung* des Arztes, *sie zu erkennen* und die Therapie entsprechend zu wählen, ist groß. Es ist sicher schlimm, einen malignen Tumor nicht zu erkennen und die Chance, die der Patient z. B. mit einer rechtzeitigen Behandlung vielleicht gehabt hätte, zu verpassen. Schlimmer noch ist aber eine aggressive Therapie, wenn sich nachträglich herausstellt, daß gar kein maligner Tumor vorhanden war. Beides kann nur durch sorgfältige Diagnostik und Indikation vermieden werden.

Was an einem Tumor am meisten interessiert, ist sein *Wachstumsverhalten*, seine Aggressivität, also seine spontane *Prognose*. Diese hängt vom *Charakter* der *pathologisch veränderten Zellen* ab. Mikroskopisch lassen sich diese differenzieren und klassifizieren. Damit ist es möglich, im Einzelfall eine Prognose zu stellen und auch die Chancen bestimmter Behandlungsmethoden mit einiger Sicherheit vorauszusagen. Daraus ergibt sich die dominierende Rolle der *Histologie* in der Tumordiagnostik von selbst: Die Grundlage für die Therapie ist die *pathologisch-anatomische Klassierung* der Tumoren. Daß an dieser heute noch gearbeitet wird, zeigt, wie schwierig es ist, über die mutmaßliche Herkunft und Entwicklung der einzelnen Tumoren mit einiger Genauigkeit etwas auszusagen.

Noch schwieriger ist es, herauszufinden, welche Therapie bei welchem Tumor tatsächlich eine Heilung oder wenigstens eine Besserung bringen kann ohne zu große Opfer für den Patienten.

Die Therapie der Knochentumoren ist zu einer vielschichtigen interdisziplinären Aufgabe geworden und damit zu einer besonderen Spezialität. Wesentliche Fortschritte wurden in den letzten Jahren erzielt, doch ist man von idealen Lösungen noch weit entfernt. Auf alle neuen Erkenntnisse und Verfahren kann deshalb hier nur summarisch eingegangen werden.

Die meisten Fehler geschehen jedoch *bevor* der Patient zum Spezialisten kommt. Deshalb muß der Arzt, der ihn *zuerst* sieht, wissen, was er tun muß.

Diagnostik

Klinik

Primäre Knochentumoren sind *selten*, maligne noch seltener. So rechnet man beim Osteosarkom, dem häufigsten malignen Knochentumor, mit ein bis drei Fällen auf eine Million Einwohner pro Jahr. Die Chance, daß ein nicht auf Knochentumoren spezialisierter Arzt, auch ein Orthopäde, jemals eines zu sehen bekommt, ist also recht gering. Die Kunst besteht darin, *im richtigen Moment daran zu denken* (vgl. Abb. 33.1).

Anhaltende und *langsam zunehmende Schmerzen*, die auch in *Ruhe und nachts nicht verschwinden*, bei *jungen Leuten* sind das *wichtigste Symptom* von primären Knochentumoren.

Schmerzen bei Tumoren treten gelegentlich nach einem unbedeutenden Trauma auf, dem dann der Patient, und mit ihm leicht auch der Arzt, die Schmerzen zuschreibt. Schmerzen nach einfachen Verletzungen klingen in der Regel jedoch rasch ab.

Weitere Zeichen sind sichtbare, evtl. palpierbare Verdickungen, Schwellungen oder Funktionseinschränkungen.

Bei der klinischen Untersuchung ist es wichtig, die genaue Schmerzanamnese zu erheben, den Schmerzpunkt exakt zu lokalisieren, den Palpationsbefund

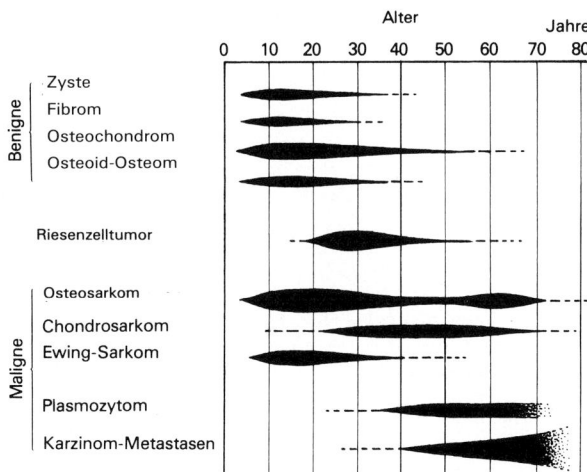

Abb. 33.1: Die *Lebensalter*, in welchen *Knochentumoren* zu erwarten sind. Die Mehrzahl der primären Tumoren, benigne wie maligne, treten in der *Wachstumsperiode* auf. Häufiger ist allerdings der *sekundäre* Skelettbefall im *Alter*.

einwandfrei zu registrieren und nach Funktionsstörungen zu suchen.

Tumorkranke zeigen in der Regel keine allgemeine Erkrankungsanzeichen. Solche sind nur im Endstadium zu erwarten.

Nicht selten macht sich ein Knochentumor erstmals bemerkbar, wenn der geschwächte Knochen bei einem geringfügigen Trauma *bricht: Pathologische Fraktur* (siehe S. 467). Frakturen ohne adäquates Trauma, mit ungewöhnlicher Lokalisation oder Erscheinungsform, erwecken deshalb den Verdacht auf einen Tumor (siehe Abb. 33.5 und Abb. 33.24).

• *In jedem Fall von Tumorverdacht wird zuerst ein Röntgenbild veranlaßt.*

Röntgendiagnostik

Eine Studie über 70 Patienten mit Knochentumoren[1] zeigte, daß bei allen das *gewöhnliche Röntgenbild* schließlich zur korrekten Diagnose führte.

Daß die Diagnose nicht selten anfänglich verpaßt wurde, hatte folgende Ursachen: Technisch nicht

[1] J. Bone Jt. Surg. (Br.) 1990; *72-B:* 754–756.

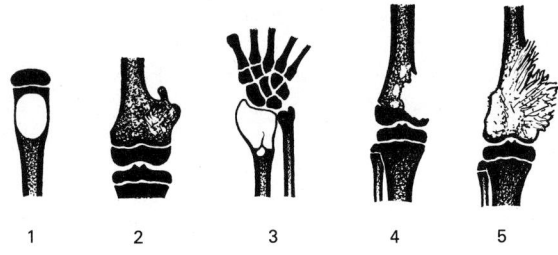

Abb. 33.2: *Röntgenaspekte einiger Knochentumoren. Links benigne,* rechts *maligne* Tumoren.

1 *Solitäre Knochenzyste.* Scharfe Begrenzung, keine Zerstörung der fundamentalen Knochenstruktur: Kortikalis wohl verdünnt und ausgeweitet, aber überall intakt. Epiphysenfuge ebenfalls intakt. Diese Zeichen sprechen für einen benignen Prozeß.
2 *Kartilaginäre Exostose:* gut begrenzte, strukturierte Auswüchse, ebenfalls benigne.
3 *Riesenzelltumor:* Meist in der Epiphyse, bei bereits verschlossenen Epiphysenfugen. Epiphyse kolbig aufgetrieben, Form und Begrenzung verändert, aber immer noch einigermaßen gewahrt. Massive Osteolyse, gekammert. Semimaligner Tumor.
4 *Osteosarkom,* osteoklastisch. Unregelmäßige, destruierende Osteolyse, welche die anatomischen Strukturen und Begrenzungen nicht mehr beachtet. Massive Zerstörung von Struktur und Form: Maligner Tumor.
5 *Osteosarkom,* osteoblastisch: Unregelmäßige und ungeordnete Knochenproduktion neben Destruktion, in den Knochen und in die Umgebung infiltrierend. Die anatomischen Grenzen werden nicht mehr beachtet: Maligner Tumor.

einwandfreie Bilder, zu kleiner Ausschnitt (z. B. nur Knie oder Oberschenkel statt beides), aber auch weder vom behandelnden Arzt noch vom Radiologen erkannte Tumorzeichen.

Diese Zeichen sind an sich gut bekannt, werden aber leicht übersehen: Unklare Osteolyse- oder Skleroseherde, Kortikalisdefekte, subperiostale Knochenbildungen müssen den *Verdacht* auf einen *malignen Knochentumor* erwecken.

Vergleichsaufnahmen der Gegenseite können hilfreich sein.

Das *Röntgenbild* steht am Anfang der Tumordiagnostik.

Manche nicht neoplastischen Veränderungen oder typische benigne Tumoren können mit Hilfe des Röntgenbildes und der klinischen Beurteilung (Alter des Patienten und Lokalisation der Läsion) *allein* von den übrigen Tumoren abgegrenzt werden. Dazu gehören das nicht ossifizierende *Knochenfibrom,* die juvenile *Knochenzyste* u. a.

Es gibt für Tumoren *typische röntgenologische Zeichen* wie Knochendefekte durch Osteolyse, Knochenneubildung durch osteoplastisches Tumorwachstum und reaktive Sklerose, periostale Auflagerungen, parallel oder senkrecht zur Oberfläche des Knochens, doch sind diese morphologischen Veränderungen praktisch nie pathognomonisch für einen bestimmten Tumor (Abb. 33.2). Die meisten von diesen Zeichen können auch einmal bei nicht neoplastischen Affektionen, wie Knocheninfekten, aseptischen Knochennekrosen, posttraumatischen Veränderungen, Myositis ossificans usw., vorkommen. Zudem haben vor allem die Sarkome sehr variable Erscheinungsformen auf dem Röntgenbild. Die Mehrzahl der Knochentumoren läßt sich aus dem Röntgenbild allein *nicht* mit genügender Zuverlässigkeit bestimmen. Dies ist aber auch nicht entscheidend. Wichtig ist, daß die Verdachtsdiagnose «Tumor» überhaupt gestellt wird.

Weitere Untersuchungen

Eine *Szintigraphie* ist für die weitere Abklärung zweckmäßig: Ein negativer Befund läßt einen schnell wachsenden, also einen malignen Tumor weitgehend ausschließen. Ein positiver Befund zeigt vermehrten Knochenumbau und ist deshalb suspekt. Auch *Metastasen* lassen sich aufdecken im *Ganzkörperszintigramm* (siehe Abb. 13.33).

Laboruntersuchungen (Hämatologie, Blutchemie) dienen vorab der Differentialdiagnose, z. B. gegenüber entzündlichen Veränderungen.

Computer- und *Kernspintomographie* hingegen sind für die Diagnostik und gleichzeitig auch für die *Bestandesaufnahme* (staging) eines Tumors und damit für die *Therapie* wichtig geworden: Strukturelle Veränderungen und topographische Lokalisation, örtliche Ausdehnung und Invasivität können beurteilt werden, später dann das Ansprechen auf die Therapie.

Das *CT* läßt vor allem an der Wirbelsäule und am Becken Einzelheiten erkennen, die im Röntgenbild nicht deutlich genug zu sehen sind (siehe Abb. 33.25).

Das *MRI* zeigt besonders die *Beteiligung der Weichteile* (Infiltration, Gewebsdichte, zystische Veränderungen, Tumorkapsel, perifokales Ödem).

Diese spezifischen Untersuchungen sollten, wenn die Diagnose «Tumor» wahrscheinlich ist, zuerst gemacht werden.

Allerdings ist auch mit allen diesen Untersuchungen eine *eindeutige Diagnose nicht* mit genügender Sicherheit möglich. *Entscheidend ist der histologische Befund.*

Die histologische Diagnose

Eine feingewebliche Diagnose ist in der Regel als Grundlage für die Therapie *unerläßlich.*

Trotzdem sollte der behandelnde Chirurg *der Versuchung widerstehen,* jetzt sofort *eine Biopsie* zu machen. Biopsien von tiefer liegenden Knochen sind größere Eingriffe, die auf manche Weise schaden und eine nachfolgende Therapie kompromittieren können: Durch Infektion, Verletzung eines Gelenkes, ungünstig gewählte Stelle im Hinblick auf spätere, definitive Eingriffe, Dissemination des Tumors und für die histologische Untersuchung ungenügende Gewebsstücke. Schließlich ist für *die Interpretation* der Histologie besondere Erfahrung auf dem Gebiet der Knochentumoren nötig.

Daraus ergibt sich, daß Biopsien nur von einem Chirurgen gemacht werden sollten, der auch bereit und befähigt ist, die definitive Operation durchzuführen. Dies bedeutet, daß einem tumorverdächtigen Patienten am besten gedient ist, wenn er bereits *zur Abklärung* und nicht erst zur Therapie einem auf diesem Gebiet erfahrenen Spezialisten bzw. einer spezialisierten Klinik überwiesen wird.

Die zentrale Stellung in der Diagnostik der Knochentumoren hat nach wie vor *der Pathologe* inne. Die Therapie richtet sich nach der *Dignität* des Tumors, und diese ergibt sich aus der *histologischen Klassifizierung.*

Die Feinnadelpunktion erlaubt in der Regel nur eine zytologische Untersuchung, aber keine Klassifizierung. Auch ist ein negativer Befund nicht verwertbar. Die Nadelpunktion dient deshalb eher der Verlaufskontrolle.

Eine sichere Diagnose und eine einwandfreie Klassifizierung ist nur durch die *offene Biopsie* möglich, welche erlaubt, repräsentative Gewebsstücke für die histologische Gewebsuntersuchung zu gewinnen.

Kleine Läsionen können gleich als Ganzes reseziert werden. Bei größeren und bei Verdacht auf ein Malignom muß die offene Biopsie bereits in die Planung des späteren chirurgischen Eingriffes sorgfältig miteinbezogen werden. Dies, sowie die oben erwähnten Komplikationen, sind der Grund, weshalb Biopsien zweckmäßigerweise erfahrenen Tumorchirurgen überlassen werden. Schnellschnitte sind schwieriger zu beurteilen als fixierte und nicht immer eindeutig.

Wichtig ist es, daß der Pathologe

- die *klinischen Daten,* die *Röntgenbilder* und den intraoperativen Befund kennt.
- daß er einen repräsentativen Teil des Tumors zur Beurteilung erhält, der genügend groß und qualitativ adäquat ist.

Auch dann ist seine Aufgabe noch schwierig genug: Mesenchymales Gewebe, wozu die Knochentumoren gehören, ist *schwieriger* zu beurteilen als z.B. die Histologie von Karzinomen. Die Abgrenzung einer Myositis ossificans oder einer massiven Kallusbildung, sowie die Differenzierung mancher Tumoren kann ebenso heikel wie verantwortungsvoll sein und erfordert besondere Erfahrung in der histologischen Beurteilung von Knochentumoren.

Klassierung der Tumoren des Bewegungsapparates

Ein großer Teil der Tumoren des Bewegungsapparates sind Knochentumoren. Zum Verständnis der mannigfaltigen und komplizierten Erscheinungsformen trägt die These bei, daß die *Tumorentstehung eng mit der Skelettentwicklung und Gewebsdifferenzierung zusammenhängt:* Danach sind Tumoren Entgleisungen dieser normalen Vorgänge und entstehen vorwiegend zu jenem Zeitpunkt und an jener Stelle, wo die betreffende normale Zellaktivität besonders groß ist, so z.B. während der Wachstumsperiode *im Bereiche der Wachstumszonen,* welche den größten Längenzuwachs bringen, also knienahe Femur- und Tibiametaphysen, proximale Humerus- und distale Radiusepiphysen (Abb. 33.3).

Bei der *Klassierung* der primären Tumoren des Bewegungsapparates ist vor allem die Einteilung in bezug auf die *Aggressivität* des Tumors von praktischer Bedeutung: Sie ist die Grundlage für den *Therapieplan.*

1. Benigne Tumoren

Sie kommen fast ausschließlich bei Kindern, Adoleszenten und jungen Erwachsenen vor. Sie hören auf zu wachsen, sobald das Knochenwachstum abgeschlossen ist. Hier besteht erfahrungsgemäß die Gefahr, daß «übertherapiert» wird. In manchen Fällen ist eine Therapie gar nicht notwendig, vor allem, wenn keine Beschwerden bestehen und die Tragfunktion des betroffenen Knochens nicht oder nur unwesentlich beeinträchtigt ist. In den übrigen Fällen ist in der Regel eine Operation möglich, bei welcher Funktion und Integrität des Körpers erhalten werden können.

Tumoren

Tumoren

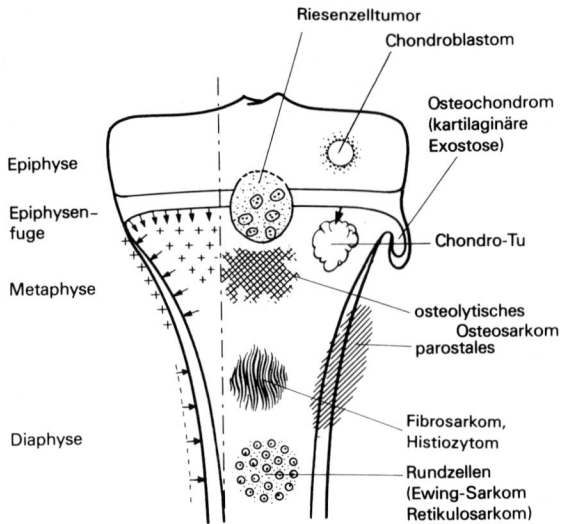

Riesenzelltumor
Chondroblastom
Osteochondrom (kartilaginäre Exostose)
Epiphyse
Epiphysen-fuge
Chondro-Tu
Metaphyse
osteolytisches Osteosarkom parostales
Diaphyse
Fibrosarkom, Histiozytom
Rundzellen (Ewing-Sarkom Retikulosarkom)

Abb. 33.3: Zusammenhang zwischen Tumorentstehung und normaler *Zelldifferenzierung* beim Knochenwachstum (nach JOHNSON).

Links: An- und Umbauvorgänge am wachsenden Knochen (vgl. S. 74f.). Pfeile: Osteoblasten, Kreuze: Osteoklasten.

Rechts: Bevorzugte Lokalisation einiger Knochentumoren. Sie entspricht topographisch ungefähr den Stellen größter Zellaktivität bei *normalem* Wachstum.

Weil sie hinsichtlich Diagnostik und Therapie ähnliche Probleme stellen wie die benignen Knochentumoren, werden *einige andere nicht tumoröse Knochenveränderungen,* welche aber *Tumoren vortäuschen* können, zusammen mit diesen besprochen. Dazu gehören als relativ häufige Befunde: Juvenile Knochenzysten und fibröser Kortikalisdefekt bzw. nicht ossifizierendes Knochenfibrom. Praktisch wichtig ist vor allem, diese Befunde von den Tumoren zu unterscheiden, und damit *unnötige chirurgische Eingriffe zu vermeiden.*

2. Maligne Tumoren

Das charakteristische Merkmal ist, daß sie in ihrem Wachstum die *Gewebsgrenzen nicht respektieren,* sondern infiltrativ und zerstörerisch in andere Gewebe einwachsen. Zudem machen sie auf dem Lymph- und Blutweg *Metastasen.* Die malignen primären Knochentumoren sind für ihre besondere Bösartigkeit bekannt. Immerhin ist eine genauere Differenzierung und entsprechend gezielte Therapie sinnvoll und gibt den Patienten eine *reelle Überlebenschance.*

Die psychologischen und sozialen Probleme, die sich bei diesen Patienten stellen, gehören zu den größten und schwierigsten in der Orthopädie. Sie brauchen außerordentlich viel Zeit, Geduld und Einfühlungsvermögen. Daß sich der Arzt ihnen nicht entziehen kann, ist selbstverständlich. Das Gespräch mit dem Patienten steht im Mittelpunkt. Es muß auch während der Behandlung weiter gepflegt werden. Schematisieren läßt es sich nicht. Es muß dem einzelnen Menschen, seinem Charakter, seiner Lebenssituation, seinem sozialen Umfeld angepaßt werden.

Eingehende Information ist notwendig vor eingreifenden Therapien (Chemotherapie, Operation, Bestrahlung), weil anders die außerordentlich belastenden Nebenwirkungen dem Patienten nicht zuzumuten sind.

Wenn aber keine Heilungschancen bestehen, erscheint eine volle Aufklärung unmenschlich, nachdem ja die große Mehrzahl der Menschen in den Industrieländern das Sterben vollkommen verdrängt und vom Tod unvorbereitet überrascht wird.

Die Therapie von Knochensarkomen erfordert *große Erfahrung.* Sie kann nur im *interdisziplinären Teamwork* optimal geplant und durchgeführt werden. Orthopädischer Chirurg, Onkologe, Pathologe und Strahlentherapeut, oft auch der Psychiater, müssen zusammenarbeiten. Praktisch ist dies nur in spezialisierten und dafür eingerichteten Zentren möglich.

Die Behandlung umfaßt auch die *Langzeitbetreuung* und *-kontrolle.* Letztere kann allein das Kriterium für die Beurteilung verschiedener Behandlungsverfahren sein. Diese sind in den letzten Jahren effizienter geworden, jedoch noch weit entfernt von Ideallösungen. Weitere koordinierte klinische und Grundlagenforschung ist nötig und im Gang.

3. Die sog. *semimalignen Tumoren*

stehen zwischen den beiden Extremen. Sie sind lokal aggressiv, machen aber praktisch nie Metastasen. Ihre Therapie stellt manchmal schwierige Probleme, wenn es darum geht, der Forderung nach Radikalität des Eingriffes und der Erhaltung der Funktion gerecht zu werden.

Zwischen diesen drei Gruppen sind die Übergänge fließend.

4. *Knochenmetastasen und generalisierte Knochentumoren.*

Weit häufiger als primäre maligne Knochentumoren. Nicht selten Ursache von ungeklärten Schmerzen am Skelett. Häufigste Ursache von pathologischen Frakturen. Diese Komplikation macht oft lokale chirurgische Eingriffe nötig, nicht mit dem Ziel einer Heilung, sondern um den Patienten von Schmerzen zu befreien und ihm eine temporäre Funktion zurückzugeben.

Skelettkarzinose siehe S. 378.

Systematik der Knochentumoren

Der *histologischen Klassifizierung* der Knochentumoren wird der *Ursprung* der pathologisch veränderten Zellen zugrunde gelegt. So wird zwischen osteogenen, chondrogenen und anderen Tumoren unterschieden. Einteilungsschemata wurden vorgeschlagen und entsprechend dem Erkenntnisstand immer wieder geändert (Dahlin, Yaffe, Lichtenstein, Spjut, Schajowicz u. a.). Sie umfassen Dutzende von Tumorarten, von denen der größte Teil sehr selten ist.

Eine *eindeutige* Einteilung hat sich als außerordentlich schwierig erwiesen, weshalb die Terminologie auch heute noch nicht überall einheitlich ist.

Größere internationale Verbreitung hat eine von der WHO empfohlene Einteilung gefunden, das TNM-System: T steht für die Größe und Invasivität des Tumors, N für die Beteiligung der Lymphknoten, und M für hämatogene Fernmetastasen. Damit ist eine genaue Beschreibung, ein «staging», möglich, das die Grundlage für die Therapie bildet.

Im *Folgenden* werden zuerst einige *tumorvortäuschende Knochenläsionen,* sodann die *häufigeren Tumoren* mit ihren praktisch wichtigen Besonderheiten aufgeführt, beginnend mit den harmlosesten Veränderungen in der Reihenfolge zunehmender Bösartigkeit:

Tumorvortäuschende Knochenläsionen

Fibröser Kortikalisdefekt, nicht ossifizierendes Fibrom

Verhältnismäßig häufige Defektbildung im Cortex der Metaphyse langer Röhrenknochen (vor allem Femur und Tibia distal, auch proximal, Humerus, Fibula). Fast ausschließlich bei Kindern und Jugendlichen; machen keine oder nur geringe Beschwerden.

Der *röntgenologische Aspekt* ist so *typisch,* daß die Diagnose daraus allein gestellt werden kann: zystenähnlicher Kortikalisdefekt mit Randsklerosierung. Die Knochenkontur ist nie unterbrochen, eine dünne Kortikaliswand bleibt immer bestehen (Abb. 33.4).

Manchmal bilden sich Defekte von selbst zurück. Eine Operation ist bei kleinen Defekten nicht notwendig. Größere Defekte können bei Beschwerden, z.B. Spontanfrakturen usw., durch Curettage und Ausfüllen des Defektes mit Spongiosaspänen geheilt werden. Eingreifendere Operationen sind nie indiziert.

Juvenile Knochenzysten

Aspektmäßig und hinsichtlich ihrer Therapie gehören sie in dieses Kapitel, obwohl sie histologisch keine Tumoren sind, sondern flüssigkeitsgefüllte, von einer dünnen Membran ausgekleidete *Zysten.* Sie sitzen in der Metaphyse langer Röhrenknochen,

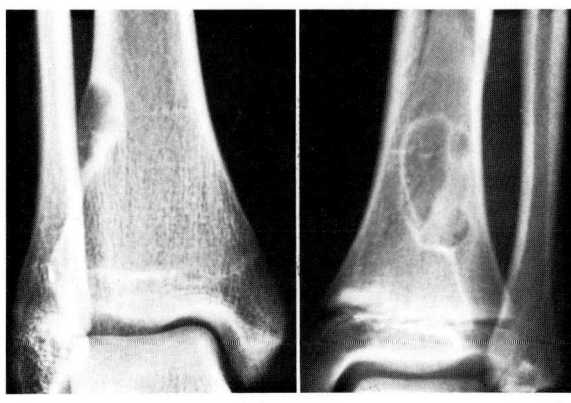

a   b

Abb. 33.4:

a Bei diesem Mädchen war wegen einer Tibiafraktur ein Röntgenbild gemacht worden. Als *Zufallsbefund* fand man einen *fibrösen Kortikalisdefekt,* der keine Beschwerden gemacht hatte. Das Röntgenbild dieser harmlosen, relativ häufigen (am häufigsten in der distalen Femurdiaphyse) Erscheinung ist so typisch, daß die Diagnose ohne weitere Abklärung mit Sicherheit gestellt werden kann. Solange die Tragfähigkeit des Knochens nicht gestört ist, ist keine Therapie nötig.

b Bei diesem Kind wurde wegen einer Unterschenkelfraktur ein Röntgenbild gemacht und dabei ein nicht ossifizierendes Knochenfibrom entdeckt. Dieses beeinflußte die Frakturheilung nicht.

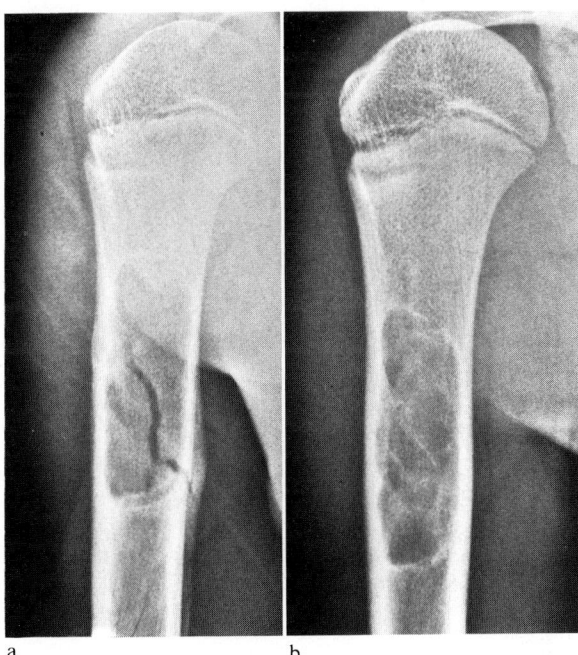

a   b

Abb. 33.5:

a *Juvenile Knochenzyste* im Humerusschaft eines 11jährigen Mädchens, kurze Zeit nach einer Spontanfraktur. Konservative Behandlung. Die periostale Kallusbildung ist bereits deutlich zu erkennen.

b 1½ Jahre später ist die Fraktur gut geheilt, die Kortikalis ist etwas dichter geworden. Die Zyste veränderte sich kaum mehr. Das Mädchen war beschwerdefrei. Eine operative Therapie ist bei Knochenzysten oft nicht nötig. Das geringe Risiko einer Refraktur schien in diesem Fall das kleinere Übel zu sein.

Tumoren

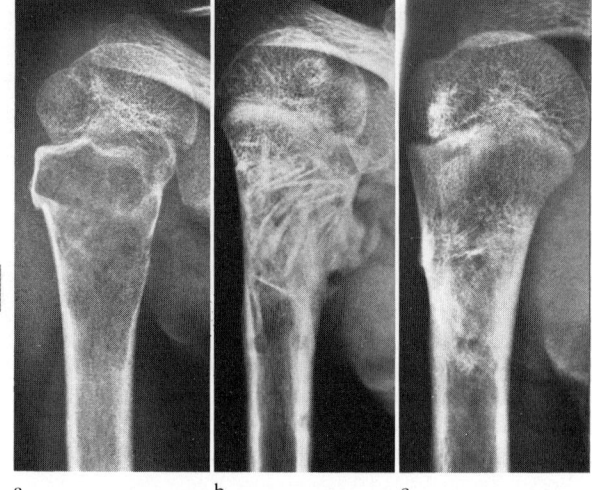

a   b   c

Abb. 33.6: *Juvenile Knochenzyste* im proximalen Humerusende. Das 7jährige Mädchen hatte kaum Beschwerden, bis nach einem leichten Trauma plötzlich starke Beschwerden in der Schulter auftraten. Das Röntgenbild (a) zeigte eine juvenile Knochenzyste an typischer Stelle: In der Metaphyse, bis direkt an die Epiphysenlinie reichend, mit einer kaum verschobenen Spontanfraktur der äußerst dünnen Kortikalis.

Wegen des großen Defektes wurde die Zyste mit autologen kortiko-spongiösen Spänen gefüllt (b).

c) Ein Jahr später sind Fraktur und Zyste geheilt. Sie liegen jetzt bereits im Schaft, in einigem Abstand von der Epiphysenlinie, ein Zeichen, daß die Wachstumszone intakt geblieben war. Das Längenwachstum des Humerus ging ungestört weiter. Bei schonender Operationstechnik ist dies die Regel.

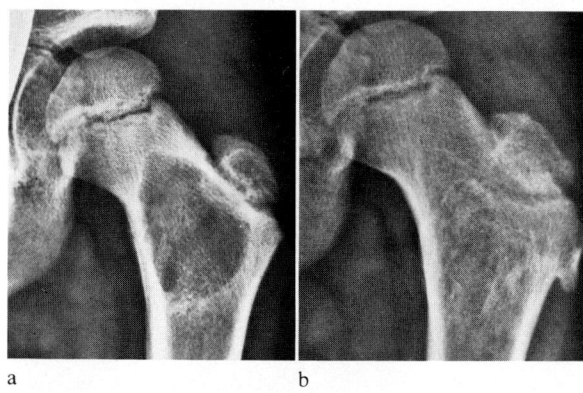

a   b

Abb. 33.7: Diese *juvenile Knochenzyste* im proximalen Femurende hatte seiner Trägerin, einem 7jährigen Mädchen, lange Zeit keine Beschwerden gemacht. Schmerzen traten erst auf infolge einer schleichenden Fraktur am Adambogen. Die Zyste mußte deshalb operiert werden. Sie wurde mit Spongiosa gefüllt. Rechts: Weitgehende Wiederherstellung der Struktur 2 Jahre später.

am häufigsten in der *proximalen Metaphyse* von *Humerus* und *Femur,* dicht an die noch offene Epiphysenfuge angrenzend. Die Kortikalis ist oft so dünn wie eine Eierschale, aber nie unterbrochen. Befallen sind Kinder und Jugendliche *im Wachstumsalter.* Manchmal sind die Zysten Zufallsbefunde, welche kaum Beschwerden machen. Kleine Zysten brauchen keine Behandlung. Bei geringem Trauma oder spontan kann aber der Knochen an dieser Stelle brechen. Meist wird die Zyste erst durch eine solche pathologische Fraktur manifest (Abb. 33.5). Die Fraktur heilt fast immer von selbst, kleinere Zysten können spontan ausheilen. Sind sie groß und gefährden die Tragfähigkeit des betroffenen Knochens, so wird zuerst versucht, sie perkutan zu punktieren, auszuwaschen und mit einer Kortisoninstillation zu füllen. Persistieren sie jedoch, und besteht die Gefahr einer pathologischen Fraktur (z. B. am proximalen Femurende), so ist es zweckmäßig, sie auszukurettieren und mit Spongiosaspänen zu füllen (Abb. 33.7). Rezidive sind nicht selten, können aber wieder gleich behandelt werden. Infolge des epiphysären Längenwachstums verlagern sich die Zysten scheinbar Richtung Diaphyse (Abb. 33.6). Es ist besser, mit der Auskratzung zu warten, bis zwischen Zyste und Epiphysenlinie Knochen nachgewachsen ist, damit bei der Operation die Epiphysenfuge nicht verletzt wird, was Wachstumsstörungen nach sich ziehen könnte.

Die seltene *fibröse Knochendysplasie* ist auf S. 335 besprochen.

Die ebenfalls seltene *aneurysmatische Knochenzyste* ist differentialdiagnostisch gegen das Sarkom abzugrenzen. Weitere seltenere Knochenveränderungen sind in Pathologiebüchern nachzulesen.

Benigne Tumoren

Osteochondrome. kartilaginäre Exostosen

Fast die Hälfte aller gutartigen Tumoren sind kartilaginäre Exostosen. Von einer Knorpelkappe überzogene tropfen- oder blumenkohlartige Knorpelauswüchse, ausgehend von einer wachsenden Epiphysenfuge (eigentlich angeborene Störung im enchondralen Knochenwachstum, siehe Abb. 33.3), sie können über faustgroß werden. Man findet sie bei Jugendlichen im Wachstumsalter, hauptsächlich an den knienahen Metaphysen von Femur und Tibia, am proximalen Humerus- und Femurende, an Ellbogen, Handgelenken, dann auch am Becken und Schulterblatt. Das Wachstum der Exostosen hört in der Regel auf mit dem Schluß der Epiphysenfugen. Späteres Wachstum weckt Verdacht auf maligne Entartung (Chondrosarkom).

Exostosen kommen *einzeln* vor oder *multipel* als familiäre Krankheit (siehe S. 319) (Abb. 33.8).

Beschwerden treten in der Regel erst auf, wenn die Exostosen lokale Druckerscheinungen machen, die

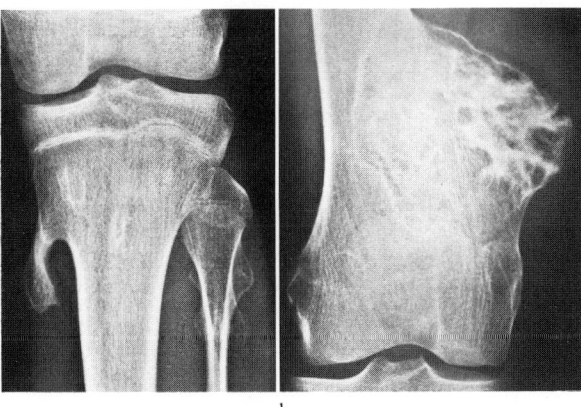

a   b

Abb. 33.8: *Kartilaginäre Exostosen.*

a Bei 14jährigem Mädchen. Die Exostosen hängen wie Tropfen an der Metaphyse, hier an Tibia und Fibula. Sie wachsen, solange der normale Knochen auch wächst. Nach dem Verschluß der Epiphysenfugen hört ihr Wachstum in der Regel auch auf.

b Große kartilaginäre Exostose bei 21jähriger Frau. Die Exostosen treten nicht selten multipel auf. Ein Beispiel ist Abb. 27.4). Kleine Knochenvorsprünge schmerzen meist nur, wenn sie angeschlagen werden.

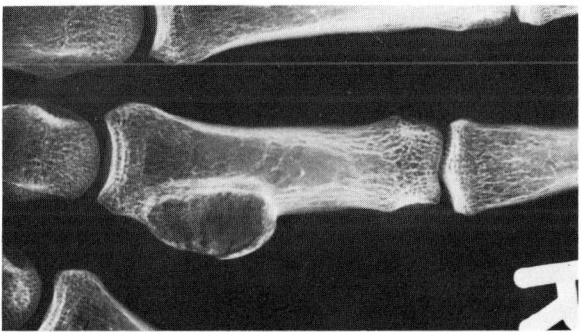

Abb. 33.9: Enchondrom in der rechten Mittelfingergrundphalanx eines 20jährigen Mannes. Normalerweise liegen die Echondrome *zentral* und nicht in der Kortikalis.

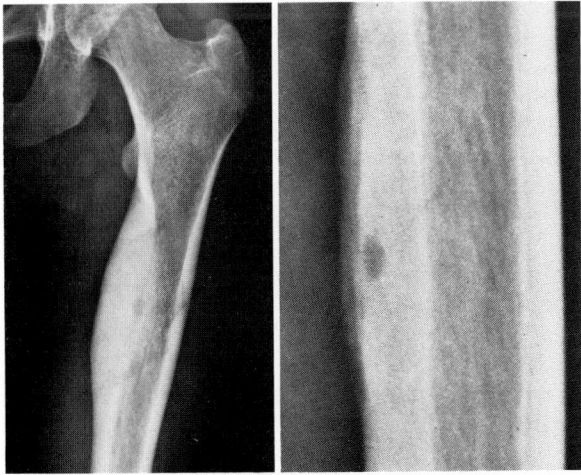

Abb. 33.10: *Osteoid-Osteom* in der Femurkortikalis. Die reaktive Verdickung und Verdichtung des Knochens ist hier ungewöhnlich massiv. Oft ist der Röntgenbefund ausgesprochen diskret. In der Mitte eine kleine Aufhellung (Ausschnitt rechts). In diesem «Nidus» sitzt das pathologische Gewebe.

Funktion des benachbarten Gelenkes stören oder traumatisiert werden. Nur wenn sie solche Beschwerden verursachen, sollen sie chirurgisch entfernt werden, wenn möglich erst nach dem 10.–12. Altersjahr, sonst kann es Rezidive geben.

Enchondrome

Knorpeltumoren im Knocheninnern, vor allem in den kurzen Knochen der Hand, aber auch in langen Röhrenknochen gehören zu den häufigeren Knochentumoren. Sie werden meist zufällig bei Erwachsenen gefunden. Sehr langsames Wachstum und wenig Beschwerden. Im Röntgenbild zentral gelegene und gut begrenzte zystenartige Aufhellungen mit Kalkeinlagerungen im Knochen. Enchondrome können auskurettiert und mit Spongiosa ausgefüllt werden und heilen auf diese Weise aus.

Multiple Enchondrome kennzeichnen eine familiäre Erkrankung (siehe S. 321) (Abb. 33.9).

Osteoid-Osteom

Kleiner, im Röntgenbild oft kaum sichtbarer Tumor in der *Kortikalis* langer Röhrenknochen, selten in der Spongiosa, mit Nidusbildung (stecknadelkopfgroße Aufhellung) im Zentrum und *Sklerosierung der Umgebung,* welche röntgenologisch manchmal von einer sklerosierenden Osteomyelitis oder Periostitis schwer zu unterscheiden ist (Abb. 33.10).

Wenn ältere *Kinder,* Jugendliche und junge Erwachsene während längerer Zeit über *lokalisierte Schmerzen,* vor *allem nachts* klagen, sollte an ein Osteoid-Osteom gedacht und danach gesucht werden. Der klinische Befund ist gering, bei der Röntgenuntersuchung können Tomogramme und CT helfen. Wenn man ihn sucht, ist der Tumor nicht ganz selten (Szintigraphie, siehe Abb. 13.33).

Nach chirurgischer Ausräumung des Nidus en bloc (ohne die umgebende Sklerose) verschwinden die Schmerzen.

Andere benigne chondrogene und osteogene Tumoren

Chondroblastom, Chondromyxoidfibrom usw. sind benigne Knochentumoren z. T. lokalisiert in den Epiphysen, welche von den malignen Tumoren und den Osteoklastomen abgegrenzt werden müssen, damit sie nicht zu radikal behandelt werden.

Je nach Beschwerden und lokaler Situation genügt eine Curettage und Spongiosaplastik.

Semimaligne Tumoren

Der Riesenzelltumor (Osteoklastom)

Es ist ein rein osteolytischer Tumor, normalerweise lokalisiert in den Enden der langen Röhrenknochen: knienahe Epiphysen von *Femur* und *Tibia,* sowie *distale Radiusepiphyse* (Abb. 33.11). Er tritt auf im

Tumoren

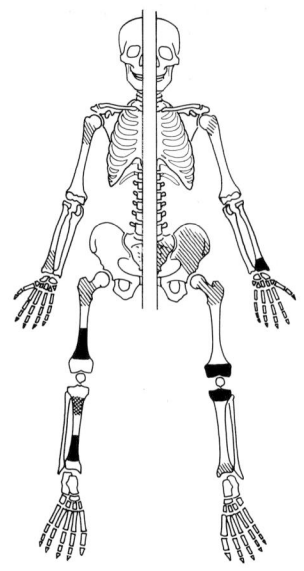

Abb. 33.11: Die *Lokalisation* kann in manchen Fällen die Diagnose klären helfen.

Verteilung einiger häufiger Tumoren und tumorähnlicher Veränderungen (siehe auch Abb. 33.15 und Abb. 33.19).

Links: Nicht ossifizierendes Fibrom (fibröser Kortikalisdefekt).

Rechts: Riesenzelltumor (Osteoklastom).

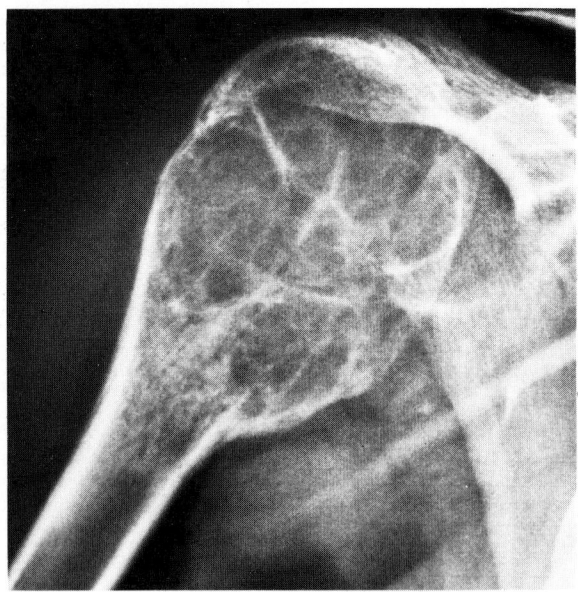

Abb. 33.12: *Osteoklastom* (Riesenzelltumor) im Humeruskopf eines 17jährigen Mädchens. Typische Lokalisation in der Epiphyse, die Epiphysenlinie ist bereits verschwunden. Der gekammerte Tumor hält sich nicht an die anatomischen Grenzen des Knochens.

frühen Erwachsenenalter, jedenfalls *nach* Schluß der Epiphysenfuge. Die Osteolyse beginnt im Inneren des Knochens, respektiert aber seine Grenzen nicht immer. Er ist lokal aggressiver als die benignen Tumoren, neigt auch mehr zu Rezidiven, hingegen metastasiert er kaum (Abb. 33.12).

Die Therapie muß sich an diesen Gegebenheiten orientieren. Ein radikaler chirurgischer Eingriff im Gesunden würde das – unmittelbar benachbarte – Gelenk zerstören. Eine genaue Exkochleation unter Sicht und Spongiosaplastik gibt gute Funktion und eine reelle Heilungschance. Auch ein lokales Rezidiv kann wieder auf die gleiche Weise angegangen werden.

Eine *Bestrahlung* dieser Tumoren nützt nichts, kann aber ihre maligne Entartung auslösen.

Maligne Tumoren

Osteosarkom

Das Osteosarkom ist der häufigste maligne primäre Knochentumor.

Die Altersgruppe zwischen 10 und 25 Jahren ist hauptsächlich betroffen. Es ist also eine Krankheit der *Jungen,* im Gegensatz zu den meisten Karzinomen. Dies, sowie die häufigste Lokalisation: *knienahe Femur-* und *Tibiametaphyse* hängt mit der massiven Zellproliferation zusammen, welche für das Skelettwachstum notwendig ist (siehe Abb. 33.15).

Die *Diagnose* wird vermutet bei einer unklaren Knochenaffektion und einem entsprechenden Knochenherd im Röntgenbild, der anders nicht eindeutig erklärt werden kann: *unregelmäßige* Osteolyse- und/oder Sklerosezonen, welche die Knochengrenzen *nicht* respektieren (Abb. 33.13 und Abb. 33.14). Eine *sichere* Diagnose, und damit die Grundlage für die weitere Therapie, kann nur der *histologische Befund* bringen.

Osteosarkome gehören zu den *bösartigsten* Geschwülsten. Sie metastasieren rasch und ihre Prognose ist nicht gut: Trotz Amputation waren nur etwa 10–20% aller Patienten nach 5 Jahren noch am Leben. Mit der derzeit etablierten interdisziplinären Therapie (Chemotherapie) ist dieser Prozentsatz auf etwa 60% angestiegen. Diese eindrückliche Verbesserung der Überlebenschance muß jedoch mit einer sehr aggressiven und für den Patienten belastenden Behandlung erkauft werden, die etwa ein Jahr dauert.

Die Hauptziele dieser interdisziplinären Behandlung sind:

1. Das Leben retten
2. Die befallene Extremität funktionstüchtig zu erhalten.

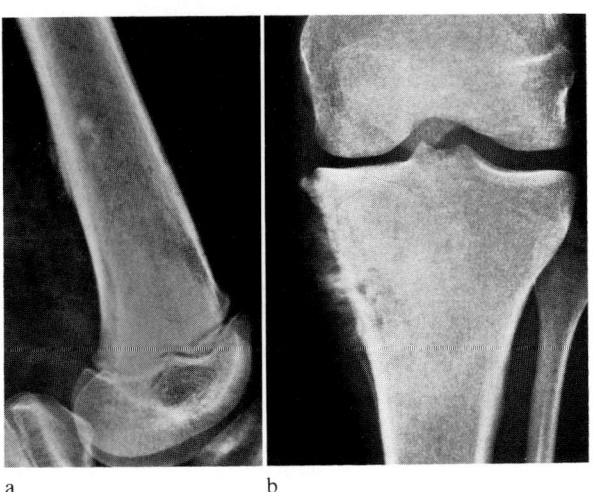

a   b

Abb. 33.13:

a Kleine unregelmäßige Skleroseherde, unregelmäßige periostale Auflagerungen im distalen Femurende eines 11jährigen Mädchens: Geringfügige aber sehr verdächtige Veränderungen an typischer Lokalisation: die histologische Diagnose ergab ein *Osteosarkom*.

b *Osteosarkom* im Tibiakopf eines 16jährigen Mädchens. Strahlenförmig vom Periost ausgehende Knochenneubildungen. Im Knochen selbst unregelmäßige Osteolyseherde und Sklerosezonen. Der Tumor kümmert sich nicht um anatomische Grenzen.

Mit einer präoperativen Chemotherapie wird versucht, die Disseminierung des Tumors zu verhindern und den lokalen Prozeß einzudämmen.

Falls das Sarkom auf die Behandlung anspricht, kann in den meisten Fällen mit einer onkologisch radikalen Resektion des Tumors en bloc die Extremität erhalten werden.

Die entstandenen ausgedehnten Knochen- und Gelenkdefekte werden mit Implantaten überbrückt. Eine postoperative Chemotherapie soll die Metastasierung verhindern.

Nur wenn der Tumor nicht auf die Chemotherapie anspricht, muß die früher übliche Amputation erwogen werden.

Eine Bestrahlung kommt nur bei schwer zugänglichen Lokalisationen (Becken, Wirbelsäule) in Frage.

Die fachgerechte kombinierte Behandlung von Knochensarkomen erfolgt am besten von Anfang an in dazu eingerichteten Zentren.

Vom Osteosarkom unterscheiden sich einige besondere Formen, u.a. das *parossale Sarkom* und das *Fibrosarkom*, durch eine etwas bessere Prognose. Die Behandlung ist im übrigen ähnlich.

Chondrosarkom

Dieses Sarkom hat eine deutlich bessere Prognose als das Osteosarkom. Es tritt erst *im Erwachsenenalter* auf und befällt vorwiegend den *Stamm*, also *Becken*, Rippen, Schultern und Hüften (siehe Abb. 33.15). Gelegentlich entsteht es als maligne Entartung eines Osteochondroms.

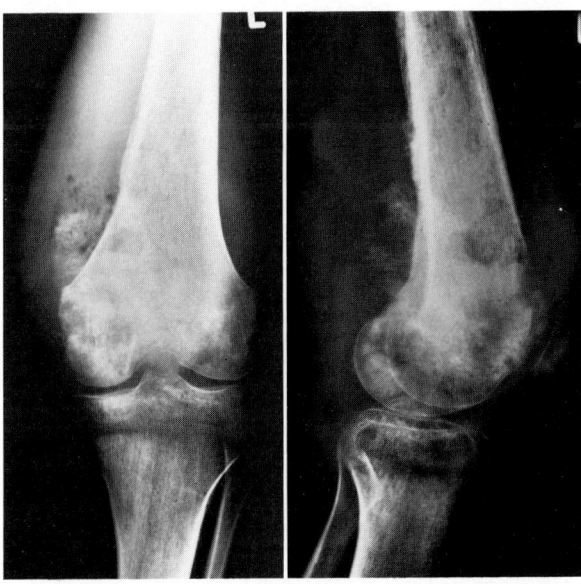

Abb. 33.14: Fortgeschrittenes *Osteosarkom* im distalen Femur eines 18jährigen Jungen: Die Weichteilverschattung zeigt die Ausdehnung von Tumor und kollateralem Ödem. Osteosklerose und Osteolyse unregelmäßig nebeneinander, allgemeine Osteoporose und Knochenneubildung in den Weichteilen.

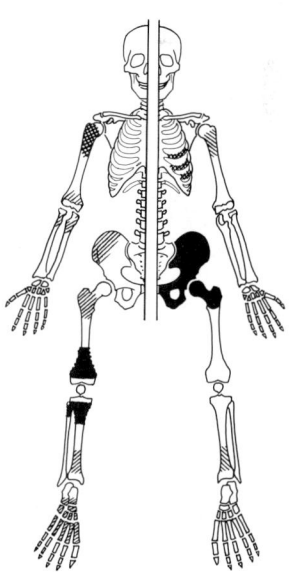

Abb. 33.15: Prädilektionsstellen von *Osteosarkom* (links) und *Chondrosarkom* (rechts). Fibrosarkom und Ewing-Sarkom haben ähnliche Verteilung wie das Osteosarkom, bevorzugen aber noch stärker die Diaphysen.

Röntgenologisch sind Osteolyseherde, welche die Knochengrenzen nicht respektieren, mit zentralen und periostalen Verkalkungen, vorhanden.

Der Verlauf ist verhältnismäßig langsam, Metastasen treten in der Regel erst nach Jahren auf. Die Chondrosarkome sind daher nicht strahlensensibel und reagieren bis heute nicht auf Chemotherapie. *Die Therapie* kann deshalb nur chirurgisch sein. Eine *radikale Blockexzision,* beim Befall von Becken oder Schulter evtl. sogar eine Hemipelvektomie, resp. eine interthorakoskapuläre Amputation, geben dem Patienten eine echte *Überlebenschance.* Die beiden letztgenannten sind allerdings heroische Eingriffe (Abb. 33.16).

Ewing-Sarkom

Es ist das *bösartigste* Knochensarkom. Es befällt vor allem *Kinder,* und zwar vorwiegend die *langen Röhrenknochen,* Femur und Tibia, aber auch alle anderen Knochen. Das *klinische Bild* läßt zuerst an eine *akute Entzündung,* eine Osteomyelitis denken, das Röntgenbild zeigt unregelmäßige, diffuse Osteolyse und periostale Auflagerungen, ebenfalls Zeichen, welche auch bei einer Osteomyelitis oder bei anderen Knochentumoren gefunden werden können. Nur eine gute, genügend große Biopsie kann die Diagnose bringen (Abb. 33.17).

Die 5-Jahr-Überlebensrate lag früher unter 10%. Dank der interdisziplinären Kombinationsbehandlung konnte diese infauste Prognose wesentlich verbessert werden. Die Behandlungskriterien und auch die Ergebnisse sind ähnlich wie beim Osteosarkom. Da aber dieser wenig differenzierte Tumor auch sehr strahlensensibel ist, wird die Bestrahlung auch in die Behandlung integriert.

Eine etwas bessere Prognose hat das *maligne Lymphom* des Knochens (früher Retikulo-Sarkom), das sich aber im übrigen wenig vom Ewing-Sarkom unterscheidet: Auch die Therapie ist ähnlich.

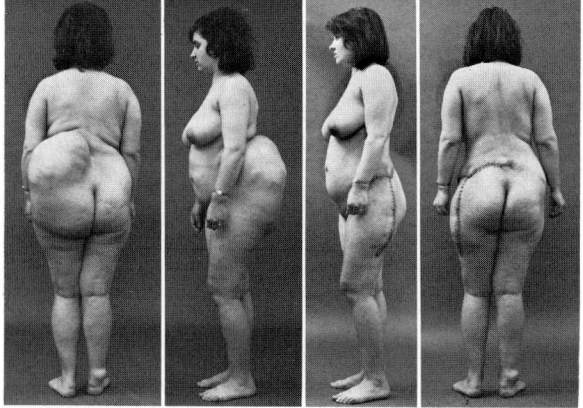

Abb. 33.16: *Chondrosarkom* der linken Beckenschaufel. Die 30jährige Frau kam in diesem Zustand erstmals in die Sprechstundenpraxis. Sie hatte schon als Kind multiple kartilaginäre Exostosen (eine davon ist am rechten Außenknöchel sichtbar), hatte keine Schmerzen und schenkte dem wachsenden Knoten deshalb zuerst keine große Beachtung. Eine derartig fatalistische Einstellung, bei Naturvölkern fast die Regel, trifft man in unseren zivilisierten Gegenden kaum mehr an. Eher greift eine Überängstlichkeit um sich, die ebensowenig sinnvoll ist.

Der Tumor war bereits stellenweise ins Sakrum und ins Abdomen durchgebrochen. Er wurde radikal exzidiert, doch rezidivierte er im Laufe der nächsten Jahre immer wieder lokal, ohne Metastasen zu machen. Die Frau lebte noch etwa 6 Jahre und machte den Haushalt für ihre Familie, bis sie an abdominalen Komplikationen und Kachexie starb.

Solche Fälle sind glücklicherweise selten, sie zeigen aber eindrücklich Natur und Schicksal der malignen Tumoren am Bewegungsapparat, sowie unsere derzeitige Hilflosigkeit.

Bei früherer Erfassung dieser Tumoren sind unsere therapeutischen Bemühungen etwas aussichtsreicher, doch sind die Möglichkeiten immer noch sehr beschränkt.

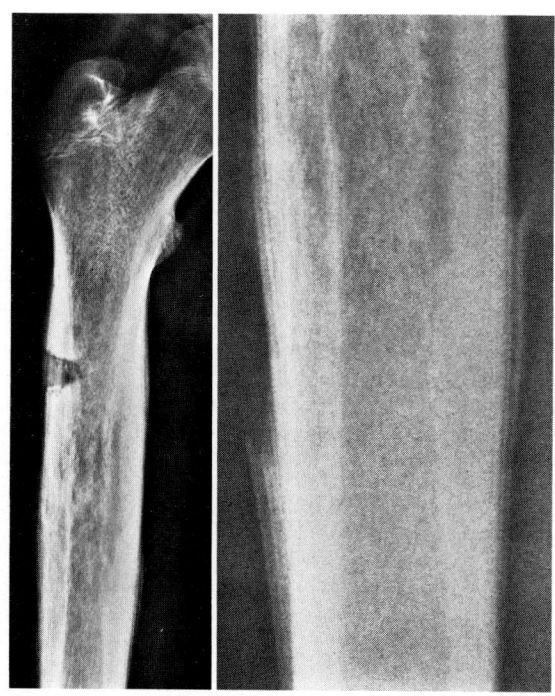

Abb. 33.17: *Ewing-Sarkom* bei 16jährigem Jüngling: Strähnige Auflockerung der Kortikalis und lamellenartige periostale Auflagerungen, rechts im Detail. Der Defekt links stammt von einer Probeexision. Einige Zeit nach der Röntgenbestrahlung erlitt das Femur hier eine pathologische Fraktur.

Zur Therapie der primären Tumoren

Benigne Tumoren

In Frage kommen:

1. keine Therapie, weil unnötig
2. einfache Curettage, evtl. mit Spongiosaplastik
3. Resektion.

Das Wichtigste ist, die gutartige Natur des Tumors zu erkennen und ihn nicht als maligne radikal zu operieren oder gar zu bestrahlen. Eine einwandfreie histologische Abklärung, zusammen mit der klinischen, dem Röntgenbild und dem Verlauf, können den Entscheid wohl meistens bringen. In Zweifelsfällen ist es wohl besser, abzuwarten und damit dem Tumor und dem Patienten eine Chance zu geben, als eine radikale, verstümmelnde Operation zu machen. Der Entscheid ist oft nicht leicht. Der *Pathologe* und der *Chirurg* tragen die Verantwortung.

Kleine, mechanisch nicht störende Defekte brauchen oft keine Therapie. Lokale Störungen und Schmerzen infolge pathologischer Frakturen, Gelenkschäden oder Druck auf empfindliche Nachbarorgane (Nerven, Rückenmark) machen eine Operation notwendig. Meistens genügt eine einfache *Curettage* und *Resektion,* wobei wichtige Strukturen (tragende Knochenkortikalis, Gelenke, Epiphysenfugen) weitgehend *geschont* werden können. Die entstehenden Defekte werden mit Spongiosa ausgefüllt.

Rezidive kommen bei diesem Vorgehen gelegentlich vor. Es ist aber besser, dann ein zweites mal zu operieren, als primär einen übermäßig radikalen, verstümmelnden Eingriff zu machen.

Ist der Knochen so weit *geschwächt,* daß seine mechanische Festigkeit nicht mehr genügt, ist – nach Auskurettieren des Tumors – eine *Wiederherstellung* der Tragstrukturen notwendig. Dazu eignet sich in erster Linie autologe Spongiosa. Der Um- und Einbau erfolgt rasch, bei Kindern in wenigen Wochen (Abb. 33.7). Steht nicht genügend Eigenspongiosa zur Verfügung, so kann sie mit homologer Spongiosa ergänzt werden.

Gelegentlich muß die Tragfunktion des Knochens bis zur Einheilung der Spongiosa durch ein tragfähiges Implantat temporär unterstützt werden. Dies ist mittels massiver Kortikalisspäne oder mit einer Plattenosteosynthese möglich.

Maligne Tumoren

Hier geht es in erster Linie um die Erhaltung des Lebens des Patienten. Bevor ihm aber eine aggressive, belastende Therapie zugemutet wird, muß man sich zwei Fragen stellen:

1. Handelt es sich mit Sicherheit um einen malignen Tumor, so daß nur diese Behandlung eine Überlebenschance gibt?
2. Steht die Überlebenschance, die man dem Patienten geben will, in einem vernünftigen Verhältnis zu den Nachteilen und Nebenwirkungen dieser Therapie?

Als Therapien kommen in Frage:

1. Chirurgie
2. Chemotherapie
3. Strahlentherapie
4. Kombinierte multidisziplinäre Behandlung
5. Rein palliative Maßnahmen.

Einer Sarkombehandlung muß in jedem Fall eine interdisziplinäre Besprechung vorangehen. Die Bedeutung der Biopsie wurde bereits hervorgehoben, ihre Modalitäten besprochen. Auf eine Schnellschnittuntersuchung wird heute, wegen ihrer Unzulänglichkeit und auch Gefährlichkeit, verzichtet.

In Kenntnis der histomorphologischen Diagnose wird gemeinsam die Behandlungstaktik festgelegt. Dies verlangt von jedem der beteiligten Spezialisten große fachbezogene Erfahrung. Abhängig von der Klassierung des Tumors und vom individuellen Krankheitszustand des Patienten müssen Behandlungsprioritäten gesetzt werden: Notwendigkeit, Art und Zeitpunkt einer Chemotherapie, eines chirurgischen Eingriffes und einer allfälligen Strahlentherapie. Sie müssen in Zusammenarbeit geplant werden. Ein gut aufeinander abgestimmtes Team kann sich nur in einem dafür eingerichteten Zentrum sinnvoll und auch effektvoll gruppieren. Es muß auch die kontinuierliche Behandlung und die Nachsorge gewährleisten.

Die *Chemotherapie* ist für den Patienten sehr beschwerlich. Eine gute psychologische Führung ist wichtig. Zudem müssen dem Patienten auch die Nebenwirkungen der Chemotherapie erleichtert werden (Antiemetika, Perücke usw.).

Die chirurgische Behandlung von Sarkomen richtet sich nach der Art des Tumors, nach der Lokalisation, dem Stadium der Erkrankung und nicht zuletzt nach dem Ergebnis einer vorausgegangenen Chemotherapie. Neben einer echten Überlebenschance kann dem Patienten oft auch die Extremität funktionstüchtig erhalten bleiben. Amputationen sind dank der kombinierten Behandlung immer seltener notwendig: Der Tumor kann en bloc reseziert werden, und auch große Defekte lassen sich mit speziell angefertigten Implantaten überbrücken (Abb. 33.18).

Gelegentlich kommen auch andere Wiederherstellungsoperationen, wie z. B. Umkehrplastiken, in Frage.

Bei Tumorlokalisation im Hüft- und Schulterbereich können gelegentlich Amputationen im Becken (Hemipelvektomie) oder Absetzung des Armes mit

Tumoren

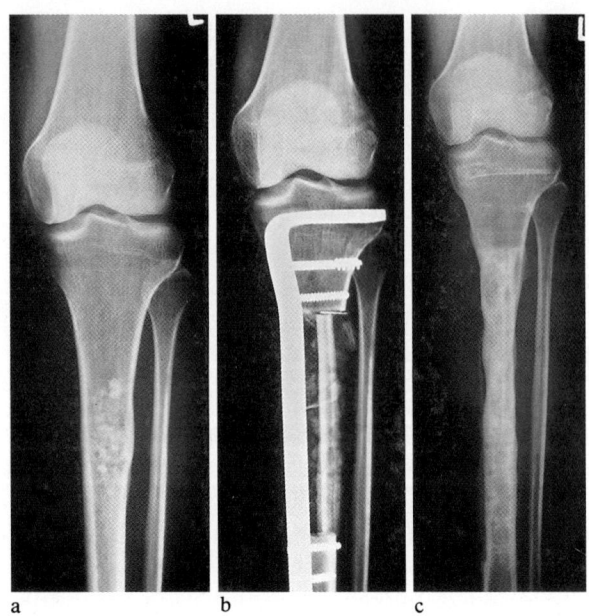

a   b   c

Abb. 33.18: *Gliederhaltende Rekonstruktionsoperation.*

a   Enchondrom der Tibia bei einer 52jährigen Frau.

b   Resektion des Tumors «en bloc» und Ersatz der Tibia mittels der Fibula des anderen Beines. Das Fibulatransplantat wurde mikrochirurgisch an die Blutzirkulation angeschlossen. Dazu autologe Spongiosa. Stabilisierung mit Plattenosteosynthese. Während 2 Jahren mußte die Patientin einen Entlastungsapparat tragen.

c   Das Ergebnis 5 Jahre nach der Operation: Der Knochen ist vollständig umgebaut. Es hat sich ein neuer Tibiaschaft gebildet. Kein Rezidiv. (Orthopädische Universitätsklinik Balgrist, Zürich.)

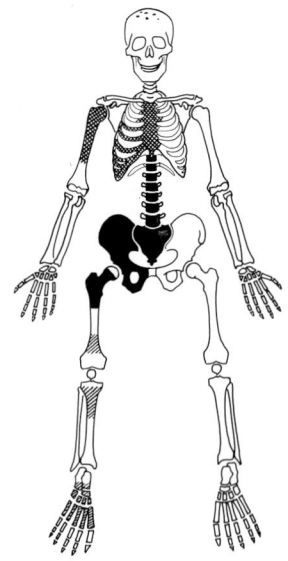

Abb. 33.19: Verteilungsschema der *Skelettmetastasen* von Karzinomen. Im Gegensatz zu den Primärtumoren befallen die Karzinommetastasen vorwiegend den *Stamm* (Wirbelsäule, Becken), weniger die Extremitäten. Das *Plasmozytom* verhält sich ähnlich, befällt aber zusätzlich mit Vorliebe die Schädelkalotte.

der Schulter (interthorakoskapulare Amputation) zur Dikussion stehen. Dies sind verstümmelnde und den Patienten schwer belastende Eingriffe. Ihre Indikation ist eine Gewissensfrage.

Die *Röntgenbestrahlung* ist indiziert beim Ewing-Sarkom und beim malignen Lymphom des Knochens, im Rahmen der interdisziplinären Behandlung. Zur Anwendung kommt eine ultrafraktionierte Bestrahlungsart, teils prä- teils postoperativ. Die konventionelle Röntgenbestrahlung kommt lediglich bei nicht mehr operablen Tumoren, hauptsächlich in der Beckenregion und an der Wirbelsäule, zur Anwendung. Viele Tumoren sind überdies strahlenresistent (besonders die chondromatösen Geschwülste). Beim Riesenzelltumor ist die Bestrahlung kontraindiziert wegen der Gefahr der malignen Entartung.

Skelettkarzinose und Plasmozytom

Es sind die weitaus *häufigsten* malignen Knochentumoren überhaupt. Betroffen sind – anders als bei den primären Knochentumoren – vorwiegend *alte Leute.* Befallen werden vor allem die gut vaskularisierten spongiösen Knochen mit rotem Knochenmark, also das *Stammskelett: Wirbelkörper, Becken,* und die *stammnahen Abschnitte:* Hüfte, Schulter, seltener die Extremitäten (Abb. 33.19).

Mit dem Einzug der Chemotherapie in die Behandlung vieler Karzinome wird das Leben dieser Patienten verlängert. Mehr Patienten als früher erleben ihre Knochenmetastasen.

Unklare, hartnäckige Skelettschmerzen wecken den Verdacht auf Knochenmetastasen. Nicht selten ist die erste Manifestation eine pathologische Fraktur.

Im Röntgenbild sind die Metastasen, vor allem in der Wirbelsäule, erst von einer gewissen Größe an sichtbar. Die *Ganzkörperszintigraphie* deckt Metastasen als Herde vermehrten Knochenumbaues oft besser und früher auf als das Röntgenbild (Abb. 13.33).

Der *Primärtumor* ist häufig unbekannt und wird manchmal trotz zielstrebigem Suchen nicht gefunden. Von den häufigsten metastasierenden Tumoren sind die meisten vorwiegend *osteolytisch,* nämlich *Bronchuskarzinom, Mamma-* und *Uteruskarzinom, Schilddrüsenkarzinom* und *Hypernephrom* (Abb. 33.21). *Osteoplastische* Metastasen stammen am häufigsten aus einem *Prostatakarzinom* (Abb. 33.20).

Das *Plasmozytom* (multiples Myelom) ist in seinem klinischen Erscheinungsbild der Skelettkarzinose sehr ähnlich. Es unterscheidet sich von dieser lediglich durch die im Röntgenbild *scharf ausgestanzten Defekte* und einige positive Laborbefunde (außer beim Prostatakarzinom sind die Laborbe-

Tumoren

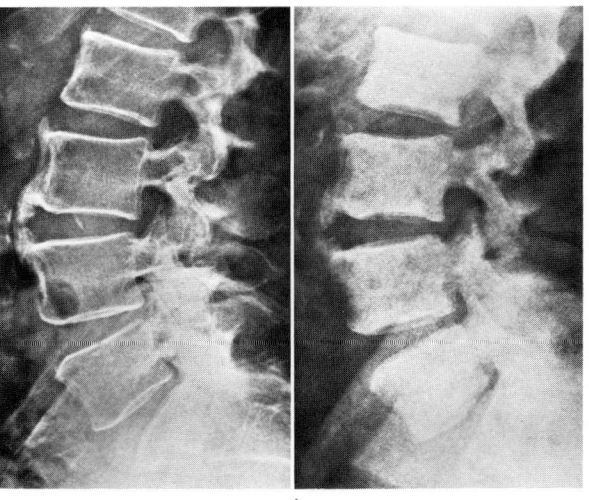

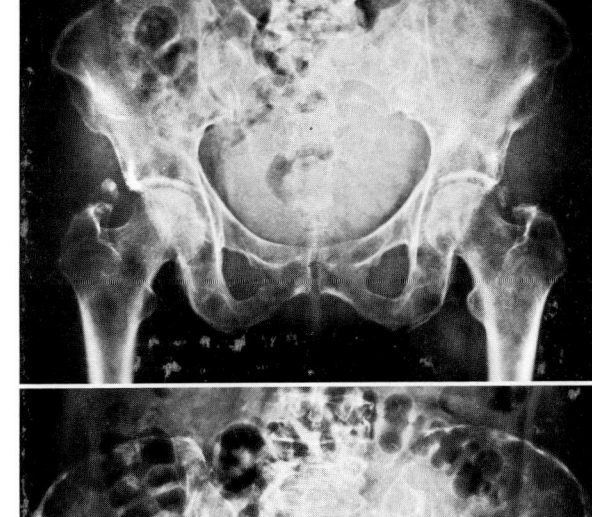

a

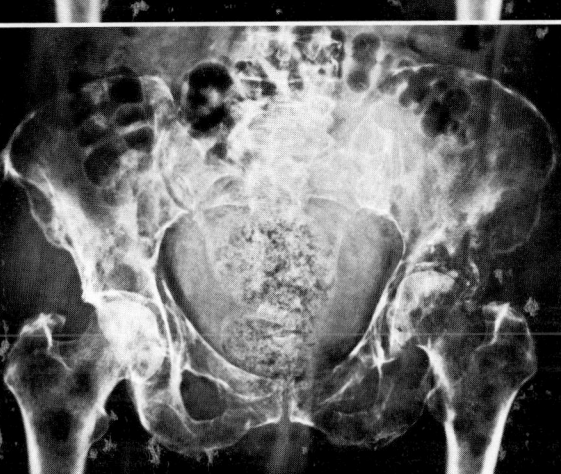

b

a   b

Abb. 33.20:

a *Lendenwirbelsäule* eine 71jährigen Mannes. Außer spondylotischen Zacken, Brückenbildung und einer leichten Osteoporose kein pathologischer Befund.

b *3 Jahre später* ist dieselbe Wirbelsäule vollständig von osteoplastischen, *knochenbildenden Metastasen* durchsetzt. Der Mann hatte Rückenschmerzen und war kachektisch. Der Primärtumor war ein *Prostatakarzinom*.

Abb. 33.21:

a Beckenübersicht einer 55jährigen Frau, der zwei Jahre vorher die linke Brust wegen eines *Mammakarzinoms* amputiert werden mußte. Jetzt Schmerzen in Rücken und Beinen. Im proximalen Femurende rechts sind bereits zwei größere Osteolyseherde von *Karzinommetastasen* zu erkennen.

b Drei Monate später, trotz Bestrahlung und Chemotherapie, Metastasierung im ganzen Stammskelett, mit ausgedehnter Ostelolyse, vor allem in der linken Beckenhälfte und im linken Femur. Das linke Hüftgelenk ist weitgehend zerstört. Die Patientin hatte starke Schmerzen und war bettlägerig. Da man ihr medizinisch nichts mehr zu bieten hatte, ging sie nach Hause, wo sie von ihrer Familie gepflegt wurde bis zu ihrem Tode zwei Monate später.

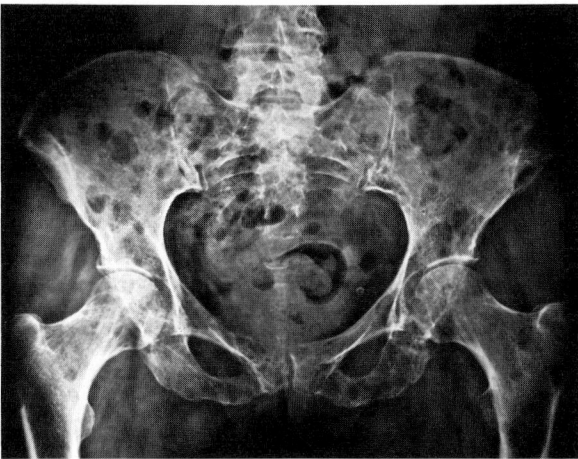

Abb. 33.22: Plasmozytom (multiples Myelom) bei einer 75jährigen Frau. Typisch sind die ausgestanzten Rundherde.

funde bei Skelettkarzinosen meistens unspezifisch (Abb. 33.22).

Die *Diagnose* der Skelettkarzinose oder des Plasmozytoms muß aus dem allgemeinen klinischen Bild, dem Röntgenbild, den Laborbefunden und letztlich aus dem *histologischen Befund* einer Biopsie erbracht werden. Beim Plasmozytom kann eine *Sternalpunktion* helfen. Eine Ganzkörperszintigraphie kann Herde sichtbar machen.

Obwohl das Schicksal der Patienten kaum entscheidend beeinflußt werden kann, hat die Diagnose doch in manchen Fällen therapeutische Konsequenzen, indem manchmal Karzinome, vor allem die geschlechtsspezifischen, einer *medikamentösen Therapie* zugänglich sind, welche sich auch auf die Knochenmetastasen günstig auswirkt.

Für das Plasmozytom ist eine spezifische Therapie nicht bekannt. Zytostatika wurden bisher ohne durchschlagenden Erfolg angewandt.

Im übrigen ist die Therapie in den meisten Fällen lediglich *palliativ*. Röntgenbestrahlung nützt nicht viel. In seltenen Fällen kann es angezeigt sein, eine solitäre Metastase (zusammen mit einem operablen Primärtumor) zu resezieren (z. B. Hypernephrom).

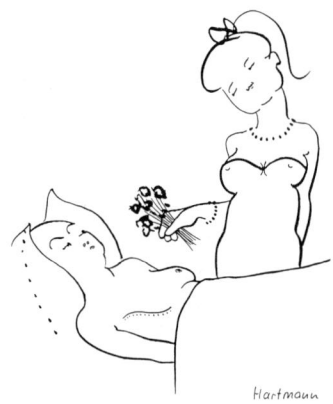

Hartmann

Abb. 33.23: Der Umgang mit Krebspatienten ist schwierig. Für Laien wie für Ärzte. Zwischen dem Zynismus der «Empathie», des Mitleids, wie ihn Frau Hartmann mit ihrer ätzenden Feder hier unnachahmlich darstellt, und dem technischen Zynismus, der Tumoren ausrotten will, aber den Menschen höchstens in Überlebensraten zur Kenntnis nimmt, bleibt der richtige Weg eine schmale Gratwanderung. Hier hat die orthopädische Chirurgie den Patienten einiges an echter Hilfe zu bieten: Schmerzen lindern, Funktion erhalten, kurz: Lebensqualität am Ende des Lebens.

Palliative chirurgische Eingriffe

Nicht selten machen Skelettmetastasen erst durch *lokale Zerstörung von Knochen und Gelenken* den Patienten ihren letzten Lebensabschnitt zur Qual:

- *Pathologische Frakturen* machen ihn bettlägerig, durch
- *Gelenkinfiltrationen* wird er invalide,
- *Rückenmarkskompressionen* lähmen ihn.

Alle diese Komplikationen sind überaus schmerzhaft.

Es ist deshalb nicht sinnlos, solche Zustände chirurgisch zu beheben, auch wenn die Prognose des Grundleidens sich dadurch nicht ändert. Manche palliative chirurgische Eingriffe können die Lebensqualität wesentlich verbessern. Sie sollten deshalb auch Patienten, die eine Überlebenschance von nur noch etwa 3 Monaten haben, nicht vorenthalten werden (vgl. Abb. 33.23).

Pathologische Frakturen (siehe S. 467 und Abb. 33.24) können mittels Osteosynthesen stabilisiert werden. Die Idee – und damit die Technik – ist aber nicht ganz dieselbe wie bei gewöhnlichen Frakturen: Eine knöcherne Heilung ist in der Regel nicht mehr zu erwarten. Andererseits genügt es, daß die Stabilität während einer begrenzten, verhältnismäßig kurzen Zeit gewährleistet ist. Dies erlaubt eine *Osteosynthese,* bei welcher das *Implantat als alleiniger Kraftträger* fungiert. Als Implantate werden neben Platten und Marknägeln Knochenzementplomben (Methylmethacrylat) und spezielle Tumorendoprothesen als Knochenteilersatz zur Überbrückung von Defekten verwendet.

Auch *Wirbelsäulendestruktionen* können und sollen stabilisiert werden (siehe Abb. 33.25).

Bei *Gelenkdestruktionen* ist die Implantation von Endoprothesen (Ersatzgelenken) zu erwägen (Hüfte, Abb. 33.26).

Rückenmarkskompressionen sollten sofort, sobald neurologische Ausfälle festgestellt werden, mittels Laminektomie zu beheben versucht werden, und zwar ohne vorherige Röntgenbestrahlung (siehe auch S. 408).

Weichteiltumoren

Bisher war ausschließlich von Knochentumoren die Rede. Weichteiltumoren am Bewegungsapparat sind häufiger als die Tumoren im Skelett. Alle Weichteilgewebe können Ausgangspunkte von Tumoren sein. Zu den relativ häufigeren gehören unter den *benignen Formen* das Lipom, das Fibrom, das Neurofibrom und Hämangiom, welche im Bereich der peripheren Nerven und Gefäße sitzen und Schmerzen machen können.

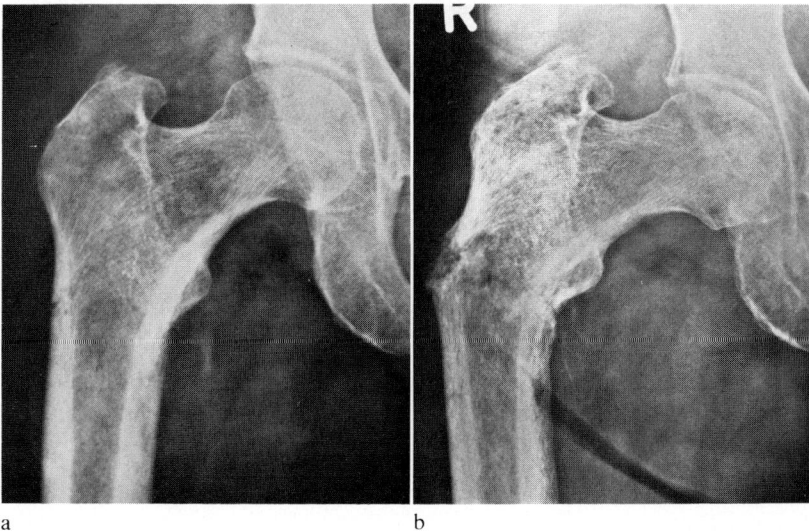

Tumoren

Abb. 33.24: Pathologische Spontanfraktur im oberen Femurschaft bei einer 54jährigen Frau mit Mammakarzinommetastasen.

a Röntgenbild wegen Schmerzen im rechten Oberschenkel. Die Fraktur ist noch kaum zu sehen. Es handelt sich um eine schleichende Ermüdungsfraktur des durch Tumormetastasen geschwächten Knochens.

b Kurze Zeit später: vollständige Fraktur mit Varusabknickung des proximalen Femurendes. In solchen Fällen ist eine Osteosynthese angezeigt, da die Patienten sonst endgültig bettlägerig bleiben.

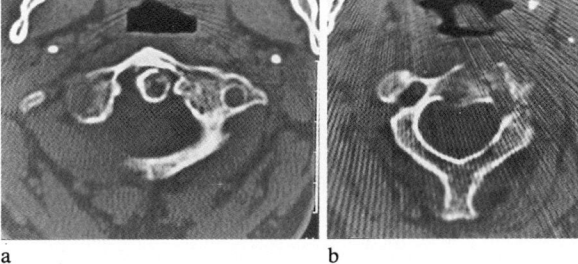

Abb. 33.25: *Pathologie der oberen HWS.*

a CT-Schnitt auf Höhe des Atlas (C1) und

b Schnitt durch den Epistropheus (C2): Destruktionsherde an mehreren Stellen. Außerdem ist der Dens des Epistropheus im Atlasbogen etwas *seitlich verschoben*. Es handelt sich um Knochenmetastasen bei einer 63jährigen Frau, 2 Jahre nach Mammaamputation wegen eines Karzinoms.

Wegen unerträglichen Schmerzen wurde eine *cervico-occipitale Spondylodese* gemacht. Dank dieser Operation konnte die Patientin noch einige Monate zu Hause leben.

Das strahlenförmige Muster auf Bild b) ist durch Zahnplomben verursacht. In der Nähe von metallischen Implantaten entstehen immer solche Artefakte. Sie stören so stark, daß bei liegendem Metall (Osteosynthesematerial, Endoprothesen) oft keine Computertomographien gemacht werden können.

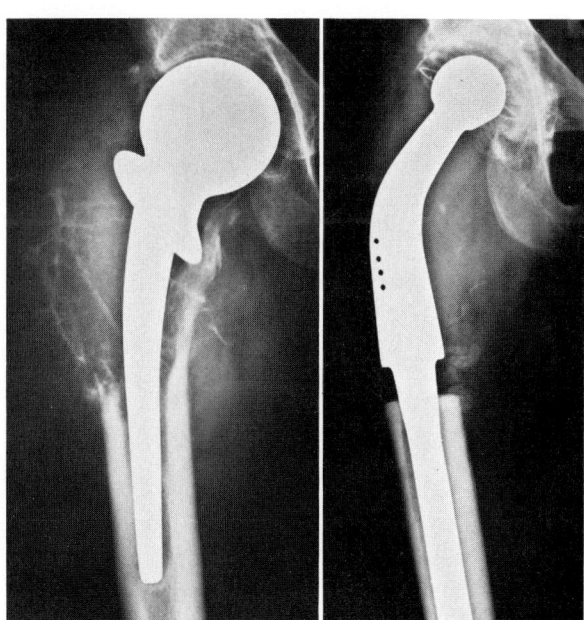

Abb. 33.26: Behandlung des ossifizierenden Fibroms von Abbildung 40.1. Der Tumor erschien histologisch nicht maligne. Er wurde im Gesunden exzidiert und durch eine Hüftkopfprothese ersetzt, doch trat nach 3½ Jahren ein lokales Rezidiv auf (a). Da die histologische Untersuchung wiederum keine Malignität zeigte, wurde der Tumor nochmals en bloc exzidiert und durch eine Tumorendoprothese ersetzt (b).

Von *malignen Geschwülsten* ist das *Fibrosarkom* zu erwähnen. Seine Prognose ist etwas besser als diejenige des Osteosarkoms.

Das seltene *Synovial-Sarkom* geht von der Synovialmembran eines Gelenkes oder einer Sehnenscheide aus. Der Tumor hat eine unsichere Prognose.

Zur Diagnostik

Weichteiltumoren sind oft lange symptomlos. Schmerzen entstehen meist erst bei Druck auf Nerven usw. Lokale Schwellungen sind verdächtig.

Röntgenbilder zeigen naturgemäß wenig. Die beste Weichteildarstellung gibt das *MRI*. Auch die Arteriographie wird herangezogen.

An erster Stelle steht die Frage nach der Dignität, d. h. nach dem *Wachstumsverhalten* des Tumors und damit nach der Prognose, denn danach richtet sich die Therapie. Wie benigne oder maligne ein Tumor ist ergibt sich aus der *Histologie* und der klinischen Erfahrung (Klassifikation der WHO 1969).

Die *Therapie* ist (außer bei kleinen symptomlosen benignen Geschwülsten) in der Regel chirurgisch.

Für die Weichteilsarkome gilt im übrigen ähnliches wie für die Knochensarkome: Auch sie sollten geeigneten Zentren anvertraut werden.

Die *Synovitis villosa pigmentosa* ist zwar kein Neoplasma, verhält sich aber in seiner Erscheinungsform ähnlich. Es ist eine ätiologisch unklare Wucherung der Synovialmembran eines Gelenkes, am häufigsten des Knies oder der Hüfte, mit Schmerzen, Schwellung und schließlich langsamer Destruktion des Gelenkes selbst. Die Diagnose wird aus dem klinischen Bild und einem sonst nicht erklärbaren blutigen Gelenkpunktat vermutet und histologisch verifiziert. Eine Synovektomie kann den Zerstörungsprozeß stoppen oder wenigstens verzögern.

34. Neurologische Affektionen

Neurologische Affektionen beeinträchtigen die Funktionen des Bewegungsapparates durch

1. *Schlaffe Lähmungen*
2. *Spastische Lähmungen*
3. *Sensibilitätsstörungen,* sowie gelegentlich Störungen der Trophik

In einigen Fällen ist eine kausale Therapie möglich, in anderen gehen die Lähmungserscheinungen spontan zurück. Häufig bleiben aber permanente Restlähmungen, und die Aufgabe des Orthopäden besteht darin, Rest- und Ersatzfunktionen zu fördern und zu unterstützen.

Am dankbarsten sind in der Regel die schlaffen Lähmungen. Ungünstiger im Hinblick auf Rehabilitation sind die spastischen Lähmungen und die Sensibilitätsstörungen.

Für das Erscheinungsbild und die Folgen ist der *Zeitpunkt der Erkrankung* von großer Bedeutung: Lähmungen im *Kindesalter* ziehen meist Störungen des Skelettwachstums nach sich, welche umso schwerer sind, je jünger das Kind ist. Diese Störungen (Hypoplasien, Deformitäten, Luxationen von Gelenken) zeigen eindrücklich, wie normales Wachstum an *normale Funktion* gebunden ist (vgl. auch S. 80).

Am Beispiel je einer typischen Krankheit sollen die *Lähmungsarten* und *Sensibilitätsstörungen besprochen werden.*

Das Gesagte gilt sinngemäß für alle neurologischen Affektionen mit entsprechenden Symptomen.

Lähmungsart	Beispiel
1. Schlaffe Lähmung:	Poliomyelitis (S. 383)
2. Spastische Lähmung:	Zerebrale Paralyse (S. 393)
3. Sensibilitätsstörung mit schlaffer Lähmung	Periphere Nervenläsion (S. = 399)
4. Sensibilitätsstörung mit spastischer Lähmung:	Querschnittsläsion (S. 405)

Am Schluß (S. 409) werden einige weitere neurologische Affektionen besprochen, deren orthopädische Probleme sich aber weitgehend auf einen der vier Grundtypen zurückführen lassen.

Schlaffe Lähmungen am Beispiel der Poliomyelitis

Die spinale Kinderlähmung, Poliomyelitis acuta anterior (Heine-Medin), ist der Prototyp der reinen schlaffen Lähmungskrankheit. An ihr konnten die Statik und Mechanik des Bewegungsapparates in reiner Form und unzähligen Varianten studiert, gelernt und gelehrt werden. In unseren Breiten ist die Poliomyelitis dank der Impfprophylaxe fast ganz verschwunden. In der *Dritten Welt* ist sie auch heute noch eine *sehr häufige Krankheit der Kinder.*

Die Stadien der Krankheit

Erstes Stadium: Akute febrile Erkrankung mit Lähmung

Die Poliomyelitis beginnt als akute generalisierte Infektionskrankheit mit Befall des Zentralnervensystems, zuerst der Meningen, und nach wenigen Tagen der motorischen Vorderhornzellen des Rückenmarkes. Jetzt setzen die schlaffen Lähmungen ein. Ihre Verteilung (Extremitäten, aber auch Rücken- und Bauchmuskulatur) und ihr Ausmaß ist völlig *regellos.* In diesem Stadium steht die Überwindung der akuten Krankheit und die Erhaltung des Lebens im Vordergrund, z. B. bei Atmungslähmung.

Zweites Stadium: Erholungsphase

Nach Abklingen des Fiebers haben die Lähmungen das größte Ausmaß erreicht, sie beginnen sich jetzt langsam zu erholen. Welche Lähmungen sich zurückbilden und welche bleiben werden, läßt sich weder beeinflussen noch voraussagen. Besonders wichtig ist in diesem Stadium das Vermeiden von *Gelenkfehlstellungen* (Kontrakturen), welche bei Lähmungen in kurzer Zeit entstehen können als Folge des verlorenen Muskelgleichgewichtes und falscher Lagerung von Gelenken.

Die Prophylaxe von Gelenkkontrakturen: Korrekte Lagerung in Funktionsstellung (siehe Abb. 17.1 und Abb. 17.2) evtl. mit Hilfe von Schienen usw. (siehe S. 445 und besonders S. 449: Tabelle der Funktionsstellung der Gelenke) und regelmäßiges *tägliches passives Durchbewegen* der gelähmten Gelenke sind in diesem Stadium die wichtigsten Maßnahmen. Sie sind im Detail beschrieben auf S. 205, S. 208 und S. 387. *Muskelprüfung:* siehe S. 140.

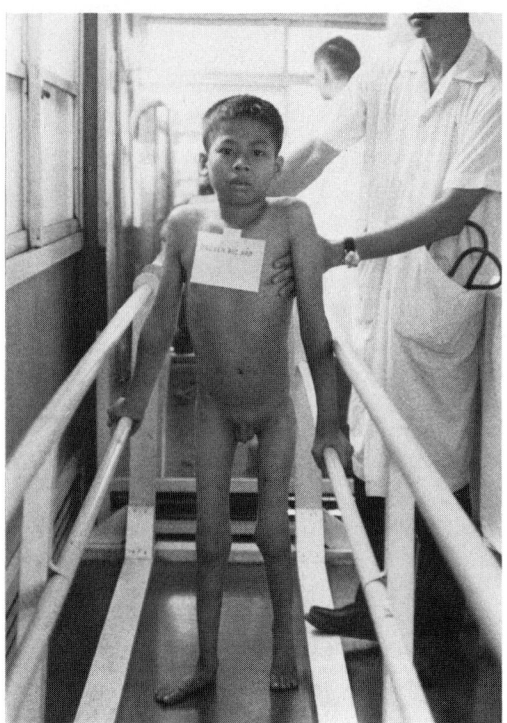

Abb. 34.1: Das beste Muskeltraining ist die *Gehschule*. Am Anfang geben die festen *Gehbarren* Sicherheit, Halt, und die beste Möglichkeit, die Kraft der Beine und Arme zu üben.

Im 2. Stadium gehen die Lähmungen zurück, und zwar in den ersten Monaten rasch und deutlich, später immer langsamer und spärlicher.

Die Verbesserung der Funktion geht in dieser Phase *auf drei Wegen* vor sich:

1. *Erholung* von Nerven-Muskeleinheiten, welche nur geschädigt, nicht zerstört waren.
2. *Hyperthrophie* der erhalten gebliebenen Muskelgruppen durch *Training.*
3. *Umstellung* des *Bewegungsmusters,* indem der Bewegungsablauf so verändert wird, daß verloren gegangene Funktionen durch Ersatz- und Trickbewegungen überspielt oder ersetzt werden.

Im Erholungsstadium steht die *Übungstherapie der Muskulatur* im Vordergrund. Neben der aktiven Bewegungstherapie (vor allem isometrisch) der einzelnen Muskelgruppen ist die *funktionelle Bewegungstherapie,* d. h. Übungstherapie mittels normaler Gebrauchsbewegungen wichtig. Beingelähmte werden in der *Gehschule* geübt (Abb. 34.1). Falls die Muskelkraft noch nicht ausreicht, können schwerelose Gehübungen vorerst im Gehbad gemacht werden.

Nach einem, höchstens 2 Jahren ist die Erholung der Nerven-Muskeleinheiten erschöpft und *keine Besserung mehr zu erwarten.* Der Endzustand ist erreicht: Die noch vorhandenen Lähmungen bleiben als Dauerschaden für den Rest des Lebens zurück. Die Krankheit ist in ihr

Drittes Stadium eingetreten. Weitere physiotherapeutische Maßnahmen haben nur noch einen Sinn,
1. wenn sie vorher vernachlässigt worden waren und
2. als regelmäßiges Wiederholungstraining *zur Erhaltung* des erreichten Zustandes.

Restlähmungen – Wie steht und geht ein Gelähmter?

Die Lähmungen, welche als Folge der durchgemachten Poliomyelitis zurückbleiben, sind nach Verteilung und Schwere unregelmäßig und von Fall zu Fall verschieden. Der Grad und die Art der Behinderung hängt nicht von einzelnen Muskeln ab, sondern von der *Kombination* der Lähmungen. Maßgebend ist allein die Störung des statischen Gleichgewichtes der Gliederkette, welches rein mechanischen Gesetzen unterliegt (siehe Statik der aufrechten Haltung, S. 95 f.) (Abb. 34.2).

Die *Fähigkeit aufrecht zu stehen* ist an die *Stabilität der drei großen Gelenke* der unteren Extremität gebunden:

Das *Fußgelenk* kann meistens stabilisiert werden, indem das Körpergewicht senkrecht über den Fuß gebracht wird.

Das *Hüftgelenk* kommt bei Lähmungen der Abduktoren durch Absinken des Beckens (Trendelenburg) zum Anschlag, was ein vollständiges Einknicken verhindert. Auch hier wird der Körper-

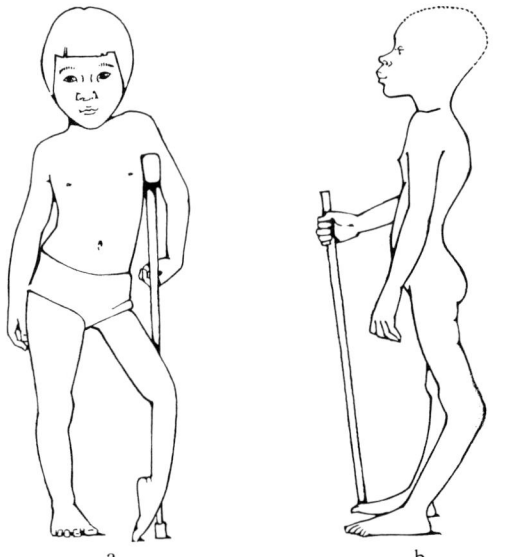

Abb. 34.2: *Lähmungsfolgen bei Poliomyelitis.*

a Typische Deformität des gelähmten linken Beines: Flexions- und Abduktionskontraktur der linken Hüfte. Flexionskontraktur des Knies, Spitzfußstellung. Verkürzung und starke Atrophie des Beines. Das Kind kann nicht darauf stehen und braucht deshalb eine Krücke.
b Genu recurvatum. Ein gewöhnlicher Handstock gibt dem Kind die nötige Sicherheit beim Gehen.

schwerpunkt senkrecht über das Gelenk verlagert (Duchenne-Hinken) (Abb. 64.10, S. 700).

Die Stabilität des Kniegelenkes

Entscheidend für die Standfestigkeit ist meistens die *Stabilität des Kniegelenkes.*

Wenn diese fehlt, knickt das Knie ein, der Patient *stürzt.*

Im Prinzip bestehen *zwei Möglichkeiten,* das Kniegelenk zu stabilisieren:

1. Durch die *Muskelkraft* des Quadrizeps
2. Durch *Verlagerung des Schwerpunktlotes* vor die Kniegelenksachse mittels Veränderung der Körperhaltung.
Bei dieser Haltung drückt das Körpergewicht das Kniegelenk nach hinten in Überstreckung, bis es von den dorsalen Kniebändern blockiert wird. Damit ist das Knie stabilisiert und kann nicht weiter einknicken (vgl. S. 97, aktive und passive Gelenkstabilisierung).

Die *Schwerpunktverlagerung* kann auf zwei Arten erfolgen:

1. *Durch Zehenstand.* Damit wird das Schwerpunktslot nach vorne, auf den Vorderfuß, verlagert, und das Knie nach hinten gedrückt. Für den Zehenstand ist allerdings ein kräftiger *Triceps surae* oder ein fixierter Spitzfuß notwendig.

2. *Vornüberneigung des Rumpfes* und Durchdrükken der Knie. Damit kommt das Kniegelenk ebenfalls hinter das Schwerpunktslot zu liegen und wird durch die dorsalen Bänder stabilisiert. Für die Rumpfbeuge ist ein kräftiger *Glutaeus maximus* notwendig, der das *Hüftgelenk stabilisiert* und damit den Rumpf am Vornüberkippen hindert (Abb. 34.3, Tab. 19).

Die Gliederkette

Wir sehen, daß in der Gliederkette ein *gelähmter Muskel* (hier z. B. der Quadrizeps) *durch andere Muskeln,* die an sich ganz andere Aufgaben haben und evtl. weit entfernt liegen (hier z. B. Triceps surae oder Glutaeus maximus), *ersetzt* werden kann. *Von solchen Ersatzmechanismen macht der Gelähmte automatisch,* unwillkürlich und unbewußt, *weitgehenden Gebrauch.* Er ist damit oft imstande, trotz ausgedehnter Lähmungen sich aufrecht zu halten und auch irgendwie fortbewegen zu können, wenn auch mit starkem Hinken.

Die Kompensationsmechanismen der Gliederkette sind oft außerordentlich kompliziert und schwierig zu analysieren. Immer aber unterliegen sie den Gesetzen der Statik und Dynamik und zielen darauf ab, das *Gleichgewicht* im aufrechten Stand zu erhalten. Die dazu notwendigen Körperhaltungen und Bewegungen sind durch komplexe *Kombinationen* von Muskelbewegungen möglich, deren Koordination

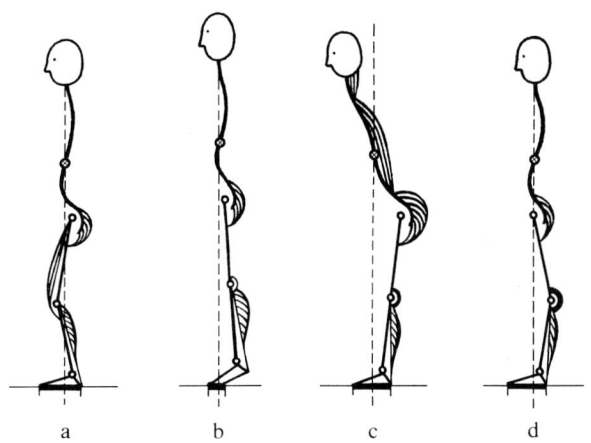

a   b   c   d

Abb. 34.3: *Stabilisierung des Kniegelenkes:*

a durch die Muskelkraft des *Quadrizeps.* Schwerpunktlot *hinter* der Kniegelenkachse. (Ohne aktiven Quadrizeps würde das Kniegelenk einknicken.)
b *Zehenstand:* durch die Kraft der Wadenmuskulatur kommen Standfläche und Schwerpunktlot *vor* das Kniegelenk zu liegen. Stabilisierung des Knies durch die dorsalen Kapselbänder.
c Durch *Rumpfneigen* nach *vorn* kommt das Schwerpunktlot ebenfalls vor das Knie. Die notwendige Stabilisierung des Oberkörpers ist nur mit einem kräftigen *Glutaeus maximus* möglich.
d Ein *Genu recurvatum* bringt das Kniegelenk hinter das Schwerpunktlot und ermöglicht so die *passive* Stabilisierung durch die dorsalen Kniebänder. Nicht selten kommt dies spontan zustande. Ein Genu flexum kann durch eine Korrekturosteotomie ebenfalls in ein leichtes Genu recurvatum verwandelt werden. Allerdings hat ein stärkeres Genu recurvatum die Tendenz, mit der Zeit zuzunehmen durch Banddehnung und dann zu dekompensieren (siehe «Deformitäten», S. 451 und Abb. 38.14).

Tab. 19: Statisches Gleichgewicht am Beispiel der Poliomyelitis.

Eine Quadrizepslähmung wird:	
Kompensiert durch	Verschlimmert durch:
1. Genu recurvatum	1. Genu flexum
2. Spitzfuß/Trizeps	2. Hackenfuß (Trizepslähmung)
3. Glutaeus maximus mit Vornüberneigen	3. Hüftlähmung, Hüftflexum
4. Handhilfe (abstützen des Knies)	4. Rückneigen

einen außerordentlich komplizierten Apparat voraussetzt mit Afferenzen aus den Gleichgewichtsor-
ganen (Labyrinth, Netzhaut, Druckrezeptoren in der
Haut, z. B. der Fußsohlen usw.), sowie aus den Bewe-
gungsorganen selbst (Muskelspindeln, Rezeptoren
der Tiefensensibilität, der Gelenkstellung), mit
Rückkopplungsmechanismen usw., alles Vorgänge,
deren *Steuerung und Kontrolle dem Patienten nicht
bewußt werden* (vgl. dazu S. 32: Der Bewegungsapparat als funktionelle Einheit). Die Kompensationsmöglichkeiten bei Ausfall einzelner Muskelgruppen
sind deshalb außerordentlich groß und nicht genau
voraussehbar. Jedenfalls ist es immer wieder erstaunlich, wie Patienten mit ausgedehnten schlaffen
Lähmungen überhaupt noch gehen können. Sehr oft
weicht der Bewegungsablauf allerdings vom normalen erheblich ab, der Gelähmte hinkt stark und
macht weit ausholende Bewegungen. Diese sind vielleicht nicht sehr ästhetisch, ermöglichen aber erst
das Stehen und Gehen (Abb. 34.4).

Die *Aufgabe des Orthopäden* besteht darin, *diese
körpereigenen Kompensationsmöglichkeiten zu unterstützen* und wo nötig, zu erschließen. Es wäre ein
Fehler, diese Trickbewegungen auszuschalten, denn
damit nimmt man dem Patienten seine Behelfsfunk-
tion.

Beurteilung

Damit wird klar, daß *die Beurteilung der Leistung des
Haltungs- und Bewegungsapparates als Ganzes* wesentlich ist für Prognose und Therapieplan, während
die Betrachtung einzelner gelähmter Muskeln nicht
weiter hilft (siehe auch S. 134).

Am *Beispiel des gelähmten Quadrizeps* sei dies
illustriert: Für eine

- *Muskelverpflanzung* als Ersatz der verloren gegangenen Kraft des Quadrizeps steht kein genügend kräftiger Muskel zur Verfügung.
  Manche Gelähmte sind jedoch, wie wir gesehen
  haben, imstande, die Lähmung mit einem guten
- *Glutaeus maximus* und/oder *Triceps surae* zu
kompensieren. Bei andern ist die
- *Beseitigung einer Kniebeugekontraktur (Arthrolyse)* notwendig und genügend. In einzelnen Fällen kann das Knie stabilisiert werden, indem es in
ein leichtes *Genu recurvatum* verwandelt wird,
mittels einer
- *knienahen Osteotomie* (Verlagerung der Knie-
achse hinter das Schwerpunktlot). In wieder anderen Fällen genügt die Stabilisierung des Fußes in
leichter *Spitzfußstellung* durch eine
- *Fußarthrodese* (Verlagerung der Stützfläche und
damit des Schwerpunktlotes vor die Kniegelenkachse bei ungenügendem Triceps surae). Schließlich kann das *Knie selbst* stabilisiert werden durch
einen
- *Oberschenkelapparat,* der im Kniegelenk arretiert
werden kann (Abb. 34.6), oder durch eine
- *Kniegelenkarthrodese.*

a 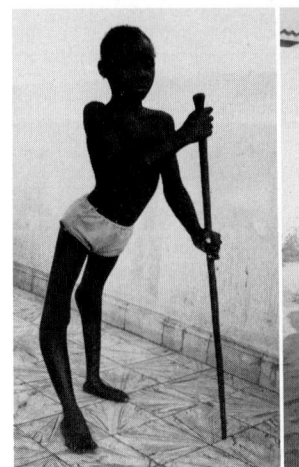 b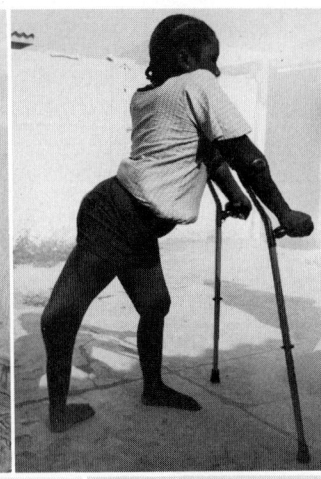

c 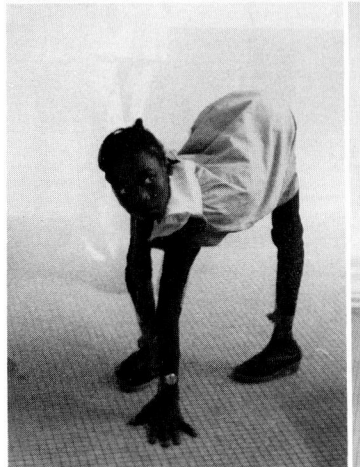 d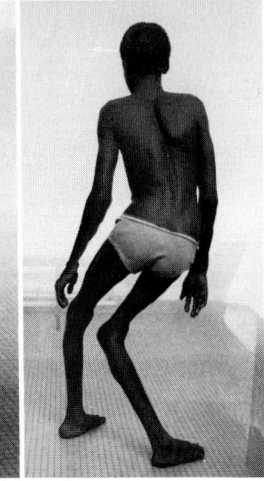

Abb. 34.4: *Lähmungsfolgen der Poliomyelitis
Verschiedene Arten zu Gehen.*

a *Gehfähig* mit Genu recurvatum und einfachem *Stock* zur
Balance.
b Abstützen des vornübergeneigten Oberkörpers auf *zwei* weit
nach vorne gesetzte *Krückstöcke* ermöglicht die Stabilisierung
der nach hinten durchgedrückten Knie.
c *Gehen auf allen Vieren* (rechte Hand auf rechtem Fuß). Die
stark flektierten Hüften sind sehr oft auch *kontrakt.* Ursache
und Folge zugleich der von diesen Kindern meist eigenom-
nen *Sitzstellung.* Aufrechtes Stehen wird erst möglich, wenn
diese Kontrakturen beseitigt sind. Dann kann dieses Kind mit
Apparaten gehen lernen.
d Heute kann dieser Junge noch ohne Stützen gehen, doch wird
die *Deformität* (O-Bein links, X-Bein rechts) unter der Belastung *zunehmen,* bis er nicht mehr gehen kann. Korrekturen
sind hier notwendig, evtl. anschließend auch Apparate.

Viele Kinder können sich nur kriechend auf Ellbogen und Knien
fortbewegen. Wenn sie einigermaßen kräftige obere Extremitäten
und gute Stammmuskulatur haben, können sie meist (nach Beseitigung der Kontrakturen) mit Apparaten und Krückstöcken gehen
lernen.

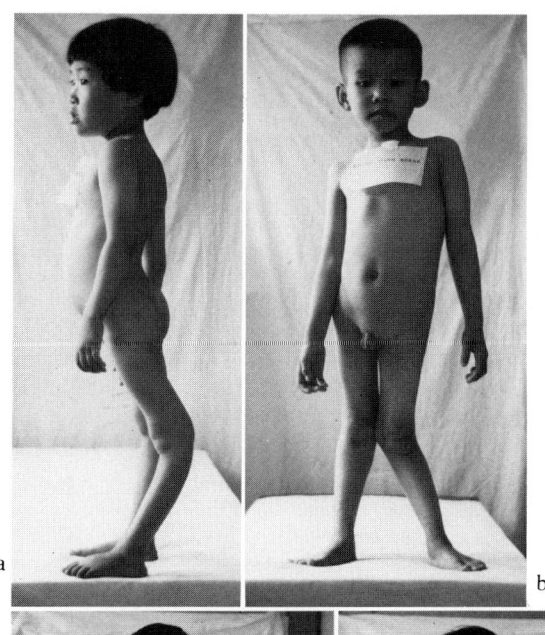

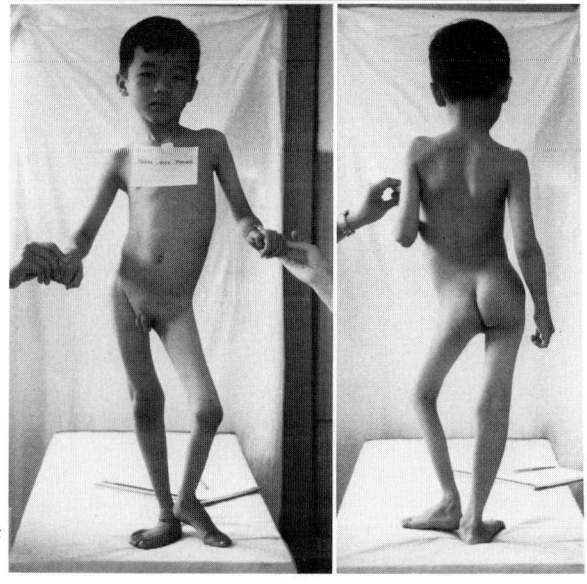

a

b

c

d

Je nach der Gesamtleistung des Bewegungsapparates und der individuellen Situation des Patienten, ist *eine dieser acht Möglichkeiten,* das Kniegelenk zu stabilisieren bei Quadrizepslähmung *am zweckmäßigsten.*

Ohne ärztliche Hilfe finden die gelähmten Kinder in der dritten Welt noch viele weitere Kompensationsmöglichkeiten: Sie stützen mit der Hand das Knie ab, sie halten sich an einem Stock, laufen sogar auf den Händen.

Dieses Beispiel soll zeigen, *wie kompliziert die Funktion der Gliederkette* und wie *wichtig die Gesamt betrachtung ist* (Abb. 34.5).

Neurologische Affektionen

Therapiemöglichkeiten bei Restlähmungen

Am Beispiel der Quadrizepslähmung wurden die Möglichkeiten orthopädischer Therapie gezeigt. Sie sind im Prinzip die gleichen für alle Lähmungen. Allerdings sind die Erfolgsmöglichkeiten bei den verschiedenen Gelenken verschieden zu bewerten.

Orthopädische Apparate zur Gelenkstabilisierung, vor allem des *Knies,* werden bei schlaffen Lähmungen häufig gebraucht, damit das Stehen und Gehen überhaupt möglich wird. Oberschenkelapparate haben den Vorteil, daß die Arretierungsvorrichtung, welche das Knie beim Gehen blockiert, *zum Sitzen gelöst* werden kann (vgl. Orthopädietechnik, S. 233) (Abb. 17.31, Abb. 34.6 und Abb. 34.7).

Bestehende *Gelenkkontrakturen* müssen vorgängig *behoben* werden (siehe S. 389).

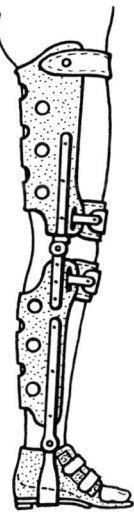

Abb. 34.5: *Lähmungsfolgen und Gehfähigkeit.*

a *Kniestabilisierung* mit *Genu recurvatum.* Die *Zunahme* der Deformität unter Belastung kann nur durch einen Apparat mit Anschlag gegen Überstreckung verhindert werden.

b Genu valgum und Knickfuß, Beckenschiefstand.

c Paralytische Subluxation der rechten Hüfte, Flexionsabduktionskontraktur der linken Hüfte, eine typische Kombination, welche einen fixierten Beckenschiefstand mit funktioneller Beinlängendifferenz zur Folge hat.
Der 9jährige Knabe kann gehalten knapp stehen auf dem rechten Bein, trotz des Plattfußes, während das linke wegen der Fehlstellung in Hüfte und Knie (Genu flexum) nicht tragfähig ist.

d Von hinten gesehen werden Beckenschiefstand und kompensatorische Skoliose noch deutlicher. Dieser Knabe kann, nach Korrektur der Fehlstellungen und Apparateversorgung rechts, gut gehen lernen.

Abb. 34.6: *Oberschenkelapparat* z. B. für Knielähmung. In Streckstellung fixierbar, zum Sitzen flektierbar. Oberes Sprunggelenk beweglich, aber geführt. Ein *Fußteil* ist bei solchen Apparaten immer nötig, sonst rutschen sie. Die Kunststoffteile haben *Löcher* wegen des Schwitzens. Das Knie wird vorne durch Polster-Riemen gehalten. Der Apparat reicht bis unter das Gesäß (vgl. Abb. 34.7f.).

Bei schweren Lähmungen, z. B. der Hüften, kann ein *Beckenteil,* wenn nötig mit *zusätzlichem Korsett,* angesetzt werden, mit einem fixierbaren Hüftgelenk.

Neuro-
logische
Affektionen

a   b

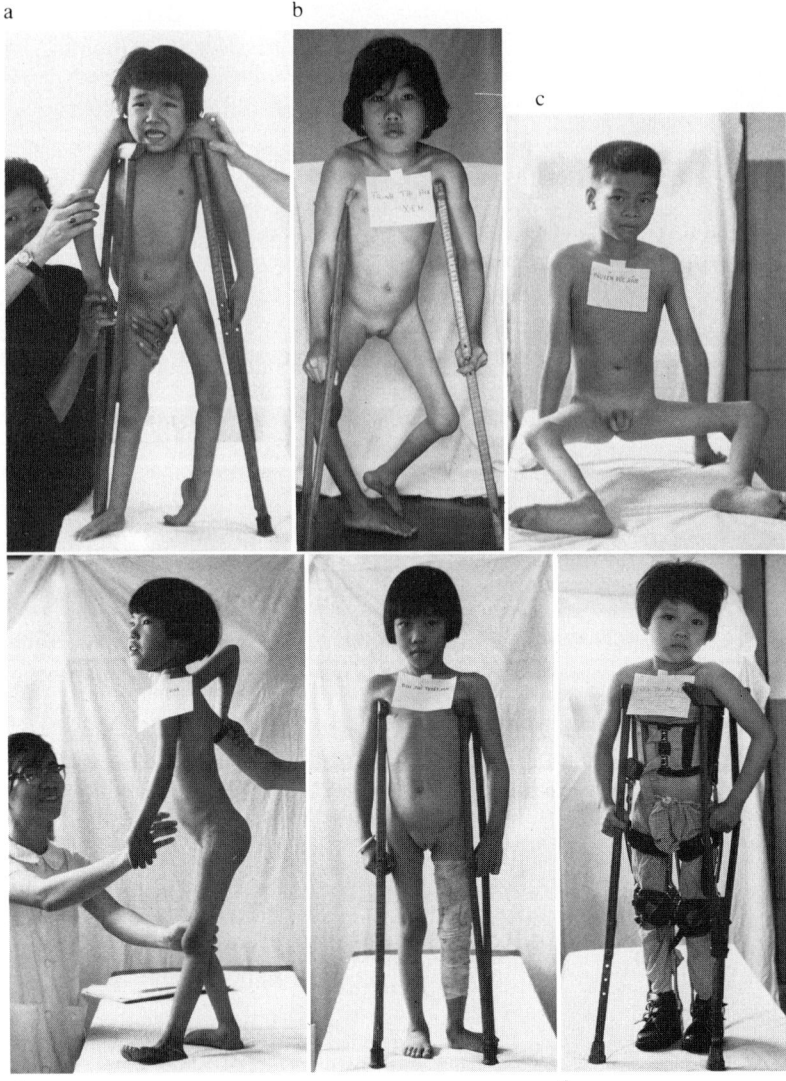

c

d   e   f

Abb. 34.7: *Rehabilitation poliomyelitis-gelähmter Kinder.*

a Dieses Kind ist noch nie in seinem Leben gestanden. Nicht nur deshalb hat es Angst. Die Bemühungen, solche Kinder aus der Dritten Welt zu rehabilitieren, haben große psychologische und soziale Probleme mitgebracht: Entwurzelung, Verlorenheit, Desintegration. Medizinische Hilfe allein genügt nicht. Das Bestreben geht heute mehr dahin, den Kindern der Dritten Welt an ihrem Heimatort mit einfachen Mitteln zu helfen und sie wieder in ihre Lebensgemeinschaft zu integrieren.

b Dieses Kind wird gehen lernen können: Es beweist dies, indem es selbständig aufrecht stehen kann.

c Um mit gelähmten Beinen gehen zu können, braucht es *kräftige Arme,* v. a. einen guten Ellbogenstrecker (Trizeps). Dieser Junge kann sein Körpergewicht aus dem Sitzen mit den Armen hochheben. Mit diesem *Test* zeigt er, daß er gute Aussichten hat, mit Krückstöcken und Apparaten gehen zu lernen.

d *Untersuchung im Stehen:* Das linke Bein ist belastbar, das rechte Knie muß mit der Hand gehalten werden, damit es nicht einknickt: Hier ist ein Apparat notwendig.

e *Test* mit *provisorischer Schiene zur Stabilisierung,* bevor ein aufwendiger und teurer Apparat bestellt wird.

f Ausgerüstet mit Gehapparaten und Krücken kann das Kind in kurzer Zeit gehen lernen (evtl. Durchschwinggang, siehe Abb. 17.15).

Operationen

Durch Lähmungen verlorengegangene Muskelkraft kann nur in wenigen Fällen zurückgewonnen werden. Die Kompensationsmöglichkeiten des Bewegungsapparates sind aber, wie wir gesehen haben, groß: Durch Umstellung des Bewegungsablaufes, durch Benützung anderer Muskeln, Ausnützung der Schwerkraft und Trickbewegungen usw. Oft müssen allerdings für diese Möglichkeiten erst die *Voraussetzungen* geschaffen werden durch *operative Eingriffe* am Bewegungsapparat. Dies ist die wichtigste Aufgabe orthopädischer Operationen bei Gelähmten.

– *Muskeltranspositionen* zum Ersatz gelähmter Muskeln durch nicht gelähmte.
  Grundsätzlich sind *reine schlaffe Lähmungen,* ohne *Sensibilitätsstörungen,* am besten geeignet für *Sehnen- und Muskeltranspositionen,* da die Umstellung der Koordination in solchen Fällen

am besten funktioniert. Von den schlaffen Lähmungen sind wiederum diejenigen der *Hand am besten geeignet,* weil – im Gegensatz zu den unteren Extremitäten – schon kleine Kräfte genügen für eine wertvolle Funktion. Auch sind hier feine Bewegungen mit geringem Ausschlag und hoher Präzision wesentlicher als große Stabilität.

– *Arthrodesen* eignen sich ausgezeichnet zur Stabilisierung von Gelenken. Die Behinderung durch die Versteifung ist meist geringer als Patient und Arzt glauben. Am besten ist die Arthrodese des Fußes (oberes und unteres Sprunggelenk oder beide), aber auch der *Schulter* und des *Handgelenkes,* seltener von *Hüfte* oder *Knie.* Wenn die Gehbehinderung so groß ist, daß eine Hüft- oder Kniearthrodese gemacht werden sollte, ist die Lähmung meist so schwer, daß die Patienten ohnehin zu sitzender Tätigkeit gezwungen sind, wozu Hüft- oder Kniearthrodesen weniger günstig sind.

Die Wirkung einer Kniearthrodese kann für Patient und Arzt demonstriert werden mittels eines Gehgipsverbandes, der das zu versteifende Gelenk provisorisch blockiert. Während einiger Tage kann so der Patient Vor- und Nachteile der Gelenkversteifung erleben. Dadurch wird sein Entschluß zum endgültigen Eingriff erleichtert (Abb. 34.7e) (zu Arthrodesen siehe S. 254).

- *Korrekturosteotomien oder Arthrolysen,* um die Schwerkraft in eine das Gelenk stabilisierende Kraft umzuwandeln. In der Regel ist die *Funktionsstellung* der drei großen Gelenke des Beines (Hüfte 180°, Knie 180°, Fuß 90°) *Voraussetzung* für das Stehen und Gehen überhaupt. Fehlstellungen *(Kontrakturen),* manchmal auch schon geringgradige, wirken sich fast immer ungünstig auf die Statik aus. In solchen Fällen sind, falls konservative Redression nicht möglich ist, oft Arthrolysen, evtl. Osteotomien notwendig (siehe oben, Quadrizepslähmung).
- *Arthrorhisen* (Anschlagsperren für Gelenke mittels Spanoperationen) haben meist enttäuscht.

Therapiemöglichkeiten an den einzelnen Gelenken

Fuß:

- *Sehnentransplantationen genügen selten. Zweckmäßiger und verhältnismäßig wenig behindernd sind Fußarthrodesen* in gut korrigierter Fußstellung.
- Unterschenkelgehapparate können einen Lähmungsfuß stabilisieren.
- Bei Hängefuß: Heidelbergerschiene (siehe S. 402 und S. 875).

Knie (siehe S. 385 und S. 847): Quadrizepslähmung: Ein funktionell befriedigender Ersatz durch Muskeltransposition ist nicht möglich.
Einer Arthrodese ziehen die meisten Patienten einen *Oberschenkelapparat* vor.

Hüfte:

- *Sehnen-Muskelverpflanzungen* genügen selten.
- *Korrekturosteotomien,* vor allem bei drohender Hüftgelenkluxation, evtl. bei Flexionsfehlstellung.
- *Weichteiloperationen* zur Lösung von Kontrakturen (häufig: tensor fasciae latae).
- *Hüftarthrodesen:* Selten, da die Gelähmten vor allem *sitzen* können sollten.
- *Oberschenkelapparat* mit Beckenkorb: Bei schweren Lähmungen oft notwendig.

Wirbelsäule: Die Stabilisierung der Wirbelsäule ist wichtig für die *Sitzfähigkeit* des Patienten, und damit er den Kopf frei tragen kann.

- Beseitigung eines *Beckenschiefstandes* durch operative Lösung von Kontrakturen im Hüftbereich.
- *Spondylodesen* sind zur Stabilisierung einer dekompensierten Wirbelsäule und zur Prophylaxe von rasch zunehmenden Lähmungsskoliosen heute die geeignetste Methode (siehe «Behandlung der Skoliose», S. 623f.).

- Gelegentlich Spondylodesen der Zerviko-Okzipitalgegend, wenn wegen der Lähmung der Nackenmuskulatur der Kopf nicht frei getragen werden kann.
- *Korsette* zur Stützung des gelähmten Rückens.
- Sitzschalen, Seiten-, Achsel- und Kopfstützen in Sitzwagen bei schwer Gelähmten.

Schulter:

- *Schulterarthrodese:* Bei Deltoideuslähmung. Günstige Wirkung auf Stabilität und Bewegungsumfang des Armes; gute Operation.
- Sehnen-Muskelverpflanzungen: z. B. bei Serratuslähmungen (Scapula alata); bei Trapeziuslähmung (Hängeschulter).

Ellbogen:

- Sehnen- und Muskelverpflanzungen: z. B. bei Bizepslähmung; Erfolg unterschiedlich.
- Arthrodesen, Apparate: werden selten angewandt.

Handgelenk:

- Sehnentransplantationen: evtl. zur Verbesserung der Pro-Supination, sonst besser:
- *Handgelenksarthrodese:* in Funktionsstellung, für gute Ausgangsposition der Fingerbewegungen. Die noch funktionierenden Handbeuge- und Strecksehnen werden als Fingermotoren frei zur Verpflanzung.

Langfinger:

- *Sehnentransplantationen:* Die Finger eignen sich am besten dazu. (Ersatz der Fingerstrecker, resp. Beuger.) Bei guter Indikation und Technik sind gute funktionelle Resultate möglich. Die psychomotorische Umstellung der verpflanzten Muskulatur erfolgt rasch.

Daumen:

- *Sehnentransplantation:* Opponensplastik (Bunnell), Strecksehnenersatz.
- *Arthrodese:* Carpo-Metakarpalgelenk in Oppositionsstellung des Daumens (Abb. 49.5).

Sekundäre Komplikationen der schlaffen Lähmungen

Kontrakturen

Darunter versteht man Fehlstellungen eines Gelenkes, welche auch mit Kraft nicht korrigiert werden können. Solche Kontrakturen entstehen bei Lähmungen fast immer sehr rasch, und zwar schon nach wenigen Tagen oder Wochen, wenn nichts dagegen vorgekehrt wird. Durch *Überwiegen der nicht betroffenen Antagonisten* werden *die gelähmten Muskeln überdehnt,* Gelenkkapsel, umgebende Weichteile und Muskulatur schrumpfen, so daß das Gelenk seinen vollen Bewegungsumfang verliert und nach kurzer Zeit auch mit Gewalt nicht mehr redressiert werden kann: Eine *Kontraktur* ist entstanden. (Ausführliche Beschreibung: S. 445f.)

Prophylaxe

Es ist deshalb nötig, frühzeitig an diese Komplikation zu denken und prophylaktische Maßnahmen dagegen zu ergreifen:

1. *Korrekte Lagerung*
2. *Tägliches passives Durchbewegen* des gesamten Bewegungsumfanges eines gelähmten Gelenkes.

Die korrekte Lagerung berücksichtigt die *Funktionsstellung* (nicht eine mittlere Stellung!) der Gelenke, d. h. die Gelenkstellung bei normalem Gebrauch (siehe Tabelle auf S. 449).

Zum Stehen und Gehen müssen die *Beine gestreckt* sein in *Hüften* und *Knien,* und die *Füße* müssen im rechten Winkel dazu *plantigrad* auf dem Boden stehen, sonst kann sich der Patient wegen seiner Lähmung kaum aufrecht halten (Abb. 34.8).

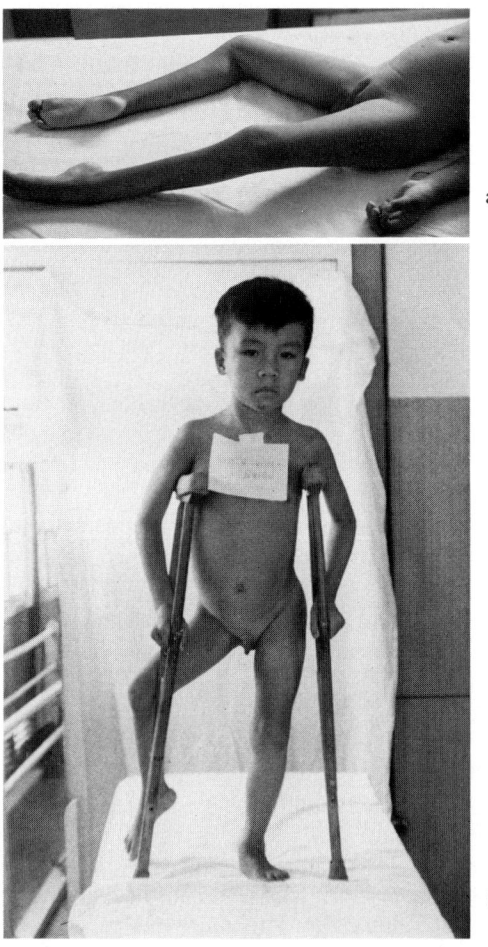

Abb. 34.8:

a Im *Liegen* entstehen leicht Kontrakturen, wie hier: Außenrotation, Flexion und Abduktion der Hüfte, Genu flexum, Spitzfuß.
b So sieht die gleiche Fußstellung im *aufrechten Stand* aus: Der Knabe kann nicht auf dem Bein stehen. Für die Rehabilitation müssen zuerst die Kontrakturen beseitigt werden. Besser ist die *Prophylaxe* mittels korrekter *Lagerung* (vgl. S. 203 und S. 449).

Für die *Hand* gilt als *Funktionsstellung* eine Mittelstellung zwischen Pro- und Supination, also Daumen nach oben, eine mäßige Dorsalflexion und leichte Ulnarabduktion des Handgelenkes, eine gleichmäßige Beugung aller Fingergelenke und eine Opposition des Daumens, so, daß sich *Daumen- und Fingerspitzen* fast *berühren*. Diese Stellung läßt sich am besten erhalten, indem man dem Patienten einen kleinen Gegenstand, z. B. einen Ball oder eine Gazebinderolle von der Größe eines Hühnereies in die Hand gibt, welche er locker mit der Hand umschließen kann.

In dieser Stellung ist die Funktion, auch bei erheblich versteiften Gelenken, am besten. *Ungünstig* ist hingegen vor allem die *Streckstellung* der Finger, insbesondere der *Fingergrundgelenke,* weil damit das Greifen unmöglich wird.

Asymmetrische Lähmungen der Stammuskulatur (Rücken-, Bauchmuskulatur) führen zu *Wirbelsäulendeformitäten,* vor allem zu sog. *paralytischen Skoliosen.* Diese sind im Kapitel Skoliosen, S. 616 f. beschrieben (Abb. 34.9).

Behandlung der Kontrakturen

(siehe auch S. 450): Manchmal wird ein Gelenk trotz aller Maßnahmen kontrakt. Dann sind folgende *orthopädische Maßnahmen* notwendig, je nach der Schwere der Kontraktur:

1. Gipsverband in Korrekturstellung, etappenweises *Gipskeilen* (siehe S. 225).
2. *Quengelgipse* oder -apparate (siehe S. 223 und Abb. 17.23).
3. Operative Weichteillösung *(Arthrolyse):* Kapsulotomie, Sehnendurchtrennung oder -verlängerung, Durchtrennung der kontrakten Weichteile.
4. Gelenknahe *Korrekturosteotomie.*

Schlottergelenke

(Bandinsuffizienz) (s. a.: Hypermobile Gelenke, S. 451)

Wenn durch schlaffe Lähmung der ständige Muskeltonus wegfällt, der ein Gelenk und seine Bänder normalerweise schützt, *dehnen* sich diese Bänder *allmählich* unter dem Einfluß der Schwerkraft, der Belastung durch das Körpergewicht. Die Gelenkstabilität geht verloren, und es entstehen Schlottergelenke mit übermäßiger falscher Beweglichkeit, welche nicht mehr kontrolliert werden können (am häufigsten Kniegelenk, Schultergelenk).

Diese Banddehnung kann zu schweren *Deformierungen* führen (z. B. Genu valgum, Genu recurvatum). Wenn einmal die Deformität vorhanden ist, beginnt ein Ciculus vitiosus, indem die Fehlstellung die Beanspruchung vervielfacht und die Bänder noch stärker überdehnt werden (Abb. 34.4 und Abb. 34.5).

Pathogenese und Therapie des *Genu recurvatum:* siehe S. 451 f.

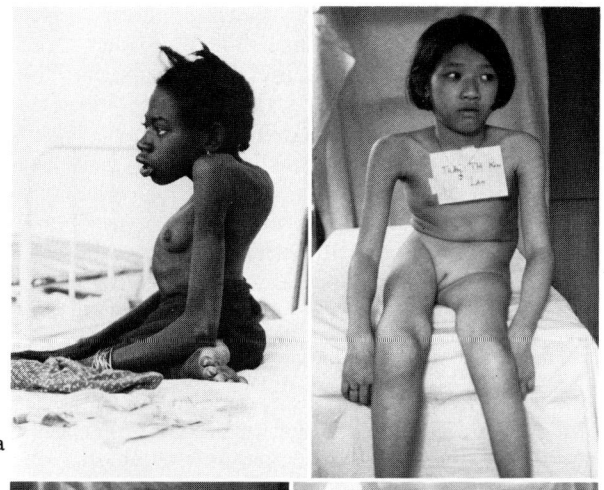

a

b

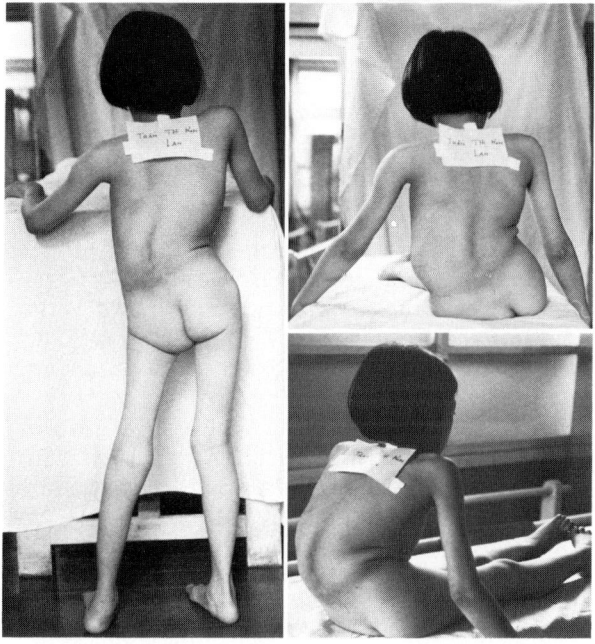

c

d

e

Abb. 34.9: *Lähmungen der Stammuskulatur – Skoliosen.*

a Lähmung mit schwerer Kyphoskoliose. Thorakaler Buckel und Hyperlordose lumbal (vgl. Abb. 55.12). Im Sitzen verstärkt sich die Deformität. Die Wirbelsäule ist instabil.

b 11jähriges Mädchen mit Beckenschiefstand und Skoliose, die sich gegenseitig kompensieren, so daß die starke Verkrümmung relativ wenig auffällt.

c Von hinten gesehen ist die Deformierung deutlicher. Beinverkürzung, Ab- bzw. Adduktionsfehlstellung der Hüften, Beckenschiefstand und Skoliose bedingen und verstärken sich gegenseitig, kompensieren sich aber auch, so daß das Mädchen einigermaßen gerade steht trotz der erheblichen Deformitäten.

d Im Sitzen ist der Beckenschiefstand noch ausgeprägter. Er wird kompensiert durch die gegensinnige Skoliose, so daß der Thorax gerade steht. Der Rumpf ist aber instabil, das Mädchen muß sich halten.

e In der schrägen Ansicht wird der Buckel erst recht deutlich. Beckenfehlstellung und Skoliose können nur im Zusammenhang betrachtet und behandelt werden.

Orthopädische Maßnahmen werden notwendig, sobald die Bewegungs- und Stützfunktion durch die Instabilität eines Gelenkes erheblich beeinträchtigt wird.

– *Bandraffungen* oder Bandersatz sind unbefriedigend, wenn das Gelenk nicht aktiv durch Muskelkraft geschützt und stabilisiert werden kann (siehe auch S. 58f. und Abb. 38.4). Es kommen praktisch nur

– *Stützapparate* (z. B. Oberschenkelgehapparat mit Anschlag gegen Genu recurvatum oder Knieführungsapparat bei seitlicher Abweichung der Beinachsen) oder die

– *Arthrodese* des Schlottergelenkes in Frage (Schulter, Knie).

Luxationen (Hüftgelenk)

Wenn die Poliomyelitis im *frühen Kindesalter,* etwa vor dem 4. Lebensjahr, eine *Hüftlähmung* verursacht, setzt häufig wegen der unphysiologischen Beanspruchung eine Fehlentwicklung des Gelenkes ein, welches mit einer Aufrichtung des Schenkelhalses beginnt und mit einer *Luxation* endet.

Diese ist nicht mit einer Bandschwäche allein zu erklären. Anschaulich demonstrieren solche Fälle den Einfluß der Mechanik, im speziellen der veränderten Muskelkräfte, auf Wachstum und Gelenkentwicklung (Skelettwachstum, S. 80 und Wachstumsstörungen, S. 330). Nach dem Ausfall der Hüftabduktoren ändern sich Größe und Richtung der resultierenden Druckkraft (Schwerkraft und Muskelkraft) auf das Gelenk, und damit die Wachstumsrichtung des proximalen Femurendes (Schenkelhalsaufrichtung).

Mit der Zeit drängt der Hüftkopf seitlich aus der Pfanne heraus und luxiert in schweren Fällen spontan. Damit ist das Gehen natürlich schwer beeinträchtigt (Abb. 34.10).

Die *Prophylaxe* der Luxation ist praktisch nur mit einer *Operation* möglich: Korrekturosteotomie des fehlgewachsenen proximalen Femurendes mit tiefer Einstellung des Kopfes in die Pfanne (Variationsosteotomie), siehe Coxa valga paralytica, S. 707.

Wachstumsstörungen

Wenn die Poliomyelitis im *frühen* Kindesalter beginnt, ist mit einer Störung des Wachstums in den gelähmten Gliedern mit Sicherheit zu rechnen. Die Knochen bleiben dünner, vor allem aber verlangsamt sich das epiphysäre Längenwachstum, ändert auch z. T. seine Richtung (siehe oben, Hüftluxation) und hinterläßt beim Wachstumsabschluß eine mehr oder weniger große *Verkürzung* des gelähmten Gliedes. Diese kann in schweren Fällen bis zu 15 cm und mehr betragen.

Je größer der Längenunterschied der Beine ist, desto stärker stört die Statik der aufrechten Haltung und des Gehens (siehe Kapitel Beinlängendifferenzen, S. 687). Die Kinder können den Längenunterschied auf verschiedene Arten ausgleichen: Zehen-

a

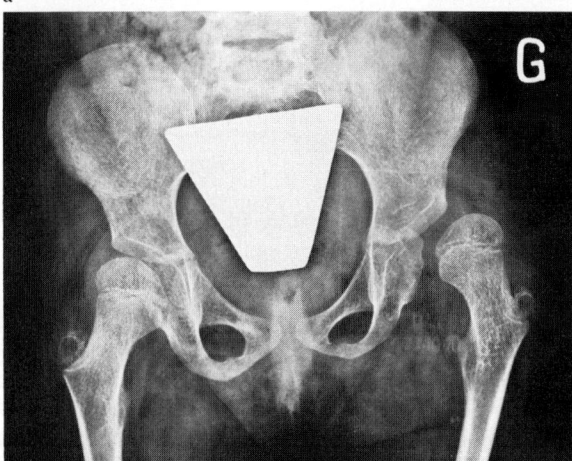

Neuro-
logische
Affektionen

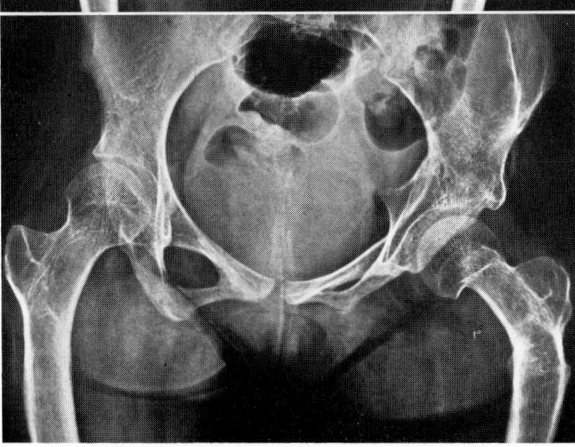

b

Abb. 34.10: Hüftluxation links bei einem 7jährigen Mädchen, das als Kleinkind eine Poliomyelitis mit Beinlähmungen durchgemacht hatte.

a Infolge des fehlenden physiologischen Wachstumsreizes sind die Knochen dünn, atrophisch geblieben, die Schenkelhälse sind steil aufgerichtet. Eine Adduktionsfehlstellung hat zur Dislokation der linken Hüfte geführt, und deshalb ist auch die Pfanne nicht ausgebildet worden. Beckenschiefstand und Beinverkürzung links. Die Fehlstellung wurde in diesem Alter durch eine beidseitige Osteotomie mit Varisation der Schenkelhälse korrigiert.

b Zustand 8 Jahre später, nach Abschluß des Wachstums. Die Hüften sind wieder gut zentriert.

stand (Spitzfußstellung), Beckenneigung (dazu kompensatorische Skoliose), Flexion oder Überstreckung des längeren Beines im Knie (siehe Abb. 63.6, S. 690). Keiner dieser «Tricks» ist aber ideal und oft entstehen daraus Fehlstellungen, welche sekundär wieder Beschwerden machen können. Es ist deshalb in den meisten Fällen besser, den Ausgleich des Längenunterschiedes frühzeitig zu suchen. Neben Schuherhöhungen, evtl. Apparaten, stehen bei Kindern im Wachstumsalter verschiedene Operationsmethoden zur Verfügung, sowohl zur Verkürzung wie zur Verlängerung. Beide haben Vor- und Nachteile: An sich wird man natürlich lieber das verkürzte Bein verlängern, statt das normale verkürzen, doch sind Risiko und Komplikationsrate bei Verlängerungsoperationen überdurchschnittlich hoch. Die *Behandlung* der Beinlängendifferenzen siehe im übrigen S. 690.

Trophische Störungen

Im Vordergrund steht die *vollständige Atrophie* und Degeneration der gelähmten Skelettmuskulatur. Der Ausfall des Muskeltonus und der aktiven Bewegung haben sodann eine starke Verminderung der Durchblutung und Verlangsamung des venösen Abflusses zur Folge. Dadurch entstehen *Ödeme,* venöse Stauungen, trophische *Veränderungen der Haut* (Verfärbung, Glanzhaut), gelegentlich Indurationen und Schrumpfungen von Gelenkkapseln und anderen Weichteilen mit Kontrakturen, sowie eine schwere *Inaktivitätsosteoporose,* welche bei den ohnehin schon dünnen Knochen leicht zu Frakturen führt. Auch die Wachstumsstörungen werden auf die verminderte Durchblutung zurückgeführt. Die bei schweren Lähmungen massiven trophischen Veränderungen und Wachstumsstörungen demonstrieren eindrücklich die *Bedeutung des Muskeltonus* für Trophik und Wachstum am Bewegungsapparat.

Physiotherapeutische Maßnahmen, vor allem auch regelmäßige Badekuren, sind zweckmäßig und notwendig zur Erhaltung eines leidlichen Zustandes, doch können sie die eutrophische Wirkung der verloren gegangenen Muskulatur nicht ersetzen.

Für schlecht oder gar nicht Gehfähige ist der *Rollstuhl* das Mittel der Wahl für die Rehabilitation (siehe Abb. 34.11 und S. 269).

Allgemeine Wirkungen

Bei schweren Lähmungen ist auch der Allgemeinzustand betroffen: Starke Gewichtszunahme, Verdauungsschwierigkeiten (Obstipation, fehlende Bauchpresse), Atmungsbeschwerden usw. erfordern ein besonderes ärztlich überwachtes Regime.

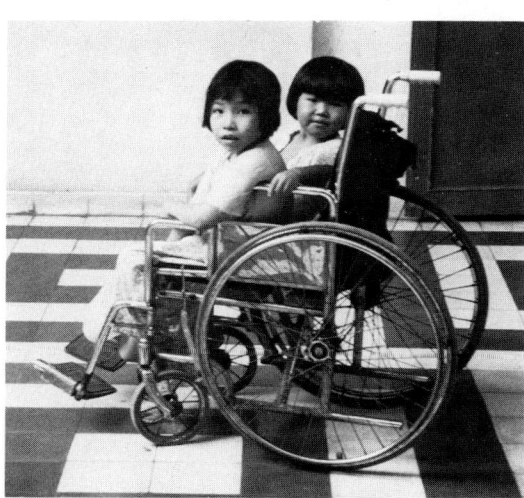

Abb. 34.11: Manche Gelähmte sind praktisch nur mit dem *Rollstuhl* zu rehabilitieren. In der Dritten Welt ist auch dies nicht so problemlos, wie es hier für die beiden Mädchen aussieht, die zusammen im gleichen Wagen fahren. Es ist zwar möglich, Rollstühle aus alten Fahrrädern zu bauen, aber nicht überall ist der Boden so hart, glatt und eben wie hier, und nicht überall findet man jemanden, der eine Panne reparieren kann.

Spastische Lähmung: die zerebrale Kinderlähmung

Krankheitsbild

Ätiologie – Pathogenese

In der Gruppe der zerebralen Kinderlähmung (zerebrale Paralyse, C.P.) werden *verschiedene Krankheitsbilder* zusammengefaßt, bei denen spastische, seltener athetotische und andere *zentrale Bewegungsstörungen* im Vordergrund stehen, *entstanden durch Hirnschäden, meistens vor oder während, seltener kurz nach der Geburt.*

Die *Ursachen* sind vielfältig, z. T. noch wenig bekannt: Embryopathien, verschiedene Fötalschäden, Kernikterus usw. (pränatal), dann Geburtsschäden wie Hypoxie, intrakranielle Blutungen (perinatal), später Meningitiden, Enzephalitiden und Hirnverletzungen im frühen Kindesalter (postnatal).

Mit der Zunahme der schweren *Verkehrs- und Sportunfälle* häufen sich auch die schweren zerebralen Schäden bei älteren Kindern und Erwachsenen.

Verlauf: Die Motorik des Neugeborenen ist noch vorwiegend von *subkortikalen* Zentren beherrscht. Im Verlaufe der Entwicklung wächst allmählich der Einfluß höherer, kortikaler Zentren. Da dieser bei der C. P. teilweise fehlt, ist die normale *motorische Entwicklung gestört.* Während also die *Hirnschädigung stationär* bleibt, nimmt die *Bewegungsstörung progressiv zu* in den ersten Jahren und stabilisiert sich dann.

Die klinischen Erscheinungen sind, entsprechend dem Ausmaß und der Lokalisation des Hirnschadens, sehr *variabel* und reichen von geringfügigen Lähmungen, die von einem leichten Entwicklungsrückstand oder von der Ungeschicklichkeit eines Linkshänders kaum zu unterscheiden sind, bis zu schwersten motorischen und psychischen Schäden (Bewegungsunfähigkeit, Idiotie), welche die Lebenserwartung stark herabsetzen.

Allen diesen Krankheitsbildern *gemeinsam* ist der *Zeitpunkt* der Schädigung: Sie traf ein *unreifes Hirn,* welches auf *Schäden* noch *anders reagiert* als ein voll entwickeltes.

Das *Wesen der spastischen Lähmungen* ist nicht die Kraftlosigkeit, sondern die *mangelnde Kontrolle und Koordination: Charakteristische Symptome* sind die spastischen Paresen einzelner oder mehrerer Extremitäten oder, seltener, athetotische und choreatische Bewegungsstörungen. Dazu kommen oft, aber *keineswegs immer,* Störungen der Intelligenz und der

Typische Formen der zerebralen Kinderlähmung

– Kindliche Spastische Diplegie: (Littlesche Krankheit)	Spastizität beider Beine, typischer scherender Gang, wobei die Beine einwärts gedreht und überkreuzt werden, Zehengang. Oft Arme nicht gelähmt und geistig normal.
– Kongenitale, zerebrale Monoparese	Am häufigsten Arm- und Gesichtslähmung
– Kongenitale Hemiplegie	Arm meist stärker betroffen als Bein, nicht selten epileptische Anfälle, häufig geistig behindert.
– Kongenitale Tetraparese	Oft schwerste Defekte, geistig meist stark gestört, bis zur Idiotie
– Athetosen	Unwillkürliche, langsame, verkrampfte oder rasche ausfahrende Bewegungen
– Daneben gibt es alle möglichen Formen von motorischen Störungen: ataktische atonische Syndrome, Rigor usw., meist mit geistiger Behinderung, oft mit Schluck- und Artikulationsstörungen usw. oder epileptischen Anfällen kombiniert.	

Psyche, gelegentlich auch vorgetäuscht durch Störungen der *Wahrnehmungen,* z. B. Schwerhörigkeit mit Sprachschwierigkeiten, Sehschwäche usw., manchmal auch *Sensibilitätsstörungen,* welche kaum bemerkt werden, aber doch die Lähmung und ihre Behandlung erschweren.

Die *häufigste Form* der zerebralen Kinderlähmung, die *spastische Diplegie,* wird heute noch als LITTLESCHE *Krankheit,* nach ihrem Beschreiber, bezeichnet (Abb. 34.12).

Die zerebrale Kinderlähmung hat große praktische, vor allem auch *soziale Bedeutung,* da die Gefahren der fötalen Schädigung eher zugenommen haben und die Kinder seit der Herabsetzung der Frühgeburtensterblichkeit *häufiger überleben.* Somit bilden diese bedauernswerten jungen Patienten einen guten Teil der Pflegeheiminsaßen, der Hilfebedürftigen, Voll- und Teilinvaliden. Eine auch nur teilweise *Eingliederung* ist in jedem Fall ein großer *Gewinn.*

Andererseits bringen es die *Normalbegabten* meist erstaunlich gut fertig, mit ihren Lähmungen zu Rande zu kommen und sich in die Berufswelt einzugliedern, vorausgesetzt, die Gesellschaft *akzeptiert sie als vollwertige Mitglieder.*

Diagnose

Der Schaden wird, wenn er nicht allzu schwer und schon bei der Geburt offenkundig ist, im Verlaufe der ersten Lebensmonate oder -jahre deutlich. Gewöhnlich fällt zuerst nur ein gewisser *Entwicklungsrückstand* auf, von dem nicht leicht zu entscheiden ist, ob er pathologisch sei oder nicht. Auch gewisse ungeschickte, etwas tappige und tollpatschige Bewegungen, z. B. ein etwas schwerfälliger ungelenker Gang weisen mitunter auf eine abortive Form einer zerebralen Kinderlähmung hin.

Die *Frühdiagnose* ist wichtig, weil mit intensiver, sachkundiger und zielgerichteter Physiotherapie im Frühstadium die Schäden gemildert und die motorische Entwicklung gefördert werden kann. Andererseits sollten aber Eltern und Umgebung des Kindes nicht unnötig mit der Diagnose «zerebrale Lähmung» geängstigt werden «Frühkindliche Bewegungsstörungen» z. B. ist ein etwas neutralerer Ausdruck.

Die Diagnose im Säuglingsalter stützt sich auf den Nachweis eines motorischen Entwicklungsrückstandes, sowie auf das pathologische Verhalten einer *Reihe von Reflexen,* die für den Stand der motorischen Entwicklung im ersten Lebensjahr kennzeichnend sind, wie Stützreaktionen, Stellreflexe, tonische Nackenreflexe usw. Wichtig ist die Beobachtung der *Spontanbewegungen* des Säuglings: Charakteristisch sind Koordinationsstörungen bei komplexen Bewegungen, Tonusschwankungen, Hemmungen und Stockungen im Bewegungsablauf,

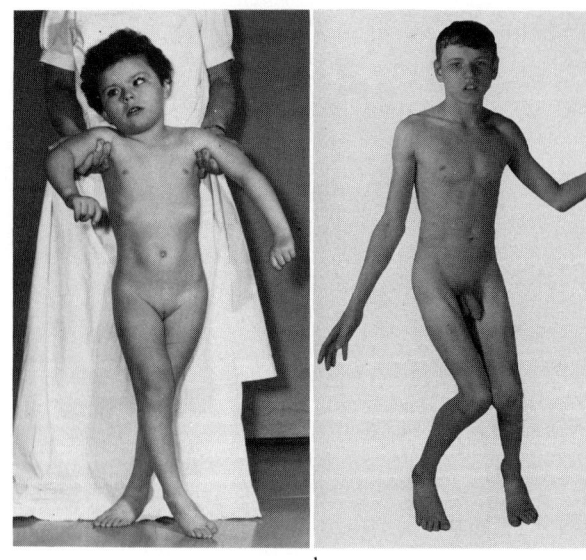

a   b

Abb. 34.12: *Zerebrale Kinderlähmung.*

a Kind mit schwerem Hirnschaden. Stark in der Entwicklung zurück geblieben. Schielt, kann nicht sprechen und nicht stehen, obwohl die Muskulatur kräftig ist. Typisches Überkreuzen der Beine.

b Älterer Knabe mit zerebraler Störung. Die Spastizität der Beine ist deutlich, die Flexions- und Adduktionskontrakturen sowie der Zehenstand sind typisch.

Schwere Hirnschäden mit motorischen Störungen werden zunehmend häufiger infolge von Verkehrsunfällen.

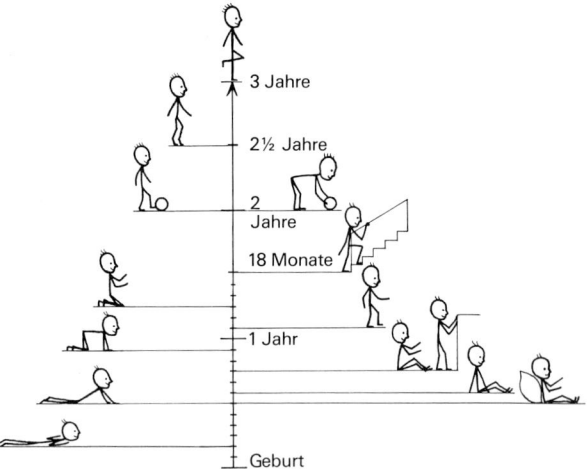

Abb. 34.13: *Kenntnis der normalen Entwicklung* von Haltung und Bewegung in den ersten 3 Jahren erleichtert das Erkennen einer leichten zerebralen Kinderlähmung (nach HERZKA).

Der *aufrechte Stand* wird auf zwei gegensinnige Arten erreicht: Aus der Bauchlage heraus über das Kriechen und aus der Rückenlage über das Sitzen.

Manche leichtere zerebrale Kinderlähmungen manifestieren sich weniger durch Spastizität als durch mangelnde Koordination, fehlendes Gleichgewicht, und dadurch bedingten Entwicklungsrückstand.

der eine natürliche Leichtigkeit vermissen läßt (Abb. 34.13).

Eine eigentliche «Lähmung» ist also nicht vorhanden, hingegen sind aktive Bewegungen mühsam, wenig differenziert und nur als Massenbewegungen möglich: Das kennzeichnende Merkmal der zerebralen Parese ist das *Fehlen eines harmonischen, flüssigen, eleganten Bewegungsablaufes* (vgl. S. 102). Früher oder später kommen gewisse Fehlhaltungen und -stellungen einzelner Gelenke von unterschiedlicher Ausprägung, aber meist typischer Art dazu: Die eigentliche Spastizität, eine Steifigkeit der Glieder wegen eines erhöhten Tonus der Muskulatur beim Versuch, die Gelenke passiv zu bewegen, zeigt sich meist erst später, ebenso wie Steigerung von Sehnenreflexen und Klonus.

- untere Extremitäten:
  - Spitzfuß, proniert oder supiniert
  - Genu flexum (bei Hemiplegie evtl. recurvatum)
  - Adduktion, Innenrotation und Flexion der Hüften
- obere Extremitäten (weniger konstant und typisch):
  - Innenrotation des Armes
  - meist Pronation des Vorderarmes
  - eingeschlagener Daumen
  - verschiedenartige Krampfstellungen der Finger.

Verlauf: Während der ersten Lebensmonate und -jahre bleibt die motorische Entwicklung immer mehr zurück. Viele Kinder haben bereits große Schwierigkeiten mit Kriechen, Sitzen, Kniestand, geschweige denn mit Stehen und Gehen. Gestört ist vor allem die Erhaltung des *Gleichgewichtes,* da die dazu notwendigen raschen, komplexen, höheren Reflexe fehlen und nur Massenbewegungen möglich sind. Die aufrechte Haltung und das Gehen scheitern weniger an der Muskelkraft, welche oft sogar im Übermaß vorhanden ist, als an der *mangelnden Koordination und Kontrolle* der Bewegungen, vor allem des fehlenden Gleichgewichtssinnes. Je nach der Schwere der Läsion bleibt die Entwicklung schließlich auf der erreichten Stufe stehen.

Frühbehandlung

Die Frühbehandlung hat zum Ziel, eine *normale motorische Entwicklung zu fördern.* Sie hat in den letzten Jahren große Fortschritte gemacht, seitdem die Physiologie und Pathophysiologie dieser zentralen Störungen besser verstanden werden, und eine entsprechend gezielte spezifische Bewegungstherapie entwickelt wurde (BOBATH). Damit können sehr gute Resultate erzielt werden. Allerdings sind dazu außerordentlich viel *Geduld* und Ausdauer sowie spezifische Kenntnisse der neuromuskulären Physiologie notwendig. Der Zeitaufwand möchte vielleicht übertrieben erscheinen, wenn man ihn mit dem Erfolg vergleicht. Wenn man aber bedenkt, was es für einen Menschen und seine Umgebung bedeutet, ob er selbständig essen, sich ankleiden und fortbewegen kann oder nicht, und ob er eine auch nur anspruchslose Arbeit verrichten kann oder vollständig invalide bleibt (vgl. S. 144), wird man jedem Kind die Chance geben wollen, die ihm die konservative Frühbehandlung bietet.

Andererseits sollten nicht durch endlose Therapiebemühungen bei hoffnungslosen Fällen die anderen Kinder zu kurz kommen.

Das *Prinzip der spezifischen Physiotherapie* für das Spastikerkind besteht darin, Stellungen und Bewegungen, welche schädliche Reflexe auslösen, zu vermeiden, die vorhandenen physiologischen Reflexe zu bahnen und günstige Ausgangsstellungen zu nutzen, um die Spastizität zu mildern, die Gleichgewichtsreaktionen zu fördern und so stufenweise über die Bauchlage, das Rumpfbeugen, das Kriechen, den Vierfüßlerstand, das Sitzen und den Kniestand das Kind zum Stehen und Gehen zu bringen. Meistens sind dazu keinerlei Stützapparate oder Gipse usw. notwendig, da ja die Muskelkraft zur Stabilisierung der Gelenke vorhanden ist. Zur Erhaltung des Gleichgewichtes jedoch sind die Kinder oft auf Gehböcke, Drei- oder Vierbeinstöcke, Krück- oder gewöhnliche Handstöcke angewiesen (Abb. 34.14).

Für die Schulung der *oberen Extremitäten,* insbesondere der Fingerfertigkeit, ist vor allem die zielgerichtete *Beschäftigungstherapie* (Ergotherapie) zweckmäßig.

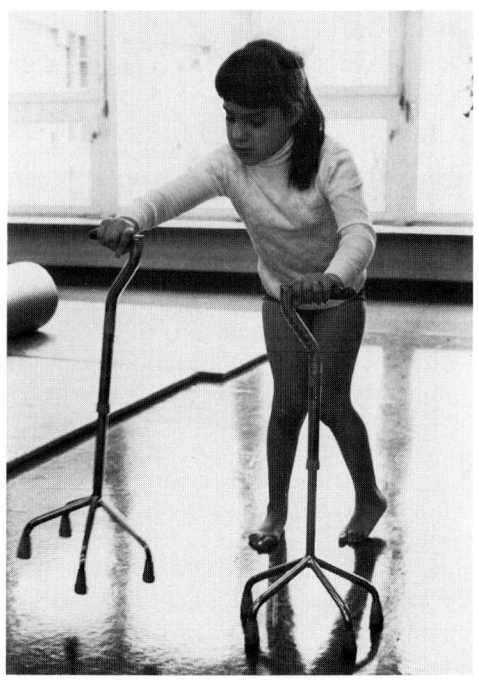

Abb. 34.14: *Gehschule* bei zerebral gestörter Motorik. Die *Gehböcke* sind ein ausgezeichnetes Hilfsmittel bei mangelndem Gleichgewicht.

Pathophysiologie

Bei den cerebralen Bewegungsstörungen ist der Bewegungsapparat (Skelett, Gelenke, Sehnen, Muskeln) *primär in Ordnung* und zeigt normale anatomische Verhältnisse. Deformitäten entstehen erst *sekundär* infolge spastischer Kontrakturen der Muskulatur, später der übrigen Weichteile. Diese gilt es so gut als möglich zu verhindern, um die Funktion nicht noch zusätzlich zu beeinträchtigen. Hier liegt denn auch die Hauptaufgabe orthopädischer Therapie.

Die ursächliche spastische Innervationsstörung jedoch ist bis heute einer Behandlung nicht zugänglich. Die Patienten müssen damit leben und sich fortbewegen lernen. Das infolge der Hirnschädigung defekte Innervationsmuster hat notgedrungen auch ein alteriertes Bewegungsmuster zur Folge. Dies erlaubt zwar kein normales Gehen, *aber doch eine unter den gegebenen Bedingungen optimale,* möglichst ökonomische Fortbewegung. Der kleine Patient mit potentieller oder vorhandener Gehfähigkeit lernt rasch, mit seiner Funktionsstörung umzugehen, sie tunlichst auszunützen und wo nötig, so weit als möglich zu kompensieren, um den Verhältnissen entsprechend optimal stehen und gehen zu können (J. U. Baumann).

Um den Patienten funktionstüchtig zu erhalten, dürfen diese physiologischen Kompensationsmöglichkeiten nicht durch therapeutische Bemühungen (Operationen) zerstört werden. So sind z. B. Patienten mit Diplegie in der Regel auf einen leichten Spitzfußgang angewiesen.

Wegen der starken Dehnungsreflexe und zur besseren Abstoßwirkung ist diese Gangart ökonomischer als der Fersen-Ballen-Gang. Überdies entspricht die Plantarflexion des Fußes der Knie- und Hüftextension, also der natürlichen Bewegung (Streckung) des ganzen Beines in der zweiten Hälfte der Standphase, beim Abstoßen, während der Hackenfuß eher mit der Flexion von Knie- und Hüftgelenk zusammengekoppelt ist (in der Schwungphase um das Bein abzuheben), was beim Spastiker zu einem ungünstigen Kauergang führt.

Solche Koppelungen sind ja bei den spastischen Bewegungsstörungen mit ihren undifferenzierten Massenbewegungen besonders ausgeprägt. Die pathophysiologischen Zusammenhänge gilt es, bei der Planung therapeutischer Maßnahmen zu berücksichtigen. So hat sich z. B. gezeigt, daß Verlängerungsoperationen der Achillessehnen im Wachstumsalter den Zustand auf die Dauer regelmäßig verschlechtern statt verbessern (J. U. Baumann).

Sekundäre Schäden und orthopädische Behandlung

Die spastische Innervation beansprucht die Muskulatur in übermäßig starker Weise, z. B. einem Ballett-Tänzer vergleichbar. Dadurch entstehen *Gelenkkontrakturen* und mit der Zeit mehr oder weniger starke *Deformitäten* an einem primär normalen Bewegungsapparat. Nur wo diese den an sich schon abnormalen Bewegungsablauf noch *zusätzlich* beeinträchtigen, ist es die Aufgabe orthopädischer Therapie, sie zu verhindern bzw. zu korrigieren.

Orthopädische Maßnahmen, welche über die beschriebene physiotherapeutische Behandlung hinausgehen, kommen in der Regel deshalb nur in Betracht, wenn durch Verkrampfung einzelner Muskelgruppen Fehlstellungen *(Kontrakturen)* von Gelenken entstehen, welche ihrerseits *Komplikationen* machen:

1. Schmerzen (z. B. an den Füßen wegen Fehlstellung)
2. Zusätzliche Gehschwierigkeiten oder Gehunfähigkeiten
3. Gelenkluxationen oder schwere Skoliosen
4. Behinderung der Sitzfähigkeit
5. Pflegehindernisse (z. B. bei Hüftkontrakturen)
6. Zusätzliche Gebrauchsbehinderung der Hand wegen Fehlstellung.

Schmerzen

können entstehen bei *Fußdeformitäten,* weil die Schuhe nicht passen und drücken, oder weil der Fuß wegen einer Fehlstellung (z. B. Spitzfuß, Knickplattfuß, Klumpfuß, Hohlballenfuß, Krallenzehen) nicht richtig belastet werden kann (siehe Fußdeformitäten, S. 873).

Bei *Erwachsenen* kommen meist nur noch Arthrodesen und ossäre Zehenkorrekturen in Frage, gelegentlich palliative Tenotomien. Manchmal müssen schmerzhafte Hüftkontrakturen beseitigt werden.

Gehstörungen

Der typische Gang des Diplegikers: spitzfüßig mit leicht gebeugten Knien und Hüften, die Beine innenrotiert und adduziert, wirkt verkrampft und mühsam, weshalb viele dieser Patienten, obwohl sie geistig normal sind, von ihrer Umgebung nicht für voll genommen werden. Der Wunsch von Patienten und Ärzten, diesen Zustand verbessern zu wollen, ist deshalb nur zu verständlich. Leider sind die therapeutischen Möglichkeiten dazu beschränkt: Mittels Physiotherapie läßt sich auch mit großem Aufwand nicht allzuviel erreichen, mit Schienen zur Beseitigung der typischen Beugestellung auch nicht, und Operationen, vor allem während des Wachstums, *schaden* meist mehr als sie nützen.

So ist es in der Regel besser, diese Kinder und Jugendlichen spitzfüßig gehen zu lassen. Ihr Gang ist, wenn auch nicht normal und wenig ästhetisch, doch erstaunlich sicher, rasch und ausdauernd und erlaubt ihnen ein weitgehend normales Leben. Ihr Problem ist *weniger ein medizinisches als ein soziales:* die Eingliederung in eine Gesellschaft, die Mühe hat, sie zu akzeptieren, so wie sie sind.

Kontrakturen

Wenn übermäßige *Fehlstellungen von Gelenken* (siehe auch S. 445), z. B. Spitzfuß, Knicbcugekon traktur, Hüftbeuge-, Adduktions- und Innenrotationskontrakturen als typische Kombination, zusätzlich zur neurologischen Grundstörung, den aufrechten Gang erschweren oder unmöglich machen, versucht man, sie dauerhaft zu *beseitigen* mittels:

1. Regelmäßige physiotherapeutische Behandlung (Redression). Wenn nicht genügend:
2. Gipsverband in Korrekturstellung während einiger Wochen, dann evtl. Nachtschienen zur Erhaltung der korrigierten Stellung. Wenn nicht möglich:
3. Quengelgips (siehe S. 223) bis die gewünschte Stellung erreicht ist, dann Erhalten dieser Stellung evtl. mit Apparaten oder Nachtschienen. Falls dies nicht gelingt:
4. Operative Behandlung der Kontraktur:
   a) Sehnen- und Muskelverlängerungen
   b) periphere Neurotomien (heute seltener geübt, weil die Resultate wenig befriedigten)
   c) bei schweren fixierten Kontrakturen evtl. Osteotomien
   d) Arthrodesen.

Die *Indikation* zu solchen Operationen ist *nicht leicht* zu stellen. Es ist manchmal sehr schwierig herauszufinden, wieweit die Gehbehinderung durch die Gelenkfehlstellung bedingt ist und wieviel davon zu Lasten der neurologischen Grundstörung geht. Auf keinen Fall darf man sich durch eine Operation eine Normalisierung des Gangbildes versprechen. In ungünstigen Fällen kann das Gegenteil eintreten, sowohl bei Kindern als auch besonders im Erwachsenenalter, wenn die Anpassungsmöglichkeiten weitgehend erschöpft sind.

Auch die *Gefahr* von *Überkorrekturen* und *Rezidiven* ist nach Operationen bei Spastikern wesentlich größer als z. B. bei schlaffen Lähmungen. Der weitere Verlauf ist nicht immer vorauszusehen (z. B. Hackenfuß nach Achillessehnenverlängerung).

Im *Wachstumsalter* sollte eine stärkere Spitzfuß-Stellung *konservativ* mit temporären Verbänden (Gipse, Kunststoffschienen) sowie Lagerungsorthesen als Nachtschienen und Stehhilfen beherrscht werden können. Verlängerungen der Achillessehne bringen auf die Dauer schlechte Resultate.

Nach der Pubertät sind Verlängerungen jedoch gelegentlich notwendig. Physiologischer als Verlängerungen der Sehne sind solche im *Muskelbereich* (intramuskuläre aponeurotische Verlängerung des M. Gastrocnemius).

Arthrodesen haben den Vorteil, daß sie stabile Verhältnisse schaffen und ihr Effekt einigermaßen voraussehbar ist – im Gegensatz zu Sehnenoperationen. Besonders an Hand und Fuß können sie nicht nur Fehlstellungen korrigieren und damit die Kosmetik verbessern, sondern auch die *Funktion*.

In Frage kommen vor allem Arthrodesen des *Handgelenkes,* wodurch die Greiffunktion manchmal verbessert werden kann, sowie subtalare Arthrodesen bei *Knick-* oder *Klumpfüßen*.

Eine verhältnismäßig häufige Komplikation der spastischen Lähmung ist die Subluxation und *Luxation der Hüfte* (siehe Coxa valga antetorta, S. 707). Sie hat meistens völlige Gehunfähigkeit und grobe Deformität, bei Einseitigkeit schweren Beckenschiefstand mit Skoliose zur Folge (Abb. 34.15).

Die Luxation entwickelt sich langsam, im Verlaufe der Kindheit (siehe bei Wachstumsstörungen, S. 330). Regelmäßige *Kontrollen* der Hüften von spastischen Kindern sind notwendig, und wenn eine Luxation droht, ist eine operative Einstellung des Hüftkopfes in die Pfanne angezeigt: Intertrochantere Derotations- und Varisationsosteotomie, auch Beckenosteotomie (siehe S. 722) und die Transposition des M. iliopsoas auf den Trochanter maior (Mustard, Sharrard).

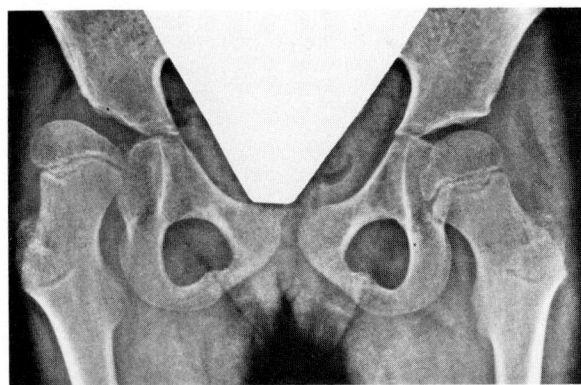

Abb. 34.15: *Hüftgelenksubluxation* und -luxation sind bei schweren spastischen Lähmungen nicht selten. Im Verlaufe des Wachstums richtet sich der Schenkelhals auf. Coxa valga und Adduktionsfehlstellung drängen den Hüftkopf aus der Pfanne heraus als Folge der Fehlinnervation der Muskulatur. In schweren Fällen können sich daraus massive Fehlstellungen und Kontrakturen ergeben, die, einmal entstanden, kaum mehr zu korrigieren sind.

Die präventive Varisierungsosteotomie kann diese Entwicklung häufig verhindern. Die postoperative Fixation muß aber außerordentlich stabil sein, sonst kippt das proximale Fragment leicht ab infolge der Muskelspasmen.

Manche *Schwergeschädigte* haben keine Aussicht, je gehen und stehen zu lernen. Solche Patienten müssen zeitlebens *gepflegt* werden. Es ist bereits ein sehr großer Gewinn, wenn sie wenigstens *sitzen lernen.* Dazu ist die *Symmetrie* des *Beckengürtels* und eine gewisse *Stabilität der Wirbelsäule* notwendig. Ein schwerer Beckenschiefstand kann manchmal durch Hüftoperationen, eine insuffiziente Skoliose durch eine Spondylodese soweit beseitigt werden, daß die Patienten nachher sitzen lernen.

Bei schwerst geschädigten Kindern mit verkrüppelnden Deformitäten kann die *Pflege* behindert sein, z.B. wenn die Beine wegen Hüftkontrakturen auch passiv nicht mehr abgespreizt werden können oder wenn Kontrakturen der Knie, Füße oder Handgelenke das Ankleiden und eine ordentliche Lagerung behindern. In solchen Fällen sind einfache Operationen zur Lösung der Kontrakturen sicher angezeigt.

Operationen bei Spastikern

Spastische Lähmungen sind für orthopädische Operationen *weniger* dankbar als die schlaffen Lähmungen. Das Problem ist hier nicht die gestörte Statik, sondern die mangelnde Kontrolle und Koordination des Bewegungsapparates. Die *Prognosen hinsichtlich des Nutzens korrigierender Operationen* im Bereiche der Knochen, Gelenke und Muskeln sind immer *mit großer Vorsicht zu stellen.*

Korrekturoperationen an der Hand

bei spastischer Lähmung haben im großen und ganzen enttäuscht. Verbesserungen der Funktion sind kaum eingetreten nach solchen Operationen. Dies liegt wohl vor allem daran, daß die Gebrauchsfähigkeit der Hand in erster Linie von der Feinkontrolle und Koordination abhängt, und gerade diese hochqualifizierte Leistung fehlt beim Spastiker. Dazu kommen sensible Störungen, welche bei der zerebralen Lähmung eine größere Rolle spielen als oft angenommen wird.

Von den verschiedenen angegebenen Sehnenoperationen wird meist nur noch die Durchtrennung oder Verpflanzung eines stark kontrakten M. flexor carpi ulnaris ausgeführt, selten, eher aus kosmetischen Gründen, eine Handgelenkarthrodese.

Fuß

Achillessehnenverlängerung. Wegen der Gefahr der Überkorrektur (Hackenfuß), wird oft die Verlängerung und Dehnung der Sehnenplatte des Gastrocnemius vorgezogen (Gastrocnemiusfensterung nach Scherb), vor allem bei isolierter Kontraktur des Gastrocnemius, d.h. wenn der Spitzfuß bei gebeugtem Knie passiv korrigiert werden kann.

- Arthrodese des Subtalargelenkes, im Kindesalter extraartikulär (Grice)
- Doublearthrodese (subtalar und Chopartsches Gelenk).

Knie

Durchtrennung der am stärksten kontrakten Kniebeugemuskeln in der Kniekehle und Transposition auf das Femur (Eggers); dadurch werden zweigelenkige Muskeln zu eingelenkigen gemacht.
- Durchtrennung der Retinacula patellae.

Hüfte

- Adduktorotomie, evtl. mit partieller Obturatoriusresektion.
- Intertrochantere Derotations-Variationsosteotomie: bei Gefahr der Luxation

  (Vorsicht wegen der Gefahr des postoperativen Abrutschens der Fragmente infolge der spastischen Muskelkontraktionen.)

Operationen bei zerebral Gelähmten stellen schwierige Probleme. Spektakuläre Erfolge dürfen nicht erwartet werden. Überdies sind die nachteiligen Wirkungen erheblich: Zunahme der Spastizität durch die Immobilisierung, Rückschlag in der motorischen Entwicklung, psychologische Schwierigkeiten.

Die *Nachbehandlung* erfordert große Anstrengungen: Geduldige, ausdauernde Übungstherapie und Betreuung, mit welcher die darin speziell ausgebildete Physiotherapeutin kleine, schrittweise Erfolge erzielen kann, welche auf lange Sicht gesehen für den Patienten von unschätzbarem Nutzen sein können, dann nämlich, wenn man ihm zu größerer Unabgängigkeit von seiner Umgebung verhelfen kann (siehe S. 144 und S. 212).

Die *Indikation* zu Operationen bei Spastikern sollte deshalb sehr *zurückhaltend* gestellt werden. Die richtige Indikationstellung zu solchen Eingriffen setzt sehr *viel Erfahrung* voraus und bleibt in der Regel Ärzten und Kliniken vorbehalten, die sich vorwiegend mit spastischen Lähmungen beschäftigen.

Der beste Zeitpunkt für die endgültige orthopädische Versorgung ist der Abschluß des Wachstums, falls keine dingenden Indikationen zu früherem Eingriff zwingen.

Rehabilitation

Die *Eingliederungsmöglichkeiten* in Gesellschaft und Berufswelt hängen in erster Linie von den *geistigen Fähigkeiten* der Betroffenen ab. Viele sind *normal begabt,* lernen gut und sind in geeigneten Berufen voll leistungsfähig. Das Problem besteht dann darin, daß die Gesellschaft (Arbeitgeber, Kollegen usw.) sie trotz ihrer auffälligen Motorik akzeptieren und integrieren kann.

Je stärker die geistigen Fähigkeiten beeinträchtigt sind, desto schwieriger wird die Eingliederung, und bei schwereren Störungen, die ja bis zur vollständigen Idiotie gehen können, ist nur eine Heim- bzw. Spitalbetreuung möglich.

Neuro-
logische
Affektionen

Die *Behandlung* der Spastiker ist ein *komplexes soziales Problem.* Außer in leichten Fällen ist eine Betreuung während der ganzen Entwicklung notwendig, wobei eine Reihe von Spezialisten und Institutionen *zusammen arbeiten* müssen:

- Pädiater   Spezialschule
- Orthopäde   Logopädie
- Physiotherapeut   Sehschule
- Invalidenfürsorge Berufsbildung
                    Eingliederungsstellen

Die Behandlung in besonderen *Spastikerzentren* ist deshalb zweckmäßig, soweit sie stationär sein muß. Die besten Aussichten hat das Kind jedoch, wenn es in der Geborgenheit seines Elternhauses sich so weit als möglich normal entwickeln kann. Die in der Regel mit dem Alter größer werdenden *psychologischen Probleme,* welche sowohl die Patienten wie ihre Umgebung, vor allem die Eltern, zunehmend belasten, sind kaum gänzlich lösbar (Abb. 34.16). Umso wichtiger ist es, sie in geduldigem Gespräch und in Zusammenarbeit mit allen Beteiligten erträglich zu halten. Nur so sind Fortschritte überhaupt möglich. Wenn man bedenkt, daß viele Spastiker das Erwachsenenalter erreichen, erkennt man, welche Bedeutung auch der kleinste Schritt in Richtung Unabhängigkeit von der Umwelt haben kann (siehe auch Rehabilitation, S. 264ff.).

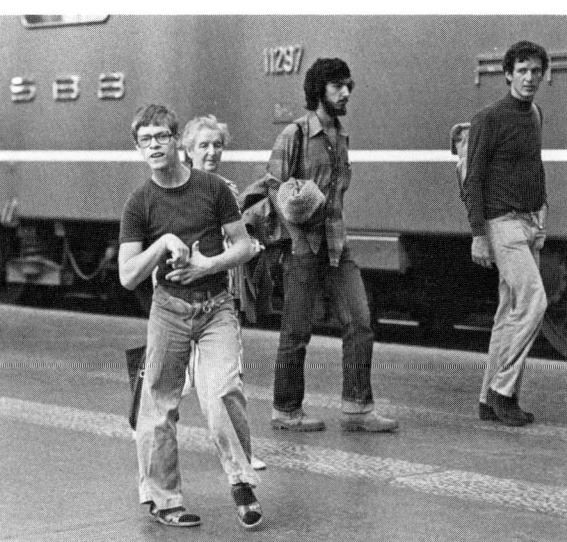

Abb. 34.16: Dieser Junge zeigt die typischen Merkmale des Spastikers in Gesichtsausdruck, Haltung und Bewegungen. Unnatürliche Haltung von Kopf, rechter Hand, linkem Daumen; rechtes Bein nach innen gedreht und überstreckt, links in Adduktionsstellung. Der Junge ist deshalb dem Herrn rechts im Bild sofort aufgefallen, der ihn scharf beobachtet.

Spastiker haben es nicht nur auf Bahnhöfen doppelt schwer, sich wie gewöhnliche Menschen zu bewegen. Zu den Koordinationsstörungen, mit welchen viele Spastiker erstaunlich gut fertig werden, kommen die Kommunikationsschwierigkeiten mit der Umwelt, die auf die Dauer schwierigere Probleme schaffen als die primäre Behinderung.

Schlaffe Lähmungen mit Sensibilitätsstörungen: Periphere Nervenläsionen

Neben den auffälligen Symptomen einer schlaffen Lähmung werden die *Sensibilitätsstörungen* oft kaum beachtet. Für den Patienten haben sensible Ausfälle aber nicht selten größere Bedeutung als die motorische Lähmung.

Immer häufiger werden die Lähmungen aus *Unfallfolgen.* Diese sind meist nicht rein motorisch, sondern auch sensibel. Es ergeben sich Probleme infolge veränderter Trophik, anästhesiebedingter Verletzungen und trophischer Ulzera, sowie eine ungleich größere Invalidität. Ohne Sensibilität ist z.B. eine Hand, auch wenn ihre Motorik wieder hergestellt ist, nahezu unbrauchbar (blinde Hand).

Die Bedeutung der Sensibilität

Zwei Sensibilitätskategorien sind für die Funktion des Bewegungsapparates besonders wichtig:

1. *Die taktile Sensibilität der Hand* (2-Punkte-Unterscheidung, Stereognose, qualitativ differenzierte Sensibilität) ermöglicht erst einen differenzierten Gebrauch der Hand, besonders bei einer Tätigkeit, welche gezielte, exakte Bewegungen und ein gutes *«Fingerspitzengefühl» erfordert* (z.B. Feinmechaniker, Musiker usw.).

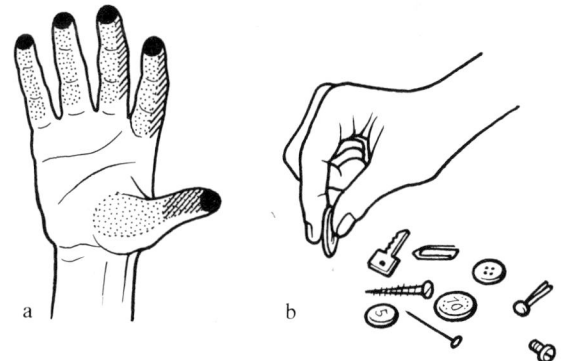

Abb. 34.17: *Taktile Sensibilität* ist für die Hand als höchst differenziertes Organ ausschlaggebend, vor allem in den punktierten und schraffierten Arealen, am wichtigsten in den schwarz gezeichneten (a). Das «Fingerspitzengefühl» ist sprichwörtlich. Zu seiner Prüfung eignet sich der *Auflesetest* von MOBERG besonders gut: (b): Der Patient soll mit geschlossenen Augen kleine Gegenstände (Münzen, Büroklammern, Radiergummi usw.) auflesen und erkennen können. Auch bei guter Spitz-Stumpf-Unterscheidung können diese Fähigkeiten oft empfindlich gestört sein.

Neuro-
logische
Affektionen

Eine intakte Sensibilität ist von ausschlaggebender Bedeutung für die Hand als universelles *Instrument,* aber auch als höchst differenziertes *Tastorgan* (Abb. 34.17).

Von den Sensibilitätsstörungen gewinnt man einen Begriff durch den «*Auflesetest*» von MOBERG (Abb. 34.17b).

Gefühllose Finger oder eine sensibilitätsgestörte Hand werden schlecht oder kaum mehr gebraucht und stören manchmal sogar mehr als daß sie nützen.

Aus dieser Erkenntnis ergeben sich Richtlinien, aber auch Grenzen für die *Wiederherstellungschirurgie* an der Hand: Die *Sensibilität an den zum Greifen benützten Fingerkuppen* hat die größte Bedeutung. Eine Wiederherstellungschirurgie (Hautplastiken, Muskeltransplantationen usw.), welche diese Grundvoraussetzungen nicht berücksichtigt, ist in der Regel von geringem Nutzen.

Die *Beurteilung* von Patienten mit Sensibilitätsstörungen an der Hand bezüglich Invalidität (Versicherungen, Gutachten), aber auch hinsichtlich Wiedereingliederungs- und Umschulungsmöglichkeiten muß sehr differenziert erfolgen. Häufig ist die Behinderung des Patienten größer, als eine kursorische Untersuchung vermuten läßt (vgl. gefühllose Finger, S. 559).

2. *Eine protektive Sensibilität,* vor allem an Fuß und Zehen und Hand, schützt die Haut vor Schäden, Verbrennungen, trophischen Störungen, Ulzera und Infektionen, welche bei vollständigem Sensibilitätsverlust, vor allem infolge Ausfall der Schmerzempfindung, früher oder später fast unweigerlich auftreten.

Eine solche rudimentäre, wenigstens «protektive» Sensibilität kehrt nicht selten bei partieller Nervenregeneration nach Verletzungen zurück, während die volle taktile Sensibilität oft nicht mehr erscheint.

Pathologie peripherer Nervenläsionen

Ursachen

Isolierte Ausfälle peripherer Nerven (Mononeuropathien) haben praktisch immer *mechanische Ursachen.*

An erster Stelle stehen *Verletzungen* (Zerrung, Kontusion, Durchtrennung) bei Unfällen und, nicht so selten, iatrogene Schäden durch unzweckmäßige Lagerung, Gipsdruck, Überdehnung von Nerven bei gewaltsamem Lösen von Gelenkkontrakturen, bei Operationen durch direkte Verletzung mit dem Instrument, aber auch durch Dehnung bei Verlängerungsoperationen, vor allem, wenn sie einzeitig durchgeführt werden. Schließlich sind lokale Schäden durch andauernde Kompression, Überdehnung, mechanische Irritation, Narben usw. relativ häufig, wenn man danach sucht (vgl. S. 482).

Prophylaxe

Die recht häufigen iatrogenen Lähmungen sind fast immer *vermeidbar:* Sachgemäße Lagerung im Bett, auf dem Operationstisch, unter Beachtung der gefährdeten Stellen: vor allem Ellbogen, Fibulaköpfchen. Abpolstern dieser Stellen im Gips, regelmäßige Kontrollen. Schonung der Nerven durch anatomisch exaktes Operieren (Radialis, Ischiadicus, Fibularis).

Rasche *Dehnung* wird von den Nerven schlecht ertragen: einzeitige Verlängerungsoperationen von über 2 cm führen fast immer zu Nervenlähmungen, nicht immer reversiblen. Dies ist der Hauptgrund, warum größere Knochenverlängerungen meistens langsam *kontinuierlich* durchgeführt werden: etwa 1 mm täglich. Auch so ist die Gefahr der Lähmung noch groß, weshalb regelmäßige Kontrollen nötig sind. (Verlängerungsoperationen siehe S. 692.)

Pathophysiologie der Nervenläsionen

Bei jeder Nervenläsion ist die *Nervenleitung gestört.* Ob und wann sie spontan zurückkehrt hängt von der Art der Läsion ab. Für praktische Gesichtspunkte wie Prognose und Zeitpunkt von Behandlungsmaßnahmen ist eine *Differenzierung der pathologisch-anatomischen Schädigung* zweckmäßig (Abb. 34.18).

1. Neurapraxie: Der Nerv als Ganzes und die einzelnen Axone sind *erhalten.* Der Ausfall ist *rein funktionell,* temporär und erholt sich in der Regel in Minuten (Drucklähmung, z.B. Radialis, nach Draufliegen in der Nacht), Stunden (Leistungsanästhesie) oder Tagen (z.B. Drucklähmung bei ungünstiger Lagerung auf dem Operationstisch). Bei elektrischer Prüfung keine Denervationszeichen der Muskulatur. Die Ursache der Leitungsstörung muß rasch behoben werden, damit kein schwererer Schaden entsteht. Im übrigen ist keine Therapie notwendig.

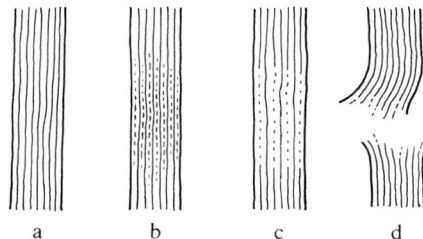

Abb. 34.18: *Pathophysiologie der traumatischen Schäden eines peripheren Nerven.*

a Intakter Nerv.
b *Neurapraxie:* Der Nerv leitet nicht, obwohl er morphologisch normal aussieht.
c *Axonotmesis:* Nervenscheiden erhalten, aber Axone unterbrochen.
d *Neurotmesis:* Nerv ganz durchtrennt.
Natürlich gibt es Übergangsformen. Erklärung im Text.

2. Axonotmesis: Der *Nerv als ganzes* mit den Nervenscheiden ist *erhalten,* die *Einzelaxone* sind aber *unterbrochen* (z.B. Drucklähmung des Peronaeus, Nervenüberdehnungen und Quetschungen bei Frakturen, stumpfe Verletzungen usw.). Nach wenigen Tagen zeigt die Muskulatur eine Entartungsreaktion. Die *Axone* degenerieren peripher und *wachsen von proximal her wieder in die Nervenscheiden* ein, mit einer Geschwindigkeit von ungefähr 1 mm pro Tag. Die Erholung dauert meist lange, in der Regel 1 Monat, je nach Distanz zwischen Läsion und Endorgan, bei Schädigung z.B. am Oberarm oder Fibulaköpfchen ein Jahr und länger. Die Voraussetzung für eine *Erholung ist an sich gut,* da jedes Axon in seine Nervenscheide einwachsen kann und damit automatisch wieder sein Endorgan erreicht. Eine kausale Therapie ist nicht möglich. Wegen der *langen Erholungszeit* kann aber eine Muskelatrophie, evtl. eine irreparable Degeneration der betroffenen Muskulatur in der Zwischenzeit eintreten. Allerdings können Ischämie, endoneurale Fibrosen usw. diesen Heilungsprozeß erschweren oder verhindern. Dann kann sich einmal die Frage einer operativen Revision (Neurolyse) stellen.

3. Neurotmesis: Vollständige Durchtrennung des Nerven einschließlich seiner Hüllen, wie sie bei schweren Plexuszerrungen und offenen Nervenverletzungen vorkommen. Die regenerierenden Axone finden keinen Anschluß an ihre Leitbahnen mehr vor, wachsen ziellos in einem Knäuel und bilden ein *Narbenneurom.* Dieses ist oft druckempfindlich, manchmal dauernd schmerzhaft. Eine spontane Reinnervation ist *nicht* zu erwarten. Um den Axonen den Anschluß an ihre Leitgebilde zu ermöglichen, muß die Kontinuität des Nerven operativ (mikrochirurgisch) wiederhergestellt werden.

Diagnose

Periphere, isolierte Nervenläsionen lassen sich aus dem neurologischen Ausfall und seiner Topographie fast immer einwandfrei diagnostizieren.

Bei Verletzungen werden sie allerdings leicht übersehen, wenn man nicht systematisch danach sucht, vor allem bei Frakturen, Luxationen und offenen Verletzungen. Schwieriger als eine periphere Nervenleitungsstörung zu diagnostizieren ist es, ihre Ursache herauszufinden, eine Prognose zu stellen und die Regenerationsvorgänge zu erfassen. Für die Therapie ist es wesentlich, diese Fragen möglichst genau zu klären. Dazu dienen Anamnese und Klinik, sodann die *elektrische Untersuchungstechnik* (siehe S. 183 f.).

Diagnose und Therapie bei traumatischen Nervenverletzungen

1. Bei *offenen Verletzungen*

sind vollständige Nervendurchtrennungen (Neurotmesis) häufig. Eine Revision des betroffenen Nerven ist bei der Wundversorgung immer angezeigt. Die Durchtrennung des Nerven ist eine Indikation zur *Nervennaht.*

Bei sauberen, glatten Wunden kann sie ein erfahrener Handchirurg als *Primärnaht* ausführen. Sind diese Voraussetzungen im Notfallbetrieb nicht gegeben, ist es vorsichtiger, nach genauer Inspektion des Schadens sich mit einer einfachen Wundversorgung

zu begnügen, die definitive Versorgung auf einen günstigeren Zeitpunkt (Wundheilung) zu verschieben, und Tage oder Wochen später eine *Sekundärnaht* zu machen. Für das Spätresultat hat dieses Verfahren (früher war es die Regel) keine Nachteile. Das *Ziel* ist eine genaue End-zu-End-Adaptation der einzelnen Nervenfaszikel, als Voraussetzung für ein komplikationsloses Einwachsen der Axone in den distalen Nervenabschnitt. Eine ausgefeilte (mikrochirurgische) Operationstechnik ist dazu notwendig. Voraussetzung für den Erfolg ist eine völlig *spannungsfreie End zu End-Naht.* Ist eine solche nicht möglich, ist die Überbrückung mit einem *autologen Transplantat* (z.B. aus dem N. suralis) nötig.

2. Bei *geschlossenen Verletzungen*

mit Nervenleitungsstörungen ist es am Anfang oft nicht möglich, die Art der Nervenverletzung genau festzustellen. Immerhin ist der Nerv selten vollständig durchtrennt. Man wird also, außer in besonderen Fällen (Plexusläsionen) vorerst einmal eine spontane Rückkehr der Nervenleitung *abwarten.* Insbesondere wenn nach etwa 3 Wochen keine Denervationszeichen der Muskulatur auftreten, also eine Neurapraxie vorliegt, ist eine spontane Restitution zu erwarten, und eine Exploration erübrigt sich.

Die Regeneration der peripheren Nerven

Das *Einwachsen der Axone* in den distalen Nervenstumpf hinein, also die Regeneration des Nerven, erfolgt mit einer Geschwindigkeit von etwa 1 mm pro Tag, d.h. 3 cm pro Monat.

Für das weitere *therapeutische* Vorgehen, d.h. im wesentlichen: ob operativ revidiert werden soll oder nicht, ist der *Fortschritt der Regeneration* entscheidend. Er läßt sich verfolgen mit Hilfe der nachstehenden

Untersuchungen:

1. *Klinisch-neurologischer Befund*
Wiederkehr der Sensibilität und der Muskelinnervation von proximal nach distal. Dies festzustellen setzt sehr genaue Untersuchung und Befunddokumentation voraus.

2. *Hoffmann-Tinelsches Klopfzeichen*
Im distalen Ausbreitungsgebiet des Nerven treten Parästhesien auf beim Beklopfen des Nervenstammes an jener Stelle, welche die auswachsenden Axone bereits erreicht haben. Bei guter Regeneration *verschiebt* sich diese Stelle langsam *nach distal.*

Die *konventionelle elektrische Untersuchung* (mit Oberflächenelektroden) ist weitgehend durch die

3. *Elektromyographie* (EMG)
ersetzt worden: Ableitung mit Nadelelektroden intramuskulär, ist also mit Unannehmlichkeiten für den Patienten verbunden und deshalb zurückhaltend zu indizieren, siehe S. 183.

Neuro-
logische
Affektionen

Nach einer Leitungsunterbrechung ist das EMG vorerst *stumm.* Nach etwa 2 Wochen treten als erste *Degenerationszeichen* spontane elektrische Potentiale (Fibrillationen, scharfe positive Wellen) auf, welche die Unterbrechung beweisen.

Wenn nach einigen Wochen wieder sog. *Reinnervationspotentiale* erscheinen, die deutlich als solche erkennbar sind, weiß man, daß die Kontinuität des Nerven erhalten und die Erholung im Gang ist. Die wiederholte Aufzeichnung des EMG (z. B. alle 1–2 Monate) gibt ein genaues Bild dieser Regeneration.

Wenn die Reinnervation nicht innert der aufgrund des Axonwachstums erwarteten Zeit einsetzt, muß die Frage nach einer *operativen Revision* des Nerven gestellt werden (Naht, Transplantation, Neurolyse, Endoneurolyse). In der Regel ist dies nach etwa 3–5 Monaten der Fall. Später sinken die Chancen für eine Reinnervation, auch nach Operation, und nach einem Jahr kann von einer Revision kaum mehr Erfolg erwartet werden: die Muskulatur degeneriert zunehmend und kann sich *nicht mehr* vollständig erholen.

Die Reinnervation nach Nervennaht bei vollständiger Durchtrennung ergibt praktisch nie eine Restitutio ad integrum. Vor allem die motorische Wiederherstellung ist unvollständig, etwa hinsichtlich der Präzision der feinen Bewegungen, wegen der Fehlsprossung auswachsender Axone. Aber auch die taktile Sensibilität bleibt oft rudimentär, und in manchen Fällen, vor allem bei proximalen Läsionen, muß man um eine wenig differenzierte protektive Sensibilität froh sein. Umso wichtiger ist es, die vorhandenen Funktionen zu *erhalten.*

Komplikationen bei peripheren Lähmungen

Die größte Gefahr bei einer frischen Lähmung ist die *Versteifung* der betroffenen Gelenke in einer schlechten Stellung. Diese Komplikation droht hauptsächlich in den *ersten* Tagen und Wochen, in erster Linie bei *Verletzungen.* Ungünstig ist vor allem das posttraumatische *Ödem,* das wegen der fehlenden aktiven Bewegung besonders ausgeprägt sein kann. Hand und Fuß sind vor allem gefährdet. Eine Hand kann, auch nach vollständiger Erholung des Nervenschadens, durch Versteifung annähernd unbrauchbar werden.

Prophylaxe:

1. Hochlagerung des gelähmten Gliedes (Hand auf einer Abduktionsschiene).
2. Erhalten der Funktionsstellung des Gliedes mittels korrekter Lagerung und Schienen (siehe S. 203f. und S. 448f.).
3. Regelmäßiges passives Durchbewegen der gelähmten Gelenke, in den ersten Wochen mehrmals täglich.

4. Elektrische Stimulation (Galvanisation) der Muskulatur soll ihre Degeneration hintanhalten, und damit die Zeit bis zur Reinnervation überbrücken. Eine eindeutige Wirkung ist nicht erwiesen. Bei nur partieller Lähmung und im Regenerationsstadium sind stattdessen aktive Bewegungsübungen angezeigt.

Narbenneurome nach Nervendurchtrennung können gelegentlich sehr *schmerzhaft* sein, vor allem solche im Ausbreitungsgebiet des Nervus radialis oder des N. fibularis an Hand- bzw Fußgelenk. Man versucht, sie durch Resektion, evtl. chirurgische Stumpfversorgung (Einbettung in wenig beanspruchtes Gewebe, z. B. Muskulatur) zu heilen. Rezidive sind sehr häufig.

Eine schmerzhafte, glücklicherweise *seltene* Komplikation bei Nervenverletzungen ist die *Kausalgie,* eine von vegetativen Störungen begleitete äußerst schmerzhafte Affektion nach Verletzungen peripherer Nerven, die sehr therapieresistent ist.

Orthopädische Therapie der peripheren Lähmungen

Falls mikrochirurgisch, durch End-zu-End-Naht oder mit einem freien Transplantat, keine Restitution möglich ist, kommen orthopädische Maßnahmen in Frage. Sie haben die Erhaltung und Wiederherstellung der bestmöglichen *Funktion* zum Ziel.

Schienen zur Erhaltung der Funktionsstellung (siehe auch S. 232f.)

Diese müssen *einfach* und *leicht* sein und sollten den Patienten nicht stören. Am häufigsten werden gebraucht:

1. *Radialisschiene* für die Fallhand bei Radialislähmung. Vorderarmmanschette mit Pelotte oder einer Querstütze in der Hohlhand, welche das Handgelenk in Dorsalflexion hält. Damit kann die Hand für den Griff genügend geöffnet werden (Abb. 34.19a und Abb. 17.29).
2. *Ulnarisschiene* für die Finger bei Ulnarislähmung, um die Fingergrundgelenke in Beugestellung zu bringen, zur Verhütung einer Krallenhand. Damit wird eine Streckung der Fingergelenke durch die langen Fingerstrecksehnen ermöglicht (Abb. 34.19b).
3. *Hängefußschiene* bei Fibularislähmung, sog. «Heidelbergschiene». Vorfuß und Zehen sollen vorne angehoben werden, damit der Patient sie beim Gehen nicht anstößt und das Bein nicht übermäßig hochheben muß (Steppergang, siehe S. 875). Der Fuß wird in Rechtwinkelstellung gehalten mittels einer hinteren Unterschenkelschiene aus Metall oder Kunststoff (Abb. 34.19c und Abb. 69.24).
4. *Oberschenkelapparat,* mit arretierbarem Kniegelenk, bei Quadrizepslähmung (siehe Abb. 34.6) (die Kniestabilisierung: vgl. S. 385).

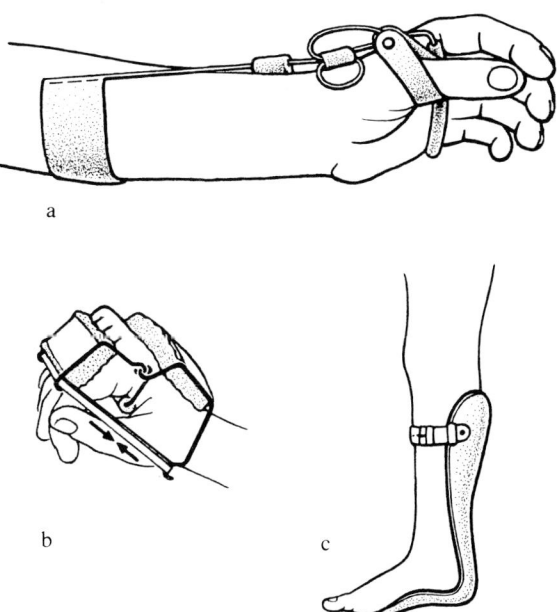

Abb. 34.19: *Drei gebräuchliche Lähmungsschienen.*

a Handschiene aus steifem Draht und Leder, für *Radialislähmung:* Eine quere Stange drückt die Hohlhand nach dorsal, in
Funktionsstellung. Hier wird zusätzlich der Daumen mit einem
elastischen Zug abgespreizt. Eine einfache Radialisschiene aus
Kunststoff zeigt Abb. 17.29a.

b Dynamische Handschiene zur Bekämpfung der Versteifung der
Fingergrundgelenke in Streckstellung bei *Ulnarislähmung.*

c *Fußheberschiene* gegen Hängefuß bei *Fibularislähmung.*

Wiederherstellungsoperationen bei Restlähmungen

Verbesserung der motorischen Funktion an der
Hand versprechen nur Erfolg, wenn auch noch eine
genügende Sensibilität vorhanden ist.

Um den Ausfall bestimmter Muskelgruppen zu
kompensieren sind

1. *Muskeltranspositionen* empfohlen worden. Für
   die Hand sind vor allem die Strecksehnenersatz-
   plastik für die Radialislähmung, sowie die Oppo-
   nensersatzoperation bei Medianuslähmung bekannt. Am Bein sind Muskeltranspositionen ungenügend.
2. *Arthrodesen* können bestimmte Gelenke stabilisieren und damit die Funktion verbessern helfen,
   z. B. am Handgelenk bei Radialisparese, Dau-
   menarthrodese bei Opponenslähmung. Fußarthrodese bei Hängefuß.
3. Operationen zur Wiederherstellung der Nervenleitung bzw. der Sensibilität einzelner Fingerkuppen (gestielte Hauttransplantate) sind dem Handchirurgen vorbehalten.

Rehabilitation

Besondere Bedeutung hat bei peripheren Nervenläsionen die *Rehabilitation.* Frühzeitig muß der Patient darüber Klarheit bekommen, welche Tätigkeiten er mit seiner Behinderung noch ausüben kann,
damit eine Wiedereingliederung, gegebenenfalls ein
Berufswechsel, in die Wege geleitet werden kann.

In der folgenden *Tabelle* (auf Seite 404) sind die peripheren Nervenläsionen aufgeführt, soweit sie für
den Orthopäden von Bedeutung sind, zusammen
mit Ursache, hauptsächlichen Beschwerden und Behinderung, sowie orthopädischer Therapie.

Kompressionssyndrom peripherer Nerven

Mechanische Kompression oder Irritation eines peri-
pheren Nerven an einer Durchtrittstelle durch einen
Faszienkanal oder nahe an einem Knochen kann zu
Reizerscheinungen, Schädigungen und eigentlichen
Lähmungen führen («Peripheral Entrapment Neu-
ropathy»). Am bekanntesten ist das Karpaltunnel-
syndrom des Nervus medianus, aber auch andere
Nerven können betroffen sein.

Gemeinsam ist diesen Affektionen der meist sehr
unangenehme *Schmerz,* der charakterischerweise
auch in der Ruhe und *nachts* auftritt.

Wenn man an diese Ursache von Schmerzen
denkt, findet man solche mechanische Neuropathien nicht ganz selten.

Neurologische Ausfallerscheinungen können sich
auf geringfügige Sensibilitätsstörungen im Ausbreitungsgebiet des betroffenen Nerven beschränken.

Eine *gezielte Lokalanästhesie* bringt die Schmerzen schlagatig zum Verschwinden. Die *chirurgische
Befreiung des Nerven* aus seiner Einklemmung *beseitigt sie dauerhaft.*

Die Messung der *Nervenleitungsgeschwindigkeit*
kann die Diagnose erleichtern und ist für die Indikation zur *operativen Dekompression* wichtig. (Siehe
S. 184.)

Folgende Nerven können betroffen sein, in der
Reihenfolge der Häufigkeit aufgezählt:

1. N. medianus am Handgelenk: Karpaltunnelsyndrom (siehe S. 551).
2. N. interdigitalis pedis der Zehen III und IV: Mor-
   tonsche Neuralgie (siehe S. 890).
3. N. cutaneus femoris lateralis: Meralgia paraesthetica (siehe S. 773).
4. Plexus brachialis: Skalenussyndrom (siehe S.
   589).
5. N. tibialis: Tarsaltunnelsyndrom (siehe S. 859).
6. Weitere Nerven die betroffen sein können: N. ulnaris in der Hohlhand, N. ilioinguinalis in der
   Leiste u. a.

Eine mechanische Ursache haben auch die

7. Ulnarislähmung am Ellbogen (siehe S. 542) (allerdings oft ohne Schmerzen), sowie
8. radikuläre Erscheinungen bei Diskushernie (siehe
   S. 659).

Neuro-
logische
Affektionen

Die einzelnen peripheren Nervenlähmungen

Nerv	Ursache	Folgen	Therapiemöglichkeiten: Wiederherstellungsmaßnahmen bei irreparablen Lähmungen
N. accessorius	meist iatrogen, bei chirurgischer Exzision von Halslymphknoten	Trapeziuslähmung: hängende Schulter, siehe auch S. 537	evtl. Muskeltransplantation
N. thoracicus longus	gelegentlich iatrogen (Ausräumung von Axillarlymphknoten)	Serratuslähmung: Scapula alata, siehe auch S. 537	selten Muskeltransplantation
N. axillaris	gelegentlich bei Luxationen und Frakturen der Schulter oder bei Operationen	Deltoideuslähmung, siehe S. 537	Schulterarthrodese
N. radialis	«Krückenlähmung» in der Axilla, manchmal Begleitverletzung von Humerusfrakturen	evtl. Lähmung des Trizeps, Lähmung der Hand- und Fingerstrecker: «Fallhand», siehe S. 539 und S. 565	Schiene, Sehnentransplantationen, evtl. kombiniert mit Handgelenkarthrodese
N. medianus	Verletzung, meist offene, seltener am Ellbogen, häufiger am Handgelenk. Karpaltunnelsyndrom	Sensibilitätsverlust an den 4 radialen Fingern: Schwere Funktionsstörung der Hand. Opponenslähmung, siehe auch S. 565	evtl. Opponensersatz u. a. evtl. gestielte Hautnerventransplantation auf Zeigefingerkuppe
N. ulnaris	häufigste Nervenläsion an der oberen Extremität, meist am Ellbogen: z. B. Spätlähmung bei Valgusdeformitäten nach Frakturen oder kongenital, Drucklähmung. Arbeitsschaden.	Ausfall der kleinen Handmuskeln, schwere Beeinträchtigung der Handfunktion, siehe S. 542 und S. 565	oft Verlagerung des Nervus ulnaris am Epicondylus ulnaris nach volar. Wiederherstellung der Hand- und Fingerdeformitäten schwierig
N. femoralis	gelegentlich iatrogene Schäden bei Operationen	Quadrizepslähmung, vgl. S. 834 und S. 385	wenn nötig Gehapparat
N. ischiadicus	Lähmung durch direktes Trauma (z. B. Hüftluxationen) offene Verletzungen, Spritzenlähmung bei unkorrekter Intraglutäalinjektion! (zu weit medial oder kaudal, statt in den oberen äußeren Quadranten, senkrecht zur Oberfläche)	Fußlähmung, sensibel und motorisch, instabiler Hängefuß, trophische Störungen am Fuß, Gehfähigkeit erhalten	Hängefußschiene Fußhygiene zur Verhinderung von Ulzera und Infektionen
N. tibialis	proximal selten distal gelegentlich traumatisch (siehe S. 859)	Fuß- und Zehenflexoren gelähmt Sensibilität der Fußsohle aufgehoben (trophische Ulzera an Fußsohle)	Therapie meist unbefriedigend wegen Sensibilitätsausfall
N. fibularis	*häufigste* Nervenlähmung, meist *Druckschaden.* Hinter dem Fibulaköpfchen (Gipsdruck, unzweckmäßige Lagerung usw.) DD: Tibialis anterior-Syndrom: Ischämische Muskelnekrose: siehe S. 850	Lähmung der Fuß- und Zehenheber. Hängefuß, Fußspitze schleppt am Boden, Knie muß höher angehoben werden beim Gehen (Steppergang). Unangenehme Gangstörung (siehe Hängefuß, S. 875)	Drucklähmungen bilden sich oft nach längerer Zeit zurück. In der Zwischenzeit Prophylaxe des Hängefußes: Lagerung, Tag- und Nachtschienen in rechtwinkliger Stellung des Fußes. Evtl. Sprunggelenkarthrodese

Neurologische Affektionen

Plexusläsionen

Verletzungen des Plexus brachialis kommen am häufigsten *durch Zugwirkung* auf den Arm zustande, bei Säuglingen durch das Geburtstrauma, im Erwachsenenalter durch Unfälle.

Armplexuslähmungen bei Säuglingen (Geburtslähmungen)

Die häufigere *obere Plexuslähmung* (Erb) betrifft hauptsächlich die *Schulter:* Abduktion und Außenrotation sind nicht möglich, das Ärmchen fällt schlaff herunter, und mit der Zeit entsteht eine Kontraktur in Adduktion und Innenrotation. Diese zu vermeiden dienen regelmäßige passive Bewegungen sowie Nachtschienen. Gelegentlich erfordern permanente Kontrakturen später Operationen (Tenotomien, Derotationsosteotomie).

Die seltenere *untere Plexuslähmung* (Klumpke) setzt Lähmungen und Sensibilitätsausfälle an der Hand. Sie hat eine schlechtere Prognose.

Die Plexuslähmung beim Erwachsenen ist gewöhnlich die Folge eines schweren Traumas. Sie kommt am häufigsten bei einem Sturz auf die Schulter oder den Kopf (Motorrad) *durch Zerrung der Nervenwurzeln* zustande. Wenn die Nervenwurzeln aus dem Rückenmark ausgerissen sind (Nachweis mit Myelographie), ist keine Erholung möglich, bei Zerrungen im Bereiche des lateralen Halsdreiecks selten. Eine operative Exploration sichert die Diagnose, verbessert aber selten die Prognose. Immerhin ist während eines Jahres eine gewisse spontane Besserung möglich.

Eine vollständig gelähmte Hand ist unbrauchbar und für den Träger eher ein Hindernis. Ein gutes funktionelles Resultat wird mit der Amputation oberhalb des Ellbogens, einer Schulterarthrodese und der prothetischen Versorgung des Stumpfes erreicht.

Spastische Lähmung mit Sensibilitätsstörungen: Querschnittslähmungen (Paraplegie)

Allgemeines

Rückenmarkskrankheiten und -verletzungen sind schwere und gefährliche Schäden. Noch bis zum Zweiten Weltkrieg *starben* die meisten Patienten an ihren Komplikationen nach wenigen Monaten oder Jahren. Es ist das Verdienst der Paraplegikerzentren, sich der schwierigen und aufwendigen Behandlung der Querschnittgelähmten angenommen zu haben, so daß heute die Mehrzahl der Paraplegiker nicht nur am Leben bleibt, sondern auch wieder in ein einigermaßen *normales Leben eingegliedert* werden kann.

Die Hauptakzente der Paraplegikerbehandlung liegen heute deshalb auf

1. *Frühbehandlung*
2. *Rehabilitation*

Ätiologie

Jede Rückenmarksschädigung, die mehr oder weniger den ganzen Querschnitt betrifft, hat eine *Unterbrechung der Leitungsbahnen,* und damit ein *Querschnittsyndrom* zur Folge.

Die häufigsten Ursachen einer Querschnittslähmung sind heute *Unfälle* (Wirbelsäulenverletzungen bei Verkehrsunfällen, Sturz aus großer Höhe, Kopfsprung in seichtes Wasser, direkte Rückenmarksverletzungen) sodann Tumoren und Tumormetastasen im Bereiche der Wirbelsäule und des Rückenmarkes, schließlich Rückenmarkskrankheiten wie z.B. die Multiple Sklerose.

Querschnittsyndrome infolge von langsam entstehenden Wirbelsäulenverkrümmungen bei Spondylitiden (Tbc usw.) sind heute selten. Bei extrem schweren Skoliosen muß immerhin an diese Komplikation gedacht werden.

Das *Ausmaß* der Lähmungen hängt von der *Höhe* der Querschnittsläsionen ab (Abb. 34.20):

Halswirbelsäule	Tetraplegie (Lähmung aller vier Extremitäten)
Thorakalwirbelsäule	Paraplegie (Beinlähmung)
Lumbalwirbelsäule (seltener)	evtl. Konus- oder Kauda-equina-Syndrom (schlaffe Lähmung mit Blasen- und Darmlähmung)

Klinischer Verlauf

Der klinische Verlauf hängt davon ab, ob die Lähmung *plötzlich* oder *langsam* entsteht:

1. In den ersten Stunden und Tagen nach einem *Unfall* besteht eine vollständig *schlaffe* Lähmung vom Niveau der Verletzung nach distal, zusammen mit einem Sensibilitätsverlust und einer schlaffen Lähmung der Blase des Rektums: Stadium des «spinalen Schockes».

Nach einigen Wochen beginnt der distal der Läsion gelegene Rückenmarksanteil, beim Fehlen höherer Nervenimpulse, *automatisch* zu funktionieren: Die Muskulatur wird *spastisch,* mit überschießenden Sehnenreflexen und Klonus. Eine Willkürinnervation fehlt.

2. *Nicht traumatische* Querschnittsyndrome entwickeln sich in der Regel langsam, oft unmerklich. Schon die ersten Symptome sind spastisch, das Stadium des «spinalen Schockes» fehlt.

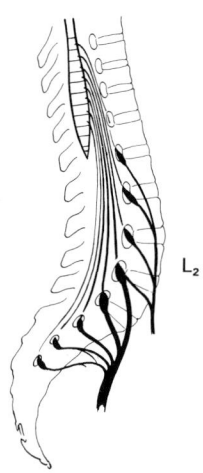

Abb. 34.20: *Topographische Beziehung zwischen Wirbelsäule und Rückenmark.*

Das Rückenmark endet bereits auf Höhe der Bandscheibe zwischen erstem und zweitem Lumbalwirbel. Der *Konus* mit den motorischen Zentren für die Beine liegt oberhalb davon. Querschnittsläsionen an dieser Stelle machen schlaffe, höhere dagegen spastische Lähmungen. Unterhalb von L_2 verlaufen die Nervenwurzeln der Cauda equina distalwärts. Kompression dieser Wurzeln kann schlaffe Lähmungen bewirken.

Die Diagnose ergibt sich aus Art und Verteilung der Lähmung. Schwierigkeiten können auftreten bei bewußtlosen Patienten. Bei entsprechender Unfallursache muß danach gesucht und ein *Röntgenbild der Wirbelsäule* angefertigt werden.

Bei *partiellem* Querschnittssyndrom, wenn also einzelne Leitungsbahnen erhalten geblieben sind, kann mit einer gewissen Rückbildung der Lähmung gerechnet werden, vor allem bei jüngeren Patienten.

Liegt von Anfang an eine *vollständige* Querschnittslähmung vor, so ist die Prognose der Lähmung schlecht. Eine Erholung kann *nicht* erwartet werden.

Die Prognose für das Leben ist von den Gefahren, welche durch die *Komplikationen* drohen, bestimmt. Nur bei *optimaler* Behandlung *von Anfang an* ist sie gut.

Die Chance für den Paraplegiker liegt in der Rehabilitation zu einem *Leben mit der Lähmung.* Dies kann bei intensiver Behandlung in 1–2 Jahren erreicht werden. Eine solche optimale Behandlung ist praktisch an ein Paraplegikerzentrum gebunden.

Komplikationen

Die Gefahren sind *unmittelbar nach dem Beginn* der Lähmung *am größten:*

1. Dekubitalulzera;
2. Aufsteigender Harnwegsinfekt;
3. Spastische Gelenkkontrakturen;
4. Andere Komplikationen wie: Störungen der Atmung (bei Tetraplegie), Störungen der Darmentleerung, des Kreislaufs und der Temperaturregulation, des Kalziumstoffwechsels (Nierensteine, massive periartikuläre Verkalkungen mit Gelenkversteifungen, Myositis ossificans).

Die *Verhütung* und Behandlung dieser Komplikationen erfordert größte Aufmerksamkeit und eine sehr personalintensive *Pflege,* vor allem in den ersten Tagen und Wochen. Damit sind normale, nicht besonders dafür eingerichtete Spitäler, überfordert. Die besten Resultate werden erzielt, wenn die querschnittgelähmten Patienten *sofort* nach dem Unfall, *notfallmäßig* in ein Paraplegikerzentrum überführt werden, denn die meisten irreparablen Komplikationen entstehen in den *ersten Tagen.*

Frühbehandlung der Querschnittsläsion

Sie beginnt schon am Unfallort: Vorsichtiger Transport des Verunfallten, um nicht noch bestehende Restfunktionen (bei partieller Lähmung) zu zerstören. Transport wenn möglich *sofort an den definitiven Behandlungsort.* Dort: Lagerung auf dem Drehbett, womit die zur *Dekubitusprophylaxe* notwendige zwei-stündliche Umlagerung sich leichter bewerkstelligen läßt. Polsterung und Entlastung der gefährdeten Druckstellen: der Vermeidung von Hautnekrosen ist von der ersten Stunde an die größte Beachtung zu schenken (siehe S. 407).

Lagerung der Gelenke in Funktionsstellung (siehe S. 203 f. und S. 448).

Blasenkatheter, zweimal täglich, oder Dauerkatheter (siehe S. 407).

Indikationen zur Operation

Bei vollständiger Querschnittsläsion sind neurochirurgische Eingriffe zwecklos. Wenn sich eine partielle Lähmung verschlechtert, so kann eine Dekompression des Rückenmarkes durch Laminektomie angezeigt sein.

Eine neurochirurgische *Notfallsituation* liegt vor bei einem *Cauda-equina-Syndrom:* Nach Dekompression der Nervenwurzel ist eine Erholung möglich.

Die *operative Stabilisierung* einer instabilen Wirbelsäulenfraktur (Osteosynthese, Spondylodese) beeinflußt die Prognose der Lähmung zwar nicht, erleichtert aber die Pflege und ermöglicht eine frühere Mobilisation (siehe dazu S. 675 f.)

Bei instabilen Luxationsfrakturen der *Halswirbelsäule* kommen gelegentlich Spätlähmungen vor. Die *prophylaktische* Spondylodese ist in diesen Fällen zu erwägen (vgl. S. 596).

Weitere Behandlung

Dekubitusprophylaxe

Hautnekrosen entstehen in sehr kurzer Zeit durch den Auflagedruck an wenig gepolsterten Stellen: Sakrum, Fersen, Dornfortsätze, bei Seitenlage über den Trochanteren (Abb. 34.21). Mindestens alle zwei Stunden müssen die Lagerung geändert und die Druckstellen entlastet werden. Am besten geschieht dies auf dem Drehbett. Als Unterlage werden mit Flüssigkeit gefüllte Kissen, alternierend aufblasbare Matratzen, Gummiringe usw. verwendet. Die gefährdeten Stellen werden hohlgelegt mittels Kissen und müssen regelmäßig inspiziert werden. Der Patient soll dies so bald als möglich selber lernen: Rote Hautstellen sind Alarmzeichen.

Einmal entstandene Dekubitalgeschwüre vergrößern sich rasch und können oft trotz ausgedehnten Lappenplastiken fast nicht mehr geschlossen werden. Sie sind Eintrittspforten für Infektionen (Abb. 34.22).

Kontrakturprophylaxe

Durch korrekte Lagerung muß verhindert werden, daß Gelenke in einer schlechten Stellung versteifen: Füße rechtwinklig (Fußsohlenstütze), Knie und Hüften gestreckt, Arme angewinkelt, Hände mit lockerem Faustschluß (Funktionsstellung) (siehe Tabelle auf S. 449). Regelmäßiges Durchbewegen der gelähmten Gelenke.

Blasenbehandlung

Prophylaxe von Harnwegsinfekt und Steinbildung: Am Anfang regelmäßige Entleerung mit absolut steriler Katheterisierung, zweimal täglich, evtl. Dauerkatheter. Später oft wöchentliche Blasenspülungen notwendig. Die Gefahr des Harnwegsinfektes ist in den ersten Tagen am größten. Nach wenigen Wochen kann sich eine automatische Blasenfunktion einstellen mit spontanen, unwillkürlichen Miktionen. In diesem Stadium ist der Katheterismus oft nicht mehr nötig. Damit verkleinert sich die Infektionsgefahr. Viele Paraplegiker lernen, ihre Blase über Reflexmechanismen (z.B. Bauchmassage) zur Entleerung zu bringen und gewinnen so eine Blasenkontrolle. Erst diese ermöglicht ihnen eine echte Wiedereingliederung in die Gesellschaft.

Rehabilitation

Durch intensives Training können auch vollständig paraplegische Patienten das *Gehen lernen*. Apparate nützen gewöhnlich nichts, die spastische Muskulatur genügt, das Körpergewicht zu tragen. Die fehlende Sensibilität und Willkürinnervation erlaubt aber höchstens ein Stehen mit zwei Krückstöcken und den sog. «Durchschwinggang»: Die gestreckten Beine werden zusammen zwischen den Krückstök-

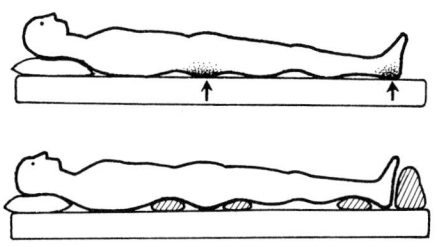

Abb. 34.21: *Dekubitusprophylaxe.*

Druckstellen entstehen zuerst am *Sakrum* und an den *Fersen.* Diese Stellen sind von Anfang an genau zu beachten: Hohllegen mit Kissen, Ringen; häufiger Lagewechsel.

In Seitenlage ist der Trochanter maior am meisten gefährdet.

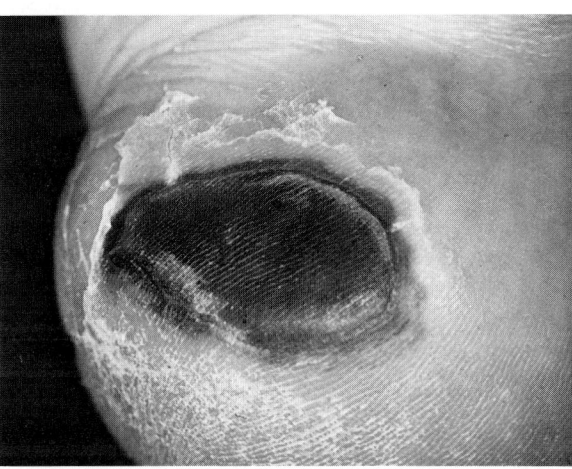

Abb. 34.22: *Dekubitus an der Ferse.*

Druckstelle infolge zu langen Aufliegens der Ferse auf der Unterlage. Die Haut wurde ischämisch und nekrotisch. Solange sie auflag, war sie weiß und blutleer, nachher wurde sie livide, weinrot, später violett und schließlich schwarz. Nach längerer Zeit demarkiert sich die abgestorbene Haut, gibt als schwarze Kruste noch etwas Schutz, meistens infiziert sich die offene Wunde jedoch mit der Zeit. Eine Heilung ist äußerst mühsam und langwierig, häufig gar nicht mehr möglich. Die *Prophylaxe* ist deshalb besonders wichtig. Durch regelmäßige Kontrolle in kurzen Abständen (Stunden), sorgfältige Lagerung, Hochlegen der gefährdeten Stellen, häufiges Umlagern, muß verhindert werden, daß solche Nekrosen überhaupt entstehen. Gefährdet sind vor allem Fersen und Sakrum bei Bettlägerigen, in erster Linie bei Patienten mit gestörter Sensibilität. *Dekubitalgeschwüre* kommen aber keineswegs nur bei Paraplegikern vor. Gefährdet sind auch alle alten, bettlägerigen Patienten, solche mit schlechtem Allgemeinzustand, die nicht gut mobilisiert werden können.

ken, welche das Gewicht tragen «hindurchgeschwungen» (Abb. 17.15 auf S. 221). Jüngere und nur teilweise gelähmte Patienten werden manchmal wieder ordentlich gehfähig, *die Mehrzahl* der *Paraplegiker* jedoch ist *beweglicher im Rollstuhl*. Mit Hilfe einer *gut trainierten Armmuskulatur* können sie sich ohne fremde Hilfe vom Bett in den Rollstuhl, auf die Toilette, in ein Auto setzen, auch selbst den Rollstuhl ins Auto verladen, fahren und wieder zurück in den Rollstuhl umsteigen. Auch das Überwinden von Schwellen und Randsteinen mit dem Rollstuhl gehört dazu. Das Ziel ist, daß die Patienten *von ihrer Umgebung vollständig unabhängig werden,* einer Berufsarbeit nachgehen und ein weitgehend normales Leben führen können.

Diese Rehabilitation verlangt vom Patienten wie vom Therapeuten große Willenskraft und Ausdauer. In einem günstigen Fall ist das Ziel bei intensivem, regelmäßigem Training in etwa einem bis zwei Jahren zu erreichen.

Als besonders wertvoll hat sich der *Invalidensport* für Paraplegiker erwiesen. Beim Ping-Pong- und Handballspielen, bei Bogenschießen und Schwimmen werden Arme und Rumpf bestens trainiert. Im Wettbewerb mit gleichartig Behinderten und in der Freude an Spiel und Sport findet der Paraplegiker die moralische Kraft, die er für seine Rehabilitation braucht.

Berufliche Wiedereingliederung: Von großer, auch psychologischer Bedeutung sind die *frühzeitige* Wiedergewöhnung an eine geregelte Tätigkeit, die Planung eines Berufswechsels, die Umschulung und die Eingliederung in einen Arbeitsprozeß, wenn nötig schrittweise über besondere Pflegeheime mit angegliederten Arbeitsstätten und «geschützten» Werkstätten, wo besondere Einrichtungen dem Invaliden das Leben außerhalb von Spital und Pflegeheim erlauben (Abb. 34.23).

Die Rehabilitation der Tetraplegiker

ist allerdings immer noch ein schwer lösbares Problem. Bei *vollständiger* Tetraplegie bleibt lediglich Kopf- und Atmungsmuskulatur verschont. Man hat versucht, Signale, welche der Patient z. B. durch Blasen geben kann, elektronisch in bestimmte Funktionen zu übersetzen, wie Licht ein- und ausschalten, Buchseiten drehen, Schreibmaschine schreiben, Telefonoperationen ausführen usw. Die Arbeiten auf diesem Gebiet der Rehabilitation sind aussichtsreich.

Handchirurgische Möglichkeiten bei Tetraplegie

Je nach Niveau der Querschnittslähmung haben Tetraplegiker gewisse, wenn auch sehr geringe motorische Restfunktionen an den oberen Extremitäten, welche natürlich überaus wertvoll sind. Um diese besser zu nutzen, mittels Sehnentransplantationen, Tenodesen usw., wurden spezielle handchirurgische Verfahren ent-

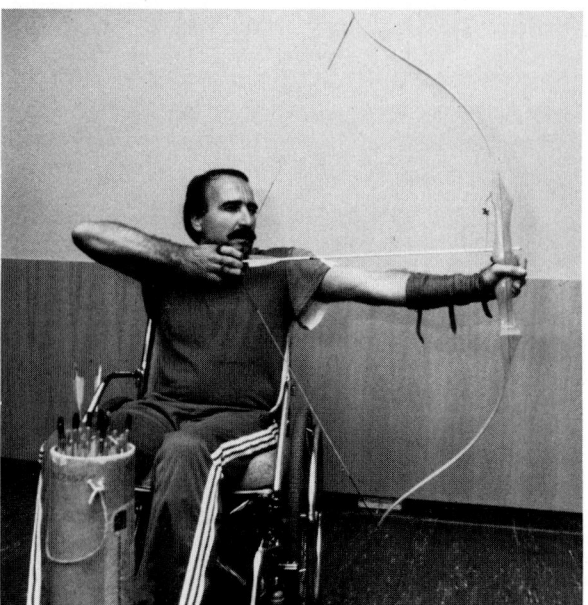

Abb. 34.23: Autorennfahrer Clay Regazzoni beim Training. Bogenschießen ist nicht nur eine ausgezeichnete Kraftübung für Arme und Hände, sondern auch eine zielstrebige, lustbetonte Aktivität. Regazzonis Ziel, nachdem er eine Querschnittslähmung infolge eines Autounfalles erlitten hatte, ist die Wiedereingliederung in ein «normales» Leben.

Ein nicht weniger erstrebenswertes Ziel wäre allerdings die *Prophylaxe* der Querschnittslähmung, beispielsweise durch verminderte Geschwindigkeiten auf der Straße.

wickelt, welche für diese Schwerstbehinderten von großem Nutzen sein können (Moberg).

Ziel ist ein guter Lateralgriff (siehe Abb. 49.4c).

Die optimale Behandlung und Rehabilitation der Querschnittgelähmten erfordert die *Zusammenarbeit* von Neurochirurgen, Urologen, Orthopäden, Internisten und Rehabilitationsmedizinern, sowie von besonders ausgebildetem Pflegepersonal, von Physiotherapeuten, Sozialfürsorgern, Lehrern, Berufsberatern und Ingenieuren. Diese Zusammenarbeit ist in einem eigens dafür eingerichteten Paraplegikerzentrum am besten gewährleistet.

(Vgl. auch Kapitel «Rehabilitation», S. 264ff.)

Querschnittsymptome durch Rückenmarkskompression nichttraumatischer Genese

Langsam oder akut auftretende Querschnittsyndrome ohne Trauma sind in der Mehrzahl der Fälle durch extramedulläre, meist extradurale Rückenmarkskompression bedingt. (Tumoren oder deren Metastasen in Wirbelkörpern oder im Wirbelkanal.) Die Lähmungen sind nach kurzer Zeit irreversibel. Mittels chirurgischer *Dekompression* (Laminektomie) in den ersten Stunden kann das Fortschreiten der Lähmung oft gestoppt oder rückgängig gemacht werden, allerdings nicht immer. Solche Fälle sind deshalb als *neurochirurgische Notfälle* innert *Stunden* der Abklärung (evtl. Myelographie) und Operation zuzuführen.

Bei extremen *Wirbelsäulenverkrümmungen* sind partielle Querschnittsyndrome verhältnimäßig selten, kommen aber vor. Bei den modernen potenten *Korrekturoperationen,* z.B. für Skoliosen, ist mit solchen Komplikationen zu rechnen. Das *intraoperative Monitoring* mit Hilfe elektrophysiologischer Methoden ist deshalb wichtig geworden.

Andere neurologische Affektionen

Die vier Grundtypen neurologischer Erscheinungen am Bewegungsapparat (schlaffe, spastische Lähmung, mit oder ohne Sensibilitätsstörung) wurden in den vorstehenden vier Abschnitten anhand von vier Beispielen dargestellt. Für die orthopädische Beurteilung und Behandlung *anderer* neurologischer Erkrankungen gelten *die gleichen Grundsätze* (Tab. 20).

• So macht z.B. die *Polyradikulitis* (Guillain-Barré) ähnliche schlaffe Lähmungen wie die Poliomyelitis (siehe S. 383 f.).

Es gibt eine Reihe von neurologischen *Erbkrankheiten,* welche erst im Laufe des späteren Lebens zu Störungen am Bewegungsapparat führen. Dazu gehören die *spinozerebellären Degenerationen* (Friedreich) und gewisse hereditäre Neuropathien (Charcot-Marie-Tooth). Typisch ist die sehr langsam progrediente, beidseitige Hohl-Ballenfuß-Deformität. Gelegentlich sind Fußoperationen notwendig (siehe S. 876).

Die meisten Muskelerkrankungen (siehe S. 413) haben die gleichen Auswirkungen wie schlaffe Lähmungen. Für ihre orthopädische Behandlung gelten die selben Richtlinien wie für die Poliomyelitis (siehe S. 384).

• Die neurologischen Symptome bei *Diskushernien* erinnern an die Einklemmungserscheinungen peripherer Nerven. Im Vordergrund stehen die *Schmerzen.* Das Ziel der Behandlung ist deren Beseitigung. Selten sind orthopädische Maßnahmen wegen Lähmungserscheinungen nötig (Diskushernien: siehe S. 657).

Die Hemiplegie des Erwachsenen

Die Hemiplegie nach vaskulärem Insult, sowie die Bewegungsstörungen nach Hirnverletzungen sind *spastische Lähmungen* und gleichen deshalb in vielem der cerebralen Kinderlähmung.

Das *Erscheinungsbild* der Hemiplegie beim Erwachsenen mit dem typischen Hinken ist in der Regel auf den ersten Blick erkennbar. Es erlaubt die Diagnose und damit die Unterscheidung von anderen Hinkformen infolge von orthopädischen Gehstörungen. Das gestreckt und innenrotiert steif gehaltene Bein wird etwas mühsam in einem Bogen um das andere herum nach vorne gebracht (Circumduktion), der gleichseitige Arm wird ebenfalls steif und innenrotiert gehalten, im Ellbogen gebeugt, die Hand hat eine Zwangsstellung und wird kaum bewegt. Eine gleichzeitige Gesichtslähmung macht die Blickdiagnose zur Gewißheit.

Neurologische Affektionen

Tab. 20: Höhenlokalisation neurologischer Affektionen.

Substrat	Krankheit	Lähmung	Sensible Störungen
Cerebrum, Hirn	z.B. C.P., Hemiplegie	komplex, spastisch	Komplexe, relativ geringfügige Sensibilitätsstörungen
Hirnstamm (extrapyramidales System)	z.B. Parkinson	Rigor, Tremor	
Halsmark	z.B. Syringomyelie	komplex spastisch/schlaff	Anästhesie
Rückenmark (Thorax)	z.B. A.L.S., M.S., Paraplegie	spastisch	Sensibilitätsstörungen
Rückenmark, Cauda equina	Spina bifida	schlaff	sensible Störungen
Motorische Ganglien des Rückenmarkes	Poliomyelitis	schlaff	–
Nervenwurzeln	z.B. Diskushernie	schlaff, radikuläre Verteilung	sensible Störungen, segmental
Periphere Nerven	z.B. Trauma, Neuritis	schlaff, distale Verteilung	Sensibilitätsstörungen im Ausbreitungsgebiet des Nerven

Die Rehabilitation steht im Vordergrund. Die *Physiotherapie* kann nicht früh genug beginnen. Allerdings sind die Kompensationsmöglichkeiten im Alter wesentlich geringer als in der Wachstumsperiode. Trotzdem ist die Erholung oft erstaunlich gut. *Die Prognose* hängt hauptsächlich von der Schwere der Schädigung, sodann vom Willen des Patienten, und schließlich von der Behandlung ab.

Das *Ziel* der Physiotherapie ist in erster Linie die Gehfähigkeit (dazu gehört aufstehen und Treppen steigen) und *die Unabhängigkeit.* Hier haben neben der Gehschule die Techniken der Heilgymnastik, wie sie für die Behandlung der cerebralen Paresen im Kindesalter entwickelt wurden (BOBATH u. a.) einen wichtigen Platz.

Die Aussichten des Patienten, wieder gehen zu lernen, sind wesentlich besser, als die Kontrolle über die *gelähmte Hand* wieder zu gewinnen. Die *Ergotherapie* versucht hier zu helfen. Wichtig für die Patienten ist es, wieder unabhängig im täglichen Leben zu werden: Körperpflege, An- und Auskleiden, die einfachsten notwendigen Handreichungen: Die meisten Handgriffe des täglichen Lebens können mit einer Hand ausgeführt werden. Die zweite Hand hält lediglich den zu bearbeitenden Gegenstand fest, damit er nicht wegrutscht. Diese Haltefunktion kann sie oft noch erfüllen, indem sie etwa ein Blatt Papier auf den Tisch drückt, damit es beim schreiben nicht rutscht. Gegenstände festhalten kann man aber auch z. B. mit Gewichten, Zangen usw., indem man sie festklemmt.

Bei diesen unscheinbaren aber wichtigen Dingen muß die Rehabilitation ansetzen. Es gibt viele käufliche Hilfsmittel, weitere können improvisiert werden, und es gibt Anleitungen dazu (siehe Literatur).

Die *Spastizität* macht vielen Kranken schwer zu schaffen. Sie führt auch leicht und oft zu sehr unangenehmen und störenden *Kontrakturen.* Man versucht, sie durch geeignete Lagerung und *tägliches passives Durchbewegen* der gefährdeten Gelenke zu verhindern. Dies ist aber bei ausgeprägter Spastizität nicht immer möglich und kann zu einer Tortur werden.

Auch *orthopädische Apparate* (z. B. Unterschenkelapparat, Heidelbergerschiene gegen Spitzfuß, siehe Abb. 34.19, Handschienen usw.) haben wegen der starken spastischen Komponente der Kontrakturen, die jede Kraftanwendung sofort mit einem Klonus beantworten, nur beschränkte Möglichkeiten. Oft sind aber diese krampfhaften Kontrakturen und Fehlstellungen unangenehm, schmerzhaft und störend, so daß Patienten bzw. Pflegepersonal dankbar sind, wenn man sie *operativ* beseitigt oder wenigstens mildert:

Tenotomien sind einfache und oft gut wirksame Eingriffe. Manche können in Lokalanästhesie subkutan durchgeführt werden und eignen sich gut als palliative Maßnahmen bei schwer Gelähmten, um die Pflege zu erleichtern. Kompliziertere Operationen sind weniger zweckmäßig.

Tenotomien kommen an folgenden Sehnen bzw. Muskeln in Frage:

- *Achillessehne,* bei stark spastischem Spitzfuß.
- Sehne des M. tibialis posterior bei zusätzlicher Supinationsstellung und schmerzhafter Überbelastung des äußeren Fußrandes.
- Tenotomien bzw. Hammerzehenoperationen bei schmerzhaften Zehenkontrakturen.
- Ischiocruralmuskulatur bei Kniebeugefehlstellungen.
- Resektion des N. obturatorius bei stark behindernder Hüftadduktionsfehlstellung.
- lange Handgelenksflexoren (Flexor carpi ulnaris) bei verkrüppelnder Beugestellung der Hand.
- Ellenbeuger u. a., je nach Art der Kontraktur.

Die *Schuhe* müsen kräftig sein und genügend Platz für die Zehen lassen. Fehlstellungen wie Spitzfuß, Inversion, lassen sich wegen der Spastizität kaum im Schuh korrigieren. Besser ist es, den Schuh bzw. das Fußbett der Fehlstellung anzupassen z. B. mit einem erhöhten Absatz, einer Abrollrampe usw. (Schuhversorgung siehe S. 903).

Die Multiple Sklerose

führt zu komplexen Lähmungsbildern, häufig zu einer mehr oder weniger ausgeprägten *spastischen Paraplegie.* Die orthopädischen therapeutischen Probleme gleichen deshalb denen bei einer langsam einsetzenden Querschnittslähmung, bzw. einer Hemiplegie. Ähnliches gilt für die *Amyotrophische Lateralsklerose* und andere spinale Erkrankungen.

Myelomeningocele (MMC) (Spina bifida mit neurologischen Erscheinungen)

Dorsale Ausstülpung des Duralsackes *(Meningozele)* bzw. des Rückenmarkes *(Myelomeningozele)* mit mehr oder weniger stark ausgeprägten Lähmungen. Der angeborene, wegen mangelndem Schluß des Neuralrohres entstehende Defekt am Rücken kann heute neurochirurgisch sofort nach der Geburt geschlossen werden, so daß keine Infektion eintritt und viele dieser Kinder am Leben bleiben.

Die schlimmste Komplikation, der Hydrocephalus, kann ebenfalls chirurgisch, z. B. mit einem ventriculo-peritonealen Shunt, behandelt werden, so daß eine größere Anzahl dieser kleinen Patienten geistig normal heranwachsen und das Erwachsenenalter erreichen können. Sie möchten auch im Rahmen ihrer Möglichkeit ein normales Leben führen.

Die ausgedehnten Lähmungen allerdings bleiben bestehen. Ihre Verteilung ist ähnlich wie bei einer tiefen Querschnittslähmung: *Motorische* und *sensible*

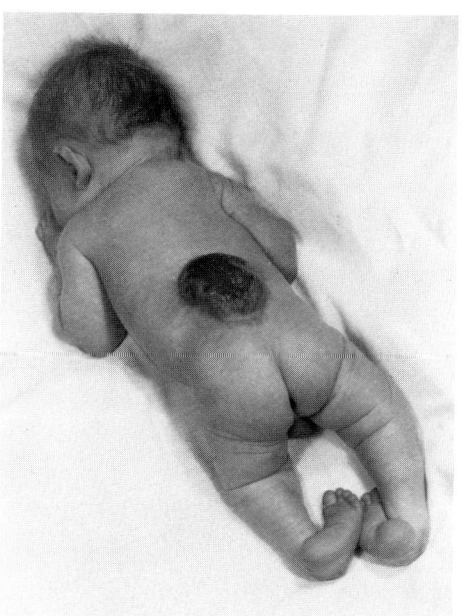

Abb. 34.24: *Myelomeningozele.* Bereits bei Geburt schwerste Deformierung der Füße: Extreme Klumpfüße.

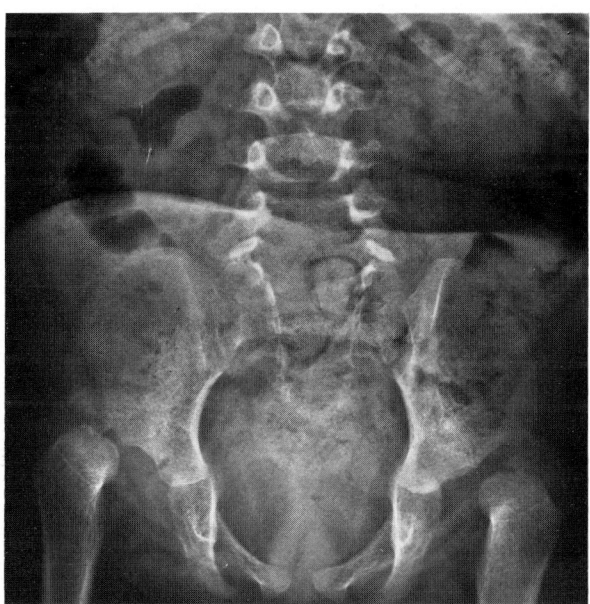

Abb. 34.25: Röntgenbild eines 3jährigen Knaben mit Myelomeningozele. Die hinteren Wirbelbögen fehlen von L_3 nach distal (Spina bifida), die Bogenwurzeln weichen nach lateral aus. Beide Hüftgelenke sind vollständig luxiert.

Lähmungen der *unteren Extremitäten,* sowie *Blasen-* und *Mastdarmlähmung.* Diese Lähmungen sind allerdings wegen des tiefen Sitzes der Läsion vorwiegend vom peripheren Typ, also *schlaff* (Abb. 34.24).

Entsprechend diesem Lähmungstyp stellen sich ähnliche therapeutische Probleme wie bei einer Querschnittsläsion (S. 405). Die Beurteilung und Behandlung der motorischen Lähmungen und der daraus entstehenden Deformitäten richtet sich hingegen nach den *Prinzipien der Behandlung schlaffer Lähmungen,* wie sie für die Poliomyelitis gelten (siehe S. 383).

Die Lähmungen treffen einen in Entwicklung begriffenen Organismus. *Entwicklung und Wachstum* der unteren Extremitäten sind von Anfang an *nachhaltig gestört.* Infolge des Muskelungleichgewichtes entstehen sekundäre Deformitäten und *Kontrakturen,* welche progredient zunehmen: Hackenhohlfüße, Klumpfüße, Rotationsfehlstellungen, Kniekontrakturen, Kontrakturen und Luxationen der Hüftgelenke, Wirbelsäulenverkrümmungen, je nach Höhe der Läsion (vgl. auch S. 445) (Abb. 34.25). Diese bestimmt schließlich die *Prognose* im Einzelfall. Eine genaue Vorhersage läßt sich in einem frühen Stadium noch kaum machen, da auch die *Diagnose* der neurologischen Ausfälle am Anfang schwierig ist.

Das *Ziel* der orthopädischen Behandlung ist, die Deformitäten und Kontrakturen so weit zu mildern, zu korrigieren oder zu verhindern, daß die Kinder wenn möglich wenigstens mit Apparaten und Krückstöcken einigermaßen *stehen und gehen lernen* können. Dazu sollte die Therapie frühzeitig beginnen.

Die Möglichkeiten der konservativen Redression sind wegen der meist rigiden Kontrakturen und der Gefahr von Decubitalulcera beschränkt, so daß nötige Korrekturen oft nur operativ möglich sind (siehe auch S. 450, Gelenkkontrakturen). Andererseits neigen die Deformitäten naturgemäß zum Rezidiv, so daß die Kinder während der ganzen Wachstumsperiode unter Kontrolle bleiben müssen. In solchen Fällen kann vielleicht einmal eine Muskeltransplantation das gestörte Muskelgleichgewicht ausbalancieren.

Die Aufgabe der *Physiotherapie* ist es, die Kinder stehen und gehen zu lehren. Die *Gehschule* folgt denselben Prinzipien wie bei den schlaffen Lähmungen (siehe S. 387f.) bzw. Paraplegie (S. 407f.). Die Regel ist der «Durchschwinggang» (Abb. 17.13 und Abb. 17.15). Dazu sind Hilfsmittel wie Gehbarren (Abb. 34.1), Gehwagen, Gehböcke (Abb. 34.14), Krücken (Abb. 17.36 und Abb. 17.38) usw. nötig.

Manche Kinder können ihre gelähmten Gelenke allerdings nicht selbst genügend stabilisieren und brauchen deshalb zum Gehen und Stehen Schienen bzw. Apparate (Orthesen), je nach Höhe der Läsion: Zur Stabilisierung der Füße Unterschenkelapparate, bei Lähmungen des Quadrizeps solche für den Oberschenkel, bei Hüftlähmungen zusätzlich mit Beckenkorb (siehe Abb. 17.31).

Die Apparate sollten leicht und wenn möglich dem Wachstum entsprechend verstellbar sein (siehe «Orthesen», S. 233).

Bei hohem Niveau der Schädigung, also bei Lähmungen des *Beckengürtels* und der *Rumpfmuskulatur* sind *Hüftluxationen* und schwere *Kyphoskoliosen* mit massiven Kontrakturen und grotesken, nicht selten asymmetrischen Fehlstellungen im Beckenbereich häufige sekundäre Folgen. Diese stellen meist unüberwindbare Hindernisse dar für das Stehen, für eine vernünftige Apparateversorgung, manchmal auch für das Sitzen und die *Pflege,* und sollten dann *zuerst beseitigt* werden.

Vor allem die *Hüften* können schwierige Probleme stellen: Der Versuch, doppelseitige, symmetrische Luxationen mit großem operativem Aufwand zu verhindern und zu beseitigen, kann mit einer Verschlechterung der Mobilität enden. Osteotomien am proximalen Femurende oder am Becken, Iliopsoastransfer (Sharrard) sollten, ebenso wie grundsätzlich alle Operationen bei diesen Kindern, nur mit dem *Ziel* und der *Aussicht* auf *Verbesserung des funktionellen Zustandes* gemacht werden, d. h.: *Gehfähigkeit, Sitzfähigkeit, Pflegeerleichterung.* Wie weit diese Ziele erreicht werden können, hängt vom Ausmaß der Lähmung und den Fehlstellungen, in hohem Grade aber auch von den geistigen und psychischen Reserven der jungen Patienten ab. Manche lernen mit Apparaten und Stöcken ordentlich gut gehen, andere müssen sich auf ein Rollstuhldasein einrichten und entsprechend rehabilitiert werden. Voraussetzung dafür ist *aufrechtes Sitzen.* Hier können sich besonders schwierige Probleme ergeben bei den schweren und unaufhaltsam progredienten *Lähmungsskoliosen,* vor allem, wenn noch asymmetrische Hüftkontrakturen dazu kommen. Frühe Stabilisierungsoperationen der Lumbalwirbelsäule können notwendig werden um die Sitzfähigkeit zu erhalten. Wenn nötig sind am Rollstuhl spezielle Stützvorrichtungen wie Sitzschalen, Achselstützen, Gurten anzubringen.

Dazu kommt, wegen der gestörten Sensibilität, die Gefahr von Dekubitalulzera, welche bei der Planung *orthopädischer Maßnahmen* wie Apparate, Gipse, Operationen usw. berücksichtigt werden muß. Diese Maßnahmen sind auf S. 387f. und S. 407 beschrieben.

Die orthopädische Therapie der Myelomeningozelenkinder ist eine überaus schwierige und aufwendige Aufgabe. Deshalb wird sie gerne einem mit diesen Problemen besonders erfahrenen Orthopäden überlassen. Die Behandlung der MMC-Kinder ist praktisch nur *in entsprechenden Zentren* optimal möglich.

• Die *Parkinsonsche Erkrankung*

macht Bewegungsstörungen (Rigor, Tremor), welche durch orthopädische Maßnahmen nicht zu beeinflussen sind. Allerdings ist es wichtig, die relativ häufige Krankheit zu erkennen und die Gehstörung richtig zu deuten. Sie gibt, wenn das typische regelmäßige Zittern vorhanden ist, ein unverwechselbares Bild. Die Patienten können trotz der extremen Bewegungsarmut oft noch recht sicher gehen und brauchen keine orthopädische Hilfe, außer vielleicht einen Stock.

Ob eine orthopädische Operation (z. B. bei einer Arthrose) zu empfehlen sei, sollte vorher gut überlegt werden, denn die Rehabilitation dieser Patienten ist nicht leicht.

Die Behandlung des Grundleidens ist jedoch *medikamentös,* selten neurochirurgisch möglich.

Ebensowenig sind *ataktische, athetotische* und andere *Koordinationsstörungen* einer orthopädischen Therapie zugänglich.

• *Neurogene Arthropathien*

Bei einigen selteneren neurologischen Erkrankungen wie Syringomyelie, Lues u. a. ist die *Schmerzempfindung* aufgehoben. Unter diesen Bedingungen kommt es manchmal zu trophischen Störungen an den Extremitäten, sowie zu massiver Zerstörung einzelner Gelenke (neurogene Arthropathie, Charcotsche Gelenke, siehe S. 437). Bei schweren Gelenkzerstörungen ohne Schmerzen muß also nach einer neurologischen Ursache gesucht werden.

Neuro-
logische
Affektionen

35. Muskelkrankheiten

Primär myogene Muskelkrankheiten, sog. *Myopathien,* sind viel seltener als *sekundäre Muskelveränderungen* bei anderen Affektionen des Bewegungsapparates, vor allem bei neurologischen Erkrankungen. Diese sekundären Muskelveränderungen sind an anderer Stelle beschrieben:

- Die einfache *Muskelatrophie* (Inaktivitätsatrophie) im allgemeinen Teil (siehe S. 93).
- Die *Muskeldegeneration* bei *schlaffen Lähmungen* im Kapitel über neurologische Affektionen (siehe S. 383f. und S. 399).
- Die *Ischämie* der quergestreiften Muskulatur bei der Volkmannschen Kontraktur (siehe S. 543).
- Die sog. *Myalgien* und *Myogelosen* im Kapitel über rheumatische Erkrankungen (siehe S. 421).
- Die Myositis ossificans als Traumafolge: siehe S. 507 und S. 782.

Myopathien

Manche *Muskelkrankheiten* sind erblich. Die meisten sind *sehr selten.* Einige internistische Leiden können auch von Muskelsymptomen begleitet sein. Diese «Myopathien» sind gekennzeichnet durch meist *symmetrische,* rein *motorische, schlaffe Lähmungen.*

Sie stellen vor allem *diagnostische* Probleme. Die elektromyographischen Befunde, im Zweifelsfall auch einmal eine Muskelbiopsie, sind meist typisch und erlauben eine Differenzierung.

Wenn Kinder wegen *Schwäche* und *Gehbehinderung* in die Sprechstunde gebracht werden, muß man auch an diese Möglichkeit denken, denn die richtige Diagnose ist für eine zweckmäßige Therapie entscheidend.

Progressive Muskeldystrophie

Die häufigste Myopathie ist die Progressive Muskeldystrophie. Als Beispiel sei die Duchenne-Form erwähnt. Sie wird X-chromosomal vererbt und befällt somit nur Knaben. Sie beginnt *im Vorschulalter* und verläuft *langsam progredient.* Die Patienten erreichen das Erwachsenenalter meist nicht. Die Lähmungen sind symmetrisch und beginnen meist am Beckengürtel, am Knie und am Schultergürtel. Das *klinische Bild ist typisch:* Starke Ermüdbarkeit, Hohlkreuz, Watschelgang, hängende Schultern. Die Kinder müssen beim Aufstehen aus der Hocke die Knie mit den Händen stützen (Abb. 35.1).

Eine kausale Therapie ist nicht bekannt. Die *Gehfähigkeit* muß so lange als möglich mit Apparaten und Gehstützen erhalten werden, entsprechend den Behandlungsprinzipien für poliomyelitische Lähmungen. Größere Operationen sind kontraindiziert.

Wegen der Hüftlähmungen kann eine Coxa valga und antetorta vorliegen. Man wird sich hüten, bei der Progression des Leidens eine Korrekturosteotomie vorzuschlagen.

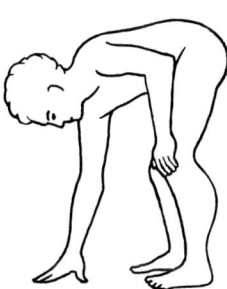

Abb. 35.1: *Progressive Muskeldystrophie.* Der Knabe braucht die Arme, um aufzustehen. Er stützt sich zuerst am Boden, dann auf den Knien ab. Dieser «Test» ist charakteristisch für die Krankheit.
Die Waden sind trotz der Muskelatrophie dick: «Pseudohypertrophie».

36. Die sogenannten rheumatischen Erkrankungen

Ursprünglich bezeichnet der Rheumatismus «flie-
ßende», «ziehende», d.h. wechselnde Beschwerden
in Stamm und Gliedern. Von «Rheumatismus»
spricht auch der Laie und meint damit alle möglichen Schmerzzustände im Bewegungsapparat, vor
allem in Muskeln, Gelenken und Weichteilen, sowohl vorübergehende harmlose Muskelschmerzen,
als auch schwerste Krankheiten, wie z.B. die chronische Polyarthritis.

Es ist das besondere Verdienst der Rheumatologie,
die wissenschaftliche Erforschung und Behandlung
dieser verschiedenartigen Schmerzzustände an die
Hand genommen zu haben. Indem auch die natürlichen Heilmethoden adaptiert wurden, sind die physikalische Therapie und die Balneotherapie zu einem
festen Bestandteil der Rheumatologie geworden.

Da die sog. *rheumatischen Krankheiten* in der Regel
*von Funktionsstörungen des Bewegungsapparates
begleitet* sind, hat sich *die Orthopädie seit je mit
ihnen befaßt.*

Rheumatologie und Orthopädie ergänzen sich in
ähnlicher Weise wie innere Medizin und Chirurgie.
Die intensive *Zusammenarbeit* zwischen Rheumatologen und Orthopäden hat bessere Behandlungsmöglichkeiten erschlossen zugunsten der oft schwer
verkrüppelten und schmerzgeplagten Patienten.

		Organsystem	
		Innere Organe	Bewegungs- apparat
Fach- gebiet	Interne Medizin:	Innere Medizin	Rheumato- logie
Fach- gebiet	Operative Medizin:	Chirurgie	Orthopädie

Die hier zu besprechenden *rheumatischen Krankheiten im engeren Sinne* umfassen den

- *entzündlichen Rheumatismus,* der vor allem die
  Gelenke befällt, und den noch wenig erforschten
  sog.
- *Weichteilrheumatismus,* während die große
  Gruppe der *degenerativen* Erkrankungen des Be-
  wegungsapparates aufgrund ihrer Ätiologie und
  pathologischen Anatomie von den rheumatischen
  Krankheiten *abzutrennen* ist.

Die chronische Polyarthritis (cP)

Unter den entzündlichen Formen des «Rheumatismus» hat die chronische Polyarthritis (rheumatische
Arthritis) die größte praktische Bedeutung.

Allgemeines

Diese verhältnismäßig häufige Krankheit ist gekennzeichnet durch ihren *protrahierten,* Jahre und Jahrzehnte dauernden *Verlauf,* der nicht selten wegen der
massiven Zerstörung einer Reihe von Gelenken zur
teilweisen oder vollständigen *Invalidität* führt.

Die cP ist im Laufe der Zeit immer mehr ins Interesse der Orthopäden gerückt. Nicht nur ist die
Krankheit eher häufiger geworden: Die *orthopädische Chirurgie* hat heute dem Patienten mit Polyarthritis eine Reihe von *Behandlungsmöglichkeiten
anzubieten,* welche ihm sowohl im schmerzhaften
Anfangsstadium, wie bei der schweren Invalidität
und Pflegebedürftigkeit im fortgeschrittenen Stadium, eine echte Hilfe sein können.

Die *Ätiologie* der Krankheit ist noch nicht genau
geklärt.

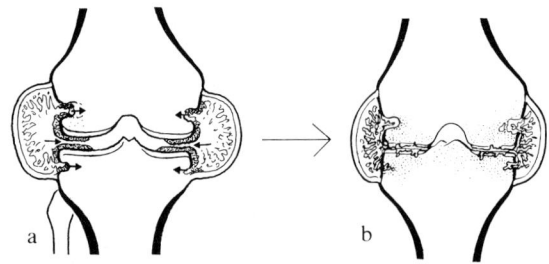

Abb. 36.1: *Pathologie der chronischen Polyarthritis.*

a Ein massiver entzündlicher Erguß erweitert die Kapsel. Oft
entstehen so mit der Zeit Schlottergelenke.
Die Synovialmembran wird entzündlich geschwollen, bildet
einen ungemein dicken Pannus. Dieser benimmt sich fast wie
ein Tumor und beginnt den Knochen zu infiltrieren zwischen
Kapselansatz und Knorpelüberzug. Ein dicker Pannus über-
zieht mit der Zeit auch den Gelenkknorpel und greift ihn an.

b Langsam schreitet die Gelenkzerstörung weiter und endet in
der Regel mit einer schweren Arthrose. Häufig wird das Gelenk
instabil, ein «Schlottergelenk», seltener wird es ankylotisch.

Pathologische Anatomie

Die *pathologisch-anatomischen* Veränderungen hingegen sind typisch: Ihr Merkmal ist ein mehr oder weniger spezifisches *entzündliches Granulationsgewebe.* Die *Synovialmembran* der Gelenke und Sehnenscheiden – normalerweise eine einschichtige Zellmembran – wird massiv *entzündlich infiltriert* und kann bis über einen Zentimeter dick werden. Gleichzeitig entsteht im akuten Stadium ein erheblicher, sehr schmerzhafter *Gelenkerguß.*

Die infiltrativen synovialen Wucherungen, welche sich ähnlich wie ein maligner Tumor gebärden, beginnen in den Umschlagfalten des Gelenkes den subchondralen *Knochen zu zerstören,* was zu den röntgenologisch typischen Usuren führt. Andererseits *wächst das Granulationsgewebe als Pannus über den Gelenkknorpel* und zerstört ihn mit der Zeit samt dem darunter liegenden Knochen und damit dem ganzen Gelenk (Abb. 36.1).

Der Erguß überdehnt Kapsel und Bänder, das Gelenk verliert seine Stabilität, es wird ein *Schlottergelenk,* welches subluxieren oder ganz luxieren kann (vor allem Fingergelenke), andere Gelenke obliterieren und *ankylosieren* fibrotisch, oft auch knöchern (Fußwurzel). In beiden Fällen entstehen *schwere Deformitäten.*

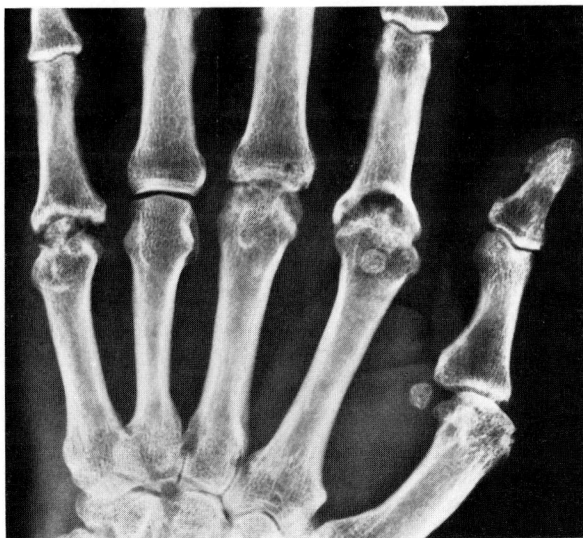

Abb. 36.2: Hand eines 49jährigen Mannes, der seit 5 Jahren eine cP hatte: Nur das 4. Fingergrundgelenk ist noch intakt, die übrigen sind weitgehend zerstört, auch das Daumengrundgelenk ist befallen. Die Gelenke werden durch die Zerstörung teils steif, teils instabil und geraten in Fehlstellung.

Der chronisch progrediente Verlauf ist auf Abb. 36.5 am Beispiel des Zeigefingergrundgelenkes dargestellt.

Klinik

Die Krankheit beginnt meist *schleichend,* am häufigsten zwischen dem zwanzigsten und vierzigsten Lebensjahr und befällt häufiger Frauen als Männer.

Die Diagnose kann im Anfangsstadium schwierig sein; bei Patienten, welche orthopädische Behandlung brauchen, ist sie jedoch meist augenfällig.

In der Regel werden *zuerst die distalen Gelenke* (Fingergrundgelenke, proximale Interphalangealgelenke, Zehen, Fußgelenke), später, gegen den Stamm fortschreitend, die größeren Gelenke befallen (Abb. 36.2).

Die Krankheit verläuft in *Schüben,* über Jahre und Jahrzehnte, mit Exazerbationen der entzündlichen Erscheinungen und dazwischen ruhigeren Latenzperioden (siehe Abb. 36.5). Eine Prognose kann im Einzelfall nicht gestellt werden. Besonders maligne verlaufen die juvenilen Formen.

Das *Bild der vollausgebildeten chronischen Polyarthritis* ist charakteristisch: Schwer verkrüppelte Hände mit typischer Ulnarabweichung und Deformierung der Langfinger, Adduktionsfehlstellung des Daumens, starrer schmerzhafter Spreizfuß, Kontrakturen, Fehlstellungen und Ankylosen der größeren Gelenke (Abb. 36.3). Beim Befall von Sehnenscheiden können die Sehnen so schwer beschädigt werden, daß sie spontan reißen (z.B. Fingerstrecksehnen).

Weil *viele Gelenke gleichzeitig betroffen* werden (Abb. 36.4), sind die Patienten oft außerordentlich *schwer behindert* und nicht selten völlig *hilflos.* Auch wenn ihre Rehabilitation dann nur teilweise möglich ist, sind sie dafür dankbar.

Für klinische Belange und vor allem für die Indikationsstellung zu orthopädischen Eingriffen, hat sich eine

Einteilung in vier Stadien als *zweckmäßig* erwiesen:

1. *Stadium: Leichte* Gelenkschwellung, *keine* Veränderungen im Röntgenbild, praktisch keine Funktionsstörung.

2. *Stadium: Starke,* akut entzündliche *Gelenkschwellung* mit *starken Schmerzen,* Muskelatrophie. Im Röntgenbild kleine Knochenusuren iuxtaartikulär, allgemeine Osteoporose. Deutliche Funktionsstörungen (Schmerzen).

3. *Stadium:* Erhebliche *Gelenkzerstörungen* mit Knorpel- und Knochendestruktion, Subluxation, Fehlstellungen, im Röntgenbild deutlich zu sehen. Starke Funktionsbehinderungen.

4. *Stadium:* Entzündliche Zeichen verschwunden, «ausgebrannte» *Polyarthritis.* Schwere Gelenkzerstörungen als *Endzustand* mit Luxationen, Ankylosen usw. Schwerster Funktionsausfall (Abb. 36.5).

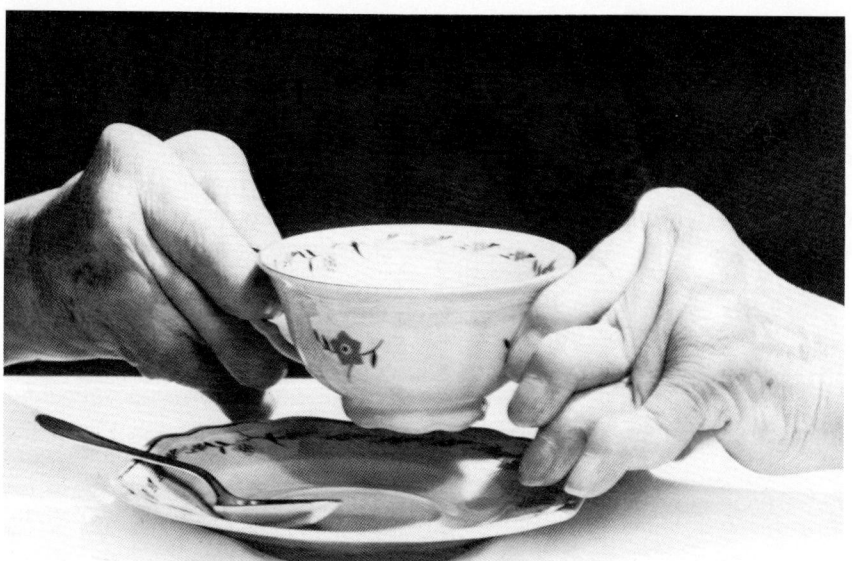

Abb. 36.3: *Hände einer Polyarthritike-
rin*. Die jahrlange Krankheit hat die
meisten Gelenke weitgehend zerstört
und die Hände deformiert. Charakteristisch ist die *Ulnarabweichung* der
Finger, die durch den Druck beim
Greifen verstärkt wird. Hier erkennt
man auch die typische sog. «Schwanenhalsdeformität» der Finger mit der
Überstreckung der Interphalangealgelenke, die Folge einer Kontraktur der
kleinen Fingermuskeln.

Trotz der schweren Veränderungen
sind die Hände noch erstaunlich
brauchbar und geschickt, dank guter
Sensibilität und einem Griff. Hand-
gerechte Geräte (dicke Stiele, Festhal-
ter usw., siehe auch Abb. 36.6) ermöglichen vielen Patienten ein Leben unabhängig von fremder Hilfe.

Operative Eingriffe müssen die
Funktion verbessern oder mindestens
erhalten und nicht nur kosmetischen
Effekt haben. Dies ist bei der komplexen Funktion der Hand nicht einfach
zu erzielen (vgl. S. 418 und S. 554ff.).

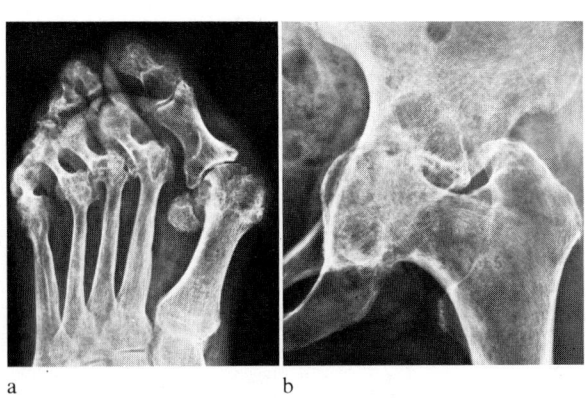

a   b

Abb. 36.4: Schwere, zerstörende *rheumatische Arthritis* mehrerer
Gelenke bei einer 60jährigen Frau. Der Befall mehrerer, in manchen Fällen fast aller Gelenke des Körpers, ist charakteristisch für
die cP.

a Befall und Zerstörung aller Zehengrundgelenke. Der Fuß ist
schmerzhaft versteift, mit Hammerzehen und Spreizfußbeschwerden, die Patientin kann ihn kaum belasten. In solchen
Fällen ist die Resektion aller Metatarsalköpfchen (alignement
nach LELIÈVRE, CLAYTON) ausnahmsweise gerechtfertigt.
b Befall auch der großen Gelenke: Deformierende Arthritis der
linken Hüfte. Zerstörung der Pfanne und Protrusion. Solche
Hüften werden manchmal steif, manchmal auch völlig instabil.
In solchen Fällen ist der künstliche Gelenkersatz praktisch die
einzige Lösung.

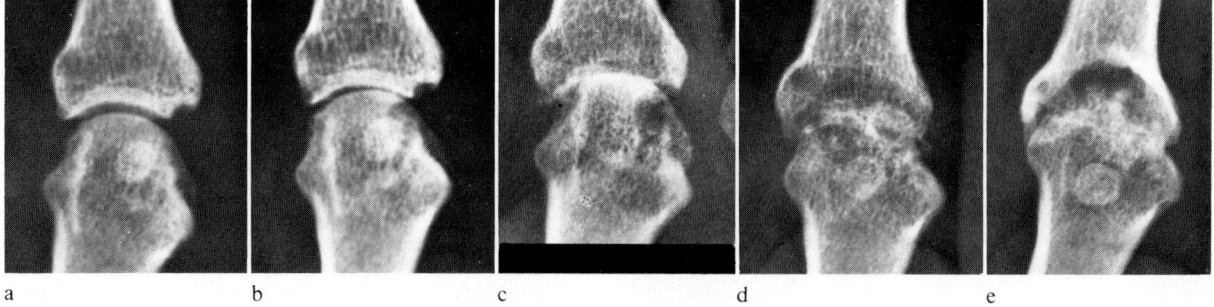

a   b   c   d   e

Abb. 36.5: *Die progressive Gelenkzerstörung bei der cP*, im Verlaufe der Jahre, gezeigt am Zeigfingergrundgelenk eines 49jähri-
gen Mannes, dessen Hand in Abb. 36.2 dargestellt ist.

a Im Anfangsstadium der Krankheit ist auf dem Röntgenbild
noch wenig zu sehen. Das erste Zeichen ist hier eine kleine, wie
ausgestanzt erscheinende Usur an der Basis der Grundphalanx
rechts.
b Ein Jahr später: Verschmälerung des Gelenkspaltes.

c Zwei Jahre später ist der Gelenkspalt verschwunden, weitere
Usuren am Metakarpalköpfchen.
d Nach drei Jahren ist das Gelenk weitgehend zerstört, stärkere
Osteoporose.
e Nach fünf Jahren ist die Arthritis «ausgebrannt». Die entzündlichen Veränderungen sind rein degenerativen gewichen. Gelenk zerstört, ausgeweitet, instabil, mit reaktiven Sklerosen im
Randgebiet.

Behandlung

Eine kausale Therapie ist nicht bekannt und eine Heilung praktisch nie möglich. Die Wirkung der medikamentösen Behandlung, vor allem der Kortikoide, ist ausgezeichnet: Sie kann die Schmerzen lindern und akute Schübe mildern, auf die Dauer aber die progressive Gelenkzerstörung meist nicht aufhalten. Die Nachteile der medikamentösen Behandlung liegen in den schweren Nebenwirkungen der prolongierten Medikation, vor allem mit Kortikoiden (siehe Anhang). So ist es verständlich, daß auch nach anderen Wegen gesucht wurde, die schwere Krankheit zu beeinflussen. Die *orthopädische Therapie* hat in den letzten Jahren rasch an Bedeutung zugenommen:

Konservative orthopädische Therapie

- *Verhindern* von Gelenkfehlstellungen mit entsprechenden Schienen und
- *Stabilisierung* instabiler Gelenke mit Führungsapparaten (siehe S. 233 und S. 452)
- *Korrektur* von Fingerdeformitäten mit Schienen. Genügt selten allein, hingegen zur Nachbehandlung nach Operation.

Synovektomie

Da die Infiltration der entzündeten Synovialmembran Knorpel und Knochen des Gelenkes systematisch *zerstört,* wie ein Tumor seine Umgebung zerstört, hat man die *radikale chirurgische* Entfernung dieser hypertrophen Synovialmembran, im akuten Stadium (Stadium 2) vorgeschlagen, d. h. *bevor* schwere Gelenkdestruktionen nachweisbar sind *(Frühsynovektomie).* Es hat sich gezeigt, daß mit einer solchen Operation der destruktive Prozeß gebremst und ein Gelenk evtl. vor der Zerstörung bewahrt werden kann. Die Operation ist auch erfolgreich, wenn die Synovialmembran nicht vollständig, aber wenigstens zu etwa drei Vierteln entfernt werden kann. Wenn allerdings bereits schwere Schäden, z. B. Knochenzerstörungen, Subluxationen usw. vorhanden sind, ist der Wert der Synovektomie zweifelhaft.

Bewährt hat sich die Frühsynovektomie vor allem an Fingergrund- und evtl. -mittelgelenken, am Handgelenk und am Knie, sowie an den Sehnenscheiden im Handgelenkbereich.

Indikation, Wahl des Zeitpunktes der Operation, Vor- und Nachbehandlung werden am besten in enger *Zusammenarbeit mit dem Rheumatologen* bestimmt. Wesentlich ist, daß weder das akut-entzündliche Stadium mit erhöhter Blutsenkungsgeschwindigkeit, noch eine längere Kortikoidmedikation Kontraindikationen für einen operativen Eingriff sind! Ein akuter Schub wird dadurch *nicht* provoziert.

Langzeitresultate haben eine gewisse Ernüchterung gebracht: Oft schreitet die progrediente Zerstörung der Gelenke trotz der Synovektomie langsam weiter fort.

Die chemische «Synoviorthese», durch intraartikuläre Injektion, kann ebenfalls die akute Synovitis hemmen. Allerdings bleiben dabei die dicken Pannusbildungen im Gelenk bestehen, was seine Funktion weiter erheblich beeinträchtigt. Sie werden bei der chirurgischen Synovektomie entfernt.

Wiederherstellende Operationen bei cP
(meist im Spätstadium: 3. oder 4. Stadium)

Das große Problem des Polyarthritikers ist der *Befall von mehreren Gelenken gleichzeitig.* Der Ausfall eines einzelnen Gelenkes wird in der Regel in den anderen Gelenken ohne Schwierigkeiten kompensiert. Diese Möglichkeiten hat der Patient mit Polyarthritis nicht. Sind mehrere große Gelenke an beiden Beinen betroffen, so wird das Gehen außerordentlich schwierig und der Patient braucht Krückstöcke. Dazu muß er sich auf Hände und Arme stützen können. Wenn arthritische Gelenkveränderungen und Schmerzen auch dies verhindern, so bleibt der Patient an den Rollstuhl gebunden, er kann bettlägerig, hilflos und pflegebedürftig werden. Auch die Zerstörung der Fingergelenke beider Hände führt nicht selten zur vollen Invalidität.

Unter diesen Umständen darf nicht ein Gelenk für sich allein betrachtet und behandelt werden, sondern das Zusammenspiel der ganzen Gliederkette im Ablauf der Bewegungsvorgänge muß dem *Behandlungsplan* (siehe auch S. 199f.) zugrunde gelegt werden. Die *funktionelle Betrachtungsweise* ist hier besonders wichtig. (Siehe S. 143f.)

Bei keiner anderen Krankheit ist die *Gelenkplastik* so notwendig, wie bei der chronischen Polyarthritis. Ihre Alternative, die *Arthrodese,* welche an sich sehr gute Ergebnisse hat, kann evtl. noch schwerere Behinderungen machen. So ist es z. B. nicht angängig, beide Schultergelenke zu arthrodesieren, weil sich der Patient nachher auf der Toilette nicht mehr selbst reinigen kann und vollständig pflegeabhängig wird. Auch Hüftarthrodesen sind ungünstig, weil der Patient vielleicht auf die sitzende Lebensweise (Rollstuhl) angewiesen sein wird. (Vgl. S. 253f., Grundmuster von Operationen.)

Der multiple Gelenkbefall bringt mithin eine ganze Reihe von besonderen Problemen, für welche Endoprothesen in vielen Fällen als die *beste Alternative* erscheinen. Tatsächlich sind ihre Resultate so gut, daß man die Indikation dazu wesentlich weiter stellen kann als z. B. für die degenerativen Krankheiten. Die Patienten sind in ihrer Aktivität stärker eingeschränkt als die Arthrotiker und strapazieren ihre Prothesen weniger. So bleiben diese länger funktionstüchtig. Auch die Spätresultate sind trotz der

Rheumatische Erkrankungen

Osteoporose nicht schlechter, sondern eher besser als bei den Arthrosen. Dies gilt vor allem auch für die Endoprothesen der oberen Extremität (Schulter, Hand, Finger, Ellbogen), welche bei Arthrosen weniger ideal sind und mehr Probleme bringen.

Die Indikation zu Gelenkoperationen im späteren Stadium sind *Schmerzen,* Fehlstellungen und Insuffizienz von Gelenken. *Bewährt haben sich vor allem:*

Am Bein

- Zehenoperationen bei Hammer- und Krallenzehen, Hallux valgus
- Vorfußoperationen, vor allem bei kontraktem, schmerzhaftem Spreizfuß: Resektion aller Metatarsalköpfchen (alignement nach Levière, Hoffmann, Clayton)
- Arthrodese des oberen oder/und unteren Sprunggelenkes: Gute Operation bei Arthritis der Sprunggelenke, wenn die konservative Behandlung (Maßschuh usw.) keine Beschwerdefreiheit bringt.
- Kniearthrodese: oft notwendig, aber vor allem bei beidseitigem Befall schwer behindernd. Besser ist dann die
- Kniegelenkplastik (Endoprothese)
- Bei schweren Fehlstellungen evtl. knienahe Osteotomie
- Hüftgelenk: Am besten bewährt hat sich die Totalendoprothese.

Am Arm

- Schultergelenk: Arthrodese: Nur einseitig! Endoprothese. Akromiektomie (Akromioplastik) bei periarthritischen Beschwerden.
- Ellbogengelenkplastik: partielle Resektion mit oder ohne Interponat, Faszie oder Haut, mit verhältnismäßig guten Ergebnissen. Evtl. Endoprothese, lockert sich aber leicht.
- Bei lokalisierten Beschwerden im Radiohumeralgelenk: Radiusköpfchenresektion.
- *Handgelenk:* dankbar ist die Resektion des distalen Ulnaendes mit Synovektomie bei der häufigen dorsalen Luxation (Caputulnae-Syndrom).
  Evtl. Arthrodese des Handgelenkes (in Mittelstellung, nicht Dorsalflexion): mit Zurückhaltung (bei stark in Mitleidenschaft gezogenen Fingergelenken ist die Funktion des Handgelenkes wichtig); deshalb wurden Handgelenkendoprothesen entwickelt.

Die Chirurgie der polyarthritischen Hand

Die Chirurgie der polyarthritischen Hand ist eine Spezialität für sich geworden. Das Zusammenspiel der einzelnen Finger und Gelenke für die verschiedenen Griffe usw., die spezifische Funktion des Daumens, das muskuläre Gleichgewicht der einzelnen Fingergelenke und die große Varietät der Schäden und Deformierungen, welche die cP an den Händen machen kann, ist so kompliziert, daß nur genaue Kenntnis der Funktion der Hand und ihrer Gebrauchsmöglichkeiten, sowie intensive Beschäftigung mit der Pathologie und Wiederherstellung von polyarthritischen Händen die Aussicht gibt, mit chirurgischen Eingriffen die Funktion verbessern zu können. Nicht selten muß man sich mit einem kosmetischen Erfolg begnügen.

Oft ist es erstaunlich, was schwer verkrüppelte Hände noch leisten können, und man muß deshalb

mit chirurgischen Eingriffen sehr vorsichtig sein, um nicht diese durch lange Adaptation gewonnene Funktion auch noch zu zerstören (vgl. auch S. 558 und Abb. 36.3).

Operationen an Hand und Fingern: Neben Synovektomien im Frühstadium kommen in Frage:

- Fingerarthrodesen, hauptsächlich an den distalen Interphalangealgelenken, Fingerplastiken, vor allem an den Metacarpo-Phalangeal-Gelenken (Vainio, Fowler), Fingergelenkendoprothesen (z. B. Swanson), Operationen an langen Sehnen, kurzen Handmuskeln und Gelenkbändern zur Korrektur von Fingerdeformitäten, besondere Operationen zur Korrektur der Ulnadeviation der Finger, zur Funktionsverbesserung des Daumens u. a. Weiteres siehe S. 562.

Relativ häufig sind Operationen bei folgenden *Komplikationen* notwendig:

- Sehnenrupturen (lange Finger- und Daumenstrecksehnen)
- Kompression peripherer Nerven (vor allem das bei cP sehr häufige *Karpaltunnelsyndrom* (siehe S. 551).

Die *Nachbehandlung* erfordert intensive Bewegungstherapie unter Anleitung erfahrener Physiotherapeuten. Vor allem nach Operationen an der Hand ist die *Ergotherapie* eine große Hilfe (vgl. S. 212 und S. 266).

Gehbehinderte Patienten mit gleichzeitigem Befall der Hände brauchen spezielle Krückstöcke, auf die sie sich mit dem Unterarm abstützen können (Abb. 17.36b).

Die oft schwerst Behinderten leiden vor allem an ihrer *Hilflosigkeit.* Deshalb ist es besonders wichtig, sie anzuleiten und ihnen zu helfen, sich selbst zu helfen in den einfachsten Dingen: aufstehen, sich setzen, sich fortbewegen, Schwellen überwinden, Toilette, Strümpfe anziehen, Knöpfe schließen, kämmen, sich waschen, essen, auflesen von Gegenständen vom Boden usw. Für jede Hilfe, in diesen ihren eigenen einfachen Angelegenheiten selbständig und unabhängig zu werden, sind die Patienten außerordentlich dankbar (siehe S. 237 und S. 271, Abb. 36.6).

• *Die Gefahren bei der Behandlung mit Kortikoiden*

Außer den allgemeinen Nebenwirkungen der Langzeitbehandlung mit Kortikoiden (Cushing) *betrifft* eine Reihe von unangenehmen Erscheinungen *spezifisch Knochen und Gelenke:*

1. Eine ausgesprochene *Osteoporose,* welche die durch die Polyarthritis selbst und die Inaktivität entstandene Porose noch verschlimmert, so daß nicht selten bei geringem Trauma *Frakturen* entstehen.

2. Die Paralysierung der Infektabwehr kann bei intraartikulären Injektionen zur *septischen Arthritis führen.*

3. Nicht selten provoziert die lokale Steroidmedikation rasch verlaufende Gelenkdestruktionen. So beobachtet man gelegentlich nach intraartikulären Steroidinjektionen, z. B. bei degenerativen Arthro-

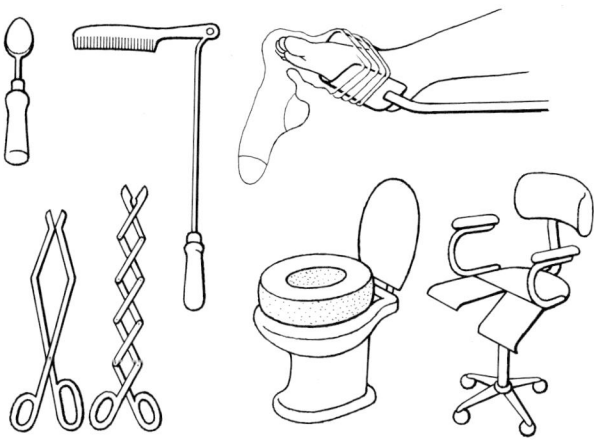

Abb. 36.6: *Selbsthilfen für Polyarthritiker.*

- *Löffel* mit dickem Griff für behinderte Hände. Griffe können allgemein auch genau der Form der Hand angepaßt werden.
- *Kamm* mit langem Griff: z. B. bei steifer Schulter.
- *Strumpfanzieher:* Unentbehrlich bei steifer Hüfte, steifen Knien und Rücken. Dazu Schuhlöffel mit langem Griff.
- *Greifzangen* (2 Arten) für Patienten, die sich nicht bücken können, um Gegenstände vom Boden aufzuheben
- *WC* mit erhöhter Schüssel. Für Hüftpatienten, die schlecht sitzen können.
- *Coxarthrosestuhl,* für steife Hüfte einstellbar (hier links).

sen, eine rapide Beschleunigung des Prozesses, der in wenigen Monaten zur vollständigen Zerstörung des Gelenkes führen kann.

4. Das Operationsrisiko, vor allem bei der Implantation von großen Fremdkörpern wie z. B. einer Totalprothese, ist größer nach längerdauernder Kortikoidbehandlung (Infektion).

Spondylitis ankylopoetica
(M. Pierre Marie-Strümpell-*Bechterew,* Pelvi-spondylitis ossificans)

Relativ seltene Krankheit unbekannter Genese, befällt zur Hauptsache Männer zwischen dem 15. und 40. Lebensjahr. Schleichender und überaus chronischer Verlauf über Jahre bis Jahrzehnte.

Geringgradige, nur pathologisch-anatomisch nachweisbare entzündliche Veränderungen treten klinisch nicht als Entzündung in Erscheinung. Sie spielen sich vor allem im Bandapparat der gesamten *Wirbelsäule* und in den *Ileosakralgelenken* ab und führen langsam zu *Verkalkungen,* später zu eigentlichen ausgedehnten *paravertebralen Verknöcherungen* (Bambusstab), welche schließlich die gesamte Wirbelsäule einmauern und völlig versteifen, fast immer in einer schweren *Kyphosestellung.* Gelegent-

lich sind im späteren Verlauf auch die Hüftgelenke befallen, selten andere Gelenke. In den ersten Stadien stehen wechselnde Schmerzen besonders im Kreuz, auch nachts, im Vordergrund.

Die *Diagnose* kann meist erst aus den typischen röntgenologischen Veränderungen an den Ileosakralgelenken und später an der Wirbelsäule gestellt werden (unscharfe Zeichnung, später Obliteration des Ileosakralgelenkspaltes und paravertebrale Verkalkungen) (Abb. 36.7). Die Laborbefunde sind nicht spezifisch.

Durch die schwere ankylosierende Kyphose kommt die *typisch vornübergebeugte Haltung* zustande. Der Patient hat den Blick auf den Boden gerichtet und kann die Augen nicht mehr bis zur Horizontalen erheben. Vor allem wenn auch die Hüften mitbetroffen sind, wird der Patient zum Schwerinvaliden (Abb. 36.8).

Eine *kausale* Therapie ist nicht bekannt. Röntgenbestrahlung kann in früheren Stadien Linderung bringen. Meist wird die medikamentöse Behandlung mit Phenylbutazon und ähnlichen Präparaten vorgezogen.

Mit aktiver Bewegungstherapie, evtl. auch mit Stützkorsetten usw., versucht man der Versteifung und Kyphosierung zu begegnen. Allerdings läßt sich der Prozeß damit nicht aufhalten.

Orthopädische Operationen

1. Bei Befall der *Hüften* und Invalidität kommt auch bei jungen Patienten die Hüftplastik mit *Totalendoprothese* in Frage.

2. In schweren Fällen von ankylosierender Kyphose ist die Osteotomie der Wirbelsäule, durchgeführt im Lumbalbereich, möglich; die Operation ist *nicht ungefährlich.*

Gicht (Arthritis urica)

Diese Stoffwechselkrankheit macht entzündliche Veränderungen an einigen Gelenken, weshalb sie *differentialdiagnostisch* gegen andere Gelenkentzündungen abgegrenzt werden muß (Hyperuricaemie). Charakteristisch sind die überaus *schmerzhaften akuten Schübe* unter dem Bild einer massiven Entzündung. Betroffen ist fast immer das *Großzehengrundgelenk.* Unter medikamentöser (Colchizin, Phenylbutazon usw.) und lokal antiphlogistischer Behandlung klingt der akute Schub rasch ab. Im Intervall sollen spezifische Medikamente (Allopurinol, Probenecid usw.) weitere Schübe verhindern.

Bei *chronischem Verlauf,* nach Jahren, entstehen die charakteristischen Tophi: Ablagerungen von Uratkristallen in der Gelenkkapsel, im Knorpel und auch subkutan, wo sie als weißliche Knoten sichtbar werden. Am Gelenk machen sie *kleine Knochenusuren* am Übergang Gelenkknorpel – Kapsel, welche einen *typischen Aspekt im Röntgenbild* geben. Daraus können ausgedehntere Gelenkzerstörungen mit entsprechenden Beschwerden entstehen, am häufigsten am Großzehengrundgelenk. Der Zustand ähnelt dem Bild des *hallux rigidus* und erfordert (konservative, evtl. operative) Behandlung (siehe S. 901 und S. 903).

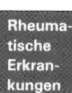

Rheumatische Erkrankungen

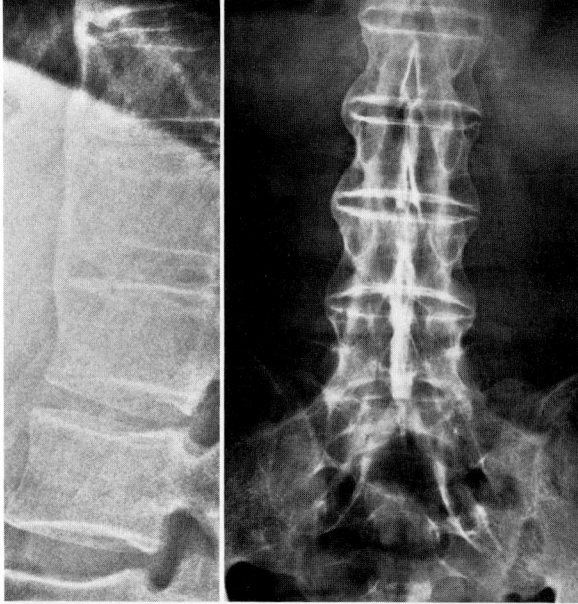

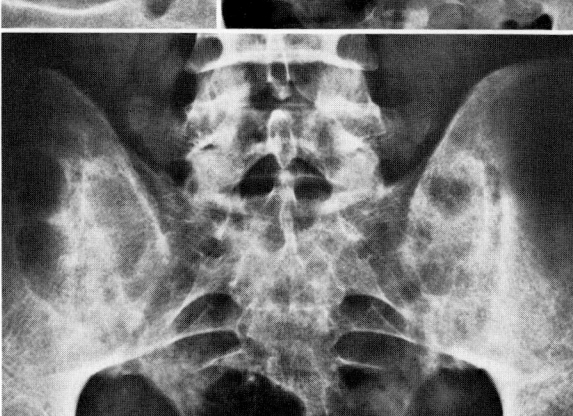

Abb. 36.7: Röntgenbefunde bei 31jährigem Mann mit fortgeschrittenem *M. Bechterew:* Verkalkung und Verknöcherung der
Längsbänder der Wirbelsäule. Unregelmäßige Auflockerung,
Osteolyse und Sklerose, schließlich vollständiges Verschwinden
der Ileosakralgelenke, (Bild rechts oben: Spätstadium.)

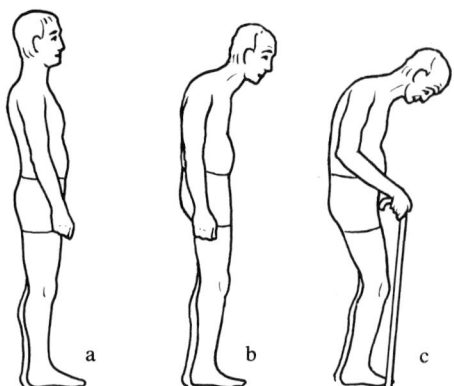

Abb. 36.8: *Verlauf des M. Bechterew.*
a Aufrechte Haltung im jungen Erwachsenenalter
b Gebückte Haltung infolge fortschreitender Kyphosierung der
  Wirbelsäule
c Versteifte Kyphose bei vollständiger Ankylose der gesamten
  Wirbelsäule. Der Blick ist gesenkt und kann nicht erhoben werden. Die Deformität ist besonders ausgeprägt, wenn noch eine
  Flexionskontraktur der arthrotischen Hüftgelenke dazukommt.

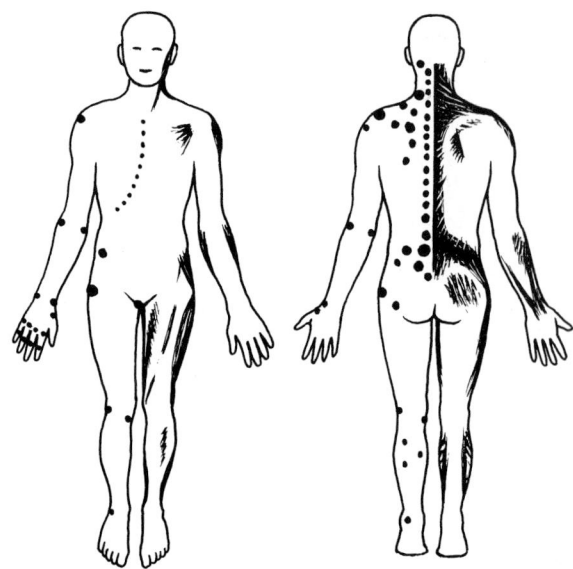

Abb. 36.9: *Lokalisationen des Weichteilrheumatismus.*
Mit *Punkten* (linke Hälfte) sind *häufige Lokalisationen von
Schmerzen* bezeichnet. Es sind v. a. Ansatzstellen von Sehnen und
Muskeln («Tendoperiostitis»), an der Wirbelsäule, an Nacken,
Schultern, Beckenkämmen, aber auch im Bereich der Extremitätengelenke, am Rippenbogen usw.
   Flächig schwarz (rechte Hälfte) sind die *Muskelpartien* gekennzeichnet, die besonders zu schmerzhaften Spannungen (Hartspann, Myogelosen) neigen: Nacken, Rücken, Lumbalregion,
aber auch andere).
   Vage, ziehende, veränderliche Schmerzen, Schmerzen an verschiedenen Stellen gleichzeitig, sowie ausgesprochene Druckdolenz weisen in die Richtung «Weichteilrheumatismus».

Extraartikulärer Rheumatismus
(Weichteilrheumatismus, Fibrositis)

Unter dieser Bezeichnung wird eine Reihe von heterogenen *Schmerzzuständen,* vor allem an den Muskeln, Sehnenansätzen, aber auch an anderen Weichteilen des Bewegungsapparates zusammengefaßt, deren Ursache, Pathogenese und pathologische Anatomie großteils noch unbekannt sind. Dies hat seinen Grund im weitgehenden Fehlen faßbarer Befunde und in der *Gutartigkeit* dieser Erkrankungen, was noch nicht zu bedeuten braucht, daß sie nicht existieren. Gelegenheiten zur histologischen Untersuchung von Biopsien oder Sektionsmaterial bieten sich verständlicherweise selten. Eine einheitliche Beschreibung und Klassierung dieser Affektionen fehlt deshalb.

Im Gegensatz zu diesen spärlichen Kenntnissen steht die *Häufigkeit* von Schmerzzuständen am Bewegungsapparat, insbesondere der Muskulatur, welche tagtäglich von Allgemeinärzten, Rheumatologen und Orthopäden in der Praxis behandelt werden müssen. Dazu einige Bemerkungen:

1. Bei einem Teil dieser Beschwerden handelt es sich vermutlich um Symptome einer anderen Krankheit, z.B. einer vorübergehenden oder beginnenden Gelenkaffektion, einer manifest oder subklinisch verlaufenden Allgemeinerkrankung, etwa eine Infektionskrankheit.

Entweder wird der Patient in nützlicher Frist wieder gesund, oder die Grundkrankheit wird schließlich doch noch entdeckt.

Für den behandelnden Arzt bedeutet dies:

* *Schwerere Krankheiten,* welche eine Therapie verlangen, *auszuschließen,* sodann
* den *weiteren Velauf zu verfolgen* und gegebenfalls eine Diagnose nachzuholen, evtl. «ex iuvantibus», d.h. nach dem Therapieerfolg.

2. Schmerzen am Bewegungsapparat hängen wohl häufig mit unserer *Lebensweise* zusammen und sind als *statische Insuffizienzerscheinungen* zu deuten (siehe S.456).

3. Die große Mehrzahl der «rheumatischen» Muskelbeschwerden sind harmlos und heilen, mit oder ohne Therapie, früher oder später.

Dies bedeutet nicht unbedingt, daß die Schmerzen eingebildet sind. Sie können sogar äußerst unangenehm und hartnäckig sein.

Sicher können psychische Faktoren eine Rolle spielen, allerdings wahrscheinlich nicht im Sinne einer Organneurose, sondern eher als Ursache von Spannungen, welche sich auf die Muskulatur übertragen und zu unnatürlichen Zwangshaltungen und eigentlichen Verkrampfungen führen können.

Praktisch wichtig für den behandelnden Arzt ist deshalb:

* den Patienten über die *Harmlosigkeit* seiner «Rheumatismen» aufzuklären,
* eine entsprechende harmlose *symptomatische Therapie* einzuleiten,
* die *psychische Situation* des Patienten zu berücksichtigen.

Symptomatologie: Die Muskelschmerzen und Schmerzen an den Muskelansätzen haben ihre *Prädilektionsstellen* (siehe Abb. 36.9; auch S.456f.:

- Schultergürtel und Nacken, vor allem Trapezius
- Beckenkamm, paravertebral, Glutaeus maximus und seine Ansätze, Trochanter maior
- gesamte Rückenmuskulatur (hier spielen vertebragene Ausstrahlungen wohl manchmal eine Rolle)
- auch Extremitätengelenke (Schulter, Ellbogen).

Die *Muskeln* sind spontan *schmerzhaft,* vor allem aber auf Druck und Quetschen zwischen den Fingern. Manchmal palpiert man dabei etwa bohnengroße Verhärtungen, welche besonders empfindlich sind, sog. «*Myogelosen*». Die Schmerzen werden verstärkt durch Kälte und Feuchtigkeit und gelindert durch Wärme, Massage und Bäder, in hartnäckigen Fällen durch lokale Infiltrationen von Lokalanästhetica, evtl. Kortison. Die Beobachtung, daß manche Patienten auf chiropraktische Behandlung gut ansprechen, deutet darauf hin, daß vertebrale Ausstrahlungen eine Rolle spielen können.

Rheumatische Erkrankungen

37. Degenerative Krankheiten (Arthrosen)

Begriffsbestimmung

Von degenerativen Erscheinungen werden vorwiegend *bradytrophe Gewebe* betroffen, welche nicht oder schlecht durchblutet sind, einen langsamen Stoffwechsel haben und deshalb auf irgendwelche Schäden weder mit entzündlichen noch mit regenerativen Prozessen reagieren können.

Bei den degenerativen Erkrankungen des Bewegungsapparates steht die *mechanische Abnützung,* die Zerstörung der bradytrophen Gewebe: *Gelenkknorpel, Meniskus* und *Sehnen* im Vordergrund, während – im Gegensatz zu den im vorangehenden Kapitel besprochenen rheumatischen Krankheiten – entzündliche Erscheinungen zurücktreten.

Die degenerativen Gelenkkrankheiten – Arthrosis deformans

Sie sind die weitaus wichtigste und größte Gruppe aller Gelenkkrankheiten. Sie werden als *Arthrosen,* oder, sprachlich richtiger aber weniger gebräuchlich, als *Arthronosen* bezeichnet (im angelsächsischen Sprachgebiet Osteoarthritis).

Die degenerativen Gelenkleiden sind unter der älteren Bevölkerungsgruppe überaus *verbreitet.* Die scheinbare Zunahme der Krankheit beruht wohl darauf, daß heute *mehr Menschen ein höheres Alter erreichen* und *ihre Arthrose erleben.*

Die degenerativen Gelenkkrankheiten stehen heute *an der Spitze aller Invaliditätsursachen* und sind deshalb ein großes *volkswirtschaftliches Problem.* Die Behandlung der Arthrosen, in erster Linie der Koxarthrose, ist zu einer Hauptaufgabe der orthopädischen Kliniken geworden.

Pathogenese

Auch die normalen Alterserscheinungen beruhen auf degenerativen Vorgängen. Sie führen aber in der Regel *nicht* zum Verschleiß des Gelenkes wie die eigentlichen degenerativen Krankheiten. *Ein normales Gelenk* ist *bis ins hohe Alter funktionstüchtig,* der Gelenkknorpel sieht normal aus. Die Arthrose ist keineswegs eine normale, unabwendbare Erscheinung im Alter, wenn auch eine überaus häufige. Die Bezeichnung «malum coxae senile» ist daher irreführend und ungenau auch deshalb, weil die Arthrose nicht auf das höhere Alter beschränkt ist.

Bei *jungen Leuten* entsteht die Arthrose in der Regel auf dem Boden vorbestehender – angeborener oder erworbener – Gelenkschäden, vor allem von Schäden am Knorpel. Dieser ist der normalen mechanischen Beanspruchung nicht mehr gewachsen und wird durch rein mechanischen Verschleiß schließlich zerstört (sekundäre Arthrosen).

• *Als pathogenetische Ursache der Arthrosen kann das Mißverhältnis zwischen mechanischer Resistenz des Knorpels und seiner mechanischen Beanspruchung gelten.* Diese Umschreibung ist weit genug gefaßt, um alle Formen der Arthrosen einzuschließen.

Gibt es auch eine Überbeanspruchung des *normalen* Knorpels, welche zur Arthrodese führen kann?

Die Beanspruchung durch schwere Arbeit, sportliche Betätigung usw. ist physiologisch und wird von gesunden Gelenken ohne weiteres schadlos ertragen bis ins hohe Alter. Die Grenzen des Physiologischen sind dabei recht weit gesteckt. Sicher stellt ein *Übergewicht* des Patienten eine erhöhte Belastung dar, welche eine bereits bestehende Arthrose ungünstig beeinflußt. Als alleinige Ursache einer Arthrose kommt sie kaum in Frage.

• Die *häufigste bekannte Ursache* einer Arthrose ist jedoch die *lokale mechanische Überbeanspruchung umschriebener Knorpelpartien in der Tragzone eines Gelenkes, in welchem der Druck nicht mehr gleichmäßig über die gesamte tragende Knorpeloberfläche verteilt ist, z.B. bei deformierten Gelenken* (siehe «Knorpel und Gelenk», S. 83 f. und: «Die mechanische Beanspruchung als pathogenetischer Faktor», S. 104 f.) (Abb. 37.1).

Ausschlaggebend ist nicht die Gesamtbelastung, sondern der größte Druck pro Knorpelflächeneinheit.

Solche *Spitzenbelastungen an umschriebenen Stellen* im Gelenk, welche den physiologisch tragbaren Druck auf den Knorpel übersteigen, sind regelmäßig Ausgangspunkte degenerativer Verschleißprozesse und führen unweigerlich zur Arthrose.

Typische *Beispiele* dafür sind (siehe S. 106):

– die entrundete Hüfte bei Hüftdysplasie
– Gelenkstufen nach intraartikulären, nicht anatomisch reponierten Frakturen
– Die Gonarthrose bei Abweichungen der Kniegelenkachsen (O-Bein, resp. X-Bein) (Abb. 9.3 und Abb. 66.45).

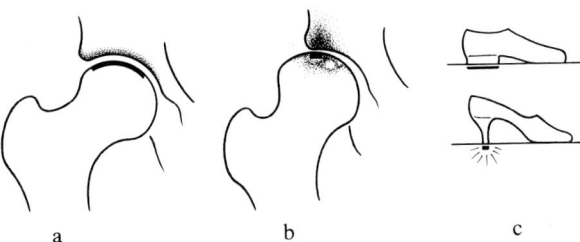

Abb. 37.1: *Pathogenese der Arthrose.*

a Gleichmäßige Druckverteilung im Gelenk: Physiologische Beanspruchung.

b Ungleichmäßige Druckverteilung. Hohe Druckspitzen an umschriebener Stelle: Zerstörung des Knorpels, reaktive Sklerose und später auch Zerstörung des darunter liegenden (subchondralen) Knochens.

c Analogie: Spitze Absätze sind auf Parkettböden verboten, weil sie Löcher machen.

Aufgrund solcher Beobachtungen ist der Begriff der *Präarthrose* von HACKENBROCH eingeführt worden. Er bezeichnet Zustände, bei welchen makroskopisch anatomische Abweichungen des Gelenkes von der normalen Form (Inkongruenz) oder andere unphysiologische Beanspruchung (z. B. Achsenabweichungen) über kurz oder lang zur *Arthrose* führen.

Der Begriff der *Präarthrose* hat in der Diskussion um die Möglichkeiten und Grenzen der operativen Prophylaxe der Arthrose große Bedeutung gewonnen.

Da ein Mißverhältnis zwischen mechanischer Beanspruchung und mechanischer Resistenz für das Entstehen einer Arthrose ausschlaggebend ist, spielt die *Qualität des Gelenkknorpels* eine Rolle. Diese kann vermindert sein durch Ernährungsstörungen des Knorpels infolge von Veränderungen der Zusammensetzung der Synovialflüssigkeit, wie sie z. B. bei Stoffwechselstörungen, entzündlichen Arthritiden, rezidivierenden Ergüssen usw. vorkommen.

Auch nach Zerstörung des *subchondralen Knochens,* der als *Widerlager* für den Knorpel dient, geht dieser mit der Zeit zugrunde: Arthrosen nach subchondralen Knochennekrosen (siehe S. 341).

Nach *jeder Gelenkerkrankung,* welche den Knorpel beschädigt, beginnen mechanischer Verschleiß und Knorpeldegeneration und führen über *kurz oder lang zur Arthrose.* Umgekehrt ist die *Arthrose das Endstadium* aller Gelenkschäden, welche nicht vollständig heilen oder zur knöchernen Ankylose führen.

Der *Verlauf* hängt von der Schwere des Schadens und der mechanischen Einwirkung ab. Bei gröberen Schäden geht die Grundkrankheit unmittelbar in die Arthrose über, in vielen Fällen aber dauert es *Jahre und Jahrzehnte,* bis der Verschleißprozeß das Gelenk so weit geschädigt hat, daß die Arthrose auch klinisch in Erscheinung tritt. Oft ist die früher durchgemachte Krankheit inzwischen vergessen. Manchmal kann man aus spezifischen Merkmalen der Arthrose darauf zurückschließen.

• *Alle Arthrosen,* welche als *Folge eines anderen,* angeborenen oder erworbenen *Schadens* aufzufassen sind, werden als *sekundäre Arthrosen* bezeichnet. Alle Arthrosen bei *Jugendlichen* sind sekundär.

In vielen Fällen lassen sich allerdings *keine Grundkrankheit* und keine pathologische Ursache *finden.* Man spricht von *primären Arthrosen.* Sie werden nur *im vorgerückten Alter* gefunden. Die Frage, ob konstitutionelle Faktoren eine Rolle spielen, ist nicht gelöst. Trotzdem die Gruppe der primären Arthrosen mit der besseren Erforschung der Gelenkkrankheiten langsam schrumpft, muß man sagen, daß sie heute noch recht groß ist.

Dies ändert nichts an der *Pathogenese* der Arthrosen im allgemeinen, wie sie einleitend umschrieben wurde: Sie beruht auf einem Mißverhältnis zwischen

– verminderter mechanischer Resistenz und
– erhöhter mechanischer Beanspruchung des Gelenkknorpels.

Im Einzelfall kombinieren sich die pathogenetischen Wirkungen von verminderter Belastbarkeit und abnorm erhöhter Beanspruchung und haben meistens einen *circulus vitiosus* zur Folge, welcher die Progredienz des Leidens unterhält (siehe S. 104).

Diesen Circulus vitiosus zu *unterbrechen* ist das wichtigste *Ziel der operativen Therapie* (siehe S. 431 f.).

Ätiologie

Sekundäre Arthrosen

Verminderte Belastbarkeit der Gewebe:

Angeborene oder erworbene Unterschiede in den mechanischen Eigenschaften des Gelenkknorpels. Vermutet werden solche bei verschiedenen Krankheiten (kongenitale Dysplasien, Wachstumsstörungen, Stoffwechselkrankheiten usw.). Das Alter an sich ist nicht als Ursache einer Arthrose anzusehen.

Störungen, die wahrscheinlich den lokalen Stoffwechsel des Gelenkes, vor allem des Gelenkknorpels betreffen: Verschiedene Gelenkentzündungen (ohne makroskopische Gelenkzerstörung), Infektionskrankheiten, Serumkrankheiten, Blutergelenk, rezidivierende Gelenkergüsse, rheumatische Arthritiden usw.

Gelenkerkrankungen mit z. T. auch makroskopischer Gelenkzerstörung: septische Arthritiden, Gelenktuberkulose, Polyarthritis rheumatica der gewichttragenden Gelenke usw.

Insuffizienz der subchondralen Knochenschicht:

Osteoporose, Osteomalazie usw. Es ist möglich, daß das stark geschwächte Knochengerüst bei stärkerer Beanspruchung auf mikroskopischer Ebene einbrechen kann und damit zum Gelenkschaden und zur Arthrose führt (Protrusio acetabuli).

Lokalisierte subchondrale Knochennekrosen (Osteochondritis dissecans, posttraumatische, idiopathische und andere Knochennekrosen)

Degenerative Krankheiten

Gelenkinkongruenz (Präarthrosen) angeboren:

Dysplasien, Subluxationen, (Hüfte, Kniegelenk, Patella u. a.), Protrusio acetabuli, Dysostosen, enchondrale und andere.

Wachstumsstörungen:

– Epiphysenlösungen (Hüfte)
– Ischämische Nekrosen (Perthes)
– posttraumatische und postinfektiöse Wachstumsstörungen (z. B. Säuglingscoxitis, lokale Schädigung der Epiphysenfugen usw.)

Andere erworbene Krankheiten, welche die Gelenkform oder Gelenkfunktion verändern, z. B. M. Paget, Skoliose, Fußdeformitäten, Schlottergelenke, Gelenkfehlstellungen mit Subluxationen (z. B. Hallux valgus) usw., freie Gelenkkörper, Meniskusschäden, Post-Meniscektomiesyndrom.

Posttraumatische Gelenkinkongruenzen. Intraartikuläre Frakturen, geheilt ohne anatomisch exakte Reposition (Stufen im Gelenk). Dies ist heute eine der Hauptursachen der sekundären Arthrose.

Fehlbelastungen an Gelenken:

Achsenfehlstellungen: angeborene, erworbene, krankhaft oder posttraumatisch (mit Achsenfehler verheilte Frakturen).

Achsenfehler wirken sich vor allem an den unteren Extremitäten und an der Wirbelsäule aus: Lordosen, Kyphosen, Skoliosen, Beckenschiefstand, Beinverkrümmungen, Fehlstellungen des Fußes usw.

Andere Ursachen von Fehlbelastung und unphysiologischer Beanspruchung

– Versteifung benachbarter Gelenke (z. B. Hüfte-Gegenseite, Hüfte-Wirbelsäule, Wirbelsäule, Fuß usw.)
– Ausfall der Schmerzhemmung: «Neuropathische Gelenke» *(Charcot)* bei Tabes, Syringomyelie u. a.

Sogenannte primäre Arthrosen

Ursache nicht bekannt. Wie weit konstitutionelle Faktoren eine Rolle spielen ist bisher nicht erforscht.

Die Krankheit tritt praktisch ausschließlich im fortgeschrittenen Alter auf (meist nach 60. Altersjahr, selten früher).

Sie wird «per exclusionem» diagnostiziert, d. h. wenn keine Grundkrankheit nachgewiesen werden kann. Die primäre Arthrose ist häufig symmetrisch und befällt vorzugsweise Hüften, Wirbelsäule, Daumengrundgelenke, aber auch alle anderen Gelenke, sehr oft mehrere gleichzeitig.

Pathologische Anatomie

Zwei Prozesse lassen sich unterscheiden:

1. Die *Degeneration des Gelenkknorpels in der Tragzone* durch mechanischen Verschleiß.
2. Die *reaktiven Veränderungen in den übrigen Gelenkabschnitten.*

Die ersten Veränderungen findet man am *Gelenkknorpel* in der *Belastungszone:* Die ursprünglich glatte, glänzende Oberfläche wird aufgerauht, matt und beginnt aufzufasern, mikroskopisch verschwindet die Tangentialfaserschicht an der Knorpeloberfläche, der Knorpel wird weich *(Chondromalazie)*

a

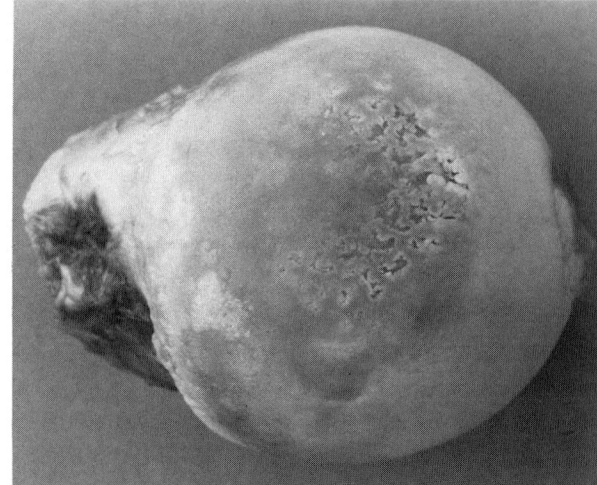

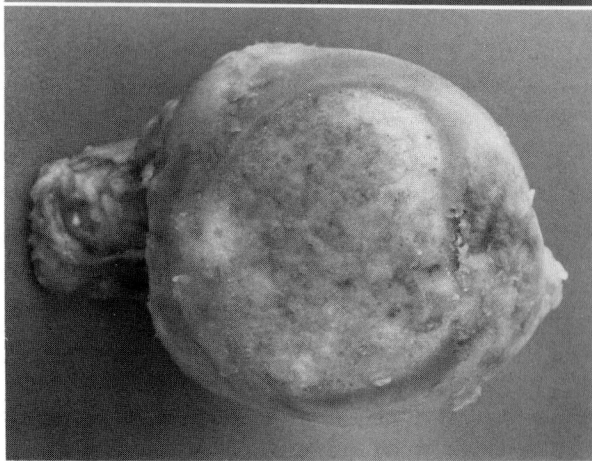

b

Abb. 37.2: Zerstörung des *Gelenkknorpels* in der *Belastungszone* bei Arthrose. Aufsicht von oben auf zwei arthrotische Hüftköpfe.

a *Beginnende Arthrose:* Auf dem Scheitel des Hüftkopfes, in der Belastungszone, ist der Knorpel zerklüftet, im Zentrum bereits bis auf den Knochen durchgescheuert und abgeschliffen.

b *Fortgeschrittene Arthrose:* In der ganzen Belastungszone ist der Knorpel weggescheuert, der nackte Knochen tritt zu Tage, sklerotisch hart und spiegelglatt, von Bindegewebspfropfen durchsetzt, die aus der Spongiosa heraufwachsen. Hier reibt Knochen gegen Knochen, der Zerstörungsvorgang ist weitgehend *mechanisch.*

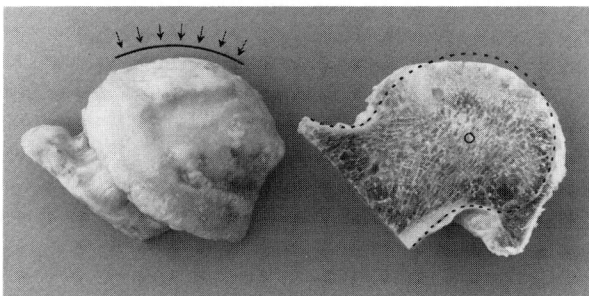

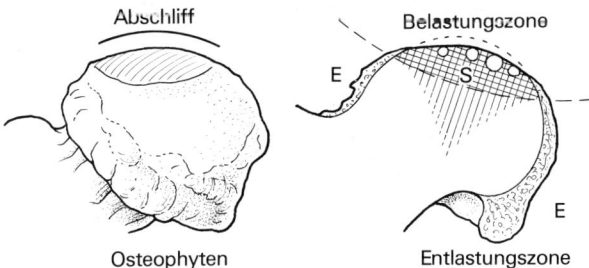

Abschliff

Belastungszone

E

S

E

Osteophyten

Entlastungszone

Abb. 37.3: *Pathologische Anatomie der Arthrose.*

Hüftkopf bei Koxarthrose: Präparat und Skizze dazu.

Links: Ansicht von vorn: oben in der *Tragzone* (Pfeile) ist der Knorpel weggeschliffen, und der glatt polierte Knochen tritt zu Tage. Unten in der *Entlastungszone* ein Osteophytenkranz: Verknöcherter und gewucherter Gelenkknorpel.

Rechts: Frontalschnitt durch denselben Hüftkopf: In der Tragzone reaktiv stark sklerotische, verdichtete Spongiosa, an der Oberfläche schon teilweise usuriert. Hier Zystenbildung mit Bindegewebe und Detritus an den Stellen zu großer Beanspruchung. Hier kann der Knochen nicht mehr mit Knochenanbau, mit Sklerose reagieren, er wird zerstört und resorbiert.

Punktiert eingezeichnet ist die ursprüngliche runde Kontur des Hüftkopfes. Der Mechanismus der fortschreitenden Deformierung ist deutlich. Daher der ältere Name «Arthrosis deformans».

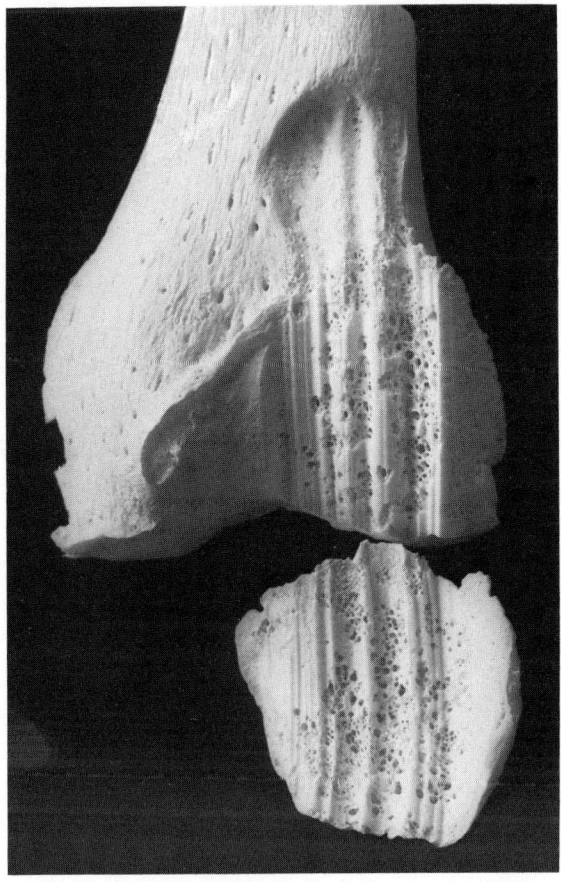

Abb. 37.4: Die Schliffspuren der arthrotischen Patella passen genau in jene der dazugehörigen Femurvorderfläche hinein wie Positiv und Negativ. Eindrücklich sind die massiven mechanisch bedingten Defekte: sie gehen bis in die Spongiosa hinein. Daneben reaktive Sklerose.

und mit der Zeit ganz weggeschliffen bis schließlich der subchondrale Knochen freiliegt (Abb. 37.2). Die Knochenoberflächen reiben dann unmittelbar aneinander, sind glatt und sehen aus wie blank poliertes Elfenbein. Das *Verschwinden des Gelenkknorpels* ist auf dem Röntgenbild als Verschwinden des Gelenkspaltes zu sehen. Im unbelasteten, nicht beanspruchten Gelenkabschnitt nimmt die Breite des Gelenkspaltes in gleichem Maß zu wie er in der Tragzone abnimmt. Dies ist das erste Stadium einer *Verschiebung* der Gelenkkörper gegeneinander, welche bei der fortgeschrittenen Arthrose zur *Subluxation* und zu schwerer *Deformität* führen kann (daher der ältere Name: «Arthrosis deformans») (Abb. 37.3).

Diese Vorgänge sind als rein *mechanischer Verschleiß* des wichtigsten Gelenkanteiles, *des Gelenkknorpels* in der Tragzone, zu verstehen. Der Prozeß spielt sich im Prinzip gleich ab wie das Ausschlagen einer Kurbelwelle oder das Ausleiern einer Türangel (Abb. 37.4).

Die weiteren Veränderungen im Laufe der Krankheit sind lediglich als *reaktive Antwort der vaskularisierten Gewebe* auf diese erste Schädigung anzusehen. Sie sind allerdings auffälliger als der rein degenerative Prozeß am Knorpel:

In den *nicht belasteten Randzonen des Gelenkes* beginnen *Knorpel und Knochen zu wuchern,* es entstehen *Osteophyten,* welche konsolenartig ausladen und sehr groß werden können. Sie füllen vor allem auch den langsam breiter werdenden Gelenkspalt in der unbelasteten Zone aus (Abb. 37.5).

Durch das Abschleifen von Knorpel und Knochen in der Tragzone wird das Gelenk *inkongruent,* wodurch die Druckverteilung auf der Oberfläche immer unregelmäßiger wird und das Gelenk langsam subluxiert. In den überlasteten Zonen wird weiter Substanz abgetragen und in den unbelasteten angebaut. So entsteht ein *circulus vitiosus* von *Deformität und Fehlbelastung.*

Degenerative Krankheiten

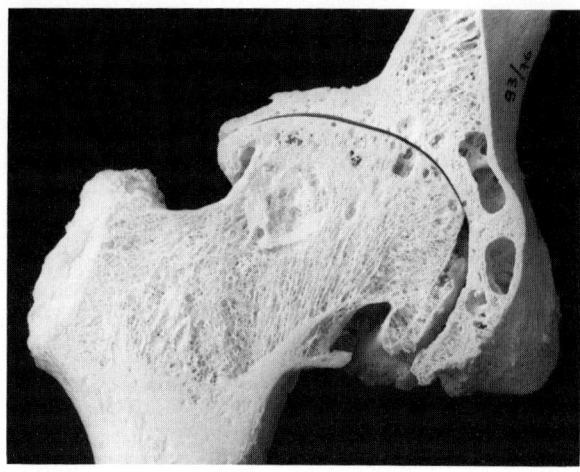

Abb. 37.5: *Knochenschliff einer Koxarthrose,* auf welchem der enge Gelenkspalt, die Inkongruenz (Entrundung), die Deformierung von Kopf und Pfanne, die kräftige reaktive Sklerose in der Belastungszone, die ausgedehnten Osteophyten und die Zysten in der subchondralen Schicht der Tragzone zu erkennen sind. Beachtenswert ist an diesem Präparat das weit ausladende *Pfannendach,* eine durch reaktive Osteogenese entstandene Neubildung, die als ein Versuch der Selbstheilung aufgefaßt werden kann, indem die überlastete Tragzone vergrößert wird und damit der progredienten Subluxation des Kopfes entgegenwirkt.

Tatsächlich kann bei solchen Formen der Arthrose spontan unter Opferung der Beweglichkeit eine gewisse Konsolidierung des Zustandes eintreten, der für die Patienten erträglich wird.

Degenerative Krankheiten

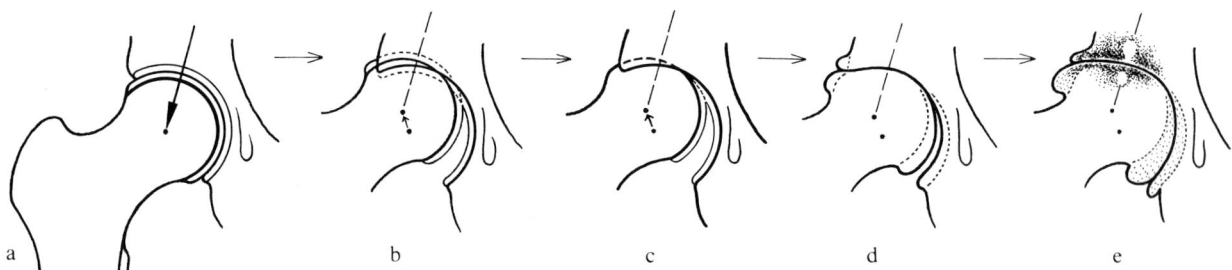

a   b   c   d   e

Abb. 37.6: *Wie entsteht die Deformität bei der Arthrose?*
Erklärungsversuch am Beispiel der Koxarthrose.

a *Normales,* konzentrisches, kreisrundes, *kongruentes* Hüftgelenk. Der geometrische Mittelpunkt des Gelenkes ist eingezeichnet. Er ist zugleich Mittelpunkt des Gelenkkopfes, der Pfanne, Drehpunkt des Gelenkes und damit Angriffspunkt der Kräfte und Hebelarme. Eingezeichnet ist auch die resultierende Druckkraft R (siehe S. 96, Abb. 8.5), die ebenfalls durch den Gelenkmittelpunkt geht.

b Bei *Überbeanspruchung* (irgendwelcher Genese) ist meist das *Pfannendach* am stärksten betroffen (siehe S. 107 und Abb. 9.7). Deshalb beginnt an dieser Stelle die *Usur:* Zuerst wird der *Knorpel* zerstört, anschließend der darunter liegende Knochen, sowohl am Kopf wie an der Pfanne. Durch diesen Substanzverlust verschiebt sich der Kopf nach oben und meistens, da er dort am wenigsten Widerstand findet, nach *außen,* im Sinne einer *Subluxation.* Der Kopfmittelpunkt verschiebt sich nach oben (mit Pfeil eingezeichnet). Indem man zeichnerisch die Kopfkonturen in der neuen Stellung auf die Pfanne projiziert, erge-

ben sich theoretisch Ort und Ausmaß des Substanzverlustes (c), was mit den tatsächlichen Verhältnissen (d) weitgehend übereinstimmt. Kopf und Pfanne sind gleichermaßen von diesem Substanzverlust in der Belastungszone betroffen.

In der *nicht beanspruchten Zone* unten medial *öffnet* sich der Gelenkspalt. Er wird ausgefüllt mit *Osteophyten,* entstanden aus Verknöcherung des nicht beanspruchten Gelenkknorpels und weiterer Wucherungen. Lateral am Gelenkspalt derselbe Vorgang.

e Der röntgenologische Aspekt entspricht genau diesen Vorgängen: Abschliff und reaktive Sklerose in der Belastungszone, Osteophyten und Osteoporose in der nicht belasteten Zone.

Am Ort des größten Druckes wird der Knochen zerstört. Hier entstehen *Zysten.* Diese sind auf Röntgenbildern regelmäßig zu erkennen, ebenso wie die Figur des «double fonds», gebildet aus den kaudalen Osteophyten von Kopf und Pfanne im unteren Gelenkabschnitt.

Die Arthrose kann als ossäre Reaktion auf einen weitgehend mechanisch bedingten Zerstörungsprozeß aufgefaßt werden.

a

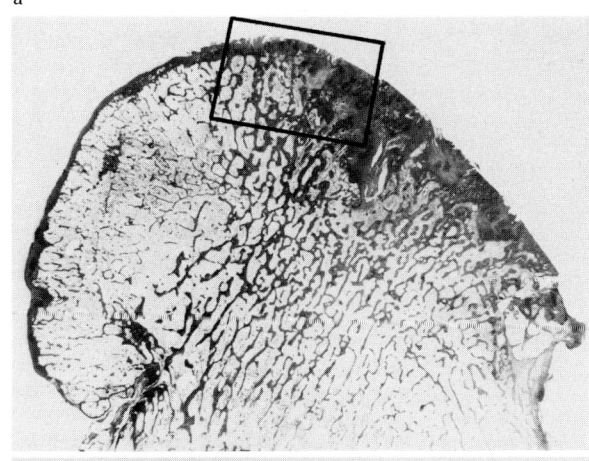

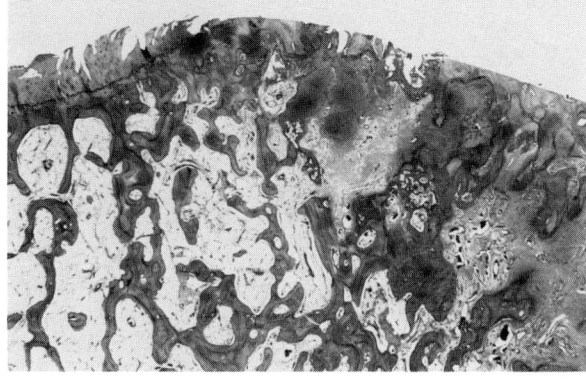

b

Abb. 37.7 *Histologie der Arthrose* (Hämalaun-Eosin-Färbung, Prof. AUFDERMAUR, Luzern).

a Schnitt durch einen arthrotischen Hüftkopf. Typisch ist die Entrundung: Rechts oben die abgeschliffene Tragzone mit massiven Degenerations- und Umbauvorgängen. Deutlich auch die starke reaktive subchondrale Sklerose. Links in der entlasteten Zone der große Osteophyt (die ursprüngliche Gelenkknorpelschicht ist noch zu erkennen, vgl. Abb. 37.3).

b Vergrößerter Ausschnitt aus a): Links noch Reste des Gelenkknorpels, in Auffaserung begriffen. Rechts, in der Tragzone, sind Knorpel und Knochen abgeschliffen. Darunter Nekrosen, Umbauzonen mit fibrösem Gewebe, Geröllzysten sowie reaktive Knochensklerose.

Dieser für die Entstehung der «deformierenden Arthrose» und die Wechselwirkung zwischen Deformität und Fehlbelastung typische Mechanismus läßt sich gut verfolgen am Beispiel der Koxarthrose (vgl. S. 747f. und Abb. 37.6) sowie der Gonarthrose (dargestellt im nächsten Kapitel: Deformitäten, S. 452f. und S. 819f.

Der *subchondrale Knochen* zeigt auffällige *Reaktionen.* Die Spongiosa der Belastungszone wird durch Knochenneubildung immer dichter, bis sie aussieht wie kompakte Kortikalis. Diese *Sklerosierung* gehört zu den ersten röntgenologischen Zeichen der Überbeanspruchung und somit der Arthrose.

Bei übermäßigem Druck entstehen im Zentrum der Sklerosezone, im spongiösen Knochen unmittelbar unter der Oberfläche, runde oder leicht ovale Hohlräume, *Zysten,* welche mit gallertigem Detritus gefüllt sind. Sie stehen gewöhnlich mit der Gelenkoberfläche in Verbindung und können recht groß werden (bis kirschgroß). Sie entstehen wahrscheinlich durch Osteoklasie infolge von scharf umschriebenen Druckspitzen. Ihre Erscheinung im Rahmen der Arthrose ist so typisch, daß sie eigentlich nicht zu Verwechslungen mit anderen Knochendefekten Anlaß geben sollten.

In den spongiösen Randzonen, welche nicht mechanisch beansprucht sind, wird der Knochen porotisch (Abb. 37.7).

Die Veränderungen der *Gelenkkapsel* treten gegenüber den Knorpel- und Knochenveränderungen *zurück.* Es sind vor allem Verdickungen der Synovialmembran, wohl hauptsächlich als Reaktion auf den mechanischen Gelenkabrieb. Die entzündlichen Erscheinungen sind verhältnismäßig gering, im Gegensatz zu den rheumatischen Arthritiden. Ein Gelenkerguß fehlt oder ist nicht sehr groß. Massive Ergüsse weisen auf rheumatische oder infektiöse Prozesse neben den rein degenerativen hin.

Im weiteren Verlauf des Leidens wird das Gelenk oft schwer *deformiert,* so daß man seine ursprüngliche Form nicht mehr erkennt. Es ist deshalb oft nicht mehr möglich, eine Grundkrankheit (Präarthrose) zu eruieren. Die Verformung der Gelenkkörper und die Kapselfibrose schränken die Beweglichkeit zunehmend ein. Die Gelenke werden langsam *steif.* Häufig kommt es im Spätstadium zur fibrösen, selten zur knöchernen Ankylose (Abb. 37.8).

Klinik

Verbreitung

Die Arthrose kommt im Kindesalter praktisch nicht und bei jungen Erwachsenen nur als sekundäre Arthrose nach schweren Gelenkschäden vor. Die meisten Arthrosen manifestieren sich *nach dem fünfzigsten oder sechszigsten Altersjahr* und werden im höheren Alter häufiger. Die *primäre* Arthrose befällt häufiger Frauen, insgesamt überwiegen Männer.

Degenerative Krankheiten

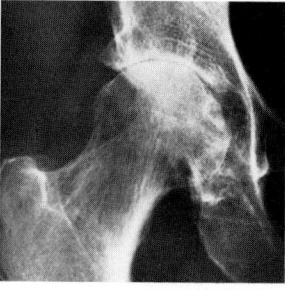
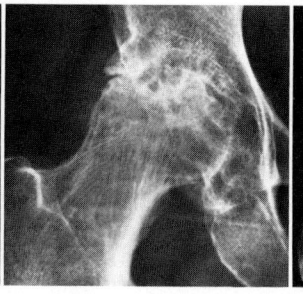
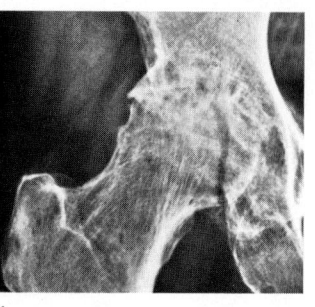

a b c d

Abb. 37.8: *Verlaufsserie einer primären Koxathrose.*

a Rechte Hüfte einer 74jährigen Frau, welche seit einigen Monaten Schmerzen hatte. Gelenkspalt ein wenig verschmälert, unregelmäßige Struktur der subchondralen Spongiosa. Das Gelenk ist noch kreisrund, eine Ursache für die Arthrose ist nicht zu erkennen. Deshalb bezeichnet man solche Formen als «primäre Arthrosen».

b 1 Jahr später ist der radiologische Gelenkspalt, d. h. der Gelenkknorpel, praktisch verschwunden. Der subchondrale Knochen in der Tragzone ist stark sklerosiert. Andere reaktive Veränderungen fehlen weitgehend.

c Nach einem weiteren Jahr ist der Kopf bereits abgeplattet, deformiert. In der Tragzone, wo die Knochen von Kopf und

Pfanne ohne Zwischenschicht aufeinander reiben, haben sich große Resorptionshöhlen, sog. «Geröllzysten» gebildet, osteoklastischer Knochenabbau als Folge der Überbeanspruchung.

d Noch ein Jahr später ist das Gelenk vollständig zerstört und deformiert. Reaktive Vorgänge treten gegenüber den degenerativen in den Hintergrund.

Dieser rasch progrediente Verlauf ist bei primären Arthrosen häufig zu beobachten.

Sekundäre Arthrosen zeigen in der Regel mehr reaktive Veränderungen. Sie haben eher einen langsameren, protrahierten Verlauf und können auch jahrelang stationär bleiben.

Die einzelnen Gelenke werden etwa in folgender Häufigkeitsreihenfolge betroffen:

- Wirbelgelenke
- Hüfte
- Knie
- Sprunggelenke
- Fuß- und Zehengelenke
- Schulter
- Handgelenk
- Daumengrundgelenk
- übrige Gelenke

Das Überwiegen der *lasttragenden Gelenke* ist evident. Die Arthrosen der unteren Extremitäten machen in der Regel auch mehr Beschwerden als jene der oberen.

Ein einziges Gelenk, aber auch mehrere, können betroffen sein. Der Befall ist ziemlich regellos.

Die Arthrose ist eine *eminent chronische Krankheit,* welche sich über Jahre und Jahrzehnte hinzieht. Sie verläuft stetig progredient. Vorübergehende Besserungen sind meist nicht von Dauer.

Die Krankheit spielt sich ausschließlich am Gelenk und in seiner Umgebung ab und hat *keine allgemeinen Wirkungen* (Labor negativ).

Krankengeschichte

Die Beschwerden beginnen *schleichend,* die Patienten haben zuerst nur uncharakteristische Schmerzen, nach stärkerer Beanspruchung, denen sie vorerst wenig Beachtung schenken.

Mit der Zeit werden die Schmerzen stärker und häufiger, sie lokalisieren sich, und treten oft typischerweise bei den ersten Bewegungen nach längerem Liegen, Sitzen oder Stehen, z. B. bei den ersten Schritten nach dem Aufstehen am Morgen, als sog. *«Anlaufschmerzen»* auf, welche nach wenigen Schritten, nach kurzem «Durchbewegen» wieder verschwinden. Der Patient hat den Eindruck, das Gelenk sei «eingerostet». Die Schmerzen erscheinen wieder nach Anstrengungen, nach längerem arbeiten, gehen usw. und nehmen erst nach einer längeren Ruhepause (z. B. über Nacht) wieder ab.

Das Leiden kann oft jahrelang stationär bleiben oder nur unmerklich sich verschlimmern, und oft ist das einzige äußere Zeichen der Progredienz, daß der Patient langsam seine Aktivität immer mehr einschränken muß. Die Leistungs- und Funktionseinbuße sind eher Folgen der Schmerzen als eines Verlustes an Beweglichkeit. Die Anpassungsfähigkeit der Patienten ist erstaunlich groß, und viele arbeiten noch, wenn das Gelenk bereits fast vollständig zerstört ist.

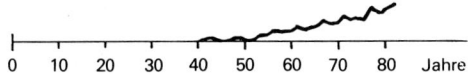

Abb. 37.9: *Verlaufskurve der Arthrose.*
Langsamer, schleichender Beginn, meist erst im Alter, selten früher. Langsame Progredienz über Jahre mit wellenförmigem Verlauf. Perioden mit stärkeren Beschwerden wechseln mit Remissionen ab, abhängig von Beanspruchung und Umweltfaktoren (Klima, Arbeit usw.).

Allerdings gehen die klinischen Erscheinungen mit dem röntgenologischen Bild keineswegs parallel. Mit der Zeit aber, und damit auch mit zunehmendem Alter, werden sehr viele Patienten invalide, vor allem auch, wenn mehr als ein Gelenk betroffen ist (Abb. 37.9).

Gelegentlich nehmen die Schmerzen im letzten Stadium wieder ab, nämlich wenn das Gelenk ankylosiert. Dieser Ausgang ist aber zu selten, als daß man die Patienten damit vertrösten könnte.

Im Vordergrund der Beschwerden stehen fast immer *Schmerzen,* welche die Patienten auf die Dauer zermürben, während die *Einschränkung der Beweglichkeit* ihnen meist erstaunlich lange überhaupt nicht auffällt, oft erst, wenn sie eine bestimmte tägliche Verrichtung nicht mehr ausführen können (z. B. Schuhe binden, kämmen usw.) Die Bewegungseinschränkung allein stört auch nie so stark wie die Schmerzen.

Arthrotische Gelenke sind gegen traumatische Schäden recht empfindlich. Dies hat zur Folge, daß manchmal kleinere Unfälle als Ursache einer Arthrose erscheinen. Tatsächlich lösen sie lediglich die Beschwerden aus. Schwierigkeiten ergeben sich daraus für die *Unfallversicherung:* Ablehnung oder Abzug für pathologischen Vorzustand.

Diagnose

Die *Anamnese* ist charakteristisch: Chronischer Verlauf, das Fehlen von akuten Ereignissen, entzündlichen und Allgemeinerscheinungen usw. sprechen für die degenerative Genese.

Die *Untersuchung* zeigt im Anfangsstadium geringe äußerliche Veränderungen am Gelenk selbst, kaum einen Erguß, hingegen fast immer eine deutliche, meist *schmerzhafte Einschränkung der passiven Beweglichkeit,* mindestens in bestimmten Richtungen (Untersuchung: siehe S. 137ff.). Gelenkgeräusche bei dieser Prüfung sind häufig, aber wenig charakteristisch.

Die Muskulatur in der Umgebung des Gelenkes wird *atrophisch,* bei längerer Dauer außerordentlich stark. Häufig findet man allerlei Schmerzen und Krämpfe, Verspannungen und Spasmen in diesen Muskeln.

Ausschlaggebend für die Diagnose einer Arthrose ist *das Röntgenbild.* Ganz zu Beginn fehlen pathologische Veränderungen. Sobald solche nachweisbar sind, können sie kaum verwechselt werden (Abb. 37.8 und Abb. 37.10).

Die *radiologischen Zeichen* spiegeln genau die pathologisch-anatomischen Vorgänge wider. *Typisch sind:*

1. *Gelenkspaltverschmälerung* in der *Tragzone* des Gelenkes (nicht immer einwandfrei nachweisbar, z. B. am Kniegelenk);
2. *Subchondrale Sklerose* der Spongiosa in der Belastungszone des Gelenkes;
3. *Randzacken, Osteophyten,* häufiger Befund (man findet sie bei jeder Wirbelsäule im Alter, deshalb von geringerer Bedeutung für die Diagnose);
4. *Subchondrale Zysten* an der Stelle des größten Druckes;
5. Zunehmende *Gelenkdeformität* (Abb. 37.6, Abb. 64.83 und Abb. 66.45).

Im CT sind diese Veränderungen ebenfalls gut zu erkennen (siehe Abb. 37.11).

Die *Diagnose der Funktionsstörung* ist wichtig für die *Gesamtbeurteilung* und den *Behandlungsplan:*

- Hinken
- Gehbehinderung (Stock)
- Beeinträchtigte Funktion von Hand und Arm
- Kraftlosigkeit, Schwäche
- Bewegungseinschränkung, Steifigkeit

Alle diese Funktionsstörungen können rein *schmerzbedingt* sein. Die *Schmerzbekämpfung* steht deshalb bei der Arthrose an erster Stelle.

Prognose

Grundsätzlich verläuft die Krankheit langsam progredient, über Jahre und Jahrzehnte hinweg, allerdings nicht geradlinig, sondern mit starken Schwankungen. Perioden mit stärkeren Beschwerden wechseln mit Remissionen ab und oft bleibt die Krankheit jahrelang stationär. Seltener sieht man rasch in wenigen Monaten progredient schlecht werdende Fälle. Weder Knorpelextrakte und -enzyme oder ähnliche, als «knorpelerhaltend» angepriesene Medikamente, noch Diäten vermögen diesen Verlauf zu beeinflussen.

Obere Extremitäten: Wegen der geringeren Beanspruchung bleiben die Beschwerden meistens in erträglichen Grenzen.

Wirbelsäule: Degenerative Erkrankungen sind überaus häufig. Die Rückenbeschwerden nehmen aber *nicht* unbedingt progredient zu. Im Alter zeigen die meisten Wirbelsäulen röntgenologische Veränderungen wie Randzacken usw. (siehe S. 637). Viele dieser «Spondylosen» bleiben *symptomlos.*

Untere Extremitäten: Diese Arthrosen verlaufen in der Mehrzahl der Fälle unaufhaltsam progredient.

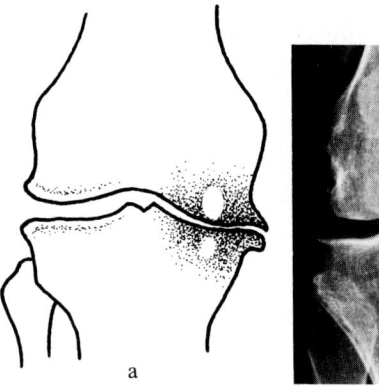
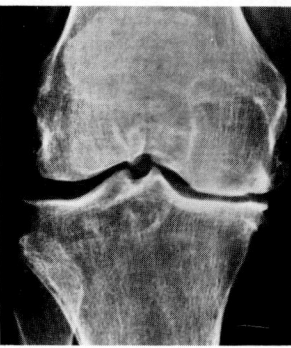

Abb. 37.10:

a *Die Röntgenzeichen der Arthrose,* etwa in der Reihenfolge des Auftretens aufgezählt:
1. Subchondrale Sklerose,
2. Gelenkspaltverschmälerung,
3. Randzacken (Osteophyten),
4. Geröllzysten,
5. Deformationen.

b Auf diesem Knieröntgenbild einer 69jährigen Frau mit Gonarthrose sind im medialen Gelenkabschnitt die ersten drei Zeichen deutlich zu erkennen. Die restlichen zwei treten gewöhnlich erst bei weiter fortgeschrittener Arthrose hinzu.

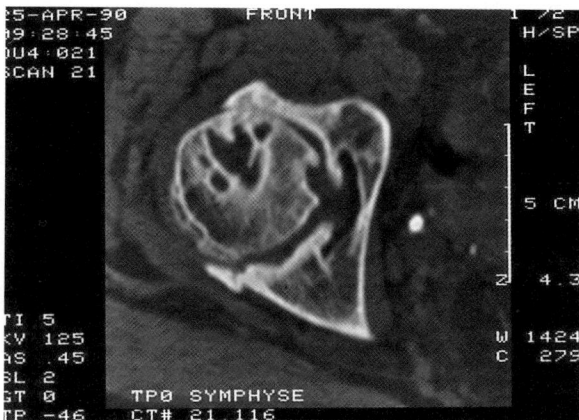

Abb. 37.11: *Computertomogramm einer Koxarthrose.*
Horizontalschnitt durch das Hüftgelenk einer 55jährigen Frau. Deutlich zu sehen sind die Entrundung des Kopfes, die Gelenkspaltverschmälerung ventral, darunter die großen Zysten, die reaktive Sklerose sowie die Osteophyten am Pfannenrand, in der Fossa acetabuli und am Hüftkopf dorsal.

Beschwerden und Behinderung nehmen stetig zu, die Prognose ist also auf die Dauer eher schlecht. Operationen sind deshalb hier am häufigsten angezeigt.

Allerdings sind auch jene Fälle durchaus nicht selten, die über viele Jahre wenig oder keine Beschwerden haben, bei denen die Arthrose auch jahrzehntelang stationär bleibt. Viele Patienten sind imstande, ihr Leben der Krankheit anzupassen, so daß der Zustand für sie einigermaßen *erträglich* bleibt. Vor allem bei jüngeren Leuten ist es gut, wenn die Operation zum Gelenkersatz *hinausgeschoben* werden kann.

Prophylaxe

Einem gesunden Gelenk schadet die physiologische Beanspruchung nicht. Auch Leistungssport und Schwerarbeit gehören dazu. Unphysiologisch wird die Beanspruchung dann, wenn sie nicht durch eigene Muskelkraft zustande kommt, sondern durch äußere Kräfte, wie z. B. die Erschütterungen beim Arbeiten mit dem Preßlufthammer, beim Motorradfahren, beim Boxen (Handgelenk), Fußballspielen (Meniskus) usw.

Jede erfolgreiche Behandlung einer Gelenkkrankheit kommt einer *Arthroseprophylaxe* gleich, ebenso das Verhindern einer Präarthrose, das Korrigieren einer Fehlstellung und Fehlbelastung. In diesem Lichte muß die *Frakturbehandlung* gesehen werden, aber auch die Behandlung von deformierenden *Gelenkerkrankungen* im Wachstumsalter (Wirbelsäulenfehlhaltungen, angeborene Dysplasien und Luxationen, Epiphysenlösungen usw.). Die Prophylaxe der Arthrose beginnt somit schon bei der Geburt, z. B. mit der Früherfassung der kongenitalen Hüftdysplasie.

Die rein prophylaktische Korrektur von Fehlstellungen am Skelett sollte allerdings nicht wahllos vorgenommen werden. Die Indikation dazu muß von *der Prognose der unbehandelten Fehlstellung* ausgehen. Da unsere Kenntnisse in dieser Hinsicht immer noch sehr mangelhaft sind, sollten Operationsindikationen mit Zurückhaltung gestellt werden (siehe S. 111, S. 241 und S. 305).

Daß *diätetische* oder *medikamentöse* Maßnahmen eine prophylaktische Wirkung hätten, ist *nicht* erwiesen.

Therapie

Eine kausale Therapie der Arthrose gibt es vorläufig nicht (vgl. S. 429). Weil das Leiden nicht ausheilt, muß der Patient *damit leben* und seine

Lebensweise der Arthrose anpassen

An erster Stelle steht *die Verminderung der Belastung.* Dies bedeutet:

– Gewichtsabnahme
– Reduktion der übermäßigen Belastung im täglichen Leben wie:
  – schwere körperliche Arbeit
  – länger dauernde körperliche Anstrengungen
  – unphysiologische kurzfristige Spitzenbean-
  spruchung.

Das arthrotische Gelenk erträgt weder das Übermaß
noch das völlige Fehlen von Bewegung. Am besten
ist eine *mäßige, aber regelmäßige Bewegung* mit
möglichst geringer Belastung.

Mäßiges Wandern, leichter Sport, wird bei Arthrosen der gewichttragenden Gelenke im nicht zu
weit fortgeschrittenen Stadium oft noch recht gut ertragen und geschätzt und soll nicht verboten werden.
Zu empfehlen ist ein *Gehstock.*

Ein guter Indikator für das richtige Maß ist die
Schmerzgrenze. Manchmal ist ein Arbeitswechsel
nötig. Günstig ist eine leichte abwechslungsreiche
Tätigkeit, welche der Patient selbst einteilen kann,
damit er nicht zu lange ununterbrochen dieselbe
Stellung einnehmen oder die gleiche Bewegung ma-
chen muß. Kurze Unterbrüche in nicht allzu langen
Abständen erleichtern ihm seine Arbeit.

Zu Hause sind tägliche *leichte Bewegungsübungen,* bei denen das betroffene Gelenk aktiv, ohne
Widerstand und Belastung *innerhalb des schmerzfreien Bewegungsumfanges* bewegt wird, zweckmäßig, damit das Gelenk nicht «einrostet».

Konservative Maßnahmen

Aus dem Angebot der *Physiotherapie* verschafft in
erster Linie die *Balneotherapie* den Patienten Erleichterung. Beliebt sind vor allem die *Badekuren.*
Besonders günstig wirken, neben dem warmen Wasser, der Klimawechsel, das sorgenfreie Leben in Klinik oder Pension, eine freundliche Umgebung, welche auf die Krankheit des Patienten Rücksicht
nimmt. Hier fühlt er sich verstanden, gut aufgehoben und umsorgt, er weiß, daß das Beste für sein Leid
getan wird, auch kann er es mit anderen teilen. Diese
psychologischen Momente sind nicht zu unterschätzen.

Wärme in irgendeiner Form (Wickel, Diathermie,
Fango, Kurzwellen) wird häufig angewandt und
bringt fast immer Linderung, wenn auch nur vorübergehend.

Das aktive Training der *Muskulatur* ist immer
zweckmäßig und wichtig, während passive Bewegungsübungen wenig Nutzen haben. Gewaltsame
Mobilisation vermehrt die Schmerzen.

Zu Hause ist die Behandlung schwieriger. Ambulante Physiotherapie ist bei diesen chronischen Leiden auf die Dauer mühsam und eher undankbar.
Viele Patienten sind gezwungen zu arbeiten und können sich nicht schonen. Dann bleibt ihnen oft nichts

anderes übrig als mehr oder weniger dauernd
Schmerzmittel zu nehmen. Dies ist nicht ideal, läßt
sich aber nicht immer vermeiden. Salicylate und
nicht-steroidale Antirheumatika stehen an erster
Stelle. Ihre Anwendung wird durch gastrointestinale
Störungen (Ulcus) begrenzt. Viele Patienten halten
sich jahrelang mit solchen Mitteln über Wasser. Ihre
Wirkung ist gut, wenn auch rein symptomatisch
(vgl. S. 218 und S. 747 f.).

Die systemische Anwendung von *Kortikoiden*
bringt bei Arthrosen mehr Schaden als Nutzen. Bei
ständigem Gebrauch von Schmerzmitteln sollte
wenn möglich eine Gelenkoperation gemacht werden.

Intraartikuläre Injektionen von Kortikoiden gehören zu den beliebten Behandlungsmethoden bei der
Arthrose. Sie werden vor allem bei akuten schmerzhaften Schüben angewandt. Manchmal genügt eine
einzige Injektion für längere Zeit. In der Regel sollten höchstens einige wenige Injektionen in größeren
Abständen notwendig sein. Häufigere Spritzen sind
nicht zu empfehlen, denn die Injektionsbehandlung
hat ihre Gefahren:

1. die septische Arthritis. Die Herabsetzung der In-
fektgefahr durch das Medikament erhöht diese
Gefahr.
2. Plötzliche massive Beschleunigung des Destruk-
tionsprozesses im Gelenk, ähnlich wie bei der
neurogenen Arthropathie. Diese Komplikation
tritt besonders nach gehäuften Injektionen auf.
Ihre Ursache ist nicht geklärt.

Intraartikuläre Injektionen sind ungünstig vor Operationen, vor allem bei Prothesenoperationen.

Orthopädische Hilfsmittel

Bei Arthrosen der unteren Extremität, vor allem der
Hüften, ist die Entlastung mit einem einfachen
Handstock, wenn nötig mit einem *Krückstock,* sehr
wirksam und empfehlenswert. Der Patient soll den
Stock auf der Gegenseite halten.

Änderungen am Schuh können Erleichterungen
bringen, z. B. ein dicker *Gummiabsatz zur Pufferung*
hat sich bewährt. Das Gehen auf *gewachsenem* Boden ist schonender und angenehmer als auf hartem
Pflaster. Auch *dicke, weiche Sohlen* dämpfen die
harten Schläge. Die Wirkung ist eindeutig. Apparate
und Schienen dienen der Stützung und Ruhigstellung (z. B. Handgelenk, Knie), ebenso Stützmieder
und Korsette. (Für die Therapie der einzelnen Gelenke siehe im übrigen III. «Regionale Orthopädie».)

Operationen bei Arthrosen

Keine Operation vermag ein zerstörtes Gelenk vollständig wiederherzustellen. Wenn immer möglich
wird man aber eine Operation wählen, die in die
Kausalkette der Wechselwirkung von Beanspruchung und Deformität eingreift, den *pathologischen*

Degene-
rative
Krank-
heiten

Circulus vitiosus unterbricht und damit den regenerativen Vorgängen im Gelenk, welche zweifellos vorhanden sind, eine Chance gibt.

PAUWELS hat Operationen für die Hüftarthrosen entworfen und ausgeführt und anhand von langfristigen Resultaten bewiesen, daß *Gelenkregenerationen in bestimmten Fällen möglich sind.*

Das *Prinzip* liegt darin,

1. die ungünstige *Druckverteilung im Gelenk zu verbessern* durch Ausschalten von Fehlstellungen, operative Umstellung der Gelenkflächen, Muskelhebelarme usw. nach biomechanischen Gesichtspunkten und gleichzeitig
2. durch die *Umstellung der im Knochen wirkenden Kräfte* einen Knochenumbau (bone remodelling) und damit reparative Prozesse in Gang zu bringen.

Dies gelingt mit Hilfe von *gelenknahen Osteotomien,* wenn nötig kombiniert mit Eingriffen an Sehnenansatzstellen.

Besonders günstig wirken sich Osteotomien aus, wenn gleichzeitig eine *Deformität* behoben, eine *Achsenfehlstellung* korrigiert werden kann (Korrekturosteotomie), wie etwa am *Kniegelenk* (siehe auch Seitliche Fehlstellungen in Gelenken, S. 454).

• *Die gelenknahen Osteotomien*

haben in vielen Fällen *ausgezeichnete Resultate* gebracht, vor allem an den unteren Extremitäten (Hüfte, S. 570 und Knie, S. 822). Bei richtiger Indikation (Beweglichkeit zum großen Teil noch erhalten, Gelenkspalt im Röntgenbild noch nicht vollständig verschwunden, Möglichkeit zur Korrektur einer Fehlstellung oder einer Inkongruenz) ist die Operation imstande, die Schmerzen zu beseitigen und das Fortschreiten des Leidens aufzuhalten (Allgemeines zur Osteotomie, S. 254) (Abb. 37.12).

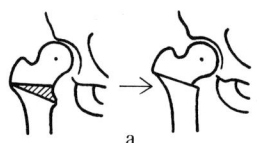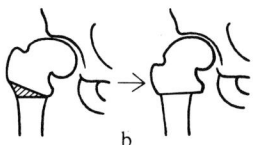

Abb. 37.12: *Gelenkerhaltende Operation bei Koxarthrose.*
Von besonderem Interesse waren und sind die *hüftnahen Femurosteotomien,* wie sie vor allem von PAUWELS ausgearbeitet und auf wissenschaftliche Grundlage gestellt wurden:

a Intertrochantere Varisationsosteotomie, geeignet v. a. für Subluxationskoxarthrosen.
b Valgisationsosteotomie, wie sie von PAUWELS angegeben wurde für bestimmte Koxarthroseformen.

Osteotomien werden heute in der Regel nach genau standardisierter Technik mit Winkelplatten fixiert. Sie haben den Vorteil, daß das eigene Hüftgelenk erhalten bleibt (Genaueres siehe Abb. 18.5 und S. 245.)

Die besten Resultate bringt die Operation bei noch nicht allzu weit fortgeschrittener Arthrose. In Spätfällen mit schon weitgehend zerstörtem und deformiertem Gelenk sind kaum mehr durchschlagende Erfolge zu erwarten.

An *der Hüfte* sind die Osteotomien stark durch die Endoprothesen *verdrängt* worden, da diese in kürzerer Zeit bessere Resultate bringen.

Bei *jüngeren Patienten,* z. B. unter 50 oder 60 Jahren, haben die femurnahen Osteotomien jedoch nach wie vor einen festen Platz: Das Risiko ist geringer, die Rückzugsmöglichkeiten sind besser, indem jederzeit noch eine Endoprothese eingesetzt werden kann, während andererseits die Resultate der Endoprothesen statistisch gesehen auf lange Sicht schlechter werden.

Am Knie ist die Osteotomie hingegen die *Operation der Wahl* bei den asymmetrischen, unikompartimentalen Gonarthrosen, insbesondere bei der Varusgonarthrose (siehe S. 824).

Die vielen anderen Operationen, die zur *Erhaltung* des beschädigten Gelenkes angegeben wurden (Weichteiloperationen, Forage, Gelenktoilette, usw.) haben fast alle enttäuscht. Sie können höchstens eine vorübergehende Linderung der Schmerzen, eine gewisse temporäre Verbesserung des Zustandes bewirken. Auf die Dauer haben sie nicht den erhofften Erfolg gebracht.

So beibt als *radikale Lösung* nur die *Ausschaltung* des pathologisch veränderten Gelenkanteiles. Damit verschwinden auch die Schmerzen.

Drei Möglichkeiten stehen zur Verfügung:

1. Die Gelenkresektion;
2. Die Arthrodese, d. h. die operative *Versteifung* des Gelenkes;
3. Der Gelenkersatz (Endoprothese) (Abb. 37.13).

• Die *Gelenkresektion*

mit oder ohne Interposition von Bindegewebe (Faszie) ist an den großen Gelenken weitgehend von den Endoprothesen abgelöst worden. In manchen Fällen bleibt die ersatzlose Resektion aber auch heute noch die einzige gangbare Lösung, etwa bei infizierten Endoprothesen, oder wenn das knöcherne Widerlager zum Einbau einer Prothese fehlt (Osteolyse bei Lockerung, Tumor). Vor allem an der Hüfte sind die Resultate gar nicht so schlecht.

Für manche *kleine Gelenke,* vorzüglich an den *Zehen,* auch an der *Hand* gehören die Resektionsarthroplastiken immer noch zu den besten Operationen.

• *Die Arthrodesen*

Bewußt wird auf die Gelenkfunktion, die Beweglichkeit verzichtet. Dafür gewinnt man *Schmerzfreiheit und Stabilität,* die *beiden wichtigsten Voraussetzun-*

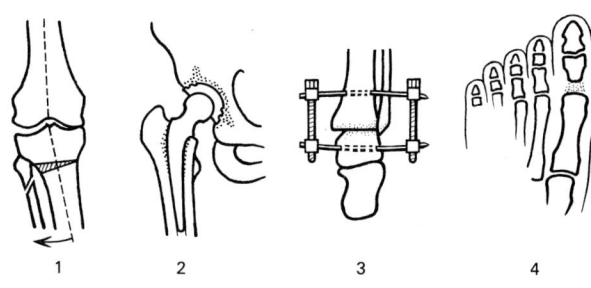

Abb. 37.13: Die vier wichtigsten orthopädischen Gelenkoperationen bei Arthrosen, gezeigt an typischen Beispielen:

1 *Osteotomie,* in der Regel nahe am Gelenk, zur Änderung ungünstiger mechanischer Verhältnisse (Achsenfehler, Inkongruenz).
Hier infrakondyläre Tibiaosteotomie wegen Gonarthrose bei Genu varum.

2 *Gelenkendoprothesen,* mit Ersatz beider Gelenkflächen.

3 *Arthrodesen:* Ausschaltung und Stabilisierung des Gelenkes in Funktionsstellung.

4 *Resektion* des Gelenkes. Hier bei Hallux rigidus. Auch an der Hüfte und an anderen Gelenken möglich.

gen für eine ungehinderte Funktion des Bewegungsapparates als Einheit.

Der große Vorteil der Arthrodese ist die vollständige Schmerzausschaltung: Mit der Arthrodese kann der Patient *zuverlässig* und für *dauernd* von den Schmerzen befreit werden. Spätere Komplikationen oder Rückfälle sind nicht zu befürchten (Allgemeines zu den Arthrodesen, siehe S. 254).

Bei *zweckmäßiger Stellung* der Arthrodese (siehe Funktionsstellung, S. 449) und *guter Kompensation* der verlorenen Beweglichkeit in den benachbarten Gelenken gibt die Arthrodese ausgezeichnete Resultate, vor allem hinsichtlich der *Arbeitsfähigkeit.* Die meisten Patienten schrecken von dieser Radikallösung zurück und fürchten eine Invalidität nach der «Versteifung». Sie sind jedoch meistens sehr zufrieden mit dem Endresultat und überrascht, wie wenig sie davon verspüren. Es ist deshalb zweckmäßig von «Stabilisierung» statt von «Versteifung» des Gelenkes zu sprechen. Dies ist legitim, vor allem wenn das Gelenk schon vor der Operation weitgehend blockiert ist, was die Patienten manchmal gar nicht merken. Tatsächlich fällt die Blockierung eines einzelnen Gelenkes, z.B. eines Sprunggelenkes oder einer Hüfte kaum auf, und es kann für den Untersucher schwierig sein, sie zu erkennen (vgl. auch S. 119 und S. 137).

Selbstverständlich sind die Indikationen zur Arthrodese bei den einzelnen Gelenken verschieden. Allgemein läßt sich sagen, daß Arthrodesen eher *bei jüngeren Patienten* gemacht werden, am Fuß oder Knie aber auch bei älteren Patienten gut sind.

Arthrodesen haben sich an folgenden Gelenken bewährt (die *Reihenfolge* entspricht etwa der *Häufigkeit.* Die Arthrodesen der einzelnen Gelenke sind im speziellen Teil beschrieben):

1. Sprunggelenk: Operation der Wahl
2. Kniegelenk: gut
3. Hüftgelenk: gut bei einseitiger Arthrodese, eher bei jüngeren Patienten
4. Handgelenk: gut, realtiv selten notwendig
5. Fingergelenke: vor allem distal, evtl. Daumensattelgelenk
6. Wirbelsäule: Spondylodese: bei Befall eines einzigen Bewegungssegmentes gut
7. Schultergelenk: gut

• *Endoprothesen*

Zu den *größten Erfolgen* der orthopädischen Chirurgie gehört der *Ersatz* arthrotischer, zerstörter Gelenke durch künstliche. Diese Operationen gehören zu den *dankbarsten* in der Orthopädie, vor allem für ältere Menschen mit hartnäckigen, nicht beeinflußbaren Schmerzen.

Gut bewährt haben sich Endoprothesen an der Hüfte, dann auch am Kniegelenk, während sie an anderen Gelenken (noch?) problematisch und im Versuchsstadium sind (obere Extremität, und z.B. am Sprunggelenk wieder verlassen wurden (siehe im übrigen die einzelnen Lokalisationen).

Grundsätzliche Probleme

Da bei der Arthrose die *beiden* gegeneinander reibenden *Gelenkanteile* beschädigt sind, müssen *beide* ersetzt werden. Es ist also eine sog. *Totalendoprothese* notwendig. Der Ersatz nur eines einzelnen Gelenkanteiles (z.B. Kopfprothese bei Hüftarthrose) hat sich nicht bewährt.

Die bisherige Erfahrung hat gezeigt, daß der Ersatz beweglicher Körperteile durch Fremdmaterial grundsätzlich möglich ist. Die damit verbundenen Probleme sind allerdings groß und vielfältig und noch längst nicht endgültig gelöst.

Die Schwierigkeiten betreffen in erster Linie die

– *Verankerung der Prothesen im Knochen.* (vgl. dazu «Stabilität», S. 53 und «Gelenkendoprothesen», S. 255).

Bei der Operation muß eine *primäre Stabilität* erreicht werden, mit einer *mechanischen Fixation* (Zement oder Verklemmung, -schraubung, -keilung, -spannung). Unter dieser primären Stabilität soll die *sekundäre und definitive biologische Stabilität* entstehen, indem sich der Knochen an der Implantatgrenze an- und umbaut. Damit soll das Implantat sozusagen im Knochen integriert werden.

Die entscheidenden Vorgänge spielen sich *auf zellulärer Ebene an der Implantatgrenze* ab. Das Verhalten des Knochens an dieser Grenze unter mechani-

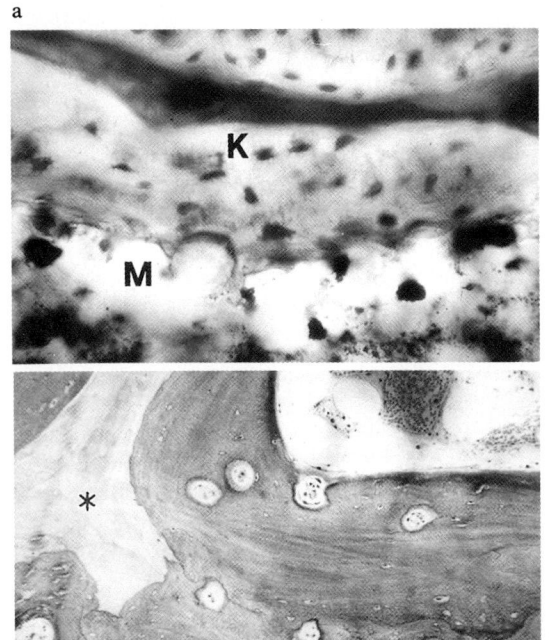

a

b

Abb. 37.14: *Die Knochen-Implantatgrenze.*

a Grenze zwischen Methylmethacrylat («Knochenzement») und Knochen, 8 Jahre nach der Implantation einer Hüftendoprothese. Der Zement wurde bei der Herstellung des Präparates in situ erhalten. Die Nachmodellierung der Polymerkugeln (M, unten, weiß) beweist den direkten Anbau lebenden Knochens auf die Zementoberfläche.

Auch die heute gegen 30jährige Erfahrung mit den ersten Prothesen ihres Erfinders, JOHN CHARNLEY, haben die Gültigkeit des Konzeptes der Zementfixation von Prothesen erwiesen.

b Diese Abbildung zeigt das Anwachsen von neuem Knochen an die Oberfläche einer Titanprothese, 4½ Monate nach Implantation. Dieser vorwiegend bereits lamellär organisierte Knochen (grau) ist an einen alten, ursprünglichen Knochentrabekel (hell, *) angewachsen und verstärkt diesen damit. Er wächst aber auch direkt an die durch Sandbestrahlung aufgerauhte Metalloberfläche (schwarz) an, was die sehr gute Gewebsverträglichkeit des Titan zeigt.

Von dem engen Kontakt verspricht man sich auch eine bessere mechanische Stabilisierung der Prothese, indem dadurch die Relativbewegungen vermindert oder ausgeschaltet werden können.

Das alte Knochenbälkchen ist nekrotisch, die Knochenhöhlen sind leer, während im neuen Knochen lebende Zellen sitzen (Präparate: R. SCHENK, Bern).

scher Belastung bestimmt auf lange Sicht das Schicksal der Prothesen. Die verhältnismäßig spärlichen histologischen Untersuchungen zeigen, daß ein direkter Kontakt des Knochens mit dem Implantat tatsächlich möglich ist (siehe Abb. 37.14), auch über längere Zeit, doch wissen wir über *die Bedingungen* dafür *noch sehr wenig.*

Häufig findet man auch *Knochenresorption* an der Kontaktfläche und Ersatz durch *Granulationsgewebe,* was als Zeichen von Instabilität, von Lockerung des Implantates zu gelten hat. Ist dieser Prozeß einmal im Gang, so führt er meist unaufhaltsam zur endgültigen Lockerung mit Zerstörung des Knochenlagers, zu Schmerzen und Insuffizienz, so daß schließlich die Prothese entfernt werden muß.

Bei aseptischer Lockerung wird man versuchen, eine neue Prothese einzusetzen, ein recht belastender und oft schwieriger Eingriff, der sich auch nicht beliebig wiederholen läßt. Dies ist der Hauptgrund, weshalb die *Indikation* wenn möglich auf *ältere Jahrgänge* eingeschränkt werden sollte (vgl. auch S. 305).

Das Problem der *dauerhaften stabilen Verankerung* beschäftigt denn auch die *Prothesenkonstrukteure,* die Forscher und natürlich die Zulieferindustrie, die ihre Systeme und Produkte anpreist und sich gnadenlose Konkurrenzkämpfe liefert. Für den behandelnden Arzt und den Operateur ist die Orientierung nicht leicht. So erhitzt die Frage, ob *mit Zement* verankert werden soll oder *«zementlos»,* zur Zeit (1992) die Gemüter noch sehr stark (siehe auch Abb. 37.14). Beide Systeme haben Vor- und Nachteile, beide haben Erfolge und Mißerfolge aufzuweisen, jede eignet sich für bestimmte Lokalisationen und Applikationen besser als die alternative Technik. Es erscheint nicht sinnvoll, hier im Detail darauf einzugehen, denn eine Wertung der einzelnen Konzepte, Modelle und Techniken ist derzeit (noch) nicht möglich. Dazu sind mehr Erkenntnisse über die Biomechanik auf zellulärer Ebene, vor allem aber auch mehr langfristige klinische Resultate nötig.

Weitere Probleme betreffen die *Paarung* der Materialien für das Gelenk: Am besten bewährt hat sich bisher die erstmals von CHARNLEY verwendete Kombination eines harten Metall- oder Keramikkopfes (Kondylus) mit einer Pfanne (Fläche) aus dem verhältnismäßig weichen Polyäthylen (HMWP, high molecular weight polyaethylen). Diese Paarung hat sehr gute rheologische Eigenschaften, d.h. sehr kleine Reibung, braucht keine Schmierung und hat nur sehr geringen Abrieb. Letzterer allerdings kann längerfristig Probleme bringen, indem die mikroskopischen Abriebpartikel entzündliche Reaktionen und Knochenresorption an der Implantatgrenze hervorrufen und damit eine Lockerung provozieren können. Ob andere Kombinationen (z.B. Metall/Metall mit hoher geometrischer Präzision gearbeitet) längerfristig noch bessere Resultate bringen können, wird erst in Jahren feststellbar sein.

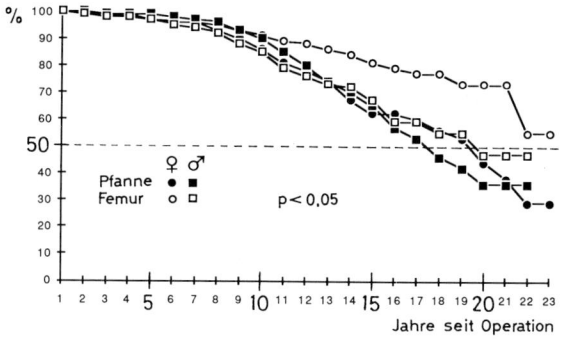

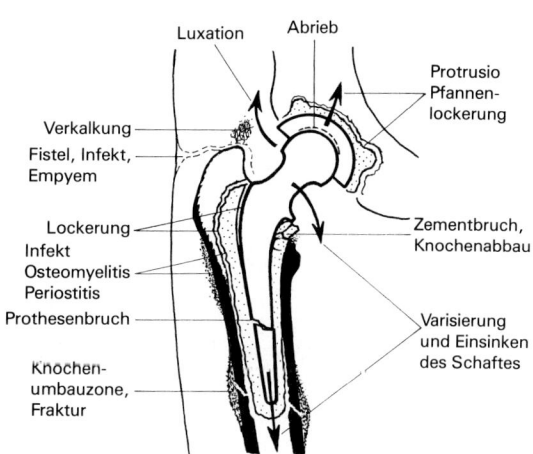

Abb. 37.15: Eine typische *Überlebenskurve von Totalhüftendo-prothesen* aus einer «survival rate analysis». Alle sehen sich etwa ähnlich (Genaueres dazu siehe S. 312). Es zeigt sich, daß die Anzahl der Prothesen, die noch «in situ» sind, *mit der Zeit abnimmt.* Die übrigen wurden ausgewechselt oder entfernt, größtenteils wegen Schmerzen bei Lockerung des Implantates. Nach etwa 8–10 Jahren beginnt die Kurve abzufallen, und nach 15–20 Jahren hat nur noch die Hälfte der Patienten ihre Hüftprothese.

Die Lockerung betrifft vor allem die *Pfannen* (schwarze Marken) und die Schäfte bei *Männern* (weiße Kästchen), während die Schäfte bei Frauen offenbar länger halten. Dafür gibt es verschiedene Theorien. Keine davon ist gesichert. Die primäre Verankerung spielt zweifellos eine Rolle, doch finden offensichtlich *an der Grenze zum Implantat* ständige *Knochenumbauvorgänge* statt.

Man muß zur Kenntnis nehmen, daß das *Resultat* von Endoprothesenoperationen von der *Zeitspanne* seit der Implantation abhängt. Dies hat praktische Auswirkungen, vgl. dazu S. 305.

Abb. 37.16: Mögliche *Komplikationen* bei *Totalendoprothesen* am Beispiel des Hüftgelenks:

Die am meisten gefürchtete Komplikation ist die *Infektion* (siehe auch Abb. 64.114). Das Risiko läßt sich vermindern durch besondere Anstrengungen in der *Asepsis,* die über das bei anderen Operationen *hinausgehen.*

Die *häufigste* Komplikation ist die *Lockerung* von Schaft, Pfanne oder beidem. Die Bemühungen auf dem Gebiet der Endoprothetik sind heute zur Hauptsache auf eine dauerhafte *Verankerung* der Implantate im Knochen gerichtet. Trotzdem ist das Problem noch nicht gelöst, und die Prognose auf längere Sicht unsicher (siehe auch Abb. 64.98).

Die übrigen Komplikationen, neben den unmittelbaren Operationsgefahren, sind namentlich: Bruch, Abrieb, Luxation, Verkalkung. Die Hüftendoprothese ist die am besten entwickelte Endoprothese und gibt die konstantesten Resultate. Die Endoprothesen für andere Gelenke sind mit wesentlich mehr Komplikationen behaftet, teils weil die Prothesen noch nicht den Entwicklungsgrad der Hüftprothesen erreicht haben, vor allem aber, weil sich an anderen Gelenken schwierigere Probleme ergeben (Scharnier, Haut usw.).

Die Probleme der Gewebeverträglichkeit und der Ermüdungsfrakturen konnten technologisch weitgehend gelöst werden, während die *größte Gefahr* für die Endoprothese nach wie vor die *Infektion* ist.

Diese läßt sich vermindern, aber nie ganz ausschalten. Auch Jahre nach der Implantation können noch Infekte auftreten (auch hämatogen). (Allgemeines zu den Endoprothesen, siehe S. 255.)

Die längsten und besten Erfahrungen liegen für die *Totalprothese des Hüftgelenkes* vor, welche ausgezeichnete Resultate bringen kann (siehe S. 753 ff.). Man weiß jedoch heute, daß der Prozentsatz der guten Ergebnisse mit der Laufzeit, d. h. mit der Anzahl Jahre seit Einsetzen der Prothese, *ständig abnimmt,* und zwar vorwiegend wegen aseptischen Lockerungen (siehe Abb. 37.15 und Abb. 26.5).

Ob sich diese kontinuierliche Verschlechterung mit neuen Verankerungsmethoden vermindern läßt, wird man logischerweise erst nach Jahren wissen. Sicher ist dies trotz den Beteuerungen der Hersteller keineswegs.

Die *Publikationen* zu den Endoprothesen in den *Fachzeitschriften* konzentrieren sich zum allergrößten Teil auf operationstechnische Probleme und kurzfristige Erfolge neuer Systeme, während langfristige klinische Kontrolluntersuchungen eher spärlich zu finden sind. Dieser Mangel wird zunehmend empfunden, wie z. B. das folgende Zitat aus einem Editorial in einer der führenden orthopädischen Fachzeitschriften zeigt[1]:

«Authors, journals, program committees, and professional societies must share the blame for the publication of flawed studies that are designed using inappropriate strategies. In the future, reports on orthopaedic clinical research must focus more on the health of and the economic benefits to the patients and less on the outcome of the technology that was used in providing the services.»

[1] JOHN J. GARTLAND: «Orthopaedic Clincal Research, Deficiencies in Experimental Design and Determinations of Outcome» J. Bone Joint Surg. 70–A 1357 (1988).

Diese Kritik gilt für die klinische Forschung in der Orthopädie im allgemeinen, für die Endoprothesen und ihre Langzeitfunktion aber hat sie besondere Bedeutung.

Neben den Lockerungen umfaßt die Liste der weiteren möglichen Komplikationen sowohl allgemeine wie lokale: siehe Abb. 37.16.

Totalprothesen für andere Gelenke als das Hüftgelenk stehen im wesentlichen auch heute (1992) noch im Versuchsstadium (Abb. 66.55).

Recht gute Ergebnisse werden mit *Knieendoprothesen* erreicht. Allerdings sind die Risiken größer und die Rückzugsmöglichkeiten schlechter (siehe S. 831).

Grundsätzlich kann jedes Gelenk ersetzt werden. Bei *Scharniergelenken* (Kniegelenk, Fingergelenke usw.) stellen sich zusätzliche Probleme der seitlichen Stabilität und der Verankerung (mehr darüber bei «Seitliche Fehlstellungen in Gelenken», S. 452f.).

Vorläufig ist die *Indikation* für Gelenkprothesen noch limitiert und vor allem auf *alte Leute* und *Schwerinvalide beschränkt*. Bei diesen ist die mechanische Beanspruchung weniger groß, und vor allem muß die Prothese naturgemäß weniger lange Zeit halten als bei jungen Leuten.

Bei jüngeren Patienten, welche noch einen größeren Teil ihres Lebens vor sich haben, ist große *Zurückhaltung* am Platz, denn der Mißerfolg einer Prothesenoperation führt leicht zu lebenslänglicher Invalidität. An solchen Fällen werden die Probleme der Indikationsstellung am deutlichsten bewußt (Abb. 66.51).

Indikation für Endoprothesen:

– *Hartnäckige, unbeeinflußbare Schmerzen bei irreversibler Gelenkzerstörung.*

Faktoren, die für die Indikation zu einer TP sprechen:

– Höheres Alter oder verminderte Lebenserwartung
– Geringe Beanspruchung der Prothese (Befall anderer Gelenke, andere einschränkende Krankheiten)
– Erhebliche Funktionseinbußen
– Invalidität
– Großer Leidensdruck
– Kooperative Patienten, Motivation.

Faktoren die dagegen sprechen:

– Jüngere Patienten
– Geringe Beschwerden
– Noch stark aktive Patienten
– Volle Arbeitsfähigkeit
– Andere Alternativen (Osteotomie usw.)
– Zu hohe Erwartungen des Patienten.

Der *Gelenkersatz* mittels *Homotransplantaten* ist bisher nicht über das Versuchsstadium hinausgekommen. Nur ein kleiner Teil der damit verbundenen Probleme (Blutversorgung, Immunitätsreaktion, Schicksal des Gelenkknorpels) ist bis heute gelöst. Hier bleibt vielleicht eine Hoffnung für die jüngeren Arthrosepatienten.

Degenerative Krankheiten

Andere degenerative Krankheiten des Bewegungsapparates

- Meniskus   – Degeneration   → mechanische Schädigung → Meniskusriß (siehe S. 809)
- Sehnen   – Degeneration   → evtl. Verkalkung (z. B. Supraspinatussehne: S. 533)
                                          → Überbeanspruchung → Sehnenruptur (Achilles-, Bizepssehne usw.)
- Chondropathia patellae (siehe S. 818)

Bei diesen Störungen findet man pathologisch-anatomisch ähnliche Bilder: Chronisch degenerative Prozesse, keine oder nur minimale reaktive Veränderungen. Symptome entstehen erst, wenn das Gewebe einreißt und die Funktion mechanisch gestört wird (Meniskuseinklemmung, Sehnenruptur) (siehe Überlastungsschäden, S. 467 f.).

Ebenfalls weitgehend *ohne reaktive Veränderungen* verläuft die *Neurogene Arthropathie:*

Massive Gelenkzerstörung ohne Schmerzen legt den Verdacht auf eine neurologische Störung nahe, bei welcher die Schmerzempfindung aufgehoben ist (Syringomyelie, Tabes dorsalis, aber auch diabetische Neuropathie) (siehe S. 412). Die weitgehende Zerstörung der Gelenkenden und der massive Erguß führen in kurzer Zeit zu einem völlig instabilen Schlottergelenk und zu Fehlstellungen (Knie, Sprunggelenk, Hüfte). Da der Patient keine Schmerzen hat, schont er das Gelenk nicht. Die Krankheit wurde früher offenbar häufiger beobachtet als heute (Charcot) (Abb. 37.17).

Operationen machen den Zustand oft noch schlimmer. Besser ist die Versorgung mit entlastendem Apparat.

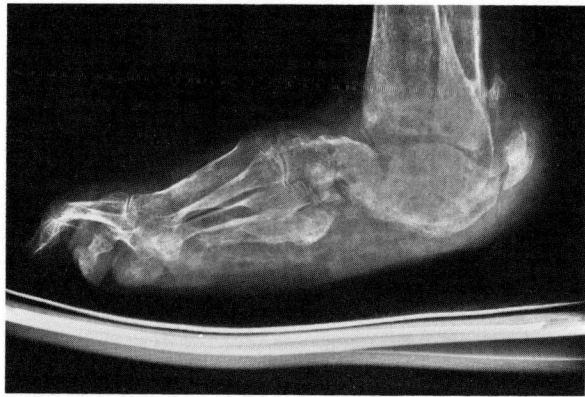

Abb. 37.17: *Neurogene Arthropathie.*
Vollständige Destruktion der Fußwurzelgelenke innerhalb von etwa 2 Jahren bei einer 53jährigen Frau mit schwerem Diabetes.

Degenerative Krankheiten

38. Deformitäten und statische Störungen

Allgemeines

«Die Kunst, die Deformitäten des Körpers zu verhindern und zu heilen» war der Anfang der Orthopädie und gab ihr den Namen (NICOLAS ANDRY). Die früher häufigen und überaus schweren Verkrüppelungen, welche Rachitis und Poliomyelitis, tuberkulöse und andere Entzündungen an Gelenken und Wirbelsäule hervorriefen, sieht man heute in Kulturländern nur noch selten. Andere sind jedoch geblieben und sogar häufiger geworden, wie *posttraumatische* Deformitäten und solche aus *degenerativen* Krankheiten. Wenn also die Ursachen von Deformitäten sich gewandelt haben, so sind ihre *Verhütung und Behandlung* eine der *wichtigsten Aufgaben der Orthopädie geblieben.*

Deformitäten haben grundsätzlich *zwei* unangenehme *Wirkungen:*

1. Sie sind *häßlich;*
2. Sie können *krank* machen.

Die erste Wirkung allein ist Grund genug, eine Deformität nach Möglichkeit zu verhindern, oft auch, sie zu beseitigen, die zweite dann, wenn tatsächlich die Gefahr droht, daß daraus ein Schaden entsteht. Nicht immer ist dies der Fall.

Die krankmachende Wirkung von Deformitäten geht fast immer über die *Schwerkraft.* Der *Stütz- und Halteapparat* trägt das Gewicht des Körpers und hält ihn gegen die Schwerkraft aufrecht.

Statische Störungen entstehen deshalb vor allem an den *unteren Extremitäten* und am Stamm, weniger an den Armen.

Bedeutung der Form für die Funktion

Die besten statischen Bedingungen, nämlich *axiale Belastung mit reinen Druckkräften* sind gegeben bei senkrechter *Tragachse* (vgl. z.B. Baum, Mast, Säule, Tragpfeiler). Jede Abweichung von dieser einfachen Grundstruktur ruft zusätzliche *Biegekräfte* hervor, welche leicht ein *Vielfaches* des Gewichtes erreichen können (siehe S. 49). Die Wirkung der Achsenabweichungen auf den Bewegungsapparat ist auf Abb. 3.2, Abb. 9.3 und Abb. 38.1 schematisch dargestellt.

Beispiele für die schädigende Wirkung solcher unphysiologischer Kräfte auf die Knochen und Gelenke finden sich im Kapitel «Die mechanische Beanspruchung als pathogenetischer Faktor», S. 104f.

Deformitäten des Bewegungsapparates sind entweder

– im *Knochen* oder
– in *Gelenken* lokalisiert (Tab. 21 und Abb. 38.5).

Bei angeborenen und frühkindlichen erworbenen Mißbildungen sind häufig *ossäre* und *artikuläre* Deformitäten *kombiniert,* wie z.B. beim Klumpfuß, Hohlfuß usw.

Ob bei einer Deformität *Beschwerden* und pathologische Veränderungen auftreten, und welche, hängt von der Lokalisation, vom Ausmaß der Deformität und von ihrer mechanischen Wirkung im Haltungsapparat ab (Abb. 38.2).

Tab. 21: Übersicht der Deformitäten

Deformitäten der Knochen: Es kann sich handeln um:

– *Längendifferenzen:* Die dabei auftauchenden orthopädischen Probleme sind besprochen im Kapitel «Beinlängendifferenzen», S. 687f.
– *Achsenabweichungen.* Auf diese Deformitäten wird weiter unten eingegangen (siehe S. 452f., S. 473 und S. 501).
– Deformitäten durch Knochenauswüchse, Tumoren *ohne* statische Auswirkungen (z.B. bei kartilaginären Exostosen). Im vorliegenden Kapitel interessieren *nur die statisch wirksamen Deformitäten.*

Deformitäten, welche in Gelenken entstehen

a) *In der Bewegungsebene:*
– Einschränkung der Beweglichkeit (Teilversteifung): *Gelenkkontrakturen.* Sie werden auf S. 445f. besprochen.
– Übermäßige Beweglichkeit: *Hypermobile Gelenke* (siehe S. 451f.).
b) *Seitenabweichungen quer zur Bewegungsebene* (v. a. bei Scharniergelenken)
– Seitlich *instabile Gelenke* infolge Bandinsuffizienz oder/und Gelenkdeformität: Wackel- oder Schlottergelenke (z.B. Knie, Fingergelenke): siehe S. 452f.
– Unter dem Einfluß der Schwerkraft entstandene Gelenkfehlstellungen: *Statische Deformitäten* (v. a. Fuß und Wirbelsäulendeformitäten), siehe S. 456, S. 878f. und S. 601f.
– *Luxationen und Subluxationen,* kongenital, habituell und traumatisch (Übersicht, siehe S. 544).

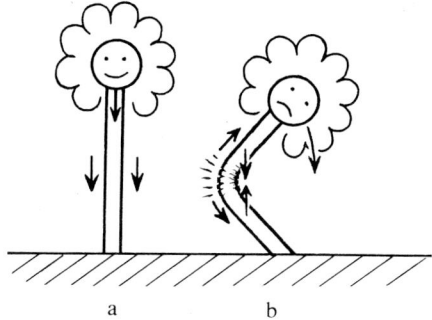

Abb. 38.1:

a Rein *axiale* Belastung erzeugt reine *Druckkräfte.*

b Exzentrische Belastung erzeugt *Biegebeanspruchung,* d. h. unregelmäßig verteilte Zug- und Druckkräfte mit sehr hohen Spannungsspitzen (siehe Abb. 3.2, S. 49).

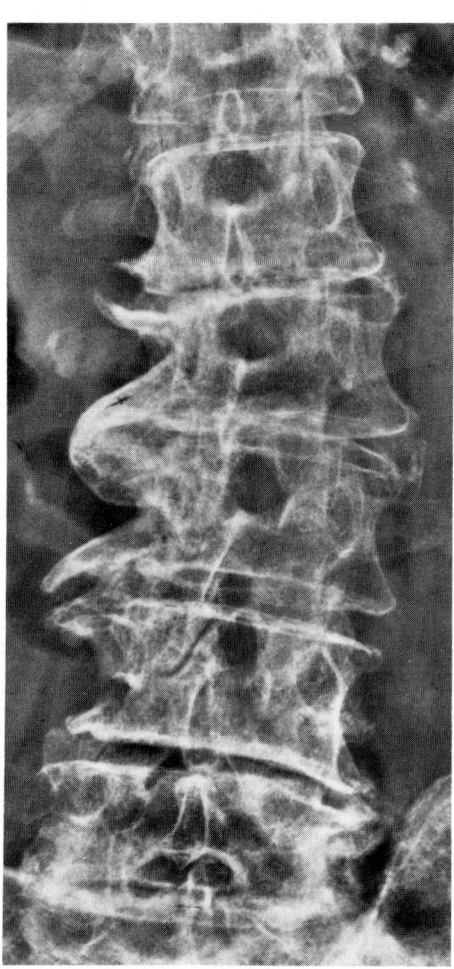

Abb. 38.2: *Spondylose* der Lumbalwirbelsäule mit Randzacken und Spangenbildungen in allen Stadien bis zur vollständigen knöchernen Überbrückung bei einer 70jährigen Frau mit einer leichten *Skoliose.* Bemerkenswert ist, daß die osteogenetischen Reaktionen (Sklerose, Osteophyten) immer auf der *konkaven* Seite der Krümmung, wo übermäßig starke Druckbeanspruchung herrscht, beginnen und besonders stark ausgeprägt sind (L1–L4 rechts, L4–S1 links). Das Bild spiegelt somit den Einfluß der mechanischen Beanspruchung wider genau analog dem Bild der Arthrose etwa bei einer Fehlstellung im Kniegelenk.

Definitionen von Achsenabweichungen bei Knochendeformitäten und Gelenkfehlstellungen

Sogenannte «Achsenfehler» des Stützapparates, Abweichungen der Achsen von Wirbelsäule und Extremitäten vom normalen Bauplan, können in drei Ebenen liegen (vgl. S. 136 und S. 141, Diagnostik) (Abb. 11.9 und Liste der Achsenfehler, S. 458).

Abweichungen zur Seite
(in der Frontalebene, Abb. 38.3)

- *Varus:* Achsenabweichungen in der Frontalebene, konkav zur Mittellinie (geschlossene Form).
- *Valgus:* Zum Varus gegensinnige Achsenabweichung: konvex zur Mittellinie (offene Form).

An der Wirbelsäule werden seitliche Achsenabweichungen als *Skoliose* bezeichnet.

Arm:

- Cubitus varus: der normale, nach außen offene Ellbogenwinkel ist aufgehoben oder umgekehrt.
- Cubitus valgus: Normaler Ellbogenwinkel vergrößert;

Hüfte:

- Coxa vara: Schenkelhalswinkel flacher;
- Coxa valga: Schenkelhalswinkel steiler als normal.

Knie:

- Genu varum: O-Bein: Bei geschlossenen Füßen berühren sich die Knie nicht, man sieht zwischen den Beinen hindurch (O-Form).
- Genu valgum: X-Bein: Wenn sich die Knie berühren, können die Füße nicht geschlossen werden (X-Form).

• *Bei normalen Achsenverhältnissen* liegen *die drei großen Gelenke: Hüfte, Knie, oberes Sprunggelenk, in einer Geraden* (siehe Knie, S. 814 und Abb. 66.36, Abb. 66.37 und Abb. 66.38).

Unterschenkel:

- Crus varum: O-Bein und
- Crus valgum: X-Bein, Deformität im Unterschenkel lokalisiert.

Fuß:

- Pes varum: Knöchel nach außen,
- Pes valgum: Knöchel nach innen abgeknickt.

Großzehe:

- Hallux valgus: Großzehenachse weist von der Körpermittellinie nach außen
- Hallux varus: Großzehe steht vom Fuß nach medial ab (selten).

Statik und Deformitäten

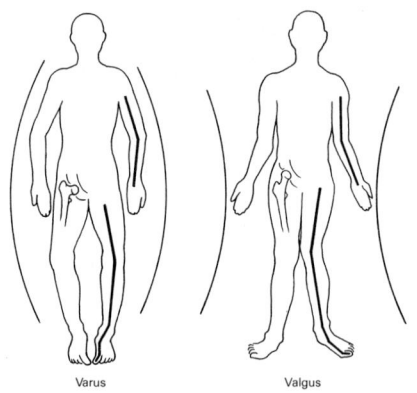

Abb. 38.3: *Achsenabweichung in der Frontalebene.*

Varus bezeichnet Achsenabweichungen, die zur Körperachse *konkav* sind.

Valgus bezeichnet die gegensinnige, zur Körperachse *konvexe* Deformität.

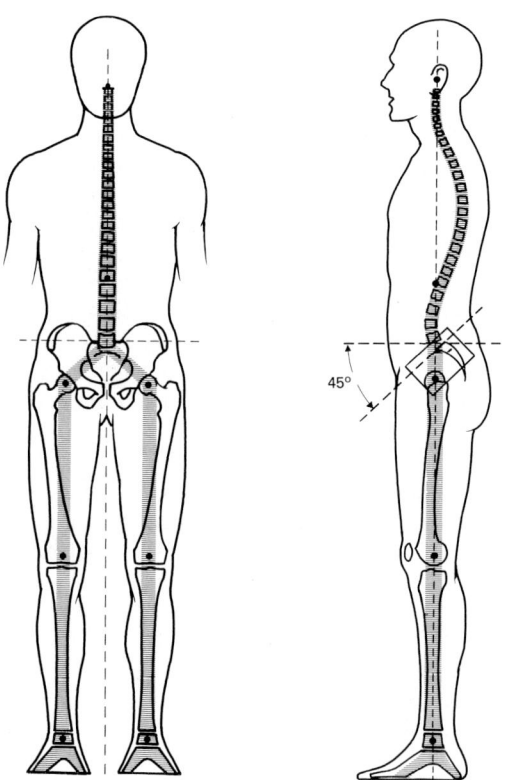

Abb. 38.4: *Der normale Bauplan.*

Im normalen anatomischen Aufbau des Haltungsapparates sind eine Reihe von statisch wirksamen Strukturen verwirklicht: Eine davon ist der *Tragpfeiler,* eine andere der *Tragbogen* (Fußgewölbe, Femur – Becken – Sakrum).

Die *Kenntnis* des normalen Bauplanes und der möglichen Abweichungen davon ist die *Grundlage* der orthopädischen Untersuchung und *Beurteilung.* Sie sind in der folgenden Liste (Tab. 22) detailliert aufgeführt.

Abweichungen nach vorne resp. hinten (in der Sagittalebene)

– Rekurvation: Achsenknickung in der Sagittalebene: Durch Biegung nach hinten (Femur, Knie, Tibia) (z. B. Genu recurvatum Abb. 38.14).
– Antekurvation: gegensinnige Achsenabweichung (Femur, Tibia) (z. B. Femur antecurvatum). Beim Knie: Genu flexum (Abb. 38.7).

An der *Wirbelsäule* wird eine dorsal *konvexe* Krümmung (ein Buckel) als *Kyphose,* eine dorsal *konkave* (ein hohles Kreuz) als *Lordose* bezeichnet.

Torsionsfehler (Drehfehler in der Längsachse)

Vermehrte Innen- bzw. Außenrotation. Hüfte: Coxa ante- bzw. retrotorta (siehe S. 708) (vgl. auch S. 464).

Einige andere Bezeichnungen von Deformitäten finden sich im *speziellen Teil* in den entsprechenden Abschnitten.

Für die *Messung* der Achsen vgl. Kapitel «Diagnostik», S. 141 sowie «Wirbelsäule», S. 580.

Der normale Bauplan

Jeder statischen Konstruktion liegt ein bestimmter Bauplan zu Grunde, welcher statischen Gesetzen gehorcht und ihnen genügen muß. So hat auch der Haltungsapparat einen bestimmten optimalen *Bau* und eine optimale *Stellung,* welche den statischen Anforderungen am besten gerecht wird. *Abweichungen* von dieser optimalen Gestalt wirken sich fast immer statisch ungünstig aus und haben Insuffizienzerscheinungen der Gewebe zur Folge, wie im allgemeinen Teil dargelegt wurde («Die mechanische Beanspruchung des Knochens», siehe S. 49 f., der Gelenke, siehe S. 86, «Die mechanische Beanspruchung als pathogenetischer Faktor», S. 106) (Abb. 38.4).

Abweichungen vom normalen Bauplan entsprechen *typischen klinischen Deformitäten* und entsprechenden Symptomen (vgl. auch Tabelle S. 458). Zweckmäßig werden sie *besprochen von unten nach oben,* in der *Reihenfolge des statischen Aufbaues,* zuerst die Abweichungen in der *Frontal-,* dann jene in der *Sagittalebene.* Dazu dient *Tabelle 22,* welche auch als «Checkliste» für die *orthopädische Untersuchung* dienen kann (zu S. 441).

Achsenabweichungen in der *Horizontalebene* ergeben *Rotationsfehler.* Solche kommen aus verschiedenen Ursachen vor, hauptsächlich nach mit Drehfehlern verheilten Frakturen. Ihre Auswirkungen sind eher *dynamischer* als statischer Natur, kommen also beim *Gehen* mehr als im Stehen zum Vorschein.

Tab. 22: Der Haltungsapparat und seine Deformationen.

Frontalebene

Normale Tragstruktur	Deformität
Querwölbung des Vorfußes: Metatarsalköpfchenreihe	Querwölbung abgeflacht: Spreizfuß
Calcaneus, Talus und Tibia senkrecht übereinander	Calcaneus schräg nach lateral abgeglitten: Pes valgus, Knickfuß
beide Sprunggelenke horizontal	Fußgelenke in Varusstellung: Pes varus, Klumpfuß
Beinachsen gerade, im Zweibeinstand senkrecht. Hüftgelenk, Kniegelenk und Sprunggelenk liegen auf einer Geraden	Varusabweichungen von Knie, Unter- oder Oberschenkel (O-Bein, Genu varum, Crus varum) Valgusabweichungen (X-Bein, Genu valgum, Crus valgum)
Bogenkonstruktion proximales Femurende – Becken-Sakrum. Die Schenkelhälse haben eine optimale Neigung (etwa 130° ± 10°) beim Erwachsenen	Abweichungen der Schenkelhalsachse von der Norm: flach: Coxa vara. Steil: coxa valga
Das Becken steht *horizontal* und mit ihm auch das Sacrum als Träger der *Wirbelsäule*	*Beckenschiefstand,* bedingt durch Beinlängenunterschiede oder Kontrakturen
Tragachse der Wirbelsäule senkrecht, in der Körpermittellinie	*Seitliche Wirbelsäulenverkrümmungen:* Skoliosen (anatomisch fixiert), skoliotische Haltung (nicht fixiert)
Kopf gerade auf der Halswirbelsäule	Schiefhals mit Schrägstellung des Kopfes

Sagittalebene

Tragstruktur	Deformität
Fuß: Längsgewölbe mit Metatarsalia und Calcaneus als Pfeiler, Talus als Abschluß und gleichzeitig tragender Sockel für das Bein	Abflachung des Fußlängsgewölbes: *Senkfuß, Plattfuß*
Beinachse gerade, im Stand senkrecht. Streckstellung der Knie in 180°, d.h. Ober- und Unterschenkel bilden eine Gerade	Achsenfehler im Unter- oder Oberschenkel (Crus, femur ante- resp. recurvatum) Genu recurvatum (überstreckbar über 180°) resp. flexum (Flexionskontraktur, Streckdefizit)
Becken mit Sakrum in der Hüfte um etwa 45° aufgerichtet (im Verlaufe der Phylogenese: aufrechter Gang)	Beckenkippung nach vorne, z.B. bei schlaffer Haltung oder bei Hüftflexionskontraktur – kompensatorische Hyperlordose
Aufrichtung der Lumbalwirbelsäule von der Lumbosakralgrenze an um weitere 45° bis zur Senkrechten und etwas darüber hinaus (Rückverlagerung des Schwerpunktes im Zusammenhang mit dem aufrechten Gang)	Hyperlordose der Lumbalwirbelsäule: z.B. bei stärkerer Beckenkippung (Sacrum acutum), bei Haltungsstörungen Fehlende Lendenlordose: Geradrücken
Die dorsale Lage der Wirbelsäule im Körper bedingt eine Abweichung von der senkrechten Tragachse: leichte Kyphose der oberen Brustwirbelsäule, Lordose der Halswirbelsäule	Übermäßige Thorakalkyphose: Rundrücken, Gibbus = umschriebene knickförmige Kyphose, z.B. bei Spondylitis, nach Wirbelbrüchen
Die Gesamtachse ist gerade, das Atlantookzipitalgelenk steht horizontal und zentral	Verminderte Kyphose: Flachrücken

Statik und
Deformi-
täten

– Die *klinische Untersuchung* wird erleichtert durch ein *Lot.*
– Am besten lassen sich die Befunde objektivieren mittels *Photographien* und Röntgenbildern im Stehen.
– Eine *Liste* der *Auswirkungen* dieser Deformitäten, ihrer *Folgen* und *Symptome* findet sich auf S. 458, «*Synoptische Tabelle der Achsenfehler und ihrer Folgen*».

Fixierte und nicht fixierte Deformitäten

Fixierte Deformitäten

lassen sich weder aktiv noch passiv beseitigen. Man nennt sie auch *strukturell,* weil anatomisch verankert. *Knöcherne* Deformitäten sind *immer* strukturell. In der *gelenkigen Verbindung* zwischen zwei Knochen lokalisierte Deformitäten können rein haltungsbedingt oder fixiert sein. Dies läßt sich prüfen mit einem *Korrekturversuch:* Läßt sich die Deformität mit manuellem Druck *nicht* beseitigen, ist sie fixiert, *strukturell.*

Fixierte Deformitäten sind *immer pathologisch* und ernst zu nehmen. Sie sind auf S. 445f. ausführlich beschrieben.

Nicht fixierte Deformitäten

Manche Deformitäten treten nur unter Einwirkung der Schwerkraft auf und *verschwinden im unbelasteten Zustand sofort wieder* (z. B. Knick-Plattfüße bei Kindern, Kniefehlstellungen bei Bandlaxität, Haltungsdeformitäten der Wirbelsäule, abstehende Schultern usw.). Bei Deformitäten, welche mit einer schlaffen Körperhaltung zu tun haben und durch eigene Muskelkraft aufgerichtet werden können, spricht man auch von *Haltungsdeformitäten.*

Alle unter dem *Einfluß äußerer Kräfte* (vor allem der Schwerkraft, aber auch durch Schuhdruck) entstandenen Deformitäten werden auch als *statische Deformitäten* bezeichnet. Dazu gehören neben den genannten auch der Spreiz- und Plattfuß, ebenso wie ein Beckenschiefstand bei Beinlängendifferenz, die dabei entstehende Skoliose, eine verstärkte Kyphose bei M. Scheuermann, die kompensatorische Fehlstellung eines Gelenkes bei einem Achsenfehler des benachbarten Knochens, oder auch ein Hallux valgus, eine Hammerzehe infolge zu enger Schuhe.

Die meisten dieser statischen Deformitäten sind *im Anfangsstadium nicht fixiert,* noch *reversibel,* werden aber unter der ständigen äußeren Krafteinwirkung häufig *mit der Zeit* d. h. nach Jahren, strukturell *fixiert* und lassen sich passiv nicht mehr korrigieren.

Um dieser Entwicklung vorzubeugen ist es in schweren Fällen oft zweckmäßig und notwendig, die *Ursache* der Deformität frühzeitig auszuschalten, z. B. durch einen Beinlängenausgleich, eine Aufrichtung und Stützung (Einlagen, Korsett) während der kritischen Wachstumsperiode, die Korrektur einer benachbarten Deformität durch Osteotomie, oder das Tragen geeigneter Schuhe, welche den Zehen genügend Spielraum lassen (siehe dazu Kapitel «Statische Deformitäten und aufrechter Gang», S. 456).

Ist eine statische Deformität einmal strukturell fixiert, so haben die gleichen prophylaktischen Korrekturmaßnahmen häufig *keinen Effekt mehr* oder sogar einen gegenteiligen: Eine Korrektur ist nicht mehr möglich, und die erfolgte funktionelle Anpassung wird gestört. In der Zwischenzeit hat sich nämlich der Körper an die Deformität gewöhnt und *angepaßt* und dabei ein neues Gleichgewicht gefunden. Wenn dieses gestört wird, treten leicht Beschwerden auf. So ist es deshalb bei schon lange Zeit bestehenden statischen Deformitäten in der Regel besser, die *Symptome* zu behandeln als ihre Ursache beseitigen zu wollen.

Dynamische Deformitäten

kann man jene nennen, welche nur bei Bewegung, insbesondere beim Gehen, in Erscheinung treten. Ein Beispiel dafür ist der Hängefuß, dessen Spitze beim Gehen nicht vom Boden abgehoben werden kann, der aber im Stehen normal aussieht. Ein anderes Beispiel sind Torsionsvarianten der Beine, welche im Gehen auffallen (z. B. Einwärtsgang).

Ursachen von Deformitäten

Diese sind sehr mannigfaltig, entsprechend dem breiten Spektrum der Deformitätstypen.

Angeborene Fehlbildungen

von Knochen und Gelenken stören das weitere *Wachstum* mehr oder weniger stark. Bei *leichten Fällen* ohne tiefgreifende Anlagestörung kann sich die Deformität spontan «auswachsen».

Bei *schweren Fehlbildungen* aber wirkt sich die Deformität biomechanisch ungünstig auf das Wachstum aus. Infolge des entstehenden *Circulus vitiosus* nimmt deshalb die Deformität während des Wachstumsalters häufig noch zu (siehe «Kongenitale Deformitäten», S. 317ff.).

Andererseits sind die *Wachstumspotenzen* im Säuglingsalter noch groß. Darin liegt die *Chance der Frühbehandlung* kongenitaler Deformitäten, wie z. B. des angeborenen Klumpfußes (siehe S. 866) und der angeborenen Hüftgelenkluxation (siehe S. 709): Wenn die Deformität bald nach der Geburt korrigiert werden kann, verläuft das weitere Wachstum weitgehend normal.

Deformitäten im Wachstumsalter

Jede Störung des normalen *Knochenwachstums* kann eine Deformität verursachen. Es gilt zu *unter-*

scheiden zwischen eigentlich krankhaften Störungen und geringgradigen Abweichungen von der sog. «Norm», welche noch als *physiologische Varianten* im Rahmen der normalen Streubreite, also nicht als krankhaft anzusehen sind. Letztere sind überaus häufig, haben aber eine gute Prognose, d.h. sie wachsen sich mehr oder weniger vollständig aus und machen kaum Beschwerden (siehe S. 463f.).

Schwieriger ist die Prognose von eigentlich pathologischen Wachstumsstörungen zu beurteilen (siehe auch Skelettwachstum, S. 78f. und S. 325f.). Oft ist dies erst aufgrund einer längeren Beobachtungszeit möglich. Daraus ergibt sich die Indikation einer Korrektur, sowie der beste *Zeitpunkt* dafür. In solchen Fällen ist eine gute Aufklärung und Zusammenarbeit mit den Eltern der Kinder notwendig.

Knochendeformitäten bei Kindern können auf drei Arten entstehen:

1. *Störungen des Epiphysenwachstums:* Sie entwickeln sich langsam und heimtückisch im Verlaufe von Jahren (siehe Wachstumsstörungen, S. 326).
2. *Frakturen:* Mit Ausnahme gewisser Epiphysenfrakturen haben Fehlstellungen nach Frakturen eine Tendenz, sich spontan zu korrigieren (siehe Frakturen bei Kindern, S. 501).
   Spezielle Probleme stellen sich bei der Osteogenesis imperfecta (siehe S. 319).
3. *Weicher Knochen:* Bei mangelnder Mineralisation (Rachitis) verbiegt sich der Knochen unter der Belastung (siehe S. 333).

Ein großer Teil aller Deformitäten entsteht im Wachstumsalter als *Wechselwirkung* von Fehlwachstum der Knochen und Störungen in der Entwicklung ihrer gelenkigen Verbindungen, deren Ursache in vielen Fällen nicht oder ungenügend bekannt ist (idiopathische Skoliose, Kyphose beim Morbus Scheuermann, kongenitaler Klumpfuß).

Statische Deformitäten im Kindesalter sind *sehr häufig.* Sie sind *nicht fixiert* und *verschwinden in unbelastetem* Zustand. Dazu gehören die gewöhnlichen Knick- und Plattfüße (siehe S. 878ff.), manche «X- und O-Beine», Gangvarianten wie «Einwärtsgang» usw. (siehe S. 815 und S. 708), ebenso die sog. «Haltungsschäden», vor allem am Stamm (Becken- und Schultergürtel, Wirbelsäule) (siehe S. 603f.).

Auch hier gilt es, die behandlungsbedürftigen, krankhaften Entwicklungen von den nicht eigentlich pathologischen Normvarianten zu unterscheiden. Dies ist nur möglich, wenn man die relativ große physiologische Streubreite berücksichtigt und im Zweifel die Entwicklung über längere Zeit beobachtet («Häufige Normvarianten bei Kindern», S. 463f., S. 288 und S. 241).

Im Erwachsenenalter erworbene Deformitäten

Das starre Gerüst des ausgewachsenen, gesunden Knochens ist *nicht mehr plastisch deformierbar,* seine Form kann sich nicht mehr ändern. Deformitäten entstehen nur sehr selten durch Verbiegung bei schwerer Erweichung des Knochens (Osteomalazie), sonst durch *Kontinuitätstrennung* (Fraktur, Pseudarthrose, schleichende Frakturen). *In allen anderen Fällen* können nach Wachstumsabschluß Deformitäten nur in der *gelenkigen Verbindung* zwischen zwei Knochen entstehen (Abb. 38.5, Tabelle «Ätiologie von Deformitäten», S. 444).

Therapie

Knöcherne Deformitäten lassen sich nur mittels Knochenoperationen beheben, Achsenfehler nur durch *Osteotomien,* also aufwendige Operationen mit langer Rekonvaleszenz.

Korrekturosteotomien

Welche Achsenfehler sollen korrigiert werden? Dies läßt sich nicht generell angeben, etwa in Winkelgra-

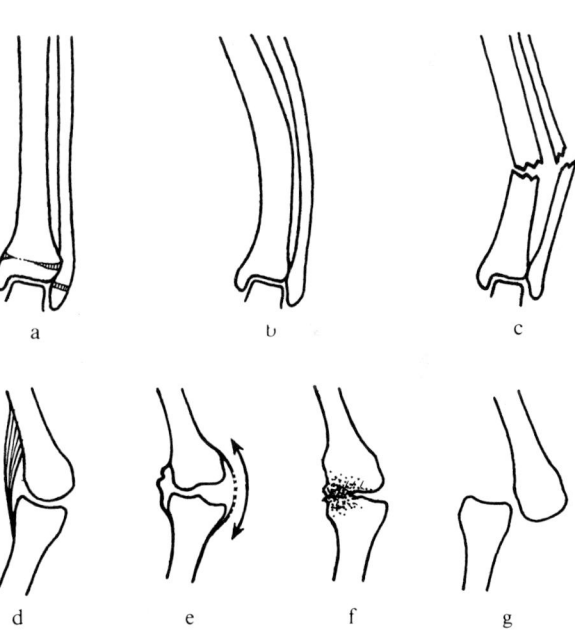

Abb. 38.5: Deformitäten entstehen entweder in den *Knochen* oder in den *gelenkigen Verbindungen:*

3 Ursachen von Knochendeformitäten:

a Wachstumsstörung
b Verbiegung eines weichen Knochens
c Knochenbruch

4 Ursachen von Gelenkdeformitäten:

d Kontraktur der Weichteile
e Instabilität (Bandinsuffizienz)
f Gelenkzerstörung (Arthrose)
g Luxation

Ätiologie von Deformitäten

A. Knochendeformitäten

1. Angeborene oder erworbene *Wachstumsstörungen* (siehe oben)

2. *Störungen der Knochenqualität:*
   - Knochen weich, plastisch deformierbar: Osteomalazie (siehe S. 333)
   - Knochen spröde, eindrückbar: Osteoporose (siehe S. 335)

3. Massiver *Knochenumbau* im Erwachsenenalter: M. Paget (siehe S. 335), Tumoren

4. *Kontinuitätstrennung im Knochen:*
   - *Frakturen* (siehe S. 473 und S. 500).
   - *Pseudarthrosen* (siehe S. 512).
   - *Umbauzonen* (schleichende Fraktur, Ermüdungsfraktur) (siehe S. 468).
   Beachten: Zunehmende Deformität nach Fraktur oder Arthrodese (Spondylodese) weist auf eine *Pseudarthrose* oder Umbauzone hin.

B. Fehlstellung im Gelenk

1. *Einschränkung der Beweglichkeit: Kontraktur* (siehe S. 445 f.)
   - *extraartikulär:* weichteilbedingt, durch Vernarbung, Verkürzung, Adhäsionen von Muskeln, Bändern, Gelenkkapsel, Haut.
   - *intraartikulär:* Blockierung durch pathologische Veränderungen der Gelenkflächen (Inkongruenz) infolge Trauma, Gelenkkrankheiten, freien Gelenkkörpern usw.

2. *Übermäßige Beweglichkeit* (Hypermobile Gelenke) vor allem bei Lähmungen. Konstitutionelle Hypermobilität.

3. *Instabile Gelenke* infolge:
   - *Bandinsuffizienz* (traumatisch, konstitutionell, infolge von Lähmungen oder Gelenkkrankheiten)
   - *Defekte der gelenkbildenden Knochenenden,* bei verschiedenen Gelenkerkrankungen, v. a. bei cP (Finger), bei der Arthrose (Knie) und nach intraartikulären Frakturen.
   Oft wirken diese beiden Mechanismen zusammen in einem circulus vitiosus (siehe S. 452 f).

4. *Statische Deformitäten* (unter dem Einfluß äußerer Kräfte entstanden)
   - Unter der *Schwerkraft* entstehen: Knick-Plattfüße, Spreizfüße, schlaffe Haltung der Wirbelsäule, des Becken- und Schultergürtels usw. (vgl. auch S. 442).
   - Beispiele für Deformitäten als Folge andauernden *äußeren Druckes* sind Hallux valgus und Hammerzehen (enge, spitze Schuhe).

Statik und Deformitäten

den. Die Indikationen für Korrekturosteotomien gehören zu den schwierigsten und verantwortungsvollsten Entscheiden in der Orthopädie.

Ausschlaggebend sind in erster Linie die *Beschwerden* und funktionellen Störungen des Patienten, erst in zweiter Linie die Auswirkungen auf die Prognose.

Die aktuellen Beschwerden lassen sich besser fassen und sind in der Regel eine gute Motivation für ein aktives Vorgehen, während die Prognose sich nur selten mit einiger Sicherheit abschätzen läßt.

Bei massiven Achsenfehlern mit erheblichen Beschwerden und Funktionsstörungen können gut geplante Korrekturosteotomien den Patienten wesentlich helfen. Bei relativ geringen Fehlstellungen mit wenig Beschwerden sind Aufwand und Risiko einer Osteotomie nicht gerechtfertigt.

Anhaltspunkte für die Beurteilung finden sich in Tabelle 22, S. 441 und in der «synoptischen Liste der Achsenfehler und ihrer möglichen Folgen», S. 458, sowie in den Abschnitten «Die mechanische Beanspruchung als pathogenetischer Faktor», S. 104, «Prophylaktische Operationen», S. 241 und S. 288, «Langzeitresultate als Grundlagen für Indikationen», S. 305, und «zur Operationsindikation», S. 239.

Schwierig sind die Grenzfälle. Gerade hier ist die Indikation zur Operation oft eine Ermessensfrage, deren Beantwortung viel Erfahrung, aber auch biomechanisches Verständnis voraussetzt. Mit der Zunahme der posttraumatischen Fehlstellungen ist hier dem orthopädischen Denken eine wichtige Herausforderung erwachsen.

Zur Technik

- Genaues *Ausmessen* der Deformität und *Planung* der Korrektur sind Vorbedingung (Röntgenpausen, siehe S. 244, Abb. 18.5 und Abb. 66.52).
- Die Wahl der *Osteotomiestelle:* Wenn möglich am Ort der Deformität. Eine Osteotomie in der Metaphyse hat jedoch bessere Voraussetzungen (Spongiosa) für die Bruchheilung als eine solche im Schaft (siehe Abb. 42.2).
- Geeignete, stabile Osteosynthese.
- Wenn nötig mehrdimensionale Korrektur.
- Nicht selten ist eine Verkürzung vorhanden, die möglichst korrigiert, jedenfalls nicht noch vergrößert werden soll.
- Vor allem bei relativ geringen Fehlern ist es schwierig, die Korrektur *genau* richtig zu dosieren. Am Patienten ist dies noch schwieriger als auf der Röntgenpause. Was ist schlechter? zu wenig korrigieren oder Überkorrektur? Dies hängt vom Fall ab. Ein Genu varum z. B. soll eher leicht überkorrigiert werden.
- Technische Anweisungen finden sich in allen einschlägigen Operationslehren, einige auch hier im Teil III: «Regionale Orthopädie».

Gelenkkontrakturen – Gelenkfehlstellungen – Ankylosen

Begriffsbestimmung

Unter einer Gelenkkontraktur versteht man im allgemeinen die permanente Beugestellung eines Gelenkes. Der Begriff der Kontraktur wird nicht immer einheitlich gebraucht (z. B. spricht man auch von Streckkontraktur des Knies), ein besserer fehlt jedoch. Praktisch kann man etwa *definieren:*

• *Ein Gelenk, das nicht gerade gestreckt,* genauer: in die *neutrale anatomische Stellung* gebracht werden kann, ist *kontrakt.*

Eine *Kontraktur* zeigt sich beim *stehenden Patienten* als *Deformität,* während eine gewöhnliche Bewegungseinschränkung *ohne* permanente *Fehlstellung* des Gelenkes erst bei der *Bewegungsprüfung* erkannt wird.

• Die *Gelenkkontraktur* schließt somit neben der Bewegungseinschränkung (Teilversteifung) eine Fehlstellung, also eine *Deformität* ein.

Wenn z. B. ein Knie nicht vollständig gestreckt werden kann, indem 30° zur vollen Extension fehlen, spricht man von einer Kniebeugekontraktur von 30°. Der Patient kann nur mit gebeugtem Knie stehen.

Kontrakturen sind deshalb viel *weniger harmlos* als die meisten übrigen Teilversteifungen *ohne* Deformität. Sie haben ungünstige *sekundäre Wirkungen* auf die Funktion und Statik des Bewegungsapparates.

Gelenkkontrakturen sind eine überaus *häufige Komplikation* vieler orthopädischer Krankheiten. Sie entstehen nicht selten im Verlaufe der Behandlung und können meistens bei zweckmäßiger Prophylaxe verhindert werden.

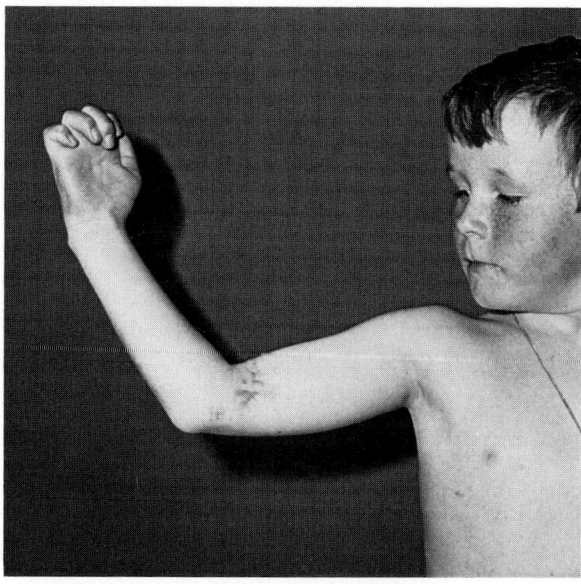

Abb. 38.6: *Volkmannsche Kontraktur* der Hand eines 6jährigen Knaben, einige Monate nach offener, stark dislozierter Ellbogenfraktur mit ischämischer Nekrose der Fingerbeugemuskulatur im Vorderarm (Ursache und Verhütung siehe S. 543).

Fixierte Krallenstellung der Finger: Flexionskontraktur der Interphalangealgelenke und Streckkontraktur der Metakarpophalangealgelenke. Diese Handstellung ist funktionell denkbar ungünstig, Langfinger und Daumen können sich nicht berühren. Für die wichtigste Funktion, das Greifen, ist diese Hand untauglich.

Ätiologie und Pathogenese

1. *Angeborene Kontrakturen* kennzeichnen die seltene generalisierte Arthrogryposis (siehe S. 321), den angeborenen Klumpfuß (siehe S. 866) und einige (seltene) andere Mißbildungen. Ursache und Entstehungsmechanismus sind ungenügend bekannt.

2. Die klassische «Kontraktur» entsteht bei einer *spastischen Lähmung:* Ein Muskel, der sich dauernd kontrahiert, erleidet schließlich eine permanente Verkürzung, er wird *kontrakt* (siehe S. 93). Gleichzeitig zieht er das zugehörige Gelenk in eine irreversible Fehlstellung: myogene Kontraktur.

3. Ein Modellbeispiel einer Kontraktur ist die *ischämische Kontraktur* der Muskulatur (z. B. bei der Volkmannschen Kontraktur): Fibröse Umwandlung und Verkürzung des Muskels zieht das Gelenk in eine permanente, irreversible Fehlstellung (siehe S. 93 und S. 543) (Abb. 38.6).

4. Bei *schlaffer Lähmung* entstehen Kontrakturen durch das Übergewicht der nicht gelähmten Antagonisten, oder unter Wirkung der Schwerkraft.

5. Auch bei *schmerzhaften Gelenkerkrankungen* treten *reflektorische Muskelspasmen* auf, welche das Gelenk ruhigzustellen suchen, mit der Zeit aber irreversible Kontrakturen machen, nicht selten mit massiven Fehlstellungen, welche dann schwere sekundäre Störungen an anderen Stellen des Bewegungsapparates zur Folge haben.

6. Schließlich sieht man erstaunlich häufig Gelenkkontrakturen *nach Verletzungen, Operationen, Ruhigstellung* aus anderen Gründen, welche bei korrekter Lagerung und Nachbehandlung hätten vermieden werden können. Solche *iatrogene Kontrakturen* sind eine häufige Ursache von permanenten Funktionsstörungen und nicht selten von schwerer Invalidität.

Die *Prophylaxe* dieser Gelenkkontrakturen ist eine der wichtigsten Aufgaben bei der *Nachbehand-*

lung von Verletzungen, vor allem Frakturen, Operationen, ja der meisten Affektionen des Bewegungsapparates, umso mehr als Kontrakturen häufig eine Tendenz haben, in einem circulus vitiosus progredient zuzunehmen.

7. Nach Verbrennungen können *Hautnarben* in den Beugefalten schwere Gelenkkontrakturen verursachen.

Ein Beispiel für eine Kontraktur infolge krankhafter *Schrumpfung der Faszie* ist die Dupuytrensche Kontraktur der Finger (siehe S. 566).

8. Relativ selten ist eine *knöcherne Anschlagsperre* (z. B. nach intraartikulärer Fraktur, bei Exostosen) schuld an einer Kontraktur.

Eine Kontraktur kann demnach in den *extraartikulären Weichteilen* (myogene, tendogene, kapsuläre, dermatogene Kontraktur), oder *im Gelenk selbst fixiert* sein (arthrogene Kontraktur).

Im *Anfangsstadium* ist die Kontraktur durch die ständige Muskelverkrampfung bedingt. In diesem Stadium ist sie noch *reversibel,* z. B. durch Training, passive Dehnung. Bald aber setzen *irreversible* Veränderungen ein: zuerst eine zunehmende Verkürzung mit Fibrosierung der Muskulatur (myogene Kontraktur), dann bindegewebige Vernarbungen der Gelenkkapsel und des periartikulären Bindegewebes. Die Fixierung einer Kontraktur beginnt unmerklich und braucht manchmal nur wenige Tage oder Wochen, bis sie irreversibel geworden ist.

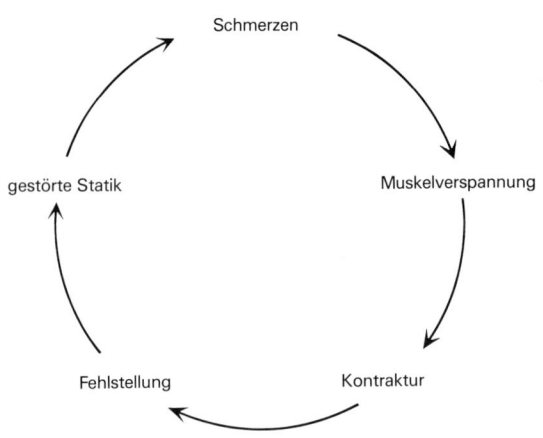

Schließlich, vor allem wenn eine Gelenkerkrankung die Ursache der Kontraktur ist, verödet der Gelenkspalt (arthrogene Kontraktur) und das Gelenk kann völlig steif werden. Diesen Zustand bezeichnet man als *Ankylose.* Sie ist zuerst *bindegewebig* bedingt, doch mit der Zeit kommt es in manchen Fällen zur vollständigen Verödung und knöchernen Überbrückung des Gelenkspaltes: *Knöcherne Ankylose* (Abb. 2.5 und Abb. 6.17).

Bewegungseinschränkung und Fehlstellung: Zusammenhang und Auswirkungen

Die beiden Hauptmerkmale der Kontraktur: Bewegungseinschränkung und Fehlstellung, haben für den Patienten je nach Ausmaß und Lokalisation verschiedene Störungen zur Folge.

Eine Bewegungseinschränkung *ohne* Fehlstellung ist in der Regel weit weniger schlimm als eine solche *mit* Fehlstellung. Wesentlich ist nicht so sehr wie groß die Einschränkung ist, als *welchen Bereich* des Bewegungsumfanges sie betrifft. An *drei Beispielen* sie dies erläutert (vgl. auch Abb. 17.11):

1. Beispiel: Knie
Ein *Beugedefizit* ist etwas hinderlich beim Sitzen, hat aber sonst *keine* schweren Konsequenzen. Ein *Streckausfall* (Beugekontraktur) beeinträchtigt jedoch das Gehen schwer und ruft weitere Fehlstellungen von Fuß, Hüften, Becken, von anderem Bein und Wirbelsäule hervor, und damit eine Kette von statischen Störungen und Beschwerden (Abb. 38.7).

Als *2. Beispiel* für die unterschiedliche Auswirkung von Bewegungseinschränkung und Kontraktur sei die Ab- und Adduktion der *Hüfte* genannt: Für eine befriedigende Funktion der Hüfte beim Gehen *genügt* eine relativ *geringe* Ab- und Adduktionsbeweglichkeit (je etwa 10°), *vorausgesetzt,* daß die Hüfte in *Mittelstellung* gebracht werden kann. Andererseits hat eine Ab- oder Adduktions*kontraktur* von nur wenigen Winkelgraden bereits sehr *unangenehme Folgen:* Eine relative Beinverlängerung resp. Verkürzung, einen *Beckenschiefstand* und eine skoliotische Haltung, meist mit erheblichen statischen Störungen und Beschwerden (Abb. 38.8).

Als *3. Beispiel* einer Funktionsstörung durch Kontraktur an der *oberen Extremität* sei die *Volkmannsche Kontraktur* (siehe Kinderfrakturen, S. 507) erwähnt: Die Beugefehlstellung des Handgelenkes zusammen mit der Überstreckstellung der Fingergrundgelenke verunmöglicht das Greifen und macht die Hand praktisch unbrauchbar (siehe S. 543 und Abb. 38.6), während eine in *Funktionsstellung* steife Hand noch erstaunlich funktionstüchtig ist (vgl. S. 554 f.).

Grundsätzlich läßt sich sagen: Eine einfache Bewegungseinschränkung macht selten schwere Behinderung und Beschwerden, solange das Gelenk die *anatomische Grundstellung* (bzw. Funktionsstellung, siehe S. 448 f.) erreicht. Ist dies nicht mehr möglich, also bei einer *Kontraktur,* ist die Funktion, z. B. das Gehen und Stehen, das Greifen, stark behindert und macht bald Beschwerden.

Die Verminderung der Beweglichkeit *an sich* ist deshalb noch kein Kriterium für die Schwere einer Störung. Wichtiger ist, ob eine Fehlstellung, eine Kontraktur besteht oder nicht.

Statik und Deformitäten

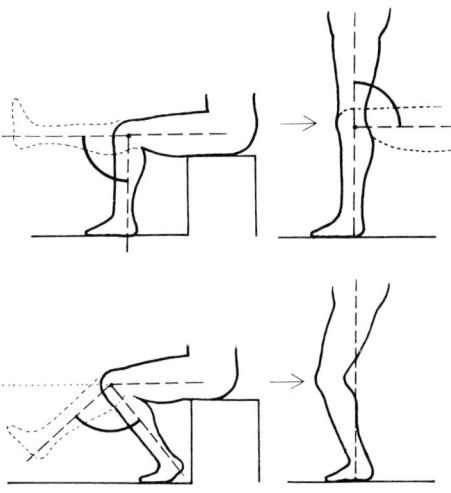

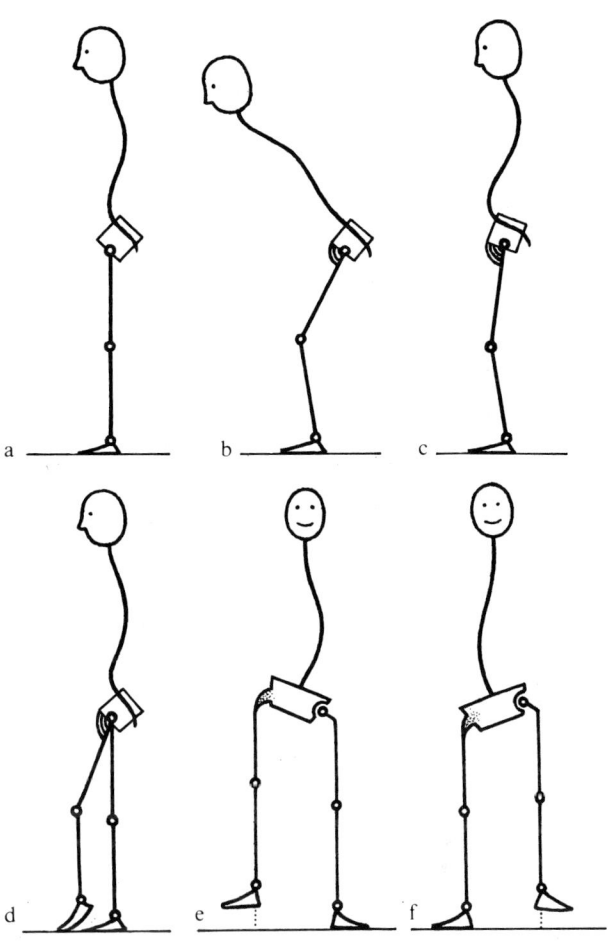

Abb. 38.7: *Die praktische Bedeutung des Bewegungsumfanges.*

Obere Reihe: Kniebeweglichkeit 90°: volle Streckung, Beugung bis zum rechten Winkel: Sitzen und Stehen gut möglich.

Untere Reihe: Kniegelenkbeweglichkeit ebenfalls 90° wie oben, aber *Beugekontraktur* = Streckausfall. Sitzen gut, aber *Stehen schlecht.*

Moral: Der Bewegungsumfang allein, in Winkelgraden gemessen, ist weniger wichtig als die Beweglichkeit im *richtigen Bereich:* in jenem der *Funktionsstellung.*

Statik und Deformitäten

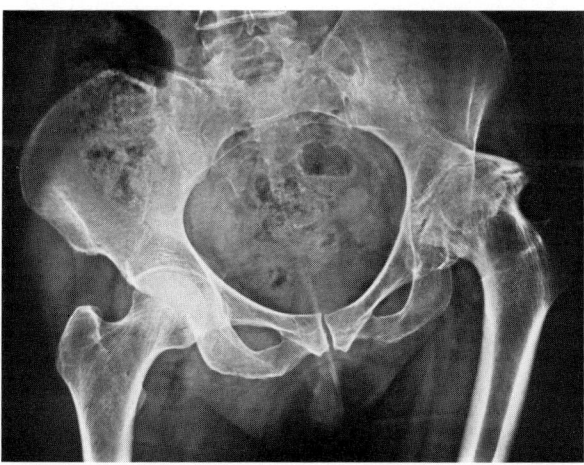

Abb. 38.8: *Ankylose,* d. h. praktisch vollständige Versteifung des linken Hüftgelenkes als Folge einer Gelenktuberkulose. Der Gelenkspalt ist noch zu sehen. Es handelt sich deshalb um eine bindegewebige Ankylose.

Infolge der fixierten starken *Adduktionsstellung* der linken Hüfte sind Aufbau und Funktion des gesamten Bewegungsapparates erheblich gestört. Massiver Schiefstand des Beckens mit funktioneller *Verkürzung* des linken Beines. Die Wirbelsäule hat einen schiefen Abgang vom Sakrum, fällt nach rechts aus dem Lot, was durch eine erhebliche *Skoliose* teilweise kompensiert wird. Behinderung und Beschwerden sind beträchtlich.

Abb. 38.9: *Auswirkungen von Hüftkontrakturen.*

a *Normaler aufrechter Stand:* Funktionsstellung der drei großen Beingelenke (180°/180°/90°).
Bequeme Stellung mit kleiner Muskelkraft erhalten, geringe Ermüdung.

b *Hüftbeugekontraktur:* Oberkörper vornüber geneigt, unbequem, rasche Ermüdung. Meist wird die Stellung c) oder d) bevorzugt:

c *Hüftbeugekontraktur:* Beine gestreckt, Becken gekippt, kompensatorische *Hyperlordose:* besser als Stellung 2, aber auch mühsam, rasche Ermüdung, Rückenbeschwerden.

d *Hüftbeugekontraktur einseitig:* Aufrechter Stand auf dem gesunden Bein (Standbein). Meist ist dies die bevorzugte Stellung bei einseitiger Hüftkontraktur, aber auch unbequem, Ermüdung des Standbeines, relative Verkürzung des anderen Beines. Treppauf gut, treppab schlecht, sitzen gut. Beim Gehen muß das Becken die Bewegung des Beines mitmachen, was Hyperlordosierung und Vornüberneigen in der Standphase zur Folge hat, ein charakteristisches Gangbild.

Hüftkontrakturen in der Frontalebene

e *Adduktionskontraktur* der rechten Hüfte: Beckenschiefstand, mit Hochstand der kontrakten Hüfte, funktionelle *Beinverkürzung* (siehe Abb. 63.2), Skoliose.

f *Abduktionskontraktur* der rechten Hüfte: Beckenschiefstand: Die kontrakte Hüfte steht *tief.* Funktionelle *Beinverlängerung* (Gegenseite erscheint zu kurz), Skoliose. Funktionelle Beinlängendifferenzen siehe S. 687.

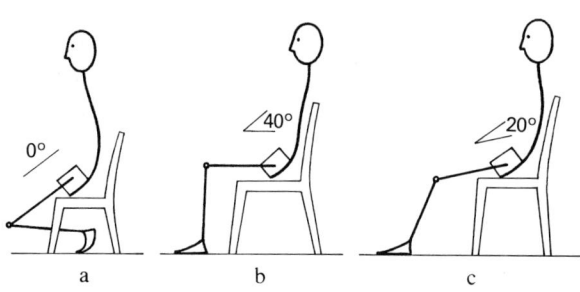

Abb. 38.10: *Das Sitzen mit steifer Hüfte.*

a Bei gestreckter Hüfte ist das Sitzen unbequem, besonders auf niedrigen Stühlen.

b Bei stärker gebeugten Hüften ist praktisch normales Sitzen möglich, doch ist diese Stellung für das Gehen und Stehen ungünstig.

c Die beste Stellung für eine steife Hüfte, etwa für eine Arthrodese, ist ein Kompromiß: Leichte Flexion. Damit ist das Sitzen auf relativ hohen Stühlen einigermaßen bequem möglich, sofern sich die Lumbalwirbelsäule kyphosieren läßt.

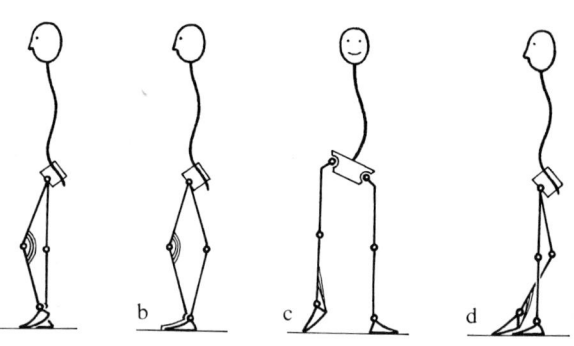

Abb. 38.11: *Knie- und Fußkontrakturen.*

Eine Kniebeugekontraktur kommt einer Beinverkürzung gleich, welche durch Spitzfuß (a), Rekurvation (b) oder Beckenschiefstand ausgeglichen werden muß.

Der *Gang* bei Kniebeugekontraktur ist beschwerlich. Zur besseren Stabilisierung wird meist der Oberkörper mehr oder weniger stark vorgeneigt.

Stand und Gang bei Spitzfußkontraktur: Zehengang, kein Abrollen der Fußsohle, relative Verlängerung des Beines, Beckenschiefstand (c), evtl. Hyperextension des Knies zum Ausgleich (d).

In vielen Fällen ist eine *totale Versteifung* in *guter Stellung* (Arthrodese) besser als ein noch teilbewegliches Gelenk mit einer Kontraktur.

Wenn die *Erhaltung* einer guten *Beweglichkeit* ein wichtiges Anliegen jeder Prophylaxe und Therapie von Krankheiten des Bewegungsapparates ist, welches vor allem von seiten der Rheumatologie und physikalischen Medizin mit Recht gefordert und popularisiert wird, so ist das Verhüten und Behandeln von *Kontrakturen* dieser Forderung übergeordnet und stellt deshalb ein spezielles Anliegen der Orthopädie dar, das wie ein roter Faden die Beurteilung und Betreuung aller Affektionen des Bewegungsapparates leiten muß.

Im folgenden sind die häufigsten und praktisch wichtigsten Kontrakturen und ihre Wirkung aufgezählt:

Störungen der aufrechten Haltung und des Gehens durch Kontrakturen: Abb. 38.9, Abb. 38.10 und Abb. 38.11.

Die Bedeutung der Funktionsstellung der Gelenke

Als Funktionsstellung eines Gelenkes bezeichnet man jene, welche für die *wichtigsten Gebrauchsfunktionen* am *günstigsten* ist: diese sind für Arm und Hand das *Greifen,* für das Bein das *Stehen* und *Gehen.*

Die *Bedeutung der Funktionsstellung* für die Prophylaxe von Kontrakturen und ihren Folgen geht aus dem oben Gesagten genügend hervor: Wenn schon die Beweglichkeit eines Gelenkes nicht erhalten werden kann, so sollte es auf alle Fälle in *Funktionsstellung versteifen.* Dies zu beachten ist wichtig bei der *konservativen* Behandlung (Lagerung, Schienen usw., siehe S. 203 f. und S. 262) wie bei der *operativen:* Arthrodesen müssen in *Funktionsstellung* gemacht werden.

Selbstverständlich hängt diese Stellung auch vom Zustand der übrigen Gelenke, ja des ganzen Bewegungsapparates ab, sowie von den *Anforderungen,* die der Patient stellt (Beruf, Lebensweise usw.).

Gewisse Empfehlungen haben sich immerhin aus der Erfahrung herauskristallisiert: Siehe Tabelle «Die Funktionsstellung der Gelenke», S. 449.

Prophylaxe der Kontrakturen

Sie ist *eine der wichtigsten orthopädischen Aufgaben* im Rahmen der Behandlung aller Krankheiten und *Verletzungen* des Bewegungsapparates, insbesondere auch in der Nachbehandlung von Frakturen und Operationen.

Dank der Kenntnis der Entstehungsmechanismen der Kontrakturen (Überwiegen einzelner Muskelgruppen, Lagerung im Bett) ist eine *gezielte* Prophylaxe möglich. Erfahrungsgemäß entstehen immer wieder die gleichen wenigen Fehlstellungen. So sieht man z. B. die Spitzfußdeformität überaus häufig, Hackenfüße jedoch nur sehr selten.

Zur *Vermeidung von Kontrakturen sind folgende Maßnahmen* notwendig:

Die Funktionsstellung der Gelenke

1. Untere Extremität

Die Funktionsstellung entspricht weitgehend der Haltung im aufrechten Stand (vgl. auch S. 440, Der normale Bauplan).

	Funktionsstellung	**Arthrodese**
Hüfte	– Extension 180°	funktionell beste Stellung etwa 160° (Kompromiß zwischen Stehen und Sitzen)
	– Abduktion 90°	gute Stellung für Arthrodese. Das arthrodesierte Bein sollte eine Spur kürzer sein, damit der Patient bequem gehen kann. (Innenrotationsfehlstellung würde stören)
	– Außenrotation etwa 5°	
Knie	– 180°	evtl. ganz leicht gebeugtes Knie
Fuß	– 90°	gute Stellung für Arthrodese. Bei Frauen evtl. leichter Spitzfuß, damit Schuhe mit Absätzen getragen werden können, für Barfußgang aber weniger geeignet.
	– Fußsohle plantigrad	minimale Valgusstellung besser als varus
Großzehe	– etwas dorsal extendiert (wegen abrollen)	bei zu starker Dorsalextension steht die Großzehe am Oberleder an

2. Obere Extremität

Wesentlich ist der für die Hand erreichbare *Greifraum*: 1. zum eigenen Körper hin: Essen, Kämmen, Körperpflege, Intimtoilette. 2. nach vorne: möglichst weit und hoch.
Zwischen diesen beiden Greifräumen muß ein *Kompromiß* gefunden werden, wobei der erste wohl wichtiger ist.

	Funktionsstellung	**Arthrodese**
Schulter	– seitliche Elevation (Abduktion): etwa 45°	die Hand sollte den Kopf erreichen, andererseits sollte die Intimtoilette möglich sein und der Ellbogen muß am Körper angelegt werden können.
	– Vorheben (Elevation vorwärts): 30°	
	– Außenrotation etwa 10°	bei zuviel Außenrotation ist obiges nicht möglich
Ellbogen	– ungefähr 90°	Gesicht muß erreicht werden können
Handgelenk	– etwa Mittelstellung zwischen Pro- und Supination	
	– leichte Dorsalextension und Ulnarabduktion	abhängig auch vom Zustand der Hand
Hand	– lockerer Faustschluß mit abduziertem und opponiertem Daumen (siehe S. 557f. und S. 565)	Fingergrundgelenke müssen in jedem Fall *gebeugt* sein! Im übrigen: individuell (Abb. 17.2)

Lagerung im Bett, Fixation: in Funktionsstellung (Abb. 38.12):

Untere Extremität

Stellung der Gelenke wie beim stehenden Patienten:

1. *Fuß:* Rechtwinkelstellung: Fußsohlenstütze (Kiste, Kissen, Schiene, Brett unten an der Fußsohle)
   Bettdecke nicht unmittelbar auf dem Fuß, sondern abgehoben durch Bettbogen. *Gefahr: Spitzfuß.*
2. *Knie:* gestreckt, möglichst *kein* Kissen unter Kniekehle. *Gefahr: Beugekontraktur.*
3. *Hüften:* gestreckt. Keine weichen Pfühlen, Matratzen usw. Harte Unterlage, damit Gesäß nicht einsinkt. Möglichst keine Kissen unter Kniekehle und Kreuz, Oberkörper möglichst flach, nicht ständig halb oder ganz sitzend. Zeitweise Bauchlage. *Gefahr: Beugekontraktur.*
   - Beine abgespreizt (Kissen oder Keil dazwischen) wegen der häufigen *Gefahr* einer *Adduktionskontraktur.*
   - Bein-Fußschiene zur Vermeidung einer (meist Außen-) Rotationsfehlstellung.
4. *Rücken:* gerade, nicht zu weich und Oberkörper und Kopf nicht dauernd angehoben (Gefahr: Kyphose).

Obere Extremität:

5. *Schulter: Gefahr: Adduktionskontraktur.* Evtl. Abduktionsschiene, Lagerung des Armes über dem Kopf. Täglich aktives, evtl. passives Durchbewegen.
6. *Ellbogen:* am besten leicht gebeugt. Täglich durchbewegen.
7. *Pro-Supination:* am besten Mittelstellung (Daumen nach oben), wenn möglich bald bewegen.
8. *Handgelenk:* dorsalextendiert und etwas ulnar abduziert (Stellung beim Faustschluß, bei maximaler Kraftentfaltung in der Hand).
9. *Finger:* Grundgelenk gebeugt (etwa 120°), Interphalangealgelenke auch leicht gebeugt, Hand locker geschlossen, alle Fingerbeeren, inklusive Daumen, berühren sich (Funktionsstellung für Spitz- und Grobgriff). Häufigste *Gefahr: Streckkontraktur der Fingergrundgelenke und Beugekontraktur der Interphalangealgelenke* (vgl. Abschnitt Steife Finger, S. 558 und Abb. 17.2).
10. *Daumen:* in Opposition und Abduktion. Daumenbeere berührt übrige Fingerbeeren (Funktionsstellung). Häufigste *Gefahr:* Adduktion, fehlende Opposition (Abb. 49.5).

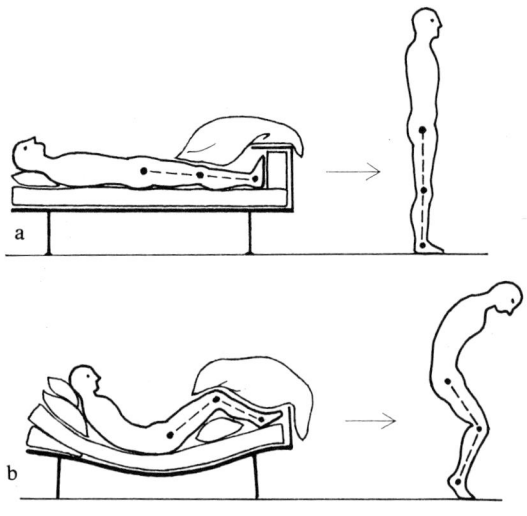

Abb. 38.12:

a Schema der korrekten Lagerung im Bett zur Verhinderung von Gelenkkontrakturen. Wenn man die Zeichnung um 90° nach rechts dreht, d.h. den Patienten aufstellt, steht er gerade, die Gelenke nehmen die korrekte Funktionsstellung ein.

b Eine häufig anzutreffende Lagerung im Bett: Kopf hochgestellt, Kissen unter Schultern und Kniegelenken, weiches tiefes Bett, Decke auf den Fußspitzen: Diese Körperhaltung ist zum Stehen denkbar ungünstig.

Diese Richtlinien gelten für alle bettlägerigen Patienten. Abweichungen davon sollten nur kurze Zeit erlaubt werden (z. B. zum Essen usw.).

Die gleichen Richtlinien gelten für *Gips- und andere Ruhigstellungen,* wenn keine anderen, besonderen Gesichtspunkte im Einzelfall beachtet werden müssen.

Bewegungsübungen

Wenn immer der Behandlungsplan es erlaubt, sollen die Gelenke täglich aktiv in vollem Bewegungsumfang *durchbewegt* werden. Ist die aktive Bewegung, z. B. wegen Lähmung, nicht möglich, so ist das regelmäßige *passive* Durchbewegen unentbehrlich. Bei ruhiggestellten Gelenken kann das Muskelspiel *isometrisch* geübt werden (Muskelkontraktionen ohne Bewegung des Gelenkes). Damit ist auch eine gewisse Gelenkmobilisation verbunden (z. B. bewegt sich die Patella bei Quadrizepsübungen am gestreckten Knie) (vgl. S. 207).

Alle *Maßnahmen, welche lokale Entzündung* und *Ödem vermindern,* helfen auch Gelenkversteifungen und Kontrakturen zu vermeiden: Hochlagerungen, Vermeiden unnötiger Unruhe, Verbesserung der Zirkulation.

Therapie der Kontrakturen

Es ist *oft* überaus *schwierig,* länger bestehende Kontrakturen zu korrigieren. Eine *Reihe von Maßnahmen* in *eskalierender Skala steht zur Verfügung:*

Heilgymnastik

Mit intensiver aktiver Übung können noch nicht vollständig fixierte Kontrakturen manchmal wieder beseitigt werden. Wenn in absehbarer Zeit kein Erfolg zu sehen ist, müssen andere Maßnahmen ergriffen werden.

Passive Mobilisation

Der Versuch, kontrakte Gelenke ohne Narkose passiv zu bewegen ist meist mit erheblichen Schmerzen verbunden. Er darf nicht forciert, und soll nicht allzu lange fortgesetzt werden, wenn nicht bald ein sichtbarer Erfolg eintritt. Nicht nur würden dem Patienten unnötig Schmerzen zugefügt, sondern die ständigen passiven Bewegungen rufen weitere reflektorische Kontrakturen, Entzündungserscheinungen und Ödeme hervor, was auf lange Sicht zu periartikulärer Fibrosierung und weiterer Versteifung führt (vgl. S. 207 ff.).

Mobilisation in Narkose

In manchen Fällen hilft ein einmaliges Durchbewegen eines kontrakten Gelenkes in Narkose, einzelne Adhäsionen gewaltsam zu lösen (z. B. Schulter, Knie). Die Manipulation muß vorsichtig dosiert und *langsam,* nicht brüsk erfolgen, damit keine Frakturen entstehen (z. B. Refrakturen von Schaftbrüchen, Patellafraktur). Man spürt und hört den bindegewebigen Widerstand im oder um das Gelenk langsam nachgeben (Abb. 17.9). Der Erfolg der Mobilisation hängt von einer *intensiven Nachbehandlung* (aktive Bewegungsübungen) ab. Ohne diese bildet sich die Kontraktur bald wieder.

Gipse und Apparate

Noch nicht völlig irreversible Kontrakturen können gelegentlich mit einer Gips- oder Apparatefixation korrigiert oder wenigstens an der Zunahme gehindert werden. Kontrakturen bei Säuglingen, wie z. B. der kongenitale Klumpfuß, können häufig manuell redressiert und etappenweise umgegipst werden (Abb. 69.18).

Quengelgipse und -schienen

Damit wird versucht, durch eine über längere Zeit wirkende Kraft die Kontraktur langsam zu lösen. Der Gips oder die Schiene wird mit einem äußeren Gelenk versehen und eine Quengelvorrichtung wird angebracht, welche täglich nachgestellt werden kann (siehe S. 223 und S. 233). Vorsicht ist geboten wegen Druckstellen und Gelenkschäden. Die Quengelung hat beschränkte Anwendung (gelegentlich Knie, Finger). Ähnliche Anwendung erzielt man mit schrittweisem *Gipskeilen* (siehe S. 225) (Abb. 17.23 und Abb. 17.25).

Operative Kontrakturlösung

In vielen Fällen ist auf konservativem Weg eine Kontraktur nicht mehr zu korrigieren. Die Operation zielt darauf ab, die kontrakten Strukturen (Muskeln, Sehnen, Gelenkkapsel) zu durchtrennen und das Gelenk zu strecken. Nur in einfachen Fällen ist dies etwa mittels einer subkutanen Tenotomie möglich.

Bei einer alten Kontraktur sind alle Strukturen auf der Beugeseite verkürzt, und das Gelenk läßt sich erst strecken, wenn *alle* diese kontrakten Gewebe durchtrennt sind und keine Faser mehr spannt. Deshalb sind solche «*Arthrolysen*» oft große, blutige Operationen. Manche Strukturen, wie Nerven und Gefäße, dürfen nicht strapaziert werden, so daß es oft nicht möglich ist, so radikal zu operieren, wie es zur Lösung der Kontraktur nötig wäre. Die Möglichkeit, Kontrakturen durch Operationen zu lösen, stößt hier auf Grenzen (Abb. 18.7).

Die Distraktionsmethode von ILISAROW (siehe S. 693 f.) erlaubt in ausgewählten Fällen eine Achsenkorrektur bzw. das Lösen einer Kontraktur gleichzeitig mit einer Verlängerung, z. B. bei Fußdeformitäten (Klumpfüße) (siehe Abb. 38.24).

Knochenoperationen

In vielen Fällen ist eine Kontraktur nur durch eine *gelenknahe Osteotomie* zu beheben. Vorsicht ist bei diesen Operationen geboten wegen möglicher Nerven- und Gefäßverletzungen (Zerrungen). Gelegentlich muß deshalb der Knochen etwas verkürzt werden. Gelenknahe Osteotomien zur Beseitigung von Kontrakturen werden an der Hüfte, am Knie, am Fuß, seltener an der oberen Extremität, mit gutem Erfolg durchgeführt.

Der *Gelenkersatz* durch *Endoprothesen* ist in manchen Fällen, wenn gleichzeitig das Gelenk selbst stark geschädigt ist, die beste Operation zur Beseitigung einer Kontraktur (v. a. an der Hüfte).

Schließlich ist ein steifes Gelenk in guter Funktionsstellung besser als eine funktionsbehindernde Kontraktur. Deshalb ist in vielen solchen Fällen die *Arthrodese* eine gute Operation, vor allem bei jüngeren Leuten mit irreversiblen arthrogenen Kontrakturen (Fuß, Knie, Hüfte, Schulter, Handgelenk, Wirbelsäule).

Hypermobile Gelenke

Ein abnorm großer Bewegungsumfang eines oder mehrerer Gelenke wirkt sich nur an den gewichttragenden Gelenken, also vor allem an den unteren Extremitäten ungünstig aus: Es entstehen typische *Belastungsdeformitäten:*

Ursachen überstreckbarer Gelenke

- *Angeborene Hypermobilität*
  a) *Konstitutionell* als generalisierte Erscheinung, z. B. der Arachnodaktylie, aber auch ohne andere Symptome. In der Regel sind es schlanke, feingliedrige Kinder, welche z. B. die Fingergrundgelenke, Ellbogen, Kniegelenke mehr oder weniger stark überstrecken können. Außer einer gewissen allgemeinen Muskelschwäche bestehen selten Beschwerden oder Funktionsstörungen und eine Therapie ist nicht notwendig (Abb. 38.13).
  b) Im Rahmen *lokalisierter Fehlbildungen* (z. B. kongenitale Knieluxation, kongenitaler Hakkenfuß, siehe Kongenitale Fehlbildungen, S. 317 ff.).
- *Schlaffe Lähmungen:* siehe «Poliomyelitis», S. 383.
- *Posttraumatisch,* nach Bandläsionen, Luxationen (siehe S. 470).
- *Bei Fehlstellungen* infolge von statischer Überbeanspruchung (z. B. Genu recurvatum).
- Bei den sog. *statischen Deformitäten,* vor allem bekannt an den Füßen (Knickfuß, Senkfuß, Plattfuß, Spreizfuß), spielen wahrscheinlich mehrere Faktoren eine Rolle: eine konstitutionelle Disposition, eine Muskel- und Bandinsuffizienz und häufig eine primäre Deformität (siehe S. 442).

Pathogenese

Normalerweise schützen *zwei Sicherungen* ein Gelenk vor Überstreckung:

1. Gelenkkapsel und -bänder
2. Muskulatur

Beide sind notwendig und nicht zu ersetzen:

Der *Bandapparat* verhindert kurzfristiges, gewaltsames Überstrecken, dehnt sich aber unter lange dauernder ständiger Überbeanspruchung (siehe S. 58 f.). Deshalb braucht er als Schutz vor Überdehnung eine kräftige *Muskulatur* (vgl. S. 87 f. und S. 91 f.).

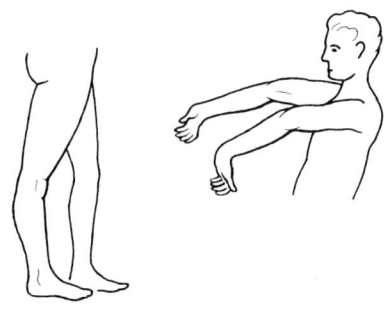

Abb. 38.13: *Überstreckbare Gelenke* können konstitutionell bedingt sein. Genu recurvatum, überstreckbare Ellbogen- und Handgelenke. Diese Menschen sind nicht krank, gelegentlich aber etwas anfällig für Gelenkbeschwerden.

Überstreckung von Gelenken kommt weniger durch kurzfristige Gewalteinwirkung als durch *lange dauernde übermäßige Beanspruchung* zustande, in erster Linie an körpertragenden Gelenken durch die Schwerkraft, am häufigsten am *Kniegelenk: Genu recurvatum.*

Ursache der Überbeanspruchung ist eine *Muskelschwäche* oder eine vorbestehende *Rekurvationsfehlstellung* des Knies, welche unter der Belastung zunimmt. Ähnlich wie bei der Seitenabweichung kommt ein *Circulus vitiosus* in Gang, der den Zustand verschlimmert:

Normalerweise ist das Knie im Stehen axial belastet, so daß keine oder nur geringe Biegekräfte auftreten. Die Stabilisierung erfolgt durch den Quadrizeps, welcher das Einknicken nach vorne, und durch den dorsalen Kapselbandapparat, der das Überstrecken nach hinten verhindert (siehe S. 97).

Paradoxerweise kann die *Quadrizepsschwäche* zu einer Überstreckung, zu einem Genu recurvatum führen: Damit das Knie nicht einknickt, wird es im Stand möglichst gut nach hinten durchgestreckt, während der Körperschwerpunkt nach vorne verlagert wird. Die Stabilisierung erfolgt dann ausschließlich passiv durch den dorsalen Kapsel-Bandapparat. Dieser wird mit der Zeit überdehnt und die Rekurvationsfehlstellung nimmt zu. Dadurch erhöht sich wieder das Biegemoment, welches das Knie nach hinten hinauszudrücken sucht. Wenn einmal die Rekurvation ein gewisses Maß überschritten hat, nimmt die Deformität unaufhaltsam zu, das Knie kann nicht mehr stabilisiert werden (S. 99).

Eine mäßige Rekurvation im Knie kann mit einem kräftigen Quadrizeps kompensiert werden, solange dieser imstande ist, das Knie in gerader Stellung ohne Überstreckung zu stabilisieren (Abb. 38.14).

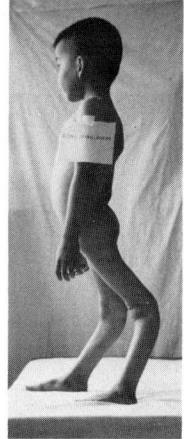

Abb. 38.14: Genu recurvatum bei Quadrizepslähmung nach Poliomyelitis. Die Deformität *nimmt* unter der Belastung progredient *zu* und in absehbarer Zeit kann der Knabe nicht mehr gehen. Er braucht einen stabilisierenden Apparat (siehe Abb. 17.31 und Abb. 34.7f.).

Therapie

Sobald die Muskulatur dekompensiert und der Circulus vitiosus von Überstreckung, übermäßiger Beanspruchung und Banddehnung in Gang kommt, ist die Progredienz der Deformität (Genu recurvatum) nicht mehr aufzuhalten.

In manchen Fällen kann es gelingen, durch intensives Training (isometrische Übungen) die Muskulatur wieder instand zu setzen, das Gelenk *aktiv* zu stabilisieren. Ist dies nicht mehr möglich, so helfen nur noch Operationen oder Apparate.

Ein operativer Bandersatz, z. B. eine Raffung oder Plastik, ist auf die Dauer wirkungslos, weil die Bänder ohne Muskelschutz sich immer wieder dehnen.

Eine *Osteotomie* zur Korrektur der Fehlstellung kann manchmal günstige Voraussetzungen für eine normale Funktion schaffen. Bei Lähmungen des Quadrizeps darf allerdings die Korrektur nicht zu groß sein, da sonst das Knie nach vorne einknicken würde.

Vollständig instabile Gelenke müssen *entweder arthrodesiert* oder mit einem äußeren *Führungsapparat* (Oberschenkelapparat, siehe S. 233 und S. 387) mit einer Anschlagsperre gegen Rekurvation *stabilisiert* werden.

Seitliche Fehlstellung im Gelenk

Pathogenese der Seitenabweichung: Wackelgelenk → Arthrose

Scharniergelenke lassen normalerweise nur Bewegungen in einer Ebene, senkrecht zur Bewegungsachse, zu. *Seitliche Bewegungen* werden *durch die Seitenbänder verhindert* (vgl. S. 85 f.).

– Sind diese Bänder zerrissen oder sonstwie *insuffizient,* so entsteht eine *falsche seitliche Beweglichkeit* im Gelenk. Unter *Belastung* weicht das Gelenk seitlich aus, was als Deformität, als *Achsenabweichung* in Erscheinung tritt.
– Auch ein *Defekt an der Gelenkfläche* (z. B. nach Fraktur, bei Arthrosen) führt zu einer analogen Achsenabweichung (Abb. 38.15).
– Schließlich hat jeder *primäre Achsenfehler* eine *Fehlbelastung* zur Folge, welche ihrerseits mit der Zeit die Fehlstellung im Gelenk verstärkt.

In jedem dieser drei Fälle kommt unter der statischen Beanspruchung ein *Circulus vitiosus* in Gang: Die exzentrische Belastung erzeugt eine *Biegebeanspruchung*. Erhöhte Druckkräfte führen zur weiteren Usurierung des Defektes am Gelenkkörper, und starke Zugkräfte dehnen die bereits insuffizienten Bänder noch mehr, was wiederum die Achsenabweichung verstärkt (Abb. 38.16).

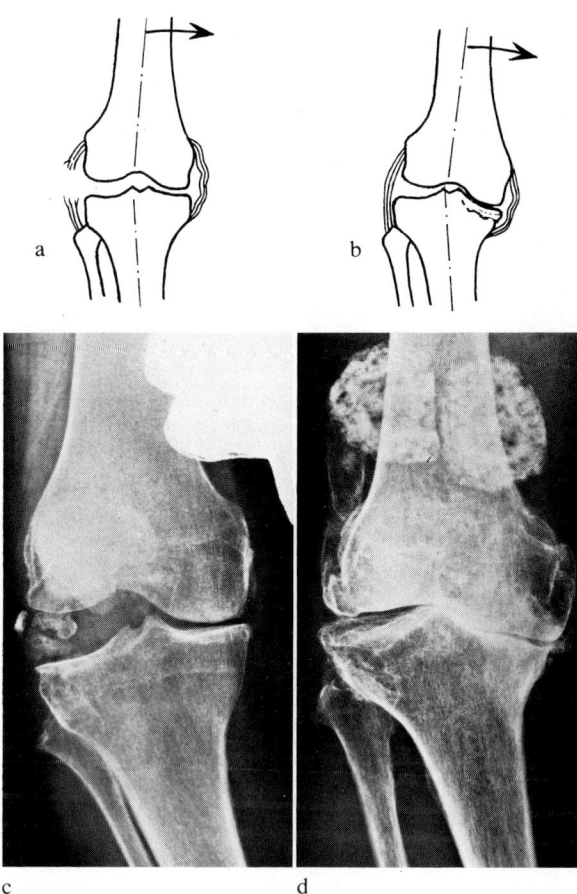

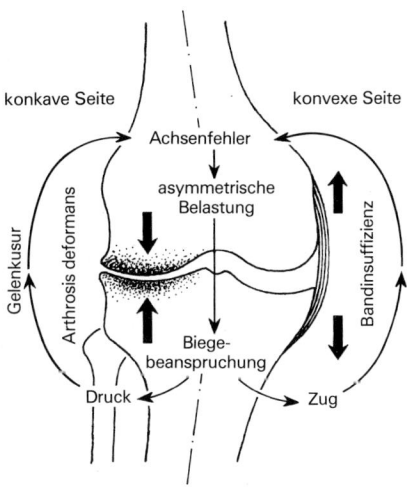

Abb. 38.16: *Circulus vitiosus* bei einem *Genu valgum*. Erklärung im Text.

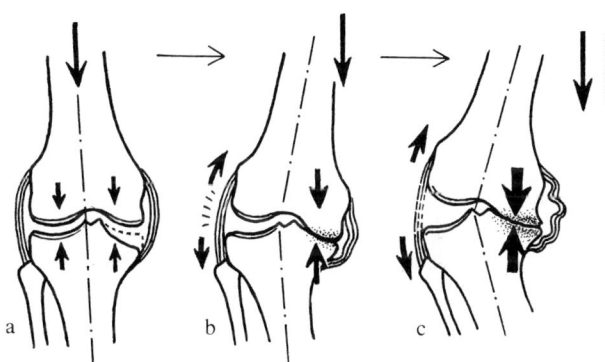

Abb. 38.15: *Zwei Mechanismen von Seitenabweichungen des Kniegelenkes:*

a *Bandinsuffizienz* (hier Ruptur): Abknickung zur Gegenseite.
b *Defekt am Gelenkkörper* (hier Impressionsfraktur): Abknickung zur gleichen Seite.

Unter der *Belastung nimmt* die *Fehlstellung zu.* Die normalerweise axiale Belastung wird *exzentrisch.* Dadurch treten Biegekräfte auf, welche die Tendenz haben, die Fehlstellung weiter zu verstärken.

c und d: *Zwei klinische Beispiele* dazu:

c Seitliche Aufklappbarkeit in Varusstellung des Knies eines 54jährigen Mannes mit veralteter, massiver Band- und Kapselläsion lateral.
d O-Bein bei Gonarthrose, vor allem im medialen Gelenkabschnitt. Das mediale Tibiaplateau wird durch mechanischen Abschliff immer niedriger, wodurch die Varusstellung ständig zunimmt. Nebenbefund: Große Verkalkung im Recessus suprapatellaris.

Abb. 38.17: Wie die Fehlstellung zunimmt und mit der Zeit zur Gelenkzerstörung führt:

a *Normale Achsenverhältnisse:* axiale Belastung, reine Druckkräfte, keine Biegekräfte (medial ist ein *Gelenkdefekt* angedeutet).
b *Unter Belastung Achsenabweichung:* Biegebeanspruchung mit erhöhten Druckkräften auf der konkavseits gelegenen Gelenkfläche führt zu weiterer *Usurierung.* Zugkräfte auf der konvexen Seite dehnen die Bänder. Dadurch nimmt die Achsenfehlstellung weiter zu.
c *Fortgeschrittenes Stadium:* Circulus vitiosus und rasch zunehmende Progredienz von Deformität, Fehlbelastung, Bandinsuffizienz und destruierender Arthrose im konkavseits gelegenen Gelenkabschnitt. Beachten: die konvexseits gelegenen Gelenkflächen sind intakt geblieben! Dies ist wichtig für die Therapie (Osteotomie, siehe S. 822).

Statik und Deformitäten

Dieser *Circulus vitiosus* ist der typische Mechanismus bei der Entstehung der Arthrose (Arthrosis deformans!). Vgl. Kapitel «Mechanische Beanspruchung als pathogenetischer Faktor», S. 104 f. und «Degenerative Gelenkerkrankungen», S. 422 f.

Wenn einmal der deletäre Prozeß in Gang gekommen ist, findet man häufig *beide Mechanismen* zusammen: *Bandinsuffizienz* auf der einen Seite und *Gelenkkörperdefekt* auf der anderen. Welches nun die erste Ursache gewesen ist, läßt sich manchmal kaum mehr feststellen. Im fortgeschrittenen Stadium wird das Krankheitsbild trotz verschiedenartiger Ätiologie gleichförmig, entsprechend der einheitlichen Pathogenese: Im Vordergrund stehen Deformität und Fehlbelastung, welche unweigerlich zur Insuffizienz und Arthrose führen (Abb. 38.17).

Klinik

Daß diese Mechanismen tatsächlich eine Rolle spielen und nicht nur theoretisch postuliert werden, zeigt der konstante klinische Befund von *deformierenden Arthrosen* bei *Genua vara* resp. Genua valga, eine im vorgerückten Alter sehr häufige Kombination: *Die arthrotischen Veränderungen betreffen* praktisch *immer nur den konkavseits gelegenen Gelenkabschnitt,* d. h. bei *Genu varum* den *medialen,* beim Genu valgum den *lateralen* (siehe Gonarthrose, S. 819 f.) (Abb. 38.18).

Ähnliche Mechanismen wie die hier für das Kniegelenk beschriebenen, wirken auch an anderen Scharniergelenken, z. B. am oberen Sprunggelenk, am Großzehengrundgelenk (Hallux valgus) an Fingergelenken, z. B. bei cP.

An den oberen Extremitäten fällt die Wirkung der Schwerkraft weg, weshalb die Auswirkungen weniger schwer sind. Stattdessen kommen aber die aktiven Kräfte bei der Betätigung der Hand zur Wirkung (Ulnarabduktion der Finger).

Prophylaxe

Jedes Verhüten oder Beheben eines *Bandschadens* oder eines *Defektes* am Gelenkkörper ist Prophylaxe von Fehlstellung und deformierender Arthrose. Der konservierenden *Frühbehandlung* von *Gelenkleiden,* aber auch der *Behandlung* von *frischen Bandverletzungen* und *Frakturen* kommt unter diesem Blickwinkel besondere Bedeutung zu (siehe S. 470 und S. 472 ff.).

Aber auch das *Verhüten* und *Korrigieren* von *Fehlstellungen* im Knochen und in Nachbargelenken (siehe S. 461 schützt ein Gelenk vor unphysiologischer Beanspruchung und ist somit ebenfalls Prophylaxe.

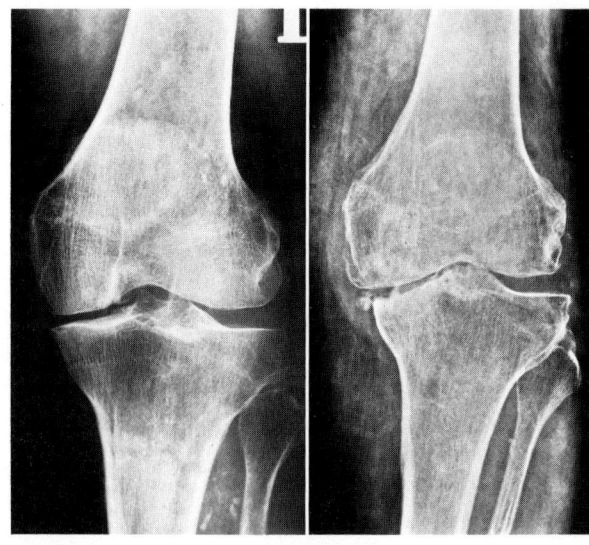

a   b

Abb. 38.18: Rasch progrediente Gonarthrose mit zunehmender Varusstellung.

a Erste Zeichen einer beginnenden Gonarthrose im medialen Gelenkabschnitt bei einer 77jährigen Frau.

b Ein Jahr später bereits tiefe Usurierung des medialen Tibiaplateaus und damit starke Varusabweichung des Unterschenkels.

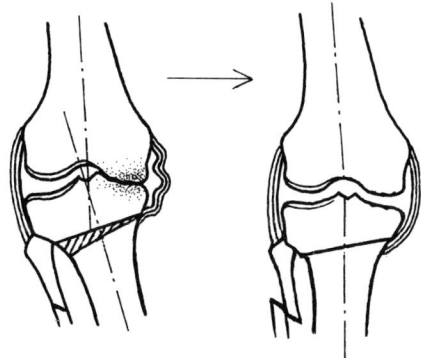

Abb. 38.19: *Korrektur der Fehlstellung* durch *gelenknahe Osteotomie* und Verlagerung der Belastung auf den intakten Gelenkabschnitt.

a *Fehlstellung,* exzentrische Beanspruchung, Überdruck im defekten konkavseitigen Gelenkabschnitt, Insuffizienz der überdehnten Bänder auf der konvexen Seite. Eingezeichnete Korrekturosteotomie (hier mit Keilentnahme).

b Korrektur des Achsenfehlers an der Osteotomiestelle (nach Keilentnahme). Leichte Überkorrektur. Dadurch wird die Hauptbelastung auf die andere Gelenkseite verlagert, wo der Druck von der *intakt gebliebenen* Gelenkfläche aufgenommen wird. Die Zugkräfte sind verschwunden, die Bänder sind entlastet.

Weitere Operationen bei Kniefehlstellungen mit Gelenkschäden siehe Abb. 66.54.

Therapie

Aus dem vorigen dürfte klar geworden sein, daß eine Behandlung auf die Dauer nur erfolgreich sein kann, wenn sie imstande ist, den *Circulus vitiosus* von Fehlbeanspruchung und Fehlstellung *zu unterbrechen.*

Die *Korrektur der Fehlstellung* hat also nicht nur kosmetische, sondern vor allem *kausal therapeutische* Wirkung. Wenn der Zerstörungsprozeß im Gelenk noch nicht allzuweit fortgeschritten ist, ist *die Korrekturosteotomie in der Nähe des Gelenkes die Behandlung der Wahl.*

Zur Indikation

Stärkere Deformitäten sollten in der Regel *prophylaktisch* korrigiert werden, denn früher oder später setzt der Circulus vitiosus, der zur Arthrose führt, fast immer ein.

Bei *leichteren Fällen,* wenn keine Beschwerden bestehen, ist der Entscheid nicht leicht. Jedenfalls ist der *Zeitpunkt* für die Operation gekommen, sobald die Patienten ständig *Beschwerden* haben und klinische und radiologische Zeichen dafür bestehen, daß ein Circulus vitiosus von Fehlstellung und Fehlbelastung in Gang gekommen ist und der Verschleißprozeß im Gelenk begonnen hat. In diesem Stadium werden mit der Korrekturosteotomie die besten Resultate erzielt.

Aber *sogar bei fortgeschrittener Zerstörung,* mit partiellem Defekt der konkavseitigen Gelenkfläche, bei nicht allzu ausgeprägter Instabilität, sind die *Erfolge von Korrekturosteotomien* noch erstaunlich gut. Es ist möglich, durch eine leichte Überkorrektur die Belastung ganz auf die konvexseitige, fast immer noch vollständig intakte Gelenkfläche zu verlagern, und das überdehnte Seitenband zu entlasten. Die klinischen Erfolge dieser Osteotomien zeigen die Richtigkeit der Konzeption (Abb. 38.19).

Ist die Gelenkzerstörung jedoch zu weit fortgeschritten, sind Deformität und Instabilität zu groß, so kommt die Osteotomie zu spät. Dann helfen nur noch *Arthrodesen* (siehe S. 255 oder *Endoprothesen* (vgl. S. 254).

Letztere werfen aber bei seitlich instabilen Scharniergelenken zusätzliche Probleme auf, welche bisher nicht zufriedenstellend gelöst sind: Die *fehlende Stabilität* muß *durch ein Scharnier in der Prothese ersetzt* werden. Die seitlich wirkenden Kräfte werden auf den Prothesenstiel übertragen, wodurch die Verankerung im Knochen sehr stark beansprucht wird und sich mit der Zeit leicht lockern kann.

Bessere biomechanische Voraussetzungen haben Endoprothesen ohne Scharnier, welche, sozusagen als reine Interponate, nur den Defekt an den Gelenkflächen ersetzen. Solche Prothesen können nur eingesetzt werden, wo die Seitenbänder zur seitlichen Stabilisierung des Gelenkes genügen. Die Achsenabweichung wird korrigiert, indem der Defekt an der Gelenkfläche mit Hilfe der Prothese wieder aufgebaut wird (Abb. 66.55).

Kommt eine Operation nicht mehr in Frage wegen eines schlechten Allgemeinzustandes, z. B. bei hohem Alter, so muß versucht werden, mit einem *Führungsapparat* (S. 233) das Gelenk einigermaßen seitenstabil zu halten. Der Seitendruck ist allerdings so stark, daß die Apparateversorgung oft Schwierigkeiten macht (ungenügende Stabilisierung, Druckstellen). (Vgl. auch: Die Therapie der Gonarthrose, S. 821.)

Luxationen (Übersicht)

Definitionen:

- *Traumatische Luxationen:*

  Durch massive äußere Gewalteinwirkungen infolge eines plötzlichen einmaligen Ereignisses. In der Regel nur mit größerer Kraftanstrengung zu reponieren.
  Spezialfall: Luxationsfraktur.
  Fast alle Gelenke können betroffen sein (siehe Luxationen und Bandverletzungen, S. 470).

- *Angeborene Luxation:*
  Kongenital aufgrund eines Defektes (z. B. Dysplasie oder Insuffizienz des Bandapparates). Permanent.
  - Hüfte: siehe Kongenitale Hüftluxation, S. 709
  - Patella: siehe S. 796
  - Knie: siehe S. 796
  - Selten andere.

- *Habituelle Luxation:*
  Gewohnheitsmäßiges, mehr oder weniger häufiges Ereignis. Verläuft oft zuerst unter dem Bild der traumatischen Luxation, später aber ohne oder mit nur geringer äußerer Gewalteinwirkung. Oft spontane Reposition, oder mit geringem Kraftaufwand reponierbar (Selbsteinrenkung).
  - Schulter: siehe S. 530
  - Patella: siehe S. 799

- *Willkürliche Luxation:*
  Ähnlich wie habituelle. Der Patient kann das Gelenk selbst aktiv ein- und ausrenken (Schulter, Patella).

- *Krankhaft erworbene Luxation:*
  Durch krankhafte Veränderung im Gelenk oder in seiner Umgebung. Mehr oder weniger schnell verlaufender Prozeß: Wochen – Monate – Jahre. An fast allen Gelenken möglich.
  Verschiedenste Ursachen:
- Infektionen: septische Arthritiden (siehe S. 353)
  - Hüfte: siehe S. 739
- Lähmungen: Schlaffe Lähmungen: siehe S. 391
  - spastische Lähmung: siehe S. 396
  - Hüfte (Coxa valga luxans): siehe S. 707 und Kapitel «Wachstumsstörungen», S. 330

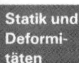

- Rheumatische Erkrankungen: cP, siehe S. 414
  - Fingergelenke, sowie eine Reihe weiterer Gelenke.
- Veraltete traumatische (nicht reponierte) Luxationen.
- Viele andere schwerere Gelenkerkrankungen können auch zu Luxationen führen.

- *Subluxation:*
  Unvollständige Luxation, Vorstufe der Luxation. Die Gelenkkörper haben noch Kontakt, sind aber nicht mehr formschlüssig (kongruent).
  - Hüfte: siehe Kongenitale Luxation, S. 709
  - Patella: siehe S. 799

- *Instabilität:*
  Übermäßige Verschieblichkeit der Gelenkkörper gegeneinander. Neigung zu Subluxation bzw. Luxation. Oft verbunden mit einem *Gefühl der Unsicherheit,* mit Angst, das Gelenk auszurenken: apprehension sign bei Schulterinstabilität (siehe S. 530), bei instabiler Patella: (siehe S. 799) oder keinen richtigen Halt zu haben, einzuknicken: giving way des Knies: (siehe S. 845).

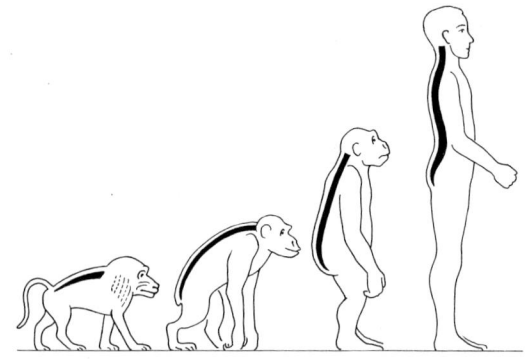

Abb. 38.20: Die *Entwicklungsgeschichte* des menschlichen Bewegungsapparates ist durch den Erwerb des *aufrechten Ganges* gekennzeichnet, was grundlegende Veränderungen seiner Statik, vor allem der Beine und der Wirbelsäule, nach sich gezogen hat. Diese phylogenetisch relativ späten Veränderungen sind den neuen Anforderungen vielleicht (noch) nicht immer ganz gewachsen, jedenfalls sind es Stellen, wo verhältnismäßig häufig Beschwerden auftreten.

Statik und Deformitäten

Statische Deformitäten und aufrechter Gang

Die Mehrzahl der Patienten, welche die orthopädische Sprechstunde aufsuchen, klagt über *Beschwerden in einer von vier* bestimmten Körperregionen:

1. Fuß
2. Beckengürtel
3. Lumbalwirbelsäule
4. Schultergürtel.

Die Häufung von Beschwerden an diesen vier Stellen hängt möglicherweise mit dem *Erwerb des aufrechten Ganges* zusammen. Die aufrechte Haltung des Menschen wurde entwicklungsgeschichtlich verhältnismäßig spät erworben und scheint phylogenetisch noch nicht vollständig konsolidiert zu sein (Abb. 38.20). *Dies drückt sich im Bauplan der Tragstrukturen des Haltungsapparates und zahlreicher Abweichungen davon an diesen vier Stellen aus* (siehe S. 440):

- *Der Fuß,* bei den Primaten noch ein Greifinstrument, wurde beim Menschen zu einem Stehorgan, die Fußinnenfläche zur Tragsohle, seine differenzierten Funktionen verkümmerten, dafür wurde er in Schuhe hineingezwängt. Nicht jeder Fuß ist dieser Beanspruchung gewachsen. Knick-, Platt- und Spreizfüße mit ihren Beschwerden sind häufige Folgen.
- Gegenüber dem Vierfüßlerstand ist beim Menschen im aufrechten Stand das Becken um 45° aufgerichtet. Die Aufrichtung erfolgt im Bereiche der *Hüftgelenke.* Verdrehung der Achsen im Bereiche des proximalen Femurendes und der Hüftpfannen und Beschwerden im Beckengürtel sind deshalb nicht so selten.

- Die vollständige Aufrichtung des Oberkörpers gegenüber dem noch um etwa 45° nach vorne geneigten Becken und Kreuzbein erfolgt in der *Lumbalwirbelsäule.*
  Der Lumbo-sakral-Übergang ist entwicklungsgeschichtlich gesehen eine unruhige Stelle. Abweichungen im Bauplan sind hier oft zu finden (Übergangswirbel, Asymmetrien usw., siehe S. 598). Schmerzen im Lumbalbereich, «im Kreuz», die sog. «Lumbalgien», gehören zu den häufigsten Klagen in der Sprechstunde.
- Die Entlastung der *oberen Extremitäten* von Stützaufgaben machte die Hände frei für Greiffunktionen. Sie entwickelten sich zum Vielzweckinstrument, der Schultergürtel zum beweglichen *Aufhängeapparat* des Armes. Dieser Funktion ist er offensichtlich in vielen Fällen noch nicht gewachsen. Schmerzen im *Schultergürtel* und im *Nacken,* im «oberen Kreuz», sind überaus häufig bei Leuten, welche die Arme lange Zeit in vorgestreckter Stellung halten müssen, wie z. B. beim Schreibmaschinenschreiben.

Die genannten vier Regionen sind für Störungen, Beschwerden und auch Deformitäten besonders anfällig. Dies erstaunt umso weniger, als die *phylogenetische* Entwicklung des Bewegungsapparates vom Vierfüßler zum aufrechten Gang auch in der *Ontogenese* vom Embryo über das Kleinkind zum Erwachsenen durchlaufen wird (vgl. Abb. 50.1). Krankheiten und Störungen an anderen Stellen des Bewegungsapparates wirken sich nicht selten auf diese gefährdeten Regionen aus. Solche Fernwirkungen von Deformitäten werden im folgenden Abschnitt aufgezeigt.

Fernwirkungen von Deformitäten auf den übrigen Bewegungsapparat

Achsenfehlstellungen können sich im ganzen Bewegungsapparat schädlich auswirken, gelegentlich weit entfernt von ihrer Lokalisation. Solche Fernwirkungen *kommen auf vier bekannte Arten zustande:*

1. *Störungen des Gangmechanismus* mit Hinken und Schmerzen.
2. Asymmetrische *Beanspruchung benachbarter Gelenke* kann mit der Zeit zu degenerativen Arthrosen führen.
3. Viele Achsenfehler werden in *benachbarten Gelenken* ausgeglichen, so auch Beinlängenunterschiede. Wenn dieser *Kompensationsmechanismus überfordert* ist, treten Beschwerden auf.
4. Achsenfehler können gleichsinnige *Fehlstellungen in benachbarten Gelenken* zur Folge haben.
5. Manche sog. «*rheumatische*» *Beschwerden,* wie sie im Abschnitt «Extraartikulärer Rheumatismus» auf S. 421 beschrieben wurden, sind wohl auch als «*statische Beschwerden*» zu deuten, ohne daß die genauen (evtl. recht komplizierten) Zusammenhänge immer eindeutig klar wären.

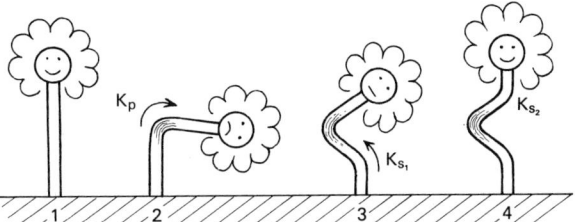

Abb. 38.21:

1 Normales Wachstum führt zu gerader, senkrechter Körperachse.
2 Ein pathologischer Prozeß verursacht eine pathologische Verkrümmung (primäre Krümmung Kp).
3 Der Körper versucht sich wieder *aufzurichten:* Gegenkrümmung (sekundäre Krümmung) unten (Ks₁).
4 Zweite sekundäre Krümmung (Ks₂) oberhalb der primären.

Eindrücklich wirken diese Kompensationsmechanismen z. B. bei der Skoliose (siehe S. 616), aber auch an den Extremitätengelenken.

(Bei Pflanzen läßt sich tatsächlich nur die zweite Sekundärkrümmung beobachten, da sie sich ausschließlich durch Längenwachstum aufrichten.)

Zu 1: Hinken ist wesentlich anstrengender als normales flüssiges Gehen. Bei Gangstörungen werden Muskeln und Sehnenansätze unphysiologisch beansprucht und reagieren gelegentlich mit Krämpfen, Verspannungen, Spasmen, Myogelosen, Kontrakturen, resp. Tendoperiostosen, d. h. *Schmerzen* an verschiedenen Stellen, welche nicht ohne weiteres mit der Deformität in Zusammenhang gebracht werden. Ähnliches gilt für längeres Stehen oder Sitzen in unphysiologischer Stellung infolge von Deformitäten.

Mit dem Aufdecken solcher Zusammenhänge ergeben sich Möglichkeiten für eine kausale Therapie derartiger Beschwerden.

Zu 2: Der Mechanismus der *Arthroseentstehung bei Achsenfehlern* wurde bereits im ersten Teil (siehe S. 106) und im vorigen Abschnitt («Seitliche Fehlstellungen in Gelenken») beschrieben. Der degenerative Prozeß nimmt relativ lange Zeit in Anspruch, bis er sich klinisch auswirkt, in der Regel Jahre und Jahrzehnte.

Betroffen sind vor allem das Knie und das obere Sprunggelenk, also die am stärksten beanspruchten Scharniergelenke. Fehlstellungen dieser Gelenke, welche ein gewisses Maß überschreiten, führen mit großer Wahrscheinlichkeit früher oder später zur Arthrose. Eine Korrekturosteotomie muß erwogen werden. Wenn sie nicht prophylaktisch gemacht werden soll, ist das Auftreten von Beschwerden ein günstiger Zeitpunkt für die Operation: Die Motivierung des Patienten ist besser und die Indikation ebenfalls.

Zu 3: Fehlstellungen an einer umschriebenen Stelle werden in der Regel spontan *ausgeglichen* und zwar *in benachbarten Gelenken,* sofern diese noch beweglich sind (Wirbelsäulenfehlstellungen in Zwischenwirbelsegmenten). Hier entstehen neue, kompensatorische Fehlstellungen. Diese können ihrerseits wieder Beschwerden machen (Abb. 38.8–38.11 und Abb. 38.21).

Augenfällig sind solche *sekundären Deformitäten* bei Skoliosen: Immer sind wenigstens zwei oder drei Krümmungen vorhanden, und oft läßt sich nicht mehr erkennen, welche primär und welche sekundär waren.

Eine *Varusstellung* der distalen *Tibia* muß im *unteren Sprunggelenk* durch Pronation ausgeglichen werden, damit die Fußsohle wieder gerade auf dem Boden aufliegt. Die Pronationsmöglichkeit im unteren Sprunggelenk ist aber nur klein und die Kompensation beschränkt. Die ständige Belastung des Fußes in der extremen Pronationsstellung kann Beschwerden hervorrufen, evtl. auch eine Kontraktur des unteren Sprunggelenkes: «Kontrakter Knickfuß», siehe S. 884.

Dies ist ein Beispiel für das Auftreten von Beschwerden, wenn der Kompensationsmechanismus selbst dekompensiert.

Synoptische Liste der Achsenfehler an den unteren Extremitäten und ihrer möglichen Folgen

| | Achsenknickung | | | |
| | Frontalebene | | | Sagittal- |
Lokalisation	Antekurvation	Rekurvation	Valgusstellung	
Hüftgelenk	Flexionskontraktur → Beckenkippung nach vorn → Hohlkreuz (Hyperlordose) vornüberneigen		Abduktionskontraktur → Beckenschiefstand (kontrakte Hüfte tief) → funktionelle Beinver- längerung → Skoliose	
Schenkelhals			Coxa valga – erhöhter Gelenkdruck, exzentrische Beanspru- chung (Pfannenrand) – Präarthrose	
Femurschaft	→ evtl. Genu flexum (siehe unten)	→ evtl. Genu recurvatum (siehe unten)	→ X-Bein → Coxa valga (siehe oben) → Genu valgum (siehe unten) → evtl. Pes valgus (siehe unten)	
Knie (Kondylen)	Genu flexum – Belastung bei gebeugtem Knie – als Stabilisierung nur mit großem Kraftaufwand – Gehbehinderung → Beinverkürzung → Fußdeformität (Hackenfuß oder Spitzfuß) – Überdruck im Femoro- patellargelenk – Arthrose	Genu recurvatum – Überstreckung – Überdehnung der hinteren Bänder. Instabilität, Quadrizepsinsuffizienz, Gangunsicherheit evtl. Knieschmerzen	Genu valgum – Gangstörung – Überlastung der lateralen Kondylen – Überdehnung der medialen Bänder – Wackelknie – Arthrose Knickplattfuß evtl. Fuß- schmerzen und Kontrak- turen (siehe unten)	
Unterschenkel-schaft	Crus antecurvatum → evtl. Genu flexum → evtl. Störungen im oberen Sprunggelenk (vermehrte Dorsalextension)	Crus recurvatum → evtl. Genu recurvatum → evtl. Störung im oberen Sprunggelenk (vermehrte Plantarflexion)	Crus valgum → Genu valgum → Valgusstellung des oberen Sprunggelenkes, Knickfuß	
Oberes Sprung-gelenk	evtl. Spitzfuß – Vorfußüberlastung, Vorfußbeschwerden (Spreizfuß, Hammer- zehen)	Hackenfuß (siehe unten) Fußschwäche (vor allem für das Abstoßen), Überlastung der Ferse	Asymmetrische Überlastung des Sprunggelenkes – Tendenz zur Gabellocke- rung – Arthrose – Knickplattfuß, evtl. Kon- traktur im unteren Sprung- gelenk, statische Fuß- schmerzen	
Fuß	Hohlfuß	Senkfuß	Überlastung der medialen Fußwölbung Knickfuß → Plattfuß	

Statik und Deformitäten

-ebene *Varusstellung*	*Rotationsfehler*	
	Innenrotation	*Außenrotation*
Adduktionskontraktur → Beckenschiefstand (kontrakte Hüfte hoch) → funktionelle Beinverkürzung → Skoliose		
Coxa vara – Hüftinsuffizienz (Trendelenburg positiv), evtl. Beinverkürzung – Umbauzonen – Schleichende Fraktur – Pseudarthrose	*Coxa antetorta* Überlastung des vorderen Pfannenrandes, evtl. Koxarthrose – Einwärtsgang – Präarthrose?	*Coxa retrotorta* Außenrotation des Beines (z. B. bei juveniler Epiphysenlösung)
→ O-Bein → Coxa vara (siehe oben) → Genu varum (siehe unten) → evtl. Pes varus (siehe unten)	→ Coxa antetorta → evtl. fixierte Innenrotation des Beines, Gehbehinderung (Anstoßen der Fußspitze) Überlastung des äußeren Fußrandes	→ evtl. fixierte Außenrotation des Beines, Gangstörung evtl. Knieschmerzen evtl. Knickfuß
Genu varum – Gangstörung (evtl. Watschelgang) – Überbelastung der medialen Kondylen – Überdehnung der lateralen Bänder – Wackelknie – Arthrose Überlastung des äußeren Fußrandes, statische Beschwerden (siehe unten)		– evtl. Störung im Patellarspiel – Lateralisierung, evtl. Subluxation der Patella – Knieschmerzen
Crus varum → Genu varum → Varusstellung des oberen Sprunggelenkes Fehlstellung über 5° führt meist zu Störungen im unteren Sprunggelenk (siehe unten) Knickfuß oder Belastung des äußeren Fußrandes	*Tibia-Innentorsion* – Innendrehung des Fußes, Gangstörung, Stolpern, evtl. Knieschmerzen – Überlastung des äußeren Fußrandes, evtl. kompensatorischer Knickfuß	*Tibia-Außentorsion* – Fußachse weicht nach außen ab → Überlastung der medialen Fußwölbung – evtl. Knickplattfuß
Asymmetrische Überlastung des Gelenkes, Dehnung der fibularen Seitenbänder – Tendenz zur Aufklappung in Supination. Chronische Distorsionen, Schmerzen am lateralen Knöchel	Rotationsfehlstellung der Fibula hat Inkongruenz des oberen Sprungelenkes zur Folge	
Tendenz zu Klumpfuß, zur Kontraktur im unteren Sprunggelenk – Überlastung des äußeren Fußrandes – Druckstellen, Clavi, Schmerzen, schwere Gangstörung		

Statik und
Deformitäten

Ein anderes Beispiel gibt der Ausgleich von *Bein-längen*unterschieden, seien sie reell oder scheinbar (funktionell), d.h. durch Gelenkkontrakturen bedingt. Maßgebend ist der *Beckenschiefstand* beim aufrechten Stehen. Ein Beckenschiefstand wirkt sich auf die Wirbelsäule aus (Skoliose), auf die Hüftgelenke (Ab- resp. Adduktionsfehlstellung), oft auch auf Knie (Beinverkürzung durch Flexion) und Sprunggelenke (Beinverlängerung durch Spitzfuß) aus. An allen diesen Stellen können Beschwerden auftreten.

Beinlängenunterschiede und ihre Behandlung sind im speziellen Teil besprochen (siehe S. 687f.) (Abb. 63.1–63.4 und Abb. 38.22).

Zu 4: Ein X-Bein und ein Knickfuß *verschlimmern sich gegenseitig.* Dies ist auf Abb. 38.23 leicht zu erkennen.

Eine Valgusfehlstellung an irgendeiner Stelle des Beines, z. B. des Femur, hat automatisch auch eine Valgusstellung der benachbarten Gelenke zur Folge.

(Eine Kompensation wie unter 3 beschrieben ist hier nicht möglich, weil das Kniegelenk und das obere Sprunggelenk als Scharniergelenk sich nicht seitlich ausbiegen können.)

Solche *Additionen von Fehlstellungen* wirken sich vor allem bei *Achsenfehlern nach Frakturen* ungünstig aus, wenn z. B. bei vorbestehendem Knickfuß eine Unterschenkelfraktur in Valgusstellung heilt: der Knickfuß wird dadurch wesentlich schlimmer. In diesem Fall wäre es besser gewesen, die Fraktur in leichter Varusstellung ausheilen zu lassen. Solche Zusammenhänge gilt es zu beachten. Eine Deformität kann nicht isoliert betrachtet werden, sie hat Wechselwirkungen mit dem gesamten Bewegungsapparat.

Die Tabelle «Synoptische Liste der Achsenfehler an den unteren Extremitäten und ihre möglichen Folgen» (S. 458 und S. 459) dient als «*Checkliste*» für die *Untersuchung* und *Beurteilung statischer Störungen* und *Deformitäten:*

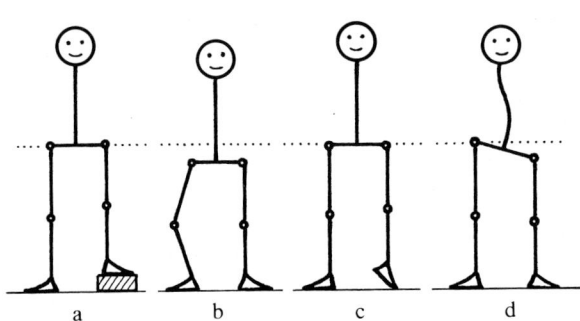

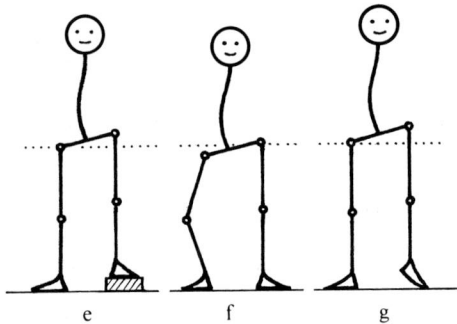

Abb. 38.22: Die mannigfaltigen *Auswirkungen* von Beinlängendifferenzen:

Obere Reihe: echter Beinlängenunterschied. Ausgleich durch:

a Schuhsohlenerhöhung: statisch richtig. Keine weiteren Auswirkungen auf den übrigen Bewegungsapparat.

b *Knieflexion* (evtl. recurvatum, oder seitliche Fehlstellung): Auswirkungen auf Knie, Hüfte und Fuß der *zu langen* Seite.

c *Spitzfuß* auf der *zu kurzen* Seite.

d *Beckenschiefstand:* Skoliose und Fehlstellung der Hüftgelenke.

Untere Reihe: funktioneller (scheinbarer) Beinlängenunterschied.

e Beckenschiefstand und Skoliose *fixiert,* mit Sohlenerhöhung *nicht* ausgleichbar.

f und g Ausgleich des Beinlängenunterschiedes mit Kniefehlstellung oder Spitzfuß, wie oben. Damit können Beckenschiefstand und Skoliose *nicht* korrigiert werden.

Die Fehlstellung hat Auswirkungen auf die ganze Gliederkette.

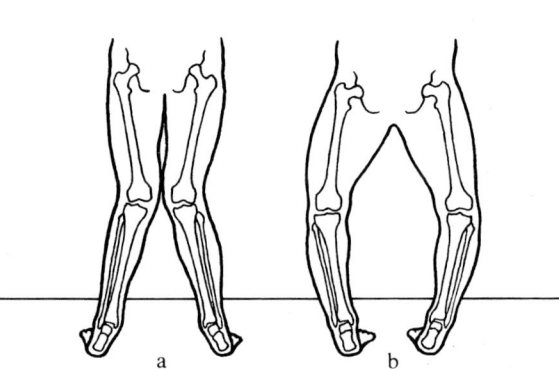

Abb. 38.23: Die *Wirkung von Fehlstellungen* auf *benachbarte Gelenke:*

X-Bein und Knickfuß *verschlimmern* sich gegenseitig (a), ebenso wie O-Bein und Varusstellung des Fußes (b).

Gegensinnige Fehlstellungen hingegen können sich bis zu einem gewissen Grade *kompensieren.*

a Beim X-Bein wird nicht nur das Knie auf Biegung beansprucht, sondern auch die Schenkelhälse der Hüften richten sich auf und die Füße kommen in Knickfußstellung (selten auch in eine kompensatorische Varusstellung).

b Beim O-Bein kommen die Hüften in eine Varusstellung, ebenso wie die Füße. Auch hier kann man jedoch gelegentlich kompensatorische Knickfüße beobachten.

Allgemeine Richtlinien zur Vermeidung und Behandlung von Deformitäten

Die Übergänge von gesund zu krank sind *fließend*, und die Beurteilung der Zusammenhänge ist oft nicht einfach. In jedem Fall sollte versucht werden, folgende Fragen so weit als möglich abzuklären:

- Welche *biomechanische Wirkung* hat eine bestimmte Deformität? *(Analyse)* (dazu als *Checkliste* die Tabelle «Synoptische Liste der Achsenfehler», S. 458).
- Können die *Beschwerden* auf biomechanische Wirkungen von Deformitäten *zurückgeführt* werden? *(Diagnose)*.
- *Wie wirkt* sich die Fehlbeanspruchung durch eine bestimmte Deformität aus? *(Prognose)*.

Die *Beantwortung dieser drei Fragen wird das Vorgehen im Einzelfall bestimmen.*

Prophylaxe

Sie richtet sich nach den Entstehungsmechanismen der Deformitäten.

Fehlstellungen des Knochens

- Kongenital: Diagnose sofort nach der Geburt und Frühbehandlung.
- Wachstumsstörung: Frühbehandlung wenn nötig, sonst regelmäßige Kontrollen bis zum Wachstumsabschluß.
- Stoffwechselkrankheiten (Rachitis, Osteomalazie): Diagnose und Behandlung der Grundkrankheiten (siehe S. 333).
- Frakturen: Diagnose, exakte Reposition und Retention, gegebenenfalls Osteosynthese (siehe S. 472ff. und S. 500ff.).

Fehlstellungen der Gelenke

- Lähmungen: Lagerung in Funktionsstellung, Schienen (siehe S. 203f. und S. 449).
- Gelenkkrankheiten: Erhaltung der Gelenkbeweglichkeit, gezieltes Einwirken gegen die drohende Deformität, evtl. Schienen usw. (siehe S. 414f. und S. 430f.).
- Verletzungen und Krankheiten, welche Ruhigstellung erfordern: Erhaltung der *Funktionsstellung* mittels korrekter Lagerung, Gips, Schienen, gegebenenfalls Operation (siehe S. 232 und S. 451).

Therapie

Im Wachstumsalter

Es ist erstaunlich, wie weit sich Deformitäten im Wachstumsalter noch verändern können (siehe S. 78 und S. 325f.). Die Prognose zu stellen ist manchmal schwierig. Immer wieder steht man vor der Frage, ob eine Korrektur auszuführen sei, oder ob man abwarten soll.

Orthopädische Behelfe, wie Schienen, Apparate usw. sind in relativ wenigen Fällen indiziert: Sie haben nämlich nur eine Wirkung, wenn sie *lange Zeit,* d. h. während Monaten bis Jahren ganztags oder wenigstens während der ganzen Nacht getragen werden. Solche Maßnahmen sind aber für die Kinder und ihre Mütter mit sehr viel Unannehmlichkeiten verbunden und werden ihnen deshalb nicht gerne ohne Not zugemutet.

Turnen, Massagen usw. haben ebenfalls keinen sicher meßbaren Einfluß. Immerhin kann die aktive Gymnastik bei Haltungsdeformitäten wertvoll sein, so wie der Wert eines körperlichen Trainings allgemein unbestritten ist.

Persistierende Deformitäten können nur mit einer *Korrekturosteotomie* sicher behoben werden. Der Entschluß zu einem solchen Eingriff wird selten in einer ersten Untersuchung gefaßt werden. Ist die Prognose nicht sicher, so kann abgewartet werden.

Wesentlich bei der Behandlung der Deformitäten im Kindesalter ist die *lange Beobachtung,* grundsätzlich bis zum Wachstumsabschluß oder noch darüber hinaus. *Regelmäßige Kontrollen* in Abständen von ¼ Jahr, 1 oder 2 Jahren sind die *wichtigsten Maßnahmen* im Behandlungsplan. Fast alle Deformitäten verändern sich im Verlaufe des Wachstums, viele davon, vor allem auch Achsenfehler nach Frakturen, korrigieren sich spontan, sie «wachsen aus». Bei diesen ist keine Therapie notwendig. Andere verschlimmern sich. Verlaufskontrollen gestatten ein rechtzeitiges Eingreifen.

Zuverlässige Verlaufskontrollen sind praktisch schwierig durchzuführen, das Gedächtnis läßt meist im Stich. Angaben von Patienten oder Eltern sind sehr unzuverlässig. Auch schriftlich fixierte Befunde sind zu wenig genau, um eine Veränderung von einer Kontrolle zur nächsten zu erfassen.

Für solche Verlaufskontrollen sind objektive *genaue Dokumente* notwendig, wie *Röntgenaufnahmen* und *Photographien* der Deformität. Wichtig ist, daß die Aufnahmen immer in der gleichen Stellung, am besten in einer *standardisierten Position* angefertigt werden. *Photographien* sind besonders nützlich!

Im Kindesalter sind *Beschwerden* bei Deformitäten *selten.* Die Korrektur ist deshalb – wenn sie nicht aus kosmetischen Gründen ausgeführt wird – in der Regel eine *Prophylaxe* von statischen Beschwerden und degenerativen Krankheiten. Eine genaue Kenntnis der Prognose, des schicksalsmäßigen Verlaufes, ist dafür Voraussetzung. Die damit zusammenhängenden Probleme sind in den Kapiteln über orthopädische Prophylaxe S. 241, S. 288 und S. 305, sowie im folgenden über «Häufige Normvarianten bei Kindern», S. 463, dargelegt.

Die *Korrektur grober Deformitäten* wirft schwierige Probleme auf. Solche Operationen sind ausgesprochen *komplikationsträchtig,* besonders, wenn

Statik und Deformitäten

auch noch Verkürzungen ausgeglichen werden sollen. Ein Beispiel zeigt Abb. 38.24 (siehe auch bei «Beinlängendifferenzen», S. 691). Beurteilung, Indikation und Durchführung erfordern besondere Erfahrung. Da es sich um relativ seltene Fälle handelt, läßt sich diese Erfahrung nur an spezialisierten Zentren sammeln, wo auch der längerfristige Verlauf kontrolliert wird.

Im Erwachsenenalter

Deformitäten im Erwachsenenalter bessern sich spontan nicht mehr. Entweder bleiben sie unverändert oder sie verschlimmern sich noch. Beschwerden sind wesentlich häufiger als im Wachstumsalter. Oft wird deshalb die *Korrektur* einer Deformität auch die Therapie der *Beschwerden* sein. Dies sind die dankbarsten Fälle (gelenknahe Osteotomien an Hüfte, Knie und Knöchel, siehe Abb. 42.2). Therapeutische Operationen sind auch dem Patienten gegenüber leichter zu motivieren als rein prophylaktische.

Bei fortgeschrittenen degenerativen Gelenkveränderungen ist die Korrektur der Fehlstellung unter *Ausschaltung des Gelenkes* (Arthrodese) manchmal der Osteotomie vorzuziehen.

Zur Indikation und Technik siehe «Osteotomie», S. 254 und die einzelnen Lokalisationen.

Bei *alten,* Jahre und Jahrzehnte beschwerdefrei ertragenen Deformitäten hat eine weitreichende *funktionelle Anpassung* stattgefunden in den benachbarten Gelenken und im ganzen Bewegungsapparat. Korrekturosteotomien können leicht zur Zerstörung dieser Anpassung und zum Mißerfolg führen. Die Indikation ist in solchen Fällen sehr schwierig, und oft wird der Zustand am besten belassen wie er ist.

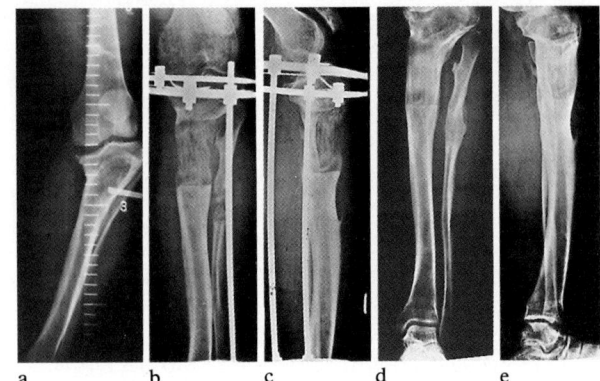

a b c d e

Abb. 38.24: *Korrektur einer komplexen Deformität:* Genu varum und Verkürzung. Mit der Methode von *Ilisarow* (siehe S. 693 und Abb. 63.11 b läßt sich beides gleichzeitig korrigieren.

a *Ausgangslage.* Hier wurde eine Osteotomie (Corticotomie) im Tibiakopf gemacht und mit dem Verlängerungsapparat kontinuierlich während 80 Tagen distrahiert.

b und c Zustand am *Schluß* der Verlängerungsperiode. Das Genu varum konnte geradegerichtet und der Unterschenkel um mehrere cm verlängert werden. In der Osteotomielücke hat sich neuer Knochen gebildet.

d und e *9 Monate Postoperativ.* Der neue Knochen hat sich vollkommen umgebaut, Tibia und Fibula sind, verlängert und gerade, wieder intakt.

39. Häufige Normvarianten bei Kindern

Allgemeines

In der täglichen ärztlichen Praxis gehört die Beurteilung von mehr oder weniger großen «Deformitäten» des Bewegungsapparates bei Kindern zu den häufigeren Aufgaben.

Es handelt sich vor allem um so gewöhnliche Dinge wie Knickfüße, Plattfüße, X- und O-Beine., Einwärts- und Auswärtsrotation von Füßen und Beinen, «unschönen Gang», «schlechte Haltung» mit abstehenden Schultern, Rundrücken und Hohlkreuz, bei im übrigen vollständig gesunden Kindern. Meist sind die Eltern ängstlich, nicht selten verunsichert durch Bemerkungen von Verwandten, Bekannten, wohlmeinenden Nachbarn, und nicht zuletzt von paramedizinischen Gewährsleuten und Artikeln in der Laienpresse.

Es gilt, zu erkennen, ob tatsächlich ein pathologischer, behandlungswürdiger Zustand vorliegt, oder, was weitaus häufiger ist, ob es sich um eine Variante im Rahmen der Norm handelt mit guter Prognose. In diesem Fall ist die Aufklärung und Beruhigung der Eltern das Wichtigste.

Zwei Faktoren sind für die *Beurteilung* wesentlich:

Der spontane Verlauf während der Wachstumsperiode

Im Verlaufe der Kindheit, von der Geburt bis zur Adoleszenz, ändern sich Form und Haltung ständig, und zwar in verhältnismäßig weitem Rahmen. So geht z. B. die bei der Geburt regelmäßig vorhandene Varusstellung der Beine im Verlaufe der ersten Lebensjahre in der Regel in eine leichte Valgusstellung über, welche sich schließlich bis zum Wachstumsabschluß ausgleicht (siehe auch Beinachsen im Kindesalter, S. 815) (Abb. 39.1 und Abb. 66.38).

Auch andere röntgenologisch meßbare Winkel, wie z. B. der Antetorsionswinkel des Schenkelhalses, *ändern sich* im Verlaufe des Wachstums erheblich. Dieser Winkel (AT-Winkel) hat eine konstante Tendenz, kleiner zu werden und bis zum *Wachstumsabschluß normale Werte* zu erreichen. Diese Entwicklung ist maßgebend für die Beurteilung der Prognose (vgl. S. 708).

Kleinkinder haben, wenn sie erstmals aufstehen, häufig ein hohles Kreuz, einen vorgewölbten Bauch, knicken mit den Füßen ein oder verdrehen sie. Haben sie sich einmal an den aufrechten Stand gewöhnt, verschwinden diese «Haltungsstörungen» wieder (Abb. 39.2).

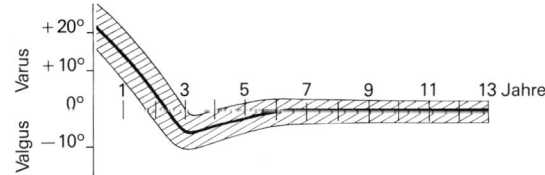

Abb. 39.1: Die Entwicklung des *Kniewinkels beim Kind.* Die O-Beine des Neugeborenen werden in den drei ersten Lebensjahren meist zu leichten X-Beinen, welche in den folgenden Jahren bis zur Pubertät in der Regel gerade werden.

Der Kurve liegen etwa 1500 Winkelmessungen von SALENIUS zugrunde. Sie stellt einen *Mittelwert* dar. Die Werte im schraffierten Band liegen etwa im Bereiche der Norm.

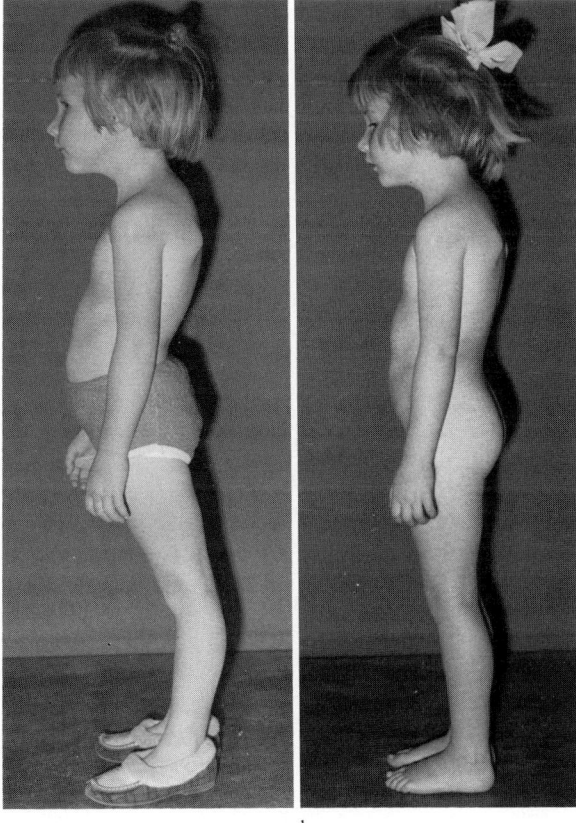

a   b

Abb. 39.2: *Haltungswandel.*

a Dieses gesunde 4jährige Mädchen zeigt noch ein typisches Haltungsmuster des Kleinkindes: Schlaffe Haltung mit vorgestrecktem Bauch, Oberkörper zurückgelehnt, Hyperlordose, fallende, abstehende Schultern. Die Knie sind in diesem Alter oft noch stark überstreckbar.

b Dasselbe Mädchen ein Jahr später: Die kleinkindliche Haltung ist weitgehend verschwunden.

Die physiologische Schwankungsbreite

Sie ist verhältnismäßig groß. Sogenannte «Normwerte» sind statistische Mittelwerte. Individuelle Abweichungen davon sind in einem relativ weiten Rahmen noch als «physiologisch», als «Normvarianten» anzusehen. So wie ein Gesicht sich von jedem anderen unterscheidet, sind auch Form und Haltung des Bewegungsapparates individuell verschieden in einem gewissen Rahmen. So hat auch jeder Mensch ein für ihn typisches Gangbild, woran man ihn von weitem erkennen kann.

Es wäre deshalb falsch, jede Abweichung von einem sog. «Normwert» für pathologisch und behandlungsbedürftig anzusehen (vgl. auch S. 241) (Abb. 39.3).

Wesen der häufigsten Normvarianten

Viele der oben angeführten gewöhnlichen Normvarianten der kindlichen Haltung beruhen auf einer dem Kindesalter eigenen, besonders ausgesprochenen *Beweglichkeit* und Elastizität der Gelenke, welche man sonst nur noch bei Artisten findet. Eine solche allgemeine Hypermobilität der Gelenke ist bei kleinen Kindern überaus häufig. Sie nimmt ab, je älter die Kinder werden, und bei Erwachsenen trifft man sie nur noch selten. Daraus läßt sich schließen, daß in den meisten Fällen die dehnbaren Bänder im Laufe des Wachstums straffer und damit die Gelenke stabiler werden. Dies gilt vor allem für die kindlichen *Knick- und Plattfüße* (siehe S. 878 f., sowie für die *X- und O-Beine* (siehe S. 816 f.).

Die *Unterscheidung* dieser «*Haltungsdeformitäten*» von eigentlich pathologischen Deformitäten ist verhältnismäßig leicht, indem die «Fehlstellung» im unbelasteten Zustand verschwindet und die Gelenke gut, ja eher besser *beweglich* sind als normal, während krankhafte Deformitäten in der Regel *fixiert* (strukturell) sind, bei steiferen Gelenken (siehe S. 442 f.: «Fixierte und nicht fixierte Deformitäten», sowie S. 601 f.: «Form und Haltung der Wirbelsäule»; S. 873 f.: «Fußdeformitäten»).

Da die spontane Prognose in der Regel gut ist, drängt sich eine *Therapie* nur in besonders ausgeprägten Fällen auf. Auf S. 241, S. 288 f. und S. 305 ff. ist ausgeführt, warum prophylaktische Operationsindikationen kaum je gegeben sind.

Eine *weitere Gruppe* von *häufigen Normvarianten* betrifft:

Torsionsprobleme an den unteren Extremitäten

Auswärtsgang oder *Einwärtsgang,* in der Regel symmetrisch, mit beiden Beinen bzw. Füßen, sind überaus häufige Klagen, mit welchen Mütter ihre Kinder zur Kontrolle bringen. Die Kinder selbst allerdings

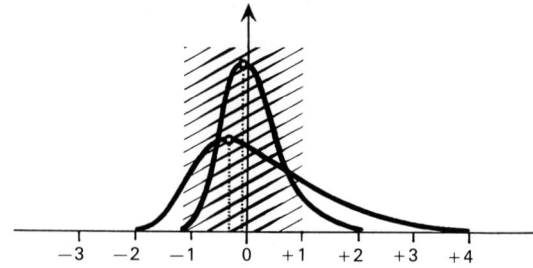

Abb. 39.3: *Was ist «normal»?*

Oft werden anatomische Meßwerte, z. B. am Lebenden oder auf Röntgenbildern gemessene Winkel, als «Normalwerte» angegeben, wobei ausgesprochen oder unausgesprochen angenommen wird, daß alles andere «abnormal», wenn nicht «pathologisch» sei. Worauf stützt sich eine solche Annahme?

Biologische Meßwerte sind häufig Gaußsche Normalverteilungen, mit den sog. «Glockenkurven» darstellbar. Oft sind es «schiefe Glocken» bei denen der Null-Punkt der Kurve (Medianwert: 50% der Werte liegen oberhalb, 50% unterhalb dieses Punktes), der Mittelwert und die häufigste Verteilung (Scheitelpunkt der Kurve) *nicht* mehr zusammenfallen. Je flacher und schiefer die Kurve, desto weiter fallen diese Werte auseinander und desto größer ist die *Streuung* zu beiden Seiten.

Unsere sog. «Normalwerte» sind Mittelwerte aus einer relativ kleinen Anzahl von Meßwerten. Die Streubreite ist selten angegeben.

Was ist hier «normal» und was «abnormal» oder «pathologisch»? Vielleicht etwa, was innerhalb bzw. außerhalb des schraffierten Streubereiches liegt? Eine eindeutige Definition fehlt.

Dies bedeutet nicht, daß genaue Messungen wertlos seien. Sie sind im Gegenteil wichtige Entscheidungsgrundlagen für den Arzt. Der Entscheid selbst wird ihm aber von diesen *nicht* abgenommen, er muß ihn selbst verantworten.

klagen nicht, denn sie haben praktisch nie Beschwerden. Meistens ist das beanstandete Gangbild ausgeprägter bei kleinen Kindern als bei älteren, aber auch wenn das Kind müde ist. Natürlich kann ein Mensch einwärts gehen wie ein Trottel oder auswärts wie Charlie Chaplin, auch wenn die anatomischen Verhältnisse seiner unteren Extremitäten in Ordnung sind. Tatsächlich tun das manche Kinder, und wahrscheinlich fördern gewisse Gewohnheitsstellungen und -haltungen eine derartige Tendenz. Man wird versuchen, solche Gewohnheiten herauszufinden und nach Möglichkeit zu beeinflussen (was allerdings nicht zu einem Familienstreit führen sollte).

Solche Gewohnheiten sind:

- Auswärts- resp. Einwärtsdrehung der Beine und Füße bei bestimmten, vom *Säugling* gewohnheitsmäßig eingenommenen Stellungen, wie z. B. Abspreizung der Beine und Füße in Froschstellung, oder liegen auf den angezogenen einwärtsgedrehten Füßen.
- Auswärtsdrehung der Füße und Einwärtsdrehung der Hüften im «umgekehrten Schneidersitz» (am Boden mit den Füßen seitlich): «Fernsehsitz».

Norm-varianten bei Kindern

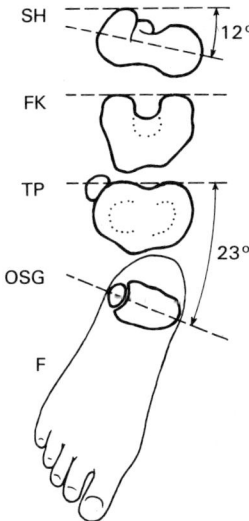

SH ⸺ 12°
FK ⸺
TP ⸺
OSG ⸺ 23°
F

Abb. 39.4: *Die Torsionsverhältnisse an der unteren Extremität.*
Aufsicht von oben auf das Beinskelett.

Die *Kniegelenkachse* liegt beim Gehen normalerweise ziemlich genau in der *Frontalebene* (welche damit definiert ist als die Verbindungslinie der dorsalen Begrenzung der Femurkondylen: FK). Der Schenkelhals (SH) hat dagegen eine Antetorsion von ungefähr 12°, und die Achse des oberen Sprunggelenkes (OSG) eine Außenrotation von etwa 23°.

Einigermaßen genau messen läßt sich die Torsion nur mit dem CT, das ähnliche Schnitte gibt wie diese Zeichnung. Die Torsionswerte haben jedoch eine ziemlich große Streubreite. Überdies sind Außen- und Innenrotation beim Gehen weitgehend *funktionell* bestimmt und *nicht* zwangsläufig an diese Skelettanatomie gebunden. Die Richtung des Fußes (F) hängt zudem stark von der Fußform ab: Knick- und Plattfüße schauen nach außen, Sichel- und Klumpfüße nach innen.

Entscheidend ist deshalb die *klinische Beurteilung.*

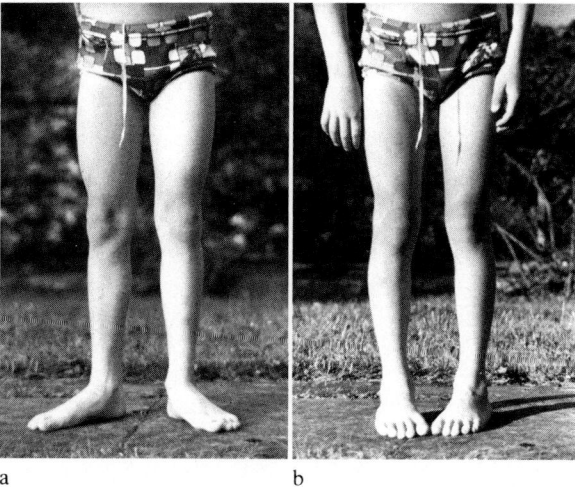

a   b

Abb. 39.5: Dieser gesunde Knabe demonstriert:

a *Auswärtsgedrehte Beine.* Die Knie schauen nach außen, die Füße noch stärker, infolge leichter Knickfußstellung. Bei voll durchgestreckten Knien entsteht der Eindruck von X-Beinen. Manche Kinder und auch viele Erwachsene haben eine Tendenz, so zu gehen.

b *Einwärtsgedrehte Beine.* Die Kniescheiben schauen ein wenig nach innen, die Füße noch stärker, infolge einer leichten Varus- und Adduktionsstellung. Die Fußwölbung ist etwas erhöht. Bei durchgestreckten Knien entsteht der Eindruck von O-Beinen. Viele kleine Kinder stehen und gehen so, doch geht diese Tendenz mit dem Wachstum regelmäßig zurück, so daß bei Erwachsenen ein solcher Stand und Gang selten ist.

Beide Varianten sind Ausdruck der persönlichen Eigenart des Individuums und nicht pathologisch, außer in extremen Fällen.

Anatomische Abweichungen von den «normalen» Torsionsverhältnissen sind nicht einfach zu erfassen (siehe Abb. 39.4), und es gibt keine objektive Methode, die Torsion an der unteren Extremität exakt zu messen (Ausnahme: Schenkelhals, siehe S. 708).

Wichtig ist die *klinische Beurteilung:*

• *Symmetrische, konstitutionelle Torsionsvarianten* sind in der Regel *nicht behandlungsbedürftig.*
• *Einseitige* Torsionsfehler werden am häufigsten nach fehlverheilten Frakturen beobachtet. Falls sie zu Gehstörungen und Beschwerden führen, können *Korrekturosteotomien* angezeigt sein.

Einzelne Torsionsvarianten:

1. *Einwärtsgang* (toeing in) ist überaus häufig bei Kindern. Wenn eine verstärkte Innentorsion vorhanden ist, kann sie im Fuß lokalisiert sein (pes adductus, S. 871), in der Tibia oder an beiden Stellen, aber auch in der Hüfte (vermehrte Antetorsion des Schenkelhalses mit vermehrter Innenrotation der Hüftgelenke, bis zu 90°) (siehe Torsionsvarianten am Schenkelhals, S. 708) (Abb. 39.5).

Die *Behandlung* besteht im Vermeiden von Gewohnheiten, welche die Deformität verstärken (umgekehrter Schneidersitz, siehe oben), bei verstärkter Verdrehung Nachtschienen: Schuhe werden mit einem Querstab verbunden und in Außenrotation gehalten. Tagschienen sind ohne Wirkung, ebensowenig Einlagen. In den allermeisten Fällen verschwindet der Einwärtsgang vollständig oder weitgehend bis zur Adoleszenz, auch *ohne* Therapie.

Nur in ganz seltenen Ausnahmefällen wird eine beidseitige Derotationsosteotomie der Femora nötig werden (vgl. S. 722). Während Derotationsosteotomien bei Hüftdysplasien wahrscheinlich die Hüftentwicklung günstig zu beeinflussen vermögen, haben solche prophylaktisch gedachten Osteotomien bei *einfacher vermehrter Antetorsion des Schenkelhalses keine rationale Grundlage,* mindestens solange die Annahme, daß vermehrte Antetorsion zur Arthrose prädisponiere, eine reine Hypothese bleibt. Aber auch wenn diese Annahme sich als richtig erweisen sollte, bliebe noch zu zeigen, daß der Nutzen der Operation größer wäre als ihre Gefahren (vgl. S. 149 und S. 246f.).

Norm-
varianten
bei Kindern

Innenrotationsfehlstellungen infolge Lähmungen (vor allem C.P.) oder bei kongenitalem Klumpfuß lassen sich in der Regel leicht erkennen.

2. *Auswärtsdrehung* der Beine ist häufig bei kleinen Kindern und besonders auffällig, wenn sie zu stehen und gehen beginnen. Die Torsion sitzt oft in der Hüfte (Außenrotation bis 90°, Innenrotation nur um wenige Grade möglich), aber auch eine Knickfuß-stellung mit Abduktion des Vorfußes können dazu beitragen. Die Fußstellung verlangt gelegentlich eine Behandlung (mit Einlagen: siehe S.881), im übrigen ist keine Therapie notwendig, die *Prognose* ist praktisch immer *gut*.

Außenrotationsfehlstellungen infolge von Lähmungen oder juveniler Epiphysenlösung lassen sich leicht abgrenzen (einseitig, Schmerzen, Alter).

3. Relativ häufig ist die *Kombination* von verstärkter Innenrotation im Femurbereich mit Außenrotation im Unterschenkel. Beim Gehen kommt das sog. «kneeing in» zustande, d.h. das Kniegelenk ist etwas nach innen gedreht, während Hüfte und Fuß gerade stehen. Eine wirksame Therapie ist nicht bekannt, erübrigt sich aber angesichts der guten Prognose.

Prognose

Bei allen den genannten Zuständen, statischen Deformitäten, Haltungsstörungen, Torsionsvarianten bestehen – verglichen mit ihrer Häufigkeit – sehr selten Beschwerden. Auch im späteren Leben machen sie nicht wesentlich viel mehr Beschwerden, als sog. «normale» Beine und Rücken. Die Prognose ist also im allgemeinen gut, wenn sie auch im Einzelfall nicht genau vorausgesagt werden kann.

Prophylaktische Maßnahmen sind deshalb nicht von vornherein sinnvoll oder grundsätzlich angezeigt. Das große Problem liegt darin, daß wir uns noch weitgehend im Dunkeln bewegen, was unsere Kenntnis über die Prognose betrifft, und weit mehr Vermutungen und Hypothesen haben als gesicherte Unterlagen.

Unter diesen Umständen *müssen an prophylakti-sche Maßnahmen folgende Anforderungen gestellt werden:*

- *Kontrollierbare Wirkung.* (Nur wenige Schienen und Apparate haben eine solche.)
- *Tatsächliche Verbesserung der Langzeitprognose.* Dies ist bei der Mehrzahl der Fälle nicht möglich, weil die Prognose ohnehin gut ist. Wieweit in den übrigen Fällen die Prognose auf lange Sicht verbessert werden kann, ist meist schwer zu sagen und läßt sich kaum objektivieren.
- *Zumutbarkeit.* Die Maßnahmen sollen dem Kind und seiner Mutter das Leben nicht zu stark vergällen. (Manche Apparate, viele Anordnungen, Gebote und Verbote tun das.)
- *Unschädlichkeit.* Wird eine Operation erwogen, so müssen ihre Gefahren in einem vertretbaren Verhältnis zum gesicherten Nutzen stehen. Dies ist nur ausnahmsweise der Fall. Grundsätzliches zur Operationsindikation, besonders auch zu prophylaktischen Operationen, siehe S.239f. und S.288.

In der *überwiegenden Mehrzahl der Normvarianten* sind die *Beruhigung der Mutter* und die *Ermutigung des Kindes zur Bewegung das Wichtigste.*

• Die *Schlußfolgerung* einer Studie über den pes planus (Plattfuß) formulierte G.K.Rose für die British Orthopaedic Foot Surgery Society 1982 folgendermaßen:

1. The vast majority of conditions diagnosed as pathologic are probably normal variants.
2. Much of the treatment given is ineffectual.
3. Despite or because of 1) and 2), most feet do well and produce little morbidity.

Diese Schlußfolgerung gilt wohl für die große Mehrzahl der Normvarianten bei Kindern überhaupt.

Norm-
varianten
bei Kindern

40. Überlastungsschäden

Begriff: Mechanische Beanspruchung auszuhalten ist die Aufgabe des Bewegungsapparates, er braucht diese Beanspruchung. Schäden durch Überbeanspruchung am gesunden Bewegungsapparat, abgesehen von Verletzungen durch plötzliche massive Gewalteinwirkung (Frakturen, Bänderrisse), sind deshalb selten (vgl. S. 44 und S. 48 f.).

Überlastungsschäden entstehen denn auch meistens *auf dem Boden von lokalen Vorschädigungen* (siehe S. 437). Die chronische Schwächung derart vorbeschädigter Gewebe kann zum *plötzlichen Riß oder Bruch* unter an sich normaler Beanspruchung führen. Auf diese Weise kommt das für diese Überlastungsschäden *typische klinische Erscheinungsbild* zustande: während längerer Zeit mäßig starke *chronische* Beschwerden, und dann ein *plötzliches akutes Ereignis,* welches als Unfall imponiert (Tab. 23).

Tab. 23: Überlastungsschäden.

Gewebe	Ursache (chronisch)	Überlastungsschaden (akut)
1. *Sehne*	degenerativ	→ Sehnenriß
2. *Knochen*	ungenügende mechanische Stabilität, mangelnde Regeneration	→ pathologische Fraktur ↘ ↗ Ermüdungsbruch
Meniskus	degenerativ	→ Riß

Sehnenrupturen

Sehnen als bradystrophe Gewebe erleiden gelegentlich degenerative Veränderungen ohne reaktive Erscheinungen. Typische Prädilektionsstellen sind:

- Supraspinatussehne (Rotatorenmanschette)
- lange Bizepssehne
- Quadrizepssehne
- Achillessehne

doch auch andere, wie Daumen- und Fingerstrecksehnen, tibialis anterior, können befallen sein.

Die Sehnenruptur tritt häufig *ohne nennenswertes Trauma plötzlich* ein. Die vorgängige Degeneration hat ohne Symptome stattgefunden, ohne Entzündung und ohne Schmerzen. Sehnenrupturen werden nicht selten übersehen, *nicht* oder *zu spät diagnostiziert.* Damit verschlechtert sich die Chance zur Wiederherstellung.

Ein *plötzliches Ereignis* bei einem Mann der mittleren Altersgruppe (Frauen sind seltener betroffen), besonders während *sportlichen Aktivitäten ohne vorheriges Training,* mit Schmerzen und Funktionsstörungen an einer der Prädilektionsstellen, *muß an eine Sehnenruptur denken lassen.*

Sehnenrupturen kommen auch bei anderen pathologischen Veränderungen vor, so z. B. Strecksehnenrisse an der polyarthritischen Hand.

Für *Klinik* und *Therapie* siehe auch die einzelnen Lokalisationen im speziellen Teil.

Ermüdungs- und pathologische Knochenbrüche

Bei *vorgeschädigten* Knochen, deren mechanische Festigkeit wegen Defekten vermindert ist (Zysten, Tumoren, Metastasen, Paget, Osteogenesis imperfecta usw.) braucht es ein *geringfügiges Trauma* um den Knochen zu *brechen:*

Pathologische Frakturen

Wenn solche Frakturen ohne ein nennenswertes Trauma (ohne Unfall) zustande kommen, nennt man sie *Spontanfrakturen.*

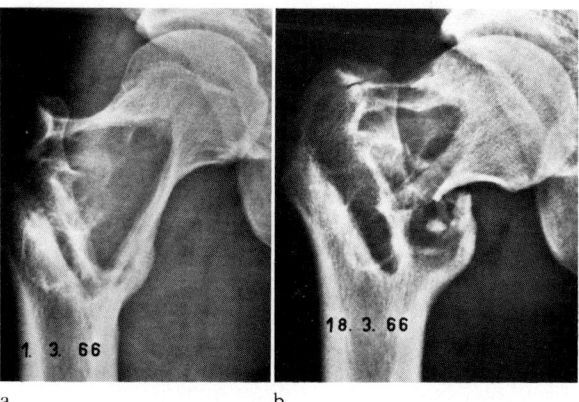

a   b

Abb. 40.1: *Pathologische Fraktur.*

a Proliferatives ossifizierendes Fibrom bei einem 20jährigen Mann, der wegen geringfügiger Beschwerden den Arzt aufsuchte.

b Wenige Tage später Schenkelhalsfraktur ohne eigentliches Trauma. Therapie: Einsetzen einer Tumorprothese (siehe Abb. 33.26).

Umgekehrt muß ein *nicht adäquates Trauma* in der Anamnese einer Fraktur den *Verdacht* auf eine *pathologische Fraktur* lenken und nach einem Grundleiden suchen lassen (Abb. 40.1 und Abb. 33.26).

Die Heilung einer pathologischen Fraktur hängt unter anderem von der Grundkrankheit ab: Frakturen bei juvenilen Knochenzysten z. B. heilen rasch aus, meist sogar mitsamt der Zyste. Auch sonst ist die spontane Heilung in vielen Fällen möglich. (Osteogenesis imperfecta, Paget.) Aggressive Prozesse hingegen stören den Heilungsprozeß stärker oder verhindern ihn ganz (Tumoren, Metastasen).

Die *Therapie* richtet sich ebenfalls nach der Grundkrankheit. Häufig sind Osteosynthesen und *Knochentransplantationen nötig.* Die Therapie von pathologischen Frakturen bei Tumoren ist im Tumorkapitel (siehe S. 377) beschrieben.

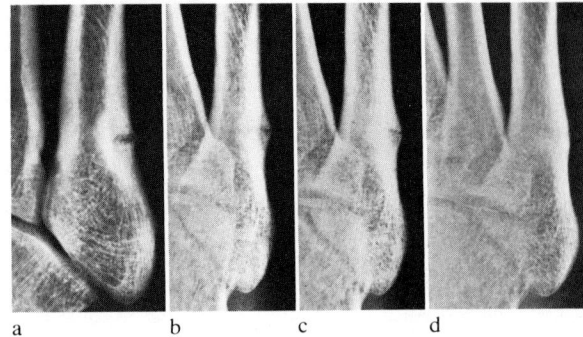

Abb. 40.2: *Ermüdungsfraktur* im Röntgenbild, Verlauf: «Marschfraktur» am fünften Matatarsale bei einem 20jährigen Rekruten.

a Nach längeren Fußmärschen hatte er zunehmende Schmerzen am äußeren Fußrand. Der Knochenriß ist nicht immer so deutlich zu sehen wie hier.

b In einem etwas schrägen Bild ist wenig später bereits ein periostaler Kallus sichtbar.

c Zwei Monate später ist die schleichende Fraktur in Heilung. Einige Wochen Schonung genügten.

d Ein Jahr später. Feste knöcherne Konsolidierung mit Verdichtung und Verdickung des Knochens (vgl. auch Abb. 69.69 und Abb. 64.22).

Ermüdungsbrüche

Biomechanik und *Pathophysiologie* der Ermüdungsbrüche am Knochen wurden im allgemeinen Teil (S. 61) ausführlich beschrieben. Sie treten auf bei einem *Mißverhältnis* zwischen Beanspruchung und Festigkeit des Knochens:

Verminderte mechanische Festigkeit des Knochens

1. allgemein:

- Osteomalazie
- renale Osteopathien
- Paget
- andere (stoffwechselbedingte) Osteopathien.

Hartnäckige Schmerzen weisen auf *schleichende Frakturen* hin. Das *röntgenologische Bild* ist typisch: schmale unscheinbare «Risse» in der Knochenoberfläche an Orten größter Beanspruchung: Schenkelhals, Adambogen, Tibiakopf, Scham- und Sitzbeinast (Abb. 40.2 und Abb. 69.69).

Solche «schleichende Frakturen» wurden als «Loosersche Umbauzonen» beschrieben, ihr multiples Auftreten als «Milkmans Syndrome».

Neben der *Therapie* der Grundkrankheit ist Schonung, zeitweilige Ruhigstellung, selten eine Operation, etwa eine Aufrichteosteotomie bei Coxa vara notwendig (Abb. 66.22 und Abb. 66.23).

2. lokal

Bei lokaler Schwächung der Knochenstruktur, z. B. Knochendefekte (nach Osteitis, nach operativer Ausräumung von Osteitiden oder Tumoren, bei Knochennekrosen, z. B. nach Röntgenbestrahlung).

Die *Therapie* richtet sich auch hier nach der *Grundkrankheit.* Manchmal sind Osteosynthesen, verbunden mit autologer Knochentransplantation, nötig.

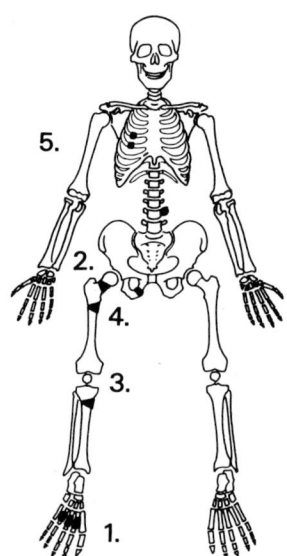

Abb. 40.3: *Typische Lokalisationen von Ermüdungsbrüchen* (in der Reihenfolge ihrer Häufigkeit).

1. Metatarsale II und III (siehe S. 900)
2. Schenkelhals
3. Tibiakopf
4. Femur und Tibiaschaft
5. andere.

Überlastungsschäden

Übermäßige Beanspruchung

1. lokal: bei bestimmten mechanisch stark überbeanspruchten Knochenabschnitten, z.B. wegen Achsenfehlern.
- Coxa vara (angeboren oder erworben) (siehe S. 706)
- kongenitale Tibia vara (→ Tibiapseudarthrose!) S.848)
- Knochentransplantate (die der Beanspruchung nicht entsprechen)

2. allgemein: mangelndes Training
- die sog. «Marschfrakturen».

«Marschfrakturen»

werden beobachtet bei jungen Leuten, welche untrainiert größere Marsch- oder andere körperliche Leistungen absolvieren müssen, z.B. am Anfang einer Rekrutenschule.

Typische Lokalisationen von Ermüdungsfrakturen:

1. Metatarsale II und III (siehe S. 900)
2. Schenkelhals
3. Tibiakopf (Abb. 40.4)
4. Femur- und Tibiaschaft
5. andere (Abb. 40.3).

Diagnose: Nur wer daran denkt, stellt sie. Hartnäckige *Schmerzen* nach Anstrengungen, welche nicht bald wieder verschwinden, an typischer Stelle, wekken Verdacht. Am *Fuß* oder am *Schienbein,* wo der Knochen dicht unter der Haut liegt, wird bald eine harte, schmerzhafte Schwellung tastbar.

Der Befund auf dem *Röntgenbild* ist am Anfang überaus diskret: man findet zuerst evtl. nur eine kleine Infraktion, eine Umbauzone, später dann einen kleinen dichten *Kallus.* Dieser kann denn auch das *erste* und *einzige* Zeichen der Ermüdungsfraktur sein. Im Verlaufe der Heilung kann der Kallus noch mächtig wachsen.

Therapie: Ein Dispens von größeren körperlichen Leistungen, eine gewisse Schonung während vier bis sechs Wochen genügt in der Regel, die «schleichende Fraktur» ausheilen zu lassen. Selten ist eine längerdauernde Ruhigstellung (Gips) notwendig (Abb. 40.4).

Über-
lastungs-
schäden

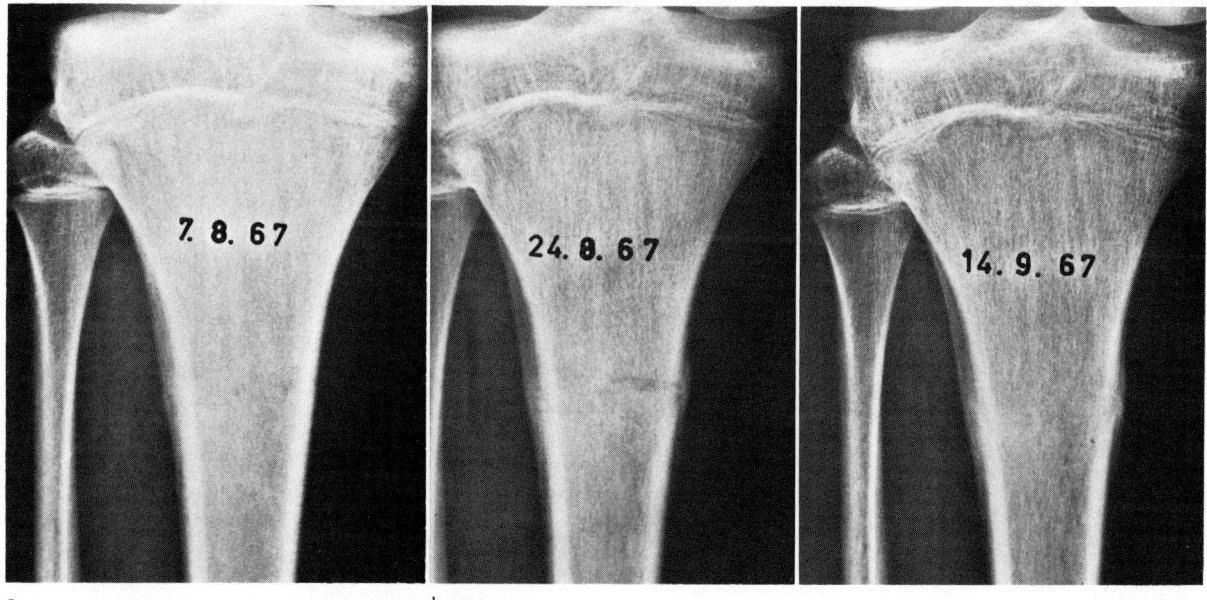

a   b   c

Abb. 40.4: *Ermüdungsfraktur* in der Tibia unterhalb des Knies bei einem 16jährigen Jungen, der kurz zuvor ein intensives sportliches Training begonnen hatte.

a Das erste Röntgenbild, das wegen zunehmender Schmerzen gemacht wurde, zeigt lediglich eine feine periostale Auflagerung lateral und minimale Strukturunregelmäßigkeiten im Tibiaschaft.

b Zweieinhalb Wochen später ist ein feiner Frakturspalt zu sehen, eine leichte Verdichtung der Knochenstruktur in der Umgebung und ein kleiner periostaler Kallus auch medial.

c Weitere 3 Wochen später ist die Fraktur wieder geheilt. Die Behandlung bestand lediglich darin, daß der Junge das Bein etwas schonte.

41. Verletzungen des Bewegungsapparates

Die *Traumatologie des Bewegungsapparates* – Frakturen, Bandverletzungen – ist zu einem der wichtigsten Gebiete der Orthopädie geworden. Traumatologie bedeutet *Notfallservice*, rund um die Uhr und 365 Tage im Jahr. Dies ist traditionellerweise die Spezialität des Chirurgen. Wenn die Orthopädie die fachlichen Voraussetzungen für die Frakturbehandlung hat und auch einen Anspruch darauf, ist es ihre Pflicht, die Herausforderung des Notfalldienstes anzunehmen.

Die Zunahme der Unfälle – Verkehr, Technisierung der Arbeit, Sport – macht Verletzungen am Bewegungsapparat und ihre Folgen zu einem der volkswirtschaftlich bedeutendsten Faktoren, was Arbeitsausfall und Invalidität betrifft.

Es erscheint logisch, daß die Orthopädie, welche seit jeher Chirurgie des Bewegungsapparates betrieben hat, sich auch mit den Verletzungen des Bewegungsapparates, vor allem mit den Frakturen befaßt, wie sie das in den angelsächsischen Ländern immer getan hat. Sie ist umsomehr dazu verpflichtet, als eine *große Anzahl von Unfallfolgen schließlich in die Behandlung der Orthopädie kommt.* Die Kenntnis dieser Unfallfolgen ermöglicht eine *retrospektive Analyse der Frakturbehandlungsmethoden* und damit eine Revision und Modifikation dieser Methoden, dort wo sie zu wünschen übrig lassen. Die Beschäftigung mit der *Funktion* des Bewegungsapparates erlaubt es der Orthopädie zudem, die vorwiegend morphologisch orientierte Frakturbehandlung durch *funktionelle Gesichtspunkte* zu ergänzen und zu modifizieren.

Diese Aspekte sollen im folgenden Abschnitt vor allem hervorgehoben werden, während eine umfassende Darstellung der Frakturbehandlung über den Rahmen dieses Buches hinausgehen würde.

Unter den Verletzungen des Bewegungsapparates haben die *Knochenbrüche* weitaus die größte Bedeutung, wobei die *offenen* Brüche wegen der Infektionsgefahr und die *Gelenkbrüche* wegen ihres Einflusses auf die Gelenkfunktion besondere Fragen aufwerfen.

Wegen der möglichen Spätfolgen ist die *Erstbehandlung von frischen Bandverletzungen,* einschließlich der traumatischen Luxationen, äußerst wichtig. Sie *rechtfertigt einige Bemerkungen* im Rahmen der orthopädischen Chirurgie.

Luxationen und Bandverletzungen

Die meisten Gelenke sind gut durch Bänder gesichert, so daß sie nur luxieren können, wenn durch große Krafteinwirkung *ein Teil der Bänder reißt.*

Manche gut geschützte Gelenke luxieren nur, wenn gleichzeitig Bänder und Knochen reißen («Luxationsfraktur», z.B. oberes Sprunggelenk), auch können (z.B. am Kniegelenk) schwere *Bandschäden* entstehen, *ohne daß das Gelenk luxiert.* Also:

- Je *beweglicher* ein Gelenk ist, desto *leichter* luxiert es *ohne* massive Bandläsion (z.B. Schultergelenk, Abb. 44.1).
- Je *stabiler* ein Gelenk ist, desto *größere Band-* (und Knochen-)*verletzungen* entstehen, noch *bevor* es zur Luxation kommt (z.B. oberes Sprunggelenk, Kniegelenk, Abb. 66.75).

Nach Bandverletzungen und Luxationen besteht die Gefahr, daß eine *Instabilität des Gelenkes zurückbleibt* mit einer Neigung zu:

- *weiteren* (habituellen) *Luxationen* (z.B. Schultergelenk)
- *permanenter Subluxationsstellung* (z.B. Akromioklavikulargelenk, Halswirbelsäule)
- *chronischen Distorsionen* (z.B. oberes Sprunggelenk, Abb. 68.6)
- *Schlottergelenk* (z.B. Kniegelenk).

Frische Bandverletzungen können rasch und sicher ausheilen, *alte* Bandschäden heilen spontan nicht mehr und sind auch operativ oft nur schwer oder gar nicht zu reparieren. Es ist deshalb wichtig, *bei jeder Gelenkverletzung*

- das *Ausmaß der Bandverletzung festzustellen* und
- diese *im frischen Stadium zu behandeln.*

Zur Diagnose

Auf gewöhnlichen Röntgenbildern sieht man Bandverletzungen in der Regel nicht.

Eine *Bandverletzung* kann *nur durch funktionelle Prüfung festgestellt* werden. Man testet das Gelenk, ob es stabil ist oder sich aufklappen (subluxieren) läßt.

Dies kann man *klinisch* feststellen: Beim Versuch, das Gelenk aufzuklappen, spürt man, ob das Band Widerstand gibt, ob der Gelenkspalt sich öffnet, und ob falsche Beweglichkeit besteht.

Röntgenologisch läßt sich das Aufklappen des Gelenkspaltes mit *Funktionsaufnahmen* objektivieren (siehe S. 146 und Abb. 68.6 und Abb. 66.75).

Selbstverständlich muß die Prüfung vorsichtig erfolgen. Wenn sie zu schmerzhaft ist und nicht eindeutig ausfällt, so kann sie in *Lokalanästhesie* oder Narkose leicht durchgeführt werden. Diese Untersuchung ist entscheidend für den Entschluß zu einer Operation (siehe S. 836 und S. 858).

Instabilitäten, frische und alte, werden zweckmäßigerweise nach ihrem *Schweregrad* eingeteilt. Die folgende Klassifizierung basiert auf der *funktionellen* Diagnostik, die einzige Methode, mit der Instabilitäten überhaupt erfaßt werden können. Beurteilt wird die Stellung der beiden knöchernen Gelenkanteile zueinander auf dem *Röntgenbild.*

Einteilung der Gelenkinstabilitäten

1. Falsche Stellung des Gelenkes (Verschiebung, Subluxation, Luxation) unter *voller Beanspruchung.*
2. Fehlstellung unter *leichtem* Streß (Funktionsaufnahmen).
3. Fehlstellung bereits *in Ruhe.*

Diese Einteilung ist klar, einfach in der *praktischen Diagnostik* und ausschlaggebend für die einzuschlagende *Therapie.*

Zur Therapie

Frische traumatische Luxationen und Bandverletzungen werden mit Vorteil einige Zeit *ruhig gestellt,* damit Bänder Gelegenheit haben, zu heilen. Dazu brauchen sie etwa 6 Wochen. So lassen sich spätere habituelle Luxationen, chronische Distorsionen, Wackelgelenke usw. *vermeiden.*

Sind Seitenbänder, vor allem am Knie und am oberen Sprunggelenk *total durchgerissen,* so retrahieren sich die Bandstümpfe und wachsen nicht mehr Ende an Ende zusammen. Es ist deshalb besser, das Band zu *nähen,* damit es wieder zusammenwachsen kann.

In der Regel ist eine *Ruhigstellung* (im Gips) von etwa 6 Wochen notwendig. Details siehe im speziellen Teil: S. 842 (Knie) und S. 858 (Knöchelgelenk). (Eine *Übersicht* über die *nicht traumatischen Luxationen* findet sich auf S. 455.)

Zur Operationsindikation bei Bandverletzungen

Seit der rasanten Zunahme der Sportunfälle haben sich Orthopäden und Chirurgen intensiv mit den *Bandläsionen bei Gelenkverletzungen* beschäftigt.

Früher wurden diese fast ausschließlich *konservativ* behandelt mit Ruhigstellung (Gips) oder funktioneller Mobilisation, doch ist in den letzten Jahren *die primäre Bandnaht* stark propagiert und, mindestens für die *vollständigen* Rupturen, als die *einzig richtige Behandlung* bezeichnet worden, dies vorwiegend aufgrund tierexperimenteller Untersuchungen, wonach die richtige Heilung der Bänder nur bei gut adaptierten Stümpfen möglich sei. So werden gerissene Seitenbänder von oberem Sprunggelenk und Knie heute zum großen Teil operativ versorgt, d.h. *genäht.* Die Resultate sind – sofern sie nicht durch Operationskomplikationen getrübt sind – gut.

Allerdings sind auch die Resultate der *konservativen* Behandlung fast durchwegs *gut.* Überdies sind in der orthopädischen Praxis Patienten mit behandlungsbedürftigen Spätschäden nach traumatischen Bandläsionen auffallend selten. Ob tatsächlich der größte Teil der Bandverletzungen, z.B. am oberen Sprunggelenk, operiert werden muß, ist deshalb zu bezweifeln. Die Voraussage sei gewagt, daß der Trend zur Operation bei den frischen Bandverletzungen wieder rückläufig sein wird.

Bevor ein abschließendes Urteil über Wert, Notwendigkeit und Technik von Bandrekonstruktionen und -plastiken möglich ist, sollte eine Reihe offener Fragen beantwortet werden können:

– Wie ist eine Instabilität zu definieren? Offensichtlich nur quantitativ.
– Wie läßt sie sich messen? Zur Zeit gibt es weder klinische noch radiologische Meßmethoden, die genau genug und reproduzierbar wären.
– Welche Verletzungen heilen spontan aus und welche hinterlassen Instabilitäten? Vergleichbare Nachkontrollen fehlen.
– Welche Instabilitäten werden klinisch manifest, und wie? Manche machen erstaunlich wenig Beschwerden.
– Wie wichtig ist die Gelenkgeometrie (die anatomisch genaue Insertionsstelle der einzelnen Bänder) für den Bandersatz?
– Wie heilen Bänder, und wie verändern sich ihre mechanischen Eigenschaften im Verlaufe des Heilungsprozesses, mit oder ohne Operation?
– Wie verändern sich Ersatzbänder (autologe, künstliche) mit der Zeit?

Während für die *Frakturbehandlung* in den letzten Jahrzehnten Grundlagen und praxisbezogene Richtlinien erarbeitet werden konnten, steht die operative Therapie der *Bandverletzungen* der Gelenke zur Zeit (1992) noch weitgehend im experimentellen Stadium. Die Literatur dazu ist lawinenartig angewachsen. Tatsächlich haben Forschung und Klinik in diesem Bereich noch wesentlich kompliziertere Probleme zu lösen als bei der Frakturheilung. In der Zwischenzeit bleibt vieles Ermessensfrage und Ansichtssache.

Zu diesem Thema vgl. auch: «Bindegewebe», S. 58, «Funktionsröntgen», S. 146, «Bandrekonstruktionen», S. 844, Knie, S. 858 und OSG, S. 836f.

Verletzungen – Frakturen

Zur Frakturbehandlung

Im folgenden sollen vorwiegend *orthopädische Gesichtspunkte* im Hinblick auf die *funktionelle Wiederherstellung* zur Sprache kommen. *Pathophysiologie* und *Frakturheilung* wurden auf S. 61 ff. besprochen. Eine einläßliche Beschreibung der *Technik* der Frakturbehandlung liegt außerhalb des Rahmens dieses Buches. Auf einzelne Frakturen wird im *speziellen Teil* eingegangen.

Frakturen bei Kindern sind so verschieden von solchen bei Erwachsenen, daß ihnen ein *eigenes Kapitel* gewidmet wird: siehe S. 500 ff.: Kinderfrakturen.

Neben der *Frakturlokalisation* sind mehrere *allgemeine Faktoren* für die *Prognose* sowie für die *Wahl* und *Durchführung* der *Behandlungsmethode* ausschlaggebend:

1. Stabilität
2. Stellung der Fragmente zueinander
3. Gewebszerstörung: Bruchform, Weichteilschaden und Heilungstendenz
4. Vaskularisation und Knochennekrosen
5. Infektionsgefahr (Hautverletzungen)
6. Trophische Störungen: Die «Frakturkrankheit»
7. Begleitverletzungen der Weichteile
8. Allgemeine und mehrfache Verletzungen.

Verletzungen – Frakturen

Stabilität

Es gibt Knochenbrüche, welche *von Anfang an stabil* sind, vor allem Spongiosafrakturen, einfache Stauchungsbrüche der Wirbelsäule, Brüche im spongiösen Bereich von kurzen Knochen (Calcaneus) und der Metaphysen langer Röhrenknochen (z. B. Radiusfraktur loco classico), gewisse Abduktionsbrüche des Schenkelhalses, sog. Infraktionen, d. h. nicht ganz durchgehende Frakturen, sowie bestimmte Frakturtypen und -formen, bei welchen der Knochen dank intaktem Weichteilmantel oder der ineinander verkeilten Bruchstücke bereits eine gewisse Stabilität hat. Dazu gehören z. B. Rippenfrakturen und manche Frakturen des Schultergürtels.

Diese Stabilität ist in der Regel *klinisch ohne weiteres nachweisbar.* Das Glied läßt sich relativ schmerzfrei ein wenig bewegen, ohne daß die Bruchstücke sich gegeneinander verschieben; gelegentlich kann der Patient das gebrochene Glied noch selbst bewegen oder sogar noch umhergehen, z. B. mit einer nicht verschobenen Malleolarfraktur. Solche Brüche haben fast immer eine gute und rasche Heilung und neigen kaum zu Komplikationen (Ausnahme: Schenkelhalsfraktur). Wenn die Dislokation der Bruchstücke nicht zu groß ist, so daß sie nicht korrigiert werden muß, ist es am besten, möglichst wenig zu unternehmen, gegebenenfalls zu entlasten und ruhigzustellen für einige Zeit.

Besteht bei einer stabilen Fraktur eine Deformität, so muß man sich überlegen, ob der Gewinn einer besseren Stellung den Verlust der Stabilität durch die Reposition wettmacht. Nicht immer ist dies der Fall, denn die Stabilität der Fraktur ist eine wesentliche Hilfe für eine komplikationslose rasche Heilung.

Von großem Vorteil ist es deshalb, wenn es gelingt, eine *unstabile Fraktur,* bei der sich die Bruchstücke frei gegeneinander bewegen können, in *eine stabile zu verwandeln.* Dies ist häufiger möglich, als man gewöhnlich annimmt. Bei *Biegungsfrakturen* z. B. ist der Weichteilmantel, vor allem das Periost, auf der Konkavseite der Fraktur normalerweise intakt. Wenn der Bruch in der dem Unfallmechanismus entgegengesetzten Richtung reponiert wird, wobei man versucht, etwas überzukorrigieren, strafft sich der Weichteilmantel auf die Konkavseite und stabilisiert die Fraktur. In dieser Stellung kann die Fraktur fixiert werden, z. B. mit einem Dreipunktegips (siehe S. 223). Eine Überkorrektur ist wegen des straffen Periostmantels ausgeschlossen, und eine komplikationslose Heilung läßt selten lange auf sich warten. Es lohnt sich, die Stabilisierungsmöglichkeiten einer Fraktur abzuklären. Mit einem Versuch – allenfalls in Narkose und ohne rohe Gewalt durchgeführt – hat man sich den Weg für andere Therapiemöglichkeiten noch nicht verbaut (siehe Abb. 41.24, S. 500).

Viele Brüche lassen sich primär in akzeptabler Stellung im *Gips* fixieren, andere dagegen haben die Tendenz, sich wieder zu *verschieben* (z. B. die Mehrzahl der Oberschenkelbrüche, viele Unterschenkel- und Knöchelbrüche). Für instabile Schaftbrüche ist die

- *konservative Extensionsbehandlung* (siehe S. 220) sehr zweckmäßig, wenn sie auch einige Nachteile hat. Mit ihr konkurriert die
- *operative* Behandlung, die *stabile Osteosynthese.*

Sie ist in manchen Punkten der konservativen Behandlung überlegen, jedoch größeren Gefahren ausgesetzt. Die Wahl der Behandlungsmethode hängt in diesen Fällen von verschiedenen Faktoren ab, nicht zuletzt von Möglichkeiten und Begrenzungen einzelner Spitäler und Chirurgen Abb. 41.1).

Es sei hier ausdrücklich festgehalten, daß *eine Fraktur nicht unbedingt absolut stabil sein muß, um ausheilen zu können.* Eine instabile Osteosynthese ist aber eine schlechte Voraussetzung für die Frakturheilung. Ihr ist eine konservative Therapie in jedem Falle vorzuziehen.

Immer *instabil* sind die dislozierten *Traktionsfrakturen:*

- Patellafrakturen mit Insuffizienz des Kniestreckapparates
- Olekranonfrakturen
- andere, seltenere Abrißfrakturen (Tuberositas tibiae, knöcherne Bandausrisse).

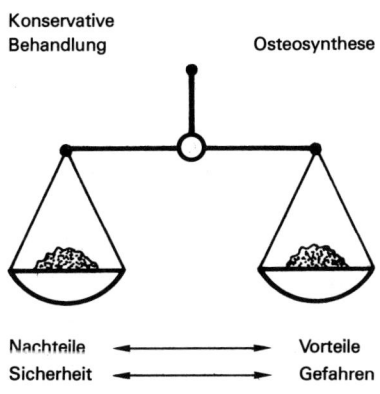

Abb. 41.1: *Abwägen der Indikation:* Konservative Behandlung oder Osteosynthese?

Kaum eine Behandlungsmethode hat solche Kontroversen heraufbeschworen wie die Osteosynthese frischer Frakturen. Heute haben sich die Emotionen etwas gelegt und weichen einer nüchterneren Betrachtung. Die Indikationen beginnen sich zu klären: Beide Methoden, konservative und operative, haben ihren Platz und ihre eindeutigen Anwendungsgebiete. Dazwischen bleibt eine «graue Zone» (z. B. manche geschlossenen Tibiafrakturen), in welcher der Entscheid zur *Ermessensfrage* wird. Dabei sollte weniger das Temperament als das *Abwägen* der *Möglichkeiten* und *Gefahren* den Ausschlag geben.

Sehnen- und Muskelzug ziehen die Fragmente auseinander. Diese *Distraktion* erschwert oder verhindert die Bruchheilung (ebenso wie die Distraktion durch übermäßige Dauerextension von Schaftbrüchen deren Heilung kompromittiert). Um Kontakt und Stabilität zu erreichen werden Traktionsbrüche operiert und am besten mit einer Drahtnaht fixiert.

Stellung der Fraktur

Eine der wichtigsten Forderungen an eine gute Frakturbehandlung ist die *richtige Stellung der Fragmente zueinander*. Sie soll durch die *Reposition* erreicht und mittels einer geeigneten *Retention* erhalten bleiben bis zur knöchernen Heilung der Fraktur. Die Lehrbücher der Frakturbehandlung haben weitgehend diese Probleme zum Gegenstand.

Die Technik der konservativen Frakturbehandlung mit Gipsverband wurde von berühmten Schulen in vielen Ländern zu einer eigentlichen Kunst entwickelt, die ausgezeichnete Resultate ausweisen kann.

Die *Reposition* ist mit einiger Erfahrung und manuellem Geschick in der großen Mehrzahl der Fälle möglich. Schwieriger ist oft die *Retention,* und nicht selten sieht man anfänglich gut reponierte Frakturen in den folgenden Tagen und Wochen wieder abrutschen und schließlich in einer Fehlstellung ausheilen. Dies läßt sich nur verhindern durch:

1. Gute Kenntnis des Frakturmechanismus und der Frakturheilung,
2. gute konservative Technik und
3. genaue *Überwachung in den ersten Tagen* und anschließend regelmäßige Kontrollen in kurzen Abständen bis zur Konsolidation.

Oft fehlen diese Voraussetzungen im überlasteten Betrieb, und so besteht die Neigung, die Fragmente ein für allemal mittels einer Osteosynthese in guter Stellung zu fixieren und damit die Nachbehandlung zu erleichtern. Diese Überlegung gibt Anlaß zu Kritik, denn die operative Frakturbehandlung ist unbestreitbar mit Gefahren verbunden, welche der konservativen Behandlung nicht anhaften, und welchen der Patient nicht ohne Not ausgesetzt werden sollte. Dazu kommt, daß auch operierte Frakturen einer gewissenhaften und zeitraubenden Nachbehandlung bedürfen, wenn Komplikationen auf ein Minimum beschränkt bleiben sollen.

Hier sei daran erinnert, daß eine *anatomisch exakte Stellung* der Bruchstücke – außer bei Gelenkbrüchen – für eine einwandfreie Frakturheilung *nicht* notwendig ist. Das Erzielen einer anatomischen Reposition kann also noch *keine* Indikation zur Osteosynthese sein. Eine Verschiebung um Schaftbreite oder geringe Achsenabweichungen sind bei manchen Frakturen, zumal bei Kindern, ohne weiteres mit einem tadellosen Endresultat vereinbar. Allerdings ist die *Toleranzbreite* der Fehlstellung je nach Lokalisation verschieden: Bei einzelnen Frakturen, vor allem Gelenkbrüchen, darf nur bei anatomisch genauer Reposition ein gutes Ergebnis erwartet werden. In diesen Fällen haben offene Reposition und Osteosynthese besondere Bedeutung.

Voraussetzung für eine gezielte, differenzierte und möglichst unschädliche Therapie ist die Kenntnis der *Toleranzbreite* der Abweichungen von der exakten anatomischen Stellung bei den einzelnen Frakturtypen. Die Frage ist:

Welche Fehlstellungen können ohne Schaden akzeptiert werden und welche nicht?

Schaft- und Metaphysenfrakturen haben immer eine gewisse Toleranz:

1. *Seitenverschiebungen* (Dislocatio ad latus) sind belanglos, solange die Fragmente in Kontakt bleiben, und andere Gewebe (Haut) dadurch nicht geschädigt werden (Abb. 2.7 und Abb. 4.7).

2. *Achsenfehler* (Dislocatio ad axin)

Eine gewisse Toleranz besteht immer. Sie bewegt sich etwa im Rahmen von einigen wenigen Winkelgraden, kann aber in gewissen Fällen auch zehn und zwanzig Grad übersteigen (z. B. subkapitale Humerusfraktur). Schaftbrüche an der unteren Extremität sollten im allgemeinen weniger als 10° von der Achse abweichen.

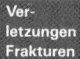

Die Toleranz ist wegen der statischen Beanspruchung *geringer* an der unteren Extremität als an der oberen. *Ausnahme: Vorderarmschaftfrakturen:* Bei diesen ist die Toleranz klein, da schon bei kleinen Achsenfehlern eines oder beider Knochen die Umwendbewegungen (Pro- und Supination) stark eingeschränkt bleiben. Am Humerus haben Achsenfehler nur kosmetische Bedeutung.

Die Toleranz ist im allgemeinen *größer* in der *Nähe des Gelenkes* als in Schaftmitte, sofern die Fehlstellung im Gelenk auskorrigiert werden kann: Dies ist der Fall bei *Kugelgelenken* (Schultergelenk, Handgelenk, Hüftgelenk), bei *Scharniergelenken* (Kniegelenk, oberes Sprunggelenk, Ellbogen, Fingergelenke) jedoch *nur in der Bewegungsebene* von Flexion und Extension. In der Nähe von Scharniergelenken haben deshalb *Achsenknicke zur Seite* (Valgus bzw. Varus) geringere Toleranz, am Knie weniger als 10°, während Re- und Antekurvation eine relativ große Toleranz haben.

Varusfehlstellungen am *distalen Unterschenkel* werden relativ schlecht toleriert, weil sie im unteren Sprunggelenk nur etwa um 5° ausgeglichen werden können. Eine größere Varusstellung führt nicht selten zu Beschwerden im Sprunggelenk, evtl. zu posttraumatischer Arthrose.

Die *Toleranz* hängt daneben auch *von etwa vorbestehenden Deformitäten ab:* Solche sollten durch die Fraktur nicht noch verschlimmert werden. Ein leichter symptomarmer Knickplattfuß z.B. kann schmerzhaft werden, wenn eine Valgusfehlstellung nach einer Unterschenkelfraktur hinzukommt. Solche Zusammenhänge gilt es zu beachten.

Die meisten Brüche werden von mechanischen Kräften, vor allem Muskelzug und Sperrwirkung eines Parallelknochens, gesetzmäßig in eine bestimmte Fehlstellung gedrängt:

- Femurfrakturen, vor allem proximale, in Varusstellung
- distale Femurbrüche in Flexion
- isolierte Tibiabrüche (wegen der Sperrwirkung der Fibula) in Varusstellung und Rekurvation
- Malleolarfrakturen in Richtung des Frakturmechanismus

Man wird versuchen, diesen Fehlstellungen schon bei der Reposition und Retention entgegenzuwirken (z.B. durch Keilen des Gipses bei isolierter Tibiaschaftfraktur). Überkorrekturen sind kaum zu befürchten.

3. *Rotationsfehler* (Dislocatio ad peripheriam)

sind heimtückisch, weil sie *auf dem Röntgenbild* in der Regel *nicht zu erkennen* sind und erst in Erscheinung treten, wenn das Glied wieder normal gebraucht wird, d.h. wenn der Knochen fest geworden und eine Korrektur nicht mehr möglich ist.

Die Toleranz ist nicht sehr groß, besonders an den unteren Extremitäten. Innenrotationsfehler sind unangenehmer als eine Verdrehung nach außen. Nur eine genaue *klinische* Kontrolle während der Behandlung schützt vor solchen Fehlstellungen. Sie kommen auch bei Osteosynthesen, etwa bei Marknagelungen, vor.

4. *Längenfehler:* Es handelt sich immer um *Verkürzungen* (Muskelzug).

Eine Beinverkürzung bis zu 1 cm wird in der Regel nicht bemerkt. Sie darf bei der konservativen Bruchbehandlung auch einkalkuliert werden. Eine Verkürzung von mehr als 1 cm jedoch empfindet man als unangenehm, das normale Gehen und Stehen wird zunehmend gestört. Die Verkürzung durch eine Fraktur sollte deshalb einen Zentimeter nicht überschreiten.

Bei *Kindern* ist das *Wachstum* mit in Rechnung zu stellen (siehe S. 501).

An der *oberen Extremität* ist eine Verkürzung belanglos.

Gelenkbrüche

Für die Beurteilung und die *Therapie* müssen Frakturen, welche eine Gelenkfläche in Mitleidenschaft ziehen, von den reinen Schaft- und Metaphysenfrakturen unterschieden werden. Voraussetzung für eine reibungslose Funktion eines Gelenkes ist die *Kongruenz* der Gelenkflächen. Ohne eine *anatomisch exakte* Reposition ist deshalb die Prognose zweifelhaft. Stufen und Defekte im Gelenk führen fast immer zur raschen Abnützung des Knorpels und damit über kurz oder lang zur traumatischen Arthrose (siehe Abb. 9.10).

Die beste *Arthroseprophylaxe* ist eine *möglichst genaue Wiederherstellung* der normalen anatomischen Gelenkverhältnisse, vor allem eine *exakte Rekonstruktion* der *knorpeligen Gelenkfläche*. Dies ist praktisch nur möglich mit der *operativen Inspektion und Revision des Gelenkes und der offenen Reposition der Fragmente*. Auf diese Weise können Stufen in der Gelenkfläche erkannt und ausgeglichen, Impressionen angehoben und ausgebrochene Fragmente wieder reponiert werden. Wenn es gelingt, mit der Osteosynthese die Fraktur so zu *stabilisieren*, daß *aktive Bewegungsübungen* schon in den ersten Tagen möglich sind, ist die Restitution der Gelenkfunktion rasch möglich.

Die intraartikulären Frakturen bilden somit eine der *wichtigsten Indikationen* für die *operative Knochenbruchversorgung* (Osteosynthese).

Sie hat sich hauptsächlich *bei folgenden Frakturen bewährt:*

Verletzungen – Frakturen

1. Ellbogenfrakturen
2. Frakturen der Hüftgelenkpfanne, vor allem des hinteren Randes
3. Schenkelhalsfrakturen
4. Frakturen des Femurkondylus
5. Patellafrakturen
6. Frakturen des Tibiaplateaus
7. Luxationsfrakturen und Stauchungsfrakturen des oberen Sprunggelenkes
8. Talusfrakturen
9. Subkapitale Humerusluxationsfrakturen
10. Evtl. intraartikuläre Kalkaneusfrakturen.

Bruchart – Weichteilschaden – Heilung

Die Heilungstendenz eines Knochenbruches wird weitgehend vom Ausmaß der Gewebszerstörung durch die Verletzung bestimmt. Diese wiederum hängt vom *Unfallmechanismus* ab.

Unfallmechanismus

1. Indirekte Brüche: Die Kraft greift an über einen Hebelarm, weit entfernt von der Frakturstelle. (Typisches Beispiel: Torsionsfraktur beim Skilauf.) Die Weichteile sind relativ wenig geschädigt, die Heilungstendenz ist gut.

2. Direkte Brüche: Die Kraft trifft direkt den Knochen an der Bruchstelle. Die *Weichteile* dazwischen werden gequetscht und stark *geschädigt*. Offene Brüche sind größtenteils direkt entstanden. (Beispiel: Biegebruch des Unterschenkels durch Autostoßstange.) Direkte Brüche heilen in der Regel langsamer als indirekte.

3. Je größer die Gewalt der einwirkenden Kraft war, desto größer war auch die momentane *Dislokation* der Bruchstücke und die *Zerreißung* der Weichteile. Dadurch ist oft die lokale Blutversorgung einzelner Knochenabschnitte zerstört, was die Heilung stark verzögern kann.

Andererseits wird eine relativ langsam wirkende Kraft einen Knochen nur eben brechen ohne die Fragmente wesentlich zu dislozieren. Der umgebende Weichteilmantel bleibt intakt, die Fraktur ist einigermaßen stabil und heilt konservativ behandelt rasch aus.

Allerdings ist die *momentane Dislokation im Augenblick des Bruches* häufig viel *größer* gewesen, als man nach dem «Unfallröntgenbild» annehmen würde. Aus der Rekonstruktion des Unfallherganges und dem klinischen Befund muß man versuchen, sich ein Bild zu machen von Gewebstraumatisierung, Stabilität und mutmaßlicher Heilungsdauer, um dann die zweckmäßigste Behandlungsart wählen zu können (siehe Abb. 41.2).

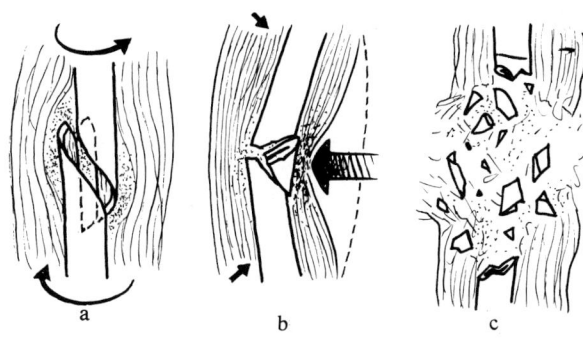

Abb. 41.2: *Bruchmechanismus, Frakturform und Weichteilschaden.*

a *Indirekte Fraktur.* Beispiel: Unterschenkelbruch durch Sturz beim Skifahren. Die Kraft, die den Knochen bricht, *greift nicht* an der Bruchstelle selbst, sondern *weitab* davon an. Dies läßt sich auf dem *Röntgenbild* aus der *Bruchform* meist deutlich ablesen: Typisch ist die *Spiralform* der Fraktur. Der *Weichteilschaden* beschränkt sich häufig auf die Verletzung des Periosts und das Bruchhämatom. Solche Brüche haben gute Heilungstendenz.

b *Direkte Fraktur.* Beispiel: *Biegebruch* durch Autostoßstange gegen Unterschenkel. Die Kraft wirkt *direkt* auf den Knochen. Haut, Unterhaut, Muskulatur und der Knochen selbst werden dadurch mehr oder weniger stark gequetscht, beschädigt und teilweise zerstört. Dies geht aus dem *Frakturmechanismus* hervor, ist aber auch *lokal zu sehen:* Hautschürfung, Kontusion, Blutung, Ablederung, Hämatom usw. *Das Röntgenbild* zeigt die *typische Form,* oft mit einem *Biegekeil*. Was das Röntgenbild allerdings *nicht* zeigt, ist die *Dislokation* des Bruches im *Augenblick des Unfalles*. Diese kann viel größer gewesen sein, als auf dem Röntgenbild zu sehen ist. Die Beschreibung des Unfalles kann Hinweise darauf geben.

Die *Prognose* dieser Frakturen ist eindeutig weniger günstig: Längere Heilungszeit, mehr Komplikationen. Plattenosteosynthesen unter kontusionierter Haut können katastrophal enden.

c *Trümmerbrüche* durch brutale *direkte Krafteinwirkung,* meist mit *hoher Geschwindigkeit* (Verkehrsunfälle, Arbeitsunfälle und, als extremes Beispiel: Schußbrüche): Sehr oft *offen,* schwerste Verletzungen aller Weichteile, ausgedehnte Zerreißungen auch der Gefäße, mit *Ischämie* und nachfolgenden *Nekrosen* von Teilen der *Haut,* der *Muskulatur* und ausgesprengter *Knochenfragmente.*

Das *Röntgenbild* zeigt die Schwere der Verletzung (Stück-Trümmer-Fraktur, Etagenbrüche, Defekte usw.) Die Ausgangslage für die Knochenbruchheilung ist ausgesprochen schlecht (Infektionsgefahr, Pseudarthrose), die Behandlung ist *ebenso schwierig* (siehe S. 484).

Für die *Dokumentation* des Unfallbefundes sind neben dem Röntgenbild *Polaroidphotographien* von besonderem Wert.

Ver-
letzungen –
Frakturen

Bruchform

Die Bruchform *gibt Hinweise auf den Unfallmechanismus* und damit auf den Weichteilschaden:

- *Torsionsbrüche* sind indirekte Brüche, haben längere, oft zusammenhängende Fragmente, meist relativ gute Zirkulationsverhältnisse und heilen in der Regel rasch.
- *Biegungsbrüche* mit queren oder schrägen Bruchspalten. Hier sind ausgebrochene Fragmente (Biegungskeil) meist schlecht durchblutet und heilen langsamer.
- *Trümmerbrüche* mit vielen ausgerissenen Fragmenten heilen besonders langsam.
- *Knochendefekte,* größere Spalten *(Diastasen)* zwischen den Bruchstücken haben schlechte Chancen für die Frakturheilung. Immer ist die Heilung verzögert, häufig bleibt sie ganz aus. Ein solcher Knochendefekt kann bei Trümmerbrüchen, vor allem bei offenen, entstehen, aber auch durch zu starken *Zug* in der Extension.

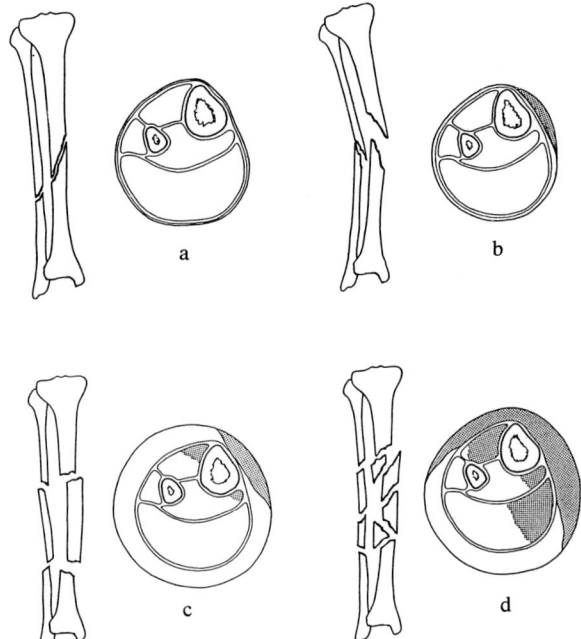

Abb. 41.3: *Klassifikation der Weichteilschäden bei geschlossenen Frakturen (nach* Tscherne).

a *Grad 0:* (G O). (G steht für «Geschlossen»). Keine oder nur unbedeutende Weichteilverletzung, einfache Bruchform, indirekt entstanden.

b *Grad I:* (G I): Oberflächliche Schürfung, Kontusion durch Fragmentdruck von innen (gepunktetes Areal), einfache bis mittelschwere Bruchform. Ein typisches Beispiel ist auf Abb. 41.7 zu sehen.

c *Grad II:* (G II): Tiefe kontaminierte Schürfung, lokalisierte Haut- oder Muskelkontusion (gepunktetes Areal), mittelschwere Bruchformen, z. B. geschlossene Zweietagenfraktur des Unterschenkelschaftes durch Autostoßstange.

d *Grad III:* (G III): Ausgedehnte Hautkontusion, Hautquetschung, Décollement (Ablederung) oder Zerstörung der Muskulatur (gepunktetes Areal), schwere Bruchformen und Knochenzertrümmerungen. Wegen der Hautquetschung schwieriger zu behandeln als eine offene Fraktur von Grad III (siehe S. 479f.).

• Bei den *geschlossenen Frakturen* sind Spätschäden zum größten Teil Folgen des *primären Weichteilschadens.* Dieser wird oft *unterschätzt.*

Um ein *rationales Therapiekonzept* aufstellen und die Spätergebnisse objektiv beurteilen zu können, ist eine *möglichst genaue* Erfassung der Weichteilschäden notwendig.

Tscherne et al. haben zu diesem Zweck eine *Klassifikation* angegeben, welche die entscheidenden Gesichtspunkte berücksichtigt. Sie hat *internationale Anerkennung* gefunden und wird hier deshalb im Wortlaut wiedergegeben: siehe Abb. 41.3 (Klassifikation der *offenen Frakturen* siehe S. 480).

Bei offenen Frakturen sind die Weichteilschäden in der Regel besonders groß, womit die lange Konsolidierungszeit, auch bei primärer Wundheilung, zu erklären ist (siehe S. 479).

Das *Abschätzen der mutmaßlichen Heilungszeit,* sowie der Komplikationsmöglichkeiten ist nicht nur für die Prognose, sondern auch *für die Behandlung wichtig:* Es ist z. B. wenig sinnvoll, nach mehreren Wochen eine konservative Behandlung abzubrechen aus Ungeduld über die lange Heilungszeit. Besser ist es, die Osteosynthese bald nach dem Unfall durchzuführen, wenn eine verzögerte Heilung erwartet wird, oder aber bei ungestörtem Verlauf die konservative Behandlung konsequent weiterzuführen bis zur Heilung.

• *Kriterien* für die Beurteilung kann nur eine *Klassifikation der Frakturen* liefern, die sich auf ihren *Schweregrad* bezieht. Eine solche Klassifikation ist sowohl als *Grundlage der Behandlung* als auch für die *Beurteilung* der damit *erreichten Resultate* unentbehrlich.

Die «AO-Klassifikation der Frakturen» von M. E. Müller hat zum Ziel «dem Chirurgen die Möglichkeit zu geben, seine diagnostischen Daten zu speichern, seine therapeutischen Schritte festzuhalten, die früheren und späteren Komplikationen aufzudecken und die Spätergebnisse seiner gewählten Therapie statistisch auszuwerten, *damit er die für ihn und seine Patienten geeignete Methode wählen kann».*

Vergleiche einzelner Methoden sind nur möglich, wenn international überall dieselbe Sprache gesprochen wird. Mit dieser Klassifikation der Frakturen ist eine Basis dafür geschaffen (siehe Abb. 41.4 und Abb. 41.5).

42- Tibia Diaphyse

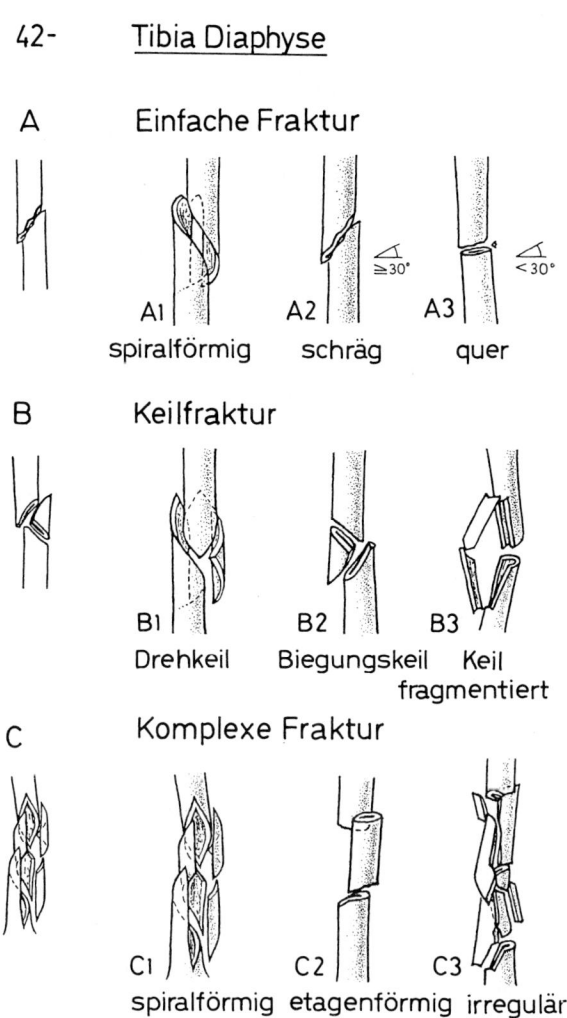

A Einfache Fraktur

A1 spiralförmig   A2 schräg   A3 quer

B Keilfraktur

B1 Drehkeil   B2 Biegungskeil   B3 Keil fragmentiert

C Komplexe Fraktur

C1 spiralförmig   C2 etagenförmig   C3 irregulär

Abb. 41.4: *AO-Klassifikation der Frakturen.*

M. E. MÜLLER hat die Frakturen der langen Röhrenknochen systematisch nach einem alphanumerischen Code klassifiziert. Im hier gezeigten Beispiel steht 4 für Tibia/Fibula, 2 für Diaphyse. Die Buchstaben A, B und C bezeichnen den Frakturtyp, die Zahlen 1–3 die Gruppe, d. h. eine genauere Bezeichnung der Frakturen, und zwar *aufsteigend nach Schweregrad und Schwierigkeit der Behandlung.*

Diese Klassifizierung dient als *Grundlage* sowohl für die *Therapie* als auch für die *Evaluation* der Resultate.

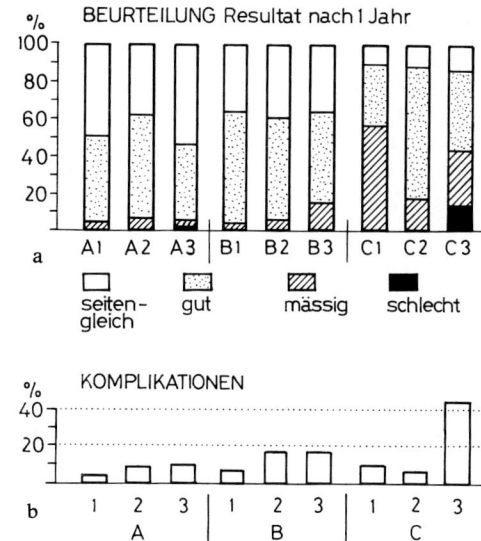

a   BEURTEILUNG Resultat nach 1 Jahr

seiten-gleich   gut   mässig   schlecht

b   KOMPLIKATIONEN

Abb. 41.5: *Frakturform und Prognose.*

Eine Auswertung von 400 Tibiaschaftfrakturen, welche von der Arbeitsgemeinschaft für Osteosynthesefragen (AO) dokumentiert worden waren, zeigte den eindeutigen Zusammenhang zwischen Frakturform und Endresultat:

(a) Je *schwerer* die Fraktur nach der Klassifikation beurteilt wurde, desto *schlechter* war das Schlußresultat. Der Typ C (komplexe Frakturen) schnitt eindeutig am schlechtesten ab.

Bei den einzelnen Gruppen zeigte sich ebenfalls, daß Frakturmechanismus und Schwere der Verletzung den Verlauf maßgeblich beeinflußten. So hatten Frakturen der Gruppe 1 (spiralförmige) weniger Komplikationen (b) und auch entsprechend bessere Resultate als quere Brüche, solche mit Biegungskeil und vor allem Trümmerbrüche (Gruppen 2 und 3). Darin kommt der Einfluß des *Frakturmechanismus* zum Ausdruck: Torsionsfrakturen kommen durch indirekte Kräfte zustande (z. B. bei Skistürzen) während Biegungs- und Trümmerbrüche in der Regel durch direkte, massive Krafteinwirkung verursacht werden, wobei meist auch *schwere Weichteilschäden* entstehen.

Die Klassifikation erweist sich somit als brauchbar und zweckmäßig, um als *Grundlage* für die *Wahl* der *Therapie* und die *Beurteilung* des *Resultates* zu dienen.

Richtlinien und Vergleiche sind nur möglich, wenn *genaue Definitionen* und international allgemein *anerkannte Klassifikationen* verwendet werden.

Die AO-Klassifikation der Frakturen erfüllt diese Voraussetzungen.

Ver-
letzungen –
Frakturen

Verzögerte Heilung – Pseudarthrose

Grünholzfrakturen bei kleinen Kindern können in einer Woche heilen, Femurfrakturen bei Erwachsenen brauchen viele Monate, Trümmerfrakturen oft ein Jahr und länger. Für die «normale» Heilungszeit der einzelnen Frakturtypen gibt es *Erfahrungswerte. Entsprechende Tabellen sind in Lehrbüchern der Frakturbehandlung zu finden.*

Aber auch diese «normalen» Zeiten können im Einzelfall sehr stark *variieren.* Die Ursachen dafür sind, soweit man sie kennt, im Abschnitt «Frakturheilung», S. 66 ff. ausführlich besprochen.

Falls diese Heilungszeiten wesentlich überschritten werden, spricht man von «*verzögerter Heilung*». Je länger die knöcherne Heilung auf sich warten läßt, desto größer ist die Gefahr, daß sie überhaupt nicht mehr eintritt. Dann spricht man von «Pseudarthrose» («Non-union»).

Wann dieser Zustand erreicht ist, läßt sich in der Regel nicht genau feststellen. Manche Frakturen werden, wenn man lange genug wartet, schließlich doch noch fest. Um klare, vergleichbare Verhältnisse zu haben, sprechen deshalb viele Autoren bereits von *Pseudarthrose, wenn nach einer gewissen Zeit die Fraktur noch nicht konsolidiert ist.* Die praktische Konsequenz ist, daß zu diesem Zeitpunkt eine Standortbestimmung fällig wird: Im Einzelfall muß man *entscheiden* ob man noch weiter zuwarten oder eine Pseudarthroseoperation machen soll (siehe «Pseudarthrosen», S. 515 ff.).

• Brüche in der Spongiosa

Häufig bei Osteoporose, also bei alten Leuten. Gewöhnlich sind es *Stauchungsbrüche.* Die Spongiosa ist zusammengedrückt, die Knochenbälkchen sind ineinander eingestaucht und verzahnt. Ein großer Teil dieser Brüche ist deshalb *stabil:*

- eingekeilte Schenkelhalsfrakturen
- Wirbelfrakturen
- Kalkaneusfrakturen
- distale Radiusfrakturen
- subkapitale Humerusfrakturen.

Unreponiert und funktionell behandelt heilen sie in kurzer Zeit ohne Komplikationen (siehe S. 73).

Reponiert man sie, so bleibt anstelle der eingestauchten Spongiosa ein *Defekt,* die Fraktur wird instabil, heilt nur langsam und hat eine große Tendenz, wieder zu kollabieren (siehe Abb. 41.6).

Es gilt, die Nachteile der beiden Behandlungsmethoden gegeneinander abzuwägen: Protrahierter Heilverlauf mit der Gefahr von Komplikationen (Sudeck, Atrophie, funktionelle Einbußen) oder Fehlstellung?

Fehlstellungen, welche einigermaßen in der Toleranzbreite liegen, soll man – zumal bei älteren Leuten – akzeptieren und die Fraktur funktionell behandeln. Dies gibt die besten Resultate.

Ver-
letzungen –
Frakturen

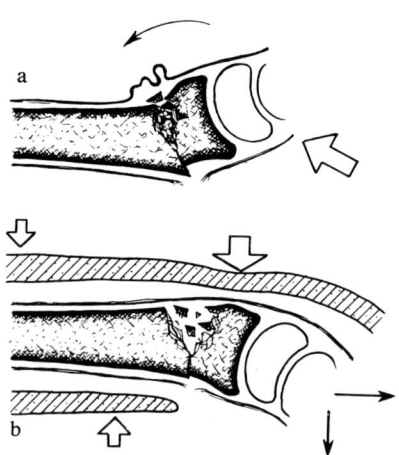

Abb. 41.6: *Drei Probleme der Frakturbehandlung,* gezeigt am Beispiel der *Radiusfraktur* loco classico:

1. *Reposition.* Ursache der Verletzung ist ein Sturz auf die flache Hand. Durch Aufprall und Biegung wird das distale Radiusende nach dorsal geknickt und eingestaucht. Das palmare Periost kann einreißen, während das *dorsale erhalten bleibt* (a). Dies ermöglicht die *Reposition* durch Längszug und Abknickung nach palmar und ulnar, also *entgegengesetzt* zum Frakturmechanismus (b). Das dorsale Periost wird dadurch gestrafft, und die Fragmente kommen wieder in ihre richtige Stellung.

2. *Fixation.* Jede Fraktur hat die Tendenz, sich wieder in die ursprüngliche Stellung zurück zu dislozieren. Dies kann verhindert werden durch eine Fixation (Gips), welche nach dem *Drei-Punkte-Prinzip* dagegen wirkt. Das intakte Periost hält die Fraktur und *verhindert eine Überkorrektur.* Der Gips muß deshalb über dem distalen Radiusende kräftig anmodelliert werden. Die zwei anderen Druckpunkte liegen volar vorne und dorsal hinten am Unterarm (helle Pfeile). Druck auf den Handrücken oder forcierte Palmarflexion des Handgelenkes sind bei dieser Technik nicht unbedingt nötig.

3. *Retention und Heilung.* Radiusfrakturen loco classico gehören zu den typischen *Altersfrakturen.* Die osteoporotische Spongiosa wird zertrümmert und dorsal eingestaucht. Der Bruch verzahnt sich und ist deshalb ziemlich stabil. In dieser Stellung erfolgt die Heilung in der Regel ohne große Probleme. Allerdings ist das Schlußresultat nicht ideal.

Beim *Repositionsmanöver* unter Zug entsteht jedoch an dieser Stelle ein klaffender, mit Blut gefüllter Defekt. Die Fraktur wird instabil. Leicht rutscht sie wieder in die ursprüngliche Stellung. Dies ist eine häufige Sorge auf Notfallstationen. Die oft *schwierige konservative Behandlung* wird deshalb mancherorts durch eine operative (Spickdrähte, Platten, Schrauben, Fixateur externe) ersetzt. In beiden Fällen ist jedoch die Heilung wegen des Defektes nicht selten *verzögert,* was Funktionsstörungen zur Folge haben kann. Dann war das Bessere (die gute Stellung) der Feind des Guten (rasche Heilung mit meist wenig beeinträchtigter Funktion). Eine Ideallösung steht bisher nicht zur Verfügung. Für den Einzelfall die beste Methode zu finden bleibt der Entscheid des behandelnden Arztes.

Darüber, welche Fehlstellungen bei Spongiosabrüchen akzeptiert werden können und welche nicht, gehen bei manchen Frakturen die Meinungen auseinander, wie das Beispiel der auch heute noch miteinander konkurrierenden Behandlungsmethoden von Wirbelstauchungsfrakturen nach *Böhler* (Aufrichtung und Retention im Gipskorsett) und *Magnus* (funktionell: keine Aufrichtung, sofortige Mobilisation) zeigt (siehe S. 674).

Bei Stauchungsbrüchen, welche eine exaktere Reposition verlangen, etwa für die Wiederherstellung einer Gelenkfläche (Tibiakopf, oberes Sprunggelenk) ist es manchmal nötig, den durch die Stauchung entstandenen Defekt unter der wieder angehobenen Gelenkfläche mit autologen Spongiosaspänen auszufüllen im Anschluß an die Osteosynthese.

Vaskularisation – Knochennekrosen

Jede Fraktur zerstört die Blutversorgung von kleineren oder größeren Knochenteilen. Hauptsächlich gefährdet sind einige intraartikuläre Frakturen:

- Schenkelhals und -kopf (v. a. auch beim Kind!)
- Os scaphoideum der Hand
- Talusrolle
- Seltener andere Lokalisationen (Humeruskopf, Gelenkfrakturen am Ellbogen und Knie), aber auch
- schwerere Trümmerfrakturen mit ausgesprengten Knochenstücken
- infizierte Frakturen.

Falls die Blutzirkulation nicht bald spontan wieder einsetzt, wird der betreffende Knochenabschnitt nekrotisch und bricht mit der Zeit zusammen, manchmal erst nach Monaten oder Jahren (vgl. S. 341: Subchondrale avaskuläre Knochennekrosen).

In den wenigsten Fällen läßt sich die Nekrose voraussehen oder verhindern. (Ausnahme: Schenkelhalsfrakturen bei Kindern, siehe S. 506.) In der Regel ist die Heilung *verzögert,* nicht selten sind Pseudarthrosen.

Die ersten Anzeichen der Nekrose sind *Schmerzen,* oft erst Monate oder Jahre nach der Fraktur. Klinisch findet man außer einer schmerzhaften Bewegungseinschränkung wenig. Die *röntgenologischen* Veränderungen sind am Anfang sehr diskret: Minimale Abflachung der Gelenkfläche, evtl. eine kleine Stufe. Der nekrotische Knochenabschnitt hebt sich in der Regel von der umgebenden Osteoporose ab. Die *Diagnose* kann manchmal erst Monate oder Jahre nach dem Unfall gestellt werden, mit dem MRI evtl. früher.

Mit der Zeit bricht der subchondrale Knochen ein, Gelenk wird zunehmend deformiert. Es entsteht eine schwere posttraumatische *Arthrose.*

Dies sind *Spätfolgen,* welche auch zu versicherungstechnischen Erörterungen Anlaß geben können. *Therapie:* siehe im Kapitel «Arthrosen»: S. 422 ff., und bei den einzelnen Lokalisationen.

Infektionsgefahr – Hautverletzungen (Offene Frakturen)

Die schwerwiegendste Komplikation einer Fraktur ist die Infektion, welche auf den Knochen übergreift, die *traumatische Osteitis* (siehe S. 357 f.). Sie tritt bei *geschlossenen Bruchen* praktisch nie auf, es sei denn durch eine Operation. Die Infektion ist die größte Gefahr für die operative Bruchbehandlung. Liegt die Infektionsrate für die Osteosynthese geschlossener Frakturen nicht unter etwa 2%, so ist es besser, die konservative Behandlung anzuwenden. Bei relativer Indikation zur Osteosynthese ist ohnehin größte Zurückhaltung angebracht.

Gefährdet sind in jedem Fall die *offenen Brüche,* vor allem jene, bei welchen die Haut *durch Kontusion von außen* beschädigt und nicht nur durch ein Knochenfragment von innen her durchspießt wurde (siehe Abb. 41.7).

Die Schwere einer offenen Fraktur hängt mehr von der Schädigung von Haut und Weichteilen ab als von der Größe der Wunde. Eine Durchspießung bei einem indirekten Bruch ist harmloser als eine stark gequetschte, direkte Fraktur mit lädierter, aber noch geschlossener Hautdecke. Darunter verbirgt sich fast immer ein schwerer tiefer Weichteilschaden.

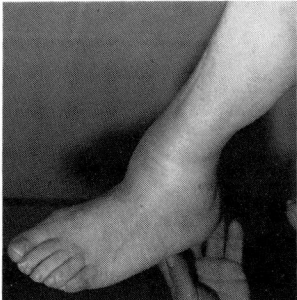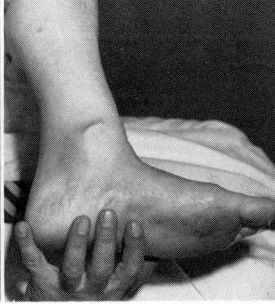

Abb. 41.7: Knöchelfraktur. Die Bruchstelle am Innenknöchel liegt *dicht* unter der *lädierten Haut,* die infolge der Dislokation stark *gespannt* ist. Ihre Blutversorgung ist schlecht. Wenn die Dislokation nicht rasch behoben wird, wird die Haut an dieser Stelle *nekrotisch.*

Eine Operation in diesem Stadium, an dieser gefährdeten Stelle, besonders wenn eine Fixationsplatte unter die lädierte Haut zu liegen kommen soll, ist ein heikles Unterfangen.

Genaue Beurteilung, Wahl des richtigen Zeitpunktes, vorsichtiges Vorgehen sind unerläßlich, damit aus dieser primär geschlossenen keine offene Fraktur wird.

Ausschlaggebend für die Beurteilung ist:

1. Die Schädigung der Gewebe: Kontusion, Quetschung, Zerreißung, Zertrümmerung, sowie *ihre Durchblutung.* Stark geschädigtes und avaskuläres Gewebe stirbt ab, wird *nekrotisch:* Knochensequester, Muskel- und Hautnekrosen usw.

Diese Schäden sind Folgen des erlittenen Traumas, das sich in der *Bruchform* ausdrückt.

2. Die Infektionsgefahr hängt auch von der Kontamination (Schürfung, Verschmutzung) ab.

TSCHERNE hat auch für die offenen Frakturen eine Klassifikation angegeben, analog jener für die geschlossenen Brüche (vgl. Abb. 41.3):

Klassifikation der offenen Frakturen
(TSCHERNE 1982)

O I: Fehlende oder geringe Kontusion, unbedeutende bakterielle Kontamination, einfache Bruchformen. Die Haut ist gewöhnlich nur durch ein Knochenfragment durchspießt.

O II: Umschriebene Haut- und Weichteilkontusion, mittelschwere Kontamination, alle Frakturformen.

O III: Ausgedehnte Weichteildestruktion, häufig Gefäß- und Nervenverletzungen, starke Wundkontamination, ausgedehnte Knochenzertrümmerung, Ischämie (Arterienverletzung). Schußbrüche, Landwirtschaftsunfälle.

O IV: Totale und subtotale Amputation: Durchtrennung der wichtigsten anatomischen Strukturen, insbesondere der Hauptgefäße mit Ischämie.
Für die *Replantationschirurgie* gibt es differenzierte Unterteilungen.

Die Behandlung der *offenen Frakturen* hat in erster Linie zum Ziel, eine Infektion zu verhindern. Wenn immer möglich wird die Fraktur bei der ersten Versorgung unter streng aspetischen Bedingungen in eine *geschlossene* verwandelt.

Noch wichtiger als die Hautdeckung um jeden Preis ist die *Stabilisierung* der Fraktur. Sie gibt die besten Bedingungen für die Infektabwehr. Die Osteosynthese der offenen Frakturen, vor allem an der Tibia, ist aber sehr heikel. Die ohnehin dünne und oft gequetschte Hautdecke darf nicht durch die Operation oder das Implantat noch mehr gefährdet werden, denn die Gefahr einer Hautnekrose und damit einer sekundären Infektion ist groß. Für offene Frakturen mit ausgedehnten Hautschäden ist daher der *äußere Fixateur* eine sehr gute Methode (S. 492).

Die schweren offenen Unterschenkelbrüche, welche mit der Verkehrsdichte noch zunehmen, sind auch heute noch eines der schwierigsten Probleme der Knochenchirurgie (Abb. 41.8).

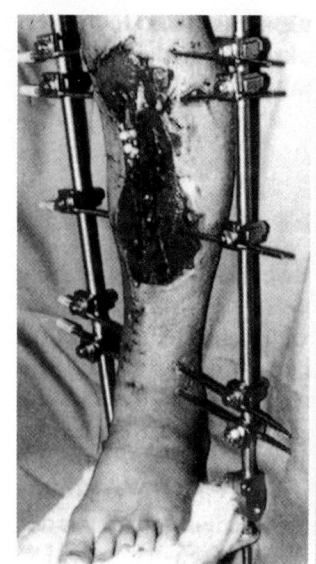
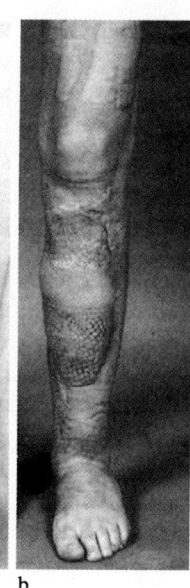

a   b

Abb. 41.8: Behandlung einer *offenen Unterschenkelfraktur* mit schwerer Haut- und *Weichteilzerstörung.*

(a) Stabilisation mit *Fixateur externe,* Débridement mit Entfernen aller geschädigten Gewebe, die sonst der Nekrose anheimfallen würden, und Deckung des Defektes mit einer gefäßanastomosierten freien Haut-Muskelplastik (Latissimus dorsi) (b).

Wiederherstellen oder amputieren?

Die Fortschritte der operativen Technik, mit innerer und äußerer Fixation, Knochenersatz, Mikrochirurgie für Gefäße, freie Lappen, Nerven usw. und die moderne Intensivmedizin haben ungeahnte Möglichkeiten zur Wiederherstellung von schweren Verletzungen eröffnet, Möglichkeiten auch den Ärzten, zu zeigen, was sie können. Interessierte Zuschauer haben sie im Publikum mit seinen hohen Erwartungen.

Statistiken und Erfahrung haben jedoch inzwischen gezeigt, daß *Wiederherstellungsversuche bei schweren offenen Unterschenkelfrakturen von Typ O III für die Patienten katastrophal enden können:* Nach einer Reihe von Operationen, monatelangen Spitalaufenthalten und andauernden Komplikationen sind sie psychisch, sozial und finanziell ruiniert, nicht selten zusammen mit ihrer ganzen Familie. Das Endresultat ist häufig schlechter als nach einer Amputation, und diese muß oft spät und unter schlechten Bedingungen (Infektion) doch noch gemacht werden. Wegen Sepsis haben schon Patienten nicht nur ein Bein, sondern auch das Leben verloren.

Eine Wiederherstellung kann ein, zwei oder mehr Jahre dauern. Nach dieser Zeit ist die Wahrscheinlichkeit, daß ein Patient wieder zur Arbeit zurückkehrt, praktisch null. Am Ende ist das funktionelle

Ergebnis schlecht, und schlimmer noch, er oder sie ist demoralisiert, geschieden, mittellos[1]. Auch die Kosten für die Gesellschaft sind außerordentlich hoch.

Unsere Aufgabe als Unfallchirurgen ist die Erhaltung oder Wiederherstellung der *Funktion.* Dazu gehört aber der *ganze Mensch,* nicht nur sein verletztes Glied.

In solchen Fällen ist die *primäre Amputation* zweifellos die bessere Lösung: Raschere, zielstrebige Rehabilitation, was den Patienten erlaubt, ihre Stellung in der Familie und in der Gesellschaft wieder einzunehmen, ihren Lebensunterhalt wieder zu verdienen und damit sich psychisch wieder aufzufangen.

In welchen Fällen aber soll man primär amputieren?

Statistiken sind nur aussagekräftig, wenn sie auf einer *klar definierten Klassifizierung* basieren. Sie zeigen eindeutig, daß Unterschenkelfrakturen vom Grad O I eine gute Prognose haben, die Frakturen vom Grad O III jedoch eine ausgesprochen schlechte: Alle hatten Komplikationen, und bei den meisten mußte später doch noch amputiert werden, bei den übrigen waren die Resultate schlecht. Der Grad O II liegt dazwischen[2].

Welches sind die *Kriterien für den Entscheid* (der ja meist in den ersten Stunden oder Tagen gefällt werden muß)?

Beim Entschluß für eine Unterschenkelamputation kommen immer *mehrere Faktoren* zusammen. Die Wichtigsten führen die Liste an:

- *Gefäßverletzungen* mit *Ischämie* des Gliedes während mehr als 6 Stunden.
- Durchtrennung des *Nervus tibialis posterior.*
- Art des Traumas: *Hochenergie* (Schußverletzung, Crushverletzung, Verkehrsunfall). Damit in Zusammenhang:
- Ausmaß und Schwere der *Weichteilverletzung.*
- *Knochendefekt,* -zertrümmerung
- Fußverletzung
- Polytrauma
- Schock
- Alter

Analoges gilt für andere Lokalisationen.

Nur eine *genaue Bestandesaufnahme der Ausgangssituation* kann die *Entscheidung* begründen (auch später vor einem Richter). Listen werden aufgestellt, auf denen die einzelnen Faktoren mit Punkten zu bewerten sind. Eine zu große Summe von Negativpunkten spricht dann für die primäre Amputation. Auch solche «Scores» haben ihre Schwächen. «Individuen mit Erfahrung, die Patienten mit

Wiederherstellungschirurgie gesehen haben, und wie sie im Laufe der Jahre funktionieren, werden eine wichtige Informationsquelle bleiben» schreibt ein Autor. Vielleicht ein Trost für ältere Traumatologen und Orthopäden, in einem Umfeld, das «uns verführt, immer neue Triumphe von Technik über Vernunft zu suchen», schreibt ein anderer[1]. Vielleicht auch eine Einladung an jüngere Kollegen auf der Notfallstation, vertrauensvoll Rat zu suchen bei Älteren.

Trophische Störungen: Die sogenannte «Frakturkrankheit»

Im Anschluß an jede Extremitätenverletzung treten mehr oder weniger ausgeprägte trophische Veränderungen auf:

- *Ödeme*
- *Atrophie*
- *Osteoporose*
- *Steifigkeit der Gelenke*

In der Regel sind sie gering und verschwinden rasch wieder, in einzelnen Fällen werden sie aber so schlimm, daß das Glied kaum mehr gebraucht werden kann. Da leichtere Veränderungen dieser Art praktisch jede Fraktur begleiten, wurde ihre Gesamtheit als «Frakturkrankheiten» bezeichnet. Meistens heilen sie aus, und es bleibt höchstens gelegentlich eine Neigung zu Ödemen.

Schwere Fälle zeigen ein typisches Bild mit Schmerzen, massiven Zirkulationsstörungen, Gewebsinduration und Gelenksteife, welches als *Sudecksche Dystrophie* bekannt ist (siehe S. 510f.). Die eigentliche Ursache dieser «vegetativen Entgleisung» ist ebensowenig bekannt, wie die pathogenetischen Vorgänge im einzelnen. Der Zustand ist aber so einprägsam, daß die klinische Diagnose keine Schwierigkeiten macht.

Neben der Infektion ist der «Sudeck» wohl die schwerste Komplikation einer Fraktur. Er dauert monate- und jahrelang und hinterläßt mitunter schwere Dauerschäden (Schmerzen, trophische Störungen, Versteifungen), vor allem an der Hand (siehe S. 557), aber auch an Unterschenkel und Fuß (Abb. 41.9 und Abb. 42.1).

Einzelne Faktoren, welche solche trophische Störungen begünstigen oder hervorrufen, sind bekannt: Fehlen der normalen Funktion, chronisches Ödem und vor allem *andauernde Schmerzen.*

Die stabile Osteosynthese erlaubt, das betroffene Glied sofort wie ein Normales zu bewegen. Schwere trophische Störungen lassen sich damit in der Regel vermeiden.

Ein wichtiger Grund für die Einführung der Osteosynthese in die Frakturbehandlung war die Erwartung gewesen, damit die «Frakturkrankheit» verhindern zu können. Dies gelingt wohl in der

[1] S. T. HANSEN, Editorial, J. Bone Jt. Surg. *69–A,* 799, (1987).
[2] R. J. CAUDLE et al., J. Bone Jt. Surg. *69–A,* 801, (1987).

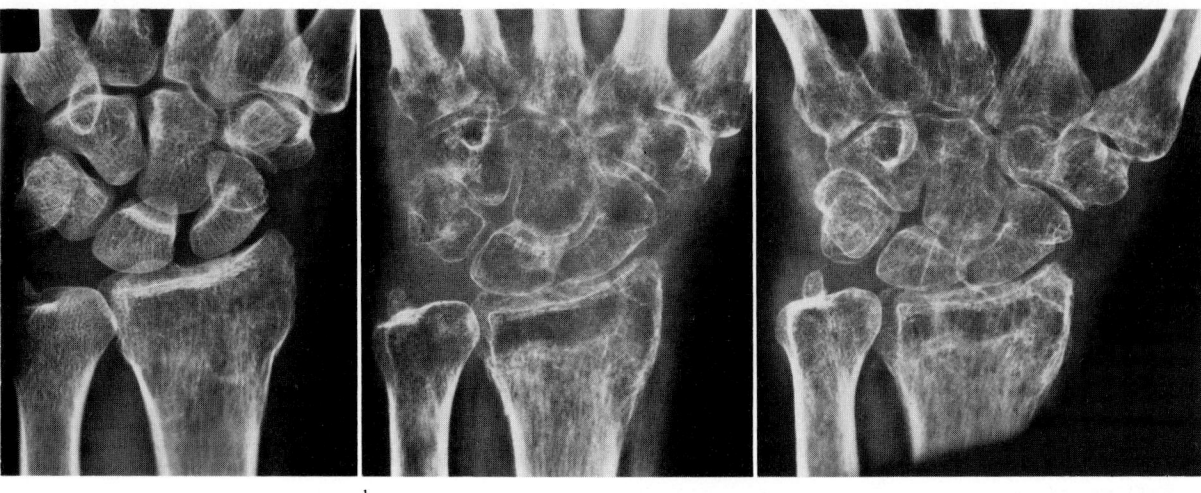

a   b   c

Abb. 41.9: *Sudecksche Dystrophie* der rechten Hand bei einem 50jährigen Mann, nach einer Weichteilverletzung mit langwierigem Verlauf. Die *drei Stadien* der röntgenologischen Veränderungen sind deutlich zu verfolgen:

a Beginnende Osteoporose in der Spongiosa.

b 3 Monate später: Massive, fleckförmige, z. T. diffus verwaschene Osteoporose, wobei einzelne Strukturen fast aufgelöst erscheinen. Die Knochenumrisse sehen aus wie mit feinem Bleistiftstrich gezeichnet (Dystrophiestadium).

c Nach fünf Monaten ist die Spongiosa wieder einigermaßen regeneriert, allerdings unregelmäßiger und weitmaschiger. In schweren Fällen dauert die Ausheilung monate-, sogar jahrelang und ist unvollständig (Atrophiestadium).

Zwischen einer leichten Inaktivitätsosteoporose, wie sie praktisch nach *jeder* Verletzung zu beobachten ist, und der eigentlichen Sudeckschen Dystrophie, welche eine schwere invalidisierende Krankheit sein kann, sind die Übergänge nicht scharf.

Mehrzahl der Fälle, nicht in allen. Für sich allein rechtfertigt dieser Gewinn allerdings eine Osteosynthese nicht.

Bei *Kindern* und Jugendlichen ist die *Sudecksche Dystrophie* eine ausgesprochene Rarität. Trophische Störungen, wie sie bei Erwachsenen vorkommen, werden nur ausnahmsweise beobachtet. Dies ist einer von vielen Gründen, Frakturen bei Kindern und Jugendlichen wenn möglich *konservativ* zu behandeln.

Begleitende Weichteilverletzungen
(Gefäße, Sehnen, Nerven)

Begleitverletzungen bei Frakturen sieht man nicht auf dem Röntgenbild. Manche davon haben aber schwerwiegendere Folgen als der Bruch selbst. Bei jedem Knochenbruch ist deshalb eine

1. Prüfung der Funktion von *Muskeln und Sehnen*
2. eine *neurologische Untersuchung,* und eine
3. Kontrolle der *peripheren Zirkulation* notwendig.

Diese klinischen Untersuchungen nehmen nur zwei oder drei Minuten in Anspruch. Dem Patienten können sie unangenehme Spätfolgen ersparen.

Sehnen- und Muskelverletzungen

Bei *geschlossenen* Frakturen kommen funktionelle Ausfälle durch Sehnen- und Muskelverletzungen äußerst *selten* vor. Häufig sind hingegen *Sehnendurchtrennungen bei offenen* Verletzungen von *Hand* und *Handgelenk.* Von ihrer ersten Versorgung hängt oft die Funktionstüchtigkeit der Hand ab. Die Handchirurgie hat die Behandlung dieser Verletzungen, welche z. T. recht kompliziert und schwierig ist, in allen Einzelheiten ausgearbeitet (siehe S. 566f.).

Gefäßverletzungen

Bei jeder Fraktur wird routinemäßig der periphere Puls palpiert. Arterienverletzungen kommen fast nur bei offenen Frakturen vor. Gefäßchirurgische Maßnahmen können notwendig sein. Am besten wird die Fraktur in der gleichen Sitzung fixiert und damit eine Gefäßnaht ruhiggestellt.

Die drohende *ischämische Muskelkontraktur* (Volkmannsche Kontraktur) bei *Ellbogenfrakturen* ist eine Notfallsituation. Sie ist bei den Frakturen im Kindesalter beschrieben (siehe S. 507), ihre Folgen auf S. 543.

Nervenverletzungen

Bei *geschlossenen* Frakturen können Nervenläsionen durch Überdehnung entstehen. Gefährdet sind der n. radialis bei Humerusfrakturen, sodann der n. tibialis bei tiefen Unterschenkelfrakturen. Bei rascher geschlossener Reposition erholt sich die Nervenleitung fast immer nach einiger Zeit von selbst. Primäre Nervenrevisionen sind daher kaum notwendig.

Häufiger als die primären sind *sekundäre* iatrogene Nervenläsionen (hauptsächlich n. fibularis, n. ulnaris und radialis) im Verlaufe der Frakturbehandlung (Drucklähmungen).

Bei *offenen* Verletzungen, vor allem der Hand und des Vorderarms, spielen Nervenverletzungen eine große Rolle. Die Funktion der Hand hängt weitgehend von ihrer Sensibilität ab. Aber auch am Bein bestimmt eine Nervenverletzung die Prognose oft mehr als die Fraktur.

Die Nervenschäden, ihre Pathologie, Beurteilung und Therapie sind bei den «Läsionen peripherer Nerven» abgehandelt (siehe S. 399 ff.).

Allgemeine und mehrfache Verletzungen

Immer häufiger stehen Ärzte auf den Notfallstationen der Spitäler sehr schweren und komplizierten Verletzungen gegenüber, deren Behandlung sie vor große Probleme stellt. Neben multiplen Frakturen können schwere, oft lebensgefährliche Verletzungen anderer Organe, des Schädels, des Rückenmarkes, des Thoraxraumes und der Abdominalorgane vorliegen. Fast immer sind die Verletzten auch in einem *Schockzustand,* der ebenfalls das Leben unmittelbar bedrohen kann. Bei diesen sog. *«Polytraumatisierten»* gilt selbstverständlich die erste Sorge dem Leben des Patienten. Daneben tritt die Behandlung von Frakturen vorerst in den Hintergrund. Dies heißt nicht, daß sie vernachlässigt werden muß. Es ist immer möglich, die notwendigen Röntgenbilder (v. a. Wirbelsäule, Becken, Hüfte) anzufertigen, um keine Frakturen zu übersehen, was bei Bewußtlosen leicht geschieht, und es ist auch immer möglich, einen Plan aufzustellen für eine Frakturbehandlung, welche neben der Allgemeinbehandlung Platz findet und diese nicht behindert. Es ist nicht unbedingt notwendig, daß ein einziger Arzt die gesamte Behandlung allein durchführt. Die Beherrschung der komplizierten technischen Möglichkeiten der Intensivpflege sowie der gesamten Chirurgie aller Organsysteme kann heute von keinem Chirurgen mehr verlangt werden. Sinnvoller ist die Zusammenarbeit einer Gruppe von Spezialisten, welche gemeinsam den Patienten betreuen, ihre Maßnahmen auf den Allgemeinzustand des Patienten abstimmen und miteinander in Einklang bringen. Bei gutem Einvernehmen und reibungsloser Kommunikation zwischen den Beteiligten ist dies ohne weiteres möglich.

Selbstverständlich müssen Kompetenzen und Verantwortlichkeiten genau abgegrenzt und allgemein bekannt sein: Die *verantwortliche Leitung* der gesamten Behandlung liegt bei einem einzigen Arzt, dem *Allgemeinchirurgen.* Er entscheidet und koordiniert die Arbeit der Spezialisten. In diesen Rahmen ist auch die Frakturbehandlung eingeordnet.

Oft müssen Brüche provisorisch versorgt werden, bis der Allgemeinzustand des Patienten die endgültigen Maßnahmen erlaubt. Nicht selten aber kann mit einer stabilen Osteosynthese die Allgemeinbehandlung unterstützt werden: Die Pflegemöglichkeit, die Atmung, die Thrombose- und Dekubitusprophylaxe können verbessert, die Mobilisation und Rehabilitation gefördert werden.

In der *Zusammenarbeit* von Allgemeinchirurg und orthopädischem Chirurg kann das Beste für den Patienten erreicht werden.

Konservative oder operative Frakturbehandlung?

Das Einrenken und Fixieren von Knochenbrüchen gehört seit dem Altertum zur chirurgischen Tradition und wurde im Laufe der Zeit zu einer hohen Kunst entwickelt, zuerst von den «bone setters», später durch hervorragende Schulen in vielen Ländern, von denen diejenigen von Lorenz Böhler in Österreich, König u. a. in Deutschland, Watson-Jones und Charnley in England zu den bekanntesten gehören. Sie konnten genaue Richtlinien und technische Anweisungen für die Reposition der einzelnen Frakturen ausarbeiten und haben die Fixation im Gipsverband zur Perfektion entwickelt. Allerdings erfordert diese *konservative* Frakturbehandlung *nicht weniger Erfahrung, Geschick und Sorgfalt als die operative.*

Was sie zur *bevorzugten Methode für die Behandlung der Mehrzahl aller Frakturen* macht, sind

1. ihre hundertfach *nachgewiesenen guten Resultate* und
2. ihre *geringen Risiken.*

Dem gegenüber stehen die bekannten Vorteile der *operativen* Frakturbehandlung (gute Repositions- und Retentionsmöglichkeit, raschere Mobilisation), aber auch ihre wesentlich höhere *Komplikationsrate.*

Die Kontroverse zwischen den Anhängern der konservativen und der operativen Frakturbehandlung trugen in den Anfängen oft ein wenig die Züge fundamentalistischer Auseinandersetzungen mit ungenügend differenzierten Pauschalurteilen.

Es gab rein konservative und (fast) rein operative Schulen. Beide hatten gute Argumente für viele Situationen, Schwachstellen in anderen. Inzwischen haben sich aus Erfahrung bestimmte Frakturtypen herauskristallisiert, die besser konservativ, andere, die mit Vorteil operativ behandelt werden.

Zwischen diesen beiden Gruppen liegt eine graue Zone, in der nach wie vor die beiden Verfahren Befürworter und Anwendung finden. Hier können strikte Regeln wohl keine absolute Geltung beanspruchen, doch gibt die Erfahrung eine Reihe von Hinweisen.

Seit der ersten Auflage dieses Buches hat die Frakturbehandlung rasche Wandlungen erlebt. Die *Osteosynthesen* sind *differenzierter* geworden. Erfahrungen und neue Erkenntnisse haben sie stark modifiziert. Darauf wird in einem folgenden Abschnitt eingegangen, ebenso auf den *Fixateur externe,* der zu einem wichtigen Instrument in der Knochenchirurgie geworden ist.

Die *konservative Knochenbruchbehandlung* hat ebenfalls neue Impulse erhalten, etwa durch das «functional bracing» (Sarmiento), d.h. die funktionelle Behandlung mit Gipsen und Schienen, bei welcher neue Materialien, Kunststoffe für Schienen, Orthesen, Verbände usw., zum Einsatz kommen und eine frühzeitige physiologische Beanspruchung angestrebt wird.

Die konservative Frakturbehandlung ist nach wie vor die *Methode der Wahl* bei einer *Mehrzahl von Frakturen. So lange das «primum nil nocere» als ärztliche Maxime gilt, wird sie es bleiben.* Es ist nicht Geringschätzung dieser Methode, wenn sie hier nicht weiter zur Sprache kommt: Sie würde den Rahmen dieses Buches bei weitem sprengen. Es kann auf eine ausgezeichnete und detaillierte Literatur verwiesen werden.

Auf die *operative Frakturbehandlung* jedoch soll kurz eingegangen werden, vor allem auch auf ihre Tücken und Gefahren:

Prinzipien der operativen Frakturbehandlung

Die Prinzipien der Osteosynthese haben sich in den letzten Jahren unter dem maßgebenden Einfluß der AO, der Arbeitsgemeinschaft für Osteosynthesefragen, für viele Frakturen weitgehend durchgesetzt.

Inzwischen sind auch die Nachteile, die Schwierigkeiten und Probleme dieser Methode genauer bekannt geworden. Theorien und Konzepte wurden kritisch überprüft und Techniken und Indikationen entsprechend angepaßt, modifiziert und differenziert.

Die stürmische Entwicklung ist noch im Gange, das Angebot von Methoden, Instrumentarien und Implantaten verwirrend und unübersehbar geworden. Die operative Frakturbehandlung ist ein beliebtes und ergiebiges Experimentierfeld zwischen Wissenschaft, Technik, Operationssaal und Markt, in welchem sich der Praktiker, der Orthopäde oder Chirurg, welcher die täglichen und nächtlichen Unfälle zu versorgen hat, nur noch schwer zurechtfinden kann.

Die Vielzahl der empfohlenen Methoden darf nicht den Blick verstellen auf die vergleichsweise wenigen *allgemeingültigen Prinzipien,* an denen sich alle diese Methoden orientieren müssen. *Sie allein, nicht irgendein bestimmtes Implantat, geben Aussicht auf Erfolg.* Die Wichtigsten sollen deshalb hier erwähnt werden:

1. Prinzip: Vitalität von Knochen und Weichteilen erhalten

Im Röntgenbild nicht zu sehen, aber von größter Bedeutung für die Heilung von Knochen und Weichteilen ist die Vitalität, d.h. ihre *Durchblutung.* Nachdem am Anfang der Osteosyntheseära das Augenmerk vor allem auf die röntgenologisch augenfällige anatomisch genaue Reposition aller Fragmente gerichtet war, stellte sich heraus, daß die Frakturheilung viel mehr von einer *gut erhaltenen Durchblutung des Knochens* und der umgebenden Weichteile abhängt. Lebender Knochen kann immer heilen, auch wenn er nicht anatomisch reponiert ist (siehe S. 64f.).

Viele Mißerfolge der Osteosynthesen waren durch Zerstörung des Gefäßanschlusses der Knochenfragmente und Schädigung der Weichteile entstanden, wenn der Knochen großzügig freigelegt, ja einzelne Fragmente zur Reposition und Fixierung aus den Weichteilen herausgelöst wurden, um sie wie ein Puzzle wieder zusammenzusetzen, und wenn dann noch große, lange und gar mehrere Platten auf die denudierten Fragmente aufgeschraubt wurden. Knochennekrosen, verzögerte Heilung, Plattenbrüche und Pseudarthrosen waren häufige Folgen.

Man hatte die Beobachtung gemacht, daß die unter einer Platte liegende Kortikalis stark porotisch wird. Was man als Umbau infolge der verminderten Beanspruchung des Knochens zu erklären versuchte und als «stress protection» (durch die Platte) bezeichnete, stellte sich als *Umbau* infolge einer *Nekrose* des unter der Platte liegenden Knochens heraus (siehe Abb. 4.19).

Ausgedehnte offene Repositionsmanöver und Plattenoesteosynthesen erwiesen sich als besonders *gefährlich* bei Frakturen, welche durch Einwirkung massiver Kräfte mit hoher Geschwindigkeit entstanden waren (siehe auch Abb. 41.2). Diese Brüche sind häufig offen und immer von schweren und ausgedehnten Weichteilverletzungen begleitet. Wundheilungsstörungen, Hautnekrosen, Infektionen mit Knochensequestrierung, infizierte Pseudarthrosen mit größeren Knochendefekten waren die Folgen.

Besonders exponiert ist die Schienbeinkante, welche unmittelbar unter der Haut liegt und nicht durch einen Weichteilmantel geschützt ist. Plattenosteosynthesen an dieser Stelle, unter beschädigter Haut, führen fast zwangsläufig zu solchen schwerwiegenden Komplikationen.

Man hat deshalb vor allem für die *offenen* und komplizierten Brüche, andere, weniger gefährliche Methoden zur Frakturreposition und -fixation gesucht:

1. *Die indirekte Reposition mittels Extension* und
2. *die frakturferne Fixation.*

Die Möglichkeiten der Stabilisierung mit dem *Fixateur externe* haben diesen zum wichtigsten Instrument in der Behandlung dieser gefährdeten Frakturen werden lassen: Reposition und Fixation sind möglich, *ohne* den Frakturherd zu eröffnen (siehe S. 488 und S. 492 ff.).

Aber auch ganz allgemein sind die Osteosynthesen differenzierter, «biologischer», geworden, indem der *Vitalität* der Gewebe die *erste Priorität* zukommt.

Zur Realisierung der Reposition und der nötigen Stabilität steht eine Reihe von unterschiedlichen Methoden zur Verfügung, aus der für jede Frakturart und für jeden Fall die zweckmäßigste und schonendste ausgewählt werden muß. Sie sind auf S. 486 f. beschrieben.

2. Prinzip: Die Frakturreposition

Der Bruch eines langen Röhrenknochens läßt sich mit dem Mastbruch eines Segels oder eines Zeltes vergleichen: Das mit den Verstrebungen durch Druck und Zug fest und stabil gehaltene System von Stangen, Seilen und Tuch fällt in sich zusammen und verliert *durch Verkürzung* seine Funktionsfähigkeit. Erst die Wiederherstellung der *ursprünglichen Länge* gibt auch wieder die richtige Achse und damit die ursprüngliche Form zurück. Der *Wiederherstellung der Länge* stellen sich die *zugfesten Elemente* entgegen: Wie Seile und Tuch bei Segel, Zelt oder Schirm, so beim Knochen die Weichteile: Bänder, Faszien, vor allem aber *die Muskulatur.*

Das Zusammensetzen des Knochens wie ein *Puzzle,* ausgehend *von den einzelnen Bruchfragmenten* (in der Anfangszeit der Osteosynthese das erklärte Ziel) ist nur bei bestimmten einfachen Frakturen leicht zu bewerkstelligen, bei komplizierteren schwierig, bei manchen Trümmerbrüchen gar nicht möglich.

Viele Nachteile dieser Methode der direkten Fragmentreposition können vermieden werden durch die indirekte Methode der *Reposition durch Längszug:*

• *Die Distraktionsmethode:* Durch die Extension wird der Knochen in die richtige Achse gebracht, die Länge wird wiederhergestellt. Durch die Streckung des umgebenden Muskelmantels und des Periostes werden auch die einzelnen Bruchfragmente wieder reponiert, wenn nicht genau anatomisch, so doch in einer *akzeptablen Stellung* Abb. 41.10).

Es hat sich gezeigt, daß diese Repositionstechnik, welche für die konservative Knochenbehandlung immer gültig war und sich bewährt hat, auch in der *operativen Frakturbehandlung* in verschiedenen Formen und mit sehr unterschiedlichen Techniken angewandt werden kann und *große Vorteile* bietet (siehe S. 487 und Abb. 41.11).

Der wichtigste Vorteil, neben der Wiederherstellung der richtigen Achsen- und Längenverhältnisse und *der Einfachheit* der Methode, ist zweifellos die *Schonung von Knochen und Weichteilen.*

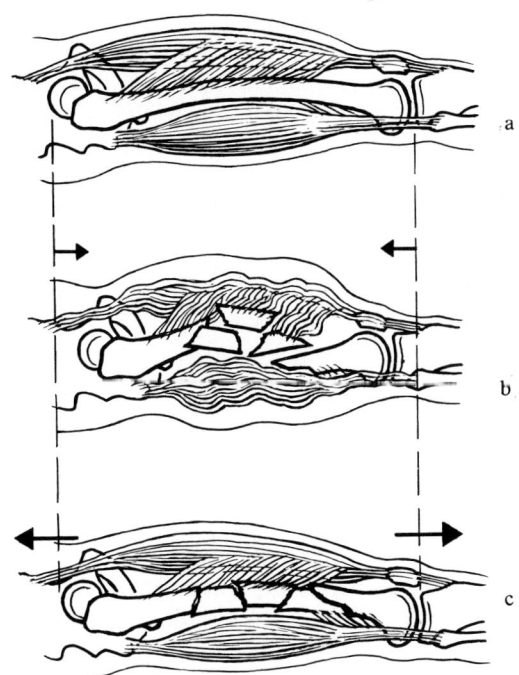

Abb. 41.10: *Längszug als Prinzip zur Frakturreposition.*

a Normale stabile Verhältnisse. Länge gehalten vom Knochen, als druckfestem Stab, Weichteile unter Zug gespannt: stabiles System (Prinzip von Zelt, Schirm oder Segel).

b Knochen gebrochen, verkürzt durch den Zug der Weichteile, denen der Widerstand fehlt. System instabil, Dislokation.

c *Reposition durch Längszug:*
 – Länge wieder hergestellt.
 – Achse stellt sich von selbst richtig ein.
 – Fragmente adaptieren sich in der Achse.

Das Prinzip der Reposition durch Längszug findet sowohl in der *konservativen* wie in der *operativen* Frakturbehandlung Anwendung:

– Reposition von Hand, anschließend Gips (Beispiel: Radiusfraktur loco classico).
– Dauerextension im Bett auf Schiene (Beispiel: Femurfraktur im Wachstumsalter)
– Fixateur externe (siehe S. 492 f.),
– Distraktionsgerät (siehe Abb. 41.11),
– Verriegelungsnagel, Wellenplatte.

3. Prinzip: Die Stabilität der Osteosynthese

Das Ziel der operativen Frakturbehandlung war und ist die *volle Gebrauchsfähigkeit* der verletzten Extremität: Schmerzfreie Bewegung ohne äußere Ruhigstellung soll nach der Osteosynthese möglich sein und soll die Folgen einer Immobilisierung, die «Frakturkrankheit» (Ödem, Atrophie, Osteoporose, Gelenksteife) verhindern. Dieses Ziel läßt sich bei den meisten Frakturen und in den meisten Fällen erreichen: Eine solche Osteosynthese kann als «übungsstabil» bezeichnet werden. «Leben ist Bewegung, Bewegung ist Leben» ist der Leitsatz der AO.

Ver-
letzungen –
Frakturen

In günstigen Fällen, und in der Regel nur mit mechanisch besonders stabilen Implantaten (z. B. mit dicken Marknägeln), ist auch *volle Belastung* möglich. Unbedingt notwendig für den Erfolg ist sie nicht. Eine wenigstens *teilweise Belastung* ist für die Nachbehandlung jedoch von großer Bedeutung. Eine gute Osteosynthese erlaubt dies in der Regel auch.

Stabilität dient im weiteren dazu, die *richtige Stellung* bis zur knöchernen Konsolidation zu erhalten. Auch dies ist von einer guten Osteosynthese zu fordern.

• *«Primäre» oder «sekundäre» Frakturheilung?*

Stabilität spielt schließlich eine *wichtige Rolle bei der Konsolidation einer Fraktur.* Ursprünglich war das erklärte Ziel der stabilen Osteosynthese eine Frakturheilung durch *«primäre Knochenheilung»,* d. h. die Überbrückung eines anatomisch genau reponierten Frakturspaltes ohne Kallusbildung, was histologisch einer direkten Kontaktheilung entspricht (siehe «Frakturheilung», S. 70f.). Eine solche ist nur möglich, wenn die Knochenfragmente tatsächlich absolut starr miteinander verbunden sind und *keinerlei mikroskopische Bewegungen* zwischen ihnen stattfinden (vgl. Abb. 4.16 und Abb. 4.17). Solche starren Montagen sind z. B. mit *Kompressionsosteosynthesen* möglich (siehe S. 487).

Andererseits heilen nicht stabilisierte Frakturen bekanntlich auch: mit Hilfe des natürlichen Frakturkallus. Dieser hat offensichtlich die Fähigkeit, eine Fraktur mit der Zeit derart zu stabilisieren, daß den Osteoblasten der Brückenschlag möglich wird.

Manche Osteosynthesen, wie etwa Marknagel oder Fixateur externe, lassen geringfügige Bewegungen zu. Zu einem bestimmten Zeitpunkt muß ein *Kallus* die Stabilisierung übernehmen und die Mikrobewegungen ausschalten, um den knöchernen Brückenschlag zu ermöglichen. Es handelt sich um die normale Kallusbildung der natürlichen Knochenbruchheilung. Sie läßt sich bei Marknägeln, Fixateur externe, aber auch bei anderen nicht ganz stabilen Osteosynthesen röntgenologisch gut verfolgen.

Bei anatomisch genau reponierten interfragmentären Kompressionsosteosynthesen ist Kallusbildung jedoch der Ausdruck von Instabilität («Unruhekallus») und ein Alarmzeichen, daß verzögerte Heilung und Pseudarthrose drohen. Tatsächlich hat die Erfahrung gezeigt, daß in solchen Fällen der knöcherne Durchbau der Fraktur eindeutig *häufiger ausbleibt* (Non-union) als bei konservativer Behandlung.

Die Erklärung für dieses Phänomen liefert die *Dehnungstheorie* (siehe S. 70 und Abb. 4.18): PERREN hat nachgewiesen, daß ein *schmaler Frakturspalt* für die Frakturkonsolidation ungünstiger ist und eher zur Pseudarthrosebildung neigt als ein breiter

(siehe S. 66, Abb. 4.11). Bei *genau* («wasserdicht») reponierten Frakturen sind die Spalten sehr *schmal.* Sie sind auf histologisch «direkte» *Kontaktheilung angewiesen,* denn die natürliche Kallusbildung ist durch die Denudierung der Fragmente während der Operation und die Rigidität der interfragmentären Kompression unterbunden. Sogenannt «stabile» Osteosynthesen bei anatomisch genau reponierten Frakturen, die im schmalen Frakturspalt doch noch etwas wackeln, sind deshalb *besonders gefährdet.*

Diese Tatsache ist bei der offenen Frakturbehandlung zu berücksichtigen: Kompressionsosteosynthesen nach anatomisch genauer Reposition sind nur gut genug, wenn sie *absolut stabil* sind und auch keine minimalen Wackelbewegungen zulassen. Dann sind sie allerdings unübertroffen.

Solche Erfahrungen haben zur Verlagerung des Interesses von den direkten zu den *indirekten Osteosyntheseverfahren* beigetragen: Der offenen Reposition und direkten Stabilisierung der einzelnen Fragmente mit Zugschrauben und Neutralisationsplatte wird in vielen Fällen die geschlossene, indirekte Reposition durch Längszug und eine *frakturferne Fixierung* vorgezogen: Auf die rigoros genaue anatomische Reposition wird verzichtet zugunsten der Schonung von Knochen und Weichteilen im bereits durch die Fraktur geschädigten Bereich.

Das Hauptproblem und das Ziel jeder Osteosynthese ist aber nach wie vor eine *ausreichende Stabilität:*

Wie sie zu bewerkstelligen sei mit der geringstmöglichen Schädigung von Knochen und Weichteilen ist und bleibt die Kunst des Chirurgen oder Orthopäden. Voraussetzungen für den Erfolg sind genaue Kenntnisse der Anatomie, Verständnis der Mechanik, aber auch der Biologie der Frakturheilung, richtige Wahl und Anwendung der Implantate und letztlich handwerkliches Können.

Zwei Wege zur Osteosynthese

Wie erwähnt ist die *Reposition* der Fraktur grundsätzlich auf zwei Wegen möglich:

1. *offene anatomische genaue* Rekonstruktion *unter Sicht.*
2. *axilae Distraktion* (Längszug).

Die beiden Verfahren sollen nochmals etwas eingehender erörtert werden:

1. Offene Reposition unter Sicht

mit Hebelinstrumenten, Zangen usw. Anschließend Fixation der Fragmente, schrittweise mittels interfragmentärer Kompression (Schrauben, Platten) Zuggurtung usw., evtl. Sicherung durch «Neutralisationsplatte».

Vorteile

- Die Fraktur kann ohne Röntgen und ohne Extensionstisch unmittelbar eingesehen, reponiert und fixiert werden. Anatomisch genaue Reposition und Fixation sind unter Sicht möglich (und zur Stabilisierung wesentlich bei dieser Methode).
- Verschiedene Osteosyntheseverfahren sind möglich, je nach Fraktursituation.
- Geeignet für die *Gelenkfrakturen* und für kleine Knochen.
- Für *intraartikuläre* Frakturen mit Stufen in der Gelenkfläche gibt nur die *offene Reposition unter Sicht* die Gewähr für eine anatomisch exakte Wiederherstellung des Gelenkes. Für solche Frakturen ist sie nach wie vor *die Methode der Wahl*.
- Für *Osteotomien* ist die Kompressionsosteosynthese die am *besten geeignete* Methode.

Nachteile

- Erhebliche *Weichteiltraumatisierung* und Knochenfreilegung notwendig mit der Gefahr von Zirkulationsstörungen, Knochennekrosen, Sequesterbildung, verzögerter Heilung, Pseudarthrosen, auch Wundheilungsstörungen und Infektionen.
- Oft, besonders bei komplexen Frakturen, sind Reposition und befriedigende Fixierung *schwierig,* manchmal unmöglich. Trümmerbrüche sind in der Regel ungeeignete Objekte für dieses Verfahren.

Prinzipien der interfragmentären Kompressionsosteosynthese

Die ursprüngliche Idee war eine *absolute Stabilität* der Bruchfragmente, in der Vorstellung, damit eine «primäre Knochenheilung» ohne Kallusbildung zu ermöglichen (was zutraf), und in der Überzeugung, daß dies erstrebenswert sei (was nicht unbedingt zutrifft). Eindeutig erwiesen ist jedoch, daß rigide *Stabilität ein unabdingbares Erfordernis für eine komplikationslose Knochenheilung nach einer Kompressionsosteosynthese ist,* und daß instabile «Osteosynthesen» gefährdet sind.

Umgekehrt kann die Stabilität einer Fraktur *am besten durch interfragmentäre Kompression anatomisch genau reponierter Fragmente* erreicht werden. Die zusammengepreßten, ineinander verzahnten Bruchflächen halten durch Reibung unverschieblich zusammen. Dazu ist erheblicher Druck auf den Knochen nötig. Daß dieser Druck eine osteogenetische Wirkung haben könnte, war eine Hoffnung, die sich jedoch nicht bestätigte. Andererseits konnte gezeigt werden, daß konstanter Druck *nicht* zur Osteolyse und Knochenresorption führt, wie man aufgrund der Erfahrungen in der konservativen Frakturbehandlung geglaubt hatte, sondern daß der Knochen auch großem Druck standhält und dabei

vital bleibt, sogar wenn einzelne Osteone durch Kompression deformiert werden.

Die Wirkung der Kompression besteht somit in der *Stabilisierung*. Sie ist das beste Mittel zu diesem Zweck.

Interfragmentäre Kompression wird am einfachsten und besten durch *Verschraubung* erreicht. Damit die Schraube die beiden Fragmente zusammendrücken kann, darf das Schraubengewinde nur im *hinteren* Fragment fassen, sonst sperrt es. Soll die Schraube in diesem Sinn als *Zugschraube* wirken, darf sie entweder nur vorne ein Gewinde haben, oder aber der Bohrkanal im schraubenkopfnahen Fragment muß derart erweitert werden, daß das Gewinde nicht faßt, sondern hindurchgleiten kann (siehe Abb. 3.13).

Die meisten direkten Osteosynthesen sind auf diesem Prinzip aufgebaut. An größeren Knochen genügen allerdings Schrauben *allein nicht*. Die Fixation muß durch Platten verstärkt und gesichert werden («Neutralisationsplatte»).

Eine andere Möglichkeit, Stabilität durch interfragmentäre Kompression zu erzielen, ist die Verwendung der Platte mit Vorspannung: Mittels Spanngerät, Gleitlochmechanismus oder Vorbiegen, um die *Gegenkortikalis unter Druck zu setzen* (siehe Abb. 4.5). (Vgl. auch Kapitel «Stabilität», S. 53 f.)

Bei schwerer *Osteoporose* im höheren Alter sind Kompressionsosteosynthesen oft kaum oder gar *nicht mehr möglich*. Die Knochen sind so dünn und brüchig, daß die Schrauben keinen Halt finden und ausreißen.

2. Indirekte Reposition durch Längszug (Distraktion)

Distraktion ist die wichtigste Repositionsmethode in der *konservativen Frakturbehandlung* (durch Zug, anschließend Gips usw.). Das Distraktionsprinzip wird aber auch bei Osteosynthesen erfolgreich angewendet, als bessere, schonendere Alternative zur direkten Methode in vielen Fällen.

Technisch ist sowohl die *Reposition* als auch die *Fixation* auf verschiedene Arten möglich. Beispiele:

- Fixateur externe
- Distraktor zur intraoperativen Reposition
- Platten, mit umgedrehtem Spanngerät als Distraktor
- Wellenplatte
- Verriegelungsnagel

Vorteile der Distraktionsmethode

- Gute Wiederherstellung von Achse und Länge, adaptative Reposition der Fragmente, ohne sie zusätzlich zu schädigen. Knochenheilungspotential gut, und nicht kompromittiert.
- Fixation ohne Eröffnung des Frakturherdes möglich.

- Geeignet für offene Brüche, Trümmerbrüche usw.
- Zweckmäßig bei Schaftfraktur von langen Röhrenknochen, aber auch in vielen anderen Fällen.

Nachteile: In der Regel Röntgen bzw. Durchleuchtung (Bildverstärker) notwendig.

- Bei manchen Verfahren Extensionstisch nötig, was die Flexibilität während der Operation einschränkt.
- Technik bei manchen Verfahren aufwendig, unbequem, störungs- und komplikationsanfällig, erfordert besondere Erfahrung mit den spezifischen Methoden.

Verschiedene Distraktionsverfahren

Nachstehend sollen einige Osteosyntheseverfahren beschrieben werden, die auf Reposition mittels Distraktion beruhen.

1. Der Fixateur externe

Mit langen Schrauben (bzw. Nägeln) werden die beiden Knochenfragmente frakturfern gefaßt. Mit den Schraubenenden, als Handgriffe verwendet, oder mittels eines äußeren Längszuges, kann der Knochen manipuliert, distrahiert und in die Achse gebracht, d.h. reponiert werden. Eine mechanisch genügend stabile äußere Verbindung der Schraubenenden er-

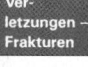

hält die Reposition aufrecht. Axiale Kompression ist mit diesem System ebenfalls möglich (siehe Abb. 41.16).

Die *Technik* ist im Abschnitt «Fixateur externe», S. 492f., ausführlich beschrieben.

2. Distraktor für intraoperative Reposition

Prinzip ähnlich dem Fixateur externe: Über eine Gewindestange können zwei in die Knochenfragmente eingesetzte Schrauben auseinander getrieben werden, wodurch die Länge des Knochens entgegen der Muskelkraft wiederhergestellt und dieser damit reponiert werden kann (siehe Abb. 41.11).

Vorteil: Schonende Reposition. Anschließend ist jede Art von Osteosynthese möglich: Interfragmentäre Kompression, Adaptation, Platten, Marknagel.

Schwierige Repositionen und Osteosynthesen werden wesentlich erleichtert, oft erst ermöglicht. Distraktion ist ein einfaches, wichtiges Hilfsmittel für die offene Reposition. Kein Röntgen und kein Extensionstisch erforderlich.

Nachteil: Zusätzliche Bohrlöcher und etwas umständliche Handhabung.

3. Mit Platten, einseitig befestigt, lassen sich Frakturen *distrahieren und reponieren.* Anschliessend kann in geeigneten Fällen mit der gleichen Platte wieder *interfragmentäre Kompression* erzeugt werden.

Vorteil: Schonendere Reposition und Osteosynthese.

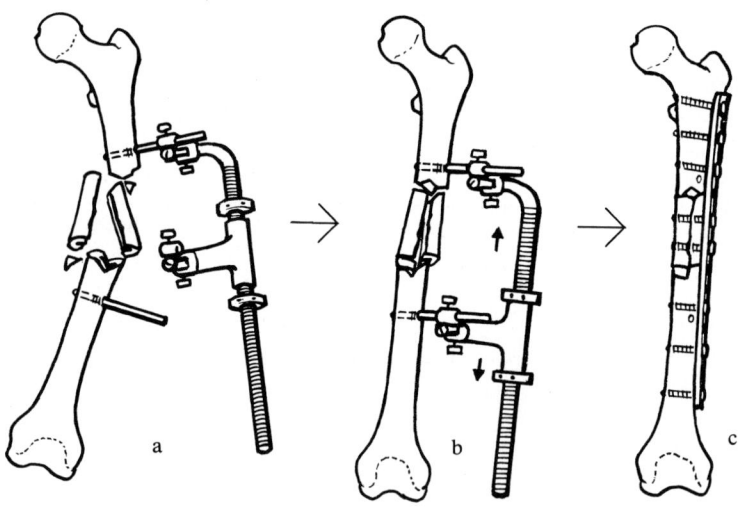

Abb. 41.11: Das Prinzip der *Frakturreposition* mittels *Distraktion* als Hilfe zur Osteosynthese.

Statt die Fragmente einzeln zusammenzusetzen wie ein Puzzle, kann man sie zuerst durch Zug in der Längsrichtung adaptieren und dann die Osteosynthese mit weniger Schwierigkeiten durchführen. Diese Alternative ist oft zweckmäßiger und schonender.

a Die Fraktur wird nur so weit dargestellt, daß zwei Schrauben senkrecht zur Achse eingesetzt werden können, wie für einen Fixateur externe.

b Indem die Schrauben mit Hilfe des Distraktors auseinander getrieben werden, läßt sich die Fraktur in die Achse einrichten. Die Bruchfragmente adaptieren sich dabei automatisch; wenn nicht anatomisch genau, so doch *achsengerecht* und damit *akzeptabel.*

c Unter dieser provisorischen Fixation läßt sich die definitive Osteosynthese (.z.B. Platten, Marknagel, Wellenplatte usw.) wesentlich einfacher realisieren, *ohne daß die Knochenfragmente einzeln freigelegt und isoliert werden müssen.* So kann ihre Blutversorgung geschont werden, und die Fähigkeit des Knochens zur Osteogenese, zur Kallusbildung, bleibt erhalten.

4. Wellenplatte, Platte mit Bolzen

Das Prinzip besteht darin, die Fraktur in einigem *Abstand* vom Knochen zu *überbrücken*, um Knochen, Periost und Weichteile zu schonen (ähnlich wie beim Fixateur externe).

Die Wellenplatte wird, nach vorgängiger Reposition durch Distraktion, an ihren frakturfernen Enden mit dem Knochen verschraubt. Die Fraktur selbst wird nicht angegangen.

Durch den größeren Abstand der Platte vom Knochen erhöht sich die Biegefestigkeit des Verbundes Platte-Knochen (längerer Hebelarm). Immerhin ist die Beanspruchung in der ersten Zeit sehr groß, da die Platte alle Kräfte allein aufnehmen muß (siehe Abb. 41.12).

Die Fixation mit einer Platte durch Bolzen (statt Schrauben), welche mit dieser *starr verbunden* sind, gibt – im Gegensatz zu einer verschraubten Platte – auch Stabilität, wenn sie *nicht am Knochen fest anliegt*. Das Prinzip entspricht demjenigen des Fixateur externe bzw. dem «Fixateur interne» für die Wirbelsäulenchirurgie (siehe Abb. 41.12b).

5. Verriegelungsmarknagel

Die Wirkung *konventioneller Marknägel* entspricht eher *einer Markraumschiene* als einer stabilen Osteosynthese. Rotation und Länge sind nicht sicher kontrolliert. Auch die Biegung ist *nur bei einfachen Quer- und Schrägbrüchen im mittleren Schaftdrittel* genügend unter Kontrolle.

Das *Aufbohren* des Markkanales und kräftigere, besser sich verklemmende Nägel lösen nicht alle Probleme, bringen jedoch *zusätzliche Nachteile und Komplikationsmöglichkeiten* mit sich. Die Marknagelung, besonders das Aufbohren, gehört zu den gefährlicheren Operationen in der Frakturbehandlung. Schon kleine technische Fehler können schwerwiegende intraoperative Komplikationen nach sich ziehen: Zusätzliche iatrogene Frakturen, Perforationen, Gelenkverletzung, Weichteilverletzungen u. a.

Durch das Aufbohren werden aber auch große Areale der umgebenden Kortikalis *nekrotisch*, was für die Bruchheilung nicht gleichgültig sein kann (siehe S. 72). Infektionen von Marknägeln können zu Markhöhlenphlegmonen und chronischen Osteitiden führen, welche überaus schwierig zu heilen sind.

Die Indikationen zur Marknagelung waren deshalb eng *begrenzt* auf einfache Frakturen im mittleren Schaftdrittel von Femur und Tibia.

Stark ins Gewicht fällt jedoch der *Vorteil* der *früheren Belastbarkeit* gegenüber den Plattenosteosynthesen, vor allem bei Femurfrakturen, aber auch bei den Unterschenkelbrüchen.

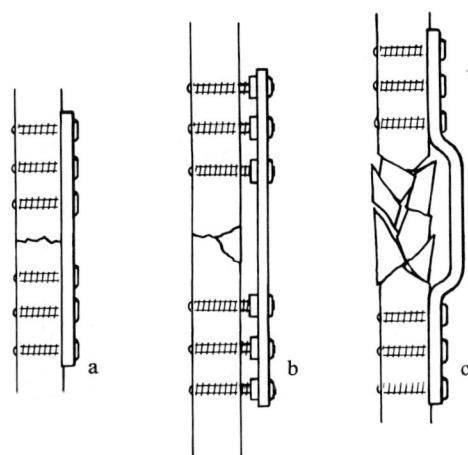

Abb. 41.12: *Verschiedene Arten, Schaftfrakturen mit Platten zu überbrücken.*

a *Konventionelle Plattenosteosynthese*

Vorteil: gute *Stabilität,* allerdings nur bei guter *interfragmentärer Kompression,* vor allem auch auf der *Gegenkortikalis* (durch Vorbiegen der Platte, bei Schrägbrüchen durch Zugschraube, siehe Abb. 3.13 und Abb. 4.5). Die Platte selbst hält ebenfalls durch Kompression und *Reibung* auf dem Knochen. Bei *absoluter Stabilität* gute primäre Knochenheilung (siehe S. 70).

Nachteil: Schädigung der darunter liegenden Kortikalis: Ischämie, Nekrose und Osteoporose. Bei auch nur geringfügiger Instabilität ist die Frakturkonsolidation kompromittiert durch *Mikrobewegungen* im schmalen Frakturspalt (siehe S. 65ff. und Abb. 4.18, S. 71) und schwache Kallusbildung. Gefahr der Pseudarthrose.

b Eine Platte, die etwas *Abstand* vom Knochen haben soll, muß *mit Bolzen* statt mit Schrauben befestigt werden, damit eine *winkelstabile* feste *Verbindung* zwischen Platte und Schrauben resultiert (sonst wackeln die Schrauben in den Schraubenlöchern). Dies ist auch das Prinzip des Fixateur externe. Die Stabilität ist, bei guter interfragmentärer Kompression und stabilen Implantaten, eher besser, als mit der am Knochen aufliegenden Platte, weil der Hebelarm zum Knochen größer ist. Denkbar wären auch *Distanzhalter* zum Knochen an der Platte.

Vorteil: Schonung des Knochens und der Weichteile.

c «Wellenplatte». Eine Möglichkeit, den Frakturherd mit der Osteosynthese *zu umgehen* und damit zu schonen. Im abgebildeten Beispiel kann keine axiale Kompression hergestellt werden. Die Platte wirkt wie ein Fixateur externe und muß deshalb sehr *kräftig dimensioniert* sein.

Vorteil: Die Fraktur muß nicht freigelegt werden. Die Platte wird lediglich frakturfern am Knochen befestigt. Der Hebelarm der Wellenplatte (Zuggurtung) ist größer als bei anliegender Platte.

Um dieses Vorteils willen wurde versucht, die Marknagelung zu einer rotations- und längenstabilen Osteosynthese zu entwickeln. Die Möglichkeit, proximales und distales Fragment mit queren Schrauben bzw. Bolzen im *Nagel selbst* zu fixieren, machen *den Verriegelungsnagel* zu einem begehrten Implantat für Femur- und Tibiafrakturen und haben die *Indikationen zur Marknagelung wieder erheblich ausgeweitet:* Auch Mehrfragment- und Trümmerbrüche lassen sich – nach erfolgter Reposition – «auffädeln» und schließlich rotations- und längenstabil fixieren. Überdies ist damit die Indikation auf die *ganze* Diaphyse ausgedehnt worden (Abb. 41.13).

Zur Technik: Die Verriegelungsnagelung wird *geschlossen* durchgeführt auf einem *Extensionstisch*. *Aufgebohrt* werden muß nur noch so weit, daß ein genügend kräftiger Marknagel eingeschlagen werden kann.

Eine technische Schwierigkeit besteht darin, die Schrauben von außen in die dafür vorgesehenen Löcher im Nagel hineinzubringen. Am Nagel aufgesetzte Zielgeräte und solche mit Röntgendurchleuchtungskontrolle haben beide ihre Tücken. Ein vorläufig kaum zu eliminierender Nachteil ist die *Strahlenbelastung*.

Im übrigen bleibt auch die Verriegelungsnagelung eine *technisch anspruchsvolle* Methode, die Fehler nicht verzeiht und deshalb Erfahrung erheischt.

Starre oder dynamische Verriegelung? Dies schien eine wichtige Frage zu sein. Mit der starren Verriegelung soll die Länge gehalten werden, die «dynamische» soll ein Zusammenrücken der Fragmente ermöglichen und damit die Frakturheilung fördern oder wenigstens nicht behindern. Dazu wird der Verriegelungsbolzen am einen Ende des Nagels durch ein *ovales Gleitloch* gebohrt statt durch ein rundes.

Untersuchungen haben gezeigt, daß der Unterschied im Endeffekt nicht sehr groß ist. Bei größeren Diastasen ist eine «Dynamisierung» wohl zu empfehlen, falls die Verkürzung in Kauf genommen wird.

Zur Indikation: Für Femurfrakturen in erster Linie, aber auch für Unterschenkelbrüche im Schaftbereich ist der Verriegelungsnagel gut geeignet. Am Femurschaft ist er der Plattenosteosynthese wohl vorzuziehen.

Hauptsächliche Indikationen sind *Mehrfragment-* und *Trümmerbrüche* mit *Weichteilverletzungen,* aber auch Schräg- und Spiralbrüche. Offene Frakturen kommen nur in Frage, wenn keine wesentliche Kontamination, also keine erhöhte Infektionsgefahr besteht, d. h. Frakturen vom Grad O I (siehe S. 480).

Verletzungen – Frakturen

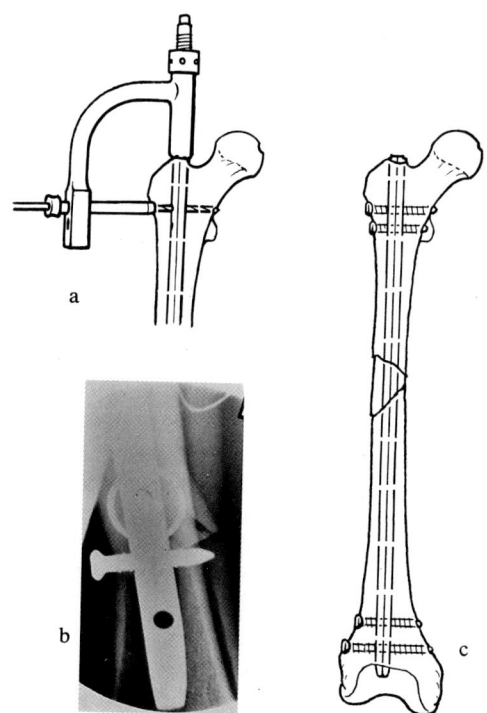

Abb. 41.13: *Verriegelungsmarknagel.*

c Liegender Nagel bei Femurfraktur. Die Verriegelung mit je zwei Schrauben bzw. Bolzen durch den Nagel proximal im Trochanterbereich und distal oberhalb der Femurkondylen sichert die *Rotationsstellung* des Femur und seine *Länge.*

Mit dieser Technik können nicht nur einfache Brüche im mittleren Drittel, sondern auch *Mehrfragment-* und *Trümmerbrüche* im *ganzen Schaftbereich* stabilisiert werden.

Ein weites Aufbohren der Markhöhle ist nicht mehr nötig.

Die Fixationsschrauben müssen durch die Löcher im Verriegelungsnagel hindurch gebohrt werden. Dazu dienen spezielle *Zielvorrichtungen:* Proximal eine auf das Nagelende aufgeschraubte Bohrlehre (a), distal ein röntgenstrahlendurchlässiges Zielgerät.

b Der Bohrer wird unter Bildwandlerkontrolle direkt in der Richtung des Strahlenganges durch den Knochen und das Loch im Verriegelungsnagel gebohrt. Im Röntgenbild muß das Loch im Nagel als schwarzer und der Bohrer als weißer Punkt erscheinen.

Die Vorbereitungen für eine Osteosynthese

1. Diagnose: Frakturlokalisation und -typ. Eine *standardisierte Frakturklassifikation* ist wichtig für die Wahl des Verfahrens sowie für die unerläßliche Nachkontrolle. Nur bei einheitlicher Klassifizierung sind Vergleiche möglich. Diejenige der AO von M.E. Müller ist international akzeptiert (siehe Abb. 41.4).

2. Dreidimensionales Erfassen der Fraktur, aufgrund der zwei Standardröntgenbilder. In komplizierten Fällen (Kniegelenkfrakturen, Becken- u. Wirbelsäulenfrakturen) kommen auch Aufnahmen mit anderem Strahlengang, Spezialverfahren wie CT, 3 – D usw. in Frage.

3. Beurteilung der begleitenden Weichteilverletzung (Periost, Muskulatur, Gelenke, Gefässe, Nerven, Haut) (Klassifikation siehe Abb. 41.3).

4. Wahl des am besten geeigneten Verfahrens.

5. Zeichnerische Vorbereitung nach Röntgenpausen: Die Operation kann mit Bleistift und Schere auf dem Papier durchgeführt werden. So läßt sich der Eingriff Schritt für Schritt planen. Manche Schwierigkeiten können dabei im voraus erkannt und umgangen werden, Größenverhältnisse, Dimensionen der Implantate werden abgeschätzt bzw. gemessen (siehe Abb. 18.5).

Nach der genauen zeichnerischen Durchführung der Operation kann diese am Lebenden zielsicherer und rationeller durchgeführt werden, und manche Komplikationen lassen sich vermeiden.

6. Infrastruktur: Asepsis, Lagerung, Extensionstisch, Bildwandler, Instrumentarium, Implantate, personelle Voraussetzungen.

Zum Handwerk

Bei den meisten Osteosyntheseverfahren ist die *technische Handhabung* der Apparate, Instrumente und Implantate nicht einfach, und die Operationen gleichen mancherorts eher Basteleien als professionellem Handwerk. Der sprechende Ausdruck «fiddling factor» ist inzwischen ein salonfähiger Begriff geworden. Die pragmatischen Amerikaner bezeichnen damit die technischen Tücken bei der Applikation gewisser «sophisticated gadgets» (komplizierte Apparate). Es wäre zu wünschen, daß der Fortschritt in der Entwicklung von Operationsmethoden, Instrumenten und Implantaten weniger auf eine Steigerung des technischen Schwierigkeitsgrades – zum Beweis der Begabung des Chirurgen – hinzielte, dafür eher auf verläßliche und reproduzierbare, um nicht zu sagen «narrensichere» Methoden – im Interesse der Patienten.

Das Bessere ist oft der Feind des Guten. Zu diesem Guten gehört auch die Kunst der *konservativen*

Frakturbehandlung: Sie bleibt die *Methode der Wahl für die Mehrzahl aller Frakturen.* Sie ist erlernbar, ebenso wie das Operieren. Im Zweifelsfall ist sie meistens weniger schädlich.

Zur Nachbehandlung

Einer der wichtigsten Vorteile der operativen Knochenbruchbehandlung ist der *sofortige Gebrauch* der Extremität, die *Bewegung* aller Gelenke. «*Übungsstabil*» ist ein gebräuchlicher Ausdruck, als Gegensatz zu «belastungsstabil». Der Patient soll Arme und Beine *aktiv frei bewegen* können, jedoch nicht gegen größere Kraft. Bei Frakturen der unteren Extremitäten ist eine gewisse *Entlastung mit Stöcken* üblich, doch soll der Patient *von Anfang an* üben, *normal* zu gehen, den Fuß abzurollen, *teilweise zu belasten* und wenigstens mit dem Gewicht des ganzen Beines *aufzutreten,* statt herumzuhüpfen auf einem Bein. Alte Leute können das ohnehin nicht.

Die Belastung soll nach Maßgabe des Röntgenbildes und des klinischen Befundes langsam gesteigert werden. Sie kann mit der *Bodenwage* kontrolliert werden (siehe Abb. 17.14).

Operative Knochenbruchbehandlung erfordert *engmaschige klinische und radiologische Kontrollen:*

Schmerzen und Überwärmung sind Alarmzeichen: Ist es eine Infektion oder eine Instabilität? Strikte Ruhigstellung (Bettruhe) bringt meistens diese Symptome wieder zum Verschwinden. Anderenfalls ist genaue Abklärung der Ursache notwendig.

Gegen *Schwellung* (Ödeme) sind *Hochlagerung* und Einbinden oder *Kompressionsstrümpfe* zu empfehlen.

Die röntgenologische Beurteilung der Frakturheilung nach Osteosynthesen kann schwierig sein und braucht *Erfahrung:* Ausbleiben der Kallusbildung kann «primäre» Kontaktheilung bedeuten, aber auch drohende Pseudarthrose, falls die Frakturspalten nicht bald verschwinden. Kalluswolken können ein Zeichen von Instabilität sein, eine Kallusmanschette kann aber auch die beginnende knöcherne Konsolidation anzeigen (vgl. «Frakturheilung unter stabiler innerer Fixation», S. 70f.).

Im Zweifelsfall sind regelmäßige Röntgenkontrollen in kürzeren Abständen (z.B. monatlich) angezeigt.

Zur Metallentfernung

Im theoretischen Teil wurde die Frage, ob eine Metallentfernung grundsätzlich immer nötig sei, aufgeworfen und auch gleich verneint (siehe S. 73). Tausende von Patienten leben mit Implantaten in situ, und das viele Jahre ohne jegliche Nachteile. Späte Unverträglichkeiten oder maligne Entartungen sind nicht bekannt geworden. Andererseits haben Metallentfernungen *Nachteile* und *Gefahren:*

Ver-
letzungen –
Frakturen

– *Refrakturen* sind *häufig* bei zu früher Entfernung. Gefährdet sind vor allem Trümmerbrüche mit ausgedehnten Plattenosteosynthesen, die in der Regel große Nekrosezonen haben und wenig Kallusbildung, aber auch Quer- und kurze Schrägfrakturen. Erfahrungsgemäß muß man mit 1–2 Jahren und *länger* rechnen, besonders bei Femurfrakturen.

– Metallentfernungen sind meist *größere* und *schwierigere Operationen* als man vermuten könnte: Das Auffinden der Implantate im Narbengewebe ist oft trotz Bildwandlerkontrolle nicht einfach. Manchmal sind die Implantate so von Knochen umwachsen, daß sie nur mit Mühe lokalisiert und entfernt werden können. Der zusätzliche Gewebsschaden ist oft erheblich, und relativ leicht kommt es zu Verletzungen von Nerven oder Gefäßen, die im Narbengewebe unverschieblich verbacken und schlecht sichtbar sind.

Man wird deshalb die Metallentfernung nur bei *entsprechender Indikation* empfehlen: Material, das durch seine anatomische Lage mechanisch stört, etwa in Gelenknähe oder dicht unter der Haut, bei Schmerzen, die anders nicht zu erklären sind, bei Entzündungen und Infektionen. Aber auch gelockertes Material, vor allem Nägel und Kirschnerdrähte, die wandern können, sollen entfernt werden.

Falls *keine* besondere Indikation vorliegt, kann wohl in der Regel bei *älteren* Patienten das Metall *belassen* werden, während man größere Implantate, die gut zugänglich sind, bei *jungen* Leuten eher entfernen möchte, um auf längere Sicht wieder normale biomechanische Verhältnisse zu schaffen, was immer auch dies bedeuten mag.

Äußere Fixation

Nach Versuchen von LAMBOTTE u. a. bereits zu Anfang dieses Jahrhunderts hat die äußere Fixation, in Form des Fixateur externe, *erst verhältnismäßig* spät als Routinemethode Eingang in die Frakturbehandlung gefunden. Nachdem man die *Nachteile* und *Grenzen* der *inneren* Fixation inzwischen kennen gelernt hat, zeigte sich, daß mit *äußerer* Fixation viele dieser Nachteile vermieden werden können.

Das Prinzip des Fixateur externe

Seine Stabilität beruht auf einzelnen Nägeln bzw. Schrauben, die transkutan in genügendem Abstand von der Fraktur senkrecht zur Längsachse des Knochens in diesen eingebohrt und dann durch äußere Verbindungsstücke (Gewindestangen, Rohre, spezielle Apparate) starr miteinander verbunden werden.

Nach diesem Prinzip können mit einfachen Spannern *Kompressionsosteosynthesen* realisiert werden, falls die Fragmentstellung entsprechend günstig ist

(querer Spalt, kein Defekt). Solche Fixationen sind sehr stabil und auch belastbar. Sie sind schon lange z. B. für Arthrodesen und gelenknahe Osteotomien im Gebrauch, sodann für infizierte Pseudarthrosen (siehe Abb. 42.9). Die Osteosynthese mittels Fixateur externe ist aber auch, und vor allem, *für schwere instabile Frakturen* eine wichtige und wirksame Fixationsmethode geworden (Abb. 41.14).

Die *mechanischen Grundlagen* sind im Abschnitt «Stabilität», S. 55, beschrieben.

Zehn Vorteile des Fixateur externe

1. Die Fixation erfolgt *weit ab von der Fraktur* bzw. der Pseudarthrose oder Infektion. Die Fraktur selbst wird *nicht* eröffnet. Damit werden Knochen und Weichteile maximal geschont. Bei prekären lokalen Verhältnissen (gefährdete Haut infolge von Kontusion und Spannung, Weichteilschäden, Knochenzertrümmerung, Infektionen usw.), ist dieser Vorteil *ausschlaggebend*. Der Fixateur externe ist deshalb geeignet für *offene Brüche,* solche mit schweren Weichteil- (Haut-) Schäden, für infizierte Frakturen, Trümmerbrüche und solche mit Substanzverlust. Er ist deshalb *die Fixation der Wahl* für schwere offene Frakturen (Abb. 41.15).

2. Die äußere Fixation erfordert nur einen *sehr kleinen* und an sich einfachen *Eingriff*. Dies macht sie überall dort geeignet, wo aus irgend einem Grund (Allgemeinzustand, lokale Verhältnisse, äußere Umstände) eine größere Operation nicht in Frage kommt.

3. Schonende Reposition, entweder durch äußeren Längszug oder durch Distraktion mittels Manipulation der Schrauben.
Relativ einfache Handhabung. Anwendung auch bei Wirbelfrakturen möglich (siehe S. 677).

4. Die *Fragmente* können von außen mit den Nägeln bzw. Schrauben *manipuliert* werden. Fehlstellungen lassen sich jederzeit auch später noch korrigieren (Abb. 41.16).

5. Der Fixateur erlaubt stabile Fixationen bei *Knochendefekten*. Die Fragmente werden lediglich in der richtigen Position zueinander gehalten, die ganze Beanspruchung trägt der Fixateur.

6. Im Baukastensystem verwendet, z. B. als Gewindespindel – oder Rohrfixateur, ist er außerordentlich versatil und läßt sich mit etwas Geschick jeder Situation anpassen.

7. Gelenknahe Frakturen können stabilisiert, wenn nötig mitsamt dem Gelenk überbrückt werden (siehe Abb. 41.17).

8. Die *Stabilität* der Montage hängt weitgehend von der angewandten Methode und von der Stabilität des Fixateurmodelles ab, läßt sich somit den Erfordernissen anpassen.

Verletzungen – Frakturen

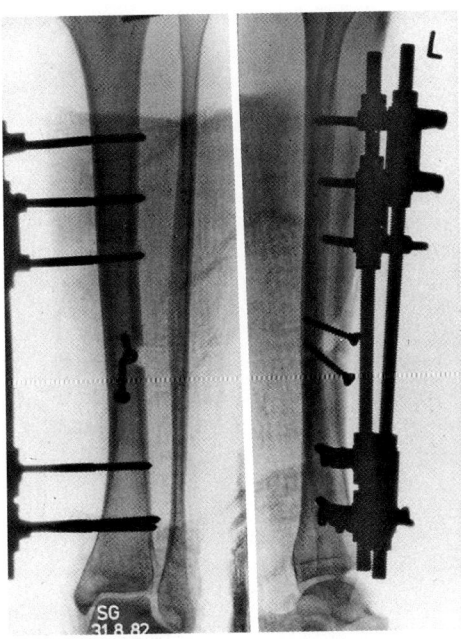

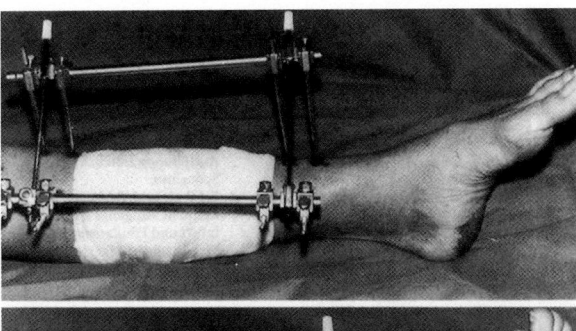

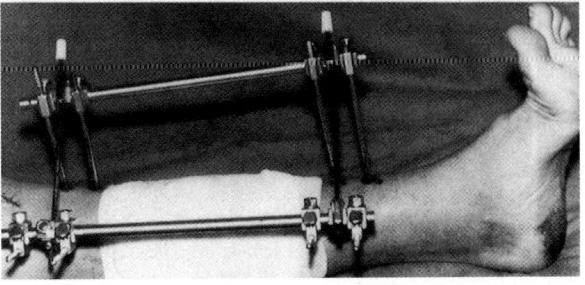

Abb. 41.14: Offene *Unterschenkelfraktur* mit schweren *Weichteilverletzungen* durch direktes Trauma bei Verkehrsunfall. 20jährige Frau.

Primäre Versorgung mit Fixateur externe *(Klammerfixateur.* Die beiden Gewindestangen sind auf dem seitlichen Bild rechts zu sehen). Dazu Minimalosteosynthese mit zwei Schrauben zur Schonung der Gewebe. Der Wert dieser zusätzlichen Fixation wird allerdings bezweifelt.

Abb. 41.15: *Fixateur externe* zur Behandlung einer offenen Unterschenkelfraktur. Hier im dreidimensionalen Verbund, was sehr gute Stabilität ergibt. Die Nägel sind weit weg von der Fraktur. Die offene Wunde kann dazwischen gut versorgt werden. Die Sprunggelenke sind frei beweglich.

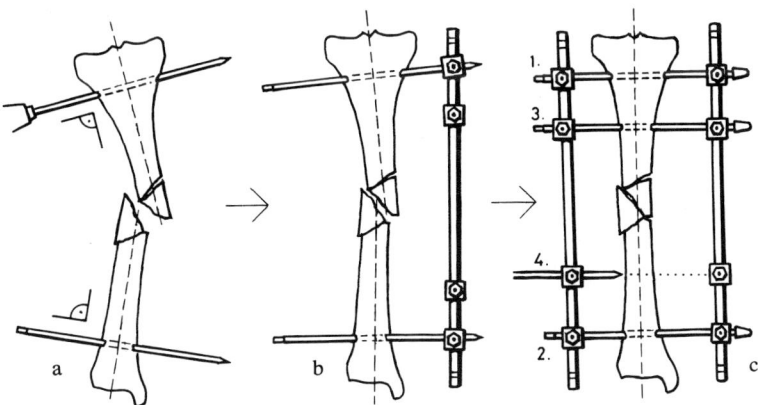

Abb. 41.16: Zur *Technik* des Einsetzens eines *Fixateur externe*.

a Am besten werden zuerst die *äußersten* Nägel bzw. Schrauben gesetzt. Sie müssen *genau senkrecht zur Längsachse* eingebohrt werden und genau in der gleichen (meist frontalen) Ebene liegen, damit Achse und Rotation am Schluß stimmen. Die Löcher müssen *vorgebohrt* werden, da sonst wegen der Hitzeentwicklung Knochennekrosen entstehen (vgl. Abb. 41.21). Beim Setzen der Nägel muß die *Anatomie der Weichteile* (Ge-

fäße, Nerven, Muskeln) genau beachtet werden, besonders auch an der *Nagelaustrittstelle*.

b *Setzen des Rahmens bzw. der Klammer* auf die zwei äußeren *Nägel bzw. Schrauben*. Damit läßt sich die Achse korrigieren und die Fraktur durch *Distraktion* mit dem Fixateur reponieren.

c Erst jetzt wird die Achse in der *Sagittalebene* gerichtet und mit dem Einsetzen der mittleren Nägel bzw. Schrauben festgelegt.

Ver-
letzungen –
Frakturen

9. Vor der endgültigen Demontage kann die *Eigenstabilität des Knochens geprüft* werden: Wenn sich die Fixationsnägel nach Abnahme der äußeren Spanner noch gegeneinander bewegen, können die Spanner nochmals montiert werden.

10. *Problemlose Entfernung.*

Die Nachteile

1. Geringere Stabilität, größere elastische Deformationen, größere Relativbewegungen, somit weniger belastbar.

2. Mehr oder weniger starke Behinderung und Belästigung des Patienten durch die teilweise sperrigen und schweren Apparate (siehe Abb. 42.20).

3. Direkte Verbindung der Nagelkanäle mit der Außenwelt. *Infektionsgefahr,* vor allem bei inadäquater Technik und Stabilität (siehe S. 496 f. und Abb. 41.21).

4. Die Schrauben müssen durch eine mehr oder weniger dicke *Weichteilschicht* eingebohrt werden, mit der Gefahr von *Gefäß-* und *Nervenverletzungen.*

Wo die Nägel und Schrauben die *Muskeln* durchbohren (z. B. am Oberschenkel), ist deren Bewegung behindert, was zu Störungen führen kann. Schrauben und Nägel sollten möglichst dort eingesetzt werden, wo der Knochen unmittelbar unter der Haut liegt, oder wenigstens im Bereiche der Septen zwischen den einzelnen Muskeln.

5. Inhärente Stabilität und damit Belastbarkeit sind *zeitlich begrenzt.* Der Fixateur kann nicht beliebig lange belassen werden.

6. Trotz scheinbar einfacher Applikation gibt es leicht *Komplikationen* bei unsachgemäßer Handhabung (Weichteilverletzungen, instabile Montage, Fehlstellung).

Die Indikationen

Sie liegen ungefähr dort, wo die innere Fixation an *ihre Grenzen* stößt:

- Weichteilschäden, Hautschäden
- Offene Frakturen
- Trümmerbrüche
- Knochendefekte
- Infizierte Frakturen und Pseudarthrosen
- wenn größere Eingriffe aus irgendwelchen Gründen nicht möglich bzw. nicht ratsam sind (Allgemeinzustand, äußere Umstände, mangelnde Infrastruktur)
- wenn offene Osteosynthesen oder andere Fixationsmethoden aus irgendwelchen anderen Gründen nicht zweckmäßig oder nicht möglich sind.
- manche schwierige Gelenkfrakturen können mit äußerer Fixation überbrückt werden.
- besondere, komplexe Frakturen (Becken).

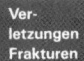
Verletzungen – Frakturen

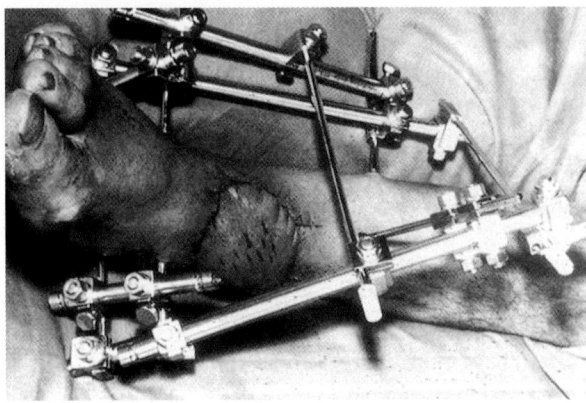

Abb. 41.17: *Fixateur externe* zur Behandlung einer infizierten offenen Fraktur des distalen Unterschenkels (gleicher Fall wie Abb. 32.15, nach Metallentfernung und freier Lappenplastik). Das *obere Sprunggelenk* ist mitbetroffen. Es wird zusätzlich temporär stabilisiert im Fixateurverbund, was auch der *Spitzfußprophylaxe* dient.

Nach dem Baukastenprinzip, z. B. mit Gewindestangen, oder im Rohrsystem angewandt, wie hier, ist der Fixateur externe sehr versatil und läßt sich fast *allen Situationen anpassen.*

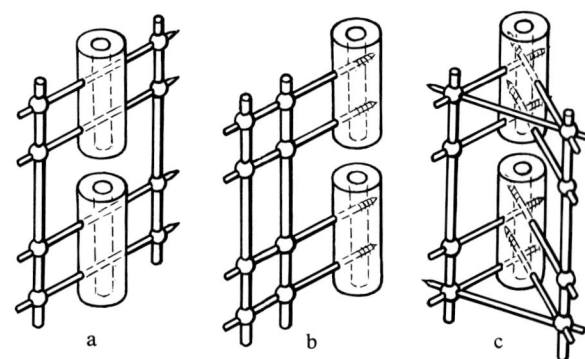

Abb. 41.18: *Verschiedene Möglichkeiten äußerer Fixation* (schematische Darstellung).

a *Rahmenfixateur:* Die *Nägel* werden quer durch den Knochen (und die ganze Extremität) gebohrt und an beiden Enden mit je einem Fixateur verbunden. Die mechanische Stabilität des Rahmens ist gut, die *Nägel* können allerdings verrutschen bei unsachgemäßer Montage. Applikation wegen der Weichteile nicht überall günstig. Nur beschränkt anwendbar.

b *Klammerfixateur:* Die *Schrauben* werden nur von *einer* Seite in den Knochen eingebohrt. Mechanische Stabilität vom Konzept her gering. Schon leichte elastische Deformierung der Klammerelemente ergibt große Bewegungsausschläge zwischen den Knochenfragmenten. Nur *robuste* Konstruktionen geben genügend Stabilität. Da weniger Weichteile durchstoßen werden, ist der Klammerfixateur allgemein anwendbar.

c V-förmige bzw. *dreidimensionale (3-D) Applikation* von zwei Klammerfixateuren, evtl. im *Verbund, erhöht,* die Stabilität erheblich. Läßt sich vielfältig abwandeln und der konkreten, individuellen Situation leichter anpassen. Ob Gewindespindeln, Stangen oder Rohre verwendet werden, bleibt im Prinzip gleich. Wesentlich ist die *Stabilität* der einzelnen Elemente, vor allem der Verbindungsstücke.

Auch bei dieser Montage werden die Nägel nur von einer Seite her eingebracht, wodurch die Weichteile besser geschont werden können.

Grundsätzlich gibt es

Drei Anwendungsarten des Fixateur externe

1. *Mit Kompression* (Kraft durch Knochen übertragen). Oft benützt für Arthrodesen und Osteotomien im metaphysären Bereich, bei offenen Frakturen und solchen mit Weichteilschäden, bei infizierten Frakturen und Pseudarthrosen.

2. *Ohne Kompression* (Kraft durch Fixateur übertragen). Bei Knochendefekten, Trümmerfrakturen, offenen Brüchen, evtl. zur Überbrückung bei Gelenkfrakturen.

3. Mit *Extension:* Zur Knochenverlängerung, zur Schließung von Defekten bei Pseudarthrosen (Ilisarow) (siehe S. 519 und Abb. 38.24).

Eine Unzahl von verschiedenen Fixateuren und Techniken ist entwickelt worden: Modulare Systeme, bei welchen nach dem *Baukastenprinzip* Stangen, gewindetragende Spindeln, Rohre usw. mit Verbindungsstücken zusammengesetzt werden können, aber auch mehr oder weniger stabile bzw. anpassungsfähige Fixationsapparate. Wichtigstes Kriterium ist ihre *Stabilität.* Diese ist etwa umgekehrt proportional zu ihrer Flexibilität (Verstellbarkeit der Achsen und der Klammern für die Schrauben) und zu ihrem Gewicht. Die *starrsten* Apparate sind die stabilsten. Dazu gehören die *Verlängerungsapparate* (siehe Abb. 63.11, S. 693).

All die verschiedenen Systeme basieren auf einigen wenigen *Grundprinzipien.* Sie sind, vereinfacht, in Abb. 41.18 dargestellt.

Verschiedene Systeme und Techniken

1. *Rahmenfixateur:* Geschlossener Rahmen, deshalb relativ gute Stabilität, welche durch zusätzliche Nägel erhöht werden kann (Abb. 41.18a und Abb. 42.9).

Nachteil: Die Nägel müssen quer durch die Extremität und teilweise durch die Muskulatur gebohrt werden. Gefahr von Weichteilschäden, Nagelkanalinfektionen.

2. *Klammerfixateur:* (Unilateral): z. B. am Oberschenkel, wo Rahmenspanner nicht möglich sind. Kräfte und elastische Deformation unter Belastung sind hier wesentlich größer. Das System muß in sich *besonders* starr und *stabil* sein: Genügende Dimensionierung, Stabilität der Verbindung ist Voraussetzung für den Erfolg (Abb. 41.18b und Abb. 41.14).

Anwendung am Femur, am Schienbein, um die Muskulatur zu schonen, auch alle übrigen Lokalisationen.

Klammerfixateure dienen auch als Verlängerungsapparate (siehe S. 693). Starre und besonders robuste Modelle haben sich dank *besserer Stabilität* durchgesetzt (Abb. 41.19 und Abb. 41.20).

3. *Fixation in zwei Ebenen* (3-D, V-Prinzip)

Damit ist eine *wesentlich höhere Stabilität* zu erreichen, besonders, wenn die beiden Fixationssysteme miteinander *verbunden* werden. Verschiedenen Kombinationen sind im übrigen keine Grenzen gesetzt (Abb. 41.18c, Abb. 41.15 und Abb. 41.17).

Die Schwierigkeiten, die sich mit der Applikation ergaben, hatten folgende Ursachen:

1. *Ungenügende Stabilität* der Nägel oder Schrauben im Knochen.

2. *Ungenügende Stabilität* zwischen diesen und den äußeren Verbindungsstücken.

3. *Störungen an den Nageldurchtrittsstellen:* Weichteilschädigung (Muskulatur, Gefäße, Nerven), Hitzeschädigung des Knochens beim Bohren, mit Nekrose (Kronensequester, siehe Abb. 41.21), Infektion und dadurch Lockerung der Schraube.

4. Schwierigkeiten mit der richtigen *Positionierung der Nägel* und Schrauben sowie mit der Stellung der Fragmente.

5. Die z. T. großen und *sperrigen Apparate* sind komplikationsanfällig, sowohl bei der Montage als auch in der Nachbehandlungszeit. Sie sind für die Patienten unbequem und ungewohnt.

6. *Lockerungen.* Die Nägel und Schrauben können sich mit der Zeit lockern, rasch bei Nagellochinfektionen und Instabilität, langsam bei dauernder Beanspruchung. Dann müssen sie entfernt, wenn möglich und nötig ersetzt werden. Ohnehin können sie nicht beliebig lange belassen werden. In der Regel werden die Fixateurs nach Wochen, spätestens nach Monaten wieder entfernt.

Zu 1: Die Stabilität der Fixationsnägel im Knochen Theorie dazu siehe S. 55ff.

- *Vorspannung* ist auch hier ausschlaggebend. Sie wird auf verschiedene Weise erreicht:
  - durch *Kompression* des *Frakturspaltes* (Abb. 42.9),
  - durch *Vorspannung einzelner Nägel gegeneinander.*
  - *Radiale Vorspannung:* Nägel und Schrauben sollten einen um etwa 0,2 mm größeren Durchmesser haben als der Bohrkanal (siehe S. 54 und Abb. 3.10).
- *Dickere* Nägel bzw. Schrauben (5–6 mm).
- Die Stabilität der Schrauben bzw. Nägel hängt von ihrer korrekten Implantation ab.
- *Vorbohren* der Löcher, evtl. Gewinde schneiden, um den umgebenden Knochen, der den nötigen Halt geben muß, zu schonen (siehe auch auf S. 497 und Abb. 41.21).

Zu 2: Die Stabilität des Fixateur selbst,

insbesondere der Verbindung zwischen den Schrauben und dem eigentlichen Fixateur ist ein recht komplexes und nicht leicht zu lösendes mechanisches

Problem. Daraus ist eine besondere Wissenschaft entstanden, welche eine große Zahl von Chirurgen, Ingenieuren und Produzenten zu konstruktiven Höchstleistungen angespornt hat. Es wurden Systeme entwickelt, welche genügend Stabilität erzeugen und auch von anderen Chirurgen mit guter, aber nicht unbedingt extrem hoher technischer Begabung sinnreich angewendet werden können (vgl. dazu S. 257 ff.).

Immerhin ist die *Applikation* ausschlaggebend, wobei *einige wichtige Punkte* zu beachten sind:

- Je kürzer die freie Schraubenstrecke ist, d. h. je näher das Verbindungsstück am Knochen liegt, desto größer ist die Stabilität.
- Je weiter auseinander zwei Schrauben in einem Knochenfragment liegen und je näher eine davon an der Fraktur liegt, desto stabiler ist die Montage.
- Die Montage als *Rahmenfixateur* (siehe S. 359 und S. 518) ist erheblich stabiler als ein Klammerfixateur, hat aber den Nachteil, daß oft dicke Weichteilschichten durchstoßen werden müssen. Überdies können die Nägel im Knochen gleiten und dadurch locker werden, wenn sie nicht durch Vorspannung gesichert sind.
- Den annähernd gleichen Effekt erreicht man mit zwei rechtwinklig (v-förmig) versetzten Klammerfixateuren (siehe Abb. 41.18c und Abb. 41.15). Am Unterschenkel kann man damit alle Schrauben direkt in die Tibiakante einsetzen, so die Weichteile schonen und die Muskulatur sich aktiv bewegen lassen.
- Es gibt inzwischen technisch perfektionierte Apparate, die als Klammerfixateur verwendet werden und dank ihrer Robustheit genügend eigene Stabilität aufweisen. Solche sind besonders am Oberschenkel gefragt für die Applikation lateral zwischen den Muskeln, denn zusätzlich ventral eingesetzte Schrauben würden den Quadriceps durchstoßen und damit seine Funktion kompromittieren (Abb. 41.19 und Abb. 41.20).
- Die Stabilität des Apparates von *Ilisarov* nimmt mit steigender Dehnung zu. Er eignet sich deshalb vor allem für Verlängerungen (siehe S. 693 und Abb. 42.12).

Zu 3: Nageleintrittstellen

- Beim Einsetzen der Schrauben sollten die dem gewählten System entsprechenden technischen Vorschriften ernst genommen und befolgt werden. Zudem sind die lokalen anatomischen Verhältnisse genau zu beachten. Sie sollten deshalb bekannt sein. Verletzungen von Nerven und Gefäßen usw. kommen immer wieder vor.
- Wenn möglich werden die Schrauben dort in den Knochen eingebohrt, wo er *unmittelbar unter der Haut* liegt, beim Unterschenkel also an der medioventralen Tibiafläche, bzw. an den Kanten. So kann das Glied bewegt werden ohne daß sich

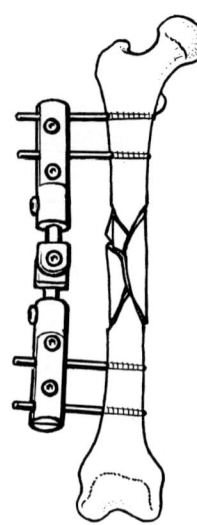

Abb. 41.19: *Äußerer Fixationsapparat* an *einem* Stück. Alle diese Apparate funktionieren nach dem Prinzip des *Klammerfixateurs,* müssen also sehr robust konstruiert sein, damit sie genügend Stabilität geben, z. B. für die Fixation einer Femur- oder Tibiafraktur. Die Richtung der Nägel sowie die Länge und die Achse des Apparates sind verstellbar.

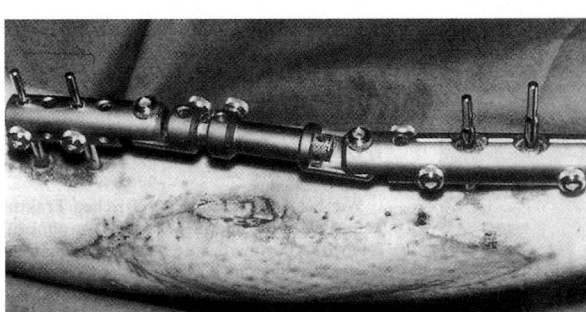

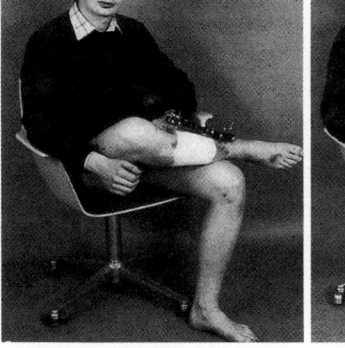
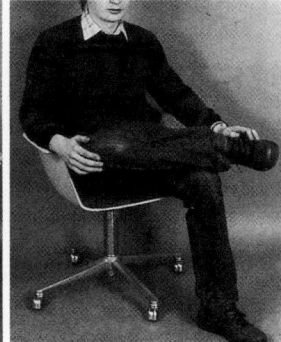

Abb. 41.20: *Äußerer Fixationsapparat in situ.* Übungsstabile Osteosynthese. Bei den meisten Frakturen ist auch eine Teilbelastung möglich. Die Patienten sind relativ wenig gestört. Sie können sich frei bewegen, Hosen tragen usw.

Haut, Weichteile und Muskulatur an der Schraubeneintrittsstelle dauernd verschieben. Dadurch wird die Infektionsgefahr an dieser Stelle wesentlich verringert.

- Wo der Knochen nicht an der Oberfläche liegt, wie am Oberschenkel, befindet sich die günstigste Stelle für die Schrauben lateral zwischen Beuge- und Streckmuskulatur.
- Die *Haut* um die Nagellöcher muß spannungsfrei liegen, damit keine Nagelkanalinfekte entstehen. Wenn nötig muß die gespannte Haut mit dem Messer eingeschnitten und hinter dem Nagel wieder vernäht werden (Abb. 17.18).

Zu 4: Die richtige Positionierung der Nägel

- Sie ist bei starren Systemen nicht ganz einfach, vor allem, wenn die Fraktur noch beweglich ist bzw. eine falsche Stellung hat. Die vorherige genaue Reposition erleichtert die Bestimmung der richtigen Schraubenlage.
- Ort und Richtung des Bohrkanals für den ersten und zweiten Nagel müssen genau vorausgeplant werden, damit der Knochen am Schluß die richtige Achse hat.
- Wenn zuerst die beiden äußersten Schrauben eingebracht werden, lassen sich die inneren leichter plazieren (siehe Abb. 41.16).
- Apparate, welche nachträglich noch Stellungskorrekturen erlauben und trotzdem genügend Stabilität geben, sind zwar teuer, aber es gibt sie. Sie vereinfachen das Procedere. Allerdings sollte dieses Prinzip nicht strapaziert werden, denn auch diese nachträglichen Manipulationen haben ihre Tücken.

Zu 5: Die sperrigen Apparate

Sie sind kleiner geworden, die Patienten gewöhnen sich daran, wie an vieles andere auch. Sie können sich damit zu Hause bewegen, in günstigen Fällen auch belasten (Abb. 41.20).

Zu 6: Lockerung

Früher oder später lockert sich jeder Nagel und jede Schraube im Knochen unter der dauernden Beanspruchung. Diese muß der Situation und der Montage entsprechend dosiert werden. Bei Beachtung aller Vorsichtsmaßnahmen können die Schrauben und Nägel in der Regel recht lange belassen werden, häufig bis zur knöchernen Konsolidation. Manchmal ist in der Zwischenzeit noch eine weitere, andere Fixation notwendig, gelegentlich müssen einzelne Nägel ausgewechselt werden.

Die *Infektion* ist die häufigste Ursache frühzeitiger Lockerungen:

• Die Löcher für Schrauben und Nägel müssen wegen der großen lokalen Hitzeentwicklung *vorgebohrt* werden, und die *Haut* um die Nagellöcher muß *spannungsfrei* liegen, sonst gibt es Knochen- und Hautnekrosen und Infektionen (Abb. 41.21).

Der Zeitpunkt für das Auswechseln bzw. Entfernen der äußeren Fixation

Er wird allein von der *Klinik* und dem *radiologischen Fortschritt der Konsolidation* bestimmt.

- *Nagelkanalinfektionen* zwingen zur Entfernung bzw. zum Ersatz des Nagels an anderer Stelle oder zu einer neuen Osteosynthese.
- Gelockerte Nägel oder Schrauben müssen ebenfalls ersetzt werden. Dies ist nicht selten vor der Konsolidation der Fraktur oder Pseudarthrose nötig. Gelegentlich kommt dann auch eine innere Fixation in Frage.

Zur Dynamisierung

Nach der Theorie soll intermittierender (physiologischer) Druck die Kallusbildung in einem fortgeschrittenen Stadium fördern. Deshalb wurden Systeme entwickelt und Empfehlungen gegeben für eine sog. «Dynamisierung»: Nach einer gewissen Zeit wird die axiale (geführte) Bewegung freigegeben im Fixateur. Ergebnisse sind bisher nicht bekannt. Wesentliche Unterschiede scheinen nicht zu bestehen.

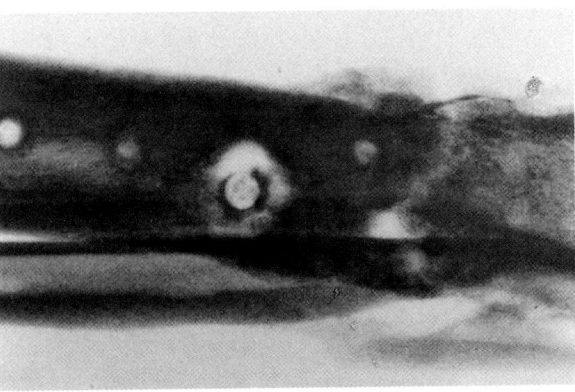

Abb. 41.21: *«Ringsequester» oder die Folgen unsorgfältiger Operationstechnik.*

Röntgenbild einer Tibia, nach Entfernung von Nägeln eines Fixateur externe. Die Nagellöcher sind genau getroffen. In der Mitte erkennt man einen großen *Osteolysehof* um das scharf ausgestanzte Nagelloch herum. Er rührt von einer *Infektion* her. Das ringförmige, scharf konturierte, reaktionslose Knochenstück ist tot. Es wurde durch die Hitzewirkung beim Bohren verbrannt und hat sich als «Ringsequester» demarkiert. Auf diesem Boden kam die Infektion zustande. Der Nagel wurde instabil und mußte entfernt werden. Die Infektion kann nicht ausheilen, bevor der Sequester *ausgeräumt* wird.

Moral: Die Nagellöcher müssen mit einem Bohrer *vorgebohrt* werden, da die Nägel keine schneidende Spitze haben.

Die Wahl der geeigneten Behandlungsmethode

Auf keinem Gebiet sind die Indikationen so *verschieden* von Klinik zu Klinik und so *umstritten* wie in der Frakturbehandlung. Sie sind auch immer noch in *ständigem Wandel* begriffen.

Die folgenden *Richtlinien für die Behandlung von Knochenbrüchen bei Erwachsenen* entsprechen ungefähr der derzeitigen Usanz an führenden orthopädischen und Unfallkliniken im deutschen Sprachraum. Sie sind lediglich ein Versuch, subjektiv gefärbt, wie es wohl *alle* solchen Empfehlungen letztlich sind, ohne Anspruch auf Vollständigkeit und schon gar nicht auf exklusive Gültigkeit. Sie sollen zusammenfassend eine *Übersicht* bieten und einer ersten Orientierung dienen. Selbstverständlich sind sie der Kritik offen.

Die Wahl der geeigneten Methode hängt nicht nur von der Lokalisation ab, sondern vor allem auch von der *Frakturform,* vom *Weichteilschaden,* dem Zustand der *Haut,* vom *Alter,* von Begleitverletzungen und weiteren Faktoren. Es geht darum, in *jedem Einzelfall* die für ihn am besten geeignete Behandlung zu finden.

Die einzelnen Frakturen

Clavicula: in der Regel konservativ.

Humerus

Humeruskopf: meist *konservativ.*

– *Instabile* Brüche evtl. mit Minimalosteosynthese (Zuggurtung, Spickdrähte). Wegen des Weichteilschadens und der Gefahr der Kopfnekrose sind größere, stabile Osteosynthesen (Platten) nicht zu empfehlen.

Humerusschaft: grundsätzlich *konservativ,* mit Schiene (Sarmiento), da gute spontane Heilungstendenz und Gefahr der Radialislähmung bei Operationen.

– *distal:* Platten.

Ellbogen: meist *operativ:* Wiederherstellung der Gelenkgeometrie, stabile Osteosynthese.

Vorderarm: meist *operativ:* stabile Osteosynthese (Platten), da die anatomische Stellung der beiden Knochen zueinander für die Umwendbewegung wichtig ist.

Distales Radiusende: Grundsätzlich konservativ.

– Instabile und *intraartikuläre* Frakturen wenn nötig operativ: Bei *jungen* Patienten (Gelenkkongruenz) eher stabile, bei *Alten* (Osteoporose, rasche Mobilisation) eher Minimalosteosynthese, evtl. Fixateur externe, evtl. gelenkübergreifend.

Wirbelsäule

– *Stabile* Brüche: grundsätzlich *konservativ.*
– *Instabile* Frakturen: wo gute (personelle und materielle) Voraussetzungen dafür bestehen u. U. *operativ:* Fixateur interne, evtl. Platten. Technik *schwierig.* Gefahr von Verletzung wichtiger Strukturen (Rückenmark, Nerven, größere Gefäße).
– *HWS: instabile* Brüche, Luxationsfrakturen: Osteosynthesen, je nach Lokalisation und Verletzung (Draht-Zuggurtungen, Schrauben).

Becken

– *Beckenring:* in der Regel *konservativ.*
  – instabile Rupturen: evtl. operative Fixation.
  – Frakturen mit Beteiligung des Hüftgelenkes: bei stärkerer Dislokation evtl. Osteosynthese (Gelenkkongruenz, siehe unten). Technik schwierig.
– *Azetabulumfrakturen* (meist dorsale, oft Luxationsfrakturen):
  Bei größerer Dislokation in der Belastungszone des Hüftgelenkes: Wenn stabile Osteosynthese möglich, ist die Prognose wahrscheinlich besser, bei Trümmerfrakturen jedoch kaum. Die Zugänge erfordern ausgedehnte Eröffnung.

Femur

Proximales Ende: in der Regel *operativ:*

1. Intraartikuläre (Schenkelhalsbrüche): Gefahr von Hüftkopfnekrose und Pseudarthrose.
– bei *Jungen* und im *mittleren Alter:* Verschraubung.
– bei *Alten:*
  – *Stabile:* konservativ
  – *Instabile:* Verschraubung, Winkelplatte
  – im *höheren Alter:* Hüftkopfprothese

2. Extraartikuläre (pertrochantere) Frakturen (die häufigsten Altersfrakturen). Sie sind in der Regel *instabil* und lassen sich wegen der Osteoporose mit starren Osteosynthesen auch nicht einwandfrei stabilisieren (Implantatbrüche, Zusammenbruch der Osteosynthese usw.). Deshalb muß ein *Zusammensintern einberechnet* werden. Die dynamische Hüftschraube erfüllt diese Forderung und ist relativ einfach zu handhaben. Sie wird deshalb am häufigsten gebraucht.

Femurschaft: praktisch immer *operativ.*
Platten mechanisch oft ungenügend, deshalb wenn möglich *intramedulläre* Fixation (geschlossen) (Verriegelungsmarknagel). Problem: die Reposition, die richtige Rotationsstellung.
– *kontaminierte Brüche:* Fixateur externe (wegen Infektionsgefahr bei Marknagel).
– *Metaphysen:* stabile Plattenosteosynthese.

Femurkondylen: Schrauben und Platte.

Patella: Bei Dislokation: Zuggurtung.

Unterschenkel

Tibiakopf: Wiederherstellung von Achse und Gelenk. Deshalb bei größeren Abweichungen *operativ,* oft mit Abstützplatte und Spongiosaplastik (autolog). Kompromiß zwischen Stabilität und Weichteilschaden, evtl. Fixateur externe.

Tibiaschaft: wenn möglich, d.h. wenn stabil oder stabilisierbar: *konservativ* (Gips) (evtl. vorgängig Extension).

– *Instabile:* Platten sind bei geschädigten Weichteilen und lädierter Haut gefährlich und mechanisch nicht immer adäquat. Flache Platten verschlechtern überdies die intraossäre Zirkulation. Deshalb
– bei *Biegungs-* und *Mehrfragmentbrüchen* vorzugsweise *Marknagel* (Verriegelungsnagel).
– Bei langen Spiralbrüchen eher Schrauben und Platte; ebenso bei *distalen Brüchen* (Metaphyse).
– *kontaminierte* offene und Frakturen mit *Weichteilschäden* und *Hautkontusion:* Fixateur externe.

Pilon tibial (distale intraartikuläre Stauchungsbrüche): Eine *anatomische Rekonstruktion* des oberen Sprunggelenkes ist in der Regel schwierig bis unmöglich. Auch die Gefahr der Hautnekrose über einer Platte ist groß. Osteosynthese je nach Situation (evtl. gelenkübergreifender Fixateur externe).

Malleolarfrakturen: In der Regel *stabile Osteosynthese* mit Schrauben, evtl. kleinen Platten (Fibula zuerst).

Fuß

Talus (intraartikulär, Gefahr der Nekrose): oft *operativ.*

Kalkaneus: Die übliche *konservative* Behandlung ist oft unbefriedigend (residueller Plattfuß, Versteifung und Arthrose des unteren Sprunggelenkes). Deshalb wird häufiger *operiert.* Neben guten gibt es auch schlechte Resultate (Infektion).

Allgemeine Richtlinien

Alter

– Frakturen im *Wachstumsalter* lassen sich fast immer *konservativ* behandeln. Sie sollten auch grundsätzlich so behandelt werden.
Die Ausnahmen sind im Kapitel «Kinderfrakturen» aufgeführt, S. 500f., vgl. auch Tabelle auf S. 508.
– *Frakturen im höheren Alter,* bei schweren *Osteoporosen,* lassen sich oft kaum oder gar nicht mehr stabil osteosynthetisieren.
• Wichtig ist weniger eine anatomische Wiederherstellung und volle Beweglichkeit als die *rasche Mobilisation* und eine (evtl. reduzierte) *Funktion für das tägliche Leben.*

Gelenkfrakturen

– Bei *Jüngeren* ist die Wiederherstellung der Kongruenz wichtig. Deshalb in der Regel *offene Reposition und stabile Osteosynthese.*
– Bei *Älteren* kommen auch Minimalosteosynthesen und Fixateur externe (evtl. gelenkübergreifend) in Frage.
– *Gelenkbrüche mit vielen Fragmenten* lassen sich oft nur schlecht ideal reponieren und stabilisieren. Ihre Prognose ist ohnehin schlecht. Sie führen, auch nach anatomischer Reposition, relativ bald zur *Arthrose.*

Schaftfrakturen

– im *mittleren* Abschnitt, eignen sich gut für intramedulläre Fixation:
– konventionelle Marknagelung: mittleres Drittel.
– Verriegelungsnagel: mittlere vier Sechstel oder mittlere 60% (AO).
– Frakturen an den *Schaftenden,* im *metaphysären* Bereich, eignen sich besser für stabile Osteosynthesen mit Platten.
– *Indirekte Frakturen* (Spiralbrüche), lassen sich gut mit stabiler interfragmentärer Kompression und Neutralisationsplatte stabilisieren.
– *Direkte Frakturen* (Quer- und Schrägbrüche, solche mit Biegungskeil), Mehrfragmente- und Trümmerbrüche sowie Zweietagenbrüche sind besser mit intramedullärer Fixation (Verriegelungsnagel) zu versorgen, oder mit Fixateur externe.
– Brüche mit *geringer Dislokation* sind oft noch ziemlich stabil und haben eine gute Heilungstendenz. Ihre Prognose kann durch Operation kaum verbessert werden.
– *Trümmerfrakturen:* Offene Reposition und stabile Osteosynthese ist oft schwierig bis unmöglich. Für den Zugang und eine gute Übersicht muß so weit eröffnet werden, daß der Schaden für Gewebe und Zirkulation durch die Operation größer ist als der Nutzen. *Indirekte* Methoden eignen sich besser: Fixateur externe, Verriegelungsmarknagel, Überbrückungsplatte.

Offene Frakturen

– wenn möglich stabilisieren
– Wegen der *Infektionsgefahr* wird von Marknägeln eher abgeraten, besonders bei stark kontaminierten Frakturen.
– Frakturen mit *Weichteilschäden und Hautkontusionen* (auch geschlossene): Fixateur externe; im Zweifelsfall vorerst konservativ.

• Die Richtlinien können nicht starr angewendet werden. In jedem Fall müssen die vielen *einzelnen Faktoren* erkannt, beachtet und berücksichtigt werden. Daraus ergibt sich die *individuelle Indikation,* d.h. die Wahl der jeweils am besten geeigneten Behandlungsmethode.

Die *Technik im einzelnen* ist in vielen guten Anleitungen genau beschrieben, so z.B. im «Manual der Osteosynthese» der AO. Auf diese kann hier verwiesen werden.

Jenseits der Unfallchirurgie

Psychische Unfallfolgen?

Während der akut-medizinischen Behandlung der Verletzung werden die Folgen des *psychischen Traumas* kaum wahrgenommen. Sie zeigen sich erst im Laufe der Zeit in ihrem vollen Ausmaß. Nach dem unmittelbaren Schock von Schreck und Schmerz müssen viele Schwerverletzte erleben, wie die körperlichen Unfallfolgen sie aus ihrer Lebensbahn, aus ihrer Arbeit und ihrem sozialen Netz hinauswerfen durch Invalidität, Arbeitslosigkeit, finanzielle Probleme, Schuldfragen, Versicherungsbürokratie usw. Ein eigentlicher *Knick in der Lebenslinie* führt leicht zu einem Bruch im psychischen Gefüge, der auf die Dauer schwerer wiegt als der körperliche Schaden. Manche sog. «Versicherungsneurose» hat hier ihre Ursache und kann nicht einfach als Begehrlichkeit abgetan werden.

Diesen Aspekt der Traumatologie neben den technisch-chirurgischen Problemen *von Anfang an* im Auge zu behalten ist eine der wichtigsten Voraussetzungen für eine erfolgreiche *Rehabilitation* (vgl. dazu S. 264ff.).

Unfallprophylaxe?

Unfälle und ihre Folgen haben in den letzten Jahren stetig zugenommen. Sie sind – im Gegensatz zur Mehrzahl der orthopädischen Krankheiten – selten Schicksal, sondern fast immer auf menschliches Versagen zurückzuführen, gute Voraussetzungen, würde man meinen, für eine wirksame Prophylaxe. Tatsächlich ist über Unfallverhütung am Arbeitsplatz, im Verkehr und im Sport viel nachgedacht und geschrieben worden. Der Erfolg hielt sich in Grenzen.

Ein Faktor, vielleicht der wichtigste, ist zwar bekannt, scheint sich aber einem Zugriff immer wieder entziehen zu können. Eine der wenigen Arbeiten, die das heiße Eisen aufgreifen, stammt aus dem Paavo Nurmi Center, Sports Medical Research Unit, Turku, Finnland und trägt den Titel «*The Relation of Low Grade Mental Ability to Fractures in Young Men*»[3]. Neben den intellektuellen Fähigkeiten, bzw. den entsprechenden Defekten, spielen zweifellos *charakterliche Eigenschaften* und *affektives Verhalten* (Fahrlässigkeit, Überschätzen der eigenen Fähig-

[3] S. TAIMELA et al.: Internat. Orthopaedics (SICOT), *15*, 75 (1991).

keiten, Inkaufnehmen von Gefahren, Aggressivität, willkürliches Beeinträchtigen der eigenen Urteilsfähigkeit durch Alkohol, Drogen usw.) eine wesentliche Rolle, ebenso wie die zunehmende *Hektik* des modernen Lebensstils mit seiner *Mobilität* und seinem Leistungsdruck. Gegen diese Unfallursachen eine wirksame Prophylaxe zu etablieren ist zweifellos schwierig, vielleicht aber nicht ganz unmöglich. Den Ärzten, als intimen Kennern der Probleme, käme dabei eine führende Rolle zu.

Frakturbehandlung bei Kindern

Knochenbrüche bei Kindern unterscheiden sich wesentlich von Brüchen bei Erwachsenen

1. Viel *schnellere* und sicherere *Konsolidation.* Je jünger das Kind desto kürzer ist die Heilungszeit. Pseudarthrosen kommen praktisch *nicht* vor außer nach Operationen.
2. *Achsenfehlstellungen* und Verkürzungen bei Schaftfrakturen werden im Verlaufe des weiteren Wachstums noch teilweise oder ganz *ausgeglichen,* und zwar je jünger das Kind ist, desto besser.
3. *Gelenkversteifungen* kommen bei Kindern auch nach langer Fixation *äußerst selten* vor.
4. Osteoporose, Atrophie, Ödeme usw. sind nur gering und rasch reversibel, kurz, eine «*Frakturkrankheit*» gibt es bei Kindern *nicht.* Die Sudecksche Dystrophie ist extrem selten.
5. Allgemeine *Komplikationen* infolge einer längeren Liegezeit, wie Thrombose, Embolie, Pneumonie, Dekubitus, sind bei Kindern *nicht zu befürchten.*

Aus den hier genannten Punkten ergibt sich, daß *Frakturen im Wachstumsalter grundsätzlich konservativ behandelt werden sollten* (Abb. 41.22).

Dies gilt praktisch uneingeschränkt für alle *Schaftfrakturen.* Eine *Ausnahme* von dieser Regel machen die *Frakturen der Epiphysenfugen,* eine Frakturform, die es bei Erwachsenen naturgemäß nicht gibt. Diese relativ seltenen aber gefährlichen Verletzungen stellen eine weitere Besonderheit des Wachstumsalters dar und folgen völlig anderen Gesetzmäßigkeiten als die «gewöhnlichen» Frakturen. Diese *Epiphysenfrakturen* (es sind fast immer gleichzeitig Gelenkbrüche) werden weiter unten besprochen (S. 504).

Schaft- und Metaphysenbrüche

Die kindlichen Knochen sind noch ziemlich weich und elastisch. Das Periost ist ausgesprochen dick und kräftig. Daraus ergeben sich einige Besonder-

Verletzungen – Frakturen

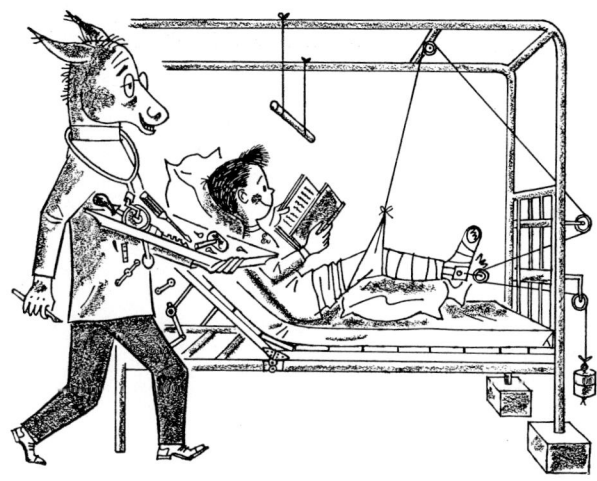

Abb. 41.22: «The boy is fine, doctor. No hardware is needed!»

So hat BLOUNT in seinem ausgezeichneten Buch «Fractures in Children» die Mahnung unterstrichen, Femurschaftfrakturen bei Kindern konservativ zu behandeln. Diese gilt grundsätzlich für die Mehrzahl aller Frakturen bei Kindern, vor allem alle Schaftfrakturen. Ausnahmen bilden einige Gelenkfrakturen, auf die in diesem Kapitel noch ausführlich eingegangen wird.

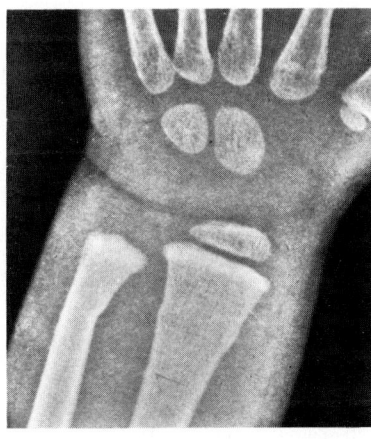

Abb. 41.23: *Frakturformen beim Kleinkind.*

Die Knochen des Kleinkindes sind noch weich und biegsam. Dieses 2jährige Mädchen verstauchte sich das Handgelenk. Nur bei genauerem Hinsehen erkennt man einen leichten Knick an der Ulna, eine «Grünholzfraktur», sowie zwei kleine seitliche Wülste am Radius auf derselben Höhe: Eine kleine Stauchungsfraktur.

Solche Frakturen heilen sehr rasch und bedürfen keiner besonderen Behandlung. Sie zeigen aber deutlich, daß Knochenbrüche bei Kindern anders sind als bei Erwachsenen.

heiten: Der sog. *Grünholzbruch* ist eher eine Verbiegung, kein durchgehender Bruch. Auf der Konkavseite bleibt das Periost, teilweise auch der Knochen, intakt. Die Heilung erfolgt rasch und problemlos. Allerdings federn Grünholzfrakturen gerne wieder in die ursprüngliche Fehlstellung zurück. Dies kann bei Vorderarmfrakturen zu Einschränkungen der Umwendbewegungen (Pro- und Supination) führen. Es ist deshalb manchmal nötig, Grünholzfrakturen durch Überkorrektur noch ganz durchzubrechen und erst dann achsengerecht einzurichten (Vorderarmschaftfrakturen bei Kindern können praktisch immer konservativ reponiert und in guter Stellung retiniert werden, eine Osteosynthese im Wachstumsalter ist praktisch nie notwendig) (Abb. 41.23).

Bei vielen Frakturen bleibt der kräftige Periostmantel intakt, wenigstens auf der konkaven Seite. Mit seiner Hilfe lassen sich mehr Frakturen stabilisieren als bei Erwachsenen (siehe S. 472 und Abb. 41.24).

Sehr zweckmäßig ist auch die Technik des «Gipskeilens» (siehe S. 225 und Abb. 41.26).

Fehlstellungen und Wachstum

Während beim Erwachsenen eine residuelle Fehlstellung nach der knöchernen Konsolidation endgültig fixiert ist, wird beim Kind die *Stellung* des Knochens im *Laufe der folgenden Jahre bis zum Wachstumsabschluß* durch Wachstumsvorgänge noch mehr oder weniger stark *verändert,* glücklicherweise fast immer im Sinne einer Korrektur (siehe Abb. 5.10, S. 80 und Abb. 41.25).

Der *Ausgleich* einer Fehlstellung ist *umso besser, je jünger* das Kind ist. Maßgebend ist die Anzahl Jahre, welche für diesen Knochenumbauprozeß bis zum Wachstumsabschluß noch zur Verfügung stehen.

a. Längenwachstum

Jede Hyperämie hat eine Wachstumsstimulation zur Folge. Im Anschluß an eine Schaftfraktur des Femur beträgt das überschießende Wachstum ungefähr 2 cm, an der Tibia etwa 1 cm. Würden die Bruchenden anatomisch genau reponiert, so wäre eine *Beinverlängerung* in diesem Ausmaß die Folge. Eine Osteosynthese (wie auch die folgende Metallentfernung) würde das Längenwachstum noch stärker stimulieren, und die Differenz wäre noch größer. Die *Operation von Schaftbrüchen bei Kindern* ist also *nicht nur überflüssig, sondern schädlich.* (Gänzlich ungeeignet ist die beim Erwachsenen übliche *Marknagelung,* da sie die Epiphysenwachstumszonen schädigen und iatrogene Wachstumsstörungen machen kann: siehe S. 326 und S. 504.)

Aus alledem folgt, daß für *Schaft- und Metaphysenbrüche bei Kindern* die *Behandlung der Wahl konservativ* ist. Eine leichte Verkürzung im Gips oder in der Extension ist erwünscht. Sie wird sich im Laufe der nächsten ein oder zwei Jahre ausgleichen,

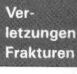

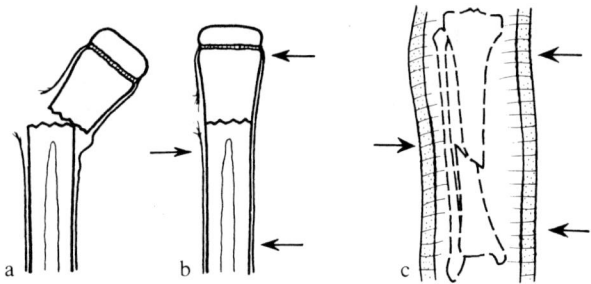

Abb. 41.24: Fixation nach dem *3-Punkte-Prinzip.*

a Biegungsbruch mit konvexseits zerrissenem, konkavseits *erhaltenem* Periost.

b *Reposition.* Mittels Druck an drei Stellen kann die Stellung gehalten werden. Das intakte Periost verhindert eine Überkorrektur.

c Modellieren des Gipses nach dem 3-Punkte-Prinzip.

Diese Methode ist in vielen Fällen auch bei Erwachsenen anwendbar. Auch Gipskorsette können nach diesem Prinzip angefertigt werden.

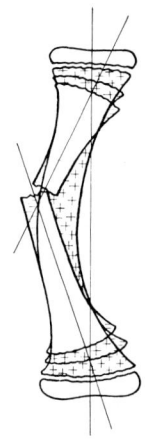

Abb. 41.25: *Achsenkorrektur durch Wachstum.*

1. *Epiphysäres Längenwachstum:* Durch asymmetrisches Wachstum stellt sich die Epiphysenfuge wieder senkrecht zur Längsachse des Knochens (vgl. S. 78 f., Abb. 5.6 und S. 80, Abb. 5.10).

2. *Periostales Dickenwachstum:* Durch Apposition in der Konkavität und Abbau auf der konvexen Seite wird der Schaft *gerade gerichtet.*

+ + + : Knochenanbau (Osteoblasten).

——— : Abbau (Osteoklasten).

Je jünger das Kind ist, desto radikaler ist der Umbau, desto besser die Korrektur.

und die Beine werden schließlich annähernd gleich lang sein.

Stabile Unterschenkelbrüche, d. h. solche, welche nicht zu stärkerer Verkürzung neigen (isolierte Tibiafrakturen, Querbrüche usw.) können primär mit Gips versorgt werden. Instabile, z. B. Spiralbrüche beider Unterschenkelknochen, werden zweckmäßig vorher kurze Zeit in eine Extension gelegt.

b. Seitenverschiebungen

sind belanglos. Sie werden durch periostalen Knochenumbau erstaunlich rasch und vollständig zum Verschwinden gebracht.

c. Achsenfehlstellungen

haben im allgemeinen die Tendenz, sich im Laufe des weiteren Wachstums auszugleichen. Dies geschieht vor allem durch asymmetrisches epiphysäres Längenwachstum (siehe Skelettwachstum, S. 78 und S. 79; Abb. 41.25).

Der *Ausgleich* von Achsenfehlern hängt von *verschiedenen Faktoren* ab:

1. *Je jünger das Kind* ist, *desto größer* ist der *zu erwartende Ausgleich,* desto größer ist also auch die Achsenfehlstellung, welche noch belassen werden darf (in den ersten 5 Lebensjahren in der Größenordnung von 20°–30°). Gegen Ende der Wachstumsperiode (bei Mädchen etwa 13–14 Jahre, bei Knaben 1 bis 2 Jahre später) wird die «Toleranzbreite» kleiner, sie gleicht sich jener der Erwachsenen an (siehe S. 473) und die Achsenstellung muß entsprechend *genauer* reponiert werden.
2. Fehlstellungen *in der Nähe von Epiphysen* gleichen sich besser aus als solche in Schaftmitte.
3. *Antekurvations-* und *Rekurvationsfehlstellungen* werden gut ausgeglichen, am besten solche in Epiphysennähe.
4. *Seitenabweichungen* an den *Scharniergelenken* Ellbogen und *Knie* (Varus- und Valgusfehlstellungen) gleichen sich weniger gut aus, ebenso Fehlstellungen im Vorderarmschaft.

Stellungskorrekturen im (gepolsterten!) Gipsverband sind technisch leicht möglich mittels *Keilung des Gipses* (siehe S. 225) (Abb. 41.26).

d. Rotationsfehler

werden *nicht* durch Wachstum ausgeglichen und bleiben zeitlebens bestehen. Eine *Verdrehung* muß deshalb von *Anfang an vermieden* werden mittels genauer *klinischer* Überwachung. (Einzig bei Oberschenkelfrakturen ermöglicht z. B. der Extensionsapparat von Weber die röntgenologische Kontrolle der Rotation.) Am Unterschenkel schützt der Vergleich mit dem gesunden Bein beim Eingipsen oder in der Extension vor einer Fehlstellung (normale Außendrehung des Fußes gegenüber dem Knie etwa 10°, Fuß also nicht senkrecht aufhängen!).

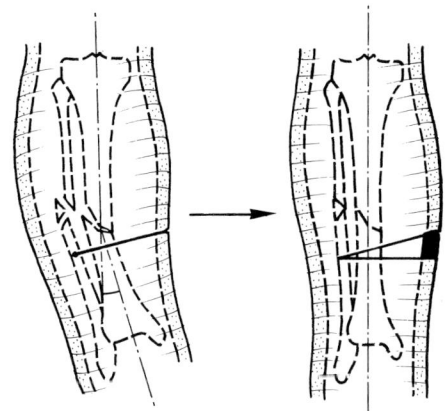

Abb. 41.26: Ein leichter Achsenfehler im Gips kann auf einfache Weise korrigiert werden mittels *Keilen*. Der Gips wird auf etwa ²/₃ seines Umfanges zirkulär durchgesägt und dann aufgebogen. Der Spalt wird mit einem Korken oder Holzkeil offen gehalten, der Gips mit einer weiteren Gipsbindentour wieder geschlossen.

Der Dreh- und Knickpunkt muß so gewählt werden, daß sich die Fragmentenden gegeneinander und nicht auseinander bewegen. Vorsicht, daß keine Druckstellen entstehen am Ort des Knicks.

Das Keilen kann auch bei Erwachsenen angewendet werden (vgl. S. 223).

Gelenknahe Frakturen

Unter diesen stellen die relativ seltenen *Epiphysenfrakturen besondere Probleme* hinsichtlich Diagnose, Prognose und Therapie.

Im Kapitel «Wachstumsstörungen» (S. 327) wurde erläutert, wie eine *Verklammerung der knorpeligen Epiphysenfuge* (z.B. durch eine Kallusbrücke nach Epiphysenfraktur) zu schweren *Wachstumsstörungen* führen kann. Auf diese Weise können grobe Fehlstellungen und Gelenkdeformierungen entstehen noch Jahre nachdem der erstbehandelnde Arzt das Kind als geheilt entlassen hatte (Abb. 41.27).

Solche Wachstumsstörungen entstehen immer dann, wenn *Kallus* in einen *klaffenden Frakturspalt*, welcher *quer durch die Epiphysenfuge* verläuft, einwachsen kann und *eine Knochenbrücke zwischen Epiphyse und Metaphyse* bildet (Abb. 41.29).

Bei welchen Brüchen besteht nun die Gefahr einer posttraumatischen Epiphyseodese und damit einer späteren Wachstumsstörung?

Von allen gelenknahen Brüchen, welche etwa ein Fünftel aller Frakturen im Kindesalter ausmachen, sind es *nur wenige*.

Um eine *Ordnung* in die recht mannigfaltigen Frakturformen zu bringen, sind verschiedene *Einteilungen* vorgeschlagen worden, die bekanntesten von *Aitken* und von *Salter*.

Am einfachsten und *für therapeutische* Zwecke am klarsten ist folgende *Einteilung der gelenknahen Frakturen beim Kind:*

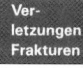

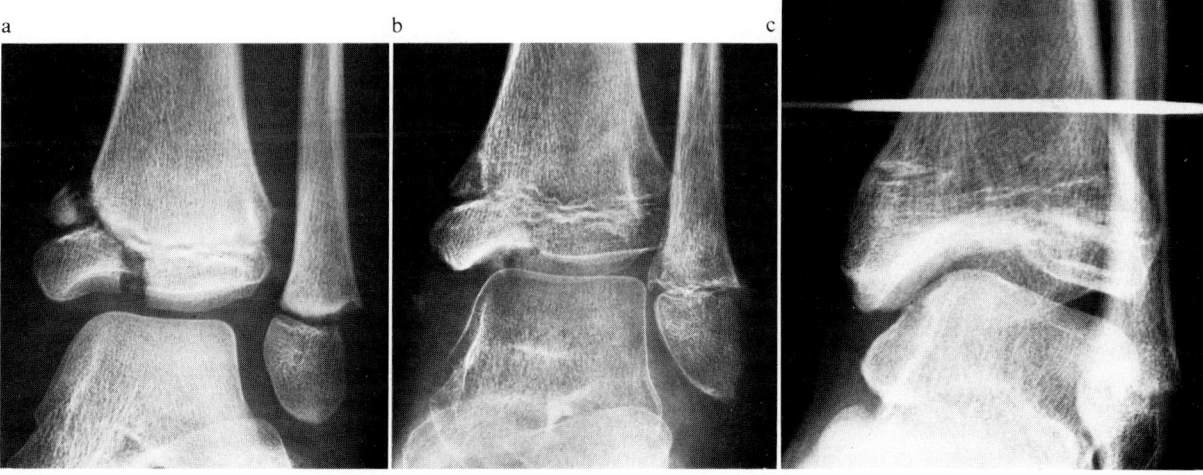

Abb. 41.27: *Wachstumsstörung nach Knöchelbruch* (transepiphysäre Fraktur).

a Leicht verschobener Bruch des Innenknöchels bei 9jährigem Knaben, dazu traumatische Epiphysenlösung des Malleolus fibularis.

b Konservative Behandlung. Fraktur geheilt. Die geschlossene Reposition scheint nicht so schlecht zu sein, sie ist allerdings nicht anatomisch genau.

c 6 Jahre später: Deformität durch Wachstumsstörung (Blockierung des epiphysären Längenwachstums medial). Starke Varusstellung mit Kippung der Talusrolle (vgl. auch Abb. 28.5). Mit anatomisch genauer (offener) Reposition lassen sich derartige Wachstumsstörungen vermeiden.

1. Metaphysenfrakturen inkl. Epiphysenlösungen (Epiphysenfuge intakt),
2. Epiphysenfrakturen (Epiphysenfuge gebrochen) (Abb. 41.30 und Abb. 41.31).

Epiphysenlösungen und Metaphysenbrüche

Bei den *Metaphysenbrüchen* und *traumatischen Epiphysenlösungen* bleibt die *Epiphysenwachstumsfuge* unverletzt und *intakt an der Epiphyse hängen,* da die *Bruchlinie immer* durch die metaphysär gelegene Verknöcherungszone (Mineralisationszone) als der schwächsten Stelle, und *nie durch den Wachstumsknorpel* (generative Zone) verläuft.

Genau genommen handelt es sich bei der traumatischen Epiphysenlösung um eine *Fraktur in der Metaphyse.* Bei einer *partiellen Epiphyseolyse* verläuft denn auch ein Frakturspalt von der Epiphysenfuge weg schräg in die Metaphyse hinein, und ein kleineres oder größeres Dreieck des Metaphysenknorpels bleibt an der Epiphyse hängen. Diese relativ häufige Verletzung ist harmlos, entspricht einer Metaphysenfraktur und kann entsprechend einfach konservativ behandelt werden (Abb. 41.28 und Abb. 41.29a).

Epiphysenfrakturen

Diese intraartikulären *Brüche verlaufen* immer quer *durch die Epiphysenwachstumsfuge hindurch,* auch wenn sie nicht weiter in die Metaphyse hinein, sondern von hier entlang der Knorpelfuge verlaufen. Ob ein Stück aus der Metaphyse mit ausgebrochen ist oder nicht, hat keinen Einfluß auf die Prognose dieser Epiphysenfrakturen. Wenn der Frakturspalt klafft und nicht anatomisch reponiert wird, wächst eine *Kallusbrücke* hinein, welche zur *Epiphyseodese* und damit zur Blockierung des epiphysären Wachstums an dieser Stelle und später zu schweren Wachstumsstörungen mit zunehmenden Deformitäten führen kann (Abb. 41.29b).

Das Entstehen einer solchen Kallusbrücke kann *mit einer anatomisch genauen Reposition* des Bruches und der knorpeligen Epiphysenscheibe *verhindert* werden: Eine intakte Wachstumsfuge trennt die Knochenkerne von Epiphyse und Metaphyse voneinander, so daß keine knöcherne Brücke dazwischen entstehen kann (Abb. 41.32).

Anatomisch exakte Reposition ist in *der Regel nur operativ möglich.*

Für die *Therapie* ergibt sich folgende einfache Regel:

- *Epiphysenbrüche* sind selten, sie müssen offen reponiert werden.
- *Epiphysenlösungen* und *Metaphysenbrüche* sind häufig, sie können *konservativ* behandelt werden (Abb. 41.30).

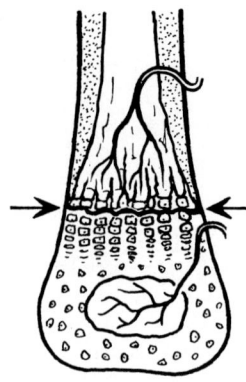

Abb. 41.28: *Epiphyse mit Wachstumszone.* Die schwächste Stelle ist die *Verkalkungszone,* am Übergang des Epiphysenfugenknorpels in den Metaphysenknochen (Pfeile). *Epiphysenlösungen* (traumatische oder andere, vollständige oder partielle) finden an dieser Stelle statt.

Die Epiphyse löst sich also mitsamt der knorpeligen Epiphysenfuge von der knöchernen Metaphyse ab, das «Wachstumsorgan» bleibt in der Regel intakt und als Ganzes an der Epiphysenfuge hängen. Durch Epiphysenlösungen wird das weitere Wachstum deshalb nicht beeinträchtigt.

Eingezeichnet ist auch die *Blutversorgung,* welche die Ossifikationszone nicht überquert.

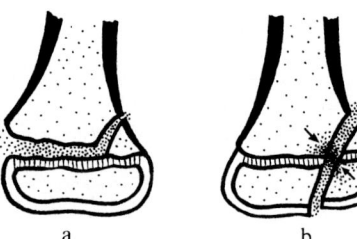

Abb. 41.29: *Frakturheilung und Epiphysenfuge.*

a Die *Kallusbildung* im Frakturspalt (dicht punktiert) nach partieller Epiphysenlösung tangiert die Epiphysenfuge (gestrichelt) nicht. Das Wachstum geht normal weiter.

b Epiphysenfrakturen verlaufen *durch* die Epiphysenfuge hindurch. Im *klaffenden* Frakturspalt bildet sich ein *Kallus,* der als *knöcherne Brücke* die Epiphysenfuge überquert und die Metaphyse mit dem Knochenkern der Epiphyse knöchern verbindet (Pfeile). Diese Brücke wirkt wie eine Klammer und blockiert das weitere Längenwachstum an dieser Stelle (traumatische Epiphyseodese, siehe bei «Wachstumsstörungen», S. 327). Die Folge ist asymmetrisches Wachstum der intakt gebliebenen übrigen Abschnitte der Epiphysenfuge und Achsenfehlstellung (siehe Abb. 41.27).

Wenn der Frakturspalt *nicht* klafft, kann sich keine Brücke bilden, d. h. mit exakter anatomischer Reposition können Wachstumsstörungen verhindert werden.

Metaphysenfrakturen

Epiphysenfrakturen

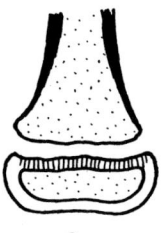 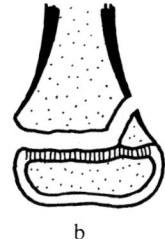 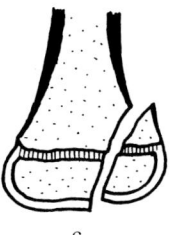 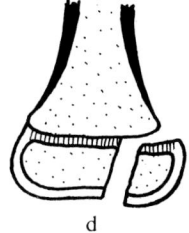 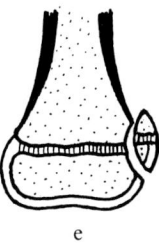

a   b   c   d   e

Abb. 41.30: *Einteilung* der *gelenknahen Brüche* für die *Therapie in Metaphysenfrakturen* und *Epiphysenfrakturen.*

a Reine *Epiphysenlösung:* Epiphysenfuge intakt, keine Wachstumsstörung (Mikroskopisch gesehen ist die «Epiphysenlösung» eine Metaphysenfraktur).

b *Metaphysenfraktur* mit *partieller Epiphysenlösung:* Epiphysenfuge intakt, keine Epiphysenverletzung.

c *Transepiphysäre* Fraktur: Bei klaffendem Frakturspalt Kallusbrücke, traumatische Epiphyseodese und Wachstumsstörung.

d *Epiphysenbruch* mit teilweiser Epiphysenlösung. Epiphysenfuge gebrochen, bei offenem Frakturspalt Kallusbrücke und Wachstumsstörung möglich.

e Schalenabriß am Epikondylus (z.B. Femur). Verletzung der Epiphysenfuge. Kallusbrücke möglich, Wachstumsstörungen kommen vor.

Diese Einteilung der gelenknahen Brüche entspricht denjenigen von AITKEN und SALTER. Vereinfacht läßt sie sich so darstellen:

a und b sind *Metaphysenbrüche,* bei welchen *keine* Wachstumsstörungen zu erwarten sind.

c, d und e sind *Epiphysenbrüche,* bei denen Wachstumsstörungen zu befürchten sind.

Metaphysenbrüche können konservativ behandelt werden. *Epiphysenbrüche* sollten *anatomisch reponiert,* d.h. in der Regel *operiert* werden.

Für die *Diagnose* ergibt sich ebenfalls ein einfaches Schema:

- Findet man *Bruchlinien* in der *Epiphyse,* so liegt eine Epiphysenfraktur vor, also *keine* harmlose Verletzung.
- Findet man *Bruchlinien nur entlang der Epiphysenfuge* und im *metaphysären Bereich,* so handelt es sich um eine Epiphysenlösung, resp. Metaphysenfraktur, also um eine *gutartige* Verletzung (Abb. 41.31).

Festgehalten sei, daß die *häufigen partiellen Epiphysenlösungen* mit Ausbruch eines Keiles aus der Metaphyse (Abb. 41.30b) leicht *konservativ zu reponieren* und nach dem *3-Punkte-Prinzip im Gips* gut zu halten sind (dank intaktem Periost auf der Seite des Metaphysenkeiles). Fehlstellungen sind nicht zu befürchten.

Epiphysenbrüche hingegen sind immer auch *Gelenkbrüche.* Die genaue Wiederherstellung der Gelenkkongruenz ist ein weiterer Grund, diese Brüche offen zu reponieren und zu fixieren.

Epiphysenbrüche, bei welchen die *Operation angezeigt* ist (vgl. Abb. 41.32), sind:

- am Ellbogen: *Kondylenbrüche,* vor allem die Brüche des *Capitellum radiale humeri* (Abb. 41.33).
- am oberen Sprunggelenk: Brüche des *Malleolus medialis*
- am Knie: Brüche an den *Femurkondylen* (Ausrißfrakturen der Seitenbänder) und einzelne proximale Tibialbrüche *(Tuberositas tibiae).*

Zur Technik der Osteosynthese von Epiphysenfrakturen

Das *Ziel* der Osteosynthese ist lediglich die Retention der offenen Reposition bis zur Konsolidation, d.h. in der Regel nur für wenige Wochen. Stabile Osteosynthesen sind nicht nötig, es wird ohnehin ein Gipsverband angelegt. Traumatisierung des Gelenkes und der Wachstumszonen sind zu vermeiden. Am besten eignen sich deshalb ein, zwei oder drei *Kirschnerdrähte* zur Spickung, welche nach wenigen Wochen leicht wieder entfernt werden können. (Das Drahtende muß abgebogen werden, sonst beginnen die Drähte zu *wandern,* was gefährliche Komplikationen nach sich zieht!)

Zur Diagnose der Frakturen bei Kindern

Das Kennzeichen des kindlichen Skelettes sind offene Epiphysenfugen. Sie müssen auf dem *Röntgenbild* von Frakturspalten unterschieden werden, ebenso wie bei kleinen Kindern Ossifikationskerne von Bruchfragmenten abgegrenzt werden müssen.

Die manchmal etwas schwierige Interpretation von Röntgenbildern wird wesentlich erleichtert durch *Vergleichsaufnahmen der gesunden Gegenseite,* welche im Zweifel immer gemacht werden sollten (Abb. 41.33).

Im übrigen ist der *klinische Aspekt* nicht minder wichtig als der Röntgenbefund und für die Beurteilung der *Torsionsverhältnisse* allein maßgebend. BLOUNT schrieb: «Doctor, treat the patient, not the picture!»

Ver-
letzungen –
Frakturen

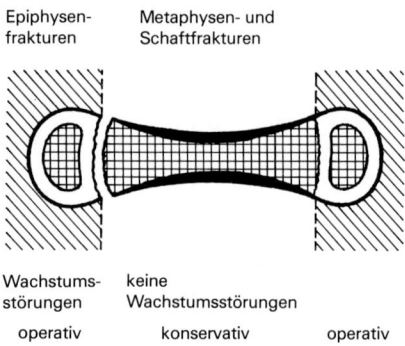

Epiphysenfrakturen   Metaphysen- und Schaftfrakturen

Wachstumsstörungen   keine Wachstumsstörungen

operativ   konservativ   operativ

Abb. 41.31: *Einfache Einteilung der Kinderfrakturen* im Hinblick auf *Diagnose und Therapie.*

Weißer Bereich: Schaft- und Metaphysenbrüche (inkl. Epiphysenlösungen): Keine Wachstumsstörungen: *Konservative* Behandlung.

Schraffierter Bereich: Epiphysenbrüche: Wachstumsstörungen zu befürchten bei klaffendem Frakturspalt: Eine genaue anatomische Reposition kann dies verhindern. Deshalb werden solche Brüche mit Vorteil *operiert.*

Verletzungen – Frakturen

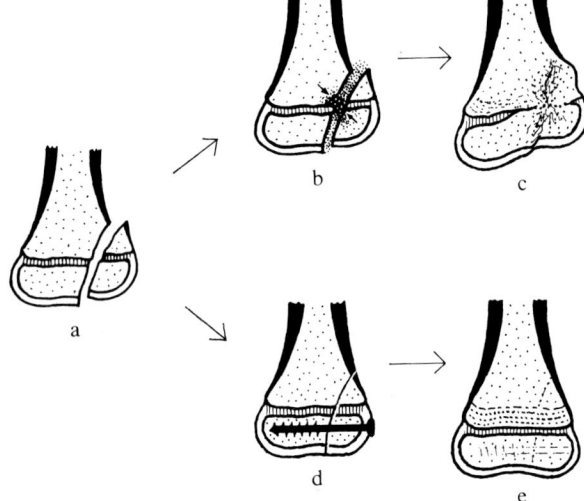

Abb. 41.32: *Epiphysenbrüche* sollten anatomisch genau reponiert werden.

a Verschobener Epiphysenbruch.
b *Keine* Reposition: Kallusbrücke im klaffenden Frakturspalt.
c Wachstumsstörung: asymmetrisches Wachstum, Fehlstellung nach Monaten und Jahren.
d Anatomische Reposition und Osteosynthese.
e Normales weiteres Wachstum.

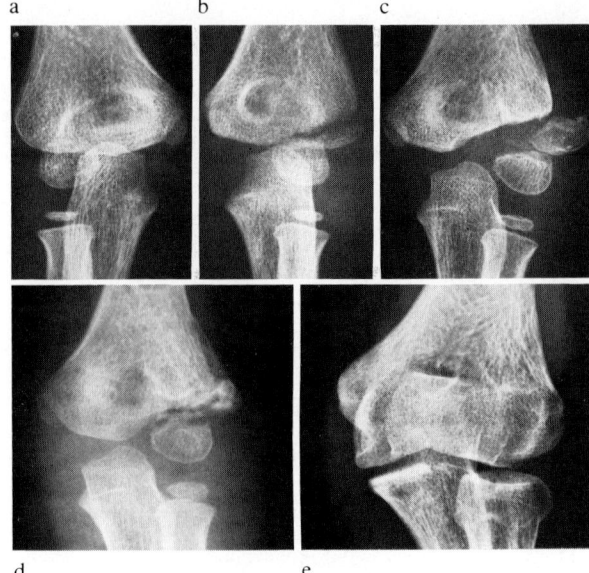

Abb. 41.33: Der genaue *Vergleich* mit der nicht verletzten rechten *Gegenseite* (a) läßt die Diagnose bei dieser frischen Verletzung am linken Ellbogen (b) eines 5jährigen Kindes stellen: Fraktur des radialen Kondylus. Man hielt die wenig verschobene Fraktur für harmlos und fixierte mit Gips.

c) 1 Monat später wurde klar, daß der Bruch nicht harmlos war: Die intraartikuläre Fraktur war abgerutscht. Wachstumsstörungen und Pseudarthrose mit Cubitus valgus und später Ulnarislähmung (siehe S. 544 und S. 542) waren zu befürchten. Die notwendige offene Reposition und Fixation war in diesem Stadium wesentlich schwieriger als sie primär gewesen wäre.

d) Einige Wochen nach Operation. Die zur Fixation verwendeten Kirschnerdrähte sind bereits wieder entfernt.

e) 8 Jahre später. Der Ellbogen hat sich praktisch normal entwickelt.

Kondylenfrakturen am Ellbogen sind praktisch immer eine *Operationsindikation.*

Einige besondere Frakturen und Komplikationen

Traktionsfrakturen

Olekranon, Patella, Epicondylus ulnaris humeri.

Die Fraktur der Tuberositas tibiae ist gleichzeitig eine Epiphysenfraktur mit der Gefahr einer Wachstumsstörung und späterem Genu recurvatum.

Mechanismus und Indikation wie beim Erwachsenen: Osteosynthese (Drahtnaht), wenn das Fragment disloziert ist.

Schenkelhalsbrüche

bei Kindern neigen – noch mehr als bei Erwachsenen – zur *ischämischen Kopfnekrose.* Diese schlechte Prognose kann wesentlich verbessert werden durch sofortige *offene Reposition und Verschraubung* (siehe S. 776).

Ellbogenfrakturen

• Gefahr: Ischämische Muskelnekrose.

Unterbruch der arteriellen Zirkulation führt nach wenigen Stunden zu irreversiblen ischämischen Muskelnekrosen mit späterer *Volkmannscher Kontraktur.* Einklemmung, Kompression, Spasmus oder Ruptur der Arteria cubiti kommen bei schwereren Ellbogenfrakturen (supra-transkondyläre Frakturen) mit Ödemen oder stärkeren Dislokationen vor. Deshalb: rasche, schonende Reposition, keine geschlossenen Verbände, keine forcierte Flexionsstellung. Bei schlecht reponierbarer Fraktur oder großem Hämatom evtl. prophylaktisch offene Reposition, vor allem aber regelmäßige *Zirkulationskontrolle in den ersten Stunden!* (deshalb Hospitalisation).

Die *Zeichen der arteriellen Durchblutungsstörung* sind: Schmerzen, fehlender Puls, Blässe, Schwellung und Hypästhesie im Bereiche von Vorderarm und Hand. Die Finger können aktiv nicht bewegt werden und passiv nur unter Schmerzen.

Wenn diese Zeichen trotz der erwähnten Maßnahmen nicht rasch verschwinden, ist notfallmäßig eine operative Revision der *Arteria cubiti* (evtl. nach Arteriographie) sowie die offene Reposition und Osteosynthese notwendig.

Innerhalb der ersten etwa 6 Stunden ausgeführt, kann die Operation eine ischämische Nekrose der Muskulatur verhindern. Kommt die Zirkulation innert dieser Frist nicht wieder in Gang, so werden große Teile der Beugemuskulatur von Hand und Fingern irreversibel nekrotisch, und schwere, permanente und irreparable Schäden bleiben zurück (siehe Volkmannsche Kontraktur, S. 543 und Abb. 38.6).

Ischämische Muskelnekrosen, ähnlich wie in der Vorderarmloge, sieht man gelegentlich in der vorderen Muskelloge am proximalen Unterschenkel bei Tibiaverletzungen: *Tibialis-anterior-Syndrom,* siehe S. 850.

Myositis ossificans

Nach Frakturen oder Luxationen, vor allem im Ellbogenbereich, aber auch manchmal nach anderen Verletzungen, etwa nach stumpfem Trauma des Quadrizeps, entstehen, vorwiegend bei Kindern und Jugendlichen, *ektopische Verkalkungen* im traumatisierten Gewebe, vor allem in den Muskelsepten. Sie können nach Tagen und Wochen als harte, oft recht große schmerzhafte Tumoren zu palpieren sein. Nach wenigen Wochen werden im Röntgenbild ausgedehnte, unscharfe, wolkige Verkalkungen sichtbar. Die Beweglichkeit ist begreiflicherweise eingeschränkt (Abb. 65.2).

Manipulationen, Versuche, das Gelenk passiv zu mobilisieren, Massagen usw. machen den Zustand nur schlimmer.

Auch der Versuch, die Verkalkungen im aktiven Stadium zu resezieren, hat lediglich eine weitere Ausdehnung des Prozesses zur Folge. Ruhigstellung ist die beste Therapie der Myositis ossificans in diesem Stadium. Wenn man das Gelenk in Ruhe läßt, kommt der Prozeß im Verlaufe der nächsten Monate zur Ruhe, ein großer Teil der Verkalkungen wird resorbiert, ein Rest verknöchert und erscheint dann schärfer begrenzt und strukturiert auf dem Röntgenbild. In der Regel gehen die klinischen Begleiterscheinungen ebenfalls zurück und das Gelenk wird wieder einigermaßen beweglich.

Frakturen bei Neugeborenen

Bei schwierigen Geburten, vor allem aus Steißlage, können Frakturen oder Epiphysenlösungen entstehen, hauptsächlich an Klavikula, Humerus oder Femur. Das Glied wird nicht spontan bewegt und erscheint wie gelähmt. Eine Schaftfraktur ist im Röntgenbild leicht zu erkennen, eine Epiphysenlösung nur schwierig, da die Gelenkregion noch vorwiegend knorpelig ist. Schon nach wenigen Tagen erscheint aber ein ausgedehnter Kallus, der die Diagnose klärt. Die Frakturen heilen in zwei bis drei Wochen, Fehlstellungen wachsen spontan aus und Spätfolgen sind kaum zu befürchten. Die Therapie besteht in einer kurz dauernden Ruhigstellung.

Zur Nachbehandlung

Wegen der raschen Konsolidation ist die *Kontrolle der Stellung in den ersten Tagen* wesentlich. Schon nach ein, zwei oder drei Wochen kann eine Fehlstellung fixiert und der Zeitpunkt für eine Korrektur verpaßt sein! Der Entscheid, ob bei veralteten Brüchen eine operative Korrektur gemacht werden soll, ist manchmal schwierig. Der Schaden kann leicht größer sein als der Nutzen.

Wo keine *Extension* notwendig ist, bleibt für die Erstbehandlung der *Gipsverband* die Regel. Die Gipse werden *gepolstert* und bis zur *knöchernen Konsolidation belassen.* Einfache Brüche heilen, besonders bei *kleinen* Kindern, sehr *rasch.* Gelenkversteifungen sind nicht zu befürchten, *Physiotherapie ist nicht nötig,* passive Gelenksmobilisation schädlich. Das Kind nimmt seine normale Aktivität von selbst bald wieder auf.

Vernünftig behandelt haben *fast alle Frakturen bei Kindern* eine *einwandfreie Prognose.*

Ver-
letzungen –
Frakturen

Behandlungsrichtlinien für Frakturen bei Kindern

I. Obere Extremität

1.	Klavikula	konservativ.
2.	Humerus proximal	konservativ: Fixation am Thorax, evtl. Abduktion-Elevation im Bett. Selten operativ.
3.	Humerusschaft	konservativ: Gipslonguette, evtl. Extension am Olekranon. Bei Radialisparese evtl. operativ.
4.	Humerus suprakondylär	
	einfache Fälle	konservativ: Armschlinge (Blount), Gips oder Extension am Olekranon.
	komplizierte Fälle	operativ: bei starkem Hämatom, Störung von Zirkulation oder Innervation.
5.	Humerus distal intraartikulär	operativ (Abb. 41.33).
6.	Condylus radialis	operativ.
7.	Epicondylus ulnaris	wenn stärker disloziert: operativ.
8.	Radiusköpfchen	falls konservativ irreponibel: operativ (nicht resezieren!).
9.	Olekranon	falls disloziert: operativ.
10.	Vorderarm	Oberarmgips, selten operativ (evtl. bei älteren Jugendlichen).
11.	Distaler Radius	Vorderarmgips.
12.	Finger	konservativ.

II. Untere Extremität

1.	Becken	konservativ.
2.	Schenkelhals	operativ (Zugschrauben).
3.	Per- und subtrochanter	Gips, evtl. operativ bei älteren Kindern.
4.	Femurschaft	konservativ: Steinmann-Nagelextension (z. B. auf dem «Weber-Extensionsbock»), bei kleinen Kindern senkrechter Heftpflasterzug, bei älteren Jugendlichen Längsextension, evtl. operativ (Platte, Fixateur externe) (Cave Marknagel wegen Trochanterepiphysenfuge!).
5.	Distale Femurmetaphyse (einschließlich Epiphysenlösung)	konservativ: Gips, evtl. Extension.
6.	Epikondylus und Condylus femoris	operativ.
7.	Patella	wenn disloziert: operativ.
8.	Eminentia intercondylica	wenn disloziert und nicht durch Hyperextension reponierbar: operativ.
9.	Tuberositas tibiae	operativ.
10.	Tibiaschaft (isoliert)	konservativ: Gips; wenn nötig keilen.
11.	Unterschenkelschaft	konservativ.
	stabile	primär Gips.
	instabile	Steinmann-Nagel-Extension, dann Gips. Bei älteren Jugendlichen selten operativ (Platte) (Marknagel erst nach Schluß der Tibiakopfepiphysenfuge!).
12.	Distale Tibia- und Fibulametaphyse, einschließlich Epiphysenlösung	Unterschenkelgips. Wenn irreponibel bei älteren Kindern: evtl. operativ (selten).
13.	Distale Tibiaepiphyse (Malleolarfrakturen)	Gips. Wenn disloziert: operativ (Abb. 41.32).
14.	Fußfrakturen	Gips. Wenn irreponibel evtl. operativ (selten, z. B. Talusfraktur).
15.	Zehen	Gips.

III. Allgemeine Indikationen

1.	Offene Frakturen	bei ausgedehnten Hautverletzungen evtl. operativ (Fixateur externe).
2.	Repositionshindernis	bei älteren Jugendlichen, bei Weichteilinterposition: evtl. operativ (selten!).
3.	Schwerverletzte, Mehrfachverletzte und Gelähmte	evtl. operativ.
4.	Frakturen in der Adoleszenz (15–20 Jahre)	bei besonderer Indikation (bestimmte Vorderarm- und Femurbrüche, selten Unterschenkel) evtl. operativ.
5.	Pseudarthrosen	operativ.

Verletzungen – Frakturen

42. Verletzungsfolgen

Die Folgen von Unfällen, Frakturen, Weichteilverletzungen, aber auch iatrogenen Schäden, etwa nach Operationen, spielen eine immer wichtigere Rolle in der orthopädischen Chirurgie. Ihre Bedeutung wird in absehbarer Zeit jene der primären Erkrankungen des Bewegungsapparates *übertreffen*.

Akute Komplikationen von Verletzungen sind im vorangehenden Kapitel «Verletzungen» besprochen, *chronische Unfallfolgen* an verschiedenen anderen Stellen dieses Buches.

Die *folgende Liste* soll eine *Übersicht* geben und *auf die einzelnen Kapitel verweisen, um ein leichteres Auffinden zu ermöglichen.*

Verletzungsfolgen (Tabelle)

Skelett:
- verzögerte Heilung: siehe S.66f. und S.476
- Pseudarthrose: siehe S.66f. und S.478
  - Schenkelhals: siehe S.777
- überschießender Kallus
- Refraktur: siehe S.72, S.73 und S.491f.
- Fehlstellungen: siehe S.306, S.438ff., S.461, S.473 und S.511
- Fehlstellungen bei Kindern: siehe auch S.501f. und S.325f.
- Verkürzungen: siehe S.387f.
- Wachstumsstörungen an den Epiphysen: siehe S.325f.
- Knochennekrosen: siehe S.72, S.341f. und S.479
  - Hüftkopf: siehe S.777
  - Scaphoideum: siehe S.548
  - Lunatum: siehe S.547
  - Talus: siehe S.906
- Osteoporose: siehe S.335, S.481 und S.510
- Osteochondrosis dissecans: siehe S.347
  - der Talusrolle: siehe S.854
- Osteitis: siehe S.357f.
- Arthritis: siehe S.362f.
- Ankylosen: Gelenksteifen, siehe S.445f.
- Inkongruenz: siehe S.108 und S.474
- Arthrose: siehe S.422f.
- Instabilität: «Schlottergelenk», Bandschaden: siehe S.470f. und S.452f.
  - Akromioklavikulargelenk: siehe S.528
  - Halswirbelsäule: siehe S.592 und S.596
  - Knie: siehe S.836ff. und S.845
  - oberes Sprunggelenk: siehe S.858f.
- Amputation: siehe S.908ff.
  - Stumpfkrankheiten: siehe S.915
  - Kausalgie: siehe S.402
- Kyphose, «Gibbus»: siehe S.674f. und S.609
- Verletzungsfolgen an der Halswirbelsäule: siehe S.596 und S.593f.

Weichteile:
- Hämatom, Serom
- Infektion: siehe S.366

- Gefäßschäden: Nekrosen: siehe S.93 und S.479
  - ischämische Muskelnekrosen (Kompartmentsyndrom): siehe S.445
- Kontrakturen: siehe S.445f.
  - ischämische: siehe unten
  - Volkmann: siehe S.507 und S.543
  - Tibialis anterior: siehe S.850
  - Tibialis posterior: Krallenzehen
  - ischämische Beinlahmung
- Strangulationsschäden: Gangrän, Ödem: siehe S.225
- «Frakturkrankheit»: siehe S.481
- Ödem
- Narben, Narbenkontrakturen: siehe S.60 und S.445f.
- Keloid
- Hautdefekt (Hautnekrose): siehe S.479
- Sekundärheilung
- Druckschäden an der Haut (Dekubitus): siehe S.203, S.224 und S.407
- Muskel- und Sehnenverwachsungen (Flex. hall., Tib. post., Ext. hall.)
- Myositis ossificans: siehe Kinderfrakturen, S.507, kommt aber auch bei Erwachsenen vor:
  - am Ellbogen: siehe S.544
  - Quadrizepsmuskulatur: siehe S.782
  - nach *Gelenkoperationen:* Periartikuläre Verkalkungen sind häufig, aber meist symptomarm. Gelegentlich massiv mit Versteifung und Schmerzen. Dann kann die *Resektion* der Verkalkungen erwogen werden, allerdings erst, wenn der Prozeß nicht mehr aktiv ist (Szintigraphie), d.h. wenn etwa nach einem Jahr die Verkalkungen zu regelrechtem Knochen umgebaut sind (Röntgenbild). Indocid soll das Rezidiv verhindern. Unmittelbar postoperative *Röntgenbestrahlung* kann das.
- Muskelhernien
- Muskelatrophie: siehe S.93
- Sudecksche Dystrophie: siehe S.510 (Abb.42.1)
  - der Hand: siehe S.557 und Abb.41.9
- Schulter-Arm-Hand-Syndrom: siehe S.529
- Verletzungsfolgen an der Hand: siehe S.558ff. und S.567

Ver-
letzungs-
folgen

Nerven:

- periphere Lähmungen: siehe S. 399f. und die einzelnen Lokalisationen im Teil III, insbesondere Hand: siehe S. 563
- Narbenneurome: siehe S. 402
- Tunnelsyndrome: siehe S. 403
  - karpal: siehe S. 551
  - tarsal: siehe S. 859
- Paraplegie: siehe S. 405f.
- Plexuslähmungen: siehe S. 405
- Lähmungen nach Hirnverletzungen: siehe S. 393f. und S. 409

Einzelne anatomische Lokalisationen:

- siehe im Teil III: «Regionale Orthopädie», S. 521 ff.

Sudecksche Dystrophie

Die Sudecksche Krankheit (Reflex-Dystrophie, Algodystrophie) ist eine sehr unangenehme, *schmerzhafte Komplikation* nach schwereren oder auch leichteren Verletzungen, auch Operationen, hauptsächlich von Hand und Fuß. Zunehmende Schmerzen, starke Schwellung, Rötung, Gelenkversteifung und Funktionsverlust, alles Merkmale einer diffusen *Entzündung,* kennzeichnen das eindrückliche klinische Bild. Das Glied wird ängstlich geschont. Auf dem Röntgenbild erscheint nach kurzer Zeit eine *fleckige Osteoporose.*

Es handelt sich um eine eigentümliche, komplexe Erkrankung mit vasomotorischen und trophischen Veränderungen *aller* Gewebe. *Ätiologie* und Pathogenese jedoch sind *nicht bekannt.* Eine lange Reihe von ursächlichen Faktoren, neurogene, vegetative, vaskuläre, humorale und auch psychische wurden angeschuldigt. Genauere Zusammenhänge konnten bisher nicht eindeutig nachgewiesen werden. So nimmt man ein multifaktorielles Geschehen an.

Beobachtet wird folgendes:

Als Auslöser kann manchmal bereits ein geringfügiges Trauma genügen. Meist geht schon bei der ersten Behandlung etwas schief: Frakturreposition und Fixation gelingen nicht auf Anhieb, Lagerung und Verband oder aber Mobilisationsversuche sind unzweckmäßig und verursachen Schmerzen.

Auffallend häufig ist das Vertrauensverhältnis zwischen Patient und Arzt gestört bzw. gar nicht vorhanden, der Heilungsprozeß «entgleist» meist in den ersten Tagen oder Wochen und kommt dann so leicht nicht wieder ins Geleise.

Der *Verlauf* der Krankheit ist überaus langwierig und chronisch. Bei der ausgesprochenen Therapieresistenz ist die Chance groß, daß viele Behandlungsversuche mehr schaden als nützen.

Geduld ist für Patient wie Arzt das erste Gebot – und sie wird bei der häufig gespannten psychischen Situation und dem protrahierten Verlauf hart auf die Probe gestellt.

Wesentlich ist das *Beachten der Schmerzgrenze,* damit der Circulus vitiosus Schmerzen-Dystrophie-Schmerzen unterbrochen werden kann. Also: Ruhigstellung soweit nötig, Bewegungstherapie soweit möglich, ohne passive Mobilisation.

Mit und ohne Therapie nimmt die Krankheit einen protrahierten, typischen Verlauf: *Drei Stadien* werden unterschieden, jedes meist mehrere Wochen, eher Monate dauernd. Insgesamt vergehen nicht selten ein bis zwei Jahre, bis die Krankheit endlich zur Ruhe kommt. Häufig bleibt ein erheblicher Restschaden zurück.

Stadium I: Entzündung: Starke, brennende *Schmerzen,* schon in Ruhe, besonders aber bei Bewegung. Zyanotische Rötung, Überwärmung, ödematöse Schwellung, Hyperhydrosis, Glanzhaut, Versteifung, Funktionsverlust. Wegen der Schmerzen vermeidet der Patient ängstlich jede Bewegung. Im Röntgen erscheint die fleckige Entkalkung schon nach drei Wochen.

In diesem Stadium stehen Schmerzbekämpfung und *Ruhigstellung* an erster Stelle. Hochlagerung, Schienung, Kälte. Bewegung nur aktiv isometrisch, keine passive Mobilisation. Analgetika, evtl. Sedativa. Auch Steroide und andere Medikamente wurden angewandt, mit wechselnder Wirkung. Ein spezifisches Medikament wurde bisher nicht gefunden. *Calcitonin* hat möglicherweise eine günstige Wirkung.

Stadium II: Dystrophie: Immer noch erhebliche Schmerzen, vor allem bei Mobilisationsversuchen. Haut kühl, blaß, zyanotisch, Ödem zurückgegangen, Atrophie der Muskulatur. *Zunehmende Versteifung der Gelenke* bei geschrumpftem Bindegewebe. Im Röntgen massive grobfleckige Entkalkung (siehe Abb. 42.1).

In diesem Stadium kann mit vorsichtigen, aktiven Bewegungsübungen begonnen werden, unterstützt durch Hydrotherapie, Wachsbad usw. In diesem Stadium evtl. auch vorsichtige Wärmeanwendung.

Stadium III: Atrophie: Endstadium. Alle Gewebe sind von der Atrophie betroffen: Haut, Subkutis, Muskulatur, Bindegewebe. Die Schmerzen gehen langsam zurück, aber die Gelenke sind meist weitgehend *versteift,* oft völlig kontrakt. Die Funktion, d.h. die Greiffähigkeit der Hand, bzw. die Belastbarkeit des Fußes, ist stark beeinträchtigt, in manchen schweren Fällen permanent und irreversibel.

Mit vorsichtiger Bewegungstherapie versucht man zu retten, was noch zu retten ist. Evtl. kann mit Quengelung (siehe S. 223) noch eine Funktionsverbesserung erreicht werden, ebenso mit Physio- Hydro- und Ergotherapie.

Ver-
letzungs-
folgen

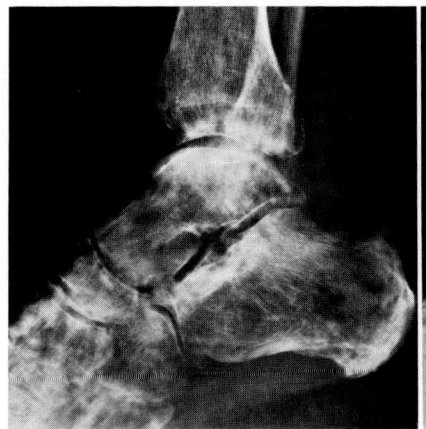
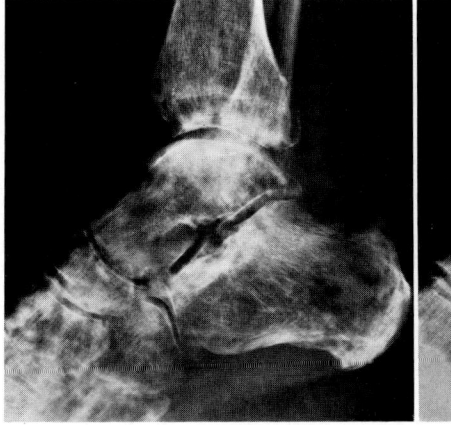

Abb. 42.1:

a *Sudecksche Dystrophie* des linken Fußes, im floriden Stadium: Massive, grobfleckige Osteoporose.

b Der normale rechte Fuß zum Vergleich (siehe auch Abb. 41.9 und Abb. 49.6).

a   b

Operationen wären angezeigt im Anfangsstadium etwa zur Ruhigstellung einer Fraktur mit Osteosynthese, später etwa zur Korrektur einer Fehlstellung, einer Kontraktur, doch ist die Gefahr groß, den Sudeck durch eine Operation zu verschlimmern, vor allem in einem frühen Stadium. Es soll Hinweise darauf geben, daß Calcitonin solche Rezidive verhindern könnte.

Die *psychische Konstellation* spielt zweifellos eine wesentliche Rolle im gesamten Krankheitsgeschehen. Manche Patienten, vor allem ängstliche, gespannte und mißtrauische, sind erfahrungsgemäß anfälliger für die Krankheit als andere. Aufgabe des Arztes und anderer Therapeuten ist es, diese Situation schon bei Behandlungsbeginn zu erkennen, mit diesen Patienten in ein gutes Vertrauensverhältnis zu kommen und dadurch bereits den Ausbruch der Krankheit wenn möglich zu verhindern oder wenigstens ihre Auswirkungen zu mildern.

Fehlverheilte Frakturen

Korrekturosteotomien von Fehlstellungen nach fehlverheilten Knochenbrüchen (malunion) sind typische orthopädische Operationen. Bei richtiger Indikation sind es hilfreiche und dankbare Operationen.

Die *Indikationen* dazu sind allerdings schwierig zu stellen: Welche Fehlstellungen werden toleriert? Welche machen (später) Schäden und Symptome? An Theorien und logischen Überlegungen ist kein Mangel (siehe «Deformitäten», S. 438 ff. und S. 452 f.). Zur Indikationsstellung genügen sie nicht (siehe dazu: «Prophylaktische Operationen», S. 241).

Spärlich sind jedoch die wissenschaftlich gesicherten Grundlagen (vgl. «Langzeitresultate als Grundlagen orthopädischer Operationen», S. 305 f. und S. 111).

So bleibt der Entscheid oft der *Erfahrung* und dem *Ermessen* des behandelnden Arztes anheimgestellt. In der Regel handelt es sich um *Wahloperationen*. Vor- und Nachteile sind gegeneinander abzuwägen.

Wenn eindeutige Beschwerden und Funktionsstörungen bestehen, ist der Entscheid einfacher und auch besser begründet, als wenn eine Operation aus rein prophylaktischen Überlegungen erwogen wird.

Fehlverheilte *Gelenkbrüche* sind wesentlich heikler, denn eine Rekonstruktion ist bei geschädigtem Knorpel nicht sehr aussichtsreich.

Zur Technik

- Genaues *Ausmessen* der Fehlstellung auf dem *Röntgenbild* und eine *Operationspause* sind zur Planung essentiell.
- Ausschlaggebend für die Indikation und das Ausmaß der Korrektur ist jedoch der *klinische Befund*.
- Der Ort der Osteotomie wird gewählt in erster Linie nach dem Ort der Fehlstellung, jedoch wenn möglich in der Metaphyse, wo die Bedingungen für die Heilung besser sind als im Schaftbereich.
- Zweckmäßig ist eine stabile Osteosynthese, mit Platten oder Fixateur externe.
- Zugunsten der Länge kann oft auf Keilentnahmen verzichtet werden. Wesentlich ist weniger die genaue Adaptation der Fragmente als die Stabilität der Osteotomie (Abb. 42.2 und Abb. 38.24).

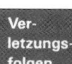

Verletzungsfolgen

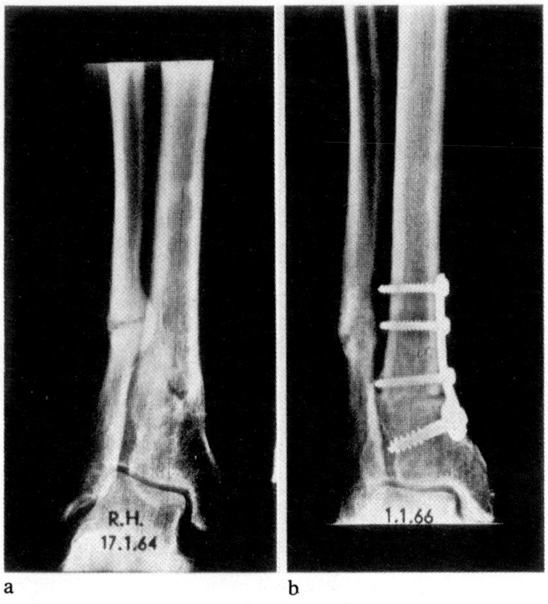

Abb. 42.2: *Korrektur einer Fehlstellung.*
a Fehlverheilte Unterschenkeltrümmerfraktur, Valgusstellung 20°.
b ein Jahr nach supramalleolärer *Korrekturosteotomie* und stabiler Kompressionsosteosynthese mit Platte.

Pseudarthrosen

Begriff: Als Pseudarthrose (englisch: «non-union») bezeichnen wir ein *Ausbleiben der knöchernen Heilung* (vgl. «Pathophysiologie der Fraktur – Frakturheilung», S. 66f.).

Ursprünglich bedeutete das Wort *«Falschgelenk»:* Im *Endstadium* nach Jahren bildet eine *nicht verheilte Fraktur* ein eigentliches *falsches Gelenk* mit Gelenkspalt, Knorpelschicht und Bindegewebskapsel. Solche Bilder sieht man heute nur noch selten.

Pseudarthrosen können durch Bindegewebe recht *straff* verbunden und somit klinisch ziemlich stabil aussehen oder sie können *schlaff* und beweglich sein. Immer aber besteht zwischen den Knochenfragmenten ein *durchgehender Spalt,* der die beiden Enden trennt.

Pseudarthrosen kommen nicht nur nach Frakturen, sondern auch nach Osteotomien und Arthrodesen vor. Ein besonderes Problem sind die Pseudarthrosen nach Osteosynthesen.

Klinisch sind die Pseudarthrosen durch *persistierende Schmerzen* und eine mehr oder weniger auffällige *Instabilität,* eine Kraftlosigkeit, gekennzeichnet: Das Bein kann nicht richtig belastet werden, weil sonst *Schmerzen* entstehen, Arm und Hand sind schwach. Die *Funktionsstörung* ist charakteristisch.

Bei straffen Pseudarthrosen ist die falsche Beweglichkeit oft nur sehr gering, so daß sie bei der klinischen Untersuchung nicht festgestellt werden kann.

Das *Röntgenbild* zeigt den durchgehenden Spalt in der Regel eindeutig.

Zur Diagnose

Der Übergang einer normalen in eine verzögerte Heilung und von dieser in eine Pseudarthrose läßt sich nicht eindeutig definieren (vgl. dazu S. 66 und S. 478). Diese Schwierigkeit läßt sich umgehen, wenn man, etwas *willkürlich, für praktische Zwecke zeitliche Grenzen* setzt: Manche Autoren sprechen von «verzögerter Heilung», wenn eine Fraktur nach 4 Monaten, und von «Pseudarthrose», wenn sie nach 8 Monaten noch nicht knöchern geheilt ist.

Nicht immer ist der *Pseudarthrosespalt* auf gewöhnlichen Röntgenbildern eindeutig zu sehen, so z. B., wenn er nicht in der Ebene des Strahlenganges liegt und wenn die beiden Fragmentenden sich überlappen. Dann kann ein Bild in einer andern Ebene oder ein CT den Spalt besser herausprojizieren.

Pseudarthroseformen

Die *Ursachen* von Pseudarthrosen sind entweder rein *mechanisch* oder *kombiniert.* Wir können so drei große Gruppen unterscheiden:

1. *Fehlende* oder ungenügende *Aktivität* der *Knochenbruchheilung,* meist infolge von ausgedehnten Knochendefekten oder -nekrosen. Diese schweren aber selteneren Formen werden weiter unten besprochen (*«avitale» Pseudarthrosen*).
2. *Rein mechanische Ursachen.* Die mechanischen Bedingungen für die Entstehung von gewöhnlichen Pseudarthrosen bei der natürlichen Frakturheilung wurden bereits im Kapitel über Frakturheilung (S. 67f.) eingehend erörtert. Diese sog. *«vitale» Pseudarthrose* ist die «gewöhnliche», die *häufigere* Form.
3. *Pseudarthrosen nach Osteosynthesen* sind derzeit wohl am häufigsten. Sie können sowohl *mechanische* als auch *biologische* Ursachen haben, oft *beide in Kombination:*
   1. Es ist nachgewiesen, daß *kleine* aber *instabile* Frakturspalten für die Frakturheilung *ungünstiger* sind als große (siehe bei «Frakturheilung», S. 71). Gerade dies ist aber die *typische* Situation bei nicht ganz stabilen Plattenosteosynthesen.
   2. Bei der offenen Reposition und Verplattung von Schaftfrakturen wird die *Blutversorgung* der Kortikalis stark in Mitleidenschaft gezogen: Partielle Nekrosen durch Deperiostierung und unter der Platte (siehe S. 72f.). Dadurch wird das natürliche Potential des Knochens zur Kallusbildung erheblich beeinträchtigt.

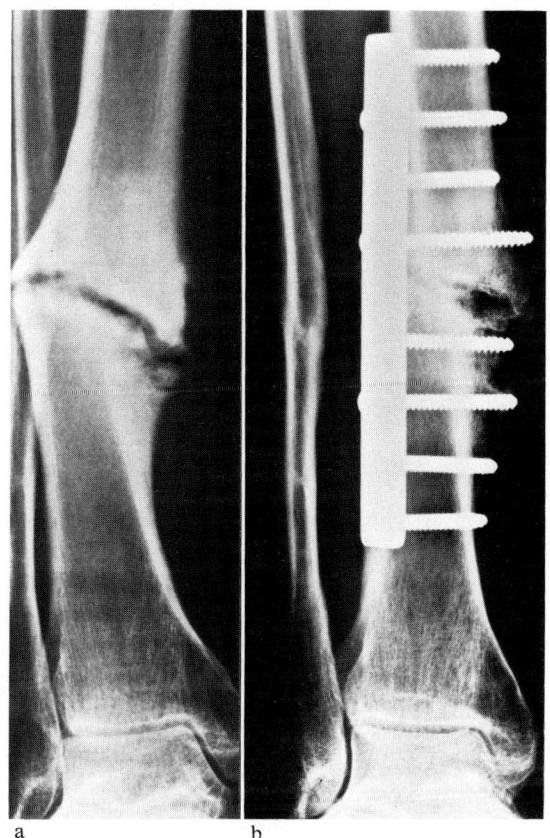

a   b

Abb. 42.3:

a *Hypertrophische Pseudarthrose.* Typisches Bild: Stark verbreiterte, sklerosierte Fragmentenden, durchgehender, gewölbter, deutlicher Pseudarthrosespalt, etwa 2 Jahre nach einer Unterschenkelfraktur. Bei der Pseudarthroseentstehung haben mechanische Faktoren (geführte Biegung bei stehender Fibula, Scherkräfte), eine wesentliche Rolle gespielt.

b Kompressionsosteosynthese mit gerader Platte: Knöcherne Heilung in kurzer Zeit, ohne daß der Pseudarthrosespalt eröffnet worden wäre.

Mechanisch bedingte («vitale») Pseudarthrosen

Der *röntgenologische Aspekt* und Verlauf dieser *«mechanischen» (hyperthrophischen, vaskulären, biologisch reaktionsfähigen) Pseudarthrose* ist recht *typisch:* Häufig großer *Kallus, sklerosierende Fragmentenden* und schmaler durchgehender Spalt. Es sieht so aus, als ob der Kallus trotz großer Anstrengung die Lücke nicht überbrücken könne. Sie erscheint wie eine mystische Barriere (Abb. 42.3).

Wir wissen heute, daß in diesen Fällen weder der Spalt eine Barriere ist noch der Kallus minderwertig, im Gegenteil: Es *genügt eine stabile* Osteosynthese, damit der *Kallus in kurzer Zeit den Spalt überbrückt.* Dies beweist, daß *nur* die mechanische Beanspruchung der Gewebe am Pseudarthrosespalt die Ossifikation verhindert hat.

Histologisch findet man in diesen Fällen an den Fragmentenden gut vaskularisierten Knochen, angrenzend an gefäßloses Binde- und Knorpelgewebe im Pseudarthrosespalt. Hier finden offensichtlich *dauernd Bewegungen im Mikrobereich* statt, welche die aus dem *Knochen einwachsenden Kapillaren laufend zerstören* (Abb. 4.13).

Sobald diese Bewegungen ausgeschaltet sind durch eine stabile Osteosynthese wachsen die Gefäße in den Pseudarthrosespalt ein, der vorhandene Knorpel wird mineralisiert und die darauf folgende *Ossifizierung führt rasch zur knöchernen Heilung.* Diese Vorgänge sind experimentell nachgewiesen und durch klinische Erfahrung regelmäßig bestätigt worden. Die Therapie ist damit auf eine *rationale Grundlage* gestellt (Abb. 4.15).

Biologisch bedingte («avitale») Pseudarthrosen

Neben diesen eindeutig gut *reaktionsfähigen, vitalen* Pseudarthrosen sieht man, im Gefolge der schweren Verkehrsunfälle und der operativen Frakturbehandlung, häufiger Pseudarthrosen infolge ausgedehnter *Knochendefekte,* großer Trümmerzonen, weitgehend *devitalisierter* Fragmente, nicht selten durch Infektion mit *Sequesterbildung* kompliziert. Meist sind größere Knochenpartien *nekrotisch.*

In diesen Fällen *fehlt* das nötige regenerative Substrat, aus welchem die Überbrückung der großen Defekte möglich wäre. Es handelt sich also um nicht reaktionsfähige, *avitale Pseudarthrosen,* welche nicht nur aus mechanischen, sondern vor allem aus *biologischen* Gründen nicht heilen können (kalluslose, atrophische, avaskuläre, reaktionslose Pseudarthrosen).

In diesen Fällen ist offensichtlich eine *biologische* Anregung der Knochenheilung notwendig, am besten mit *autologer Spongiosa.*

Besondere Probleme stellen sich bei den *infizierten* Pseudarthrosen, auf welche unten bei der Besprechung der Therapie eingegangen wird.

Verletzungsfolgen

Pseudarthrosen nach Osteosynthese

Die Ursachen wurden genannt. Das *Röntgenbild* ist nicht immer eindeutig beurteilbar. Die Bilder nach Osteosynthesen sind ohnehin weniger typisch und schwieriger zu interpretieren. Der Kallus fehlt oder ist zumindest nicht sehr groß, die typische Sklerosierung fehlt ebenfalls (vgl. S. 70).

Immerhin gibt es eine Reihe von Röntgenzeichen, die dabei helfen können:

1. Aussagekräftig sind vor allem *Veränderungen* im Laufe der Zeit, also Verlaufskontrollen.
2. Verhalten des *Frakturspaltes:* Kleiner werden spricht für Konsolidation, größer werden für Pseudarthrose.
3. *Zeichen* von *Lockerung* und *Bruch* des *Osteosynthesematerials.* Diese sind diskret, man muß danach suchen (Knick, Stufe in einem Implantat, schmale Osteolysesäume um das Implantat herum, zunehmende Fehlstellung).
4. *Umbauzeichen* im und am Knochen (Kallusbildung, Verbreiterung, Sklerosierung der Fragmentenden usw.) sind Zeichen der Vitalität. Unverändertes Aussehen über längere Zeit spricht für mangelhafte biologische Aktivität der Pseudarthrose, gleichbleibendes, sklerosierendes, «glasiges» Aussehen einzelner Knochenteile für Nekrose, Osteolysesäume darum herum für Sequestrierung (Abb. 42.5).

Es handelt sich um Pseudarthrosen infolge von *Instabilität der Osteosynthese* oder von *devitalisierten Knochenfragmenten.* Ob diese Pseudarthrosen vital sind oder nicht läßt sich röntgenologisch nicht immer entscheiden, hingegen kann mit Hilfe der *Szintigraphie* die *Aktivität der Knochenregeneration nachgewiesen* werden. Es zeigt sich, daß auch Pseudarthrosen, welche röntgenologisch avital aussehen, szintigraphisch oft doch noch eine Aktivität erkennen lassen.

Es ist deshalb *nicht* in jedem Fall eine Knochentransplantation notwendig, wohl aber eine *stabile* Osteosynthese.

Die genannten Kriterien erlauben eine *Einteilung* der Pseudarthrosen, welche vor allem *für die Therapie zweckmäßig* ist: siehe auch Abb. 42.4.

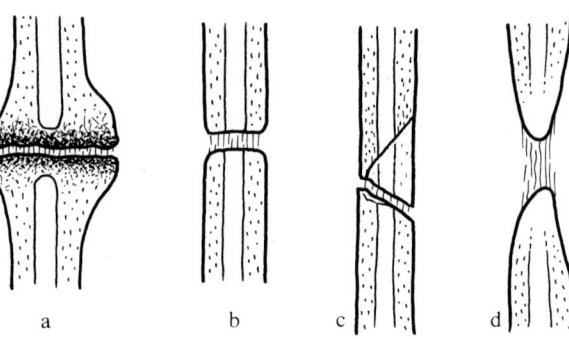

Abb. 42.4: *Pseudarthroseformen und ihre Therapie.*

a Die «*Elefantenfuß*»-Pseudarthrose, *Spätstadium* der meist mechanisch bedingten, biologisch gut reaktionsfähigen Pseudarthrose. Früher war dies das charakteristische Bild der Pseudarthrose, die spontan nicht mehr heilen konnte, und zwar wegen der mechanischen Beanspruchung des schmalen Pseudarthrosespaltes (siehe S. 67 f., Abb. 4.12). Die Fragmentenden sind stark verbreitert und sklerosiert, gut vaskularisiert.
Solche Pseudarthrosen heilen unter stabiler Fixation sehr rasch.

b *Reaktionsarme* Pseudarthrose. Hier spielen biologische Faktoren mit eine Rolle. Diese Form der Pseudarthrose ist mit der operativen Frakturbehandlung *häufiger* geworden. Trotz ihres reaktionsarmen Aussehens sind diese Pseudarthrosen häufig *vital* und heilen nach stabiler Fixation aus. Die biologische Aktivität läßt sich mittels Szintigraphie nachweisen.

c *Avitale* Pseudarthrose. Keine biologische Aktivität infolge gestörter Blutzirkulation und nekrotischer Knochenfragmente, bei ausgebrochenen Knochenstücken, Trümmerbrüchen, Sequestern usw., auch nach Osteosynthesen mit zusätzlicher Devitalisierung des Gewebes. Diese Pseudarthrosen haben keine Knochenregenerationskraft mehr. Die Stabilisierung der Fragmente *allein* genügt *nicht* mehr. Zusätzlich ist ein *osteogenetisch* wirksames Transplantat nötig in Form von *autologer Spongiosa.*

d *Defektpseudarthrose.* Nach größerem Substanzverlust, bei offenen, infizierten Brüchen usw. Die Fragmentenden sind zu weit voneinander entfernt, zeigen keine osteogenetische Aktivität mehr und atrophieren wie Amputationsstümpfe. Hier ist der *Ersatz* des fehlenden Knochens nötig nebst der Stabilisierung.

Einteilung der Pseudarthrosen

Pseudarthrose:	Vitale: biologisch reaktionsfähig	Avitale: biologisch nicht reaktionsfähig
Ursache:	– mechanisch	– biologisch
Auftreten:	bei Instabilität	bei Nekrosen
Durchblutung:	– gut, häufig Hyperämie	– schlecht
Kallusbildung:	– meist hypertrophisch, fehlt nach Osteosynthesen gelegentlich	– gering oder fehlend
Knochenumbau: (Szintigraphie)	– starke Aktivität	– schwache oder keine Aktivität
Röntgenbild:	– häufig Sklerosierung und Verbreiterung der Knochenenden, meist schmaler Pseudarthrosespalt	– Atrophie, keine Reaktionszeichen, glasiges Aussehen oft großer Defekt
Therapie:	– stabile Fixation (Osteosynthese)	– zusätzlich autologe Spongiosatransplantation

Die Einordnung der Pseudarthrosen in eine der beiden Gruppen ist aus dem Verlauf und dem Röntgenbild meistens möglich. Die *Szintigraphie* wird man in unklaren Fällen zu Rate ziehen. Selbstverständlich sind die Übergänge *fließend*.

Besonders pseudarthrosegefährdete Frakturen

Die Heilungstendenz der einzelnen Knochenbrüche ist recht *unterschiedlich*. Einzelne *Frakturen sind besonders gefährdet* und neigen zur *Pseudarthrosebildung* (wobei sowohl mechanische als auch biologische Faktoren mitspielen):

- *Angeborene Mißbildungen:* Coxa vara congenita (siehe S. 707), angeborene Tibiapseudarthrose (siehe S. 848).
  Kongenitale Pseudarthrosen sind durch biologische Minderwertigkeit des knochenbildenden Gewebes gekennzeichnet. Sie sind besonders heikel und stellen schwierige therapeutische Probleme (siehe S. 323).
- *Schenkelhalsbrüche:* vor allem die mechanisch ungünstigen Adduktionsfrakturen mit steiler Frakturlinie (siehe S. 109 und S. 774); gestörte Blutversorgung (intraartikuläre Fraktur) (siehe S. 777).
- *Scaphoidfrakturen* an der Hand: vor allem die *distalen* Frakturen (intraartikuläre Fraktur mit prekärer Blutversorgung und ungünstigen mechanischen Verhältnissen: Scherkräfte) (siehe S. 548).

- *Isolierte Frakturen eines Vorderarmknochens:* ungünstige Scherkräfte bei intaktem Parallelknochen (dieser Mechanismus kann – seltener – auch bei isolierter Tibiafraktur eine Rolle spielen).
- *Traktionsfrakturen:* Diastase infolge von Sehnenzug: z. B. Epikondylen, Olekranon, Patella, Basis des Metatarsale V (siehe S. 472).
- *Iatrogene Distraktion* der Fragmente infolge *zu starker Extension* (zu viel Gewicht) bei konservativer Frakturbehandlung.

Der Pseudarthrosegefahr wird schon bei der *Behandlung* solcher Frakturen gebührend Rechnung getragen (besonders genaue, länger dauernde Ruhigstellung, evtl. Osteosynthese). Eine instabile Osteosynthese jedoch prädestiniert zur Pseudarthrose (siehe Abb. 42.5).

Die Therapie der Pseudarthrose

Heute besteht ein klares *rationales Konzept* auf wissenschaftlich gesicherter Grundlage, das durch den *praktischen Erfolg* einwandfrei *bestätigt* wurde. Damit sind die früheren, eher mystischen Behandlungsverfahren wie Resektion, Bohrung, Anlegen oder Einpflanzen von Kortikalisspänen sowie allgemein wirkende Therapieversuche obsolet geworden. Auch eine jahrelange Gipsfixation ist nicht mehr notwendig.

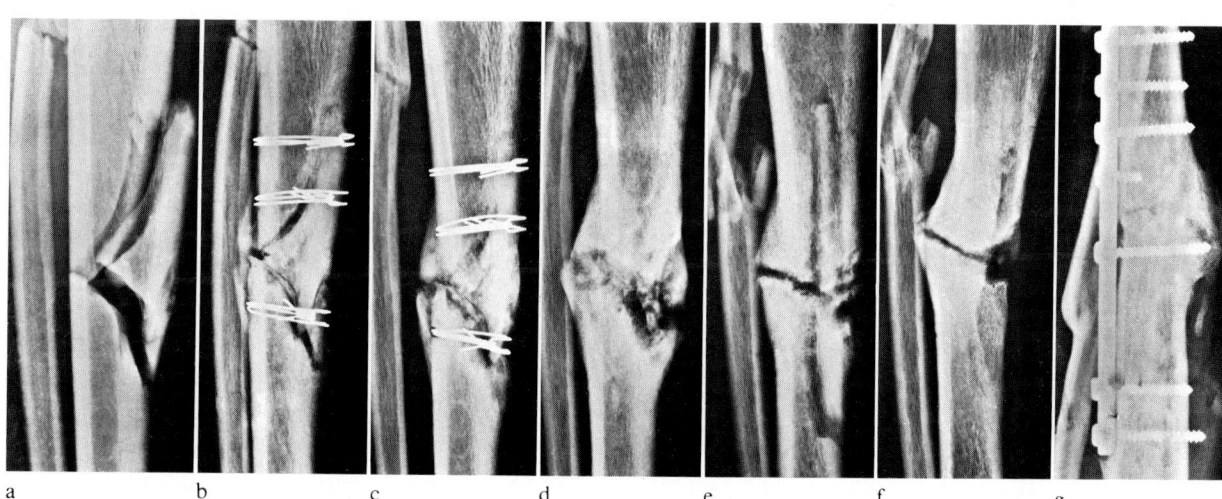

a   b   c   d   e   f   g

Abb. 42.5: *Pseudarthrose nach Unterschenkelfraktur,* ein Verlauf über 10 Jahre bei einem 32jährigen Mann.

a Biegungsfraktur der Tibia mit Ausbruch eines großen Biegungskeiles (direktes Trauma).

b Früher wurden Schaftbrüche manchmal mit Drahtumschlingung versorgt. Der Verlauf, hier ½ Jahr später, zeigt bereits die Nachteile der Methode: Instabilität, Knochennekrose im ausgebrochenen Keil. Verzögerte Heilung.

c Nach einem Jahr eindeutige Pseudarthrose. Der Spalt geht auch quer durch die Kallusmanschette.

d Nach 2 Jahren: Knochenresorption im Nekrosegebiet. Trotz Kallusbildung Verbreiterung des Pseudarthrosespaltes.

e Nach Spanoperation und Fibulaosteotomie. Der Kortikalisspan beginnt distal und proximal einzuwachsen. Im Pseudarthrosebereich zeigt er bereits Ermüdungserscheinungen, erkennbar an der beginnenden Resorption.

f 4 Jahre nach der Fraktur: Persistierende Pseudarthrose der Tibia. Abgekapselte, sklerotische Fragmentenden. Vom Span ist nichts mehr zu sehen.

g Im achten Jahr wurde schließlich eine Kompressionsosteosynthese mit Platte gemacht. Das Bild zeigt die Konsolidation 2 Jahre später, 10 Jahre nach dem Unfall.

Die vitalen Pseudarthrosen

benötigen als *Therapie der Wahl* die *stabile Fixation der Fragmente (Osteosynthese)*. Praktisch kann damit *jede* vitale, biologisch reaktionsfähige Pseudarthrose in kurzer Zeit zur Heilung gebracht werden. Eine *funktionelle* Nachbehandlung ist in der Regel möglich.

Bewährt hat sich – bei unverschobenen Fragmenten –

– die *Marknagelung*. Sie gestattet meist sofortige *Belastung*. Um genügende Stabilität zu erreichen, muß in der Regel ein verhältnismäßig *dicker* Nagel eingesetzt werden. Bei Pseudarthrosen nach Marknagelung kann u. U. ein dünner durch einen dickeren Nagel ersetzt werden. Gewöhnlich muß der Markkanal dazu aufgebohrt werden.

Für sehr viele Pseudarthrosen ist

– die *Druckplattenosteosynthese* geeignet. Sie ermöglicht auch eine Achsenkorrektur ohne Resektion der Pseudarthrose (Abb. 42.6 und Abb. 42.7).
– Auch andere Osteosyntheseverfahren können im Einzelfall zweckmäßig sein (Fixateur externe).

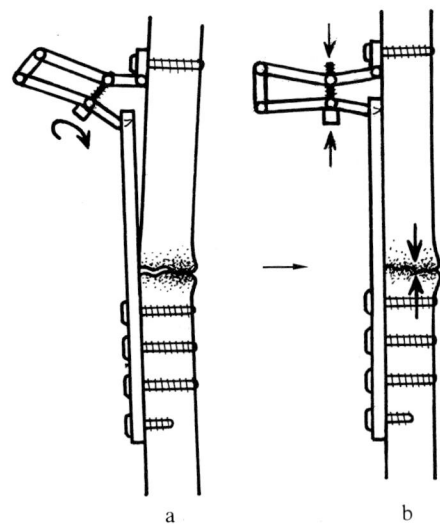

a   b

Abb. 42.6: Druckplattenosteosynthese zur Behandlung einer vitalen Pseudarthrose. Die Methode der Wahl. Der Pseudarthrosespalt wird unter Kompression gesetzt, stabilisiert und baut in kurzer Zeit knöchern durch. Anfrischung der Fragmentenden, Spanplastik u. a. sind nicht nötig.

• Da man weiß, daß elektrische und magnetische Phänomene bei der Osteogenese eine Rolle spielen (siehe S. 43), lag der Gedanke nahe, elektrische Potentiale und Magnetfelder zur Stimulierung der Knochenbildung klinisch nutzbar zu machen *(Bassett)*. Entsprechende Apparate zur Behandlung von Pseudarthrosen und verzögert heilenden Frakturen sind auch im Handel. Daß sie tatsächlich die erhoffte Wirkung haben, ist bisher nicht bewiesen. Die Resultate, die damit erzielt werden, lassen sich auch mit der viele Monate lang dauernden *Fixierung* im Gips oder mit dem Fixateur externe erklären, welche bei dieser Behandlung, nach Empfehlung der Erfinder, obligat dazu gehört.

Die avitalen Pseudarthrosen

verlangen *zusätzlich* zur Fragmentstabilisierung eine *Anregung der Ossifikation,* wenn nötig den *Ersatz fehlenden Knochenmateriales.* Dazu ist am besten eine

– *autologe Spongiosaplastik* geeignet. Der körpereigene Knochen bleibt wenigstens teilweise *am Leben* und wird *schneller* und *sicherer* in den Knochen integriert als jedes andere Material (vgl. S. 45 und S. 259 «Knochentransplantation»).

In manchen Fällen von Pseudarthrosen mit wenig Kallus ist

– die *Dekortikation,* das Abmeißeln von am Periost gestielten Knochenlamellen rings um die Pseudarthrose, eine ausgezeichnete Methode.

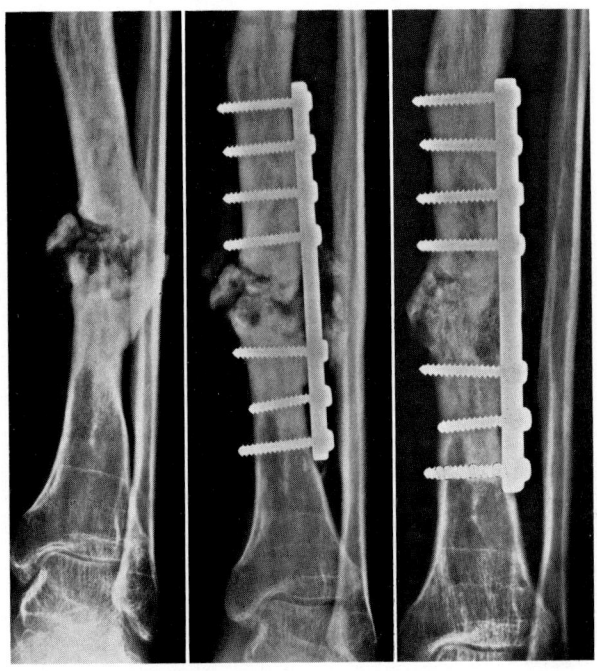

a   b   c

Abb. 42.7:

a Pseudarthrose, Jahre nach kompliziertem Unterschenkeltrümmerbruch.
b Stabile Kompressionsosteosynthese mit gerader Platte unter Korrektur der Fehlstellung. Der Pseudarthrosespalt wurde nicht eröffnet.
c Ein Jahr später: Vollständiger knöcherner Durchbau des Pseudarthrosespaltes.

Dies beweist, daß die Fragmentenden *vital* und das Regenerationspotential der Pseudarthrose erhalten waren. Unter *stabilen mechanischen Verhältnissen* ist die Ossifikation möglich, der knöcherne Brückenschlag findet in kurzer Zeit statt.

Die entstehende Tasche kann zusätzlich mit Eigenspongiosa gefüllt werden. Hier kann jetzt eine periostale Kallusmanschette entstehen wie bei der natürlichen Frakturheilung (Abb. 42.8).

Defektpseudarthrosen

Größere Defekte lassen sich auf verschiedene Arten schließen:

- *Verkürzung* des Knochens, was jedoch in der Regel unerwünscht ist.
- Ersatz durch *autologe kortiko-spongiöse Transplantate.*
- *Gefäßanastomosierte* autologe Knochentransplantation (z. B. Fibula pro tibia bei Tumoren, siehe Abb. 33.18).
- Eine unkonventionelle Methode zur Schließung von *großen Defekten* stammt von ILISAROW. Sie eignet sich besonders für infizierte Defektpseudarthrosen (siehe S. 519 und Abb. 42.12).

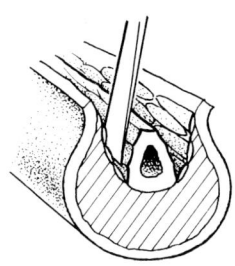

Abb. 42.8: *Dekortikation.* Mit einem scharfen Meißel wird die äußerste Kortikalisschicht rings um die Pseudarthrose abgehoben in kleinen Schuppen, welche als gestielte Knochenspänchen an Periost und Weichteilen belassen werden. In der entstehenden Tasche kann sich eine neue Kallusmanschette bilden. Wenn nötig können noch Spongiosaspäne eingelegt werden. In einem bereits vorhandenen Kallus läßt sich die Dekortikation besonders gut und wirksam durchführen. Eine Knochentransplantation erübrigt sich dann.

Die infizierte Pseudarthrose

Früher vor allem durch Kriegsverletzungen, heute in zunehmendem Maß durch *Verkehrsverletzungen* entstehen infizierte Pseudarthrosen als Folge schwerer, offener Frakturen. Am häufigsten ist der Unterschenkel betroffen, sodann das Femur und die langen Röhrenknochen am Arm. Auch die *Osteosynthese* hat ihren erheblichen Anteil an dieser schweren Komplikation. Sie ist z. T. auf *Fehler* der *Indikation* und der *Technik* zurückzuführen (siehe auch «Frakturbehandlung», S. 475 f. und «Infizierte Frakturen», S. 357 f.). Die *Prophylaxe* der infizierten Pseudarthrosen hat an diesen Punkten anzusetzen.

Die *Heilung* einer etablierten infizierten Pseudarthrose ist überaus schwierig. Sie galt lange Zeit als praktisch unmöglich und endete nicht selten mit der Amputation, denn in *Gegenwart des Infektes kann die Fraktur nicht heilen, und solange diese nicht fest ist, kann die Infektion nicht heilen* (vgl. auch S. 350). Es kommt zu einem *Circulus vitiosus:*

Es hat sich immerhin gezeigt, daß *vitale* Fragmente unter *mechanisch stabilen* Verhältnissen *trotz Infektion* zusammenheilen können. An diesem Punkt läßt sich der Circulus vitiosus unterbrechen. Andererseits nützt es nichts, den Infekt auszuräumen *ohne* die Pseudarthrose zu stabilisieren. Sie wird nicht fest, und die Infektion flackert wieder auf, denn durch die mechanische Reibung der Fragmente entstehen neue Gewebsnekrosen, wo die Infektion sich einnisten kann. (Ausgedehnte Resektionen bringen den Infekt allenfalls zur Heilung, es bleibt aber eine große Defektpseudarthrose) (Abb. 42.10).

Aus diesem Grund ist es notwendig, *zuerst* die Pseudarthrose zur Heilung zu bringen und *nachher* die Infektion. Dieses *Prinzip* ist wegleitend für die Behandlung.

Grundsätze für die Therapie der infizierten Pseudarthrose

- *Als erster Schritt* wird die infizierte Pseudarthrose *stabilisiert,* genau wie eine nicht infizierte.
- Gleichzeitig oder in einem *zweiten Schritt* werden infizierte nekrotische Gewebe, Weichteile und Knochenfragmente, soweit sie nicht zur *Stabilität beitragen,* entfernt.
  Die knochenbildende Aktivität wird durch autologe *Spongiosatransplantation,* evtl. Dekortikation gefördert (Spongiosastraße als Brücke, siehe Abb. 42.11 und Abb. 42.8).
- Sobald die Pseudarthrose knöchern verheilt ist, wird die *Infektion* nach den Regeln der *Osteomyelitisbehandlung* (S. 355 f.) saniert durch *Ausräumung* und Auffüllen der Defekte.
- Erst in *einer letzten Phase* wird dem Hautschluß Beachtung geschenkt.

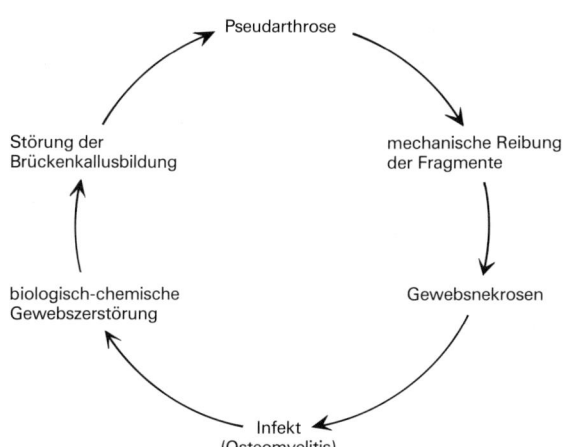

Pseudarthrose

Störung der Brückenkallusbildung

mechanische Reibung der Fragmente

biologisch-chemische Gewebszerstörung

Gewebsnekrosen

Infekt (Osteomyelitis)

Ver-
letzungs-
folgen

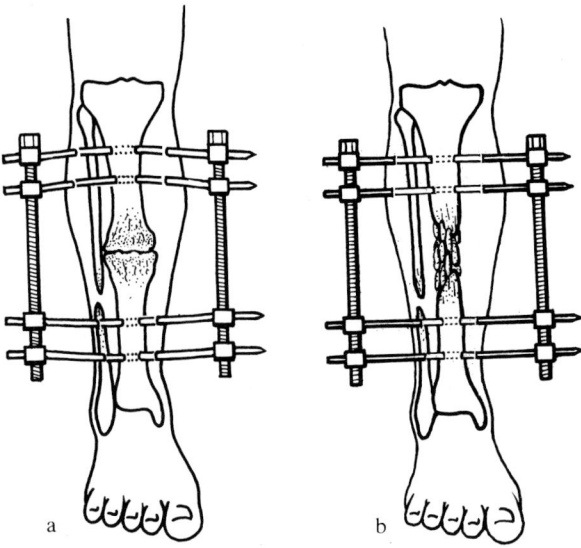

Abb. 42.9: *Zur Behandlung infizierter Pseudarthrosen haben äußere Spanner* den Vorteil, daß die Fixation *fern vom Infektionsherd* angelegt werden kann.

a Eine reaktive Pseudarthrose *ohne* Substanzverlust kann unter *Kompression* trotz des Infektes ausheilen. Die Spannung läßt sich an den durchgebogenen Nägeln erkennen (siehe auch Abb. 32.12).

b Bei *infizierten Defektpseudarthrosen* ist *keine* Kompression möglich. Die geraden Nägel zeigen, daß die äußeren Spanner lediglich als Fixationsrahmen wirken. Zusätzlich ist eine autologe *Spongiosaplastik* nötig, was nach sorgfältiger und vollständiger Ausräumung des Infektionsherdes von nekrotischem Gewebe möglich ist. Sicherer als die hier abgebildete ist die «Spongiosabrücke» im *nicht infizierten* Bereich (siehe Abb. 42.11 und Abb. 42.8).

Technik der Behandlung infizierter Osteosynthesen und Pseudarthrosen (siehe auch S. 357 f.)

a. Stabile Fixation:

1. Bei einer *infizierten* aber *stabilen Osteosynthese* wäre es in der Regel ein Fehler, das Metall zu entfernen, solange es seine Funktion noch erfüllt, d. h. den Bruch stabilisiert. Wenn die innere Fixation belassen werden kann, wird die Fraktur trotz des Infektes konsolidieren. Danach kann das Metall entfernt und der Infekt ausgeräumt werden (siehe S. 360).

2. *Locker gewordenes Osteosynthesematerial,* welches keine Funktion mehr hat, wird selbstverständlich entfernt, und es ist in der Regel besser, keine neuen Nägel und Platten usw. einzusetzen ins infizierte Gebiet. Die Gefahr ist groß, den Infekt zu reaktivieren und neue Nekrosen zu setzen.

3. Zur *Stabilisierung* haben sich *äußere Spanner* (Fixateur externe) als zweckmäßig erwiesen, da diese weit entfernt vom Infektionsherd angelegt werden können und trotzdem eine gute Stabilität ergeben (Abb. 32.12, Abb. 42.9 und Abb. 42.10) (siehe auch S. 492 f.).

b. Biologisch wirksame Maßnahmen:

4. Im übrigen gelten die *gleichen Prinzipien* wie für die Behandlung der aseptischen *Pseudarthrosen* (siehe S. 515), vor allem die Förderung der Osteogenese durch Dekortikation und Spongiosaplastik. *Autologe Spongiosa* heilt auch im Infektgebiet ein, vorausgesetzt, daß das *Spanlager vital* ist (radikale Ausräumung der nekrotischen Gewebe) (Abb. 42.10).

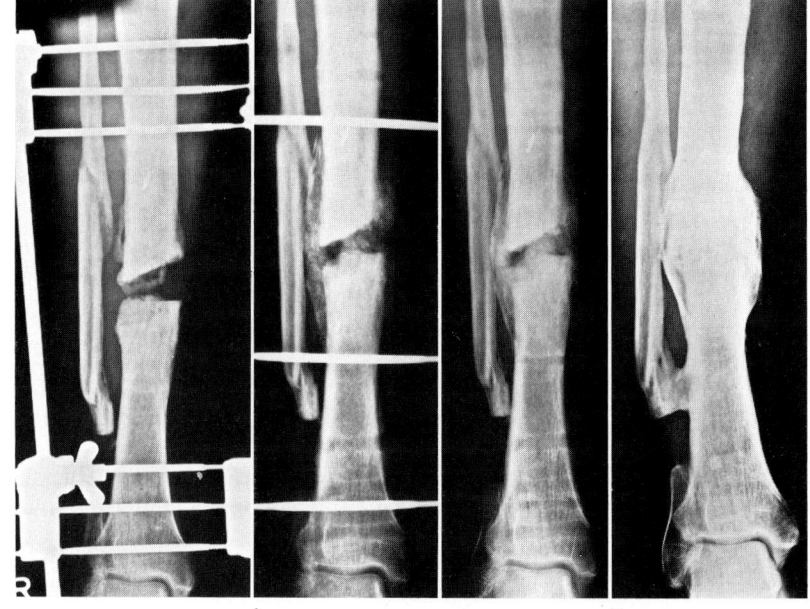

Abb. 42.10: *Osteitis und Defektpseudarthrose* bei 24jährigem Mann, 3 Jahre nach offener Unterschenkelfraktur.

a Zustand, nachdem der infizierte Knochen kurzerhand reseziert und nicht ersetzt worden war. So konnte die Defektpseudarthrose nicht heilen, und überdies war der äußere Spanner zu schwach dimensioniert.

b 2 Monate nach Sanierungsoperation: Einklemmen von kortiko-spongiösen Spänen in den nunmehr sauberen Pseudarthrosespalt, ausgedehnte Dekortikation (die Kallusmanschette ist deutlich zu sehen), Fixation und Kompression mit kräftigen Nägeln und einem einfachen, starren Spannrahmen.

c 5 Monate später ist die Pseudarthrose in Heilung begriffen.

d Zustand 8 Jahre später. Osteitis und Pseudarthrose geheilt.

Ver-
letzungs-
folgen

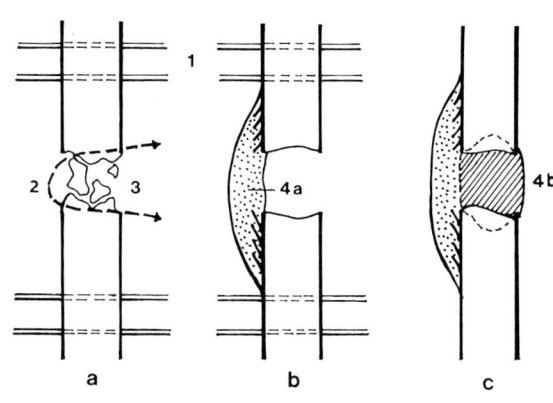

a   b   c

Abb. 42.11: *Therapie der infizierten Tibiapseudarthrose.*
a 1. Stabilität (Fixateur externe).
   2. Ausräumen des nekrotischen Knochens.
   3. Lokale Infektbehandlung.
b 4. Überbrücken des Defektes: Dekortikation und laterale Spongiosaplastik (4a)
c Auffüllen des gereinigten Defektes mit Spongiosa (4b)
   Die Eingriffe müssen bei massiveren Infekten in Abständen (Wochen) vorgenommen werden. (Nach BURRI, 1989.)

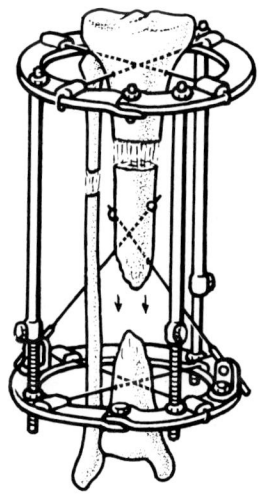

Abb. 42.12: *Schließen von großen Defekten mit dem Verlängerungsapparat von* ILISAROW *(Segmenttransport).*
Der Knochen wird distal und proximal mit gekreuzten Kirschnerdrähten gefaßt und am Fixateur befestigt. Dann wird er im *gesunden* metaphysären Abschnitt subperiostal, d.h. möglichst ohne Gefäße zu verletzen, osteotomiert (Kortikotomie). Das mittlere Fragment wird mit weiteren Drähten durch kontinuierlichen Längszug langsam gegen den Defekt hin verschoben, bis dieser vollständig geschlossen ist. Dies dauert mehrere Wochen bis Monate. Die Knochenbildung an der Osteotomiestelle ist meist so rasch und gut, daß auch diese Lücke sich inzwischen wieder schließt.
Die Zugdrähte werden täglich nachgespannt. Bei der Originalmethode werden sie in der *Längsrichtung* (leicht schräg) geführt, damit sie die Weichteile nicht durchschneiden beim Knochentransport.

5. Bei schweren Infekten ist es sicherer, die *Knochenbrücke außerhalb* des infizierten Gebietes anzulegen, z.B. eine Spongiosastraße auf der Rückseite (siehe Abb. 42.11), am Unterschenkel zwischen Tibia und Fibula, wobei die letztere dann als Brücke dient zur Stabilisierung.

6. Eine originelle Methode zur Schließung von großen infizierten Defekten ist von ILISAROW entwickelt worden: der sog. «Segmenttransport». Seine Idee war, die Knochenbildung im *intakten* Knochenabschnitt auszunutzen wie bei Verlängerungsoperationen.

In der frakturfernen Metaphyse (z.B. proximal an der Tibia) wird diese *osteotomiert.* Das mittlere Segment wird nun mit Hilfe von Drähten, die am äußeren Fixateur montiert werden, zum Defekt hin gezogen, bis dieser geschlossen ist. Die Diastase an der Osteotomiestelle heilt in der Regel rasch und gut.
Die *Technik* geht aus der Abb. 42.12 hervor.

7. Für die Behandlung der *Infektion* gelten die *Prinzipien* der *Behandlung der chronischen Osteomyelitis:* siehe S. 355 und S. 357f.

– Radikales Ausräumen von Nekrosen und infiziertem Gewebe
– Ausfüllen von Defekten, am besten mit autologer Spongiosa.

– *Spüldrainage:* In manchen Fällen ist es zweckmäßig, während einiger Zeit eine wenn möglich geschlossene Spülung zu installieren, um den Infektionsherd mechanisch zu reinigen. Solche Spüldrainagen sind aber nur in Kombination mit den übrigen Maßnahmen, insbesondere mit dem chirurgischen Debridement sinnvoll.
– *Hautschluß:* Diesem kommt im Anfangsstadium keine essentielle Bedeutung zu. Meist ist die offene Behandlung sogar besser. Auch Spongiosaplastiken können offen gelassen werden. Durch Narbenschrumpfung und Granulation heilen Hautdefekte mit der Zeit erstaunlich gut, und aufwendige Hautplastiken sind dann oft nicht mehr notwendig. Vielleicht eröffnen *vaskularisierte Hauttransplantate* neue Möglichkeiten (Tab. 24).

Tab. 24: Therapieschema für infizierte Pseudarthrosen. Siehe auch Abb. 42.11.

– *Stabilisierung* (fixateur externe)
– *Infektausräumung* (nekrotisches Gewebe, Sequester)
– *Ausfüllen* von Höhlen, Defekten und Förderung der Osteogenese mit autologer *Spongiosaplastik*
– evtl. Spüldrainage (zur mechanischen Reinigung)
– Defektschluß (nicht vordringlich, evtl. später)

Ver-
letzungs-
folgen

III. Teil   Regionale Orthopädie

A. Obere Extremitäten

Die Orthopädie ist in der Vorstellung des Laien – und vieler Mediziner – mehr mit Füßen und Wirbelsäule verknüpft als mit Armen und Händen. Ganz zu Unrecht. Bauelemente und Funktionsweise, Biomechanik und Pathophysiologie sind doch dieselben im Bereiche des ganzen Bewegungsapparates. Entsprechend sind auch die diagnostischen und therapeutischen Prinzipien dieselben. Durch ihre logische Anwendung kann die orthopädische Denkweise für die Behandlung von Funktionsstörungen der oberen Extremitäten fruchtbar gemacht werden.

Ein wesentlicher Unterschied in der Pathophysiologie der oberen und der unteren Extremitäten besteht allerdings. Die oberen Extremitäten haben (außer bei Patienten, welche auf Krückstöcke angewiesen sind), keine Stützfunktion. Der *Einfluß der Schwerkraft,* des Körpergewichtes *fällt* deshalb *weitgehend weg,* damit aber auch eine der wichtigsten Krankheitsursachen. Es ist deshalb nicht erstaunlich, daß degenerative Erkrankungen, welche bei Rücken- und Beinleiden an erster Stelle stehen, an den oberen Extremitäten viel seltener vorkommen, daß Achsenfehler weniger krankmachende Wirkungen haben, und daß statische Störungen kein Problem sind.

Umso wichtiger ist an den oberen Extremitäten die *Bewegungs-* und *Greiffunktion.* Sie ist unvergleichlich viel dynamischer, *differenzierter* und *komplexer* als die Funktionsweise von Beinen und Wirbelsäule. Dies kommt bereits im anatomischen Aufbau zum Ausdruck: Die Gelenke sind auf größeren Bewegungsumfang angelegt und deshalb weniger straff durch Bänder geschützt. Der neuromuskuläre Apparat ist hoch differenziert und in seiner Funktion äußerst vielseitig.

43. Der Schultergürtel

Die Verbindung des Armes mit dem Rumpf: Humerus – Schultergelenk – Skapula – Akromioklavikulargelenk – Klavikula – Sternoklavikulargelenk – Sternum – Rippen – Wirbelsäule bildet eine recht *lockere Kette,* im Gegensatz etwa zum Beckengürtel und seinen Gelenken.

Das Schultergelenk ist eigentlich aus *fünf einzelnen Gelenken zusammengesetzt,* von denen jedes seine eigene Pathologie hat:

1. Sternoklavikulargelenk
2. Akromioklavikulargelenk
3. Skapulohumeralgelenk (Schultergelenk im engeren Sinn)
4. Akromiohumeralgelenk (Rotatorenmanschette)
5. Thorakoskapulargelenk.

1 und 2 sind mehr oder weniger bewegliche Synarthrosen, 3 ist ein echtes Kugelgelenk, während 4 und 5 Muskel- und Bindegewebsgleitschichten sind, in welchen die Bewegungen stattfinden. Erst die freie Bewegung in allen 5 Gelenken zusammen ermöglicht die volle Bewegung des Armes in der Schulter (Abb. 43.1).

Das zusammengesetzte Schultergelenk hat einen außerordentlich *großen Bewegungsumfang,* größer als jedes andere Gelenk. Dies ist nur möglich *auf Kosten der Stabilität,* indem Skelettanteile und straffe Bandsicherung zurücktreten. Um dem Schultergelenk die nötige Stabilität zu geben ist ein gut entwickelter, kräftiger *Muskelmantel* notwendig.

Entsprechend der Verlagerung der Funktion von der Stützaufgabe auf die Bewegung nimmt auch die Bedeutung der Weichteile und ihrer Störungen zu: Ein *großer Teil der Schultergelenkkrankheiten* spielt sich *in den Weichteilen* ab: Habituelle Luxation, «steife Schulter», Krankheiten der Rotatorenmanschette, die sog. «Periarthritis humeroscapularis» usw., während degenerative Veränderungen des Skapulohumeralgelenkes selbst seltener sind.

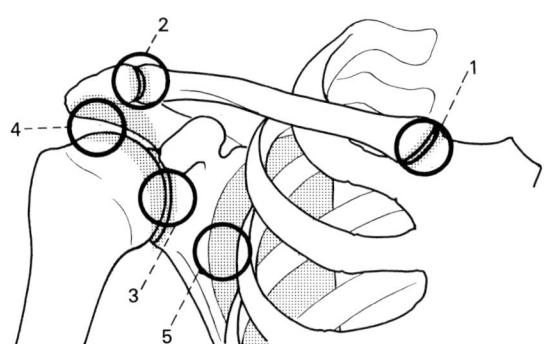

Abb. 43.1: *Die fünf Schultergelenke.*

1 Sternoklavikulargelenk. Sehr stabil. Nur kleiner Bewegungsumfang: Schulter heben und senken.
2 Akromioklavikulargelenk. «Aufhängung» der Schulter. Schulterblatt-Drehbewegungen.
3 Skapulohumeralgelenk: Das *eigentliche Schultergelenk.* Sehr großer Bewegungsumfang.
4 Akromiohumerale Gleitschicht: Bursa subacromialis, Rotatorenmanschette. Degenerationsanfällig.
5 Skapulothorakale Gleitschicht. Drehen der Skapula um den Thorax beim Armheben.

Diagnostik bei Schulterbeschwerden

Anamnese und klinische Untersuchung

Hier liegt der Schlüssel zur Diagnostik der Schulter. In der überwiegenden Mehrzahl der Fälle kann damit bereits in der ersten Konsultation eine Diagnose gestellt werden.

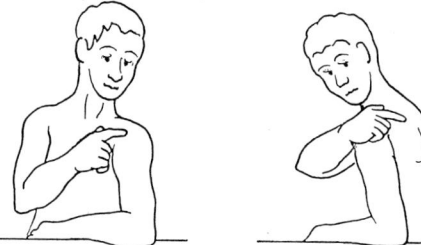

Abb. 43.2: *Die Schmerzlokalisation.*

Der Patient soll mit *einem* Finger möglichst genau die Stelle zeigen, wo es ihm weh tut.

Der Patient *links* hat wahrscheinlich eine Affektion des *Schultergelenkes.* Der Schmerzpunkt des Akromioklavikulargelenkes liegt noch etwas höher und ist meist scharf umschrieben. Die Schmerzen bei Affektionen der *Rotatorenmanschette* strahlen eher weiter nach distal aus.

Die Schmerzen des Patienten *rechts* gehen vermutlich von seiner *Halswirbelsäule* aus.

Ein Standardröntgenbild (ap.) ergänzt die Untersuchung. Selten sind weitere (apparative) Untersuchungen nötig.

Der Schmerz

Oft gelingt die genaue Lokalisation der schmerzhaften Stelle: am häufigsten ventral dicht unter dem Akromion, auf dem Humeruskopf (Skapulohumeralgelenk, Rotatorenmanschette, Humeruskopf, lange Bizepssehne). Schulterschmerzen strahlen häufig entlang des Armes hinunter bis gegen den Ellbogen aus, selten weiter. Genau lokalisieren läßt sich ein schmerzhaftes Akromioklavikulargelenk oder ein Sternoklavikulargelenk.

Die *Schmerzen* bei instabiler Schulter und Rotatorenmanschettenaffektionen sind recht charakteristisch und erlauben meist allein schon eine Diagnose (siehe dort).

Wichtig ist es, die nicht seltenen *ausstrahlenden Schmerzen* in der Schultergegend richtig zu deuten: Am häufigsten gehen sie vom Nacken und Hals, und zwar von der Wirbelsäule und vom Zervikal- und Brachialplexus aus (siehe im Abschnitt Halswirbelsäule, S. 594), gelegentlich auch von der Hand her (Schulter-Handsyndrom, siehe S. 529, Inaktivitätsatrophie, Sudeck) oder vom Thorax (Abb. 43.2).

Schmerzsyndrome im Bereich von Schulter, Nakken, Arm und Hand sind ziemlich häufig. Die *Differentialdiagnose* dieser sog. *Zerviko-Brachialgien* umfaßt folgende Krankheiten:
- zervikale Diskushernie
- Skalenussyndrom (mit und ohne Halsrippe)
- Angina pectoris
- Pancoast-Tumor (Lungenspitzen)
- Herpes zoster
- Brachialgia paraesthetica nocturna
- Karpaltunnelsyndrom
- intramedulläre Prozesse (z. B. Syringomyelie)
- Kausalgie
- Periarthritis humero-scapularis
- Steife Schulter («frozen shoulder»)
- Schulter-Hand-Syndrom
- Sudecksche Dystrophie
- Skapulokostalsyndrom, Skapulaknarren
- Epicondylitis humeri radialis
- Pseudoradikuläre Syndrome, Tendomyose
- Subklaviaverschluß
- M. Raynaud, Doigt mort, Sklerodermie
- Thrombose der vena axillaris
- Glomustumoren
- Gicht

Die Schulterkontur

Der Vergleich zwischen der kranken und der gesunden Schulter kann sichtbare Veränderungen zeigen bei Schulterluxationen, Luxationen im Akromioklavikulargelenk (Abb. 43.8), Lähmungen (Atrophie), Riß der Bizepssehne usw.

Der Bewegungsumfang

(allg. Diagnostik, siehe S. 137): Wichtige Hinweise gibt die Prüfung der *aktiven Elevation zur Seite* (Abduktion). Bei normaler Kraft und Beweglichkeit geht die erste Hälfte der Bewegung, das Anheben des Armes bis zur Horizontalen, zum größten Teil im Skapulohumeralgelenk vor sich. Wenn man den Patienten von hinten beobachtet, erkennt man, daß die Skapula sich in der ersten Phase kaum bewegt und sich erst in der zweiten Phase, beim Hocheben des Armes bis zur Senkrechten, stark nach außen dreht.

Anders bei *Bewegungsbehinderungen des Schultergelenkes*: Mit Hilfe einer Drehung der Skapula kann der Arm doch noch bis zur Horizontalen angehoben werden. Versucht der Patient den Arm seitlich zu heben, dreht sich die Skapula sofort mit. Daran erkennt man die Bewegungsbehinderung im eigentlichen Schultergelenk, ob sie nun durch eine «steife Schulter», eine Arthrodese oder durch eine Insuffizienz, wie bei Deltoideuslähmung oder Abriß der Supraspinatussehne, verursacht ist (Abb. 43.3).

Auch die *passive Beweglichkeit* gibt wertvolle Anhaltspunkte: Allgemeine Einschränkung weist auf eine Kapselschrumpfung oder eine degenerative, auch posttraumatische Arthrose hin.

Bei angehobenem Arm wird mit der forcierten *Außenrotation* eine vordere Schulterinstabilität gesucht («Apprehension test», siehe S. 530), mit der forcierten *Innenrotation* und Elevation eher ein «Impingementsyndrom» (siehe S. 534), mit starker Adduktion zur Gegenseite ein schmerzhaftes *Akromioklavikulargelenk*.

Auch eine abnorme Verschieblichkeit des Kopfes in der Pfanne wird man festzustellen versuchen.

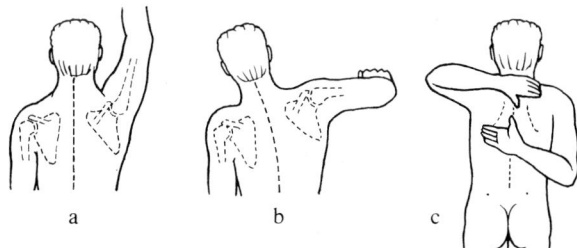

Abb. 43.3: *Schulterbewegung.*

a Wenn der *Gesunde* seinen Arm hebt, macht die Skapula eine zwangslose Mitbewegung, indem sie sich auf dem Thorax dreht.

b Auch bei *versteiftem Humeroskapulargelenk* kann der Arm oft wenigstens bis zur Horizontalen angehoben werden, dank maximaler Drehbewegung der Skapula um den Thorax und Seitneigung des Rumpfes.
An diesem Zeichen erkennt man eine steife oder insuffiziente Schulter.

c Ein ziemlich gut objektivierbares Maß für die Schulterbeweglichkeit geben *Nacken- und Rückengriff*: Man stellt fest, wie weit sich die Daumen nähern.

Die apparative Diagnostik der Schulter

Sie hat in den letzten Jahren die Orthopäden in besonderem Maß beschäftigt und manche neue Erkenntnis gebracht. Ihr Nutzen für die Praxis, insbesondere im Hinblick auf therapeutische Konsequenzen, ist vorläufig auf verhältnismäßig wenige Fälle beschränkt.

1. Ein einfaches *Schulterröntgenbild,* gegebenenfalls in *zwei Ebenen* (ap. und axial), gehört zu jedem Schulterstatus. Veränderungen am *Knochen* und die anatomische Stellung des Gelenkes können darauf am besten beurteilt werden, ebenso periartikuläre *Verkalkungen.* In den meisten Fällen genügt dies (siehe Abb. 43.4).

2. *Das CT* (in horizontaler Ebene) kann evtl. knöcherne Defekte an Kopf und Pfanne bei habitueller Schulterluxation und Frakturen der Skapula genauer erfassen (siehe Abb. 43.5).

3. Die *Arthrographie* gilt als die *sicherste* Methode zum Nachweis einer Ruptur der Rotatorenmanschette (siehe Abb. 44.4 und Abb. 44.7).

Als *Arthro-CT* gibt sie eine zuverlässige Darstellung von vorderem und hinterem Pfannenrand samt Limbus.

4. Die *Schultersonographie* wird zur Darstellung der Rotatorenmanschette benutzt. Sie kann als erstes Screening vielleicht nützlich sein (siehe S. 178 und Abb. 43.6). Als dynamische Methode angewandt läßt sie möglicherweise eine abnorme Beweglichkeit des Humeruskopfes in der Pfanne (Instabilität) erkennen. Ihre Zuverlässigkeit ist weitgehend von der Erfahrung des Untersuchers abhängig. Zur Abklärung von Operationsindikationen ist sie zu ungenau.

5. Die *Kernspintomographie* ist eine vielversprechende Methode zur Darstellung der *Weichteile,* also auch der Rotatorenmanschette (coronare Schnitte), des Limbus (horizontale Schnitte), aber auch anderer Strukturen. Bewegungsartefakte (Atembewegungen) können stören (siehe Abb. 43.7).

6. Die *Arthroskopie* ist bei dem verhältnismäßig großen Gelenkinnenraum relativ leicht durchführbar, allerding nur in *Narkose.* Die intraartikulären Strukturen lassen sich gut einsehen. Um Nervenverletzungen zu vermeiden wird der dorsale Zugang benutzt.

In unklaren Fällen kann dieser Eingriff manchmal weiterhelfen. Größe und Lokalisation einer Rotatorenmanschettenruptur lassen sich nur mit dieser Methode genau feststellen. Die periartikulären Strukturen entziehen sich naturgemäß der Einsicht, doch kann man auch in die bursa subacromialis hineinschauen.

Die Arthroskopie als *invasive* Methode ist schon ein kleiner chirurgischer Eingriff und bleibt deshalb jenen eher seltenen Fällen vorbehalten, bei denen erwartet werden kann, daß sich mit großer Wahr-

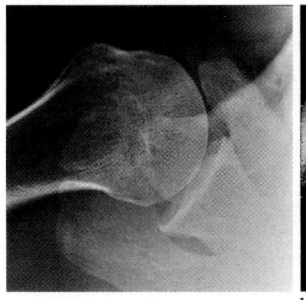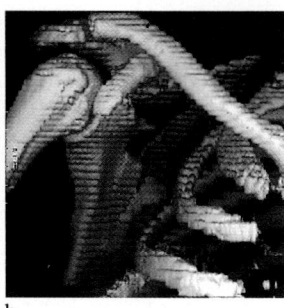

a   b

Abb. 43.4: *Röntgendiagnostik.*

a Neben der Standardaufnahme ap. ist ein *axiales Röntgenbild* zu empfehlen. Bei richtiger Einstellung lassen Akromion (unten) und Korakoid (rechts oben) die Sicht auf die *Pfanne* frei. Ihr vorderer Rand und die Stellung des Kopfes können beurteilt werden.

b Mit der computerisierten Tomographie lassen sich *dreidimensionale Bilder* herstellen. Bei komplexen Strukturen kann dies hilfreich sein. Hier erkennt man neben einem intakten Schultergelenk eine Fraktur des Schulterblattes. Solche Untersuchungen sind allerdings *selten* notwendig.

scheinlichkeit therapeutische (operative) Konsequenzen daraus ergeben.

Kleinere chirurgische Operationen lassen sich, ähnlich wie am Kniegelenk, arthroskopisch ausführen.

• Bei der *großen Mehrzahl* der Schulteraffektionen ist es möglich, bereits mit Hilfe von *Anamnese* und klinischer *Untersuchung* und einem Standardröntgenbild eine hinreichend genaue *Diagnose zu stellen, welche erlaubt, die adäquate Therapie zu wählen.*

In neun von zehn Fällen ist diese *konservativ.*

Die apparative Diagnostik bleibt den echten Problemfällen vorbehalten und jenen, die trotz einer adäquaten Therapie während längerer Zeit refraktär bleiben.

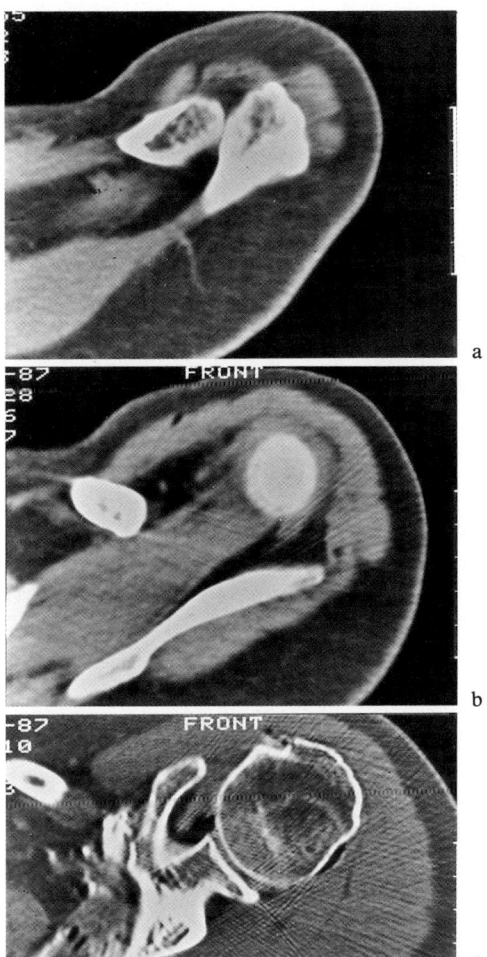

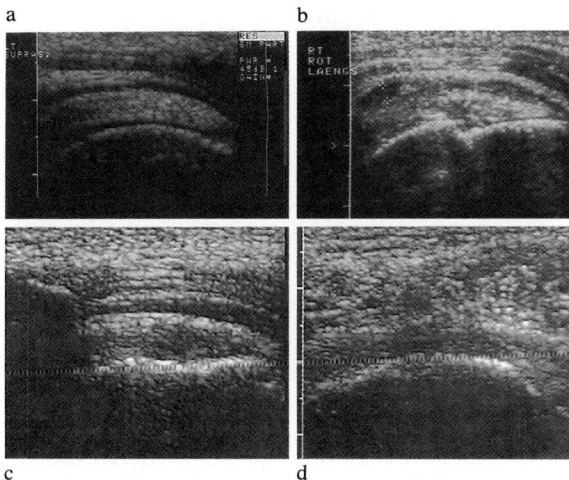

Abb. 43.6: *Schultersonogramm.*

a *längs.* Das unterste Echo entspricht der Knochengrenze des Humeruskopfes, die darüberliegende schmale echoarme Zone dem Gelenkknorpel. Darauf folgt das regelmäßige Signal der *Rotatorenmanschette,* hier im Bereiche der *Supraspinatus-sehne* längs geschnitten. Die nächste kräftige echogene Schicht stammt aus der Bursa subacromialis. Darüber liegt der M. deltoideus, rechts nach lateral als echoarme Zone sich verbreiternd. Zuoberst das homogene Signal der subkutanen Fettschicht. Normaler Befund.

Nicht immer kommt die Anatomie so klar zur Darstellung.

b Die echoarme Verbreiterung der Grenzschicht wurde als verdickte Bursa subacromialis interpretiert, der Unterbruch in der Humeruskopfkontur als Insertionsstelle des Supraspinatus.

c Auf diesem Längsschnitt wurde eine Rotatorenmanschettenruptur diagnostiziert. Links der Schallschatten unter dem Akromion.

d Querschnitt der Rotatorenmanschette beim gleichen Patienten.

Die Strukturen sind nicht immer deutlich zu erkennen und schwierig zu interpretieren.

Abb. 43.5: *Computertomogramm* einer einigermaßen normalen *Schulter;* horizontale Schnitte von oben nach unten.

a *Schnitt auf Höhe des Akromioklavikulargelenkes.* Unmittelbar darunter liegt die *Rotatorenmanschette.*

b Klavikula und Spina scapulae angeschnitten. Dazwischen zieht der Supraspinatusmuskel zum Humeruskopf. Seine Insertionsstelle ist oft Sitz von degenerativen Veränderungen. Der M. deltoideus umfaßt den Kopf ringsum.

c *Schnitt durch das Schultergelenk.* Die Pfanne ist im Verhältnis zum Kopf *sehr schmal.* Dies bedeutet gute Beweglichkeit, jedoch keine knöcherne Stabilität. Die Stabilität beruht ausschließlich auf der *muskulären* Sicherung.

Das *Korakoid* ventral in unmittelbarer Nähe des Gelenkes. Auf diesen Schnitten sind vorderer Pfannenrand und Humeruskopf gut zu beurteilen.

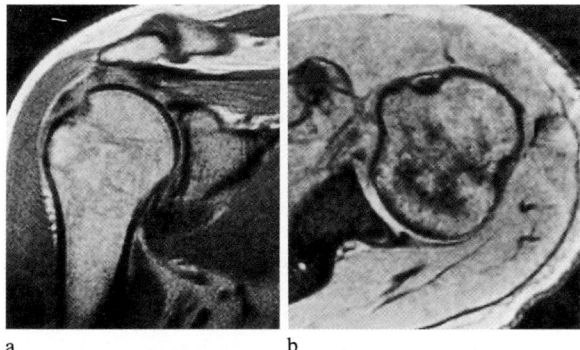

Abb. 43.7: *Magnetresonanzbild der Schulter.*

a *frontaler Schnitt:* Zwischen Schultergelenk und Akromion bzw. M. deltoideus zieht die Sehne des M. supraspinatus hindurch, ein Teil der Rotatorenmanschette. Sie inseriert am Tuberculum maius. Diese Sehne ist hier heller und etwas schmaler als normal (vgl. dazu Abb. 13.24), Zeichen einer Läsion. Oben ist das Akromioklavikulargelenk geschnitten.

b *coronarer Schnitt* (horizontal) auf Höhe des Gelenkes. Schwarz erscheinen Skapula, Korakoid, Humeruskopf (die Kortikalis) und die quer getroffene lange Bizepssehne, sodann der *Limbus* am vorderen und hinteren Rand der Pfanne.

Sternoklavikulargelenk, Klavikula

Luxation oder Subluxation des proximalen Endes der Klavikula sind seltene Ereignisse bei starken stumpfen Traumen des Schultergürtels. Schmerzen, Hämatom und deutliches Vorspringen des sternalen Schlüsselbeinendes lassen die Diagnose stellen. Die Reposition erfolgt durch Druck auf das prominente Klavikulaende, zur Fixierung genügt eine Druckbandage. In seltenen Fällen, etwa bei rezidivierender Dislokation, ist eine Bandplastik gerechtfertigt.

Selten einmal wird das Gelenk von einer unspezifischen (rheumatischen) *Arthritis* befallen. Bei starken permanenten Beschwerden und manifester Zerstörung des Gelenkes kann seine Resektion (cave vena iugularis!) Besserung bringen, ohne wesentliche Funktionseinbuße.

Schlüsselbeinbrüche heilen praktisch immer problemlos, auch *ohne* Ruhigstellung. Pseudarthrosen und andere Komplikationen werden fast ausschließlich nach Operationen beobachtet. Kaum je aber sind Operationen notwendig. Sie hinterlassen überdies häßliche Narbenkeloide.

Akromioklavikulargelenk

Eine *Luxation* oder *Subluxation* am lateralen Klavikulaende ereignet sich verhältnismäßig häufig bei Sturz auf die Schulter, in der Regel bei Kindern und jungen Leuten. Der Schmerz ist genau lokalisiert, und der klinische Befund ist typisch: Während der Schultergürtel durch sein Gewicht nach unten hängt, wird das äußere Schlüsselbeinende vom M. sternocleidomastoideus und Trapezius hochgezogen und springt deutlich vor, das Schulterprofil erscheint dadurch eckig.

Mit dem sog. «Klaviertastenphänomen» wird die *Diagnose* gestellt: Mit leichtem Fingerdruck läßt sich das laterale Klavikulaende ohne weiteres reponieren, schnellt aber wie eine Klaviertaste sofort wieder hoch, wenn man sie losläßt (Abb. 43.8).

Wenn nur die Gelenkkapsel gerissen ist, besteht eine *Subluxation*. Eine kurzdauernde Verbandfixation genügt in diesen Fällen. Die Retention kann allerdings damit nicht sicher erhalten werden, doch ist eine leichte permanente Subluxationsstellung klinisch kaum von Bedeutung.

Sind auch die korako-klavikulären Bänder gerissen, besteht eine *Luxation*. Ein im Stehen bei hängendem Arm aufgenommenes Röntgenbild zeigt sie.

Permanente Luxationen können kosmetisch stören, doch hinterlassen sie selten nennenswerte dauernde Beschwerden. Die Retention ist konservativ praktisch nicht möglich, aber auch operativ schwierig, aufwendig und nicht immer zuverlässig. Einfa-

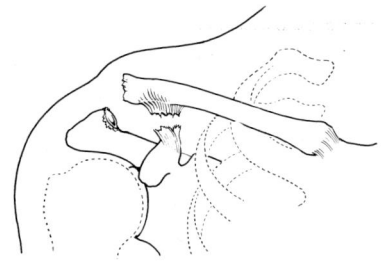

Abb. 43.8: Das «*Klaviertastenphänomen*» bei Luxation des Akromioklavikulargelenkes kann man leicht *fühlen,* es ist aber an der Schulterkontur des Patienten auch besser zu *sehen* als auf dem Röntgenbild. Es ist stärker ausgeprägt, wenn nicht nur die *Kapsel,* sondern auch noch das *akromioklavikulare* Band gerissen ist.

che Drahtspickung genügt nicht und ist gefährlich, weil der Draht leicht bricht und nach innen wandern kann.

Von den vielen angegebenen Operationen, (z.B. eine Kombination von Kapselnaht und Bandplastik des Lig. coracoacromiale mit einer temporären Osteosynthese), ist wahrscheinlich keine ideal, und ob häufig ein Bedarf dafür besteht ist zweifelhaft, denn auch bei permanenten Luxationen ist die Funktion meist wenig beeinträchtigt. Allfällige hartnäckige Beschwerden lassen sich, falls nötig, auch mit der einfachen Resektionsplastik des distalen Klavikulaendes beseitigen. (Dies gilt auch für die distale Luxationsfraktur.)

Eine unspezifische *Arthritis* oder eine *Arthrose* des Akromioklavikulargelenkes ist relativ selten Ursache von Schulterschmerzen. Die genaue Lokalisation der Schmerzen weist auf das kleine Gelenk hin. Eine Arthrose ist im Röntgenbild erkennbar. Die Therapie ist konservativ. In seltenen Fällen ist die Resektion des distalen Klavikulaendes angezeigt.

Schulterblatt

Affektionen des Schulterblattes sind selten.

Frakturen, soweit sie nicht die Schultergelenkpfanne betreffen, heilen nach kurzdauernder Ruhigstellung ohne weitere Folgen aus.

Gelegentlich ist das Schulterblatt Sitz von Tumoren (Chondrome).

Abstehende Schulterblätter weisen auf eine verstärkte *Kyphose* der Brustwirbelsäule und asthenischen Habitus hin, während *ungleich hoch stehende Schultern* meistens der Ausdruck einer *Skoliose* sind.

Kongenitaler Schulterblatthochstand (Sprengel). Selten. Beide Schulterblätter stehen bis zu handbreit höher als normal. Sie sind in verkürzten, fibrosierten Nacken- und Schultermuskelpaketen ziemlich steif fixiert. Durch eine recht ausgedehnte Operation zur Lösung der Kontrakturen kann der Zustand kosmetisch, aber kaum funktionell, verbessert werden.

Schulterblattknacken: Gelegentlich kommen Patienten in die Sprechstunde und demonstrieren ein eigenartiges Knacken oder Knarren im Schulterblatt, was sie durch verschiedene Bewegungen willkürlich auslösen können. Nicht selten ist das Phänomen beidseitig. Mit der Zeit verursacht es ziehende und ausstrahlende Schmerzen. Bei der Palpation spürt man das Knarren in der Gegend der hinteren oberen Kante der Skapula. In der Regel findet man eine schlaffe Haltung mit hängenden Schultern, eine abstehende Skapula und eine verspannte, druckempfindliche Nacken- und Rückenmuskulatur. Möglicherweise sind Peritendinosen mit im Spiel.

In seltenen Fällen findet man eine Exostose auf der Innenseite des Schulterblattes (Röntgen: seitliche Aufnahmen).

Das Knarren ist an sich ohne Bedeutung. Wenn es die Patienten ignorieren und nicht dauernd auslösen, bessert sich der Zustand. Gegebenenfalls ist Haltungsgymnastik zweckmäßig. In hartnäckigen Fällen helfen manchmal Infiltrationen der schmerzhaften Gegend. Nur selten ist eine Operation notwendig.

Das Schulter-Hand-Syndrom

Genauer: Schulter-Ellbogen-Hand-Finger-Syndrom. *Schmerzen* stehen im Vordergrund. Zwischen Schulter, Ellbogen und Hand scheinen manchmal eigentümliche Wechselwirkungen zu bestehen, indem bei lokalisierten Affektionen an einem einzigen Gelenk Beschwerden im ganzen Arm entstehen, welche von der Schulter bis in die Hand ausstrahlen. Auch eine Periarthritis, eine Epikondylitis, ein Karpaltunnelsyndrom oder eine andere irgendwo zwischen Schultergürtel und Hand lokalisierte Affektion kann die Krankheit auslösen und unterhalten. Es kann sich auch um ein *Zerviko-Brachialsyndrom* handeln (siehe S. 594). Die Krankheit ist manchmal von einer *Sudeckschen Dystrophie,* mit Zirkulationsstörungen wie Kälte, Zyanose, Schwitzen, Atrophie der Gewebe usw. nicht zu unterscheiden, in anderen Fällen lassen sich die Beschwerden nicht objektivieren.

Befallen werden vorwiegend ältere Leute. Die Schmerzen können sich gelegentlich bis zur Unerträglichkeit steigern und den Gebrauch des Armes verunmöglichen.

Die *Therapie* richtet sich auf die Grundkrankheit, wo eine solche zu finden ist. In den anderen Fällen ist sie symptomatisch, ähnlich derjenigen bei der Sudeckschen Dystrophie. Psychische Faktoren, welche mitspielen können, sollten berücksichtigt werden. Das Leiden trotzt allerdings oft den Behandlungsversuchen sehr hartnäckig während langer Zeit.

44. Das Schultergelenk Skapulohumeralgelenk, auch Glenohumeralgelenk

Diagnostik: siehe «Schultergürtel» S. 524f.

Habituelle Luxation

Das Schultergelenk ist das beweglichste Gelenk des ganzen Körpers. Seine Stabilität ist nicht durch die knöcherne Struktur gewährleistet (wie z.B. beim Hüftgelenk), sondern wird durch den *Bandapparat* und vor allem durch eine kräftige *Muskulatur* gesichert. Es ist deshalb nicht erstaunlich, daß das Gelenk relativ leicht luxiert. Fast alle habituellen Luxationen gehen ursprünglich *auf eine erste traumatische Luxation zurück,* welche nicht vollständig ausgeheilt ist.

Möglicherweise spielt dabei ein ungenügender Schutz bei der Erstbehandlung eine Rolle, weshalb diesem genügend Aufmerksamkeit geschenkt werden sollte. In solchen Fällen kann die Luxation «habituell» werden, d.h. sie wird zur Gewohnheit und wiederholt sich oft in kurzen Abständen bei geringfügigem Anlaß, gelegentlich Dutzende von Malen.

Am häufigsten luxiert der Humeruskopf *nach vorne* oder *vorne unten,* und zwar bei gewaltsamer Außenrotation des erhobenen Armes. Während zur ersten Luxation ein erhebliches Trauma nötig ist, genügt später, bei einer rezidivierenden, habituellen Luxation eine ausfahrende Bewegung, etwa beim Werfen, Schwimmen, beim Auskleiden, eine Verdrehung im Schlaf, die Schulter wieder auszurenken.

Pathologie

Bei einer gewaltsamen vorderen Luxation wird meistens der Limbus und der vordere Kapselansatz abgerissen. Der Humeruskopf wird mit großer Kraft gegen den vorderen Pfannenrand gepreßt, wobei häufig beide geschädigt werden: Der vordere Pfannenrand selbst wird abgeflacht oder kann abbrechen (Bankart's lesion). Aber auch am Humeruskopf kann hinten eine Impressionsfraktur entstehen (Hill-Sachs-Läsion). Weitere Luxationen werden dadurch gefördert: In Außenrotation verhakt sich der vordere Pfannenrand in diesem Defekt und hebelt den Kopf leicht aus der Pfanne. Dies geschieht immer wieder bei geringfügigem Anlaß, d.h. die Luxation wird habituell (vgl. S. 470) (Abb. 44.1).

Die Diagnose

der habituellen Schulterluxation ist klinisch nur beim luxierten Schultergelenk möglich. In den Inter-

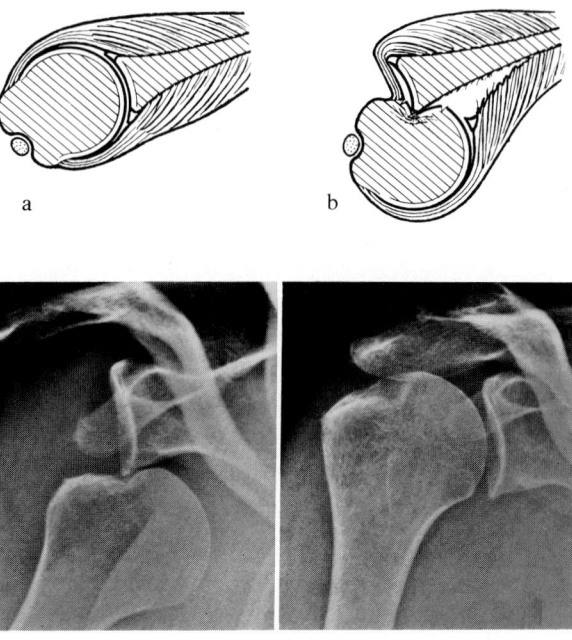

Abb. 44.1: Die *habituelle Schulterluxation* entsteht meist aus einer schlecht geheilten traumatischen Luxation, bei welcher vorne der Limbus abgerissen wurde. Oft ist durch die Wucht des ersten Unfallereignisses eine Impressionsfraktur im Humeruskopf entstanden, in welche später bei der habituellen Luxation der vordere Pfannenrand wieder einhakt (Hill-Sachs lesion).

a Normale Schulter in der Horizontalebene.

b Humeruskopf nach vorne luxiert, mit Impression.

c Nach vorne unten luxierte Schulter. Der vordere Pfannenrand ist im Kopf eingestaucht.

d Nach Reposition. Die hier erkennbare Impression ist in der Regel nur bei axialem Strahlengang zu sehen.

vallen ist man auf die *Anamnese* angewiesen. Besonders hilfreich ist die Rekonstruktion des Luxationsmechanismus.

Der klinische Befund ist praktisch normal. Ein positiver «Apprehension-test» ist allerdings für eine Instabilität pathognomonisch: Den Versuch des Arztes, den seitlich abduzierten Arm passiv nach außen zu rotieren, wehrt der Patient ängstlich ab, da er das Gefühl hat, die Schulter luxiere jetzt dann gleich.

Röntgen: Knöcherne Läsionen sind manchmal schon auf einem normalen ap.-Bild zu sehen. Besser noch eignen sich speziell gut zentrierte ap. und axiale Aufnahmen, bei welchen zur Darstellung eines Abrisses der vordere untere Pfannenrand freiprojiziert wird.

Auf ap. Bildern in Außen- oder Innenrotation oder auf *tangentialen* Aufnahmen lassen sich Defekte auf der dorsalen Seite des Kopfes erkennen (Abb. 44.1 c und d).

Auch im CT und im MRI ist die relevante Anatomie gut zu sehen (siehe Abb. 43.5 und Abb. 43.7).

Behandlung

Eine habituelle Luxation läßt sich meist leicht reponieren. Oft können es die Patienten selbst. Nach kurzer Zeit ist die Schulter wieder schmerzfrei funktionstüchtig. Im Intervall ist eine Behandlung somit nicht nötig.

Allerdings sind *gehäufte Luxationen* bei geringfügigen Anlässen überaus lästig, und die ständige *Angst* vor weiteren schmerzhaften Luxationen, vielleicht in *gefährlichen Situationen* (Verkehr, Gebirge, beim Schwimmen) bringt die Patienten schließlich doch dazu, sich *operieren* zu lassen, denn nur auf diese Weise ist eine Heilung möglich, besonders bei jüngeren Leuten, die gerne wieder Sport betreiben möchten.

Ältere Leute können sich vielleicht mit Aktivitätseinschränkung oder einer Mahnbandage zufrieden geben; bei Jüngeren wird meist nach einer Reihe von rezidivierenden Luxationen die Indikation zur Operation gestellt.

Eine Reihe von Operationsverfahren sind für die vordere habituelle Schulterluxation angegeben worden. Sie berücksichtigen den einen oder anderen pathologischen Aspekt der Luxation: Der Defekt am vorderen Pfannenrand kann mit einer Knochenspanplastik geschlossen werden (Eden-Brun), der hintere Kopfdefekt kann mittels einer Rotationsosteotomie des Humerus aus der Gefahrenzone herausgebracht werden (B. G. Weber), andere versetzen das Korakoid (Bristow, Trillat). Alle diese Verfahren sind recht aufwendig und verändern die Anatomie des Schultergelenkes. Das zuletzt erwähnte führt offenbar manchmal zu einem iatrogenen Impingementsyndrom.

Die verbreitete Operation nach PUTTI und PLATT, beschrieben 1948 von OSMOND-CLARKE, ist verhältnismäßig einfach: Der vordere Kapseldefekt, durch den der Kopf luxiert, soll geschlossen werden. Ihr Nachteil ist eine leichte oder stärkere Limitation der Außenrotation, was manchmal jüngere sportlich aktive Menschen stört. Nach Jahren wurden allerdings späte *arthrotische Veränderungen* festgestellt.

Bankarts Operation greift genau am Ort des pathologischen Befundes an: Limbus und Kapsel sollen wieder am denudierten defekten Pfannenrand befestigt werden (siehe Abb. 44.2). Dies ist zwar etwas schwierig, kann jedoch mit einigen Tricks erleichtert werden. Die Operation stellt die anatomischen und physiologischen Verhältnisse wieder her und gibt gute Resultate.

Komplikationen und Rezidive sind nach gut durchgeführten Operationen selten.

Die verschiedenen Operationen für habituelle Schulterluxationen wurden vor allem nach der *Rezidivrate* beurteilt. Eine mindestens ebenso wichtige Rolle aber spielen *Funktion* und *Spätresul-*

tate. Über letztere ist, außer der oben genannten Beobachtung, bisher wenig bekannt geworden.

Sehr selten ist die *Luxation nach hinten,* entstanden in Innenrotation. Eine Operation ist kaum je angezeigt.

Subluxationen (Beinahe-Luxationen) bei *instabiler Schulter* sind schwierig festzustellen, da sie augenblicklich wieder in die Normalstellung zurück springen. Typisch dafür sind plötzlich einschießende, heftige Schmerzen, etwa bei einer Wurfbewegung, worauf der Arm für kurze Zeit wie gelähmt herunter hängt (Pseudoparalyse, «dead arm syndrome»). Im Intervall ist der «Apprehensionstest» (siehe oben) der beste Hinweis auf die Instabilität. Vielleicht kann die Subluxation röntgenologisch nachgewiesen werden.

An die Diagnose sollte gedacht werden, denn der bisweilen sehr unangenehme, behindernde Zustand kann operativ behoben werden wie eine rezidivierende Luxation.

– Neben den posttraumatischen habituellen Luxationen gibt es – selten – auch *spontane,* welchen in der Regel irgend eine konstitutionelle Laxität oder eine Dysplasie zu Grunde liegt. Es sind meist sog. «*multidirektionale Instabilitäten*», d. h. der Humeruskopf kann sich leicht nach allen Seiten verschieben. Dies sollte sich klinisch feststellen lassen.
  Die Beschwerden der Patienten sind meist gering, und Operationen machen die Sache meist schlimmer.
– Es gibt Kinder oder Jugendliche, welche *willkürlich* ihre Schulter luxieren bzw. subluxieren können. Sie demonstrieren das wie einen Zirkustrick. Beschwerden haben sie nicht. Operationen sind nicht angezeigt.

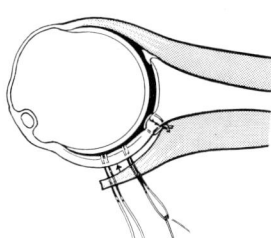

Abb. 44.2: Die *Operation* nach BANKART bei der habituellen vorderen Schulterluxation: Die Gelenkkapsel und der Limbus werden am vorderen Pfannenrand, von welchem sie abgerissen waren, wieder befestigt. Der Subskapularismuskel, der zur Darstellung der Kapsel abgelöst worden war, wird gerafft und reinseriert.

Die Rotatorenmanschette

Als «*Periarthritis humero-scapularis*» (PHS) wurden früher die in der Praxis sehr häufigen Schulterschmerzen bezeichnet, deren Ursache offenbar nicht im Gelenk selbst, sondern in den *umgebenden Weichteilen* zu suchen ist. Mit der zunehmend verbesserten Diagnostik konnte eine Reihe von Schäden genauer identifiziert werden, welche alle mit den anatomischen Besonderheiten des «Akromio-humeral-Gelenkes» (siehe Abb. 43.1 und Abb. 43.5–43.7) in Zusammenhang stehen und sich vorzugsweise an der sog. *Rotatorenmanschette* abspielen.

Diese besteht aus den Muskeln und Sehnenansätzen der inneren Schicht der Skapulohumeralmuskulatur, welche das Schultergelenk stabilisiert und seine Bewegungen koordiniert:

- kranial: der M. supraspinatus
- ventral: der M. subscapularis
- dorsal: der M. infraspinatus.

Diese drei Muskeln umschließen den Humeruskopf und setzen ringsum am Rande der Gelenkkapsel an. Sie liegen im Zwischenraum zwischen dem Humeruskopf und dem das Schultergelenk schützenden knöchernen Dach, das aus *Akromion* und *Korakoid* sowie dem sie verbindenden *ligamentum coracoacromiale* besteht.

Die ausgedehnten Bewegungen des Humeruskopfes spielen sich in einer Gleitschicht zwischen der Rotatorenmanschette und diesem «korako-akromialen Bogen» ab, zu welcher auch die Bursa acromialis gehört.

Die Sehnenansätze der Rotatorenmanschette, besonders ihres kranialen Anteils, des *Supraspinatus,* werden leicht zwischen Humeruskopf und Akromion eingeklemmt («Impingement»). Ihre Vaskularisation ist prekär, sie neigen deshalb zu pathologischen, entzündlichen und vor allem auch zu *degenerativen* Veränderungen, welche durch mechanische Traumatisierung *verschlimmert* werden.

Im einzelnen konnten aus dem Sammeltopf «*Periarthritis humero-scapularis*» verschiedene *Veränderungen isoliert* werden:

- Unspezifische Tendinitis
- Bursitis subacromialis
- Verkalkungen in den Sehnenansätzen der Rotatorenmanschette,
- Bursitis calcarea (nach Einbruch des Kalkdepots in die Bursa)
- Einklemmungserscheinungen der Rotatorenmanschette unter dem Akromion, bzw. dem arcus coraco-acromialis («impingement syndrome»)
- Degenerative Veränderungen an den Sehnenansätzen mit Auffaserungen und Einrissen, und schließlich

- *Rupturen* der Rotatorenmanschette, partielle oder totale.
- Intraartikuläre degenerative Veränderungen der langen Bizepssehne, bis zur Ruptur.
- Impressionsfraktur des Tuberculum maius.

Es verbleibt die

- «*Periarthropathia humero-scapularis*» im engeren Sinn, ohne faßbare spezifische Veränderungen, in der Regel mit guter Prognose.

Diagnostik

Diese Differenzierung, zusammen mit den modernen bildgebenden Methoden, hat unsere Kenntnisse zweifellos wesentlich vertieft.

Wie weit solche diagnostische Differenzierung praktisch – klinisch im Einzelfall getrieben werden soll, ist eine andere Frage, da die *Behandlung* der überwiegenden *Mehrzahl* aller Fälle mindestens im Anfangsstadium *konservativ* und ziemlich *einheitlich physiotherapeutisch* und *medikamentös,* also *symptomatisch* ist.

Sinnvoll ist eine genauere diagnostische Abgrenzung vor allem jener Zustände, die einer *spezifischen Behandlung* zugänglich sind. Dazu gehören:

- Verkalkungen
- Rotatorenmanschettenrisse
- Das Impingementsyndrom

In den meisten Fällen ist die *Diagnose* bereits aufgrund von Anamnese und klinischer Untersuchung und mit einem konventionellen Röntgenbild möglich.

Weitere Abklärungen sind eigentlich nur nötig bei unklaren, ungewöhnlichen Zuständen, wenn eine operative Therapie möglicherweise in Frage kommt, sowie bei ungeklärten Schmerzen, die über lange Zeit jeder Therapie trotzen.

Apparative Diagnostik

Die Rotatorenmanschette ist eine der orthopädischen Regionen, welche der

- *Sonographie* gut zugänglich sind. Ihre Strukturen lassen sich verhältnismäßig gut darstellen. Allerdings wäre es kühn, daraus therapeutische Konsequenzen zu ziehen. Als erste Orientierung mag sie sich eignen (siehe Abb. 43.6).

Von den übrigen apparativen Diagnoseverfahren ist das

- *MRI* dem CT überlegen (siehe Abb. 43.7 und Abb. 43.5). Es gibt schöne Einblicke in den Weichteilmantel und wird deshalb wohl künftig vor Operationen zu Rate gezogen werden, ebenso wie die
- *Arthroskopie,* zur Zeit (1992) noch ein wenig im experimentellen Stadium, doch besteht kein Zweifel, daß sie in der Diagnostik, wohl vor allem aber

in der *Therapie* der Schulterschmerzen eine Rolle spielen wird.

- Die *Arthrographie* (siehe Abb. 44.4 und Abb. 44.7) war bisher die einzige Methode, einen Riß in der Manschette zu beweisen (siehe unten).

(Zur apparativen Diagnostik vgl. auch S. 152 und S. 526.)

Das klinische Bild

der Veränderungen an der Rotatorenmanschette ist recht charakteristisch: Schmerzen entstehen, wenn der pathologisch veränderte Sehnenansatz beim Armheben unter das Akromion gezwängt wird, also typischerweise bei einer Abduktion von etwa 45–150°. Bei senkrecht hochgehaltenem Arm verschwindet der Schmerz wieder. Der englische Ausdruck heißt treffend *«painful arc syndrome»*.

Besonders eindrücklich ist das Phänomen, wenn man den Patienten den hocherhobenen Arm langsam senken läßt: Er muß ihn entweder wegen der Schmerzen fallen lassen oder groteske Verrenkungen anstellen, um ihn ohne Schmerzen herunter zu bringen. Passive unterstützte Bewegungen sind weniger schmerzhaft (Abb. 44.3).

Degenerative Veränderungen

Degenerative Veränderungen der Sehnenansätze der Supraspinatussehne findet man in mehr als der Hälfte der älteren Leute. Nur bei Wenigen werden sie auch manifest, dann überwiegend als *chronisches* Leiden.

Gelegentlich ist der Beginn auch recht dramatisch und *akut,* nicht selten bei Patienten mittleren Alters, mit plötzlichen heftigen Schmerzen und reflektorischer Steifhaltung der Schulter.

Typisch sind Schmerzen in der Nacht. Die Patienten finden keine bequeme Stellung im Liegen und erwachen, wenn sie sich von einer Seite auf die andere drehen.

Wenn eine

Verkalkung der Sehne

die Ursache ist (Röntgenbild!), kann man versuchen, das Kalkdepot mit einer dicken Nadel zu punktieren und die kreidige Paste zu aspirieren, und damit die Schmerzen augenblicklich lindern.

In diesen Fällen handelt es sich offenbar um die akute Exazerbation eines chronischen degenerativen

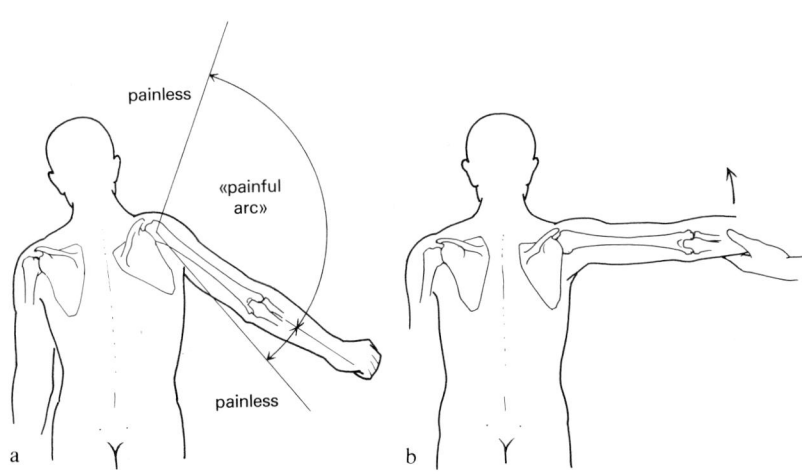

Abb. 44.3: *Klinik der Rotatorenmanschettenläsionen.*

a *«Painful arc syndrome»:* Bei hängendem Arm wenig oder keine Schmerzen. Manche Patienten vermeiden ängstlich den Versuch, den Arm zu heben, wegen der Schmerzen, die entstehen, wenn die Läsion der Rotatorenmanschette unter das Akromion tritt und dort eingeklemmt wird. Weitere Abduktion, aktiv oder passiv, ist schmerzhaft, etwa von 45° bis 160°, manchmal so stark, daß die Patienten groteske Ausweichbewegungen machen müssen. In der Senkrechten können sie den Arm wieder schmerzfrei halten, wenn nämlich die Läsion nach medial gewandert ist und nicht mehr unter dem Druck des Akromion steht. Beim Armsenken wieder dieselben Schmerzen im «painful arc».

b Bei ausgedehnten *Rotatorenmanschettenrissen* kann der Arm nicht abduziert werden, denn für die Abduktion im Skapulohumeralgelenk fehlt die Kraft der Rotatorenmanschette, die als Stabilisator den Humeruskopf gegen die Pfanne pressen muß, damit der Deltoideus als Abduktor zur Wirkung kommen kann. Beim vergeblichen Versuch des Patienten, den Arm zu abduzieren, dreht sich nur die Skapula, und der Humeruskopf drückt gegen das Akromion. Hilft man dem Patienten, seinen Arm bis über die Horizontale zu heben, so kann er ihn in dieser Stellung mit Hilfe des Deltoideus allein halten und bis zur Senkrechten anheben.

Beim Senken fällt der Arm dann plötzlich kraftlos herunter.

Prozesses, denn nicht selten findet man solche Verkalkungen zufällig auf einem Röntgenbild, ohne daß der Patient Beschwerden hätte. Dann erübrigt sich natürlich eine Therapie. Das akute Stadium klingt in der Regel unter analgetischer und antiphlogistischer Behandlung in wenigen Tagen ab.

Kalkherde können sich auch *spontan* in die Bursa entleeren, womit die akuten Schmerzen nachlassen.

Große Kalkansammlungen können *operativ* ausgeräumt werden (Abb. 44.4b).

– Ein entzündlicher Erguß bei einer Bursitis subacromialis läßt sich vielleicht abpunktieren. Er bildet sich aber auch spontan unter der üblichen konservativen Behandlung meist bald zurück.

– *«Impingement syndrome»*

Bei manchen chronischen hartnäckigen Schulterschmerzen steht die Symptomatologie des «painful arc» derart im Vordergrund, daß man eine *Einklemmung* des Tuberculum maius unter dem Akromion als Hauptursache der Beschwerden annimmt. Schmerzen treten vor allem beim *Heben* des Arms in Innenrotation, also bei Arbeiten über Kopfhöhe auf. Diese Bewegung, passiv forciert, gilt auch als diagnostischer Test (siehe Abb. 44.5).

In solchen Fällen scheint es logisch, den *Engpaß* operativ zu erweitern mittels einer Teilresektion des Akromion, allfälliger störender Osteophyten an seiner Unterfläche, sowie einer Resektion des ligamentum coraco-acromiale, um die Gleitgewebe der Supraspinatussehne zu befreien.

Die Mehrzahl der Fälle bessert sich jedoch unter konservativer, medikamentöser und physiotherapeutischer Behandlung, evtl. lokalen Infiltrationen (Cortison birgt die Gefahr der weiteren Sehnenschädigung und -ruptur in sich) nach kürzerer oder längerer Zeit. Die Operation ist wohl nur in schweren Fällen zu empfehlen, ihre Folgen sind noch wenig bekannt.

Ruptur der Rotatorenmanschette

Degeneration mit Rißbildungen der Rotatorenmanschette ist bei Männern von etwa 50 Jahren an sehr *häufig*, in der Regel aber symptomlos. Bei einem *Sturz* auf die Schulter können solche *vorgeschädigten Sehnen reißen*.

Die Funktion des M. supraspinatus besteht darin, den Humeruskopf in der Gelenkpfanne zu fixieren, damit der M. deltoideus den Arm um die Gelenkachse nach oben drehen kann. Tatsächlich ist es ohne die einwandfreie Funktion dieses Muskels nicht möglich, den Arm abduziert zu halten. *Bei einem ausgedehnten Riß* der Rotatorenmanschette kann deshalb der *Arm nicht mehr aktiv* über die Horizontale *gehoben werden*. Passiv läßt er sich ohne weiteres bis zur Senkrechten bringen. In dieser Stellung ist

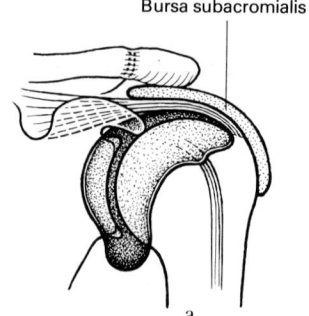
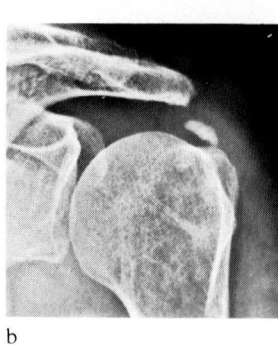

Bursa subacromialis

Abb. 44.4:

a *Arthrographie* des Schultergelenkes. Dicht punktiert Gelenkspalt, Recessus inferior (bei «steifer Schulter» durch Kapselschrumpfungen verkleinert), obere Begrenzung: M. supraspinatus, ein Teil der Rotatorenmanschette. Die *Bursa subacromialis* ist vom Gelenk durch die Rotatorenmanschette *getrennt* und füllt sich bei der Arthrographie des normalen Schultergelenkes *nicht* mit Kontrastmittel (vgl. Abb. 44.7).

b *Kalkdepot* im Ansatz der Sehne des M. supraspinatus. Dieser Sehnenabschnitt zwischen Gelenk und Bursa subacromialis ist schlecht durchblutet und neigt zu degenerativen Veränderungen (vgl. 44.6a).

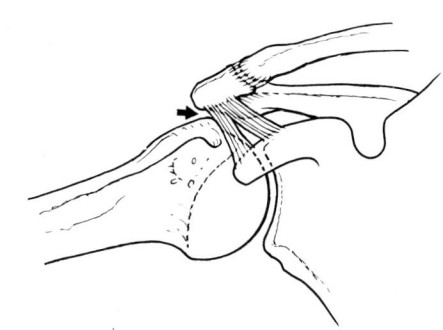

Abb. 44.5: So stellt man sich das «Impingement-Syndrom» vor: Beim Anheben des Armes klemmt sich das Tuberculum maius mit dem Ansatz der Rotatorenmanschette unter dem Dachbogen ein, den das Akromion mit dem Korakoid und dem Lig. coracoacromiale zusammen bildet (→) (vgl. Abb. 43.4b).

der Patient auch imstande, den Arm ohne Hilfe zu halten. Wenn er ihn aber langsam zu senken versucht, so fällt er herunter, wodurch der Eindruck einer Lähmung entsteht.

Die Diagnose des ausgedehnten Risses ist somit leicht zu stellen. Bei kleinerem Riß sind die Symptome weniger ausgeprägt. Die Diagnose der Ruptur kann mittels der Arthrographie gesichert werden: Das Kontrastmittel tritt durch das Loch in der Manschette in die Bursa subacromialis über (Abb. 44.6 und Abb. 44.7).

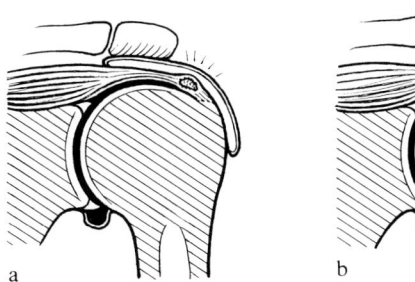

Abb. 44.6: Pathologie der *Rotatorenmanschette*. Schlecht durchblutet und zwischen Schultergelenkkopf und Akromion eingeklemmt, neigt der Sehnenansatz des M. supraspinatus, der kraniale Abschnitt der Rotatorenmanschette, zu degenerativen Veränderungen: Verkalkungen, Rißbildungen.

a *Verkalkung* im Ansatz des M. supraspinatus. Beim Armheben
wird diese Stelle unter dem Akromion eingeklemmt, was starke
Schmerzen auslöst («painful arc syndrome», siehe Abb. 44.3a).
Die Arthrographie ist normal: Kontrastmittel (schwarz) auf das
Schultergelenk beschränkt, Bursa subacromialis nicht gefüllt.

b *Abriß* der Supraspinatussehne: durch ein *Loch* in der Rotatorenmanschette fließt das Kontrastmittel (schwarz) in die Bursa
subacromialis hinein.

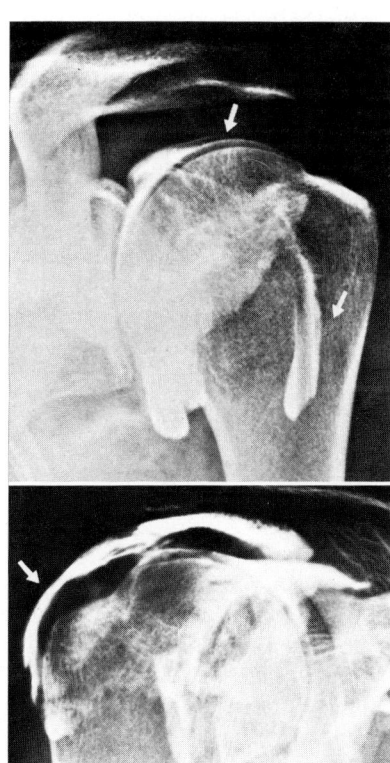

Abb. 44.7: *Schulterarthrographie.*
Oben: Normale Verhältnisse: Schmaler Gelenkspalt bis zum An-
satz der Rotatorenmanschette (Pfeil). Am unteren Gelenkumfang
Recessus mit Kapselfalten. Die Sehnenscheide der langen Bizeps-
sehne ist gefüllt (unterer Pfeil).
Unten: Gegenseitige Schulter, Rotatorenmanschettenriß: Die
Bursa subacromialis ist gefüllt (Pfeil) (vgl. Abb. 44.6b).·

Therapie: Bei kleinen Rissen mit geringem funktionellem Ausfall ist nach einer kurzen Periode der
Ruhigstellung mit intensiver Gymnastik eine verhältnismäßig gute Wiederherstellung der Funktion
zu erreichen. Bei ausgedehnteren Läsionen, und
wenn eine schwere Behinderung bestehen bleibt, ist
die operative Reparation (Reinsertion) der Sehne zu
erwägen. Die Rehabilitation dauert allerdings wiederum mehrere Monate, und man wird älteren Patienten die recht aufwendige Operation kaum mehr
zumuten wollen.

Für die Operationsindikation und -planung wäre
es wichtig, die *Ausdehnung* des Risses zu bestimmen. Dies gelang aber bisher weder mit der Arthrographie noch mit anderen bildgebenden Verfahren
einwandfrei, sondern nur arthroskopisch.

Bei ausgedehnten Defekten, wenn praktisch der
ganze Humeruskopf frei liegt, ist eine Wiederherstellung der Rotatorenmanschette (mittels Distalisierung des Muskelbauches des Supraspinatus oder
einer Plastik mit Ersatzmaterial) schwierig und auch
weniger erfolgversprechend.

Ruptur der langen Bizepssehne

Die Sehne ist manchmal durch degenerative Veränderung so geschwächt, daß sie bei einem unbedeutenden Trauma reißt. Der Patient verspürt einen plötzlichen Schmerz, etwa beim Heben einer
schweren Last. Der Muskelbauch des Bizeps rutscht nach distal
gegen die Ellbeuge und ist hier als dicker Wulst zu sehen, während
proximal davon eine Delle entsteht (Abb. 44.8).

Der Funktionsausfall ist gering. Bei jüngeren Leuten kann die
Reinsertion der Bizepssehne in Frage kommen.

Aus dem Sammeltopf der «*Periarthritis humero-
scapularis*» konnten verschiedene Affektionen der
Rotatorenmanschette genauer umschrieben werden.
Schließlich bleiben einzelne unklare Schmerzzu-
stände, häufig mit einer lokalisierten Druckdolenz
über dem vorderen Abschnitt des Gelenkes, deren
Ursache und Pathologie nicht genau bekannt sind.
Man reiht sie deshalb beim «*Weichteilrheumatis-
mus*» ein. Die Behandlung ist konservativ und die
Prognose fast immer gut.

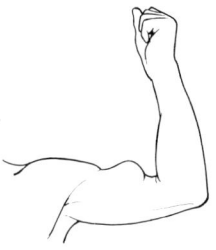

Abb. 44.8: Die Kontur des Oberarmes bei *Abriß der langen Bizepssehne* läßt deutlich das Tiefergleiten des Muskelbauches
erkennen, wenn der Patient den Arm anspannt.

Zusammenfassung für die Praxis

Schulterschmerzen unter dem klinischen Bild der «Periarthritis humero-scapularis», also weichteilbedingt, sind *überaus häufig*. Im englischen Sprachraum ist der Begriff «anterior shoulder pain» gebräuchlich, weil die von der Schulter herrührenden Schmerzen in der Regel *vorne* lokalisiert werden, während Schmerzen *dorsal* und gegen den Nacken hin viel häufiger von der *Halswirbelsäule* ausgehen (siehe Abb. 43.2).

Die *periartikulären Schmerzsyndrome* der Schulter wurden hier ausführlich beschrieben. Dies mag den Eindruck eines breiten diagnostischen und vor allem therapeutischen Spektrums erwecken. Tatsächlich ist die überwiegende Mehrzahl dieser «Periarthritiden» recht unspektakulär und einförmig. Anamnese und klinische Untersuchung genügen in den meisten Fällen für eine Diagnose, welche eine adäquate Behandlung erlaubt, dies umso eher, als die *Therapie* in der überwiegenden Mehrzahl der Fälle ziemlich *unspezifisch* ist, ob nun dieser oder jener Abschnitt des Weichteilmantels betroffen ist. Ein großer Teil dieser Schulterschmerzen verschwinden früher oder später oder gehen wieder auf ein erträgliches Maß zurück. Der Verlauf ist sehr wechselhaft, was eine objektive Kontrolle des Therapieerfolges stark erschwert.

Im *akuten, entzündlichen Stadium* haben die Patienten oft starke Schmerzen und brauchen eine *symptomatische* analgetische und antiinflammatorische *konservative* Therapie, mit temporärer Ruhigstellung, den üblichen physiotherapeutischen und medikamentösen Maßnahmen (Kälte), Analgetika, Antirheumatika, lokale Infiltrationen mit einem lokal wirkenden Anästhetikum und/oder Kortison.

Im chronischen Stadium, nach dem Abklingen der akut entzündlichen Erscheinung, werden eher Wärme und vorsichtige Bewegungstherapie empfohlen, zudem steht das ganze Arsenal der physikalischen Therapie zur Verfügung. Die Anwendungen werden weniger nach starrem Schema als *nach der Wirkung* verordnet und dosiert, wie das ja bei *jeder Physiotherapie* grundsätzlich üblich ist bzw. sein sollte.

Unter diesem Regime können die meisten Patienten nach kürzerer oder längerer Zeit ihre angestammte Tätigkeit wieder aufnehmen, und die besonders störenden Nachtschmerzen gehen zurück.

Die praktische Bedeutung einer *weiterführenden Diagnostik* liegt vor allem darin, bei hartnäckigen, über lange Zeit therapieresistenten Beschwerden diejenigen Zustände herauszufiltern, die einer *spezifischen,* wenn möglich kausalen evtl. operativen Therapie zugänglich sind. Sie wurden deshalb ausführlicher beschrieben, als es ihrer zahlenmäßigen Bedeutung entsprechen würde.

Bei spezifischen oder ungewöhnlichen Befunden, bei besonderen Problempatienten und in hartnäckigen, therapieresistenten Fällen ist wohl nach einiger Zeit eine solche weiterführende diagnostische Abklärung angezeigt. Sie beginnt *nochmals* mit einer genauen Befragung und klinischen Untersuchung, und *erst dann* kommen, sinnvoll eingesetzt, die weiteren apparativen Untersuchungsmethoden, wie beschrieben, zum Zug.

Steife Schulter (frozen shoulder)

Bei älteren Erwachsenen sieht man nicht selten *schmerzhafte* steife Schultergelenke. Es handelt sich um eine unspezifische blande Entzündung der Schultergelenkkapsel, in fortgeschrittenen Fällen mit intraartikulären Adhäsionen. Die Kapselschrumpfung schränkt die Beweglichkeit des Schultergelenkes stark ein und blockiert sie gelegentlich fast vollständig (Abb. 43.3b).

Auslösende Ursachen können Schulteraffektionen, wie Periarthritis humero-scapularis sein, aber auch die Immobilisierung bei Schmerzen, ausgehend vom Arm (Schulter-Hand-Syndrom) oder von der Halswirbelsäule (Zerviko-Brachialsyndrom). Häufig wird die Schulter auch einfach infolge der Ruhigstellung in einer Armschlinge steif, z. B. nach Verletzungen von Hand oder Arm. In manchen Fällen findet man keine unmittelbare Ursache für die Kontraktur.

Besonders im Anfangsstadium ist die Schulter stark schmerzhaft, vor allem beim Versuch sie zu bewegen. Außer einer lokalen Druckdolenz sind keine weiteren Entzündungszeichen vorhanden. Die Patienten sind stark behindert.

Im Arthrogramm ist die Kapselschrumpfung zu sehen.

Die Krankheit ist sehr hartnäckig, heilt aber doch nach Monaten bis Jahren in der Regel aus, ohne schwerere Folgen zu hinterlassen.

Therapie: Im akuten Stadium antiphlogistisch und analgetisch, erst nach Abklingen der Reizerscheinungen heilgymnastische Mobilisation.

Im chronischen Stadium hat sich eine vorsichtige *Mobilisation in Narkose* bewährt. Adhäsionen können damit gelöst werden. Ihr Durchreißen ist deutlich zu hören und zu spüren. Anschließend ist die intensive heilgymnastische *Nachbehandlung* besonders wichtig, ohne welche das Resultat der Mobilisation bald wieder verloren geht.

Tab. 25: Schulterlähmungen (Ursachen siehe S. 404).

Betroffener Muskel und Nerv	Symptome	Therapie
1. M. Deltoideus (N. axillaris)	Armheben unmöglich. Schulterprofil gestört	Ersatz durch Muskeltransplantation ungenügend, besser ist die Schulterarthrodese
2. M. Trapezius (N. accessorius)	Fallende Schulter, rasche Ermüdung. Schwäche und Schmerzen im Schultergürtel, evtl. Dauerinvalidität	Evtl. Muskeltransplantation (Levator scapulae und rhomboideus). Keine vollständige Restitution möglich
3. M. serratus lateralis (N. thoracicus longus)	Abstehendes Schulterblatt (scapula alata). Armheben gestört	Evtl. Muskeltransplantation (Teres maior), nur bei stärkeren Beschwerden angezeigt. Vollständige Restitution nicht möglich

Schulterlähmung

Neben den poliomyelitischen Schulterlähmungen sind es vor allem Lähmungen der drei größten Schultermuskeln, welche orthopädische Probleme stellen. Ihre Ursachen sind Schädigungen peripherer Nerven (siehe Periphere Nervenläsionen, S. 399 und Tab. 25).

Die Wiederherstellung der vollen Funktion ist bei keiner dieser drei Lähmungen möglich. Relativ dankbar ist die *Schulterarthrodese* (siehe auch Abb. 44.9) bei *Deltoideus*lähmung, bringt sie doch – paradoxerweise – eine Vergrößerung des aktiven Bewegungsumfanges der Schulter, indem durch die Drehung des Schulterblattes der Arm gehoben werden kann. Damit wird eine wesentliche Verbesserung der Gebrauchsfähigkeit des Armes erreicht.

Plexuslähmungen, auch die sog. Geburtslähmungen sind auf S. 405 beschrieben.

Arthritis des Schultergelenkes

Relativ selten. In Frage kommen:

- *Progressiv chronische Polyarthritis*
- *eitrige Infektarthritis*
- *tuberkulöse* Arthritis

Symptomatologie und Pathologie entsprechen derjenigen der betreffenden Arthritisform, ebenso die Grundsätze der Therapie (siehe S. 362f. und S. 414f.). Nur Besonderheiten werden hier aufgeführt:

Eitrige Arthritis

Ausgelöst am häufigsten durch *intraartikuläre Injektionen.* Erreger deshalb hauptsächlich *Staphylokokken.* Beginn akut mit starken Schmerzen und krampfhafter Steifhaltung der Schulter. Gelegentlich entwickelt sich ein «Schulter-Hand-Syndrom» daraus (siehe S. 529).

Die Punktion des Gelenkes sichert die *Diagnose.*

Bei nicht allzu virulenten Keimen und sofort einsetzender Behandlung (Ruhigstellung, Antibiotika, operative Infektsanierung, Spüldrainage) kann sich das Gelenk gelegentlich einigermaßen erholen. Andernfalls wird der Gelenkknorpel durch die Infektion zerstört und das Schultergelenk *versteift* mit der Zeit im günstigen Fall.

Wichtig ist *die Stellung* des steifen Schultergelenkes. Sich selbst überlassen versteift es in der «Grundstellung», d.h. adduziert, der Ellbogen liegt am Thorax an. Der Arm kann dann überhaupt nicht mehr gehoben werden. Die «Funktionsstellung» (Abduktion von etwa 45°, Elevation nach vorne etwa 30°, siehe auch S. 448), ermöglicht jedoch das Armheben durch Bewegungen des Schulterblattes und damit einen wesentlich besseren Gebrauch des Armes und der Hand. Es ist deshalb zweckmäßig, die Schulter in Abduktion zu fixieren (Abduktionsschiene) bis die Ankylose fest geworden ist. Der langwierige Heilungsprozeß kann wesentlich abgekürzt werden mittels frühzeitiger *Arthrodese* (siehe S. 538) des Gelenkes, wenn keine Aussicht auf eine Wiederherstellung desselben mehr besteht (Gelenkzerstörung im Röntgenbild). Der Eingriff kann schon ausgeführt werden, wenn das Gelenk noch vereitert ist. Er dient dann gleichzeitig der Infektsanierung. Nur in schweren Fällen und bei alten Leuten wird man zur Resektion des Humeruskopfes Zuflucht nehmen.

Tbc-Arthritis

Der Verlauf ist chronischer als bei der Infektarthritis. Häufig ist es eine «Arthritis sicca» (trocken), also ohne Eiterbildung. Im Röntgenbild kann die Zerstörung des Gelenkes verfolgt werden. Selten ist eine Restitution möglich. Sonst versteift das Gelenk, mit fibröser oder knöcherner Ankylose. Auch hier gilt in bezug auf die Stellung des Gelenkes dasselbe wie für die eitrige Arthritis. Die operative Versteifung (Arthrodese) unterstützt die Ausheilung.

Rheumatische Arthritis

Die langsame Zerstörung des Gelenkes führt zu einer Insuffizienz desselben. Der häufige Befall *beider* Schultergelenke hat zwei schwerwiegende Folgen:

1. Kämmen und Gesichtspflege werden unmöglich.
2. Die Benutzung von Krückstöcken (bei gleichzeitigem Befall der unteren Extremitäten) ist erschwert.

Eine wirksame operative Behandlung ist gefragt. Sie stellt einige *Probleme:* Mit den *Schulterendoprothesen* können zweifellos sehr gute Resultate erzielt werden. Leider werden diese mit der Zeit wieder schlechter, vor allem wegen Auslockerungen und Problemen mit der Stabilität, so daß die Prognose hinsichtlich der Langzeitergebnisse unsicher ist. Eine eindeutig bessere Alternative scheint allerdings zu fehlen.

Wegen des häufigen Befalles mehrerer Gelenke ist man mit der Indikation zu Arthrodesen zurückhaltend. Keinesfalls dürfen beide Schultern arthrodesiert werden, weil dadurch die Intimtoilette verunmöglicht würde.

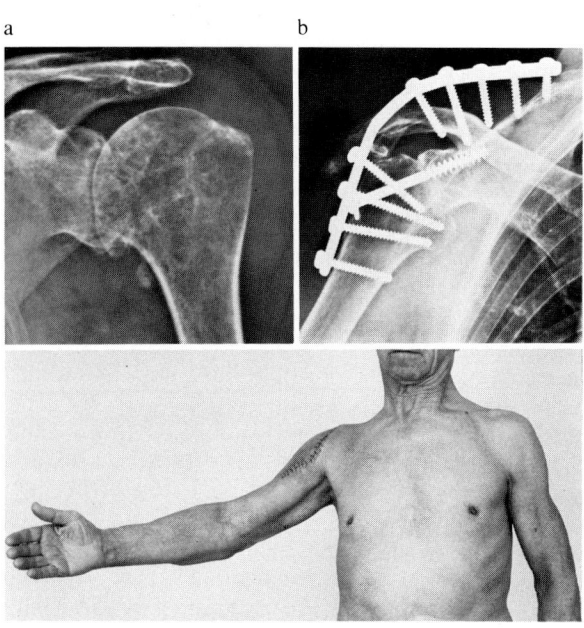

a   b

c

Abb. 44.9:

a *Arthrose* nach destruierender Arthritis des Schultergelenkes bei einer 70jährigen Frau.
b *Schulterarthrodese,* mit Zugschraube und Fixationsplatte primär stabilisiert.
c 60jähriger Patient mit Schulterarthrodese. Aktives Armheben 10 Tage nach der Operation. Mit der Osteosynthese erübrigt sich das monatelange Tragen einer Abduktionsschiene.

Die Behinderung durch die «Schulterversteifung» ist viel geringer, als die Patienten glauben. Meist wird der Bewegungsumfang sogar größer: Aktives Armheben durch Drehung des Schulterblattes.

Die Arthrose des Schultergelenkes

Degenerative Prozesse am Glenohumeralgelenk sind vergleichsweise selten. Dies ist bei einem wenig belasteten Gelenk mit kleinen Knorpelberührungsflächen wohl nicht erstaunlich. Als Ursache kommen in erster Linie traumatische Schäden, besonders intraartikuläre Frakturen in Frage.

Die Beschwerden wechseln, das Gelenk ist mehr oder weniger steif, und das Röntgenbild zeigt die für jede Arthrose typischen Veränderungen.

Bei stärkeren Beschwerden ist die *Arthrodese* (Stellung siehe S. 449) eine gute Lösung (für die *Funktion* der arthrodesierten Schulter vgl. S. 137) (Abb. 44.9).

Schulterendoprothesen: Sie sind schwieriger einzusetzen und heikler als Prothesen an anderen Gelenken. Besondere Probleme bieten die zuverlässige *Verankerung der Pfanne* in dem unverhältnismäßig kleinen Knochenlager der Scapula und die *Stabilität des Kopfes* in einer flachen Pfanne. Diese beruht auf einer guten muskulären Sicherung, d. h. einer *intakten Rotatorenmanschette.* Die Operation setzt viel *Erfahrung* voraus. Ob diese Prothesen die in sie gesetzten Erwartungen auf die Dauer erfüllen werden, muß sich erst zeigen.

Frakturen

Humeruskopffraktur

Die subkapitale Humerusfraktur ist eine häufige und typische Fraktur bei älteren Frauen mit Osteoporose, entstanden durch Sturz auf die Hand. Die knöcherne Heilung ist kaum je ein Problem, außer nach mißglückten Operationen, intraartikulären Stückfrakturen und Luxationsfrakturen. Die allermeisten Frakturen können konservativ behandelt werden. Frühe Mobilisation ist zu empfehlen, da sonst die Schultern rasch versteifen. Repositionen sind bei alten Menschen nur wegen stärkeren Kippungen und Verschiebungen notwendig. Offene Osteosynthesen sind vor allem bei mehreren Fragmenten schwierig und nicht ungefährlich (Nekrosen, Pseudarthrosen, Versteifungen), allerdings manchmal (z. B. bei Luxationsfraktur) nicht zu umgehen. Bei älteren Leuten läßt sich gelegentlich mit transkutanen Spickdrähten, gegebenenfalls mit einer Draht-Zuggurtung, eine Retention erreichen.

Brüche der *Schultergelenkpfanne,* also der Skapula, sind eher seltene Verletzungen. Ihre Prognose und Behandlung hängt von Ausdehnung und Dislokation des Bruches ab.

45. Der Oberarm

Am Oberarm sind es, neben selteneren Affektionen, Infektionen, Tumoren und Verletzungen des *Humerus,* welche therapeutische Probleme aufwerfen.

Der *Nervus radialis* ist wegen seiner engen Nachbarschaft zum Humerus besonders gefährdet.

Infektionen

Die frühkindliche hämatogene Osteomyelitis kann den Humerus befallen. Pathologie und Therapie entsprechen der Beschreibung im entsprechenden allgemeinen Kapitel (siehe S. 351).

Selten ist die posttraumatische Osteitis des Humerus in Friedenszeiten, da offene Humerusfrakturen außer bei Schußverletzungen ebenfalls selten sind.

Tumoren

Die *juvenile Knochenzyste* hat ihren Lieblingssitz in der proximalen Humerusmetaphyse. Eine Therapie ist selten notwendig. Sie besteht in Cortisoninstillationen, und, falls dies nicht hilft, im Auskratzen der Zyste unter Schonung der benachbarten Epiphysenwachstumszone. Gelegentlich kann eine Spontanfraktur auftreten. Sie heilt in der Regel ohne Komplikationen, manchmal heilt damit die Zyste auch (Abb. 33.5 und Abb. 33.6).

Der Humerusschaft ist relativ häufig der Sitz von an sich seltenen *malignen Tumoren,* wie Osteosarkom, Ewingsarkom, multiples Myelom, sowie des Osteoklastoms, und von Karzinommetastasen. Einzelheiten sind im Kapitel «Tumoren», S. 367 f. beschrieben.

Radialislähmung

Eine primäre Radialislähmung bei einer geschlossenen Humerusfraktur ist selten und bildet sich in der Regel spontan zurück. Bei unvorsichtigen Repositionsmanövern, oder beim Versuch einer Osteosynthese, kann jedoch der N. radialis sekundär verletzt werden. Vor allem die Plattenosteosynthese des Humerusschaftes ist gefährlich, besonders wenn die Platte wieder entfernt werden soll, da der Nerv von der alten Operationsnarbe umwachsen ist und hier leicht beschädigt werden kann. Humerusschaftfrakturen können fast immer *konservativ* behandelt werden und benötigen selten eine Operation. Bei geschlossenen frischen Frakturen ist die chirurgische Revision eines gelähmten N. radialis nur in seltenen Fällen (siehe S. 401 und S. 482) angezeigt. Klinik und Therapie der Radialislähmung siehe im übrigen S. 565.

Frakturen

Humerusschaftfrakturen heilen meist rasch und gut, auch ohne starre Fixation. Die Schwerkraft des Armes wirkt als Extension, welche die Stellung einigermaßen kontrolliert. Die meisten konservativen Behandlungsverfahren basieren auf diesem Prinzip und einer leichten Schienung in irgendeiner Art.

Offene Osteosynthesen werden tunlichst *vermieden,* denn die Gefahr einer *Radialislähmung* ist erheblich, besonders bei einer zweiten Operation im Narbengebiet (z. B. Plattenentfernung). Auch intramedulläre Fixationen sind nicht ungefährlich: Der Nagel muß durch den Humeruskopf eingeschlagen werden, wobei Gelenk und Weichteile Schaden leiden können.

Offene Frakturen und Pseudarthrosen gehören zu den wenigen Operationsindikationen.

Frakturen am proximalen Humerusende: siehe S. 538, Frakturen im distalen Drittel: S. 507, Ellbogenfrakturen: S. 543 und S. 507.

46. Das Ellbogengelenk

Das Ellbogengelenk ist ein *Scharniergelenk* und kann normalerweise vollständig gestreckt und bis auf etwa 30° gebeugt werden. Gegen *seitliche Bewegungen* ist es durch Bänder in jeder Stellung vollständig *stabilisiert.*

Neben der Flexionsbewegung ist das Ellbogengelenk an der *Umwendbewegung* des Vorderarmes beteiligt: Pronation = Handfläche nach unten, Supination = Handfläche nach oben (siehe Umwendbewegungen im Vorderarm, S. 545).

Störungen im radialen Abschnitt des Ellbogengelenkes (Radiohumeralgelenk zwischen Capitulum radiale humeri und Radiusköpfchen), sowie im Radioulnargelenk können die Umwendbewegungen beeinträchtigen (Abb. 46.1).

Klinisch bilden die drei knöchernen Prominenzen am Ellbogen:

- Olekranon
- Epicondylus radialis und
- Epicondylus ulnaris

ein Dreieck von *gut erkennbaren anatomischen Bezugspunkten,* welches der Orientierung dient. Bei Frakturen und Luxationen ist es verschoben. Jeder der drei Bezugspunkte ist Sitz einer typischen Weichteilläsion des Ellbogens (siehe S. 542, Abb. 46.3).

Kongenitale Störungen

Bei der *radio-ulnaren Synostose* fehlt das Radio-Ulnargelenk am Ellbogen. Radius und Ulna sind am proximalen Ende knöchern verschmolzen. Die *Drehbewegung des Vorderarmes* ist infolgedessen *blockiert,* während die Flexion des Ellbogens frei ist. Die fehlende Pro- und Supination bedeutet für den Patienten eine schwere Behinderung (siehe S. 545).

Man hat versucht, die Synostose durch Resektion zu lösen, doch zeigt es sich, daß die Drehbewegung damit nicht wiederhergestellt werden kann. In bestimmten Fällen kann hingegen eine Rotationsosteotomie zweckmäßig sein, um eine extreme Drehstellung in eine Mittelstellung zu verwandeln und dadurch die Gebrauchsfähigkeit der Hand zu verbessern.

Kongenitale Luxation des Radiusköpfchens: Sehr selten. Im Kindesalter kaum und nur zufällig diagnostiziert. Therapie (Reposition) weder konservativ noch operativ erfolgreich. Falls später Symptome auftreten, was selten der Fall ist, kommt evtl. eine Resektion des Köpfchens in Frage.

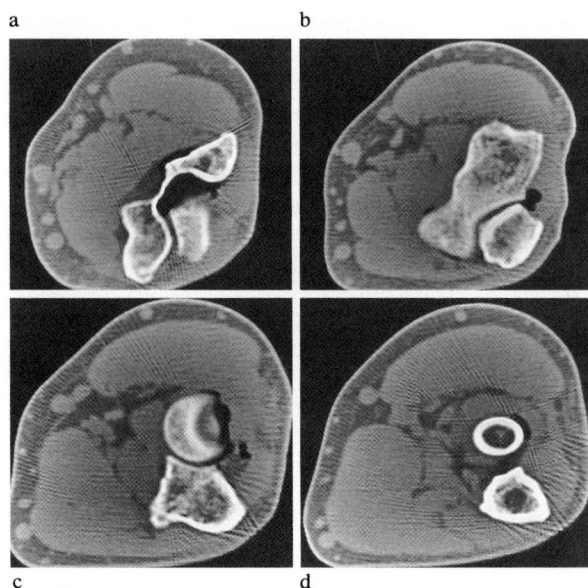

a   b

c   d

Abb. 46.1: *Computertomogramm* eines *Ellbogens.*
Vier Schnitte von proximal nach distal (Luftarthrogramm wegen Verdacht auf knorpelige freie Gelenkkörper. Solche stellen sich auf gewöhnlichen Bildern nicht dar). Hier normaler Befund.

a *Der Humerus* wird in seinem distalen Abschnitt klingenförmig flach und läuft aus in einen lateralen und einen medialen Pfeiler. Dazwischen sind Fossa olecrani und Fossa coronoides nur durch eine schwache Knochenlamelle getrennt. Luft im Gelenk (schwarz) dorsal und ventral. Dorsal das Olecranon.

b *Trochlea humeri* und Ulna mit dem Olecranon bilden ein Scharniergelenk. Der Gelenkkörper der Trochlea hat die Form einer Fadenspule. Das Capitellum radial hat eine kugelförmige Gelenkfläche mit dem Radiusköpfchen.
Deutlich zu sehen ist, daß das Ellbogengelenk von dorsal her unmittelbar zugänglich ist, ventral hingegen liegen Muskeln, Gefäße und Nerven davor, was den Zugang erschwert und bei Operationen Gefahren mit sich bringt.

c *Das Radiusköpfchen* und das proximale Radio-ulnar-Gelenk sind angeschnitten. Das Köpfchen liegt vollständig intraartikulär. Der kreisrunde Querschnitt ermöglicht eine *Drehung* von 180° gegenüber der Ulna und damit die *Pro-* und *Supination* des Unterarmes.

d *Radius und Ulna* im proximalen Teil des Unterarmes. Beide sind hier reine *Röhrenknochen* mit einer kompakten Kortikalis. Diese geben streifenförmige Strahlenartefakte.
Der operative Zugang zur Ulna ist leichter als der zum Radius.

Osteochondrosis dissecans und Chondromatose

Die Osteochondrosis dissecans befällt am zweithäufigsten (nach dem Kniegelenk) das Ellbogengelenk, und zwar fast immer das Capitulum humeri, bei Männern im Alter von etwa 15–40 Jahren, seltener bei Frauen (siehe Allgemeiner Teil, S. 347).

Die ersten Anzeichen sind wechselnde Schmerzen und Schwellungen, vor allem bei länger dauernder, schwerer Arbeit. Im *Röntgenbild* ist das demarkierte Stück radial an der Humerusgelenkfläche deutlich zu sehen. Wenn es sich ablöst und als *freier Körper im Gelenk* bewegt, können akute rezidivierende *Blockierungen* der Beweglichkeit auftreten mit Gelenkergüssen. Obwohl die Beschwerden jeweils nach 1–2 Tagen wieder zurückgehen, wollen die Patienten meistens von diesem unangenehmen Zustand befreit werden.

Die Gelenkmaus – gelegentlich sind es zwei oder mehr – muß dann operativ *entfernt* werden. Man findet sie in der Regel durch einen ventralen oder dorsalen Zugang in der Fossa coronoides resp. olecrani. Der Defekt, das Mausbett, bleibt allerdings. Er vernarbt bindegewebig, und der Verlust der knorpeligen Gelenkfläche und die Inkongruenz führen mit der Zeit zur Arthrose. Die entsprechenden Beschwerden bleiben aber, da das Ellbogengelenk kein gewichttragendes Gelenk ist, einigermaßen erträglich und können mit konservativen Maßnahmen in der Regel unter Kontrolle gehalten werden.

Freie Gelenkkörper kommen außer bei der Osteochondrosis dissecans auch bei intrartikulären Frakturen, bei Arthrose und in viel größerer Anzahl bei der *Gelenkchondromatose* vor. Bei dieser Erkrankung, deren Ätiologie nicht bekannt ist, können bis zu hundert reis-, linsen- und erbsgroße knorpelige «Gelenkmäuse» gefunden werden. Sie werden offenbar von der Gelenkmembran produziert, weisen Verkalkungen auf, und sind somit auf dem Röntgenbild zu erkennen, wie die meisten freien Gelenkkörper.

Schmerzen, Schwellungen, Funktionsbehinderungen sind die Symptome, welche die operative Entfernung der freien Gelenkkörper nötig machen (Abb. 46.2). Der hintere Zugang zur Fossa olecrani ist wesentlich einfacher und ungefährlicher als der vordere zur Fossa coronoides.

Arthritis und Arthrose

Arthritiden des Ellbogengelenkes sind am häufigsten *tuberkulös* oder *rheumatisch*. Die *unspezifische eitrige* Entzündung des Ellbogens kommt fast nur nach offenen Ellbogenbrüchen vor.

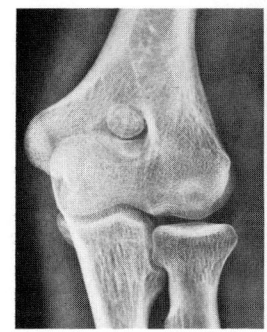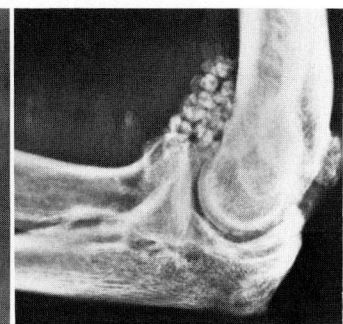

a b

Abb. 46.2:
a *Freier Gelenkkörper* im Ellbogengelenk. Er stammt vermutlich aus dem Capitulum humeri. Das Mausbett ist nur undeutlich zu erkennen. In der Fossa olecrani, wo die «Maus» jetzt liegt, macht sie außer einer leichten Streckhemmung wenig Beschwerden, solange sie nicht wandert.
b *Chondromatose* des Ellbogengelenkes: Die große Anzahl freier Gelenkkörper ist, im Gegensatz zur Osteochondrosis dissecans, in der *Gelenkkapsel* durch Metaplasie (Umwandlung von Synovialgewebe in Knorpel) entstanden. Es handelt sich um eine eher seltene Krankheit eigener Art, die Erwachsene befällt. Die zunächst gestielten «Chondrome» ossifizieren sekundär und werden dann im Röntgenbild sichtbar. Sie lösen sich ab und werden zu freien «Gelenkmäusen». Das klinische Bild ist ähnlich wie bei der Osteochondrosis dissecans. Auf dem Bild erkennt man bereits eine beginnende sekundäre Arthrose.

Infektiöse Arthritiden

Bei den infektiösen Arthritiden, vor allem auch bei der Tuberkulose, versteift das Gelenk teilweise oder vollständig mit der Zeit. Dann ist auf eine gute Funktionsstellung zu achten: Flexion wenigstens 90°, damit die Hand zum Körper und zum Gesicht gebracht werden kann (Essen, Körperpflege). Unter Umständen kann der Heilungsprozeß durch eine Arthrodese abgekürzt werden. Klinik und Therapie sind im übrigen dieselben wie bei infektiösen Arthritiden im allgemeinen (siehe S. 362).

Rheumatoide Arthritis, cP

Bei der *chronischen Polyarthritis* hat das Ellbogengelenk eher die Tendenz instabil als steif zu werden. Wenn die seitliche Stabilität durch Dehnung der Bänder und Resorption der Gelenkkörper verloren ist, kann der Arm kaum mehr richtig gebraucht werden. Dazu kommen starke Schmerzen. In solchen Fällen ist eine *Ellbogenplastik* (Faszienplastik, Resektionsplastik, Endoprothese) manchmal gerechtfertigt. *Endoprothesen* neigen zur Lockerung, ihre Verankerung stellt schwierig zu lösende grundsätzliche Probleme, wie bei jeder Scharnierprothese (vgl. S. 255). Ihre Resultate sind primär besser, jedoch weniger dauerhaft als jene der Resektionsarthroplastiken. In schweren Fällen, etwa wenn beide Arme betroffen sind, bleibt aber oft keine andere Wahl. Die Arthrodese ist beim Befall mehrerer Gelenke ungünstig (siehe auch S. 417).

Arthrosen

Nach schlecht geheilten intraartikulären Frakturen, alten entzündlichen Prozessen, als Folge einer Osteochondritis dissecans oder ohne ersichtliche Ursache können Arthrosen im Ellbogengelenk entstehen. Da das Ellbogengelenk aber kein Gewicht trägt und in der Regel wenig beansprucht wird, ist die Arthrose eher selten, hat wenig Neigung zur Progredienz und macht relativ geringe Beschwerden. Operative Maßnahmen sind undankbar, aber auch kaum je notwendig. Endoprothesen sind problematisch (siehe oben). In seltenen Fällen kommt die Arthrodese in Frage.

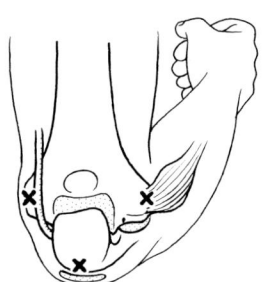

Abb. 46.3: *Drei Bezugspunkte und drei Krankheiten am Ellbogen.*
- *Olekranon:* Bursa olecrani, Bursitis traumatica bzw. chronica.
- *Epicondylus ulnaris* (medialis): N. ulnaris, Ulnarislähmung.
- *Epicondylus radialis* (lateralis): Epicondylitis humeri radialis (Tennisellbogen).

Weichteilschäden

Vor allem die *drei anatomischen Bezugspunkte* des Ellbogens sind häufig von Störungen der Weichteile befallen (Abb. 46.3):

Epicondylitis radialis humeri

Überaus häufig klagen Patienten in der Sprechstunde über hartnäckige Schmerzen im Bereiche des Epicondylus radialis humeri, welche erstmals aufgetreten seien nach einer besonderen Anstrengung des Armes und der Hand. Typisch ist die Affektion beim Tennisspieler, weshalb sie auch als «Tennisellbogen» bezeichnet wird, sie ist jedoch mindestens ebenso häufig bei Hausfrauen. Die Schmerzen werden stärker beim kräftigen Faustschluß, vor allem aber bei der Dorsalextension des Handgelenkes gegen Widerstand, etwa beim Hochheben einer Pfanne vom Herd, beim Auswringen der Wäsche usw. Sie können ausstrahlen in den ganzen Vorderarm bis zur Hand, gelegentlich auch in den Oberarm. Der Epicondylus radialis, das Radiusköpfchen und vor allem der sehnige Ansatz der Hand- und Fingerstreckmuskulatur am Epicondylus radialis sind stark druckdolent.

Es handelt sich um einen *chronischen,* offenbar mechanisch ausgelösten Entzündungszustand im Bereiche der Sehnenansätze der Hand- und Fingerstrecker am Epicondylus radialis (lateralis), dessen Natur nicht ganz klar ist.

Das Leiden dauert Monate, nicht selten Jahre lang, oft mit erheblicher Behinderung der Aktivität des Patienten.

Als *Therapiemaßnahmen* kommen in Frage: In erster Linie temporäre Schonung, evtl. Ruhigstellung, sodann physikalisch-therapeutische Maßnah-

men, lokale Infiltrationen mit Kortikoidpräparaten, und schließlich die kleine (Hohmannsche) Operation, bei welcher die Ansätze der Extensorenmuskulatur am Epicondylus radialis eingekerbt werden. Trotz aller dieser Maßnahmen gelingt es nicht immer, die Beschwerden ganz zum Verschwinden zu bringen, doch heilt die Krankheit nach längerer Zeit fast immer folgenlos von selbst aus.

Ulnarisschädigung

Sie kann viele verschiedene *Ursachen* haben, doch liegen diese *am häufigsten* im Bereiche des *Sulcus nervi ulnaris* hinter dem Epicondylus ulnaris. Hier liegt der Nerv unmittelbar unter der Haut auf dem Knochen und ist deshalb für Schädigungen besonders empfindlich (siehe auch Periphere Lähmungen, S. 399f.).

Bekannt ist die späte, oft erst nach Jahren auftretende Ulnarislähmung bei *Cubitus valgus,* der meist posttraumatischen Fehlstellung des Ellbogens mit Achsenabweichung nach lateral (siehe S. 544). In anderen Fällen läßt sich allerdings keine Ursache für die sich schleichend einstellende Lähmung finden. Die genauere elektrische Prüfung zeigt aber, daß die Leitfähigkeit der Nerven im sulcus ulnaris gestört ist.

Wird die Lähmung *frühzeitig erkannt,* so kann sich der Nerv nach seiner *operativen Verlagerung* aus dem Sulcus nach ventral vor den Epikondylus erholen. Irreversible Ulnarislähmung: siehe S. 565.

Bursitis olecrani

Eine umschriebene fluktuierende Schwellung über dem Olecranon läßt sich durch Inspektion und Palpation leicht als flüssigkeitsgefüllte Bursa olecrani erkennen und von einem Gelenkerguß unterscheiden.

Eine eitrige Entzündung, ein Empyem der Bursa entsteht meistens als Folge einer offenen Verletzung und läßt sich durch ihre akut entzündlichen Symptome leicht abgrenzen gegenüber einer *chronischen abakteriellen Bursitis,* entstanden auf dem Boden ständiger mechanischer Reizung beim Abstützen auf den Ellbogen (z. B. Plattenleger). Bei dieser kann man auch kleine Bindegewebsstränge und «Reiskörner» palpieren.

Eine eitrige Bursitis muß drainiert und die Bursa, wenn die akute Entzündung abgeklungen ist, extirpiert werden. Die chronische Bursitis kann konservativ antiphlogistisch behandelt werden. Bei häufigen Rezidiven wird man die Bursa jedoch operativ entfernen.

Frakturen und Luxationen

Brüche des distalen Humerusendes, vor allem die *intraartikulären Ellbogenfrakturen* sind im allgemeinen recht schwere Verletzungen, ihre Behandlung ist nicht immer einfach.

Ellbogenbrüche beim Erwachsenen

Beim *Erwachsenen* wird man eine Wiederherstellung der Anatomie des Gelenkes anstreben, was meistens nur mit einer offenen Reposition und einer stabilen Osteosynthese möglich ist. Stabil sollte die Osteosynthese sein, damit die Ellbogenfunktion möglichst bald wieder geübt werden kann, da sie sonst rasch verloren geht.

Ellbogenbrüche bei Kindern

sind häufig und stellen heikle Probleme (siehe auch Kinderfrakturen, S. 503f.). Schon die genaue *Diagnose* kann schwierig sein, wegen der komplizierten Röntgenanatomie der einzelnen Epiphysenknochenkerne, welche sich im Verlaufe des Wachstums ständig ändert. In jedem Fall wird ein *Vergleichsröntgenbild des gesunden Ellbogens* die Verhältnisse eindeutig zu klären ermöglichen (Abb. 41.33).

Während bei *suprakondylären* Brüchen mit konservativer Behandlung gute Ergebnisse erzielt werden können (cave Volkmannsche Kontraktur bei zu starker Flexion), ist bei den *intraartikulären* Brüchen in der Mehrzahl der Fälle die offene, anatomisch genaue Reposition und Fixation angezeigt, wenn keine Wachstumsstörungen und schwere Beeinträchtigungen der Ellbogenfunktion auftreten sollen (näheres dazu bei Kinderfrakturen, S. 507).

Der Olekranonbruch, eine intraartikuläre Distraktionsfraktur, muß *operiert* werden, gleich wie beim Erwachsenen, am zweckmäßigsten mit einer Zuggurtungsosteosynthese.

Die *isolierte Fraktur des Radiusköpfchens* ist klinisch unspektakulär, hinterläßt aber als intraartikuläre Stauchungsfraktur nicht selten einen Dauerschaden. Deshalb wird eine anatomische Reposition angestrebt, was konservativ kaum gelingt und operativ nur bei einfachen Meißelbrüchen möglich ist.

Die *Resektion* eines zertrümmerten oder störenden Radiusköpfchens ergibt zwar eine gewisse *Instabilität,* muß aber bei *Erwachsenen* doch als Alternative in Betracht gezogen werden.

Bei *Kindern im Wachstumsalter* wäre die Resektion des Radiusköpfchens *ein Fehler.*

Ellbogenluxationen, oft in Form von *Luxationsfrakturen,* sind schwere Verletzungen, welche nicht selten auch erhebliche Spätschäden hinterlassen: Schmerzen, Schwäche, Instabilität, periartikuläre Verkalkungen, Bewegungsbehinderungen. Erfolgreiche Rezepte dagegen fehlen weitgehend.

«Pulled elbow»:

Wenn eine ungeduldige Mutter ihr widerstrebendes Kleinkind mit einem Ruck an der Hand hochzieht, so kann das Ligamentum annulare abreißen, über das Radiusköpfchen schlüpfen und sich im Ellbogengelenk einklemmen. Der Ellbogen ist sofort schmerzhaft blockiert. Aus diesem Befund, der Anamnese und dem negativen Röntgenbild ergibt sich die Diagnose. Durch leichte forcierte Manipulation des Ellbogens in Supination kann die Einklemmung gelöst und die Blockierung behoben werden.

Traumafolgen

Volkmannsche Kontraktur

Die *ischämische Kontraktur der Vorderarmmuskulatur* ist die späte Folge eines Unterbruches der arteriellen Zirkulation am Ellbogen während länger als etwa 6 Stunden. Sie ist die schlimmste Komplikation einer Ellbogenverletzung. Die drohende Ischämie, eine Notfallsituation, ist im Abschnitt über Ellbogenfrakturen bei Kindern beschrieben (siehe S. 507), weil sie dort am häufigsten vorkommt. Das *Vermeiden* der ischämischen Kontraktur ist die Hauptsache, denn die ischämische Schädigung der Muskulatur wird nach wenigen Stunden irreversibel und hat schwere permanente und irreparable Schäden zur Folge:

Die mehr oder weniger ausgedehnten *nekrotischen Partien der Hand- und Fingerbeugemuskulatur* am Vorderarm werden im Verlaufe der nächsten Monate bindegewebig umgewandelt, vernarben und verkürzen sich immer mehr, so daß Hand und Finger in eine unphysiologisch starke Beugefehlstellung gezogen und hier fixiert werden. In schweren Fällen erlaubt die Kontraktur schließlich überhaupt keine Bewegungen mehr und die Hand wird praktisch unbrauchbar. Mehr oder weniger schwere Sensibilitätsstörungen tragen das ihre dazu bei (Abb. 38.6).

Die *Behandlung* (Exzision der nekrotischen Partien, Sehnenverlängerungen, Ablösen der Muskelursprünge usw.) ist nicht imstande, die volle Funktion wiederherzustellen. Man muß sich mit einer gewissen Verbesserung des Zustandes zufrieden geben.

Umso wichtiger ist die *Prophylaxe* der Volkmannschen Kontraktur, wie sie auf S. 507 beschrieben ist.

Gelenksteifen und Myositis ossificans

Nach Verletzungen hat das Ellbogengelenk eine gewisse Neigung, steif zu werden. Intensive *aktive Bewegungsübungen* sind bei Erwachsenen deshalb wichtig, passive sind eher verpönt.

Bei *Kindern* ist die *Physiotherapie eher schädlich als nützlich.* Der kindliche Ellbogen braucht manchmal lange Zeit (Wochen, Monate), bis er nach einer Fraktur wieder voll beweglich wird. Nur selten aber bleiben Bewegungseinschränkungen permanent. Mobilisation in Narkose oder operative Arthrolysen haben selten Erfolg. Ähnliches gilt für

die Myositis ossificans, eine Komplikation, welche am häufigsten die Ellbogenmuskulatur befällt, vor allem bei Kindern, und deshalb dort beschrieben ist (siehe S. 507).

Fehlstellungen

Der normale Winkel zwischen Oberarm- und Unterarmachse beträgt etwa 10° nach außen (Valgus). Nach Ellbogenbrüchen, vor allem im Kindesalter, sieht man gelegentlich *Seitenabweichungen:*

Ein *Cubitus varus* entsteht nach in Fehlstellung geheilten suprakondylären Frakturen. Er wirkt vor allem ästhetisch ungünstig. Die Funktion des Ellbogens braucht dabei nicht gestört zu sein. Korrekturoperationen haben deshalb vorwiegend kosmetische Bedeutung. Das beste Verfahren ist die suprakondyläre Osteotomie des Humerus (Abb. 46.4).

Ein *Cubitus valgus* entsteht eher bei Wachstumsstörungen und Pseudarthrosen nach Frakturen des radialen Kondylus. Er kann im Verlaufe des Wachstums zunehmen und noch nach Jahren eine späte Ulnarislähmung zur Folge haben, welche eine operative Verlagerung des Nerven aus dem sulcus ulnaris nach vorne erfordert (siehe S. 542).

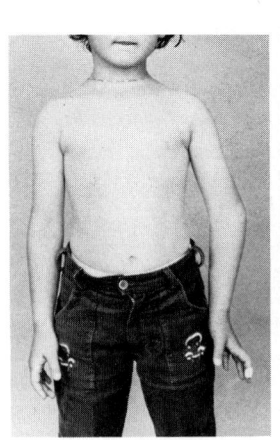
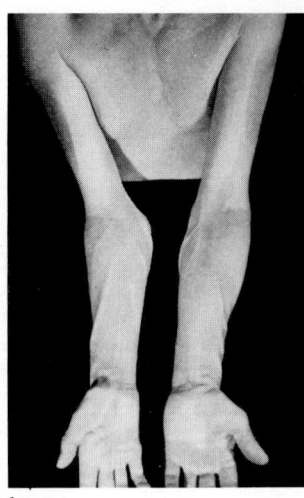

a   b

Abb. 46.4:

a *Cubitus varus* nach Ellbogenfraktur. Die Deformität ist vor allem kosmetisch störend. Sie nimmt noch zu, wenn eine Wachstumsstörung vorliegt.

b Der *Cubitus valgus,* gelegentlich, wie hier am rechten Arm, die Folge einer schlecht verheilten Kondylenfraktur (siehe Abb. 41.33), kann noch nach Jahren eine langsam und unbemerkt zunehmende *Ulnarislähmung* verursachen.

47. Der Unterarm

Die Unterarmdrehbewegung (Umwendbewegung, Pro- und Supination)

Physiologie und Pathologie: Die Umwendbewegung des Unterarmes, welche zwischen Ulna und Radius stattfindet, beträgt normalerweise 180°, also eine volle Handumdrehung. Bei der *Supination* kommt die Handfläche nach oben, was gestattet, Gegenstände, z. B. Teller auf der flachen Hand zu tragen, untergriffige Schubladen zu ziehen usw., während bei Pronation Gegenstände mit den Fingern gefaßt und von der Unterlage abgehoben und Türfallen geöffnet werden können usw. (mnemotechnisch: Supination – Suppe, Pronation – Brot).

Die Umwendbewegung ist nötig um Schrauben, Schlüssel und Türknöpfe zu drehen usw., während in Mittelstellung, bei einander zugewendeten Handflächen, beide Hände zusammenwirken können, z. B. beim Stricken und bei den meisten handwerklichen Arbeiten. Die beste Gebrauchsstellung (bei Versteifung anzustreben) ist eine ganz leichte Pronation. Dabei schaut der Daumen nach oben und etwas nach innen. Bei einer Blockierung der Umwendbewegung im Unterarm ist immerhin noch eine beschränkte Drehbewegung des Armes von der Schulter aus möglich (Abb. 47.1).

Die Prüfung der Pro- und Supination erfolgt bei *rechtwinklig gebeugtem Ellbogen,* um die Rotationsbewegung im Schultergelenk auszuschalten.

Die Unterarmumwendbewegung findet in zwei Gelenken statt: *Im proximalen und im distalen Radioulnargelenk* (Abb. 47.2).

Änderungen der Geometrie des Unterarmgelenkes, z. B. eine Achsenfehlstellung in einem der beiden Knochen, kann eine Blockierung der Umwendbewegung zur Folge haben, ohne daß eines der beiden Radioulnargelenke beschädigt zu sein braucht. Aber auch etwa kartilaginäre Exostosen, Verkalkungen, übermäßige Kallusbildungen (Brückenkallus zwischen Ulna und Radius) oder Vernarbungen und Verwachsungen der Weichteile können die Pro-Supinationsbewegung beeinträchtigen.

Die kongenitale radio-ulnare Synostose wurde bereits auf S. 540 erwähnt.

Die *Beurteilung* von Störungen im Bereiche des Ellbogens, des Unterarmes und des Handgelenkes schließt immer eine Beurteilung des «Vorderarmdrehgelenkes» mit ein:

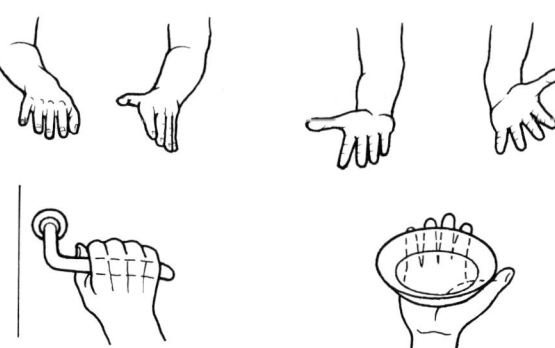

Abb. 47.1: *Drehbewegungen im Vorderarm.*

Links: Pronation

Oben: rechter Arm normal, linker eingeschränkt.
Unten: Funktion: Türlinke öffnen, kleine Gegenstände auflesen und halten, schreiben usw.

Rechts: Supination

Oben: rechter Arm normal, linker stark eingeschränkt.
Unten: Funktion: Teller tragen und kleine Gegenstände in der hohlen Hand, Schlüssel und Schraubenzieher drehen, Schubladengriffe usw.
Die Prüfung gibt nur bei rechtwinklig gebeugtem Ellbogen richtige Werte.

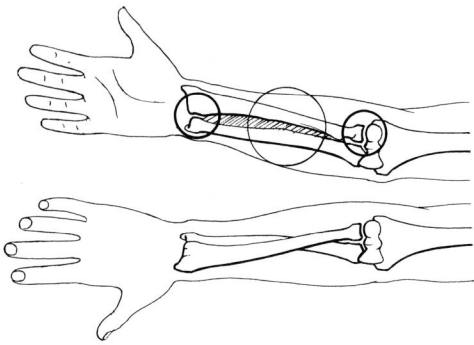

Abb. 47.2: *Das Unterarmdrehgelenk.*

Funktionell bildet es ein einziges Gelenk mit Drehachse durch das proximale Radusköpfchen und das distale Ulnaende.

Oben: Ursprüngliche, unverdrehte Stellung in *Supination* (Radius liegt radial neben der Ulna).

Kleine Kreise: Proximales und *distales Drehgelenk.* Beide Drehgelenke bestehen je aus zwei Anteilen: Radiohumeral- und Karpoulnargelenk, sowie Radioulnargelenk proximal und distal. Alle vier Gelenke müssen kongruent sein, müssen genau zueinander passen, damit eine Drehbewegung möglich ist. Dazu kommt die *Membrana interossea,* das «Drehgelenk» zwischen den beiden Diaphysen (großer Kreis). Ihre Fasern müssen ebenfalls genau am richtigen Ort ansetzen und die richtige Länge haben, damit die Drehbewegung möglich ist.

Unten: Pronation: Drehbewegung von 180° der Speiche um die Elle herum. Schon geringfügige Veränderungen in den anatomischen Beziehungen der beiden Knochen zueinander, wie sie etwa bei Unterarmfrakturen, bei Luxationen im proximalen bzw. distalen Drehgelenk u. a. vorkommen, können die Drehbewegungen erheblich beeinträchtigen und blockieren. Solche Fehlstellungen sollten deshalb *primär* behoben werden, denn spätere Restitution ist kaum mehr möglich.

– Affektionen des Ellbogengelenkes, sofern sie den radialen Gelenkabschnitt betreffen, sowie Affektionen des proximalen Radiusabschnittes, haben häufig Einschränkungen der Pro- und Supination zur Folge.

– Nach Vorderarmfrakturen, vor allem nach schlecht verheilten, sind die Umwendbewegungen ebenfalls nicht selten beeinträchtigt (siehe unten).

– Im Bereiche des Handgelenkes ist es vor allem das *distale Ulnaende,* welches die Umwendbewegungen stören kann. Seine Resektion kann in manchen Fällen helfen (siehe S. 547). Eine Versteifung des Radiokarpalgelenkes ist mit voller Umwendbewegung vereinbar.

Die *Therapie* der blockierten Umwendbewegung ist eher undankbar, und Versuche, sie operativ zu verbessern, sind in der Regel enttäuschend. Umso wichtiger ist die

Prophylaxe: adäquate Behandlung von Ellbogen- und Vorderarmfrakturen (siehe unten), gewebeschonendes Operieren, wo Operationen unvermeidlich sind, Fixationen in *Funktionsstellung* (etwa Mittelstellung: bei am Körper anliegendem Ellbogen zeigt der Daumen nach oben).

Unterarmfrakturen

Wegen der erwähnten anatomischen Besonderheiten, welche der Umwendbewegung des Vorderarmes dienen, sind auch die Vorderarmbrüche in mancher Hinsicht komplizierter als andere Brüche.

Isolierte Frakturen des Radius oder der Ulna sind selten. *Fast immer* findet man bei genauerer Untersuchung noch eine *zweite Fraktur oder aber eine Luxation des Nachbarknochens,* entweder des Radiusköpfchens (Monteggiafraktur) oder des distalen Ulnaendes (Galeazzi). Diese zweite Verletzung muß *gesucht* (Röntgenbild mit Einschluß von Ellbogen- und Handgelenk) und behandelt werden, wenn spätere Funktionsausfälle vermieden werden sollen.

Fehlstellungen, welche bei anderen Knochen ohne Bedeutung wären, können am Unterarm eine Behinderung der Pro- und Supinationsbewegung hinterlassen. Zudem ist die Reposition und besonders auch die Retention einer guten Fragmentstellung beider Knochen oft recht schwierig.

Schaftfrakturen bei Erwachsenen werden deshalb heute in den meisten Fällen mit einer stabilen Osteosynthese (z. B. Platten) fixiert. Anatomische Reposition und Stabilität, welche den sofortigen Gebrauch der Hand und das Üben der Umwendbewegung erlaubt, sind damit sicher zu erreichen.

Für *Unterarmfrakturen bei Kindern* im Wachstumsalter hingegen ist die *konservative* Behandlung mit Gipsverband die *Methode der Wahl.*

48. Das Handgelenk

Am Handgelenk sind fünf Knochen mit ihren Gelenkfacetten beteiligt. Das wichtigste Teilgelenk ist das *Radiokarpalgelenk*. Die Ulna trägt kaum zur Stabilität bei. Wenn durch irgendeine Störung die topographische Lage der einzelnen Teile verändert ist, wird das Gelenk inkongruent und kann Beschwerden machen, auf längere Sicht entsteht eine Abnützungskrankheit, eine *Arthrose*.

Die *Handwurzel* mit den *zahlreichen Gelenken* zwischen ihren acht Knochen und den Metakarpalia trägt zur Beweglichkeit des Handgelenkes einen kleineren Teil bei. Ihre *Kinetik* ist überaus kompliziert und noch kaum im einzelnen bekannt (siehe Abb. 48.1). Näheres siehe S. 552 und Abb. 48.2.

Knochen und Gelenk

Deformitäten

Die *Madelungsche Deformität* ist eine *kongenitale* Subluxation oder *Luxation des distalen Ulnaendes* nach lateral und dorsal. Eine Hypo- oder Aplasie des Radius ist die Ursache. Die *Hand weicht* deshalb *nach radial ab.* Die angeborene Mißbildung ist *selten.*

Viel *häufiger* entsteht eine *ähnliche Deformität* nach *distalen Radiusfrakturen* «loco classico», welche in einer Fehlstellung ausheilen. Die Dislokation des distalen Radiusendes nach dorsoradial ist bei alten Leuten oft schwierig zu beheben, wegen der Einstauchung der osteoporotischen Spongiosa (vgl. Abb. 41.6). Schmerzen treten später eher auf der *ulnaren* als auf der radialen Seite auf, weil die Ulna relativ zum Radius zu lang ist und nach dorsal vorspringt. In hartnäckigen Fällen kann die *Resektion des distalen Ulnaendes* die Schmerzen vermindern und die Rotation verbessern, ohne daß die Stabilität darunter leidet.

Ähnliche Radialdeviationen können entstehen im Verlauf des Wachstums, nach Verletzungen der distalen Radiusepiphysenfuge oder etwa bei rheumatoider Arthritis. Auch hier können Eingriffe am distalen Ulnaende notwendig werden (Abb. 48.3).

Lunatumnekrose (Kienböcksche Krankheit)

Eine relativ häufige Lokalisation der aseptischen Knochennekrose ist das os lunatum des Handgelenkes. Welche Rolle bei der *Entstehung* kleine wieder-

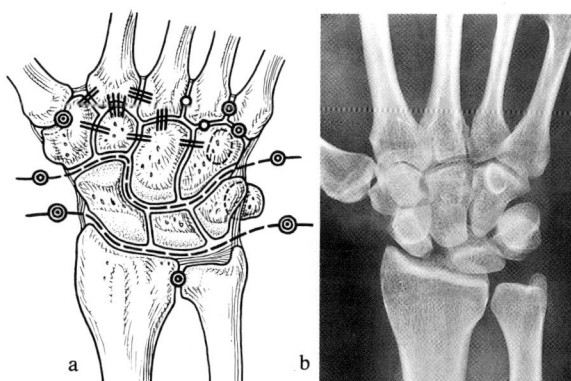

Abb. 48.1: *Anatomie und Pathologie von Handgelenk und Handwurzel.*

a Die *Bewegungen* im Handgelenk sind äußerst komplex. Alle 15 Knochen bewegen sich in sehr unterschiedlichem Ausmaß gegeneinander. Stabilität der einzelnen Gelenke ist mit Querstrichen (=), Beweglichkeit mit Kreisen (○) angedeutet.

Die *größten Bewegungsausschläge* finden im *Radiokarpalgelenk* statt. Einen etwas kleineren Bewegungsumfang hat das Gelenk zwischen der proximalen und der distalen Handwurzelreihe. Die mittleren Karpometakarpalgelenke (II und III) geben der Hand eine starke Stabilität, während sie nach außen hin (IV und V) zunehmend besser beweglich sind. Zusammen mit dem im Sattelgelenk weitgehend frei beweglichen Daumen ermöglicht dies der Hand, sowohl etwa einen Apfel wie eine Erbse mit allen Fingern zu erfassen (vgl. Abb. 49.1).

Da die kleinen Handwurzelknochen ringsum knorplige Gelenkflächen tragen, ist ihre Blutversorgung gefährdet: Das *Lunatum* neigt zu Nekrosen, das *Scaphoid* zu schlecht heilenden Frakturen.

- Die *Kongruenz* von Radiokarpal- und Radioulnargelenk ist bei *Längendifferenzen* der beiden Unterarmknochen gestört.
- Dies kann zu Beschwerden im Bereich des Ulnaköpfchens führen, u. a. bei Subluxation, wenn die Ulna gegenüber dem Radius zu lang ist.
- Das *Sattelgelenk* an der Daumenwurzel ist stark beansprucht: *Luxationsfrakturen* (Bennet) und *Arthrosen* (Rhizarthrose) stellen Probleme (siehe dort).
- Funktion und Pathologie der Handwurzel sind sehr komplex und erst teilweise erforscht. Ob und welche praktisch-klinische Konsequenzen (Stabilisierende Weichteiloperationen, Arthrodesen zwischen einzelnen Knochen), sich ergeben, werden weitere Studien und Erfahrungen klären müssen.

Interessant ist in diesem Zusammenhang die Erkenntnis, daß im täglichen Leben lediglich etwa 40° des Bewegungsumfanges des Handgelenkes ausgenützt werden, daß schmerzfreie Stabilität vor Beweglichkeit geht.

b Scapho-lunäre Dissoziation. Läsion der ligamentären Verbindungen in der Handwurzel. Die Knochen der proximalen Reihe (Scaphoid und Lunatum) sind auseinander gewichen und gegeneinander verdreht, der Carpus ist verkürzt (karpaler Kollaps). Solche *Instabilitäten* können verschiedene Ursachen haben: Trauma, rheumatische Arthritis u. a. Lokale Reparationen, interkarpale Arthrodesen werden versucht.

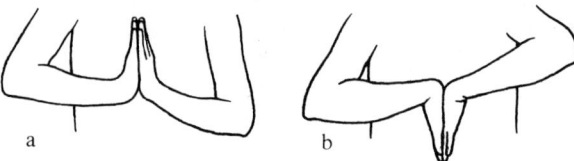

Abb. 48.2: *Einfache Prüfung* der *Handgelenkbeweglichkeit.*

a *Dorsalextension* des linken Handgelenkes eingeschränkt, rechts normal.
b *Palmarflexion* des linken Handgelenkes herabgesetzt, rechts normal. (Dieser Test eignet sich auch für die Diagnose eines Karpaltunnelsyndroms).

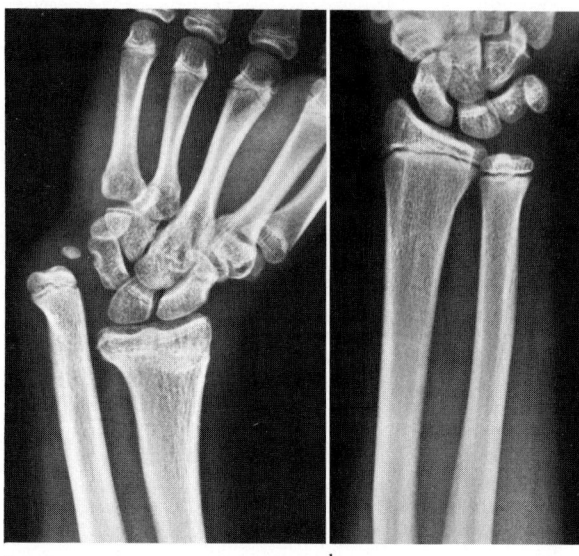

a   b

Abb. 48.3:

a Langsam, im Laufe von Jahren entstandene Deformität mit Radialdeviation bei einem 14jährigen Mädchen, hier als Folge einer Wachstumsstörung, einer vorzeitigen Verknöcherung der distalen Radiusepiphyse unbekannter Ursache (Fraktur? vgl. S. 326). Die Ulna ist weiter gewachsen und steht nun stark vor, auch weicht die Hand nach radial ab. Obwohl das Mädchen keine Beschwerden hat, wäre es froh, wenn die unschöne Deformität behoben werden könnte. Deshalb wurde die Teilresektion des distalen Ulnaendes vorgesehen, mitsamt der Epiphysenfuge, um einen weiteren Ulnavorschub zu verhindern.
b Normale Gegenseite zum Vergleich.

holte Traumen spielen, vor allem bei schwerer handwerklicher Arbeit (Preßluftbohrer), ist nicht eindeutig erwiesen. Die Unfallversicherung anerkennt die Lunatummalazie als Berufskrankheit.

Die *Beschwerden* treten langsam auf. Die Gegend des Mondbeines ist schmerzhaft und die Kraft des Faustschlusses deshalb vermindert. Auch die Bewegung des Handgelenkes ist eingeschränkt und schmerzhaft.

Die *Diagnose* wird gestellt aus dem *Röntgenbild*: Im *Anfangsstadium* ist wenig mehr zu sehen als eine leichte Sklerose des Lunatum. Die Knochenstruktur verdichtet sich in den ersten Monaten zusehends, bis später kleine Frakturen sichtbar werden und mit der Zeit der ganze Knochen sich fragmentiert (siehe Aseptische Knochennekrosen, S. 345). Im Endzustand entwickelt sich eine *Arthrose* des ganzen Handgelenkes (Abb. 48.4).

Eine befriedigende *Behandlung* ist noch nicht gefunden. Im Frühstadium, solange nur diskrete Veränderungen im Röntgenbild zu sehen sind, besteht die Hoffnung, durch eine mehrmonatige Ruhigstellung des Handgelenkes noch eine Heilung zu erzielen.

Wenn eindeutige Nekrosezeichen bestehen, ist der Prozeß nicht mehr reversibel. Verschiedene *Operationsverfahren* (Verlängerung der Ulna bzw. Verkürzung des Radius, Revitalisationsversuche, Interkarpalarthrodesen, Endoprothesen) sind vorgeschlagen worden. Die Exzision des Lunatum sowie Endoprothesen haben nicht befriedigt.

In fortgeschrittenen Fällen mit Arthrose ist die *Arthrodese* des Handgelenkes wohl die beste Lösung.

Scaphoidpseudarthrose

Scaphoidfrakturen sind notorisch heikel:

- Oft nicht leicht zu diagnostizieren und darum nicht selten übersehen: Deshalb bei Verdacht nochmals röntgen nach ein paar Tagen! (schräge Aufnahmen) (vgl. S. 553)
- schwierig einwandfrei ruhigzustellen
- *lange Heilungsdauer*
- *gefährdete Blutversorgung* des proximalen (handgelenknahen) Fragmentes, vor allem wenn dieses klein ist, mit der Gefahr einer aseptischen *Knochennekrose.*
- ungünstige mechanische Bedingungen bei Schräg- oder Längsfraktur (Scherkräfte) (Abb. 48.5).

Deshalb ist die *knöcherne Konsolidation gefährdet,* dauert *sehr lange* (3 Monate und länger) oder bleibt *nicht selten ganz aus.*

Prophylaxe: Man hat deshalb versucht, bei frischen Frakturen schon primär eine stabile Osteosynthese (mit Schrauben) zu machen, doch ist die Methode

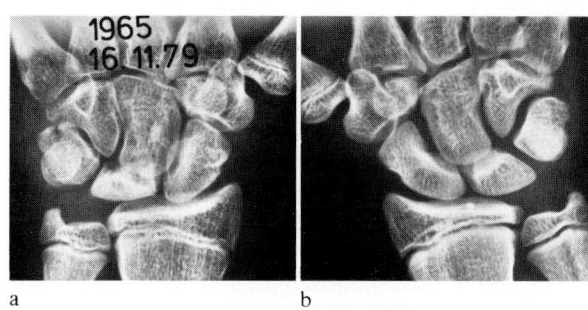

a   b

Abb. 48.4: Die *Lunatumnekrose:* a) hier am linken Handgelenk eines 14jährigen Knaben, kommt sonst nur bei Erwachsenen vor. Sklerose und beginnende Strukturveränderungen: Zysten, Abflachung. b) das rechte, gesunde Handgelenk zum Vergleich.

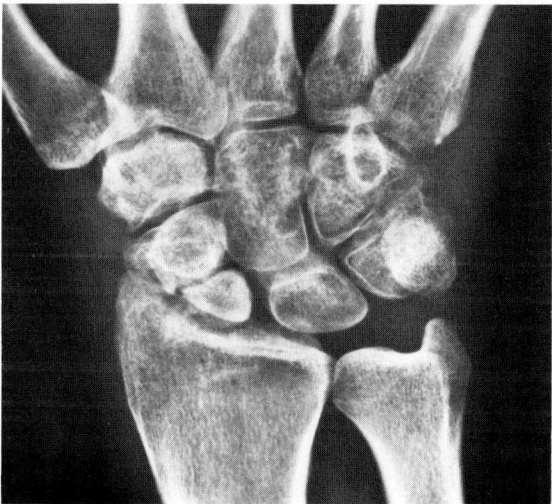

Abb. 48.5: *Scaphoidpseudarthrose* bei einem 30jährigen Mann, mehrere Jahre nach einer Scaphoidfraktur, welche damals nicht festgestellt worden war. Das kleinere, proximale Fragment ist etwas sklerosiert, seine Blutversorgung ist prekär. Die Pseudarthrose ist abgedeckelt, definitiv.

unsicher. Eine genügend lange und gute *Ruhigstellung im Gips* ist immer noch die *beste Behandlung* der *frischen Scaphoidfraktur.*

Therapie: Eine einmal etablierte *Pseudarthrose,* erkennbar am verbreiterten Frakturspalt und der Sklerosierung der Bruchenden, kann nur durch eine *Operation* zur Heilung gebracht werden. Eine solche ist allerdings nur bei stärkeren Beschwerden angezeigt. (Nicht ganz selten sieht man veraltete Scaphoidpseudarthrosen bei Arbeitern, die sich an keinen Unfall erinnern).

Am besten hat sich die *Spongiosaspaneinlagerung* nach *Matti* und *Russe* bewährt. Voraussetzung zum Erfolg ist eine nochmalige mehrmonatige Gipsfixation. Ein großes proximales Fragment kann evtl. angeschraubt werden. Wenn es nekrotisch geworden ist (Sklerosierung, Abdeckelung des Fragmentes im Röntgenbild) kommt nur noch seine Exzision in Frage.

Wenn das Leiden nicht in ein bis zwei Jahren geheilt werden kann, entsteht eine *Arthrose* des ganzen Handgelenkes. Ihre *Behandlung* ist dort beschrieben (siehe S. 553).

Arthritis

Eine Arthritis des Handgelenkes ist gewöhnlich rheumatischer Natur, sehr selten eitrig.

Die chronische Polyarthritis

des Handgelenkes ist fast immer nur ein Teilaspekt des Befalles der ganzen Hand. Sie macht aber oft starke Schmerzen, Fehlstellungen und eine Instabilität, welche operativ gebessert werden können (siehe cP, S. 417). In Frage kommen *folgende Operationen:*

1. Synovektomie von Handgelenk und Strecksehnenscheiden im Frühstadium.
2. Resektion des distalen Ulnaendes bei «caput ulnae-Syndrom»: Luxation des distalen Ulnaendes nach dorsal oder Instabilität bei lokaler Synovitis (vgl. S. 418).
3. Spalten des Ligamentum carpi volare bei dem bei cP relativ häufigen Karpaltunnelsyndrom.
4. Handgelenksarthrodese bei Destruktion, Instabilität und Fehlstellung des Handgelenkes (Arthrodese meist in *Mittelstellung,* da die Restfunktion der arthritischen Finger in der Regel besser ist in dieser Stellung als bei Dorsalflexion, welches die normale Funktionsstellung der Hand ist).
5. *Handgelenkprothesen* haben wahrscheinlich bei älteren Polyarthritikern eine Indikation, wenn auch die *Fingergelenke* befallen sind. Bei manuell Arbeitenden und normaler Fingerfunktion ist der Handgelenkarthrodese der Vorzug zu geben.

Handgelenk

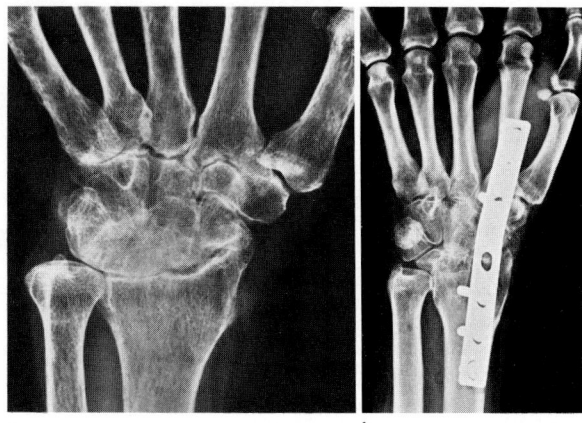

a   b

Abb. 48.6:

a Schwere Arthrose des Handgelenkes. Gelenkspalt fast verschwunden, reaktive Sklerose. Auch die Mittelhandgelenke sind arthrotisch. Diese 75jährige Frau hatte eine rheumatische Polyarthritis.

b Arthrodese des Handgelenkes eines 59jährigen Mannes bei einer Handgelenkarthrose infolge veralteter Scaphoidpseudarthrose. Fixation mit einer Platte und Schrauben gibt gute Stabilität für eine gipsfreie Nachbehandlung.

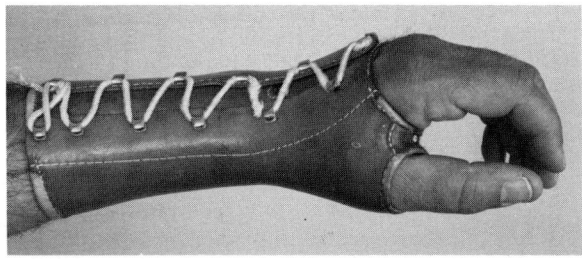

Abb. 48.7: Eine *Handgelenkmanschette* zur Ruhigstellung des Handgelenkes erlaubt einen weitgehend schmerzfreien Gebrauch der Hand und kann somit die Arbeitsfähigkeit erhalten bei schmerzhaften Zuständen des Handgelenkes wie Scaphoidpseudarthrose, Arthrose, Tendovaginitis. Die Finger müssen frei beweglich sein.

Handgelenksarthrosen

Alle die oben beschriebenen Schäden des Handgelenkes sowie auch schlecht geheilte, vor allem intraartikuläre distale Radiusfrakturen, führen *mit der Zeit zu degenerativen Veränderungen.* Pathogenese und klinische Erscheinungen entsprechen der Arthrose in anderen Gelenken (siehe Arthrosen, S. 422).

Besonders stark bemerkbar machen sich die Beschwerden natürlich bei Schwerarbeitern, Handwerkern und Hausfrauen, welche einen kräftigen Faustschluß brauchen. Wegen der *Schmerzen* geht diese *Kraft verloren,* und die Krankheit wird zu einer schweren Behinderung, welche einen Berufswechsel notwendig machen kann. Der Verlust der vollen Beweglichkeit des Handgelenkes wiegt dagegen weniger schwer (er ist allerdings wichtig als diagnostischer Hinweis).

Im *Röntgenbild* sind die üblichen Zeichen der Arthrose zu sehen, in erster Linie die Verschmälerung des Gelenkspaltes und eine subchondrale Sklerose der angrenzenden Knochen. Typisch ist eine ausgezogene Randzacke am Processus styloides radii (Abb. 48.6).

Therapie: Die *konservative Behandlung* hat nur Aussicht auf Erfolg, wenn das Handgelenk geschont und *ruhiggestellt* werden kann. Dann können auch physiotherapeutische Maßnahmen, wie Bäder, Diathermie usw., die Beschwerden wenigstens mildern. Zur Ruhigstellung eignet sich am besten eine *Handgelenkmanschette* aus Leder oder Kunststoff, die den Vorderarm und die Handfläche einschließlich der Daumenwurzel umfaßt. Eine solche Manschette sollte den Gebrauch der Hand nicht behindern (Abb. 48.7).

Da am Handgelenk *Stabilität* wichtiger ist als *Beweglichkeit,* ist die *Arthrodese* der Endoprothese im allgemeinen vorzuziehen. Sie ist die einzige *dauerhafte Behandlung der Arthrose* des Handgelenkes. Bei schmerzhafter Behinderung und Invalidität ist sie angezeigt. Der Verlust der Beweglichkeit des Handgelenkes beeinträchtigt die Funktion der Hand nicht allzu sehr, zumal da die Umwendbewegung (Pro-Supination) erhalten bleibt (die Ulna wird nicht in die Arthrodese einbezogen). Der Bewegungsverlust wird mehr als aufgewogen durch den Gewinn an Stabilität und Kraft, sowie vor allem durch die Schmerzfreiheit.

Die *Stellung* muß individuell gewählt werden. Für manuelle Arbeit ist die «Funktionsstellung» des Handgelenkes am besten: Dorsalextension von 20°–30° und leichte Ulnarabduktion (das Metakarpale des Zeigefingers bildet die gerade Fortsetzung des Radius) (siehe auch Arthrodesen, S. 254).

Bei isolierter Arthrose einzelner Abschnitte sind evtl. *Teilarthrodesen* zwischen einzelnen Handwurzelknochen möglich. Manche von diesen sind allerdings heikel bezüglich Indikation, Technik und Resultat. Da es sich nicht lohnt, eine schmerzhafte Restbeweglichkeit im Handgelenk zu erhalten, ist eine Arthrodese in vielen Fällen vielleicht doch sicherer.

Alloplastische Interponate (z. B. Silastic) als Ersatz einzelner Handwurzelknochen haben sich *nicht bewährt*. Mit der Zeit treten Granulome, Osteolysen, Instabilität, Luxationen, Kollaps und Schmerzen auf.

Weichteile

Sehnen und Sehnenscheiden

Hygrom

Das sog. *Sehnenscheidenhygrom,* eine chronische Entzündung der Sehnenscheiden der Fingerbeuger zwischen Hohlhand und Vorderarm, ist häufig tuberkulös, oft rheumatisch. Lokale Schmerzen, Schwellung und Behinderung der Fingerbewegung sind ihre Zeichen. Die *Biopsie* klärt die Genese; Heilung bringt in hartnäckigen Fällen, bei welchen eine länger dauernde Ruhigstellung versagt hat, die *Synovektomie* der ganzen Sehnenscheide.

Tendovaginitis crepitans und Peritenonitis

sind abakterielle, trockene, fibrinöse Entzündungen der Sehnenscheiden, und, wo solche nicht vorhanden sind, des Paratenons. Sie befallen vor allem die Sehnen an der Streckseite von Unterarm und Handgelenk, in der Regel als Folge einer Überbeanspruchung, also mechanisch entstanden und unterhalten. Schmerzen, vor allem beim Gebrauch der Hand, sind das Hauptsymptom. Bei Bewegungen der Sehne spürt man ein leises Knarren (Schneeballknirschen). Unter *Ruhigstellung* und antiphlogistischer Behandlung gehen die Beschwerden mit der Zeit zurück.

Tendovaginitis stenosans (De Quervain)

Eine *häufige Lokalisation* der Tendovaginitis ist die gemeinsame Sehnenscheide von *Extensor pollicis brevis und Abductor pollicis longus* über dem Processus styloides radii, als *De Quervains Tendovaginitis stenosans* bekannt. Die Bewegungen des Daumens sind schmerzhaft und lassen ein deutliches Knirschen in der Sehnenscheide über dem Processus styloides radii tasten. Dieser ist sehr druckempfindlich. Der plötzliche Zug am Daumen löst einen starken Schmerz aus (Test von Finkelstein).

Behandlung: Strikte Ruhigstellung und lokale Infiltrationen von Cortison können manchmal die Symptome zum Verschwinden bringen. In langwierigen Fällen bringt die operative Spaltung der Sehnenscheiden prompte Heilung.

Die *Tendovaginitis stenosans der Fingerbeugesehnen,* der «schnellende Finger» ist auf S. 566 beschrieben.

Ganglion

Kleine erbs- bis kirschgroße Knötchen («Überbeine») auf dem Handgelenkrücken sind in der Regel mit klarer Gallerte prall gefüllte Ausstülpungen des Handgelenkes, allerdings lang gestielt und oft nicht mehr kommunizierend mit dem Gelenk. Diese Ganglien sind gelegentlich schmerzhaft. Dann können sie exzidiert werden, bilden sich aber leicht wieder. Dies versucht man zu verhindern durch die exakte Exstirpation mitsamt dem Stiel. Bei Schmerzen im Handgelenk muß man immer nach Ganglien suchen. Manche sind so klein, daß man sie kaum findet.

Das Karpaltunnelsyndrom

Beschwerden bei mechanischer Kompression des N. medianus im Karpaltunnel (siehe auch S. 403).

Dieses Leiden ist überaus verbreitet, wird aber nicht selten übersehen. Es lohnt sich nach ihm zu suchen, denn es ist leicht zu heilen.

Ziehende *Schmerzen* in Handgelenk und Hohlhand, ausstrahlend in die radialen Finger, nicht selten aber in den ganzen Arm, weisen auf das Karpaltunnelsyndrom (CT) hin. Sie treten auf nach länger dauernden Handarbeit, vorwiegend bei Frauen, und typischerweise *nachts,* so daß die Patienten daran erwachen.

Die Diagnose

ist praktisch gesichert, wenn Sensibilitätsstörungen (Kribbeln, Ameisenlaufen, taubes Gefühl) angegeben werden im Ausbreitungsgebiet des N. medianus, also im Daumen, in Zeige- und Mittelfinger und radialer Hälfte des Ringfingers. Sie können ausgelöst werden durch starke (passive) Palmarflexion im Handgelenk während 1–2 Minuten (Phalen-Test, siehe auch Abb. 48.2b), sowie durch Beklopfen des Nerven im engen Kanal (Tinelsches Zeichen). Eine Atrophie des Thenar ist bereits Zeichen einer fortgeschrittenen, meistens irreversiblen Leitungsstörung des Medianus (Abb. 48.8). Im frühen Stadium kann eine verminderte Reizleitungsgeschwindigkeit die Diagnose erhärten, was für *die Therapie* wichtig sein kann (siehe auch S. 565).

Therapie

Das Leiden ist so unangenehm und behindernd wie leicht und sicher zu kurieren, so daß man nicht zögern sollte, die notwendige kleine *Operation* anzuraten, falls nicht einfache physikalische Maßnahmen (Nachtschiene) rasch Linderung bringen: Nach der *Spaltung* des Retinaculum flexorum erkennt man deutlich, wie der Medianusnerv komprimiert war, oft findet man eine eigentliche Schnürfurche. Schlagartig verschwinden die Schmerzen, und die neurologischen Symptome bilden sich zurück, wenn die Kompression vorher nicht zu lange bestanden

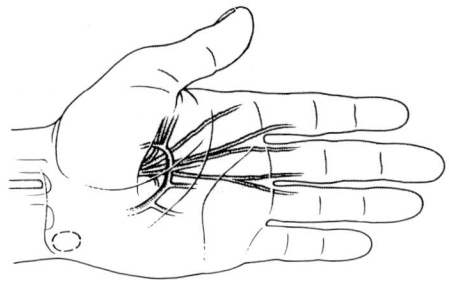

Handgelenk

Abb. 48.8: *Karpaltunnelsyndrom.*
Sensibilitätsstörung im Gebiet der Äste des *N. medianus,* der unter dem Lig. carpi transversum aus dem Karpaltunnel in die Hohlhand austritt. Von lateral her der Bogen (arcus volaris) der Arteria ulnaris. Diese Strukturen müssen bei der Operation geschont werden. Das Ligamentum transversum wird proximal davon in der Richtung der Handlinie an der Wurzel des Daumenballens durchtrennt. Lateral tastet man das Os pisiforme (oval).

hatte. Selbstverständlich dürfen bei der Operation keine Nerven- oder Arterienäste verletzt werden.

Das Karpaltunnelsyndrom ist das *klassische Beispiel einer peripheren Nervenleitungsstörung durch Kompression* (siehe S. 403). Die *Ursache* der Kompression ist nur in der Minderzahl der Fälle klar: Sehnenscheidenentzündungen, Schwellungen bei Polyarthritis (häufig), Arthrosen des Handgelenkes usw. können das Karpaltunnel verengern. In vielen Fällen allerdings findet man kaum anatomische Veränderungen. Sicher ist eine mechanische Kompression vorhanden, denn die Spaltung des Ringes allein genügt zur Heilung.

Verletzungen am Handgelenk

Die Radiusfraktur loco classico

Kinder und *alte Menschen* sind noch, bzw. wieder, *unsicher* im aufrechten Gang. Sie stürzen leichter und öfter, meist auf die zum Schutz ausgestreckte Hand. Ihre Knochen sind fragil: *weich* bei Kindern, *osteoporotisch* und *brüchig* bei alten Menschen, vor allem bei *Frauen.* Sie brechen meist knapp hinter dem Handgelenk, und in Dorsalextension. Diese «Radiusfraktur loco classico» ist deshalb eine der häufigsten Frakturen überhaupt.

Die *Diagnose*

ist fast immer klinisch möglich: Die *Abknickung* ist typisch, es ist fast nie eine Luxation, wie Laien oft meinen.

Ein Röntgenbild ist obligatorisch. Nicht weniger wichtig als die dorso-volare ist die *seitliche* Projektion. Darauf erkennt man Richtung und Ausmaß der Dislokation: Die klassische *Collessche-Fraktur* mit Knick nach dorsal, die seltene und schwierigere (Smith) nach palmar. Bei *Kindern* ist auf eine Epiphysenlösung bzw. eine *Grünholzfraktur* zu achten. Beide sind in der Regel *konservativ* gut zu reponieren und in richtiger Stellung zu halten im Gipsverband.

Bei älteren *Erwachsenen* sind meist Kortikalis und die *osteoporotische Spongiosa eingestaucht.* Hier haben die *Probleme* mit dieser Fraktur ihre Ursache.

Manchmal ist das *Handgelenk selbst* mitgebrochen. Solche *intraartikuläre* Brüche sind schwieriger zu reponieren und haben eine schlechtere Prognose.

Therapie

Für die gewöhnliche distale Radiusfraktur ist die *Reposition unter Zug* und anschließende Gipsfixation nach den Regeln der *konservativen Frakturbehandlung* die übliche und in der Mehrzahl der Fälle auch adäquate Behandlung. Sie ist in Abb. 41.6 dargestellt. Dieses Bild zeigt aber auch die *Probleme der Stauchungsfraktur in der osteoporotischen Spongiosa der Metaphyse auf:*

Nach der – an sich einfachen – Reposition bleibt ein *Knochendefekt* bestehen. Die Reposition ist *instabil* und neigt dazu, wieder in die ursprüngliche Fehlstellung abzurutschen. Die *Retention* im Gipsverband ist oft schwierig und ungenügend. Die *Heilung* ist jedoch unproblematisch, und die Resultate sind, oft trotz einer leichten Dislokation, überwiegend gut.

Nach mehrmaligen Repositionsversuchen (Gefahr des Sudeck) und bei Konsolidation in ausgeprägten Fehlstellungen sind allerdings Restbeschwerden auch nicht ganz selten, u. a. wegen der relativen Überlänge der Ulna bei verkürztem Radius.

Man hat deshalb versucht, Reposition und Retention zu verbessern: Am einfachsten, aber nicht immer zweckmäßig, sind Spickungen mit Kirschnerdrähten. Im ungünstigen Fall hat man die Nachteile von konservativer und operativer Behandlung kombiniert.

Stabile Osteosynthesen in offener Reposition wären an sich besonders bei *intraartikulären Brüchen* erstrebenswert, sind aber gerade dort besonders heikel, schwierig, und in Trümmerzonen gar nicht möglich.

Eine ziemlich stabile Osteosynthese kann mit Fixateur externe erzielt werden: gelenkübergreifend zwischen Radius und Metacarpalia.

Als einfachste und risikoärmste Therapie wird aber die klassische *konservative* Behandlung, wie sie von *Böhler* u. a. vor über fünfzig Jahren bereits zur Perfektion ausgearbeitet wurde, ihre Bedeutung als *Therapie der ersten Wahl* wohl behalten.

Scaphoidfraktur

Sie ist heimtückisch, schwierig zu erkennen und schwierig zu behandeln.

Diagnose: Schmerzen und Druckdolenz in der Tabatière zwischen den Sehnen von Extensor pollicis longus und brevis, radial an der Handwurzel, nach einem Sturz auf die Hand, sind äußerst verdächtig. Auf Röntgenbildern (inkl. schrägen) ist die Fraktur oft nicht zu sehen, da sie oft kaum disloziert ist. Im Zweifelsfall muß die Röntgenuntersuchung nach Tagen und Wochen wiederholt werden.

Prognose: Ungenügend behandelt entsteht sehr leicht eine *Pseudarthrose* mit üblen Spätfolgen (siehe S. 548).

Therapie: Sofortige rigorose Ruhigstellung im Gips mit Einschluß des Daumengrundgelenkes und des Ellbogens während längerer Zeit geben die beste Gewähr für eine unkomplizierte knöcherne Heilung. Verschraubungen haben sich im allgemeinen nicht bewährt.

Störungen im Gefüge der Karpalknochen und Bänder

Die Kinesiologie des Handgelenkes ist komplex und noch wenig erforscht (siehe S. 547 und Abb. 48.1a). Mit exakteren (v. a. radiologischen) Diagnoseverfahren wird versucht, einzelne Störungen etwas genauer herauszukristallisieren, etwa gewisse Instabilitäten, Dissoziationen, Verschiebungen usw. So wird z. B. eine *Verkürzung* der Handwurzel in der Längsachse mit einer Instabilität der proximalen Handwurzelreihe, einer Verdrehung von Scaphoid gegenüber dem Lunatum und einer Dissoziation zwischen Scaphoid und Lunatum (Abb. 48.1b) in Zusammenhang gebracht (karpaler Kollaps). Ursache können Verletzungen, aber auch Krankheiten, z. B. rheumatische Arthritiden, sein.

Spezielle Untersuchungsmethoden und Therapien (Operationen an Bändern, interkarpale Arthrodesen) werden entwickelt. Es ist verständlich, daß bei der Komplexität des Themas praktikable therapeutische Rezepte nicht sofort erwartet werden können. Es handelt sich um ein handchirurgisches Spezialgebiet.

Für *praktisch klinische* Belange ist festzuhalten, daß für fast *alle* Tätigkeiten des täglichen Lebens, eine *Handgelenksbeweglichkeit* von etwa 40° genügt, und daß die Beweglichkeit zwischen der proximalen und der distalen Reihe der Handwurzelknochen relativ *gering* ist. Auch sind die Mittelhandknochen des zweiten und dritten Strahles praktisch *unbeweglich* in der Handwurzel verankert, als eine *Voraussetzung* für einen *stabilen Griff.* Nur in den Karpo-metakarpal-gelenken IV und V ist die Mittelhand wirklich beweglich (Abb. 49.3).

Die *Arthrodese* des Handgelenkes hat deshalb nach wie vor ihre Bedeutung.

Handgelenk

49. Die Hand

Die Hand ist das höchstdifferenzierte *Bewegungsorgan,* das überhaupt existiert. Die Ausgestaltung der Hand als vielfältiges und präzises Werkzeug gibt dem Menschen erst seine besondere Stellung innerhalb der belebten Welt. Die hohe Differenzierung der Hand als ausführendes Organ des menschlichen Willens, aber auch – nicht weniger wichtig – als überaus feines Tastorgan zur Erkennung der Umwelt, findet ihren Ausdruck in der *Repräsentation* der Hand im *Zentralnervensystem,* welche sich über größere Hirnrindenabschnitte erstreckt als die Repräsentation des ganzen übrigen Bewegungsapparates zusammen.

Die komplizierte und *sehr variable* Funktion der einzelnen Teile der Hand und ihr Zusammenspiel haben in der Biologie keine Parallele und bilden allein schon eine Wissenschaft für sich. Es erstaunt deshalb nicht, daß sich eine Subspezialität, die *Handchirurgie* entwickelt hat, welche sich ausschließlich mit Problemen der Wiederherstellung der Funktion der Hand befaßt. Andererseits ist die *orthopädische Betrachtungsweise* geeignet, bei der Beurteilung von Funktionsausfällen und bei der Suche nach Möglichkeiten zu ihrer Verbesserung Wesentliches beizutragen. *Die Orthopädie* zählt deshalb die Wiederherstellungschirurgie der Hand zu ihren Aufgaben.

Anatomische Besonderheiten

Die Hand selbst ist ein feingliedriges Greif- und Tastorgan (Abb. 49.1). Die Kraft bezieht sie aus einer Muskulatur, die zur Hauptsache in den Vorderarm zurückverlagert ist. Nur die die Kraft übertragenden Sehnen finden Platz in der Hand selbst.

Finger und Hand bilden eine lange *Gliederkette,* deren *Kinetik* erst z. T. verstanden ist: Nur die *Stabilisierung* der *proximalen* Gelenke ermöglicht freie und doch kraftvolle Bewegungen der *distalen* Gelenke (siehe dazu S. 89 und Abb. 6.13). Das Zusammenspiel der einzelnen Sehnen und Gelenke ist sehr komplex (siehe Abb. 49.2). Störungen führen zu mannigfaltigen Deformitäten und Funktionsausfällen, z. B. bei Lähmungen, bei Polyarthritis und nach Verletzungen. Viele anatomische Strukturen (Gelenke, Sehnen und ihre Scheiden, Nerven und Gefäße) sind *auf engem Raum* untergebracht, die straffen Gewebe erlauben bei Entzündungen nur geringe Volumenzunahme. Durch diese anatomischen Besonderheiten wird die Pathologie der Hand weitgehend bestimmt: Infektionen und Ödeme können katastrophale Wir-

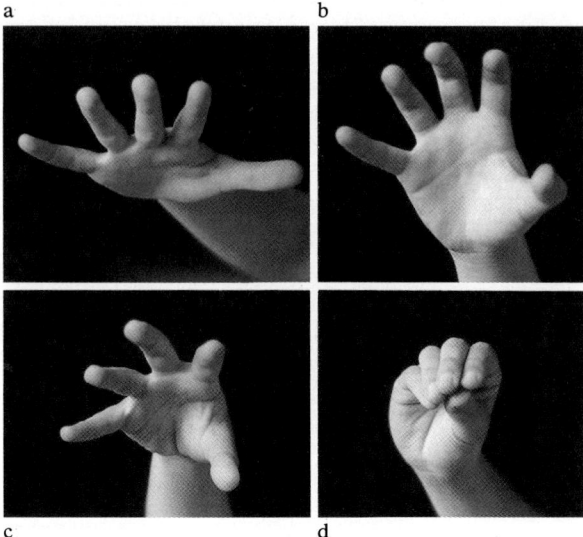

Abb. 49.1: *Anatomie und Funktion: Die Hand als Greiforgan.*

Die Hand ist nicht nur eine Zange, die zweidimensional greift, sondern ein dreidimensionales Greiforgan, das sich öffnen kann, wie sich eine Knospe zur Blüte öffnet, um sich wieder zu schließen und einen Gegenstand zu fassen. Dabei paßt sich die hohle Hand genau der Form und Größe des Objektes an (siehe Abb. 49.3a). Die Bilderfolge zeigt diesen Vorgang:

a Hand flach, Finger gestreckt, Daumen und Kleinfinger weit gespreizt und annähernd parallel.

b Indem sich die Hand langsam schließt durch Flexion der Finger, stellen sich Daumen und Kleinfinger zunehmend gegeneinander (Opposition).

c Die Hohlhand verengert sich *konzentrisch* von allen Seiten. Die Finger stehen nicht mehr in einer Reihe, sondern in einem *Kreis.*

d Hand geschlossen, alle Fingerkuppen berühren sich zum Feingriff, um einen sehr kleinen Gegenstand zu fassen.

Diese konzentrischen Bewegungen von Hand und Fingern sind nur möglich dank der Beweglichkeit der seitlichen Strahlen in der Mittelhand (siehe Abb. 49.3c und d und S. 547, Abb. 48.1a), sowie der Spreizmöglichkeit der Finger in den MP-gelenken.

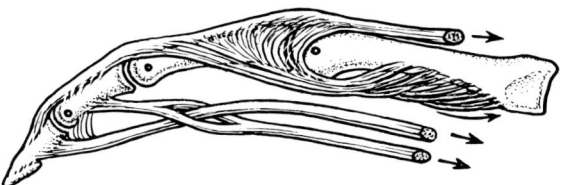

Abb. 49.2: *Das Zusammenspiel von Sehnen und Gelenken* an den Langfingern ist ziemlich kompliziert: Drei Gelenke und mehrere Beuge- und Strecksehnen ermöglichen differenzierte und mehr oder weniger unabhängige Bewegungen in jedem einzelnen Gelenk.

– *Distales Interphalangealgelenk (DIP):* Das Endgelenk wird von der Streckaponeurose, in welche alle Extensoren zusammenlaufen, gestreckt, von der langen Sehne des M. flexor dig. profundus gebeugt. Ihre Funktion bzw. ihr Ausfall läßt sich leicht prüfen.

– *Proximales Interphalangealgelenk (PIP):* Das Mittelgelenk wird ebenfalls von der Streckaponeurose extendiert. Für die Beugung kommt zum tiefen Flexor die Sehne des M. flexor dig. superficialis hinzu.
Um seine *Funktion isoliert zu prüfen,* nimmt man dem tiefen Flexor die Wirkung, indem man die übrigen Langfinger passiv streckt. So kann nur noch der Superficialis den Finger im PIP beugen.

– *Metacarpo-phalangealgelenk (MP-Gelenk):* Die Fingergrundgelenke werden allein durch die lange Sehne des M. Extensor digitorum gestreckt. Die Flexion geschieht vorwiegend durch die Binnenmuskulatur der Hand (Interossei, Lumbricales), deren Sehnen volar des Drehpunktes (o) des MP-gelenkes vorbeiziehen, aber dorsal des PIP- und des DIP-gelenkes, auf welche sie dann als Extensoren wirken.
Ausfall dieser «intrinsic muscles» führt zu schwerer Funktionsstörung (Krallenhand).
Bei temporärer *Ruhigstellung* wird deshalb die «*Intrinsicplus*»-*Stellung* vorgezogen: siehe Abb. 49.8d.

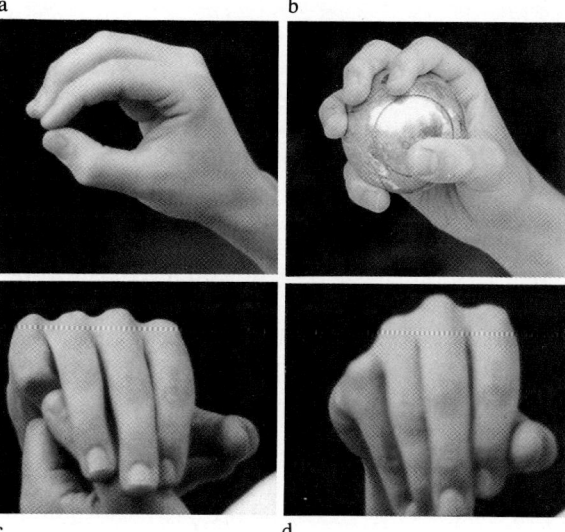

Abb. 49.3: *Die Hand als universales Instrument.*

a *Feingriff,* für kleine Gegenstände. Die Fingerkuppen berühren sich. Dies ist die *ideale Funktionsstellung der Hand.* Ruhigstellung und Fixation sollten in dieser Stellung erfolgen.

b Die Hand kann Gegenstände *verschiedener Größe* allseitig fest umschließen und sich z. B. einer Baumnuß, einem Tennisball oder einer Grapefruit ohne weiteres anpassen, dank einer erheblichen Beweglichkeit der Mittelhand in der *Querrichtung* (siehe Abb. c und d).
Für die optimale dreidimensionale Funktion muß die Hand sowohl in der Längs- wie in der Querrichtung *flexibel,* aber auch *stabil* sein (siehe Abb. 49.1).

Die Beweglichkeit der Mittelhand

c Bei flacher Hand stehen die Köpfchen der Metatarsalia nebeneinander in einer geraden Reihe. Die Finger sind parallel.

d Während das Metakarpale III straff mit der Handwurzel verbunden ist, haben die randständigen Metakarpalia mehr Bewegungsfreiheit: am meisten (neben dem ersten) der fünfte Strahl. Dieser steht hier viel tiefer als bei a). Dadurch entsteht eine deutliche *Querwölbung* (siehe auch Abb. 49.7).
In dieser Stellung konvergieren die Finger. Diese Verhältnisse gilt es zu beachten z. B. bei der Frakturbehandlung (Funktionsstellung, Alignement der Finger, Rotationsstellung).

kung haben. Nerven und Sehnen spielen nirgends eine so große Rolle wie an der Hand. Ihre chirurgische Versorgung erfordert besondere Mikrotechniken. Ebenso wichtig ist auch eine robuste und doch hochsensible Hautdeckung.

Entsprechend der Exponierung der Hand stehen *Verletzungen und ihre Folgen* weit an der Spitze der Handschäden. Eine große Rolle spielen sodann *neurologische Affektionen,* motorische Lähmungen wie auch Sensibilitätsausfälle.

Pathophysiologische Besonderheiten

Das *Zusammenspiel* der einzelnen Gelenke, Muskeln und Tastbezirke ist überaus kompliziert und muß bei der Versorgung von Verletzungen und bei der Planung von wiederherstellenden Maßnahmen der Hand *als Leitidee* gelten. Für die Hand gilt in besonderem Maß, daß eine optimale Funktion *wichtiger* ist, als eine genaue anatomische Wiederherstellung.

Man wird sich daran erinnern, wie vielseitig und geschickt eine behinderte Hand spontan Ersatz- und Behelfsfunktionen findet. Auch eine verstümmelte, beschädigte Hand kann noch eine brauchbare Hand sein (siehe Abb. 49.12), vorausgesetzt daß einige *funktionelle Grundbedingungen* erfüllt sind. Es sind dies vor allem:

1. eine *schmerzfreie Stabilität*
2. eine gute *Funktionsstellung*
3. eine gute taktile *Sensibilität,* vor allem palmar im Medianusgebiet.

Diese zu erhalten oder zu schaffen ist die wichtigste Aufgabe der Behandlung (Abb. 49.3).

Sekundäre, auch iatrogene Schäden, wie Dystrophien, Fehlstellungen, Versteifungen, schmerzhafte Hautnarben, anästhetische Hautbezirke usw. beeinträchtigen die Funktion der Hand oft viel nachhaltiger als die primäre Läsion. Solche sekundären Störungen können bei einem feinen Organ wie der Hand rasch und oft unbemerkt auftreten. Umso eher gilt es, sie zu kennen, zu erkennen, zu vermeiden und wenn nötig zu beheben. Die *Komplikationen* und ihre Vermeidung sind deshalb weiter unten ausführlich beschrieben. Das «primum nil nocere» ist für die Chirurgie der Hand besonders wichtig. Erst in zweiter Linie kann man an eine eigentliche *Wiederherstellungschirurgie* denken. Eine genaue Vorstellung von den mannigfaltigen Funktionsweisen der gesunden, wie auch der geschädigten, verstümmelten Hand ist Voraussetzung für den Erfolg. Dann aber kann schon eine unscheinbare Verbesserung der Funktion, eine Teilfunktion, für den Betroffenen eine wesentliche Hilfe sein.

Nützlich ist die Unterscheidung verschiedener *Greifformen.* In Abbildung 49.4 sind die wichtigsten *Griffarten* dargestellt.

Für jeden dieser Griffe sind bestimmte Bedingungen nötig, wie Beweglichkeit und Stabilität der einzelnen Gelenke, die Muskelkraft und die Sensibilität bestimmter Hautbezirke.

Voraussetzung für jeden Griff ist, daß sich zwei geeignete Greifflächen (Fingerbeeren, -seitenflächen bzw. Stümpfe) *berühren* können. Diese sollten nicht schmerzhaft, jedoch sensibel sein. Der Griff sollte mit einer gewissen Kraft geschlossen und auch wieder geöffnet werden können (Abb. 49.5).

Eine weitere Voraussetzung ist die *Stabilität* der proximalen Gelenke (siehe Abb. 6.13). Daraus können sich vor allem bei Lähmungen Probleme ergeben (siehe Polio, S. 385 f).

Die Hand ist aber nicht einfach eine Zange, sondern ein dreidimensionales Greiforgan, das sich dem zu fassenden Gegenstand ideal anpassen kann. Dazu sind Stabilität (in der Mitte der Querwölbung) und Beweglichkeit (in den seitlichen Strahlen) notwendig (siehe Abb. 49.1 und Abb. 49.3).

Griffe, auch in rudimentärer Form, zu erhalten oder wiederherzustellen, ist eines der Hauptanliegen der Handchirurgie. Der Wert solcher Griffe kann kaum hoch genug eingeschätzt werden (siehe Abb. 49.12).

Selbstverständlich muß auch die *Tätigkeit* des Patienten, sein *Beruf,* im Behandlungsplan berücksichtigt werden. Jede Tätigkeit erfordert eine oder mehrere Griffarten. Wertvoll ist eine genaue Analyse des Bewegungsablaufes eines Arbeitsganges.

Die beiden Hände haben ganz verschiedene Funktionen. Wenn die Rechte das *Werkzeug* ist, muß die Linke der *Schraubstock* sein, oder umgekehrt. Ist die

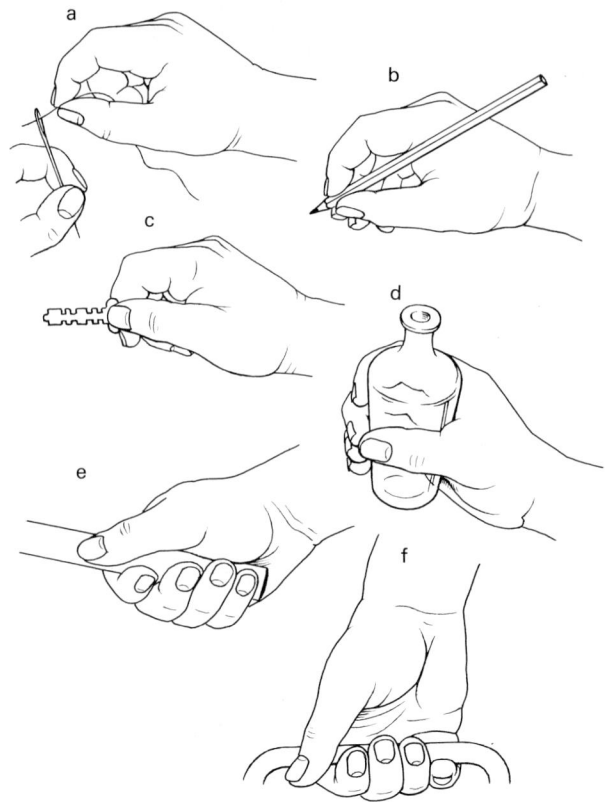

Abb. 49.4: *Verschiedene Griffarten.*

Alle gehen von der Funktionsstellung aus. Jede hat einen anderen Zweck. Bei Schädigungen werden sie subsidiär gebraucht. Solche Ersatzfunktionen sind sehr wichtig und müssen genau beobachtet werden.

a *Feingriff,* Spitzgriff: Fingerkuppe von Daumen und Zeigefinger (evtl. anderem Finger) einander gegenüber. Präzision, Koordination, gute Zweipunktediskrimination sind hier besonders wichtig.

b *Schreibgriff:* Hier kommt zu Daumen und Zeigfinger der *Mittelfinger* als Abstützung. Eine gute Schreibhaltung entspricht ebenfalls der Funktionsstellung.

c *Schlüsselgriff,* zwischen Daumenkuppe und Zeigefinger*seite* erlaubt größere Kraftanwendung. Auch bei wenig opponiertem Daumen möglich. Bei Sensibilitätsstörungen an den Kuppen wird dieser Griff gebraucht.

d *Kraftgriff* zwischen Fingern, Handflächen und Daumen, für größere Gegenstände. Hand weit offen durch stärkere Abduktion des Daumens.

e *Kraftgriff.* Breitgriff, für Werkzeugstiele usw. Hier kommt vor allem die Beugekraft der Langfinger zur Wirkung. Voraussetzung ist gute Haut in der Hohlhand und gute Flexion der Langfinger. Griff auch ohne Daumen möglich.

f *Hakengriff.* Wenig differenziert. Die Langfinger wirken wie starre Haken. Eine versteifte Hand kann oft noch so gebraucht werden.

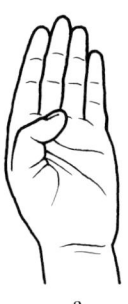 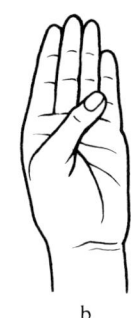

a   b

Abb. 49.5: Der *Daumen* ist natürlich für die Greiffunktion besonders wichtig, da er gegen die übrigen Finger gestellt werden kann.

a *Flexion* im Daumengrund- und Endgelenk genügen dazu nicht. Entscheidend ist

b die *Opposition* im Daumensattelgelenk, zwischen Metakarpale I und Multangulum maius. Die Drehung des Daumens gegen die Handfläche ist an der Stellung des Daumennagels zu erkennen.
Die *Opposition* des Daumens gehört zur Funktionsstellung der Hand und ist bei jeder Art von Ruhigstellung zu beachten.

Rechte beschädigt, muß die Linke ihre Funktion übernehmen. Viele Patienten haben gezeigt, daß dies lernbar ist.

Im folgenden sollen einige sekundäre Störungen beschrieben werden, welche die Funktion der Hand besonders beeinträchtigen, aber bei geeigneter Prophylaxe und Therapie vermieden werden können:

Infektionen an der Hand

Jede Infektion an der Hand ist eine ernstzunehmende Sache, weil sie unversehens zu unheilbaren Schäden führen kann: Ein Panaritium, eine Sehnenscheidenentzündung, ein Wundinfekt können schwere Funktionsausfälle hinterlassen. Das entzündliche Infiltrat und das begleitende Ödem finden wenig Platz zur Ausdehnung und bilden mit der Zeit *innere Narben,* Verklebungen, Schrumpfungen usw., wodurch die Gelenke *versteifen,* auch wenn sie nicht unmittelbar von der Infektion betroffen sind. Dazu kommt die Inaktivität und Immobilisierung wegen der *Schmerzen.* Die Infektion ist die häufigste Ursache einer Sudeckschen Dystrophie der Hand (siehe unten). Wenn sich eine Infektion an der Hand einmal eingenistet hat, ist sie sehr schwer wieder zu eliminieren, und oft nur unter Hinterlassung schwerer dauernder Schäden.

Die *Schwere einer Infektion frühzeitig zu erkennen* und die entsprechend *radikalen Maßnahmen* (großzügige Inzisionen; bei Verletzungen ausreichende Exzision, Drainage, offene Behandlung), verbunden mit konsequenter Ruhigstellung, bieten die einzige Möglichkeit, schwerere Komplikationen zu vermeiden.

Prophylaxe: Die gute *Versorgung einer frischen Handverletzung* und die richtige Planung einer Wiederherstellungsoperation an der Hand sind die beste Infektionsprophylaxe. Je *einfacher der Eingriff* ist, je weniger schlecht durchblutetes, gequetschtes Gewebe verbleibt, je geringer das postoperative Ödem ist, desto weniger kann eine Infektion entstehen.

Für die *Versorgung von Sehnen und Nerven* gilt auch heute noch, daß sie nur bei besten Verhältnissen primär genäht werden sollen, d.h. bei sauberen, glatten Verletzungen, guten Operationsbedingungen (Asepsis, Material, Instrumentation, atraumatische mikrochirurgische Technik usw.) und spezieller *handchirurgischer Ausbildung* des Operateurs. Nicht immer und überall werden diese Bedingungen erfüllt sein. Dann ist es besser, sich auf der Notfallstation mit einer Inspektion und einer guten Wundversorgung zu begnügen. Auch andere wiederherstellende Maßnahmen werden mit Vorteil zurückgestellt, bis ideale Bedingungen vorliegen.

Die *sekundäre Versorgung* von *Sehnen und Nerven* unter den günstigen Verhältnissen eine Wahloperation ist im Zweifelsfall besser. Die Sekundärnaht von Nerven (etwa 4–8 Wochen nach der Wundheilung) hat praktisch keine Nachteile (MOBERG).

Auch die Naht der *Fingerbeugesehnen* dort, wo diese Sehnen in ihren Sehnenscheiden liegen zwischen distaler Hohlhandfalte und Fingerendgelenk, ist eine heikle Sache, und nur der handchirurgisch versierte Operateur darf gute Resultate erwarten. Ausgedehnte Narbenbildung und Verklebung zerstören das Gleitlager der Sehne und fixieren sie, der Finger wird steif.

Sudecksche Dystrophie

An kaum einem anderen Organ wirkt sich die Sudecksche Dystrophie so schlimm aus wie an der Hand. Ein schwerer Sudeck kann eine Hand nahezu unbrauchbar machen, durch Schmerzen, Versteifung und Fehlstellung (vgl. Schulter-Hand-Syndrom, S 529; Sudeck allgemein: siehe S. 510).

Mehr als andere Gelenke neigen die *Fingergelenke* bei längerer Immobilisation rasch zur Versteifung, besonders aber bei *Fixation* der Fingergrundgelenke *in Streckstellung* (vgl. Abb. 49.8). Die frustrierenden Mobilisationsversuche können dann ihrerseits zum Sudeck führen.

Indessen ist nach Verletzungen und Operationen an der Hand eine temporäre Ruhigstellung fast immer notwendig, sonst treten stärkere Schmerzen und Schwellungen auf, welche wiederum rasch zu *Versteifung und Dystrophie* führen können. So kann eine Sudecksche Dystrophie entstehen sowohl infolge unzweckmäßiger Fixation der Finger als auch infolge vernachlässigter Ruhigstellung der Hand (z. B. nach gewöhnlicher Radiusfraktur). In beiden Fällen kann die Gebrauchsfähigkeit der Hand schwer und definitiv beeinträchtigt werden (Abb. 49.6).

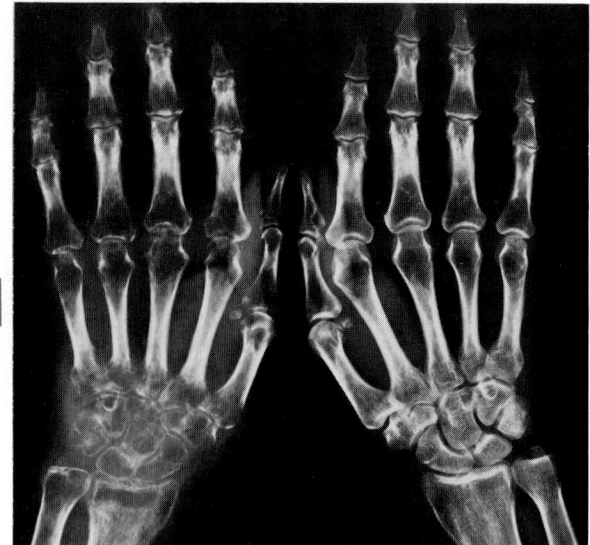

Abb. 49.6: *Sudecksche Dystrophie* der linken Hand eines 50jährigen Mannes, im Anschluß an eine Weichteilverletzung. Die massive fleckige Osteoporose ist eindrücklich, doch stehen die *klinischen* Symptome der Dystrophie: Ödem, Versteifung und Schmerzen, im Vordergrund. Eine solche Hand ist während Monaten, sogar Jahren, praktisch unbrauchbar und kann den Patienten weitgehend invalide machen. Die normale rechte Hand daneben zum Vergleich.

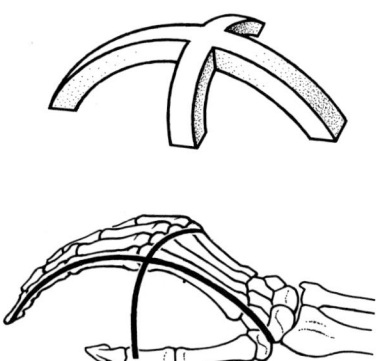

Abb. 49.7: *Die Funktionsstellung der Hand.*
Die verschiedenen Griffarten gehen alle von der *Funktionsstellung der Hand* aus. Architektonisch gesehen ist sie eine *Gewölbekonstruktion* mit doppelter Funktion: 1. einen variablen *Hohlraum* zu bilden, der gestattet, größere oder kleinere Gegenstände zu umgreifen, und 2. *Stabilität* für einen kräftigen Griff zu geben.

Anatomisch sind es ein *Längs-* und ein *Quergewölbe.* Sie kreuzen sich am *Scheitelpunkt,* dem Metakarpaleköpfchen II und III, welche ziemlich starr miteinander verbunden sind, während die Mittelhandknochen von IV und V beweglich sind. Dieses Gewölbekreuz ist für die Funktion der Hand von zentraler Bedeutung. Knickt das Gewölbe ein, wie etwa bei einer Polyarthritis, nach einer Verletzung oder einer Ulnarislähmung (Abb. 49.18c), wird die Hand weitgehend unbrauchbar.

Die Skeletthand ist hier zu flach gezeichnet. Bei einer guten Funktionsstellung, wie sie etwa zur Ruhigstellung der Hand anzustreben ist, berühren sich Fingerkuppe und Daumen (vgl. Abb. 17.2).

Wichtig ist es, den *Circulus vitiosus:* Schmerzen → Untätigkeit → Ödem → Versteifung → Schmerzen schon zu Beginn zu unterbrechen. Dies geschieht zweckmäßigerweise mit einer guten Fixierung des Handgelenkes bis zu den Metakarpalia, wenn möglich *ohne* Fingergrundgelenke, oder mit diesen in *Beugestellung,* mit der *Hochlagerung* der Hand und dem regelmäßigen Bewegungstraining des *Armes* sowie – wo möglich – der *Fingergelenke.*

Verbände müssen dorsal bis über die Fingerknöchel reichen, damit keine Schwellung des Handrückens auftritt.

Steife Finger

Ein einzelner steifer Finger ist meistens für die Hand eher hinderlich als nützlich: Wenn er in Beugestellung versteift ist, ragt er bei flacher Hand in die Handfläche hinein und stört beim Greifen oder beim Ablegen der Hand flach auf die Unterlage. Ist ein Finger in Streckstellung versteift, so stößt er ständig irgendwo an und ist hinderlich beim Faustschluß. Oft ist ein kürzerer, teilamputierter Finger besser als ein steifer. Dies gilt z. B. für die fortgeschrittene Dupuytrensche Kontraktur, für Beugesehnenverletzungen sowie andere schwere Fingerverletzungen.

Sind mehrere Finger steif, so sollte wenigstens eine *Greiffunktion* erhalten bleiben. Die Versteifung der Fingergrundgelenke (Metakarpo-Phalangeal-Gelenke) in Streckstellung ist funktionell besonders ungünstig, weil damit jede Greiffunktion verunmöglicht wird. Aber auch zu stark eingekrallte Interphalangealgelenke sind sehr hinderlich. Wichtig ist deshalb bei jeder Ruhigstellung *die Funktionsstellung* von Hand und Fingern: Bei leicht dorsalflektiertem Handgelenk liegen Unterarm und die leicht zur Faust gebeugten Finger auf der Unterlage auf. Die Fingerbeeren der Langfinger berühren die Daumenkuppe. Auch bei ziemlich steifen Fingern ist aus dieser Stellung heraus noch eine Greiffunktion möglich (siehe S. 203 und S. 449) (Abb. 48.7 und Abb. 49.7).

Bei jeder Fingerfixation, vor allem nach Fingerfrakturen, ist die *Beugestellung der Fingergrundgelenke* wesentlich (Intrinsic-plus-Stellung, siehe Abb. 49.8b und d).

Erstens wird so die Schrumpfung der Kollateralbänder an den Fingergrundgelenken verhindert, was eine Versteifung zur Folge hätte (vgl. S. 92, Abb. 49.8a und c), zweitens kann die Rotationstellung richtig erhalten werden und drittens sind die Finger in dieser Stellung am besten funktiontüchtig (Funktionsstellung) (Abb. 17.2).

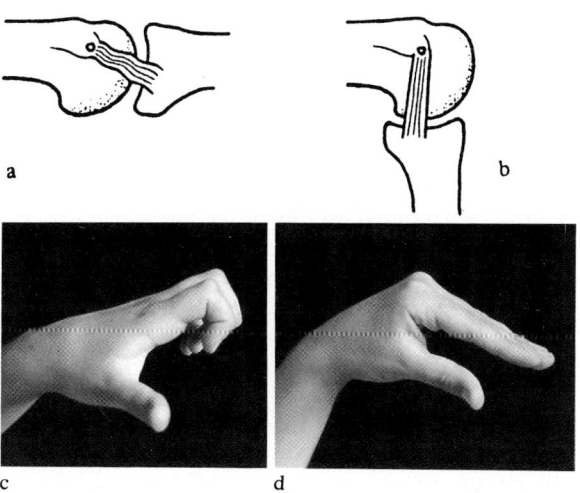

Abb. 49.8:

a In *Streckstellung* erlauben die relativ lockeren Seitenbänder den Fingergrundgelenken eine beträchtliche *seitliche Beweglichkeit*.

b In *Beugestellung* sind die Seitenbänder *gestreckt* wegen ihres längeren Weges. So wird die Hand für eine kräftige *Greiffunktion stabilisiert («intrinsic-plus» Stellung)*.

Wenn Fingergrundgelenke ruhiggestellt werden müssen, sollte das wenn möglich in *Flexionsstellung* geschehen, denn in Streckstellung können die Bänder schrumpfen und *sich verkürzen,* das Gelenk versteift in Streckstellung, der funktionell ungünstigsten Stellung.

c In dieser Stellung ist die Funktion der Hand schwer *gestört.* Ruhigstellung mit gestreckten Fingergrundgelenken kann in kurzer Zeit zur Kontraktur (Krallenhand) und nicht selten zum weitgehenden irreversiblen Verlust der Gebrauchsfähigkeit führen.

d «Intrinsic-plus»-Stellung: Die *bevorzugte Stellung für temporäre Ruhigstellung und Fixation* nach Verletzungen, Operationen, aber auch bei manchen Krankheiten (Polyarthritis, Lähmungen usw.).

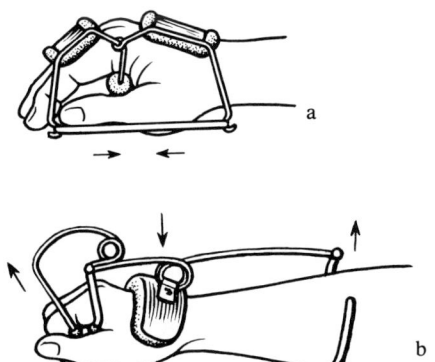

Abb. 49.9: *Hand- und Fingerschienen zur passiven Redression und für die aktive Übungsbehandlung.*

a «Knuckle-bender» zur dosierten passiven Flexion der Fingergrundgelenke (MP-Gelenke).

b Handschiene zur Streckung von Handgelenk und Fingern. Diese Schienen werden gebraucht in der Behandlung von Fehlstellungen bei der rheumatischen Arthritis, bei Lähmungen (Radialis), posttraumatischen Versteifungen und in der postoperativen Nachbehandlung.

Die Hand

Die Nachbehandlung ist nirgends so wichtig wie bei Handverletzungen und -operationen. *Aktive Flexion gegen Widerstand* (Gummiball, Silikon, Holzgriff mit Gummizug, dynamische Schienen usw.) ist die Therapie der Wahl. Jede passive Manipulation ist schädlich, hingegen können kleine Quengelschienen, die einen leichten Dauerdruck ausüben, nützlich sein (Abb. 49.9).

Schmerzhafte Narben

Wenn beim Versuch, kräftig zuzugreifen, Schmerzen an der Greiffläche entstehen wegen empfindlicher Haut, wird die Hand automatisch nur noch zögernd oder gar nicht mehr gebraucht. Dünne ungepolsterte Narben an den Fingerbeeren, an der Fingerinnenseite und an der Handfläche sind sehr empfindlich. Sekundärheilungen sind deshalb hier besonders ungünstig. Auch dünne Spalthautlappen sind ungenügend. Bei Fingerverletzungen ist es gelegentlich besser, etwas mehr zu amputieren, als einen Finger mit einer empfindlichen Hautnarbe zu erhalten.

Besonders stark stören Narben, welche in der *Längsrichtung* über Finger- oder Handbeugefalten verlaufen. Fast immer bleibt eine schmerzhafte Narbenkontraktur. Bei der *Schnittführung* im Handbereich wird deshalb das *senkrechte Überqueren der Beugefalten* vermieden (Abb. 49.10).

Gefühllose Finger

Ein Finger, der seine Sensibilität verloren hat, ist nicht nur praktisch wertlos, sondern hinderlich. Auch wenn er normal aussieht, wird er nie gebraucht und kommt den anderen Fingern bei der Arbeit nur in die Quere. Zudem wird er sehr leicht verletzt. Wenn noch andere gebrauchtüchtige Finger vorhanden sind, ist es deshalb meist besser, ihn zu amputieren. Für die Beurteilung der Funktion einer beschädigten Hand und die Möglichkeit von Ersatzfunktionen und wiederherstellenden Operationen ist die Sensibilität der Greifflächen, vor allem die taktile Gnosis (das Fingerspitzengefühl) ausschlaggebend (siehe Verletzungen peripherer Nerven, S. 399 und Abb. 49.11).

Wenn immer möglich wird versucht, die Kontinuität des verletzten Nerven wieder herzustellen. Mittels mikrochirurgischer Technik, mit direkter Naht oder Überbrückung mit einem autologen Interponat gelingt es auch oft, wenigstens eine protektive, in günstigen Fällen eine taktile Sensibilität wieder zu installieren.

In seltenen Fällen kann es gerechtfertigt sein, mit einem gestielten Haut-Nerventransplantat eine sensible Insel an der Fingerkuppe zu schaffen. Gelegentlich ist es möglich, aus sensiblen Fingern oder Fingerteilen durch Umstellung einen Griff herzustellen.

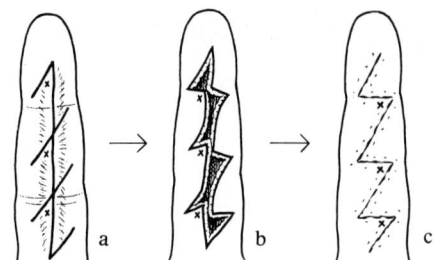

Die Hand

Abb. 49.10: *Narben und Schnittführung an der Beugeseite von Fingern und Hohlhand.*

Gerade Schnitte in der Längsrichtung, senkrecht zu den Beugefalten, hinterlassen empfindliche *Narben* und *Beugekontrakturen*. Inzisionen bei Operationen sollten anders gelegt werden, z. B. im Zickzack, schräg oder seitlich.

Zur *Korrektur* von *Narbenkontrakturen* ist die Z-Plastik geeignet:

a Schnittführung
b Verschiebung der Lappen (x)
c nach spannungsfreier Naht in der neuen Lage.

Diese Technik kann beim Dupuytren, bei Trauma- und Operationsfolgen, bei Verbrennungsnarben u. a. angewandt werden.

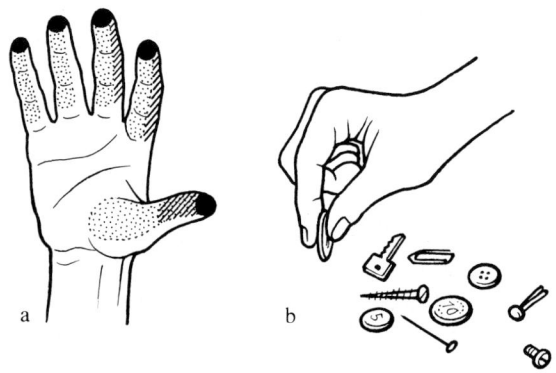

Abb. 49.11: *Die Hand als Sinnesorgan.*

Die Fingerspitzen haben «Augen» (a). Der Tastsinn ist für das tägliche Leben außerordentlich hilfreich. Das merkt man erst, wenn er fehlt. Die für das «Fingerspitzengefühl» (taktile Gnosis) besonders wichtigen Hautzonen sind schwarz gezeichnet. Die schräg schraffierten Seitenflächen der Finger und des Daumens kommen bei dem häufig gebrauchten seitlichen Fingergriff (Schlüsselgriff) in Kontakt (siehe Abb. 49.4). Im weiteren sind auch die punktierten Hautbezirke für die taktile Funktion von Bedeutung, etwa beim Breitgriff.

b) Die *Aufleseprobe* nach MOBERG ist eine sehr gute Methode zur Prüfung der taktilen Gnosis: Der Patient hat die Aufgabe, eine Anzahl kleiner Gegenstände in einer Schachtel zu sammeln, einmal mit offenen, dann mit geschlossenen Augen. Geschwindigkeit und Geschicklichkeit, womit diese Aufgabe gelöst wird, sind unmittelbar abhängig von der taktilen Gnosis. Der Proband braucht dabei nur die sensiblen Fingerpartien.

Die verstümmelte Hand

Es ist erstaunlich, was ein Mensch mit einer verstümmelten Hand oft noch zu leisten vermag, wenn Sensibilität und eine gewisse Kraft erhalten sind und der Gebrauch nicht schmerzt. So können kurze Fingerstummel, auch wenn nur noch die Basis der Grundphalanx vorhanden ist, überaus nützlich sein. Ersatzfunktionen entsprechend den verschiedenen Griffarten erlauben manchmal verblüffende Fertigkeiten und Leistungen. Diese Tatsachen dürfen nicht vergessen werden, wenn die Versorgung einer frischen, schweren Handverletzung oder die «Wiederherstellung» einer durch Krankheit oder Trauma geschädigten Hand geplant werden soll (Abb. 49.12).

Ein erfahrener Handchirurg wird in ausgewählten Fällen mittels mehr oder weniger komplizierten Verfahren gewisse Verbesserungen der Funktion erzielen können. Im allgemeinen aber wird man bestrebt sein, bei der operativen Versorgung von Verletzungen *möglichst einfache* Verhältnisse zu schaffen und auf komplizierte Rettungs- und Wiederherstellungsversuche zu verzichten, zugunsten einer raschen und sicheren Heilung, welche eine sofortige Rehabilitation ermöglicht. So wird man die zahlreichen möglichen Komplikationen und Schwierigkeiten, welche den Erfolg in Frage stellen, am besten vermeiden.

Dank mikrochirurgischer Technik ist es unter günstigen Bedingungen möglich, abgeschnittene Finger und Hände nicht nur wieder anzunähen, sondern auch eine brauchbare Motorik und Sensibilität wieder herzustellen (siehe S. 568).

Kongenitale Deformitäten

Die Ausreifung der Extremitätenknospen und die Differenzierung von Hand und Fingern im Verlaufe der Embryonalentwicklung ist ein sehr komplizierter und für Störungen anfälliger Vorgang (siehe auch Kongenitale Störungen, S. 317). Entscheidend sind die ersten zwei Lebensmonate des Embryo.

Fehlbildungen (Dysmelien) können die verschiedensten Formen annehmen: Plus- und Minusvarianten mit zuviel (Polydaktylie) oder zuwenig Fingern, mit Skelettvarianten, mit Deformitäten (Klumphand, Spalthand, Kamptodaktylie = Kontraktur des Kleinfingers im Mittelgelenk, Klinodaktylie = radiale Fingerabweichung, usw.), mit Verwachsungen einzelner Finger (Syndaktylie) und anderen Mißbildungen (siehe Abb. 27.5).

Eine *Therapie* ist in vielen Fällen weder nötig noch möglich. Im übrigen richtet sich die Behandlung nach der *Funktionsstörung* und nach kosmetischen Gesichtspunkten. Wichtig ist in erster Linie, eine Greiffunktion zu erhalten oder wiederherzustellen, bei Daumenaplasie z. B., indem der Zeigefinger in Oppositionsstellung gebracht wird (Pollicisation).

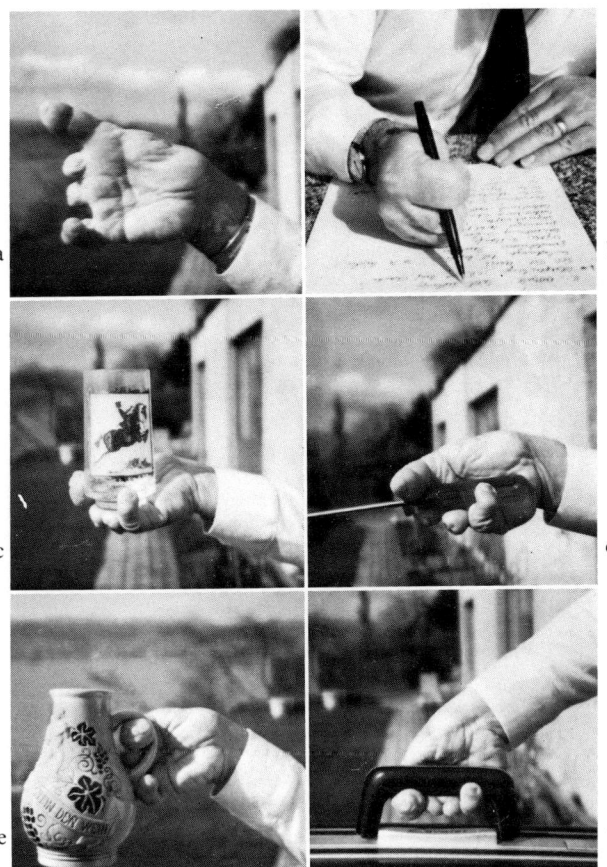

a

b

c

d

e

f

Abb. 49.12: *Funktion einer verstümmelten Hand.*
Verletzung der rechten Hand durch eine Explosion im Alter von 14 Jahren. a) Was von der Hand geblieben ist: Der Daumen fehlt gänzlich, von Zeige- und Kleinfinger sind etwas längere, von Mittel- und Ringfinger nur ganz kurze Stümpfe erhalten. Gute Hautdeckung und Sensibilität. Der Mann hat in Kürze die Hand wieder so brauchen gelernt, daß er praktisch nicht behindert ist: b) Schreiben. c) Halten eines großen Gegenstandes in der hohlen Hand. d) Halten eines Werkzeuggriffes, e) eines Henkelkruges und f) eines Koffergriffes.

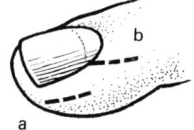

Abb. 49.13: *Schnittführung bei Fingerinfektionen.*

a Inzision bei *Panaritium:* Genau seitlich, längs. So werden Nerven, Gefäße und Nägel am besten geschont, und es gibt keine störende Narbe.

b Inzision bei *Paronychie:* Senkrecht vom Nagelfalz *weg.* So wird das Nagelbett nicht beschädigt. Der Nagel wächst normal weiter.

Die entsprechenden Operationen sind zum größten Teil Spezialverfahren der handchirurgischen Technik.

Wichtig ist es, den *richtigen Zeitpunkt* für eine Operation zu wählen: Amputationen überzähliger Finger können früh gemacht werden, schwierigere Wiederherstellungsoperationen werden besser verschoben, bis die Größenverhältnisse und die Differenzierung der Strukturen gute Übersicht und einwandfreie technische Ausführung erlauben. Allerdings wurde die *mikrochirurgische Operationstechnik* an spezialisierten Zentren soweit entwickelt, daß auch schwierige Wiederherstellungsoperationen bereits ab dem ersten Lebensjahr erfolgreich durchgeführt werden können.

Infektionen

Panaritium

Häufigste Fingerinfektion. Eitrige Einschmelzung im subkutanen Gewebe der Fingerbeere, meist durch Staphylokokken verursacht. Bleibt wegen des straffen, mit Septen durchsetzten Fettpolsters lokalisiert und führt zu einer kleinen Fettgewebsnekrose. Diese Stelle ist sehr druckempfindlich und kann mit einer Sonde genau lokalisiert werden, was für die Inzision wichtig ist. Verschleppte Panaritien können ins Gelenk einbrechen (Panaritium articulare, eitrige Arthritis), in den Knochen (Panaritium ossale, Fingerosteomyelitis), oder in die Sehnenscheide der Beugesehnen (Sehnenscheidenphlegmone). Schwere Schäden können daraus entstehen. Die frühzeitige *adäquate Behandlung* eines Panaritium ist deshalb sehr wichtig:

1. Antibiotika helfen nur in der allerersten Phase.
2. Absolute Ruhigstellung (Vorderarm-Handschiene) und Hochlagerung.
3. Chirurgische Exzision des Herdes, der Nekrose (Blutsperre) und Anlegen eines kleinen Hautfensters zum Abfluß ist besser als ein Drain im Finger. Die Inzision soll lateral, ziemlich dicht unterhalb des Nagelbettes angelegt werden (Abb. 49.13a).

Paronychie (Nagelfalzinfektion)

Meistens lateral beginnend im Falz unter dem Nagel mit Schmerzen und Rötung. Manchmal kann im Anfangsstadium die Infektion durch Handbäder, Ruhigstellung usw. zum Abklingen gebracht werden, manchmal entleert sich ein kleiner Tropfen Eiter.

In fortgeschrittenen Fällen ist eine kleine Inzision, evtl. die Entfernung eines Teils des Nagels notwendig. Das Nagelbett selbst darf nicht zerstört werden, weil sonst der Nagel verkrüppelt wächst (Abb. 49.13b).

Schwielenabszeß

Ausgehend von einer infizierten Hohlhandschwiele, breitet sich in den Hohlhandsepten aus. Chirurgische Drainage nötig.

Sehnenscheidenphlegmone

An der Druckdolenz im Verlaufe der *Beugesehnenscheiden* und der Bewegungshemmung erkennbar. Vor allem die sog. V-Phlegmone ist gefürchtet (gemeinsame Sehnenscheide von Daumen und Kleinfinger). die Behandlung (Drainage, Débridement, Ruhigstellung) sollte stationär erfolgen.

Osteomyelitis der Finger

Meist fortgeleitet von Panaritien oder infizierten Verletzungen. Operative Ausräumung. Nicht selten ist die Amputation des betroffenen Fingers notwendig.

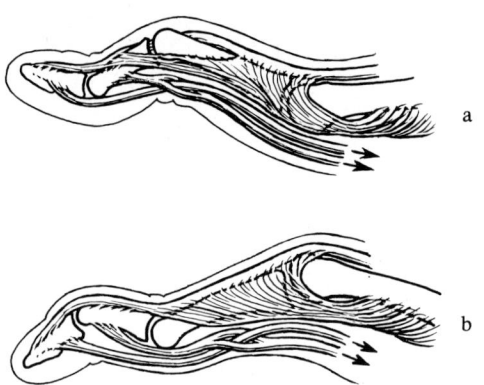

Abb. 49.14: *Typische Deformitäten.*

a Knopflochdeformität («Boutonniere»). Durch einen Riß in der Strecksehnenaponeurose kann das flektierte PIP-gelenk hindurchstoßen. Kompensatorische Überstreckung der übrigen Fingergelenke. Auch nach traumatischer Verletzung der Strecksehne. Reparation der Aponeurose oder Arthrodese kommen in Frage.

b Schwanenhalsdeformität («Swanneck»), bei Zerstörung und Subluxation des MP-gelenkes, Kontraktur der Interossei. Diese Störung des muskulären Gleichgewichtes führt zu einer «Intrinsic-plus»-Deformität. Sie kommt auch bei Spastikern und nach Strecksehnenverletzungen vor. Funktionell ist sie weniger behindernd als z. B. die Krallenhand.

Arthritis und Arthrose an der Hand

Rheumatoide Arthritis

Die chronische Polyarthritis der Hand ist ein komplexes Problem, über welches schon früh Bücher geschrieben wurden. (Ein Klassiker war z. B. B. A. FLATT: «Surgery of the Rheumatoid Hand» 1963.) Die Krankheit befällt mit Vorliebe die Hand- und Fingergelenke (Allgemeines, siehe S. 414). Im Anfangsstadium stehen schmerzhafte Schwellungen der Fingergelenke im Vordergrund. Die chronischen Gelenkergüsse und Wucherungen der Synovialmembran zerstören die Gelenke mit der Zeit, sie werden instabil. Daraus resultieren mannigfaltige *Fehlstellungen* (Ulnardeviation, Flexions- und Extensionskontrakturen), welche groteske Formen annehmen und die Hand vollständig verkrüppeln können. Schädigungen des Fingerstrecksehnenapparates und der Handbinnenmuskulatur verstärken die Deformitäten und führen zu typischen Fehlstellungen (Knopflochdeformitäten bei Riß der Strecksehnenhaube über dem proximalen Interphalangealgelenk, Schwanenhalsdeformität bei Kontraktur der kleinen Handmuskeln und Ruptur der langen Fingerstrecksehnen usw.). Luxationen und Subluxationen von Fingergelenken sind sehr häufig (siehe Abb. 36.2, 36.3 und Abb. 49.14).

Behandlung: Neben der allgemeinen medikamentösen Behandlung kommt den *handchirurgischen* Maßnahmen besondere Bedeutung zu (siehe: Die Chirurgie der polyarthritischen Hand, S. 418 und Handgelenk: S. 549).

Im *Anfangsstadium* kann eine *Synovektomie* den Zustand verbessern. Ob damit auch die Langzeitprognose verbessert wird, ist eher fraglich.

Wichtig wäre es hingegen, Fehlstellungen rechtzeitig mit geeigneten Operationen (Plastiken, Weichteilkorrekturen) zu *verhindern,* bevor sie irreversibel geworden sind. Zu diesem Zweck wurden gezielte Raff- und Release-operationen an Sehnen, Aponeurosen und Gelenken, stabilisierende Plastiken und Arthrodesen angegeben.

Später geht es darum, solche Fehlstellungen zu beseitigen und wenn möglich verlorene Stabilität infolge Bandüberdrehung, Gelenkdefekt, Subluxation und Luxation in Fingergelenken zurückzugewinnen (Plastiken, Prothesen, Arthrodesen).

Der handchirurgisch erfahrene Orthopäde wird solche Maßnahmen in Zusammenarbeit mit dem Rheumatologen planen und ausführen. Eine genaue Beurteilung der Teilfunktionen der Hand und ihres Zusammenspieles sind wesentlich.

Wenn man sich mit einem kosmetisch guten Resultat zufrieden geben will, ist das Problem einfacher.

Hier liegt eine Gefahr: Auch schwer verkrüppelte Hände sind manchmal noch erstaunlich funktionstüchtig. Wenn eine solche Hand nach einer Operation zwar besser aussieht, aber weniger gut funktioniert, ist dem Patienten wenig geholfen.

Funktionelle Prinzipien: Hauptprobleme sind einerseits der *Daumen,* andererseits die *Fingergrundgelenke* (Metakarpo-phalangeal-gelenke, MP-gelenke). Für einen guten Griff ist ihre *Flexion* essentiell. Metallendoprothesen haben sich nicht bewährt. Sie werden instabil und führen zu massiven Osteolysen. Auch die flexiblen Silasticprothesen (Swanson) sind nicht ganz stabil, funktionieren aber am Anfang recht gut. Nach längerer Zeit induzieren sie indessen eine destruktive Synovitis, mit «Silasticgranulomen» und Osteolysen, was wiederum zu Instabilität und Schmerzen führt. Man greift deshalb z.T. wieder auf die implantatfreien Resektionsplastiken mit Weichteilinterponaten zurück. Wünschenswert wären *resorbierbare Implantate* bzw. Interponate, die als *Platzhalter* dienen, und die mit der Zeit durch Bindegewebe *ersetzt* würden.

Am proximalen Interphalangealgelenk (PIP) ist die *Arthrodese* in leichter Beugestellung meist zweckmäßiger. Sie gibt Stabilität und gute Griffe. Am *distalen* Interphalangealgelenk (DIP-gelenk) kommt ohnehin, falls eine Operation überhaupt notwendig ist, praktisch nur die *Arthrodese* in Frage.

Wesentlich bei allen Rekonstruktionsoperationen an der Hand ist *die Stellung.* Viele Operationsverfahren haben den Zweck, ungünstige *Fehlstellungen* und *Kontrakturen* zu beheben. Nicht weniger wichtig ist die *Stabilität.* Beweglichkeit ist nur so weit notwendig, als die Hand für den Griff geöffnet und geschlossen werden kann. Dazu genügen verhältnismäßig geringe Ausschläge.

Der *Daumen* ist für Greiffunktionen natürlich ausschlaggebend. Seine Opposition und Abduktion ermöglicht erst einen guten Griff. Für die Wiederherstellung dieser Funktion ist ebenfalls *Stabilität* und richtige Stellung wichtiger als Beweglichkeit. An diesen Kriterien sind die zahlreichen angegebenen Operationsverfahren zu messen.

Nachbehandlung und *Rehabilitation* sind besonders wichtig: Die *Ergotherapie* bietet Anleitung, Schulung, Training und *Hilfsmittel* für Handfertigkeiten und den *täglichen Gebrauch,* z.B. für Küche und Haushalt (siehe Tab. 16, S. 238; Abb. 36.6 und Abb. 49.16). Polyarthritiker brauchen auch *besondere Krückstücke,* auf welchen sie sich mit den Ellbogen statt den Händen abstützen (Abb. 17.36b).

Arthrosen

Arthrosen kommen in erster Linie am *Daumensattelgelenk* («*Rhizarthrose*») vor. Manchmal ist eine alte *Bennettsche Fraktur* (Luxationsfraktur an der Basis des Metakarpale I) die Ursache. Häufiger tritt jedoch die Rhizarthrose bei älteren Frauen ohne erkennbare Ursache auf. Schmerzen, Kraftlosigkeit und umschriebene Druckdolenz sind ihre Zeichen (Abb. 49.15).

Therapie: Wenn die Beschwerden nicht mit Ruhigstellung (Manschette), Schonung und evtl. lokalen

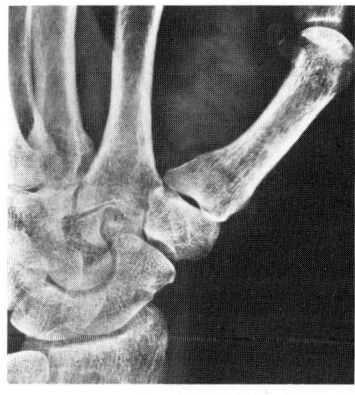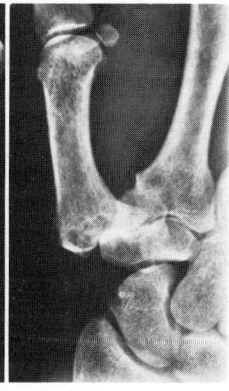

Abb. 49.15: «*Rhizarthrose*»: Arthrose des Daumensattelgelenkes rechts bei einer 65jährigen Frau. Links ist der Befund normal.

Infiltrationen verschwinden oder wenigstens erträglich bleiben, muß zwischen zwei Operationen die Wahl getroffen werden:

- Ist Stabilität und Kraft für Arbeit des Betroffenen besonders wichtig, so kommt die *Arthrodese* in Frage.
- Ist Beweglichkeit wichtiger als Kraft, so kann das Trapezium *reseziert* werden. Bei dieser Operation ist die Heilungszeit kürzer.

Beide Verfahren geben gute Resultate, ein prothetischer Ersatz ist nicht nötig.

An den *Langfingern* gibt es vor allem bei älteren Frauen zwei verhältnismäßig *harmlose Arthroseformen:* Die häufigen sog. «Heberdenschen Knötchen» an den Endgelenken, sowie die sog. «Bouchardsche Arthrose» der Mittelgelenke. Sie sind auf diese Gelenke beschränkt, sind also nicht Ausdruck einer Polyarthritis. Sie sind eher lästig als schmerzhaft und beeinträchtigen die Funktion kaum ernsthaft. Falls eine Operation trotzdem notwendig erscheint, bietet sich die *Arthrodese* an.

Handlähmungen

Polyomyelitische Lähmungen
(siehe auch Poliomyelitis, S. 383 ff.)

Diese rein motorischen Lähmungen sind in den Industrieländern selten geworden. Sie werden hier aber erwähnt, weil – im Gegensatz zu spastischen oder sensiblen Lähmungen – eine *gezielte Wiederherstellungschirurgie* bei günstigen Voraussetzungen gute Chancen hat. Ihr Ziel ist ein *guter Griff.* Dazu muß der Patient die proximalen Gelenke in einer *günstigen* Stellung *stabilisieren* können (siehe Abb. 6.13). So hat z.B. der Faustschluß bei gebeugtem Handgelenk, also bei Lähmung der Handgelenkstrecker, keine Kraft. Hier kann die Stabilisierung mittels einer Handgelenkarthrodese helfen. Bei Teillähmungen sind Sehnentransplantationen und Arthrodesen, evtl. in Kombination, möglich. Nach einer *Handgelenkarthrodese* können Handbeuge- und Strecksehnen für die Finger gewonnen werden. Beuger können auf die Streckseite verpflanzt werden und umgekehrt, und nach kurzer Zeit lernt der Gelähmte, die neue Beweglichkeit anzuwenden. Eine genaue Analyse der vorhandenen Muskelkraft von Fingern, Hand und Arm ergibt die Voraussetzung für einen sinnvollen Operationsplan. Grundlage ist eine gute Funktionsstellung der Hand und Stabilität der Gelenke. Mit Schienen (Beugequengelschienen nach Bunnell) bzw. Arthrodesen an einzelnen Gelenken (Handgelenk, Daumensattelgelenk für Opposition) sind diese Vorbedingungen allenfalls erst zu schaffen.

Spastische Handlähmungen

Die therapeutischen Möglichkeiten bei spastischen Handlähmungen (C. P. und v. a. Hemiplegie, siehe auch S. 405) sind ungleich schlechter als bei schlaffen Lähmungen. Mangelnde Kontrolle über die Bewegung, Langsamkeit, aber auch ungenügende Sensibilität machen den Gebrauch der Hand für den Patienten mühsam und lästig. Er wird, wenn er eine gesunde Hand hat, ausschließlich diese benützen. Mit *geeigneten einfachen Hilfsmitteln,* passenden Griffen zum Schreiben usw., kann die Hand manchmal brauchbar werden (Abb. 49.16). Heilgymnastische Bemühungen sind sicher wertvoll, haben aber ihre engen Grenzen, ebenso Operationen (z. B. Sehnentranspositionen). Die Behandlung ist ohnehin Sache von speziellen Zentren für zerebrale Bewegungsstörungen mit entsprechend ausgebildetem Personal.

Bei schweren Hemiplegien, auch bei Kindern, ist die gelähmte Hand praktisch wertlos. Man muß sich damit begnügen, evtl. schmerzhafte Kontrakturen zu beseitigen mittels einfachen *Tenotomien.* Handchirurgische Möglichkeiten bei Tetraplegie: siehe S. 408.

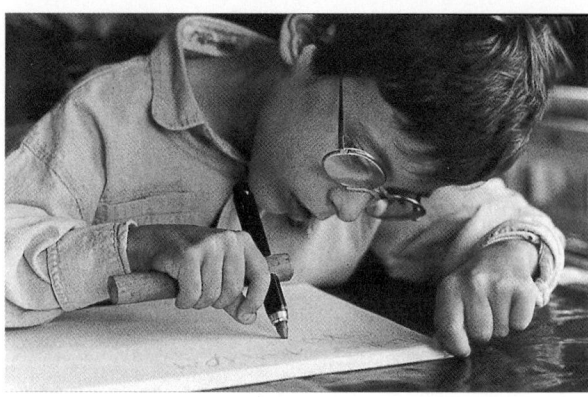

a

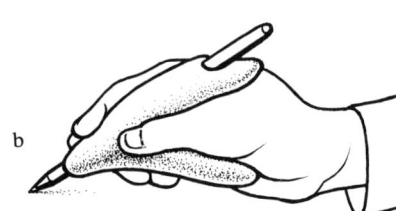

b

Abb. 49.16:

a Dieses zerebral behinderte Kind kann keinen Bleistift halten. Wird dieser aber mit einem *passenden Griff* versehen, kann es ihn mit der ganzen Hand halten und damit *schreiben* und zeichnen.

Auch bei anderen Krankheiten sind solche Schreibhilfen nützlich: Polyarthritiden mit Schmerzen und Deformitäten, Verletzungsfolgen, «Schreibkrampf», schlaffe Lähmungen usw.

b Einfacher *Schreibbehelf* für Schreibkrampf oder schwer behinderte Hände. Aus Kork oder einem plastischen Material wird ein *Griff geformt, der genau in die Hand paßt* und bequem in dieser liegt. In diesen kann ein Schreibzeug hineingesteckt werden. So kann der Patient «mit dem Arm» schreiben.

Solche Griffe sind auch für andere Geräte (Küchengeräte, Eßbesteck, Kamm, Bürste usw.) nützlich.

Periphere Lähmungen

Ihre *Ursache* sind vorwiegend traumatische, auch nicht mehr ganz selten iatrogene *Verletzungen* eines der drei großen Nervenstämme des Armes. Entscheidend für die Prognose ist die *primäre Versorgung* dieser Verletzungen (siehe S. 401 f.). Richtige Versorgung ist nur möglich bei eindeutiger Diagnose. Eine genaue neurologische Untersuchung ist deshalb bei jeder frischen Verletzung von Hand und Arm unerläßlich.

Dank *mikrochirurgischer Technik* ist die Reparation einer Unterbrechung der Nervenkontinuität in der Regel möglich, sei es durch direkte Naht, sei es mittels eines autologen freien Transplantates (z. B. vom N. suralis). Damit kann auch manchmal eine weitgehende Wiederherstellung der motorischen

und sensiblen Funktionen erreicht werden (siehe auch S. 400 f.). In anderen Fällen und bei anderer Ätiologie können *irreversible Lähmungen* zurückbleiben.

Ihre *Behandlung* ist hauptsächlich chirurgisch und orthopädisch (Allgemeines siehe Neurologische Affektionen, S. 402 f.).

Solange begründete Hoffnung besteht auf eine Reinnervation ist die wichtigste Aufgabe das *Verhindern von Kontrakturen* durch den Muskelzug der nicht gelähmten Antagonisten. Dazu sind Schienen notwendig, evtl. tägliches passives Durchbewegen der bedrohten Gelenke (siehe auch S. 389). Bei definitiver Lähmung kommen evtl. Sehnentranspositionen in Frage. Ein Sensibilitätsverlust ist vor allem im Medianusbereich ungünstig.

Radialislähmung «Fallhand»

Ursachen siehe S. 539 (Abb. 49.18a).

Die Hand kann zum Greifen nicht geöffnet werden und der Fautschluß ist ungenügend, weil zur Kraftentfaltung die Stabilisierung des Handgelenkes in Dorsalextension nötig ist. Zur Vermeidung von Kontrakturen werden Schienen gebraucht: Radialisschiene, siehe S. 223 und S. 402f. (Abb. 49.9 und Abb. 49.17).

Für irreversible Lähmungen ist die Sehnentransplantation nach *Perthes* bzw. ihre Varianten (Verpflanzung der Handbeuger auf die Fingerstrecker) eine gute Wiederherstellungsmaßnahme, evtl. kombiniert mit einer Handgelenkarthrodese.

Medianuslähmung (siehe Abb. 49.18b)

Die *fehlende Opposition des Daumens* kann *operativ* auf verschiedene Arten (Arthrodesen, Sehnentransplantationen) wieder hergestellt werden. *Schlimmer* ist allerdings der *Ausfall* der für die Hand *wichtigsten Sensibilität.* Ein Feingriff ist nicht mehr möglich, der Gebrauchswert der Hand ist auf einen kleinen Teil des ursprünglichen reduziert (Gutachten!). Dazu kommen oft noch trophische Störungen und Schmerzzustände. Angestrebt wird in erster Linie die Wiederherstellung des Nerven. Eine befriedigende Behandlung ist jedoch nicht immer möglich. Umso wichtiger ist die zweckmäßige Versorgung von frischen Verletzungen unter idealen Verhältnissen (siehe S. 401).

An eine sehr häufige Ursache der nicht traumatischen, partiellen Medianuslähmung muß immer gedacht werden: an das Karpaltunnelsyndrom (siehe S. 551).

Ulnarislähmung (siehe Abb. 49.18c)

Relativ häufig. Sie entsteht oft langsam durch Irritation (Druck) des Nerven im Sulcus nervi ulnaris am Ellbogen (siehe S. 542). Manchmal hilft eine *operative Verlagerung* des Nervus ulnaris über den Epicondylus nach ventral, sofern die Lähmung nicht schon zu weit fortgeschritten ist.

Weil diese sich nur langsam im Verlaufe von Monaten und Jahren entwickelt, ohne auffällige Symptome, ist die Atrophie der vom Ulnaris innervierten Muskulatur oft schon erheblich, ehe die Lähmung entdeckt wird. In diesem Stadium ist eine Restitution kaum mehr möglich.

Durch den Ausfall der Handbinnenmuskulatur (intrinsic muscles: Mm. interossei und adductor pollicis brevis) geraten die Fingergrundgelenke in Streckstellung während die Interphalangealgelenke durch den Zug der langen Fingerbeuger stark flektiert werden, das Gegenteil einer guten Funktionsstellung.

Bei lange dauernden Lähmungen wird die Greiffunktion stark beeinträchtigt durch die Krallenstellung der Finger, so daß sich in schweren Fällen die

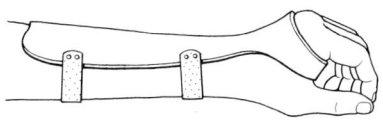

Abb. 49.17: Einfache *Radialisschiene* aus Kunststoff zur Stabilisierung des Handgelenkes in Dorsalextension. Nur aus dieser Stellung heraus haben die Finger genügend Kraft.

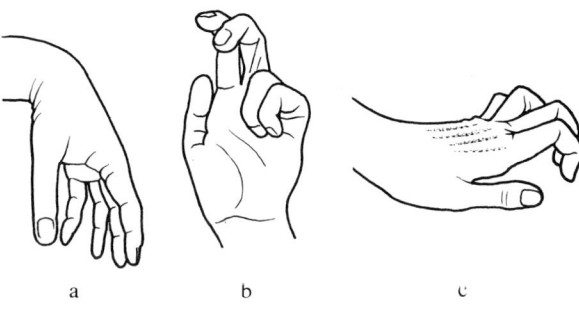

a   b   c

Abb. 49.18: *Drei Handlähmungen.*

a *Radialislähmung* «Fallhand». Die Finger können nicht mehr gestreckt werden, die Hand kann also nicht geöffnet werden, um größere Dinge zu ergreifen. Stärker noch ist die Behinderung durch die fehlende Stabilisierung des Handgelenkes in Dorsalextension. Dem Faustschluß mangelt daher die Kraft.

b *Medianuslähmung:* «Schwurhand». Die Flexion von Daumen, Zeigefinger und Mittelfinger ist geschwächt. Schlimmer wirkt sich jedoch der Sensibilitätsverlust dieser drei Finger aus. Dadurch wird die Hand «dumm» und oft fast unbrauchbar.

c *Ulnarislähmung:* «Krallenhand». Die normale Handwölbung erscheint gebrochen. Diese Stellung ist das Gegenteil einer guten Funktionsstellung. Die Greiffähigkeit ist stark behindert.

Nägel von Daumen und Langfinger berühren statt die Fingerbeeren.

Mit kleinen Quengelschienen (Bunnell) (siehe S. 235 und S. 559) muß vor allem die Streckstellung der Fingergrundgelenke bekämpft werden. Die operativen Möglichkeiten sind beschränkt. Die Sensibilität in den für die Greiffunktionen wichtigen Gebieten ist zwar erhalten. Wegen der gestörten Greiffunktion aber ist der Gebrauchswert der Hand in schweren Fällen doch stark vermindert (Gutachten!) (Abb. 17.33).

Weichteilaffektionen

Die Dupuytrensche Kontraktur

Ein überaus häufiges Leiden, das fast immer Männer über 40 Jahre befällt. Über seine Ursache existieren bisher nur Vermutungen. Wahrscheinlich spielt *Vererbung* eine Rolle. Die *Pathologie* hingegen ist gut bekannt: eine langsam fortschreitende hypertrophische Schrumpfung der Hohlhandfaszie, meistens im Bereiche des Ringfingers, beginnend auf der Höhe der distalen Querfalte und nach distal auf den Finger übergreifend. Oft ist auch der Kleinfinger beteiligt. Nach Jahren kann die Kontraktur so stark sein, daß die Fingerbeere die Hohlhand berührt. Die Greiffunktion ist dann natürlich stark beeinträchtigt. (Abb. 49.19).

Die *Therapie* besteht in der sorgfältigen Resektion der veränderten Palmaraponeurose unter Schonung der wichtigen Strukturen (Haut, Sehnenscheiden, Nerven, Gefäße). Die Operation ist technisch nicht ganz einfach (Haut, Schnittführung, Gefahr von Hämatom und Hautnekrosen: vgl. Abb. 49.10). Bei schweren Kontrakturen sind auch die Fingergelenke selbst beteiligt. Dann kann auch eine Fingeramputation notwendig werden.

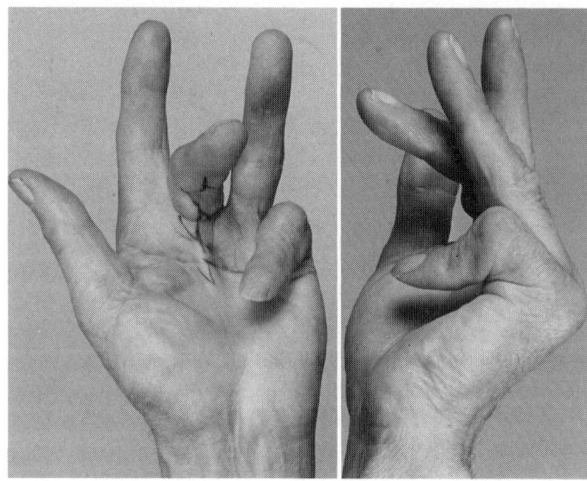

Abb. 49.19: *Dupuytrensche Kontraktur.* Dieser 60jährige Mann konnte seine Hand nicht weiter öffnen als wie auf diesem Bild. Kleinfinger: Endstadium der Kontraktur mit maximaler Beugung. Starke Beugung des Mittelfingers im Grund- und Mittelgelenk. Der Narbenstrang, der vom Finger volar bis in die Handfläche zieht, ist mit Tusche bezeichnet, ebenso die Schnittführung für eine mehrfache Z-Plastik der Haut. Auch der Ringfinger ist befallen, er kann bereits nicht mehr ganz gestreckt werden.

Tendovaginitis stenosans (Schnellender Finger)

Wenn der Patient Schmerzen auf der Beugeseite eines Fingers, vor allem des Ringfingers oder Daumens, verbunden mit zeitweiligen Beuge- und Streckhemmungen angibt, wird man nach dem Phänomen der *schnellenden Sehne* suchen. Eine Verdickung der Sehne blockiert diese im engen, unelastischen Teil der Sehnenscheide, knapp hinter den Fingergrundgelenken in der Hohlhand. Dieser Widerstand kann mit Kraft, oft auch nur mit passiver Bewegung, überwunden werden, wobei ein deutliches Schnellen spürbar ist.

Wenn einige wenige Kortisoninjektionen in die Sehnenscheide nicht genügen, kann in einer kleinen Operation die Sehnenscheide auf dieser Höhe längs gespalten werden, damit die Sehne wieder ungehindert gleiten kann.

Beim *Säugling* manifestiert sich eine ähnliche «Tendovaginitis stenosans» der Daumenbeugesehne als permanente *Beugekontraktur des Daumenendgliedes: «Pollex flexus»* (kongenitale Daumenkontraktur). Man muß den Zustand erkennen, denn mit der Spaltung der Sehnenscheide ist er leicht zu heilen (Abb. 49.20).

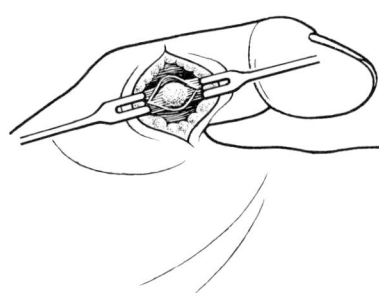

Abb. 49.20: Die Ursache des «schnellenden Fingers» (hier Daumen) ist eine fibröse Verdickung der langen Beugesehne, die in der Sehnenscheide auf Höhe einer Beugefalte sich verklemmt. Nach Längsspalten der Sehnenscheide kann die Sehne wieder frei gleiten. (Der Hautschnitt liegt genau quer in der Beugefalte.)

Handverletzungen

Sie gehören zu den *wichtigsten Aufgaben der Handchirurgie. Kompetente Frühbehandlung* aller frischen Verletzungen der Hand und *funktionelle Wiederherstellung* durch den mit mikroskopischen Operationstechniken vertrauten Handchirurgen bzw.

-orthopäden darf der Handverletzte heute mindestens in den Industrieländern erwarten.

Oberstes Ziel ist die *Erhaltung der Greiffunktion.* Diese ist eng an die *anatomische Struktur* gebunden: Das Finger-Hand-Gewölbe mit Opposition des Daumens.

Besonderheiten der Anatomie der Hand

Handverletzungen sind zweifellos *immer ernst zu nehmen.* Die anatomischen Verhältnisse an der Hand sind in mancher Hinsicht für eine Heilung *ungünstiger* als an anderen Stellen:

– Das Handskelett ist durch *keinen Weichteilmantel* aus Muskulatur und Fettpolster geschützt.
– An der Hand hat es *keine Reserven* von dehnfähiger *Haut.*
– *Schwellungen,* wie Ödeme und entzündliche Infiltrate, äußern sich weniger in einer Volumenzunahme – dazu hat es zu wenig Platz – als in einer Zunahme des *Binnendruckes,* wodurch die Blutzirkulation gefährdet wird, was schlimme Folgen haben kann, z.B. Nekrosen wichtiger Strukturen (Haut, Weichteile, aber auch Sehnen als bradytrophe Gewebe, irreversible Verklebungen, Vernarbungen von Gleitgeweben, Gelenkkapseln, Sehnen, Sehnenscheiden mit Versteifung der Finger usw. (siehe S. 58 und S. 60, Bindegewebe).
– *Infektionen* können aus denselben Gründen deletäre Schäden anrichten. Ihre Prophylaxe ist deshalb besonders wichtig.
– Die zahlreichen *Sehnen* mit ihren z.T sehr *langen Gleitwegen* haben einen subtilen Gleitmechanismus mit sehr empfindlichen Gleitgeweben (peritendinöses Bindegewebe, Sehnenscheiden). Die Blutversorgung der beiden langen Fingerbeugesehnen ist prekär.
– Die dichtbesetzte *Hautsensibilität* bedingt ein bis in die Peripherie verzweigtes, ebenfalls leicht verletzliches *Nervennetz.*

All dies macht besonders die Versorgung der *offenen Handverlezungen* zu einer heiklen und verantwortungsvollen Aufgabe, welche viel *Erfahrung, Geschick* und *Geduld* erfordert. Näheres zur Technik der Weichteilversorgung siehe S.557 «Prophylaxe von Infektionen».

Frakturen an der Hand

Finger- und Mittelhandfrakturen sind *keine Bagatellen.* Sie konsolidieren zwar knöchern meist in relativ kurzer Zeit, doch können Fehlstellungen und Bewegungsverlust zu erheblichen *Funktionsstörungen* führen.

Oberstes Ziel der Frakturbehandlung muß deshalb die *Erhaltung* einer einwandfreien Funktion sein, und diese bedeutet in erster Linie: *Greiffunktion. Voraussetzungen* dafür sind:

– Intakte *Bogenstruktur* der Hand als Ganzes, sowie der einzelnen Strahlen (Mittelhand und Finger) und
– richtige anatomische Beziehung der einzelnen *Metakarpalia und Phalangen zueinander.*

Verkürzungen, Abknickungen, Rotationsfehler einzelner Mittelhandknochen, aber auch einzelner Phalangen, können den normalen Gebrauch der Hand empfindlich stören. Eine gute *Reposition* von Mittelhand- und Fingerbrüchen ist deshalb mehr als rein kosmetischer Perfektionismus.

Therapie: Die große Mehrzahl dieser Brüche läßt sich nach den Regeln der *konservativen Frakturbehandlung* befriedigend einrichten. Eine verhälnismäßig *kurzdauernde Ruhigstellung* (wenige Wochen) ist *unumgänglich.* Sie *genügt* für die Stabilisierung bis zur Konsolidation, und sie ist *unschädlich,* sofern sie *sachgerecht* angewandt wird.

Die zwei wichtigsten *funktionellen Prinzipien* sind:

• Die *Gelenke,* welche nicht unbedingt in die Fixation einbezogen werden müssen, sollen möglichst *frei bewegt* werden.
• Die *Fixation* der *Fingergrundgelenke* (MP-gelenke) in einer *Flexionsstellung von annähernd 90°* (Intrinsic-plus-Stellung, siehe Abb. 49.8) trägt anatomischen (Bogenstruktur) und funktionellen (Beweglichkeit) Erfordernissen am besten Rechnung.

Manche Frakturen, z.B. mehrfache, stark dislozierte und intraartikuläre Brüche, (auch die Bennetsche Luxationsfraktur im Daumensattelgelenk) sind allerdings schwierig zu behandeln. Deshalb wurden und werden zur Retention oft Kirschnerdrähte perkutan eingebohrt, sozusagen eine Kombination von konservativer und operativer Behandlung, in der Absicht, die Vorteile beider Methoden zu nutzen. Da damit auch manchmal die Nachteile der beiden ebenfalls in Kauf genommen werden, ist dieses Verfahren nicht in jedem Fall geeignet: Eine ideale Reposition ist oft nicht möglich, eine zusätzliche Fixation ist meist doch noch nötig, und ganz harmlos ist das blinde Bohren an der Hand auch nicht.

Osteosynthesen ohne Stabilität sind fast immer schlechter als gar keine. So liegt es nahe, *stabile Osteosynthesen* auch am Handskelett zu machen (kleine Schrauben, Plättchen). Die Gefahren der *offenen Verletzung* sind damit wieder heraufbeschworen. Sie sind bekannt und wurden genannt (siehe S.259 und S.484).

Dazu kommen die *operativen Schwierigkeiten* mit der *kleineren Dimension.* Implantate sind heute vorhanden, auch eine Reihe von *erfahrenen Handchir-*

urgen, welche diese Methoden in eingehenden Studien entwickelt und erprobt haben. Sie konnten zeigen, daß stabile Osteosynthesen am Handskelett möglich sind, welche sofortige Mobilisation erlauben, und sie können gute Resultate ausweisen. Diese Techniken sind zweifellos eine Bereicherung. Sie sind aber *anspruchsvoll,* ihre Indikation und Durchführung erfordert viel Erfahrung, Geschick und *Geduld.* Ohne diese sind Fehlschläge unausweichlich. Und an der Hand sind die Folgen meist katastrophal.

Im nichtspezialisierten Notfallbetrieb kann man mit einfacheren, *konservativen Methoden* bei der Mehrzahl der geschlossenen Frakturen an der Hand sehr gute Ergebnisse erzielen. Es wäre deshalb fahrlässig, diese Methoden zu vernachlässigen. Es gibt ausgezeichnete Anleitungen dazu. Auf diese kann hier verwiesen werden.

Offene Handverletzungen, offene Frakturen

Sie verlangen eine genaue, (klinische, radiologische und intraoperative) *Diagnose,* damit die Behandlung sinnvoll geplant werden kann. Die Versorgung umfaßt die Wiederherstellung einer allfällig unterbrochenen Blutzirkulation, wenn möglich die *stabile Osteosynthese* instabiler Skelettanteile, die Versorgung der *Nerven- und Sehnenverletzungen,* die Wundversorgung mit Debridement, und schließlich eine einwandfreie Hautdeckung: primär dort, wo der Zustand der Wunde dies zuläßt, sekundär, wo die Infektionsgefahr (Weichteilzerstörung, Verschmutzung, verspätete Versorgung), einen primären Wundschluß verbietet.

Das ganze Arsenal der plastischen Chirurgie (Hautplastiken, Transpositionen, Transplantationen), vor allem aber die entsprechende *Erfahrung des Operateurs,* sind gefordert. Es handelt sich um schwierige und lange dauernde Eingriffe, welche eine ausgefeilte, weitgehend mikrochirurgische Technik und große Erfahrung in der Beurteilung verlangen. Auch hier ist eine *einfache Wundversorgung,* und, bei schweren Weichteilschäden und Infektionsgefahr, die *offene Behandlung* (bis eine definitive Versorgung später unter guten Bedingungen möglich ist), durchaus vertretbar. Dieses Vorgehen ist zweifellos besser als ein dilettantischer Versuch, unter Zeitdruck und mit ungenügenden Mitteln alles, auch Beugesehnen und Nerven, sofort flicken zu wollen.

Der beste Zeitpunkt für die *sekundäre definitive Versorgung* ist gekommen, sobald die traumabedingte Entzündung zurückgegangen ist und die zirkulatorischen Verhältnisse sich geklärt haben. Die Resultate der aufgeschobenen Versorgung stehen, heute wie früher, derjenigen der primären Versorgung kaum nach.

Replantationen von einzelnen Fingern und ganzen Händen sind die extremen Herausforderungen dieser spezialisierten Chirurgie: *Alle Systeme* müssen repariert werden: Arterielle und venöse Zirkulation, Skelettstabilität, Sehnen, Nerven, Haut. Unter idealen Bedingungen (rasche, saubere Gewinnung und fachgerechte Behandlung des amputierten Teiles, nötige Infrastruktur) kann ein erfahrener Operateur gute und funktionell wertvolle Resultate erzielen.

B. Die Wirbelsäule

50. Pathophysiologie der Wirbelsäule

Der Wirbelsäule und ihren Krankheiten haftet in der Vorstellung von Laien wie von Ärzten etwas Irrationales an. Dies läßt sich am ehesten aus der *Entwicklungsgeschichte* verstehen. Die Wirbelsäule war das erste Merkmal der «Vertebraten» und gab ihnen den Namen. Die Anatomie läßt den ursprünglichen *segmentalen Aufbau des Achsenskelettes* noch deutlich erkennen. Dieses ist phylogenetisch gesehen ein archaisches Organ und ist es in mancher Hinsicht auch geblieben.

Bei einem überaus komplizierten anatomischen Aufbau und komplexer Physiologie ist die für den Gesamtorganismus resultierende Funktion, verglichen z. B. mit der differerenzierten Leistung einer Hand, recht primitiv. Manche *archaische Züge* haften denn auch der *Klinik* der Wirbelsäulenerkrankungen an, nicht zuletzt in ihren Beziehungen zur Psyche. Davon zeugen auch die zahlreichen Versuche von Laien wie von Fachleuten, Rückenprobleme auf mehr oder weniger wissenschaftliche bzw. paramedizinische Weise in den Griff zu bekommen.

Dies erschwert die Erforschung und das Verständnis der gesunden und der kranken Wirbelsäule, so daß bis heute vieles im Dunkeln verborgen geblieben ist.

Rückenleiden und ihre volkswirtschaftliche Bedeutung

Einer größeren *kanadischen* Statistik zufolge wurden im Jahr 1981 annähernd 30% der Gesamtsumme aller Lohnausfallsentschädigungen und Invalidenrenten an Rückenpatienten ausbezahlt.

In *England* haben die Arbeitsausfälle wegen Rükkenleiden seit 1955 ständig zugenommen, von 506 Tagen pro Jahr je 1000 Arbeitnehmer bis auf 1882 Tage im Jahr 1982.

In den *USA* wird der Lohnausfall auf etwa 10 Milliarden Dollar pro Jahr geschätzt. Auch in *Schweden* und anderen Ländern suchen jedes Jahr etwa 5% der Gesamtbevölkerung ärztliche Hilfe wegen Kreuzschmerzen, und in der *Schweiz* stehen Rückenleiden als Ursache einer Invalidität an zweiter Stelle. In *Oman* ist die Nachfrage nach Rückentherapie seit dem Ölboom rapide angestiegen, und in manchen Industrieländern machen sich die Versicherungen und Krankenkassen Sorgen, ob sie all die Physiotherapien, die wegen Rückenleiden verordnet werden, noch bezahlen können.

In den achtziger Jahren ist überdies die Zahl der *Rückenoperationen* exponentiell angestiegen, doch die Wiedereingliederung der Rückenpatienten ins Berufsleben ist schwierig, sehr oft unmöglich.

In einem Begutachtungszentrum in Basel hatten von 1250 Patienten, die zur Beurteilung kamen, 150 bereits eine Rückenoperation hinter sich. Der «rükkenoperierte Patient» ist zu einem medizinischen und sozialen Problem geworden, über welches Symposien abgehalten werden. Die Bedeutung der Rückenleiden und die Tragweite ihrer Auswirkungen ist erkannt. Die Literatur darüber ist schon längst nicht mehr überblickbar, und der finanzielle Aufwand für Forschung, Diagnostik und Therapie, vor allem aber für Invalidität ist enorm.

Zwischen Wissenschaft und Patient

Trotz diesem Aufwand sind wir sowohl wissenschaftlich wie praktisch von einer Lösung des Problems weit *entfernt*. Wie ist das zu erklären, wo wir doch Hüften ersetzen, Herzen verpflanzen und Gene beliebig austauschen können und nächstens das Recht auf Gesundheit auch verfassungsmäßig garantieren wollen?

Auf *zwei Tatsachen* ist in diesem Zusammenhang hinzuweisen:

1. *Rückenbeschwerden* gehören wohl *immer* bis zu einem gewissen Grade zum Leben, sind in der Regel *ungefährlich,* und *die meisten Menschen werden mit ihnen fertig,* auch ohne Arzt, und ertragen sie, *ohne* dadurch invalide zu werden.

2. Wenn wir auch eine Menge über die Wirbelsäule wissen, müssen wir uns doch eingestehen, daß unsere gesicherten Kenntnisse über ihre Funktion und Physiopathologie, über Schmerzentstehung und -lokalisation, über die Bedeutung von Symptomen und Befunden, vor allem aber auch über die Wirkungsweise unserer Therapien, sehr rudimentär sind, und daß deshalb unsere Diagnostik ebenso wie unsere Behandlung auf weite Strecken in Hypothesen, Meinungen und Praktiken stecken bleibt, deren Wirkung nicht nachgewiesen ist.

Was wir vorläufig tun können, ist, eine vernünftige, *für den Patienten* hilfreiche Medizin zu betreiben, uns einerseits an die wissenschaftlich erwiesenen Erkenntnisse zu halten und nicht zu pfuschen, aber andererseits auch keine überdimensionierte, letztlich pseudowissenschaftliche, aufwendige Diagnostik oder Therapie zu betreiben und damit unser Nichtwissen zu verdrängen.

Solche Ermahnungen mögen müßig erscheinen. Angesichts des Erwartungsdruckes, dem wir Ärzte ausgesetzt sind, und unseres ständig wachsenden diagnostischen und therapeutischen, besonders auch operativen Arsenals, sind sie es aber vielleicht doch nicht. Die Verführung ist groß, und die Geister die wir riefen, werden wir so leicht nicht los. Es sind dies die Patienten, denen wir Heilung versprachen, aber unser Wort nicht halten konnten. Beides wird uns übel genommen, und zu Recht.

Die Wirbelsäule als Ganzes

Die Wirbelsäule als Ganzes entspricht einer doppel-S-förmigen Kurve. Diese ist *phylogenetisch* entstanden im Verlaufe der *Aufrichtung des Oberkörpers vom Vierbeiner zum aufrechten Gang.* Auch in der *Ontogenese* wird diese Entwicklung nochmals durchlaufen (Abb. 38.19 und Abb. 50.1).

- *Phylogenetisch alt* ist der Mittelabschnitt, die *Thorakalkyphose,* stabilisiert durch den Rippenthorax. Ihr *Bewegungsumfang* ist dadurch recht *beschränkt.*
- Aufrichtung des *Kopfes* (Blick nach vorne und oben) erfolgt durch *Lordose* der *Halswirbelsäule* (HWS), welche *sehr beweglich* ist (großes Blickfeld). Dies geht auf Kosten der Stabilität. Die Halswirbelsäule ist denn auch häufig Sitz von Beschwerden (Zervikalsyndrom, siehe S. 593).
- *Aufrichtung* des *Oberkörpers* geschieht durch Lordose der Lendenwirbelsäule, welche ebenfalls einen *größeren Bewegungsumfang* hat.

Diese Aufrichtung bedeutet eine große phylogenetische und ontogenetische Leistung, aber auch eine *erhöhte mechanische Beanspruchung.* Störungen, vor allem Schmerzen (Lumbago) in der Lumbalwirbelsäule (LWS), besonders am lumbo-sakralen Übergang, sind deshalb überaus häufig (Spondylolisthesis, Bandscheibenschäden) (Abb. 50.2).

Eine solche harmonisch geschwungene, doppel-S-förmige Wirbelsäule kann Stöße besser abfangen als eine gerade gestreckte (Federwirkung, Stoßdämpfer). Geradrücken neigen denn auch in besonderem Maß zu Beschwerden (Abb. 50.3 und Abb. 50.4).

Störungen in einem umschriebenen Wirbelsäulenbereich wirken sich auf die übrigen Abschnitte (vor allem die beweglicheren Lordosen, d.h. LWS und HWS) aus. Die Wirbelsäule als Ganzes ist eine *funktionelle Einheit.* Ihre Bewegungen erfolgen in 25 *Bewegungssegmenten.* So wird die gelenkige Verbindung zwischen je zwei Wirbelkörpern bezeichnet (Abb. 50.5).

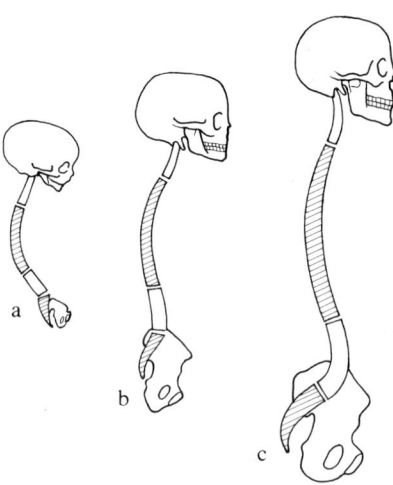

Abb. 50.1: *Die Aufrichtung der Wirbelsäule im Laufe der normalen Entwicklung.*

a Bei der *Geburt* ist die ganze Wirbelsäule noch weitgehend kyphosiert.
b Mit *einem Jahr* ist sie bereits etwas aufgerichtet. Eine Lordosierung ist im *zervikalen* und im *lumbalen* Abschnitt (weiß) erkennbar.
c Die Wirbelsäule des *Erwachsenen* ist doppelt S-förmig: Die beiden am Rippenthorax, bzw. am Becken weitgehend fixierten Abschnitte: Thorakalwirbelsäule und Sakrum (schraffiert) haben ihre ursprüngliche Kyphose behalten, während die beweglicheren Abschnitte: Hals- und Lumbalwirbelsäule (weiß) die Aufrichtung ermöglicht haben durch eine kräftige *Lordosierung.*

An diesen beiden Wirbelsäulenabschnitten treten denn auch vor allem statische Probleme, Beschwerden und degenerative Erscheinungen auf.

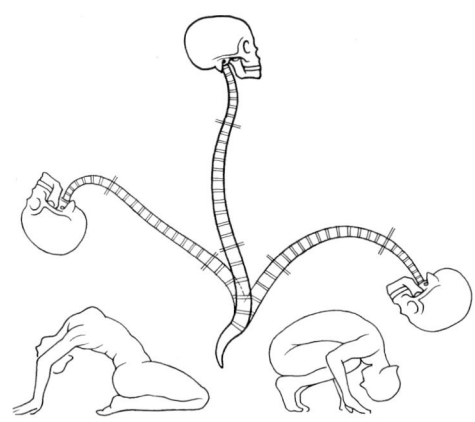

Abb. 50.2: Die Wirbelsäule mit ihren 25 «Gelenken» (Bewegungssegmenten) hat sehr große Bewegungsmöglichkeiten, wie man z. B. in Zirkus und Variété feststellen kann, doch ist die Beweglichkeit der Wirbelsäule individuell sehr unterschiedlich. Die Bewegungen finden vorwiegend in der Hals- und in der Lendenwirbelsäule statt.

Klinisch läßt sich die Beweglichkeit der einzelnen «Gelenke» nur vermuten. *Funktionsröntgenbilder* in den Extremstellungen können genauer Aufschluß geben (siehe Abb. 51.11 und Abb. 53.8).

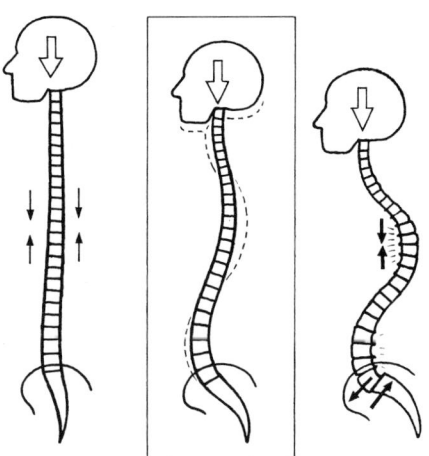

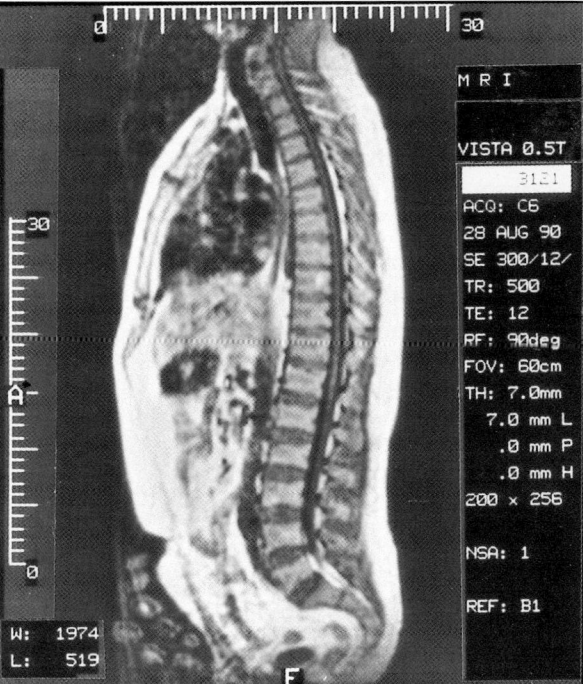

Abb. 50.3: *Wirbelsäulenform und Beanspruchung.*

Eine *gerade* Wirbelsäule (links) wäre *starr,* die Stöße bei wechselnder Belastung (z. B. beim Gehen) wären zu *hart.* Geradrücken neigen zu Beschwerden.

Eine harmonisch geschwungene Wirbelsäule (Mitte, im Kasten), kann die Stöße *abfedern* und wirkt als *Stoßdämpfer.*

In einer zu stark gekrümmten Wirbelsäule (rechts) treten in den Krümmungen starke *Biegekräfte* auf, die frühzeitig zu Überbeanspruchungsschäden mit *Degenerationserscheinungen* führen.

Abb. 50.4: *Die Form der Wirbelsäule.*
Ganze Wirbelsäule von der Seite gesehen.

Magnetresonanztomogramm. Das *MRI* erlaubt erstmals, die ganze WS seitlich am Lebenden darzustellen. Auch der *Wirbelkanal* mit Duralsack und Rückenmark ist in seiner ganzen Länge gut zu sehen.

Dieser mediane Sagittalschnitt eines gesunden 38jährigen Mannes zeigt die *harmonisch geschwungene Form der Wirbelsäule als Ganzes. Abweichungen* von dieser Ideallinie geben diagnostische Hinweise. Sind sie stärker ausgeprägt, knickförmig, segmentweise versteift, so können sie Beschwerden machen.

Das Bild zeigt auch, daß die Wirbelkörperreihe relativ *weit ventral* und *nur wenig hinter der Körpermitte* liegt.

Es ist gut, sich diese Verhältnisse vor Augen zu halten, wenn es um Fragen der Biomechanik und Haltung geht oder um die Zugänglichkeit der WS für diagnostische Tests (manuelle, Punktionen) oder Operationen (von dorsal oder ventral).

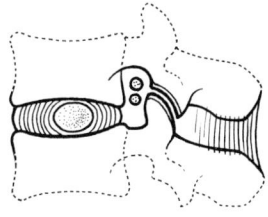

Abb. 50.5: Das *Bewegungssegment* ist das (aus verschiedenen Anteilen zusammengesetzte) *Gelenk* zwischen zwei Wirbeln. Es funktioniert als *Ganzes.*

Der *vordere* Abschnitt besteht aus der *Bandscheibe,* der *hintere* aus den kleinen *Wirbelgelenken* und den dorsalen Bändern. Dazwischen tritt je eine Nervenwurzel durch ein Zwischenwirbelloch. Die 25 Bewegungssegmente der Wirbelsäule haben alle dasselbe komplizierte Grundschema. Derart komplexe Strukturen sind einerseits *schwer durchschaubar,* andererseits sehr *störungsanfällig.*

Das Bewegungssegment

Auch dieses ist wiederum eine funktionelle Einheit. Seine komplexen Strukturen wirken funktionell wie ein einziges Gelenk.

Im wesentlichen besteht das Bewegungssegment aus einem *vorderen* und einem *hinteren Abschnitt,* deren Hauptelemente sind:

– *Bandscheibe* (ventral)
– *kleine Wirbelgelenke* (dorsal) (Abb. 50.5).
– verbindende Ligamente

Die Bandscheibe

Mechanisch entspricht sie einem *druckelastischen hydrostatischen System,* bestehend aus

– zugfester Hülle: *Faserring* (Anulus fibrosus)
– druckfestem Inhalt: *Gallertkern* (Nucleus pulposus) (Abb. 50.6 und Abb. 59.28)

Der Gallertkern nimmt durch Imbibition Wasser auf und bekommt dadurch einen starken Turgor. Er steht unter erheblichem hydrostatischem Druck, welcher vom zugfesten Faserring des Anulus fibrosus aufgefangen wird.

• *Die mechanische Wirkung* dieses Wasserkissensystems besteht darin, daß die statischen und dynamischen Kräfte welche auf die Wirbelsäule wirken, *gleichmäßig* über den ganzen Wirbelquerschnitt verteilt werden.

1. Es treten keine schädlichen Spannungsspitzen auf.
2. Harte Schläge werden durch das Puffersystem weich abgefangen (Schock-Absorption) (Abb. 50.7).

   Die mechanische Festigkeit dieses Systems ist derart groß, daß bei einer plötzlichen massiven Krafteinwirkung der *Wirbelkörper* einbricht (Kompressionsfraktur), während die Bandscheibe intakt bleibt.

3. Das Bewegungssegment und damit die ganze Wirbelsäule wird *stabilisiert.*
4. Der Nucleus pulposus wirkt als *Drehpunkt* der Bewegung zwischen zwei benachbarten Wirbelkörpern in der Art eines «Kugelgelenkes» (Abb. 50.8).

Der dorsale Abschnitt des Bewegungssegmentes

Der dorsale Abschnitt des Bewegungssegmentes besteht im wesentlichen aus den *kleinen Wirbelgelenken* und den dorsalen (interspinalen) *Bändern.*

Die Gelenkfazetten sind je nach Wirbelsäulenabschnitt verschieden orientiert. In der Lumbalwirbelsäule z. B. stehen sie sagittal, sie erlauben also das Vor- und Rückneigen, blockieren jedoch die Rota-

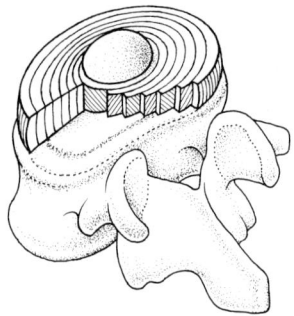

Abb. 50.6: *Aufbau der Bandscheibe.*

Sie besteht aus einem in Schichten fest ineinander verwobenen Faserring (Anulus fibrosus) und einem druckelastischen Gallertkern (Nucleus pulposus). Sie bildet auf diese Weise eine Art *Wasserkissen* zwischen den zwei benachbarten Wirbelkörpern, das als *Stoßdämpfer* und zur gleichmäßigen *Druckverteilung* auf die Deckplatten dient.

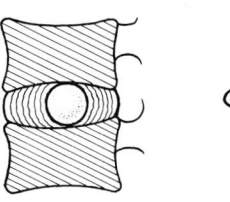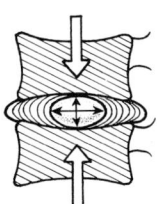

Abb. 50.7: Die *Stoßdämpferwirkung* der Bandscheibe: Im *entlasteten* Zustand (links) nimmt die Bandscheibe Flüssigkeit auf und bekommt dadurch einen gewissen Turgor. Unter *Belastung* (rechts) kommt der Gallertkern unter hydrostatischen *Druck,* der sich auf die *Deckplatten* und den *Faserring* überträgt.

Kurzfristige, intermittierende Belastungen werden durch diese Stoßdämpferwirkung weich abgefangen.

Unter *langfristiger* Belastung wird Wasser abgegeben, die Höhe der Bandscheibe nimmt etwas *ab.* Der Vorgang ist *reversibel:* Über Nacht nimmt der Turgor wieder *zu.*

Rhythmische Bewegung (Gehen) ist besser als lange dauernde Belastung (Sitzen).

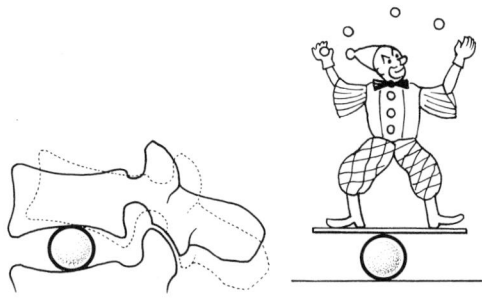

Abb. 50.8: Die *Bewegung* im «Wirbelgelenk» (im Bewegungssegment) gleicht einer Schaukelbewegung auf dem Bandscheibenkern. Die Bewegung wird *geführt* durch die kleinen Wirbelgelenke. Ihre Orientierung bestimmt die Bewegungsrichtung.

tion, während eine gewisse Seitenneigung möglich ist.

Die von vorne nach hinten schräg abfallende Ebene der kleinen Wirbelgelenke *verhindert* normalerweise ein *Gleiten* des oberen Wirbels auf dem unteren nach vorne. Diese Funktion des hinteren Abschnittes des Bewegungssegmentes wird deutlich, wenn sie ausfällt, z. B. infolge eines Bogendefektes, was eine Spondylolisthesis zur Folge hat (siehe S. 630, Abb. 58.1 und S. 634).

Die kleinen Wirbelgelenke *führen* also die Bewegungen im Segment, und die dorsalen interspinalen Bänder *stabilisieren* es zusätzlich. Letzteres ist wichtig für die Beurteilung von Wirbelfrakturen hinsichtlich Stabilität (siehe S. 674) (Abb. 50.9).

Die Bewegungen in den kleinen Wirbelgelenken sind nur im Rahmen des ganzen Bewegungssegmentes möglich. Die *Kongruenz* dieser kleinen Gelenke ist deshalb nie ganz perfekt, größere Bewegungsausschläge führen zu Verkantungen. Grob gestört wird die Kongruenz jedoch erst bei Veränderungen der Bandscheibe (siehe S. 635f.).

Pathologie des Bewegungssegmentes

Rückenschmerzen werden weitaus am häufigsten durch Störungen im Bewegungssegment hervorgerufen:

Die *erste Gruppe* dieser Störungen hängt mit *Wachstum* und Reifung des Wirbelskelettes zusammen. Der schwächste Punkt des ganzen Gefüges sind in diesem Alter die *Deckplatten,* die gleichzeitig die Wachstumszonen sind. Die Scheuermannsche Krankheit, aber auch die idiopathische Skoliose haben hier ihre Ursache (siehe S. 611 und S. 618).

Die *zweite, größte Gruppe* von Störungen am Bewegungsapparat hängt mit den *Alterungsvorgängen* der *Bandscheibe* zusammen. Ihr Turgor nimmt im Verlaufe des Lebens ab. Die Bandscheibe wird im mittleren Lebensalter zum schwächsten Punkt. Insuffizienz, Instabilität, Osteochondrose, Spondylose als chronische Erscheinungen, Diskushernien als akute Ereignisse, gehören zu den häufigsten Krankheiten am Bewegungsapparat überhaupt (Abb. 50.10 und Abb. 50.11).

Die Bandscheibendegeneration zieht auch den *dorsalen Teil* des Bewegungssegmentes in Mitleidenschaft: Inkongruenz, Verschiebungen, Blockierungen der kleinen Wirbelgelenke. Die mannigfachen Auswirkungen aller dieser Vorgänge sind bei den degenerativen *Wirbelsäulenleiden* (S. 635ff. beschrieben (Abb. 50.12).

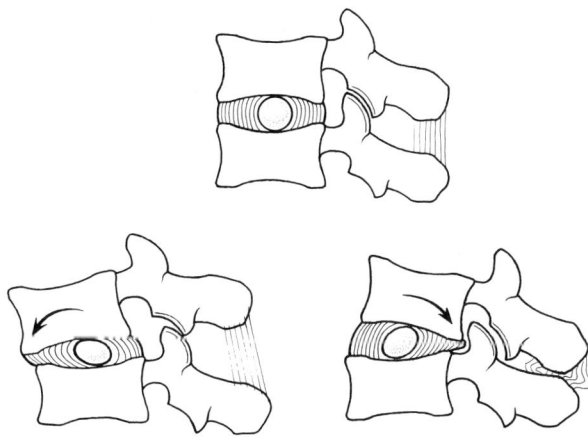

Abb. 50.9: *«Geführte Bewegung»* im Bewegungssegment.

Im Bewegungssegment finden keine einfachen Drehbewegungen, sondern komplizierte Kompromißbewegungen statt. Das «Gelenk» muß eine gewisse Kongruenz haben, damit es gut funktioniert, d. h. kleine Wirbelgelenke und Bandscheibe müssen einigermaßen aufeinander abgestimmt sein. Erniedrigung der Bandscheibe z. B. stört diese Kongruenz (siehe Abb. 59.3).

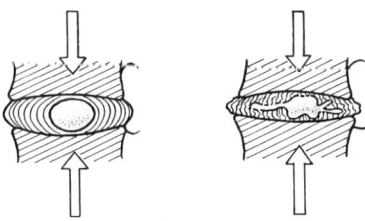

Abb. 50.10: Durch Degenerationsvorgänge verliert die Bandscheibe ihren Turgor und damit Pufferwirkung und Stabilität. Auch die Kongruenz des Bewegungssegmentes geht verloren (siehe Abb. 59.6c).

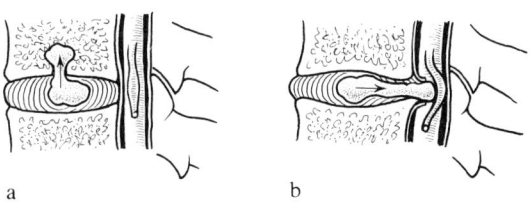

a   b

Abb. 50.11: *Schwache Stellen der Bandscheibe.*

Der unter Druck stehende Gallertkern wird an der schwächsten Stelle des Faserringes herausgepreßt.

a Während des *Wachstums* ist die *Deckplatte* die schwächste Stelle: Bei der Scheuermannschen Krankheit können Teile des Gallertkernes durch Lücken in der Deckplatte in die Wirbelkörperspongiosa hineingedrückt werden, als «Schmorlsche Knötchen» im Röntgenbild sichtbar.

b Beim *Erwachsenen* ist der Faserring die schwächste Stelle. Bandscheibenteile können als *Diskushernien* durch Lücken im Anulus fibrosus durchgedrückt werden und durch Kompression von Nervenelementen massive Beschwerden auslösen (siehe Abb. 59.31).

Patho-
physiologie

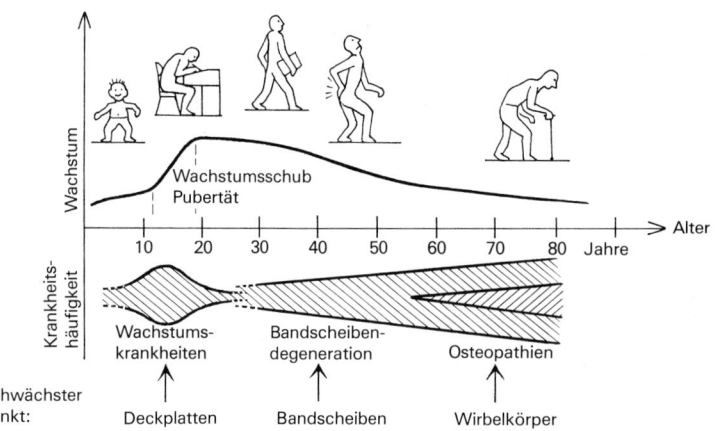

Abb. 50.12: *Die Lebenskurve der Wirbelsäule.*
Die Pathologie der Wirbelsäule ist eng mit den normalen Veränderungen im Laufe des Lebens verbunden.

In der Wachtumsperiode, vor allem zur Zeit des pubertären *Wachstumsschubes* sind die Wachstumszonen, die *Deckplatten* der *schwächste Punkt* im Gefüge. Die entsprechenden Krankheiten, wie Morbus Scheuermann, Skoliosen, treten in dieser Periode auf. Dazu kommt die ungünstige Beanspruchung in der Schulzeit durch das Sitzen.

Im *mittleren Lebensalter* ist die Bandscheibe, bzw. deren *Faserring* die schwächste Stelle. *Diskushernien* sind vorzugsweise eine Krankheit des mittleren Alters.

Im *höheren Alter* ist der *Wirbelkörper* der schwächste Teil. Osteoporose führt zu Deformitäten und *Wirbelkörpereinbrüchen.*

Pathologie des Wirbelkörpers

Der Wirbelkörper wird hauptsächlich auf *axialen Druck* und, im ungünstigen Fall (Kyphose), auf Biegung beansprucht. Der Aufbau seiner Spongiosastruktur im Innern und seiner Wände entspricht dieser Beanspruchung. Die auf den Wirbel wirkende Kraft wird von der Zwischenwirbelscheibe auf die *Deckplatte* übertragen. Diese ist, wie erwähnt, vor allem während des Wachstums ein besonders schwacher Punkt. Bei chronischer *Überbeanspruchung* entstehen Löcher und Risse, durch welche Teile des Nucleus pulposus in den Wirbelkörper eindringen: So entstehen die bekannten «Schmorlschen Knötchen» bei der Scheuermannschen Krankheit, der typischen Deckplattenkrankheit (siehe S. 611), aber auch Defekte bei Spondylitiden und anderen Wirbeldestruktionen (siehe S. 670).

Ist die Knochenstruktur *weich* (Osteomalazie), kann die ganze Deckplatte durch die Bandscheibe eingedellt werden (Fischwirbel).

Spontane *Deckplatteneinbrüche* und *Wirbelkompressionen,* die ähnlich aussehen, sind eine häufige Erscheinung bei massiver *Osteoporose* im fortgeschrittenen Alter (Abb. 50.13).

Relativ häufig sind Wirbelkörper Sitz von pathologischen, oft *hämatogen* ausgestreuten Prozessen: *Tumormetastasen, Infektionen, Knochenmarkkrankheiten.* Dies hängt wohl mit ihrer guten Vaskularisation zusammen. Aber auch primäre Veränderungen (Tumoren) kommen vor.

Schmerzen treten manchmal erst auf, wenn geschwächte Wirbel unter der mechanischen Beanspruchung zusammenbrechen.

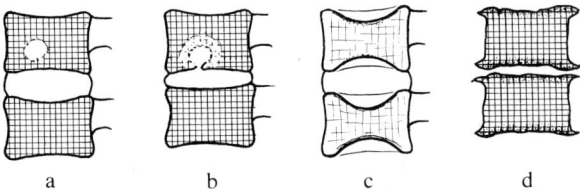

a   b   c   d

Abb. 50.13: *Pathologie des Wirbelkörpers* im Röntgenbild.

a Umschriebener *Osteolyseherd* in der Spongiosa, verdächtig auf Tumormetastasen. Nur relativ große Defekte sind auf gewöhnlichen Röntgenbildern sichtbar.

b Unregelmäßiger *Osteolyseherd* dicht unter der Deckplatte, mit perifokaler Osteoporose. *Verschmälerung* der angrenzenden Bandscheibe, da Gewebe aus dem Nucleus pulposus durch ein Loch in der Deckplatte in den Wirbelkörper eingepreßt wurde. Dieses Bild ist typisch für eine infektiöse Spondylitis (z. B. Tbc).

c *Osteoporose:* Stark aufgelockerte Trabekelstruktur und eingedrückte Deckplatte (Fischwirbel).

d *Spondylose:* Subchondrale, unregelmäßige Sklerose, Randzacken, progrediente Bandscheibenverschmälerung. Im Alter zeigen fast alle Wirbelsäulen solche Veränderungen.

Osteolyseherde sind auf Röntgenbildern meist erst zu sehen, wenn sie schon eine gewisse Größe erreicht haben. Eine frühzeitige Diagnose ermöglicht die *Szintigraphie* als Screening-Methode und die *Tomographie* (konventionell oder computerisiert, als CT, aber auch als *MRI).*

Bei akuter massiver Krafteinwirkung (Trauma) bricht die Wirbelstruktur ein, entsprechend der Krafteinwirkung (Flexion) in der Regel vor allem *vorne*, was fast immer eine *Kyphosierung* bedeutet. Die Bandscheibe ist stärker als der Wirbel und bleibt – beim Fehlen von Scherkräften – intakt. Solche Kompressionsfrakturen sind *stabil*, weil auch das hintere Bogensegment in der Regel erhalten bleibt. Dies ist für die Therapie der Wirbelfrakturen von Bedeutung (siehe S. 674) (Abb. 61.1).

Achsenskelett und Nervensystem

Vom Hinterhauptloch bis zum Sacrum liegt der Duralsack fest eingebettet und gut gepolstert im Wirbelkanal. Das Rückenmark endet auf Höhe des ersten Lendenwirbels. Von dort ziehen die Nervenwurzeln einzeln als «cauda equina» weiter nach distal zu den entsprechenden Zwischenwirbellöchern (siehe Abb. 34.20).

Normalerweise sind diese verletzlichen Nervenstrukturen im Wirbelkanal sehr *gut geschützt*, und nur bei massiven Gewalteinwirkungen nehmen sie Schaden. Die meisten Wirbelbrüche haben deshalb keine neurologischen Konsequenzen (siehe stabile und instabile Wirbelbrüche, S. 675).

Der Verlauf der abgehenden Nervenwurzeln durch die engen Intervertebrallöcher, deren lichte Weite überdies bei jeder Bewegung der Wirbel ändert, und ihre Lage dicht hinter den kleinen Wirbelgelenken, in enger Nachbarschaft zu den Bandscheiben, läßt ihnen *wenig freien Raum*, und jede Einengung durch irgendwelche pathologischen Prozesse, vor allem degenerativer Art, kann sie in Platznot bringen. Eindeutig und typisch ist das Bild der *Diskushernie*, während viele andere radikuläre Störungen und Symptome pathophysiologisch weniger gut zu fassen sind und diagnostisch unklar bleiben (pseudoradikuläre Symptome).

Neurologische Komplikationen von Wirbelsäulenleiden und -verletzungen sind natürlich besonders gefürchtet und beanspruchen mit Recht auch besondere Aufmerksamkeit. Andererseits ist es für den praktischen Umgang mit Rückenpatienten gut, sich daran zu erninnern, daß *Rückenbeschwerden nur in einem kleinen Prozentsatz der Fälle neurologische Ursachen haben*. Bei den anderen ist ein pragmatisches Angehen der Situation und eine Beschwichtigung allfälliger Ängste zweckmäßig.

Die Bedeutung der Muskulátur für die Wirbelsäule

1. Die *Rückenmuskulatur* richtet die Wirbelsäule auf (Zuggurtung), damit diese axial belastet wird. Die Beanspruchung der Bewegungssegmente ist dabei am kleinsten. Ist die Muskulatur insuffizient, so wird die Wirbelsäule auf *Biegung* beansprucht, die Strukturen des Bewegungssegmentes (Bänder, Faserring, Bandscheibe, Gelenke) haben die übermäßigen und unphysiologischen Kräfte allein zu tragen. Diese Beanspruchung führt zu Schmerzen und degenerativen Erscheinungen.

2. Eine kräftige *Bauchmuskulatur* wirkt gegen eine übermäßige Lendenlordose und zu starke Beckenkippung, wie sie für die sog. «schlechte Haltung» charakteristisch ist (Abb. 55.6b).

3. Die Anspannung der *Bauchmuskulatur erhöht* aber auch den *intraabdominellen Druck*. Die hydrostatische Wirkung der *Bauchpresse* richtet den Rumpf auf, stabilisiert die Wirbelsäule und entlastet sie ganz erheblich. Eine kräftige Bauchbandage wirkt ähnlich! (Abb. 50.14).

Die Bedeutung einer *gut trainierten Muskulatur* ist auch klinisch offensichtlich und für Prophylaxe und Therapie wesentlich. Diese Erkenntnis führte zur Konzeption und zum praktischen Erfolg der (ursprünglich schwedischen) *Rückenschule* (S. 649).

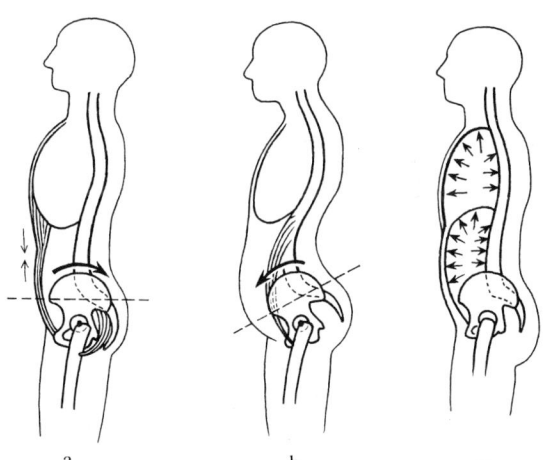

Abb. 50.14: *Die Bedeutung der Bauchmuskulatur* für Haltung und Wirbelsäule.

a *Beckenaufrichtung* und Ausgleich der *Lordose* durch die Bauchmuskulatur bei «strammer Haltung» (Bauch einziehen).

b Bei erschlaffter Bauchmuskulatur drückt der Bauch samt Inhalt nach vorne, die Lendenwirbelsäule wird übermäßig lordotisch, das Becken kippt nach vorne ab. Diese Haltung wird noch akzentuiert durch den M. iliopsoas.

c Die Bauchmuskulatur wirkt auch über die «Bauchpresse». Der hydrostatische Druck im Abdomen hilft die Wirbelsäule stabilisieren. Das gleiche kann eine straffe Bauchbandage bewirken.

Eine Übersicht der Wirbelsäulenpathologie

kann im folgenden Konzept zusammengefaßt werden (Tab. 26):

Tab. 26: Übersicht der Wirbelsäulenpathologie.

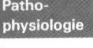

Zwei Hauptprobleme: 1. *Form:* Als ästhetisch-psychologisch-soziales Problem vor allem bei Kindern und Jugendlichen. 2. *Schmerz:* Häufiger bei Erwachsenen.

1. Von außen sichtbare *Deformitäten:*
   - kongenital
   - Kyphosen (z. B. Scheuermann)
   - Skoliosen
   - Haltungsprobleme
2. *Schmerzen:*
   - *statische Störungen:* Schmerzen gehen vom Bewegungssegment und von der Muskulatur aus. Statische Störungen führen zu degenerativen Veränderungen.
     Vorzustände sind:
     - schwere Deformitäten (siehe oben)
     - lokalisierte Wirbelveränderungen, welche die Statik des Bewegungssegmentes stören.
   - *Knochenaffektionen:* Schmerzen gehen vom Skelett aus
     - Osteopathien
     - Infektionen, Tumoren usw.
     - Trauma (Frakturen)
   - *andere Schmerzursachen*
     - neurologische
     - viszerale

51. Diagnostik der Wirbelsäule

In erster Linie sind es *Rückenschmerzen,* insbesondere *Kreuzschmerzen* (Lumbago) und Nackenschmerzen, welche zur Untersuchung der Wirbelsäule Anlaß geben.

Bei der ungemein komplizierten Struktur der Wirbelsäule (25 Bewegungssegmente, jedes mit mehreren gelenkigen Verbindungen) ist die Korrelation dieser Beschwerden mit einem anatomisch-pathologischen Substrat nicht leicht und auch nicht immer ohne weiteres möglich und zulässig.

Wir müssen uns eingestehen, daß unsere Kenntnisse von der Pathophysiologie der Bewegungssegmente und der Schmerzentstehung sehr beschränkt sind. Beschränkt sind aber auch unsere *diagnostischen Möglichkeiten* (siehe auch allgemeine Diagnostik S. 113 ff.):

1. Anamnese
2. Klinische Untersuchung
3. Röntgenuntersuchung
4. Bildgebende Verfahren
5. Labor und Spezialuntersuchungen.

Die *Anamnese* ist das *wichtigste* Hilfsmittel, nicht nur für die Diagnosestellung, sondern auch für die *Beurteilung* von Prognose und Therapiemöglichkeiten.

An *zweiter Stelle* steht die *klinische Untersuchung* von Form und Funktion der Wirbelsäule.

Tief in den Weichteilen eingebettet ist sie einer direkten Untersuchung nur in beschränktem Maß zugänglich (vgl. Abb. 51.8). Umso wichtiger ist die funktionelle *Bewegungsprüfung.*

Das Röntgenbild steht *erst an dritter Stelle.* Technik und Beurteilung von Wirbelsäulenbildern sind schwierig. Falsch negative (z. B. bei Osteolyseherden), aber auch falsch positive (praktisch alle älteren Leute zeigen degenerative Veränderungen, meist ohne Beschwerden) Befunde sind häufig.

Die scheinbar unbegrenzten Möglichkeiten der *apparativen Diagnostik* (CT, MRI usw.) erwecken Hoffnungen (bei Ärzten und Patienten), daß man jetzt auf diesen Bildern die Ursache jedes Rückenschmerzes sehen könne. Dies fördert die Tendenz, solche Untersuchungen bei allen Rückenpatienten *routinemäßig* durchzuführen (und sich gar klinische Untersuchung und konventionelles Röntgen überhaupt zu ersparen). Die computerisierten Schnittbilder mit den Beschwerden zu korrelieren ist nicht einfach. Die *Täuschungsmöglichkeiten* sind enorm,

und die Enttäuschungen bei Arzt und Patient entsprechend. Tatsächlich sind die bildgebenden Verfahren außerordentlich detailreich und *bei richtiger Indikation in vielen Fällen sehr wertvoll.* Bei der großen *Mehrzahl* der Rückenpatienten helfen sie allerdings nicht viel weiter, können aber heillose *Verwirrung* stiften.

In der folgenden Beschreibung des Untersuchungsganges sind nur die für die Wirbelsäule spezifischen Punkte aufgeführt. Eine allgemeine Untersuchung ist selbstverständlich (siehe S. 127 f.).

Anamnese

Schmerzen

– *Erstes Auftreten:* Plötzlich einschießende starke Schmerzen («akute Lumbago», «Hexenschuß»), weisen auf Störungen im Gefüge von Wirbelbewegungssegmenten hin: kleine Gelenke, Bandscheibenverschiebungen.

Gelegentlich sind Nervenwurzeln beteiligt (Diskushernie), was zu radikulären Symptomen (Ischias) führen kann.

– *Trauma:* Art und Intensität genau erfragen! Sturz aus großer Höhe oder massiver direkter Schlag sind eindeutig zu erfahren. Weniger eindeutig sind die häufigen Angaben der Patienten über einen «Unfall» bei einer Anstrengung wie etwa beim Bücken, Lasten heben, bei einer ungewohnten Bewegung, aber ohne eigentliche massive Einwirkung von außen. Bandscheibenschäden und Nerveneinklemmungen werden häufig bei solchen «Verhebetraumen» manifest. Es handelt sich nicht um eigentliche Unfälle. Echte Unfälle führen eher zu Wirbelbrüchen. Bei schweren Osteoporosen genügt dazu allerdings ein sehr geringfügiges Trauma.

Langsam auftretende Schmerzen sprechen eher für statische Beschwerden oder Krankheiten der Wirbelkörper.

– *Verlauf:* dauernder Schmerz, Tag und Nacht, ist bei Rückenschmerzen eher ungewöhnlich. Eine eindeutige Ursache sollte sich finden lassen.

Wechselnde Schmerzen sind vorwiegend statisch bedingt. Schubweiser Verlauf mit plötzlichen, starken Schmerzen und freien Intervallen sprechen für Störungen im Bewegungssegment, häufig ist dabei eine Nervenwurzel beteiligt.

Diagnostik

– *Wann tritt der Schmerz auf?* Statisch bedingte Rückenschmerzen aufgrund von Haltungsstörungen, Deformitäten oder degenerativen Veränderungen sind in der Regel von Stellung, Lage, Tätigkeit, kurz, von der Beanspruchung der Wirbelsäule abhängig. Als schmerzhaft wird dann vor allem das Bücken, das Lastenheben in vornüber geneigter Haltung, das lange Sitzen mit vorgehaltenen Armen (Maschinenschreiben), das längere Verharren in leicht gebückter Haltung (Autofahren) empfunden, weniger die sportliche Betätigung, dies wohl wegen des besseren Trainingszustandes der Muskulatur des Sportlers. Wenn die Beschwerden bei leichter, entspannter körperlicher Tätigkeit (Wandern, Sport) abnehmen, sind sie mit größter Wahrscheinlichkeit statisch bedingt und Ausdruck einer «Zivilisationskrankheit».

– Viele Leute mit Bandscheibenschäden können nicht auf weicher Unterlage schlafen, können aber bestimmte Stellungen und Lagen finden, in welchen sie keine oder weniger Schmerzen haben.

Genaue Beschreibung, wann und unter welchen Umständen (bestimmte Bewegungen, Tätigkeiten) die Schmerzen auftreten, kann Hinweise geben auch für die einzuschlagende *Therapie*.

– Schmerzen beim Husten, Pressen, Niesen sind typisch für Kompression von Nervenwurzeln (Diskushernie).

– Stärkere Schmerzen bei Erschütterung können auf Spondylitis hinweisen, Schmerzen in der Nacht und am Morgen auf Bechterew, Tumoren, Osteoporose oder andere Krankheiten der Wirbelkörper.

– *Schmerzlokalisation und Art des Schmerzes:* Es gibt typische Schmerzstellen am Rücken: Lumbosakral-Übergang, Beckenkämme, Kreuzbein, mediale Kante der Schulterblätter, Nacken, Dornfortsatzreihe, paravertebrale Muskulatur. Allerdings werden Schmerzen oft fortgeleitet. Vor allem der Kreuzschmerz läßt noch keine diagnostischen Schlüsse zu.

Ausstrahlende Schmerzen: Eindrücklich ist die akute *Ischias* als Ausdruck einer Nervenbeteiligung. Leichtere Formen, z.B. mit Schmerzen nur im Hüftbereich, im Unterschenkel oder Fuß sind nicht so auffällig, sind aber außerordentlich häufig. Man muß sie suchen.

Andere Ausstrahlungen entsprechen anderen Nerven: Interkostalneuralgien, Zerviko-Brachialsyndrom.

Längst nicht alle ausstrahlenden Schmerzen sind jedoch radikulären Ursprungs: Wandernde Rückenschmerzen beim *Weichteilrheumatismus* und *pseudoradikuläre* Ausstrahlungen gehören zum *Alltag* der orthopädischen Sprechstunde. Häufig sind Ausstrahlungen in den Hinterkopf (migraine cervicale), in den Schultergürtel, in Arm und Hand, in den Beckengürtel, gelegentlich ins Abdomen. Andererseits

können Schmerzen bei Krankheiten von Thorax und Abdomen in den Rücken ausstrahlen.

Andere Beschwerden

Da die Nervenwurzeln, gelegentlich auch das Rückenmark, bei Wirbelsäulenleiden in Mitleidenschaft gezogen werden können, sind *neurologische* Symptome an Armen und Beinen wichtige Hinweise.

Angaben über plötzliche *Veränderungen der Form* des Thorax und Rückens sind mit Vorsicht zu interpretieren. Solche Beobachtungen sind in der Regel recht ungenau. Auch werden Deformitäten von Patienten und Angehörigen oft erstaunlich lange übersehen.

Klinische Untersuchung

Die *Inspektion* ist die wichtigste und feinste Prüfung. Damit man die *gesamte* Haltung gut beobachten kann, sollte der Patient entkleidet sein bis auf höchstens eine kleine Unterhose, welche hinten etwas heruntergezogen werden kann, und einen einfachen Büstenhalter. Diese kleinen Zugeständnisse beeinträchtigen die Inspektion nicht und helfen, die Hemmungen des Patienten zu vermindern und seine Mitarbeit bei der Untersuchung zu gewinnen (siehe Abb. 51.5, S. 582).

Untersuchung im Stehen

Beurteilt wird die Form des Rückens im Stand (Begriffe siehe S. 601). Dazu muß der Patient ganz gerade stehen.

1. Beim *Betrachten von vorn und vor allem von hinten* fällt jede geringfügige *Asymmetrie* sofort auf.

Die Beurteilung der Haltung beginnt beim *Becken:* Einen *Beckenschiefstand* erkennt man an der Höhe der Beckenkämme, genauer noch an der Stellung der Spina iliaca dorsalis und der Gesäßfalte.

Ist der Beckenschiefstand nur durch eine *Beinlängendifferenz* bedingt, so läßt er sich mit einer entsprechend hohen Unterlage (Brettchen von 1, resp. ½ cm Höhe) ausgleichen. Ist dies nicht möglich, so muß der Beckenschiefstand durch eine fixierte Deformität, eine *Kontraktur* (vgl. S. 445) verursacht sein. Diese kann an einer Hüfte lokalisiert sein (Ab- oder Adduktionskontraktur) oder in der Wirbelsäule: fixierte lumbosakrale Skoliose. Eine nicht fixierte skoliotische Haltung hingegen muß sich durch den Ausgleich des Beckenschiefstandes korrigieren lassen (siehe auch S. 688) (Abb. 51.1).

Seitliche Abweichungen der Wirbelsäule von der Senkrechten (Skoliosen, skoliotische Haltung) lassen sich an der *Dornfortsatzreihe* erkennen. Gelegentlich fallen sie aber zuerst durch Veränderungen der Taillenkontur, des Hüftprofiles oder des Schul-

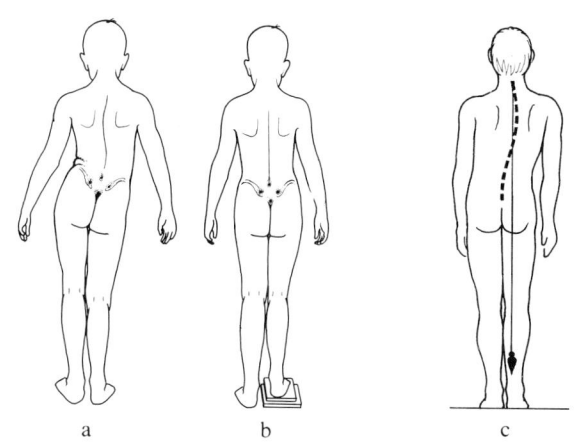

Abb. 51.1: *Seitliche Wirbelsäulenverkrümmungen* (Skoliosen).

a *Skoliotische Haltung* infolge Beinlängendifferenz. Im Stehen Beckenschiefstand.

b Der Beweis, daß es sich lediglich um eine *skoliotische Haltung* und *nicht* um eine fixierte Skoliose handelt: Nach *Ausgleich* des Beckenschiefstandes mit Brettchenunterlage verschwindet die Skoliose.

c *Echte Skoliose:* Gerades Becken, Asymmetrie des Rumpfes, hier mit Abweichung der Wirbelsäule aus dem Lot.

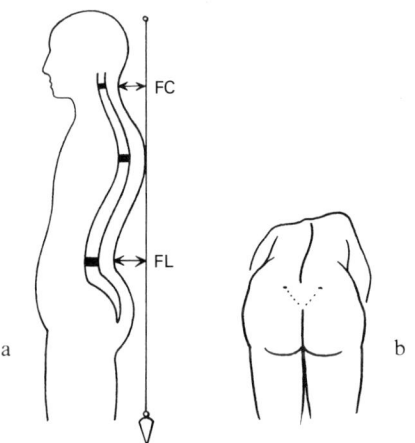

Abb. 51.2:

a *Messungen* an der Wirbelsäule in der Sagittalebene im aufrechten Stand. Das Lot liegt am thorakalen Krümmungsscheitel. FC (Flèche cervicale): größter Abstand des Lotes von der HWS. FL: Größter Abstand von der lumbalen Lordose.

b Die Asymmetrie der Wirbelsäule und des Thorax zeigt sich am besten bei der Betrachtung des vornübergeneigten Patienten von hinten. Hier *Rippenbuckel* rechts bei rechtskonvexer Thorakalskoliose (vgl. Abb. 57.6c).

terstandes auf. Eine *Abweichung* der *Wirbelsäule aus dem Lot* kann genau festgestellt und auch in cm gemessen werden als Abstand des Lotes aus dem Occiput von der Rima ani (Abb. 51.1c).

Wichtig ist zu wissen, daß *seitliche* Abweichungen, sofern sie nicht nur auf Beinlängendifferenzen beruhen und somit ausgeglichen werden können, selten einfache Haltungsstörungen sind, sondern meistens *strukturell fixiert* sind!

2. *Die Betrachtung von der Seite* dient der Beurteilung der *Beckenneigung* und der physiologischen *Wirbelsäulenwölbung* in der Sagittalebene und damit der «Haltung». Diese sieht bei bequemem, schlaffem Stehen meist wesentlich anders aus als bei straffer, gespannter, aktiver «gerader» Haltung (siehe S. 601, Abb. 55.8). Auch die Beckenneigung nach vorn kann erheblich variieren. Sowohl straff aufgerichtete als schlaffe Haltung sind zu prüfen, dazwischen liegt irgendwo die «habituelle» Haltung des Patienten. Die *Beurteilung ist weitgehend subjektiv und variabel.* Genaue Kriterien fehlen. Dies drückt sich in so ungenauen Ausdrücken wie «Rundrücken», «verstärkte Thorakalkyphose» usw., aus. Um solche eindrucksmäßige Befunde möglichst zu objektivieren ist es empfehlenswert, bestimmte Größen zu *messen*. Erst damit ist es möglich, zu *vergleichen,* sei es mit anderen Individuen oder Normgrößen, sei es beim selben Patienten im Verlaufe der Zeit.

Als Meßgrößen eignen sich am besten Höhe und Distanz (Flèche) der Krümmungsscheitel von einem an der Wirbelsäule angelegten Lot (Abb. 51.2a).

Die Differenz der «schlaffen» und der «straffen» Haltung kann einen Hinweis auf die Beweglichkeit der Wirbelsäule geben.

Bei einer schmerzhaft fixierten Skoliose und/oder Kyphose der Lumbalwirbelsäule muß man an eine Diskushernie denken.

Funktionsprüfung

Die Gesamtbewegung der Wirbelsäule setzt sich zusammen aus den Bewegungen von 25 einzelnen Segmenten. Die klinische Differenzierung ist nur grob möglich. Im besten Fall gelingt es, die Beweglichkeit einzelner Abschnitte zu eruieren.

Die Untersuchung erfolgt durch *Vornüberneigen bei gestreckten* Knien. Dabei kommt (von hinten gesehen) eine Asymmetrie: ein Beckenschiefstand, eine Skoliose und vor allem auch eine damit verbundene Deformität des Thorax, besser zur Geltung (Abb. 51.2b).

Beim Rumpfbeugen vorwärts lassen sich normalerweise die physiologischen Lordosen der Hals- und Lendenwirbelsäule gerade strecken und auch etwas kyphosieren (Abb. 51.3a).

Diagnostik

Versteifungen bestimmter Wirbelsäulenabschnitte lassen sich deutlich erkennen: Umschriebene Kyphosen, eingeschränkte Beweglichkeit wie mangelnde Flexion, fixierte Lordosen (Abb. 51.3b und c).

Für die Gesamtbeweglichkeit (inkl. Bewegung der Hüften!) gibt der *Finger-Boden-Abstand* (FBA in cm) ein einfaches, aber sehr grobes Maß. Es eignet sich vor allem für Verlaufskontrollen. Um etwas besser differenzieren zu können wird häufig die *Messung nach Schober* verwendet (Abb. 51.4 und Abb. 51.5).

Jetzt läßt man den Patienten aus der vollständig gebeugten Haltung heraus *sich wieder aufrichten,* zuerst den Kopf, dann langsam den Oberkörper und schließlich die ganze Wirbelsäule. Zur Prüfung der Reklination neigt sich der Patient nach hinten.

Junge Menschen können normalerweise die Brustkyphose vollständig gerade strecken. Lokalisierte fixierte Kyphosen lassen sich bei dieser Prüfung erkennen. Für die Beurteilung einer Scheuermannschen Krankheit ist dies der wichtigste klinische Befund (siehe S. 613) (Abb. 51.6).

Neben der Bewegung in der Sagittalebene wird die *seitliche* Beweglichkeit auf gleiche Weise geprüft, ebenso die Drehbewegung, vor allem der Halswirbelsäule (Abb. 51.7 und Abb. 53.2).

Schließlich wird die *Haltung im Sitzen* geprüft (Abb. 55.4). Damit läßt sich eine allfällige Hüftflexionskontraktur ausschalten. Bei bequemem Sitzen verschwindet die Beckenkippung und damit die lumbale Lordose, während die Kyphose stärker hervortritt. Durch aktives Aufrichten (Schultern zurück, Brust heraus) läßt sie sich normalerweise *ausgleichen,* so daß dann die Rückenkontur ziemlich flach oder nur leicht s-förmig geschwungen erscheint (Abb. 55.4).

Falls eine *skoliotische Haltung* durch einen Beckenschiefstand (z. B. bei einem Beinlängenunterschied) verursacht ist, *verschwindet* sie im Sitzen.

Nacken und Schultergürtel lassen sich am sitzenden Patienten besonders gut untersuchen.

Während der Beweglichkeitsprüfung sind die Angaben über Schmerzen und Schmerzreaktionen des Patienten genau zu beachten. Bei manchen findet man schmerzbedingte, antalgische fixierte Fehlhaltungen, vor allem bei Mitbeteiligung von Nervenwurzeln und Rückenmark.

«Stauchungsschmerz» als Zeichen einer lokalisierten Wirbelaffektion wird durch «Fersenfall» geprüft.

Mit dem Mennellschen Zeichen (siehe Abb. 62.1) soll die Empfindlichkeit des Ileosakralgelenkes geprüft werden.

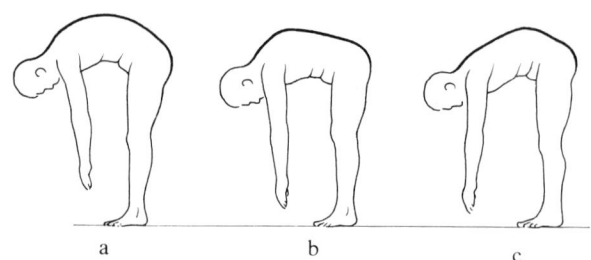

Abb. 51.3: Im *Vornüberneigen* zeigen sich fixierte, umschriebene Wirbelsäulendeformitäten:

a) normale, regelmäßige Wölbung, b) Kyphose im *oberen* Torakalbereich, c) Kyphose der *unteren* Thorakalwirbelsäule. Diese tiefer sitzende Kyphose ist z. B. bei der Scheuermannschen Krankheit prognostisch ungünstiger (siehe S. 613).

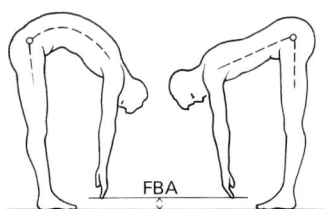

Abb. 51.4: Der *Finger-Boden-Abstand* (FBA) beim Rumpfbeugen nach vorn (links: normal) gibt ein leicht objektivierbares Maß der *Gesamtbeweglichkeit* von *Wirbelsäule und Hüften.* Eine schlechte Beweglichkeit des Rückens kann manchmal durch gute Hüftflexion kompensiert werden (rechts). In beiden Fällen kann der FBA gleich sein. Trotzdem ist er ein gutes Maß für Vergleichs- und Verlaufskontrollen.

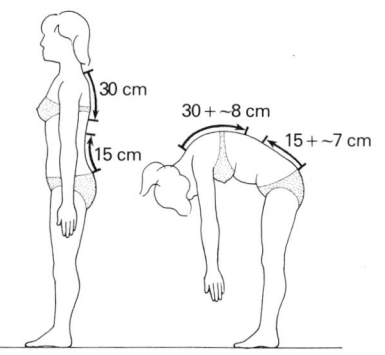

Abb. 51.5: Die Messung der Beweglichkeit nach SCHOBER: Von zwei Hautmarken über den Dornfortsätzen von C7 bzw. S1 wird eine Strecke von 30 cm bzw. 15 cm abgetragen. In gebeugter Stellung wird die Vergrößerung der beiden Strecken gemessen. Sie beträgt hier etwa 8 cm bzw. 7 cm. Diese Werte geben nur ungefähre Anhaltspunkte, sind aber für Vergleichsuntersuchungen und Dokumentation (Gutachten) zweckmäßig.

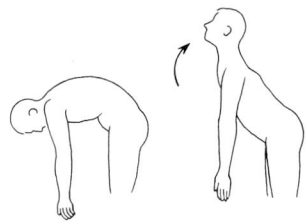

Abb. 51.6: Beim langsamen Aufrichten und Strecken wird die Extension (Lordosierungsmöglichkeit) der Wirbelsäule geprüft. Dabei kommen umschriebene fixierte Kyphosen zum Vorschein.

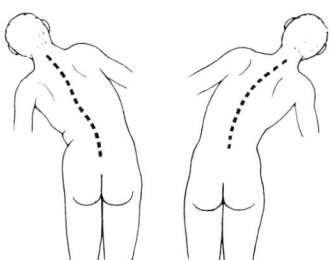

Abb. 51.7: Beim Neigen zur Seite treten Asymmetrien, leichte Skoliosen, oft deutlicher hervor. *Links:* Regelmäßige Kurve der Dornfortsatzreihe. *Rechts:* Ein kleiner Knick in der Kurve zeigt, daß der mittlere Abschnitt der WS etwas steif ist, sich nicht nach rechts krümmen läßt. Zeichen einer leichten rechtskonvexen Skoliose an dieser Stelle.

Palpation

Sie ergänzt und verifiziert die Inspektion: Abtasten der *knöchernen Fixpunkte* an Becken, Dornfortsatzreihe und Schultergürtel, Ermitteln einer umschriebenen *Druckdolenz,* welche, vor allem im mittleren Wirbelsäulenabschnitt, auf eine lokalisierte Erkrankung oder eine Osteoporose hinweisen kann. Lumbosakralübergang und Beckenkämme dorsal sind so häufig durckdolent, daß man differentialdiagnostisch mit diesem Befund nicht viel anfangen kann.

Druckdolenz einzelner *Muskelpartien* hingegen und der Nachweis von *umschriebenen Verhärtungen* (Myogelosen) sind nützliche Befunde. Muskelverspannungen findet man allerdings häufig sekundär bei anderen Erkrankungen. Damit der Patient ganz entspannt ist, liegt er bei diesen Untersuchungen zweckmäßigerweise auf dem Bauch.

Stark verfeinerte und ausgeklügelte Untersuchungsmethoden hat die «manuelle Medizin», ursprünglich ausgehend von Handgriffen der Chiropraktoren, in die Schulmedizin eingebracht. Beweglichkeitsprüfungen einzelner Wirbelsäulenabschnitte, ja einzelner Wirbelsegmente sollen dem Geübten angeblich

möglich sein. Damit sei er imstande, Blockaden einzelner Wirbelgelenke festzustellen und durch besondere Handgriffe auch wieder zu lösen.

Sicher ist genaue Beobachtung und feine Palpation für die Beurteilung von Rückenpatienten wichtig, und tatsächlich hat die manuelle Medizin auch gute Behandlungsresultate vorzuweisen.

Leider ist es bisher *kaum gelungen,* ihre klinischen Befunde zu *objektivieren.* Angesichts der Komplexität der Wirbelstrukturen und ihrer schlechten Zugänglichkeit ist die leichte Skepsis mancher Ärzte einfühlbar, wenn Manualmediziner Verschiebungen von wenigen Millimetern oder Winkelgraden einzelner Wirbel gegeneinander gezielt und einwandfrei zu palpieren, in bestimmten Segmenten zu lokalisieren und Unterschiede zu erkennen vermögen, die sich nicht einmal auf Röntgenbildern eindeutig feststellen lassen.

Um die Schwierigkeiten der manuellen Untersuchung zu verstehen, muß man sich die anatomische Lage der WS in ihrer Umgebung vergegenwärtigen (Abb. 51.8): Sie liegt tief in den Weichteilen eingebettet und ist einer direkten Untersuchung nur sehr beschränkt zugänglich.

Wenn daher auch die *therapeutische Manipulation* nicht jedes Orthopäden Sache sein kann, ist es für jeden Arzt, der mit Rückenpatienten zu tun hat, von Nutzen, wenn er *Methoden der manuellen Diagnostik* kennt und in seine praktische Tätigkeit integrieren kann. Dies gilt besonders für die Diagnostik der *Halswirbelsäule* und ihrer Störungen. *Begutachtungen von Halswirbelverletzungen* beispielsweise ohne Berücksichtigung der Erkenntnisse und der Techniken manueller Untersuchungen werden dem Patienten nicht gerecht.

Manuelle Medizin wird zwar in den vorgeschriebenen Ausbildungsgängen für Ärzte nicht gelehrt, aber das Angebot an Fortbildungskursen genügt in jeder Hinsicht, diesen Mangel zu beheben.

Wirbelsäule und Hüftgelenk

Die *Funktion der Hüften* ist eng mit der Wirbelsäule verknüpft: Hüftkontrakturen ändern die Beckenstellung und damit das Fundament der Wirbelsäule. Am häufigsten führen *Flexionskontrakturen* einer oder beider Hüften zu einer verstärkten Beckenneigung nach vorne, und, als Kompensation, zu einer vermehrten *Lumballordose.* Ist die Lumbalwirbelsäule jedoch steif, so steht der Patient vornübergeneigt mit gebeugten Knien (Abb. 51.9 und Abb. 64.6).

Hinter einem Beckenschiefstand mit *Skoliose* kann die *Adduktionskontraktur* einer Hüfte versteckt sein (Abb. 64.6).

Die Prüfung der Hüftbeweglichkeit ist deshalb integrierender Bestandteil der Rückenuntersuchung, ebenso wie eine neurologische Untersuchung.

Diagnostik

a

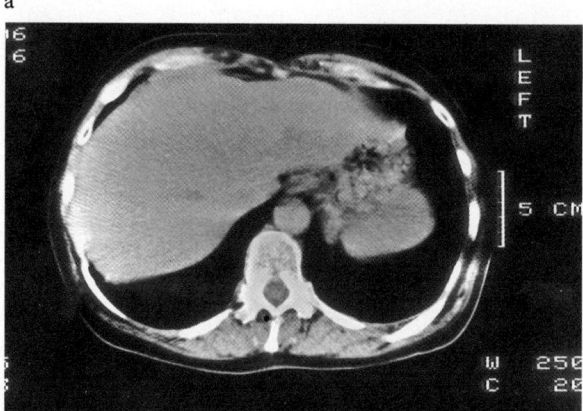

b

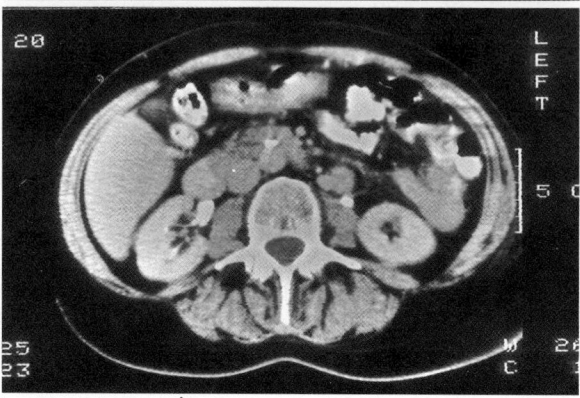

Abb. 51.8: *Die Wirbelsäule in ihrer Umgebung.*
Computertomogramme einer 50jährigen Frau.

a *Schnitt auf Höhe des 11. Brustwirbels:* Rippenthorax und Wirbelsäule stabilisieren sich gegenseitig. Die Wirbelkörper ragen
weit in die Pleurahöhle hinein. Unmittelbar davor liegt die
Aorta, davor die Leber. Auf der Rückseite, hinter den Rippen,
liegt die Rückenmuskulatur eng mit den knöchernen Wirbel-
fortsätzen verwoben. Das Rückenmark liegt zentral, im runden
Wirbelkanal gut geschützt.
Die *Zugangswege* zur Wirbelsäule ergeben sich aus dieser Anatomie: Der *ventrale* Zugang erfordert die Eröffnung der Tho-
raxhöhle. Dann allerdings liegt die Wirbelsäule frei.
Für den *dorsalen* Zugang muß eine dicke Muskelschicht abgelöst und beiseite geschoben werden.

b *Schnitt auf Höhe des dritten Lendenwirbels.* Die Wirbelsäule
ragt weit in die Bauchhöhle hinein. Sie liegt fast in *Körpermitte,*
was für die Statik von Bedeutung ist. Dicht davor liegen die
großen Gefäße (Aorta, Vena cava), seitlich die Nieren und die
Ureteren, die nur durch den Psoasmuskel von der Wirbelsäule
getrennt sind. Der Wirbelkanal, hier nicht mehr rund, sondern
dreieckig, enthält auf dieser Höhe nur noch die Nervenwurzeln
(Cauda equina).
Die *Rückenmuskulatur* zwischen den Dorn- und Querfortsätzen des Wirbelbogens ist hier voluminöser als thorakal.
Entsprechend sind die *Zugänge* ebenfalls aufwendig und nicht
ungefährlich: Zu den *Wirbelkörpern* transabdominal, oder
von *ventrolateral,* retroperitoneal, zwischen Nieren und Psoas;
zu den *Wirbelbogen* von *dorsal,* unter Abschieben der Muskulatur von den Dornfortsätzen.

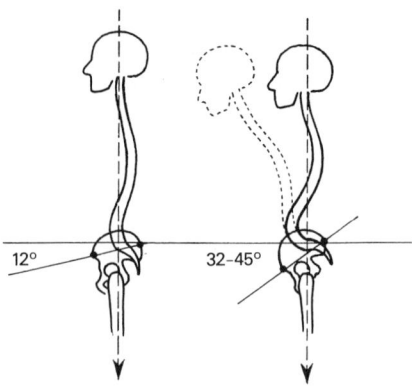

Abb. 51.9: Bei gestreckten Hüften steht das Becken leicht nach
vorn gekippt. Durch eine *Flexionskontraktur* in der Hüfte wird im
Stehen und Gehen eine viel stärkere Beckenkippung nach vorne
erzwungen. Diese wird durch *Lordosierung* der Lendenwirbelsäule kompensiert. Wo dies nicht möglich ist, geht der Patient
vornübergebeugt.

Neurologische Untersuchung

Bei der engen Nachbarschaft der Wirbelsäule mit
Rückenmark und Nervenwurzeln sind diese nicht
selten in Mitleidenschaft gezogen, am häufigsten die
untersten Lumbalwurzeln, aber auch gelegentlich
jene im Zervikal- oder Thorakalbereich oder das
Rückenmark selbst (siehe S. 675 f.).

Häufig haben Rückenschmerzen ihre *Ursache* in
Störungen an *anderen Stellen des Bewegungsapparates* (Hinken, Knie, Füße) oder in Allgemeinkrankheiten. Ein *vollständiger orthopädischer Status,*
sowie eine *allgemeine Untersuchung* gehören deshalb zum Rückenstatus.
   Als Hilfe zur *Differentialdiagnose* findet sich eine
Liste der Erkrankungen und Störungen, welche
Rückenschmerzen auslösen können, auf S. 642.

Röntgenuntersuchung

Trotzdem das Röntgenbild einen genauen Einblick
in das komplizierte Gefüge des Wirbelskelettes erlaubt, ist seine Aussagekraft für die Beurteilung, vor
allem der degenerativen Leiden, beschränkt:

1. gibt es *nur ein Momentbild* und sagt über Form
   und Funktion der Gesamtwirbelsäule wenig aus;
2. ist die *Beurteilung* der komplizierten, sich über-
   schneidenden Strukturen *schwierig,* oft kaum
   möglich. Auch massive Befunde, wie etwa lokalisierte Osteolysen, können versteckt bleiben (Abb.
   50.13);

3. röntgenologische Zeichen von *degenerativen Veränderungen* sind außerordentlich *häufig,* ja bei Erwachsenen etwa vom 40. Lebensjahr an praktisch immer vorhanden, mit oder ohne Beschwerden. Sie haben dann *diagnostisch nur noch geringe Bedeutung* (Abb. 51.11 a).

Die *Röntgenuntersuchung* sollte lediglich die *klinische Diagnose bestätigen* oder widerlegen, oder einen bisher nicht erkennbaren zusätzlichen Befund liefern.

Sicher wäre es falsch, einen Fall nach dem Röntgenbild allein zu beurteilen. Dies gilt in besonderem Maß für die Einschätzung der Leistungsfähigkeit, z. B. für Beruf, Sport, Militär usw. Nachdrücklich *muß vor der Überbewertung der Röntgenbefunde gewarnt* werden.

Wesentliche Bedeutung kommt dem Röntgenbild für die *Dokumentation* und *Verlaufskontrolle* zu.

Röntgentechnik: Üblicherweise werden *standardisierte Röntgenaufnahmen* der LWS und/oder BWS (evtl. HWS) im *Stehen* ap. und seitlich gemacht (Abb. 51.11). Die Aufnahmen im Stehen zeigen habituelle Haltung, Beckenstellung, Beinlängenunterschiede usw. besser als solche im Liegen (Abb. 51.10).

Aufnahmen der *Lumbosakralgrenze* ap. werden zweckmäßig bei aufgerichtetem Becken (mit gebeugten Hüften) gemacht, damit der unterste Intervertebralraum orthograd getroffen wird (Teschendorff). Auch für die Iliosakralgelenke wird eine ähnliche Technik verwendet (Barsony).

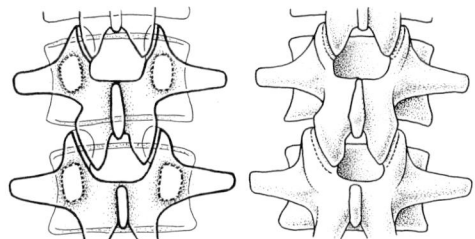

Abb. 51.10: *Röntgenanatomie der Lumbalwirbelsäule* (links) verglichen mit der Ansicht der Wirbelsäule von hinten (rechts). Deutliche Orientierungsmarken ergeben die *Wirbelkörper* und die *Querfortsätze.* Die übrigen dorsalen Elemente überlagern sich und sind schwieriger zu unterscheiden (vgl. Abb. 54.3). Kräftige Konturen zeichnen die axial getroffenen *Wirbelbogenwurzeln* (Zielmarken für transpedikuläre Schranken, siehe Abb. 59.22) und die Dornfortsätze, während die Wirbelbogen selbst, die kranialen und kaudalen Gelenkfortsätze, sowie die kleinen Wirbelgelenke nicht immer deutlich zu erkennen sind. Sie werden in der Regel mit schrägen Aufnahmen darzustellen versucht.

Eine detaillierte Beurteilung geringfügiger Veränderungen ist nur auf orthograd getroffenen Bildern möglich, und auch dann nicht immer, da nicht nur Befunde übersehen, sondern auch leicht hinein gelesen werden können. Schlüsse aus röntgendiagnostischen Befunden der Wirbelsäule sind mit Vorsicht zu ziehen.

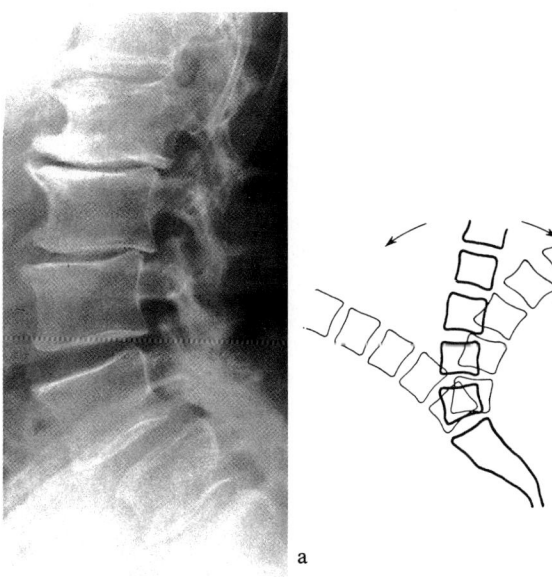

a

b

Abb. 51.11: *Röntgendiagnostik.*

a *Seitliches Röntgenbild der Lumbalwirbelsäule. Form, Struktur und Stellung* der Wirbelkörper gegeneinander können beurteilt werden. Hier sind die obersten drei Lumbalwirbel auf dem jeweils tiefer gelegenen Wirbel nach *hinten* etwas abgerutscht (Retrolisthesis, S. 634), der vierte auf dem fünften jedoch nach *vorne* abgeglitten (Spondylolisthesis, S. 630), alles Zeichen von *Instabilität* (siehe S. 636), auf einem konventionellen Röntgenbild *besser* zu sehen als mit irgend welchen anderen Verfahren. Dazu gehört auch die *Verschmälerung* der Intervertebralräume, welche den *Bandscheiben entsprechen.*

Auch Veränderungen der *Knochenstruktur* sind auf guten Röntgenbildern sehr gut zu erkennen, hier reaktive Sklerose L1/L2 mit Spornbildung im Bereich des vorderen Längsbandes.

Alle die auf diesem Bild sichtbaren Veränderungen sind *degenerativer Natur* und werden mit zunehmendem Alter immer häufiger. Ihre klinische Bedeutung kann *nicht* vom Röntgenbefund abgelesen werden. Dieser gibt nur in Verbindung mit der Anamnese und dem klinischen Befund einen Sinn.

b Auf *Funktionsaufnahmen* der Wirbelsäule, d. h. auf Röntgenbildern bei maximaler Extension und Flexion, läßt sich der Bewegungsumfang der einzelnen Segmente ermitteln, indem man jedes Bewegungssegment in beiden Stellungen übereinander paust, wie es für das unterste, das lumbosakrale Segment, dargestellt ist (vgl. Abb. 53.2).

Solche Funktionsaufnahmen erlauben die Beurteilung einzelner Segmente, etwa im Hinblick auf die Indikation zu einer Spondylodese.

Diagnostik

Je nach Fragestellung sind *schräge Aufnahmen* der LS-Grenze (Spondylolyse, siehe S. 631), der HWS (radikuläre Symptome), *Funktionsaufnahmen* (seitliche Aufnahmen bei maximaler Flexion, bzw. Lordosierung) (siehe Abb. 51.11 und Abb. 53.8), *Tomographien* (Abklärung unklarer Befunde an Wirbelkörpern), und evtl. andere bildgebende Untersuchungen notwendig (Abb. 51.8, 51.13, 59.37–59.42 und Abb. 60.3).

Die *Interpretation* der Röntgenbefunde ist nicht einfach und braucht Erfahrung. Eine vernünftige Beurteilung ist nur bei gleichzeitiger Kenntnis des klinischen Befundes möglich.

Bildgebende Verfahren

Die *apparative Diagnostik* hat in den letzten Jahren enorme Möglichkeiten eröffnet. Vor allem die *bildgebenden Verfahren* erlauben neue Einblicke in die komplizierte Anatomie der Wirbelsäule. Allerdings bringen sie auch große Probleme: Technische Durchführung, Interpretation der Befunde, Kosten. Ihre wahllose Anwendung ist weder praktikabel noch zweckmäßig. Nur zu oft werden damit keine Probleme gelöst, wohl aber einige neue geschaffen. Die *Indikation* zum Einsatz dieser preziösen Instrumente ergibt sich aus ihrer spezifischen Leistungsfähigkeit und der *klinischen Beurteilung* des einzelnen Falles.

Die von den Apparaten generierten Bilder zeigen Schatten von radioopaken Gebilden, elektromagnetische Signale von Körpergeweben, reflektierte Schallwellen usw. Die Bilder sind hochinteressant und auch ästhetisch; was sie zu bedeuten haben weiß man zunächst nicht. Sie müssen zuerst identifiziert, d. h. bestimmten physikalischen und chemischen Eigenschaften einzelner Gewebe zugeordnet, sodann mit der topographischen und schließlich mit der pathologischen Anatomie korreliert werden. Im Vergleich mit *anatomischen Schnitten* wird ihre Aussagekraft beurteilt (siehe Abb. 51.12).

Über den Stellenwert und die Aussagekraft der apparativen Diagnostik wurden einige *grundlegende Vorbemerkungen im allgemeinen Teil* gemacht: «Apparative Diagnostik», S. 150 und S. 152f.

Die einzelnen Methoden

Die *Computertomographie (CT)* kann die komplexen Strukturen der Wirbelsäule überlagerungsfrei in einer dritten Ebene darstellen, was hilfreich sein kann, wenn Röntgenbilder allein nicht genügen. So sind knöcherne Defekte, etwa bei Infektionen oder Tumoren, früher sichtbar als auf Röntgenbildern. Zudem läßt sich ein Übergreifen auf die paravertebralen Weichteile erkennen (Abszesse, Tumorinfiltrationen).

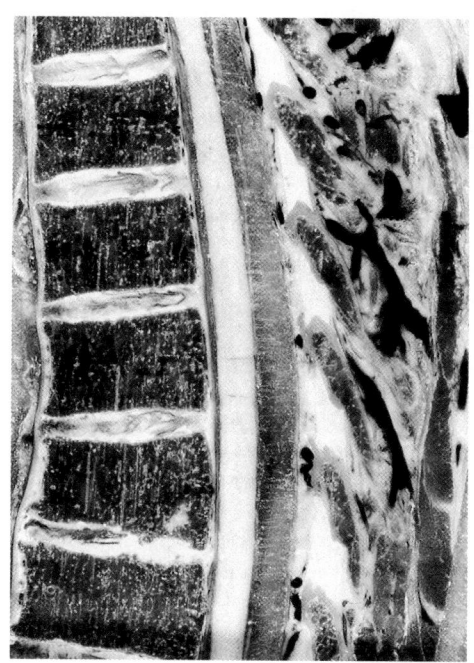

Abb. 51.12: *Topographische und pathologische Anatomie der Brustwirbelsäule.*

Gefrierschnitt eines Leichenpräparates (W. RAUSCHNING).

Der zweitunterste *Wirbelkörper* hat deutliche Keilform, Zeichen eines durchgemachten Morbus Scheuermann. Die oberen Wirbel haben normale Form und Struktur. Die *Bandscheiben* zeigen alle mehr oder weniger starke degenerative Veränderungen, von oben nach unten zunehmend: Verschmälerung, Rißbildung, unregelmäßige Begrenzung der Deckplatten, Nucleus pulposus und Faserring nicht mehr deutlich strukturiert und abgegrenzt. Die Veränderungen an den oberen zwei Bandscheiben sind relativ gering und dem Erwachsenenalter entsprechend.

Das *hintere Längsband* ist hier gerade. Am Lebenden ist es, bei gerader oder lordosierter Haltung, auf Höhe der Bandscheiben etwas nach hinten vorgewölbt. Ist diese Vorwölbung stark, wird sie als Protrusion bezeichnet und kann Beschwerden verursachen. Der Übergang zur eigentlichen «Diskushernie» ist gleitend.

Das *Rückenmark* (weiß) ist gestreckt und liegt dem hinteren Längsband dicht an, dahinter der mit Liquor (hier Eis!) gefüllte *Duralsack*. Dorsal sind die steil nach unten weisenden *Dornfortsätze* (typisch für die BWS), Bänder und Muskulatur, sowie interstitielles Fett (weiß) und Artefaktlücken (schwarz) zu erkennen.

Die Schnittbilder der nichtinvasiven Verfahren (CT, MRI) müssen mit diesen Strukturen *topographisch* und *pathologisch-anatomisch* in *Übereinstimmung* gebracht werden, damit sie *diagnostisch verwertbar* werden. Darin liegt die Schwierigkeit und die Kunst.

Diagnostik

Das Auflösungsvermögen ist gut, so daß anatomische Details, vor allem des Knochens, sehr gut zur Darstellung kommen.

Am häufigsten wird die Computertomographie angewandt zur Darstellung von *raumverdrängenden Prozessen im Wirbelkanal* (Diskushernien) bei Ischiasbeschwerden (Abb. 51.13 und Abb. 59.37) (Näheres siehe S. 661).

Bei schweren und instabilen *Wirbelfrakturen* kann das CT wichtige Hinweise auf eine mögliche Schädigung des Rückenmarkes geben (Abb. 13.12 und Abb. 13.16). (Allgemeines zur Computertomographie siehe S. 157 f.)

Die *Kernspintomographie (MRI)*
gibt bessere *Gewebsdifferenzierungen* als das CT. So werden die Strukturen des *Nervensystems* sichtbar, ebenso aber auch pathologische Veränderungen der Wirbelkörper und der umgebenden Weichteile, Tumoren, veränderte Bandscheiben, Fettgewebe usw. Auflösungsvermögen und Reproduzierbarkeit sind allerdings geringer. Die sagittale Projektion bringt als neuen Aspekt die Darstellung des Spinalkanals in seiner ganzen Länge (Abb. 50.4) sowie der Intervertebrallöcher. Die Interpretation des MRI ist allerdings schwierig (vgl. S. 661), und sein Platz in der Abklärung von Rückenschmerzen steht noch nicht endgültig fest.

Die *Myelographie* ist schon länger bekannt. Ihre Resultate in der Diagnostik von Kompressionssyndromen sind verläßlich. Bei knöchernen Nervenkompressionen und lateralen Hernien ist das CT überlegen.

Als *invasive* Methode wird das Myelogramm bis auf wenige spezielle Fragestellungen (Liquorstop) vom CT abgelöst, für intrathekale Prozesse vom MRI.

Weiteres zur bildgebenden Diagnostik siehe auf S. 660 f.: Diagnose der Diskushernie.

Die Diskographie als invasive Methode ist in der klinischen Diagnostik von CT und MRI abgelöst worden (siehe auch S. 663).

Die Szintigraphie
zeigt vermehrten Knochenumbau im Wirbelskelett, unabhängig von der auslösenden Ursache. Der Umbau ist vor allem gesteigert bei malignen Tumoren, Infektionen, nach Wirbelfrakturen, aber auch bei degenerativem Umbau. Die Szintigraphie ist eine gute Screeningmethode. Mit ihr werden vor allem Wirbelmetastasen gesucht.

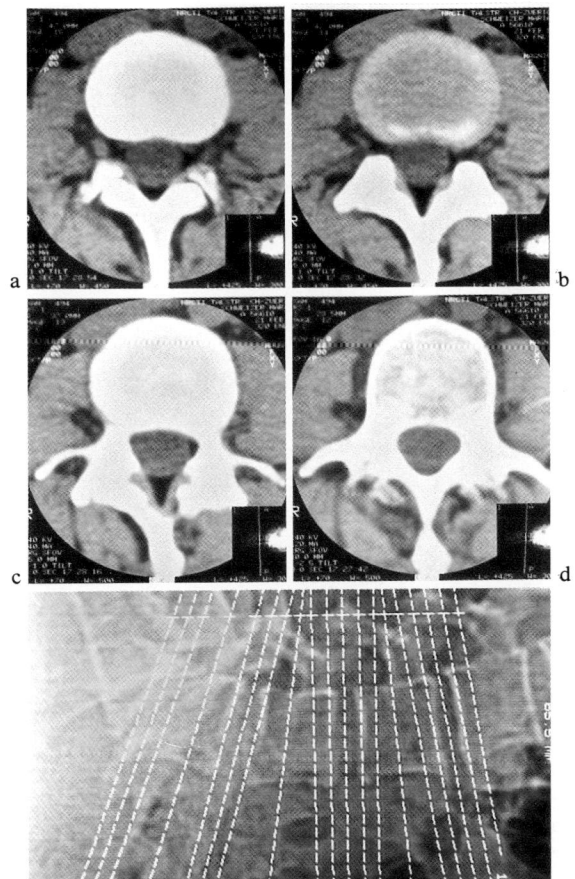

Abb. 51.13: *Wirbelanatomie im CT. Vier Schnitte in absteigender Reihenfolge.*

a Schnitt durch die *untere Deckplatte* von L3: Foramen intervertebrale beidseits offen, darin die abgehenden Nervenwurzeln L3, im Wirbelkanal der Duralsack. Die Intervertebralgelenke knapp angeschnitten: Die oberen Gelenkfortsätze des tiefer gelegenen Wirbels L4 eben noch getroffen, als kleine Dreiecke sichtbar, dahinter Bogen und Dornfortsatz von L3.

b Schnitt durch die *Bandscheibe* L3/4. Am hinteren Rand eine Deckplatte angeschnitten. Die Zwischenwirbellöcher noch offen, die abgehenden Nervenwurzeln L3 schon außerhalb davon. Die oberen Gelenkfortsätze von L4 erscheinen auf diesem Schnitt größer.

c Schnitt durch obere *Deckplatte* und *Bogenwurzel* von L4. Kortikalisstruktur. Intervertebralgelenke weiter dorsal geschnitten. Das Ligamentum flavum (hellgrau) schließt dorsal den Wirbelkanal V-förmig ab.

d Schnitt durch den *Wirbel* L4. Spongiosastruktur des Wirbelkörpers. Oft sieht man hier von dorsal her ein Gefäß in den Wirbel eintreten. Wirbelbogen geschlossen, Querfortsätze sichtbar. Dornfortsatz und die dorsal eben noch sichtbaren unteren Gelenkfortsätze gehören zu L3.

e Anhand des Leitscans kann man sich über die Höhe der Schnitte orientieren. In dieser Serie sind die Schnitte 8–11 abgebildet.

Andere Untersuchungen

Labor: In einfachen Fällen genügt die Blutsenkungsreaktion (BSR). In der großen Mehrzahl aller Wirbelsäulenleiden ist sie normal: Statische, degenerative, myalgische, radikuläre Beschwerden, einfache Osteoporose.

Erhöht ist die BSR bei:
- Bechterew in der Regel im fortgeschrittenen Stadium,
- infektiösen Spondylitiden,
- malignen Tumoren (Metastasen) und
- c. P.

In diesen Fällen, sowie bei Verdacht auf Osteopathien mit Störungen des Knochenstoffwechsels, sind weitere Laboruntersuchungen angezeigt entsprechend der spezifischen Fragestellung.

Die Wirbelpunktion (unter Bildwandlerkontrolle) ist eine etwas heikle Untersuchungsmethode zur Abklärung von Infektionen oder Tumoren.

Entsprechend der mannigfaltigen Ursachen von Rückenschmerzen sind oft Spezialuntersuchungen aus anderen Fachgebieten (Gynäkologie, Urologie, Innere Medizin, Neurologie usw.) notwendig.

Schließlich spielen psychische Komponenten bei Rückenschmerzen wahrscheinlich überdurchschnittlich häufig eine Rolle. Diese gilt es zu berücksichtigen und ernst zu nehmen, wobei wohl immer ein somatisches Substrat vorhanden ist, das daneben nicht vernachlässigt werden darf.

Diagnostik

52. Hals und Thorax

Stenosesyndrome der oberen Thoraxapertur

Das Skalenussyndrom

Durch angeborene anatomische Varianten der Skalenusmuskulatur, auch durch eine überzählige Halsrippe, können die durch die Skalenuslücke austretenden großen Gefäß- und Nervenstämme (Arteria und Vena brachialis, Plexus brachialis) eingeengt werden. Dies äußert sich in *Schmerzen*, in *neurologischen* Symptomen (Paraesthesien, evtl. Muskelschwächen), und *Zirkulationsstörungen* (Ödeme, Zyanose) in Arm und Hand. Diese Symptome kommen und verschwinden oft sehr rasch und ohne erkennbare Ursache. Üblicherweise machen sie sich erst im frühen Erwachsenenalter bemerkbar. Kräftiges Ziehen am Arm nach unten kann sie manchmal auslösen und den Radialispuls unterdrücken, Druck auf die Skalenuslücke ebenfalls.

Eine *Halsrippe* auf dem Röntgenbild allein beweist den kausalen Zusammenhang noch nicht. Eine Reihe *anderer Affektionen können ähnliche Symptome* machen und müssen *differentialdiagnostisch* ausgeschlossen werden:

Neurologische:
- Zervikale Diskushernie
- Tumoren
- Syringomyelie
- andere zentralnervöse Krankheiten
- Neuritiden
- Ulnarislähmung
- Karpaltunnelsyndrom

Vaskuläre:
- Raynaudsche Krankheit
- arterielle Verschlüsse

Andere:
- Pancoast-Tumor.

Therapie: In leichten Fällen genügen heilgymnastische Maßnahmen. Bei hartnäckigen Beschwerden oder neurologischen Ausfällen bringt die Durchtrennung der Insertion des vorderen Skalenusmuskels an der ersten Rippe, resp. die Resektion der Halsrippe, Beschwerdefreiheit, sofern die Diagnose richtig war.

Schiefhals (Tortikollis)

Der angeborene muskuläre Schiefhals

Diese Form ist die häufigste. Seltener sind ossäre Deformitäten an der HWS (Röntgen!).

Die *Ursache* ist bis heute noch nicht eindeutig geklärt.

Der Befund ist bei der Geburt gering, doch entwickelt sich in den ersten Lebenswochen eine derbe, spindelförmige Verdickung in einem M. sternocleidomastoideus, offenbar eine fibröse Hypertrophie im Muskelgewebe. Die Schwellung verschwindet im Laufe der folgenden Wochen und Monate, doch hinterläßt sie einen derben, fibrösen, nicht dehnbaren Strang, eine Muskelkontraktur. Dieser gut sicht- und tastbare Strang zwingt den Kopf in eine schiefe Stellung, geneigt nach der Seite der Läsion und gedreht zur anderen. Im Verlaufe des Wachstums nimmt die Deformität zu, da der fibröse Strang nicht mitwächst, und in manchen Fällen ist die Gesichtshälfte auf der befallenen Seite unterentwickelt, wahrscheinlich sekundär, und das Gesicht wirkt dadurch stark asymmetrisch (Abb. 52.1).

Therapie: Eine frühe Erkennung und Behandlung sind wichtig, denn in den ersten Lebenswochen läßt sich der Muskel noch dehnen. Die tägliche Dehnung des M. sternocleidomastoideus wird am besten von einer erfahrenen Physiotherapeutin durchgeführt, welche den Eltern dann auch die notwendigen Handgriffe beibringt.

Wenn die Behandlung früh im Säuglingsalter begonnen wird, läßt sich die Schiefstellung in vielen Fällen noch korrigieren.

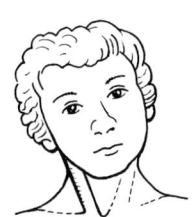 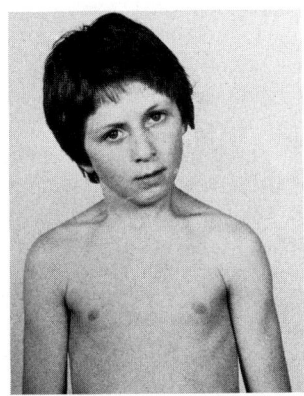

Abb. 52.1: Angeborener *muskulärer Schiefhals*. Der dicke, verkürzte Strang des Sternokleidomastoideus neigt den Kopf und dreht ihn zur Gegenseite.

Die *irreversible Kontraktur* bei *älteren Kindern* kann nur durch die *operative* Durchtrennung des Muskels (an seiner Insertion an der Klavikula) gelöst werden, eine der ältesten orthopädischen Operationen. Anschließende Redressionsgipse und intensive Heilgymnastik sind wichtig, um das häufige Rezidiv zu verhindern.

Erworbener Tortikollis

Differentialdiagnostisch ist vom relativ häufigen muskulären Schiefhals eine Reihe anderer, seltener Ursachen für einen Schiefhals abzugrenzen:

– Ossärer Tortikollis: bei kongenitalen Mißbildungen der Halswirbel (Röntgenbild!)
– Okulärer Tortikollis, bei Sehstörungen (Schielen usw.)
– Akuter Tortikollis, ausgelöst z. B. durch entzündliche Prozesse (Lymphknotenschwellungen, Tonsillenabszesse) oder Verletzungen (Wirbelfrakturen, Luxationen) im Halsbereich.

Diese Formen müssen entsprechend ihrer Ursache behandelt werden.

Häufig aber harmlos ist

– Die sog. «*Halskehre*» *des Erwachsenen,* auch eine akute Tortikollisform, durch Kälte, Zwangshaltung oder ähnliches ausgelöst. Der Schmerz entsteht in der verkrampften Nackenmuskulatur, Bewegungsstörungen in den kleinen Wirbelgelenken können eine Rolle spielen. Solche Zustände sprechen auf manipulative (chiropraktische) Behandlung oft schlagartig gut an. Auch spontan verschwinden sie rasch wieder, sofern keine ernsthaftere Krankheit dahinter steckt.

– Der *spastische Tortikollis* der Erwachsenen ist eine seltene, unklare, überaus chronische Affektion. Der Kopf neigt sich unwiderstehlich nach einer Seite. Somatische Veränderungen, außer den Muskelkontrakturen, sind nicht zu finden. Kaum eine orthopädische, auch operative, Maßnahme ist imstande, diese Tendenz zu unterbinden, hingegen kann der Patient selbst mit einem ständigen leichten Fingerdruck aufs Kinn den Kopf stützen und geradehalten. Psychotherapie könne manchmal solche Fälle heilen; sie sind überaus hartnäckig.

Rippenthorax

Obwohl der Thorax mit Rippen, kleinen Gelenken und Muskulatur einen interessanten Teil des Bewegungs- und Stützapparates bildet, haben die Orthopäden sich bisher wenig damit befaßt.

Der Rippenthorax hat eine *stabilisierende* und *bewegungseinschränkende* Wirkung auf die Brustwirbelsäule (Abb. 51.8). Hals- und Lendenwirbelsäule sind beweglicher, aber auch anfälliger für statische Störungen.

– *Skoliosen* können massive asymmetrische Rippen- und *Thoraxdeformitäten* machen, welche in extremen Fällen zu cardio-pulmonalen Störungen führen. Schwere Thoraxdeformitäten wurden durch Operationen an den Rippen (Rippenbuckel) zu korrigieren versucht, doch steht heute die Behandlung der Wirbelsäule bei den Skoliosen im Vordergrund (siehe S. 627).

– *Kyphosen,* vor allem im Alter, bei Osteoporose, können Beschwerden verursachen, wenn der Rippenbogen auf dem Beckenkamm aufsteht (siehe S. 668). In solchen Fällen sind Korsette nötig.

– *Trichterbrust:* Angeborene Fehlbildung mit Eindellung des Sternums. Selten führt die Verlagerung und Verdrängung von Mediastinum und Herz zu cardio-pulmonaler Beeinträchtigung. Eine Lungenfunktionsprüfung gibt darüber Aufschluß. Meist ist das Problem jedoch rein *kosmetisch.* Die operative Korrektur (nicht vor dem 5. Lebensjahr) ist nur mit einem großen Eingriff möglich und keineswegs einfach. Der Erfolg ist nicht immer befriedigend.

– «*Intercostalneuralgien*» können *vertebragen* oder «idiopathisch», aber auch Symptom eines Rippenbruches, einer inneren Krankheit oder Vorboten eines Herpes Zoster sein.
Mit lokaler Infiltration des Nerven unterhalb der Rippe kann gegebenenfalls versucht werden, die Schmerzen zum Verschwinden zu bringen.

– *Einzelne unverschobene Rippenfrakturen* heilen problemlos. Ruhigstellung mit einem zirkulären Thoraxverband (cingulum) lindert die Schmerzen, welche vor allem durch den Hustenreiz unerträglich werden können.

– Als «*kosto-sternales Syndrom*» *(M. Tietze)* wird eine schmerzhafte, ohne erkennbare Ursache langsam entstehende, umschriebene Schwellung im Bereiche der knorpeligen Verbindung zwischen Sternum und einer der oberen Rippen bezeichnet. Ätiologie und Natur der Affektion sind *unklar,* sie ist jedoch *harmlos.* Die Beschwerden verschwinden in der Regel nach einiger Zeit spontan, ohne daß eindeutige pathologische Veränderungen nachgewiesen werden könnten. Die *Therapie,* wenn überhaupt nötig, ist entsprechend *symptomatisch.*

– *Der «rachitische Rosenkranz»* am Rippenbogen ist ein diagnostisches Zeichen bei mangelernährten Kleinkindern.

53. Die Halswirbelsäule

Hier werden nur einige für die Pathologie der Halswirbelsäule spezifische Affektionen besprochen. Die grundlegenden, für die ganze Wirbelsäule geltenden anatomischen und pathophysiologischen Gegebenheiten und Überlegungen müssen in den nächsten Kapiteln nachgelesen werden. Besonders gilt dies für die degenerativen Krankheiten.

Anatomie und Diagnostik

Die Halswirbelsäule ist in erster Linie auf *Beweglichkeit* angelegt. So ist bei Krankheiten und Unfällen die *Stabilität* gefährdet. Dies ist gefährlich wegen der unmittelbaren Nachbarschaft des *zervikalen Rückenmarkes* und der *Wurzeln des Plexus brachialis*. Allfällige neurologische Störungen hängen von der Lokalisation und der Höhe der Affektion ab: Spastische Paraplegie, Tetraplegie, Hemiplegie, Syringomyelie bei Läsion der Rückenmarks, periphere Ausfälle an der oberen Extremität bei Beteiligung der zervikalen Wurzeln.

Die *obersten beiden Segmente* haben eine einzigartige Anatomie und Funktion. Das *Atlanto-occipitalgelenk* kann Sitz von kongenitalen Fehlbildungen sein.

Im *Gelenk zwischen Atlas und Epistropheus* (C1/C2) findet etwa die Hälfte der *Rotationsbewegung* der HWS statt, indem sich der Atlas um den Dens dreht. Dieses Gelenk ist besonders gefährdet. Krankheiten und Unfälle machen *Instabilitäten*. Diagnostik und Therapie sind gleichermaßen schwierig.

Die *untere HWS* ist eher besser beweglich als ihr mittlerer Abschnitt. Frakturen, Instabilitäten und degenerative Veränderungen sind hier häufiger.

Für die Beurteilung sind die *anatomischen Besonderheiten* der HWS wichtig. Sie kommen gut im CT zur Darstellung: siehe Abb. 53.1.

Die HWS ist direkter Untersuchung schlecht zugänglich. Umso wichtiger ist die *Funktionsprüfung* (vgl. dazu S. 592). Bei der manuellen Untersuchung läßt sich die Beweglichkeit von oberer und unterer HWS einigermaßen differenzieren (siehe Abb. 53.2).

Auch *radiologisch* läßt sich die Beweglichkeit gut erfassen mit seitlichen *Funktionsaufnahmen* (siehe Abb. 53.3).

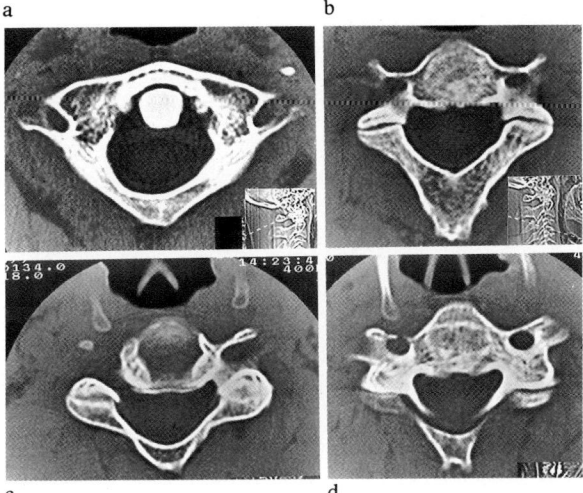

a   b

c   d

Halswirbelsäule

Abb. 53.1: *Computertomogramme der Halswirbelsäule* eines 48jährigen Mannes. Altersentsprechend normale HWS mit einigen degenerativen Veränderungen.

a *Obere Halswirbelsäule:* Der *Dens* des Epistropheus liegt im Ring des *Atlas* ventral genau in der Mitte, als Drehpunkt für den Atlas.
Ganz lateral sind die Löcher für die Arteria vertebralis sichtbar. Ventral vor der Wirbelsäule der lufthaltige (schwarze) Pharynx. Unten rechts ist der «Leitscan» mit der *Schnittebene* eingeblendet zur Orientierung.

b *Mittlere Halswirbelsäule:* Wirbelkörper von *C3* mit Wirbelbogen und den beiden Zwischenwirbelgelenken zwischen den oberen Fortsätzen von C3 und den unteren von C2 (dorsal). Wirbelbogen und Basis des Dornfortsatzes C2.
Die Gelenke zeigen geringfügige Unregelmäßigkeiten im Sinne einer Spondylarthrose. Osteophyten an dieser Stelle können die Intervertrallöcher und damit die Nervenwurzeln einengen.
Ventro-lateral sind die Löcher für die Arteria vertebralis eben erkennbar.
Die *Schnittebene* für die untere HWS verläuft von dorsal nach ventral absteigend.

c Dieser Schnitt zeigt die *Bandscheibe C3/C4,* beidseits davon deutlich die knöchernen Processi uncinati. Auf der einen Seite ist das Zwischenwirbelloch frei, auf der anderen verläuft der Schnitt knapp am Rand der Bogenwurzel.
Die beiden Zwichenwirbelgelenke C3/C4 sind schräg geschnitten und deshalb undeutlich, auch etwas unregelmäßig infolge degenerativer Veränderungen. Der Wirbelbogen gehört zu C4.

d Schnitt durch den *Wirbelkörper* von *C4* mit der Massa lateralis und den Foramina transversaria für die beiden Arteriae vertebrales.
Dorsal sind Elemente des Wirbelbogens von C3 angedeutet: Die kaudalen Gelenkfortsätze beidseits lateral, sowie der angeschnittene Dornfortsatz.
Der Wirbelkanal ist hier gegenüber höher gelegenen Schnitten bereits deutlich enger geworden.
Ventral liegt in unmittelbarer Nachbarschaft zur Wirbelsäule der knorpelige Larynx und das Zungenbein (os hyoideum).

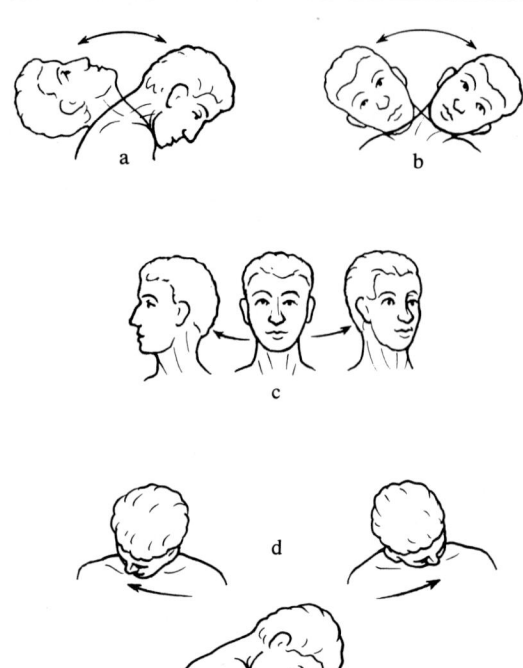

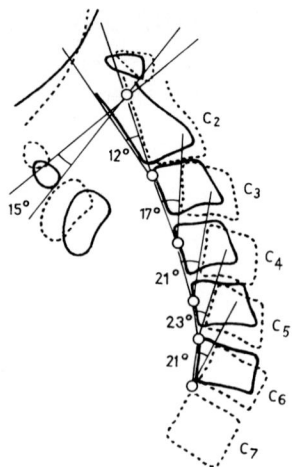

Abb. 53.3: *Auswertung von Funktionsröntgenbildern der HWS.*
Seitliche Aufnahmen in maximaler *Flexion* bzw. *Extension* werden gemacht wie auf Abb. 53.8. Von beiden wird je eine *Röntgenpause* gezeichnet. Diese werden so aufeinandergelegt, daß der unterste sichtbare Wirbel (C7) zur Deckung kommt. Dann werden dieser und der nächsthöhere (C6), dieser jetzt in den beiden Extremstellungen, auf eine weitere Pause gezeichnet. Jetzt kann die *Bewegung* zwischen diesen beiden Wirbeln erkannt und der Winkel *gemessen* werden. Zwischen C6 und C7 beträgt die Beweglichkeit in der Sagittalebene hier 21°.

Dieser Vorgang wird für jeden der nächsthöheren Wirbel wiederholt. So kann die *Beweglichkeit jedes einzelnen Segmentes* gemessen werden. Sie ist normalerweise im unteren HWS-abschnitt größer als im oberen. Bei dieser normalen HWS beträgt der kleinste Ausschlag 17° zwischen C3 und C4, der größte 23° zwischen C5 und C6. Der untere Abschnitt ist denn auch anfälliger. Verletzungen und degenerative Veränderungen findet man vorzugsweise hier.

Isolierte Steifigkeit oder *übermäßige Beweglichkeit* (Instabilität) *einzelner Bewegungssegmente* kann mit dieser Methode nachgewiesen werden, was für eine differenzierte Diagnostik, z. B. im Hinblick auf eine Operation oder für Gutachten von Bedeutung ist.

Abb. 53.2: *Bewegungsprüfung der Halswirbelsäule*

a *Vor- und Rückwärtsneigen (Flexion und Extension).*
Das Kinn kann normalerweise die Brust berühren. Ein leichtes Kopfnicken («Nickbewegung») findet hauptsächlich im *Atlanto-Occipitalgelenk* statt. Bei stärkerer Inklination kommt die Flexion in den *unteren* Segmenten zum Zug. (Genaueren Einblick in die Beweglichkeit der *einzelnen Wirbelsegmente* gibt ein *Funktionsröntgenbild:* Abb. 53.3.)

b *Seitneigen* sollte symmetrisch möglich sein, ohne zwangsläufige Bewegungen in anderen Ebenen.

c *Rotation:* Normalerweise bis annähernd 80 oder 90° möglich. Dabei wird die Beweglichkeit der gesamten HWS geprüft. Etwa die *Hälfte* der ganzen Drehbewegung findet im Drehgelenk zwischen Atlas und Axis (Epistropheus) statt, und zwar am *Anfang* der Bewegung.
Hier auf dem Bild ist die Rotation nach rechts normal, nach links jedoch eingeschränkt, wie z. B. beim Torticollis («Halskehre»).

d Prüfung der *Rotation in Flexionsstellung:* In dieser Position ist die Drehbewegung in der unteren Halswirbelsäule weitgehend *blockiert,* so daß die Rotation in den *Kopfgelenken* (vor allem C1–C2) *isoliert* geprüft werden kann. In *Extensionsstellung* hingegen läßt sich gezielter die Rotation der *unteren* Halswirbelsäule prüfen.

Halswirbelsäule

Das Drehgelenk zwischen Dens epistrophei und Atlas kommt gut in *transoralen ap.-Aufnahmen* (durch den offenen Mund) und im *CT* zur Darstellung.

Das *MRI* ist für krankhafte Prozesse im HWS-bereich besonders geeignet, da das Rückenmark ebenfalls gut zu sehen ist (Abb. 13.18).

Angeborene Fehlbildungen

Kurzhals (Klippel-Feil): Verschmelzung zweier oder mehrerer Halswirbel, evtl. weitere Mißbildungen. Der Kopf sitzt unmittelbar dem Thorax auf. Selten, rein kosmetische Bedeutung.

Der zerviko-okzipitale Übergang

Im Bereiche des Atlanto-Okzipital-Gelenkes und des Kopfdrehgelenkes (zwischen Atlas und Epistropheus) kommt eine Reihe von *Fehlbildungen* vor (basiläre Impression, Assimilationsstörungen, Densaplasie und andere); sie sind allerdings viel *seltener* als z. B. am Lumbosakralübergang. Wichtig ist es, die Röntgenbilder richtig zu interpretieren, z. B. nach Verletzungen. Dies ist nicht immer einfach, denn die Technik der Röntgenuntersuchung dieser Region ist schwierig, und die Bilder sind recht verwirrend, besonders bei Kindern. Zweckmäßig ist es, normale Vergleichsbilder zur Hand zu haben. Beschwerden bei solchen Mißbildungen sind selten.

Gelegentlich wird eine *Instabilität* oder eine eigentliche *Subluxation* des Atlas nach vorne über den Epistropheus durch postnatale Krankheiten verursacht: Entzündliche Krankheiten im Halsbereich (Pharynx: maladie de Grisel), Unfälle (Bandverletzungen, Densfraktur) usw. Solche Zustände sind von den kongenitalen abzugrenzen. Wenn neurologische Symptome und/oder eine Instabilität mit entsprechenden Beschwerden vorliegen, ist bei frischen Läsionen entweder konservative Reposition mit anschließender Ruhigstellung (Schanzsche Wattekravatte, Plastikkragen), in der Regel aber, und bei chronischen Affektionen, eine Fixation der instabilen Segmente angezeigt. Diese Operationen (dorsale und ventrale Spondylodese, evtl. zerviko-okzipital) gehören zur höheren Schule der Wirbelsäulenchirurgie.

Degenerative Erkrankungen der Halswirbelsäule

Pathologie und Klinik

Wie die übrige Wirbelsäule unterliegt die Halswirbelsäule *sehr häufig vorzeitigen* degenerativen *Veränderungen,* besonders in ihrem beweglichsten Abschnitt, d. h. zwischen C5 und C7. Die pathologischen Vorgänge sind dieselben wie an der übrigen Wirbelsäule, mit Degeneration der Bandscheibe, reaktiven Veränderungen an den Deckplatten und Kanten, sowie Arthrosen in den kleinen Wirbelge-

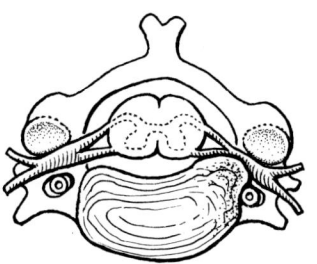

Abb. 53.4: Enge *topographische Beziehungen* zur Halswirbelsäule haben Rückenmark und Nervenwurzeln, sowie die Arteria vertebralis, welche durch ein Loch im Querfortsatz nach oben zieht, dicht neben dem Processus uncinatus, der lateralen Lippe des Wirbelkörpers, wo nicht selten Osteophyten wachsen, die die Nervenwurzeln und die Arterie bedrängen können (sog. «harte Hernie», hier rechts). Auch «weiche» Hernien aus der Bandscheibe können Kompressionssyndrome verursachen. Die Verhältnisse sind eng, dicht hinter den Nervenwurzeln liegen die Gelenkfazetten der kleinen Zwischenwirbelgelenke.

lenken (siehe S. 635). Dazu kommen im Halsbereich Veränderungen der *Unkovertebralgelenke,* welche im antero-posterioren Röntgenbild deutlich sichtbar sind (Unkarthrose). Die hier entstehenden Osteophyten können sich seitlich berühren und machen Falschgelenke (Nearthrosen).

Die *Processi uncinati* liegen aber auch in unmittelbarer Nähe der Foramina intervertebralia und der Foramina transversalia, wo Osteophyten leicht *auf die zervikalen Nervenwurzeln* resp. die *Arteria vertebralis drücken* können (Abb. 53.4).

Daraus ergeben sich *typische klinische Syndrome:*

Zervikalsyndrom

Sehr viele ältere Menschen leiden darunter. Es ist gekennzeichnet durch Nackenschmerzen, oft mit Ausstrahlungen in den Hinterkopf, in die Schulter, evtl. bis in die Arme (ohne neurologische Symptome), Nackensteife mit schmerzhaftem Muskelhartspann, evtl. vollständige Blockierung in einer Fehlhaltung (Tortikollis).

Diesem Syndrom liegen meist *Störungen* der *gelenkigen Wirbelverbindungen* (kleine Wirbelgelenke, Unkovertebralgelenke, seltener Bandscheibenveränderungen) zugrunde.

Die *Therapie* ist konservativ und symptomatisch.

Zerviko-zephales Syndrom

Kopfschmerzen, oft migraine-artig, Schwindel (vestibulär), Ohrensausen, Sehstörungen, Schwächeanfälle und psychotische Veränderungen, meist zusammen mit zervikalen Symptomen. Typisch ist das intermittierende Auftreten der Symptome in Abhängigkeit von Kopf- und Halsbewegungen. Nicht selten sieht man solche Beschwerden nach *Schleudertraumen* (siehe S. 596).

Das Syndrom kann hervorgerufen werden durch eine Behinderung des Blutflusses in der *Arteria vertebralis* auf ihrem Weg durch die Wirbelquerfortsätze zum Hirnstamm. Der sichere Nachweis gelingt mit der *Arteriographie*. Ursache kann eine äußere Irritation oder Kompression durch eine Unkovertebralarthrose, evtl. nach Trauma der Halswirbelsäule, sein.

Die Beschwerden scheinen so heterogen, schlecht erfaßbar und therapieresistent, daß der Verdacht auf eine neurotische Genese nahe liegt, zumal da häufig Rentenansprüche hinzukommen. Seit die *genaue Untersuchung:* otologisch (vestibuläre Zeichen, Nystagmographie), radiologisch und auch die *Angiographie* der Arteria vertebralis (retrograd von der a. brachialis aus) in manchen Fällen objektive Befunde ergab und die chirurgische Behandlung Erfolge brachte, ist man eher geneigt, diesen Beschwerden eine somatische Ursache zuzubilligen und die Patienten entsprechend zu behandeln.

Zerviko-Brachialsyndrom

Hier treten zum Zervikalsyndrom *neurologische Symptome* mit sensiblen und motorischen Ausfällen in Arm und Hand vom radikulären Typ, meistens C5–6 oder C6–7.

Ursache ist in der Regel eine *Kompression* der betreffenden *Nervenwurzel* im Foramen intervertebrale, häufiger chronisch durch eine Unkovertebralarthrose («harte Hernie») (schräge Röntgenaufnahme, CT: verengtes Foramen intervertebrale), seltener durch einen akuten Diskusprolaps (weiche Hernie) (MRI) (Abb. 53.5).

Häufig sind diese Syndrome *kombiniert* (Tab. 27):

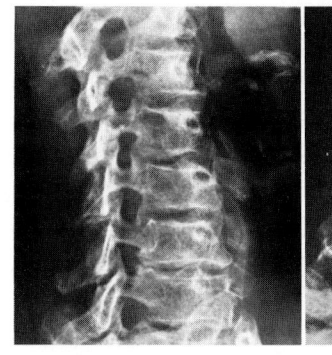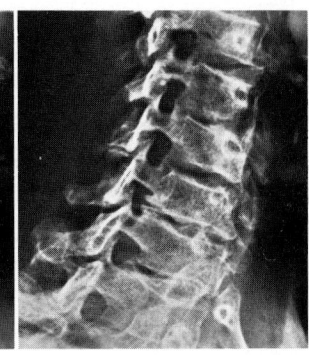

Abb. 53.5: In *schrägen Aufnahmen der Halswirbelsäule* kommen die *Intervertebrallöcher* zur Darstellung. Eine gewisse Verengerung, wie im drittobersten Segment links, und Randzacken, wie im drittuntersten Intervertebralloch rechts, sind Ausdruck einer Unkovertebralarthrose im Rahmen der zervikalen Arthrose. Sie kommen relativ häufig vor, können Kompressionssyndrome machen, bleiben aber auch oft symptomfrei.

Tab. 27: Pathogenese der zervikalen Syndrome.

Ursache	Ort der Störung	Erfolgsorgan	Symptome	Syndrom
Zervikale Arthrose:	→ Wirbelgelenke	→ *Bewegungssegment* (Gelenke, Bänder, Muskeln)	→ arthrogene Beschwerden:	*Zervikalsyndrom*
- *Unkarthrose* (Osteophyten)	→ Foramen transversum	→ *Arteria vertebralis:* → *Hirnstamm*	→ neuro-vaskuläre Beschwerden:	*Zervikozephales Syndrom*
- Instabilität (auch posttraumatisch)	→ →			
- Bandscheibenprolaps (weiche Hernie)	→ Foramen intervertebrale	→ *Nervenwurzeln* (C6 und C7)	→ radikuläre Symptome:	*Zerviko-Brachialsyndrom*
Trauma (Instabilität)	→ Canalis medullaris	→ *Rückenmark* (Kompression)	→ Querschnittslähmung:	*Medulläres Syndrom*
Tumoren, Spondylitiden usw.				

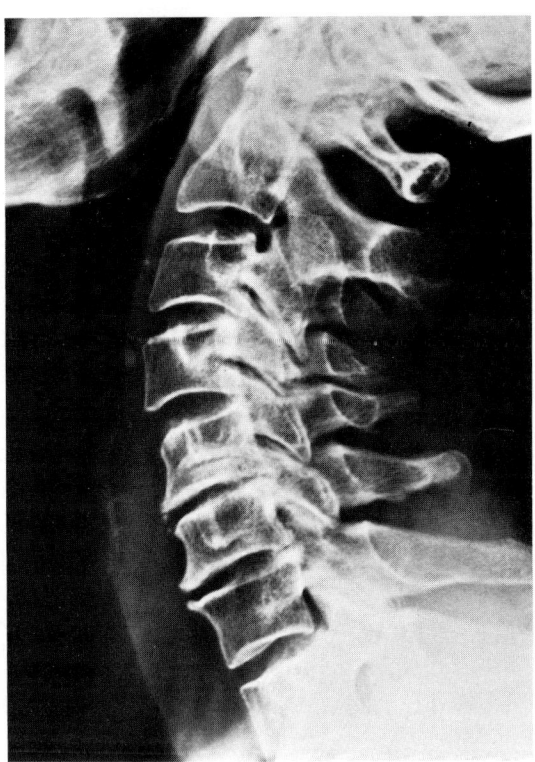

Abb. 53.6: *Zervikale Spondylose* im Röntgenbild einer 63jährigen Frau. In diesem Alter zeigen die meisten Halswirbelsäulen degenerative, spondylotische Veränderungen, wie sie hier vor allem in den Segmenten C5–C6 und C6–C7, der typischen Lokalisation, zu sehen sind: Verschmälerter Intervertebralraum, Randzacken, Sklerosierungen, sehr häufig auch ohne Beschwerden. Randzacken auf Röntgenbildern in diesem Alter sind deshalb noch nicht gleichbedeutend mit «Krankheit». Der klinische Befund ist ausschlaggebend.

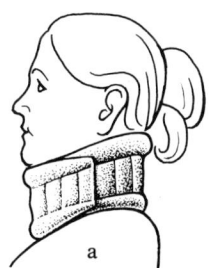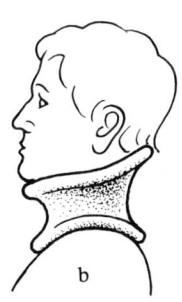

Abb. 53.7: *Stützkragen für den Hals* können je nach Bedarf weich, als sog. «Schanzscher Kragen», flexibel (a) oder starr (b), aus verschiedenen Materialien, fertig gekauft oder nach Maß hergestellt werden.

Diagnose

Die einfache *Spondylosis cervicalis* ist im seitlichen Röntgenbild leicht nachzuweisen. Man findet sie überaus häufig bei älteren Leuten, sehr oft als röntgenologischen Zufallsbefund, auch gelegentlich mit erheblichen Verengungen der Intervertebrallöcher, ohne daß Beschwerden angegeben werden (Abb. 53.6).

Umgekehrt sind auf dem Röntgenbild sichtbare, degenerative Veränderungen an den Wirbeln allein noch kein Beweis dafür, daß irgendwelche Schmerzen in Nacken, Kopf oder Armen wirklich hier ihren Ursprung haben. Andere Ursachen müssen *differentialdiagnostisch* ausgeschlossen werden:

- nicht degenerative Prozesse in der Halswirbelsäule oder im Rückenmarkskanal (Entzündungen, Tumoren, Verletzungsfolgen)
- neurologische Affektionen im Bereiche des Kopfes, des Zervikalmarks, des Plexus cervicalis und brachialis.
- andere Affektionen im Halsbereich (Pharynx, Ohrabszesse, Lymphknotenschwellungen usw.)
- Affektionen im Bereiche des Schultergürtels, des Armes und der Hand (z.B. Karpaltunnelsyndrom, Pancoasttumor).
- Haltungsschwäche, muskuläre Insuffizienz im Bereiche der Brust- und Halswirbelsäule und des Schultergürtels (z.B. «Muskelrheumatismus» im Trapezius, in der Paravertebralmuskulatur usw.).
- Weiteres zur Differentialdiagnose der Zerviko-Brachialgien siehe S. 589.

Die Therapie der degenerativen Halswirbelsäulenleiden

ist im Prinzip *konservativ* und gleich wie die Behandlung der degenerativen Leiden der Lendenwirbelsäule, wie sie auf S. 643 ff. beschrieben ist.

Die *Entlastung* der Halswirbelsäule spielt eine wichtige Rolle: Extensionsbehandlung mit der Glissonschen Schlinge und *stützende Halskragen* (Schanzsche Krawatte, Wattestützverband, Plastik- oder Lederstützkragen), eine *Nackenrolle* im Bett. Dazu kommen physiotherapeutische Maßnahmen (Wärmeapplikationen, Massage usw.). Meistens ist der Zustand auf diese Weise erträglich zu halten (Abb. 53.7).

Bei besonders hartnäckigen Beschwerden kann die *Spondylodese* eines Segmentes manchmal angezeigt sein. An der mittleren und unteren Halswirbelsäule ist diese sicher mit der *ventralen Verblockung* der Wirbelkörper zu erreichen. Die Nachbehandlung ist einfach und die Rehabilitation dauert nur wenige Wochen. Voraussetzung des Erfolges ist die Lokalisation des Schadens auf ein, höchstens zwei Segmente. Nach dem Röntgenbild allein läßt sich das für die Beschwerden verantwortliche Segment nicht immer leicht feststellen, da häufig nicht ein stark verändertes, schon fast steifes Segment, sondern das

Halswirbelsäule

benachbarte, noch bewegliche (instabile) Beschwerden macht. Funktionsaufnahmen können gelegentlich weiterhelfen.

Diskushernien (vgl. auch S. 657): Wenn *neurologische Ausfallserscheinungen* nachgewiesen werden können, welche auf konservative Maßnahmen nicht bald verschwinden, ist ebenfalls *operatives Vorgehen* zu erwägen: Eingriffe zur Dekompression einer Nervenwurzel (Resektion eines Osteophyten, Entfernen einer «weichen» Diskushernie), evtl. eine Versteifung des betroffenen Bewegungssegmentes:

Die *Differentialdiagnose* ist möglich mit Hilfe der klinischen Erscheinungen (beim Diskusprolaps: akuter Beginn, monoradikulär, mehr motorische Ausfälle, weniger arthrotische Veränderungen) und durch das MRI, evtl. das CT, und in seltenen Fällen die Myelographie (Tab. 28).

Tab. 28: Radikuläre Symptome bei zervikaler Diskushernie (vgl. auch Abb. 59.35).

– *Diskushernie:*	C5/C6	C6/C7
– Betroffene Nerven- wurzel:	C6	C7
– Schmerzen und Sensi- bilitätsstörungen:	vom Nacken über Schulter und Arm bis:	
	Daumen	Mittelfinger
– Motorische und Reflexstörungen:	evtl. Radius- Periost-Reflex	Trizeps

Eine *mediale Diskushernie* kann das Rückenmark selbst komprimieren. Dies ist ein sehr seltenes, aber bedrohliches Krankheitsbild, das notfallmäßige chirurgische Behandlung erheischt.

Bei *Beteiligung der Arteria vertebralis* (Zerviko-Zephalsyndrom, «migraine cervicale») werden Dihydroergotamin-Präparate versucht. Die Beschwerden sind jedoch häufig sehr therapieresistent und oft unerträglich. *Die chirurgische Dekompression der Arterie* kann bei eindeutigem Befund die Beschwerden zum Verschwinden bringen. (Arteriographie der Arteria vertebralis).

Trauma und Traumafolgen

Seit die Verkehrsunfälle zugenommen haben, hat das *Schleudertrauma* (whiplash-injury) an Bedeutung gewonnen. Beim Auffahren mit dem Auto und beim Angefahrenwerden von hinten wird der Kopf nach vorne, resp. nach hinten geschleudert und die Halswirbelsäule dabei gewaltsam flektiert, resp. überstreckt.

Oft folgt auf das erste Schleudertrauma unmittelbar ein *zweites* in der entgegengesetzten Richtung (Contrecoup). Biomechanische Modellversuche zeigen, daß verschiedene Biege- und Scherkräfte im

Spiele sind. Jedenfalls ist der Verletzungsmechanismus komplex, und einfache Kausalschlüsse sind nicht zulässig. Bei der Beurteilung und Begutachtung von Schleudertraumapatienten ist dies zu beachten. In vielen Fällen lassen sich keine objektiven Befunde erheben, welche die hartnäckigen therapieresistenten Beschwerden erklären könnten. Diese sind jedoch oft *durchaus glaubhaft*. Die Symptome ähneln denjenigen des cervico-cephalen Syndroms (siehe S. 593). Die Behandlung kann nur symptomatisch sein.

Oft werden diese Fälle durch die Frage nach Renten kompliziert, zumal da es sich häufig um *Haftpflicht* handelt (Auffahrunfälle). Man wird den Patienten nicht gerecht, wenn man als Gutachter solche Ansprüche von vornherein ablehnt.

Bei *HWS-verletzungen jeglicher Genese* können Bänderrisse, Frakturen, Subluxationen und Luxationen entstehen. Nach Abheilen der unmittelbaren Verletzungsfolgen bleiben nicht selten allerlei Beschwerden zurück, wie sie für das Zerviko-Zephal- und Zerviko-Brachialsyndrom typisch sind.

Gewöhnliche Röntgenbilder brauchen keine Skelettveränderungen zu zeigen, doch decken *Funktionsaufnahmen,* besonders Seitenbilder der Halswirbelsäule in Flexionsstellung, gelegentlich eine *In-

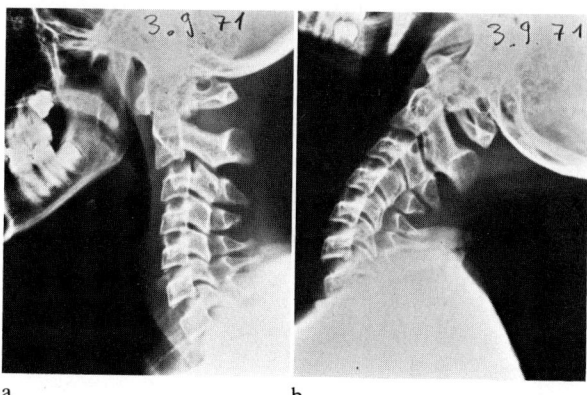

a   b

Abb. 53.8: Funktionsaufnahmen der Halswirbelsäule eines 14jährigen Jungen, der ein Schleudertrauma infolge eines Motorradunfalles erlitten hatte. Die normale Röntgenaufnahme zeigte keine Verletzung. Das Bild links, bei maximaler Flexion aufgenommen, zeigt jedoch eine Kippung des zweiten Halswirbels über den dritten nach vorne, eine leichte Subluxation, während beim Rückneigen (rechts) die Wirbel nicht verschoben sind. Solche Instabilitäten können Ursache von erheblichen Beschwerden sein (siehe S. 593), aber auch, bei der Nähe des Halsmarkes, gefährlich werden.

Pathologisch vermehrte, aber auch eingeschränkte Beweglichkeit einzelner Segmente sind am besten mit solchen Funktionsaufnahmen zu erkennen.

Dieser Patient trug während mehrerer Wochen einen Halskragen. Er wurde beschwerdefrei und betreibt wieder Sport.

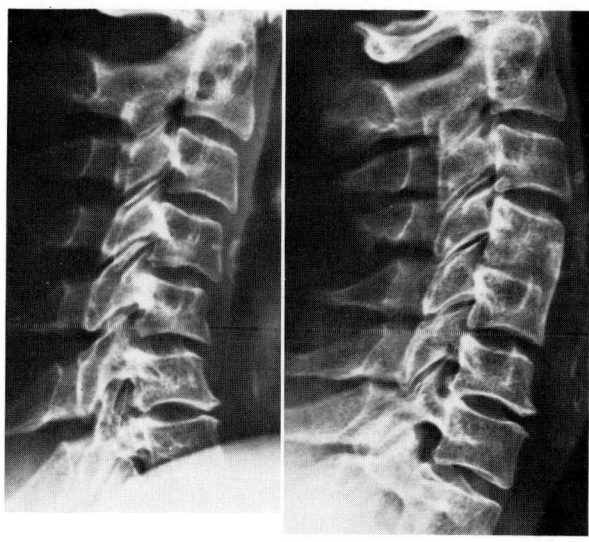

a   b

Abb. 53.9: 59jährige Patientin mit Zervikalsyndrom.

a Das Röntgenbild zeigt eine Instabilität des Segmentes C4–C5.

b 2 Jahre später: Knöcherne Fusion der Wirbelkörper C4 und C5 nach Spondylodese von einem ventralen Zugang aus.

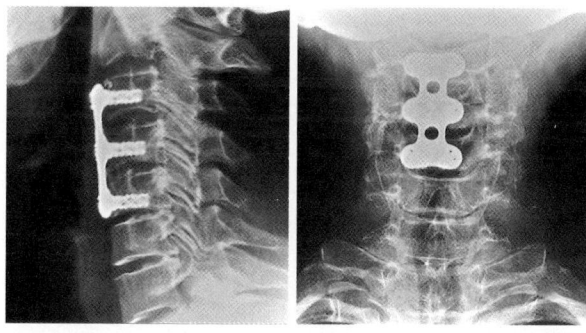

Abb. 53.10: Vordere *Spondylodese* C3–C5 wegen degenerativen Veränderungen mit Subluxation, bei einer 60jährigen Frau. Fixation der Wirbelkörper von ventral mit kleiner Platte und *Titanhohlschrauben,* wie sie in der Kieferchirurgie für Zahnimplantationen verwendet werden. Sie geben sehr guten Halt, da der Knochen in die Löcher der Schrauben einwachsen kann. Kontrollröntgen ein Jahr nach Operation.

stabilität auf, eine Subluxationsstellung zwischen zwei Halswirbeln, wobei der obere über den unteren nach vorne verschoben ist (Abb. 53.8).

Wenn trotz längerer Ruhigstellung (Crutchfield-Extension im Liegen, Halskravatte) Beschwerden und Instabilität bestehen bleiben und neurologische Symptome auftreten, ist wegen der Gefährdung dieser Patienten eine *Spondylodese des instabilen Segmentes* in Erwägung zu ziehen.

An der mittleren und unteren HWS hat sich die ventrale interkorporelle *Spondylodese* bewährt (siehe S. 651). Zu den obersten Segmenten ist der Zugang von vorne schwierig. Die dorsale Spanung, gesichert mit einer Drahtschlinge um Dornfortsätze und Bogen herum, ist einfacher, aber ebenfalls nicht ungefährlich. Auch andere Techniken (Schrauben, Platten) sind im Gebrauch (Abb. 53.9 und Abb. 53.10).

Andere Affektionen der HWS

Tumoren, entzündliche und andere Erkrankungen des Skelettes betreffen die Halswirbel ebenso wie die übrige Wirbelsäule (siehe S. 381, Abb. 33.25).

Da die Halswirbelsäule an sich aber viel schlanker und beweglicher ist, wird ihre statische Haltefunktion durch Substanzverluste viel leichter in Mitleidenschaft gezogen. Daraus ergeben sich zusätzliche Probleme bei der Behandlung solcher Affektionen. Die Entlastung durch äußere Stützen (Kragen) ist wesentlich. Bei Operationen wird man wenn immer möglich versuchen, die *Stabilität der Wirbelsäule* zu erhalten oder wiederherzustellen (ventrale bzw. dorsale *Spondylodese,* siehe Abb. 53.10).

(Obere HWS: siehe auch S. 591 und S. 593.)

Halswirbelsäule

54. Kongenitale Wirbelfehlbildungen

Angeborene Fehlbildungen an Wirbeln sind recht *häufig,* was angesichts der komplizierten Anlage und Entwicklungsgeschichte der Wirbelsäule nicht erstaunt. Einige solche Wirbelmißbildungen machen Wirbelsäulendeformitäten, einige andere können Ursachen von Beschwerden sein. Ein *Großteil* jedoch sind *Zufallsbefunde* auf dem Röntgenbild. Ihre klinische Bedeutung ist gering, ihre richtige Deutung allerdings wichtig. (Fehlbildungen an der Halswirbelsäule: siehe S. 593.)

Die Mißbildung an sich ist stumm. Sie macht *nur Symptome,* wenn die *Funktion* gestört ist:

- wenn bei einer Spina bifida gleichzeitig eine *Meningozele* mit neurologischen Ausfällen besteht (siehe S. 410);
- wenn durch asymmetrische Wirbelbildungen eine *Skoliose* entsteht (siehe S. 616);
- wenn die Fehlbildung den normalen *Bewegungsablauf beeinträchtigt;*
- wenn *pathogenetische Herde* (z. B. Falschgelenke) zu degenerativen (arthrotischen) Veränderungen und *Schmerzen* Veranlassung geben, wie z. B. manche Fälle von

Assimilationsstörungen

Die Übergänge von einem Wirbelsäulenabschnitt zum anderen scheinen phylogenetisch unruhig und ontogenetisch nicht allzu genau fixiert zu sein und sind gelegentlich etwas nach oben oder unten verschoben. Solche «Assimilationsstörungen» findet man am zerviko-okzipitalen Übergang in Form von überzähligen Rippen (Halsrippen: siehe S. 589), jedoch besonders *häufig am Übergang der Lumbosakralwirbelsäule zum Sakrum.*

Man spricht von «*Lumbalisation*», wenn der oberste Sakralwirbel aus dem Kreuzbeinverband herausgelöst und den Lumbalwirbeln angeglichen erscheint, im umgekehrten Fall von «*Sakralisation*» des untersten Lumbalwirbels. Beide Bilder sehen ähnlich aus und lassen sich nur durch Auszählen aller Wirbel unterscheiden, und man spricht deshalb einfacher von einem «*Übergangswirbel*».

Häufig sind solche Assimilationsstörungen *einseitig* (Hemilumbalisation, Hemisakralisation). Bei der daraus entstehenden *Asymmetrie* treten eher statische Beschwerden auf als bei seitengleichen Verhältnissen.

Auf dem *Röntgenbild* fällt an einem solchen Übergangswirbel vor allem ein stark vergrößerter und *verdickter Querfortsatz* auf. Dieser kann so groß sein, daß er das *Sakrum* und manchmal auch den hinteren Beckenkamm *berührt.* An dieser Stelle bildet sich ein *falsches Gelenk,* eine Synchondrose ähnlich der Symphyse oder dem Ileosakralgelenk. Diese sog. «Nearthrose» ist funktionell minderwertig, was in der Regel bald an degenerativen Erscheinungen, wie subchondraler Sklerose und Randzacken, zu erkennen ist. Von diesem *pathogenen Fokus* können *Beschwerden* ausgehen wie von einem arthrotischen Gelenk (Abb. 54.1).

Assimilationsstörungen sich nicht selten von Störungen der Bandscheibenanlage und/oder von Schiefstellungen der Wirbel begleitet, welche *degenerative Erscheinungen* (Osteochondrose, Spondylose) begünstigen.

Die *Behandlung* ist zunächst gleich wie bei den degenerativen Leiden der Lumbalwirbelsäule (siehe S. 644).

Die *Resektion* des pathogenen Fokus, des Falschgelenkes, so einleuchtend sie auch wäre, bringt selten die erhoffte Beschwerdefreiheit. Wenn wegen der Intensität der Schmerzen operiert werden muß, ist die *Spondylodese* des Übergangssegmentes sicherer, vor allem wenn die Nearthrose groß ist.

Asymmetrische Wirbelfehlbildungen

Jeder Wirbel entsteht aus verschiedenen Knochenkernen. Ihre Ausbildung und Verschmelzung kann gestört sein, was zu *Teilwirbeln, Blockwirbeln* und *Spaltbildungen* führt. Asymmetrische Wirbel hemmen die Entwicklung einer geraden, normal geformten Wirbelsäule. *Halbwirbel* (Hemivertebrae) sind in der Regel Ursache einer *kongenitalen Skoliose.* Diese unterscheidet sich von anderen Skolioseformen durch das *Röntgenbild:* An der Stelle der *knickförmigen* Hauptkrümmung findet man die Wirbelmißbildung, proximal und distal davon die regelmäßiger geschwungenen kompensatorischen Gegenkrümmungen (Abb. 54.2).

Je nach Art, Form und Lokalisierung der Störung kann die Deformität früher oder später klinisch in Erscheinung treten. Je *früher* eine Skoliose sichtbar wird, desto *rascher* nimmt sie zu. Das kann schon im Säuglingsalter beginnen. Wegen der schlechten Prognose in solchen Fällen ist eine frühe *operative* Kor-

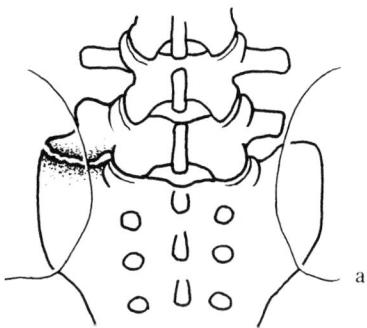

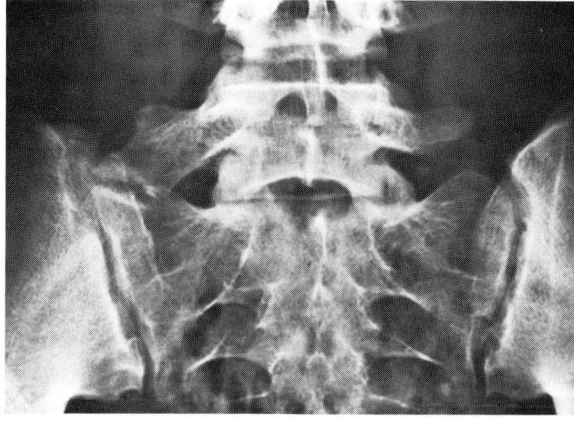

b

Abb. 54.1:

a Sog. *«Hemisakralisation»*. Ein Querfortsatz des untersten
Lendenwirbels ist stark verbreitert und hat Kontakt mit dem
Sakrum. Die Verbindung ist ein Falschgelenk, eine Neoar-
throse, die zu degenerativen Veränderungen neigt und auch alle
Merkmale der Arthrose zeigt mit reaktiver Sklerose und
Schmerzen.

b Hemisakralisation des fünften Lendenwirbels bei einem 20jäh-
rigen Mädchen, das über zunehmende Kreuzschmerzen klagte.
Der lumbosakrale Übergang kommt am besten auf Röntgenbildern mit aufgekipptem Becken (Technik von TESCHENDORFF
oder BARSONY) zur Darstellung. Der unterste Intervertebralraum erscheint dann orthograd getroffen, wie auf diesem Bild.

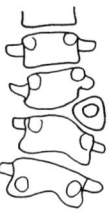

Abb. 54.2: Angeborener *Halbwirbel* (Keilwirbel). Daraus entsteht eine kongenitale
Skoliose, deren Verlauf sich nicht wesentlich von den übrigen infantilen Skoliosen
unterscheidet.

rektur nötig, welche die spezifische Wachstumsstörung im Einzelfall zu berücksichtigen hat.

Im übrigen unterscheiden sich kongenitale Skoliosen *wenig* von den idiopathischen des Kleinkindes:
Insbesondere ist die *Progredienz* der Krümmung
kaum kleiner. die kongenitale Skoliose wird deshalb
zusammen mit der idiopathischen besprochen (siehe
S. 616 f.).

Spina bifida: Mangelhafter Schluß des Neuralrohres

Wenn im Verlaufe der Embryonalentwicklung der
regelrechte Schluß des Neuralrohres ausbleibt, fast
immer im lumbosakralen Abschnitt, selten auf
Höhe der Halswirbelsäule, entsteht das Bild der
Spina bifida. Ihre mildeste Form ist erkennbar an
einer Spaltung eines oder mehrerer Dornfortsätze,
oder am Fehlen derselben: *«Spina bifida occulta».*
Dies ist eine röntgenologische Diagnose *ohne klinische Bedeutung,* auch wenn gelegentlich kleine
äußerliche Veränderungen dazu kommen, wie Haar-
besatz über dem Sakrum oder kleine Einziehungen
in der hinteren Fortsetzung der Gesäßfalte (Abb.
54.3).

Wirbel-
fehl-
bildungen

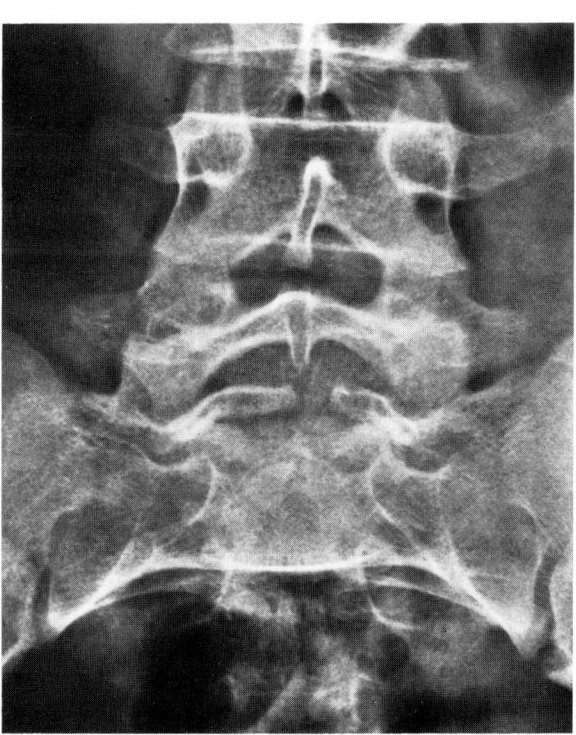

Abb. 54.3: Angeborenes Fehlen von hinterem Wirbelbogen und
Dornfortsatz, an der Lumbosakralgrenze ein häufiger Zufallsbefund: «Spina bifida occulta», eine radiologische Diagnose
ohne klinische Bedeutung.

In schwereren Fällen *(Spina bifida aperta)* ist der Duralsack und sein Inhalt ebenfalls mißgebildet, hernienartig vorgewölbt oder offen *(Meningo- resp. Meningomyelozele,* MMC*),* so daß *neurologische Symptome* auftreten können. Alle Stufen von kaum erkennbaren, leichten Störungen an den unteren Extremitäten, über Urin- und Stuhlinkontinenz usw. bis zu schwersten Beilähmungen können vorkommen. Auch diese bedauernswerten Kinder können heute am Leben erhalten werden durch sofortige Operation des offenen Duralsackes und des Hydrozephalus, doch bleiben ihre Lähmungen bestehen und stellen ein überaus schwieriges Problem für Urologen und Orthopäden dar.

Die *Spina bifida mit neurologischen Erscheinungen* ist im Kapitel über neurologische Affektionen (S. 410) beschrieben.

Wirbel-
fehl-
bildungen

Spaltbildungen

Außer bei der Spina bifida kommen Spaltbildungen, allerdings seltener, auch an anderen Stellen im Wirbelbogen und im Wirbelkörper vor (Abb. 54.4).

Die häufige Spaltbildung in der Interartikularportion des Wirbelbogens *(Spondylolyse)* entsteht erst nach der Geburt, wahrscheinlich aufgrund einer angeborenen Dysplasie. Sie ist Ausgangspunkt der häufig beobachteten *Spondylolisthesis* (Wirbelgleiten) (siehe S. 630).

• *Wirbelfehlbildungen* können andere, ernstere pathologische Prozesse *vortäuschen,* Spaltbildungen z. B. Frakturen. *Sehr viele dieser Fehlbildungen* sind *harmlose Zufallsbefunde* und bedürfen *keiner Therapie.* Die Träger solcher Anomalien sind *gesund* und sollten *nicht* mit klinisch belanglosen Röntgendiagnosen geängstigt und zu Rückenleidenden gestempelt werden!

Es ist wichtig, die Röntgenanatomie und Bedeutung der Fehlbildungen zu kennen und Diagnosen nicht allein nach Röntgenbildern zu stellen.

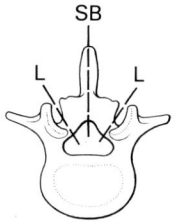

Abb. 54.4: *Spaltbildungen* im Wirbelbogen: SB = Spina bifida, L = Lyse, Spondylolyse: Spaltbildungen in der Interartikularportion des Wirbelbogens, praktisch immer *beidseitig.*

55. Form und Haltung der Wirbelsäule

Grundlagen

Begriffe

Im üblichen Sprachgebrauch bedeuten:

1. *Kyphose* = dorsal konvexe Krümmung *(Rundrücken,* Buckel). Eine mäßige Kyphose ist physiologisch für die Brustwirbelsäule. Im Hals- und Lendenbereich dagegen, auch am thorakolumbalen Übergang ist sie pathologisch. Eine *pathologische* Kyphose der Brustwirbelsäule wird als «vermehrte Kyphose» oder als «Rundrücken» bezeichnet.

2. *Lordose* = dorsal konkave Krümmung *(Hohlrücken).* Eine Lordose ist physiologisch für die Hals- und die Lendenwirbelsäule. Für die Brustwirbelsäule wäre sie pathologisch (sehr selten).

Eine pathologisch übertriebene *Lordose* der Zervikal- oder Lumbalwirbelsäule wird als *Hyperlordose* bezeichnet.

3. *Skoliose* = *seitliche Verkrümmung* der Wirbelsäule. Seitliche Abweichungen der Wirbelsäule von der Geraden haben beim Gesunden eine relativ kleine Streuungsbreite. Stärkere Abweichungen sind als Deformitäten anzusehen.

Natürlich kann die Wirbelsäule je nach Haltung verschiedene *Stellungen* einnehmen.

Ein Röntgenbild z.B. zeigt die Stellung der Wirbelsäule im Augenblick der Aufnahme. Diese stimmt mit der *Gewohnheitshaltung,* welche allein von Bedeutung ist, nicht immer überein (Untersuchung siehe S. 580f.).

Was ist eine «gute Haltung»?

«Eine Haltung ist gut oder schön, wenn sie auf den Beschauer einen guten oder schönen Eindruck macht. Es handelt sich also um ein gefühlsmäßiges Urteil. Zahlen und Messungen können die Haltung nicht beschreiben. Den Blick für eine gute (schöne) Haltung bekommt man bei der Untersuchung vieler Menschen mit guter (schöner) Haltung und durch die Betrachtung entsprechender Kunstwerke, vor allem der Plastiken der alten Griechen.» Dieser Rat, den PITZEN in seinem «Lehrbuch der Orthopädie» (10. Aufl. 1968) gibt, ist sicher zu beherzigen. Andererseits bringt er drastisch zum Ausdruck, welchen Schwierigkeiten wir begegnen beim Versuch, unsere Vorstellungen zu *objektivieren* (vgl. Abb. 50.4).

Die erste *Schwierigkeit* liegt in der *Definition der «Norm».* Bei einer morphologisch normalen Haltung steht die Wirbelsäule in der Frontalebene im Lot, in der Sagittalebene richtet sie sich harmonisch an der Schwerelinie auf (siehe Abb. 38.4, S. 440 und S. 573).

Für individuelle Varianten muß eine genügende, relativ große Streubreite zugestanden werden. Diese stößt an Grenzen, wo die Formabweichung zu *krankhaften Erscheinungen* (sog. «Haltungsschäden») führt.

Hier beginnt die *zweite Schwierigkeit,* indem *die Übergänge zum Pathologischen* wie in keinem anderen Teilgebiet der Orthopädie *fließend* sind, und Auftreten und Ausmaß der Beschwerden längst nicht immer von Form und Haltung abhängig sind: Erhebliche Abweichungen von «normaler» Morphologie ohne Beschwerden sind ebenso häufig wie Rückenschmerzen bei mehr oder weniger «normaler» Form und Haltung (vgl. auch S. 463, Häufige Normvarianten bei Kindern).

Aktive und passive (schlaffe) Haltung

Vereinfacht läßt sich sagen, daß die aufrechte Haltung entweder

1. *aktiv* durch *Muskelkraft* oder
2. *passiv* durch den *Bandapparat*

erhalten werden kann (siehe S. 577). Normalerweise ist die Wirbelsäule nie ganz ruhig und die Haltung wird ständig etwas verändert, wobei zwischen aktiver und passiver Stabilisierung abgewechselt wird. Die Beanspruchung der Gewebe des Stützapparates ist geringer und physiologischer bei aktiver Haltung, obwohl die passive die «bequemere» ist.

Die *Bänder allein* sind auf die Dauer der Beanspruchung nicht gewachsen, die *Muskulatur* wird überstreckt und atrophiert, und die Bandscheiben werden unphysiologisch beansprucht, was ihre Degeneration beschleunigt.

Grundsätzlich kann deshalb eine aktive, gerade Haltung als Prophylaxe gegen Rückenbeschwerden angesehen werden (Abb. 55.1 und Abb. 55.8).

Wenig ästhetische Haltungen (Abb. 55.6) sind bei Kindern häufig anzutreffen. Solange sich die Wirbelsäule aktiv gut aufrichten läßt, ist dieser Befund nicht pathologisch. Diese sog. «schlechte Haltung»

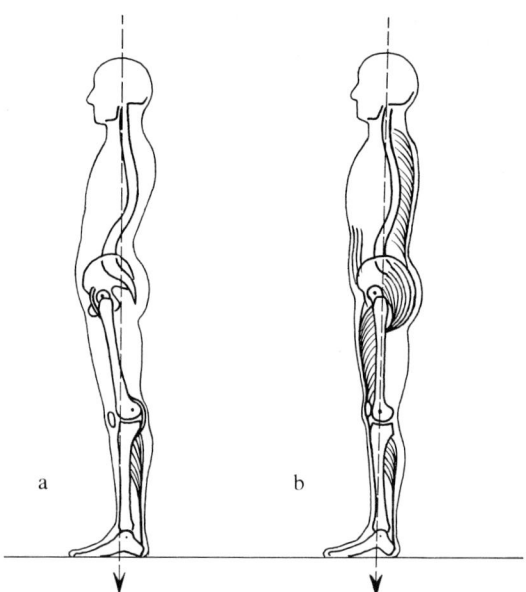

Abb. 55.1: *Passive und aktive Haltung.*

a Bei der passiven Haltung läßt sich der Körper «in die Bänder fallen», das Becken kippt nach vorne, der Rumpf wird nach hinten geneigt und sinkt in sich zusammen. Diese Haltung ergibt sich daraus, daß Gelenke und Teilschwerpunkte in eine solche Lage zum Schwerpunktslot gebracht werden, daß eine Stabilisierung durch Bänder allein, mit nur geringer Muskelanstrengung, möglich ist (vgl. Abb. 8.8).

b Die aktive Haltung ist gekennzeichnet durch eine leichte Aufrichtung des Beckens (Gesäß- und Bauchmuskulatur), eine Abflachung der Lendenlordose, sodann Aufrichtung der Brustkyphose (Rückenmuskulatur) mit Zurücknehmen des Schultergürtels (Schulterblattmuskulatur): «Bauch eingezogen, Brust heraus» (vgl. auch Abb. 55.8).

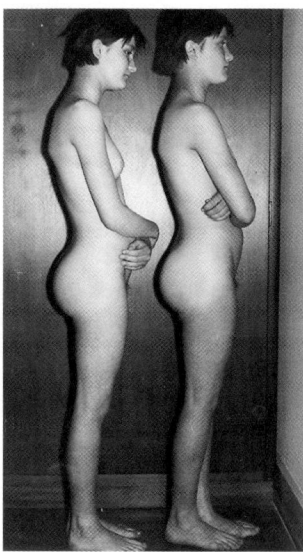

Abb. 55.2: BERQUET und andere konnten durch Zwillingsuntersuchungen nachweisen, daß die grundlegende *Form* der Wirbelsäule weitgehend konstitutionell bedingt und *vererbt* ist.

Die Rückenformen dieser *eineiigen Zwillinge stimmen* fast *vollständig überein* (Konkordanz). Das Bild stammt aus der Arbeit von BERQUET.

soll nicht dramatisiert werden, und man braucht Kinder und Eltern nicht mit dem Ausdruck «Haltungsschäden» zu ängstigen (vgl. auch S. 466, «Häufige Normvarianten bei Kindern»).

Haltung und Form der Wirbelsäule

Wie BERQUET und andere durch Untersuchungen an eineiigen Zwillingen nachweisen konnten, ist die Form der Wirbelsäule, und damit des Rückens und der Haltung, bis ins Detail hinein *vererbt* (Abb. 55.2). Die individuellen Unterschiede sind erstaunlich groß. Sie können jeden einzelnen Wirbelsäulenabschnitt betreffen, was die *große Variationsbreite* erklärt. Eine Abgrenzung «pathologischer» von «normalen» Formen ist wohl nur bei *ausgeprägten* Abweichungen von der «Idealform» zulässig und sinnvoll. Dazu mag das Staffelsche Schema brauchbar sein:

1889 hat der Orthopäde STAFFEL in einer Schrift «Die menschlichen Haltungstypen und ihre Beziehungen zu den Rückgratsverkrümmungen» vier oder fünf Haltungs- bzw. Rückenformen unterschieden. Es war ein Versuch, in die verwirrende Vielfalt der Rücken- und Haltungsformen eine morphologische Systematik zu bringen (Abb. 55.3). Maßgebend war allein der äußere Aspekt, denn andere, quantitative Untersuchungsmethoden standen damals nicht zur Verfügung.

Daß STAFFELS Zeichnungen noch heute in den deutschen Lehrbüchern zu finden sind, ist aber auch ein Ausdruck dafür, daß in den letzten 100 Jahren keine besseren Kriterien für eine sinnvolle Einteilung gefunden wurden.

Wesentlich wichtiger ist allerdings – und das ist bei dieser Einteilung nicht berücksichtigt – die *Funktion,* d.h. in erster Linie die *Beweglichkeit.*

Eine frei bewegliche Wirbelsäule kann natürlich beliebige Stellungen bzw. Haltungen einnehmen. Die «Rückenform» ist nicht starr festgelegt und entzieht sich somit auch einer Einteilung.

Steife Wirbelsäulenabschnitte hingegen ergeben *fixierte* Rückenformen, und zwar nicht nur im versteiften Segment, sondern kompensatorisch auch *in den benachbarten Abschnitten:* So muß z.B. eine steife Brustkyphose durch eine verstärkte Lendenlordose ausgeglichen werden. Aber auch eine Flexionskontraktur der Hüfte wird auf die gleiche Weise kompensiert (siehe Abb. 38.9). Nur sehr selten ist die ganze Wirbelsäule so steif, daß ihre Form tatsächlich eindeutig fixiert ist.

Daraus folgt, daß nur

– *die Prüfung der Beweglichkeit jedes einzelnen Wirbelsäulenabschnittes* (sowie von Becken und Bein!) und

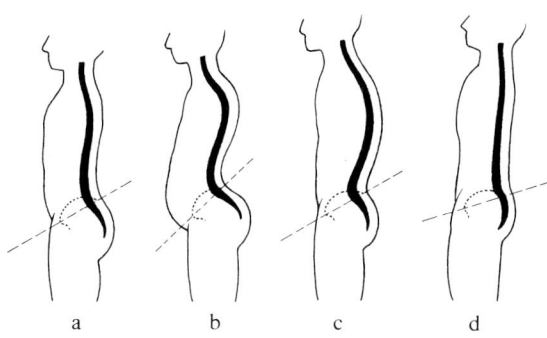

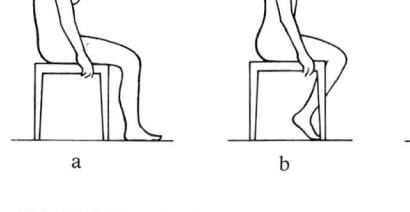

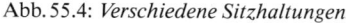

Abb. 55.3: *Einige typische Haltungsformen,* nach einem Einteilungsversuch von STAFFEL aus dem Jahr 1889.

a *«Normale» gerade Haltung*

b *«Hohlrundrücken»* bzw. *«Schlaffe Haltung».*
Es kann sich um eine bequeme, nachlässige Haltung mit verstärkter Beckenkippung (gestrichelte Linie) bei beweglicher Wirbelsäule handeln, aber auch um die Kompensation einer thorakalen Kyphose oder einer Hüftflexionskontraktur mittels einer Hyperlordose der Lendenwirbelsäule. Den Unterschied erkennt man bei der *funktionellen Prüfung* sofort: Eine «schlaffe Haltung» läßt sich aufrichten, eine fixierte Wirbelsäule nicht.

c *«Rundrücken».* Diese Form wurde als pathologisch und behandlungswürdig aufgefaßt. Sie findet sich z. B. bei einer kyphotischen Versteifung der Wirbelsäule am thoraco-lumbalen Übergang.

d Ein *«Geradrücken»* oder ein *«Flachrücken»* kann konstitutionell bedingt sein, oft mit eingeschränkter Beweglichkeit. Aber auch bei straffer Haltung im Stehen und vor allem im Sitzen (indem das Becken aufgerichtet und damit die Lendenlordose abgeflacht wird) nähert sich die Rückenkontur dieser Form an.

Die beiden letzten sind statisch ungünstig, besonders wenn sie schon teilweise *fixiert* sind, wie etwa bei der Scheuermannschen Krankheit.

Zwischen diesen vier mehr oder weniger typischen Formen gibt es natürlich alle Übergänge.

b), c) und d) entsprechen drei typischen Aspekten des M. Scheuermann: a): Thorakale, b): thorako-lumbale und c): lumbale Form (siehe S. 613).

Abb. 55.4: *Verschiedene Sitzhaltungen.*

a *Mittlere, schlaffe Sitzhaltung.* Kyphosierung der ganzen Wirbelsäule. Wird mit der Zeit als *ermüdend* empfunden. Muskulatur und Bänder werden *überdehnt,* was bei längerem Sitzen zu Schmerzen führen kann. Freies Sitzen beansprucht die Wirbelsäule *stärker* als z. B. Stehen.

b *Aufgerichtete, gespannte Sitzhaltung.* Lordosierung der Wirbelsäule und Kippen des Beckens nach vorne. Diese Haltung wird rasch als anstrengend und mühsam empfunden und nicht gerne lange eingenommen.

c *Hintere oder Ruhehaltung.* Die Abstützung an einer *Rückenlehne* entlastet die Wirbelsäule. Dies ist die einzige einigermaßen bequeme Sitzhaltung auf längere Dauer. Bequeme Stühle mit guter Rückenstütze sind kein Luxus für Leute, die vorwiegend sitzen müssen (siehe Abb. 55.10).

Bei Rückenproblemen ist häufige *Abwechslung* zwischen Sitzen, Stehen und Liegen besser als ununterbrochenes Sitzen. *Berufe mit rein sitzender Arbeit sind bei Rückenschäden nicht zu empfehlen.*

Form und
Haltung

– die Betrachtung der *gesamten Statik* der Wirbelsäule und Beine im *Zusammenhang* etwas nähere Aufschlüsse darüber geben kann, was pathologisch sei und was nicht.

Es zeigt sich somit, daß den Rückenformen von *Staffel* verschiedene Bedeutung zukommt, je nach dem, ob es sich um «Haltungen» bei beweglicher Wirbelsäule handelt oder um «fixierte» Formen bei Versteifung einzelner Wirbelsäulenabschnitte. Der Unterschied liegt darin, *ob die Wirbelsäule sich aufrichten läßt oder nicht.*

Die *Beweglichkeitsprüfung* ist deshalb die *wichtigste* Untersuchung des Rückens.

Bei unserer vorwiegend sitzenden Lebensweise kommt dabei der Prüfung der *Sitzhaltung* besondere Bedeutung zu (siehe Abb. 55.4).

Haltung und Deformität

Am Beispiel des bequemen asymmetrischen Standes, bei welchem das Gewicht auf das Standbein verlagert und das Spielbein entlastet wird (Kontrapost-Haltung), soll das Wesen der «Haltung» noch etwas verdeutlicht werden (Abb. 55.5):

«Haltung» ist die Momentanaufnahme einer beweglichen Wirbelsäule, im Gegensatz zu fixierten («strukturellen») Formabweichungen bei einer ganz oder teilweise steifen Wirbelsäule. Man spricht also von «lordotischer, kyphotischer oder skoliotischer Haltung», im Gegensatz zu einer (fixierten) Lordose, Kyphose resp. Skoliose (vgl. «Fixierte und nicht fixierte Deformitäten» S. 442).

Dieser Unterschied markiert auch ziemlich genau die *Grenze zwischen «normal» und «pathologisch».*

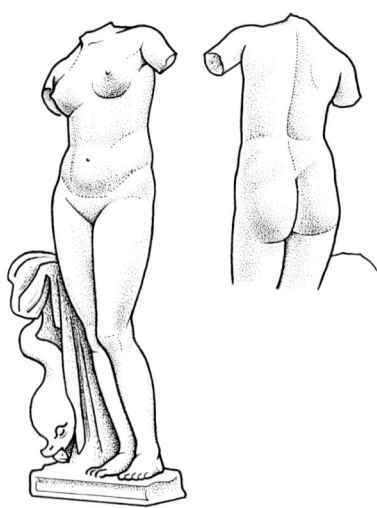

Abb. 55.5: *«Kontrapost»-Haltung* (Venus von Kyrene): Bequeme Haltung bei normaler Wirbelsäule. Das Becken steht etwas schief, die Wirbelsäule zeigt eine «S-förmige Skoliose», welche allerdings flexibel ist und sofort wieder aufgerichtet werden kann. Trotz der Asymmetrie ist die Haltung völlig normal und wird vom Künstler als ästhetisch empfunden.

Eine solche «skoliotische Haltung» wird z. B. auch oft eingenommen zum Ausgleich einer Beinlängendifferenz.

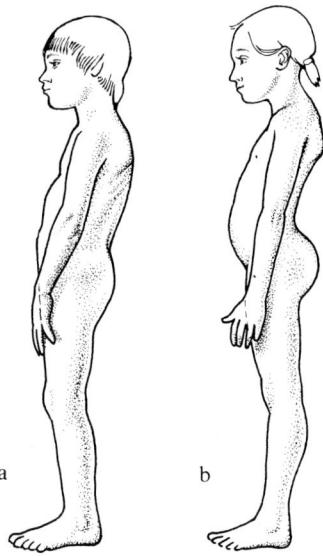

Abb. 55.6: Schlaffe Haltung bei Kindern.

a Hier hängt der Schultergürtel nach vorne herunter, die Brustkyphose verstärkt sich, der Thorax sinkt ein (Rundrücken).

b Häufig wird bei der schlaffen Haltung das Becken nach vorne gekippt und die Lendenlordose vermehrt. Dadurch springt der Bauch stark vor.

Es handelt sich um Zeichnungen nach zwei Photographien der Abb. 55.9, obere Reihe. Zu diesen schrieb W. TAILLARD: «Diese Kinder hatten normal bewegliche Wirbelsäulen, was gestattet, sie vielleicht als extreme, aber sicher nicht als pathologische Haltungen einzustufen.»

Aus «normal» kann jedoch «pathologisch» werden, denn etwas vereinfachend läßt sich sagen, *daß die Summe der Haltungen, welche die Wirbelsäule während des Wachstums einnimmt, schließlich die Form der Wirbelsäule des Erwachsenen ergibt.*

Daraus folgt:

– *Erstens* wird damit die *Bedeutung der Wachstumsperiode* für die Prognose der Wirbelsäule klar hervorgehoben. *Wachstumsstörungen* gehören denn auch zu den wichtigsten Ursachen von Beschwerden und degenerativen Veränderungen an der Wirbelsäule. Sie werden im nächsten Kapitel: «Wachstumsstörungen» besprochen.
– *Zweitens* müssen sich unsere prophylaktischen und therapeutischen Maßnahmen an dieser Erkenntnis orientieren: Sie haben nur einen Sinn, wenn es gelingt, die Haltung *permanent* und *dauerhaft* zu beeinflussen.

Daß dies z. B. mit einer Stunde «Haltungsturnen» in der Woche nicht möglich ist, leuchtet ein. Die «Haltungskorrektur» ist eine wesentlich aufwendigere Aufgabe.

Damit ist *nicht* gesagt, daß jede sog. «schlechte Haltung» auch automatisch einen «Haltungsschaden» nach sich zieht. Wesentlich ist die Differenzierung der prognostisch ungünstigen von den *weit zahlreicheren harmlosen Fällen:* Die erste Gruppe muß konsequent behandelt, die zweite *sollte nicht stigmatisiert werden* (Abb. 55.6).

Wenn aus einer sog. «schlechten Haltung» oder «fehlerhaften Haltung» ein «Schaden» entsteht, der früher oder später zu Beschwerden führt, so spricht man von «Haltungsschaden». Nach dem Gesagten wären die Zusammenhänge theoretisch klar und die Bedeutung einer Prophylaxe einleuchtend.

Gibt es «Haltungsschäden»?

In der *Praxis* gehen die Meinungen darüber stark auseinander, da meßbare Größen, welche das Problem zu objektivieren gestatten würden, fast vollständig fehlen. Wir sind weitgehend auf *subjektive Eindrücke* und *Klinik* angewiesen. *Tatsächlich* sind *Rückenbeschwerden sehr häufig.* Besteht ein *Zusammenhang* mit der «Haltung»?

1. Die Wirbelsäule ist besonders *anfällig* für alle möglichen Störungen und Beschwerden. Wahrscheinlich hängt dies mit der völlig *veränderten mechanischen Beanspruchung,* vor allem des lumbosakralen Überganges, zusammen, welche *der aufrechte Gang des Menschen,* eine phylogenetisch neue Errungenschaft, erfordert.

2. Eine gewisse *Degeneration unserer Lebensweise* (langes Sitzen in gebückter Stellung, wenig Gehen, hartes Pflaster, weiche Lager, unphysiologische Be-

anspruchung durch Autofahren usw.) wirkt sich auf die Leistungsfähigkeit des Stützapparates *ungünstig* aus.

Wegen der – echten oder scheinbaren – Zunahme von Rückenbeschwerden in den letzten Jahren ist die *Diskussion* über die «Haltungsschäden» in die Öffentlichkeit gedrungen. Sicher ist die Prophylaxe eine wichtige soziale Aufgabe, doch wird sie mit einer Popularisierung und Dramatisierung des Problems (diese Tendenz bestand in den letzten Jahren) nicht gelöst (Abb. 55.7).

Wie jedes Halbwissen über die «Gesundheit» bringt auch der «Haltungsschadenschreck» nicht zu unterschätzende *Gefahren* mit sich:

Kinder und junge Leute werden mit Ausdrücken wie «Haltungsschaden», «schlechte Haltung», «Scheuermannsche Krankheit» usw. zu Rückenschwächlingen, Rückenkranken und gar Teilinvaliden gestempelt, die beim Schulturnen nicht mitmachen, keinen Sport betreiben, keine schwerere Arbeit leisten, bestimmte Berufe nicht ergreifen und zu keinen Dienstleistungen herangezogen werden können und dürfen. Schließlich bringt die Versicherung Vorbehalte wegen «vorbestehenden Rückenleiden» an, und manche Berufsschulen und Arbeitgeber lehnen solcherweise gestempelte Menschen als Sicherheitsrisiko ab (vgl. S. 288).

Kinder und ihre Eltern werden unnötigerweise geängstigt und sensibilisiert, was nicht selten zu Reibereien in der Familie führt.

Solche Auswüchse stiften sicher mehr Schaden als Nutzen, und es fehlt nicht an ernsthaften Mahnungen, vor allem von erfahrenen Orthopäden, welche vor den Folgen der Überschätzung der sog. «Haltungsschäden» warnen. Diese Gefahr besteht, weil der sog. «Haltungsschaden» nicht genau definiert ist und somit jeder etwas anderes darunter versteht. So bleibt für Spekulationen, Theorien und Meinungen ein breiter Raum.

Die einzige solide Grundlage für unsere Prophylaxe und Therapie jedoch ist die *Kenntnis der Prognose* der *unbehandelten* und der *behandelten* Haltungs- und Formstörungen. Die Frage lautet: Besteht die Gefahr, daß ein Kind oder ein Jugendlicher mit einem bestimmten morphologischen Befund später Rückenbeschwerden bekommt? Wenn ja, sind unsere prophylaktischen Maßnahmen geeignet, dies zu vermeiden?

Da uns langfristige statistische Unterlagen immer noch *fehlen* (solche zu erarbeiten wäre eine dankbare, wenn auch mühsame Aufgabe!), sind wir immer noch auf die *«klinische Erfahrung»* angewiesen:

Einigermaßen gesichert *steht fest,* daß *auch erhebliche Formabweichungen* von der «Norm» in der Frontal-(Kyphose, Lordose), wie in der Sagittal-

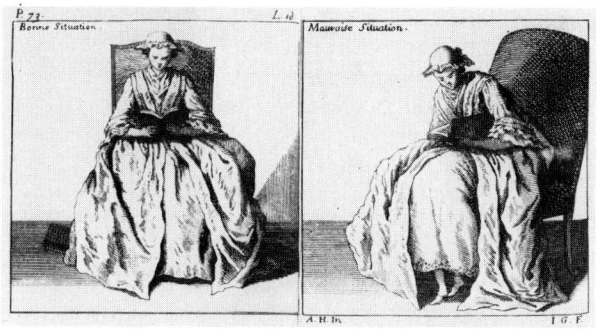

Abb. 55.7: «Bonne situation» (links) und «Mauvaise Situation» (rechts).

Eine «schlechte Haltung» scheint schon immer ein Ärgernis gewesen zu sein, gegen welches zu kämpfen die Orthopäden sich berufen fühlten, wie diese Figur aus Nicolas Andrys Buch von 1741 zeigt. Der Décor hat sich gewandelt, das Problem ist dasselbe geblieben. Ob wir heute viel mehr darüber wissen und einer Lösung näher sind als der «Vater der Orthopädie» vor über 200 Jahren, ist eine offene Frage.

Form und
Haltung

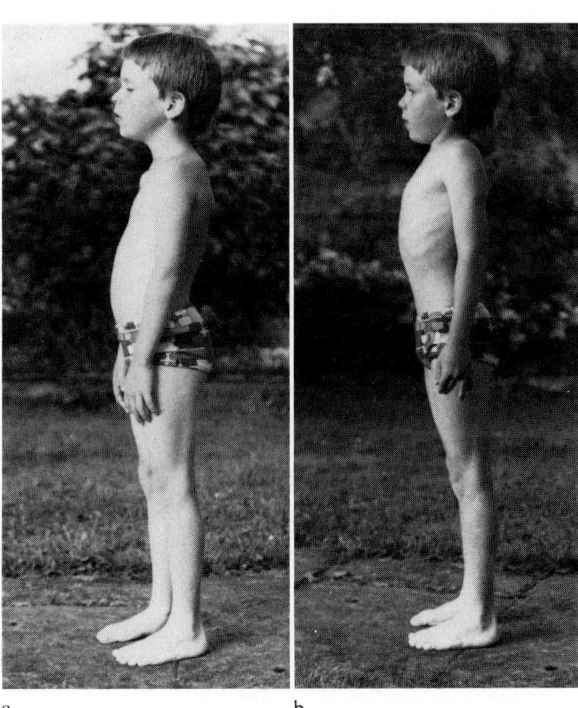

a b

Abb. 55.8: Dieser gesunde 8jährige Knabe demonstriert:
a «Schlaffe Haltung»: Hängende Schultern, flacher Thorax, Rundrücken und Hohlkreuz, Bauch heraus, Becken nach vorne gekippt, der ganze Körper lehnt sich etwas nach rückwärts.
b Straffe, *aktive Haltung:* Gespannte Aufmerksamkeit, Brust heraus. Schultern zurück, Bauch eingezogen, Wirbelsäule gerade, Becken aufgerichtet, Beine angespannt, Füße aufgestellt, leichte Vorlage.
Keine dieser beiden Haltungen wird permanent eingenommen, normalerweise wird zwischen diesen beiden Extremen ständig abgewechselt. Leben ist Bewegung.

ebene (Skoliose), bei im übrigen leistungsfähigem Bewegungsapparat (Skelett, Muskulatur) trotz großer Belastung (Beruf, Sport), in der Regel *während Jahrzehnten ohne Beschwerden ertragen werden*. Die «Form» der Wirbelsäule ist *nicht allein maßgebend* (Abb. 55.8).

Kriterien für die Beurteilung von Leistungsfähigkeit und Prognose der Wirbelsäule

1. Die *Ursache* der Formabweichung.
2. *Beweglichkeit* der Wirbelsäule und benachbarter Gelenke (v. a. Hüftgelenk).
3. *Muskulatur, Konstitution* oder Trainingszustand der Patienten, wahrscheinlich auch ihre *Charakterstruktur.* Hier liegen große Kompensationsmöglichkeiten.
4. Die *aktuellen Beschwerden,* resp. die Beschwerdefreiheit der Patienten und ihre *körperliche Belastbarkeit.*
5. Das *Alter* der Patienten. Beschwerden in der Jugend sind prognostisch ungünstiger als Beschwerden im vorgerückten Alter.
6. Allgemeiner *Zustand der Wirbelsäule* (degenerative Erscheinungen). Eine bereits pathologisch veränderte Wirbelsäule, vor allem wenn mehrere Wirbel betroffen sind und die Beweglichkeit eingeschränkt ist, kann Fehlstellungen viel schlechter kompensieren und ist für Beschwerden viel anfälliger, als eine im übrigen gesunde Wirbelsäule.
7. Psychische Faktoren.

Zu Punkt 1: Bei Abweichungen der Gewohnheitshaltung von der «Norm» unterscheidet man drei Gruppen:

a) *«Haltungsstörungen».* Abweichungen von einer guten Körperhaltung *ohne weitere pathologische Befunde.* Die sog. «schlechte Haltung» kann aktiv korrigiert werden durch Muskelanstrengung. Solche «Haltungsfehler» – man spricht von skoliotischer, resp. kyphotischer oder lordotischer Haltung, im Gegensatz zur fixierten Skoliose, Kyphose, resp. Lordose – haben in der Regel keine allzu schwerwiegenden Folgen und lassen sich durch Muskeltraining einigermaßen korrigieren (siehe Abb. 55.9).

b) *Kompensatorische Haltungsabweichungen.* Abweichungen von der «normalen» geraden Haltung als *Kompensation für Fehlstellungen,* vor allem der unteren Extremitäten und des Beckens (Beckenschiefstand bei ungleichen Beinlängen, Beckenkippung, Hüftkontrakturen usw.). Häufig werden auch lokalisierte Fehlstellungen der Wirbelsäule in ihren anderen Abschnitten durch *Gegenkrümmungen* kompensiert.

Rein kompensatorische Krümmungen sind anfangs immer reversibel. Nach längerem Bestehen werden sie mit der Zeit «strukturell», das heißt irre-

versibel fixiert. Solche Fehlstellungen werden oft erstaunlich lange und gut ertragen, wenn die Wirbelsäule als Ganzes gut beweglich ist und Zeit hatte, sich langsam und frühzeitig an den Zustand zu gewöhnen.

Wenn diese Voraussetzung nicht zutrifft (z. B. bei einer Wirbelfraktur mit Gibbusbildung im vorgerückten Alter), treten fast regelmäßig Beschwerden in denjenigen Wirbelsäulenabschnitten auf, welche die verlorengegangene Beweglichkeit kompensieren müssen (bei obigem Beispiel: Hyperlordosierung der Lumbalwirbelsäule).

c) Fehlformen als *unmittelbare Folge von pathologischen Prozessen an einem oder mehreren Wirbeln.* In diesen Fällen ist die Prognose von der Grundkrankheit abhängig, in zweiter Linie von der Kompensationsmöglichkeit der nicht betroffenen Wirbelsäulenabschnitte.

Zu Punkt 2: Abweichungen von der «normalen» Haltung haben für eine gut bewegliche Wirbelsäule mit kräftigem Muskelmantel keine allzu schlimmen Folgen. Fixierte Fehlstellungen (im Gegensatz zu Fehlhaltungen), auch partielle Versteifungen einzelner Abschnitte, also eigentliche strukturelle Skoliosen, pathologische Lordosen und Kyphosen (Scheuermann) sind häufiger von Rückenbeschwerden begleitet.

Beschwerden können aber auch entstehen bei *zu großer Beweglichkeit,* bei allzu lockerem Wirbelverband. Dies hängt vorwiegend mit einer asthenischen Konstitution und einer Muskelschwäche zusammen.

Einzelne Bewegungssegmente können *instabil* werden infolge *Bandscheibendegeneration* (siehe S. 635).

Zu Punkt 3: Ein *kräftiger Muskelmantel* ist imstande, auch eine ungünstige Wirbelsäulenstatik zu kompensieren. Leute mit gut trainierter Rückenmuskulatur haben wesentlich weniger Beschwerden als solche mit schwacher, untrainierter Muskulatur. Andererseits ist die sog. «schlechte Haltung» sehr häufig mit einem asthenischen Habitus und einer gewissen Muskelschwäche verbunden. Die betreffenden Jugendlichen sind auch oft schlecht trainiert und unsportlich. Einer erhöhten Beanspruchung im Beruf oder beim Sport sind sie nicht gewachsen. Ungünstig wirkt sich das lange Sitzen in vornüber geneigter Haltung, am Schreibtisch und am Arbeitsplatz aus. In diesen Fällen kann ein *gezieltes Haltungsturnen* von Nutzen sein. Dabei ist neben dem Training der Rückenmuskulatur vor allem auch eine Aktivierung der *Bauchmuskeln* wesentlich (siehe S. 577).

Bei fast allen Rückenproblemen ist der Aufbau, bzw. die Erhaltung einer *kräftigen Muskulatur* der *wichtigste* prophylaktische und therapeutische Ansatz.

Form und Haltung

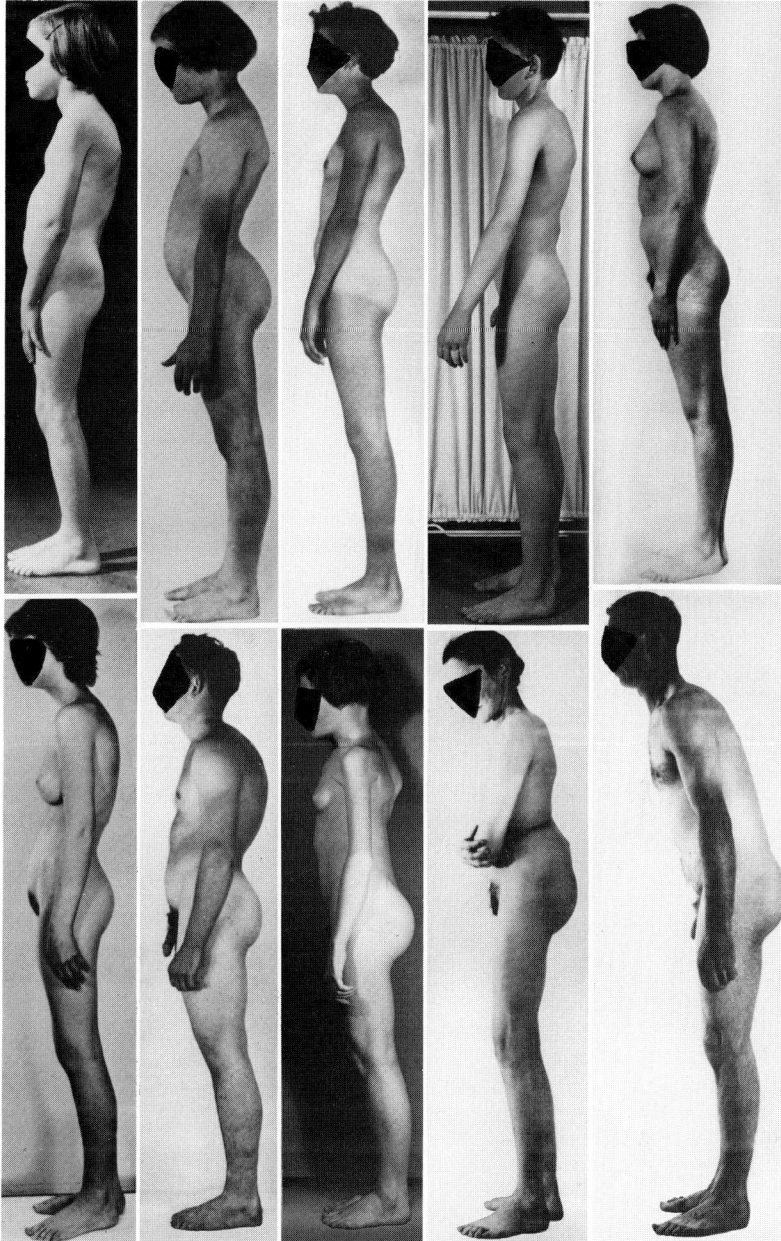

Abb. 55.9: *Normale und pathologische Rückenaspekte,* eine Zusammenstellung von W. TAILLARD.

Obere Reihe: Rückengesunde Kinder und Jugendliche. Je nach Alter, Konstitution und Situation nimmt jedes Kind seine ihm gemäße individuelle Haltung ein, die auch bei einzelnen stark variieren kann. Alle diese Wirbelsäulen hatten völlig normale Beweglichkeit.

Untere Reihe: Krankhafte Rücken:

a Lumbaler Scheuermann,
b Thorakaler Scheuermann,
c Abgeflachte Kyphose bei Skoliose,
d Stufe lumbosakral bei Spondylolisthesis,
e Antalgische Kyphose bei Diskushernie.

a   b   c   d   e

Vernünftige *sportliche Betätigung* und *körperliche Arbeit* sind die besten Mittel dazu. Sie sind – wo keine akuten pathologischen Störungen sie verbieten – eigentlich nie schädlich, vorausgesetzt daß die Bewegungsabläufe ergonomisch zweckmäßig sind: Die Belastung der Wirbelsäule sollte *axial* und nicht über einen Hebelarm auf Biegung erfolgen. Den Patienten diese Prinzipien beizubringen für den täglichen Gebrauch ist eine wichtige Aufgabe der *Rückenschule*. (Siehe S. 649, «Behandlung der Rückenschmerzen», Abb. 59.13, Abb. 59.15 und Abb. 59.17.)
  • *Für Leute mit Wirbelsäulenproblemen ist körperliche Betätigung in der Regel besser als z. B. eine weitgehend sitzende Lebensweise.*

Zu Punkt 4 und 5: Es hat sich gezeigt, daß die objektivierbaren Abweichungen der Wirbelsäule von der Norm oft nicht mit den tatsächlich geäußerten Beschwerden in Übereinstimmung gebracht werden können.

Die *Prognose* entspricht aber eher der bereits erlebten Rückenanamnese als dem objektiven Befund. Bei Patienten, welche bereits in der Jugend Rückenschmerzen hatten, werden diese wohl eher noch zunehmen, während Leute mit Wirbelsäulenverkrümmungen, aber ohne wesentliche Beschwerden, wahrscheinlich auch weiter eine gute Prognose haben.

Zu Punkt 7: Psychische Faktoren spielen zweifellos eine große Rolle. So kann ein Schaden an der Wirbelsäule von psychisch widerstandsfähigen Menschen oft in erstaunlicher Weise kompensiert werden, während man bei anderen den Eindruck hat, daß Rückenbeschwerden mit Vorliebe Ausdruck einer Somatisierung psychischer Probleme sind, gelegentlich aber auch vorgeschoben werden, um einen bestimmten Zweck zu erreichen, wie eine Invalidenrente oder die Befreiung von einer körperlichen Anstrengung, etwa von einer Dienstleistung oder am Arbeitsplatz.

Andererseits ist der offenkundige Haltungsverfall bei manchen schweren psychischen Veränderungen, der bis zu extremen Verkrümmungen führen kann, ein Beweis für den großen Einfluß der Psyche auch auf Haltung und Form der Wirbelsäule.

Daß im übrigen die *Haltung* den *Charakter* seines Trägers kennzeichnet und seine *Stimmungslage* ausdrückt, ist uns allen so selbstverständlich, daß man gerade deshalb darauf hinweisen muß: Hier liegen Zusammenhänge, die für die Beurteilung entscheidend sein können, vor allem aber auch *Möglichkeiten für therapeutische Ansätze,* die vielleicht wichtiger als unsere somatischen Kuren, in jedem Fall aber Voraussetzung für deren Erfolg sind.

Prophylaxe und Therapie von «Haltungsschäden»

Wie bereits ausführlich dargelegt, sind unsere wissenschaftlich gesicherten Erkenntnisse hinsichtlich Pathogenität und Risiko von sog. «schlechter Haltung» sehr gering und unsicher. Auch kann die Wirksamkeit unserer prophylaktischen und therapeutischen Maßnahmen kaum als bewiesen gelten. Ob sie tatsächlich die Langzeitprognose positiv zu beeinflussen vermögen, ist umstritten; denkbar ist es immerhin. So bleibt ihre Anwendung weitgehend *Ermessenssache.*

Da unsere zivilisierte westliche Lebensweise einer ästhetischen, harmonischen «guten Haltung» nicht eben förderlich ist, scheint es sinnvoll, die *ungünstigen Auswirkungen* vor allem der *sitzenden Lebensweise* wenigstens so weit als möglich zu *mildern:*

- Schon früh haben sich nationale Orthopädengesellschaften für physiologische Lebensweise, vor allem der Kinder in den Schulen, eingesetzt. Als Gegengewicht zum stundenlangen Sitzen wurden Unterbrüche empfohlen. auch die *«tägliche Turnstunde»* war ein ständiges Postulat.
- Physiologische, den Kindern verschiedenen Alters angepaßte Arbeitsplätze in der Schule wurden entwickelt und in Zusammenarbeit mit der Lehrerschaft und der Industrie realisiert (siehe Abb. 55.10).

Stuhl und Tisch in der Schule sollten der Größe des Kindes angepaßt sein und ihm allseits genügend Spielraum lassen:

- Die *Stuhlhöhe* sollte so niedrig sein, daß das Kind beim richtigen Sitzen die Füße bequem auf den Boden aufsetzen kann und die Kniekehlen frei sind.
- Eine feste *Rückenlehne* für das Becken gestattet eine bequeme Sitzhaltung beim Zuhören.
- Tisch und Stuhl *getrennt* erlauben verschiedene Distanzen zum Schreiben bzw. zum Lesen.
- Die *Tischhöhe* sollte bei normaler Sitzhaltung und hängendem Oberarm ein bequemes Auflegen des Vorderarmes zulassen.
- Eine leichte *Neigung* des Tisches (etwa 16°) zum Schreiben fördert eine natürliche Sitzhaltung.
- Obige Forderungen lassen sich mit *verstellbaren* Stühlen und Tischen besser realisieren als mit starren.

- Wichtig ist die regelmäßige Kontrolle des *Sehvermögens* der Kinder: Die Kurzsichtigkeit, bekanntlich eine sehr häufige Erscheinung, entwickelt und verschlechtert sich meist im Schulalter, erstaunlich oft unbemerkt. Eltern und Lehrer fällt lediglich der zunehmende Rundrücken des Kindes auf: Es muß den Kopf auf den Tisch neigen, damit es die Buchstaben noch klar lesen kann. Mit einer Myopiebrille kann es den Rücken wieder aufrichten.
- *Lesen auf dem Bauch* zu Hause als Abwechslung zu langem Sitzen in der Schule ist nicht nur gesund, sondern auch angenehm (siehe Abb. 56.4).
- Das *Schwimmen* nimmt heute sowohl in der Schule als auch in der Freizeit der Kinder einen wichtigen Platz ein.

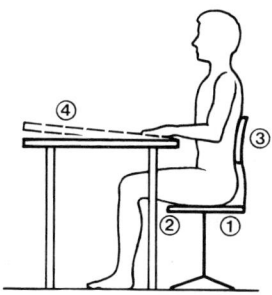

Abb. 55.10: *Schulmöbel.*

1. Sitzfläche *so hoch,* daß die Füße bequem auf dem Boden stehen.
2. Oberschenkel und *Kniekehle* müssen von der Vorderkante der Sitzfläche *genug Spielraum* haben.
3. Die *Rückenlehne* sollte dem Rücken angepaßt sein und ihn etwa am Übergang von der Brustwirbelsäule zur Lumbalwirbelsäule stützen. Gesäß und obere BWS sollten von der Stütze *frei* sein.
4. Die *Tischplatte* sollte so hoch sein, daß die Unterarme bequem darauf liegen.
   Schräge Pulte, wie sie früher allgemein in Gebrauch waren, haben Vorteile. Sie erlauben eine *aufrechtere Haltung,* weil der Blick nicht so stark gesenkt werden muß.

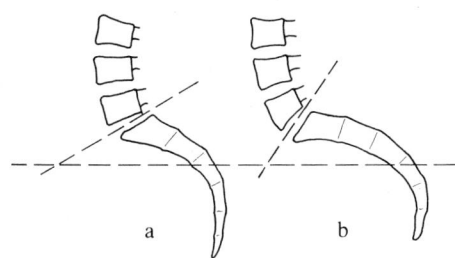

Abb. 55.11: *Der Lumbosakralübergang.*

a *Normale Verhältnisse* (im Stehen!). Die Horizontale ist durch den unteren Rand des Röntgenbildes gegeben.
Die *physiologische Neigung* der Lumbo-sakralgrenze nach vorne wird mit dem Winkel zwischen Horizontaler und Kreuzbeinbasis gemessen. Dieser «*Kreuzbeinbasiswinkel*» ist eingezeichnet. Seine Werte schwanken sehr stark, im Mittel zwischen 30 und 40°.
Für die Statik zu beachten ist auch der *Winkel zwischen Sakrum und LWS* (Promonturiumwinkel, Lumbosakralwinkel).

b *Sacrum acutum:* Steilstellung der untersten Bandscheibe, starke Knickung zwischen Lumbalwirbelsäule und Kreuzbein (Promonturiumwinkel um 90° und kleiner), Keilform des untersten Lendenwirbels. Bei solchen statisch ungünstigen Verhältnissen finden sich gehäuft Beschwerden. Dies hängt mit den starken *Scherkräften* zusammen, welche auf den untersten Lendenwirbel wirken und ein Abgleiten vom Sakrum nach vorne begünstigen (Spondylolisthesis, siehe S. 630).

Form und Haltung

– *Turnen* und *Sport* sind ein wesentlicher Ausgleich für die bewegungsarme Lebensweise, die die Schule fordert. Sie haben heute ihren festen Platz und sind auch für weniger robuste und muskelkräftige Kinder, auch solche mit «schlechter Haltung» grundsätzlich unbedenklich und zu empfehlen. (Für Leistungs- und Spitzensport gelten mehr spezifische und individuelle Überlegungen.)

– Das sog. «*Haltungs- bzw. Rückenturnen*», welches an manchen Schulen gruppenweise angeboten wird, kann durchaus zweckmäßig sein. Allerdings sollte es für die Kinder keine Qual und Strafe sein. Auch sollte mit solchen Maßnahmen die Atmosphäre in der Familie nicht getrübt werden, was erfahrungsgemäß erstaunlich oft geschieht. Die gruppendynamischen Auswirkungen (im guten wie im schlechten Sinn) überwiegen die rein physischen in der Regel bei weitem.

– *Individuelle Behandlungen* und *Maßnahmen* sind wohl in der Regel auf jene Kinder zu beschränken, die eine eigentliche Pathologie, insbesondere eine Wachstumsstörung der Wirbelsäule zeigen. Ihre Prophylaxe und Therapie wird deshalb in den nächsten Kapiteln besprochen (Scheuermann, S. 614, Skoliose S. 622).
Zu «Beinlängenunterschiede und Rückenschmerzen» siehe S. 690.

Fixierte Wirbelsäulendeformitäten

Im Gegensatz zu den «Haltungsfehlern», Abweichungen von der normalen Form der Wirbelsäule, welche der Patient durch Haltungsänderung aktiv auszugleichen vermag, können fixierte, strukturell im Wirbelsäulenskelett verankerte Deformitäten weder aktiv noch passiv korrigiert werden.
Als solche *pathologische Verkrümmungen gelten:*

Skoliose = seitliche Verkrümmung der Wirbelsäule (siehe S. 616 f.).

Kyphose

im Zervikal- und Lumbalbereich (selten), resp. *vermehrte Kyphose* (Rundrücken) im Thorakalabschnitt (häufig). Fixierte Kyphosen sind häufig Folgen von verschiedenen Wirbelsäulenerkrankungen. Die bekanntesten sind:

– *Juvenile Kyphose* (Scheuermannsche Krankheit, siehe S. 611)
– verschiedene Systemerkrankungen, z. B. *Osteoporose,* Osteomalazie (siehe S. 668), Bechterewsche Krankheit (siehe S. 669).
– *Lähmungen* (schlaffe oder spastische).

Diese *generalisierten* Wirbelsäulenaffektionen machen einigermaßen *gewölbte* Kyphosen, im Gegensatz zu den *lokalisierten* Wirbelaffektionen wie

- *Spondylitiden* (unspezifische, Tbc) (siehe S. 669)
- *Wirbelfrakturen* (siehe S. 673)

welche einen *Knick,* einen sog. *Gibbus* (Buckel) hervorrufen (Abb. 61.4).

Eine massive Abknickung trägt die Gefahr einer *Rückenmarkkompression* in sich (Abb. 60.5).

Lordose

im Thorakalbereich (selten), resp. *Hyperlordose* in der Zervikal- oder Lumbalwirbelsäule (Hohlkreuz).

Krankhafte Lordosen sind wesentlich seltener als Kyphosen.

Fixierte Hyperlordosen kommen vor:

- bei *verschiedenen Wirbelsäulenaffektionen:* angeboren als sog. *Sacrum acutum* (Abb. 55.11), bei Spondylolisthesis (siehe S. 630) und bei (schlaffen oder spastischen) Lähmungen (Abb. 55.12), sodann
- *kompensatorisch* bei starken *Thorakalkyphosen* und vor allem
- bei *Flexionskontrakturen der Hüften,* besonders bei kongenitaler Hüftgelenkluxation (siehe S. 725), bei Lähmungen, aber auch bei allen anderen Hüftkrankheiten mit Beugefehlstellungen (siehe S. 698 und Abb. 64.6).

Die *Hyperlordose* ist statisch *ungünstig* und macht häufig Beschwerden.

Die *Therapie* der fixierten Wirbelsäulendeformitäten ist am dankbarsten, wenn die *Grundkrankheit* behandelt werden kann.

Form und Haltung

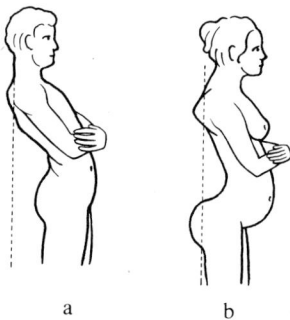

Abb. 55.12: *Lähmungen der Rumpfmuskulatur:*

a Lähmung der *Rückenmuskulatur:* Nur durch Zurückneigen kann der Oberkörper im Gleichgewicht gehalten werden.

b Lähmung der *Bauchmuskulatur:* Die Bauchwand kann nicht angespannt werden, der Bauch wölbt sich vor, das Becken kippt nach vorne ab.

Beide Lähmungsformen machen eine Hyperlordose und damit ähnliche Erscheinungsbilder.

56. Wachstumsstörungen der Wirbelsäule

In den ersten 12–17 Jahren des Lebens wächst das Skelett und mit ihm die Wirbelsäule, dann verknöchern die knorpeligen epiphysären Wachstumszonen an den Deckplatten, das Wachstum sistiert und das Skelett stabilisiert sich. Zu Beginn der *Pubertät,* bevor das Wachstum ganz aufhört, wächst das Skelett noch einmal besonders rasch und intensiv. In diesem «pubertären Wachstumsschub» (etwa 12.–15. Jahr) ist die Wirbelsäule besonders anfällig für Störungen (siehe Wachstumskrankheiten, S. 325 f.).

Die typische Wachstumskrankheit der Wirbelsäule ist die *«Scheuermannsche Erkrankung».* Im gleichen Lebensalter ist auch die *idiopathische Skoliose* besonders aktiv. Sie wird in einem besonderen Kapitel beschrieben (siehe S. 618). Auch die *Spondylolisthesis* steht eng mit dem Wachstum in Zusammenhang (siehe S. 630).

Die juvenile Kyphose (Scheuermannsche Krankheit)

Es handelt sich um eine anatomisch-pathologisch sehr genau beschriebene *Störung des Wirbelsäulenwachstums* mit typischen röntgenologischen Veränderungen, welche in der Regel von einer verstärkten Kyphose begleitet ist. Allerdings sind die *Übergänge* vom Normalen zum Pathologischen *gleitend.* Geringgradige Veränderungen finden sich in einem hohen Prozentsatz der Gesamtbevölkerung und sind mit *normaler Leistungsfähigkeit vereinbar.* Nicht jedes Kind mit einer sog. «schlechten Haltung», mit einem Rundrücken, hat einen «Scheuermann».

Haltungsschäden, ihre Gefahren, ihre Behandlung und Prophylaxe sind heute im Bewußtsein der Öffentlichkeit verankert. Zu Recht. Daß dabei auch viele *Mißverständnisse* auftauchen, bei Patienten, ihren Eltern, bei öffentlichen Stellen (Schulen) und nicht zuletzt auch bei Ärzten, ist nicht verwunderlich. Eines davon betrifft den «Scheuermann».

Die *Diagnose* wird wohl *zu häufig* gestellt und die Betroffenen werden damit unnötig geängstigt und zu Rückenkranken gestempelt (siehe auch S. 604). Es scheint auch nicht gerechtfertigt, schwerwiegende berufliche Entscheidungen auf das Vorliegen eines sog. «leichten Scheuermann» abzustützen.

Mit dieser Diagnose ist die *Bedeutung* für den Träger *noch keineswegs festgestellt:* Neben einer Vielzahl relativ harmloser Erscheinungsformen des «Scheuermann» ohne Beschwerden findet man recht schwere Schäden, welche schon in der Jugend Schmerzen machen und bis ins Alter ihre Träger plagen. Zur Invalidität führen sie jedoch kaum je. Die Prognose im Einzelfall hängt vom Ausmaß und der Lokalisation sowie von der Schwere der Wirbeldeformierungen und der Konstitution des Betroffenen ab. Eine individuelle Beurteilung und Betreuung ist unerläßlich. Kriterien zur Beurteilung finden sich unten und auch im Kapitel «Haltungsschäden», S. 606.

Pathologische Anatomie und Röntgenbild

Mikroskopisch kleine *Unregelmäßigkeiten,* Ossifikationslücken» (Töndury), *in den knorpeligen Wachstumszonen* zwischen Bandscheiben und Deckplatten der Wirbel sind vom frühen Kindesalter an in jeder Wirbelsäule zu finden, z. B. an den Gefäßdurchtrittstellen. Sie nehmen im Verlaufe des Wachstums zu. Wahrscheinlich sind sie Ausgangspunkt für den späteren «Scheuermann» (Abb. 56.1). Welche Individuen betroffen werden ist wahrscheinlich unter anderem von konstitutionellen Faktoren bestimmt, die wir aber nicht kennen. Die typischen mikroskopischen Veränderungen sind Ausdruck eines Mißverhältnisses zwischen mechanischer Beanspruchung und mechanischer Belastbarkeit. Unphysiologische Biegebeanspruchung, vor allem in Folge vermehrter Kyphose, bringt einen Circulus vitiosus in Gang, indem die *Wachstumszonen* der Wirbelkörper, also im *vorderen* Abschnitt der Wirbelsäule, *geschädigt* werden, was im Verlaufe des weiteren Wachstums zu *Keilwirbelbildung* und *zunehmender Kyphosierung* führt. Die stärkere Krüm-

Wachs-
tums-
störungen

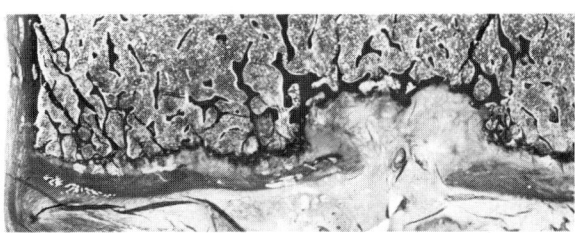

Abb. 56.1: *Deckplattendefekt* unter dem Mikroskop, mit Einbruch von Bandscheibengewebe in die Wirbelspongiosa (rechte Bildhälfte), auf dem Röntgenbild als «Schmorlsches Knötchen» sichtbar (vgl. Abb. 56.3).

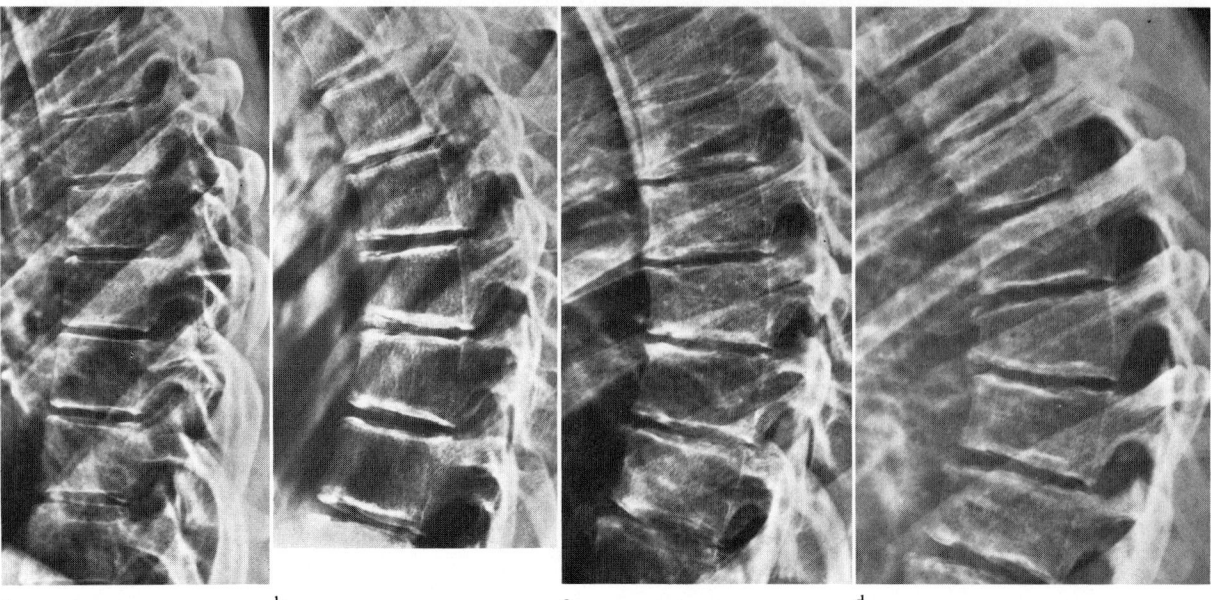

a   b   c   d

Wachstumsstörungen

Abb. 56.2: Die Veränderungen beim *M. Scheuermann* im *Röntgenbild.*

a *Normale* Brustwirbelsäule nach Wachstumsabschluß. Ziemlich regelmäßige Begrenzung der Deckplatten. Die Wirbel haben annähernd rechteckige Kastenform.

b *Brustkyphose* bei einem 15jährigen Mädchen. Die Randleisten stehen kurz vor der Verschmelzung mit den Deckplatten. Im unteren und oberen Abschnitt sehen sie normal aus, im mittleren sind sie unregelmäßig, abgeplattet, fragmentiert. Die Deck-

platten sind auch etwas unregelmäßig, sklerotisch, vor allem im ventralen Abschnitt. Zwei oder drei Wirbel haben eindeutige Keilform. Es handelt sich um einen floriden, mittelschweren M. Scheuermann der BWS mit Kyphose.

c Mittelschwerer Scheuermann, in Abheilung begriffen, bei einem 18jährigen Mädchen.

d Schwerer Scheuermann bei einem 18jährigen Jüngling, starke Kyphose der oberen Brustwirbelsäule. Diese thorakalen Formen machen oft recht *wenig* Beschwerden.

mung *erhöht* ihrerseits die *Biegebeanspruchung* der Wirbelsäule und damit den Druck auf die ventralen Partien derselben, also wiederum auf die Wirbelkörper. Die Veränderungen an den Deckplatten entstehen vor und während des präpubertären Wachstumsschubes, zu einer Zeit, da die mechanische Festigkeit des Wachstumsknorpels infolge der hormonalen Umstellung herabgesetzt ist (siehe S. 325). Mit der anschließenden Verknöcherung der Wachstumszonen *heilt die Krankheit von selbst* beim Eintritt ins Erwachsenenalter. Die bis dahin entstandenen Deformitäten bleiben jedoch bestehen als «Osteochondrose» (siehe S. 635 und Abb. 56.2).

• Die *Diagnose* des *Scheuermann* wird aus den *radiologischen Zeichen* gestellt:

Alle sichtbaren Veränderungen sind primär Folge von

– *Einbrüchen der Deckplatten,* durch welche Bandscheibenmaterial in den Wirbelkörper hineingepreßt wird, und sekundär von

– *Wachstumsstörungen* am geschädigten Wachstumsknorpel der Deckplatten. Auf *Röntgenbildern* sind sie gut zu erkennen, am besten auf einer gewöhnlichen seitlichen Aufnahme:

1. *Unregelmäßig begrenzte Deckplatten, Verschmälerung von Bandscheiben* (Verlust von Bandscheibenmaterial in den Wirbelkörper hinein).

2. *Keilwirbelbildung* (als Folge der Wachstumsstörung), mit entsprechender Kyphose.

3. Sogenannte *Schmorlsche Knötchen:* Bis kirschgroße Aussparungen im Wirbelkörper, welche mit dem Zwischenwirbelraum kommunizieren.

Die Schmorlschen Knötchen zeigen anschaulich in makroskopischen Dimensionen den Vorgang des Deckplatteneinbruches: Es handelt sich um Höhlen in der Spongiosa, welche mit Bandscheibenmaterial gefüllt sind, um eigentliche «Diskushernien» in den Wirbelkörper hinein.
In ihrer typischen Form sind sie *pathognomonisch* für den «Scheuermann» und können von anderen Höhlenbildungen (Tbc, andere Spondylitiden, Tumoren usw.) röntgenologisch ziemlich sicher unterschieden werden (reaktive Sklerose der Höhlenwand).

4. *Abtrennung von Randleisten* (nicht zu verwechseln mit den normalen Randleistenapophysenkernen des normalen Wirbelwachstums). Sie sind ebenfalls typisch für den Scheuermann, und werden, wenn man sie kennt, kaum mit Frakturen verwechselt. Es handelt sich wie bei den Schmorl-

schen Knötchen um das Eindringen von Bandscheibenmaterial entlang den Gefäßdurchtrittsstellen unter die Randleisten, welche damit vom restlichen Wirbelkörper abgetrennt werden. Differenzierung muß auch gegenüber der Tuberkulose gemacht werden. Spätestens der weitere Verlauf zeigt die benigne Natur des Prozesses (Abb. 56.3).

Der röntgenologische Nachweis des «Scheuermann» allein erlaubt noch keine *Prognose,* für diese ist der *klinische Befund* ausschlaggebend:

Klinik und Prognose

1. Die *Rückenmuskulatur* ist häufig schwach, atrophisch und schlaff, manchmal auch schmerzhaft kontrakt. Der Zustand der Muskulatur bestimmt weitgehend die Prognose. Muskelkräftige, sportliche Individuen sind und bleiben in der Regel voll leistungsfähig. Hier liegt der wichtigste Ansatzpunkt für *Prophylaxe* und *Therapie.*

2. Das *Ausmaß* der röntgenologischen Veränderungen und der *Abweichungen* der Wirbelsäule von der physiologischen Kurve geht oft, aber längst nicht immer, parallel mit der Intensität der Beschwerden. *Viele leichte Fälle verlaufen unbemerkt und machen nie Beschwerden.*
   Nach der Eröffnung der Diagnose durch den Arzt reklamierte eine Familie, «ihr Sohn sei weder krank noch ein scheuer Mann!», womit sie natürlich recht hatte. Eine Stigmatisierung dieser «Patienten» sollte vermieden werden. Ausgesprochen schwere Fälle sind verhältnismäßig *selten.*

3. Die *Lokalisation* der pathologischen Veränderungen und deren Ausmaß spielen eine große Rolle: Im oberen Abschnitt der Wirbelsäule sind sie weniger bedenklich; je *tiefer* sie liegen (untere BWS, bes. LWS), desto eher führen sie zu statischer Dekompensation und zu *Beschwerden.* Die Lokalisation der anatomischen Veränderungen bestimmt die *Form der Wirbelsäule* (Abb. 55.3):

a) *Thorakale Form: Rundrücken* mit Scheitelpunkt relativ *hoch* und kompensatorisch vermehrter Lumballordose (Hohlrundrücken): häufigste, gutartigste Form (Abb. 55.9b). Die Brustwirbelsäule wird durch den *Rippenthorax* recht gut stabilisiert. Es gibt viele Menschen mit ausgesprochen schweren thorakalen Kyphosen, die ihr ganzes Leben lang schwer arbeiten.
b) *Thorakolumbale Form:* Rundrücken mit Scheitelpunkt am dorsolumbalen Übergang: Ganzrundrücken: Ungünstigere Form, weniger häufig (Abb. 55.9a).
c) *Lumbale Form:* Die Lumballordose ist weitgehend aufgehoben: *Geradrücken.* Besonders anfällig für Beschwerden, seltener.

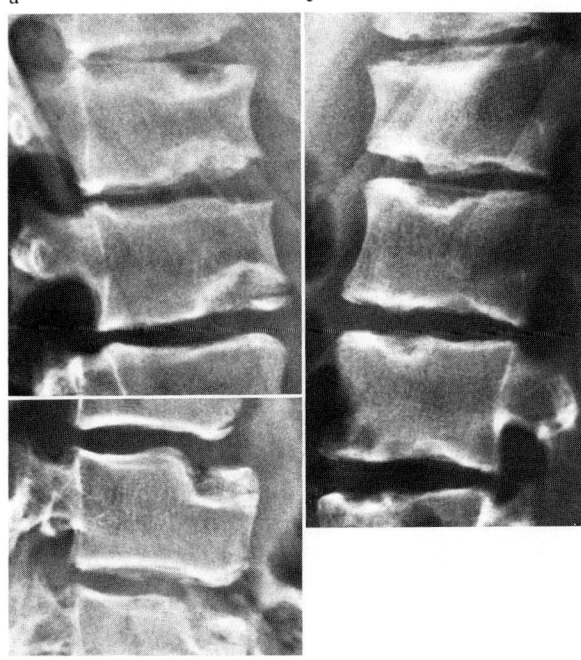

a   c

b

Abb. 56.3: *Deckplattenschäden* mit Eindringen von Bandscheibenmaterial in den Wirbelkörper sind typische Erscheinungen der Scheuermannschen Krankheit: Die drei Röntgenbilder zeigen Ausschnitte aus Lendenwirbelsäulen 16–18jähriger junger Männer mit *Schmorlschen Knötchen* (a und c), sowie *Randleistenabtrennungen* (a und b) an der vorderen Wirbelkante, welche nicht mit Frakturen zu verwechseln sind.

4. Eine mehr oder weniger ausgeprägte *Steifigkeit* der kyphotischen Abschnitte des Rückens gehört zum Scheuermann (im Gegensatz zu den reinen *Haltungsvarianten,* bei welchen die Wirbelsäule frei beweglich ist). Sie ist ein Zeichen mechanischer Dekompensation, vor allem, wenn eine Fehlhaltung fixiert ist und weder aktiv noch passiv korrigiert werden kann. Je *steifer* der Rücken, desto ungünstiger ist die Prognose.

5. *Alter:* Je *früher* bei einem Kind Zeichen eines beginnenden Scheuermann erscheinen, desto rascher und länger wird die Krankheit fortschreiten. Mit *Abschluß* des *Wachstums* heilt die Krankheit spontan aus, die Progredienz hört auf.
   Die bis dahin entstandenen Veränderungen jedoch bleiben, insbesondere jene an den Deckplatten, die dann zur *Osteochondrose* werden, sowie die *Kyphose* und die *Versteifung.* Das Stadium der chronischen Rückenbeschwerden bei degenerativen Wirbelveränderungen beginnt (siehe dort, S. 635).
   Schon vor Abschluß des Wachstums auftretende *Schmerzen* sind nicht allzu häufig, zeigen aber, daß die Wirbelsäule statisch bereits *dekompensiert* ist. Entsprechend ist die Prognose eher ungünstig.

Wachstumsstörungen

6. *Konstitution* und Charakter spielen sicher eine große Rolle. Muskelschwache asthenische Kinder und Jugendliche oder depressiv Veranlagte haben weniger Möglichkeiten, die gestörte Statik der Wirbelsäule aktiv zu kompensieren als Muskelkräftige.

7. *Langzeitstudien*[1] haben die Beurteilung älterer Kliniker bestätigt, daß *«die Scheuermannsche Krankheit eine durchaus gutartige Krankheit ist»* (BROCHER 1946).

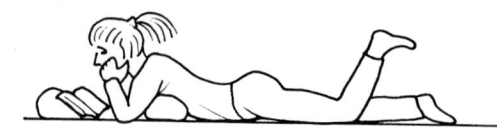

Abb. 56.4: Lesen auf dem Bauch als Abwechslung zum langen Sitzen.

Da sich die «Haltung» aus dem «Blickfang» ergibt, waren die früheren schrägen Schulpulte besser für den Rücken als die horizontalen. Vgl. auch Abb. 55.10.

Prophylaxe und Therapie

Der floride Scheuermann *heilt von selbst,* sobald die Wachstumsvorgänge zum Abschluß kommen, d.h. im Anschluß an die Pubertät, er ist ein «self-limiting disease». Die mörphologischen Veränderungen bilden sich allerdings nicht zurück. So wird der ausgeprägte Scheuermann zu einer der häufigeren Ursachen späterer chronischer Rückenbeschwerden. Wichtig erscheint deshalb eine wirksame

Prophylaxe.

Da der Ausgangspunkt für einen Scheuermann wahrscheinlich bereits im frühen Schulalter gelegt wird und eine Haltungsstörung die Entwicklung ungünstig beeinflussen könnte, ist der Haltung schon in dieser Zeit genügend Aufmerksamkeit zu schenken. Es geht darum, ein *Haltungsbewußtsein* bei den Kindern zu wecken und die *Rückenmuskulatur zu stärken.* Der erste Erfolg dieser Erkenntnis ist das mancherorts bereits eingeführte *Haltungsturnen* an den Schulen. Das orthopädische Postulat zielt auf die «tägliche Turnstunde» hin, weil nur die regelmäßige Unterbrechung der langen Sitzperioden die wachsende Wirbelsäule genügend schützen kann.

Hausaufgaben am Abend sollen möglichst in *Bauchlage* gemacht werden, und wenn die Kinder schon über längere Zeit sitzen müssen – oder wollen (Fernsehen) – so sollen sie wenigstens eine geeignete *Rückenlehne* gebrauchen. Der Arbeitsplatz soll *hoch* genug und *vor* den Augen sein, damit die Kinder sich nicht auf ihr Heft oder Buch hinunter bücken müssen. Regelmäßiges Schwimmen hat als Muskelkräftigung und zur Aufrichtung der Wirbelsäule gute Wirkung (Abb. 56.4 und Abb. 55.10).

In besonders gefährdeten Fällen ist die *gezielte Heilgymnastik* des Rückens (Scheuermannturnen) zusätzlich notwendig. Sie nützt aber nur, wenn sie *regelmäßig,* d.h. täglich in der vorgeschriebenen Art ausgeführt wird. Die Kinder sollten aber ein gewisses Alter haben, da ein Minimum von Mitarbeit und *Motivation* für den Erfolg notwendig ist. Oft allerdings ist die Motivation für das «Rückenturnen» bei den *Kindern* ohnehin weit weniger gut als bei ihren *Eltern,* was leicht zu Familienquerelen führt. Damit ist nichts gewonnen. Falls das Kind einen *Sport* betreibt mit Freude, sollte man es darin bestärken und unterstützen. Außer vielleicht Sprünge aus großer Höhe braucht man nichts zu verbieten. Sportliche Menschen haben zeitlebens weniger Rückenschmerzen als andere.

Nicht selten ist ein gebückter Rücken Symbol und Ausdruck einer gedrückten Seele. Eine *psychische Aufrichtung* kann auch eine gekrümmte Wirbelsäule aufrichten helfen.

Therapie

Im floriden Stadium gilt es, die geschwächten Deckplatten vor zu großer mechanischer Belastung zu bewahren, bis sie nach Wachstumsabschluß ihre normale Festigkeit erlangt haben. Größere chronische Überbeanspruchungen der Wirbelsäule (Kinderarbeit, Lasten tragen, langes gebücktes Sitzen) werden möglichst vermieden, gesunde regelmäßige Bewegung gefördert.

Eine Kyphose sollte aufgerichtet werden so gut es geht, da dies später, nach Abschluß des Wachstums, nicht mehr möglich ist.

Aktive Aufrichtung mittels gezieltem Muskeltraining, konsequent durchgeführt, ist das Rezept der *Heilgymnastik.* In seltenen Fällen sind *passive Aufrichtemethoden* wie Mahnbandagen, Geradehalter, evtl. Stützkorsette, am Kopf abgestützte Extensionskorsette (Milwaukee) notwendig. Das tägliche Tragen eines Korsettes während längerer Zeit stellt aber für Schulkinder eine schwere *körperliche* Behinderung und *psychische Belastung* dar, die man ihnen nur im Notfall zumuten wird.

Da die *endgültige Form der Wirbelsäule die Summe der Haltungen ist, die die Wirbelsäule während des Wachstums eingenommen hat,* hängt der Wert einer Behandlungsmethode davon ab, wie stark und für wie lange sie imstande ist, die Kyphose zu verringern.

[1] A. STADELMANN und M. WALDIS: M. Scheuermann – eine prognostische Diagnose? in: A. DEBRUNNER (Hrsg.): Langzeitresultate in der Orthopädie, Enke, Stuttgart, 1990.

Wachstumsstörungen

Es leuchtet deshalb ein, daß Korsette nur beschränkt nützen, und nur, wenn sie über *lange Zeit dauernd* getragen werden. Sonst verzichtet man lieber darauf.

Aus den genannten Gründen ist es nur logisch, daß man nach Möglichkeiten der *inneren Fixation* gesucht hat:

Operationen

Schwere Kyphosen wurden mit Zuggurtungssystemen (lange, mit Haken versehene Kabel), wie sie für Skolioseoperationen verwendet werden (Instrumentation von Harrington), *aufgerichtet* und anschließend *spondylodesiert* (Anfrischen von Wirbelbogen und -fortsätzen und Anlagern von autologen Spongiosaspänen), womit eine knöcherne Versteifung der Dornfortsatzreihe über die ganze Länge der Kyphose erreicht wird.

Wenn die Operation einige Zeit *vor dem Wachstumsabschluß* gemacht wird, kann eine nachholende *Ossifikation* die Defekte vorne an den Keilwirbeln noch auffüllen, wodurch die aufgerichtete Wirbelsäule *stabilisiert* wird (Abb. 56.5). Dies ist ein eindrückliches Beispiel biomechanischer Wachstumslenkung[2].

Im *Erwachsenenalter* genügt die *dorsale* Aufrichtung und Spondylodese *nicht* mehr. Die Korrektur geht mangels vorderer Abstützung wieder verloren. Dies zu verhindern würde es einer *zusätzlichen ventralen* Spondylodese bedürfen, ein Eingriff mit ungleich *höherem Risiko*.

Wann eine *Indiktion* zur operativen Aufrichtung im Wachstumsalter gestellt werden soll, läßt sich zur Zeit allerdings nicht sagen. Die *Beschwerden* sind im jugendlichen Alter selten gravierend, und über die *Spontanprognose* der schweren Scheuermannkyphose wissen wir noch zu wenig. Bei der bekannten Gutartigkeit der Krankheit (sie führt kaum je zur Invalidität) wird die Operation bis auf weiteres seltenen *Ausnahmefällen* vorbehalten bleiben.

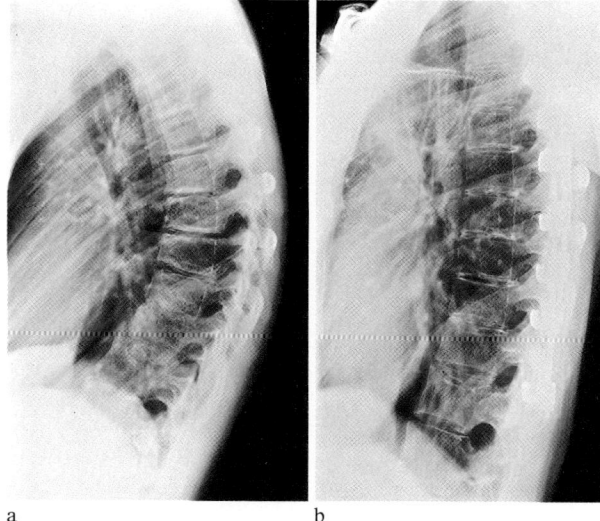

a   b

Abb. 56.5: *Aufrichtung der Scheuermann-Kyphose durch das Wachstum.*

a *Thorakale Kyphose* bei 14jährigem Mädchen mit Deckplattendefekten und Keilwirbeln. Aufrichtung und Fixation mit Stäben und dorsale Spondylodese, nach der bei Skoliosen üblichen Technik von Hibbs und Harrington (siehe S. 626f). Damit wurden die Zwischenwirbelräume vorne aufgeklappt und das weitere Wachstum dorsal gestoppt. Dadurch wurden die Deckplatten entlastet, die Wachstumszonen konnten sich erholen und die Defekte ausfüllen (Scheier).

b Kontrolle *16 Jahre später.* Die Kyphose ist aufgerichtet, die Defekte sind ausgefüllt, die Keilwirbel haben ihre Kästchenform wieder erreicht. Die Stäbe sind dorsal noch zu sehen.

Diese Operation ist ein schönes Beispiel einer Wachstumslenkung. Sie hat nur zu einem bestimmten Zeitpunkt, kurz vor Wachstumsabschluß, die gewünschte Wirkung. Bei Erwachsenen ist eine Aufrichtung nur von ventral her möglich und stabil.

Die jetzt 30jährige Patientin hat kaum Beschwerden. Ob sie ohne Operation Beschwerden bekommen hätte, weiß man bei der relativ guten Spontanprognose des Scheuermann nicht. Der Eingriff ist groß, die Indikation sehr *relativ* und wohl selten eindeutig.

---

[2] A. BISCHOF und H. SCHEIER: Langzeitverlauf von operierten Scheuermannkyphosen, in: A. Debrunner (Hrsg.): Langzeitresultate in der Orthopädie, Enke, Stuttgart, 1990.

57. Skoliose

Von hinten gesehen ist die normale Wirbelsäule *gerade*. Als Skoliose wird eine *fixierte seitliche Verkrümmung* bezeichnet. Man spricht auch von «*struktureller Skoliose*», um sie deutlich von der nicht fixierten «*skoliotischen Haltung*», welche im Liegen verschwindet, abzugrenzen.

Ob eine Skoliose harmlos oder gefährlich ist, hängt von der Ursache ab und vor allem davon, ob sie progredient zunimmt oder nicht.

Pathogenese und Ätiologie

Es gibt eine Gruppe von Skoliosen, die dadurch charakterisiert ist, daß einer *an sich normalen Wirbelsäule* eine *Neigung zur Verkrümmung innewohnt*. Da die einzelnen Wirbel am Anfang noch normal aussehen, muß der verbiegenden Kraft irgend eine unsichtbare Asymmetrie im Rückengefüge zugrunde liegen. So führt z. B. eine einseitig gelähmte Muskulatur bekanntlich zu Lähmungsskoliosen. Bei der größten Gruppe jedoch, den sog. «*idiopathischen*» *Skoliosen,* ist die Natur dieser Kraft und ihr Ursprung auch heute noch ein *Rätsel.*

Skoliosen im *Wachstumsalter* haben eine starke Tendenz, sich zunehmend zu *verschlechtern,* besonders während des pubertären *Wachstumsschubes.* Nach Abschluß des Wachstums ist die Progredienz nurmehr gering. Es ist deshalb zu vermuten, daß der *pathogenetische Faktor* irgendwo am *Wirbelsäulenwachstum* angreift.

Bei einer *anderen Gruppe von Skoliosen,* den sog. «*symptomatischen*», ist die *Ursache erkennbar,* etwa in Form einer vorbestehenden morphologischen Asymmetrie einzelner Wirbel oder eines schief stehenden Beckens. Diese Skoliosen sind selten sehr ausgeprägt und haben in der Regel eine bessere Prognose. Ihre *Abgrenzung* von den Skoliosen im Wachstumsalter ist deshalb von *praktischer Bedeutung.*

Im Hinblick auf Prognose und Therapie scheint folgende Einteilung zweckmäßig:

Ursachen von Skoliosen

a) *Skoliosen im Wachstumsalter,* die in der Regel *progredient zunehmen.*

   1. *Angeborene Deformitäten* (Asymmetrien von Wirbelkörpern = *kongenitale Skoliosen* (siehe auch S. 598).

   2. Skoliosen *ohne bekannte Ursachen (idiopathische Skoliosen).* In diese *wichtigste* Gruppe fallen bis zu 90% aller Skoliosen.

   3. Skoliosen bei *Systemerkrankungen* (Neurofibromatose Recklinghausen, Arachnodaktylie u. a.).

   4. Gestörtes Gleichgewicht der Rückenmuskulatur (evtl. Bauchmuskulatur): *Lähmungsskoliosen* bei Poliomyelitis, bei zerebralen und anderen Lähmungen.

   5. Symptomatische Skoliosen anderer Genese im Kindesalter.

b) *Symptomatische Skoliosen im Erwachsenenalter.* In der Regel *wenig* oder *nicht progredient.*

   6. Erworbene Deformitäten von Wirbelkörpern: Tuberkulöse und andere Infektionen (Spondylitis), Kompressionsfraktur, pathologische Frakturen.

   7. Fixierter *Beckenschiefstand* (bei Hüftkontrakturen in Ab- oder Adduktion, bei größeren Beinlängendifferenzen usw.).

   8. Antalgische Skoliose, z. B. bei Ischias, Diskushernien usw. (entstanden aus einer skoliotischen Schonhaltung).

   9. Asymmetrien außerhalb der Wirbelsäule: Große Hautnarben mit Kontrakturen, Thoraxdeformitäten (z. B. nach Thorakoplastiken) usw.

c) «*Haltungsskoliosen*», besser: «Skoliotische Haltung»: nicht strukturell fixiert. Die Wirbelsäule ist normal beweglich («mobile scoliosis»). Zu unterscheiden von den echten Skoliosen. Beispiele dafür sind: die bequeme Haltung im Stehen (Kontraposthaltung, Abb. 55.5, die Haltung bei ungleich langen Beinen (Abb. 51.1), bei schwacher Muskulatur. «Form und Haltung», siehe auch S. 601 f. und: «Fixierte und nicht fixierte Deformitäten», S. 442 f.).

Symptomatische Skoliosen

Sie können als *unmittelbare Folge,* aber auch als *Kompensation* einer Skelettasymmetrie entstehen. Die an sich gesunde Wirbelsäule läßt oft eine Tendenz erkennen, bestehende Verkrümmungen in anderen Wirbelsäulenabschnitten zu *kompensieren.*

In vielen Fällen handelt es sich um wenig ausgeprägte, relativ harmlose *Begleiterscheinungen* anderer Störungen. Sie sind weniger vom Wachstum abhängig, zeigen *wenig* oder *keine Progredienz* und sind häufig auch erst bei Erwachsenen zu sehen. Sie sind im Vergleich zur *Grundkrankheit* im allgemeinen von geringer Bedeutung. Gelegentlich entstehen statische Beschwerden und degenerative Veränderungen. Ihre Behandlung ist in den entsprechenden Kapiteln beschrieben.

Die Skoliose bei *Beckenschiefstand* (z.B. bei Beinlängenunterschied) ist zunächst eine reversible Haltungsskoliose zur *Kompensation* der seitlichen Abweichung, damit die Wirbelsäule wieder ins Lot kommt (siehe Abb. 51.1 und S. 687). Sie verschwindet, mindestens im Anfangsstadium, im Sitzen und im Liegen.

Ein leichter Beckenschiefstand (z.B. bei einer Beinlängendifferenz von 1–2 cm) und eine entsprechend geringgradige skoliotische Haltung machen kaum je Beschwerden.

Für die Beurteilung symptomatischer Skoliosen gilt, was im Kapitel «Form und Haltung der Wirbelsäule» (S. 606) gesagt ist. Sie nehmen im Erwachsenenalter kaum mehr wesentlich zu (außer im höheren Alter bei Osteoporose).

Stärkere Verkrümmungen werden mit den Jahren mehr oder weniger *fixiert* und können zu *Beschwerden* führen. Die Behandlung eines Beckenschiefstandes durch Ausschalten seiner *Ursache* ist deshalb anzustreben. Die entsprechenden Maßnahmen (Schuhausgleich, operative Korrekturen), sind in den Kapiteln über Hüftleiden (S. 696) und Beinlängendifferenzen (S. 687 f.) zu finden.

Wenn aber eine solche Deformität *während vieler Jahre ohne Beschwerden ertragen* worden ist, was häufig vorkommt, so ist es nicht unbedingt richtig, sie voll auszukorrigieren, denn der Körper hat sich daran gewöhnt (funktionelle Anpassung) und würde auf die neuerliche Umstellung mit Beschwerden reagieren (vgl. S. 34, S. 457 und S. 690).

Im Gegensatz zu diesen verhältnismäßig benignen Formen verhalten sich die *kongenitalen* und die *Lähmungsskoliosen* ähnlich wie die im folgenden zu beschreibenden idiopathischen Skoliosen, denn auch sie *entstehen während des Wachstums.* Insbesondere ist ihre Prognose kaum besser. Ihre Behandlung folgt deshalb denselben Richtlinien (siehe unten) (Abb. 57.1).

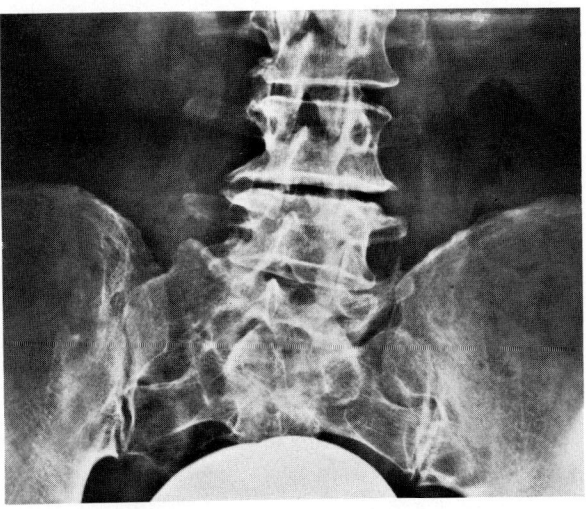

Abb. 57.1: Beispiel einer *symptomatischen Skoliose* bei einer 56jährigen Frau: Schiefer Abgang der Wirbelsäule vom Sakrum infolge angeborener asymmetrischer Assimilationsstörung (Hemilumbalisation von S 1, siehe S. 598). Als Kind hatte die Frau keine Beschwerden. Die Lumbalwirbelsäule, auf einem «schiefen Sockel» stehend, richtete sich kompensatorisch gerade auf mit einer Gegenkrümmung, einer leichten lumbalen Skoliose, welche mit der Zeit fixiert, «strukturell» wurde (siehe Abb. 38.21). Die asymmetrische Beanspruchung hatte mit den Jahren degenerative Veränderungen zur Folge, vor allem auf der konkaven Seite: Randzacken, Spornbildung, Sklerosierung usw. (Spondylose), welche später zu stärkeren Beschwerden führten. Die Skoliose selbst nahm kaum mehr zu. Solche Verläufe sind bei symptomatischen (sekundären) Skoliosen nicht selten.

Da die *sekundäre* Wirbelsäulenverkrümmung einen *Kompensationsmechanismus* darstellt, dank dem die Wirbelsäule als Ganzes im Lot steht, kann und soll sie nicht beseitigt werden. Die Therapie bleibt deshalb weitgehend auf symptomatische, konservative Maßnahmen beschränkt (Lendenmieder).

Früher Beginn und *rasche Progredienz,* wie sie bei manchen *angeborenen Wirbelanlagestörungen* und bei *Myelomeningocelen (MMC)* beobachtet werden, sind prognostisch *besonders ungünstig.* Die konservative Therapie vermag den deletären Verlauf meist nicht aufzuhalten. Man versucht in diesen Fällen, durch frühe *operative Korrektur* schwerste und invalidisierende Deformitäten zu verhindern.

Prognostisch ebenfalls ungünstig ist die Skoliose bei *Neurofibromatose.* (Die typischen hellbraunen «café au lait»-Flecken sind ein Warnmal.)

Damit kommen wir zu den Skoliosen im Wachstumsalter.

Skoliose

Die Skoliose als Wachstumskrankheit

Allgemeines

Von den verhältnismäßig gutartigen sekundären oder symptomatischen Skoliosen unterscheiden sich die Skoliosen des *Wachstumsalters* durch einen anderen Spontanverlauf. Infolge asymmetrischen Wirbelwachstums nimmt die *Deformität progredient zu* und wird *strukturell fixiert.* Diese Skoliosen sind deshalb wesentlich *ernster* zu beurteilen, ihre Prognose ist in der Regel schlechter.

Die meisten *behandlungsbedürftigen* Skoliosen gehören zu dieser Gruppe. Das größte Kontingent stellt die sog. *«idiopathische Skoliose»,* seitdem die *Lähmungsskoliosen* als Folge der Poliomyelitis selten geworden sind. Beide können zusammen mit den *kongenitalen* und denjenigen bei *Systemerkrankungen* besprochen werden, weil Pathologie, Verlauf und Therapie sich nur unwesentlich unterscheiden.

Typisch für diese Skolioseformen ist ihr Verlauf (Abb. 57.2):

– Sie entstehen während des Wachstums.
– Während des *pubertären Wachstumsschubes* (mit 13–14 Jahren etwa) machen sie in der Regel eine *rasch progrediente Verschlechterung* durch.
– Die verkrümmten Wirbelsäulenabschnitte *versteifen* schon früh. Damit wird die Skoliose *strukturell.*
– Nach Abschluß des Wachstums nimmt die Verkrümmung nur noch geringfügig zu (wenn der Winkel nicht größer als etwa 40° ist). Krümmungszunahme und Wachstumsintensität verlaufen also weitgehend *parallel.* Ein enger Zusammenhang mit der Skelettentwicklung ist somit erwiesen (Abb. 57.3).

Über die *Pathogenese,* die Art der Entstehung der Krümmung, weiß man noch sehr wenig. Störungen in den Wachstumszonen der Wirbelsäule, sowie im Tonus der Muskulatur spielen sicher eine Rolle. Sobald einmal eine Krümmung besteht, kommt ein Circulus vitiosus in Gang, indem die Schwerkraft sowie der Tonus der Rückenmuskulatur im Sinne der Zunahme der Krümmung wirken.

Klinik

Skoliosen im Wachstumsalter sind *selten schmerzhaft.* Meist werden sie von der Mutter oder vom Schneider bei der Kleideranprobe erkannt, bevor die Kinder oder Jugendlichen es selbst merken. Neben starken Verkrümmungen, die zu schlimmen Verunstaltungen und auch funktionellen Störungen führen, ist die Mehrzahl der Verkrümmungen geringfügig, macht *keine Beschwerden.* Sie stören in erster Linie *kosmetisch.*

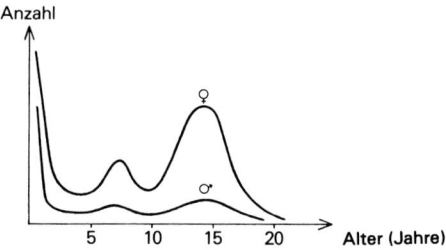

Abb. 57.2: Die meisten idiopathischen Skoliosen treten während der Wachstumsschübe auf. Die Kurve gleicht weitgehend der Wachstumskurve von Abb. 28.1 (S. 325). Deutlich ist der Gipfel in der Pubertät, vor allem bei den Mädchen.

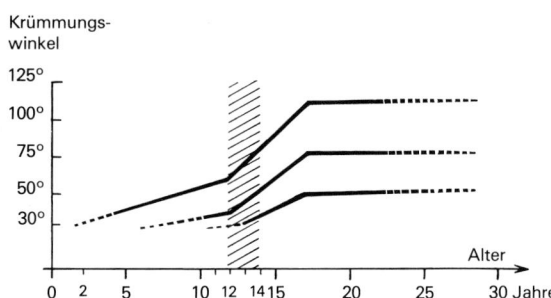

Abb. 57.3: Die *Progredienz* der idiopathischen Skoliose, nach Untersuchungen von STAGNARA. Eingetragen ist der thorakale Krümmungswinkel nach COBB. Praktisch alle Skoliosen nehmen mit dem Alter *zu,* je früher sie auftreten, desto *stärker* (obere Kurven: infantile und juvenile Skoliosen, unterste Kurve: adoleszente Skoliose).

Während des pubertären Wachstumsschubes (schraffierte Periode) verläuft die Krümmungszunahme plötzlich viel *schneller,* auch bei der in diesem Alter manifest werdenden *Adoleszentenskoliose* (unterste Kurve). *Nach* Abschluß des Wachstums ist die Krümmungszunahme nur noch gering.

(Wie man heute aus Langzeitverläufen weiß, steigen die Kurven auf das Alter, und besonders bei größeren Krümmungswinkeln, nach rechts oben doch wieder etwas stärker an als auf der obigen Graphik.)

Das Schicksal der Skoliosen entscheidet sich jedoch in der Pubertät.

Skoliose

Die *vollausgebildete Skoliose* ist leicht zu erkennen. Ihre typische Form findet sich vor allem bei *Mädchen* zwischen 11 und 15 Jahren. Die Hauptkrümmung liegt bei der idiopathischen Skoliose mit Vorliebe etwa auf Höhe des 8. und 9. Thorakalwirbels und ist rechtskonvex (Abb. 57.4).

Die seitliche Wirbelsäulenverkrümmung muß schon ein gewisses Ausmaß erreicht haben, bevor die äußerlich sichtbare Asymmetrie deutlich wird. Zuerst fallen unterschiedlich stark ausgebildete *Taillendreiecke* und eine stärker *vorspringende Hüftpartie* auf der einen Seite bei lumbalen Verkrümmungen, ein *Schulterhochstand* und ein abstehendes Schulterblatt auf der Seite einer thorakalen Konvexität auf.

Die seitliche Verkrümmung geht schon früh mit einer *Torsion* der Wirbelsäule einher: Die Reihe der Wirbelkörper weicht stärker vom Lot ab als die Dornfortsatzreihe. Da nur diese von außen sichtbar ist, wird das tatsächliche Ausmaß der seitlichen Ausbiegung erst auf dem *Röntgenbild* offenbar (Abb. 57.7).

Auf einer einwandfreien ap-Aufnahme ist dieses Abweichen der beiden Reihen voneinander deutlich zu erkennen. Sie ist ein *Beweis* für die strukturelle Fixierung der Skoliose (Vorsicht bei schräg aufgenommenen Röntgenaufnahmen: auf solchen liegen die beiden Reihen auch bei gerader Wirbelsäule nebeneinander).

Sekundäre Auswirkung der Torsion der Wirbelsäule ist die entsprechende *Verbiegung des Rippenthorax,* welche bei hochgradiger Deformierung den Körper stark verunstaltet, aber auch Lungenfunktion und sogar Herzaktion erheblich in Mitleidenschaft ziehen kann. Der auf der *Konvexseite* der thorakalen Krümmung entstehende *Rippenbuckel* wird am besten sichtbar, wenn man das Kind sich *vornüber neigen* läßt und es von hinten betrachtet. Auch eine geringe Vorwölbung ist sicheres Zeichen einer Torsion der Wirbelsäule und damit der strukturellen Fixierung der Skoliose. So läßt sie sich im Anfangsstadium von der einfachen skoliotischen Haltung abgrenzen (Abb. 57.5 und Abb. 57.6).

Morphologie

Die Verkrümmungen sind S- oder Doppel-S-förmig. In der sog. «Primärkrümmung» vermutet man den Sitz der pathogenetisch wirksamen verformenden Kräfte. Ober- und unterhalb dieser «Primärkrümmung» schließt sich je eine entgegengesetzte «Sekundärkrümmung» an, von welcher man annimmt, daß sie als Ausgleich der «Primärkrümmung» entstanden sei (vgl. Abb. 38.21, S. 457). Durch diese *Kompensation* ist die Wirbelsäule in der Mehrzahl der Fälle trotz der Verkrümmung *im Lot*. Dieses wird gemessen mit einem Senkblei vom Occiput aus. Eine Abweichung (Dekompensation) der Wirbelsäule aus

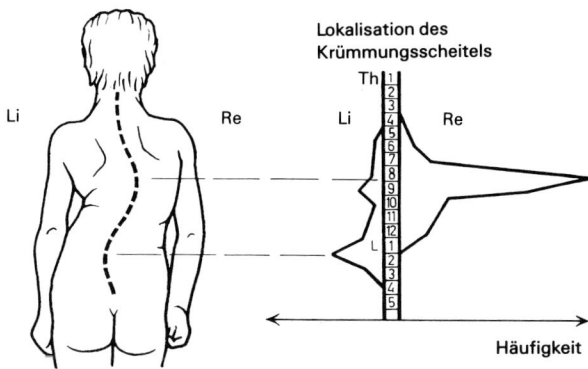

Abb. 57.4: Der *Krümmungsscheitel* der idiopathischen Skoliose liegt weitaus am *häufigsten rechts,* auf Höhe der mittleren *Brustwirbelsäule*. Relativ häufig ist der Scheitel *links lumbal*. Die Skoliose links im Bild ist also *typisch. Rechts* ist die Wirbelsäule von L5 bis Th1 dargestellt, zu beiden Seiten ist die Häufigkeit der Krümmungsscheitel auf der betreffenden Höhe eingetragen.

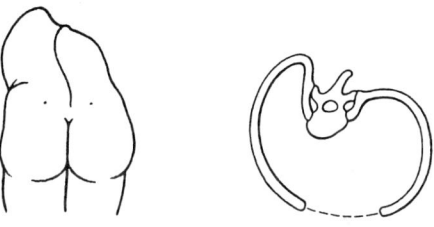

Abb. 57.5: *Rippenbuckel und Thoraxdeformität*. Besonders beim Vornüberneigen läßt sich der *Rippenbuckel* auf der Konvexseite der Skoliose deutlich erkennen. Er ist das auffälligste Merkmal der Thoraxdeformität, die zustande kommt durch eine *Rotation* der Wirbelkörper, welche immer mit der seitlichen Krümmung einhergeht.

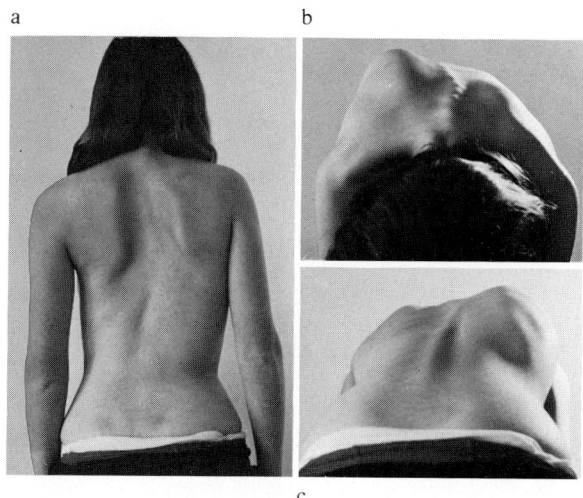

Abb. 57.6: 16jähriges Mädchen mit rechtskonvexer thorakaler Skoliose (a). Im Vornüberneigen wird die Thoraxdeformität, der «Rippenbuckel» auf der konvexen Seite, deutlich. b) von vorne, c) von hinten gesehen.

dem Lot wird in cm Abstand dieses Lotes von der Rima ani gemessen. Eine solche Abweichung hat ungünstige statische Konsequenzen (siehe Abb. 51.1, S. 580).

Je nach Lage des Scheitels der Hauptkrümmung ergeben sich *verschiedene morphologische Bilder:*

- *Thorakalskoliose:* häufigste und schwerste Form. Sie ist auch äußerlich am auffälligsten. Die *Thoraxdeformität* steht im Vordergrund. Dadurch in schweren Fällen Einschränkung der Lungenfunktion, evtl. Herzschädigung.
- *Lumbalskoliose:* Die Torsion bewirkt ein stärkeres Vorspringen der konvexseitigen Lendenmuskulatur. Die Deformierung ist verhältnismäßig gering, hingegen ist die *Statik* der Lendenwirbelsäule stark *gestört,* was häufig im Laufe der Jahre zu degenerativen Veränderungen und zu hartnäckigen Kreuzschmerzen führt.
- Alle *Übergangsformen* (thorakolumbale Skoliosen) und Kombinationen kommen vor. Nicht in allen Fällen läßt sich die «Primärkrümmung» eindeutig feststellen (Abb. 57.7).

Diagnose

(Siehe auch: «Diagnostik der Wirbelsäule», S. 580, Abb. 51.1 und Abb. 51.7.)

Am gerade stehenden Menschen ist eine seitliche Wirbelverkrümmung leicht zu erkennen: *Ungleich hohe Schultern* (Abb. 57.7a), *asymmetrische Taillendreiecke* und eine einseitig *stärker betonte Hüftpartie* (Abb. 57.7b) geben Hinweise. Wichtig ist es, herauszufinden, ob eine Verkrümmung *strukturell fixiert* ist, oder ob sie sich *ausgleichen* läßt (siehe Abb. 51.7).

Ein *Rippenbuckel,* der beim Vornüberneigen erscheint, weist auf eine strukturelle Fixierung hin. Kompensatorische skoliotische Haltungen hingegen, etwa bei einem Beckenschiefstand, z. B. infolge einer Beinverkürzung, *verschwinden beim Sitzen* (siehe Abb. 51.1), und im *Liegen* lassen sich nicht-strukturelle Verkrümmungen ausgleichen.

Die *Diagnose* «Skoliose» zu stellen ist einfach. Wesentlich schwieriger, manchmal unmöglich ist es, die *Prognose* im Einzelfall herauszufinden. Dies ist aber im Hinblick auf die Therapie *entscheidend:* Manche

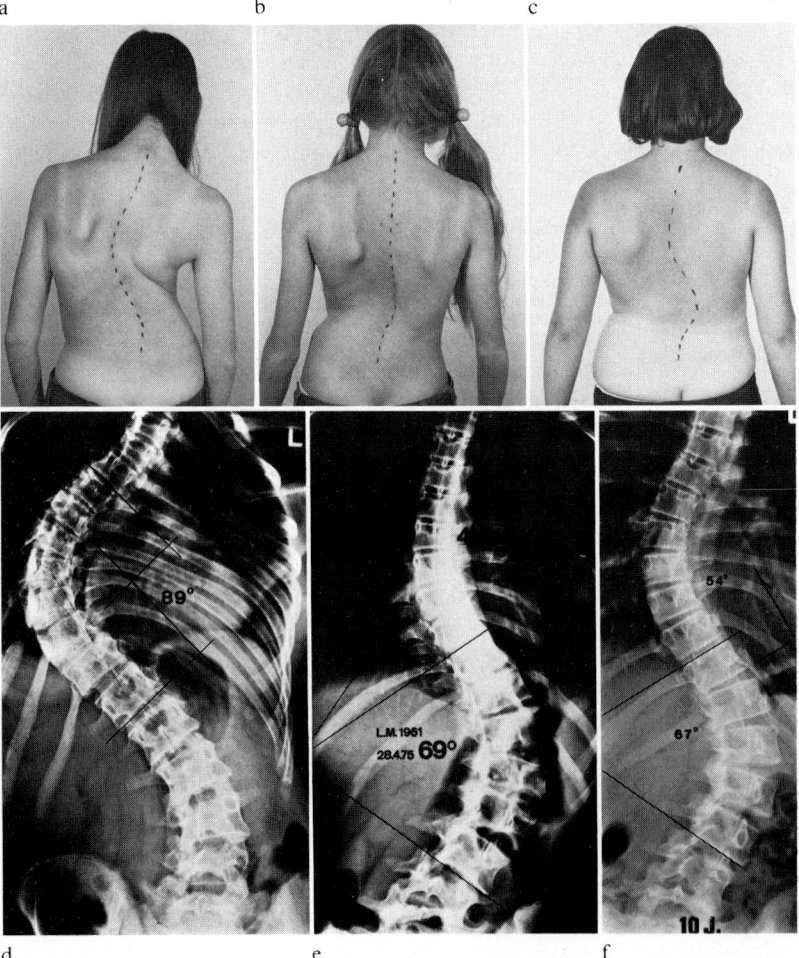

Abb. 57.7: Der *äußere Aspekt* der Skoliose hängt von der *Lokalisation* der Krümmung ab: Hier 3 Formen mit den zugehörigen Röntgenbildern (ap.).

a) und d): Die *thorakale Form* hat die stärkste Verunstaltung zur Folge, da der Thorax stark mitdeformiert ist. Der Rumpf fällt oft aus dem Lot.

b) und e): Die *lumbale Form* macht eine weniger auffällige Deformität, welche vor allem an asymmetrischer Taille und Hüftpartie zu erkennen ist.

c) und f): Die S-förmige, großbogige thorako-lumbale Skoliose ist oft gut im Lot und kosmetisch relativ wenig störend, hingegen treten häufig mit der Zeit Beschwerden auf infolge statischer Störungen in diesem an sich gut beweglichen Wirbelsäulenabschnitt.

Allgemein kann man sagen, daß die Verkrümmung auf dem Röntgenbild fast immer schlimmer aussieht als in natura.

Alle drei Fälle sind typisch, indem es sich um junge Mädchen zwischen 10 und 15 Jahren handelt mit der Hauptkrümmung nach *rechts.* (Die Photos sind seitenverkehrt, damit sie mit den Röntgenbildern übereinstimmen.)

Skoliosen entwickeln sich außerordentlich bösartig und führen unbehandelt zum eigentlichen Krüppeltum, während die Großzahl leichter Skoliosen keinerlei Beschwerden oder Verunstaltungen macht, also auch keine Behandlung braucht.

Röntgenbild

Das volle Ausmaß der Verkrümmung wird erst auf dem Röntgenbild sichtbar. Die Verkrümmung muß *gemessen* werden, damit aus den Vergleichskontrollen Progredienz und Behandlungserfolg erkannt werden können. Die Messung nach *Cobb* hat sich international eingeführt (obwohl jene nach *Ferguson* eine genauere Beurteilung ermöglicht) (Abb. 57.8).

Die Aufnahmen müssen *genau standardisiert* gemacht werden, *im Stehen,* genau von vorne bzw. von hinten, damit sie vergleichbar sind. Eine einmalige Ausmessung genügt nicht: Es wurde gezeigt, daß die *Fehlergrenze* im praktischen Betrieb bei etwa 5°, also wesentlich *höher liegt,* als oft vermutet wird. Die Stellung des Patienten vor dem Röntgenschirm (Torsion, Rotation), meßtechnische Schwierigkeiten bei der Bestimmung der Deckplatten, das Ausmessen durch den gleichen Beurteiler zu verschiedenen Zeitpunkten (intraobserver variability) oder durch verschiedene Beurteiler (interobserver variability) tragen dazu bei. (J. Bone Jt. Surg. *72–A* (320 und 328), 1990.)

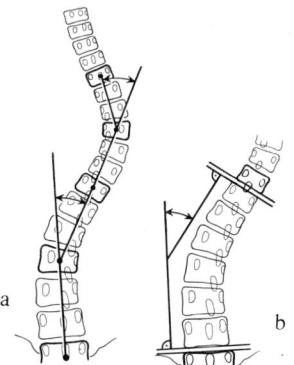

Abb. 57.8: *Messung der Wirbelsäulenkrümmung.*

a Messung der eigentlichen Krümmungswinkel. Meßpunkte sind die Mittelpunkte der Wirbelkörper im Scheitelpunkt der Krümmung und der nicht in der Krümmung liegenden «neutralen» Wirbel. Diese Messung nach FERGUSON, obwohl in mancher Hinsicht zweckmäßig, wird heute weniger gebraucht als die einfachere:

b Messung nach COBB: Winkel zwischen dem Lot auf die Deckplatten der «neutralen» Wirbel, d.h. der am Übergang zwischen zwei Kurven liegenden Wirbel. Diese haben die größte Neigung gegenüber der Senkrechten.

Für Vergleichszwecke müssen die Röntgenbilder genau *standardisiert* sein. Nur Unterschiede in der Größenordnung von 5° und mehr sind verwertbar.

Ein *verantwortungsbewußter therapeutischer Entscheid* kann deshalb nicht aus lediglich zwei etwas verschiedenen Meßwerten abgeleitet werden, sondern nur aufgrund einer Serie *vergleichbarer Röntgenaufnahmen* über längere Zeit bzw. aus einer *eindeutigen Zunahme der Winkel.*

Im übrigen muß man sich darüber klar sein, daß die Winkelmessungen nach Cobb nicht mehr als ein verhältnismäßig grobes Maß sind.

Formen der idiopathischen Skoliose

Im Bestreben, die *Prognose genauer* stellen zu können hat man versucht, *einzelne Gruppen* und Formen der idiopathischen Skoliose herauszukristallisieren:

Säuglingsskoliosen

Untersuchung und Röntgenbilder in Korrekturstellung zeigen, daß die Wirbelsäule sich nicht nach beiden Seiten in gleichmäßiger Kurve umbiegen läßt (Abb. 51.7).

Strukturelle Veränderungen sind (noch) nicht erkennbar, wahrscheinlich handelt es sich fast immer um skoliotische Haltungen mit spontaner Rückbildungstendenz. Verkrümmungen, welche nach dem 2. Lebensjahr noch vorhanden sind, haben allerdings häufig eine sehr schlechte Prognose. Aus diesem Grund ist man bestrebt, eine Skoliose beim Säugling möglichst rasch zu beheben, entweder mit *Gipsbett* oder einem vom Orthopädisten *gefertigten Bett,* z. B. nach dem Modell von *Forrester-Brown.*

Im Anschluß daran oder in leichteren Fällen als alleinige Maßnahme, ist die *Bauchlage* zweckmäßig. Die Verkrümmung sollte sich in den ersten Jahren auskorrigieren. Sie ist aber regelmäßig röntgenologisch zu kontrollieren.

Die infantile Skoliose

Diese Form ist eher selten. Sie tritt meist erst im Alter von 2–3 Jahren auf. Ein Teil davon ist strukturell. viele sind *progredient* und haben – unbehandelt – eine schlechte Prognose. Es ist nicht möglich, die harmlosen von den ungünstigen Formen absolut sicher zu unterscheiden. Erst der *Verlauf* erweist es endgültig. Einige Merkmale geben wenigstens Hinweise: Kürzere, steifere, stärkere Krümmungen mit ausgeprägter Torsion sind schlechte Zeichen. Knaben neigen (im Gegensatz zur Adoleszentenskoliose) eher zur progredient verlaufenden Form.

Die *Behandlung* von stärkeren Verkrümmungen ist nur möglich mit redressierenden Korsetten. Geeignet ist z. B. das sog. «Milwaukee-Korsett» (siehe S. 624, Abb. 57.12 und Abb. 57.13).

Solche Korsette müssen wenn nötig vom Gehbeginn bis zum Alter von 10 Jahren immer wieder getragen werden. Vorher ist eine operative Fixation nicht ratsam, weil damit das Längenwachstum der

Wirbelsäule gestoppt wird. Ebenso wichtig ist die regelmäßige *Kontrolle* mit Ausmessung der Krümmungen auf dem Röntgenbild. Wenn eine Zunahme der Skoliose nachgewiesen wird und besonders, wenn sie sich dem kritischen Wert von 20–30° nähert, ist die Behandlung wieder zu intensivieren.

Die juvenile Skoliose

Zwischen dem 5. und dem 8. Altersjahr tritt eine Skoliose selten auf. Ihr Verlauf entspricht der Adoleszentenskoliose. Da sie aber während längerer Zeit (bis zum Wachstumsabschluß) zunimmt, ist die Prognose entsprechend schlechter.

Die Adoleszentenskoliose

Diese bei weitem *häufigste* und *wichtigste* Form der idiopathischen Skoliose beginnt im vorpubertären Wachstumsschub (vom 10. Jahr an). *Mädchen* sind etwa 4mal *häufiger* betroffen als Knaben. Fast immer ist sie rasch progredient bis zum Abschluß des Wachstums.

Die Prognose

Bei jeder echten Skoliose muß mit einer Verschlimmerung bis zum Wachstumsabschluß gerechnet werden.

Je jünger das Kind ist, je länger die Wachstumsperiode also noch dauert, desto größer wird die endgültige Verkrümmung sein. Die *stärkste Krümmungszunahme* erfolgt *im pubertären Wachstumsschub.* Innert zwei bis drei Jahren können schwere irreversible Verkrümmungen entstehen. Nach Abschluß des Wirbelsäulenwachstums ist die Progredienz nur noch gering, die Skoliose ist weitgehend stabil geworden und nimmt nur noch wenig zu, außer bei sehr starken Verkrümmungen (Abb. 57.9).

Allerdings wirkt sich auch eine *geringe,* aber *stetige Zunahme* der Krümmung (nach dem 30. Lebensjahr um etwa 1° jährlich) im Laufe der Jahre deutlich aus. Vor allem in der zweiten Lebenshälfte kann es, zusammen mit den ebenfalls zunehmenden *degenerativen* Veränderungen, aber auch mit der Osteoporose, wieder zu einer rascheren Progredienz kommen, mit klinischen Symptomen, vor allem *Schmerzen im Lumbalbereich,* dort, wo die Wirbelsäule noch einigermaßen beweglich geblieben ist. Ein Beispiel zeigt Abb. 59.9.

Um die *geeignete Therapie* und den *richtigen Zeitpunkt* dafür bestimmen zu können, ist es wichtig, eine *genaue individuelle Verlaufsprognose* zu stellen *(Scheier).*

Für die Indikation ist deshalb die *Beurteilung der Progredienz* in jedem Einzelfall ausschlaggebend:

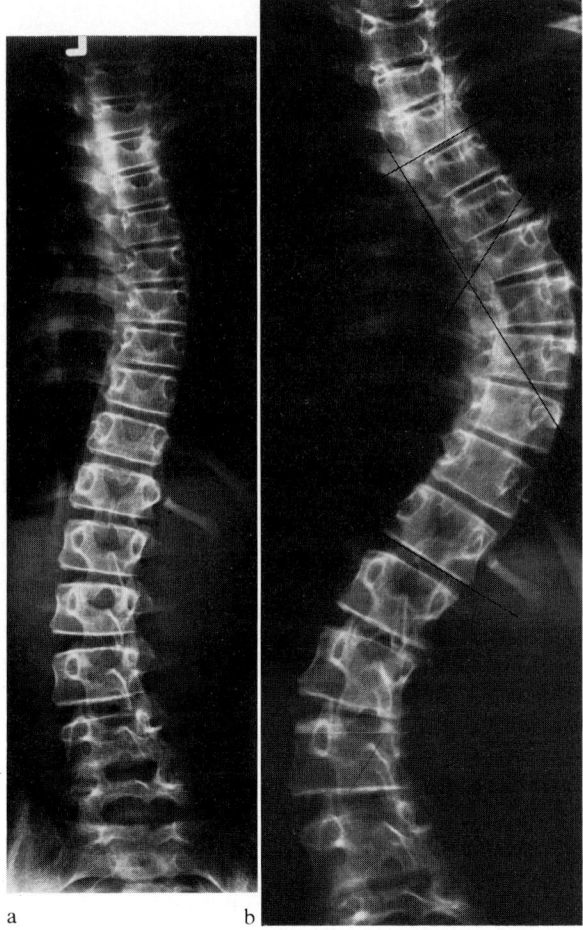

a   b

Abb. 57.9: Die *Progredienz* der Verkrümmung im pubertären *Wachstumsschub.*

a Leichte Skoliose bei einem 10jährigen Mädchen. Es wurde keine Behandlung durchgeführt.

b 3 Jahre später, im Alter von 13 Jahren: massive Skoliose mit z. T. schon stark versteiften Krümmungen.

Eine solche Skoliose kann nur noch operativ korrigiert werden (siehe Abb. 57.15).

Während des Wachstumsschubes in diesem Alter kann die Verkrümmung in kurzer Zeit sehr stark zunehmen. Kontrollen in jährlichen, besser halbjährlichen Abständen sind notwendig, um den richtigen Zeitpunkt für die konservative Therapie (Korsett-Behandlung) nicht zu verpassen, sonst ist die Korrektur auch mit großen Operationen oft nicht mehr vollständig möglich.

Anhaltspunkte dafür sind:

– Das *Alter*
– Das *Stadium des Wirbelsäulenwachstums,* die «Wirbelsäulenreife»
– Die *Schwere* der Verkrümmung
– Die *effektiv nachgewiesene Progredienz.* Sie ist ein *unerläßliches* Kriterium für den Therapieentscheid.

Wenn die Krümmung ein gewisses Maß überschritten hat (die «kritische Grenze» liegt etwa bei 20–30° Krümmung) ist praktisch immer mit einer weiteren Zunahme der Skoliose zu rechnen. Im übrigen wird die Progredienz durch *Verlaufskontrollen* nachgewiesen: In regelmäßigen Abständen von 3–6 Monaten müssen *vergleichbare,* d. h. standardisierte Röntgenaufnahmen (ganze Wirbelsäule ap im Stehen) ausgemessen werden. Andere Röntgenbilder erübrigen sich.

Das Stadium des Wirbelsäulenwachstums kann vom röntgenologischen Aspekt der *Beckenkammapophyse* abgelesen werden (*Risser*sches Zeichen): Die Entwicklung dieser Apophysen zeigt den baldigen Abschluß des Wirbelsäulenwachstums an. Wenn sie in ihrer ganzen Länge mit dem Beckenkamm verschmolzen sind, ist das Wachstum beendet. Dies ist bei Mädchen etwa mit 15, bei Knaben mit 17 Jahren der Fall (Abb. 57.10).

Beurteilung und Indikation

Eine *nachgewiesene Progredienz* läßt sich mit *heilgymnastischen Maßnahmen* und *gewöhnlichen Stützkorsetten* allein *kaum aufhalten.* Dazu sind intensive Gips- und/oder Streckkorsettbehandlungen und – in den schwereren Fällen – aufwendige operative Maßnahmen notwendig.

Zu den wichtigsten Aufgaben des Orthopäden gehört es, zu entscheiden, *ob* und *wann* solche Maßnahmen eingeleitet werden sollen. In leichteren Fällen ist mit Heilgymnastik allein vielleicht eine gewisse retardierende Wirkung zu erzielen. Ist die Krümmung gering, und zeigen die regelmäßigen Kontrollen praktisch keine Zunahme, kann eine eingreifende Therapie vorläufig zurückgestellt werden.

Oft nimmt aber die Verkrümmung trotz Gymnastik, Stützkorsett usw. *ständig zu.* Die deformierenden Kräfte sind zu stark, vor allem wenn die «kritische Grenze» von 20–30° überschritten ist. In einfacheren Fällen (etwa 20–40°) ist es meist möglich, mit konsequent durchgeführten konservativen Maßnahmen (Gipse, Skoliosekorsette usw.) während des gefährdeten pubertären Wachstumsschubes die Progredienz aufzuhalten und damit den Patienten ohne allzu schlimme Deformität hinüber zu retten bis zum Wachstumsabschluß, also bis die Wirbelsäule weitgehend stabilisiert ist und die Skoliose praktisch nicht mehr zunimmt. Auf diese Weise kann ihm eine Operation erspart werden.

In *schwereren Fällen* (über 45–50° Krümmung) läßt sich die *Progredienz* mit konservativen Mitteln meist *nicht mehr aufhalten.* Die deformierenden Kräfte sind zu groß. Dann hilft nur noch die *operative Stabilisierung* des redressierten Wirbelsäulenabschnittes mittels *Spanversteifung* (Spondylodese).

Was leisten die Skolioseoperationen?

Während die ersten Operationen lediglich dazu dienten, die konservativ so gut als möglich korrigierte Verkrümmung zu *versteifen* und damit eine *weitere Progredienz* zu *verhindern,* wurden im Lauf der letzten Jahre Instrumentarien entwickelt, mit denen die Wirbel einzeln gefaßt und *mit großer Kraft redressiert* werden können. Damit ist es möglich geworden, auch *massive Deformitäten* bereits *während der Operation weitgehend* oder sogar *vollständig* zu *korrigieren* und auch *in der korrigierten Stellung zu erhalten.*

Die *Vorteile* dieser *potenten Methoden* sind offensichtlich:

1. Es können auch *schwerere Skoliosen* noch korrigiert werden.
2. Die sehr *belastende,* langwierige und aufwendige *prä- und postoperative Behandlung* mit Redressionsgipsen, wie sie früher notwendig war, *fällt* in vielen Fällen *weg.* Die Patienten sind relativ bald wieder mobil.
3. Der *postoperative Korrekturverlust* durch Pseudarthrosen und erneute Verkrümmung im Lauf der nächsten Jahre kann besser begrenzt werden.

• Der *Preis,* den die Patienten dafür bezahlen müssen, sind die eindeutig *größeren Risiken* eines *schweren, nicht ungefährlichen Eingriffes.*

Damit wird die *Indikationsstellung* zu einer *besonders verantwortungsvollen Aufgabe.*

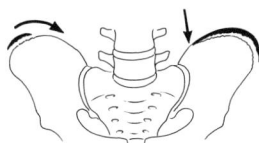

Abb. 57.10: *Das Rissersche Zeichen.*
Die Entwicklung der *Darmbeinkammapophyse* gibt Hinweise auf das Knochenalter. Der Knochenkern entsteht an der Spina ilica anterior (links) und wächst bis zur Spina ilica posterior. Wenn er mit dieser *verschmilzt* (rechts), sagt man, das *Rissersche Zeichen* sei *positiv,* was bedeutet, daß das Wirbelsäulenwachstum beendet ist, und in der Regel keine wesentliche Zunahme der Skoliose mehr zu befürchten ist.

Wann konservativ behandeln?

Mit der Wandlung der Operationsmethoden hat sich interessanterweise auch der *Indikationsbereich* für die *konservative Skoliosebehandlung* erweitert: Da auch schwere Skoliosen operativ korrigiert werden können, ist es weniger dringlich, sie prophylaktisch möglichst frühzeitig zu operieren. Man kann stattdessen bei mittelschweren Fällen die *konservativen Möglichkeiten voll ausschöpfen* und damit manchen Kindern eine Operation ersparen. Wo dies nicht gelingt, läßt sich die operative Korrektur auch später noch nachholen.

Zur Indikation

Gewisse *Richtlinien* hinsichtlich des *Grades* der Verkrümmung und des *Alters* der Patienten haben sich herauskristallisiert. Ein Schema stammt von *Blount* und ist in Abb. 59.11 zu sehen. Die Frage, was man den in der Regel beschwerdefreien Jugendlichen mit einer aufwendigen Behandlung, welche ja in erster Linie Prophylaxe sein soll, zu bieten habe, ist deshalb sicher in jedem Fall neu zu stellen.

Eine Skoliose macht in erster Linie eine *Verunstaltung.* Beschwerden, Behinderungen und Leistungsminderung sind im jugendlichen Alter *selten* und auch später *keineswegs zwangsläufig* zu erwarten, außer bei schweren Deformitäten. Sowohl der Arzt wie der Patient bzw. seine Eltern *müssen dies wissen,* um die Situation richtig beurteilen zu können und einen vernünftigen Entscheid hinsichtlich einer allfälligen Behandlung treffen zu können. Alle müssen sich darüber klar sein, daß die *Indikation zur Operation* – außer bei schweren Fällen – weitgehend *eine kosmetische* ist.

Prinzipien der Skoliosebehandlung

Aufhalten der Progredienz

Wenn dies mit *konservativen Mitteln* gelingt bis zum Abschluß des Wachstums, d. h. bis die Wirbelsäule sich spontan stabilisiert hat, ist eine Operation nicht nötig.

Andernfalls wird man versuchen, auf konservativem Weg die Progredienz wenigstens bis zu einem für die Operation günstigen Zeitpunkt aufzuhalten, wenn möglich bis zum pubertären Wachstumsschub oder doch wenigstens bis zum Alter von 10 Jahren. Muß früher operiert werden, *wächst die Wirbelsäule nicht mehr weiter,* die Patienten bleiben klein.

Konservativ ist es möglich, verhältnismäßig *geringgradige* Kurven zu *halten.* Geeignet sind Korrekturgipse und -korsette (siehe Abb. 57.12 und Abb. 57.13). *Schwerere Verkrümmungen* (solche über etwa 40°) nehmen aber trotz fachgerechter konservativer Behandlung meistens unaufhaltsam *weiter zu.*

Gezielte Heilgymnastik ist ein wertvolles und notwendiges Hilfsmittel, die Rückenmuskulatur zu

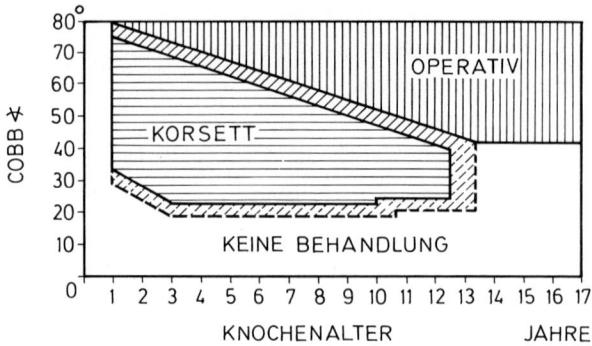

Abb. 57.11: *Indikationsschema zur Skoliosebehandlung.*
Walter P. Blount, der Erfinder des Milwaukeekorsetts, gab 1973 eine Wegleitung für die Behandlung der Skoliosen: Korsettbehandlung bei *jüngeren* Kindern mit *stärkeren* Deformierungen.

Effizientere Korsette, sowie die Möglichkeit, auch stärkere Verkrümmungen intraoperativ weitgehend auskorrigieren zu können, lassen die Indikationsbereiche nach oben rechts verschieben: Manche schwerere Skoliosen und ältere Kinder können mit Korsetten behandelt werden, womit ihnen die doch nicht ungefährliche Operation erspart bleibt.

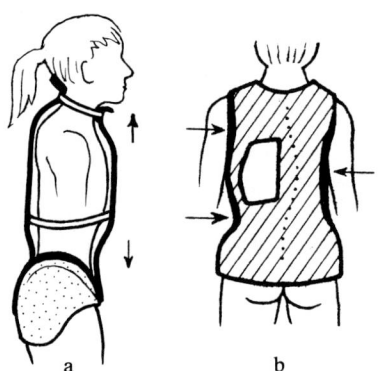

Abb. 57.12:

a *Skoliosekorsett* (Milwaukeekorsett) zur *Extension* der Wirbelsäule. Abstützung am Occiput, am Kinn lediglich Mahnpelotte, damit die Wirbelsäule möglichst *aktiv* gestreckt wird und keine Zahnschäden entstehen. Abstützung unten an den Darmbeinkämmen. Damit kann ein Längszug ausgeübt werden. Das Korsett muß an den Abstützpunkten genau anmodelliert werden, damit keine Druckstellen entstehen (vgl. Abb. 57.13).

b *Korrekturgips.* Nach dem 3-Punkte-Prinzip wird gezielter Druck ausgeübt, um die Verkrümmung auszugleichen.

stärken; die Progredienz aufzuhalten ist sie allein nicht imstande (Abb. 57.9).

Operativ läßt sich die Progredienz definitiv aufhalten mit der *Spanversteifung* (Spondylodese). Bis diese knöchern *durchgebaut* und die Wirbelsäule damit *stabil* geworden ist, dauert es viele Monate bis über ein Jahr. In dieser Zeit muß die Korrekturstellung allerdings mit einer *innerer Fixation* aufrechterhalten werden. In manchen schweren Fällen sind aber zusätzliche *äußere Stützen (Korsette)* nötwendig, um einen Korrekturverlust zu verhindern.

Korrektur der Verkrümmung

Mit *konservativen* Methoden gelingt dies im Durchschnitt noch um knapp ein Drittel. Dazu sind verschiedene recht komplizierte Gipskorsett-Techniken entwickelt worden, deren Beherrschung große praktische Erfahrung voraussetzt. Im Prinzip können Quengelgipse (Risser) oder *Etappengipse* (Abbott, Stagnara, E. D. F.) angewendet werden, welche die *Korrektur durch allmähliches Aufrichten* im Gips langsam herbeiführen sollen, durch *Längszug* (an Beckenkämmen und Kopf angreifend) und/oder äußeren *Druck* auf die konvexen Partien der Deformität. Die Kunst dabei ist es, genügend Druck auszuüben auf die Verkrümmung, *ohne* dadurch *Hautnekrosen zu verursachen* (Abb. 57.14).

Diese ausgeklügelten Gipstechniken waren vor allem für die präoperative Korrektur entwickelt worden. Mit den neueren Operationsinstrumentarien ist eine solche nur noch selten nötig. Die Gipstechniken haben aber ihre Bedeutung behalten für die konservative Behandlung: Die Gipse dienen zur Herstellung der *Modelle* für die *konfektionierten Korsette* aus Kunststoff usw.

Operative Korrektur: Mit den in den letzten Jahren entwickelten Instrumentierungen ist es möglich geworden, auch massive Verkrümmungen schon *während der Operation vollständig* zu korrigieren. Allerdings sind damit auch die *Risiken* gestiegen (siehe «operative Skoliosebehandlung» S. 627).

Erhalten der erreichten Korrektur

Auch eine gute Korrektur hilft nicht viel, wenn sie nicht *auf die Dauer erhalten* werden kann.

Die deformierenden Kräfte sind außerordentlich groß. Es sind vor allem Schwerkraft und Muskelkräfte. Je größer die Verkrümmung, desto größer der Hebelarm dieser Kräfte und damit ihre schädliche Wirkung.

Das Erhalten einer erreichten Korrektur mit *konservativen* (von außen angreifenden) Maßnahmen (Gipse, Korsette) ist deshalb ausgesprochen schwierig. Bei nicht allzu ausgeprägten Krümmungen (bis etwa 40°) hat eine fachgerechte *konservative Behandlung* aber gute Chancen. Dazu dienen nach Modell speziell gefertigte *Korsette:*

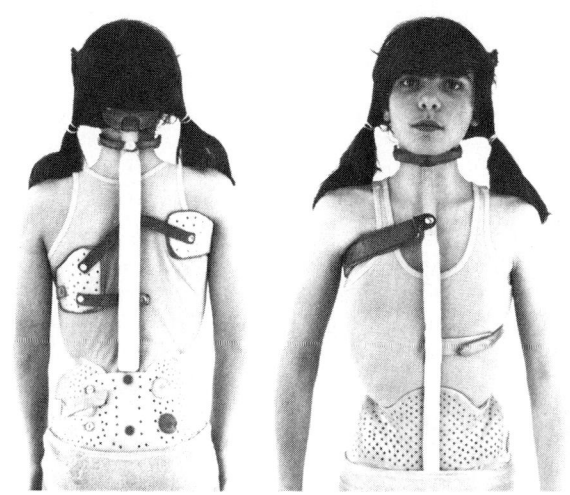

Abb. 57.13: *Beispiel eines Skoliosekorsettes.*

Kombination von *Extension* und *seitlichem Druck.* Um einen Längszug zu erreichen, wird der Kopf an Kinn und Occiput gefaßt und gegen das Becken abgestützt. Die ganze Last ruht auf den Beckenkämmen, die entsprechend sorgfältig ausmodelliert werden müssen. Daher die schmale Taille. Wegen des Drucks auf den Unterkiefer muß der Zahnentwicklung besondere Beachtung geschenkt werden. Der Kinnabstützung werden deshalb heute kleine Mahnpelotten vorgezogen, welche auch unauffälliger unter der Bekleidung zu tragen sind.

Seitliche Pelotten wirken nach dem 3-Punkte-Prinzip (siehe S. 230 und Abb. 57.12b) auf die Krümmungsscheitel.

Solche Korsette werden nach Gipsmodellen angefertigt. Es braucht viel Erfahrung, Korsette herzustellen, welche auch tatsächlich eine Korrekturwirkung haben. Der Effekt ist mittels Röntgenbild zu kontrollieren.

Solche und ähnliche Korsette werden angewendet um eine Progredienz der Verkrümmung zu verhindern oder sie wenn möglich zu korrigieren.

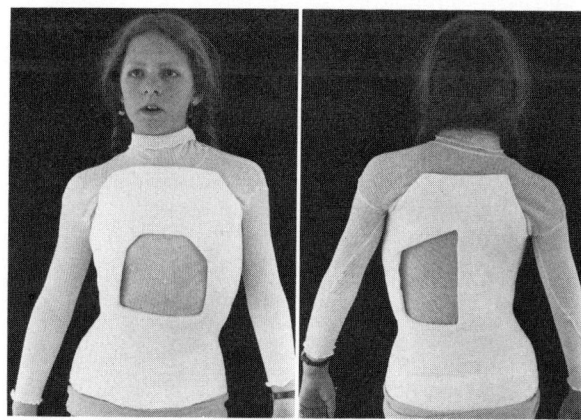

Abb. 57.14: *Gipskorsett zur Korrektur* einer Skoliose oder zur *Erhaltung* einer Korrektur nach Operation.

In einem Rahmengestell, in welches der Patient mittels Längs- und Seitenzügen eingespannt ist, wird die Skoliose zuerst möglichst gut korrigiert (EDF = Extension-Derotation-Flexion, d. h. Geradebiegen der Krümmung). In dieser Stellung wird der Gips angelegt und sorgfältig ausmodelliert. Es braucht viel Erfahrung, eine gute Korrektur zu erreichen, ohne daß Druckstellen und Hautnekrosen entstehen (siehe auch S. 224).

Skoliose

Das *Milwaukeekorsett* (Abb. 57.12) wirkt durch *Extension* in der Längsrichtung, wobei die Aufrichtung mindestens teilweise *aktiv* durch die eigene Muskelkraft (Mahnpelotte) geschieht. Bei anderen Korsetten soll die Korrektur durch seitlichen Druck nach dem 3-Punkte-Prinzip erfolgen (Abb. 57.14). Manche Modelle kombinieren beides (Abb. 57.13). Die Wirkungsweise der beiden Methoden ist in Abb. 17.26, S. 228 dargestellt.

Wenn sie diese unbequeme und für sie lästige Behandlung akzeptieren, kann manchen Kindern auf diese Weise eine Operation erspart werden.

Kurven über 40–50° lassen sich konservativ nur *selten halten.* Manche dieser Patienten sind Kandidaten für eine *Operation.*

Die definitive Stabilisierung einer progredienten Skoliose gelingt nur durch eine *knöcherne Versteifung* des verkrümmten Wirbelsäulenabschnittes, die *Spondylodese* einer ganzen Reihe von Segmenten, mindestens der Primärkrümmung. Die Technik wurde von Hibbs entwickelt und besteht in der Anfrischung der Dorn- und Querfortsätze, sowie der kleinen Wirbelgelenke, und das Anlegen von *Spongiosaspänen.* Bis eine solche Spondylodese fest und tragfähig ist dauert es ein ganzes Jahr. Solange mußten die Kinder auch ihre Korrekturgipse tragen.

Um die Schwierigkeiten mit den Redressionsgipsen zu vermeiden und um bessere Resultate zu erzielen, wurde versucht, die Korrektur *während* der Operation mittels Metallstäben und Kabeln (Harrington) zu erreichen, welche als *interne Fixation* auch die Korrektur erhalten sollten, bis die Spondylodese konsolidiert war. Es zeigte sich aber, daß die Kräfte, welche die Wirbelsäule in die Deformität hinein zwingen, *außerordentlich groß* sind. Es kam zu Brüchen der Implantate, zu Ausrissen der Haken, zu *Pseudarthrosen,* und damit zu massiven *Korrekturverlusten.* Deshalb konnte auf die Gipsbehandlung nicht immer verzichtet werden (Abb. 57.15).

Um die Schwierigkeiten und Mühsal solcher monatelanger Nachbehandlung auszuschalten, wurden kräftigere Implantate, stabilere Fixationen, bessere Techniken gesucht, die eine korsettfreie Nachbehandlung ermöglichen sollten.

Daß bei den großen Schwierigkeiten der Skoliosebehandlung auch andere Wege gesucht werden (Operationen an den Wachstumsfugen der Wirbelkörper, Osteotomien, Aufrichtung von ventral her und Fixation der Wirbelkörper von vorne, Implantation von Impulsgebern in der konvexseitigen Muskulatur, Operationen an den Rippen usw.) erstaunt nicht.

Vielleicht findet man eines Tages eine *kausale* Behandlung, welche alle diese mühseligen symptomatischen Behandlungsversuche überflüssig macht (Abb. 57.16).

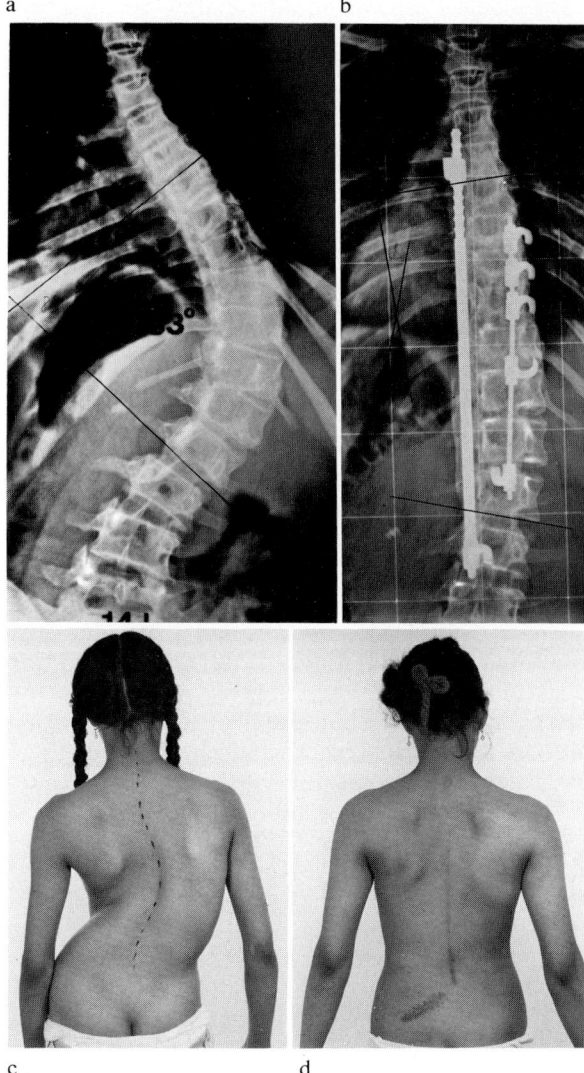

a b

c d

Abb. 57.15: *Operative Skoliosekorrektur.*

a) und c): Schwere thorako-lumbale Skoliose (Krümmungswinkel 83° nach Cobb bei einem 14jährigen Mädchen. In solchen Fällen kann nur eine operative Korrektur und Stabilisierung durch Spondylodese die Progredienz aufhalten.

b) und d): Zustand 1 Jahr nach Korrektur mittels Instrumentation nach Harrington: Ein druckfester Stab auf der Konkavseite, sowie eine Zugvorrichtung auf der Konvexseite, an den Wirbelbogen abgestützt, erlaubt eine intraoperative Korrektur. In derselben Sitzung wird die Spondylodese durch Anfrischen der Wirbelbogen und Spongiosaspaneinlagerung durchgeführt (über dem linken hinteren Beckenkamm ist die Narbe von der Spanentnahme noch zu sehen). Die Deformität konnte weitgehend behoben werden.

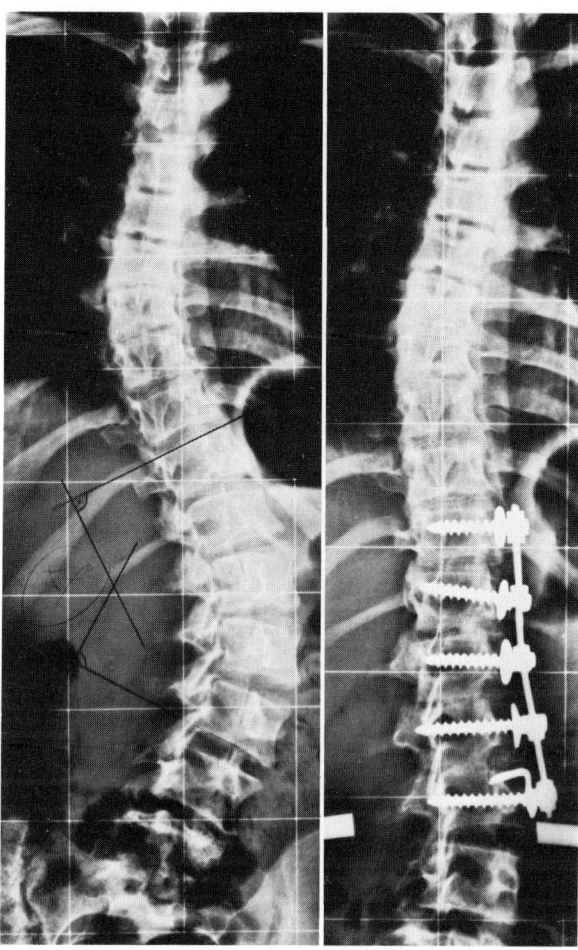

a   b

Abb. 57.16: Eine Operationsmethode, welche an den Wirbelkörpern direkt angreift, wurde von Dwyer, später von Ziehlke entwickelt. Sie besteht in der Resektion der Bandscheiben und der
Korrektur mit Hilfe eines Zugsystems, bestehend aus Schrauben
und Agraffen, welche in den Wirbelkörper verankert und mit
einem Zugkabel oder -stab auf der Konvexseite der Verkrümmung
miteinander verbunden werden. Damit ist auch in manchen
schweren Fällen eine weitgehende Korrektur möglich. Wegen des
vorderen Zuganges ist die ausgedehnte Eröffnung von Thorax-
und Bauchhöhle notwendig. Es handelt sich um einen ausgesprochen großen Eingriff.

a Skoliose eines 13jährigen Mädchens.

b Ein Jahr nach der Operation.

Wesentlich ist bei diesen instrumentellen Korrekturoperationen,
genau zu berechnen, welche Wirbelsegmente in die Spondylodese
einzubeziehen sind und welche nicht. Hier genügte es, fünf Segmente der lumbalen Hauptkrümmung zu fusionieren. Damit bes-
serte sich auch die thorakale Kurve.

Heilgymnastische Turnübungen

Für sich allein sind sie nicht imstande, eine nachgewiesene progrediente Skoliose aufzuhalten. Als *wesentlicher Bestandteil* der beschriebenen Behandlung sind sie jedoch *unentbehrlich.*

Zur operativen Skoliosebehandlung

In den letzten Jahren galt das Interesse in erster Linie
der Weiterentwicklung der *Technik* und der *Instru
mentation.*

Das *Prinzip* der Korrektur besteht darin, die Verkrümmung mit einer ihr entgegengesetzten *Biegekraft* geradezurichten: *Distraktion* der konkaven
Seite durch *Druck* mit kräftigen Stäben, Platten usw.
und *Kompression* auf der konvexen Seite durch *Zug*
mittels Kabeln, Gewindestäben o. ä. Die Implantate
müssen *kräftig dimensioniert* sein, zuverlässig an der
Wirbelsäule *verankert* werden können, und überdies
intraoperativ eine Verlängerung bzw. Verkürzung ermöglichen, um die außerordentlich großen Kräfte,
die der Skoliose innewohnen, zu überwinden.

Eine andere Möglichkeit, Verkrümmungen zu
korrigieren, ist die Anwendung *seitlich* angreifender
Kräfte nach dem *3-Punkte-Prinzip* (Cotrel und Dubousset, Luque). *Querverstrebungen* geben der
Montage zusätzliche Stabilität.

Es wurde gezeigt, daß es möglich ist, einzelne Wirbel mit Haken (an Wirbelbogenelementen) oder
Schrauben (von hinten transpedikulär oder von
vorne direkt in den Wirbelkörper eingedreht) fest zu
fassen, diese mit Stäben, Stangen, Kabeln usw. stabil
zu verbinden, und dann mittels technischer Tricks
große Kräfte auf diese Wirbel auszuüben, ohne daß
die Implantate ihren Halt am Knochen verlieren.
Damit eröffnete sich die Möglichkeit, größere ver-
krümmte Wirbelabschnitte *während* der Operation
zu korrigieren.

Eine ganze Reihe von Verfahren wurden entwickelt, ausprobiert und empfohlen (Harrington,
Dwyer, Ziehlke, Cotrel, Dubousset, Luque und viele
andere).

An sich ist es gleicherweise möglich, diese Zug-
und Druckkräfte *dorsal* an den Bogenelementen angreifen zu lassen (z. B. Harrington) oder *ventral* an
den Wirbelkörpern (z. B. Ziehlke). Beide Verfahren
haben ihre Vor- und Nachteile, ihre Verfechter und
ihre besonderen Indikationen, so z. B. um eine
gleichzeitige Kyphose oder Lordose zu korrigieren.

Sie haben aber auch ihre spezifischen (nebst den
gemeinsamen) *Risiken:* Der *hintere* Zugang insbesondere die Gefährdung des *Rückenmarkes,* der *vordere* die Komplikationen, die sich aus der *Eröffnung
von Thorax und Bauchhöhle* ergeben.

Die *Skoliosechirurgie* ist ein Experimentierfeld für
geniale Erfinder und geschickte Operateure. Sie ist
zu einem Spezialfach der Orthopädie geworden. Ihre

Skoliose

Resultate sind erstaunlich, die Entwicklung ist (1992) in vollem Gang. Es hat deshalb wenig Sinn, auf Details einzugehen.

Das *ehrgeizige Ziel* ist:

1. Die *vollständige Geraderichtung* auch massiver Verkrümmungen, bereits *während der Operation.*
2. die zuverlässige *Versteifung* (Spondylodese mittels Dekortikation der hinteren Wirbelpartien und autologer Spongiosa aus dem Beckenkamm), um die Wirbelsäule zu stabilisieren und damit Korrekturverluste zu verhindern. Die *solide Spondylodese* ist bis heute das *wichtigste* Element der operativen Skoliosabehandlung geblieben.
3. Eine Nachbehandlung *ohne Korsett.*
4. Im weiteren ist es mit diesen potenten Verfahren auch möglich geworden, selbst die wesentlich *steiferen* Skoliosen von *Erwachsenen* geradezurichten.

Bei allen diesen Operationen handelt es sich um *ausgesprochen große Eingriffe.* Sie sind technisch anspruchsvoll, heikel und verlangen besondere *Erfahrung.*

Entsprechend den überaus massiven Kräften, die zur Korrektur angewendet werden, sind denn auch *ihre Risiken stark angestiegen.*

Risiken und Komplikationen

Die schwerwiegendste ist wohl die

• *Querschnittslähmung*

Mit den potenten Instrumentationen, die eine vollständige Korrektur *während der Operation* erlauben, werden *außerordentlich große Kräfte* an der Wirbelsäule zur Anwendung gebracht. Dabei können *Rückenmarksschäden* auftreten (durch Störung der Blutzirkulation) mit vorübergehenden, aber auch mit irreversiblen Querschnittssyndromen.

Mittels intraoperativem «Spinal Cord Monitoring» soll die Rückenmarksfunktion *während des Eingriffs* geprüft werden, solange die Störungen noch reversibel sind (siehe S. 184).

Manche Operateure sehen eine andere Methode, nämlich die Patienten während der Operation *aufwachen* zu lassen und die motorische Funktion der Beine klinisch zu prüfen, als sicherer an. Aber auch bei dieser sind irreversible Paraplegien nicht ausgeschlossen.

Zu den *weitern Risiken* gehören:

a) *allgemeine:*

- unmittelbare Verletzung von *Nerven* und *Rückenmark* mit Lähmungen
- Verletzungen großer *Gefäße*
- Mehrstündige *Operationsdauer,* mit den allgemeinen Operationsrisiken

- *respiratorische* und *kardiale* Komplikationen und solche des Kreislaufs (speziell bei massiven Deformitäten)
- *abdominale,* intestinale Komplikationen, beim ventralen Zugang, aber auch durch die Distraktion an sich
- Infektionen
- *tödlicher Ausgang:* nach Literaturangaben in etwa 0,5% der Fälle; dies bei einer Operation, welche mehrheitlich bei Kinder und Jugendlichen gemacht wird. (Allerdings schließt diese Zahl auch die wenigen Erwachsenen ein; bei diesen ist das Operationsrisiko wesentlich größer.)

b) *spezifische:*

- *Pseudarthrosen* mit *Korrekturverlust* und, damit verbunden,
- *Bruch* und/oder Ausriß der Implantate.
- *Neue Deformitäten:*
  - Lordosen, Kyphosen, Skoliosen in anderen Wirbelsäulenabschnitten
  - Wirbelsäule nicht mehr im Lot
  - Ungenügende oder Überkorrektur

Risikofaktoren sind:

- Schwere Deformität, rigide Kurven
- besondere Skolioseformen, bei anderen Grundkrankheiten (kongenitale, MMC usw.)
- Alter (Erwachsene)
- länger dauernde, schwerere Eingriffe
- Reoperationen
- gleichzeitiger dorsaler und ventraler Eingriff

Nicht nur die Wirbelsäule, sondern auch das *Verhältnis von Nutzen zu Risiko* sollte *ausbalanciert* sein.

Die Langzeitprognose der operierten Skoliosen

ist zur Zeit noch nicht bekannt. Es bleiben viele *offene Fragen:*

- Wie entwickelt sich der *versteifte Wirbelsäulenabschnitt?* Eine Hauptsorge war immer der *Korrekturverlust* infolge von Pseudarthrosen. Die Resultate scheinen deutlich besser zu werden.
- Was geschieht mit den *Metallimplantaten* auf lange Sicht?, im Alter, wenn die Knochen osteoporotisch werden? Die Entfernung dieser Implantate ist bisher nicht vorgesehen. Sie wäre vor allem ventral ein größeres und riskantes Unterfangen.
- Wie reagieren die *nicht versteiften,* beweglich gebliebenen zervikalen und lumbalen Wirbelsäulenabschnitte? Machen sie weitere Verkrümmungen, vermehrte degenerative Veränderungen, Schmerzen?

Nach vorläufigen Untersuchungen scheinen Nackenbeschwerden zuzunehmen. Für die unteren Wirbelsäulenabschnitte konnten hingegen bisher keine schlüssigen vergleichenden Beobachtungen gemacht werden, da Rückenbeschwerden auch bei sonst gesunden Erwachsenen überaus häufig sind.

Skoliose

Weshalb werden Skoliosen behandelt und operiert?

1. *Schwerste Deformitäten* können zu Beeinträchtigungen der Lungen- und Herzfunktion und schließlich zur Invalidität führen. Dies ist aber auch bei erheblichen Deformitäten selten, und bei leichteren *nie* der Fall.

Skoliosen sind – von Extremfällen abgesehen – nicht gefährlich und lebensbedrohend.

2. *Rückenschmerzen:* Jugendliche mit Skoliosen haben kaum *mehr* Rückenschmerzen als Gleichaltrige ohne Skoliosen. Erwachsene mit Skoliosen haben offenbar etwas häufiger Rückenbeschwerden als Gesunde. Der Unterschied ist aber trotz erheblicher Deformitäten *erstaunlich gering.*

Nach erfolgreicher Operation verbleiben neben dem – meist ausgedehnten – versteiften Wirbelsäulenabschnitt *relativ wenig* bewegliche Segmente. Stärkere Schmerzen in diesen oder den steifen Abschnitten wurden bei den bisherigen Kontrollen selten festgestellt. Langfristige Untersuchungen solcher Patienten liegen aber bisher noch kaum vor. Nur sie können Auskunft geben, ob Operierte im Erwachsenenalter weniger oder mehr Schmerzen haben als Nichtoperierte. Skolioseoperationen können also nicht ohne weiteres als Schmerzprophylaxe angesehen werden.

3. *Kosmetik*

Schwere Thorakalskoliosen machen Menschen zu Krüppeln. Eine gelungene Operation kann ihnen dieses Schicksal ersparen. Leichtere Verbiegungen im Lumbalbereich z. B. sind auch an der unbekleideten Person oft kaum zu erkennen und mit geeigneter Kleidung ohne weiteres zu kaschieren. Dazwischen gibt es alle Übergänge.

Manche Patienten sind durch ihre Deformität stark psychisch belastet und beeinträchtigt. Statistisch läßt sich eine Korrelation zwischen Schwere der Deformität und psychosozialem Verhalten nicht nachweisen. Die Unterschiede sind sehr groß: Manche Personen leiden stark unter einer geringfügigen Deformität, andere scheinen trotz massiven Verkrümmungen nur wenig gestört. Bei der Abschätzung des Verhältnisses von Nutzen zu Risiko einer Skolioseoperation muß man sich im Klaren sein, daß es sich weitgehend um eine *kosmetische Indikation* handelt, und dies in der Regel *bei Kindern.*

Bei *Erwachsenen* ist die Gefahr von Komplikationen noch *erheblich größer* und der Erfolg unsicherer, vor allem weil zur Korrektur ihrer wesentlich *steiferen* Wirbelsäule noch *größere Kräfte* nötig sind.

Die Therapie der Skoliosen erfordert viel *Geduld,* Geschick und Erfahrung, daneben auch eine gute *Menschenführung.* Die Skoliosebehandlung ist eine der *schwierigsten* Aufgaben der Orthopädie überhaupt. Es ist verständlich, daß sie *einigen wenigen Zentren und Orthopäden,* welche sich intensiv mit der Skoliose befassen, *vorbehalten* bleibt.

Skoliose

58. Spondylolyse und Spondylolisthesis Bogendefekt und Wirbelgleiten

Begriffsbestimmung und pathologische Anatomie

Als *Spondylolyse* wird der Wirbelbogendefekt, der Unterbruch eines Bogens in der Interartikularportion (fast immer auf beiden Seiten) bezeichnet. Die – oft verlängerten, ausgezogenen – Verbindungsstücke sind knorpelig und bindegewebig angelegt statt knöchern. Diese Schwäche im Wirbelgefüge kann das *Abgleiten* des betreffenden Wirbels (mit samt der darüber gelegenen Wirbelsäule), eine sog. *Spondylolisthesis,* zur Folge haben (Abb. 58.1).

Es handelt sich um eine wohlbekannte und *verbreitete,* für den Menschen spezifische Veränderung.

Entstehung und Verlauf

Die *Ursachen* der Spondylolyse liegen noch im Dunkeln, wahrscheinlich bereits bei kongenitalen Anlagestörungen (Dysplasien). Die Lyse selbst entsteht allerdings erst nach der Geburt. In manchen Fällen handelt es sich ziemlich sicher um Ermüdungsfrakturen.

Betroffen ist der durch den aufrechten Gang am meisten beanspruchte Wirbelsäulenabschnitt: In etwa $^4/_5$ der Fälle ist der unterste Lendenwirbel, in etwa 10–15% der vierte betroffen.

Der Gleitprozeß, die Spondylolisthesis, verläuft während des Wachstums langsam, oft in Schüben, progredient, über viele Jahre hinweg, und kann verschiedenes Ausmaß erreichen, von kaum sichtbaren Verschiebungen bis zum vollständigen Abrutschen, z. B. des untersten Lumbalwirbels über die Vorderkante des Sakrum (Spondyloptose), was aber selten vorkommt. Ein einmaliges Trauma kommt als Ursache selten in Betracht (Abb. 58.2).

Nach dem 20. Altersjahr kommt der *Gleitprozeß praktisch immer zum Stillstand.* Erst in höherem Alter kann er durch eine schwere Osteoporose wieder aktiviert werden.

Im typischen Fall wird die Spondylolisthesis entdeckt im Alter von 20–25 Jahren, seltener im Kindesalter, wenn die ersten *Beschwerden* auftreten. Daß die Affektion sehr verbreitet ist unter der Bevölkerung *ohne* Beschwerden zu machen, zeigen die häufigen Zufallsbefunde bei Routineröntgenuntersuchungen. Bei etwa 5–7% aller Erwachsenen findet man eine Spondylolyse, in etwa 2–4% eine Spondylolisthesis.

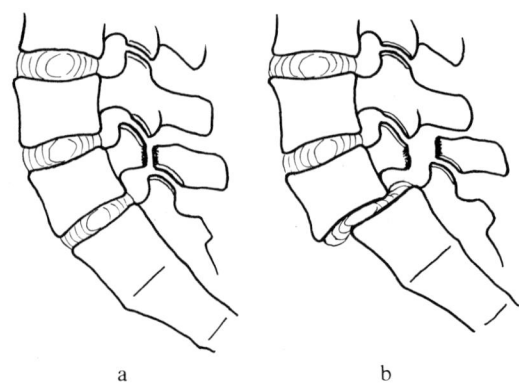

Abb. 58.1:

a *Spondylolyse:* Wirbelbogendefekt in der Interartikularportion, am häufigsten beim 5. Lendenwirbel. Kein Gleiten. Ein häufiger Zufallsbefund.

b *Spondylolisthesis:* Abgleiten eines Wirbelkörpers vom tiefer gelegenen, bei Spondylolyse. Der hintere Bogenanteil mit dem Dornfortsatz bleibt zurück. Ebenfalls häufig symptomlos.

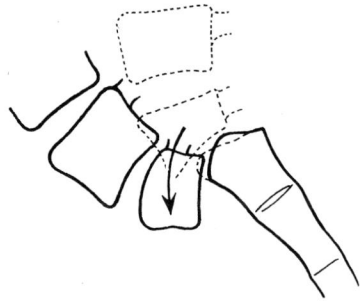

Abb. 58.2: *Spondyloptose:* Abgleiten und Abkippen der Wirbelsäule vom Sakrum. Der Gleitprozeß kommt früher oder später zum Stehen und stabilisiert sich einigermaßen.

Bei großem *Abkippwinkel* ist die Statik jedoch stark gestört, vor allem durch die massive *lumbale Kyphose.* Dadurch fällt die Wirbelsäule nach vorne *aus dem Lot.* Die Patienten können sich nicht ganz aufrichten. Diese Fälle sind glücklicherweise *selten.*

Diagnose

Klinisch kann man die Spondylolisthesis nur vermuten: Langsam auftretende mehr oder weniger hartnäckige Kreuzschmerzen, vor allem bei Beanspruchung (langes Stehen, Bücken, Lastenheben), welche in Ruhe wieder verschwinden, gelegentlich Ausstrahlungen ins Gesäß und die Beine, sind Hinweise (vor allem bei Kindern), ebenso eine Aufrichtung des Beckens.

Bei stärkerer Verschiebung kann man eine *Stufe* in der Dornfortsatzreihe sehen und tasten.

Den *sicheren Nachweis* liefert das *Röntgenbild:* Im seitlichen Strahlengang kann ein Abgleiten genau erkannt und ausgemessen werden (Abb. 58.3).

Oft sieht man auch den Unterbruch im Bogen. Einwandfrei darstellen läßt sich dieser mit *schrägen* Aufnahmen. Es entsteht die typische Röntgenfigur des «Hündchens mit Halsband» (Abb. 58.4).

Beurteilung und Therapie

Bei Kindern im Wachstumsalter

besteht die Gefahr des weiteren Abgleitens. Eine konservative Prophylaxe ist nicht möglich. Es gilt, ein *Progredienz* durch regelmäßige Kontrolle (z. B. jährlich) zu erkennen. Aufgehalten werden kann der Gleitprozeß nur durch die *operative* knöcherne *Versteifung* des betroffenen Segmentes. Bei Beschwerden im Kindesalter und nachgewiesener Zunahme der Verschiebung muß die Spondylodese-Operation erwogen werden (Abb. 58.5).

Bei Erwachsenen

besteht die Gefahr des weiteren Gleitens kaum. Da die Mehrzahl der Menschen mit Spondylolyse oder Spondylolisthesis während des ganzen Lebens keine oder nur geringe Beschwerden haben, und wir andererseits keine Möglichkeit einer Prophylaxe oder kausalen Therapie besitzen, richtet sich die *Behandlung* nach den *Beschwerden* des Patienten.

Therapie

Solange keine Schmerzen bestehen, ist auch keine Behandlung notwendig. Es genügt, den Patienten darauf hinzuweisen, keinen Schwerarbeiterberuf zu ergreifen. Im übrigen sollte er nicht mit Sportverboten usw. zum Kranken und Invaliden gestempelt werden. Vorhandene Schmerzen werden nach den Prinzipien der Behandlung chronischer Kreuzschmerzen bei degenerativen Krankheiten behandelt (siehe dort, S. 646).

Zur *Stützung* der insuffizienten Wirbelsäule braucht es in erster Linie eine *kräftige Rücken- und Bauchmuskulatur* (Heilgymnastik, vor allem isometrisches Muskeltraining), manchmal aber auch eine kräftige *Bauchbandage* oder ein *Lendenmieder,* evtl.

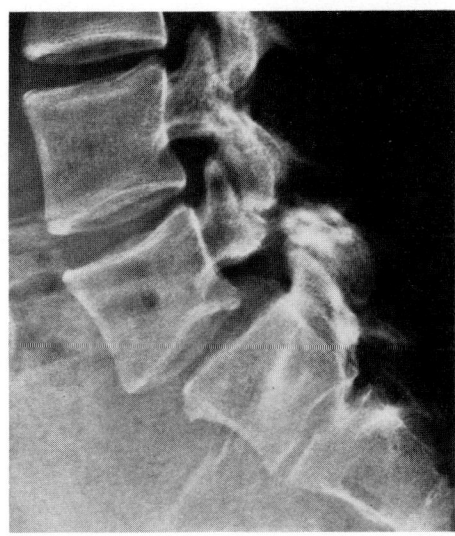

Abb. 58.3: *Spondylolisthesis* im Seitenbild, bei einem 16jährigen Mädchen. Der unterste Lendenwirbel ist um etwa ¼ des Wirbelkörperdurchmessers vom Sakrum abgeglitten. Der unterste Intervertebralraum ist verschmälert. Der Unterbruch in der Interartikularportion des Wirbelbogens ist in der Regel nur im schrägen Strahlengang zu sehen (siehe Abb. 58.4), auf seitlichen Bildern nur ausnahmsweise so deutlich wie hier.

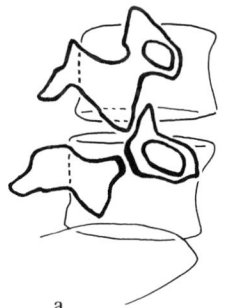 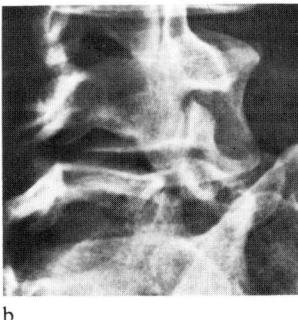

a   b

Abb. 58.4:

a Im *schrägen* Strahlengang sehen die Wirbelbogen wie kleine Hündchen aus: Das Ohr entspricht der Gelenkfazette des oberen, die Vorderpfote derjenigen des unteren kleinen Wirbelgelenkes. Ein Unterbruch in der Interartikularportion, eine «Spondylolyse», ergibt das Bild eines vom Rumpf getrennten Kopfes (Halsband).

b Manchmal ist die Interartikularportion auch lediglich stark in die Länge gezogen. Eine solche «Elongation», als Vorstufe der «Lyse», spricht für die Theorie einer Dysplasie.

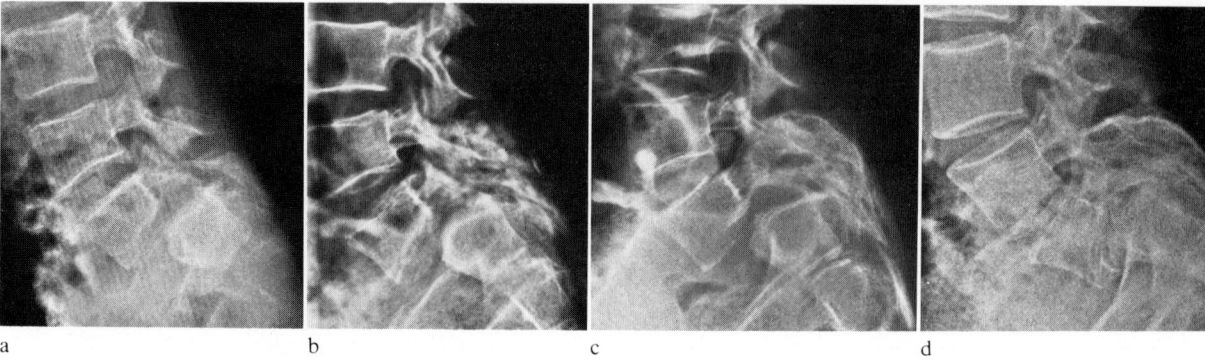

a   b   c   d

Abb. 58.5: *Verlauf einer Spondylolisthesis L5 im Wachstumsalter.*

a Lumbosakralgrenze im seitlichen Strahlengang, bei einem 12jährigen Mädchen, das seit einiger Zeit über Kreuzschmerzen klagte. Der fünfte Lumbalwirbel ist um halbe Wirbelbreite vom Sakrum abgeglitten. So starke Verschiebungen sind in diesem Alter eher ungewöhnlich. Ein weiteres Abgleiten in den nächsten Jahren muß befürchtet werden. Die Beschwerden, zusammen mit der ungünstigen Prognose, lassen die Indikation zur Operation stellen.

b Zustand kurz nach dorsaler Spondylodese: Auf die angefrischten Dornfortsätze und Wirbelbogen sowie die kleinen Wirbelgelenke von L4, L5 und S1 wurden Spongiosaspäne angelagert. (L4 muß bei dieser Technik miteinbezogen werden, da der Wir-

belbogen von L5 vom Wirbelkörper abgelöst ist.) Die Späne sind gut zu erkennen.

c Ein Jahr später ist die Spanmasse zu einer stabilen dorsalen Knochenbrücke umgebaut, welche die beiden untersten Lumbalwirbel mit dem Sakrum verbindet.

d Röntgenkontrolle 6 Jahre nach der Operation, mit 18 Jahren. Das Knochenwachstum ist praktisch abgeschlossen, die beiden untersten lumbalen Bewegungssegmente sind weitgehend verknöchert und stabilisiert. Durch die Spondylodese konnte ein weiteres Abgleiten, vielleicht eine Spondyloptose, verhindert werden. Das Mädchen hat keine Beschwerden und arbeitet heute als Krankenpflegerin.

Eine Reposition war hier nicht versucht worden.

ein maßgefertigtes *Stützkorsett,* welches *zur Arbeit* und bei größeren Beanspruchungen getragen werden sollte. Entgegen einer auch von Ärzten oft vertretenen Ansicht ist die Gefahr der Muskelatrophie durch das Korsett weniger groß, als bei schmerzhafter Verkrampfung und Schonhaltung der Muskulatur ohne Korsett. Die Rumpfmuskulatur arbeitet zur Hauptsache nicht willkürlich, sondern automatisch, gesteuert durch Reflexe, welche durch das Korsett nicht unterdrückt werden (vgl. S. 649) (Abb. 59.17 und Abb. 59.18).

Wenn eine Schonung, evtl. ein Berufswechsel, leicht möglich sind und vom Patienten positiv akzeptiert werden, kann davon eine gute Wirkung erwartet werden, anderenfalls kaum. Bei *hartnäckigen Schmerzen,* welche trotz Muskelkräftigung, Stützung und symptomatischer Behandlung die Leistungsfähigkeit, besonders die *Arbeitsfähigkeit beeinträchtigen,* muß die *operative Behandlung* erwogen werden. Die *Indikation* dazu wird – bei vorhandenen Voraussetzungen (jüngere Patienten, Operabilität, Beschränkung des pathologischen Befundes auf ein, höchstens zwei Wirbelsäulensegmente, gute Beweglichkeit der Restwirbelsäule) – weitgehend vom *Patienten* selbst gestellt. Die Operation stellt die *letzte Maßnahme* dar, wenn alle andern erschöpft sind.

Die *Operation der Wahl*

ist, bei therapieresistenten Schmerzen vorwiegend im Kreuz, die *knöcherne Versteifung* des betreffenden Segmentes, *die Spondylodese.* Die Instabilität wird dadurch ausgeschaltet und die *Resultate* sind, bei richtiger Indikation *gut.*

Von allen Patienten mit Kreuzschmerzen haben diejenigen mit Spondylolisthesis die besten Chancen, durch eine Spondylodese ihre Schmerzen loszuwerden. Eine vorgängige *Reposition* der Verschiebung ist kaum je, außer evtl. bei sehr jungen Patienten, möglich, aber auch nicht notwendig.

Der Operateur hat die Wahl zwischen der *dorsalen* (interspinalen, intertransversalen) und der *ventralen* (transabdominalen, interkorporellen) Spondylodese. Beide haben Vor- und Nachteile, welche gegeneinander abzuwägen sind: Gefahren, Schwierigkeit der ventralen Spondylodese vor allem bei stärkeren Verschiebungen, Notwendigkeit der Verspanung von zwei Segmenten bei dorsalem (interspinalem) Zugang usw., siehe Abb. 58.5 und Abb. 58.6).

Außerdem kann man die beiden Wirbel in verschobener Stellung, «in situ», spondylodesieren oder aber zuerst zu *reponieren* versuchen. Ideal wäre natürlich das zweite. Genau hier aber beginnen die *Probleme:*

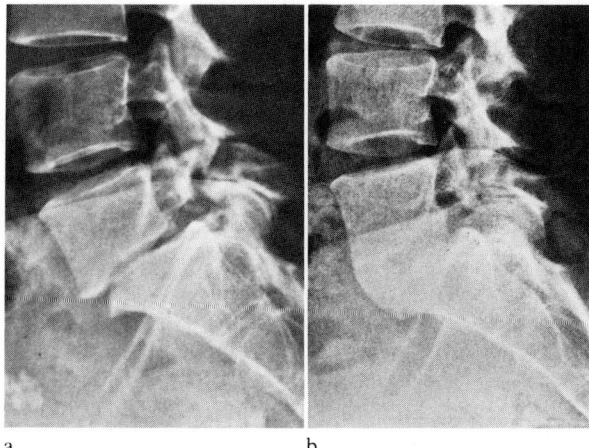

a   b

Abb. 58.6:

a Röntgenbild der Lumbosakralgrenze einer 33jährigen Frau, welche seit längerer Zeit starke, therapieresistente und unter Beanspruchung zunehmende Kreuzschmerzen hatte. Das Bild zeigt eine Spondylolisthesis mit geringem Gleiten, aber einer massiven Osteochondrose. Wegen der Schmerzen wurde eine Spondylodese gemacht.

b Kontrollbild 2½ Jahre später: Vollständige Fusion der Wirbelkörper L4 und L5. Es war eine interkorporelle Verblockung mit kortiko-spongiösen Spänen von einem ventralen Zugang aus gemacht worden (vgl. Abb. 59.20).

Bei dieser Operationstechnik muß nur ein Segment versteift werden. Die primäre Stabilität war gut, so daß die Patientin nach kurzer Zeit wieder mobil war. Seither ist sie beschwerdefrei und wieder leistungsfähig.

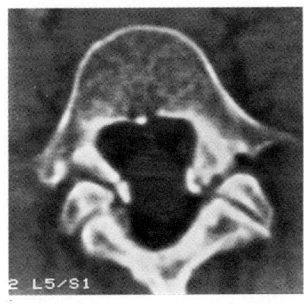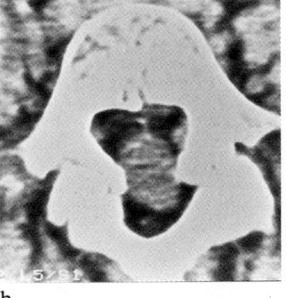

a   b

Abb. 58.7: Der *Wirbelkanal* bei der *Spondylolisthesis* ist meist weiter als normal, und der Duralsack hat genügend Platz. So kommt es selten zu neurologischen Störungen (CT auf Höhe L5).

a Knochenstruktur mit Unterbruch der Bogenwurzel. Der Kanal ist abnormal weit.

b Der Duralsack ist im Kanal nicht beengt.

Reposition oder Spondylodese in situ?

Bei *Kindern im Wachstumsalter* läßt sich der abgeglittene Wirbel manchmal *konservativ,* mit Extension, noch reponieren. Er rutscht jedoch sofort wieder ab, wenn es nicht gelingt, ihn *operativ* zu stabilisieren.

Bei stärkeren Verschiebungen und bei *Erwachsenen* ist eine Reposition nur operativ, und nur unter Anwendung *großer Kräfte,* mit entsprechenden Instrumentarien möglich. Dies ist nicht ungefährlich: Das *Risiko neurologischer Komplikationen* ist groß, bei Erwachsenen wohl *zu* groß, um die Reposition in jedem Fall zu rechtfertigen.

Die Reposition muß aber auch *gehalten* werden bis zur Konsolidation der Spondylodese. Trotz massiver Implantate und Knochenspänen kommt es wegen der großen wirkenden Kräfte immer wieder zu *Redislokationen,* Implantatbrüchen und Pseudarthrosen.

Die Notwendigkeit zur Reposition ist selten zwingend: Bei alleinigem *Gleiten nach ventral,* solange die Wirbelsäule einigermaßen im Lot steht, ist der Vorteil im Verhältnis zum Risiko gering. In den seltenen Fällen mit *starkem Abkippen* nach vorn, mit schweren statischen Störungen (lumbale, nicht aufrichtbare *Kyphose*) und entsprechenden Beschwerden, ist eine Verbesserung der Situation mit der Reposition wünschenswert und möglich. Die Operation ist entsprechend heikler. Für die *Indikation* ist wahrscheinlich der *Abkippwinkel* (die lumbale Kyphose) wichtiger als die *Gleitdistanz* (vgl. Abb. 58.1 mit Abb. 58.2).

Neurologische Störungen sind bei Spondylolisthesen verhältnismäßig selten (siehe unten). Sie können einen Repositionsversuch angezeigt erscheinen lassen.

In den meisten übrigen Fällen bringt die *Spondylodese in situ* sehr gute Resultate. Die Operationsrisiken sind kleiner, das Problem der Redislokation besteht nicht, nötig ist lediglich eine Ruhigstellung bis zur knöchernen Fusion (siehe Abb. 58.5 und Abb. 58.6).

Ein günstiges Verhältnis zwischen Nutzen und Risiko hat die postero-laterale Spondylodese ohne intraoperativen Repositionsversuch, und die Operation bei Adoleszenten unter 19 Jahren.

Bei *einfachen Lysen,* ohne oder mit nur geringer Verschiebung, bei Ermüdungsfrakturen, kommt eine *Osteosynthese* zur Wiederherstellung des Wirbelbogens in Betracht, etwa mittels Cerclage oder direkter Verschraubung.

In manchen Fällen mit vorwiegend *ausstrahlenden Schmerzen* in die Beine ist die Frage, wie weit eine Kompression von Nervenwurzeln eine Rolle spielt, oft schwierig zu entscheiden. Eine Abklärung mittels CT, evtl. Myelographie, ist dann zweckmäßig,

Spondylolisthesis

besonders auch, da nicht ganz selten zusätzlich ein Bandscheibenprolaps besteht. Bei der Spondylolisthesis sind eindeutige neurologische Ausfallserscheinungen relativ selten, da trotz röntgenologisch erheblicher Verschiebung für die cauda equina meistens genügend Platz bleibt (wegen der Elongation des Bogens, siehe Abb. 58.7).

In solchen Fällen hat die alleinige Entfernung der beweglichen dorsalen Bogenhälfte (Dekompression) als Palliativoperation bei älteren Erwachsenen manchmal Erfolg, allerdings weniger konstant als die Spondylodese.

Wirbelverschiebungen ohne Spondylolyse

Von der typischen Spondylolisthesis bei Spondylolyse lassen sich Wirbelverschiebungen infolge von Instabilität anderer Genese fast immer gut unterscheiden. Der Gleitprozeß ist in der Regel nur gering.

1. Die *Spondylolisthesis im Alter* bei massiver Osteoporose ist wahrscheinlich nicht mit einer Spondylolyse, sondern mit Einbrüchen der Knochenstruktur verbunden.
2. *Pseudospondylolisthesis:* Wirbelgleiten bei Bandscheibendegeneration infolge Segmentinstabilität: Die Wirbelbogen sind erhalten. Die Verschiebung beträgt nur wenige Millimeter (siehe S. 636, Abb. 59.27b).
3. *Retrolisthesis:* Wirbelgleiten nach rückwärts; typisches Zeichen einer Bandscheibendegeneration infolge Instabilität (siehe S. 637, Abb. 59.3).
4. *Drehgleiten:* Bei Skoliosen, Bandscheibendegeneration, als Traumafolge (siehe Abb. 59.9).
5. Wirbelverschiebungen bei Wirbeldestruktion infolge Tumor, Infekt, Trauma (Frakturen, Luxationen) usw. (siehe dort).

Spondylolisthesis

59. Die degenerativen Krankheiten der Wirbelsäule

Wirbelsäule und Rückenschmerzen

Degenerative Veränderungen an der Wirbelsäule sind *häufige* und *geläufige* pathologisch-anatomische Befunde. Sie stellen sich auch auf Röntgenbildern einwandfrei und deutlich dar als Osteochondrosen, Spondylosen, Spondylarthrosen usw.

Rückenschmerzen in Praxis und Klinik sind nicht weniger häufig und geläufig. Als Klagen der Patienten sind sie *nicht objektivierbar.*

Es liegt nahe einen *kausalen Zusammenhang* zwischen beiden anzunehmen, ja sie einander gleichzusetzen, was früher auch auf weite Strecken geschah.

Es hat sich indessen erwiesen, daß *Röntgenbefunde und Schmerzangaben längst nicht immer übereinstimmen,* und daß es überaus schwierig ist, kausale Zusammenhänge wissenschaftlich einwandfrei nachzuweisen.

Da die klinische Untersuchung von Rückenpatienten meist wenig objektivierbare Symptome zutage fördert, liegt ein eigentlicher Beweisnotstand vor. Daraus ist eine diagnostische Unsicherheit entstanden, die sich in einer *verwirrenden,* wenn nicht irreführenden *Nomenklatur* niederschlägt.

So werden abwechslungsweise pathologisch-anatomische Begriffe (z.B. «Bandscheibendegeneration»), aber auch radiologische (Spondylosen, Spondylarthrosen, Instabilität), klinische (Lumbago, Lumbalgie, Ischias, low back syndrome) und hypothetische (vertebrales, spondylogenes Schmerzsyndrom), um nur einige wenige zu nennen, als Diagnose verwendet.

Dieser Zustand läßt sich durch neue Begriffe vielleicht verbessern, doch sollten sie zur Klärung und nicht zur Verschleierung unseres Nichtwissens dienen.

Tatsächlich ist in manchen Fällen ein kausaler Zusammenhang zwischen Schmerzen und degenerativen Veränderungen an der Wirbelsäule erwiesen, in anderen ist er wahrscheinlich, doch in der *Mehrzahl ist die Ursache der Schmerzen nicht eindeutig* zu eruieren, und dies trotz einem imponierenden Arsenal von diagnostischen Apparaten.

Im Folgenden sollen zuerst die einigermaßen gesicherten *pathophysiologischen Zusammenhänge* beschrieben, sodann in einem weiteren Abschnitt (S.644f.) einige *pragmatische Richtlinien* gegeben werden für Ärzte, die in Praxis und Klinik Patienten

mit Rückenschmerzen zu beurteilen und zu behandeln haben.

Es bleibt festzuhalten, daß es selbstverständlich unser Bestreben ist und bleiben muß, diese beiden Aspekte desselben Problems zu vereinen statt zu trennen. Unsere derzeitigen Kenntnisse reichen dafür aber bei weitem noch nicht aus, und es ist, bei der überaus komplexen Materie, vorauszusehen, daß dies nicht so bald ändern wird.

Wirbelsäulendegeneration: Normale Alterserscheinung oder Krankheit?

Bis zu einem gewissen Grade sind *Degenerationserscheinungen an der Wirbelsäule normale Alterungsvorgänge.* So findet man z.B. bei Männern nach dem 50. Altersjahr in 90% spondylotische Randzacken. Nur ein kleiner Teil dieser Veränderungen wird auch klinisch manifest. Von Krankheit kann man eigentlich nur sprechen, wenn massive Veränderungen ungewöhnlich früh zu stärkeren Beschwerden führen. Diese Tendenz wird offensichtlich durch die Lebensweise des zivilisierten Menschen gefördert (Abb. 59.1).

Eine weitere Ursache frühzeitiger Abnutzungs- und Verschleißerscheinungen sind alle Wirbelsäulenaffektionen, welche *statische Störungen* im komplizierten Stützgerüst der Wirbelsäule hervorrufen und damit *sekundäre* degenerative Veränderungen.

Pathophysiologie

(Allgemeines siehe S.571f.).

Die *Bandscheiben* sind ausgesprochen *bradytrophe,* nicht vaskularisierte *Gewebe.* Als solche sind sie den normalen Alterungsvorgängen und dem *mechanischen Verschleiß* besonders unterworfen und *verändern* dann auch ihre *mechanischen Eigenschaften:*

1. Der *Wassergehalt* des Gallertkernes *nimmt ab* und damit auch sein Turgor. Mit dem Verlust des hydrostatischen Druckes gehen auch die Pufferwirkung der Bandscheibe, die gleichmäßige Druckverteilung und die geführte Rollbewegung verloren (Abb 59.2).

2. Der *Faserring* wird *rissig,* er bekommt Lücken, durch welche *Teile des Gallertkerns herausquellen* können. Ein solcher «Bandscheibenvorfall» (Dis-

Degenerative Krankheiten

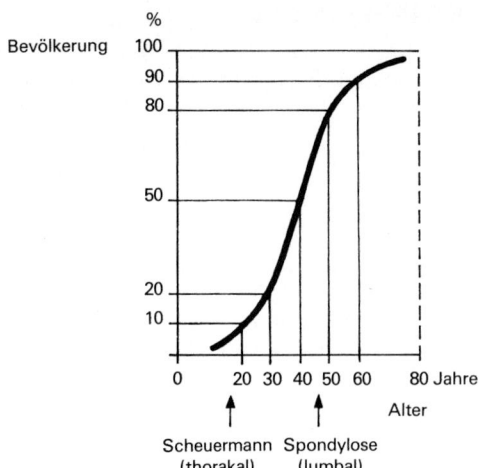

Abb. 59.1: *Degenerative Veränderungen der Wirbelsäule* sind nach einer Statistik von JUNGHANNS, der über 4000 Wirbelsäulen pathologisch-anatomisch untersuchte, eine *Alterserscheinung:* Im Laufe des Lebens bekommen praktisch alle Leute eine «Spondylose», welche allerdings in den meisten Fällen symptomlos verläuft.

Der erste Anstieg der Kurve fällt mit den (meist thorakalen) Veränderungen des M. Scheuermann zusammen. Mit etwa 40 Jahren haben bereits 50% der Bevölkerung Spondylosezeichen, mit 60 Jahren sind es 90%. Im Alter sind vorwiegend die beweglichen Abschnitte lumbal und zervikal betroffen.

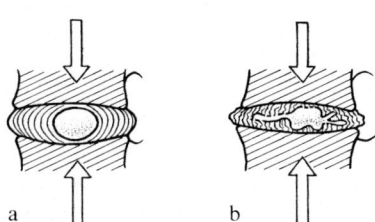

Abb. 59.2: *Bandscheibendegeneration.*

a Die jugendliche Bandscheibe hat einen erheblichen Turgor und kann damit große Belastung aufnehmen, sowie als Stoßdämpfer wirken und kontrollierte Bewegung übertragen (siehe auch Abb. 50.7).

b Abnehmender Wassergehalt mit Verlust des Turgors ist bis zu einem gewissen Grad eine natürliche Alterserscheinung, aber auch Ausdruck der Degeneration des bradytrophen Gewebes. Die mechanische Beanspruchung wird nicht mehr abgefangen, sondern trifft den ungeschützten Knochen direkt. Dieser reagiert, als stoffwechselintensives Gewebe, mit Sklerosierung, Umbau, Abbau, den Zeichen der «Spondylose».

kushernie) kann zu plötzlichen akuten Komplikationen führen (siehe S. 657 f.).

Als Folge dieser Vorgänge wird die vorher straffe, druckelastische Bandscheibe schlaff, der Faserring gelockert, das Bewegungssegment wird *instabil* und der glatte Bewegungsablauf unregelmäßig und holprig, seitliche Scher- und Drehbewegungen treten auf.

Man kann mittels der früher gelegentlich geübten *Diskographie* diese Veränderungen darstellen: Unter Röntgenkontrolle wird der Nucleus pulposus mit einer Nadel von dorsal her angestochen und mit einem Röntgenkontrastmittel gefüllt. Seine Form zeigt das Stadium der Degeneration, ein Austreten des Kontrastmittels eine Ruptur des Annulus fibrosus (siehe Abb. 59.41).

Daß diese Veränderungen unmittelbar für die Schmerzen verantwortlich sind, ist *unwahrscheinlich: Degenerierte Bandscheiben* sind bei zunehmendem Alter ein praktisch *normaler Befund,* und zwar auch bei Leuten, die *keine* Rückenschmerzen haben, so daß man formulieren könnte: Eine degenerierte Bandscheibe an sich macht keine Schmerzen. Schmerzhaft sind die dadurch entstehenden *Komplikationen:* Instabilität, Kompression von Nerven, mechanische Störungen im Wirbelgefüge.

Erstes Stadium: Instabilität

Diese *Instabilität* kennzeichnet das *erste Stadium* der Bandscheibendegeneration (Chondrose) und macht erstmals *Beschwerden,* etwa intermittierende Schmerzen bei stärkerer Beanspruchung.

Plötzliche Schmerzattacken hat man sich mit Einklemmungserscheinungen an den kleinen Wirbelgelenken erklärt.

In diesem Stadium zeigen *Röntgenaufnahmen* oft noch keine pathologischen Veränderungen, manchmal eine geringfügige Verschmälerung des Intervertebralraumes, weil die Bandscheibe bereits niedriger geworden ist, oder kleine Randzacken an den Vorderkanten der Wirbel als Ausdruck der beginnenden *Spondylose.*

In diesem Stadium ist das Austreten einer *Diskushernie* am *häufigsten.* Das entsprechende akute klinische Bild ist im nächsten Kapitel besprochen (siehe S. 657 f.).

Durch die Instabilität werden abnormale leichte *Verschiebungen* der Wirbelkörper gegeneinander möglich, welche mit der Zeit auch auf dem Röntgenbild erkennbar werden als

– Rückwärtsgleiten (Retrolisthesis)
– Vorgleiten (Pseudospondylolisthesis)
– seitliches Wirbelgleiten (Drehgleiten).

Durch solche Verschiebungen werden auch die *kleinen Wirbelgelenke* inkongruent (Subluxationen), was zu Schmerzen und degenerativen Arthrosen (Spondylarthrose) führen kann (Abb. 59.3).

Degenerative Krankheiten

Mit der Zeit wird die zerrüttete Bandscheibe immer niedriger, und die benachbarten Wirbelkörper, welche ursprünglich durch den Bandscheibenpuffer auf Distanz gehalten und abgefedert wurden, nähern sich einander, bis sie schließlich die Bandscheibenreste dazwischen zerreiben und aufeinander stoßen.

Zweites Stadium: Knochenrekationen

In diesem *zweiten Stadium* der Degeneration gehen *reaktive Veränderungen* vom gut durchbluteten *Knochen* aus. Es scheint so, als ob diese auf eine erneute *Stabilisierung,* diesmal allerdings unter Versteifung des Bewegungssegmentes, hinzielten.

Die Vorgänge sind im Prinzip ähnlich wie bei der Arthrose der Extremitätengelenke. Sie erscheinen etwa in folgender Reihenfolge auf dem *Röntgenbild* (Abb. 59.4):

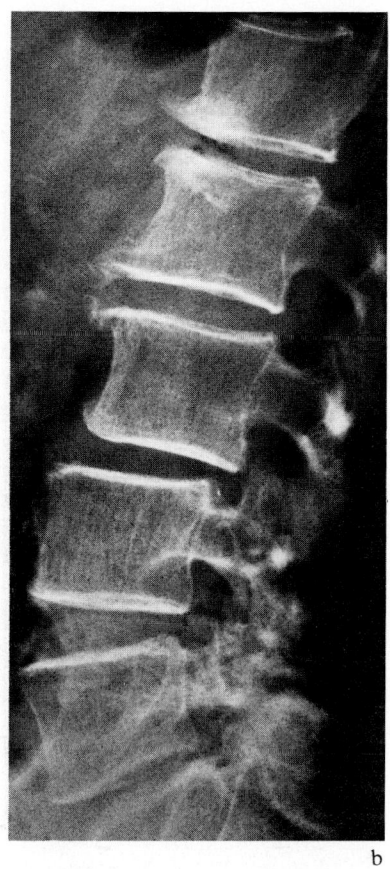

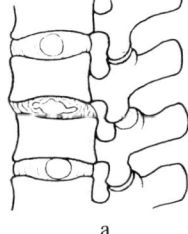

a   b

Abb. 59.3:

a *Instabilität* und *Inkongruenz* im Bewegungssegment bei Bandscheibendegeneration: die mittlere der drei Bandscheiben hat ihren Turgor verloren und damit ihren Halt. Unphysiologische *Verschiebungen* sind möglich: nach vorwärts (Pseudospondylolisthesis) oder, wie auf der Abbildung, nach hinten (Retrolisthesis). Der Intervertebralraum wird schmäler, die Gelenkflächen der kleinen Wirbelgelenke verschieben sich gegeneinander, passen nicht mehr, werden inkongruent. Das Foramen intervertebrale wird enger. Alle diese Veränderungen können klinische Symptome auslösen. In diesem Stadium der Instabilität ist oft auf dem Röntgenbild kaum etwas zu sehen, doch können die Beschwerden intensiver sein als später, im Stadium der reaktiven Versteifung.

b *Degenerative Veränderungen* an der Lumbalwirbelsäule einer 70jährigen Frau. Bandscheibenerniedrigung mit Retrolisthesis (Rückwärtsgleiten) des 3. Lendenwirbels gegenüber dem 4. Auch die Bandscheibe L1/L2 ist erniedrigt, die vorderen Wirbelkanten von L1 und L2 sind deformiert, sie haben Randzacken (Osteophyten) und eine starke reaktive Sklerose. Randzacken auch bei L2/L3 und Bandscheibenverschmälerung L5/S1.

Das Bild dieser Spondylose sieht ähnlich aus wie eine Arthrose, etwa am Kniegelenk, und die Pathogenese ist auch ähnlich.

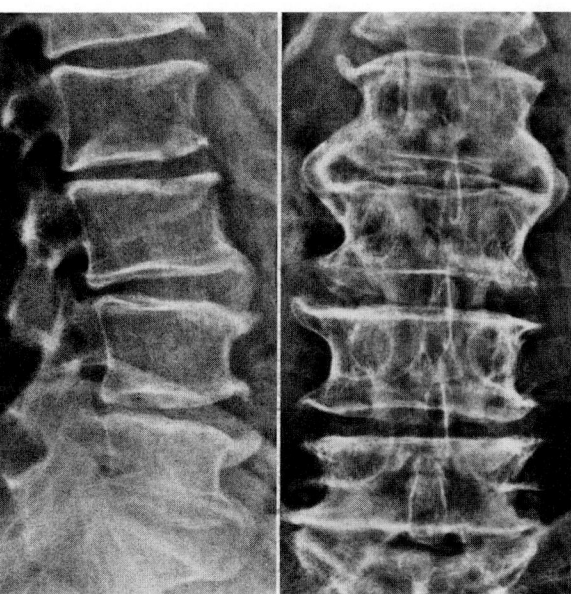

Abb. 59.4: Ausgeprägte *Spondylose* der Lumbalwirbelsäule eines 60jährigen Mannes: Randzacken in allen Stadien, Konsolen- und Spangenbildung bis zur knöchernen Überbrückung einzelner Segmente (L2–L3). Dieses Bild entspricht einem fortgeschrittenen Stadium mit weitgehender Versteifung. Leichtere Formen sind sehr häufige Befunde. Im Alter zeigt fast jede Wirbelsäule solche Veränderungen. Die meisten davon werden klinisch nicht manifest. Andererseits ist bei der außerordentlichen Häufigkeit von Kreuzschmerzen ein kausaler Zusammenhang mit einer radiologisch feststellbaren Spondylose naheliegend. Da Röntgenbild und Klinik aber längst nicht immer übereinstimmen, ist ein solcher Zusammenhang nicht ohne weiteres in jedem Fall anzunehmen. Dies zu wissen ist wichtig auch für die Beurteilung von Leistungs- und Arbeitsfähigkeit.

1. *Randzacken* an Wirbelkörpern (Osteophyten: «Spondylose»)
2. *Verschmälerung* des Intervertebralraumes («Chondrose») (Abb. 59.5a).
3. *Sklerosierung* der Deckplatten (Osteochondrose) (Abb. 59.5b).
4. Arthrosezeichen (Osteophyten und Sklerosierung) an den *kleinen Wirbelgelenken* (Spondylarthrose) (Abb. 59.5c).

   Diese können die Nervenwurzeln, welche unmittelbar dahinter liegen, direkt, aber auch durch Einengung der Intervertebrallöcher, bedrängen (Zervikobrachialsyndrom: S. 594).

   Im lumbalen Bereich wurde versucht, klinisch ein «Facettensyndrom» dingfest zu machen, in der Annahme, daß ein Teil der «pseudoradikulären» ausstrahlenden Schmerzen hier ihren Ursprung habe, vor allem bei älteren Menschen. Dies läßt sich nicht leicht beweisen. Jedenfalls haben lokale Infiltrationen unter Bildschirmkontrolle weder diagnostisch noch therapeutisch eindeutig reproduzierbare Resultate gebracht (Abb. 59.6).
5. Spangenbildungen (Abb. 59.7).

Diese Röntgenzeichen sind, wie erwähnt, im fortgeschrittenen Alter fast bei allen Leuten zu finden, meist *ohne* oder mit nur geringen Beschwerden.

Fortgeschrittenes Stadium: Versteifung

In den *späteren Stadien* dieser Entwicklung steht funktionell und klinisch die zunehmende *Versteifung* im Vordergrund. Diese Stabilisierung bedeutet eine gewisse *Selbstheilung* des betroffenen Segmentes (Abb. 59.7).

Allerdings ist die normale Funktion der Wirbelsäule als funktioneller Einheit gestört, besonders wenn Fehlhaltungen (Kyphosen, Skoliosen) damit verbunden sind. Nicht selten entstehen dann *Beschwerden in anderen Abschnitten der Wirbelsäule,* welche die verlorene Beweglichkeit kompensieren müssen (vor allem durch Hyperlordose von LWS und HWS).

Es muß betont werden, daß solche pathomechanischen Erklärungen zwar plausibel und wahrscheinlich sind, daß jedoch eine Korrelation der klinischen Symptome mit den pathologisch-anatomischen Befunden im Einzelnen *nicht einwandfrei bewiesen* ist. Die Röntgenbilder können *nicht* ohne weiteres als Grundlage für die Beurteilung von Rückenbeschwerden und für therapeutische Indikationen dienen.

Degenerative Krankheiten

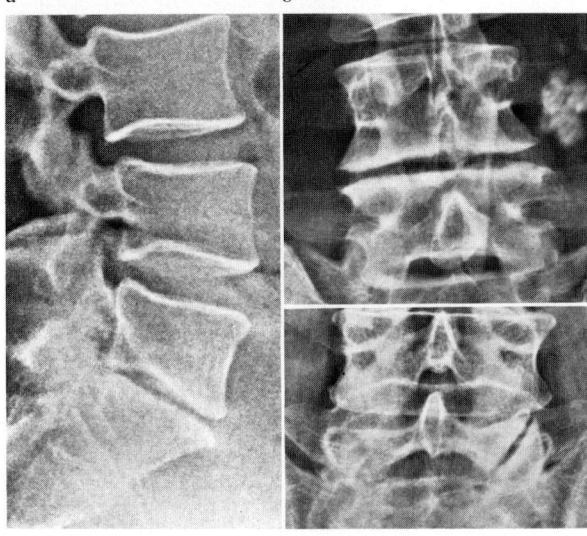

a   b

c

Abb. 59.5: *Verschiedene degenerative Veränderungen an der Lumbalwirbelsäule.*

a Sog. *«Chondrose»* des Lumbo-Sakralüberganges: Die unterste Bandscheibe ist degeneriert und weitgehend zerstört, der Intervertebralraum ist sehr schmal geworden. Dies kann spontan auftreten, oft nach Diskushernien, regelmäßig auch nach Diskushernienoperationen, bei welchen der Nucleus pulposus ausgeräumt wurde. Nach der initialen Instabilität wird das Segment meist steif und wieder stabil, und damit oft auch einigermaßen beschwerdefrei.

Die Knochenstruktur der Wirbelkörper ist noch weitgehend normal, man erkennt die beginnende Sklerosierung der Deckplatten: «Osteochondrose».

b Fortgeschrittene *Osteochondrose* im Bewegungssegment zwischen L4 und L5, mit Bandscheibenverschmälerung, starker subchondraler Sklerose der Deckplatten und Randzackenbildung. Diese Veränderungen sind besonders gut zu sehen, wenn der Intervertebralraum orthograd getroffen ist, wie hier im ap-Bild nach Teschendorff (siehe auch Abb. 62.2).

c Da die *kleinen Wirbelgelenke* schräg stehen, kommen sie normalerweise nur auf schrägen Aufnahmen zur Darstellung. Auch dort sind sie selten einwandfrei zu beurteilen. Auf diesem ap-Bild der Lumbosakralgrenze ist das linke Intervertebralgelenk zwischen L4 und L5 zufälligerweise orthograd getroffen. Es zeigt alle Merkmale einer *Arthrose:* Verschmälerung des Gelenkspaltes, Sklerose und Randzackenbildung: «Spondylarthrose».

Fehlstellungen, Inkongruenz und degenerative Veränderungen der kleinen Wirbelgelenke spielen in der Wirbelsäulenpathologie wohl eine größere Rolle als wir wissen, doch ist ihr Nachweis selten so eindeutig wie in diesem Fall.

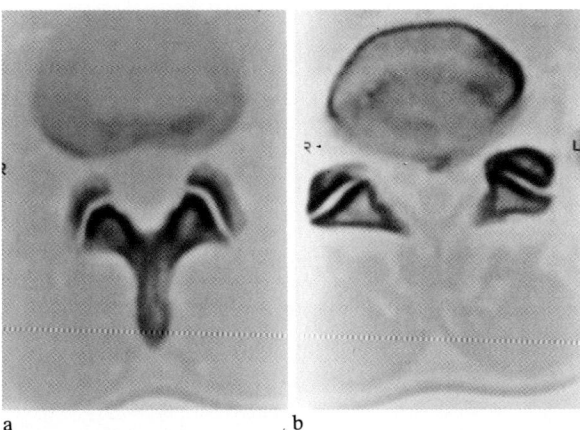

Abb. 59.6: *Die kleinen Wirbelgelenke.*

CT (Knochenfenster) eines 40jährigen Mannes:

a Schnitt auf Höhe der *Bandscheibe L3/L4.* In der oberen LWS sind die Gelenke fast sagittal gestellt.

b Auf Höhe von *L5/S1* sind sie annähernd frontal orientiert.

Die ventralen Gelenkfortsätze gehören zum unteren, die dorsal gelegenen samt Bogen und Dornfortsatz zum oberen Wirbel.

Die kleinen Gelenke sind oft recht unregelmäßig und weisen mit zunehmendem Alter sehr häufig degenerative Veränderungen auf (Spondylarthrose).

Es ist leicht zu sehen, daß die *Punktion* dieser Gelenke (von dorsal) nicht einfach ist.

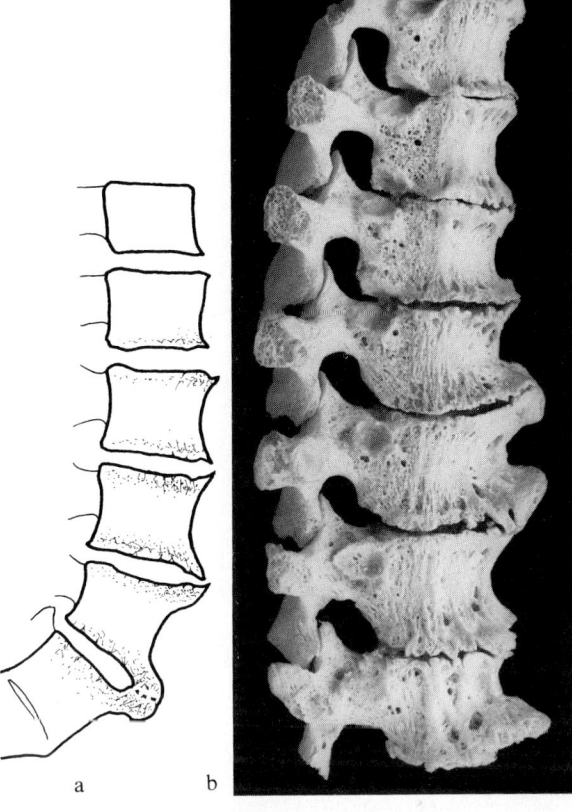

Abb. 59.7: *Versteifende Spondylose.*

a Auf der Zeichnung ist die Entwicklung der Spondylose, von oben nach unten fortschreitend, dargestellt: Kleine Randzakken, in Wirklichkeit Randwülste, erscheinen am Bandansatz, wachsen einander entgegen, bis sie sich schließlich berühren und in Extremfällen das Bewegungssegment überbrücken und knöchern versteifen. Parallel dazu werden die Deckplatten sklerotisch.

b *Präparat* einer Spondylose mit völlig versteifter Brustwirbelsäule. In diesem Stadium ist die Wirbelsäule zwar steif, dafür aber meist nicht mehr so schmerzhaft. Derart schwere hyperostotische Veränderungen sieht man allerdings nicht allzu häufig. Im Alter zeigen aber alle Wirbelsäulen mehr oder weniger starke spondylotische Veränderungen. Ihre klinische Bedeutung ist dann gering.

Sekundäre Spondylosen

Die beschriebenen Veränderungen treten besonders früh und schwer in Erscheinung bei *vorbestehenden Schäden* an der Wirbelsäule, welche die Statik des komplizierten Achsenorgans stören: Asymmetrische Belastung, Biegebeanspruchung statt axiale Kräfte usw. führen, ähnlich wie bei den Extremitätengelenken, zu lokalisierten Spannungsspitzen mit Überlastung an umschriebenen Stellen einzelner Wirbel und Bewegungssegmente. An diesen Stellen setzen die degenerativen Veränderungen ein und machen lokalisierte Spondylosen und Spondylarthrosen. Diese Vorgänge sind röntgenologisch gut zu verfolgen.

Jeder vorbestehende Wirbelsäulenschaden kann den *Degenerationsvorgang beschleunigen.* So kommt es, daß fast jede Wirbelsäulenkrankheit schließlich «degenerativ entartet» (Abb. 59.8 und Abb. 59.9) (Tab. 29).

Tab. 29: Ursachen von degenerativen Wirbelsäulenveränderungen.

> 1. *Krankheiten, welche vorzeitig zu (sekundären) Spondylosen führen (Vorzustände).*
>   1. *Kongenitale Störungen:*
>   - Wirbelasymmetrien (kongenitale Skoliosen)
>   - Übergangswirbel (Assimilationsstörungen, Nearthrosen)
>   2. *Wachstumskrankheiten:*
>   - Juvenile Skoliosen
>   - Juvenile Kyphosen und Flachrücken: Scheuermann (wahrscheinlich häufigste Ursache von degenerativen Wirbelsäulenkrankheiten)
>   - Spondylolisthesis
>   3. *Umschriebene Wirbelsäulendeformitäten* (Gibbus, Keilwirbel):
>   - alte Frakturen und Luxationen
>   - Infektionen (Spondylitiden)
>   - Knochenkrankheiten (Osteoporose, Osteomalazie, Tumoren usw.)
>   4. Andere *Wirbelsäulenverkrümmungen* und Fehlhaltungen:
>   - pathologische Kyphosen, Skoliosen und Lordosen anderer Genese, z. B. bei Beckenfehlstellung und anderen statischen Störungen
>   5. *Wirbelsäulenversteifungen,* lokalisiert oder generalisiert (z. B. Bechterew).
> 2. *Primäre degenerative Veränderungen an den Bewegungssegmenten.*

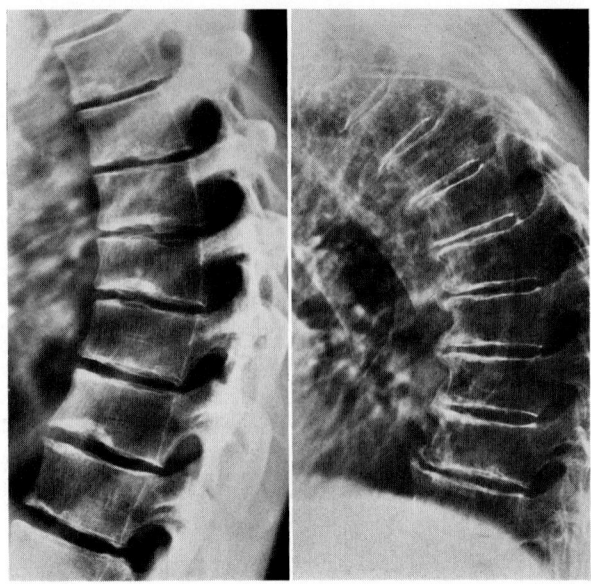

a   b

Abb. 59.8: *Degenerative Veränderungen an der Brustwirbelsäule.*

a 20jähriger Mann, der während der Pubertät eine Scheuermannsche Erkrankung durchgemacht hatte, welche an sich ausgeheilt ist, jedoch als bleibenden Schaden eine sog. «*Osteochondrose*» hinterlassen hat: Verschmälerte Bandscheiben, unregelmäßige Deckplatten mit Einbrüchen (alte Schmorlsche Knötchen) und reaktiver Sklerosierung. Teilweise Versteifung der wegen der Keilform mehrerer Wirbel kyphosierten Brustwirbelsäule. Solche Wirbelsäulen können bei stärkerer Beanspruchung Schmerzen verursachen, bleiben aber auch erstaunlich oft beschwerdefrei (vgl. S. 613).

b *Osteochondrose* und *Spondylose* bei einer 70jährigen Frau mit Rückenbeschwerden: Auch hier verschmälerte Bandscheiben und etwas unregelmäßige, sklerosierte Deckplatten. Dazu kommen reaktive Veränderungen an den Vorderkanten der Wirbel: Zacken-, Sporn- und Spangenbildung, sowie die fast obligate Osteoporose des Alters. Auch diese Wirbelsäule ist stark kyphosiert und weitgehend steif. Steife Wirbelsäulen sind oft beschwerdefrei. Eine stärkere Osteoporose kann allerdings wieder zunehmende Schmerzen auslösen.

Degenerative Krankheiten

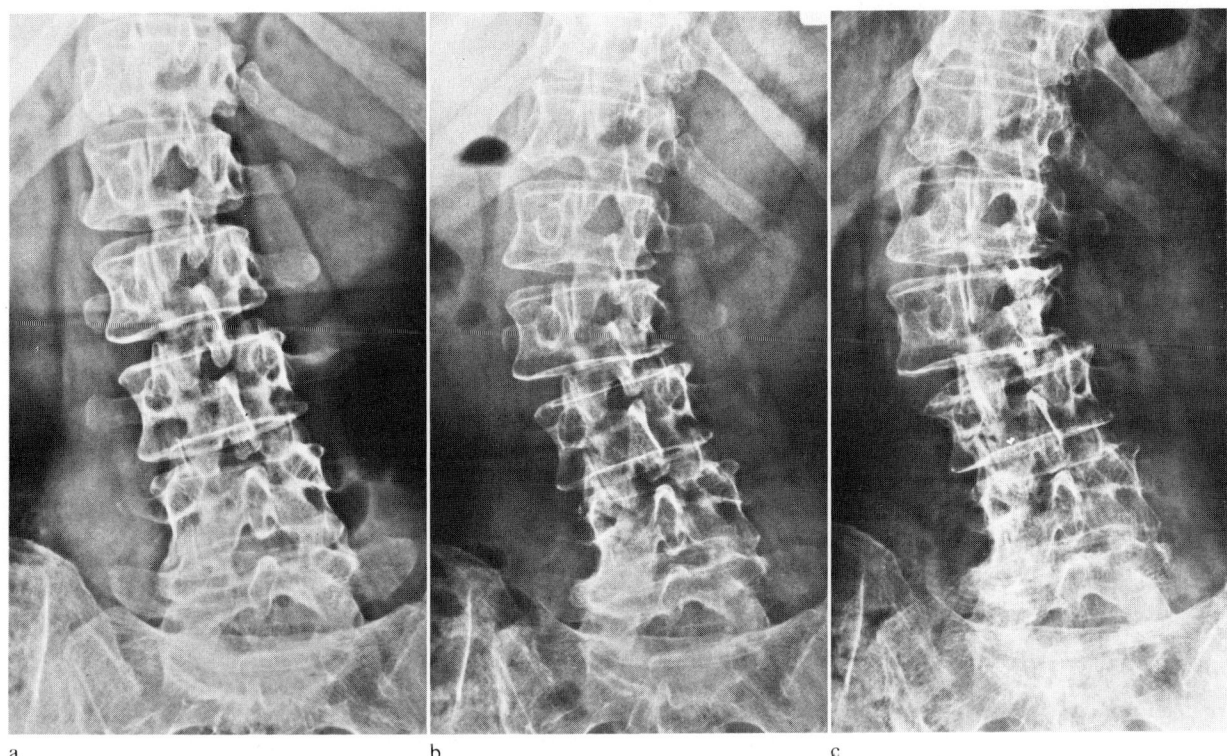

a   b   c

Abb. 59.9: *Veränderungen der Wirbelsäule im Laufe des Lebens,* am Beispiel einer leichten lumbalen Skoliose.

a Lumbalwirbelsäule einer 39jährigen Frau, die früher nie, seit einiger Zeit aber etwas Kreuzschmerzen hatte. Außer der skoliotischen Verkrümmung, welche seit dem Abschluß des Wachstums kaum mehr zugenommen hatte, keine pathologischen Veränderungen.

b Röntgenbild derselben Frau 12 Jahre später, im Alter von 51 Jahren: Jetzt sind deutliche degenerative Veränderungen sichtbar: asymmetrische Verschmälerung der Intervertebralräume,

geringgradiges Drehgleiten zwischen L2 und L3, kleine Randzacken, Sklerosierungen, sowie Arthrosezeichen an den kleinen Wirbelgelenken, z. B. deutlich L3, L4. Überdies ist die Involutionsosteoporose gut zu erkennen.

c Dieselbe Wirbelsäule weitere 11 Jahre später, im Alter von 62 Jahren: Die degenerativen Veränderungen (Spondylose) haben stark zugenommen, ebenso das Drehgleiten und auch die Skoliose. Die ungünstige Statik verschlimmert die normalen Altersveränderungen, zu denen auch gewisse Degenerationserscheinungen fast obligat gehören.

Diagnose

Die *Mehrzahl aller Rückenbeschwerden* wird degenerativen Wirbelsäulenveränderungen zugeschrieben. Der typische *Röntgenbefund* ist leicht zu erkennen. Im Anfangsstadium fehlt er allerdings manchmal noch, und später, im Alter, ist er so häufig (z. B. spondylotische Randzacken), daß *nicht* ohne weiteres ein Zusammenhang mit den Beschwerden angenommen werden darf.

Es gilt also vor allem, *andere Schmerzursachen zu erkennen oder auszuschließen.*

Schmerzen, die von den *Bewegungssegmenten* ausgehen, werden in der Regel durch die Beanspruchung der Wirbelsäule verstärkt, ändern also je nach Stellung, Lage und Tätigkeit, während Schmerzen ausgehend von den *Wirbelkörpern* oder anderen inneren Organen davon weitgehend unabhängig sind (Tab. 30, S. 641).

Bei den gewöhnlichen, unspezifischen, bewegungsabhängigen Kreuzschmerzen, gleichgültig, ob mit oder ohne röntgenologisch nachweisbare Degenerationserscheinungen, ist in der *überwiegenden Mehrzahl keine eindeutige Ursache* zu finden, und somit steht auch *keine* spezifische, *kausale Therapie* zur Verfügung. *Lediglich ein kleiner Bruchteil* aller Patienten hat Störungen, die einer solchen zugänglich sind. Es sind dies in erster Linie solche, bei denen *Nervenwurzeln eingeklemmt* sind. Dazu gehören:

– *die Diskushernie* als wichtigste, sodann
– *die Stenose* des *lumbalen Wirbelkanals* und evtl. weitere knöcherne Nerveneinklemmungen.

Anamnese und neurologische Untersuchung geben die wichtigsten Anhaltspunkte für diese Differentialdiagnose. Sie wird in Abschnitt «Neurologische Komplikationen» besprochen: Diskushernie siehe S. 657f. und «enger Spinalkanal» S. 666.

Tab. 30: Differentialdiagnose von Rückenschmerzen.

A. *Spondylogene Schmerzen*
1. *Knochenveränderungen:*
   1. Angeborene Mißbildungen
   2. Statische und degenerative Störungen bei Wirbelsäulendeformitäten jeder Genese.
      - Kyphosen
      - Flachrücken
      - Skoliosen
   3. Spondylolyse, Spondylolisthesis
   4. Statische Beschwerden bei
      - Beckenfehlstellungen (Hüftkontrakturen: in Flexion, mit vermehrter Beckenkippung nach vorn; in Adduktion mit seitlichem Beckenschiefstand: Beinlängendifferenz)
      - anderen Störungen der normalen Funktion des übrigen Bewegungsapparates (Hinken)
   5. Traumatische und posttraumatische Schäden
   6. Entzündliche Erkrankungen (infektiöse Spondylotiden, Bechterew)
   7. Tumoren, primäre, Metastasen und Knochenmarkskrankheiten (Retikulosen usw.)
   8. Metabolische Osteopathien (Osteoporose, Osteomalazie), mit Spontanfrakturen
   9. Andere Knochenkrankheiten (Paget, eosinophiles Granulom)
2. *Schäden an den Gelenken und Weichteilen*
   1. Degenerative Schäden an den Bandscheiben (Chondrose, Osteochondrose, Diskushernie, Spondylose) und den kleinen Wirbelgelenken (Spondylarthrose), primär und sekundär
   2. Kompression von Nervenwurzeln (Diskushernien)
   3. Störungen im Iliosakralgelenk
   4. Myalgien, Tendinosen: häufig sekundär als Begleiterscheinung anderer Affektionen, vor allem statischer und degenerativer Störungen, Diskushernien usw.
   5. Statische Beschwerden bei muskulärer Insuffizienz («schlaffe Haltung», konstitutionelle Bandlaxität)
3. *Neurologische Störungen*
   1. Affektionen im Bereiche des Spinalkanales (extra- oder intradural): Bandscheibenprolaps, Tumoren, Entzündungen usw.
   2. Schmerzen im Bereiche peripherer Nerven (Ischiadicus, plexus brachialis, Interkostalnerven)

B. *In den Rücken projizierte Schmerzen*
   1. Gynäkologische Affektionen. Kreuzschmerzen während und nach Schwangerschaften sind sehr häufig
   2. Urologische Krankheiten
   3. Andere Krankheitsherde im kleinen Becken (Tumoren), intra- oder retroperitoneal
   4. Ischämieschmerzen bei okklusiven Veränderungen in der Aorta, den Iliakalarterien oder ihren Ästen
   5. Hüfterkrankungen, Beckenring
   6. Allgemeinkrankheiten
   7. Rückenschmerzen bei allgemeiner Überbeanspruchung, Müdigkeit, Erschöpfung und psychischer Dekompensation

In die Beine ausstrahlende Schmerzen

Kreuzschmerzen strahlen häufig ins *Gesäß* und in einen oder beide *Oberschenkel* aus. Schmerzen oberhalb der Kniekehle sind diagnostisch kaum verwertbar. Sie gehen eher von Wirbelstrukturen aus als von einer Diskushernie. Je weiter sie nach distal, in den Unterschenkel, in die Wade, ausstrahlen, desto eher sind sie spezifisch und radikulären Ursprungs. Nur am Fuß können sie einem Dermatom eindeutig zugeordnet werden (siehe Abb. 59.10).

Der Charakter der Schmerzen läßt Rückschlüsse auf ihre Ursache zu: Scharf lanzinierende, deutlich lokalisierbare, einem einzigen Dermatom entsprechende Schmerzen bis in den Fuß sprechen für eine Wurzelkompression, in der Regel durch eine Diskushernie.

Von den *bildgebenden Verfahren* (CT, MRI) verspricht man sich klärenden Einblick in die komplexen Strukturen. Für bestimmte Fragestellungen sind sie sehr hilfreich, doch tauchen oft für ein gelöstes Rätsel drei neue auf (z.B. falsch positive Befunde). Praktische Diagnostik und Entscheid werden dadurch nicht unbedingt vereinfacht. Bei gewöhnlichen Rückenschmerzen sind diese Untersuchungen *entbehrlich*.

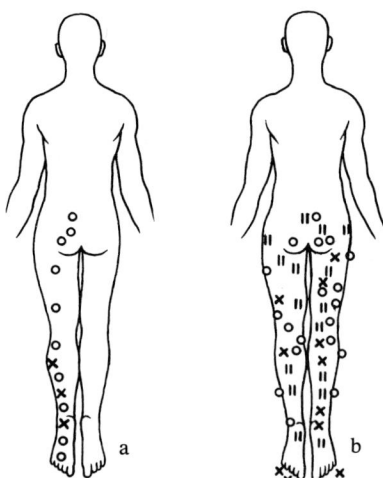

Abb. 59.10: Bei der Ischialgie kann der *Beschreibung* der Schmerzen durch den Patienten selbst diagnostische Hinweise geben *(pain drawing)*.

○: Hier gibt der Patient scharfe umschriebene Schmerzen (pain) an.

x: Hier verspürt er «Stechen wie mit Nadeln».

||: Hier empfindet er dumpfe Schmerzen (ache), zeitweise auch ein taubes Gefühl (numbness).

a Dieser Patient beschreibt das *typische* anatomische Muster von Schmerzen und Parästhesie, das einer Beteiligung der ersten Sakralwurzel entspricht.

b Dieser Patient hat Rückenschmerzen mit Ausstrahlungen, die vermutlich *nicht* neurologisch bedingt sind.

Bei vielen Patienten ist die Unterscheidung nicht so klar.

Wenn die Frage einer Diskushernienoperation aktuell wird, ist ein *CT* angezeigt.

Im *MRI* stellen sich degenerierte Bandscheiben signalarm dar, doch ist dieser Befund von geringer praktischer Bedeutung.

Diskographien werden kaum mehr gemacht, Myelographien nur selten, bei speziellen neurologischen Fragestellungen.

Das Nötige zur apparativen Diagnostik ist im übrigen auf S. 586f. gesagt.

Weitere diagnostische Möglichkeiten

- *Lokale gezielte Infiltrationen* werden angewandt zur topischen Diagnostik, indem an bestimmten Stellen (kleine Wirbelgelenke, Bandscheiben, Nervenwurzeln usw.) durch die Druckwirkung der Injektion Schmerzen hervorgerufen oder durch lokale Anästhesie ausgeschaltet werden sollen. Die Resultate sind widersprüchlich.

Die Technik ist nicht ganz ungefährlich. Auch unter Röntgenkontrolle ist es nicht einfach, die anvisierten Strukturen wirklich selektiv zu treffen.

- *Probatorische Ruhigstellung bzw. Fixation.* Um abzuklären, ob Schmerzen durch eine *Instabilität* verursacht sind und evtl. mit einer Spondylodese zu beheben wären, kann man für ein paar Wochen ein

- *Gipsmieder* anlegen. Verschwinden die Schmerzen damit, kann man ein abnehmbares *Korsett* anfertigen lassen oder eine *Operation,* eine Spondylodese, in Betracht ziehen.

Eine interessante Methode hat *Magerl* angegeben: Eine probatorische Fixation mit einem

- *Fixateur externe,* womit selektiv einzelne Bewegungssegmente fixiert werden können. Bei Erfolg, d.h. Schmerzfreiheit, kann eine gezielte *Spondylodese* erwogen werden.

Für die Differentialdiagnose des Zervikalsyndromes siehe S. 525 und S. 589.

Klinik

Im Vordergrund stehen die *Rückenschmerzen,* am häufigsten

- *lumbal* (Kreuzschmerzen, «Lumbago», «Lumbalgie»)

etwas weniger häufig

- *zervikal* (Nacken, «oberes Kreuz») (siehe S. 593)

und ebenfalls nicht selten

- *thorakal,* evtl. mit seitlichen Ausstrahlungen (Interkostalneuralgie).

Die Lokalisation der Beschwerden kann auch im Laufe der Zeit wechseln.

Die Patienten sind am häufigsten Frauen und Männer im mittleren Alter, aber nicht selten auch unter

30 (sekundäre Spondylosen). Im höheren Alter gehen die Schmerzen oft eher etwas zurück, dafür macht sich die *Versteifung* stärker bemerkbar.

Die Schmerzen treten zuerst nur sporadisch, nach größeren Anstrengungen auf, werden dann häufiger und stärker, und klingen auch nach längeren Ruheperioden nicht mehr regelmäßig ab.

Akute Schübe mit plötzlich einschießenden Schmerzen und fixierten Fehlhaltungen weisen auf temporäre *Blockierungen* in den Segmenten oder *Diskushernien* hin. Sie klingen meist nach wenigen Stunden, Tagen oder Wochen ab (siehe S. 658).

Oft sind bestimmte Stellungen und Haltungen besonders schmerzhaft, und in anderen findet der Patient Erleichterung. Dies kann für Diagnose und Therapie von Bedeutung sein.

Eine übermäßige Lordose der LWS ist eine häufige Begleiterscheinung schmerzhafter Instabilität. Ruhe in kyphosierter Haltung (angezogene Beine) verschafft diesen Patienten Erleichterung.

Die Untersuchung zeigt oft nur eine gewisse *Druckdolenz* im Bereiche der Dornfortsätze und Sehnenansatzstellen am Becken, nicht selten ist aber auch die *Rückenmuskulatur* empfindlich, was ihre Mitbeteiligung erkennen läßt. Reflektorische *Verspannungen* und *Myogelosen* lassen sich tasten. Die muskuläre (sekundäre) Komponente der Krankheit ist einer gezielten *Therapie* am besten zugänglich.

Charakteristisch ist, daß die Beschwerden und der klinische Befund keineswegs mit dem Röntgenbefund parallel gehen (siehe S. 637).

Der *langfristige Verlauf* ist in der Regel mehr wellenförmig als progredient und bessert eher mit den Jahren, so daß die Patienten relativ selten – verglichen mit der Häufigkeit des Leidens – voll invalide werden (Abb. 59.11).

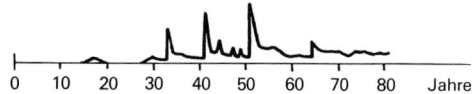

Abb. 59.11: *Verlaufskurve* der subjektiven Beschwerden bei degenerativen Wirbelsäulenveränderungen:

In der Adoleszenz können sie Ausdruck der Scheuermannschen Erkrankungen sein. In der Regel treten Rückenschmerzen jedoch erst im mittleren Alter auf, meist schleichend, wechselnd stark, abhängig von der Beanspruchung, seltener schlagartig und ausgesprochen schmerzhaft (Hexenschuß), dann aber meist auch rasch wieder abklingend. Diese Exazerbationen sind Ausdruck eines akuten Geschehens (Diskushernie, Einklemmung im Bereiche der kleinen Wirbelgelenke, Muskelspasmen).

Im Allgemeinen bleiben aber die Beschwerden einigermaßen erträglich und zeigen *nicht* den stetig progredienten Verlauf, der, wie etwa bei der Koxarthrose, zwangsläufig zur Invalidität führt.

Kreuzschmerzen (Lumbalgie)

Ob in den letzten Jahrzehnten das «lumbovertebrale Schmerzsyndrom» wirklich häufiger geworden ist, läßt sich wohl nicht eindeutig feststellen. Sicher ist, daß heute Patienten mit Rückenschmerzen, vor allem solche mit Kreuzschmerzen, ein *volkswirtschaftliches* und damit zwangsläufig auch ein medizinisches *Problem* ersten Ranges geworden sind.

Ausmaß, Bedeutung und Ursache dieses Problems wurde in den Abschnitten «Rückenleiden und ihre volkswirtschaftliche Bedeutung», (S. 671) und «Wirbelsäule und Rückenschmerzen» (S. 635) eingehend dargelegt. Hier sollen die *praktischen Konsequenzen* besprochen werden.

Allen Klinikern und Praktikern ist bekannt, daß *bei der Mehrzahl der Patienten, die wegen Kreuzschmerzen zur Behandlung kommen, keine befriedigende Diagnose gestellt werden kann.* Dies drückt sich auch in der Nomenklatur aus, wo eine Vielzahl von z. T. vagen, ungenauen und auch falschen Bezeichnungen in Gebrauch ist.

Ehrlicher ist die englische Bezeichnung «low back pain» oder die ältere deutsche «Lumbalgie» bzw. «Lumbago», heute wieder eine salonfähige Diagnose, die wenigstens den Stand des Wissens bzw. Unwissens genau reflektiert. *Theoretisch* ist das zwar unbefriedigend, doch müssen wir Ärzte unsere Rückenpatienten ja *praktisch* betreuen.

Tatsächlich gelingt es mit den heutigen Methoden, vor allem den bildgebenden Verfahren, in *einzelnen Fällen* eine differenzierte Diagnose zu stellen und auch mit einer gezielten Therapie (z. B. einer Diskushernienoperation) einigen Patienten zu helfen. Bei der Mehrzahl der Rückenbeschwerden (und das sind 90%!) findet man jedoch *keine* spezifische Ursache, die einer spezifischen Therapie zugänglich wäre.

Bei allen diesen Patienten die heute zur Verfügung stehende Abklärungsmaschinerie in Bewegung zu setzen wäre nicht nur unverhältnismäßig aufwendig und teuer, sondern auch unsinnig: Nur Wenigen kann damit geholfen werden, und im Endeffekt überwiegen die unerwünschten Wirkungen: Überdiagnostik, Angst, hohe Erwartungen, Enttäuschungen, Übertherapie, prolongierte Krankheit, große Arbeitsausfälle mit hohen Folgekosten, Invalidität. Abgesehen davon wäre ein solcher Aufwand auch gar nicht praktikabel.

Wie aber sollen wir Patienten mit «gewöhnlichen» Kreuzschmerzen behandeln?

Auf der Suche nach

Richtlinien für ein praktisches Verfahren

wurde eine Reihe von groß angelegten statistischen Studien durchgeführt[1]. Sie zeigten Folgendes:

1. Vier von fünf Menschen haben irgendwann einmal *Rückenschmerzen* im Verlaufe ihres Lebens.
2. Die klinische Erfahrung lehrt, daß bei etwa 99% aller Patienten *Schmerzen* das *einzige* Symptom sind, und nur bei etwa 1% noch andere Symptome und Hinweise auf spezifische Diagnosen gefunden werden.
3. 60% der nach einer Schmerzattacke arbeitsunfähigen Patienten können ihre Arbeit innerhalb einer Woche wieder aufnehmen.
4. Die unspezifischen Schmerzen bessern sich bei 3 von 4 Patienten innerhalb von 4–6 Wochen soweit, daß sie wieder arbeitsfähig werden.
5. 80–90% aller *akuten* Kreuzschmerzen heilen innerhalb von *6 Wochen* aus, unabhängig davon, ob und welche Therapie angewendet wurde.
6. Der weitere Verlauf bei den verbleibenden Patienten ist weniger gut: Je länger sie krank sind, desto kleiner werden die Chancen ihrer Wiedereingliederung in den Arbeitsprozeß.
7. Der *Spontanverlauf* der gewöhnlichen «Lumbago» ist offensichtlich *gutartig,* es handelt sich um eine «self-limiting condition», eine Störung, die sich von selbst in Grenzen hält (Abb. 59.12).
8. Die meisten Menschen haben früher ihre Rückenschmerzen ertragen, *ohne* ihre Lebensweise wesentlich zu ändern, *ohne* invalide zu werden

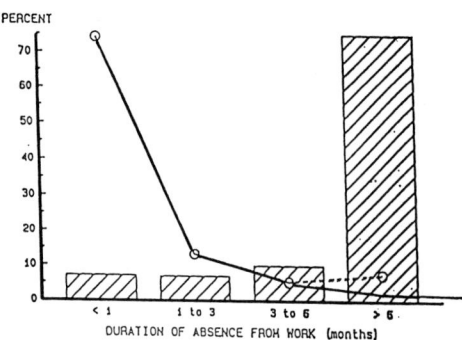

Abb. 59.12: Diese Graphik aus einer *kanadischen Statistik*[2] zeigt:

75% aller Patienten mit akuten Rückenschmerzen (versicherte Arbeitnehmer der Region Quebec) nahmen ihre Arbeit innerhalb von *vier Wochen* wieder auf, weitere etwa 12% innerhalb der ersten 3 Monate.

Nachher wird die (ausgezogene) Kurve *flach,* was bedeutet, daß für diejenigen, die immer noch nicht arbeiten, die Chance klein ist, daß sie doch noch wieder arbeitsfähig werden. 4,3% kehrten nicht mehr zur Arbeit zurück.

Die Höhe der schraffierten Balken entspricht der Höhe der *für Rückenschäden bezahlten Versicherungssummen. 75%* davon (Balken rechts) verschlangen die wenigen Fälle, die *länger als 6 Monate* arbeitsunfähig waren.

86% der Gesamtsumme (1981: 150 Mio. $) waren *Arbeitsausfallentschädigungen,* der Aufwand für die medizinische Behandlung betrug nur 14%.

[1] GORDON WADDELL: «A New Clinical Model for the Treatment of Low-Back Pain», Spine *12*, Nr. 7, 632–644, 1987.

und meist auch *ohne* ärztliche Hilfe zu suchen. In diesem Punkt ist wohl in den letzten Jahrzehnten ein gewisser Wandel eingetreten.

9. Gewöhnliche Rückenschmerzen sind – soweit sie keine klar erwiesene Ursache haben, und das ist bei der Mehrzahl der Fall – eine unangenehme, aber verhältnismäßig *ungefährliche* Erscheinung. Insbesondere sind Bewegung, körperliche Arbeit, Training und Sport in vernünftigem Rahmen *unschädlich*.

Dies ist auch für die *Patienten wichtig zu wissen,* da sie oft aus Angst vor schlimmerer Krankheit den Arzt dazu drängen, diagnostisch und therapeutisch aktiv zu werden, während sie selbst immer passiver werden.

10. *Radiologisch* nachweisbare degenerative Erscheinungen an der Wirbelsäule treten im Laufe des Lebens bei fast allen Leuten auf. Sie korrelieren nicht mit den Schmerzen.

11. *Akute* Schmerzen unterscheiden sich grundsätzlich von *chronischen* Beschwerden: Bei längerer Dauer wirken sie auf die Psyche ein, und eine Wechselwirkung beginnt.

12. Seit *Mixter* und *Barr* 1936 zeigten, daß eine Ischias, d.h. ins Bein ausstrahlende Schmerzen, durch die chirurgische Entfernung einer Diskushernie behoben werden kann, wurde in der *Bandscheibe* die *Hauptursache* von Ischias und Kreuzschmerzen gesehen.

Tatsächlich trifft dies nur in einem *sehr kleinen Teil* der Fälle, in weniger als 1%, zu. Die meisten ins Bein ausstrahlenden Schmerzen sind «pseudoradikulär» und haben einen ähnlichen Spontanverlauf wie die «gewöhnlichen Kreuzschmerzen».

Alle diese Beobachtungen, vor allem aber die Kenntnis des *günstigen «natürlichen» Verlaufes* in der Mehrzahl der Fälle, legen für die *praktische Betreuung* dieser Patienten ein pragmatisches Vorgehen nahe. Damit soll ein *effizientes Management* ermöglicht, diagnostische und therapeutische Leerläufe sollen vermieden werden.

Triage bei Kreuzschmerzen

Bei der ersten Konsultation wird eine *erste Triage* gemacht: Die Patienten, bei welchen Hinweise und Verdacht auf eine spezifische Diagnose bestehen, müssen angemessen weiter abgeklärt werden (siehe S. 646), während bei der großen Gruppe mit einfacher «Lumbago» und «Ischias», d.h. mit Schmerzen allein, eine symptomatische Behandlung begonnen wird. Eine weitere Abklärung ist jedoch vorerst nicht erforderlich.

Im nächsten Abschnitt wird ein «praktisches Management von Patienten mit Kreuzschmerzen» vorgestellt.

Grundlage für diese Triage muß eine *einfache Einteilung* sein, die mit den Mitteln der *Anamnese* und der *klinischen Untersuchung* eine eindeutige Zuordnung gestattet[2]. Ihre *Kriterien* sind im Folgenden aufgeführt:

Eine Klassifikation des «lumbalen Schmerzsyndromes» für den praktischen Gebrauch

Mit der Anamnese allein können bereits *zwei große Gruppen abgegrenzt* werden:

Gruppe 1: Patienten mit Rückenschmerzen als alleinigem Symptom, mit oder ohne Ausstrahlungen in die Beine.

- bei 20 bis 50Jährigen, ohne besondere Risikofaktoren und
- ohne pathologische Befunde bei der *klinischen* Untersuchung.

Gruppe 2: Patienten mit zusätzlichen Risikofaktoren:

a) *Anamnestisch:*

- *Kinder und Jugendliche* unter 20 Jahre: In dieser Gruppe sind Kreuzschmerzen ungewöhnlich.
- *Ältere,* über 50 Jahre: Rückenschmerzen aus anderer Ursache nehmen an Häufigkeit zu: Osteoporose (Spontanfrakturen), Metastasen usw.
- *Trauma.* Echte Unfälle sind zu unterscheiden von unachtsamen, brüsken, unwillkürlichen Bewegungen und plötzlich einschießenden Schmerzen, etwa auch beim Lastenheben usw., was manche Patienten als Unfall ansehen.
- *fieberhafte* und
- *allgemeine* Erkrankungen, Claudicatio
- *chronische* und *rezidivierende* Rückenprobleme, frühere Rückenoperationen.

b) *Klinisch:*

- *spezifische Befunde,* wie deutliche Deformitäten, Versteifungen, Zustand der Muskulatur, Schmerzlokalisation (Abb. 59.10). Bei vielen Patienten mit Rückenschmerzen ist der objektive Befund *gering.*
- *Neurologische Ausfallserscheinungen:* daraus ergeben sich Indikationen zur weiteren Abklärung, hauptsächlich mit der *Frage nach einer Diskushernie.*

[2] WALTER O. SPITZER et al.: «Scientific Approach to the Assessment and Management of Activity-related Spinal Disorders, a Monograph of the Quebec Task Force on Spinal Disorders». Spine *12,* Nr. 7S (European Edition, Suppl. 1), S1–S59, 1987.

Degenerative Krankheiten

Im Folgenden wird ein *Schema zur Abklärung und Behandlung des lumbalen Schmerzsyndromes* vorgestellt, das im Wesentlichen auf einem Vorschlag der «Quebec Task Force on Spinal Disorders» basiert[2]. Dem statistisch nachgewiesenen Spontanverlauf Rechnung tragend ist es sinnvoll, den *Faktor Zeit* in das Diagnose- und Behandlungsschema einzubauen:

Praktisches Management von Patienten mit Kreuzschmerzen

Das vorgeschlagene Management beruht auf:

- der *Triage* bei der *ersten Konsultation,*
- einem *Zeitplan* für das weitere Vorgehen und
- der allgemeinen Diagnosetechnik (im Kapitel «Diagnostik der Wirbelsäule», S. 579f. beschrieben).

Gruppe 1: Patienten mit Rückenschmerzen als einzigem Symptom:

- Bei diesen Patienten ist eine weitere Abklärung *nicht dringlich.* Auch Röntgenbilder sind in diesem Stadium nicht unbedingt notwendig. Eine symptomatische Therapie, wenn nötig, und eine *kurze Schonpause,* bei starken Schmerzen wenige Tage Bettruhe, sind adäquat.
- Falls nach *4 Wochen* der Patient seine normale Tätigkeit wegen Schmerzen noch nicht wieder aufgenommen hat, ist eine *Neubeurteilung* angezeigt, mit entsprechend eingehender Abklärung, und auch einer Überprüfung und Ergänzung des Therapieplanes.
- Nach etwa *7–8 Wochen* drängt sich eine *nächste Neubeurteilung* der noch verbliebenen, nicht gebesserten Gruppe auf, diesmal durch den oder die zuständigen *Spezialisten.*
- Für die Patienten, welche auch nach *3 Monaten* wegen Schmerzen noch nicht wieder arbeiten können, obwohl keine spezifische Diagnose gestellt werden konnte, wird zu diesem Zeitpunkt eine Beurteilung und Behandlung durch ein *multidisziplinäres Team* vorgeschlagen, wobei psychische und soziale, sowie Aspekte der Rehabilitation und Reintegration in den Vordergrund treten.
- Mit diesen Maßnahmen ist es möglich, nochmals einen Teil der Patienten wieder einzugliedern, so daß nur eine verhältnismäßig kleine Gruppe verbleibt, welche definitiv chronisch und invalide wird. Das Bestreben geht dahin, diese Gruppe *möglichst klein* zu halten.

Gruppe 2: Patienten mit Risikofaktoren:

Eine *gezielte* Abklärung und eine entsprechende Therapie sind angebracht.

Gewöhnliche Röntgenbilder (ap. und seitl.) dienen vor allem dazu, spezifische pathologische Skelettbefunde auszuschließen, bzw. nachzuweisen. Degenerative Veränderungen sind häufig und wenig signifikant.

- Bei *neurologischen Ausfallserscheinungen* als Hinweis auf eine mögliche Diskushernie ist eine 6wöchige konservative Therapie angezeigt, bevor eine genauere Abklärung im Hinblick auf eine Operation ins Auge gefaßt wird.

Die Abklärung richtet sich nach den Risikofaktoren. Das *konventionelle Röntgenbild* steht auch heute noch an erster Stelle und ist bei allen länger dauernden Rückenbeschwerden indiziert, die übrigen *bildgebenden Verfahren* sind nur bei besonderen Fragestellungen zu bemühen (vgl. S. 152f. und: «Diagnostik der Wirbelsäule», S. 597f.).

Unter diesen ist das *Computertomogramm* wohl heute die bedeutendste Methode zur *Diagnose einer Diskushernie* sowie knöcherner Einengungen des *Spinalkanales.*

Weitere Abklärungsmöglichkeiten: siehe S. 643.

Kommentar

Das vorgeschlagene Abklärungs- und Behandlungsschema, das sich vor allem an der *Beobachtungszeit* orientiert und in Abständen neue Beurteilungen und Behandlungskonzepte fordert, hat vor allem *praktische* und *ökonomische* Ziele. Sie kommen in erster Linie dem einzelnen Patienten zugute, denn Rückenschmerzen sind keine lebensbedrohliche Krankheit, können aber, wenn sie chronisch werden, die sozialen und ökonomischen Lebensgrundlagen eines Patienten zerstören.

Sie liegen aber auch im Interesse der *Gesellschaft,* denn arbeitsunfähige Rückenpatienten sind eine große soziale Belastung, können doch die Kosten eines jungen Invaliden bis eine halbe Million Franken betragen.

Nicht die *Heilung* einer Krankheit, sondern die *Rehabilitation* steht also beim «lumbalen Schmerzsyndrom» im Vordergrund. Wir Ärzte wurden für die erste Aufgabe ausgebildet. Die zweite ist jedoch nicht weniger wichtig und dankbar. Sie ist auch nicht weniger ärztlich und sollte nicht unter unserer Würde sein.

Therapie bei akuten Kreuzschmerzen

Als erstes muß dem Patienten klar gemacht werden, daß sein Leiden zwar vielleicht sehr unangenehm, aber *keineswegs bedrohlich* ist, und daß keine Gefahr

Degenerative Krankheiten

---

[2] WALTER O. SPITZER et al.: «Scientific Approach to the Assessment and Management of Activity-related Spinal Disorders, a Monograph of the Quebec Task Force on Spinal Disorders». Spine *12,* Nr. 7S (European Edition, Suppl. 1), S1–S59, 1987.

einer Lähmung oder Invalidität besteht. Dies ist wichtig, weil Verletzungen oder Krankheiten von «Rückgrat», «Rückenmark» oder «Bandscheiben» bei vielen Patienten mit solchen Vorstellungen verbunden sind. Auch hilft es ihnen, zu wissen, daß der *akute Schmerz* in der Regel rasch *zurückgeht,* daß man sein schlagartiges Verschwinden jedoch von keiner Therapie erwarten kann.

Bei sehr starken Schmerzen ist eine Ruhepause, etwa Bettruhe für 2 Tage, und eine geordnete, vorgeschriebene, kurzdauernde Schmerzmedikation nicht zu umgehen. Beides soll jedoch limitiert und *nur so lange als unbedingt nötig* verordnet werden.

Bewegung ist nicht schädlich und soll im Rahmen des Möglichen gefördert werden.

Die Patienten brauchen *genaue Anweisungen,* wie sie sich bei ihren täglichen Verrichtungen am zweckmäßigsten bewegen können, und welche Bewegungen möglichst zu vermeiden sind: Rotation und Flexion der Wirbelsäule, bücken, vorneigen und Lasten heben in dieser Stellung. Diese Instruktion gehört zum *Wichtigsten* im Therapieplan. Merkblätter mit Verhaltensregeln und gymnastischen Übungen können abgegeben werden, ersetzen aber die *persönliche Instruktion* nicht. Mit diesem Zweck wurde die «*Rückenschule*» geschaffen. Sie hat erwiesenermaßen eine gute Wirkung auf Verlauf und Prognose. Die Instruktion wird praktisch geübt in Verbindung mit gezielter Heilgymnastik. Eine wichtige Aufgabe der Rückenschule ist die *Aktivierung* der Patienten, damit sie selbst ihre Rehabilitation in die Hand nehmen können, statt passiv Medikamente zu konsumieren und sich ins Bett zu legen.

Dem gleichen Zweck soll eine *engmaschige Betreuung* dienen: Nach Maßgabe der abnehmenden Schmerzen soll der Patient seine Aktivität, etwa eine Gehstrecke, täglich steigern und möglichst bald seine normale Lebensweise, seine regelmäßige Tätigkeit, d. h. seine Arbeit wieder aufnehmen. Wenn die Krankheit erst chronisch wird, verschlechtert sich die Prognose rasch.

Entscheidend ist, daß der Patient die Bedeutung seines Schmerzes *versteht* und *mit ihm umgehen lernt:* Schmerzen bedeuten *nicht* Arbeitsunfähigkeit. Bewegung und körperliche Aktivität, auch Arbeit, sind *nicht* a priori schädlich oder gefährlich. Mit der Diagnose «Diskusdegeneration» oder «Bandscheibenschaden» ist den Patienten *nicht* geholfen. Sie werden damit zu «Rückengeschädigten» gestempelt. Man muß sich dann nicht wundern, wenn manche von ihnen das Beste daraus zu machen versuchen, sich arbeitsunfähig schreiben lassen und eine Invalidenrente beantragen.

Wichtig ist selbstverständlich, mit den Patienten ihre Arbeit mit dem genauen Bewegungsablauf zu analysieren und ergonomische Verbesserungen zu veranlassen.

Das *Rehabilitationsprogramm* kann eingängig und englisch zusammengefaßt werden:

- Education
- Exercise
- Ergonomics

Chronische Beschwerden

Eine spezifische, kausale Therapie der degenerativen Wirbelsäulenleiden gibt es nicht. Sehr viel kann jedoch erreicht werden mit vernünftiger Lebensweise und mit einer auf den einzelnen Patienten zugeschnittenen Behandlung. *So lernen die meisten Patienten «mit ihrer Bandscheibe zu leben».* Wir müssen ihnen dabei helfen, indem wir ihre spezifischen Probleme mit ihnen besprechen, damit sie ihr Leiden besser verstehen lernen und ihr Leben und ihre Arbeit entsprechend einrichten können. Das *Ziel* der *medizinischen Behandlung* ist, die *Funktion* der Wirbelsäule, vor allem auch der Muskulatur, zu verbessern und die Schmerzen zu vermindern.

Im Folgenden sind die Methoden der Behandlung *chronischer Kreuzschmerzen* beschrieben.

Therapeutische Möglichkeiten bei chronischen Rückenschmerzen

Aufklärung

In *leichten Fällen* genügt die *Aufklärung* über die Harmlosigkeit des Leidens und die gute Prognose, die *Förderung* körperlicher Tätigkeit, des Muskeltrainings, sowie Hinweise auf die zweckmäßige Haltung, etwa beim Sitzen (Autofahren), Bücken und Lastenheben (Abb. 59.13).

Gummiabsätze zum Abfedern des Ganges auf hartem Boden helfen manchem Rückenpatienten, und die meisten schlafen besser auf einer relativ *harten,* unnachgiebigen *Unterlage* (Brett unter der Matratze), als in einem weichen Federbett (Abb. 59.14).

Arbeitsweise

Die Arbeitsweise des Patienten verdient *besondere Aufmerksamkeit:* Ständiges bewegungsarmes Verharren in leicht gebückter Stellung, im Stehen oder Sitzen, bei Nacken- und Schulterschmerzen das ständige Vorhalten der gestreckten Arme (Maschinenschreiben!) ist ebenso ungünstig wie das dauernde Bücken und Lasten heben, vor allem aus *gebückter Stellung* heraus. Oft sind Umstellungen am Arbeitsplatz bei gutem Willen der Beteiligten möglich, nicht selten müssen allerdings die Patienten schließlich den Beruf wechseln. Am günstigsten ist eine leichtere Arbeit, bei welcher der Patient *abwechslungsweise* sitzen, stehen und gehen kann. Gelegentlich hilft eine Ruhepause während der langen Arbeitszeit (Abb. 59.15 und Abb. 59.16).

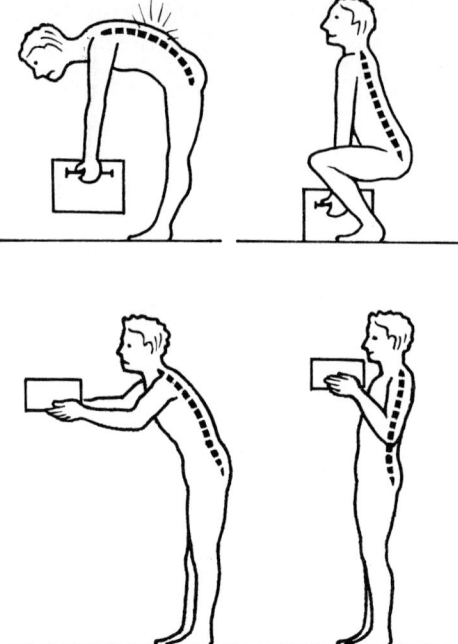

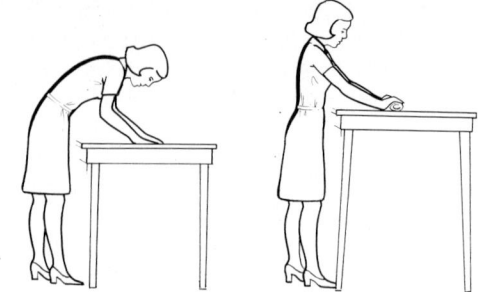

Abb. 59.15: Arbeiten in gebückter Stellung bedeutet eine große Dauerbeanspruchung für die Wirbelsäule. Wichtig ist vor allem die zweckmäßige Einrichtung des Arbeitsplatzes: Er muß *hoch genug* sein, daß man bequem aufrecht stehen bzw. sitzen kann.

Abb. 59.13: Beim *Lastenheben* aus gebückter Stellung wird die Wirbelsäule maximal beansprucht (links).

Die sog. «Verhebetraumen» mit plötzlichen Schmerzattacken geben vor allem in der Versicherungspraxis häufig Anlaß zu kausalen und prophylaktischen Erörterungen. Der Laie empfindet sie als eigentliche Unfälle.

Zum Lastenheben und -tragen sollte die Wirbelsäule möglichst gestreckt (lordosiert) gehalten werden (rechts). Die Last soll möglichst *nahe* an der Körperachse getragen werden (Hebelarm!).

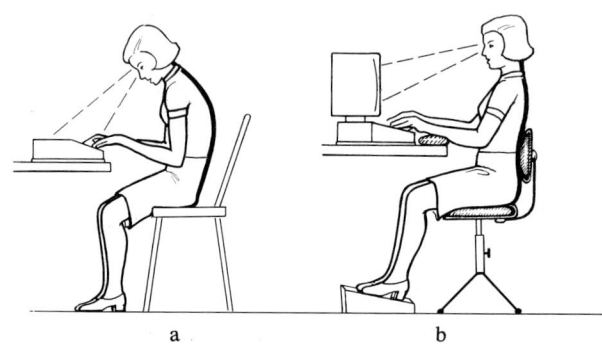

a   b

Abb. 59.16:

a Tägliches stundenlanges Sitzen in derselben, gebückten Stellung, besonders mit vorgestreckten Armen, ermüdet stark. Muskelschmerzen im Schultergürtel und Rücken sind häufige Folgen.

b Am Arbeitsplatz ist die Haltung vor allem durch die *Blickrichtung* bestimmt. Der *Blickfang* sollte möglichst *hoch* liegen. Gutes Abstützen von Rücken, Füßen und Armen können die Arbeit erleichtern.

Eine Arbeit, welche abwechslungsweise Sitzen, Stehen und Gehen verlangt, ist wesentlich günstiger für den Rücken, als das lange dauernde, unbewegliche Verharren in derselben Stellung.

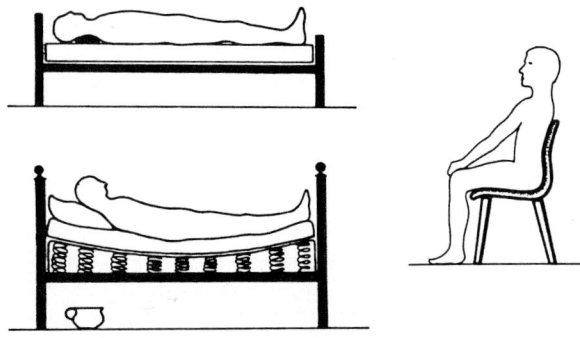

Abb. 59.14: Die meisten Menschen mit Rückenschmerzen schlafen besser auf einer Matratze mit einer harten Unterlage als in einem weichen Pfühl. Eine kleine Nackenrolle ist bei Nackenschmerzen günstiger als ein hohes Kissen.

Bequeme Sitzmöbel: Sitzfläche etwas nach hinten abfallend. Kniekehlen frei. Füße bequem auf dem Boden. Rückenlehne leicht nach hinten geneigt, dem Rücken angepaßt, *Abstützung auf Höhe untere BWS und obere LWS.*

Es gibt eine *kleine Gruppe* von Patienten, welche wegen Rückenschmerzen dauernd *invalide* werden. Meistens sind ihre psychischen und sozialen Probleme groß. Die *Wiedereingliederung* ist ein schwieriges Problem, sollte aber deswegen nicht vernachlässigt werden. Dazu ist die *Zusammenarbeit* des Arztes mit Sozialfürsorge, Berufsberatung, Rehabilitationsinstitutionen, Versicherungsträger, aber auch mit der Industrie und evtl. mit einem Psychiater notwendig (siehe auch «Rehabilitation», S. 264).

Muskeltraining

Rückenschmerzen gehen in der Mehrzahl der Fälle mit einer Dekompensation der Muskulatur einher, Ausdruck einer eigentlichen Zivilisationskrankheit. Die Erhaltung einer kräftigen Muskulatur ist die beste Prophylaxe und Therapie. Dabei ist das Training der *Bauchmuskulatur* ebenso wichtig wie dasjenige der *Rückenmuskeln* (vgl. S. 577).

Wichtiger als ausgiebige *Bewegungen* sind *gezielte isometrische Muskelübungen,* ergänzt durch Instruktion zur richtigen Haltung, zum Vermeiden des Bückens und anderer Extrembewegungen im täglichen Leben, und schließlich das Einüben eines Selbstübungsprogrammes zum *täglichen Training.* Dies sind die wichtigsten Aufgaben *heilgymnastischer Therapie.* Dazu wurde die «Rückenschule» geschaffen (siehe unten).

Regelmäßige, nicht extreme Bewegungen und Sport, besonders Schwimmen, sind sinnvoll und nützlich. Tatsächlich ist die vollständige Schonung selten notwendig. Auch Lasten heben ist in der Regel durchaus möglich, vorausgesetzt, man macht es richtig (siehe Abb. 59.13). Was stärkere Schmerzen macht, ist weniger günstig. Allerdings ist übertriebene Ängstlichkeit unnötig. Die Schmerzen limitieren die Aktivität des Patienten ohnehin genügend und bewahren ihn vor zusätzlichem Schaden. Die *Schmerzgrenze* ist der wichtigste und beste Indikator für das zweckmäßige und zuverlässige Maß an körperlicher Anstrengung und Training: «Alles, was keine übermäßig starken Schmerzen macht, ist erlaubt».

Physikalische Therapie

Bei stärkeren Schmerzschüben können lokale Wärmeanwendungen, Massagen oder Bäder vorübergehend Linderung verschaffen, können aber das oben genannte aktive Muskeltraining nicht ersetzen.

Die «Rückenschule»

In der Arztpraxis fehlt oft die nötige Zeit, die genannten Maßnahmen an den Patienten heranzutragen. Die Ermahnung: «Bewegen Sie sich mehr!» genügt auf die Dauer ebensowenig wie die Methode «Hose runter, Spritze rein».

Hilfreich wäre hingegen, den Patienten *Einsicht* und *Motivation* zu vermitteln, daß und wie sie sich *selber helfen* können. Aus dieser Erkenntnis heraus wurden die «Rückenschulen» gegründet, zuerst in Schweden, später in allen Industrieländern.

Tatsächlich besteht sowohl bei Kranken wie bei Gesunden ein *Bedürfnis nach praktischem Wissen und Handeln,* um «Rückenschäden» zu vermeiden bzw. vorzubeugen. *Gruppenkurse* kommen diesem Wunsch vorzüglich entgegen, auch, aber nicht nur, wegen ihrer psychologischen Wirkung.

Rückengerechtes Verhalten wird gezeigt und gelehrt, für den Alltag und den Arbeitsplatz, so z.B. auch, daß eine ergometrisch richtige *Beanspruchung* der Wirbelsäule durchaus möglich und unschädlich ist. Die Patienten lernen zweckmäßige Übungen zur Kräftigung und Entspannung verkrampfter Muskulatur, die sie auch zu Hause machen können. Konkret wird auf ihre Fragen und praktischen Probleme eingegangen. Ängste können abgebaut, Vertrauen kann vermittelt werden.

Voraussetzung ist kompetente *Leitung durch sach- und fachkundige Physiotherapeuten und Ärzte.* Der Erfolg, auch vokswirtschaftlich nachgewiesen, gibt dem Konzept recht. Daß auch Gesunde mitmachen und dem Ganzen eine positive Note als «Fitnesstraining» geben, macht die Rückenschule attraktiv. Sie ist wohl die beste Hilfe für Menschen mit Rückenschmerzen.

Der behandelnde Arzt wird seinen Patienten dieses Angebot gerne *vermitteln.* Adressen sind erhältlich.

Medikamente

In *akuten* Fällen sind schmerzstillende Mittel unumgänglich. Bei chronischem Gebrauch tritt leicht eine Gewöhnung ein.

Die bekannten antirheumatischen Pharmaka sind in der Regel wirksam, allerdings auch nur symptomatisch. Bei Muskelverspannungen sind sedativ-relaxierende Mittel zweckmäßig. Lokale Infiltrationen der schmerzhaften Stellen können sehr wirksam sein.

Korsettbehandlung (siehe auch S. 235)

Gewöhnliche Bauchbandagen von etwa 20–30 cm Breite, einfacher noch anzulegen und angenehmer zu tragen als die ebenfalls zweckmäßigen Schaumgummibinden, bringen den Patienten oft wesentliche Erleichterung. *Camp-Gürtel* passen sich noch besser an, sind bequem zu tragen und behindern wenig (Abb. 59.17 und Abb. 59.18).

Alle diese Bandagen wirken stabilisierend vor allem auch durch Straffung der Bauchwand und Erhöhung des intraabdominellen Druckes (siehe S. 577).

In manchen Fällen brauchen die Patienten *Lendenstützmieder,* wenn möglich nach Maß angefertigte Stoffmieder, die bei Bedarf durch feste Stäbe verstärkt werden können. Selten sind starre *Korsetts*

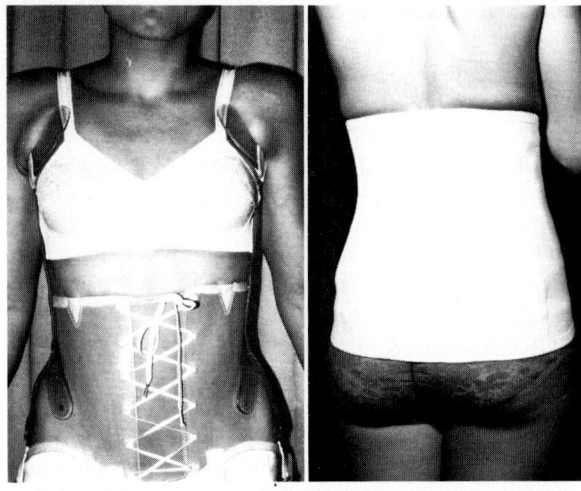

Abb. 59.17: *Halt und Stütze für den Rücken bei Kreuzschmerzen.*
Links ein leichtes Lendenmieder aus Stoff, das eine gewisse Ruhigstellung und zusätzlichen Halt durch straffe Bandagierung des Bauches gibt. Bei Bedarf können flexible Stäbe dorsal die Stabilität erhöhen. Solche «Campgürtel» und schmalere Bauchbandagen sind als Konfektionsartikel im Handel.

Rechts ein nach Maß und Modell gefertigtes, formstabiles Lederkorsett mit Verstärkung, das größere Bewegungsausschläge der Wirbelsäule verhindert (hier mit zusätzlichen Achselstützen, wie sie gelegentlich zur Aufrichtung der Brustwirbelsäule Verwendung finden).

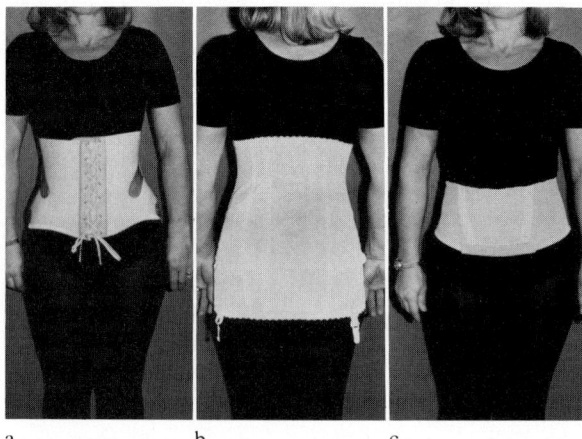

a   b   c

Abb. 59.18: Die *Breite* des Mieders wird nach der gewünschten Wirkung gewählt, kann aber auch dem Wunsch des Patienten angepaßt werden.

a Lendenmieder mittlerer Größe.
b Mehr Halt, aber auch mehr Bewegungseinschränkung bringt ein höheres Mieder. Geeignet besonders auch für adipöse Patienten.
c Schmale Bauchbandage. Vor allem jüngere Leute fühlen sich in Korsetten eingeengt, viele bequemen sich aber wenigstens zum Tragen einer solchen Bandage während der Arbeitszeit, da sie ihnen guten Halt und Schmerzlinderung gibt.

(Metall-Leder oder Kunststoff) notwendig. Wenn möglich werden diese Stützen nur getragen bei rezidivierenden Schmerzschüben und bei stärkerer Beanspruchung, also z. B. während der Arbeitszeit.

Vielfach wird behauptet, die Muskulatur würde unter dem Korsett atrophieren. Bei normaler Bewegung und gutem Muskeltraining ist das nicht der Fall, wie schon *Böhler* bewiesen hat, der Wirbelfrakturen mit Gipskorsetten behandelte und aus den Patienten innerhalb von drei Monaten Athleten machte: Wenn das Korsett größere Aktivität gestattet, profitiert auch die Muskulatur davon.

Manuelle Therapie

Besonders bei therapieresistenten Rückenschmerzen, welche mit *akuten* Blockierungen und Verspannungen einhergehen, hat die manuelle Therapie immer wieder gute Erfolge aufzuweisen (siehe Allgemeine Therapie, S. 216).

Lokale Infiltrationen

Infiltration von *umschrieben schmerzhaften Stellen* (Muskelansätze, -verhärtungen) können manchmal Schmerzen lindern.

Lokalanaesthetica, auch Cortison, *gezielt injiziert,* unter Röntgenkontrolle, können diagnostisch oder therapeutisch angewendet werden, z. B. für einzelne kleine Wirbelgelenke (Spondylarthrose siehe S. 638, Facettensyndrom). Die Erfolge sind unterschiedlich.

Operationen bei Rückenschmerzen

Die Beschwerden bei degenerativen Wirbelsäulenveränderungen bleiben in der Regel in einem *erträglichen Rahmen.* Akute Schmerzschübe klingen meist rasch ab, und bei chronischem Verlauf wechseln sie immer wieder mit beschwerdefreien Intervallen. Die Behandlung ist deshalb in aller Regel *konservativ* (Abb. 59.19).

Nur *selten,* bei unerträglichen Schmerzen und Invalidität, wenn alle Maßnahmen konservativer Therapie ausgeschöpft sind und keinen Erfolg zeitigen, erhebt sich die Frage, ob diesen Patienten mit einer Operation geholfen werden könnte. In *bestimmten, geeigneten* Fällen ist dies möglich, in vielen anderen nicht.

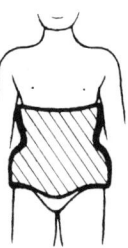

Abb. 59.19: Ein gut angepaßtes *Gipslendenmieder* gibt eine relativ gute Ruhigstellung der Lumbalwirbelsäule. Es wird angewendet bei akuten Schmerzschüben (Lumbalgien), als *Test* im Hinblick auf eine Spondylodese, sowie zur postoperativen Fixation nach Spondylodesen am lumbosakralen Übergang.

Beckenkämme und Taille müssen gut ausmodelliert werden, damit der Gips nicht drückt und doch gut sitzt.

Degenerative Krankheiten

Grundsätzlich stehen *eigentlich nur zwei Operationen* zur Beeinflussung von Rückenschmerzen zur Verfügung:

1. *Dekompression* bei neurologischen Störungen.
2. *Versteifung* einzelner Segmente mittels *Spondylodese.*

Dekompression von Elementen des Nervensystems

Einklemmungserscheinungen von Nervenwurzeln oder Rückenmark durch raumfordernde Prozesse mit progredienten neurologischen Ausfallserscheinungen erheischen eine *operative Dekompression.* Bei der Häufigkeit degenerativer Wirbelsäulenveränderungen kommen solche Operationen *selten* in Frage.

1. Die Diskushernienoperation

ist am bekanntesten. Die Entfernung einer Diskushernie ist wohl *die dankbarste Rückenoperation,* natürlich nur, wenn die Schmerzen tatsächlich von einer eingeklemmten Nervenwurzel ausgehen. Das ist nur in einem kleinen Prozentsatz aller Rückenpatienten der Fall. Die *Differentialdiagnose* (siehe Tab. 30, S. 642) ist deshalb besonders wichtig, damit jenen Patienten geholfen wird, denen geholfen werden kann, und bei den andern nicht falsche Hoffnungen geweckt und Operationen am untauglichen Objekt gemacht werden, was die Operation in Mißkredit bringt.

2. Einklemmung von Nervenwurzeln durch andere Elemente

Enger Spinalkanal (siehe S. 666), andere knöcherne Strukturen, Gelenkfacetten, Wirbelverschiebungen, Frakturen, Tumoren, Infektionen usw.

Bei Dekompressionsoperationen soll für die Nerven *genügend Platz geschaffen* werden. Dies bedingt mehr oder weniger ausgedehnte Resektionen von knöchernen Strukturen, Bogenanteilen und kleinen Wirbelgelenken usw. (Laminektomie). Dadurch wird *die Stabilität* des Wirbelgefüges *beeinträchtigt,* was wiederum zu Instabilitäten und schweren Störungen führen kann.

Geboten ist deshalb die möglichst *sparsame Resektion,* und, wenn dies nicht möglich ist, nötigenfalls *unmittelbar anschließend* eine *Spondylodese.*

Spondylodesen

Mit der *Spondylodese* (Verblockung, Verspanung) wird die *Versteifung* eines oder mehrerer *Bewegungssegmente,* die knöcherne Überbrückung und Blockierung zweier oder mehrerer Wirbel, bezweckt. Dies ist praktisch die einzige Operation, welche derzeit für Schmerzen bei degenerativen Wirbelsäulenerkrankungen zur Verfügung steht (mit künstlichen Bandscheiben und anderen Versuchen wurden bisher keine Erfolge erzielt).

Mit der *Ausschaltung eines instabilen, schmerzhaft beweglichen Bewegungssegmentes* hofft man, die Beschwerden zu beseitigen, analog der Konzeption der Arthrodese bei Extremitätengelenken. An der *Wirbelsäule* sind die *Probleme aber nicht so einfach:*

1. Unsere *Kenntnisse* über die Ursachen von Rückenschmerzen sind noch ungenügend. Wir suchen sie im pathologisch veränderten Bewegungssegment. Da diese Schmerzen meistens *bewegungsabhängig* sind, wird angenommen, daß sie *verschwinden,* sobald die Bewegung blockiert ist. Dies stimmt wohl in vielen Fällen. Möglicherweise aber spielen Faktoren eine Rolle, welche mit der Stabilisierung nicht behoben sind. Die Resultate der Spondylodesen sind denn auch weniger konstant als jene der Arthrodesen an Extremitätengelenken.

2. Die Wirbelsäule ist eine funktionelle Einheit. Ein *einzelnes Bewegungssegment* kann *nicht für sich allein betrachtet werden.* Wechselwirkungen, Ausstrahlungen, Kompensationsbewegungen spielen eine Rolle. Die verloren gegangene Beweglichkeit muß in den Nachbarsegmenten kompensiert werden. Dieser vermehrten Beanspruchung sind vor allem bereits vorgeschädigte Wirbelsegmente erfahrungsgemäß nicht gewachsen, was zu neuen Schmerzen führt. Versteifende Operationen *mehrerer* Bewegungssegmente haben denn auch eine schlechtere Prognose, als wenn nur *ein* Segment versteift werden muß.

3. Eine solide *knöcherne Versteifung* ist auch bei guter Operationstechnik *nicht leicht* zu erreichen. Pseudarthrosen sind häufig, allerdings schwierig nachzuweisen. Die Dauer bis zum knöchernen Durchbau beträgt, je nach Technik, etwa ein halbes bis ein ganzes Jahr.

4. Wenn, wie üblich, nur die dorsalen Anteile oder nur die Wirbelkörper verblockt werden, ist auch bei sicherem knöchernen Durchbau die *Versteifung* des Segmentes (wegen der Elastizität des Knochens) *nur relativ.*

5. Die Operationen sind aufwendig, schwierig und *risikoreich,* die Rekonvaleszenz dauert lange, die Erfolge sind nicht konstant und halten sich in Grenzen. Neben sehr guten Erfolgen (bei guter Indikation) sind viele Resultate unbefriedigend, nicht ganz selten katastrophal.

• Die *Indikation* zur Spondylodese wird aus allen diesen Gründen *zurückhaltend gestellt.*

1. Die Spondylodese ist als *letzter Ausweg* anzusehen bei hartnäckigen, unerträglichen, invalidisierenden Beschwerden, welche trotz langer und intensiver konservativer Behandlung nicht bessern.

2. Die Spondylodese hat nur Aussicht auf Erfolg, wenn die Beschwerden mit Sicherheit *von dem zu versteifenden Bewegungssegment* ausgehen. Es ist allerdings oft außerordentlich schwierig, die

Schmerzursache genau zu lokalisieren, leicht jedoch, sich zu täuschen. Es genügt nicht, einen abnormen röntgenologischen Befund ohne weiteres der Schmerzursache gleichzusetzen und daraus eine Operationsindikation abzuleiten. Eindeutige Kriterien sind aber immer noch *Mangelware*. Einige Hinweise werden weiter unten gegeben.

3. Ein gutes Resultat kann erwartet werden, wenn die pathologischen Veränderungen *auf ein einziges Segment* (höchstens zwei) *beschränkt* sind, während die übrige Wirbelsäule praktisch gesund und *frei beweglich* ist.

4. Am häufigsten kommen die *untersten Segmente L4–L5* und *L5–S1* in Frage.

Relativ günstige Voraussetzungen für eine Spondylodese sind lokalisierte Veränderungen nach angeborenen oder erworbenen (z.B. entzündlichen) Krankheiten oder Wirbelverletzungen, welche sekundär zu degenerativen Störungen führen.

Die besten Resultate werden bei der *Spondylolisthesis* erzielt.

Bei hartnäckigen und *invalidisierenden Rückenschmerzen* nach *Diskushernienoperationen* kann ebenfalls eine Spondylodese in Frage kommen (siehe dort).

5. Bei *älteren Patienten* ist die Adaptationsmöglichkeit der Wirbelsäule immer eingeschränkt. Spondylodesen kommen nur noch selten in Frage.

6. Der Patient muß den *Willen zur Gesundung* und zur Mitarbeit bei der Nachbehandlung mitbringen, sonst wird die Operation zur Flucht in die Krankheit und die Invalidität definitiv.

7. Daß *die Psyche* bei Rückenschmerzen eine *große* und *zentrale* Rolle spielt, ist eine bekannte Erfahrungstatsache. Sie ist bei der Operationsindikation in Rechnung zu stellen, sonst sind Mißerfolge vorprogrammiert, umsomehr, als die Erfolgsquote von Rückenoperationen (außer bei eindeutigen Diskushernien) ohnehin *wesentlich kleiner* ist, als jene von anderen Operationen.

Zu einer vernünftigen und erfolgversprechenden Indikation gehört eine *eingehende Abklärung* und Beurteilung der *psychischen Situation* der Patienten, einschließlich ihres sozialen Umfeldes, ihrer Belastbarkeit, Art der Schmerzverarbeitung, depressiver und neurotischer Symptome. Nur so lassen sich einige der vielen Fallen vermeiden, die dem ratenden Arzt und dem Operateur gestellt sind. Die Operation selbst hält noch genug andere bereit.

Zur Abklärung kommt die *Aufklärung*. Die Patienten sollten den Operationsentscheid wenn immer möglich *selbst* treffen oder wenigstens *mittragen*. Sie müssen *wissen*, was auf sie zukommt, wie lange es dauert und was sie erwarten dürfen: bei der Spondylodese in der Regel *keine* Heilung, lediglich eine Verbesserung. Wenn sie damit zufrieden sind, haben sie gute Aussichten.

– *Genaue Lokalisierung der Schmerzen*

Sie ist ebenfalls eine unabdingbare Voraussetzung für eine gute Indikation. Ausgangspunkt ist der *radiologische Befund* des Bewegungssegmentes: Verschmälerung des Intervertebralraumes, Verschiebung der Wirbel gegeneinander, reaktive Sklerose usw.

– *Das Röntgenbild allein*

gibt jedoch zu wenig, und oft irreführende Anhaltspunkte: Degenerative Veränderungen sind häufig und korrelieren schlecht mit der Klinik. Stark veränderte, sklerosierende Segmente sind manchmal schon weitgehend versteift und nicht mehr schmerzhaft, während die Schmerzen möglicherweise von benachbarten, radiologisch wenig stark veränderten, jedoch instabilen Segmenten ausgehen.

– *Bewegungsaufnahmen*

(seitlich bei maximaler Flexion und Extension) können Versteifungen und vermehrte, unphysiologische Beweglichkeit etwas besser differenzieren helfen.

• Die *Instabilität* eines Segmentes wird gemeinhin als Schmerzursache angeschuldigt, doch *fehlt eine genaue Definition,* und der Zusammenhang zwischen Röntgenbefund und Schmerzen ist nicht einwandfrei geklärt.

Zur genaueren *Schmerzlokalisierung* wurden herangezogen:

a) *nicht invasiv:*

– *Computertomographie* (Diskushernie, Knochenstruktur, enger Spinalkanal, siehe Abb. 59.37)
– *MRI* (Gewebsdifferenzierung, der Längsschnitt zeigt mehrere Segmente gleichzeitig).

– *Probatorische Gipsfixation*

Wenn die Schmerzen damit abnehmen, ist das ein Hinweis, daß auch die operative Fixation helfen könnte. Falls die Schmerzen sich nicht beeinflussen lassen, sind Zweifel an der Indikation angebracht.

b) *invasiv:*

– *Gezielte lokale Infiltrationen* von kleinen Wirbelgelenken, evtl. auch von anderen Strukturen, allerdings mit widersprüchlichen Resultaten.
– Die *Myelographie* kann größtenteils durch CT und MRI *ersetzt* werden. Für bestimmte Fragestellungen im Zusammenhang mit neurologischen Symptomen ist sie auch heute noch indiziert, meist als *Myelo-CT.*
– Injektionen in den Nucleus pulposus (*Diskographie*). Die Schmerzempfindung des Patienten auf den erhöhten intradiskalen Druck ist nicht spezifisch, und die Darstellung des Gallertkernes im Arthrogramm bringt keine für die Operationsin-

dikation relevante Information. Da die Diskographie auch nicht ungefährlich ist, wird sie klinisch kaum mehr angewandt (siehe auch S. 663).

– Fixateur externe

Magerl zeigte, daß es möglich ist, mit vier kräftigen Schrauben, welche unter Bildwandlerkontrolle durch Haut und Bogenwurzeln in *zwei benachbarte Wirbel* eingebohrt werden, diese mittels eines äußeren Fixationsapparates zu *stabilisieren*. Wenn damit die Schmerzen ausgeschaltet werden können, hat der Patient eine gute Chance, daß sie auch nach einer Spondylodese verschwinden.

Dies ist wohl eine invasive und recht unbequeme Methode, vielleicht aber derzeit das beste diagnostische Verfahren im Hinblick auf eine große und keineswegs sichere Operation.

Schließlich läßt sich das *Resultat* kaum je mit Bestimmtheit voraussagen, d.h. man weiß nie genau, in welchem konkreten Fall die Operation etwas nützt und in welchen nicht. Solange unsere Kenntnisse der Pathophysiologie der Wirbelsäule und der Schmerzentstehung so rudimentär sind, wird dies auch nicht ändern. Inzwischen sind *Langzeitresultate unsere einzige Referenz*. Unter diesen Umständen ist eine gewisse *Zurückhaltung in der Indikation* zweifellos angebracht, sowohl bei jungen wie bei alten Patienten.

Zur Technik der Spondylodese

Albee hat zu Anfang dieses Jahrhunderts Wirbelsäulenabschnitte mit massiven Kortikalisspänen (aus der Tibia) überbrückt und damit eine knöcherne Versteifung erreicht. Allerdings mußte er lange Rekonvaleszenzzeiten und manche Pseudarthrose in Kauf nehmen.

Hibbs hat etwa zur selben Zeit die *heute noch gültige Technik* eingeführt: *Anfrischen* der Bogen und Dornfortsätze bis auf blutenden Knochen und Anlagerung von kleinen *autologen Spongiosaspänchen* (chips) aus dem Beckenkamm. Diese wandeln sich im Lauf der nächsten Monate zu einer knöchernen Spange um, welche die Wirbel dorsal überbrückt, verbindet und stabil verblockt. Dieses Prinzip ist bis heute *das zentrale Element jeder dorsalen Spondylodese*.

Der Heilungsprozeß benötigt eine Ruhigstellung bzw. eine Fixation, bis die knöcherne Fusion zustandegekommen ist. Dies dauert ein halbes bis ein ganzes Jahr. Während mehrerer Monate müssen die Patienten ein *Gipskorsett* tragen.

Um die lange Rekonvaleszenzzeit abzukürzen und den Patienten die Gipsfixation zu ersparen, wurden Wege gesucht, die Spondylodese bereits *intraoperativ* zu *stabilisieren* (Abb. 59.20). Dies ist auf verschiedene Arten möglich:

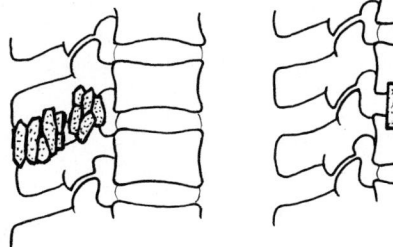

Abb. 59.20: *Spondylodesen* werden am häufigsten zur *Ausschaltung schmerzhafter Bewegungssegmente* gemacht. Die knöcherne Verblockung kann durch Verspanung von dorsal bzw. ventral erreicht werden.

Die *dorsale Verspanung* (links) geschieht durch Anfrischen der dorsalen Elemente und Einlagern von Spongiosaspänen. Bei der *ventralen Verspanung* (Verblockung) (rechts) werden nach Ausräumen, Anfrischen und Aufspreizen des Intervertebralraumes massive kortiko-spongiöse Späne eingeklemmt, welche schon primär eine gute mechanische Stabilität ergeben.

Beide Methoden haben ihre Vorteile, ihre Gefahren und ihre Indikationen.

1. Interkorporelle Verblockung

Dabei wird von ventral her die Bandscheibe reseziert. In den aufgespreizten Intervertebralraum werden kräftige kortiko-spongiöse Knochenblöcke eingeklemmt, womit sich die beiden benachbarten Wirbel gut stabilisieren lassen (Abb. 59.21).

2. Innere Fixation (Osteosynthese)

In den letzten Jahren ist die *innere Fixation* mittels *Osteosynthese* – den etablierten Prinzipien der operativen Frakturbehandlung der Extremitäten folgend – auch für die Wirbelsäule zu einer praktikablen Methode entwickelt worden. Die Verhältnisse sind allerdings unübersichtlicher, die Probleme entsprechend komplizierter, die Techniken schwieriger, und auch die *Risiken* wesentlich *größer*.

Die neuen Möglichkeiten wurden in erster Linie durch die Entwicklung bzw. Erfindung der *transpedikulären Schraubenfixation* eröffnet: Es zeigte sich, daß man eine Schraube von hinten *genau durch die Bogenwurzel* in den Wirbelkörper eintreiben kann, und daß diese in einem normalen Knochen *guten Halt* finden (Abb. 59.22).

Mit diesen Schrauben lassen sich weitere Fixationselemente wie Platten, Stäbe, Gewindestangen verankern und damit Verbindungen von einzelnen Wirbeln untereinander erzielen. Unter solcher Stabilität können Spondylodesen knöchern fusionieren, ohne daß äußere Korsette usw. nötig sind.

Die mechanische Wirkung der verschiedenen Montagen ist unterschiedlich, doch beruhen fast alle auf dem *Prinzip der transpedikulären Schraube*.

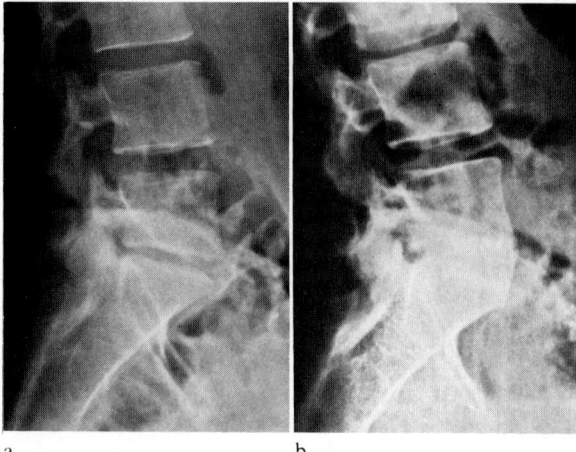

a b

Abb. 59.21: *Spondylodese* bei Osteochondrose L5–S1.

a Zustand vor der Operation: stark verschmälerte Bandscheibe.
b Ein Jahr nach der Operation: Der ventral zwischen die beiden Wirbelkörper eingesetzte kortiko-spongiöse Span ist knöchern fest mit diesem verwachsen.

Sind die Wirbelkörper schon primär einigermaßen stabil, so genügt eine verschraubte Platte als Verbindung. Andernfalls sind *winkelstabile Verbindungen* nötig (Montage mit Stangen, Klammern usw., Fixateur interne, Abb. 59.23).

Diese Implantate erlauben die *selektive Versteifung* einzelner Segmente.

Eine *Schwierigkeit* liegt in der *anatomisch richtigen Positionierung* der Schrauben: Die lichte Weite der Bogenwurzeln – in jedem Wirbelsäulenabschnitt in der Form verschieden – genügt gerade für eine etwa 4,5–5,5 mm dicke Schraube. Die Toleranz ist sehr klein, die Schraube muß *genau* gesetzt werden, damit sie intraossär zu liegen kommt, sonst können Nerven und Gefäße verletzt werden, und die Schraube hat keinen Halt (Abb. 59.22). Auch mit Bildwandlerkontrolle läßt sich dies offenbar nicht immer vermeiden (Abb. 59.24).

Dank dieser Technik hat sich das Interesse der Wirbelsäulenchirurgen wieder hauptsächlich dem *dorsalen Zugang* zugewandt.

Allerdings hat auch diese Chirurgie ihre *nicht geringen Gefahren.* In den USA wurden wegen gehäuf-

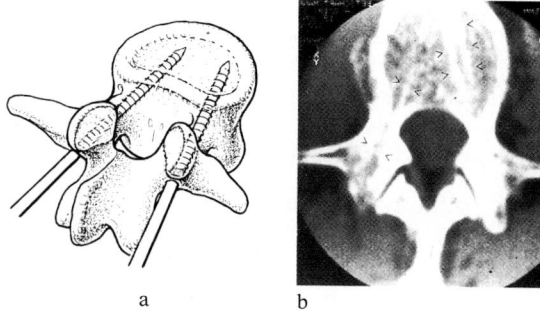

a b

Abb. 59.22: *Die transpedikuläre Schraube.*

Sie bildet eine der *Grundlagen* der operativen *Wirbelsäulenstabilisierung.* Nachdem man erkannt hatte, daß es möglich ist, von dorsal her eine Schanzsche Schraube durch die *Bogenwurzeln* in den Wirbelkörper einzusetzen, und diese Schrauben sehr stabilen Halt haben, war der Weg für die dorsale Osteosynthese an der Wirbelsäule frei. An diesen Schrauben lassen sich Stangen, Platten, Zwischenstücke für andere Implantate usw. befestigen, und damit ein, zwei oder mehrere Wirbel gegeneinander *stabilisieren.*

Die transpedikuläre Schraube ist eine *heikle Sache:* Sie sollte, um genügend stabil zu sein, etwa 5 mm dick sein. Mehr Platz ist in der Bogenwurzel auch gar nicht vorhanden. Die Schraube muß also *sehr genau* gesetzt werden, sonst perforiert sie den Knochen und gerät entweder in den Rückenmarkkanal, in die Intervertebrallöcher oder lateral aus dem Wirbel hinaus. Damit besteht *die Gefahr* von *Verletzungen* einzelner Nervenwurzeln, der Dura, aber auch von Gefäßen, wenn Bohrer oder Schraube zu weit nach ventral dringen.

Bei unkorrektem Sitz findet die Schraube aber auch *keinen Halt.* Es ist nicht ohne weiteres möglich, dann doch noch die richtige Stelle zu finden.

a): Skizze, b): Das CT eines Wirbels, nach Entfernung der Schrauben, zeigt, wie wenig Platz für die Schraube zur Verfügung steht in den Bogenwurzeln.

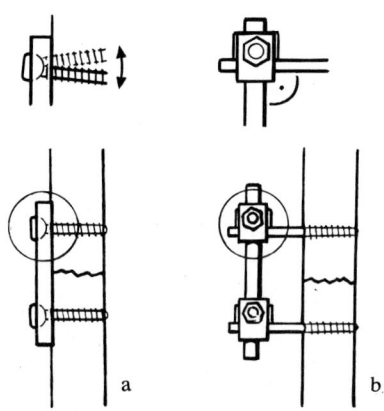

a b

Abb. 59.23: *Stabilisierung an der Wirbelsäule.*

a *Plattenfixation:* Die an den langen Röhrenknochen beliebte Osteosynthese mit Platten und Schrauben ist nur stabil bei interfragmentärem Druck und *Druck der Platte gegen den Knochen.* Der Winkel zwischen Platte und Schraube ist *nicht* fixiert. Ist die Wirbelsäule bereits einigermaßen stabil, mag diese Fixation genügen.

b *Winkelstabile Fixation:* An der *Wirbelsäule* hat das Verbindungsimplantat einen gewissen *Abstand* vom Knochen, weshalb zwischen den Wirbeln keine Stabilisierung durch Druck möglich ist. Bei Instabilität muß man deshalb auf das Prinzip des «Fixateur externe» zurückgreifen. Dieser ist nur stabil, wenn seine *Verbindung mit den Schrauben starr, der Winkel fixiert* ist.

An der Wirbelsäule kann der «Fixateur externe» als «Fixateur interne» verwendet werden.

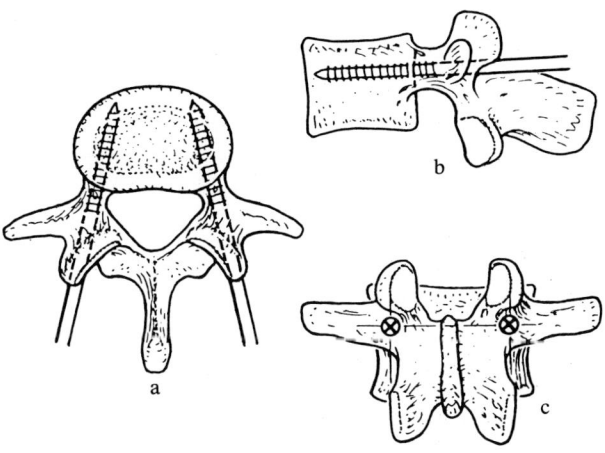

Abb. 59.24: *Das Einsetzen der transpedikulären Schraube in der Lumbalregion.*

a *Von oben gesehen:* Die Schrauben müssen genau in der Bogenwurzel sitzen. Diese läßt praktisch keine Toleranz für den Schraubensitz zu. Die Schrauben sollten leicht *konvergieren,* damit sie nicht vorne aus dem Wirbelkörper hinausstoßen und die prävertebralen Strukturen verletzen. Die Schraube darf aber auch den Wirbelkanal nicht perforieren. Schließlich darf sie *nicht zu lang* sein.

b *Von der Seite gesehen:* Die Bogenwurzel liegt in der oberen Hälfte des Wirbels. Die Schrauben sollten deshalb eher mit einer leichten Neigung *nach unten* eingesetzt werden, damit sie sicher im Wirbelkörper liegen.
Mit dem *Röntgenbildschirm* läßt sich im seitlichen Strahlengang die richtige Schraubenlage *prüfen.*

c *Ansicht von dorsal,* so, wie sie sich bei der Operation präsentiert. Die Bohrlöcher müssen genau unterhalb der Intervertebralgelenke liegen, auf Höhe der Querfortsätze. Im ap-Strahlengang sind die Bogenwurzeln meist *gut zu sehen* (siehe Abb. 51.10). Dort hinein muß gebohrt werden. Mit Kirschnerdrähten kann man die Lage kontrollieren: Sie stimmt, wenn der Draht nur noch als Punkt in der Mitte der Bogenwurzel erscheint.
Die Schrauben können zur Montage eines «Fixateur interne» dienen, sie können aber auch mit Stangen, Platten usw. verbunden und stabilisiert werden.

Lumbale Spondylodesen über ein oder mehrere Segmente werden gemacht bei Spondylosen, Spondylolisthesis, Instabilitäten und hartnäckigen Beschwerden nach Diskushernien, bei posttraumatischen und anderen Affektionen.
Die Fixation muß mit einer *Spongiosaplastik* ergänzt werden.

ten Komplikationen restriktive Bestimmungen für die Anwendung dieser Methode erlassen (Qualifikation des Operateurs), und in Europa ist der «rückenoperierte Problempatient» zu einem beliebten Kongreßthema geworden. Ihm zu helfen weiß bis heute niemand.

Gefahren und Komplikationen

– Verletzung von *Nervenwurzeln, Dura* und (im thorakalen Bereich) *Rückenmark* durch Instrumente und Implantate.
– Schädigung von *Nerven* und *Ruckenmark* (inkl. Querschnittsläsion, siehe auch S. 399f. und S. 405f.) durch *Zug* und Abscherung bei der instrumentellen Manipulation der Wirbel gegeneinander (v. a. bei Skoliosen, Spondylolisthesis und Wirbelfrakturen, aber auch bei anderen Instabilitäten).
– Verletzung von *Gefäßen* (dorsal und ventral, wo Aorta und Vena cava unmittelbar vor der Wirbelsäule liegen) mit Instrumenten oder unkorrekt positionierten Schrauben.
– Wundheilungsstörungen, Infektionen
– Ausreißen und *Bruch* von *Implantaten,* (relativ häufig).
– *Zusammenbruch* der Osteosynthese und, damit in Zusammenhang:
– *Pseudarthrosen*

– Die *Entnahme* von autologer Spongiosa (Beckenkamm) mit häufigen, nicht selten dauernden Restbeschwerden und
– *längere Rekonvaleszenz* sind nach wie vor unvermeidbar.
Bei zuverlässiger primärer Stabilität können die Patienten jedoch bald mit einem verstärkten Textilmieder mobilisiert werden, das sie mehrere Monate tragen müssen.

Zugänge:

1. Dorsal medial: Dies war und ist der Zugang für die dorsale Verspannung nach Hibbs und auch der bevorzugte Zugang für die inneren Fixationsmethoden von dorsal her (transpedikuläre, translaminäre Schrauben, Haken usw.).

2. Ventraler Zugang, transabdominal oder retroperitoneal, transthoracal: Zur interkorporellen Spondylodese (siehe dort). Vorteil: direkter Zugang zu den Wirbel*körpern,* primär stabile Verblockung auch ohne Implantate möglich. Bei ventralen Defekten ist eine Aufrichtung und Stabilisierung von vorne möglich.

Die *spezifischen Risiken* des vorderen Zugangs sind allerdings *groß,* wegen der Eröffnung der großen Körperhöhlen (z. B. Ileus) und der Nachbarschaft der großen Gefäße. Deshalb wählen die meisten Operateure den vorderen Zugang nur für besondere Indikationen.

Zweitoperationen von vorne sind wegen der derben Narben, in welchen die großen Gefäße eingemauert liegen, besonders gefährlich. Stattdessen sollte der dorsale Zugang gewählt werden.

Falls Metallentfernungen notwendig werden, ist man in einer ungemütlichen Lage. Dies könnte ein Grund sein, den vorderen Zugang für Osteosynthesen zu verlassen.

3. Die postero-laterale Verspanung über die Querfortsätze, mit Arthrodese (Anfrischen) der kleinen Wirbelgelenke ist eine gute und weniger riskante Methode.

Die *Wirbelsäulenchirurgie* macht dieselbe Entwicklung durch wie vor 20 Jahren die *operative Frakturbehandlung,* vermutlich mit all ihren Erfolgen und Fehlern. Zur Zeit (1992) ist sie im *experimentellen Stadium.* Das Interesse gilt in erster Linie der *technischen Entwicklung* von Instrumenten und Implantaten (Abb. 59.25, Abb. 59.26 und Abb. 59.27).

Aber erst die *klinischen Erfahrungen* und die *längerfristigen Resultate* werden zeigen, wo und wie die Wirbelsäulenchirurgie für die Rückenkranken – und es sind viele – sinnvoll und erfolgreich eingesetzt werden kann.

Anhang:

Zu den mannigfaltigen degenerativen Erscheinungen der Wirbelsäule gehört auch die «*Osteoarthritis interspinalis*» («Baastrupsche Krankheit»). Auf Lendenwirbelsäulenröntgenbildern sieht man gelegentlich reaktive Veränderungen an der Stelle, *wo sich zwei lumbale Dornfortsätze berühren.* Diese Veränderungen gleichen einer Arthrose. Ihre Entstehung stellt man sich ähnlich vor. Wenn gleichzeitig Kreuzschmerzen bestehen, vor allem bei vermehrter Lordose (im Stehen), liegt es nahe, zu versuchen, zunächst durch lokale Infiltrationen an dieser Stelle, dann durch partielle Resektion der betreffenden Dornfortsätze den Patienten von seinen Schmerzen zu befreien.

Der Zusammenhang zwischen dem augenfälligen Röntgenbefund und den Schmerzen ist aber bei der Häufigkeit sowohl von Kreuzschmerzen als auch von röntgenologischen Degenerationszeichen an der Wirbelsäule selten eindeutig. Ob der «Baastrup» überhaupt ein abgegrenztes Krankheitsbild sei, wird deshalb von vielen bezweifelt. Die an sich einfache und scheinbar logische Operation bringt denn auch längst nicht immer den gewünschten Dauererfolg. In jedem Fall sollte die Indikation dazu erst aufgrund einer eingehenden Untersuchung gestellt werden.

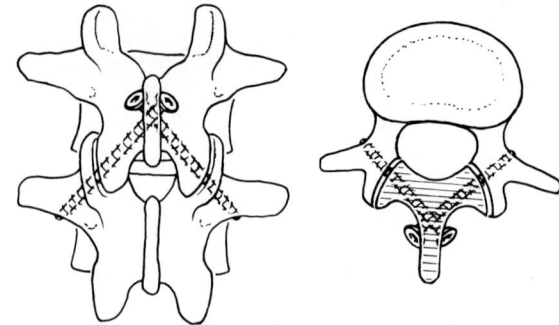

Abb. 59.25: *Spondylodese mittels translaminärer Verschraubung.* Zwei Wirbel können miteinander in situ osteosynthetisiert werden mit zwei gekreuzten Schrauben, durch die kleinen Wirbelgelenke hindurch. Ansicht von hinten und von oben. Auch diese Schrauben müssen sehr präzis gesetzt werden, wenn sie richtigen Halt geben sollen, aber auch um Verletzungen von Nerven usw. zu vermeiden.

Diese Spondylodese wird z. B. gemacht beim Postdiskektomiesyndrom und bei anderer segmentaler Pathologie, wenn die Wirbel nicht oder nur wenig verschoben sind (Osteochondrose, Spondylose). Auch hier ist das Anfrischen der Wirbelbogen und die Einlagerung von Spongiosa notwendig, damit die *knöcherne Fusion* die Wirbel stabilisiert, *bevor* die Schrauben brechen oder auslockern.

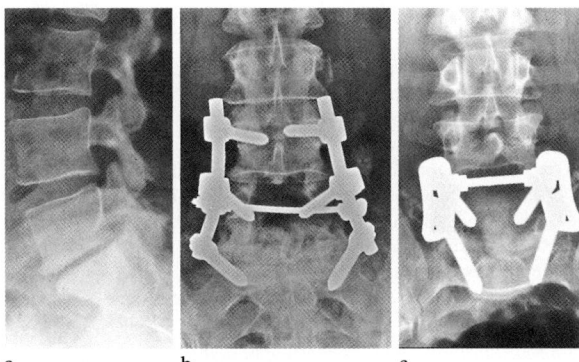

a   b   c

Abb. 59.26: *Dorsale Spondylodesen.*

a *Spondylose* L5/S1, 50jährige Frau. Bandscheibenverschmälerung und reaktive Sklerose. Operation wegen Schmerzen:

b *Spondylodese L4–S1.* Fixation mit CD-Instrumentarium (massive, biegbare Stäbe, an den transpedikulären Schrauben mit Klammern festgeschraubt). Eine Querverbindung erhöht die Stabilität. Die Schrauben sitzen richtig (vgl. mit Abb. 59.24).
Das Segment L4/L5 wurde auch versteift. Offenbar war man der Meinung, dieses Segment sei instabil, und die Schmerzen könnten auch von hier ausgehen.

c 36jähriger Mann. Spondylodese lumbosakral mit zwei festen Platten, transpedikulären Schrauben und Querverbindung.

Degenerative Krankheiten

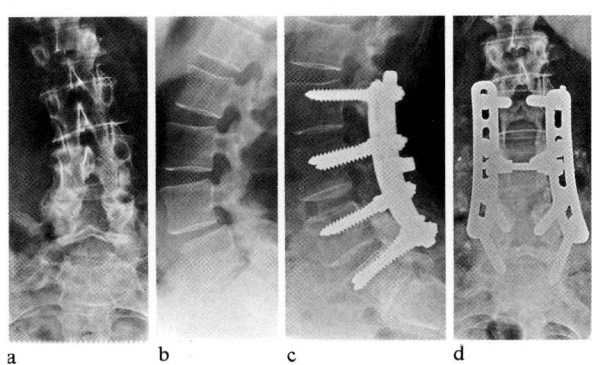

a   b   c   d

Abb. 59.27: *Mehrsegmentale dorsale Spondylodese* bei degenerativen Wirbelsäulenveränderungen. 52jährige Frau. Operation wegen Schmerzen.

a Skoliose der unteren LWS mit Spondylarthrose der kleinen Wirbelgelenke. (Wirbelbogen und Dornfortsatz von L4 waren bei einer Laminektomie entfernt worden).

b im Seitenbild Instabilität mit Pseudospondylolisthesis L4/L5. Diese Instabilität wurde durch die Laminektomie noch verschlimmert.

c dorsale Spondylodese über drei Segmente mit 4 Paar transpedikulären Schrauben, an welchen zwei kräftige Platten mit Muttern stabil befestigt wurden. Wirbelgleiten und Instabilität konnten damit behoben werden.

d die Skoliose ist geradegerichtet.

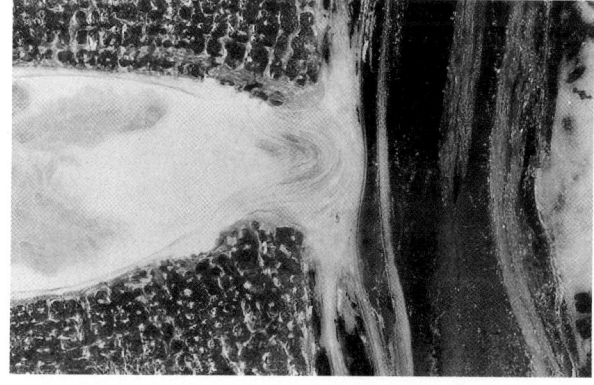

Abb. 59.28: *Anatomie einer normalen Bandscheibe.*
Gefrierschnittpräparat. Sichtbar ist der hintere Abschnitt mit den zwei angrenzenden Wirbelkörpern und dem Wirbelkanal (rechts). Die linsenförmige Bandscheibe ist dorsal begrenzt durch den *Anulus fibrosus*. Deutlich ist der nach hinten ausgebuchtete Faserverlauf, der das hintere Längsband, das mit dem Faserring fest verbunden ist, nach hinten gegen den Wirbelkanal etwas *vorwölbt*. Diese *Protrusion* kann schon beim *Normalen* mehr oder weniger stark ausgeprägt sein und kann im Laufe der Zeit zunehmen, wenn der Faserring zu erschlaffen beginnt. Nervenkompressionssymptome sind in diesem Stadium *selten*.
Wenn im Laufe der fortschreitenden Bandscheibendegenerationen der Anulus fibrosus an dieser Stelle *einreißt,* können Fetzen des degenerierten Nucleus pulposus nach hinten in den Wirbelkanal oder in die Zwischenwirbellöcher hinausgepreßt werden, als eigentliche *Hernien.* Je nach anatomischer Konstellation können sie hier Nervenwurzeln komprimieren und damit die typischen Symptome der Diskushernie auslösen. (Präparat W. Rauschning, Uppsala.)

Neurologische Komplikationen

Der langwierige Verlauf der chronischen Wirbelsäulendegeneration kann unvermittelt und schlagartig, aber auch unmerklich schleichend, kompliziert werden durch *Kompression von Nervenwurzeln* im Wirbelkanal. Am *häufigsten* geschieht dies durch einen Prolaps von Bandscheibenmaterial, seltener durch andere Ursachen: Enger Spinalkanal, Wirbelgleiten, Osteophyten, Tumoren u. a.

Der Bandscheibenprolaps (Diskushernie)

Pathologie

Die Schwachstelle der Bandscheibe ist der *Faserring (Anulus fibrosus).* Abb. 59.28 zeigt ihn im Querschnitt. Im Verlaufe degenerativen Prozesses weitet er sich aus und wird durch den Druck des *Nucleus pulposus* nach hinten vorgewölbt, was als *Protrusion* bezeichnet wird.

In einer nächsten Phase können *Lücken im Faserring* aufbrechen, durch welche degeneriertes Material aus dem Gallertkern hinausgepreßt wird, meistens nach dorsal oder dorsolateral. Dieses bildet dann eigentliche *Hernien,* welche irreponibel sein können (Abb. 59.29), (vgl. auch «Pathologie des Bewegungssegmentes»: S. 575).

Je nach der anatomischen Konstellation im Wirbelkanal kann diese Hernie auf eine *Nervenwurzel* drücken, üblicherweise dort, wo diese den Duralsack verläßt (Abb. 59.30). Wenn die Hernie weit lateral liegt, kann sie auch die nächsthöhere Nervenwurzel im Foramen intervertebrale bedrängen (Abb. 59.31).

Dieses einfache mechanische Modell stimmt wohl einigermaßen, ist aber weit davon entfernt, alle klinischen Erscheinungen erklären zu können. Dafür müssen *komplexere Vorgänge* (lokale Ödembildung, Gelenkblockierungen, Muskelkontrakturen über Reflexmechanismen usw.) angenommen werden, welche aber im einzelnen noch wenig bekannt und schwer nachzuweisen sind.

Lokalisation

Weitaus am häufigsten ist die *untere Lumbalwirbelsäule* betroffen.

Zervikale Diskushernien sind nicht ganz selten. Obwohl ihre Pathologie auf weite Strecken ähnlich ist wie jene der lumbalen, ist das klinische Bild so verschieden von diesem, daß es bei der HWS besprochen wurde (S. 593).

Thorakale Diskushernien sind außerordentlich selten.

Zervikale und thorakale Diskushernien sind potentiell gefährlich für das in unmittelbarer Nähe liegende *Rückenmark,* das auf Höhe von L1 endet. Lumbale Diskushernien können deshalb nur noch einzelne Nervenwurzeln bedrängen.

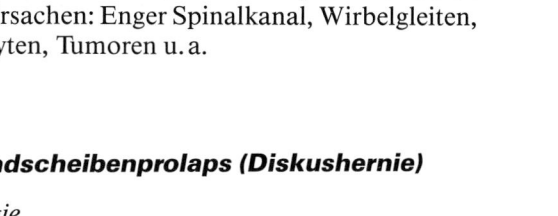

Degenerative Krankheiten

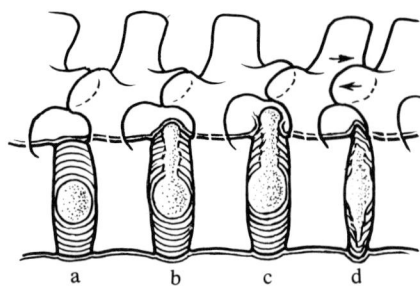

Abb. 59.29: *Bandscheibenprotrusion und Diskushernie,* so wie sie sich bei der Operation präsentieren.

a normale Bandscheibe

b *Protrusion:* mehr oder weniger starke dorsale Vorwölbung der Bandscheibe. Der Anulus fibrosus und das hintere Längsband sind *intakt.* Kompression von Nevenelementen ist in diesem Stadium *selten.* Eindrückliche Protrusionen finden sich z. B. im MRI auch bei *normalen* Individuen, die *nie* Beschwerden hatten.

c *Ruptur* von Anulus fibrosus und hinterem Längsband. Austritt einer *Diskushernie.* Diese kann sich in jeder Richtung verlagern und an engen Stellen Nerven komprimieren.

d Einfache *Diskusdegeneration.* Keine neurologischen Erscheinungen, aber Instabilität. Allfällige Beschwerden sind lokal, nicht radikulär.

Degenerative Krankheiten

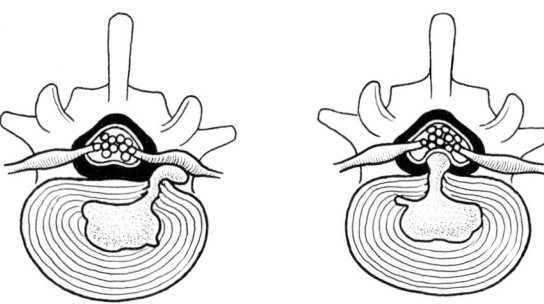

Abb. 59.30: *Lumbale Diskushernie.*

Links: Eine laterale Diskushernie drückt auf die abgehende Nervenwurzel.

Rechts: Eine große mediane Diskushernie kann die im Duralsack liegende Cauda equina komprimieren: Das «Cauda-Equina-Syndrom» ist eine, allerdings seltene, *Notfallsituation* (siehe Text).

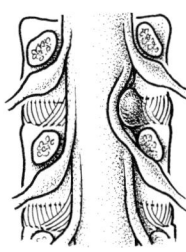

Abb. 59.31: Eine *laterale Diskushernie,* hier von dorsal gesehen, komprimiert in der Regel die *tiefer* gelegene Nervenwurzel in ihrem extrathekalen Verlauf.

Selten komprimiert eine lumbale mediane Diskushernie die Cauda equina derart, daß Symptome entstehen (S. 663 und Abb. 59.30b).

Ein relativ *eindeutiger topographischer Zusammenhang* besteht zwischen *neurologischen* Erscheinungen, falls solche vorhanden sind, und einer komprimierten Nervenwurzel. Er erlaubt in solchen Fällen eine genaue Höhendiagnose (Abb. 59.32 und Abb. 59.35).

Befallen sind in über 95 % die *untersten beiden Bandscheiben,* d. h. L4/L5 und L5/S1, und damit die Wurzeln L5 und S1.

Klinik

Betroffen sind vorzugsweise Männer im Alter zwischen 25 und 45 Jahren, aber auch Frauen, selten Jugendliche und ältere Menschen.

Die *Anamnese* ist typisch: Nachdem häufig schon über längere Zeit Kreuzschmerzen, oft schubweise, bestanden hatten, schießt unvermittelt, oder bei einer unkontrollierten forcierten Bewegung (Verheben, Drehbewegung, Aufstehen aus der Hocke, usw.; ein eigentlicher «Unfall» ist kaum je mit im Spiel), ein überaus heftiger Schmerz ins Kreuz (akute Lumbago). Der volkstümliche Ausdruck «Hexenschuß» umschreibt das Geschehen treffend. Wenn die «Ischias», die heftigen ausstrahlenden Schmerzen ins Bein, entlang dem Verlauf des N. ischiadicus, hinzukommen, ist das typische Bild komplett (Abb. 59.32).

Die Patienten können sich oft kaum mehr bewegen und finden nur mühsam eine einigermaßen bequeme Lage. Die Wirbelsäule wird völlig steif gehalten, in der Regel in einer zwangshaften kyphotischen und skoliotischen Haltung (antalgische Skoliose, Abb. 59.33). Das Bücken nach vorn ist nicht oder nur mit einer seitlichen Ausweichbewegung möglich. Die paravertebrale Muskulatur ist bretthart, verspannt und schmerzhaft (Hartspann). Die untersten Dornfortsätze sind druckdolent.

Diese Erscheinungen werden als «*vertebrales Syndrom*» bezeichnet, welches für die Diskushernie typisch ist.

Diagnostik

Wichtig sind in erster Linie *Anamnese* und *klinische Untersuchung:*

– Stellungs- und bewegungsabhängige *Schmerzen,* Zunahme der Schmerzen bei intraduraler Druckerhöhung (Husten-, Nies- und Preßschmerz).

– *Lasèguesches Zeichen.* Seine quantitative Aufzeichnung gestattet den zeitlichen Verlauf genau zu verfolgen (Abb. 59.34).

– *Finger-Boden-Abstand* (in cm gemessen beim Rumpfbeugen vorwärts, ebenfalls zur Verlaufskontrolle geeignet).

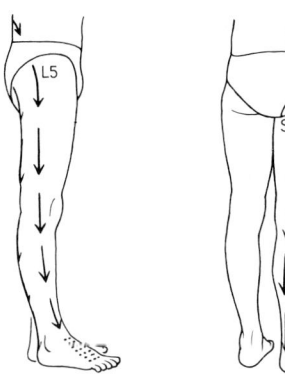

Abb. 59.32: *Ischias.*

Die Pfeile zeigen die Richtung der ausstrahlenden Schmerzen bei Irritation der 5. lumbalen und der 1. Sakralwurzel, die bei Diskushernien am *häufigsten* betroffen sind.

Die punktierten Areale zeigen die Lokalisation eines *Sensibilitätsausfalles.* Ein solcher ist spezifischer als Schmerzen allein und somit für die Diagnose eher zu verwerten.

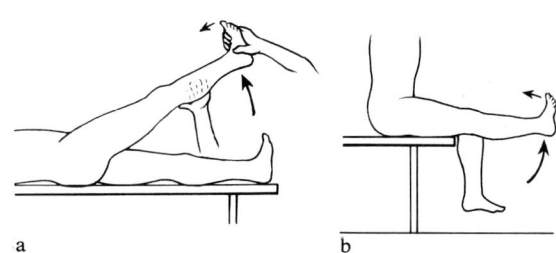

Abb. 59.34: *Test nach Lasègue.*

Bei Wurzelirritationen löst das *Strecken* des *N. ischiadicus* Schmerzen in Rücken und Bein aus.

a Test in *Rückenlage.* Der Winkel, um den das gestreckte Bein angehoben werden kann, gibt ein quantitatives Maß.

b Mit der Prüfung im *Sitzen,* d. h. mit gebeugter Hüfte, kann ein im Liegen positiver Lasègue nachkontrolliert werden: Das Knie kann dann nicht gestreckt werden.

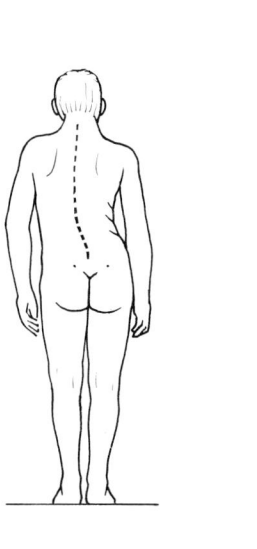

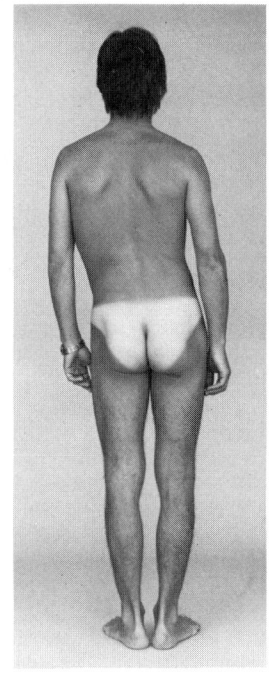

Abb. 59.33:

a Typische Haltung bei Diskushernie: Schmerzbedingte Blockierung der unteren Lendenwirbelsäule in einer kurzbogigen Kypho-Skoliose, die beim Vorüberneigen noch stark zunimmt. Die Patienten können sich vor Schmerz oft kaum mehr bewegen.

b 39jähriger Mann mit lumbosakraler Diskushernie. Deutlich ist der Überhang nach links.

Neurologische Zeichen treten nur in einem Teil der Fälle auf. Das sog. *«radikuläre Syndrom»* ist bei der Diskushernie sekundär. Es äußert sich als *Ischias,* d. h. überaus intensive ausstrahlende Schmerzen im Ausbreitungsgebiet der betroffenen Wurzel des Nervus ischiadicus, vom Kreuz ins Gesäß und entlang der Rück- oder Außenseite des Oberschenkels, oft in die Waden und bis hinunter zu Knöchel und Fuß (siehe Abb. 59.32). Ist der Druck auf die Nervenwurzel groß, können Paresen auftreten, sensible und motorische. Die Lokalisation entspricht den Dermatomen der am häufigsten betroffenen Nervenwurzeln: L5 und S1. Die genaue Ermittlung eines radikulären Syndromes gestattet die Höhenlokalisation der Kompression, was für eine evtl. notwendige Operation wichtig ist (Abb. 59.35).

Tabelle 31 zeigt den Zusammenhang zwischen neurologischen Ausfällen und Diskushernie. Differentialdiagnostisch müssen natürlich andere pathologische Prozesse, wie Wirbelaffektionen, extra- oder intradurale Tumoren usw. ausgeschlossen werden.

Das *gewöhnliche Röntgenbild*

ergibt für die Diagnose der Diskushernie wenig. Die betreffende Bandscheibe kann etwas erniedrigt erscheinen, muß es aber nicht. Degenerative Veränderungen fehlen oft ganz. Eine bestehende Zwangsfehlhaltung (Skoliose, Kyphose) ist natürlich auch auf dem Röntgenbild zu sehen. Immerhin ist es wichtig, andere Wirbelaffektionen (Entzündungen, Tumoren usw.) als Schmerzursache ausschließen zu können.

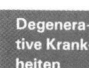

Degenerative Krankheiten

Tab. 31: Wichtigste *radikuläre Symptome* bei lumbaler Diskushernie.

	L4/L5	L5/S1
– Lokalisation der Diskushernie:	L4/L5	L5/S1
– Betroffene Nervenwurzeln:	L5	S1
– Schmerzen und Sensibilitätsstörungen, evtl. trophische Störungen (Hautunterkühlung):	Becken – Hüfte, Außenseite des Beines bis zu Fußrist, Großzehe	Gesäß – Rückseite des Beines bis lateraler Fußrand, Kleinzehen (oft Leiste)
– Motorische Ausfälle, Muskelatrophie:	Dorsalextension Großzehe, Fuß (Fersengang) Glut. med. (Trendelenburg)	Plantarflexion Fuß (Zehengang), Pronation (Peronaei), Glut. max. (Gesäßschluß)
– Reflexausfälle:	evtl. Tib. post.	Achillessehnenreflex ↓

Degenerative Krankheiten

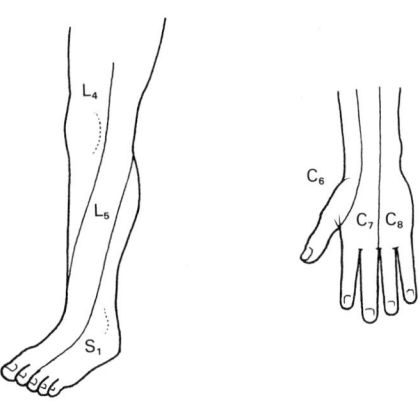

Abb. 59.35: Die häufigsten *Sensibilitätsausfälle* bei Diskushernien: Nervenwurzel S1: Rückseite des Beines – lateraler Fußrand, L5: Außenseite des Beines – Großzehe, L4: Knie.
An der Hand: C6: Daumen, C7: Zeige- und Mittelfinger, C8: Ring- und Kleinfinger.

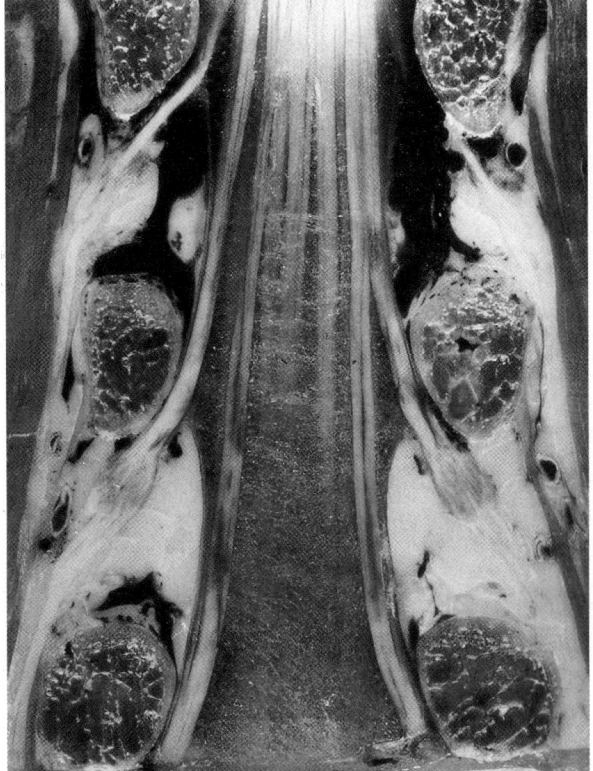

Abb. 59.36: *Anatomie des Wirbelkanals, als Grundlage für die bildgebende Diagnostik.*

Frontaler Gefrierschnitt durch eine Lumbalwirbelsäule (Präparat von Prof. W. RAUSCHNING, Uppsala). Angeschnitten sind drei von den Wirbelkörpern abgehende Bogenwurzelpaare. In der Mitte zieht die *Cauda equina* nach distal. Um jede Bogenwurzel zieht eine *abgehende Nervenwurzel* durch das Foramen intervertebrale nach außen. Genau dort liegt, eingebettet in Fettgewebe, das jeweils zugehörige *Ganglion*. Eine Reihe von Gefäßen ist ebenfalls getroffen.

Solche Schnittpräparate sind der *Standard* für die bildgebenden Verfahren. Die *topographische Anatomie* kommt wieder zu Ehren.

a

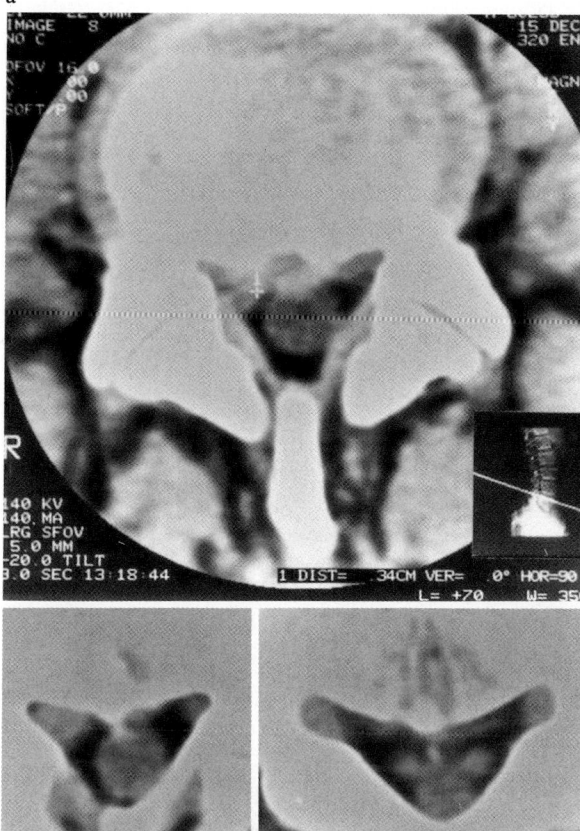

b   c

Abb. 59.37: *Computertomographie der LWS* eines 40jährigen Mannes.

a *Kleine Diskushernie* L4/5 rechts mediolateral, in der Nähe der Nervenwurzel L5 (+). Die Bandscheibe L4/5 ist erschlafft und steht allseitig 3–4 mm über die Wirbelkanten vor, v. a. rechts gut sichtbar (Protrusion). Gut zu sehen sind auch der Duralsack (dunkelgrau) und die Ligamenta flava (hellgrau), welche den Wirbelkanal zwischen dem Dornfortsatz und den kleinen Gelenken abschließen.

b *Schnitt 5 mm tiefer:* Die linke Nervenwurzel L5 ist lateral im Rezessus zu sehen. Die rechte ist von einer Diskushernie verdeckt (auf dem Bild links).

c *Schnitt weitere 5 mm tiefer:* Beide Nervenwurzeln L5 sind bereits weit lateral an ihrem Abgang in die Intervertebrallöcher zu sehen. Die Nervenwurzeln S1 sind aus dem Duralsack ausgetreten und liegen unmittelbar ventrolateral davon. Die Schnittebene ist auf dem eingeblendeten Leitscan zu sehen. Ebenso erscheinen alle technischen Daten auf dem Schirm.

Bildgebende Diagnostik

Die *Topographie* der Wirbelsäule ist kompliziert. Das *anatomische Präparat* von Abb. 59.36 gibt einen Begriff davon. Wenn die bildgebenden Verfahren eine echte Hilfe sein sollen, müssen sie sich an der Anatomie orientieren und werden am Standard solcher Präparate gemessen. Ihr Studium ist die Grundlage der bildgebenden Diagnostik (vgl. auch Abb. 13.11).

Die *Computertomographie* hat erstmals die anatomisch genaue Darstellung des Wirbelkanales und seines Inhalts im Querschnitt ermöglicht und damit viel zum Verständnis der Kompressionssyndrome beigetragen. So ist das *CT der Lumbalwirbelsäule* zu einer der häufigsten Anwendungen des CT überhaupt und zur wichtigsten Abklärungsuntersuchung bei hartnäckigen Ischiasbeschwerden geworden (Abb. 59.37). Als nichtinvasive Methode ist sie weitgehend an die Stelle der Myelographie getreten. Hernien, die weit lateral liegen, lassen sich mit dieser ohnehin nicht erkennen, und die knöchernen Strukturen werden im CT am genauesten abgebildet. (Allgemeines zum CT siehe bei «Allgemeine Diagnostik» S. 157 und «Diagnose der Wirbelsäule» S. 586).

Zur Technik: Die Schnitte werden möglichst auf der Höhe der Bandscheiben und parallel zu diesen gelegt, meist 3–5 Schichten von etwa 5 mm Dicke, und eine Schicht auf Höhe des Wirbelkörpers, damit die ganze Länge des Kanals abgedeckt wird. Zur Darstellung der Weichteile (Bandscheiben usw.) dienen weiche Bilder. Die Knochenkonturen sieht man besser auf harten.

Sofern das CT mit der Klinik übereinstimmt, genügt es in der Regel zur *Indikation* und *Vorbereitung* einer allfälligen *Operation*.

Die Kernspintomographie eignet sich besonders zur Darstellung der *intrathekalen* Strukturen (Nervenwurzeln, Rückenmark, Tumoren, Zysten usw.) und kommt deshalb vor allem im Zervikal- und Thorakalbereich in Frage. Andererseits lassen sich die Bandscheiben gut darstellen, auch ihre Protrusionen und Hernien. Die *seitliche* Projektion gibt mit dem Überblick über die ganze Länge einen neuen Aspekt gegenüber dem CT und kann dieses in besonderen Fällen ergänzen (Abb. 59.38 und Abb. 59.39).

Bei normalen, gesunden Bandscheiben erscheint der Nucleus pulposus auf T2-gewichteten Bildern *hell,* wohl wegen seines Wassergehaltes. Degenerierte Bandscheiben *verlieren* diese hohe Signalintensität, bleiben also schwarz. Dieser Befund ist typisch für die Bandscheibe mit Prolaps, ist aber auch eine sehr häufige, ja normale Erscheinung in der zweiten Lebenshälfte und deshalb diagnostisch nicht allzu hilfreich. Da die *Diskographie* auch nicht viel mehr praktische Information gab, kann das MRI wenigstens diese invasive Untersuchung *ersetzen.*

Eine Gefahr sind die *falsch positiven Befunde,* nicht ganz selten beim *CT,* noch häufiger beim *MRI:*

Degenerative Krankheiten

a b

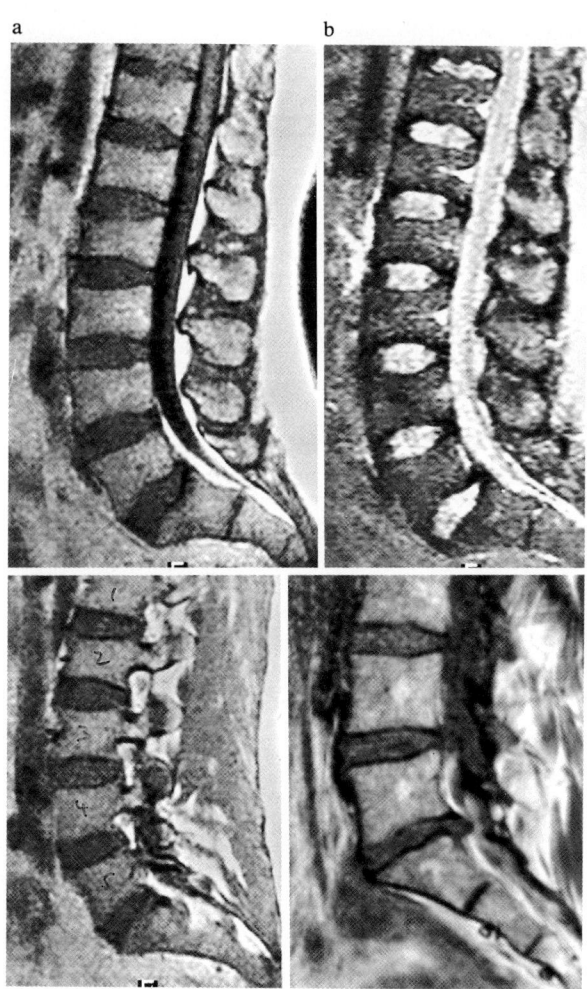

c d

Abb. 59.38: *Magnetresonanztomographie.*

a–c: LWS eines 38jährigen Mannes, *normaler* Befund.
    a) und b) sind *mediane Sagittalschnitte* durch den Wirbelkanal.

a T1-gewichtet: Duralsack (Liquor) schwarz, Bandscheiben dunkelgrau.

b T2-gewichtet: Bandscheiben hell, ebenso der Duralsack (vgl. Abb. 13.22).

c *Paramedianer Sagittalschnitt* durch Bogenwurzeln und *Zwischenwirbellöcher.* Darin sind die abgehenden Nervenwurzeln zu erkennen.

d *Protrusion* bzw. *Diskushernie* lumbosakral bei einer 40jährigen Frau.

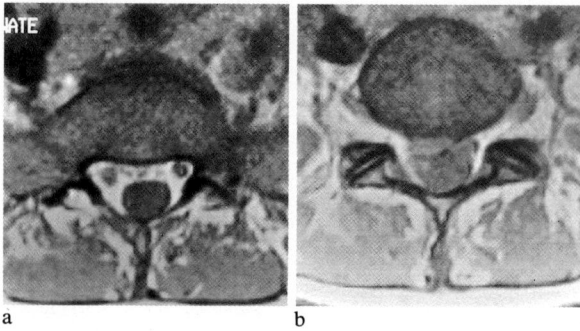

a b

Abb. 59.39: *Magnetresonanzbild der Wirbelsäule. Horizontalschnitte.*

a *lumbosakral, normaler* Befund: Eingebettet im Fettgewebe (weiß) des Wirbelkanals liegen der Duralsack und zwei abgehende Nervenwurzeln (dunkel). Wirbelkörper und Massa lateralis (dunkelgrau), Muskulatur und große Gefäße sind zu sehen.

b *Lumbalwirbelsäule:* Der Wirbelkörper ist dunkel, die Kortikalis von Wirbelbogen und kleinen Gelenken schwarz. Das Foramen intervertebrale (weiß) ist frei. Der graue Duralsack ist von einer medio-lateralen *Diskushernie* (etwas heller) eingeengt. Ventral liegen die großen Gefäße.

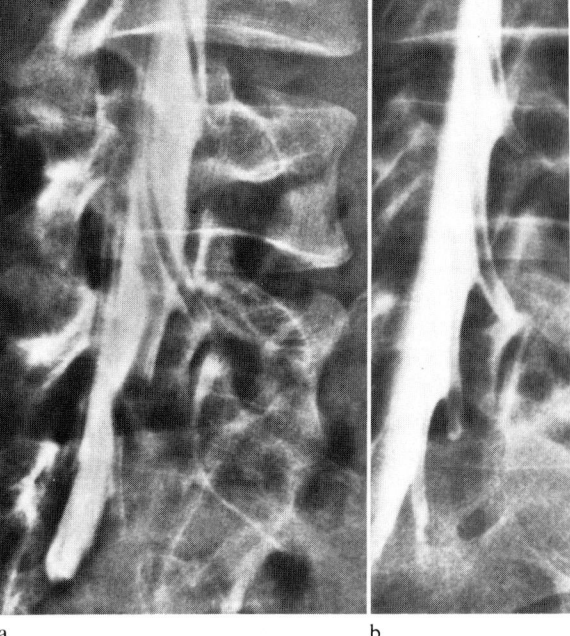

a b

Abb. 59.40:

a *Myelographie* eines 33jährigen Mannes mit linksseitiger Ischias, im schrägen Röntgenbild. Auf Höhe der lumbosakralen Bandscheibe ist der Duralsack von ventral her eingeengt und die Nervenwurzelscheiden der Wurzeln S1 und S2 erscheinen abgeschnitten, während die Nervenwurzel L5 sich bis zum Wirbelbogen L5 verfolgen läßt.

b Normales Myelogramm: Alle Nervenwurzelscheiden sind bis zu den Wirbelbogen mit Kontrastmittel gefüllt.

Degenerative Krankheiten

Die Vorwölbung der Bandscheibe nach dorsal kann auch bei normalen Individuen erheblich sein. Protrusionen sind keine Hernien (Nachemson).

Es hat sich herausgestellt, daß viele gesunde Menschen, vor allem Ältere, aber auch Jüngere, *substantielle Diskushernien* und *Protrusionen* zeigen im MRI, obwohl sie *nie* Rückenschmerzen oder Ischias hatten.

Diese Beobachtung unterstreicht die Regel, daß *therapeutische Entscheide,* insbesondere *Operationsindikationen, nie* allein aus Bildern und einzelnen Befunden abgeleitet werden können. *Entscheidend ist die Klinik,* bei Diskushernien vor allem *der Schmerz.*

(Allgemeines zum MRI siehe S. 164).

Die *Myelographie* als invasive Methode ist weitgehend durch CT und MRI ersetzt. Sie wird noch für spezielle Fragestellungen herangezogen bei engem Spinalkanal, Kompressionssyndromen des Rückenmarkes usw., auch in Form des Myelo-CT (Abb. 59.40).

Bei allen drei Methoden sollen Sensitivität, Spezifität und Sicherheit der Vorhersage etwa bei 90% liegen.

Die beschriebenen Untersuchungen dienen in der Mehrzahl der Fälle dem Nachweis bzw. Ausschluß einer Diskushernie. Ihre Anwendung ist *dann sinnvoll, wenn aufgrund der Klinik eine Operation in Frage kommt* und auch ins Auge gefaßt wird, d.h. in der Regel nicht vor Ablauf von etwa 3 Wochen, und nur wenn unerträgliche, therapieresistente Schmerzen eine Operation als indiziert erscheinen lassen.

Anders als noch vor wenigen Jahren ergeben sich heute echte Probleme weniger aus einem Mangel als aus dem Überangebot von diagnostischen Möglichkeiten (siehe S. 150). Gezielt und sinnvoll eingesetzt sollte das Ziel nicht eine Diagnose als Selbstzweck sein, sondern es sollten sich *therapeutische Konsequenzen* für den Patienten daraus ergeben.

Zur bildgebenden Diagnostik siehe auch S. 152 (allgemein) und S. 586 (WS) und S. 642 (Kreuzschmerzen).

Weitere diagnostische Möglichkeiten

- *Die Elektromyographie* kann zur Diagnose einer Wurzelkompression mit herangezogen werden, ist aber einer exakten neurologischen Untersuchung selten überlegen in der Diagnostik von Diskushernien.
- Die *Diskographie* hat zur Kenntnis der Bandscheibenpathologie beigetragen: Druckmessung, Morphologie, Degeneration, Ausfließen des Kontrastmittels bei einer Ruptur des Anulus fibrosus (siehe S. 652 und Abb. 59.41). Als invasive Methode ist sie nicht harmlos (Strahlenbelastung relativ hoch, Infektionen führen zur Spondylodiscitis). Für die praktische Diagnostik ist sie kaum noch von Bedeutung. Auch die Angabe von Schmerzen bei Injektion des Kontrastmittels unter Druck ist unspezifisch und als diagnostischer Test nicht zuverlässig[3].

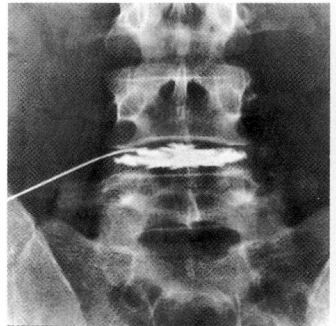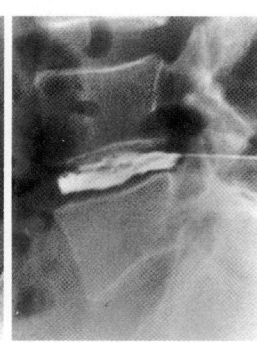

Abb. 59.41: *Diskographie.* Punktion von dorso-lateral. Unregelmäßige Verteilung des Kontrastmittels in der zerklüfteten Bandscheibe, entsprechend den degenerativen Veränderungen. Deutliche Protrusion, aber kein Austritt des Kontrastmittels. Der Anulus fibrosus ist intakt.

Die Diskographie wird klinisch kaum mehr gebraucht.

Besondere Bedeutung hat das (seltene) *Caudaequina-Syndrom:* Eine *mediane* Diskushernie kann die ganze Cauda equina noch im Duralsack komprimieren und zu Störungen vegetativer Funktionen, vor allem der Miktion führen. Harnverhaltung bei Diskushernienkrankheit ist ein alarmierendes Symptom. Nur sofortige chirurgische Beseitigung der Kompression (innerhalb von Stunden!) kann Dauerschäden verhindern. Das Cauda-equina-Syndrom ist somit eine *Notfallsituation* (Abb. 59.30b).

Prognose und Therapie

Ischiasschmerzen *ohne* radikuläre Symptome gehören zu den häufigsten Schmerzen überhaupt. Sie verschwinden in den meisten Fällen ebenso wie sie gekommen sind in wenigen Tagen oder Wochen wieder vollständig. Die dafür verantwortlichen pathologisch-anatomischen Veränderungen sind in solchen Fällen kaum feststellbar. Einige Tage Schonung, evtl. mit Bettruhe, Wärme, einfache antiphlogistische Maßnahmen, Schmerzmittel, genügen. Eine eingehende Abklärung erübrigt sich meistens (Abb. 59.42).

Häufig sind Ischiasbeschwerden aber sehr hartnäckig. Solange sie keine motorischen Ausfallserscheinungen machen, ist praktisch immer die *konservative Behandlung angezeigt,* mindestens am Anfang (Tab. 32).

Mit solchen konservativen Maßnahmen – oder auch spontan – gehen die akuten Beschwerden fast immer in wenigen Wochen zurück (Abb. 59.43 und Abb. 59.44).

Allerdings ist der schubweise Verlauf der Diskushernienkrankheit typisch. Rezidive sind nicht selten.

Häufiger jedoch sind *spontane Heilungen.* Ein Beispiel zeigt Abb. 59.42. Wenn Patient und Arzt Geduld haben, ist die Chance gut, daß die Beschwerden auch ohne Operation mit der Zeit verschwinden.

[3] A. NACHEMSON, Spine *14* (6), 555, 1989.

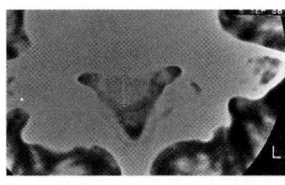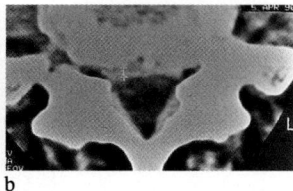

Abb. 59.42: *Beispiel einer spontanen Heilung.*

a *CT einer massiven Diskushernie* auf Höhe von L5/S1, die den Duralsack und die rechte Nervenwurzel S1 komprimiert. Die 37jährige Patientin hatte die typischen Schmerzen, aber keine neurologischen Ausfälle. Die Indikation zur Operation wurde gestellt, doch wollte die Patientin damit zuwarten. Mit der Zeit verschwanden die Schmerzen von selbst.

b *Vier Jahre später* wurde wieder ein CT gemacht. Es konnte keine Diskushernie mehr gefunden werden, sie war spontan verschwunden.

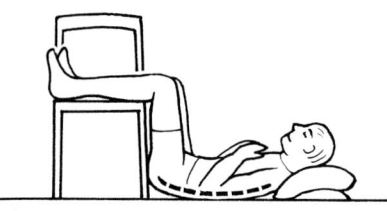

Abb. 59.43: Diese Stellung bzw. Lagerung bringt vielen Patienten mit Diskushernienschmerzen Erleichterung: Beine angezogen, ein Teil des Gewichtes hängt an den Beinen, so daß das Gesäß etwas angehoben ist.

Degenerative Krankheiten

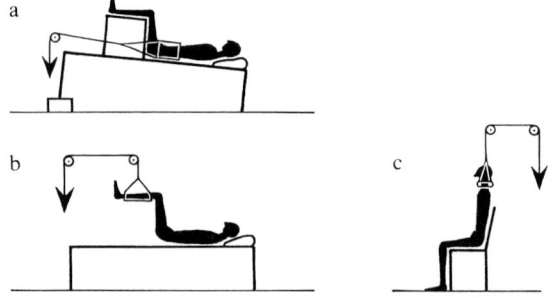

Abb. 59.44: *Extensionsbehandlung* bei Diskushernien und anderen (pseudoradikulären) Beschwerden.

a Längszug an einem Beckengürtel. Der Gegenzug wird entweder durch Hochstellen des Bettendes oder durch Fixation an einem Brustgürtel erreicht.
Bei stationärer Behandlung können Zugkraft und Dauer der Extension täglich sukzessiv gesteigert werden.

b Extension durch Aufhängen an den Beinen, bis das Becken sich von der Unterlage abhebt. Geeignet für ambulante Behandlung.

c Glissonsche Extension bei zervikalen Syndromen.

Tab. 32: Die konservative Ischiasbehandlung.

- Strikte Bettruhe, Hochlagerung der Beine mit angewinkelten Hüften und Knien (Abb. 59.43).
- Warme, lokale antiphlogistische Applikationen.
- Periodische oder Dauerextension, an den Beinen, besser am Becken angreifend (Abb. 59.44).
- Schmerzlindernde Medikamente, Antirheumatika, Muskelrelaxantien usw.
- Im akuten Stadium kann eine lokale Infiltration, evtl. eine Epiduralanästhesie, schlagartig wirken.
- Für ambulante Patienten ist eine Stützung und Ruhigstellung der Lumbalwirbelsäule mit einer kräftigen Bauchbandage, einem festen Lendenmieder oder, für kürzere Zeit, mit einem Gipskorsett zweckmäßig.
- Wert und Gefahren einer manipulativen Behandlung (ohne oder mit Narkose) sind umstritten.
- Anschließend an den akuten Schub ist eine gezielte Rückenheilgymnastik besonders wichtig.

Operationsindikationen bei Diskushernien

Mit der *Operation* (eingeführt 1936 durch Barr u. a.) ist man in den letzten Jahrzehnten zurückhaltender geworden und stellt *strenge Anforderungen an die Indikation* (Tab. 33).

Die Diskushernienoperation besteht darin, den Bandscheibenprolaps, der die Nervenwurzeln komprimiert, möglichst schonend zu *entfernen*. Bei eindeutiger Diagnose werden die Patienten in der Regel nach der Operation schlagartig oder in kurzer Zeit von ihren radikulären Schmerzen befreit. Bei richtiger Indikation und technischer Durchführung sind die *Resultate* überwiegend *gut* und *zuverlässig.*

Die Indikation zur *Operation* sind *unerträgliche, hartnäckige, therapieresistente radikuläre Schmerzen.* Voraussetzung für den Erfolg ist eine zurückhaltende und strenge *Indikationsstellung* (Tab. 33):

Eine Operation hat einen Sinn und Aussicht auf Erfolg, wenn *eindeutig* eine komprimierende Diskushernie nachgewiesen ist, die auch den *klinischen* (neurologischen) *Befund und die Beschwerden zwanglos erklärt.*

Tab. 33: Indikation zur operativen Diskushernienentfernung.

1. Cauda-equina-Syndrom (Blasenlähmung): Notfallmäßige Operation!
2. Deutliche, evtl. zunehmende motorische Ausfälle durch Wurzelkompression.
3. Hartnäckige, auch nach länger dauernder konservativer Behandlung persistierende Beschwerden bei eindeutiger Diskushernie. (In der Regel nach mehreren Wochen Bettruhe ohne Besserung.)
4. Mehrere Schübe akuter Beschwerden bei eindeutiger Diskushernie.
5. Einwandfrei nachgewiesener Diskusprolaps mit Wurzelkompression bei starken Beschwerden (Myelographie, CT).

Anamnese und Klinik geben die wichtigsten Hinweise: Akute Episoden, deutliche radikuläre Ausbreitung der Beschwerden und Abhängigkeit der Schmerzen von Stellung und Bewegung: Manche Bewegungen sind extrem schmerzhaft, andere nicht. Die Schmerzen werden als scharf und stechend beschrieben, eher im Körperinneren und nicht leicht faßbar. Wenn es hingegen «überall weh tut», schon spontan, und besonders bei der Palpation von Muskulatur und Fettgewebe, handelt es sich eher um Tendomyosen u. a.: In solchen Fällen wird die Operation wahrscheinlich mehr schaden als nützen.

Stehen die *Kreuzschmerzen* im Vordergrund, darf man sich von der Entfernung einer Diskushernie auch nicht viel erhoffen, denn solche Beschwerden werden durch diese Operation nicht beeinflußt, bzw. eher noch verschlimmert.

Auch *neurologische Ausfälle* bilden sich nach einer Operation kaum besser zurück als spontan. Sie sind deshalb, wenn keine stärkeren Schmerzen bestehen, keine dringliche Indikation zur Operation, ebensowenig wie eine nachgewiesene Hernie *ohne* wesentliche Beschwerden.

Der Zweck der Diskushernienoperation kann somit nur eine *Symptombeseitigung* sein, nicht aber eine eigentliche «Heilung» oder gar eine Prophylaxe. In der Regel ist es *der Patient selbst,* der wegen seiner unerträglichen *Schmerzen* die Operation *wünscht.* Bei eindeutiger Diagnose (CT) sind dies die besten Operationsindikationen mit der größten Aussicht auf Erfolg.

Die Operation

Sie besteht darin, das Bandscheibenmaterial, welches dorsal ausgetreten ist und Nervenelemente komprimiert, zu entfernen. Dies ist in der Regel durch eine Erweiterung des Zwischenraumes zwischen zwei Wirbelbogen auf der befallenen Seite möglich (Fenestration). Eine Durchtrennung oder gar Entfernung von Wirbelbogen (Laminektomie) ist bei genauer präoperativer Diagnose selten notwendig und wird möglichst vermieden, um die Wirbelsäulenstabilität nicht zu schwächen. Wenn keine Hernie gefunden wird am vermuteten Ort, muß weiter gesucht werden (Hemilaminektomie, Laminektomie), wodurch die Stabilität weiter beeinträchtigt wird. Erfahrungsgemäß ist der Erfolg in solchen Fällen, besonders, wenn keine eindeutige Hernie gefunden wird, oft unbefriedigend.

Durch die *Ausräumung der Bandscheibe* bei der Operation (was zur Verhinderung eines Rezidivs notwendig ist), wird das Bewegungssegment instabil, die benachbarten Wirbelkörper rücken zusammen. In der Regel entsteht mit der Zeit eine *bindegewebige Ankylose,* welche das Segment wieder einigermaßen, wenn auch nicht vollständig, versteift und damit stabilisiert. Damit gehen auch die Kreuzschmer-

zen zurück. In manchen Fällen ist eine dauernde Stütze, z. B. ein Lendenmieder, nötig.

Zwei alternative Methoden

zur offenen Operation wurden propagiert: *Chemonukleose* und *perkutane Nukleotomie.* Beide greifen vom Konzept her am Nucleus pulposus an und nicht, wie die offene Operation, am Wirbelkanal, wo das raumfordernde Gebilde, eine luxierte Diskushernie, in der Regel liegt. Die Indikation für diese Verfahren ist denn auch eine *Protrusion* bei *erhaltenem Anulus fibrosus* (siehe Abb. 59.29). Eine Protrusion ist aber ein häufiger Befund, auch bei symptomlosen Patienten, und die Notwendigkeit zu einem Eingriff ist relativ *selten gegeben. Die Indikationen zu diesen perkutanen Verfahren sind mithin beschränkt.*

- *Chemonukleose:* Mittels Injektion einer chemischen Substanz in die Bandscheibe, die den Gallertkern auflösen soll (Chymopapain), wurde versucht, Diskushernien zu beseitigen. Die Resultate waren uneinheitlich, die Methode ist nicht ungefährlich (Ausfließen des Wirkstoffes in den Wirbelkanal bei defektem Anulus fibrosus). Das Verfahren hat sich deshalb nicht durchgesetzt.
- *Perkutane Nukleotomie:* Ähnlich wie bei einer Arthroskopie wird unter Röntgenkontrolle ein «Diskoskop» in den Zwischenwirbelraum eingeführt. Dieser wird inspiziert und der Nucleus pulposus mit Stanzen, Saugen usw. entfernt. Die Indikation ist die Protrusion mit Kompression einer Nervenwurzel. Für sequestrierte Hernien eignet sich diese Technik weniger.

Spätfolgen nach Diskushernienoperationen

Bei guter Indikation können viele Patienten von ihren in die *Beine ausstrahlenden* Schmerzen *befreit* werden. Die *Kreuzschmerzen* werden allerdings *wenig* beeinflußt. Körperliche Belastungen sind manchen Operierten nach Monaten wieder möglich, schwerere Arbeit allerdings weniger. Bauchbandagen oder Lendenmieder können hilfreich sein.

Hartnäckige postoperative Schmerzen, mit oder ohne Ausstrahlungen (Ischialgie) sind nicht ganz selten. Treten sie *früh* auf, kann es eine

- *Spondylodiscitis* sein, d. h. eine intraoperativ in den Intervertebralraum eingeschleppte Infektion, welche gelegentlich auf die Wirbelkörper übergreift. In resistenten Fällen kann eine Spondylodese angezeigt sein.

Später einsetzende Schmerzen haben ihre Ursache eher in einer

- *Arachnoiditis,* mit intrathekalen Vernarbungen. Revisionsoperationen sind in der Regel *nicht* hilfreich, können den Zustand noch verschlimmern.

An echte *Rezidive* und *neue Hernien* an anderen Stellen (nicht so selten, besonders wenn bei der ersten Operation die Bandscheibe nicht ausgeräumt wurde) ist zu denken, aber auch daran, daß vielleicht eine Hernie nicht präzis diagnostiziert bzw. nicht entfernt worden war.

Die Abklärung ist schwierig, CT, MRI usw. werden eingesetzt, doch oft findet man die Ursache nicht. Das «*Postdisketomiesyndrom*» ist ein undankbares, oft frustrierendes Problem für Patient und Arzt geblieben.

Bei hartnäckigen, therapieresistenten und *invalidisierenden Kreuzschmerzen* nach Diskushernienoperationen kann eine *Spondylodese* in Frage kommen, besonders *bei Instabilität* nach ausgedehnten Laminektomien, Resektionen von kleinen Gelenken und anderen Bogenelementen.

Wenige Operateure sind der Meinung, daß an *jede* Diskushernienoperation eine Spondylodese angeschlossen werden sollte. Da die Rückenschmerzen nach Diskushernien sich bei den meisten Patienten in erträglichen Grenzen halten, ist das Verhältnis von Nutzen einerseits zu Aufwand und Risiko andererseits zu klein, um diesen Zusatzeingriff routinemäßig zu rechtfertigen.

Enger Spinalkanal und Claudicatio intermittens der Cauda equina

Nicht jede Ischias hat eine Diskushernie als Ursache. Ein enger Spinalkanal kann mannigfaltige Symptome hervorrufen, die auf verschiedene, z. T. noch wenig geklärte Arten zustande kommen.

Klinik

Neben einem Beschwerdebild mit Kreuzschmerzen und radikulären Ischiasbeschwerden, wie es auch für eine Diskushernie kennzeichnend ist, wird ein *Syndrom* beobachtet, das charakteristisch ist für eine «intermittierende Einklemmung» der *Cauda equina*. Es sind Schmerzen, neurologische, meist radikuläre Ausfälle wie Hyp- und Parästhesien, Schwäche der Beine, Krämpfe usw., welche typischerweise *vorübergehend* sind und als radikuläre Schmerzen beim Stehen oder als typische *Claudicatio intermittens* beim Gehen in Erscheinung treten, beim Sitzen, Liegen bzw. Anhalten in der Regel rasch wieder *verschwinden*.

Ausgelöst werden die Attacken oft durch eine *lordotische Haltung* der Lumbalwirbelsäule, wie sie beim Stehen oder Abwärtsgehen normalerweise eingenommen wird, während die Kyphose Erleichterung bringt, etwa beim Sitzen oder bei vornüber gebeugter Haltung.

Pathophysiologie

Offenbar genügt bei vorbestehendem engem Spinalkanal im Lumbalbereich eine geringe zusätzliche Verengerung, wie sie durch die Lordosierung zustande kommt, um einzelne Nervenwurzeln der Cauda equina vorübergehend derart zu komprimieren, daß die geschilderten Beschwerden auftreten.

Als Mechanismus wird eine temporäre *Ischämie* von den beim Gehen stark beanspruchten *Nervenwurzeln* durch die Stenose vermutet. Die Pathogenese ist im übrigen noch weitgehend unklar.

Die *Ursache* der Verengung der seitlichen recessus sowie des gesamten Wirbelkanales liegt einerseits in starken *individuellen* anatomischen *Unterschieden* (Form, Dimension des Wirbelkanales, Orientierung der kleinen Wirbelgelenke), andererseits in degenerativen, *spondylotischen* Veränderungen, vor allem einer reaktiven osteophytischen Verbreiterung der kleinen, arthrotischen Wirbelgelenke, aber auch in einer Verengerung des Foramen intervertebrale bei Instabilität und *Wirbelverschiebungen* infolge von Bandscheibendegenerationen (Retrolisthesis, Pseudospondylolisthesis, siehe S. 636), Skoliosen usw.

Dies erklärt auch, daß das Krankheitsbild vorwiegend bei *älteren Männern* gefunden wird.

Diagnose

Die typische Symptomatologie der *Claudicatio intermittens* läßt zuerst an arterielle Gefäßstörungen denken. Die Abhängigkeit der Beschwerden von der Haltung (Lordose bzw. Kyphose) der Lumbalwirbelsäule weist auf den Wirbelkanal hin, ebenso eine normale arterielle Zirkulation an den Beinen. Die neurologischen Symptome sind nur vorübergehend und kaum je objektivierbar.

Das Röntgenbild zeigt die gröberen anatomischen Variationen, vor allem im Bereiche der kleinen Wirbelgelenke, welche Abweichungen von ihrer (außer L5/S1) üblichen sagittalen Stellung zeigen können, und die degenerativen Veränderungen: Sklerose, Osteophyten der Intervertebralgelenke, Bandscheibenerniedrigung, Wirbelverschiebungen usw.

Das *Computertomogramm* zeigt den Spinalkanal im Querschnitt, und damit deutlich auch seine Form und Größe (Abb. 59.45). In einem stark verengten seitlichen recessus können abgehende Nervenwurzeln komprimiert werden. Für das Syndrom ist offenbar allerdings der Gesamtquerschnitt von größerer Bedeutung. Er läßt sich im CT messen. 50 mm^2 scheint eine kritische Größe zu sein.

Eine Verengerung des Kanals durch *Verschiebung zweier Wirbel* gegeneinander kann nur durch Zusammensetzung einzelner Röntgen- bzw. CT-Befunde erschlossen werden.

Die Diagnose der Stenose als Ursache der Beschwerden, etwa einer Ischias oder einer Claudicatio der Cauda equina, wird durch die Wurzelkompression und den Kontrastmittelstop im Myelogramm, bzw. im Myelo-CT, gesichert.

a   b

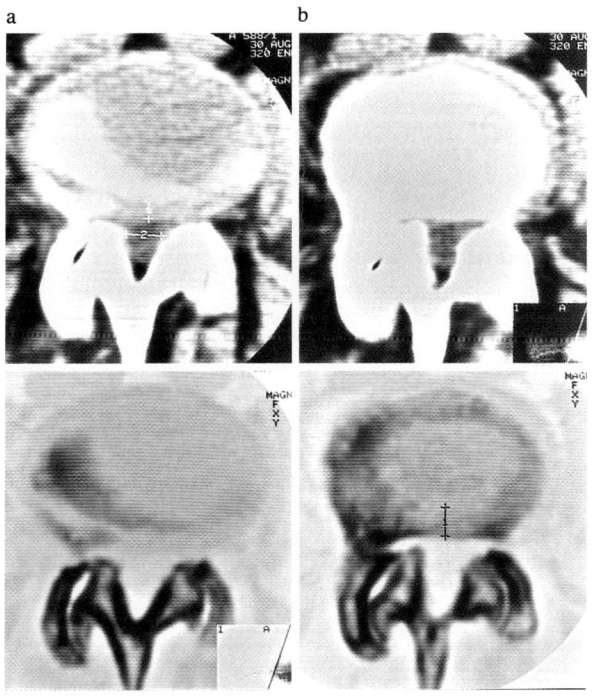

c   d

Abb. 59.45: *Enger Spinalkanal* bei degenerativem Wirbelgleiten (Pseudospondylolisthesis, siehe Abb. 59.27b), bei einer 64jährigen Frau.

a) und c) Schnitt durch die Bandscheibe L4/L5, a) im Weichteilfenster, c) im Knochenfenster. Vorne links ist noch ein Anteil des 4. Lumbalwirbels zu sehen, dorsal bereits der Rand der Deckplatte von L5: Der 5. Lumbalwirbel steht deutlich weiter hinten, während der kaudale Gelenkfortsatz und der Bogen von L4 weit nach vorne gerutscht sind, so daß der Spinalkanal stark verengt ist.

b) und d): Schnitt 5 mm tiefer: Hier steht jetzt der Wirbelkörper von L5 deutlich nach dorsal verschoben gegenüber dem höher gelegenen Schnitt (im Knochenfenster mit Kreuzen bezeichnet). Der Bogen von L4 ist nach vorne in den Wirbelkanal hinein verschoben und engt, zusammen mit den stark deformierten Gelenkfortsätzen, den Vertebralkanal stark ein.

Die degenerative Veränderung der kleinen Wirbelgelenke hat den Gleitprozeß erst ermöglicht. Dieser kommt erst im Vergleich von höheren und tieferen Schnitten zur Darstellung, besonders gut im Knochenfenster.

Therapie

Bei eindeutiger Diagnose und erheblichen Beschwerden kann die *operative Beseitigung der Stenose* Erleichterung bringen: Resektion der knöchernen Engnisse an kleinen Wirbelgelenken (v. a. des kaudalen Gelenkfortsatzes), evtl. am Bogen. Ausgedehnte Resektionen, Laminektomien usw. können allerdings bestehende Instabilitäten verschlechtern, neue verursachen und die Beschwerden erheblich verschlimmern. Sie sind nicht hilfreich und werden deshalb heute vermieden. Andererseits wirkt sich die *Stabilisierung* des oder der betroffenen Segmente mittels *Spondylodese* günstig aus (siehe S. 653). Deshalb wird diese meist in der gleichen Sitzung angeschlossen (siehe S. 656, Abb. 59.26).

Die mittel- und langfristige Prognose dieser Operationen ist allerdings oft weniger gut, als man sich anfangs erhoffte.

Degenerative Krankheiten

60. Andere Wirbelsäulenerkrankungen

1. Generalisierte Krankheiten (Systemerkrankungen)
2. Entzündliche Wirbelsäulenkrankheiten (Spondylitis)
3. Tumoren

Generalisierte Krankheiten der Wirbelsäule

1. Osteoporose
2. Osteomalazie
3. Morbus Bechterew

Die Osteoporose

Sie gehört zu den *häufigsten* Ursachen von Rückenschmerzen von Frauen während der Menopause und im Alter. Die allgemeinen Aspekte der Osteoporosekrankheit sind auf S. 335 ff. beschrieben.

Obschon das ganze Skelett befallen ist, stehen *Rückenbeschwerden im Vordergrund,* nämlich Belastungs- aber auch *Ruheschmerzen,* die in schweren Fällen so stark werden, daß die Patientinnen kaum mehr aufstehen können. Der Verlauf ist chronisch.

Die Porose vermindert die mechanische Resistenz des Knochengerüstes. Es kommt zu *Spontanfrakturen.* Diese können langsam und unbemerkt entstehen als «schleichende Fraktur», oft aber auch als akutes Ereignis im chronischen Verlauf der Krankheit, mit plötzlichen starken Schmerzen, nach geringfügigem, oft aber auch *ohne* Trauma.

Die relativ resistenten Bandscheiben und Deckplatten werden in die zerbrechliche Spongiosa eingedrückt. Daraus ergeben sich typische morphologische Veränderungen: Fischwirbel und Keilwirbel, auch völlige Kompression einzelner Wirbelkörper. Möglicherweise kommen auch Veränderungen im Bereiche der kleinen Gelenke und der Wirbelbogen vor. So versucht man sich die Tatsache von vermehrten Spondylolisthesen und Pseudospondylolisthesen zu erklären (Abb. 60.1).

Diagnose: Äußerlich sind diese Patienten deutlich kleiner geworden und zeigen einen mehr oder weniger ausgeprägten *Buckel.* Das Beklopfen der Dornfortsätze ist auffallend schmerzhaft. Das *Röntgenbild* ist bei ausgeprägten Wirbelveränderungen *typisch* und kaum zu verwechseln (Fischwirbel) (Abb. 60.2).

Andere
Erkran-
kungen

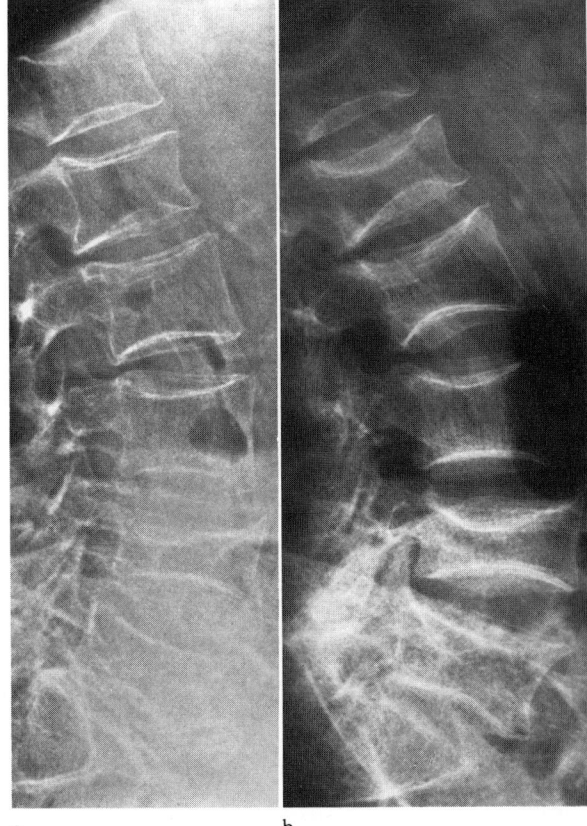

a   b

Abb. 60.1: *Osteoporose* der Lumbalwirbelsäule einer 74jährigen Frau mit starken Rückenschmerzen.

a Verschmälerung einiger Wirbelkörper, vor allem L4 und L5, Eindellung verschiedener Deckplatten (Fischwirbelbildung), glasig-durchsichtiges Aussehen der Wirbel. Die begrenzende Kortikalis ist fein, aber scharf gezeichnet.

b Zwei Jahre später. Der Prozeß hat seinen Fortgang genommen. Einbruch des Wirbelkörpers von L1. Die Eindellung der Deckplatten hat zugenommen. Die scheinbare Strukturänderung ist auf eine andere Aufnahmetechnik zurückzuführen. Deshalb können verschiedene Aufnahmen nicht ohne weiteres miteinander verglichen werden.

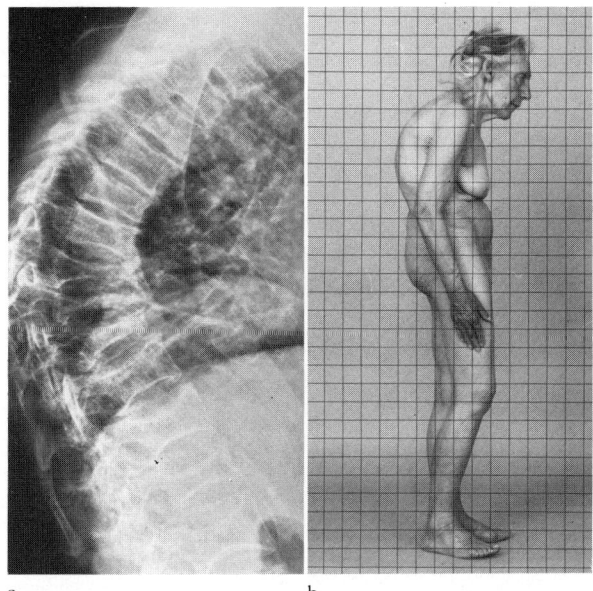

a   b

Abb. 60.2: Brustwirbelsäule einer 80jährigen Frau mit schwerer Kyphose infolge Zusammensinterns mehrerer Wirbel bei *Osteoporose*. So entsteht eine typische Deformität (b): Die Leute werden bucklig und klein, der Oberkörper wird kürzer. Die Proportionen stimmen nicht mehr, die Beine sind im Verhältnis zu lang.

Der sichere, quantitative Nachweis der Osteoporose ist schwierig und röntgenologisch allein nicht möglich. Er kann durch morphometrische Auswertung einer Beckenkammbiopsie erbracht werden. Diese invasive Untersuchung ist allerdings praktisch kaum je nötig, seit spezielle, allerdings aufwendige, quantitative Röntgenverfahren (qCT) zur Verfügung stehen.

Therapie: Leider ist eine kausale Behandlung der Osteoporose bis heute nicht gelungen. Kalzium und anabole Medikamente wirken nicht sicher. *Hohe Dosen von Fluor,* während vieler Monate verabreicht, sollen die Schmerzen auf längere Zeit mildern. Die Prophylaxe mit Östrogen ist noch umstritten und wird von manchen Autoren nur für Risikopatienten empfohlen. Die durch die Schmerzen nach Wirbelfrakturen erzwungene Bettruhe verschlimmert die Porose und ein Circulus vitiosus setzt ein, der kaum zu unterbrechen ist.

Um der zusätzlichen Inaktivitätsporose entgegenzuwirken ist die *Mobilisierung* dieser Patienten trotz der Frakturen besonders wichtig. In den meisten Fällen ist dies mittels einer guten Abstützung der Wirbelsäule durch ein passendes, am besten maßgefertigtes, *Korsett* möglich (siehe Abb. 17.34 und Abb. 59.17). Eine *Bauchbandage* (siehe Abb. 59.18) ist in jedem Fall zu empfehlen.

Osteomalazie

Sie äußert sich klinisch fast gleich wie die Osteoporose, ist allerdings hierzulande selten. Zur Differentialdiagnose dient neben dem Röntgenbild (Loosersche Umbauzonen, Ermüdungsfrakturen) die Anamnese, der Nachweis der Grundkrankheit (mangelnde Ernährung, Absorptionsstörungen des Verdauungstraktes) und die Biopsie.

Mit Zufuhr von Vitamin D kann die Osteomalazie kausal behandelt werden.

Spondylitis ankylopoetika (M. Bechterew)

Diese Allgemeinkrankheit unbekannter Genese (Allgemeine Beschreibung siehe S. 419) befällt in *erster Linie die Wirbelsäule* und bleibt in der Regel lange Zeit, oft dauernd, auf diese beschränkt. Typisch sind die chronischen Schmerzen, auch in Ruhe, und die langsam zunehmende *Kyphose* mit *Versteifung* der Wirbelsäule. Erkannt wird die Krankheit oft an den röntgenologischen Veränderungen der Ileosakralgelenke (unscharfe Begrenzung, später Verödung), welche früh im Verlauf erscheinen. Die Diagnose ist gesichert, wenn später paravertebrale Verkalkungen dazukommen. Diese können mit der Zeit die Wirbelsäule in einen völlig steifen Stab verwandeln (Abb. 36.7).

Im Anfangsstadium wird versucht, mit Heilgymnastik der Versteifung zu begegnen. Wenn im fortgeschrittenen Stadium zusätzliche Hüftversteifungen den Patienten zum völlig hilflosen Krüppel machen, kann er nach einer *Hüftplastik* (Endoprothese) wieder mobilisiert und gehfähig werden. Eine *Wirbelsäulenosteotomie* zur Aufrichtung eines schwergebeugten Rückens ist eine heroische Operation. Sie sollte bei konsequenter Therapie (in Zusammenarbeit mit einem Rheumatologen) vermeidbar sein.

Infektiöse Wirbelsäulenerkrankungen (Spondylitis)

Früher recht häufig, vor allem im Kindesalter, meistens durch Tuberkulose, in einem oder mehreren Wirbelkörpern lokalisiert. Heute mehr durch Staphylokokken, seltener andere Erreger verursacht.

Pathologie

Infektiöse Osteomyelitis, in der Wirbelspongiosa beginnend, fast immer hämatogen (siehe S. 354), heute zunehmend auch nach kleineren und größeren Eingriffen an der Wirbelsäule. Der Verlauf kann schleichend sein, mit wenig lokalen Symptomen, in manchen Fällen stürmisch, im Rahmen einer allgemeinen Sepsis. Auf gewöhnlichen Wirbelsäulenaufnahmen werden *Einschmelzungen* von Knochensubstanz erst sichtbar, wenn sie schon eine gewisse Größe erreicht haben, also *erst nach längerer Zeit* (Wochen, Monate; Tomographien zeigen die Einschmelzungsherde früher).

Das *erste röntgenologische Zeichen* kann eine *Verschmälerung* des angrenzenden *Intervertebralraumes* sein. Sie entsteht, wenn Nukleus-Pulposus-Gewebe durch eine defekte Deckplatte hindurch in einen Einschmelzungsherd im erkrankten Wirbelkörper hineingepreßt wird. Der Prozeß muß also schon weit fortgeschritten sein. Die Diagnose wird daher oft erst spät gestellt (Abb. 60.3).

Mit der Zeit wird die grobe Knochenzerstörung sichtbar. Dann kann es sich praktisch nur noch um eine Spondylitis oder einen Tumor handeln.

Im weiteren *Verlauf* können ein oder zwei, selten mehrere benachbarte *Wirbelkörper* soweit zerstört werden, daß sie *zusammenbrechen* unter dem axialen Druck. Weil die dorsalen Abschnitte (Wirbelbogen, -fortsätze, kleine Gelenke) standhalten, entsteht daraus immer eine *Kyphose*. Diese ist im Gegensatz zu anderen Kyphosen, spitzbogig, was klinisch mehr oder weniger deutlich als Knick in Erscheinung tritt *(Gibbus)*. In schwereren Fällen kann die Wirbelsäule bis zu einem spitzen Winkel abgeknickt werden. Dadurch wird sie natürlich instabil und ist nicht mehr tragfähig. Der Patient wird bettlägerig. Als weitere Komplikationen können nekrotische Knochenstücke sequestrieren und eine Heilung verhindern (Abb. 60.5).

Durch chronische Eiterproduktion können sich massive *Senkungsabszesse* von einem Liter Inhalt oder mehr bilden, vor allem bei Tbc-Spondylitis. Sie geben im Röntgenbild einen spindelförmigen *Schatten* neben der Wirbelsäule. Entlang der Muskelsepten drängen sie *nach außen* unter die Haut. Sie erscheinen dann manchmal *weit vom* ursprünglichen Herd *entfernt,* z. B. inguinal (cave Verwechslung mit einer Hernie), lumbal, an Gesäß oder Oberschenkel (Abb. 60.4).

Im fortgeschrittenen Stadium kann es zu *Querschnittslähmungen* kommen.

Eine *infektiöse Spondylitis* wird *vermutet,* wenn zu ständigen dumpfen Rückenschmerzen, die auch in Ruhe und Nachts nicht verschwinden, die *allgemeinen* Zeichen einer *Infektionskrankheit* kommen: Krankheitsgefühl, Fieber, erhöhte BSR.

Differentialdiagnose der Spondylitiden

1. *Spondylitis Tbc:* Tbc-Anamnese, schleichender Verlauf, wenig Allgemeinsymptome, kalte (Senkungs-)Abszesse, im Röntgenbild Bandscheibenerniedrigung. Osteoporose in der Umgebung des Herdes. Nachweis des Erregers, evtl. durch Punktion oder allfällige Operation.
2. *Staphylokokkenspondylitis:* Evtl. Staphylokokkensepsis, akuter Verlauf, schwere Infektions-

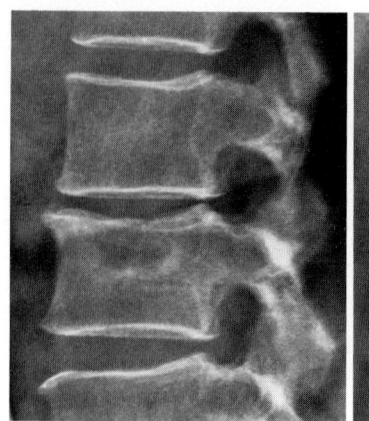
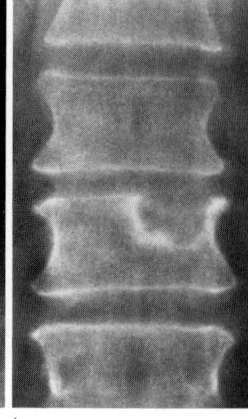

a   b

Abb. 60.3: *Spondylitis* Tbc bei einer 56jährigen Frau.

a Eine *Bandscheibenverschmälerung* erscheint als relativ frühes Zeichen. Sie kommt durch das Eindringen von Bandscheibengewebe in einen Einschmelzungsherd in der Wirbelspongiosa zustande. Der Osteolyseherd selbst muß schon ziemlich groß sein, bis er auf einem gewöhnlichen Röntgenbild sichtbar wird (hier in der oberen Hälfte des befallenen unteren Wirbels).

b Deutlich erkennbar sind Osteolyseherde auf *Tomogrammen,* wie hier bei der gleichen Patientin, im ap-Strahlengang.

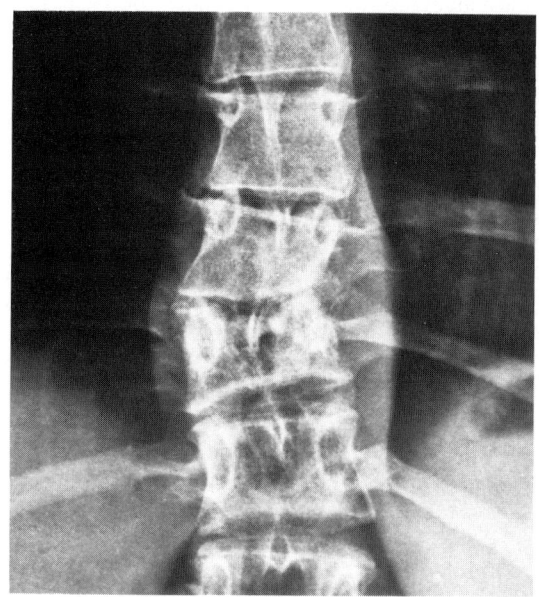

Abb. 60.4: Infektiöse *Spondylitis* der unteren Thorakalwirbelsäule einer 20jährigen Patientin. Defekt an zwei benachbarten Wirbeln, welche knickförmig zusammensintern. Auf diese Weise können schwere Gibbusbildungen entstehen. Ein paravertebraler Abszeß ist am spindelförmigen Schatten beidseits der Wirbelsäule auf Höhe des Herdes zu erkennen. Ein solcher Abszeß kann den Muskel-Septen entlang nach unten wandern: Senkungsabszeß.

krankheit. Im Röntgenbild evtl. sklerotische Knochenreaktion in der Umgebung des Herdes.

3. *Spondylitis bei Morbus Bang, Thyphus und ähnliche:* Anamnese (Grundkrankheit evtl. nicht manifest), eher protrahierter Verlauf, erhebliche Sklerosierung um den Einschmelzungsherd herum. Erregernachweis, Serologie.

4. *Iatrogene, unspezifische Spondylitis und Spondylodiscitis.* Nach Diskushernienoperationen kann im ausgeräumten Intervertebralraum eine Infektion durch *Kontamination* angehen (Discitis). Da die Bandscheibe gefäßlos ist, sind die Bedingungen für die körpereigene Infektabwehr, aber auch für eine systemische Antibiotikabehandlung, ungünstig.

Beim Übergreifen auf einen benachbarten Wirbel entsteht eine *Spondylitis.* Nach Punktionen und Operationen an der Wirbelsäule können durch Kontamination aber auch primäre Spondylitiden entstehen.

5. *Tumoren:* Umschriebene Osteolyseherde in der Spongiosa, Bandscheiben bleiben erhalten.

Die *Diagnostik* ist durch Szintigraphie (zur Herdsuche), MRI (Ödem, Weichteilbeteiligung) und CT (Knochendestruktion) wesentlich verbessert worden. So können Herde *früher* lokalisiert werden.

Ausschlaggebend ist schließlich der *Erregernachweis:* Durch *Wirbelpunktion* unter Röntgenkontrolle wird versucht, Material für bakteriologische und histologische Untersuchung zu gewinnen. Dies gelingt nicht immer. Zudem ist die Methode nicht ungefährlich.

Prognose und Therapie

Im *Frühstadium* kann eine wenig virulente Infektion *ausheilen. Ruhigstellung* und Antibiotika unterstützen diesen Prozeß.

Bei ausgedehnterer Knochenzerstörung und Abszeßbildung ist eine spontane Heilung jedoch unwahrscheinlich.

Seit die Möglichkeit einer spezifischen antibiotischen Behandlung besteht, ist die Aussicht, daß *Spondylitiden durch knöcherne Blockbildung* zwischen den betroffenen Wirbeln spontan *ausheilen* größer geworden. Allerdings dauert der Prozeß viele Monate, evtl. Jahre und hinterläßt einen Defekt, einen mehr oder weniger ausgeprägten Gibbus (Abb. 60.5). Größere *Sequester* jedoch werden schlecht ab- und umgebaut und können die Infektion unterhalten.

In vielen Fällen ist deshalb die *operative Ausräumung* des Herdes und die *stabile Verblockung* mit tragfähigen *autologen Knochenspänen,* wenn nötig nach Aufrichtung zusammengesinterter Wirbelkörper, der konservativen Behandlung vorzuziehen, um den Heilungsprozeß zu beschleunigen und einen

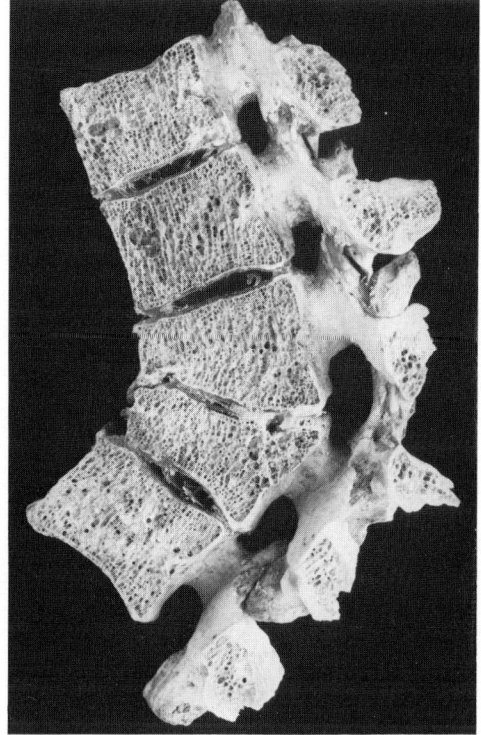

Abb. 60.5: *Gibbus* im Thorakalbereich durch Zusammensintern von 3 Wirbelkörpern als Folge einer infektiösen Erkrankung, vermutlich Spondylitis Tbc. Der unterste der drei befallenen Wirbel ist stark keilförmig eingedrückt, die beiden oberen sind zu einem einzigen, keilförmigen, verschmolzen. Nur noch an den Wirbelbogen erkennt man, daß es ursprünglich 3 Wirbel gewesen waren. Der Mann hat offensichtlich die schwere Krankheit überlebt, jedenfalls ist sie knöchern ausgeheilt.

Gibbus und weitere Komplikationen zu verhindern. Durch die Operation kann die Diagnose auch histologisch und bakteriologisch geklärt werden. Dies ist wichtig um eine gezielte, meistens länger dauernde, antibiotische Therapie durchzuführen (Abb. 60.6).

In jedem Fall ist eine längere vollständige *Ruhigstellung* angezeigt mit Bettruhe, am besten im Gipsbett.

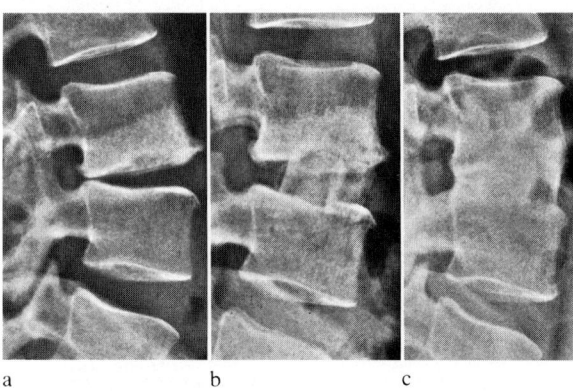

a   b   c

Abb. 60.6:

a Unspezifische *Spondylitis* vom chronisch sklerosierenden Typ mit Bandscheibenverschmälerung und Defekt an der Deckplatte des oberen Wirbels.
b Postoperative Röntgenkontrolle nach Einsetzen von drei kräftigen kortiko-spongiösen Spänen zwischen die beiden Wirbelkörper, nach Exzision und Aufspreizen des Intervertebralraumes. Dadurch wird die Spondylodese stabil und sofort belastbar.
c Kontrolle 7 Jahre später: gute knöcherne Konsolidation, die Spondylitis ist geheilt, der Patient beschwerdefrei.

Tumoren

(Allgemeines siehe S. 367.) Am häufigsten sind, neben dem *Plasmozytom:*

Wirbelmetastasen bei Karzinomen, also vorwiegend bei älteren Menschen. Oft machen die Metastasen *vor* dem Primärtumor Beschwerden. Ständige starke Schmerzen, welche auch in der Ruhe nicht nachlassen, sind verdächtig. Größere Herde sind auf *Röntgenaufnahmen* sichtbar, kleine kaum. Zu ihrem Nachweis eignet sich besser die *Szintigraphie.* Typischer Röntgenaspekt ist die reaktionslose Umgebung, die Bandscheiben bleiben erhalten.

Plötzliche starke Schmerzen entstehen, wenn Wirbel wegen der Ausdehnung der Defekte zusammenbrechen (pathologische Wirbelfraktur). Verhältnismäßig häufig sind *Kompressionserscheinungen des Rückenmarkes,* auch ohne Deformität der Wirbelsäule. Die ausgedehnte *operative Entlastung* des Rückenmarkes (Laminektomie), ist nicht immer imstande, Lähmungen zu verhindern. Im übrigen kann die *Therapie* bei Wirbelmetastasen nur palliativ sein (operative Dekompression und Stabilisation).

Primärtumoren

Auch manche *Primärtumoren* des Skelettes (z. B. Chondrome, Hämangiome, Osteome, seltener maligne Tumoren) sitzen mit Vorliebe in der Wirbelsäule. Ihre *Diagnose* stützt sich auf ihr Aussehen im Röntgenbild. Tomographien, besonders auch *Kernspintomogramme,* sind dabei nützlich. Tumoren, welche das Rückenmark (extra- und intradural) und seine Nerven (z. B. ein Neurofibrom) bedrängen, lenken den Verdacht durch ihre klinische, evtl. neurologische Symptomatologie auf sich. Zur weiteren Abklärung ist eine Lumbalpunktion und eine Myelographie nötig.

Therapie: In einzelnen Fällen ist eine lokale chirurgische Exzision möglich. Wenn die Statik der Wirbelsäule dadurch gefährdet wird (z. B. an der Halswirbelsäule), sollte sie anschließend *stabilisiert* werden. Oft sind allerdings nur *palliative Maßnahmen* möglich: Um Rückenmarkskompressionserscheinungen und totale Bettlägerigkeit zu vermeiden, ist es gelegentlich möglich, mit alloplastischem Material (Osteosynthesen, Kunstharzplomben) eine lokal zerstörte Wirbelsäule zu stabilisieren. Eine solche Stabilisierung hält nur vorübergehend, ist also indiziert bei kurzer Lebenserwartung wegen Malignität des Tumors. Soll die Wirbelsäule *dauerhaft* stabilisiert werden, also bei guter Prognose der Krankheit, ist eine Spondylodese anzustreben mittels autologer Spanplastik.

61. Wirbelverletzungen

Weil die Wirbelsäule der klinischen Untersuchung schlecht zugänglich ist, muß man für die *Diagnostik* der Verletzungen vor allem auf das *Röntgenbild* abstellen. Darauf erkennt man die Frakturen und die (seltenen) Luxationen (v. a. HWS). Kontusionen, Distorsionen, stumpfe Weichteilverletzungen sind kaum exakt faßbar (Halswirbelsäule siehe S. 596).

Was bedeutet ein «Wirbelsäulenbruch» für den Patienten? Ein «Wirbelbruch» kann im einen Fall eine harmlose, geringfügige Deckplatteneinstauchung, in einem anderen aber eine ausgesprochen schwere Verletzung mit Instabilität der regelrecht «entzweigebrochenen» Wirbelsäule und Querschnittslähmung bedeuten. Alle Stufen zwischen diesen beiden Extremen kommen vor. *Eine Differenzierung ist notwendig.* So ist es z. B. ratsam, leicht verletzte Patienten nicht mit dem Ausdruck «Wirbelsäulenbruch» zu ängstigen und dadurch neurotischen Entwicklungen mit übertriebenen Versicherungsansprüchen Vorschub zu leisten. Das Wort «Wirbelstauchung» genügt in leichten Fällen. Tatsächlich handelt es sich eher um eine Stauchung als um einen «Bruch».

Am häufigsten ist die *Kompressionsfraktur* am Übergang der Thorakal- zur Lumbalwirbelsäule. Durch massiven Druck unter Flexion der Wirbelsäule kommt es zur Stauchung des vorderen Abschnittes eines oder mehrerer Wirbelkörper. In leichten Fällen ist nur ein kleiner Wulst an der Vorderkante im Seitenröntgenbild zu erkennen. Solche Brüche brauchen praktisch keine Behandlung. In schweren Verletzungsfällen wird der Wirbel keilförmig zusammengedrückt, und es entsteht ein mehr oder weniger starker kyphotischer *Knick* in der Wirbelsäule (Gibbus). Eine stärkere Abknickung fällt schon klinisch auf, in der oberen Lumbalwirbelsäule evtl. durch die fehlende Lordose.

Diagnose: Unfallmechanismus (Sturz auf Rücken, Gesäß, Kopf, Verschüttung usw.), *Schmerzen,* lokale Druckempfindlichkeit, evtl. ein Gibbus müssen an eine Wirbelfraktur denken lassen, auch wenn der Patient noch gut gehfähig ist. Aber auch bei Schwerverletzten, besonders bei Bewußtlosen besteht die *Gefahr,* daß *Wirbelfrakturen übersehen werden.* In beiden Fällen sollten Röntgenaufnahmen der ganzen Wirbelsäule, vor allem auch seitliche, veranlaßt werden, nicht zuletzt um spätere Unklarheiten auch hinsichtlich der versicherungstechnischen Beurteilung zu vermeiden (Abb. 61.1).

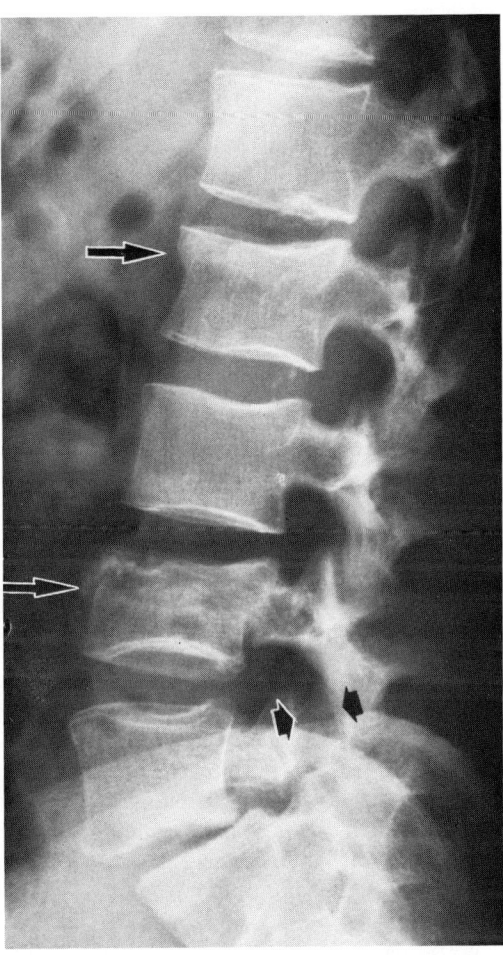

Abb. 61.1: *Stabile und instabile Wirbelfrakturen.*
Dieser 45jährige Mann erlitt durch einen Sturz schwere Verletzungen der Lumbalwirbelsäule: Das Unfallbild zeigt eine *Stauchungsfraktur* von L2, erkennbar an der Erniedrigung der vorderen Wirbelkante mit Knick (oberer Pfeil) und einer Verdichtung des Knochens im oberen Drittel des Wirbelkörpers, welche durch die Einstauchung der Spongiosa eine Sklerose vortäuscht. Diese Fraktur ist sicher *stabil,* alle Bänder und die dorsalen Strukturen sind erhalten.

Eine weniger harmlose, schwere Verletzung, hat den 4. Lendenwirbel betroffen: Er ist ganz durchgerissen (unterer Pfeil), die obere Deckplatte mit der Bogenwurzel ist nach hinten verschoben, und die dorsale Verbindung ist ebenfalls zerrissen, zu erkennen am Klaffen der kleinen Wirbelgelenke (zwischen den kurzen Pfeilen). Eine solche Fraktur ist *instabil,* die Gefahr einer Nervenverletzung und einer weiteren Verschiebung besteht. Die Behandlung ist entsprechend anspruchsvoll.

Die Spondylolisthesis von L5 hat vorbestanden und ist ein Zufallsbefund.

Ver-
letzungen –
Frakturen

Die Stabilität der Wirbelsäule

Stabile Brüche

Solange die dorsalen Wirbelabschnitte (Wirbelbogen und kleine Gelenke) und der Bandapparat intakt geblieben sind und nur die Spongiosa des Wirbelkörpers axial zusammengestaucht wurde, ist die Fraktur *stabil*. Sie verschiebt sich sekundär nicht mehr, und die Wirbelsäule bleibt tragfähig. Solche Brüche werden in der Regel ohne weitere Verschiebungen in wenigen Wochen bis Monaten knöchern fest. Die meisten Wirbelbrüche können *funktionell* (nach *Magnusson*) durch *sofortige Mobilisation* behandelt werden (Abb. 61.1 oben).

Während die Fraktur selbst gut ausheilt, bleibt bei der funktionellen Behandlung der initiale Gibbus bestehen. Dies führt häufig zu sekundären Beschwerden, welche umso hartnäckiger sind, je größer der Kyphoseknick ist und je weniger er in anderen Wirbelabschnitten kompensiert werden kann, d. h bei mangelhafter Lordosierungsmöglichkeit in der Lumbalwirbelsäule (siehe S. 609).

Aus diesem Grund hat vor allem die Wiener Schule von *Böhler* versucht, die Wirbelkompressionsfrakturen im Durchhang sofort *aufzurichten* und mit großen, stark lordosierenden *Gipskorsetten zu fixieren*. Nicht alle Anhänger von Böhlers Methode haben mit ihr denselben Erfolg wie er selbst. Der Grund liegt darin, daß die Korrekturstellung an sich leicht zu erreichen, aber sehr *schwierig zu erhalten* ist bis zur knöchernen Konsolidation. Durch die Aufrichtung des komprimierten Wirbelkörpers wird die zusammengestauchte Spongiosa wieder auseinander gerissen, und dazwischen klafft ein Defekt, welcher sich nur langsam mit neuem Knochen füllt. In der Zwischenzeit hat der Wirbelkörper keinen Halt und sintert leicht wieder zusammen. So lange muß die Wirbelsäule in maximaler Lordose gehalten werden mit dem Gipskorsett. Der Druck auf den 3 Abstützpunkten, Sternum, Gibbus und Symphyse ist entsprechend groß. Ein Gipskorsett muß schon ausgezeichnet angepaßt sein, um den Verlust der Korrektur zu verhindern ohne Druckschäden an der Haut zu machen. Nicht jede Notfallstation verfügt über die erforderliche tadellose Gipstechnik, doch ohne diese hat die Aufrichtung von Wirbelkompressionsfrakturen wenig Sinn (Abb. 61.2).

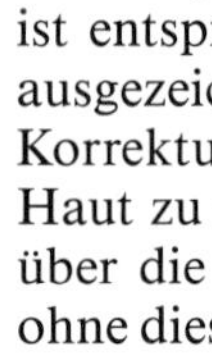

Abb. 61.2: *Gipskorsett* nach dem 3-Punkte-Prinzip angelegt, um eine aufgerichtete Wirbelsäule in lordosierter Stellung zu erhalten. Gut abgestützt und ausmodelliert werden die 3 Stellen, an denen Druck ausgeübt werden soll: Sternum, Kreuz und Symphyse.

Maßgefertigte Korsette werden vom Orthopäden nach den gleichen Prinzipien hergestellt (siehe Abb. 17.35).

Der Streit zwischen Anhängern von Magnussons und Böhlers Methode ist überflüssig: Wirbelfrakturen mit relativ geringem Kyphosenknick heilen rasch mit der funktionellen Behandlung und spätere Beschwerden bleiben in erträglichen Grenzen. In Fällen, wo wegen stärkerem Gibbus eine schlechte Prognose zu befürchten ist, kann mit der anspruchsvollen Böhlerschen Methode die Deformität doch einigermaßen ausgeglichen und damit die Spätprognose verbessert werden, vorausgesetzt, daß die Technik beherrscht wird.

Um die genannten Schwierigkeiten zu umgehen wurde die primäre *operative Aufrichtung* und Verspanung des komprimierten Wirbels von ventral her empfohlen, evtl. kombiniert mit einer Osteosynthese. In *Spätfällen* ist wegen starken Beschwerden infolge Gibbusbildung eine solche operative Aufrichtung manchmal notwendig.

Instabile Brüche

Bei Abscherung der Bruchflächen, Drehverschiebung, Brüchen in den Wirbelbogen und Zerreißungen des Bandapparates wird ein Wirbelbruch *instabil*. Solche Brüche können sich weiter verschieben, mit der *Gefahr* einer Rückenmarkskompression und *Querschnittslähmung*. Instabile Wirbelbrüche sind mit den höheren Geschwindigkeiten und Energien in Verkehr, Arbeitswelt und Sport *häufiger* geworden. Sie müssen erkannt und sehr vorsichtig ruhiggestellt werden. Lange dauernde Bettruhe (evtl. Gipsbett) ist notwendig, bis die Wirbelsäule wieder tragfähig wird. Anschließend muß sie noch längere Zeit mit Gips- oder anderem Stützkorsett geschützt werden (Abb. 61.1 unten).

Diese Nachteile und Gefahren der konservativen Behandlung ließen nach Methoden suchen, instabile Wirbelbrüche *operativ* zu reponieren und primär zu stabilisieren.

Für eine rationale Therapie der Wirbelfrakturen ist im Einzelfall eine genaue *Analyse des Bruches* notwendig. Dieser entspricht dem *Frakturmechanismus* (siehe Abb. 61.3): Die überwiegende Mehrzahl der Wirbelbrüche kommt durch *Flexion*, also *Kyphosierung* zustande, meist unter *Kompression*, (seltener unter Distraktion: Bauchsicherheitsgurte).

Im ersten Fall sind die *dorsalen Bandstrukturen erhalten*, was eine Aufrichtung mittels Distraktion und Lordosierung erlaubt.

Entscheidend sind die *mittlere Säule*, die Rückwand des Wirbelkörpers, die den Markkanal begrenzt, und die dorsalen Strukturen. Sind diese gebrochen bzw. zerrissen, ist die Fraktur instabil, und die Gefahr neurologischer Schäden ist groß.

Die Beurteilung von Wirbelbrüchen ist am besten mittels der axialen *Computertomographie* möglich, wo der Wirbelkanal gut einzusehen ist. Mit der *drei-*

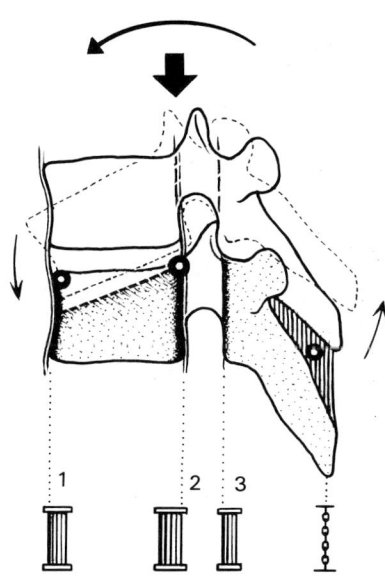

Abb. 61.3: *Zur Klassifizierung der Wirbelfrakturen.*
Die meisten Wirbelbrüche entstehen durch *Kompression* (dicker Pfeil) in Flexion (dünne Pfeile).
Die Stabilität der Wirbel beruht auf *drei Säulen* (mit Kreisen bezeichnet). Sie sind unten symbolisch dargestellt:
1. Die *vordere Säule: Vordere Wand des Wirbelkörpers* mit vorderem Längsband.
2. Die *mittlere Säule: Hinterwand des Wirbelkörpers* mit hinterem Längsband.
3. Die *hintere Säule:* Wirbelbogen, kleine Gelenke, alle dorsalen Ligamente.

Der *wichtigste Pfeiler* ist der *mittlere:* solange er steht, ist die Fraktur in der Regel einigermaßen stabil. Ist er eingebrochen, besteht unmittelbare *Gefahr* für das *Rückenmark* durch *dislozierte Fragmente.* In diesen Fällen ist das *Computertomogramm* eine wertvolle diagnostische Hilfe (siehe Abb. 13.12 und Abb. 61.7).

Am *häufigsten* ist nur die *vordere* Säule eingebrochen und eingestaucht, während mittlere und hintere *intakt* sind. Dies gibt das bekannte Bild der *Wirbelkompressionsfraktur,* bei welcher der Wirbel vorne keilförmig eingestaucht ist (vorderer Pfeil). Diese Frakturen sind in der Regel *stabil* und können gut konservativ behandelt werden. Bei stärkerem Kyphosenknick stellt sich die Frage, ob die Deformität (Buckel, Gibbus) *akzeptiert* oder *korrigiert* werden soll. Letzteres stellt ebenfalls eine Reihe von Problemen.

Der *hintere Pfeiler* hat vor allem auch eine Funktion der *Zuggurtung,* was in der Zeichnung mit einer Kette symbolisiert ist. Diese kann *reißen* bei brüsker Flexion (hinterer Pfeil). Solche Verletzungen sind *instabil* und besonders an der Halswirbelsäule gefürchtet. Das *Röntgenbild* sieht harmlos aus: Ein abnormal großer Abstand zweier benachbarter Dornfortsätze kann der einzige Befund sein, ist aber beweisend. Er kommt aber manchmal erst auf Funktionsaufnahmen zur Darstellung (siehe Abb. 53.8). Man muß *danach suchen.*

Der *Zusammenbruch* der *mittleren Säule* zeigt meist *schwere instabile Verletzungen* an, mit Gefahr für das Rückenmark.

Die Brüche mit *seitlicher Verschiebung* kommen auf diesem Schema nicht zur Darstellung (siehe Tabelle: Klassifizierung der Wirbelbrüche, S. 675).

dimensionalen Rekonstruktion lassen sich die oft komplizierten Brüche anschaulich darstellen (Abb. 13.12 und Abb. 13.16).

Völlig instabil sind die durch *Rotation* und *Abscherung* entstandenen Brüche mit seitlichen Verschiebungen auch des Markkanales. Querschnittslähmungen entstehen vorwiegend bei solchen Brüchen.

Die Wahl der optimalen Therapie orientiert sich an der folgenden Einteilung der Wirbelbrüche, die weite Verbreitung gefunden hat.

Klassifikation der Wirbelfrakturen

– *Impressions-Keilbruch:* Durch Flexion. *Häufigste* Bruchform. Mittlerer und hinterer Pfeiler intakt. *Stabil.*

– *Berstungsbrüche:* Die *mittlere* Säule ist mehr oder weniger stark eingedrückt, zerstört, bei kompletten Berstungsbrüchen auch die *hintere.* Es gibt alle Übergänge. Einfache Brüche können noch einigermaßen stabil sein. Je mehr Strukturen eingebrochen sind, desto instabiler ist der Bruch. Im ap-Bild lassen sich oft Brüche und Verschiebungen im hinteren Wirbelabschnitt (Wirbelbogen, kleine Gelenke) finden.
Das *CT* zeigt die Verhältnisse im Bereiche der *Wirbelkörperhinterwand* (Abb. 61.7c–d): Dislokationen und freie Fragmente können die lichte Weite des Wirbelkanals beeinträchtigen und unmittelbar das Rückenmark gefährden.

– *Flexions-Distraktionsverletzungen:* Zum Einbruch der vorderen Säule kommt eine *Zerreißung* der *hinteren Bänder,* mit einer mehr oder weniger schweren Verletzung der mittleren Säule. Diese Verletzungen können sehr *instabil* sein. Ähnliches gilt auch für *reine Distraktionsverletzungen.*

– *Translationsverletzungen:* Durch Querverschiebung, Abscherung, Torsion. Auch die Luxationsfrakturen gehören dazu. Es handelt sich um *schwere* Verletzungen infolge *massiver Kräfte.* Sie sind gekennzeichnet durch eine *Verschiebung* bzw. *Unterbrechung* des *Wirbelkanales,* häufig mit entsprechenden *neurologischen Komplikationen. Querschnittslähmungen* kommen fast *ausschließlich durch Translationsverletzungen* zustande. Diese Brüche sind alle *instabil,* ihre Behandlung hängt weitgehend vom neurologischen Befund ab.

Wirbelfrakturen mit neurologischen Ausfällen

Bei *jeder* Wirbelfraktur ist eine genaue neurologische Untersuchung wichtig. Ausfallserscheinungen weisen auf Rückenmarkskompression hin. *Partielle* Querschnittslähmungen sind meistens *reversibel,* wenn die Fraktur sofort vorsichtig reponiert wird (Längsextension im Bett). Operative Revisionen sind

Ver-
letzungen –
Frakturen

in seltenen Fällen notwendig. Die *primär totalen* Querschnittslähmungen sind *irreversibel,* auch eine Laminektomie hilft nicht mehr. Von vielen Chirurgen wird jedoch eine operative Stabilisierung der Wirbelsäule befürwortet. Die überaus heikle Pflege des Paraplegikers kann dadurch erleichtert und die Mobilisation beschleunigt werden (siehe auch S. 406).

Operative Frakturbehandlung der Wirbelsäule

Mit der Zunahme und Intensivierung von Verkehr, mechanisierter Arbeit und Sportbetrieb haben auch die schweren Wirbelsäulenverletzungen zugenommen. In konsequenter Anwendung der Prinzipien der operativen Frakturbehandlung an den Extremitäten wurden Mittel und Wege zur primären Reposition und Stabilisierung der gebrochenen Wirbelsäule gesucht.

Das Ziel ist:

- *Wiederherstellung* und *Erhaltung* der *Form* der Wirbelsäule,
- *Stabilisierung* und frühzeitige *Mobilisation,*
- *Behebung* bzw. *Verhindern* von *neurologischen Ausfällen.*

Aufrichten und Stabilisieren der Wirbel*körper* von *ventral* her ist ein logisches Vorgehen, erfordert aber einen großen und riskanten Eingriff (Abb. 61.4).

Die ersten Versuche mit dem *dorsalen* Zugang wurden mit dem Instrumentarium zur *Skoliosebehandlung* gemacht: Aufrichtung nach dem Drei-Punkte-Prinzip mit dorsalen Stäben. Wegen des dazu nötigen Hebelarms mußten wenigstens 5 Wirbel überbrückt und (temporär?!) versteift werden. Erst die *transpedikuläre Schraube* (Abb. 61.5) nach dem Prinzip des *Fixateur externe* angewandt (Abb. 61.6), erlaubte Aufrichtung und Fixation *einzelner* Wirbel und Segmente.

Mit diesen langen Schrauben können von außen die zwei der Fraktur benachbarten Wirbel nach Bedarf manipuliert, reponiert, komprimiert oder distrahiert werden. Dies geschieht entsprechend der Analyse der Fraktur (siehe Klassifikation). Anschließend kann der Fixateur externe in einen *Fixateur interne* verwandelt werden, indem die überstehenden Schraubenenden mit einer Zange abgeschnitten werden. Mit diesem Verfahren wurde die Reposition und Stabilisierung von *instabilen* Wirbelsäulenfrakturen erstmals möglich.

Wichtig kann das bei Frakturen mit Gefährdung von Rückenmark und Nerven durch ausgebrochene und in den Wirbelkanal dislozierte Fragmente der Wirbelrückwand sein, welche im *Computertomogramm* nachgewiesen wurden (Abb. 61.7).

Mit den kräftigen Implantaten und Instrumenten kann die Wirbelsäule beliebig manipuliert (distra-

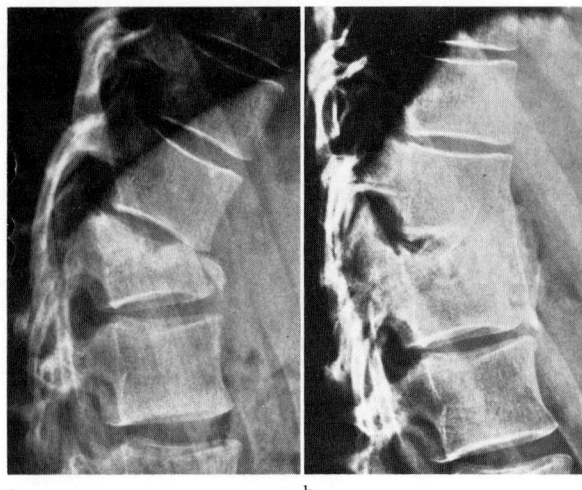

a   b

Abb. 61.4:

a *Stauchungsfraktur* der unteren Thorakalwirbelsäule einer 22jährigen Frau mit starkem Knick. Ein solcher Gibbus kann später zu statischen Beschwerden führen. Unter konservativer Behandlung heilt der Bruch sicher, doch läßt sich der Gibbus nur schwierig oder gar nicht beheben.

b Eine Alternative bietet die operative Aufrichtung mit druckfesten kortiko-spongiösen Spänen, ein allerdings ziemlich großer Eingriff. Hier das Resultat nach einem Jahr. (Fall von Prof. B. G. Weber, St. Gallen.)

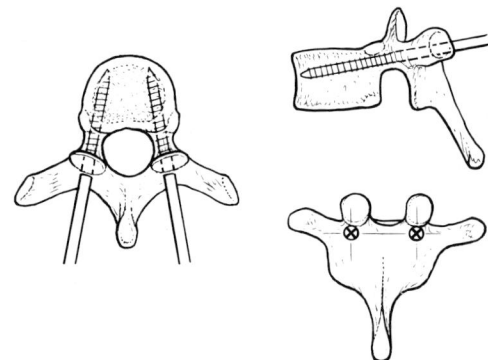

Abb. 61.5: *Zur operativen Reposition und Fixation von Wirbelbrüchen.*

Die *richtige Lage der Schraube* ist die wichtigste Voraussetzung: Sie muß der Anatomie der Brustwirbel, die etwas verschieden ist von jener der Lendenwirbel (siehe Abb. 59.24), angepaßt werden. Die Pedikel sind sehr schmal.

Mit Hilfe von gut sitzenden Schrauben und Fixateuren läßt sich die Fraktur beliebig und mit großer Kraft *manipulieren* und damit *reponieren.* Dies ist *nicht ungefährlich,* denn kraftvolle Repositionsversuche können das Rückenmark schädigen durch Zug, Quetschung und Scherung.

Ver-
letzungen –
Frakturen

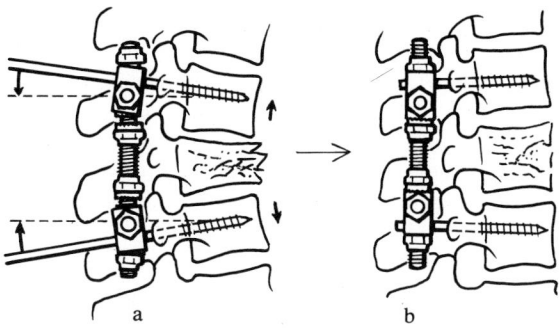

Abb. 61.6: *Reposition und Fixation von Wirbelfrakturen.*

a Nach dem Setzen der transpedikulären Schanzschen Schrauben in die beiden benachbarten Wirbel kann die Fraktur mit Hilfe eines Fixateurs manipuliert, z. B. distrahiert, aufgerichtet und damit *reponiert* werden.

b Sobald die richtige Stellung erreicht ist, wird die Verbindung des Fixateurs mit den Schrauben unverrückbar festgeschraubt, so daß jetzt eine *winkelstabile* Klammer die Reposition festhält (vgl. Abb. 59.23). Schließlich werden die Schraubenenden abgezwickt und damit der Fixateur externe in einen «*Fixateur interne*» verwandelt.

Eine zusätzliche Spongiosaplastik wird empfohlen.

Der Fixateur interne hat gegenüber anderen Apparaten, z. B. den mit Haken versehenen Stangen (z. B. Harrington) den *Vorteil,* daß dank der winkelstabilen Verbindung nur zwei Segmente überbrückt werden müssen und nicht eine längere Strecke.

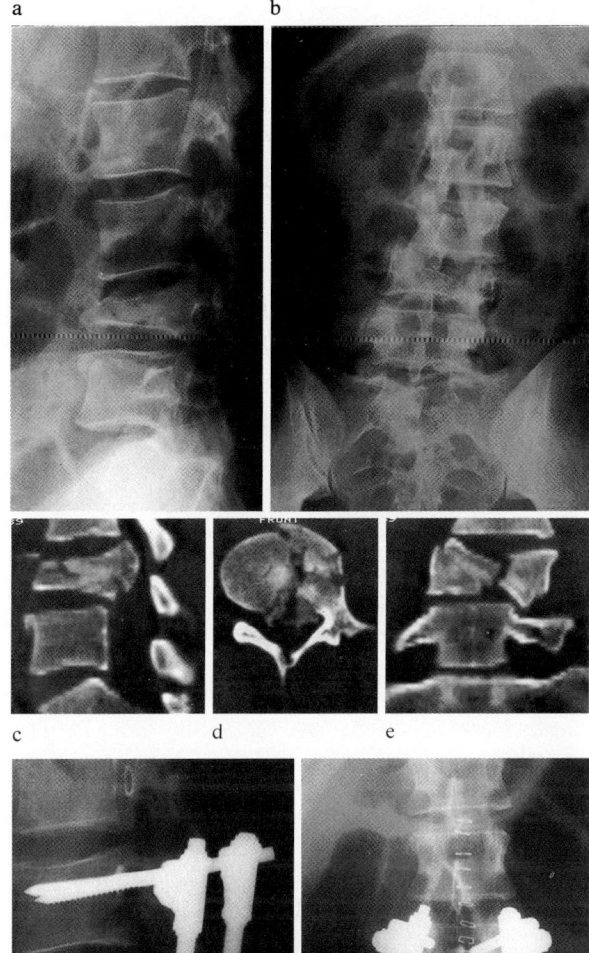

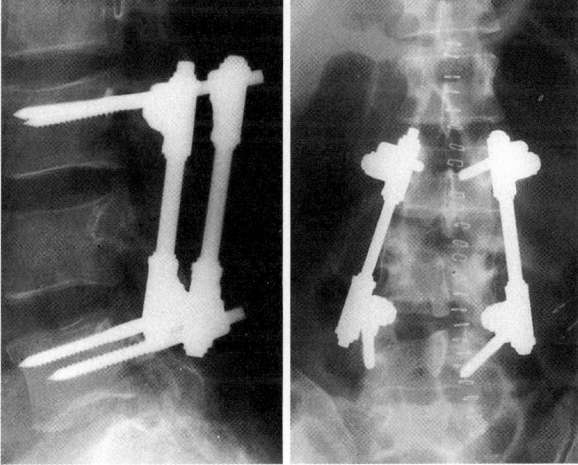

Abb. 61.7: *Operative Reposition einer instabilen Wirbelfraktur.*

Berstungs- und *Scherfraktur* von L4 durch Sturz aus großer Höhe bei einem 27jährigen Mann.

a Im Seitenbild hat man den Eindruck einer Kompressionsfraktur mit keilförmiger Impression des 4. Lendenwirbels. Die normale Lumballordose ist aufgehoben. Bei L5 und wahrscheinlich auch bei L3 sind die Vorderkanten der oberen Deckplatten eingedrückt. Diese Wirbel sind stabil.

b Im ap-Bild ist die Abscherung (durch Rotation) deutlich zu sehen.

c–e: *Computertomogramme* zeigen Details:

c Der mittlere Pfeiler ist gebrochen, die Hinterwand des Wirbels ist nach dorsal hinausgedrückt und verengt den Wirbelkanal.

d im axialen Querschnitt ist dies besonders deutlich zu erkennen.

e Berstung und Abscherung des Wirbelkörpers im frontalen Schnitt. Die Instabilität ist evident (ein anschauliches dreidimensionales Bild dieser Fraktur findet sich auf Abb. 13.16).

f und g: nach Reposition und Aufrichtung mit Fixateur interne.

Der Mann hatte nur geringfügige neurologische Ausfälle. Er konnte rasch wieder mobilisiert werden. Bei den häufigeren Frakturen im unteren *Thorakalbereich* sind solche Brüche oft von *Rückenmarksschäden* begleitet.

Ver-
letzungen –
Frakturen

hiert, komprimiert, rotiert) werden. Die *Gefahr von Querschnittslähmungen* liegt damit in Reichweite (vgl. auch S. 628 Skolioseoperationen und «Monitoring» S. 184).

Daß diese Chirurgie technisch überaus anspruchsvoll, heikel und risikoreich ist, braucht nicht besonders betont zu werden. Sie ist noch (1992) im Versuchsstadium (siehe Abb. 61.7).

Falls aber *bereits* eine *irreversible Querschnittslähmung* vorliegt, bietet die Operation eindeutig *Vorteile:* Die Mobilisation ist sofort möglich, was die Pflege ganz wesentlich erleichtert (Dekubitusprophylaxe usw.)

Zur Indikation

Instabile Wirbelbrüche, besonders wenn neurologische Komplikationen dazukommen, sind heikle Verletzungen. Entsprechend schwierig ist auch die Therapie. Die Indikationen werden für jeden einzelnen Fall sorgfältig abgewogen werden müssen.

Für die Operation von *stabilen* Wirbelfrakturen gelten andere Überlegungen: Solche Operationen haben den Zweck, die Kyphose zu beseitigen und damit *spätere* Schäden – und dies heißt in der Regel: *Schmerzen* – zu verhindern. die Operation hat also mehr *prophylaktischen* als therapeutischen Charakter. Wie groß ist das Risiko solcher Beschwerden?

Weil
1. Schmerzen nicht objektiviert werden können,
2. Rückenschmerzen allgemein weit verbreitet sind,
3. posttraumatische von anderen Rückenschmerzen nicht zu trennen sind und
4. auch viele Patienten mit (posttraumatischen und anderen) Kyphosen nicht mehr Schmerzen angeben als solche ohne, ist es bis heute *nicht* gelungen, eindeutige Aussagen zu erhalten.

Man hat den Eindruck, daß geringe Kyphosen langfristig im allgemeinen wenig Beschwerden verursachen, schwerere Verletzungen mit Kyphosen über 15°–20° aber wohl. Auch wenn keine einwandfreien Nachkontrollen vorliegen, scheint es deshalb vernünftig, leichtere Kyphosen funktionell zu behandeln, schwerere jedoch zu reponieren, sei es konservativ oder operativ.

Da *prophylaktische Operationen* nicht gern mit einem größeren Risiko belastet werden, ist sicher *Zurückhaltung* mit der Indikation geboten. Voraussetzung ist in jedem Fall ein *in dieser Chirurgie erfahrenes Team.*

• *Frakturen an den dorsalen Abschnitten der Wirbelsäule:* Querfortsatzbrüche, isolierte Frakturen an den kleinen Wirbelgelenken, an Wirbelbogen usw. sind selten und nicht leicht zu diagnostizieren. Sie sind lediglich Zeichen eines massiven Weichteiltraumas. Dieses allein muß behandelt werden.

Dornfortsatzbrüche kommen auch als Ermüdungsfrakturen bei Schwerarbeitern (Schipperkrankheit), seltener traumatisch vor.

62. Sakrum und Becken

Die Iliosakralgelenke

Es sind eigentlich *Synchondrosen,* die nur kleine Bewegungen zulassen. Schmerzen in den Iliosakralverbindungen sind schwierig abzugrenzen von solchen, welche von der Lumbalregion ausgehen. Schmerzen bei forcierten isolierten Bewegungen der Iliosakralgelenke (Mennel-Test) sprechen für Beteiligung dieser Gelenke (Abb. 62.1).

Mittels lokaler Infiltration von Novocain kann evtl. der Schmerzherd vorübergehend ausgeschaltet und damit lokalisiert werden.

Schmerzen über dem Sakrum gehören jedoch zu den *häufigsten* Klagen der Patienten überhaupt, und es besteht kein Zweifel, daß diese Schmerzen zum allergrößten Teil von der *Lumbosakralgrenze* ausgehen.

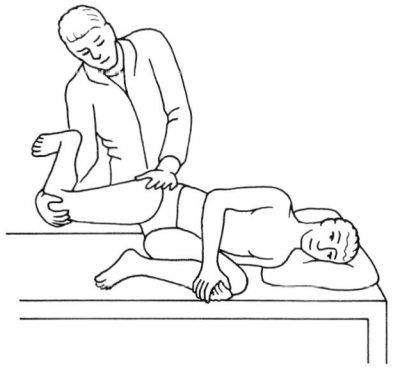

Abb. 62.1: Prüfung des *Iliosakralgelenkes* (nach MENNELL): Während der Patient das eine Knie fest gegen den Körper preßt (zur Fixation des Beckens), zieht der Untersucher das andere Bein ruckartig nach hinten. Der Test ist positiv, wenn dabei im Iliosakralgelenk Schmerzen auftreten

Im *Röntgenbild*

gelingt die Darstellung der Iliosakralgelenke am besten mit einer anterio-posterioren Aufnahme bei aufgekipptem Becken, wozu die Hüften stark flektiert werden (Aufnahme nach Barsony, Abb. 62.2). Einen guten Einblick gewährt auch das *CT* (siehe Abb. 62.3).

Veränderungen der normalerweise klaren Konturen der Iliosakralgelenke sind nicht immer leicht zu deuten: Kleinere Usuren, Unregelmäßigkeiten und Sklerosierungen am Gelenkspalt sind die ersten Zeichen eines *Bechterew* (siehe S. 419). Der Befall ist meist beidseitig. Das langsame *Verschwinden* der Grenze zwischen Becken und Sakrum und die schließlich *knöcherne Ankylose* beider Iliosakralgelenke bestätigen später diese Diagnose.

Größere *einseitige* Destruktionsherde sind verdächtig auf *Tuberkulose* oder bakterielle Entzündungen anderer Genese.

Ausgedehnte Sklerosierung der angrenzenden Knochenpartien sprechen für die ätiologisch und pathologisch-anatomisch unklare *Hyperostosis triangularis ilii* («Iliitis condensans»). Klinisch ist ihre Bedeutung gering.

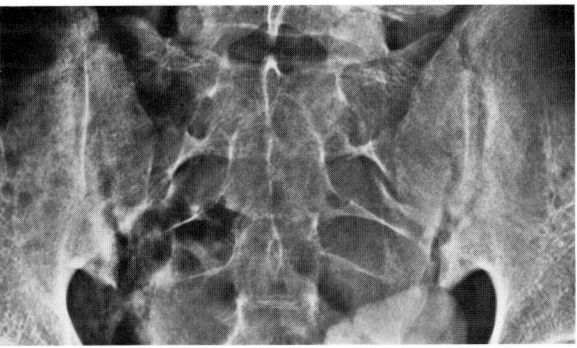

Abb. 62.2: Auf der Aufnahme nach BARSONY, mit aufgekipptem Becken, sind die Iliosakralgelenke (und der unterste Intervertebralraum) besser einsehbar als auf gewöhnlichen ap-Röntgenbildern.

Unregelmäßige Zeichnung, Usuren und Sklerosierung, wie bei diesem 21jährigen Mann, zeigen entzündliche Veränderungen in den Iliosakralgelenken an. Der beidseitige Befall spricht eher für eine Systemkrankheit als für Tbc. Hier handelt es sich um einen M. Bechterew.

Die *Behandlung*

ist zunächst symptomatisch, evtl. mit lokalen Infiltrationen. Bei lange dauernden Beschwerden, vor allem bei turbekulösen, aber auch bei unspezifischen Prozessen, kann der Schmerzherd durch die operative *Spanverblockung* des Iliosakralgelenkes ausgeschaltet werden (Arthrodese).

Sakrum und Becken

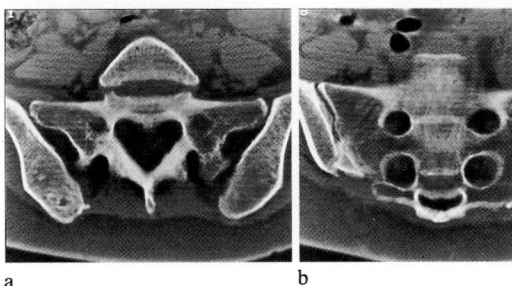

a   b

Abb. 62.3: Computertomogramm durch Sakrum und Iliosakralgelenke.

a *Horizontaler Schnitt* durch den *obersten Sakralwirbel.* Da die Lumbosakralgrenze normalerweise stark nach vorne gekippt ist, sind die unterste Bandscheibe und der unterste Lumbalwirbel vorne schräg angeschnitten.

Auf dieser Höhe kommt bereits die Massa lateralis mit der Ala ilica in Kontakt und bildet den oberen Teil des Iliosakralgelenkes.

Der herzförmige Spinalkanal beherbergt den Duralsack mit der Cauda equina.

In der Spina ilica dorsalis links ist eine unregelmäßige zystische Veränderung zu sehen.

b *Schnitt weiter caudal:* Der Spinalkanal verlagert sich ganz nach dorsal und wird sehr schmal. Groß hingegen erscheinen die Austrittslöcher der Nervenwurzeln S1 und S2 zum kleinen Becken. Das *Iliosakralgelenk* ist hier in seiner unteren Hälfte getroffen.

Rechts normaler Aspekt, links erscheint die Spina ilica dorsalis eingebrochen.

Die Patientin hatte starke Schmerzen in dieser Gegend, vor allem bei Beanspruchung (Belastung und Zug). Auf dem normalen Röntgenbild war die Veränderung nicht erkennbar. Nach der Arthrodese des Iliosakralgelenkes wurde die Patientin weitgehend beschwerdefrei.

«*Coccygodynie*»: Gelegentlich klagen Patienten, vor allem jüngere Frauen, über starke Schmerzen im Steißbein, wodurch das Sitzen mühsam wird. Häufig wird ein Trauma als Ursache angegeben. Die Untersuchung (rektal) zeigt außer starker lokaler Schmerzempfindlichkeit wenig. Lokale Infiltrationen können gelegentlich helfen, dazu ein weiches Kissen zum Sitzen und das Beheben einer allfälligen Obstipation. Der Zustand heilt meistens über kurz oder lang von selbst und eine länger dauernde Behandlung ist kaum zweckmäßig. Manchmal mögen psychische Momente eine Rolle spielen, welche zu berücksichtigen wären.

Zu einer Resektion des Coccyx wird man sich nur ausnahmsweise entschließen.

Beckenfrakturen

Die Skala reicht von leichten, einfachen und primär stabilen Frakturen bis zu massiven Zerreißungen des Beckenringes mit schweren inneren Verletzungen und lebensbedrohlichen Zuständen. Bei Mehrfachverletzten werden sie leicht übersehen.

Eine *genaue Bestandesaufnahme* ist für die Behandlung ausschlaggebend. Dazu ist das Computertomogramm eine gute Hilfe (siehe Abb. 13.6 und Abb. 64.116, S. 774). Eine *Klassifikation* der Beckenfrakturen wurde erst in den letzten Jahren erarbeitet.

Stabile Frakturen: Die Mehrzahl der Beckenbrüche gehört zu dieser Gruppe. Die mechanisch wesentlichen Strukturen des Beckenringes (Pfeiler, Bandapparat) sind einigermaßen intakt. Es handelt sich um einfache Brüche, geringe Verschiebungen usw. Diese Frakturen heilen gut und rasch unter *konservativer Behandlung.*

Instabile Frakturen: Es wird unterschieden zwischen *horizontaler* und *vertikaler* Instabilität. Der Unterschied besteht darin, daß bei der ersten Gruppe die *dorsalen Strukturen,* die Verbindungen zwischen den beiden Beckenschaufeln und dem Sakrum, noch einigermaßen intakt sind, was dem Beckenring insgesamt noch eine gewisse Stabilität gibt, während bei der zweiten der Beckenring auch *dorsal zerrissen* und damit völlig instabil ist. Diese massiven Verletzungen sind häufig von schweren *Weichteilverletzungen* begleitet. Gefürchtet sind die manchmal lebensbedrohlichen *Blutungen.*

Die *erste Gruppe* (meist durch seitliche Kompression oder Sprengung des Beckenringes entstanden) läßt sich in der Regel *konservativ* befriedigend behandeln.

Bei der *zweiten Gruppe* ist die konservative Behandlung weniger ideal.

Komplikationen ergeben sich
- bei Verletzungen innerer Organe (Blase usw.), sowie bei Beteiligung der
- Iliosakralgelenke
- Symphyse
- Hüftgelenke (intraartikuläre Frakturen, Pfannenbrüche).

Massive Symphysensprengungen können erhebliche Restbeschwerden hinterlassen. Ist die konservative Reposition und Retention nicht möglich, so kommt evtl. eine Osteosynthese in Frage. Die dauerhafte Stabilisierung gelingt allerdings nur mit einer knöchernen Brücke, also der Arthrodese der Symphyse.

Größere Verschiebungen im Bereiche der *Iliosakralgelenke* können zu starken statischen Beschwerden führen, vor allem wenn sie einseitig sind und dadurch Beckenschiefstand, Beinverkürzung und Skoliose entstehen. Die *frühzeitige* Reposition solcher Verschiebungen ist deshalb wesentlich. Nach kurzer Zeit ist sie nicht mehr möglich.

Aus allen diesen Gründen wurden in den letzten Jahren vermehrt auch manche instabile Beckenfrakturen *operiert*. Es handelt sich um z. T. große und auch schwierige und nicht ungefährliche Eingriffe. Sie lassen sich wohl nur bei deutlich *besseren Resultaten* rechtfertigen. Vergleichende Langzeitergebnisse fehlen noch.

Das *Schicksal einer Beckenfraktur hängt im übrigen von einer allfälligen Beteiligung der Hüftgelenkpfanne* ab. Diese Frakturen werden im Hüftkapitel (S. 773) besprochen.

Sakrum und Becken

C. Untere Extremitäten

Die Funktion der unteren Extremitäten ist einfach und klar zu umschreiben:

1. Aufrechter Stand: *Stehen*
2. Fortbewegung: *Gehen*

Die *Wechselwirkungen* zwischen pathologischen Veränderungen und Funktionsstörungen sind an wenigen Organen so klar zu erkennen und so bedeutsam für die Therapie wie an den unteren Extremitäten. An diesen kommt die *Schwerkraft* mit dem vollen Körpergewicht zur Wirkung. Die *Beanspruchung* im Verlaufe eines Lebens ist enorm. Degenerative Gelenkerkrankungen an den unteren Extremitäten sind – neben den Traumafolgen – die häufigsten Erscheinungen in der orthopädischen Praxis.

Die *Beanspruchung* von Knochen und Gelenken unterliegt den Gesetzen der *Statik*. Dies macht eine *funktionelle, biomechanische Betrachtungsweise* notwendig, die umso legitimer und fruchtbarer ist, als der anatomische Aufbau des Beines – im Gegensatz z. B. zur Wirbelsäule – verhältnismäßig *einfach* ist und auch einer – verglichen etwa mit der Hand – *einfachen Funktion* entspricht.

Für die *Beurteilung* einer Beinkrankheit ist es zweckmäßig, im Anschluß an das Erstellen der nosologischen Diagnose eine genaue *Analyse der Funktionsstörung* (vgl. S.114) zu machen, denn die *Wiederherstellung der wesentlichen Grundfunktionen* der unteren Extremitäten, des *Stehens* und *Gehens,* muß das *Ziel jeder Therapie* sein.

Die wichtigste Aufgabe der Beine ist, das *Körpergewicht zu tragen*. Voraussetzung für die Tragfähigkeit der unteren Extremitäten ist:

1. *Achsengerechte Stellung*
2. *Stabilität der Gelenke*

Dies bedeutet, daß der Stellung und Stabilität eines Gelenkes der *Vorrang* vor der Beweglichkeit zukommt.

Dieses Prinzip ist wegleitend für die Therapie (u. a. ergibt sich daraus die Rechtfertigung der Arthrodese). Es muß auch als Leitmotiv jeder physiotherapeutisch-heilgymnastischen Behandlung vorangestellt werden (vgl. Abb. 17.11).

63. Beinlängenunterschiede

Genau gleich lange Beine sind wohl eher selten. Kleine Unterschiede bemerken weder Patienten noch Arzt. Die *Fehlergrenze* der klinischen Untersuchung liegt etwa bei ± 1 cm. *Kleinere Unterschiede* sind *nicht von Belang* und müssen deshalb auch nicht mit verfeinerten Methoden gesucht werden.

Bei *größeren Differenzen* jedoch sind Statik und Dynamik des ganzen Bewegungsapparates bis zur Wirbelsäule hinauf verändert und mehr oder weniger stark gestört. Dabei ist es gleichgültig, ob das eine Bein zu lang oder das andere zu kurz ist. Die Frage an den Orthopäden, in welchen Fällen ein Ausgleich notwendig ist, und wie dieser zu erreichen sei, ist nicht immer einfach zu beantworten.

Ursachen

1. *Angeborene* oder *während der Kindheit auftretende Beinlängendifferenzen*

Sie beruhen meist auf *Wachstumsstörungen* (siehe S. 325) und *nehmen* deshalb häufig im Verlaufe des weiteren Wachstums *noch zu,* vor allem, wenn eine Epiphysenwachstumsfuge lokal geschädigt ist. Bis zum Wachstumsabschluß kann die Verkürzung erhebliches Ausmaß erreichen. *Nach* diesem Zeitpunkt ändert sich die Differenz nicht mehr.

Ursachen von Beinlängenunterschieden im *Wachstumsalter:*

1. Angeborene Differenzen (asymmetrische Mißbildungen (Abb. 63.9).
2. Lähmungen während der Wachstumsperiode (Poliomyelitis).
3. Epiphysenverletzungen und -krankheiten (z.B. Perthes, Epiphysenlösung, destruierende Gelenkerkrankungen wie eitrige Arthritiden, Operationen an Epiphysenfugen (Abb. 28.4).
4. Frakturen und ihre Folgen (operierte Schaftfrakturen führen zu Überlänge!).

Verkürzungen beruhen meist auf lokalisierten Wachstumsstörungen, sind häufiger und können viele cm erreichen.

Verlängerungen sind selten, beruhen auf Stimulation des Längenwachstums, meist infolge pathologischer Hyperämie im Diaphysenbereich (z.B. bei Osteomyelitis, nach operierten Schaftfrakturen) und übersteigen selten 2–3 cm.

2. *Nach Wachstumsabschluß*

entstehen Beinverkürzungen nur noch infolge von Frakturen oder Operationen. Sie sind selten sehr beträchtlich und bleiben konstant.

1. Frakturen und ihre Folgen (Defektheilungen, Fehlstellungen, Pseudarthrosen, Osteitiden).
2. Operationen (Arthrodesen, Osteotomien, Endoprothesen, Resektionen).

3. *«Funktionelle» Beinlängendifferenz*

Beinlängenunterschiede können durch *Fehlstellungen* von Gelenken *(Kontrakturen)* vorgetäuscht sein. Trotzdem wirken sie funktionell, d.h. beim Stehen und Gehen, wie echte Beinlängenunterschiede und werden auch vom Patienten so empfunden. Sie werden deshalb als *funktionelle Beinlängenunterschiede* bezeichnet (siehe S. 688).

Aus obiger Liste wird ersichtlich, wie Beinlängendifferenzen *verhindert* werden können:

Prophylaxe

- Sachgerechte Behandlung von Epiphysenwachstumsstörungen und -verletzungen (siehe S. 330) sowie von destruierenden Gelenkerkrankungen bei Kindern.
- Korrekte Frakturbehandlung bei Kindern: Genaue Reposition von Epiphysenfrakturen, *keine* Osteosynthesen an Schaftfrakturen (siehe S. 500, Kinderfrakturen).
- Verhindern von Gelenkkontrakturen (siehe S. 445).
- Bei Operationen an der unteren Extremität ist *genaue Planung* unter Berücksichtigung der präoperativen Längenverhältnisse wichtig, denn mit Osteotomien oder Endoprothesen kann man Längendifferenzen ausgleichen, sehr leicht aber auch unabsichtlich solche produzieren!

Echte und «funktionelle» Beinlängenunterschiede

Echte Beinlängenunterschiede von wenigen cm werden bei gut beweglichen Bein- und Wirbelgelenken in der Regel durch *Beckenschiefstand* ausgeglichen, so daß sie im Stehen nicht auffallen. Die Beine erscheinen also *gleich* lang und werden vom Patienten meist auch als gleich lang empfunden. Die Differenz wirkt sich statt dessen als *Fehlstellung* auf Höhe des

Beckens aus. Kann eine größere Beinlängendifferenz durch Beckenkippung nicht mehr leicht ausgeglichen werden, so kommen andere Kompensationsmechanismen ins Spiel: Zehenstand, Kniebeugen usw. (Abb. 63.1 und Abb. 63.6).

Funktionelle Beinlängendifferenzen

Was der Patient jedoch als Beinlängenunterschied empfindet, ist die Erscheinung, daß er im geraden aufrechten Stand nicht bequem mit beiden Füßen auf dem Boden stehen kann, *die Füße nicht nebeneinander auf gleichem Niveau stehen* und die eine Ferse den Boden nicht berührt. Jedem Betrachter erscheint das auch so.

Diese Differenz, welche der landläufigen Vorstellung von «ungleichlangen Beinen» eher entspricht als die gemessene, wird als *funktionelle Beinlängendifferenz* bezeichnet, weil sie für die *Funktion* des Bewegungsapparates sich wie eine tatsächliche Beinlängendifferenz *auswirkt*.

Eine funktionelle Beinlängendifferenz hat ihre Ursache meist in einer *fixierten Beckenfehlstellung* infolge einer *Hüftgelenkkontraktur* oder einer *Skoliose*. Dabei können die gemessenen Beinlängen tatsächlich gleich sein, die Differenz ist dann nur vorgetäuscht (Abb. 63.2).

Am häufigsten sieht man solche funktionelle Beinlängendifferenzen bei *Adduktionskontrakturen der Hüften* infolge von Koxarthrosen. Schon die Tatsache, daß im Erwachsenenalter eine Beinverkürzung in kurzer Zeit entstehen kann, weist auf eine zunehmende Fehlstellung in einem Gelenk hin. Eine echte Verkürzung des Beines ist kaum denkbar.

Da funktionelle Beinlängenunterschiede andere Ursachen haben als echte (siehe Kontrakturen, S. 445) und deshalb auch anders behandelt werden müssen (siehe S. 695), ist es wichtig, die beiden Formen *diagnostisch* voneinander zu *unterscheiden* (Abb. 63.3).

Selbstverständlich gibt es auch Kombinationen.

Diagnose

Größere Unterschiede der Beinlängen sind offensichtlich. Kleinere äußern sich oft zuerst in geringfügigen Asymmetrien der Hüftkontur, der Taillen oder des Rückens. Gelegentlich stellt sie zuerst der Schneider fest. In der Regel merkt sie der Patient kaum (siehe Abb. 63.4).

Klinische Untersuchung

(siehe auch S. 131 f. und S. 140). Die Beinlänge wird häufig am liegenden Patienten mit dem Zentimetermaß von der Spina ilica ventralis zum Malleolus medialis gemessen. Diese Messung ist aber nur auf etwa 1–2 cm genau und berücksichtigt Differenzen an Fuß, Becken und Sakrum nicht. Die röntgenologische Messung ist genauer, ist aber kompliziert und

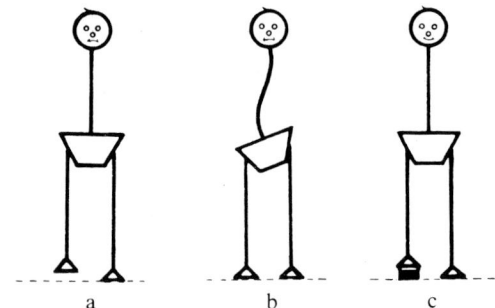

Abb. 63.1: *Echte Beinlängendifferenz.*

a Echter Beinlängenunterschied im *Liegen:* Bei geradem Becken ist die Verkürzung eindeutig.

b Im *Stehen* wird sie automatisch ausgeglichen: Bei geringgradiger Verkürzung in der Regel durch *Beckenschiefstand.* Dieser wiederum hat eine *skoliotische Haltung* zur Folge.

c Ausgleich durch Sohlenerhöhung: Die Statik ist wieder im Lot.

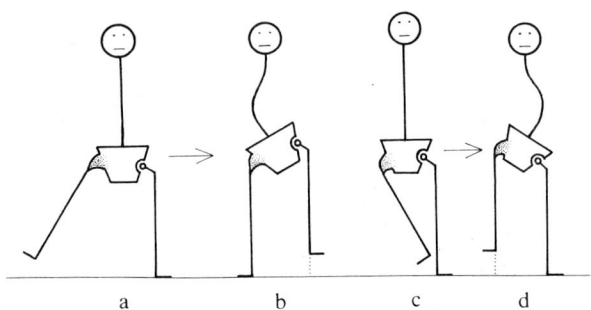

Abb. 63.2: *Funktionelle Beinlängendifferenz.*

Hüftkontrakturen lassen die Beine ungleich lang erscheinen.

a) *Abduktionskontraktur* der rechten Hüfte, im *Liegen:* Bein abgespreizt. b) Im *Stehen* wird das Becken auf der Gegenseite angehoben, das *gesunde* Bein erscheint kürzer, das kranke länger.

c) *Adduktionskontraktur* der rechten Hüfte, im *Liegen:* Bein adduziert. d) Im *Stehen* wird das Becken auf der *kranken* Seite angehoben, das kranke Bein erscheint *kürzer.*

Solche funktionelle Beinlängendifferenzen findet man bei Hüfterkrankungen, etwa bei Koxarthrosen, recht häufig, sie entstehen aber auch bei Beckenschiefstand anderer Genese z. B. bei tiefsitzenden Skoliosen.

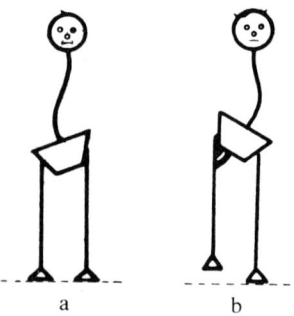

Abb. 63.3: Die *Gegenüberstellung* von *reeller* (a) und *funktioneller* (b) *Beinverkürzung* (des rechten Beines) zeigt die ganz verschiedene Auswirkung auf die Haltung.

Beinlängenunterschiede

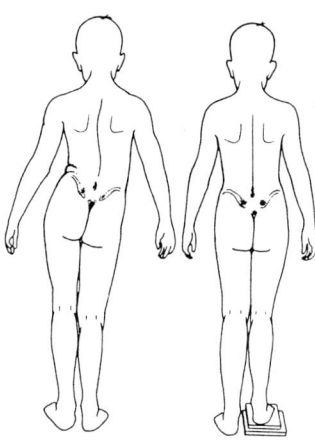

Abb. 63.4: *Beinlängenmessung im Stehen.* Durch Unterlage von Brettchen von 1 cm bzw. ½ cm Höhe wird der Beckenschiefstand ausgeglichen. Sobald das Becken horizontal steht und die Wirbelsäule genau im Lot ist, kann die Verkürzung durch Zählen der Brettchen abgelesen werden.

Diese Bestimmung ist genauer als die direkte Messung der Beinlängen, weil der *symmetrische Aspekt* von bloßem Auge recht genau zu erkennen ist (besonders beim Vornüberneigen), während die Meßpunkte am Bein beim liegenden Patienten nicht sehr genau fixiert werden können.

hat auch Fehlerquellen. Sie wird gelegentlich für die Planung von Operationen verwendet.

Für *praktische Zwecke* ist die einfachste und *beste Methode,* die *Stellung des Beckens* beim aufrecht stehenden Patienten zu beurteilen: Man schiebt so viele Brettchen von 1 cm bzw ½ cm unter das kürzere Bein, bis bei geradem, aufrechtem Stand mit durchgestreckten Knien der *Beckenschiefstand ausgeglichen* ist. Dies ist von bloßem Auge gut zu erkennen, vor allem wenn man den Patienten sich vornüber neigen läßt. Bei horizontalem Becken entspricht die Beinlängendifferenz der Höhe des untergelegten Brettchenstapels (Abb. 63.4).

Ist es schwierig, den Beckenstand zu beurteilen, etwa bei dicken Patienten oder fixierten Skoliosen, wird eine *Röntgenaufnahme:* Becken ap, *im Stehen* bei ausgeglichenen Beinlängen gemacht, d.h. mit untergelegten Brettchen. Auf dem Röntgenbild sieht man, ob das Becken jetzt tatsächlich horizontal steht oder wieviel es noch gekippt ist (Abb. 63.5).

Kann der Beckenschiefstand durch Brettchenunterlage *nicht* ausgeglichen werden, oder kann der Patient gar nicht gerade auf beiden Beinen stehen, liegt offensichtlich eine *fixierte Fehlstellung* in einem oder mehreren Gelenken, also eine *Kontraktur* oder eine fixierte *Skoliose* vor, und damit in der Regel auch eine *funktionelle Beinlängendifferenz.*

Im *Stehen* kann die «funktionelle» Beinlängendifferenz auch leicht *gemessen* werden, indem sie mit Brettchenunterlegen ausgeglichen wird, bis der Patient mit durchgestreckten Knien auf beiden Beinen stehen kann und beide Füße gleichmäßig belastet (Abb. 63.2 und Abb. 38.22e–g).

Am einfachsten läßt sich eine «funktionelle» Beinlängendifferenz am *liegenden* Patienten erkennen: Normalerweise befinden sich die beiden Innenknöchel genau nebeneinander. Sind sie gegeneinander verschoben und lassen sich nicht auf gleiche Höhe bringen, so ergibt ihr Abstand (in der Längsrichtung) das Ausmaß der «funktionellen» Längendifferenz und gleichzeitig einen Anhaltspunkt für den Grad der Kontraktur.

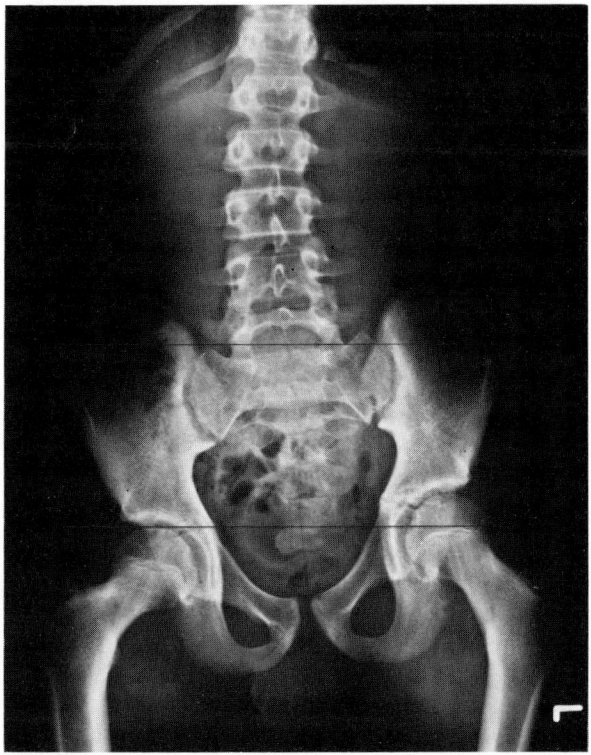

Abb. 63.5: Mit einer *Röntgenaufnahme* des Beckens und der Lumbalwirbelsäule *im Stehen* kann man sich ein Bild vom Ausmaß der Beinlängendifferenz, des Beckenschiefstandes und der skoliotischen Haltung machen. Bei diesem 15jährigen Jungen, der vor mehreren Jahren eine Femurfraktur erlitten hatte, beträgt demnach die Beinverkürzung rechts zwischen 1,5 und 2 cm, mit entsprechendem Beckenschiefstand. Entscheidend für die Haltung der Wirbelsäule ist allerdings die Stellung des *Sakrums,* die nicht immer mit dem Beckenstand parallel geht.

In diesem Fall genügte eine Absatzerhöhung von etwa 1 cm, um die Wirbelsäule gerade zu stellen.

Auswirkungen von Beinlängenunterschieden

Eine Beinlängendifferenz unter 1 cm liegt noch *im Bereich der Norm* und wird kaum als solche empfunden. Nachteilige Folgen entstehen daraus nicht.

Ein Unterschied von 1–2 cm wird häufig ebenfalls ohne weiteres durch einen leichten Beckenschiefstand kompensiert und während eines ganzen Lebens beschwerdefrei ertragen.

Sogar Differenzen von mehr als 2 cm können noch unbemerkt bleiben, sofern sie schon in der Kindheit bestehen oder im Verlaufe des Wachstums langsam entstanden, so daß sich der Bewegungsapparat daran gewöhnen konnte. In anderen Fällen können sie sich aber unangenehm bemerkbar machen, durch

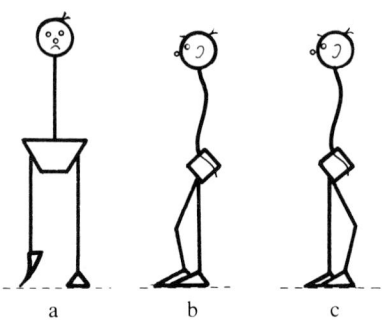

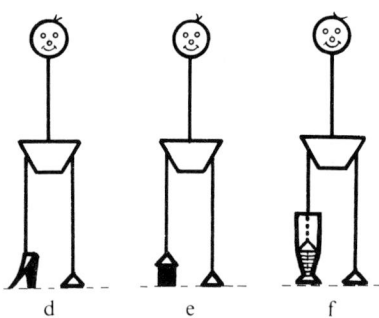

Abb. 63.6: *Ausgleich von Beinlängenunterschieden.*
Größere Beinlängendifferenzen können durch Beckenschiefstand allein nicht mehr kompensiert werden, die normale Statik würde zu stark gestört. Andere Kompensationsmechanismen kommen ins Spiel:

a Verkürzungsausgleich durch *Spitzfuß* wird relativ häufig beobachtet.
b Oft wird auch das längere Bein verkürzt durch Beugen des *Knies.*
c Seltener wird das längere Bein im Knie *überstreckt.* Es kann ein eigentliches Genu recurvatum entstehen, wenn das Bein als Standbein benutzt und belastet wird.
d Eine *Absatzerhöhung* genügt in vielen Fällen.
e Bei größeren Differenzen, und wenn die Spitzfußstellung unerwünscht ist, kann die *ganze* Sohle erhöht werden.
f Bei *großen* Unterschieden genügt die Schuherhöhung nicht mehr: Maßschuhe, Innenschuhe, und, in Extremfällen, Apparate und Prothesen werden notwendig.

leichtes Hinken, raschere Ermüdbarkeit und evtl. Rückenbeschwerden, vor allem bei stärkerem Beckenschiefstand und entsprechend vermehrter Skoliose. Bei jahrelanger gewohnheitsmäßiger skoliotischer Haltung wird diese zunehmend fixiert und damit strukturell (vgl. S. 616f.).

Sobald der Beckenschiefstand nicht mehr genügt zur Kompensation der Beinlängendifferenz treten *andere* Anpassungsmechanismen in Erscheinung: Spitzfußstellung des kürzeren, Knieflexion oder Rekurvation des längeren Beines. Auch diese Stellungen werden nach Jahren weitgehend fixiert. Es ist dann weder möglich noch sinnvoll, sie vollständig auskorrigieren zu wollen, ebenso wenig wie die strukturell gewordenen Skoliosen (Abb. 38.22 und Abb. 63.6).

Beinlängenunterschiede von mehreren Zentimetern machen das Gehen und Stehen überaus beschwerlich und müssen in jedem Fall irgendwie ausgeglichen werden.

Beinlängenunterschiede und Rückenschmerzen: Weitverbreitet in Laien- wie in Ärztekreisen ist die Furcht, jeder Beinlängenunterschied führe unbehandelt später zu Rückenbeschwerden. Bei geringen Differenzen von 1–2 cm ist ein kausaler Zusammenhang statistisch nicht erwiesen. Ein Ausgleich mit Hilfe einer Absatz- oder Schuhsohlenerhöhung kann wohl leicht bewerkstelligt werden, ist aber nicht in jedem Fall notwendig.

Auch alte, gut kompensierte und beschwerdefreie Beinlängendifferenzen sind Beispiele einer gelungenen «funktionellen» Anpassung und brauchen meistens nicht aktiv behandelt zu werden. Oft wäre es geradezu schädlich, die in langen Jahren erreichte Anpassung wieder zu stören. Dekompensationserscheinungen und Beschwerden könnten dadurch ausgelöst werden (vgl. S. 457 und S. 617).

Möglichkeiten des Beinlängenausgleichs

Konservativ

Am einfachsten ist die *Erhöhung des Absatzes* um einen, zwei oder drei Zentimeter. Jeder Schuhmacher kann eine solche leicht an einem gewöhnlichen Schuh anbringen. Die *Schuhsohle* braucht *nicht* oder wenigstens nicht gleich viel wie der Absatz erhöht zu werden. Das ergibt kosmetisch unauffällige, auch für Frauen annehmbare Schuhe. Die meisten Frauen tragen ja ohnehin häufig hohe Absätze und nehmen die Spitzfußstellung ohne weiteres in Kauf. Natürlich kann auch der Absatz auf der Gegenseite erniedrigt werden.

Der Ausgleich durch eine *Einlage* im Inneren des Schuhes ist höchstens bis etwa 1 cm möglich, weil sonst die Ferse aus dem Schuh heraus rutschen würde (Abb. 63.7).

Erhöhungen von *über 3–4 cm* machen den Schuh unförmig und unbequem. Deshalb müssen größere Differenzen mit Maßschuhen oder mit Innenschuh ausgeglichen werden, allerdings mit einer mehr oder weniger starken Spitzfußstellung, damit der Schuh nicht allzu unförmig wird (Abb. 63.8). Differenzen über etwa 12–15 cm lassen sich nicht mehr mit Schuhen allein ausgleichen. Die erforderlichen Verkürzungsprothesen oder -orthesen sind recht kompliziert (Abb. 63.6 und Abb. 63.9).

Eine *Beeinflussung* des Beinlängenwachstums mit *konservativen Methoden* ist nicht möglich.

Operative Methoden

Im Prinzip kann das epiphysäre *Längenwachstum* verändert, oder aber mittels *Osteotomie* ein Bein *verlängert* oder das andere *verkürzt* werden.

Beeinflussung des Wachstums

Stimulation: Das epiphysäre Längenwachstum wird durch eine länger dauernde *Hyperämie* stimuliert: Frakturen und Entzündungen (z. B. eine Osteomyelitis) haben eine solche Wirkung, ebenso Operationen (Deperiostierung, Osteotomien, Osteosynthesen).

In der Regel ist dieser wachstumstimulierende Effekt unerwünscht und muß entweder vermieden oder kompensiert werden (konservative statt operative Frakturbehandlung bei Kindern, siehe S. 500).

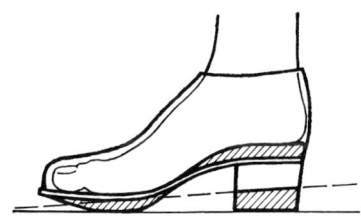

Abb. 63.7: *Verkürzungsausgleich am Konfektionsschuh.*
Eine einfache *Absatzerhöhung* genügt in vielen Fällen. Besonders Frauen stört die Spitzfußstellung wenig. In anderen Fällen ist die zusätzliche Erhöhung der *ganzen Sohle* zweckmäßig. Eine *Einlage* im Schuh gestattet nur wenig Erhöhung, weil sonst die Ferse aus dem Schuh rutscht.

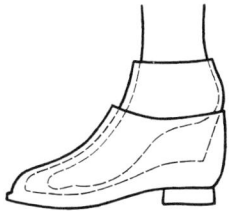

Abb. 63.8: Der Verkürzungsausgleich mit *Innenschuh* (Schuh im Schuh) erlaubt die Korrektur größerer Unterschiede.

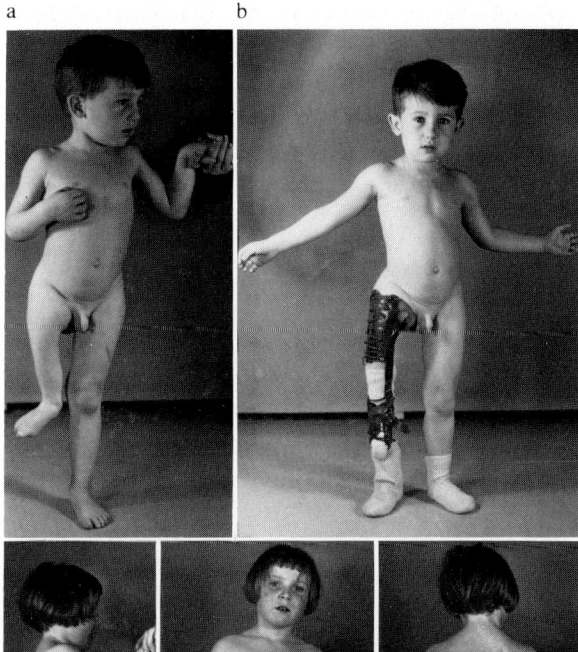

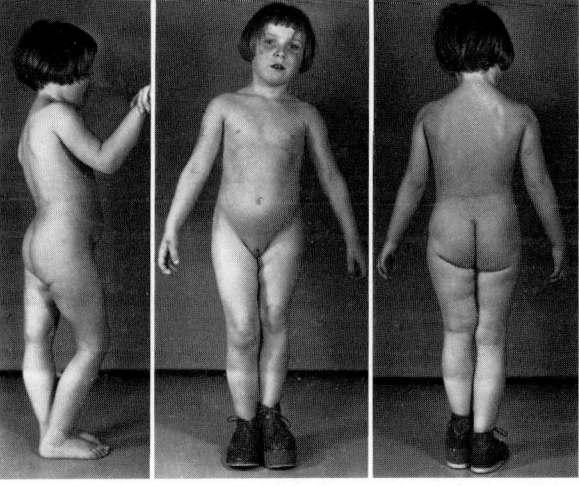

Abb. 63.9: *Orthopädischer Beinlängenausgleich.*

a) und b): 4jähriger Knabe mit kongenitaler Femuraplasie (siehe S. 707). Mit einer zusätzlich am Becken abgestützten Prothese ist er gehfähig.

c) Dieses 4jährige Mädchen steht wegen einer Beinverkürzung von 4,5 cm links mit gebeugtem rechten Knie. d) und e): Ausgleich mit orthopädischem Schuh.

Beinlängen-
unter-
schiede

Zur Beinlängenkorrektur ist die operative Wachstumsstimulation untauglich.

Wachstumsbremsung (Epiphyseodese, siehe auch S. 326): Gegen Ende der Wachstumsperiode kann das Längenwachstum durch einen lokalen Eingriff an einer Epiphysenfuge blockiert werden:

- *Die Klammerung nach Blount:* Mit kräftigen Agraffen werden die knienahen Epiphysenscheiben von Tibia und/oder Femur überbrückt und damit das weitere Längenwachstum an dieser Stelle gestoppt. Werden die Klammern wieder entfernt bevor die Epiphysenfugen verknöchert sind, setzt das Wachstum wieder verstärkt ein (temporäre Epiphseodese). Diese Methode führte häufig zu Komplikationen (Ausreißen der Klammern unter dem enormen Wachstumsdruck, asymmetrisches Wachstum mit Fehlstellung (Abb. 5.13).

Etwas einfacher und sicherer ist

- *Die Verspanung nach Phemister:* Die Epiphysenfugen werden teilweise verödet und mit Umkehrspänen überbrückt. Damit kann das Wachstum an dieser Stelle endgültig gestoppt werden (definitive Epiphyseodese).

Bei beiden Methoden muß das noch zu erwartende Wachstum sowohl des erkrankten als auch des gesunden Beines genau berechnet werden. Dazu dienen Anamnese, klinische Untersuchung, Wachstumstabellen (GREEN und ANDERSON, siehe Abb. 63.10), sowie die Bestimmung des *Skelettalters* (Vergleich der Entwicklung des Handskelettes mit Standardröntgenaufnahmen, z. B. aus dem Atlas von PYLE und GREULICH). Mit Hilfe dieser Daten läßt sich annähernd der Zeitpunkt bestimmen, wann die Epiphyseodese gemacht werden muß, damit dann beim Abschluß der Wachstumsperiode die Beinlängen ungefähr ausgeglichen sein werden. Mit einer gewissen Fehlerbreite ist trotzdem zu rechnen. (Die prozentualen Anteile der einzelnen Epiphysenfugen am Wachstum: Abb. 28.8).

Wegen der Unsicherheitsfaktoren dieser Methoden wird oft vorgezogen, mit dem operativen Längenausgleich zu warten bis zum Wachstumsabschluß, d. h. bis zur spontanen Verknöcherung der Epiphysenfugen (Knaben etwa 14–16 Jahre, Mädchen etwa 13–15 Jahre), und dann eine *Osteotomie* zu machen.

Verkürzungs- und Verlängerungsosteotomien

Eine Beinlängendifferenz kann grundsätzlich am längeren Bein durch *Verkürzung* oder am kürzeren durch *Verlängerung* ausgeglichen werden. Natürlich wird man lieber das kranke Bein verlängern, als das gesunde verkürzen, doch ist dies immer *riskanter* und *aufwendiger,* und in der Mehrzahl der Fälle deshalb nicht zweckmäßig oder nicht möglich.

Eine *Verlängerungsosteotomie* kann wegen des Elastizitätsverlustes der Weichteile nur im Kindesalter und in der Adoleszenz gemacht werden. Nach dem 20. Altersjahr wird sie problematisch. In jedem Fall ist sie *schwieriger, langwieriger* und *gefährlicher* als eine Verkürzungsosteotomie.

Die Wahl des *Osteotomieortes* wird nicht nur von der Lokalisation der Längendifferenz abhängen, sondern mehr noch von den technischen und biologischen Möglichkeiten.

Natürlich ist es rein technisch auch möglich, gleichzeitig ein Bein zu verkürzen und das andere zu verlängern.

Verkürzungsosteotomien bei *Erwachsenen*

Die Osteotomie kann intertrochanter am *proximalen Femur* durchgeführt werden. 4 cm sind wohl die

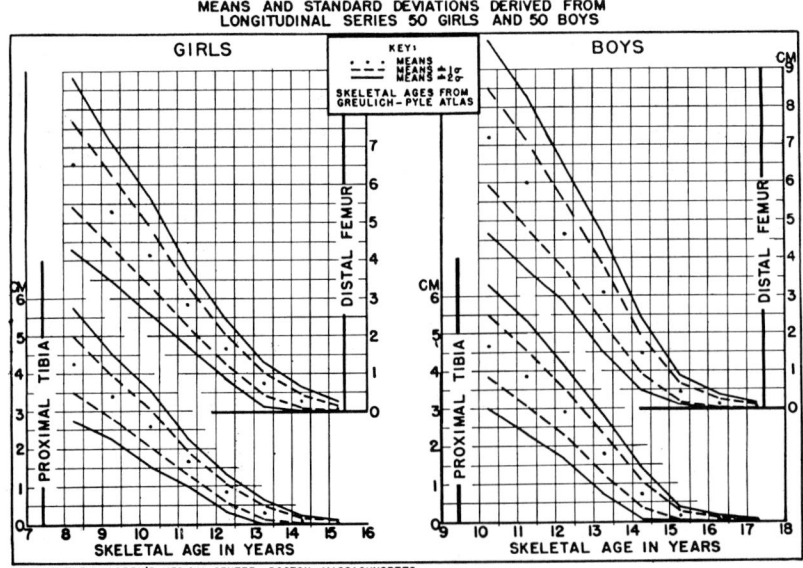

GROWTH REMAINING IN NORMAL DISTAL FEMUR AND PROXIMAL TIBIA FOLLOWING CONSECUTIVE SKELETAL AGE LEVELS

MEANS AND STANDARD DEVIATIONS DERIVED FROM LONGITUDINAL SERIES 50 GIRLS AND 50 BOYS

Abb. 63.10: Noch *zu erwartendes Wachstum* an den knienahen Epiphysen von Tibia und Femur, abhängig vom Skelettalter. Diese Tabellen zeigen Mittelwerte (punktiert) mit Standardabweichungen (gestrichelt und ausgezogen), wie sie ANDERSON und GREEN aufgrund einer Verlaufskontrolle von 50 Knaben und 50 Mädchen errechneten.

Das Skelettalter wird mit Hilfe von Handröntgenbildern bestimmt (siehe Text). Dann läßt sich das bis zum Wachstumsabschluß noch zu erwartende Wachstum in Zentimetern ablesen. So kann der Zeitpunkt für eine geplante Epiphyseodese festgelegt werden.

obere Grenze. Die Fixationsmöglichkeit ist gut und die Heildauer kurz. Bei Osteotomien im *Femurschaft* muß darauf geachtet werden, daß keine Rotationsfehler entstehen. Daß das Bein durch die Verkürzung *dicker* wird und bleibt, muß man dem Patienten *vorher* sagen.

Verkürzungsosteotomien am *Unterschenkel* sind gefährlich, und da ohnehin nur eine geringe Korrektur möglich ist, lohnen sie nicht.

Verlängerungsosteotomien

Der Verlängerung in einer *einzigen operativen Sitzung* sind enge Grenzen gesetzt durch die entstehende *Weichteilspannung*. Vor allem Nerven und Gefäße sind empfindlich darauf. Von einer gewissen Dehnung an, die etwa bei zwei bis drei Zentimetern liegt, muß mit einer rasch *zunehmenden Komplikationsrate* gerechnet werden.

Größere Verlängerungen sind nur durch vorsichtige *langsame Distraktion nach der Osteotomie im Verlaufe von mehreren Wochen bis Monaten* zu erreichen. Nach Wachstumsabschluß ist auch dies kaum mehr möglich. Technisch geschieht die Verlängerung am zweckmäßigsten mit einem massiven äußeren Distraktor. Diese Methode wird am *Oberschenkel* am häufigsten angewendet (siehe Abb. 63.11). Die Operation selbst hat bereits viele Tücken, die nachfolgende Verlängerung eine lange Reihe von Komplikationsmöglichkeiten: Weichteilschäden wie Nervenschäden mit Lähmungen, Gelenkversteifungen und Kontrakturen, Hautnekrosen, Infektionen, sowohl durch die Nageleintrittstellen wie in der Osteotomie, Luxationen der benachbarten Gelenke. *Nach erfolgter Verlängerung* ist in der Regel eine zweite *Operation:* eine Osteosynthese sowie eine *Spongiosaplastik* notwendig.

Die Heilungsdauer nach Verlängerungsoperationen beträgt viele Monate. Verzögerte Heilung, Pseudarthrosen und Fehlstellungen sowie Plattenbrüche, Knochennekrosen und Refrakturen sind nicht selten, auch wird die geplante Verlängerung oft nicht erreicht. Diese Komplikationen treten vor allem dann auf, wenn *zu rasch* und *zu früh* distrahiert wird, und wenn dabei *Schmerzen* auftreten.

Unterschenkelverlängerungen, verschiedentlich auch mit Rahmen- oder Ringfixateur durchgeführt, sind noch heikler als solche am Oberschenkel. Neben den anderen Komplikationen wurden auch Kompartmentsyndrome, Lähmungen mit Spitzfußkontraktur, Luxationen und Fehlstellungen im oberen Sprunggelenk, *trophische Störungen* u.a. beschrieben.

Schließlich hat die Kontrolle von Spätresultaten gezeigt, daß auch bei gelungener Verlängerung das Ergebnis nicht immer gut ist und sich sogar mit der Zeit noch verschlechtern kann, wohl nicht zuletzt des-

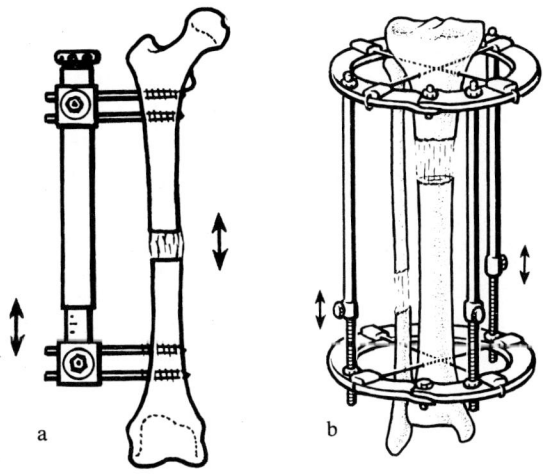

Abb. 63.11: *Technik der Knochenverlängerung.*

a *Stabiler Verlängerungsapparat.* Der zu verlängernde Knochen wird mit kräftigen Schrauben genau senkrecht zur Zugrichtung gefaßt. Die Schraubenenden werden in einem starren, stabilen äußeren Distraktor fixiert. Ein Teleskopsystem mit Schraubengewinde im Apparat drin ermöglicht eine langsame, genau dosierbare *Verlängerung* in der Osteotomie, in der Größenordnung von etwa 0,5–1 mm pro Tag, insgesamt etwa 1 cm pro Monat.

Mit zunehmender Verlängerung steigt die Zugkraft der Weichteile und damit auch die Tendenz zur Abknickung der Achse in eine Varusfehlstellung. Nur sehr robust konstruierte Apparate (z. B. der Wagnersche) sind stabil genug und widerstehen diesem Druck.

In der langsam sich öffnenden Osteotomielücke bildet sich meist recht bald *neuer Knochen* (siehe S. 41 «Knochenbildung»). Dieser ist allerdings noch nicht tragfähig. Nach abgeschlossener Verlängerung wird deshalb eine Plattenosteosynthese und eine Spongiosaplastik empfohlen.

b *Verlängerungsapparat von Ilisarow.* Die beiden Knochenenden werden mit gekreuzten Kirschnerdrähten an einem ringförmigen Rahmen fixiert. Der zu verlängernde Knochen wird subperiostal osteotomiert, möglichst ohne die zentralen Gefäße zu verletzen (Kortikotomie). Nach einigen Tagen wird der Knochen langsam aber kontinuierlich unter Zug gesetzt mittels Schrauben (Pfeile) an den Verbindungsstangen zwischen den Ringen.

Im sich öffnenden Osteotomiespalt setzt in der Regel rasch eine kräftige Knochenbildung ein, welche die Lücke mit der Zeit wieder schließt, vorausgesetzt es wird nicht zu rasch gezogen, und nur dann, wenn keine Schmerzen auftreten.

Beinlängen-
unter-
schiede

halb, weil in vielen Fällen die Verkürzung ja bereits von einer trophischen Störung begleitet, wenn nicht dadurch verursacht war (kongenitale Fehlbildungen, Lähmungen).

In der orthopädischen Literatur finden sich zahllose Publikationen über Verlängerungsoperationen, allerdings meist nur wenige Fälle, mit einer außerordentlich hohen Komplikationsrate. Es handelt sich weniger um ein technisches als um ein *biologisches* Problem.

Beinlängendifferenzen, die das Gehen stark erschweren oder annähernd verunmöglichen, sind zweifellos gravierende Probleme. Ihre Behandlung erfordert aber außerordentlich große Erfahrung, und es ist kaum gerechtfertigt, daß jeder Orthopäde diese Erfahrung anhand von wenigen Fällen und all den bekannten Komplikationen selbst macht. Den betroffenen Kindern ist besser gedient, wenn derart anspruchsvolle Behandlungen jenen überlassen bleiben, die sich eingehend damit befaßt haben.

Eine interessante Technik zur Verlängerung hat *Ilisarow* erfunden (vgl. S. 41 und S. 463, Abb. 38.24). Das Prinzip ist aus Abb. 63.11 b ersichtlich, die Anwendung aus Abb. 63.12.

Eine möglichst im Metaphysenbereich gesetzte «Kortikotomie» soll kontinuierlich distrahiert werden. Diese Osteotomie beginnt Ilisarow mit dem Meißel und beendet sie mit einer Torsion, wobei der Knochen vollends bricht. Damit soll die Zirkulation im Markraum geschont werden. Im Osteotomiespalt, der sich bei der Distraktion langsam erweitert, setzt erstaunlich rasch eine rege Osteogenese ein, welche die Lücke füllt und die Kontinuität des Knochens wieder herstellt. Nach mehreren Monaten ist er wieder tragfähig (Abb. 63.13).

Diese Art der Osteogenese durch Distraktion funktioniert vor allem im *Wachstumsalter* (siehe S. 41). Nach Wachstumsabschluß ist das Verfahren nicht mehr zuverlässig. *Verlängerungsoperationen werden deshalb in der Regel vor dem Wachstumsabschluß gemacht. Später nehmen die Risiken rasch zu.* Aber auch bei Kindern sind sie keineswegs klein: Alle beschriebenen Komplikationen kommen auch bei diesem Verfahren vor. Daß Ilisarows originale Technik immer wieder modifiziert wurde, hat daran nichts geändert.

Zur Indikation

Beinlängenunterschiede bis zu 1,5 cm können in der Regel vernachlässigt, bei Bedarf mit einer *Einlage* oder einer *Absatzerhöhung* ausgeglichen werden.

Größere Unterschiede sollten wohl meist korrigiert werden. Oft ist allerdings ein voller Ausgleich nicht zweckmäßig und nicht nötig. Das hängt, wie beschrieben, von der individuellen Situation ab.

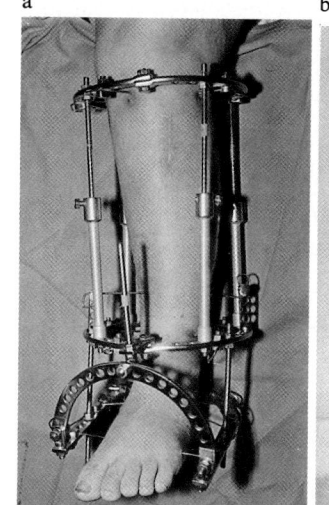
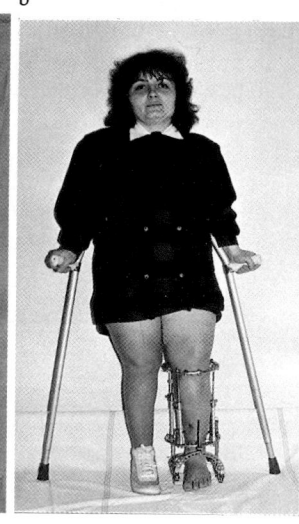

a   b

Abb. 63.12: *Beinverlängerung nach Ilisarow.*
a Apparat am Unterschenkel. Die Drähte sind gespannt wie Fahrradspeichen. Der Fuß wird in die Fixation miteinbezogen, damit kein Spitzfuß entsteht.
b Die Patienten können mit Krückstöcken gehen und das Bein frei bewegen, können es aber nicht belasten während mehrerer Monate.

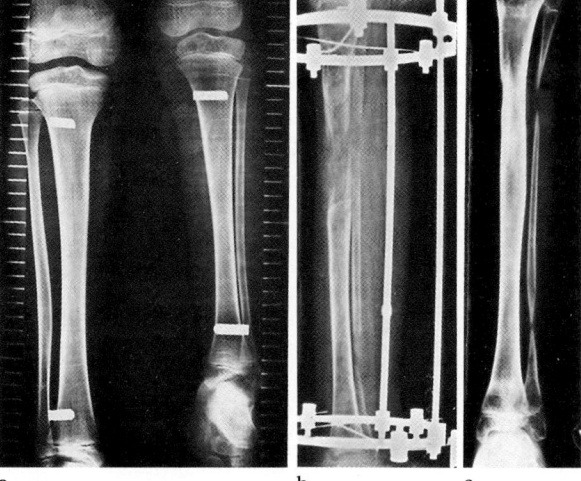

a   b   c

Abb. 63.13: *Osteogenese bei Knochenverlängerung.*
a 10jähriger Knabe, Beinverkürzung links von 4 cm.
b Nach Kortikotomie und Distraktion im Ringfixateur. Beginnende Ossifikation in der Osteotomielücke.
c 2 Jahre später ist die Kontinuität der Tibia wiederhergestellt, die Beinlängen sind ausgeglichen. (Die Fibula ist nicht wieder zusammengewachsen, was jedoch für die Stabilität keine Bedeutung hat.)

Beinlängen-
unter-
schiede

Der Ausgleich bis zu 3 cm, gelegentlich auch mehr, ist ohne weiteres durch Änderung von *Konfektionsschuhen* zu erreichen.

Größere Differenzen benötigen häufig Spezialschuhe (Maßschuhe). In solchen Fällen sind *operative Korrekturen* in Erwägung zu ziehen.

Zahlenangaben können nur als allgemeine Richtlinien gelten: *Unter* 2–3 cm ist eine Operation kaum je angezeigt. Bei Verlängerungen *über* 6–10 cm gibt es zunehmend *Probleme* und *Komplikationen*. Verlängerungen von 15 cm und mehr sind Einzelfälle, denen in den Statistiken mehr *Mißerfolge* gegenüberstehen. Im Einzelfall kommen noch andere Gesichtspunkte hinzu: Weitere Deformitäten von Gelenken, Skoliose, Grad ihrer Fixierung usw. Gelegentlich ist eine gewisse Verkürzung erwünscht, z. B. bei Knie- oder Hüftversteifung, bei Spitzfuß usw. Wenn echte und funktionelle Beinlängendifferenzen zusammenkommen, wird die Situation noch komplizierter.

Eine Verkürzungs- resp. eine Verlängerungsoperation ist eine Wahloperation: Sie ist *nie zwingend*. Immer bleibt der Längenausgleich am Schuh eine vertretbare Alternative.

In jedem einzelnen Fall sind die Vor- und Nachteile der verschiedenen Methoden und ihre Gefahren gegeneinander abzuwägen und mit den Wünschen und Vorstellungen des Patienten in Einklang zu bringen.

Die *prophylaktische* Komponente der Operation (Verhüten von späteren Rückenbeschwerden) ist theoretisch einleuchtend, praktisch aber zu wenig belegt (siehe auch S. 617). Andererseits ist für den Patienten der *kosmetische Aspekt* häufig der wichtigste. Beratung und Betreuung der Patienten in diesen Fragen ist deshalb keine leichte, aber eine wichtige Aufgabe. Hier gilt besonders das auf S. 239 zur Operationsindikation Gesagte.

Kosmetische Indikationen: Mit Verlängerungsoperationen können selbstverständlich nicht nur Beinlängendifferenzen korrigiert, sondern auch kleine Leute groß gemacht werden. Bei gleichzeitiger Operation beider Beine sind die Patienten lange Zeit nicht oder kaum gehfähig. Wird das Zweite erst operiert, wenn das Erste tragfähig ist, dauert das ganze Procedere noch länger. Überdies sind die Risiken natürlich sehr groß, und der Anspruch an perfektes Gelingen nicht minder. Und wer entscheidet schließlich für die meist noch unmündigen Kandidaten? Daß *psychologische Probleme* das Thema dominieren ist offensichtlich. Die Tatsache, daß auch Normalgewachsene Verlängerungsoperationen verlangen, mag diesen Aspekt illustrieren.

Dessen ungeachtet gibt es Patienten, die in Kenntnis der Sachlage all dies auf sich nehmen wollen, und denen man diesen Wunsch nicht abschlagen möchte. Ausgesuchte Patienten (oder ihre Eltern) werden auch ihren Operateur sorgfältig aussuchen. Er sollte große Erfahrung in dieser Chirurgie haben.

Fotomontagen können eine Vorstellung von der zu erwartenden Korrektur geben.

Zeitpunkt einer Operation

Im Kindesalter soll nur operiert werden, wenn *große Differenzen* auszugleichen sind.

Der *Zeitpunkt für Epiphyseodesen* liegt meist kurz vor der Pubertät. Er muß *genau* ausgerechnet werden (siehe S. 692, Abb. 63.10).

In den meisten anderen Fällen wird man lieber den *Wachstumsabschluß* abwarten: Dann läßt sich die Differenz genau bestimmen und gegebenenfalls korrigieren. *Verlängerungsoperationen* sind zu diesem Zeitpunkt vorzunehmen, später werden sie rasch problematisch.

Verkürzungsosteotomien sind auch später möglich. Je älter der Patient ist, je länger er sich an den Zustand angepaßt hat und je mehr dieser fixiert ist, desto weniger sinnvoll und desto ungünstiger ist die Operation.

Umso wichtiger ist die *Prophylaxe* von Beinlängendifferenzen (siehe S. 687).

Therapie bei funktionellen Beinlängenunterschieden

Meistens wird die ungleiche Beinlänge, da sie nicht kompensiert werden kann, von den Patienten als unangenehm und störend empfunden. Im Rahmen der *Behandlung der Grundkrankheit* ist die Beseitigung der bestehenden Gelenkkontrakturen anzustreben. Am häufigsten handelt es sich um Adduktions- seltener um Abduktionskontrakturen einer *Hüfte*, gelegentlich eine *fixierte Skoliose*. Auch ein Spitzfuß oder eine Flexionskontraktur im Knie oder einer Hüfte kann die Ursache sein (siehe Kontrakturen, S. 445 f.).

Wenn bei einer *Koxarthrose* z. B. eine *intertrochantere Osteotomie* vorgesehen ist, muß eine Fehlstellung damit gleichzeitig korrigiert werden. Bei Adduktionskontrakturen kann die Durchtrennung der Adduktorensehnenansätze an der Symphyse (Adduktorotomie) notwendig werden.

Wenn die Kontraktur nicht beseitigt werden kann, wird die Verkürzung durch Schuherhöhung so weit ausgeglichen, bis der Patient einigermaßen bequem auf beiden Füßen stehen kann und den Eindruck hat, seine Beine seien wieder gleich lang.

Beinlängen-unter-schiede

64. Das Hüftgelenk

Es nimmt in der Orthopädie eine zentrale Stellung ein. Am Hüftgelenk ist die biomechanische Betrachtungsweise theoretisch begründet und praktisch mit Erfolg angewandt worden. In der Folge hat die operative Behandlung der Hüftgelenkleiden volkswirtschaftliche Bedeutung gewonnen.

Biomechanik und Pathophysiologie

Biomechanische Überlegungen sind für die Therapie von Hüftgelenkerkrankungen besonders durch die Arbeiten von F. PAUWELS fruchtbar geworden. Er hat die *mechanische Beanspruchung* des Gelenkes genau studiert und beschrieben (siehe auch im allgemeinen Teil, S. 96 f. und S. 107 f.). Die praktisch wichtigen Schlußfolgerungen werden hier zusammengefaßt:

1. Die *Beanspruchung* des Hüftgelenkes ergibt sich aus der *Resultierenden* von Körperlast und Muskelkraft (Abb. 64.1).

2. Die Beanspruchung des *Gelenkknorpels* ist bestimmt durch die Resultierende Druckkraft und ihre *Verteilung* auf die Gelenkoberfläche (siehe S. 87 f. und Abb. 64.4).

3. Die Beanspruchung des *Schenkelhalses* ergibt sich aus der *Spannungsverteilung* in seinem *Querschnitt*. (Vgl. S. 110 und Abb. 64.2.)

4. Die Beanspruchung des Gelenkes wie auch jene des Schenkelhalses hängt u.a. vom Schenkelhalswinkel ab (siehe auch: Mechanische Beanspruchung als pathogenetischer Faktor, S. 107, und zwar meist gegensätzlich: Als vereinfachte Regel läßt sich feststellen (Abb. 64.3):

	Beanspruchung von:	
	Gelenk	Schenkelhals
bei Coxa *vara*	vermindert	erhöht
bei Coxa *valga*	erhöht	vermindert

Die operative Behandlung vieler Hüftleiden (Koxarthrose, Schenkelhalsfrakturen u.a.) macht sich diese Gesetzmäßigkeit zu Nutzen.

Beanspruchung und Arthrose: Maßgebend für den Verschleiß des Gelenkknorpels (degenerative Prozesse = Arthrose) *ist die größte Beanspruchung im*

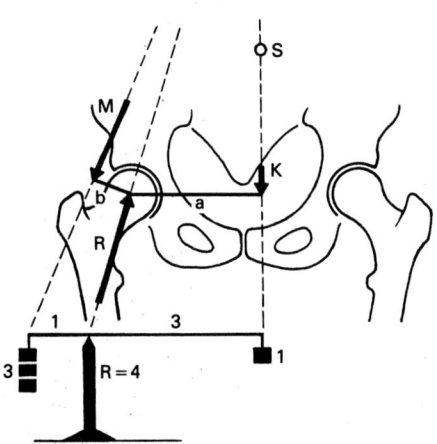

Abb. 64.1: *Die Beanspruchung des Hüftgelenkes:* Das Körpergewicht K, das am Schwerpunkt S wirkt, muß durch die Hüftabduktoren M über dem Hüftgelenk im Gleichgewicht gehalten werden. Daraus ergibt sich die auf das Hüftgelenk wirkende resultierende Druckkraft R. Diese für die Beanspruchung des Hüftgelenkes maßgebende Resultierende R ist infolge der ungleichen Längen der Hebelarme a bzw. b um ein mehrfaches größer als das Körpergewicht. Genaueres siehe Abb. 8.5.

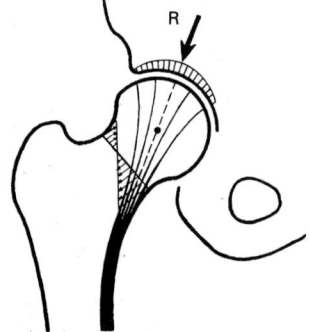

Abb. 64.2: Die *Beanspruchung des Hüftgelenkes* ist bestimmt durch die resultierende *Druckkraft* R und deren *Verteilung* auf die Gelenkoberfläche (eingezeichnet ist das Druckdiagramm).

Die Beanspruchung des *proximalen Femurendes* ist bestimmt durch den Kraftfluß im Innern des Knochens, welcher weitgehend abhängt von Form und Struktur des Knochens. Eingezeichnet sind die aus dem Adambogen hervorgehenden Drucktrajektorien, sowie die Verteilung der Druck- und Zugkräfte in einem Schenkelhalsquerschnitt. Genaueres siehe S. 48 f. und S. 83 f.

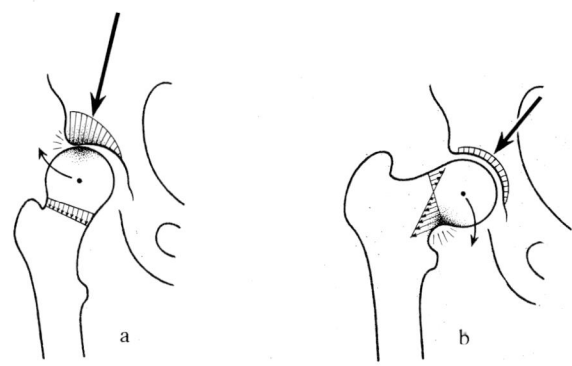

Abb. 64.3: *Gegensätzliche Beanspruchung von Schenkelhals und Gelenk.*

a Bei einer Coxa valga ist in der Regel die Beanspruchung des *Gelenkes erhöht,* weil sie vorwiegend auf den Pfannenerker konzentriert ist, während der Schenkelhals weitgehend axial belastet und damit *weniger* beansprucht wird.

b Umgekehrt ist bei *Coxa vara* die Beanspruchung des *Hüftgelenkes* dank kleinerem und besser verteiltem Druck *herabgesetzt,* wohingegen die *Schenkelhalsbeanspruchung* infolge des großen Biegemomentes sehr *groß* werden kann.

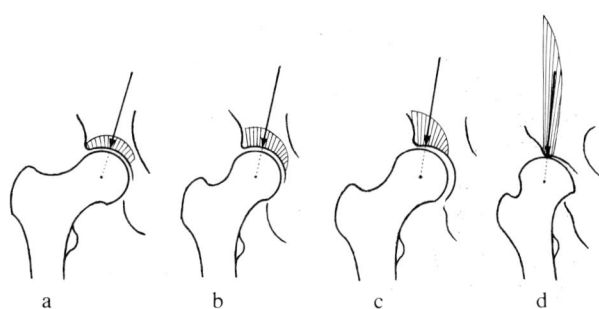

Abb. 64.4: Die *Druckverteilung* im Hüftgelenk ist abhängig von der Lage der *Resultierenden* R in bezug auf den *Pfannenerker.*

a *Normale* Verhältnisse: Gute Überdachung, R schräg einfallend: Gleichmäßige Druckverteilung.

b Steilere Resultierende (z.B. bei Coxa valga, Dysplasie): Der Druck steigt gegen den Pfannenerker hin an.

c Ungenügende Überdachung (Dysplasie, beginnende Subluxation), R näher am Pfannenerker: Starker Druckanstieg am Pfannendach.

d Subluxation: Der ganze Druck konzentriert sich auf den Pfannenerker. Knorpel und Knochen werden an dieser Stelle zerstört (vgl. S. 106 und S. 422: «Koxarthrose»).

Die Lage der *Resultierenden* läßt sich praktisch nicht bestimmen. Unmittelbarer Ausdruck und damit das beste quantitative Maß für die Überdachung und mithin auch für die Dysplasie ist der *CE-Winkel von Wiberg,* der damit für die praktisch-klinische Beurteilung besondere Bedeutung hat (siehe S. 701, S. 714 und S. 305).

Der Aspekt der *subchondralen Sklerose* im Pfannendach *entspricht der mechanischen Beanspruchung* im Gelenk recht genau. Diese kann somit aus dem Röntgenbild direkt abgelesen werden (siehe Abb. 9.7).

Gelenk, also der größte Druck pro Flächeneinheit (kg/cm^2) in irgend einem Gelenkabschnitt (Druckspitze).

Unregelmäßige Druckverteilung auf der Knorpeloberfläche führt zu unphysiologischen Druckspitzen an bestimmten Stellen und zur Zerstörung des Knorpels (Abb. 64.4).

Die *Beanspruchung* ist somit weitgehend abhängig von der *Gelenkform (Kongruenz):*

1. Konzentrische *Kugelform*
2. Genügende *Überdachung des Kopfes*

Als Kugelgelenk ist die Hüfte nach allen Seiten beweglich (3 Freiheitsgrade). Kopf und Pfanne müssen in jeder Stellung so ineinander passen, daß ihre Oberflächen sich überall berühren. Dies ist nur möglich, wenn sie genau konzentrisch sind: *Die genaue geometrische Kugelform von Kopf und Pfanne ist Voraussetzung* für die einwandfreie Funktion des Gelenkes, sowie für die *gleichmäßige Druckverteilung im Gelenk.* Jede auch nur geringe Abweichung von dieser Kugelform (z. B. Zylinderform, Eiform, Oval) führt zu Störungen der Gelenkmechanik (Bewegungseinschränkung, Instabilität, Wandern des Kopfes in der Pfanne), vor allem aber zu unregelmäßiger Druckverteilung, zu umschriebenen Spannungsspitzen und damit auf längere Zeit gesehen zur Abnützung und Zerstörung des Knorpelbelages (Arthrose).

Die Femurtorsion

Der Schenkelhals ist normalerweise ein wenig nach vorne gerichtet. Abb. 64.5 zeigt die Verhältnisse. Die bei der Geburt noch starke *Antetorsion* von etwa 30°–50° nimmt im Laufe des Wachstums ab und stabilisiert sich beim Erwachsenen, im Mittel bei etwa 12°, mit einer ziemlich großen *Streubreite.*

Diese Antetorsion hat funktionelle Bedeutung: Sie erlaubt eine *Flexion* von über 90°, ohne daß der Schenkelhals vorne am Pfannendach anstößt, was für das *Sitzen* wichtig ist. Klinisch ist dies zu berücksichtigen bei:

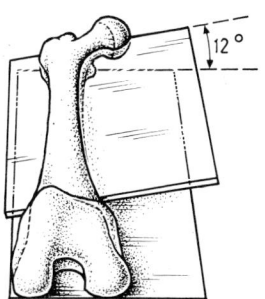

Abb. 64.5: *Die Femurantetorsion.*

Der Schenkelhals ist gegenüber der Kniekondylenachse ein wenig nach *vorne* gerichtet. Dies ermöglicht eine freie Hüftflexion, ohne daß der Schenkelhals vorne am Pfannenrand anstößt. der Antetorsionswinkel ist definiert als der Winkel zwischen der Femurkondylenebene und der Ebene durch Schenkelhals und Femur (vgl. auch Abb. 39.4). Messung: siehe Abb. 64.25.

- *Femurfrakturen:* Die richtige Rotation muß wiederhergestellt werden bei Schenkelhals- und Femurschaftfrakturen, was nicht immer ganz einfach ist (siehe dort).
- *Hüftendoprothesen:* Diese funktionieren nur, wenn sie mit der richtigen Antetorsion eingesetzt wurden, sonst kommt es zu Lockerungen, weil der Prothesenhals bei Flexion am vorderen Pfannenrand anstößt.
- Bei falscher Torsion des Schenkelhalses ist die *Rotation* im Hüftgelenk gestört.
- In der *Kinderorthopädie* spielen die Torsionsverhältnisse eine Rolle: Auch hohe Antetorsionswerte bilden sich im Laufe des Wachstums fast immer *zurück.* Bei im übrigen normaler Kongruenz des Hüftgelenkes hat die Antetorsion eine große *physiologische Streubreite.* Vgl. dazu: «Torsionsprobleme bei Kindern», S. 464 und «Torsionsvarianten am Schenkelhals», S. 708.
- Radiologische *Messung* der Antetorsion: siehe S. 708 und Abb. 64.25. Auch im CT kann die Torsion (zwischen Hüfte und Knie) gemessen werden.

Klinische Auswirkungen

1. Praktisch jede Gelenkkrankheit, welche nicht mit einer restitutio ad integrum ausheilt, führt auf lange Sicht zur *Arthrose,* und damit zu Schmerzen.

2. Patienten mit Gelenkerkrankungen suchen ärztliche Hilfe in erster Linie wegen der *Schmerzen.* Mit Fehlstellungen und Versteifungserscheinungen können sie sich leichter abfinden. Auch eine Insuffizienz macht an sich keine Schmerzen, sondern führt lediglich zu Lähmungshinken (Trendelenburg).

3. Eine Einschränkung der Hüftbeweglichkeit (bei guter Funktionsstellung) ist für das Gehen relativ wenig hinderlich, sie macht sich eher beim Sitzen bemerkbar. Das Schuhebinden und Strümpfeanziehen kann behindert oder unmöglich sein.

4. Gelenkschmerzen gehen praktisch immer von einem noch beweglichen Gelenk aus, auch wenn diese Beweglichkeit nur noch minimal ist. Ein vollständig steifes (ankylotisches oder arthrodesiertes) Gelenk macht keine Schmerzen, wenn auch der Gang durch das Hinken etwas gestört ist.

5. Weil die Schmerzen verschwinden wirkt sich eine Hüftversteifung (Ankylose) in guter Stellung unter Umständen günstig aus. Sie kann mit einer Operation erreicht werden (Arthrodese).

6. Fehlstellungen im Hüftgelenk hingegen ziehen einen *Beckenschiefstand* und damit eine Fehlstellung der anderen Hüfte, einen *Beinlängenunterschied,* sowie eine Fehlstellung der *Wirbelsäule* (Skoliose, Hyperlordose usw.) nach sich. Diese können ihrerseits Schmerzen machen (Abb. 64.6).

7. Gelenkendoprothesen sind den gleichen mechanischen Kräften ausgesetzt wie eine normale Hüfte. Sie müssen dieser Beanspruchung angepaßt sein.

Diagnostik

Das Hüftgelenk liegt tief in Weichteilen eingebettet und ist damit der direkten Inspektion und Palpation nicht zugänglich.

Dem *Röntgenbild* kommt daher besondere Bedeutung zu. Beim *Verdacht* auf ein Hüftleiden sollte eine *Beckenaufnahme veranlaßt* werden, damit der richtige Zeitpunkt für eine erfolgreiche Therapie nicht verpaßt wird. Besonders wichtig ist diese bei der kongenitalen Hüftgelenkluxation und bei der juvenilen Epiphysenlösung. (Allgemeine Diagnostik, siehe S. 113 f.) (Abb. 64.7).

Anamnese

Schon das *Alter* des Patienten läßt eine weitgehende Differentialdiagnose zu: Die meisten Hüftkrankheiten kommen nur in ganz bestimmten Altersgruppen vor, in anderen nicht. Abb. 64.8 kann als Hilfe dienen.

Der erste Verdacht auf ein Hüftleiden wird durch *Schmerzen* und/oder *Hinken* ausgelöst. *Die Schmerzen* projizieren sich nicht selten in den *Oberschenkel* und ins *Knie,* gelegentlich ins Gesäß. Vor allem bei Kindern und Jugendlichen ist in unklaren Fällen bei Knieschmerzen ein *Hüftröntgenbild* angezeigt.

Anlaufschmerz und Ermüdungsschmerz sind typisch für die Koxarthrose. Sie werden meist in der Leiste angegeben. Schmerzen im Hüftbereich, vor allem wenn sie hinten in Gesäß und Kreuz angegeben werden, können aber auch von der Wirbelsäule ausgehen (Ischias), gelegentlich vom Becken. Da die Patienten oft etwas eigenartige anatomische Vorstellungen haben, ist es gut, sich die schmerzhaften Körperstellen *zeigen* zu lassen (siehe Abb. 64.9).

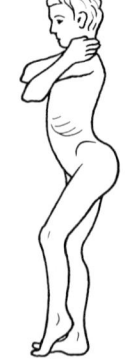

Abb. 64.6: Klinische Auswirkung einer *Hüftflexionskontraktur,* einer sehr häufigen Fehlstellung bei vielen Hüftaffektionen: Funktionelle *Beinverkürzung* und *Hyperlordose,* welche ihrerseits wieder Beschwerden machen.

Hüftgelenk

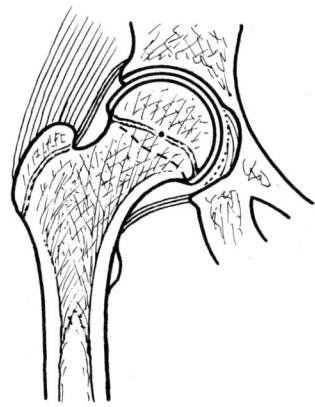

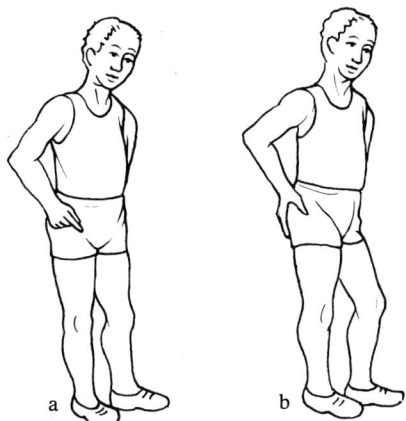

Abb. 64.7: Wesentliche Kriterien der *normalen Hüftanatomie:* Genau kugelförmiger (im Röntgen in jeder Projektion kreisrunder) Kopf, genau konzentrisch in die Pfanne passend (Kongrunez). Das Kugelzentrum ist der Drehpunkt.(Abb. 64.13).

Der radiologische Gelenkspalt (die beiden Gelenkknorpelschichten zusammen) ist überall genau gleich weit, in jeder Projektion (außer in der Fovea centralis).

Normale Überdachung und Gelenkbeanspruchung läßt sich an Form und Struktur des Pfannendaches ablesen (Abb. 9.7 und Abb. 64.14).

Der Kapselansatz liegt weit distal, an der Halsbasis, Kopf und Hals liegen vollständig intraartikulär.

Form und Struktur des proximalen Femurendes stimmen mit seiner Beanspruchung überein (Abb. 2.2, 2.3, 9.12 und Abb. 64.3).

Die Wachstumszonen (Epiphysenlinien) bilden eine funktionelle Einheit (vgl. Abb. 64.19).

Neben dem Glutaeus maximus (Hüftstrecker) ist der *Glutaeus medius* (Abduktor) für die Funktion des Hüftgelenkes entscheidend (Abb. 64.10).

Abb. 64.9: *Zur klinischen Hüftdiagnostik.*

Wo sie Schmerzen haben, können Patienten besser *zeigen* als *beschreiben.* Wenn man sie auffordert, mit der Hand oder mit dem Zeigefinger die schmerzhafte Stelle zu zeigen, kann man wichtige Hinweise auf den Entstehungsort der Schmerzen gewinnen.

a Die Schmerzen dieses Patienten gehen wahrscheinlich vom *Hüftgelenk* aus (eine Leistenhernie muß natürlich ausgeschlossen werden). Häufig strahlen Hüftschmerzen in die Vorderseite des *Oberschenkels* und bis ins *Knie* aus.

b Dieser Patient berichtet, er habe Schmerzen in der Hüfte. Es ist aber wahrscheinlicher, daß seine Schmerzen vom *Rücken,* z.B. von der *Lendenwirbelsäule* ausgehen. Ausstrahlungen werden dann auch eher in die *Rückseite* des Ober- und Unterschenkels lokalisiert.

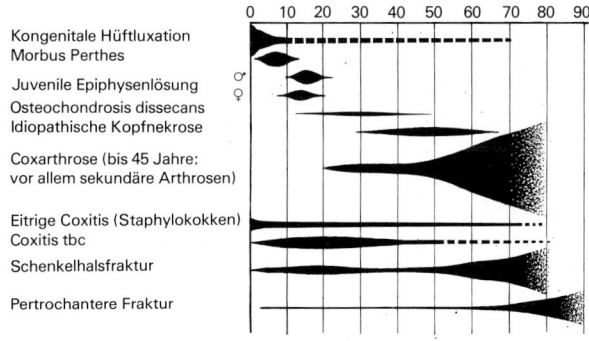

Abb. 64.8: *Lebensalter und Hüftkrankheiten.*

Viele Hüftkrankheiten kommen nur in bestimmten Lebensaltern vor. Man kann deshalb oft bereits aus dem Alter der Patienten auf die Art des Hüftleidens schließen bzw. andere Affektionen ausschließen.

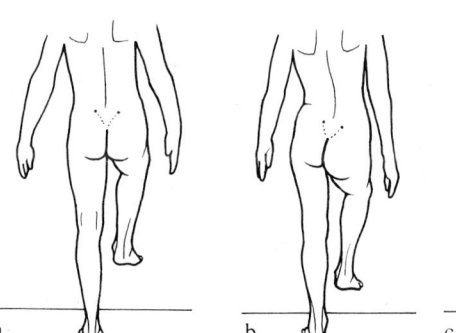

Abb. 64.10: Das *Trendelenburgsche Zeichen:* Ein funktioneller Hüfttest.

a Im Einbeinstand kann das Becken waagrecht gehalten oder angehoben werden mit der Kraft der Hüftabduktoren (Glutaeus medius): Trendelenburg links negativ.

b Hier sinkt das Becken nach der Gegenseite ab. Deutlich die Asymmetrie des Beckens und der Glutealfalten: Trendelenburg links positiv. Hüftinsuffizienz links.

c Falsch negativer Trendelenburg durch Überhang: positiver Duchenne. Der Trendelenburg muß im *geraden* Stand geprüft werden (vgl. Abb. 11.7).

Trendelenburg bzw. Duchenne sind bei Hüftlähmungen, aber auch bei vielen anderen Hüftaffektionen positiv.

Hüftgelenk

Untersuchung

Das *Hinken* kann ein *Schonhinken* sein, wobei das Vornüberneigen und eine verkürzte Standphase die Schmerzen verringern. Manchmal ist das Hinken ein Zeichen mechanischer Insuffizienz (Lähmung der Hüftabduktoren, v.a. des glutaeus medius, Inkongruenz). Es tritt als *Trendelenburgsches Zeichen* in Erscheinung (Absinken des Beckens in der Standphase nach der Schwungbeinseite) oder als *Duchennesches* Hinken (Überneigen des Oberkörpers auf die kranke Seite). Beides ist beim Gehen und im *Einbeinstand* zu prüfen. Besonders bei Kindern kann das Hinken der einzige Hinweis auf eine Hüfterkrankung sein (Abb. 64.10).

Inspektion: Äußerlich ist selten viel zu sehen außer einer *Muskelatrophie* (v. a. des M. glutaeus maximus, evtl. des Quadrizeps). Eine solche tritt aber oft erst spät im Verlaufe der Krankheit auf.

Wichtig ist die *Prüfung der Hüftgelenkbeweglichkeit.* Ihre Technik ist im Kapitel «Diagnose»: S. 139 beschrieben. Oft findet man bei beginnenden Hüftleiden als erstes und einziges klinisches Zeichen eine *Bewegungseinschränkung.* Betroffen ist zuerst die Rotationsbewegung, insbesondere die *Innenrotation* (ein feines Zeichen, Prüfung in Bauch- und Rückenlage, siehe Abb. 11.15), später auch die *Abduktion* und die volle *Extension,* während die *Flexion* in der Regel noch lange erhalten bleibt. Aussagekräftig ist vor allem der Nachweis einer *Seitendifferenz* zwischen gesunder und kranker Hüfte.

Bei der Prüfung der passiven Beweglichkeit darf man sich nicht täuschen lassen von *Mitbewegungen des Beckens.* Die Verbindungslinie der beiden spinae ilicae muß man deshalb bei der Prüfung der Ab- bzw. Adduktion genau im Auge behalten.

Hüftbeugekontrakturen entgehen der Aufmerksamkeit nicht, wenn der *Thomassche Handgriff* angewendet wird: Durch kräftige Flexion der Gegenhüfte wird die Lumballordose ausgeglichen und das Becken aufgerichtet. Eine Flexionskontraktur kommt jetzt zum Vorschein (Abb. 64.11 und Abb. 64.6).

Eine Ab- oder Adduktionskontraktur macht sich dem Patienten und dem Arzt mit einer funktionellen *Beinlängendifferenz* und einem *Beckenschiefstand* bemerkbar, und zwar besonders auffällig beim *Stehen.* Im Liegen lassen sich die Verhältnisse genau nachprüfen (Abb. 64.12).

Differentialdiagnostisch muß man auch an die extraartikulären Hüftaffektionen denken (siehe S. 772), sowie an spondylogene Beschwerden, radikuläre Schmerzen, schleichende Frakturen, Hüftschmerzen bei allgemeinen Erkrankungen und Leistenhernien.

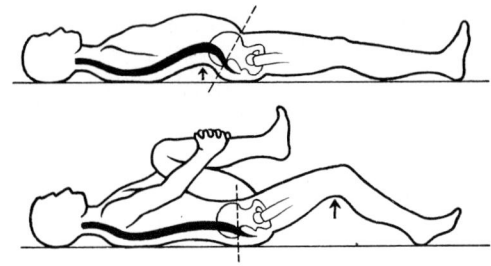

Abb. 64.11: *Prüfung der Hüftextension.*

Oben: Im Liegen kann leicht eine volle Streckung der Hüfte vorgetäuscht werden durch eine *Beckenkippung nach vorne* und entsprechend verstärkte Lendenlordose: Mit der Hand kann man das hohle Kreuz leicht feststellen (Thomasscher Handgriff).

Unten: Die Beckenkippung kann aufgehoben werden, indem der Patient die gesunde Hüfte maximal flektiert. Eine allfällige Flexionskontraktur der kranken Hüfte kommt jetzt zum Vorschein, indem der Oberschenkel von der Unterlage abgehoben wird.

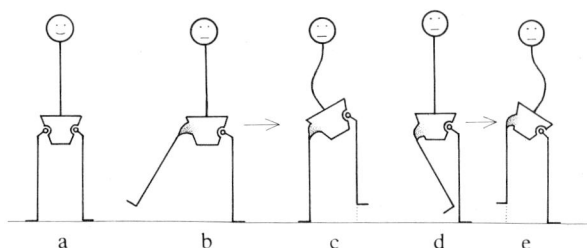

Abb. 64.12: *Auswirkungen von Hüftkontrakturen.*

a) Bewegliche Hüften. Mittelstellung: Symmetrischer aufrechter Stand möglich.

b) *Abduktionskontraktur* rechte Hüfte, c) Aufrechtes Stehen mit Abduktionskontraktur: Funktionelle *Beinverlängerung* und Skoliose.

d) *Adduktionskontraktur* rechte Hüfte, e) im aufrechten Stand: Funktionelle Beinverkürzung und Skoliose.

(Vgl. S. 445f. und S. 687.)

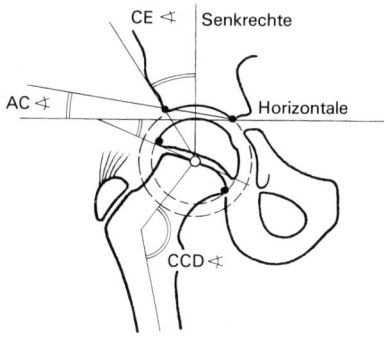

Abb. 64.13: *Röntgenischiometrie.*

Das *Ausmessen* der Hüftröntgenbilder mit einem Röntgenischiometer (M. E. MÜLLER) gibt eine exakte Grundlage für Diagnostik, Beurteilung und das Aufstellen eines Operationsplanes. Erklärung im Text.

Die Diagnostik der Hüftgelenkerkrankungen *beim Kind* wird bei den einzelnen Krankheiten beschrieben (kongenitale Hüftluxation, siehe S. 709; M. Perthes, S. 726; juvenile Epiphysenlösung, S. 732).

Röntgen

Beckenübersichtsaufnahme: Wichtigstes Hilfsmittel zur Beurteilung des Hüftgelenkes. Sollte bei jedem Verdacht auf Hüftaffektion gemacht werden. Oft genügt sie. Der Vergleich beider Hüften erlaubt, individuelle konstitutionelle Unterschiede, aber auch beidseitige Leiden zu erkennen.

Axiale Aufnahme (z. B. nach Lauenstein): Als Ergänzung der anterio-posterioren Aufnahme bei unklarem Befund und bei jedem Verdacht auf Epiphyseolysis capitis femoris.

Andere Aufnahmen: Für die Diagnose selten notwendig. Bei bestimmten Fragestellungen, etwa zur Planung einer Operation. Sie werden in den betreffenden Kapiteln besprochen (z. B. zur Bestimmung der Schenkelhalswinkel: siehe S. 708).

Ausmessung von Röntgenaufnahmen: Neben der qualitativen Erfassung der anatomischen und pathologischen Verhältnisse des Hüftgelenkes hat die *quantitative Messung,* namentlich der für die *mechanische Beanspruchung* der Hüfte wesentlichen Elemente, besondere Bedeutung für die Diagnostik, vor allem aber auch für die Beurteilung der Prognose und das Aufstellen des Behandlungsplanes. Für die *Vorbereitung von Hüftoperationen* ist sie unentbehrlich (Abb. 64.13).

Hüftkopfkontur und Pfannenkontur sind bei normaler Hüfte *genau kreisförmig* (in jeder Projektion!) und konzentrisch. Die Mittelpunkte beider Kreise (Kopf- resp. Pfannenzentrum) decken sich: *Kongruentes Gelenk.*

Die exakte Ausmessung kann Abweichungen aufdecken: *Gelenkinkongruenz* (siehe Abb. 6.5).

- *Der CE-Winkel* (Centrum-Ecken-Winkel, nach *G. Wiberg*) mißt den Winkel zwischen der Senkrechten (in bezug auf das horizontalgestellte Becken) durch den Mittelpunkt des Hüftkopfes und der Verbindungslinie zwischen Zentrum und Pfannenerker und damit unmittelbar die *Überdachung des Kopfes* durch das Acetabulum sowie die *Größe der Tragfläche.* Er ist deshalb, und das hat sich in der Praxis erwiesen, der *wichtigste* und *genaueste* Indikator für die mechanische Qualität und Dauerhaftigkeit eines Hüftgelenkes. Er ist einfach zu bestimmen. Allerdings sind dazu *Beckenübersichtsaufnahmen* (zur Bestimmung der Horizontalen) notwendig.
  Der CE-Winkel beträgt beim Erwachsenen im Mittel etwa 30°. Bei Kindern ist er kleiner und nimmt im Laufe des Wachstums normalerweise ständig zu bis zum Wachstumsabschluß. Er hat besondere Bedeutung bei der (kongenitalen)

Hüftgelenkdysplasie für die Prognose und allfällige Operationsindikationen (siehe S. 717).

- Ac-Winkel (Acetabulumwinkel): ebenfalls ein Maß für die Überdachung des Kopfes. Bei der Hüftdysplasie vergrößert.
- Projizierter CCD-Winkel (Zentrum-Kollum-Diaphysenwinkel). Daraus kann der wahre Schenkelhalswinkel errechnet werden.
- Neigung der Epiphysenfuge: z. B. bei Hüftdysplasie und Lähmungen nahezu horizontal.
- auch weitere Größen (Distanzen, Verhältnisse, Hebelarme, Richtung der resultierenden Druckkraft R usw.) können ausgemessen und eingezeichnet werden.
- Die Ausmessung des Antetorsionswinkels (AT-Winkel) ist auf einer standardisierten Spezialaufnahme möglich (siehe Abb. 64.25).

Bildgebende Untersuchungen

Bei Hüftkrankheiten genügen im allgemeinen gewöhnliche Röntgenbilder.

Das *Computertomogramm* gibt bei Acetabulumfrakturen Auskunft über Art und Ausmaß der Inkongruenz (Abb. 13.6, 13.13 und Abb. 64.116). Für besondere Fragestellungen (Operationsplanung) und in unklaren Fällen kann es gelegentlich hilfreich sein (siehe Abb. 64.14).

Die *dreidimensionale* Rekonstruktion erleichtert ebenfalls die Planung von Operationen am Acetabulum.

Die *Kernspintomographie* zeigt Nekrosen im Femurkopf *früher* als andere Untersuchungen. Sie zeigt auch Weichteilveränderungen (siehe Abb. 64.15, 64.16 und Abb. 13.20).

Die *Szintigraphie* zeigt aktive Herde, kann aber nicht zwischen entzündlichen, degenerativen, proliferativen und reaktiven Prozessen unterscheiden. Sie wird zur Diagnostik schmerzhafter Endoprothesen herangezogen, weil die anderen Untersuchungen durch die Implantate gestört werden (siehe Abb. 13.31 und Abb. 64.105).

Die *Sonographie* dient der Früherfassung kongenital instabiler Hüften (siehe S. 711 f., Abb. 64.30).

Weitere Untersuchungen

Hüftbeschwerden im *Kindesalter* sollten *immer* abgeklärt werden. Bei *Erwachsenen* ist es zulässig, bei negativem klinischen und Röntgenbefund vorerst *abzuwarten* und in ein paar Wochen wieder zu kontrollieren.

Bei Verdacht auf *infektiöse* Arthritis ist eine *Punktion* des Hüftgelenkes angezeigt.

Hüftgelenk

a

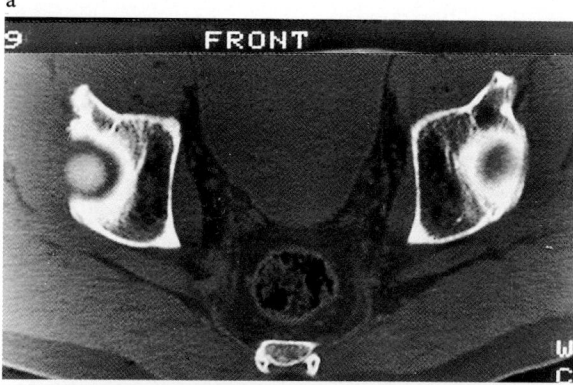

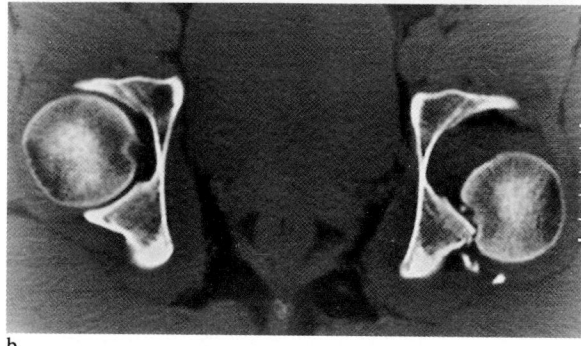

b

Abb. 64.14: *Computertomogramme des Beckens auf Höhe der Hüftgelenke.* 37jähriger Mann.

a links: Schnitt oben durch den *Gelenkspalt.* Zu sehen ist der obere Kopfpol, schwarz der Gelenkknorpel und als breiter weißer Ring die subchondrale Sklerose des Acetabulums. Rechts ist der Kopf nicht mehr getroffen.

b links: Schnitt durch die *Mitte von Hüftkopf und Pfanne.* Der Fossa acetabuli steht die Ansatzstelle des lig. capitis femoris am Hüftkopf gegenüber. Auf diesen Schnitten erkennt man, wie klein die Schnittfläche der Pfanne ist im Vergleich mit dem Kopf.

Rechts: dorsale *Subluxation* und Verhakung des Hüftkopfes mit Absprengung des hinteren Pfannenrandes und Impression im Kopf, entstanden durch massives Trauma. Diese Verhältnisse kommen im CT gut zur Darstellung.

Hüftgelenk

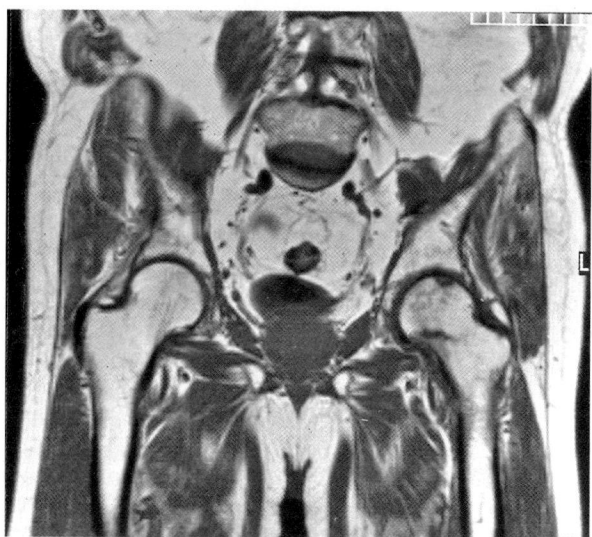

Abb. 64.15: *Kernspintomogramm des Beckens.* Frontaler Schnitt auf Höhe der Hüftgelenke. T1-gewichtetes Bild.

Die Spongiosa ist dank ihres Fettgehaltes im Mark weiß, die Kortikalis schwarz, die Muskulatur grau. Die *Kontraste* lassen die Strukturen, vor allem der Weichteile, deutlich hervortreten. Gut zu sehen sind die Beckenschaufeln und das Acetabulum. In der linken Hüfte eine dunkle Stelle subchondral in der Tragzone, wahrscheinlich eine umschriebene Nekrosezone. Im übrigen normaler Befund.

Oben in der Mitte ist die Lumbalwirbelsäule angeschnitten.

Gut zu unterscheiden sind die einzelnen *Muskeln:* Neben der Wirbelsäule der Psoas, innerhalb der Beckenschaufeln der Iliacus und außen der Glutaeus medius; gelenknah der Glutaeus minimus und unterhalb des Trochanter maior der Vastus lateralis.

Die Adduktoren konvergieren vom Femur zum Os pubis (weiß). Die Fascia lata trennt als deutlicher schwarzer Streifen die Muskulatur vom subkutanen Fettgewebe (weiß).

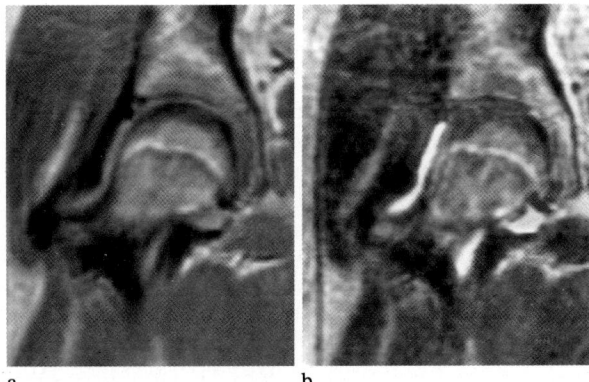

a   b

Abb. 64.16: *Hüftgelenkerguß im MRI.*

a T1-gewichtetes Bild eines Hüftgelenkes (TR = 2000 ms, TE = 80 ms). Die grauen Stellen rund um das Gelenk lassen sich nicht eindeutig indentifizieren.

b Erst im T2-gewichteten Bild (TR = 2000 ms, TE = 20 ms) erscheinen sie weiß und geben sich damit als freie Flüssigkeit, in diesem Fall als Erguß, zu erkennen.

Die Hüfte im Wachstumsalter

Am Hüftgelenk sind die Wechselwirkungen zwischen Gelenkmechanik und Wachstum besonders deutlich zu sehen. Während das Gelenk sich entwickelt und seine anatomische Gestalt in ständigem Wandel begriffen ist, muß die Gelenkfunktion jederzeit voll gewährleistet sein bis schließlich das erwachsene Gelenk endgültig ausgebildet ist (Abb. 64.17 und Abb. 64.19).

Pathophysiologie

Wechselwirkungen zwischen Gelenkbeanspruchung und Wachstum

1. Die *Beanspruchung des Hüftgelenkes und der Epiphysenfugen* beeinflußt und modifiziert das Knorpel- und Knochenwachstum (siehe: «Wachstum des proximalen Femurendes», S. 79 und S. 328). Nur normale mechanische Beanspruchung läßt ein kugelförmiges, konzentrisches (kongruentes) Hüftgelenk mit normalen Hebelarmen (Schenkelhals, Trochanter) entstehen. Bei abnormalen Druckverhältnissen wie man sie bei Lähmungen (siehe S. 391), kongenitaler Instabilität, kongenitalen Subluxationen und Luxationen antrifft, werden die Hüften *inkongruent* (dysplastisch, entrundet), die Hebelarme verändern sich, was wiederum die *Beanspruchung* erhöht (siehe auch S. 80 und S. 716).

2. *Wachstumsstörungen* (kongenitale Dysplasie, Schädigung der Wachstumszonen bei Morbus Perthes, bei entzündlichen oder traumatischen Epiphysenschäden) verändern die Anatomie und damit die Hüftmechanik (Abb. 28.3, 64.18 und Abb. 64.19).

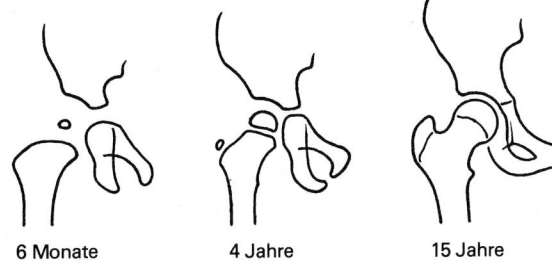

6 Monate   4 Jahre   15 Jahre

Abb. 64.17: *Die Skelettentwicklung im Röntgenbild.*

Der Hüftkopfkern erscheint erst im Alter von etwa 3 Monaten. Die Beurteilung der Röntgenbilder ist im Säuglingsalter deshalb noch recht schwierig. Im Laufe des Wachstums wandeln sich Form und Struktur des proximalen Femurendes noch erheblich (z. B. werden die Schenkelhalswirbel kleiner). Nur langsam nimmt bis zum Ende der Pubertät die Hüfte ihre endgültige Gestalt an, wobei sich die Epiphysenfugen schließen.

Die Pathologie des Hüftgelenkes hängt weitgehend vom Entwicklungsstadium ab (vgl. auch Abb. 64.8 «Lebensalter und Hüftkrankheiten»).

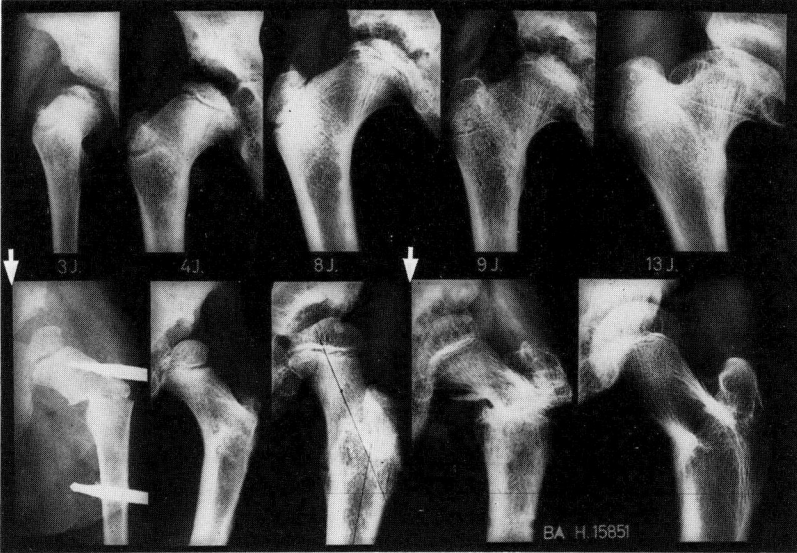

Abb. 64.18: *Wachstumsstörungen am proximalen Femurende,* zwei gegensätzliche Verlaufserien.

Obere Reihe: «Luxations-Perthes» im Alter von 3 Jahren, bei kongenitaler Hüftgelenkluxation. Infolge Beschädigung der Wachstumszone des Femurkopfes entsteht mit den Jahren eine *Coxa vara.*

Untere Reihe: Wiederaufrichtung des Schenkelhalses infolge Beschädigung der Trochanterepiphysenfuge bei einer intertrochanteren Variationsosteotomie (Pfeil) wegen kongenitaler Hüftgelenkdysplasie. Trotz einer zweiten Variationsosteotomie (zweiter Pfeil) resultierte schließlich eine erhebliche *Coxa valga.*

Die Pathophysiologie der Wachstumsstörungen am proximalen Femurende sind auf S. 79 und S. 326 beschrieben (vgl. auch die Abb. 5.8 und Abb. 28.3).

In der *Kinderorthopädie* ist eine *langfristige Betrachtung* notwendig.

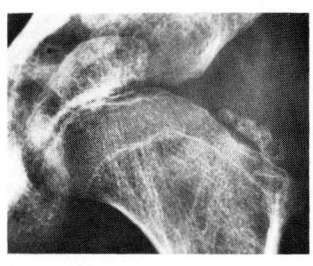 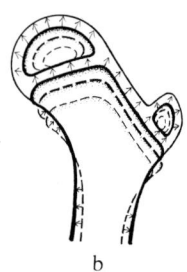

a   b

Abb. 64.19: Das proximale Femurende hat *eine durchgehende Wachstumszone.*

a Der Knochenzuwachs durch epiphysäres Längenwachstum in einem Jahr ist durch die feine Harrissche Wachstumslinie parallel zur Epiphysenlinie markiert.

b Zeichnung dazu: Der Zuwachs liegt zwischen den Wachstumslinien und den Epiphysenfugen von Kopf und Trochanter.

Störungen der Gelenkmechanik und/oder der Wachstumszonen haben Fehlwachstum und damit Deformationen zur Folge (vgl. S. 328).

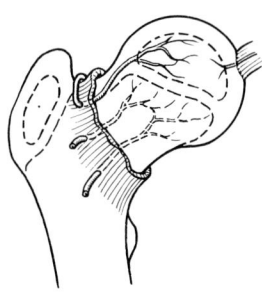

Abb. 64.20: Die Hüftkopfepiphyse wird beim Kind in erster Linie durch die *epiphysären Gefäße,* welche durch die Gelenkkapsel und das *dorsale Periost* zum Schenkelhals gelangen, mit Blut versorgt. Bei Schenkelhalsbrüchen ist die Zirkulation deshalb meist unterbrochen. Aber auch bei Epiphysenlösungen, Koxitiden u. a. ist sie prekär. Wo sie beim M. Perthes gestört ist, bleibt noch unklar.

Hüftgelenk

Tab. 34: Krankheiten der Hüften beim Kind.

1. Kongenitale Hüftgelenkdysplasie (S. 709)
2. Morbus Perthes (S. 726)
3. Juvenile Epiphysenlösung (S. 732)
4. Schenkelhalsfrakturen bei Kindern (S. 776)

Seltenere:

1. Kongenitale Femuraplasie
2. Coxa vara congenita (S. 707)
3. Arthritis und Osteomyelitis, septisch oder Tbc (S. 739)
4. Hüftdeformitäten bei Lähmungen (Poliomyelitis, S. 391; C. P., S. 397; Coxa valga paralytica, S. 707)

Abweichungen des Schenkelhalswinkels von der Norm:

1. Coxa antetorta (S. 708)
2. Coxa valga (S. 707)

3. Wachstumsstörungen und gestörte Hüftgelenkmechanik *verschlimmern sich gegenseitig.* Sie bilden einen *Circulus vitiosus,* der bald zu irreversiblen Schäden führt. Bei manchen Krankheiten (kongenitale Hüftdysplasie) ist nicht sicher geklärt, welche von beiden Komponenten die Ursache und welche die Folge war. Für die *Behandlung* ist dies auch nicht wesentlich. *Wichtig* ist, den *Circulus vitiosus* zu *unterbrechen,* damit die Hüfte sich normal entwickeln kann.

Weitere Faktoren, welche das Hüftwachstum beeinträchtigen können, sind:

Die Blutversorgung

Der Hüftkopf des Kindes wird durch einige wenige perichondrale Arterien ernährt. Die Epiphysenfuge bildet im Kindesalter eine *Gefäßbarriere* (siehe Abb. 64.20 und Abb. 32.3). Die arterielle Blutversorgung des Hüftkopfes im Kindesalter ist deshalb immer prekär. Bei verschiedenen Störungen kann der Hüftgelenkkopf teilweise oder vollständig *nekrotisch* werden. Wenn die Epiphysenfugen mitbetroffen sind, können schwere Wachstumsstörungen die Folge sein (Abb. 64.40 und Abb. 64.54):

Hüftkopfnekrosen im Kindesalter:

1. Hüftkopfnekrose bei forcierter Reposition oder Retention einer kongenital luxierten oder dysplastischen Hüfte (Luxationsperthes).
2. Morbus Perthes (siehe S. 726 f.).
3. Hüftkopfnekrosen nach infektiösen Hüftkrankheiten (septische Arthritis, Tbc).
4. Hüftkopfnekrose nach Schenkelhalsfrakturen, nach Luxationen usw.
5. Hüftkopfnekrose nach Epiphysenlösungen.

Mechanische Insuffizienz

Schadhaftes Stützgewebe (Knochen oder Knorpel), angeboren oder erworben, beeinträchtigt das normale Wachstum.

1. Bei der Coxa vara congenita entsteht infolge einer anlagebedingten mechanischen *Insuffizienz* des *Knochengewebes* im Schenkelhals im Verlaufe des Wachstums eine schwere Deformität (siehe S. 707). Ähnliche Bilder können bei generalisierter Insuffizienz der Knochenstruktur entstehen, z. B. bei der Osteopsatyrose (angeborene Knochenbrüchigkeit) oder bei schwerer Rachitis usw.

2. Gegen Ende der Wachstumsperiode nimmt unter hormonalem Einfluß die *mechanische Festigkeit der Wachstumsfugen* ab, derart, daß es in gewissen Fällen zur spontanen Lösung der Epiphysenfuge kommen kann (Epiphyseolysis capitis femoris, siehe S. 732). (Vgl. auch Tab. 34.)

Orthopädie der Hüfte im Kindesalter

Die Orthopädie der Hüfte im Kindesalter stellt andere Probleme als jene der erwachsenen Hüfte. Insbesondere ist die *Prognose auf längere Sicht* schwierig zu stellen. Bei jedem therapeutischen Eingriff ist das weitere Wachstum miteinzuberechnen. Nie geht es um eine einmalige Therapie, immer um eine Behandlung und Führung des Patienten bis zum Wachstumsabschluß. Erst dann ist der definitive Zustand erreicht. Manche Maßnahmen (z. B. Beinlängenausgleich usw.) werden oft am besten bis dahin zurückgestellt.

Zur *Indikation* in der *Kinderorthopädie* ist besonders das im Abschnitt «Operationsindikation» S. 239 und S. 286, sowie S. 463: «Häufige Normvarianten bei Kindern» Gesagte zu beachten.

Lebenslange Hüftbiographien

Hüfterkrankungen im Kindesalter bestimmen das Schicksal der Betroffenen entscheidend. Viele Erwachsene mit schmerzhaften und invalidisierenden Koxarthrosen haben in ihrer Kindheit Hüftkrankheiten durchgemacht, welche Deformitäten mit Abweichungen von der anatomisch normalen Kugelform hinterließen.

Der Sinn von Operationen im Kindesalter

Da die Kinder zur Zeit der primären Erkrankung oft nur wenig oder keine Schmerzen haben und kaum behindert sind, richtet sich das ärztliche Bestreben vor allem auf die *Prophylaxe* dieser späteren Arthrose, die als mechanische Verschleißkrankheit auf dem Boden der zurückgebliebenen Deformität verstanden wird. Solche Deformitäten werden deshalb als «Präarthrose» bezeichnet.

Aus diesen verständlichen Bemühungen heraus, jugendlichen Patienten spätere Leiden und Invalidität zu ersparen, ist eine große Anzahl von Operationen erfunden, ausprobiert und empfohlen worden, alle mit dem Ziel, die *anatomische Norm* möglichst *wiederherzustellen*. Damit sollte ein bis ins Alter gesundes und funktionstüchtiges Hüftgelenk garantiert werden.

Diese Überlegungen, so logisch sie auch scheinen, sind indessen bisher auf weite Strecken spekulativ geblieben, da wissenschaftlich einwandfreie Langzeituntersuchungen noch weitgehend fehlen. Andererseits sind aufwendige und teils technisch schwierige Eingriffe mit einem nicht zu unterschätzenden Risiko belastet, was man bei *rein prophylaktischen Operationen den Kindern nicht ohne Not zumuten möchte.*

Sinnvolle und verantwortungsbewußte Prophylaxe kann nur mit fundierten und *wissenschaftlich haltbaren Indikationen* betrieben werden. Solche Indikationen ergeben sich aus dem *Vergleich* der *spontanen Langzeitprognose* mit der Langzeitprognose *nach der Operation.*

Die Grundlage dafür können nur entsprechend radiologisch dokumentierte *Längsschnittuntersuchungen* bilden, die sich über das *ganze Leben* der betreffenden Hüftpatienten erstrecken, von der Kindheit bis ins Alter. Solche Langzeituntersuchungen sind verständlicherweise schwierig durchzuführen. Daß sie durchaus möglich sind, zeigen beispielhafte, bisher allzu spärliche Langzeituntersuchungen, welche das spätere Schicksal erkrankter Hüften über mehrere Jahrzehnte verfolgen (siehe Abb. 64.21).

P. Engelhardt (1988) hat für *die drei wichtigsten Hüfterkrankungen im Kindesalter:* kongenitale Hüftluxation und -dysplasie, M. Perthes und Epiphysenlösung solche Langzeituntersuchungen mit Hilfe einer über 70 Jahre alten lückenlosen Dokumentation (mit den entsprechenden Röntgenbildern!) durchgeführt und Kriterien für die Prognose erarbeitet. Für jede einzelne konnten zudem bestimmte *Risikofaktoren* ermittelt werden.

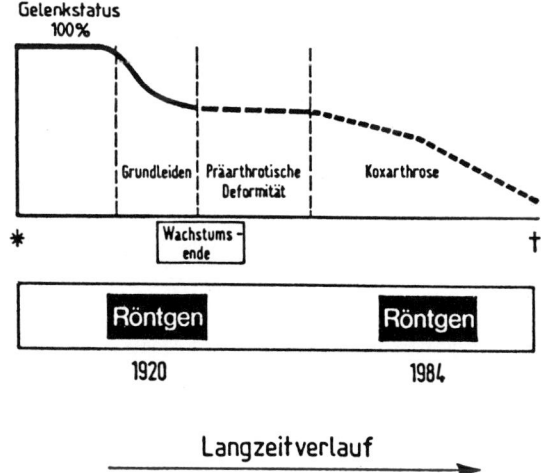

Abb. 64.21: *Hüftbiographien.*

Pathologische Prozesse an Gelenken verlaufen *außerordentlich langsam.* Von einer radiologisch sichtbaren Veränderung bis zur Arthrose kann es *Jahrzehnte* dauern, und bis das Leiden klinisch manifest wird nochmals so lange.

Der einzelne Arzt begleitet seine Patienten oft nur auf einem vergleichsweisen kurzen Abschnitt ihres orthopädischen Leidensweges. Es ist für ihn deshalb schwierig, eigene Erfahrungen zu sammeln. Sie basieren auf Momentaufnahmen. Die *Langzeitforschung* muß diesen eine *Gesamtschau* der verschiedenen zeitlich weit auseinanderliegenden Krankheitsvorgänge an *ein und demselben Patienten* zur Seite stellen (siehe Abb. 25.1).

P. Engelhardt, von dem diese Graphik stammt, hat zu diesem Zweck alte Röntgenbilder aus den zwanziger Jahren von Patienten mit Hüftkrankheiten im Kindesalter mit neuen von 1984 verglichen und konnte daraus *Kriterien für die Langzeitprognose* erarbeiten. Damit wurden erstmals *wissenschaftlich stichhaltige Grundlagen für prophylaktische Hüftoperationen im Kindesalter* geschaffen (vgl. S. 299f.: «Langzeitforschung»).

Solche Untersuchungen sind wichtig und sollten *gefördert* werden. Sie sind natürlich nur möglich, wenn alle alten Röntgenbilder *aufbewahrt* und *auffindbar* archiviert werden.

Hüftgelenk

Dabei zeigte sich, daß

- die *Perthessche-Erkrankung* eine recht *große Selbstheilungstendenz* hat (self healing disease), und auch die
- *juvenile Epiphysenlösung* eine *bessere Spontanprognose* hat, als zeitweise angenommen wurde (self limiting disease).
- Die *angeborene Hüftluxation* bzw. *-dysplasie* hingegen hat bei ungenügender Überdachung des Kopfes durch die Pfanne eine starke Tendenz zur *frühzeitigen Arthrose*.

• *Die Notwendigkeit, bzw. Berechtigung zu korrigierenden prophylaktischen Operationen im floriden Krankheitsstadium ist deshalb bei der Hüftdysplasie größer als beim Perthes und bei der Epiphyseolyse.*

An solchen Erkenntnissen aus der Langzeitforschung haben sich unsere Operationsindikationen zu orientieren.

Unseren recht vagen Hoffnungen, weit in der Ferne liegende mögliche Spätfolgen vielleicht verringern oder gar vermeiden zu können mit einer Operation, stehen oft ein großer Aufwand und nicht unerhebliche Risiken gegenüber. Die Verantwortung, diese gegeneinander abzuwägen und den richtigen Entscheid zu treffen, liegt beim Operateur und wird ihm von niemandem abgenommen.

In den einzelnen Kapiteln sind die Erkenntnisse der neueren Langzeitforschung berücksichtigt.

Deformitäten des proximalen Femurendes

Sie entstehen in der Regel im *Kindesalter,* also im Verlaufe des Wachstums, selten später (siehe Abb. 28.3).

Coxa vara

Coxa vara bedeutet «kleiner Schenkelhalswinkel», und kann ganz verschiedene Ursachen haben. Bei jeder Coxa vara ist die Beanspruchung des Schenkelhalses übermäßig groß (siehe S. 107 und S. 697) (Abb. 64.3 und Abb. 64.22).

Ätiologie

Im Wachstumsalter:

1. Kongenitale Anlagestörung des Schenkelhalses: Coxa vara congenita, angeborene Femurhypoplasie (siehe S. 607).
2. Angeborene generalisierte Skeletterkrankungen (Achondroplasie, enchondrale Dysostose, Osteogenesis imperfecta usw.) (siehe S. 317f.).

3. Knochengewebsinsuffizienz bei Rachitis, fibröser Dysplasie usw. (siehe S. 332f. und S. 335f.).
4. Knorpelgewebsinsuffizienz bei juveniler Epiphysenlösung (Coxa vara adolescentium) (siehe S. 732f.).
5. Lokale Wachstumsstörungen infolge Schädigung der Hüftkopfepiphysenfuge (meist durch aseptische Nekrose): Kongenitale Hüftluxation, Perthes, septische Arthritis usw. (siehe dort, Abb. 64.60, 64.76 und Abb. 64.18).

Nach Wachstumsabschluß:

6. Trauma: Schenkelhalsfraktur: Fehlstellung, Pseudarthrose, Hüftkopfnekrose.
7. Osteomalazie, Pagetsche Krankheit.

Wie aus dieser Aufstellung hervorgeht, ist die Coxa vara häufig eine Folge mechanischer Insuffizienz des Schenkelhalses. Da umgekehrt bei der Coxa vara die Beanspruchung des Schenkelhalses übermäßig groß ist, besteht die Gefahr von *schleichenden Frakturen* und Pseudarthrosen (siehe Abb. 64.22).

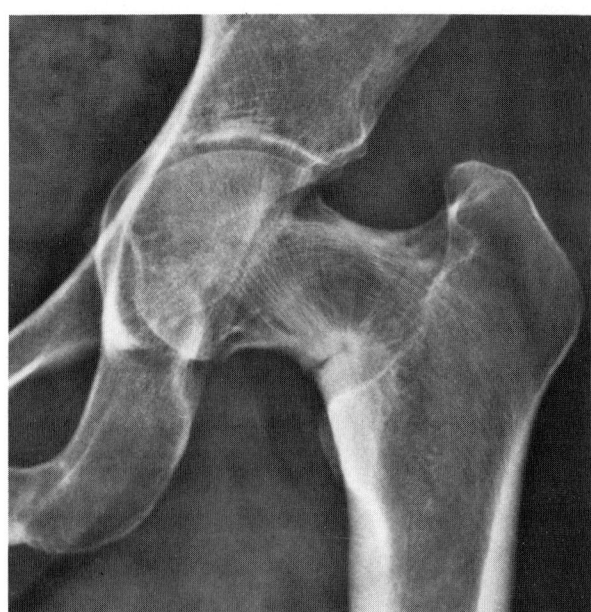

Abb. 64.22: Bei der *Coxa vara* ist der Schenkelhalswinkel abgeflacht, der große Trochanter steht auf gleicher Höhe oder höher als der Hüftkopf. Die *mechanische Beanspruchung* des Schenkelhalses ist dadurch erhöht, was in diesem Fall zu einer Ermüdungsfraktur geführt hat. Deutlich ist die Kerbe am Adambogen, sowie die Sklerose darum herum, als Ausdruck der Reparationsvorgänge (Loosersche Umbauzone, vgl. S. 61 und S. 468).

Hüftgelenk

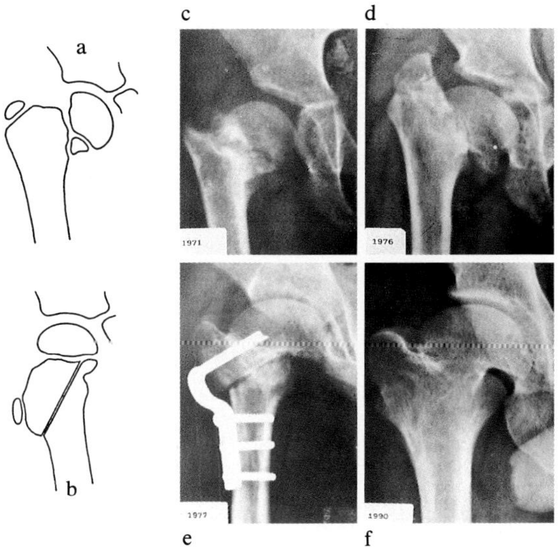

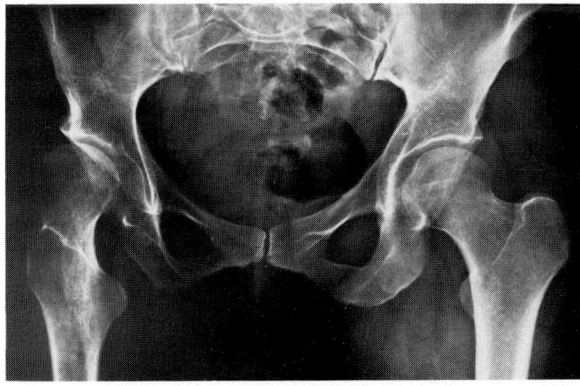

Abb. 64.23: *Coxa vara congenita:* Skizze und Röntgenserie eines Patienten im Alter von 5 (c), 10 (d), 11 (e) und 24 Jahren (f). Mechanische Insuffizienz des Schenkelhalses und Überbeanspruchung durch die Fehlstellung (Coxa vara) führen in einem Circulus vitiosus zu Pseudarthrose und Wachstumsstörungen (c), welche, unbehandelt schwere Deformierung und massive Beinverkürzung zur Folge haben (d).

b) und e): Die Aufrichtosteotomie (Valgisierung, mit Abstützung des Kopfes am distalen Fragment) verbessert die mechanischen Verhältnisse: Der Schenkelhals wir nur noch axial belastet. Damit kann der Circulus vitiosus unterbrochen werden, die Pseudarthrose heilt, mehr oder weniger normales Wachstum wird möglich (f).

Diese Operation ist ein klassisches Beispiel dafür, wie biomechanische Überlegungen für die Therapie fruchtbar gemacht werden können.

Die *Therapie* kann in diesen Fällen nur Erfolg haben, wenn die Beanspruchung des Schenkelhalses wesentlich herabgesetzt wird. Dies gelingt durch die operative Aufrichtung (Valgisierung) des Schenkelhalses, durch eine Korrekturosteotomie, womit die Coxa vara in eine Coxa valga übergeführt wird (siehe «Pathogenetische Wirkungen mechanischer Beanspruchung», S. 107, Coxa vara congenita, Abb. 64.23 und Abb. 64.121, Schenkelhalspseudarthrose, S. 109).

Coxa vara congenita

Bei diesem *seltenen* Leiden führt eine angeborene Insuffizienz des Schenkelhalses zu einer zunehmenden Varusstellung.

Im *Säuglingsalter* kann sie eine Hüftgelenkluxation vortäuschen, der Röntgenbefund ist jedoch typisch: Hochstand des Trochanter maior wegen extremer Varusstellung des Schenkelhalses. Meistens besteht gleichzeitig eine Schenkelhalspseudarthrose. Unbehandelt nimmt die Deformität im Verlaufe des Wachstums zu, und die Pseudarthrose kann wegen der biomechanisch ungünstigen Verhältnisse (Scherkräfte) nicht heilen. Die Folgen sind eine Hüftinsuffizienz und eine starke Beinverkürzung.

Die *Therapie* besteht in einer operativen Aufrichtung des proximalen Femurendes mittels intertrochanterer Osteotomie. Durch die Herabsetzung der mechanischen Beanspruchung des Schenkelhalses kann die Pseudarthrose spontan ausheilen und das Wachstum des proximalen Femurendes sich normalisieren. Das Endresultat ist – nach einer technisch einwandfreien Operation im richtigen Zeitpunkt (etwa 3–5 Jahre) – eine weitgehend normale Hüfte (Abb. 64.23).

Kongenitaler Femurdefekt:

Seltene angeborene Fehlbildung. Kleine oder große Abschnitte des proximalen Femurendes sind nicht angelegt. Wenn das Hüftgelenk fehlt, ist eine Wiederherstellung kaum möglich. Die starke Beinverkürzung muß ausgeglichen werden mit einem Beinapparat, welcher am Becken abstützt (Abb. 27.1 und Abb. 63.9).

Coxa valga

Coxa valga bedeutet «Steiler Schenkelhals» und ist lediglich ein Symptom, keine pathogenetische Einheit. Biomechanisch ungünstige Verhältnisse am Hüftgelenk, weil Muskelhebelarm verkürzt; verstärkter Druck des Kopfes gegen den Pfannenerker (siehe S. 107 und Abb. 64.3a). Daraus ergibt sich während der *Wachstumsperiode* eine *Tendenz zur Subluxation* und Luxation, im *Erwachsenenalter* die Gefahr einer frühzeitigen Koxarthrose (Abb. 9.7).

Ätiologie

1. Normvariante
2. Kongenitale Hüftgelenksdysplasie und -Luxation (siehe S. 716).
3. *Hüftlähmung* (siehe auch bei Wachstumsstörungen, S. 330).
   - *Schlaffe Lähmungen* (z. B. Poliomyelitis, Spina bifida). Wenn die Lähmung im frühen Kindesalter auftritt, kann es im Verlaufe der Jahre zur Hüftgelenkluxation kommen (siehe S. 391 und Abb. 28.7, 34.10 und Abb. 64.24).

Abb. 64.24: *Coxa valga* infolge Lähmung der rechten Hüfte nach Poliomyelitis im Kleinkindalter. Durch vermehrte Antetorsion und Außenrotation (erkennbar am freiprojizierten Trochanter minor) erscheint der Schenkelhals noch steiler als er tatsächlich ist. Daß es sich aber eindeutig um eine erhebliche Coxa valga handelt, sieht man daran, daß der Kopfmittelpunkt wesentlich *höher* steht als die Trochanterspitze. Normalerweise stehen beide etwa gleich hoch, wie hier bei der linken, nicht gelähmten Hüfte.

- Auch *spastische Lähmungen* (z. B. zerebrale Paralyse) haben eine starke Tendenz zur Schenkelhalsaufrichtung und Luxation (siehe S. 397, Abb. 34.15).
4. Lokalisierte Wachstumsstörung der Trochantermaior-Epiphyse (z. B. durch Operationen) (Abb. 5.11, 28.3 und Abb. 64.18).

Therapie

Bei *Lähmungshüften (Coxa valga paralytica)* ist eine prophylaktische Varisationsosteotomie angezeigt, wenn die Hüfte sonst luxieren würde.

Koxarthrosen entstehen bei Lähmungen selten, bei Coxa valga anderer Genese gehäuft. Bei beginnenden degenerativen Veränderungen und Beschwerden ist die intertrochantere *Varisationsosteotomie* zur besseren Druckverteilung im Gelenk angezeigt (siehe Koxarthrosebehandlung S. 750).

Torsionsvarianten am Schenkelhals
(siehe auch: Häufige Normvarianten bei Kindern, S. 463)

Der Schenkelhals ist bei der normalen Hüfte etwas nach vorne gerichtet (ebenso wie die Pfanne auch) (siehe Abb. 64.5). Diese «Antetorsion» ermöglicht die Flexion der Hüfte (z. B. beim Sitzen), ohne daß der Schenkelhals an der Pfanne anstößt. Beim Erwachsenen beträgt der Mittelwert der Antetorsion etwa 12°. Bei der Geburt ist er wesentlich größer (zwischen 30 und 40°) und nimmt im Verlaufe der Kindheit ab. Was im Einzelfall noch «normal» sei und was nicht, ist nicht mit Sicherheit zu sagen, die Streubreite ist recht groß (siehe auch Normvarianten, S. 286).

Der Antetorsionswinkel läßt sich röntgenologisch nach der Methode von Dunn und M. E. Müller ziemlich genau messen, allerdings ist eine exakte Aufnahmetechnik Voraussetzung (siehe Abb. 64.25). Für wissenschaftliche Zwecke können Computertomogramme dienen.

Der *«Einwärtsgang»* der kleinen Kinder (Knie und Füße beim Gehen nach innen gedreht) wird oft auf eine vermehrte Antetorsion der Schenkelhälse zurückgeführt. Die Zusammenhänge sind aber nicht eindeutig. Auch die Vermutung, daß die vermehrte Antetorsion wegen ungünstiger biomechanischer Verhältnisse am Hüftgelenk oft später zu Koxarthrosen führe, wurde nicht bewiesen (siehe Torsionsprobleme bei Kindern», S. 464). Beim «Einwärtsgang» ist manchmal ein Pes adductus mit im Spiel (siehe S. 871) (Abb. 39.5 und Abb. 64.26).

Langzeitresultate haben gezeigt, daß «vergrößerte Antetorsionswinkel» sich im Verlaufe der Kindheit bis zum Wachstumsabschluß in der überwiegenden Mehrzahl der Fälle praktisch völlig «normalisieren», häufig schubweise, entsprechend den Wachs-

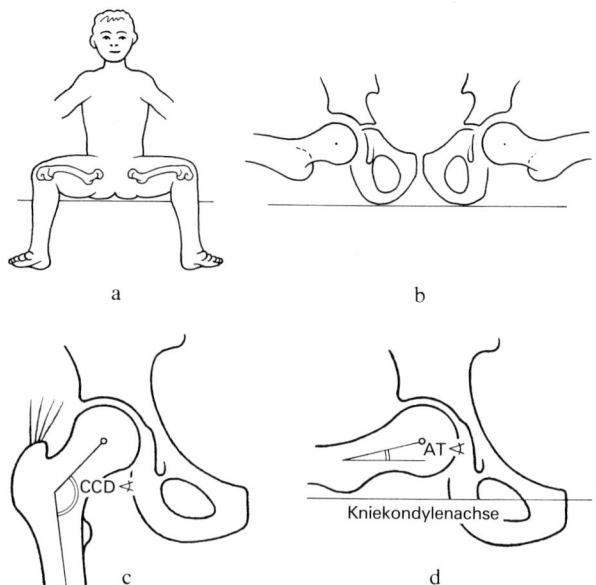

a   b

c   d

Abb. 64.25: *Technik der Antetorsionsbestimmung.*

a In dieser Ansicht läßt sich der Torsionswinkel der Schenkelhälse darstellen: Rechtwinklig gebeugte und leicht abgespreizte Hüften, rechtwinklig gebeugte Knie. Voraussetzung ist, daß die Unterschenkel *genau parallel* zur Körperachse liegen (Technik nach *Rippstein*).

b Entsprechendes Röntgenbild (auch «Aufnahme nach *Dunn*» genannt). Die *Grundlinie* (Kniekondylenachse) dient als Ausgangslinie für die Winkelmessung. Sie muß genau im rechten Winkel zu den Unterschenkelachsen stehen.

Ausmessung der Schenkelhalswinkel.

c CCD = Centrum-Collum-Diaphysenwinkel: Auf dem Standardröntgenbild (Knie genau nach vorn, Unterschenkel senkrecht hängend) erscheint der *projizierte* Schenkelhalswinkel. Der *reelle* Winkel kann anhand einer Umrechnungstabelle bestimmt werden.

d AT = Antetorsionswinkel, zwischen Grundlinie und Schenkelhalsachse. Der abgebildete projizierte Winkel muß ebenfalls in den reellen umgerechnet werden.

Die Winkelmessungen können Elemente für die Beurteilung liefern und sind vor allem für die technische *Planung* von Operationen unentbehrlich. Für *Operationsindikationen* hingegen ist die klinische *Gesamtbeurteilung* ausschlaggebend (siehe auch S. 286).

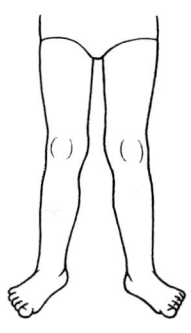

Abb. 64.26: *«Einwärts- und Auswärtsgang»* bei Kindern, häufige Erscheinungen in der Sprechstunde. Gelegentlich findet man Torsionsvarianten, etwa im Bereiche von Schenkelhals, Femur, Knien, Unterschenkel und, vor allem, der Füße (Sichelfüße bzw. Knickfüße usw.), nicht selten kombiniert. Die Beurteilung wird zusätzlich erschwert bei X- oder O-Beinen, Überstreckbarkeit der Knie usw.

In der *Mehrzahl der Fälle* handelt es sich jedoch lediglich um *konstitutionelle Varianten* des Ganges, mehr oder weniger hartnäckiger Gewohnheiten, welche *nicht als pathologisch* aufzufassen sind. Eher sind es kosmetische Probleme.

Fast immer bilden sich diese Gewohnheiten mit der Zeit spontan langsam zurück, spätestens in der Pubertät, wenn die Jugendlichen mehr körperbewußt werden.

Eine genaue Messung der Torsion ist praktisch kaum möglich und meist auch gar nicht nötig, ebenso wenig wie eine Therapie. In der Regel genügt die Aufklärung und Beruhigung der besorgten und verunsicherten Mutter.

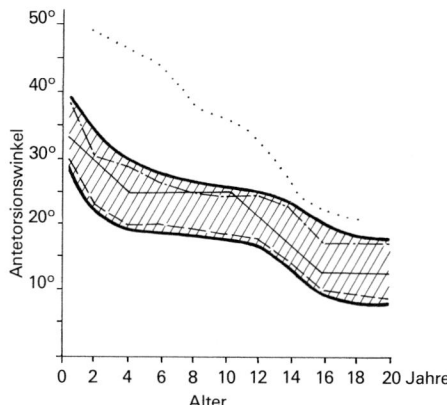

Abb. 64.27: Die Rückbildung der Schenkelhalsantetorsion im Laufe des Wachstums: Die drei Kurven im schraffierten Band entsprechen verschiedenen Messungen: oberste: SHANDS, mittlere: VON LANZ, unterste: DUNLAP. Bei allen dreien handelt es sich um Mittelwerte aus einer relativ kleinen Fallzahl. Sie differieren um nicht weniger als etwa 10°. Die Bandbreite der Norm (etwa dem schraffierten Band zwischen den beiden dicken Strichen entsprechend) muß offenbar recht groß sein.

Deutlich zeigt die Kurve die *Rückbildungstendenz* des Antetorsionswinkels im Laufe des Wachstums, und zwar in Schüben: Ein Schub in den ersten Lebensjahren und ein zweiter in der *Pubertät.*

Die oberste, punktierte Kurve entstammt einer Arbeit von JANI, der 1979 die Langzeituntersuchungen mehrerer Kliniken betreffend das weitere Schicksal von erhöhten Antetorsionswinkeln bei kleinen Kindern (etwa 300 Hüften) koordiniert und zusammengefaßt hatte. Er konnte zeigen, daß im Verlaufe des weiteren Wachstums diese Antetorsionswinkel sich weitgehend an die «normalen» angleichen.

Nach JANIS Schlußfolgerungen besteht praktisch kaum je die Notwendigkeit, eine sog. «idiopathische Coxa antetorta» im Wachstumsalter operativ zu korrigieren.

tumsschüben *(Jani).* Deshalb ist nur in Ausnahmefällen (sehr starke Abweichung von der Norm, sehr störender Einwärtsgang, Beschwerden) eine (beidseits symmetrische) intertrochantere Derotationsosteotomie angezeigt (siehe auch «Prophylaktische Operationen», S. 288 und: «Normvarianten und Formfehler» S. 241) (Abb. 64.27).

Hinter einer vermehrten Antetorsion kann sich eine progressive Muskeldystrophie oder eine neurologische Affektion (C. P.) verbergen. In solchen Fällen steht natürlich die Grundkrankheit im Vordergrund.

Für die vermehrte Antetorsion bei der *kongenitalen Hüftdysplasie* und ihre Behandlung gelten andere Überlegungen (siehe S. 722).

Luxatio coxae congenita – Angeborene Hüftgelenksluxation und -dysplasie

Sie gehört zu den *häufigsten* kongenitalen Skelettkrankheiten. Es handelt sich um eine Fehlentwicklung des Hüftgelenkes infolge einer angeborenen Anlagestörung. Die Luxation selbst ist nur in den seltenen sog. «teratologischen» Fällen angeboren, sie entsteht sonst – falls keine Behandlung durchgeführt wird – *im Verlaufe des ersten Lebensjahres,* also sekundär.

Die *primäre Pathologie* ist *morphologisch* von einer zu wenig tiefen Gelenkpfanne, einer «*Dysplasie*» gekennzeichnet und *funktionell* von einer *Instabilität,* in einer für das Hüftgelenk prekären Entwicklungsphase, nämlich vor, während und nach der Geburt.

Eine *Vielfalt* von verschiedenen Faktoren wirken beim Zustandekommen der Krankheit mit: Vererbung, Konstitution, funktionelle und hormonale Veränderungen, die Stellung der Gelenke während Schwangerschaft und Geburt, und andere. Die kausalen Zusammenhänge sind komplex und keineswegs eindeutig klar. Etwa 2‰ aller Neugeborenen haben eine manifeste Luxation, Mädchen etwa 8mal häufiger als Knaben, mehr als die Hälfte beidseitig. Die Zahl der bei Geburt *instabilen* Hüften ist wesentlich größer, doch normalisieren sich viele spontan in den ersten Lebensmonaten.

Ätiologie

Wahrscheinlich liegt nicht eine angeborene minderwertige Anlage des Pfannendaches der Luxation zugrunde, sondern eine *Instabilität* des Hüftgelenkes infolge Laxität des Bandapparates. Vor der Geburt stehen die kindlichen Hüften unter dem Einfluß mütterlicher Hormone, welche – bei der Mutter für den Geburtsvorgang – das straffe Bindegewebe lockern. Dabei kann bei entsprechender Disposition des Kindes die Hüftgelenkkapsel so schlaff werden, daß der Hüftkopf aus der Pfanne herausrutschen und luxieren kann. Meistens verschwindet diese Instabilität spontan kurze Zeit nach der Geburt wieder und die Hüften entwickeln sich normal.

Bleibt die Instabilität bestehen, so setzt eine Fehlentwicklung ein, welche im Laufe der Jahre zu schweren Deformierungen und schmerzhafter Arthrose des Hüftgelenkes führt. Diese Schäden sind *sekundär* und *vermeidbar,* denn nach Beseitigung der Instabilität beim Säugling entwickelt sich die Hüfte normal weiter.

Die «kongenitale Hüftgelenkluxation» kann deshalb als ein Entwicklungsprozeß angesehen werden, der – unbehandelt – *progredient fortschreitet,* aber auch – wenigstens noch im Beginn – *reversibel* ist.

Die *Behandlung* des Leidens ist denn auch nur in den ersten Lebensmonaten wirklich befriedigend. Schon nach einem Jahr kann man nicht mehr auf eine normale Entwicklung des Hüftgelenks zählen, welche allein eine gute Spätprognose garantieren würde.

Es hat sich gezeigt, daß bei spätem Behandlungsbeginn (Reposition) trotz allen therapeutischen Bemühungen und genialen Operationen in der Mehrzahl der Fälle Defektzustände zurückbleiben, die oft schon im frühen Erwachsenenalter zu schmerzhafter *Arthrose* führen.

In den ersten Monaten hingegen ist die Behandlung in den meisten Fällen *einfach* und führt auch fast immer zu *vollständig normalen Hüften.*

Von größter Wichtigkeit ist deshalb die *Frühdiagnose,* am besten in den *ersten Tagen nach der Geburt.* Wo die Hüften bei allen Neugeborenen routinemäßig untersucht werden, wie z.B. in Schweden, ist die kongenitale Hüftluxation weitgehend verschwunden. In der Tschechei, wo die Krankheit häufig vorkommt, ist ein Beckenröntgenbild bei allen Kindern von 3–4 Monaten obligatorisch. In Österreich hat sich *R. Graf* für die obligatorische Sonographie der Hüften aller Neugeborenen eingesetzt.

Die Frühdiagnose

Mit dem klinischen Nachweis der Instabilität durch die *manuelle Untersuchung der Hüftgelenke in den ersten Tagen nach der Geburt* kann die große Mehrzahl aller kongenitalen Hüftgelenkluxationen und -dysplasien erfaßt werden.

Hüftgelenk

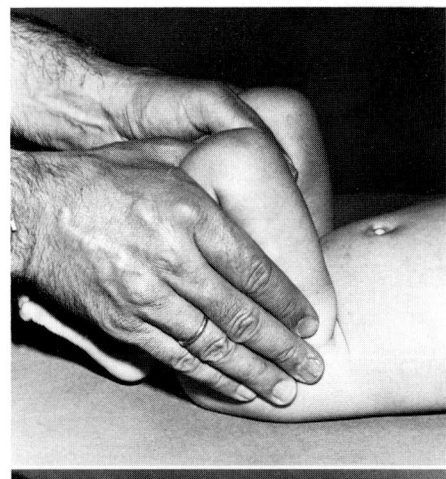

a

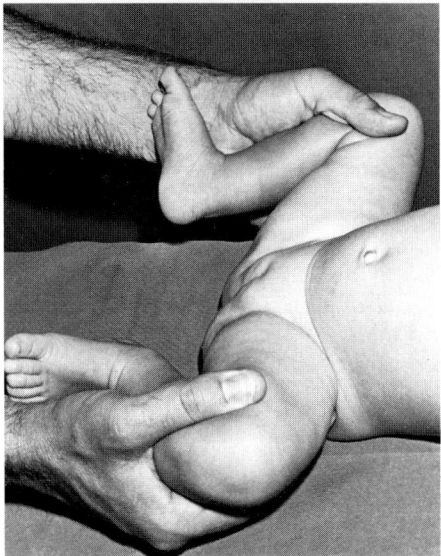

b

Abb. 64.28: *Technik der Hüftgelenkuntersuchung beim Neugeborenen.*

a Zuerst werden die gebeugten Hüften adduziert und mit der Hand in Richtung Femurachse gedrückt. Ein instabiler Hüftkopf springt dabei nach hinten aus der Pfanne hinaus, was die auf dem Trochanter liegenden Finger des Untersuchers deutlich spüren können.

b Jetzt werden die Hüften langsam abgespreizt, während die Langfinger den Trochanter nach oben drücken. Bei dieser Bewegung springt der Kopf wieder in die Pfanne hinein, was als deutliches Schnappen («Klick») zu spüren ist.

Die Bewegungen müssen ohne Kraftanwendung ausgeführt werden, da sonst die empfindliche Blutzirkulation des Hüftkopfes leiden könnte.

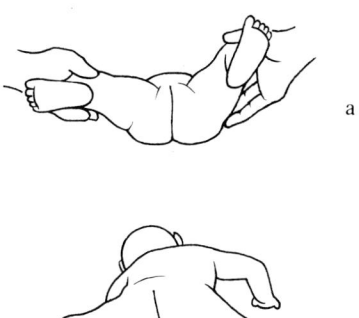

Abb. 64.29: Ein feines Zeichen ist die *Abspreizhemmung,* besonders wenn sie einseitig ist. a) wie sie bei der üblichen Prüfung erscheint (linke Hüfte), b) wie sie sich als *Beckenasymmetrie* präsentiert in Bauchlage (rechte Hüfte).

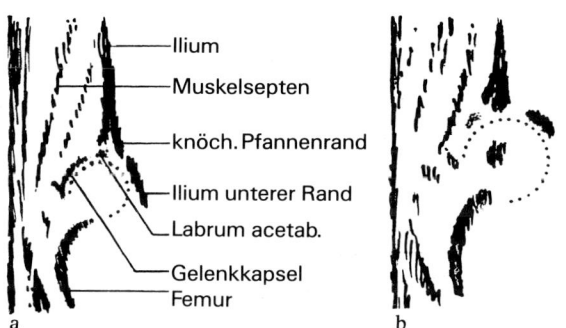

Abb. 64.30: *Anatomie der Säuglingshüfte im Sonogramm.*

a beim *Neugeborenen:* Kopfkern noch nicht vorhanden. Knorpel und Weichteile lassen sich gut darstellen.

b Nach etwa *drei Monaten* erscheint der knöcherne Kopfkern, bei dysplastischen Hüften meist verspätet. Das *knöcherne* Skelett ist sonographisch nicht gut abzubilden. Dazu ist ein Röntgenbild nötig.

Neben der Abspreizhemmung ist das *Schnappphänomen* der Hüfte beim Neugeborenen (Barlow, v. Rosen, Ortolani) das *wichtigste* und *genaueste* Zeichen. Es muß *in den ersten Tagen* geprüft werden, denn es verschwindet meistens schon kurz nach der Geburt wieder. Es sind deshalb der *Geburtshelfer,* evtl. die *Hebamme* oder der in den ersten Tagen zugezogene *Kinderarzt,* denen diese Aufgabe zufällt. Hausarzt und Orthopäde sehen die Kinder meistens erst später (Abb. 64.28).

In den ersten Lebenswochen und -monaten erwekken *Abspreizhemmungen* der Hüften, vor allem einseitige (bei gebeugten und abgespreizten Hüften sollten die Oberschenkel und Knie die Unterlage annähernd berühren), den Verdacht auf eine Subluxation (Abb. 64.29). Asymmetrische Hüftfalten sind ein weniger konstantes Zeichen.

Die beste Zeit, die Diagnose zu stellen, sind also *die ersten Lebenstage,* evtl. die ersten drei Monate. Nachher wird erfahrungsgemäß die Diagnose im ersten Lebensjahr nur noch ausnahmsweise gestellt. Erst wieder, wenn das Kind *zu gehen beginnt,* fällt vielleicht der Mutter ein *Hinken* auf, und sie bringt das Kind zum Arzt.

Abspreizhemmungen, Trochanterhochstand, Beinlängendifferenzen und andere Asymmetrien können Verdachtsmomente sein. Bei *beidseitigen* Luxationen fehlen Seitendifferenzen allerdings. Nach Gehbeginn ist fast immer die Lendenlordose verstärkt und das Trendelenburgsche Zeichen positiv.

Die Sonographie

Für die *Frühdiagnostik* ist die *Sonographie* besser geeignet als das Röntgenbild. Sie erlaubt die Anatomie des bei der Geburt noch weitgehend knorpeligen Hüftgelenkes bildlich darzustellen. Pfannenentwicklung und Zentrierung des Kopfes lassen sich beurteilen, und damit können Dysplasie und Instabilität nachgewiesen werden (Abb. 64.30, 64.31 und Abb. 64.32). (Allgemeines zu Prinzip und Technik der Sonographie siehe S. 178f.)

Ihrer Exaktheit sind allerdings schon von der Methode her (Auflösungsvermögen usw.) enge *Grenzen* gesetzt. Zudem ist es eine *semi-objektive* Untersuchungsmethode, weil sie vom Untersucher *dynamisch* durchgeführt wird und zur Objektivierung lediglich einige wenige Bilder pro Hüfte dokumentiert werden.

Für die Untersuchung ist richtige Einstellung zweckmäßiger Geräte und richtige Handhabung Bedingung: Die Schnittrichtung muß genau in der Frontalebene und in Kopfmitte liegen, damit vergleichbare Bilder entstehen. Zudem müssen mehrere anatomische Landmarken klar abgebildet werden, damit eine einwandfreie Beurteilung und eine Ausmessung möglich sind. Dies alles setzt erhebliche Erfahrung voraus und somit einen Routinebetrieb mit größerem Durchgang.

Da die Beurteilung des Ultraschallbildes je nach Ergebnis zu therapeutischen Empfehlungen führen muß, ist es zweckmäßig und nötig, daß Untersuchung und Behandlung eine Einheit bilden, daß also der Behandler mindestens die Bilder *selbst lesen* kann.

Hüftgelenk

a b

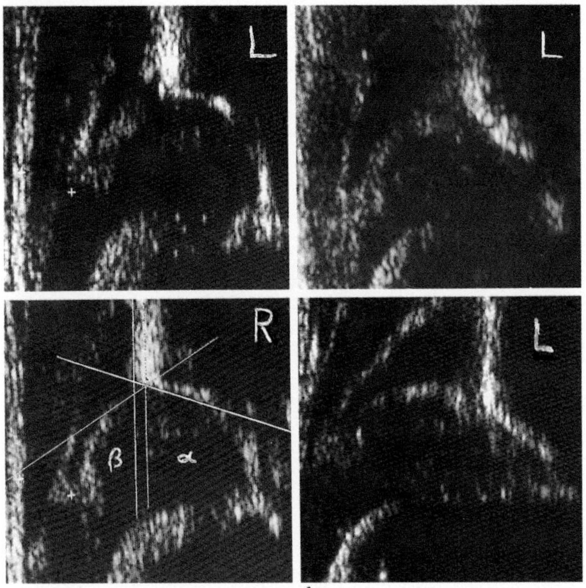

c d

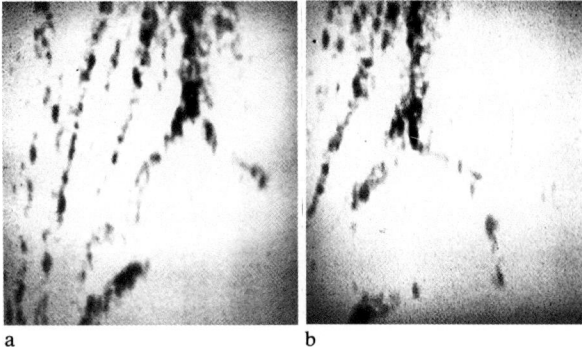

a b

Abb. 64.32: *Sonographie* beider Hüften eines 5 Monate alten Mädchens.

Die knöchernen *Hüftkopfkerne* fehlen hier noch.

a) Die rechte Hüfte wurde als Typ II nach Graf befundet mit abgerundetem Pfannenerker und leichter Lateralisation des Kopfes und damit als «gefährdet» angesehen, die linke (b) als «normal» (Typ I). (Zum besseren Vergleich werden die Bilder gleich orientiert.)

Abb. 64.31: *Hüftsonographien bei Säuglingen.*

a *Normale Hüfte.* Gute Zentrierung und Überdachung.

b Typ III (nach Graf), entspricht einer *Subluxation.*

c *Normale Hüfte,* mit eingezeichneten *Meßlinien.* Der knöcherne Hüftkopfkern ist noch nicht vorhanden.
   Grundlinie ist die Begrenzung des os ileum. Sie sollte annähernd senkrecht verlaufen. Zwei Hilfslinien verbinden den tiefsten Punkt des knöchernen Erkers mit dem Labrum acetabuli (Ausstellungslinie) bzw. dem Unterrand des os ileum (Pfannendachlinie). Die Winkel zwischen diesen beiden und der Grundlinie sind ein Maß für die tiefe Zentrierung des Kopfes in der Pfanne (α) und die Kopfüberdachung durch die Pfanne (β). Bei der großen Variabilität der Bilder kann das Bestimmen der Referenzpunkte ein Problem werden. Die Exaktheit der Methode ist begrenzt.

d *Luxation* (Typ IV). Der Unterschied ist hier deutlich. Schwieriger ist es, leichte Dysplasien von normalen Befunden zu unterscheiden. Gerade diese Differenzierung ist in den ersten Lebensmonaten besonders wichtig, denn in diesem Alter bestehen die besten Chancen, mit einer einfachen konservativen Behandlung eine vollständige Heilung zu erreichen.

(Beide Hüften werden zur leichteren Orientierung wie die rechte abgebildet.)

Hüftgelenk

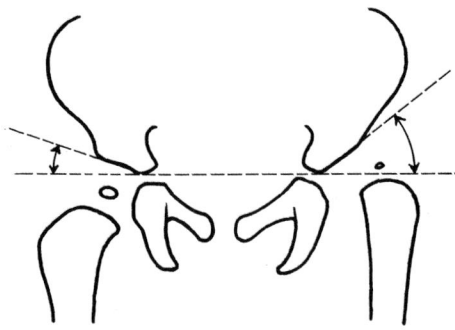

Abb. 64.33: Die *Frühdiagnose* der Dysplasie bzw. Subluxation beim Säugling auf dem *Röntgenbild* ist nicht einfach, vor allem, solange die Knochenkerne noch fehlen. Verschiedene Kriterien sind angegeben worden:

– Der *Acetabulumwinkel* (eingezeichnet) ist nur auf genau ap aufgenommenen Beckenbildern zu beurteilen, und auch dann oft nur schwierig zu bestimmen. Bei Dysplasien (hier: linke Hüfte) ist er vergrößert.

– Der Abstand des Femur von der eingezeichneten queren Verbindungslinie der beiden Y-Fugen (Hilgenreinersche Linie) ist bei Subluxation (Hochstand der Hüfte) verkleinert.

– Der horizontale Abstand des Femur vom Becken ist bei Subluxation (Lateralisierung) vergrößert. Auch dieses Zeichen hängt von der Stellung des Femur ab.

– Ein *Entwicklungsrückstand* des Hüftgelenkes (der Knochenkern erscheint später und ist kleiner als normal) ist auf Dysplasie sehr verdächtig.

Alle diese Messungen haben recht hohe *Fehlerbreiten* und sind damit nicht ohne weiteres verläßlich. Die *qualitative* Beurteilung von Acetabulum, Pfannenerker, lateralem Segment, Kopfform, Kongruenz muß deshalb auch herangezogen werden.

In den ersten Monaten, solange der Kopfkern noch fehlt, ist in leichteren Fällen oft nur eine Verdachtsdiagnose möglich. Eine *Röntgenverlaufskontrolle* ist dann notwendig. Nach dem 3. Lebensmonat erscheint in der Regel der Kopfkern. Dann wird die Beurteilung zunehmend zuverlässiger. Inzwischen müssen die Kinder mit Spreizlagerung behandelt werden.

Wo die Sonographie von erfahrenen Diagnostikern als *Screeningmethode bei allen Neugeborenen* angewandt wird, konnte die Diagnose offenbar *früher* gestellt werden als bisher. Für die Prognose dieser Hüften ist das entscheidend.

Ein noch nicht eindeutig geklärter Punkt ist die *Korrelation der Sonographiebefunde mit der Prognose.*

Die knorpelige Neugeborenenhüfte ist noch sehr weich und *deformierbar.* Druck und Zug am Gelenk und seine Stellung können die morphologischen Befunde *ändern* (siehe Abb. 64.35), so

– die *Zentrierung des Kopfes* in der Pfanne (siehe Abb. 64.36a und b) und
– die *Form des Limbus* und des *knorpeligen Pfannendaches* (siehe Abb. 64.36c–h).

Was diese Befunde *für die Prognose* und damit *für das weitere Vorgehen* zu bedeuten haben, ist noch weitgehend *unklar.* Nur längere *Verlaufskontrollen* der sonographierten Kinder und der Vergleich mit den *röntgenologischen* Befunden und Kriterien, die, im Gegensatz zu den sonographischen, eindeutig und gut bekannt sind, können diese Fragen klären.

Ob ein *generelles* Screening sinnreich ist, wird deshalb von vielen bezweifelt (manche Autoren halten nur eine Sonographie unter Streß für aussagekräftig), ebenso, ob es überhaupt allgemein durchführbar ist:

Die Untersuchung ist zeitraubend, und sie ist weitgehend an die Erfahrung des Untersuchers gebunden, was eine gewisse Zentralisierung bedingt. Die Einteilung von Graf ist kompliziert, und die daraus folgenden Empfehlungen für die Behandlung noch nicht von genügend Verlaufskontrollen gesichert. Auch diese erfordert genaue Kenntnisse der Pathophysiologie der Krankheit und entsprechende Erfahrung, denn die Behandlung im Säuglingsalter bringt *immer* ein gewisses Risiko einer Hüftkopfnekrose mit sich, dem Hüften, die sich später normal entwickeln, *nicht* ausgesetzt werden sollten (Luxationsperthes», siehe S. 718 und S. 719).

Es wurde vorgeschlagen, die Sonographie in erster Linie bei Kindern mit *Risikofaktoren* (Familiäres Vorkommen, andere Fehlbildungen, Beckenendlagen, klinischer Verdacht bei Asymmetrie der Falten, Abspreizhemmung usw.) einzusetzen, doch sind diese nicht sehr spezifisch.

Auf jeden Fall aber ist die Sonographie überaus wertvoll für die Frühdiagnostik und bringt neue Einsichten in die Pathophysiologie dieser immer noch rätselhaften Krankheit.

Das Röntgenbild

In dem Maß wie die knorpeligen Elemente durch das knöcherne Skelett ersetzt werden, nehmen auch die Möglichkeiten der Sonographie ab und das *Röntgenbild* tritt an seine Stelle. Es ist keineswegs überflüssig geworden. In den ersten Monaten ist die Interpretation zwar schwierig, doch ab dem dritten Monat erscheint der knöcherne Kopfkern, und dann ist das Röntgenbild genauer als die Sonographie.

Eine Luxation oder Subluxation ist einwandfrei zu erkennen. Die Beurteilung einer Dysplasie ist in Grenzfällen allerdings nicht immer leicht. Als Kriterien wurden verschiedene Winkel angegeben, welche auf den Röntgenbildern ausgemessen werden können und eine objektive Beurteilung erleichtern. Die Normwerte ändern sich dabei im Verlaufe des Wachstums (Abb. 64.33).

Es hat sich gezeigt, daß bei einseitigen Luxationen und Dysplasien fast immer die Gegenseite auch eine leichte Dysplasie aufweist, daß man sie also *nicht* ohne weiteres als «normale» Hüfte zum Vergleich heranziehen kann.

Aber auch die Fehlerbreite ist – wie bei der Sonographie – recht groß, und die *qualitative* Beurteilung der *Form* von Pfanne (Erker) und Kopf ist nicht weniger wichtig.

Ist man im Zweifel, ob bei einem Säugling eine leichte Dysplasie vorliege oder nicht, wird man die einfache, ungefährliche und erfolgreiche Abspreizbehandlung einleiten und weiterführen, bis der Verlauf die Diagnose klärt (Abb. 64.34).

Das *konventionelle Röntgenbild* ergibt nach wie vor die beste und *zuverlässigste* Beurteilung. Ein unschätzbarer Vorteil liegt in der streng *objektiven Darstellung,* die auch Vergleiche mit früheren Bildern ohne weiteres erlaubt.

Die *Hüftarthrographie* zeigt die Verhältnisse des Hüftgelenkbinnenraumes im Detail. Für die Dianose ist sie nicht notwendig, gelegentlich jedoch für die Planung der Therapie. Wir verdanken ihr auch interessante Einblicke in den Mechanismus und den Verlauf der kongenitalen Hüftgelenkluxation und Dysplasie und in die Wirkung unserer Behandlungsmethoden (Abb. 64.35 und Abb. 64.36).

Einteilung

Aufgrund des *klinischen Befundes* ist *folgende Einteilung* möglich und im Hinblick auf die *adäquate Behandlung* zweckmäßig:

– normale Hüfte
– Schnappphänomen, Ortolani, «Click»
– subluxierbare Hüfte
– luxierbare Hüfte
– reponierbare luxierte Hüfte
– nicht reponierbare luxierte Hüfte

Hüftgelenk

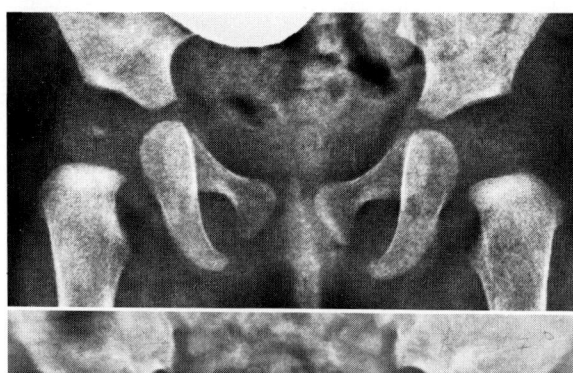

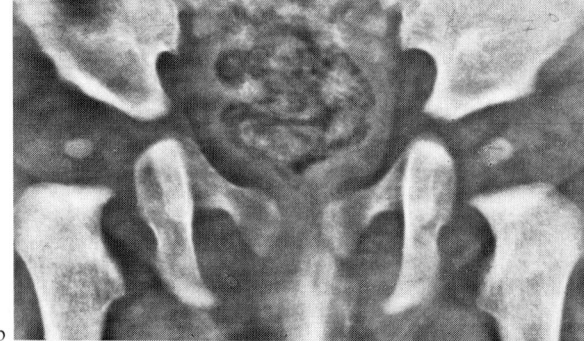

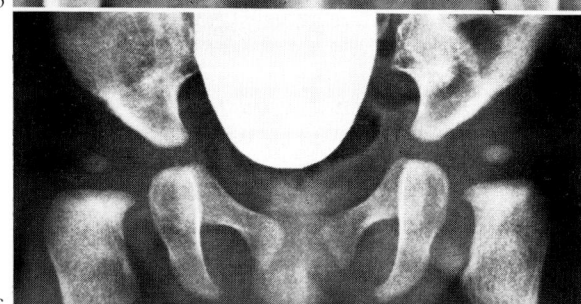

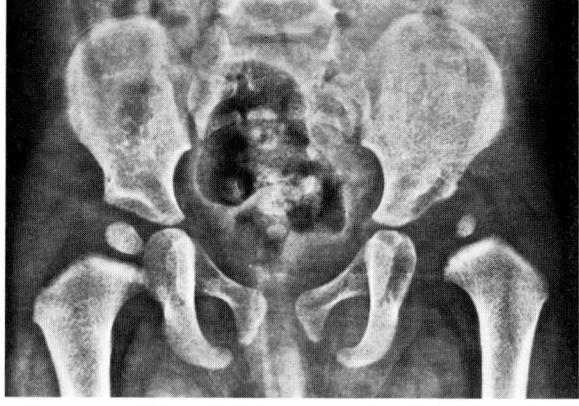

Hüftgelenk

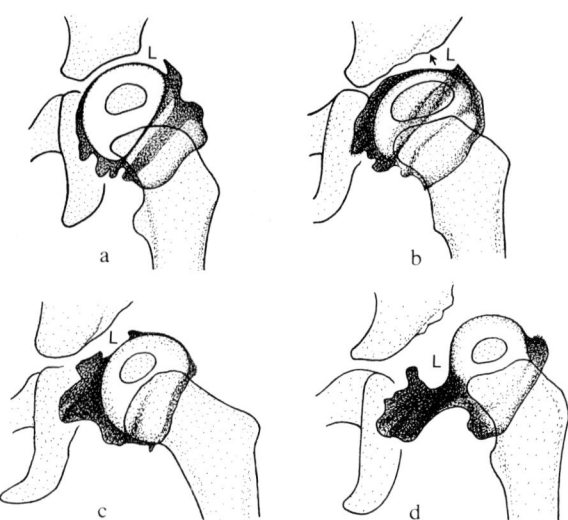

Abb. 64.35: *Arthrographieskizze.*

Das mit Kontrastmittel gefüllte Gelenk ist dunkel gezeichnet. L ist der Limbus des Pfannenerkers.

a Geringgradige Dysplasie.

b Leichte Subluxation. Druck auf den Pfannenerker (Pfeil).

c Subluxation, im Übergang zu Luxation. Hier drückt der Kopf auf Limbus und Acetabulum. Die Pfannenentwicklung wird dadurch behindert.

d Vollständige Luxation. Der «Isthmus» zwischen Kopf und Pfanne kann auf Höhe des Limbus so eng sein, daß er ein Repositionshindernis bildet.

Die Arthrographie gibt die *genauesten* Ausküfte über Stabilität und Dysplasie (vgl. Abb. 63.36).

Abb. 64.34: *Die angeborene Hüftdysplasie auf dem Röntgenbild.*

a 5 Monate altes Mädchen. Normale Hüftgelenke: Die Pfannenerker bilden deutliche Ecken. Im rechten Hüftkopf ist der Epiphysenkern eben erkennbar, im linken noch nicht. Solange die Kerne noch fehlen (bis zum 3. Monat), ist die Beurteilung der Röntgenbilder oft nicht eindeutig.

b Ein anderes Mädchen, 6 Monate alt. Hüftdysplasie rechts: Das Pfannendach ist *steiler,* etwas unregelmäßiger und stärker sklerosiert als das linke, der Pfannenerker ist *abgestumpft.* Der noch etwas kleinere Kopfkern steht ein wenig weiter lateral als der linke.
Die Bilder müssen genau symmetrisch aufgenommen sein (was man an den Beckenkonturen erkennen kann), sonst täuschen sie Asymmetrien der Hüften vor.

c 5 Monate altes Mädchen. Die Pfannendächer sind steil ansteigend, der Pfannenerker vollständig abgeflacht und sklerosiert, Die Hüftköpfe sind ein wenig nach lateral und kranial verschoben.
Die Symmetrie des Bildes darf nicht täuschen. Es handelt sich um eine *beidseitige Dysplasie* mit beginnender Subluxation.
In unklaren Fällen sollte im Alter von 3–5 Monaten, wenn die Kopfkerne sichtbar sind, eine Röntgenkontrolle gemacht werden.

d Bei diesem Mädchen wurde man erst auf die Hüftgelenke aufmerksam, als es gehen lernte mit 1¼ Jahren: Es hinkte links. Das Röntgenbild zeigte eine dysplastische subluxierte Hüfte. Die Subluxation ist wahrscheinlich erst nach der Geburt entstanden. Die Prognose für die Ausbildung eines normalen Pfannendaches ist jetzt bereits deutlich schlechter, als wenn man die Behandlung früher hätte beginnen können.

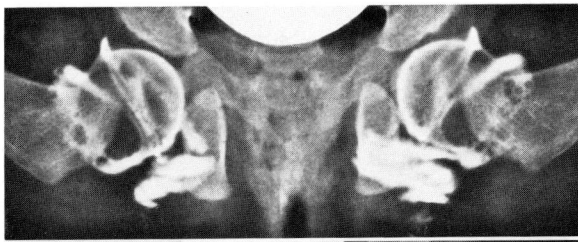

a

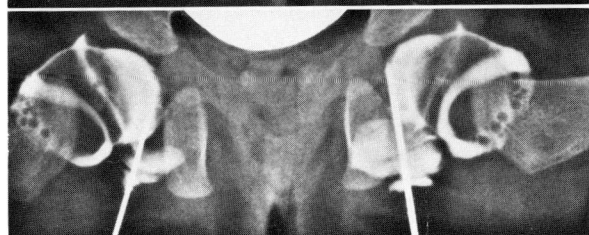

b

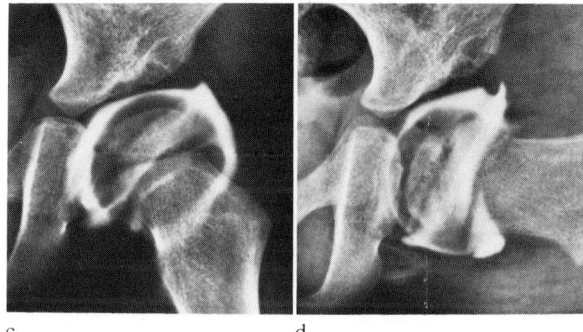

c   d

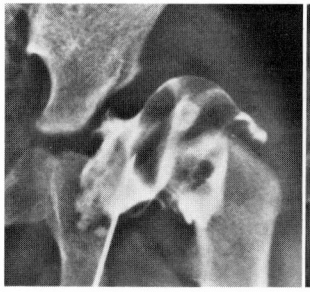 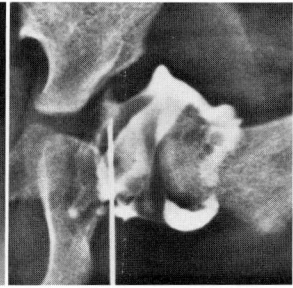

e   f

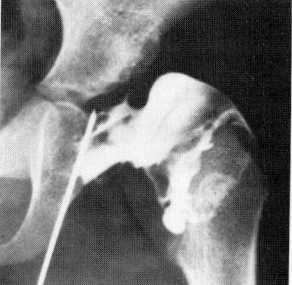 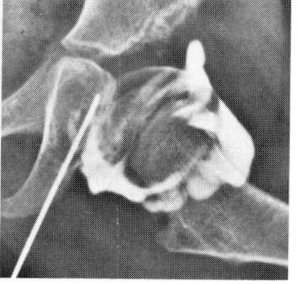

g   h

Abb. 64.36: *Dysplasie und Luxation im Arthrogramm.*

Die einzelnen Komponenten der komplexen Störung können mit Hilfe der Arthrographie genauer erkannt werden:

1. Die Laxität (Instabilität)

a Hüftdysplasie bei einem 6 monatigen Mädchen. Die Hüftköpfe sind in Abspreizstellung gut in der Pfanne zentriert. Das knorpelige Pfannendach und der Limbus sind gut zu erkennen. (Im unteren Gelenkabschnitt ist Kontrastmittel paraartikulär aus dem Nadelstichkanal ausgelaufen, was einen nicht zum Arthrographiebild gehörenden Schatten gibt.)

b Durch leichten Seitenzug an den Beinen lassen sich die Hüften ohne weiteres ein wenig aus der Pfanne herausziehen, subluxieren. Der Pfannengrund füllt sich mit dem Kontrastmittel, und der Limbus wird nach oben gedrückt.
Die *Hüftinstabilität* nach der Geburt kann bei adduzierten Beinen zur Subluxation führen. Die Retention durch Abspreizung verhindert dies.

2. Inkongruenz

c Bei diesem 3jährigen Mädchen mit *Dysplasie* (das knöcherne Pfannendach ist defekt) ist die Pfanne größer als der Kopf. Kontrastmittel liegt im Pfannengrund und lateral unter dem Limbus. Der Kopf berührt das Pfannendach nur an einer Stelle. Die Überbeanspruchung an diesem Punkt beeinträchtigt die normale Hüftentwicklung

d Tiefere Einstellung des Kopfes in der Pfanne durch Abspreizung. Mit einer Varisierungsosteotomie am proximalen Femurende sucht man den gleichen Effekt zu erreichen.

3. Repositionshindernisse.

e Bei diesem 1½jährigen Mädchen war die linke Hüfte bereits vollständig luxiert. Der Limbus ist oben ins Gelenk eingeschlagen, die Gelenkkapsel ist hier zwischen Kopf und Pfannengrund verengt. Dieser «Isthmus» kann so eng sein, daß die Reposition nicht gelingt. Dann kann eine offene Reposition nötig werden.

f Bei diesem Kind war die Reposition unvollständig. Der Kopf erreichte nicht ganz den Pfannengrund, der Limbus wird nach oben gedrückt. Manchmal tritt der Kopf mit der Zeit doch noch tiefer und der Limbus kann sich auskrempeln, so daß eine geduldige konservative Therapie sich lohnt wie im folgenden Fall:

g 3jähriges Kind, Luxation der linken Hüfte, Limbus eingeschlagen.

h Nach 6 Monaten konservativer Behandlung ist der Kopf gut zentriert, der ausgekrempelte Limbus hat jetzt normale Form.

Wenn allerdings der Limbus sich zwischen Kopf und Pfanne einklemmt, ist eine offene Reposition nötig.

Pathophysiologie

In den typischen Fällen der Krankheit ist offenbar zur Zeit der Geburt der Hüftkopf nicht luxiert, doch scheint der straffe Gelenkschluß zu fehlen, d. h. der Kopf kann in der Pfanne hin und her oder aus ihr herausrutschen. Bei der Prüfung des Ein- und Ausrenkphänomens ist dies deutlich zu spüren mit dem palpierenden Finger und auch zu hören. Der Kopf braucht dabei nicht vollständig aus der Pfanne zu treten. Wenn die Hüfte nicht bald nach der Geburt stabil wird, drückt der zu weit lateral stehende Kopf auf den Pfannenrand, die Pfanne wächst nicht mehr normal, sondern wird *dysplastisch*. Dies wiederum fördert die Luxation: Der Kopf wandert weiter nach oben und außen. Er drückt dabei den Limbus nach oben und «gräbt» mit der Zeit eine «Gleitfurche» ins Becken an der Stelle des ursprünglichen Pfannenerkers (Subluxation). (Vgl. S. 80 und S. 330).

Schließlich luxiert er vollständig, überspringt den Limbus, wobei dieser eingekrempelt wird und zu einem Repositionshindernis werden kann. Dieser Prozeß spielt sich in den zwei ersten Lebensjahren ab. Ist erst einmal dieses Stadium erreicht, so ist auch bei sachgerechter Behandlung eine volle Restitution der normalen Pfannenform kaum mehr zu erwarten. (Abb. 64.35 und Abb. 64.36).

Zwischen einer leichten «Dysplasie», einer Entrundung der Pfanne und/oder einem Pfannendachdefekt, einer Subluxation und einer vollständigen Luxation sind *alle Übergangsstadien* zu finden. In jedem Fall ist das weitere Wachstum schwer beeinträchtigt. *Sekundäre Deformitäten* bilden sich aus: Änderung des Schenkelhalswinkels (Coxa valga), vermehrte Antetorsion, Verbreiterung des Pfannengrundes, mangelnde Überdachung des Kopfes, Abflachung und Verformung des Hüftkopfes (Dogenmützenform) usw. All diese sekundären Veränderungen entstehen bei nicht behandelten und vielen behandelten Fällen und nehmen im Verlaufe des weiteren Wachstums zu.

Die Progredienz der Deformitäten ergibt sich aus dem *Circulus vitiosus* der sich gegenseitig ungünstig beeinflussenden Faktoren: Gelenkmechanik, Beanspruchung, Wachstum und Gelenkanatomie, wobei wir nur die letztere einigermaßen genau erfassen können. Die *Wechselwirkungen* sind *im folgenden Schema veranschaulicht:*

Das System entspricht einem *Regelkreis,* der die Hüftentwicklung durch Rückkopplung steuert. Am Gesunden ist seine Wirkung einem Thermostaten zu vergleichen, der kleinere Abweichungen von der Norm korrigiert.

Ist die Störung zu groß, so entsteht ein Circulus vitiosus, die Rückkopplung wirkt im umgekehrten Sinn, sie «schaukelt das System auf», wie z. B. eine Lautsprecheranlage, die zu pfeifen beginnt, wenn das Mikrophon in ihre Nähe kommt. So erklärt sich die Progredienz der Hüftluxationskrankheit.

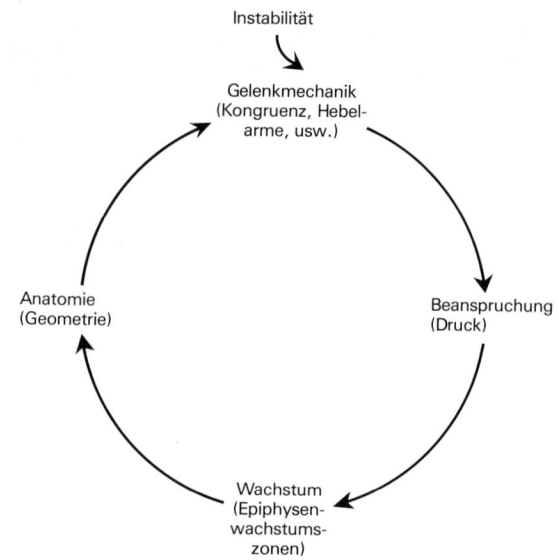

Für die *Therapie* ergibt sich daraus als *Ziel:* den Circulus vitiosus zu *unterbrechen* und die Entwicklung der Hüfte in normale Bahnen zu lenken. Dies ist theoretisch an jedem Ort des Kreises möglich:

1. Durch *Normalisierung der Beanspruchung:* Darauf beruht die konservative Behandlung.

2. Durch Verbesserung der *Gelenkmechanik:* dazu sollen Operationen wie Osteotomien am proximalen Femurende, Tenotomien usw. dienen.

3. Die Verbesserung der *anatomischen Verhältnisse* ist die nächstliegende Möglichkeit. Zudem ist die Anatomie die einzige Komponente, die wir einigermaßen überblicken können. Die meisten Operationen zielen denn auch auf die Wiederherstellung normaler anatomischer Verhältnisse hin. Allerdings erfolgt die endgültige Ausgestaltung der Hüftanatomie durch das

4. *Wachstum,* dessen Mechanismen wir nur *ungenügend kennen* und überhaupt nicht direkt zu beeinflussen vermögen, es sei denn über die anderen Faktoren des Regelkreises.

Klinik und Prognose

Während die *Dysplasie* im Kindesalter praktisch *symptomlos* bleibt, ist die *luxierte* oder *subluxierte* Hüfte *insuffizient:* Das Kind *hinkt,* allerdings oft kaum merklich, und ermüdet bald. *Schmerzen* sind im Kindesalter fast *nie* vorhanden. Die Beweglichkeit ist in der Regel wenig eingeschränkt. Nach Abschluß der Wachstumsperiode ändert sich die Form des Hüftgelenkes kaum mehr. Jetzt, selten vorher, beginnt unaufhaltsam der degenerative Prozeß: die Arthrose. Schon im Adoleszentenalter können Schmerzen auftreten, und *bereits im dritten Lebensjahrzehnt* wird die Arthrose in der Regel manifest und schmerzhaft. Die Dysplasie, und vor allem die

Hüftgelenk

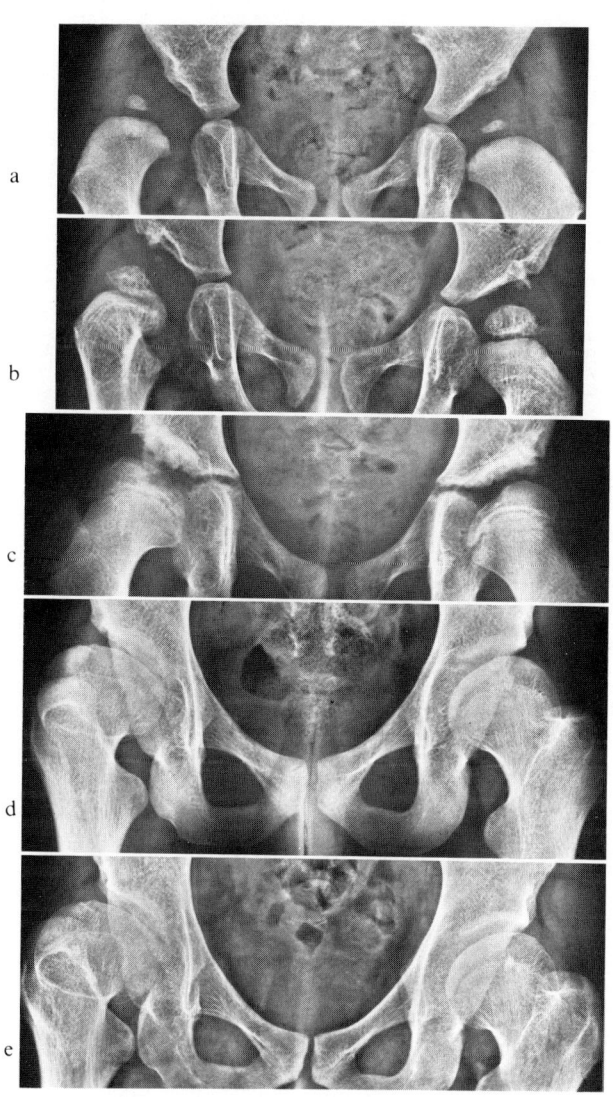

Abb. 64.37: *Langzeitverlaufsserie.*

a Angeborene Subluxation der rechten und Dysplasie der linken
 Hüfte bei einem 2jährigen Knaben.

b Zustand ein Jahr später: Residuelle Subluxation rechts. Die
 Pfanne ist ziemlich flach. Links scheint sich ein gutes Pfannendach zu entwickeln.

c Im Alter von 11 Jahren sind beide Hüften dysplastisch, die
 Köpfe entrundet, die Pfannendächer fliehend. Rechts persistierende Subluxation.

d Nach Wachstumsabschluß, mit 19 Jahren, ist die linke Hüfte
 immer noch leicht, aber deutlich entrundet, die Überdachung
 durch den Pfannenerker ungenügend. Die rechte Hüfte jedoch
 ist stark dysplastisch, verdreht und subluxiert.

e Ein Röntgenbild im Alter von 30 Jahren zeigt diskrete Zeichen
 einer beginnenden Arthrose. Der Mann hat zunehmend leichte
 Beschwerden.

Ohne die Kontrolle langfristiger Verläufe haben unsere therapeutischen Bemühungen nur Vermutungen und Hypothesen als
Grundlage. Sinn und Wirkung unserer Operationen lassen sich
nur an *Spätresultaten* überprüfen, denn das Behandlungsziel ist ja
das Verhindern der Arthrose im Erwachsenenalter.

Subluxation, sind Ursache eines großen Teils der frühen und schweren Koxarthrosen (siehe Abb. 64.37,
64.40, 64.50 und Abb. 64.76).

Entscheidend für eine gute Prognose sind ein *einwandfreies Repositionsergebnis,* sowie eine gute,
tragfähige *Überdachung* des Hüftkopfes durch das
Acetabulum. Ohne diese breite Abstützung konzentriert sich der Druck punktförmig auf den Pfannenerker. Solche unphysiologische Beanspruchung des
Knorpelgewebes hat zur Folge:

1. In der *Wachstumsperiode:* Progrediente sekundäre Subluxation und fehlende Ausbildung des knöchernen Pfannendaches.

2. *Nach Wachstumsabschluß:* Überbeanspruchung und Zerstörung des Gelenkknorpels, d. h.
progrediente Arthrose.

Ausdruck und ziemlich genaues Maß der Pfannenüberdachung ist der *CE-Winkel von Wiberg. Engelhardt* konnte mit Hilfe von *Langzeituntersuchungen*
zeigen, daß dieser Winkel die *entscheidende Größe
für die Prognose* und somit auch zur *Indikationsstellung* für allfällige prophylaktische Operationen
ist.

Andere Meßwerte, etwa der sog. «Hüftwert», geben auch ein zuverlässiges Bild, sind allerdings für
den praktischen Gebrauch wohl zu aufwendig.

Die Form des *proximalen Femurendes* (CCD- und
AT-Winkel) hingegen hat prognostisch *geringe Bedeutung.*

Aus diesen Erkenntnissen heraus haben sich die
Operationsindikationen in den letzten Jahren deutlich gewandelt: Man hat erkannt, daß nur ein im frühen Kindesalter kongruentes, konzentrisches Hüftgelenk mit *genügender Überdachung* zu einer einigermaßen normalen Erwachsenenhüfte auswachsen
kann.

Eine günstige Beeinflussung der Hüftentwicklung
durch Umstellung des Schenkelhalses (intertrochantere Osteotomie) ist jedoch kaum zu erwarten.

Die *Operationen,* welche am *Pfannendach* angreifen, sind deshalb stärker in den Bereich des Interesses gerückt.

Die *Indikation* für solche z. T. technisch aufwendige und nicht risikolose Eingriffe ist indessen nach
wie vor heikel und verantwortungsvoll:

Aus den Langzeituntersuchungen geht hervor,
daß der CE-Winkel im Laufe des Wachstums ständig
zunimmt, daß oft eine verspätete Pfannenerkerent-
wicklung noch nachgeholt wird, besonders bei der
nicht luxierten Gegenhüfte. Solche Hüften sind
nicht zwangsläufig korrekturbedürftig.

Engelhardt (1989) gibt aufgrund seiner Langzeit-
untersuchung einen tolerierbaren Grenzbereich des
CE-Winkels von 10–15° an, bei welchem unter regelmäßiger Kontrolle eine abwartende Haltung gerechtfertigt ist.

In jedem Fall hat sich die Indikation einer prophylaktischen Operation an der Prognose und diese wiederum sich an den Langzeitresultaten, mit und ohne Operation zu orientieren.

Eine praktisch durchwegs schlechte Prognose haben die *ischämischen Kopfumbaustörungen* («Luxations-Perthes») die vor allem bei intensiven und wiederholten Repositionsversuchen sowie starren Fixationen in forcierten Extremstellungen auftreten, vorwiegend im 1. und 2. Lebensjahr, in welcher Phase die Hüftköpfe offenbar sehr empfindlich sind.

Das Hauptanliegen der Therapie in den ersten Lebensjahren ist denn auch eine extrem schonende, kontinuierlich über einen längeren Zeitraum sich erstreckende statt einmalige forcierte Reposition, und eine flexible Fixation, um diese schwere Komplikation zu vermeiden (siehe Abb. 64.40).

Bemerkenswert ist die Tatsache, daß die *vollständige* Luxation in der Regel bis ins Alter nur wenig Schmerzen verursacht: Da überhaupt kein Knochenkontakt besteht zwischen Femur und Becken, kann sich auch keine Arthrose entwickeln. Allerdings hinken diese Patienten stark: Wegen der Insuffizienz der Hüfte muß der Oberkörper bei jedem Schritt auf die kranke Seite hinübergeneigt werden (Duchenne-Hinken, «Watschelgang) (Abb. 64.10 und Abb. 64.48).

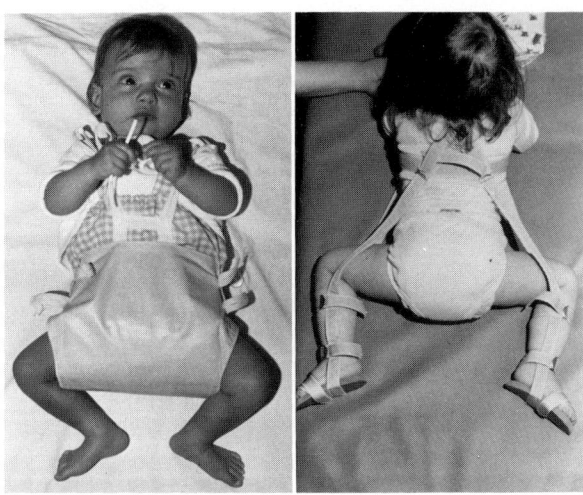

Abb. 64.38:

Links: Spreizhose. Die Hüften sollen ohne Zwang in einer Spreizstellung liegen, dabei sich aber bewegen können. Alle die verschiedenen gebräuchlichen Spreizvorrichtungen haben diesen gleichen Zweck. In leichteren Fällen genügt breites Wickeln mit einem Kissen zwischen den Beinen.

Rechts: Pavlikbandage. Mit Zügeln, deren Länge genau einzustellen ist, werden die Hüften flektiert und gespreizt gehalten, wobei das Kind mit den Beinen strampeln kann.

Heute wird eher eine Stellung mit stärkerer Flexion aber milderer Adduktion bevorzugt. Damit soll es weniger Hüftkopfschäden geben.

Therapie

Die Abspreizbehandlung im ersten Lebensjahr

Die *Adduktionsstellung* fördert die Luxation, die *Abduktion* verhindert sie. In dieser Stellung wird der Hüftkopf gegen den Pfannengrund gedrückt, die Hüfte ist konzentrisch und stabil. Alle Voraussetzungen für die Entwicklung eines normalen Hüftgelenkes sind erfüllt. Diese Erkenntnis bildet die Grundlage der Therapie und insbesondere der *Abspreizbehandlung*.

Bei einer Dysplasie ohne Luxation in den ersten Lebensmonaten genügt es, die Kinder breit zu wickeln, d. h. ein breites Windelpaket zwischen die abgespreizten Beine zu legen und die Oberschenkel nicht zu schnüren. Bei Neugeborenen sind die Hüften ohnehin normalerweise rechtwinklig gebeugt und abgespreizt. Diese Stellung soll erhalten werden. Heute ist diese Wickelmethode bereits allgemein verbreitet. Die beste und ungefährlichste Prophylaxe der kongenitalen Hüftgelenkluxation besteht darin, daß *alle Säuglinge* auf diese Art gewickelt werden.

Die meisten Hüftluxationen können im ersten Lebenshalbjahr auf diese Weise geheilt werden. In manchen Fällen, vor allem im zweiten Halbjahr,

kann eine Abspreizhemmung bestehen, welche mit dem Breitwickeln allein nicht überwunden werden kann. In diesen Fällen sind spezielle Spreizvorrichtungen (Spreizhöschen, Spreizkissen nach Ortolani, Spreizbandagen nach Pavlik, Hockhose, Spreizapparate, z. B. Hanausek u. a.) notwendig (Abb. 64.38).

Wichtig ist es, die Abspreizung behutsam, ohne Gewaltanwendung, etappenweise zu erreichen, weil sonst der Hüftkopf geschädigt wird («Luxationsperthes», Abb. 64.39 und Abb. 64.40).

Da bei *jeder* Abspreizbehandlung Kopfnekrosen vorkommen, sollten nur *eindeutig gefährdete* Hüften behandelt werden.

Extensionsbehandlung

Im ersten Lebensjahr genügen die beschriebenen Methoden in der Regel. Wenn bereits eine Luxation oder Subluxation besteht, muß zuerst eine *Extensionsbehandlung* durchgeführt werden. Seit *Lorenz* die luxierten Hüften in Narkose reponierte, weiß man, daß eine solche gewalttätige Manipulation vom Hüftkopf nicht ertragen wird. Die arterielle Zirkulation wird unterbrochen und die Hüftkopfepiphyse wird nekrotisch («Luxationsperthes»). Schwerste Wachstumsstörungen mit Kopfdeformierungen sind die Folge. Solche Hüften erholen sich nie mehr und werden schon im Adoleszentenalter arthrotisch (Abb. 64.40).

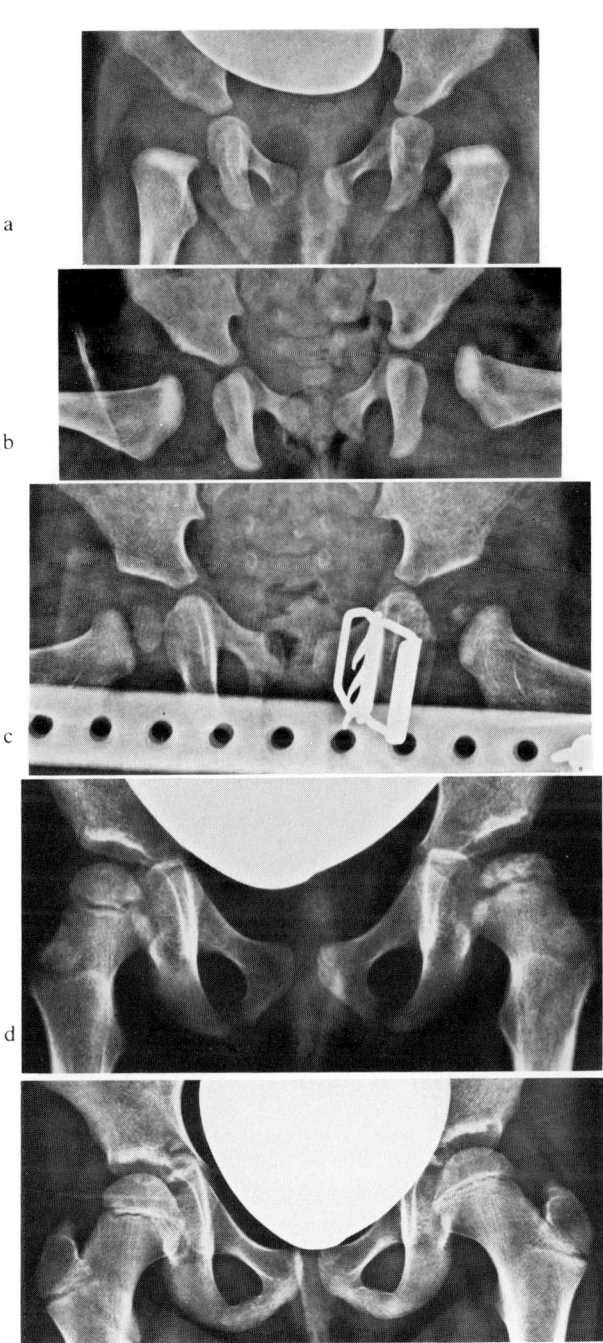

a

b

c

d

e

Abb. 64.39: *Frühe Erkennung und Behandlung der angeborenen Hüftdysplasie.*

a Röntgenbild der Hüften eines 3 Monate alten Mädchens mit Abspreizhemmung links. Die Knochenkerne der Hüftkopfepiphysen sind noch nicht vorhanden, die Interpretation des Röntgenbildes ist in diesem Stadium deshalb oft noch schwierig und unsicher. Hier ist allerdings die linke Hüfte eindeutig etwas nach lateral und kranial verschoben, und der Pfannenerker weist eine schräg ansteigende Doppelkontur auf als Zeichen einer «Gleitfurche».

b Es wurde eine Abspreizbehandlung eingeleitet: Die Hüftköpfe sind in dieser Stellung gut in der Tiefe der Pfanne zentriert.

c Ein Jahr später: Gute Zentrierung der Köpfe. Die knöchernen Epiphysenkerne haben sich inzwischen gebildet, rechts normal, links, als Zeichen der Hüftdysplasie, stark verzögert und kleiner.

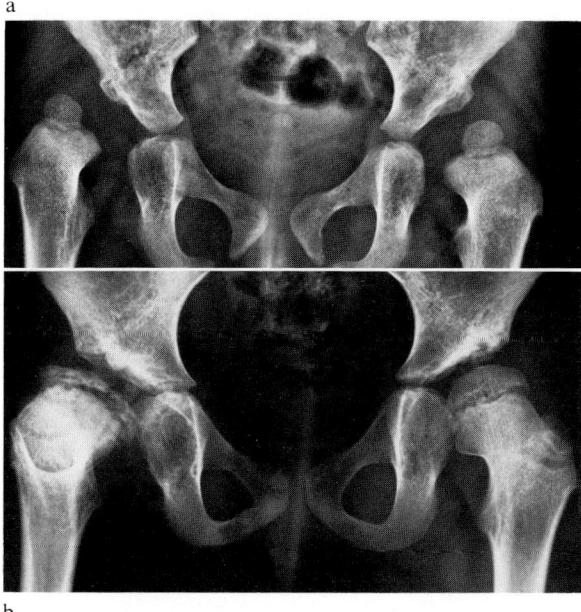

a

b

Abb. 64.40: *Angeborene Hüftsubluxation, ungünstiger Verlauf.*

a 2jähriges Mädchen mit beidseitiger Luxation. Die Hüftköpfe drücken auf die Pfannenerker, beide sind dadurch deformiert. Eine gute, stabile Zentrierung ist in solchen Fällen oft kaum mehr zu erreichen.

b Kontrolle im Alter von 6 Jahren.
Rechte Hüfte: Luxationsperthes und residuelle Subluxation mit schlechter Prognose.
Linke Hüfte: Residuelle Pfannendysplasie mit leichter Subluxationsstellung, ungenügender Überdachung. Auch hier ist die Prognose nicht günstig. Die Sklerosierung am Pfannendach zeigt die Überbeanspruchung an dieser Stelle an. Sie ist die Vorstufe der früh einsetzenden Arthrose.
In solchen Fällen versucht man, die Überdachung operativ zu verbessern und hofft, damit den Beginn der Arthrose hinausschieben zu können.

Sichtbar ist die Querstange des Denis Browneschen Abspreizschiene, welche ein Jahr lang getragen wurde.

d Röntgenbild desselben Mädchens im Alter von 3 Jahren. Hüften gut zentriert, auch die Pfannen haben sich gut entwickelt. Allerdings ist die linke Hüftkopfepiphyse abgeplattet und aufgelockert, als Zeichen einer ischämischen Hüftkopfnekrose, eines sog. «Luxations-Perthes». Ursache dieser gefürchteten Komplikation sind meist brüske, forcierte Repositionsmanöver und Fixationen in Extremstellungen. Gelegentlich sieht man leichtere Formen des Luxationsperthes auch bei vorsichtiger Abspreizbehandlung in diesem Alter.

e Kontrollröntgen im Alter von 8 Jahren. Gute konzentrische Entwicklung der Hüften. Der Defekt, die ehemalige «Gleitfurche» am linken Pfannendach, ist immer noch zu sehen. Der Hüftkopf ist revitalisiert und hat sich wieder normal aufgebaut und weiter entwickelt.

Nicht immer heilt der Luxationsperthes so folgenlos aus. In schwereren Fällen können Wachstumsstörungen, massive Deformitäten und Subluxationen zurückbleiben, welche früh zur Arthrose führen.

Wie das endgültige Resultat sein wird, weiß man aber auch in diesem Fall noch nicht.

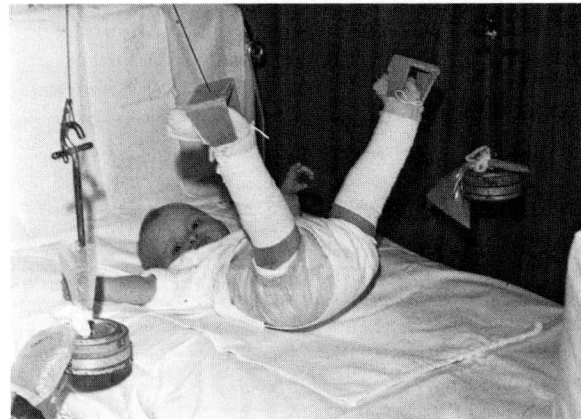

a

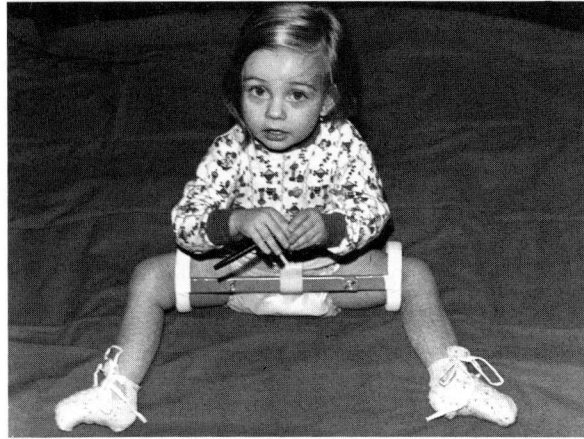

b

Abb. 64.41:

a *Extensionsbehandlung.* Bei Luxationen im ersten Lebensjahr ist die sog. «overhead»-Extension zweckmäßig: Die Beine werden vorerst senkrecht nach oben gezogen, bis sich das Gesäß etwas vom Bett abhebt. Dann wird langsam sukzessive abgespreizt, wenn nötig über mehrere Wochen hinweg. Auf diese Weise ist eine konservative Reposition ohne Zwang in den meisten Fällen möglich.

b Anschließend kann nach einer Gipsperiode die Abduktionsstellung mittels sog. «Browneschen Ringen» leicht über längere Zeit (Monate) erhalten werden, bis die Hüfte sich konsolidiert hat. Die Kinder können sich mit diesen Ringen gut bewegen und sogar oft gehen.

Hüftgelenk

Es gilt deshalb, die Hüften sehr vorsichtig, Schritt für Schritt langsam abzuspreizen, um die Zirkulation nicht zu gefährden. Am besten eignet sich dazu die *Extensionsbehandlung:* Während zwei oder mehr Wochen wird ein reiner Längszug angelegt (Hautextension mit je einem Viertel des Körpergewichtes), bei kleinen Kindern evtl. als «overhead-extension» mit senkrechtem Zug an den Beinen bei rechtwinklig gebeugten Hüften (Abb. 64.41a).

Anschließend wird langsam im Verlauf von mehreren Wochen abgespreizt, indem die Zugrichtung täglich um einige Winkelgrade nach außen gerichtet wird bis schließlich die Hüften um 90° abgespreizt sind. Diese Methode eignet sich auch zur eigentlichen Einrenkung luxierter Hüften. Besondere Repositionsmanöver werden meist überflüssig. Gegebenenfalls kann in Narkose manuell noch etwas nachgeholfen werden, allerdings darf keine Kraft angewendet werden (Abb. 64.42).

In den *ersten beiden Lebensjahren ist die Reposition auf diese Weise fast immer möglich.* Voraussetzung ist die Geduld des Orthopäden und der Eltern. Anschließend an Abspreizung und Reposition muß diese Stellung über längere Zeit erhalten werden, wenigstens bis der Hüftkopf nicht mehr luxiert und sich ein normales konzentrisches Wachstum zeigt. Dies dauert in der Regel etwa ein Jahr (Abb. 64.43).

Zur Erhaltung der primären Stabilität finden häufig zuerst Beckengipse, später Abspreizschienen (z.B. Brownsche Schiene) Anwendung (Abb. 64.41b). Die Repositionsstellung muß stabil sein, damit die Hüfte nicht wieder luxiert, aber wegen der Gefahr der Hüftkopfschädigung (Ischämie, Luxations-Perthes) darf sie auch nicht in eine Extremstellung forciert werden.

Operative Behandlungsmethoden

Wenn mit den genannten konservativen Behandlungsmethoden eine gewaltlose gute Reposition nicht möglich ist, versucht man auf *operativem* Weg das Ziel zu erreichen. Dieses Ziel ist nicht nur die stabile Reposition der Hüfte, sondern die Verhütung der späteren Koxarthrose. Die Spätresultate der nach dem ersten und vor allem nach dem zweiten Lebensjahr eingerenkten Fälle haben im allgemeinen enttäuscht. Diese Erfahrungen haben gelehrt, daß auch *geringe Abweichungen der Hüftanatomie und -funktion von der Norm,* welche bei Abschluß der Behandlung noch bestehen, sich während der Wachstumsperiode kaum mehr ausgleichen, sondern eher verschlimmern und später mit Sicherheit zur Arthrose führen.

Aus diesem Grund hat man sich nicht mehr mit der alleinigen Einrenkung begnügt, sondern versucht die anatomischen und funktionellen Abweichungen von der Norm, die «Dysplasie» zu beseiti-

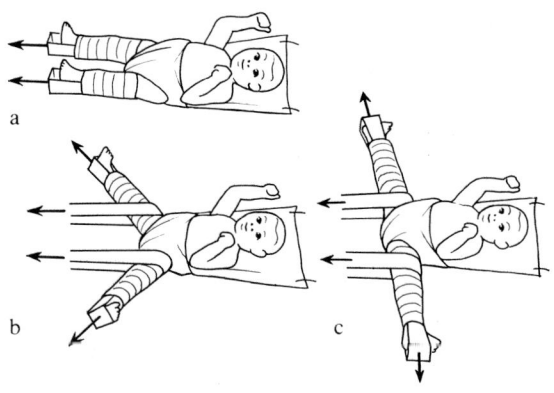

Abb. 64.42: *Reposition durch Extension.*

a Längszug, bis der Kopf auf die Höhe der Pfanne herunter gekommen ist.

b Sukzessive Abspreizung und langsame Reposition.

c Nach gelungener Reposition ist der Kopf in dieser Stellung stabil in der Pfanne.

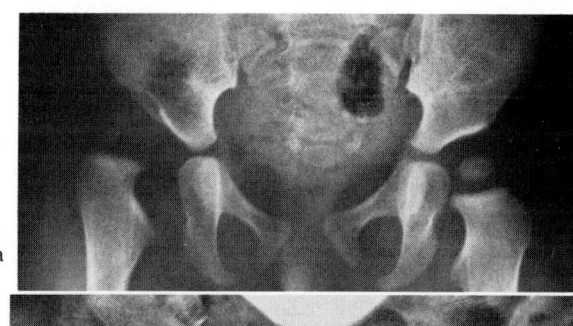

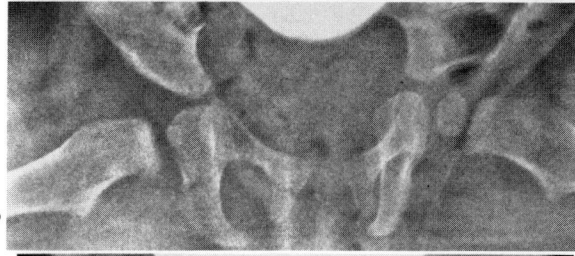

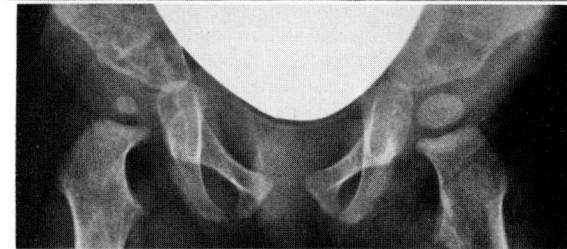

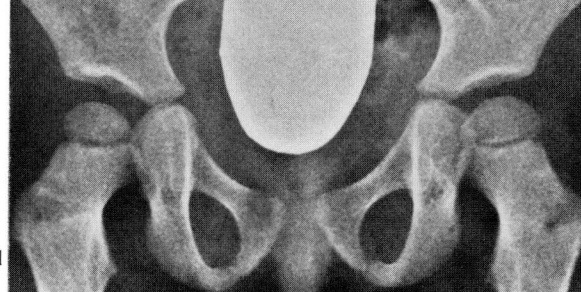

gen, oder wenigstens der Norm so gut als möglich anzugleichen. Die wichtigsten Faktoren sind dabei:

1. Ungenügende *Zentrierung* des Kopfes, vor allem bei zu geringer Tiefe der Pfanne.
2. Die mangelhafte *Überdachung* des Kopfes durch das Acetabulum.
3. Von untergeordneter Bedeutung ist die Abweichung des Schenkelhalswinkels von der Norm. Während früher dem Schenkelhalswinkel eine pathogenetische Bedeutung zugemessen wurde, weiß man heute, daß mit Stellungsänderungen allein keine Verbesserung der Prognose zu erreichen ist.

Selbstverständlich können alle drei Komponenten der Dysplasie operativ beeinflußt werden. Eine ganze Reihe von Operationen sind dafür erfunden worden. Wesentlich ist allerdings nicht das unmittelbare anatomische Operationsresultat, sondern der *Endzustand nach Abschluß des Wachstums,* d.h. ob es gelingt, die *Funktion* des Hüftgelenkes soweit zu normalisieren, daß der Circulus vitiosus unterbrochen und das *Wachstum* in normale Bahnen gelenkt werden kann. Dabei ist die Reaktion des *Gelenkknorpels* und des *Wachstumsknorpels* an Pfanne und proximalem Femurende entscheidend. Eine normale Hüfte kann nicht operativ hergestellt werden, sie kann nur entstehen aus der Wachstumspotenz der germinativen Knorpelschichten. Alles hängt davon ab, daß wir diese für und nicht gegen uns wachsen lassen können.

Abb. 64.43: *Kongenitale Hüftluxation, konservative Behandlung.*

a Bei diesem Mädchen wurde die Diagnose erst im Alter von 7 Monaten gestellt. Wegen Abspreizhemmung der rechten Hüfte wurde ein Röntgenbild gemacht. Sie ist vollständig luxiert, der Kopfkern eben erst sichtbar, die Hüftpfanne steil, der Pfannenerker zeigt die für die «Gleitfurche» typische Doppelkontur.

b Mit schonender, schrittweiser Abspreizung konnte die Hüfte ohne Kraftanwendung reponiert werden (hier im Hanausek-Apparat; oft ist eine Extensionsbehandlung nötig).

c Im Alter von einem Jahr ist der Hüftkopf gut zentriert, der Pfannenerker kann seine Entwicklung noch nachholen.

d Kontrolle im Alter von 2 Jahren: Gute Zentrierung der Hüften, gute Überdachung des Kopfes durch ein fast normalisiertes Pfannendach. Gute Prognose.

Dieses Beispiel zeigt, daß in den ersten Lebensmonaten auch bei ausgeprägter Dysplasie eine normale Hüftentwicklung noch möglich ist. Nicht immer ist der Verlauf so problemlos und so günstig wie hier. Vor allem bei späterem Behandlungsbeginn bleiben häufig residuelle Deformitäten, Dysplasien, Subluxationen zurück. Mit verschiedenen Operationen (vor allem zur Verbesserung des Pfannendaches) versucht man dann, doch noch eine günstige Hüftentwicklung und damit eine gute Langzeitprognose zu erreichen, doch haben die Spätresultate bisher die Hoffnungen, welche man in die Operationen setzte, nur zu einem relativ kleinen Teil erfüllt.

Umso wichtiger ist die *Frühdiagnose* und eine schonende *Frühbehandlung.*

Hüftgelenk

Liste der gebräuchlichsten Operationen für die kongenitale Hüftgelenkluxation:

1. Offene Reposition: In manchen Fällen gelingt die geschlossene Reposition nicht oder nur unvollkommen. Dann wird versucht, Repositionshindernisse (eingeschlagener Limbus, zu enger Isthmus, Hindernisse im Pfannengrund) operativ zu beseitigen. Anschließend muß die Repositionsstellung gehalten werden wie nach konservativer Einrenkung. Diese Operation eignet sich nur für Kinder vom 1. bis etwa zum 4. Lebensjahr.

2. Intertrochantere Korrekturosteotomie: Bei Dysplasien und Subluxationen mit steilen oder zu stark nach vorne gerichtetem Schenkelhalswinkel (Coxa valga, Coxa antetorta) drängt der Hüftkopf nach kranial und ventral aus der Pfanne heraus. Die Dysplasie nimmt dadurch zu, und noch Jahre nach einer Reposition kommen rezidivierende Subluxationen vor. Dieser Entwicklung versucht man zu begegnen durch Korrektur des abnormen Schenkelhalswinkels mittels einer *Osteotomie* am oberen Femurende. Es soll ein Tiefertreten des Hüftkopfes in die Pfanne und damit eine bessere Zentrierung erreicht werden (Abb. 64.44). Allerdings ist dieser Effekt selten beweisbar.

Nach theoretischer Berechnung ist auch eine Richtungsänderung der auf das Gelenk wirkenden resultierenden Kraft zu erwarten. Bei den Lähmungshüften spielen solche Mechanismen eine Rolle (siehe S. 391 und S. 707). Wie weit dies auch bei für die kongenitale Hüftdysplasie zutrifft, ist fraglich.

Eine präzise Operationstechnik ist erforderlich für
1. die genaue Korrektur,
2. eine stabile Fixation,
3. Vermeiden von Verletzungen der Wachstumszone.

Bei dieser Operation ist zu berücksichtigen, daß der Schenkelhalswinkel sich fast immer später wieder mehr oder weniger stark aufrichtet, und zwar umso stärker, je jünger die Kinder sind (Abb. 5.11).

Die intertrochantere Varisations- und Derotationsosteotomie als *alleiniger* Eingriff hat *keine* wesentliche Verbesserung der Resultate gebracht, wohl aber allerlei *Nachteile:* Insuffizienz mit Hinken, Beinverkürzung, Wachstumsstörungen, unschöne

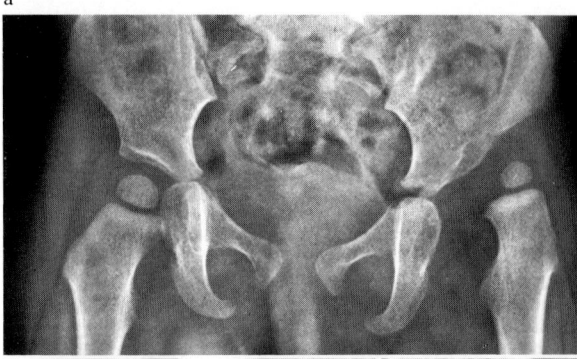

a

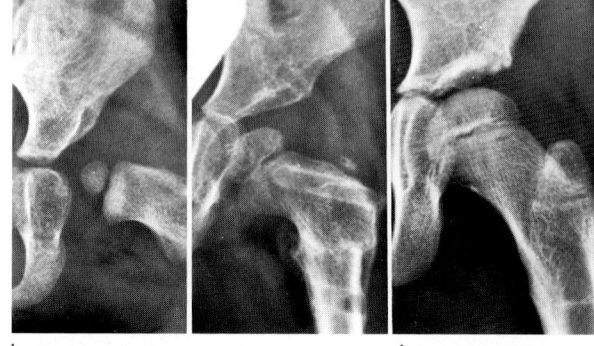

b   c   d

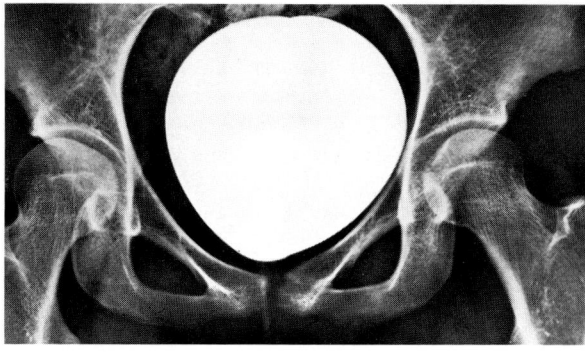

e

die Hüfte permanent besser zu zentrieren und die bei der Hüftdysplasie häufig vermehrte Antetorsion zu korrigieren. Die Osteotomie ist bereits knöchern geheilt, die Löcher von den Schrauben, mit welchen die beiden Fragmente zusammengepreßt worden waren, sind noch zu sehen. [Die obere Schraube muß *unterhalb* der Trochanterepiphyse eingesetzt werden, sonst kann es zu Wachstumsstörungen kommen, wie auf Abb. 28.3 (S. 328).]

d Kontrolle 3 Jahre später, im Alter von 6 Jahren. Der Schenkelhals hat sich wieder aufgerichtet, doch ist der Hüftkopf kreisrund, und das Acetabulum hat seine Entwicklung nachgeholt und ein gutes Pfannendach gebildet.

e Kontrolle nach Wachstumsabschluß, im Alter von 17 Jahren: Weitgehend normale Hüftgelenkverhältnisse beidseits. Nur bei solchem Befund kann eine gute Prognose erwartet werden, doch nicht in allen Fällen verläuft die Entwicklung so günstig (vgl. Abb. 64.37). Manchmal bleibt eine residuelle Dysplasie oder sogar Subluxation zurück. Dann muß früher oder später mit Beschwerden und einer Arthrose gerechnet werden. Bisher läßt sich das offenbar mit keiner Operationsmethode sicher verhindern, wenn die Krankheit nicht rechtzeitig entdeckt wurde.

Abb. 64.44: *Kongenitale Hüftgelenksluxation. Verlaufsserie.*

a Bei diesem Mädchen wurde die Luxation der linken Hüfte erst im Alter von knapp 2 Jahren entdeckt.

b Konservative Reposition in Abspreizstellung. Gute Zentrierung. Großer Pfannendachdefekt.

c Zustand ein Jahr später. Inzwischen war eine intertrochantere Varisations- und Derotationsosteotomie gemacht worden, um

üftgelenk

Verbreiterung der Hüftpartie, häßliche Narben. Die Operation ist deshalb weitgehend *aufgegeben* worden. Sie wird noch gebraucht in Verbindung mit Eingriffen am Acetabulum und solchen zur Reposition, z.B. um eine Verlängerung und damit einen erhöhten Druck mit der Gefahr einer Kopfnekrose zu vermeiden.

3. Eingriffe zur Verbesserung der Überdachung des Kopfes.

Verschiedene Operationsmethoden sind vorgeschlagen worden, um das Pfannendach zu verbreitern.

Zu unterscheiden ist, ob dieses nur aus Knochen gebildet wird (wie bei den Pfannendachspänen und der Chiari-Osteotomie) oder vom *eigenen Gelenkknorpel* überzogen ist (wie bei den Acetabuloplastiken, der Salter- und der Triple-Osteotomie). Letztere haben im Wachstumsalter die besseren Aussichten.

a) *Acetabuloplastiken:* Bei kleinen Kindern mit noch biegbaren Knochen kann ein fliehendes Pfannendach nach vorne und zur Seite heruntergeklappt und dadurch verbessert werden (*Pemberton, Tönnis* u.a.). In den klaffenden Osteotomiespalt wird ein kräftiger keilförmiger *Knochenspan* eingeklemmt.

Einzelne kleine Späne als Pfannendachersatz genügen nicht, sie werden leicht resorbiert.

Mit *Anlagerung* von *massiven* Spänen *(Bosworth)* zum Zweck der Pfannendachverbreiterung nach Wachstumsabschluß wird versucht, die Belastung besser auf den Hüftkopf zu verteilen (Abb. 64.49).

b) *Beckenosteotomie* nach *Salter* (innominate osteotomy). Es wird nicht ein neues Pfannendach geschaffen, sondern die ganze Pfanne wird nach lateral gekippt, wodurch die Überdachung verbessert wird (Abb. 64.45 und Abb. 64.46).

Diese Operation eignet sich gut für kleine Kinder mit ungenügender Überdachung der Pfanne, ohne ausgeprägte Inkongruenz. Allerdings hat diese Osteotomie eine Beinverlängerung zur Folge. Bei einseitiger Operation kann sie sich störend auswirken.

c) *Komplexe Beckenosteotomien* (z.B. Triple-Osteotomie) wurden angegeben um die Hüftpfanne besser kippen zu können (siehe Abb. 64.47). Diese Operationen sind technisch aufwendig und nicht einfach. Dreidimensionale CTs können bei der Planung helfen.

d) *Beckenosteotomie* nach *Chiari,* knapp oberhalb des Hüftgelenkes und verschieben desselben nach medial. So kommt ein neues künstliches Pfannendach zustande. Diese Operation eignet sich nicht für Kinder im Wachstumsalter. Sie wird heute nur noch angewandt bei Adoleszenten und jungen Erwachsenen zur Verbreiterung der Belastungszone bei vorhandenen Arthrosebeschwerden (Abb. 64.50).

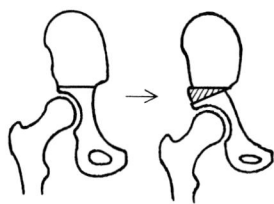

Abb. 64.45: Verbesserung der Überdachung mittels *Beckenosteotomie* nach *Salter.* Der untere Beckenteil mit dem Acetabulum wird nach vorne und zur Seite gekippt, damit das Pfannendach den Hüftkopf besser überdacht. Die Osteotomie wird mit einem Knochenspan verkeilt. Diese Operation eignet sich für nicht allzu schwere Dysplasien bei kleinen Kindern. Bei größeren ist der Knochen zu starr, und man erreicht keine genügende Korrektur des Pfannendachwinkels mehr.

e) *Pfannenplastik* nach *Colonna:* Die ganze Hüftpfanne wird ausgebohrt und vertieft, und der von der Kapsel bedeckte Kopf hineingestellt. Diese Operation kann bei besonders schweren Fällen notwendig werden: Beweglichkeitseinschränkungen und frühzeitige Arthrose als Folge sind die Regel. Die Operation wird heute selten mehr geübt. Allerdings sind die langfristigen Resultate nicht soviel schlechter als nach manchen anderen Eingriffen auch.

Alle diese Methoden haben bestimmte Indikationsstellungen (lokaler Befund, Alter usw.). Alle haben Gefahren und Nachteile. Ihre endgültige klinische Bewertung ist schwierig, da erst die *Spätresultate* für den Erfolg entscheidend sind (Abb. 64.18 und Abb. 25.1).

Handgelenk

Das gemeinsame Ziel aller dieser Operationen ist es, die spätere Arthrose zu vermeiden oder wenigstens möglichst weit hinauszuschieben. Die Probleme und Schwierigkeiten der Indikation solcher prophylaktischer Operationen wurden bereits im Abschnitt «Orthopädie der Hüfte im Kindesalter», S. 705 sowie im Kapitel «Prophylaktische Operationen», S. 241 und S. 305 zur Sprache gebracht und sind dort nachzulesen.

Jedenfalls wird man alle dysplastischen Hüften auch nach abgeschlossener Behandlung *in Kontrolle behalten.* Bleibt die Hüfte stabil, so kann man die weitere Entwicklung abwarten. Bei instabilen Hüften, bei zunehmender Subluxation jedoch muß eine Operation erwogen werden. Sie sollte möglichst *vor* dem pubertären Wachstumsschub gemacht werden, denn in dieser Phase kann sich die Form der Hüfte noch ändern, zum Guten wie zum Schlechten. Nach Abschluß des Wachstums ist die endgültige Form dann erreicht.

a

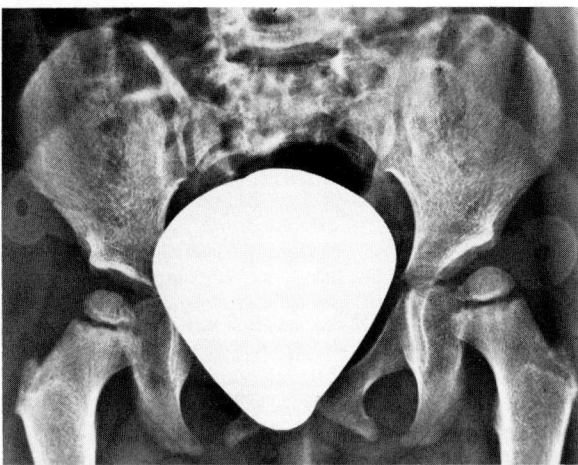

b

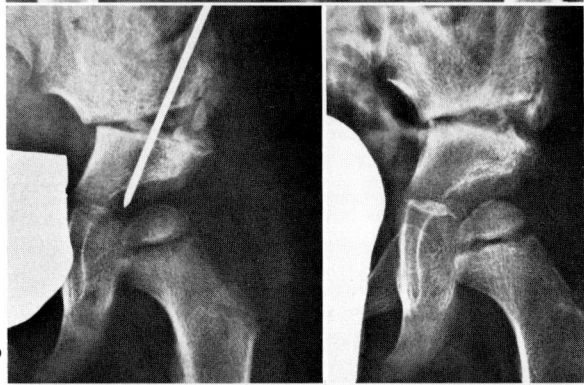

c

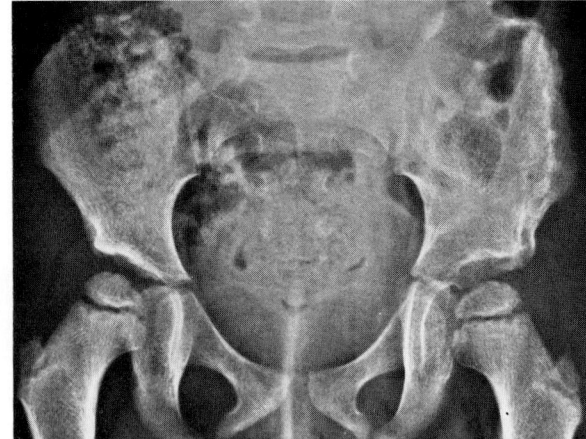

d

Abb. 64.46: *Das Problem der Kopfüberdachung.*

a Bei diesem 4jährigen Mädchen steht zwar der linke Hüftkopf gut in der Pfanne, doch ist die Überdachung ungenügend: Das Acetabulum ist steiler und der Pfannenerker ragt weniger weit nach lateral vor, als auf der rechten Seite (der in Abb. 64.13 definierte Centrum-Ecken-Winkel (CE) nach *Wiberg* ist sehr klein). Eine leichte beginnende Sklerosierung des Pfannendaches (im Vergleich zu rechts), sowie eine beginnende leichte Entrundung des Kopfes, zeigen eine Tendenz zur Subluxation mit erhöhtem Druck auf Pfannenerker und Kopf an, was sich auf das weitere Wachstum störend auswirkt und eine eher ungünstige Entwicklung erwarten läßt.

Deshalb wurde versucht, durch eine *Beckenosteotomie* nach *Salter* die Überdachung zu verbessern.

b Zeigt die postoperative Röntgenkontrolle. Der fixierende Kirschnerdraht liegt *vor* dem Gelenk, sein Ende ist abgebogen. Er wurde nach 3 Wochen entfernt.

c Ein Monat später ist die Osteotomie in Konsolidation begriffen.

d Zustand 1½ Jahre später: Die Überdachung ist jetzt deutlich besser. Eine gewisse Asymmetrie des Beckens muß bei dieser Operation in Kauf genommen werden.

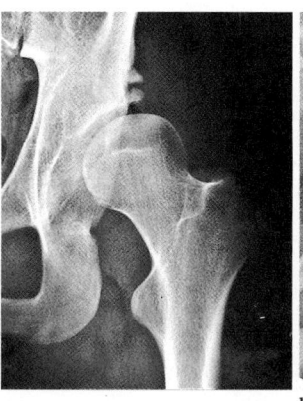

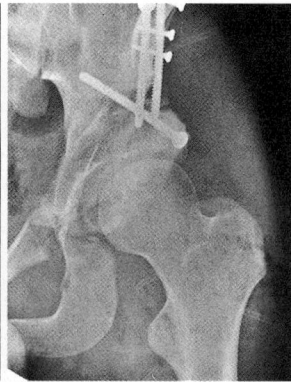

a   b

Abb. 64.47: *Triple-Osteotomie bei Hüftdysplasie.*

a) vor Operation, b) nach Dreifachosteotomie: Das Becken wird ober- und unterhalb des Hüftgelenkes an drei Stellen durchtrennt, dann wird das Acetabulum gedreht, bis der Hüftkopf gut überdacht ist.

Hüftgelenk

Die veraltete Hüftgelenkluxation

Trotz aller unserer Bemühungen und Operationen ist es nicht zu leugnen, daß die Behandlungsresultate viel zu wünschen übrig lassen, und zwar umso mehr, je älter die Kinder bei Behandlungsbeginn waren. Die Aussichten auf ein gutes Ergebnis nehmen schon vom ersten Lebensjahr an ab, mit zwei Jahren sind sie bereits unsicher und mit etwa vier Jahren ist kaum mehr mit einem einwandfreien Resultat zu rechnen. Man steht, vor allem bei noch älteren Kindern und beidseitigen Luxationen, vor der Gewissensfrage, ob man mit einer Operation nicht mehr schaden als nützen würde.

Es gibt einen Zeitpunkt, nach welchem es besser ist, eine luxierte Hüfte nicht mehr zu reponieren. Ein Hüftkopf, welcher infolge einer hohen Luxation den Kontakt mit der Beckenwand verloren hat, macht in der Regel keine Schmerzen, auch nach Jahren nicht, während eine residuelle Dysplasie oder Subluxation früher oder später zur Koxarthrose und damit zu Schmerzen führt (Abb. 64.48).

Die Patienten mit vollständiger Luxation behalten wohl einen unschönen Gang, haben aber selten starke Schmerzen und werden praktisch nie voll invalide. In solchen Fällen kann eine hochdiaphysäre Osteotomie (nach Schanz) die Instabilität etwas mildern (Abb. 64.48b).

Schwierige Probleme bilden die residuellen *Subluxationen* und Dysplasien, welche schon im 2. und 3. Lebensjahrzehnt zu arthrotischen Schmerzen führen. An eine völlige Wiederherstellung des Hüftgelenkes ist nicht zu denken. In Frage kommen die Operationen für die *Koxarthrose:* Osteotomien, evtl. Pfannendachplastiken usw., allerdings selten mit Dauererfolg, in der Zukunft vielleicht Gelenktransplantationen. Endoprothesen wird man in diesem Alter nicht leichten Herzens anwenden, und so trachtet man danach, durch andere Maßnahmen, evtl. Operationen, den Zeitpunkt dafür hinauszuschieben, möglichst bis ans Ende des aktiven und erwerbsfähigen Alters. Arthrodesen sind unbeliebt, bei *gesunder* Gegenhüfte allerdings ausgezeichnet (siehe auch S. 750). (Abb. 64.49 und Abb. 64.50.)

Noch heute ist die kongenitale Hüftluxation eines der schwierigsten orthopädischen Probleme. Seine Lösung liegt weniger in der Weiterentwicklung der Operationstechnik als in der Eliminierung der Krankheit durch *systematische Untersuchung der Hüften bei allen Neugeborenen.*

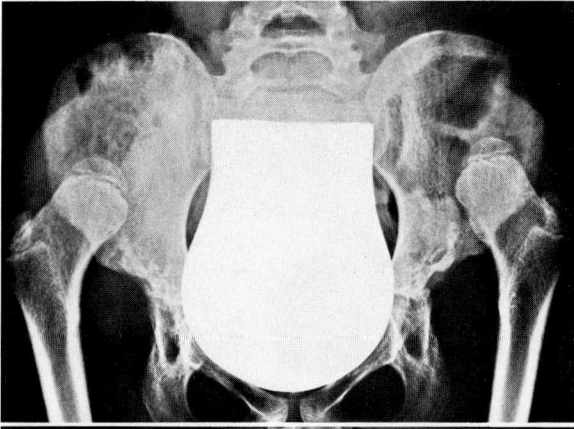

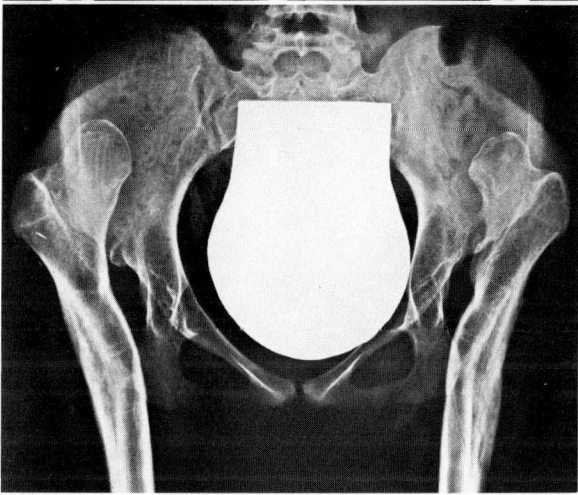

Abb. 64.48: Angeborene beidseitige hohe *Hüftgelenkluxation* bei einem 8jährigen Mädchen (oben). Die dysplastischen Hüftköpfe stehen oben auf Höhe der Darmbeinschaufeln, aber artikulieren nirgends. Das Becken ist nach vorne gekippt. Die Gekenkpfannen sind nicht ausgebildet, der Formationsreiz dazu fehlte.

Unten: Röntgenbild im Alter von 15 Jahren: Um eine bessere Statik zu erreichen, war eine hochdiaphysäre Abwinkelungsosteotomie gemacht worden. Das Mädchen hat keine Schmerzen, es hinkt lediglich beim Gehen.

Hüftgelenk

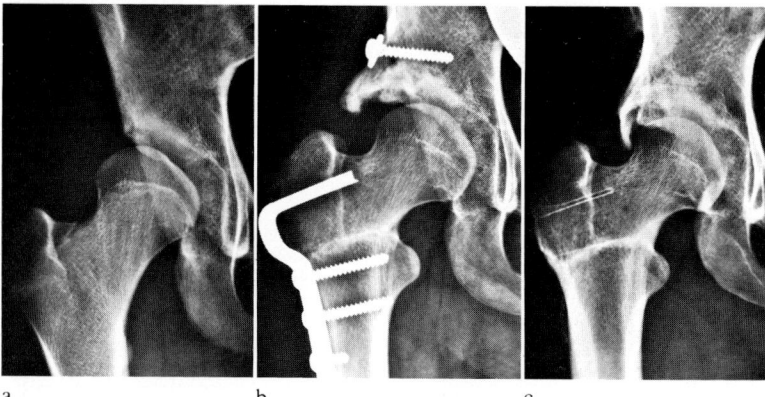

Abb. 64.49: *Residuelle Dysplasie* bei 15jähri-gem Mädchen, das über gelegentliche Be-schwerden klagt.

a Inkongruenz, ungenügende Überdachung, Sklerosierung am Pfannenerker als Zeichen der Überbeanspruchung.

b 4 Monate nach intertrochanterer Varisa-tionsosteotomie und Acetabuloplastik. Man hoffte, durch bessere Druckverteilung im Gelenk (siehe S. 107f.) die beginnende Arthrose aufzuhalten oder wenigstens hin-auszuschieben.

c 5 Jahre später. Pfannendach und Osteo-tomie konsolidiert und umgebaut.

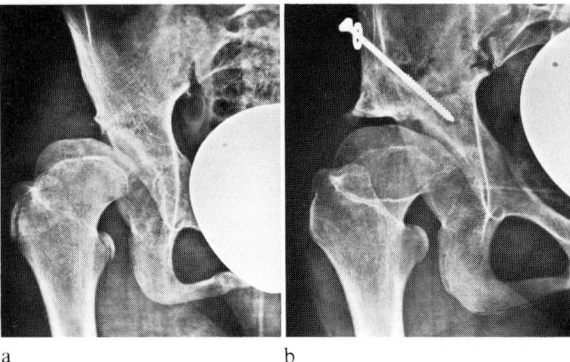

Abb. 64.50:

a *Residuelle Subluxation* bei 14jährigem Mädchen. Starke De-formierung des Kopfes. Steil gestellter Schenkelhals. Die ursprüngliche Pfanne ist leer, sie ist kaum ausgebildet. Ober-halb davon hat sich eine rudimentäre Sekundärpfanne gebil-det. Die kleine Berührungsfläche zeigt Zeichen von Überbean-spruchung. Die Überdachung fehlt völlig. Beginnende Be-schwerden.
Um ein Pfannendach zu bilden, wurde das Becken knapp ober-halb des Hüftkopfes quer osteotomiert (nach *Chiari*).

b Zustand 13 Jahre nach der Beckenosteotomie. Der nach medial verschobene Kopf hat durch die nach lateral verschobene Bek-kenschaufel ein neues Dach bekommen. Die Schraube diente zur Fixation der beiden Beckenteile in der neuen Stellung.

Wenn auch nur mit einem Hinausschieben der mit Sicherheit ein-setzenden Arthrose gerechnet werden kann, konnten wenigstens günstige Verhältnisse für eine spätere Endoprothese geschaffen werden.

Morbus Perthes
(juvenile Hüftkopfnekrose)

Krankheitsbild

Der «Perthes» gehört zu den ischämischen Kno-chennekrosen (siehe S. 341f.). Er ist eine klinisch ge-nau umschriebene, relativ häufige Krankheit, deren Ursache immer noch unbekannt ist (Idiopathische Hüftkopfnekrose). Sie kommt praktisch nur im Alter von etwa 3–10 Jahren vor, bei Knaben häufiger als bei Mädchen, nicht selten beidseitig.

Bei der kongenitalen Hüftluxation wird manchmal im Anschluß an eine Repositions- und Fixationsbehandlung in den ersten Lebensjahren eine ähnliche Erscheinung beobachtet («Luxations-perthes», siehe S. 718 und S. 719).

Pathogenese

Die Blutversorgung des Femurkopfes ist während des ganzen Lebens, besonders aber in der Kindheit, stark gefährdet (siehe S. 704). Offenbar genügt ein geringer Anlaß, daß sie nicht mehr ausreicht; diesen Anlaß aber kennen wir nicht. Das Stadium der aku-ten Ischämie verläuft unbemerkt.

Die *pathologisch-anatomischen* Veränderungen und ihre Entwicklung in vier Stadien wurde im *Kapi-tel über ischämische Knochennekrosen* (S. 343) einge-hend beschrieben (Abb. 31.6 und Abb. 64.54).

Die eigentliche *klinische Krankheit* beginnt mit dem *Zusammenbruch* der nekrotischen Knochen-areale. Ihr Ausdruck ist die *subchondrale Fraktur.* Sie ist am besten auf dem axialen Röntgenbild zu sehen (Abb. 64.53).

Klinik:

Symptome treten meist erst nach längerer Zeit auf und sind spärlich: Leichte Schmerzen in der Hüfte, nicht selten im *Knie* (!), evtl. ein leichtes *Hinken.* Sol-che Zeichen, bei Kindern im Vorschul- und Unter-stufenalter, müssen den Verdacht auf M. Perthes wecken.

Auch der *klinische Befund* ist gering: Evtl. eine leichte Bewegungseinschränkung (Innenrotation, Abduktion), eine leichte Atrophie des Quadrizeps.

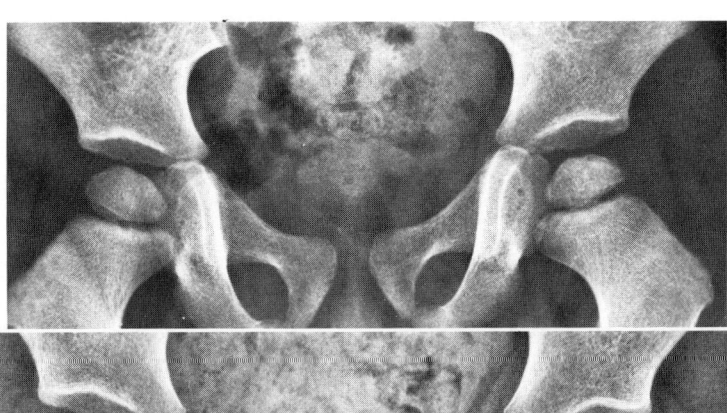

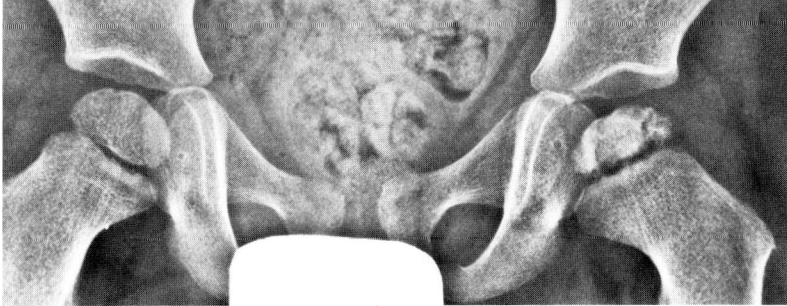

Abb. 64.51: Die *Frühdiagnose* des M. Perthes im *Röntgenbild.*

Oben: Beckenaufnahme eines 3jährigen Knaben, der etwas hinkte und zeitweise über Schmerzen im linken Bein klagte. Die linke Hüfte läßt beim Vergleich mit der normalen rechten Hüfte die typischen Zeichen des frühen M. Perthes erkennen:
- leicht erweiterter Gelenkspalt
- leicht abgeflachter Kopfkern
- Kopfkern etwas knochendichter (sklerosiert)

Die Veränderungen sind am Anfang sehr gering und müssen fast mit der Lupe gesucht werden.

Die Diagnose des frühen Perthes ist schwierig und wird deshalb gelegentlich verpaßt. Im MRI sind die Nekrosezeichen schon im Anfangsstadium zu sehen.

Unten: ein halbes Jahr später sind die Veränderungen nun eindeutig.

Diagnose

Die Diagnose kann klinisch nur vermutet und muß mit einem *Röntgenbild* gesichert werden. Die frühesten Veränderungen treten allerdings erst nach einiger Zeit auf und sind im Anfangsstadium (Nekrose) noch sehr diskret, doch eindeutig (Abb. 64.51). Kernspintomogramme zeigen die Nekroseherde schon zu Beginn (Differentialdiagnose zu Coxitiden usw.). (Abb. 64.52.)

Röntgenbild und MRI geben auch genaue Auskunft über den *Verlauf* der Krankheit, während die klinische Symptomatologie durchwegs spärlich bleibt.

Die *röntgenologischen Veränderungen* im Verlaufe der Perthesschen Erkrankung entsprechen den 4 pathologisch-anatomischen Stadien (siehe S. 346). Es sind *folgende:*

1. Geringe Gelenkspaltverbreiterung, leichte Erniedrigung der Epiphyse.
2. Relative Sklerosierung des Kopfkernes.
3. Spaltbildung subchondral (axiale Aufnahme): *Pathologische Fraktur* Abb. 64.53, erstes Zeichen der mechanischen Insuffizienz.
4. Abplattung der Epiphyse als Zeichen des Zusammenbruches des nekrotischen Knochens.
5. Schollen- oder Fragmentstadium. Der Knochen zerfällt in einzelne «Schollen» als Zeichen des Ab- und Umbaues.
6. Regenerationsstadium. Es wird langsam ein neues Knochengerüst wieder aufgebaut, die «Schollen» werden entweder resorbiert oder umgebaut.
7. Restitution der Knochenstruktur (Abb. 64.54).

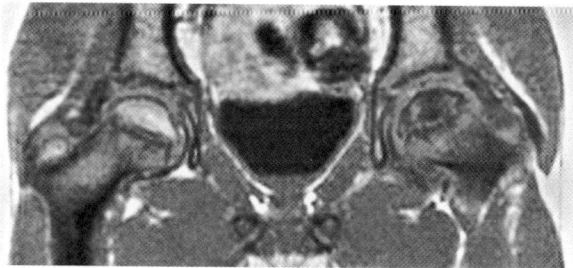

Abb. 64.52: *Perthes im MRI* bei einem 10jährigen Knaben. T1-gewichtetes Bild.

Die rechte Hüfte ist normal: Die knöchernen Epiphysenkerne von Kopf und Trochanter sind weiß, Metaphyse und Diaphyse sind dunkler. Die Epiphysenfuge ist gut zu erkennen. Im linken Hüftkopf ist die Epiphyse schwarz, als Zeichen der Knochennekrose.

Hüftgelenk

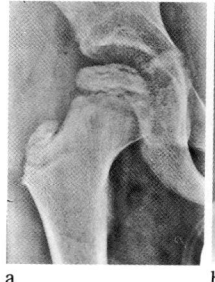
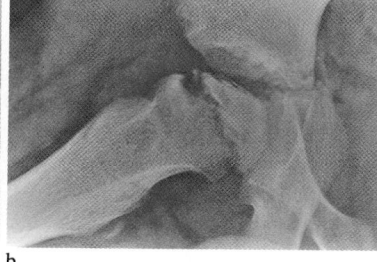

a   b

Abb. 64.53: Beim «Perthes» beginnt die eigentliche Krankheit mit einer *subchondralen* pathologischen *Fraktur,* wenn der nekrotische Knochen unter der mechanischen Beanspruchung zusammenbricht. Die Fraktur ist als feine schwarze Linie zwischen der dünnen (am Knorpel adhärenten) subchondralen Knochenschicht und dem knöchernen Epiphysenkern zu erkennen (a), meist nur auf dem axialen Bild (b).

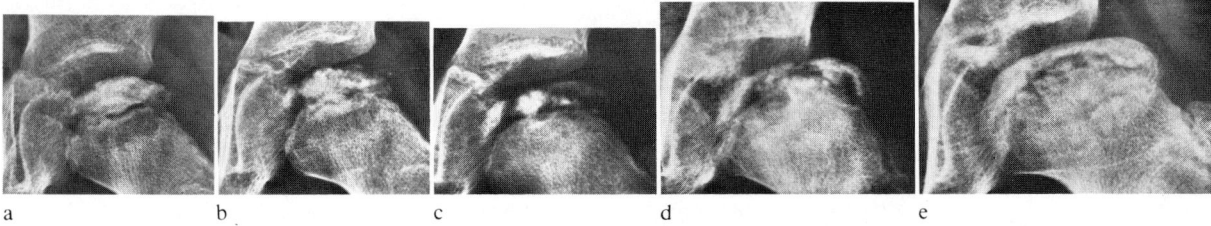

a   b   c   d   e

Abb. 64.54: *M. Perthes, Verlaufsserie.*

a Linke Hüfte eines 5jährigen Knaben, mit Sklerosierung und Abplattung. Befall der ganzen Epiphyse sowie eines Teils der Metaphyse.

b Ein halbes Jahr später. Beginnender scholliger Zerfall als Zeichen des Knochenumbaues. In diesem Stadium ist der Kopf relativ weich, leicht deformierbar und deshalb besonders gefährdet.

c Nach einem weiteren halben Jahr ist der Kopfkern fragmentiert, deformiert, abgeplattet: Schollenstadium.

d Noch ein Jahr später sind die Wiederaufbauvorgänge deutlich, der Kopf ist jedoch bereits etwas subluxiert.

e Bei der Kontrolle nach weiteren 2½ Jahren, im Alter von 10 Jahren, ist der Kopf neu aufgebaut. Allerdings ist er stark entrundet, und auch die Pfanne ist deformiert, die Überdachung ungenügend.

Der Knabe ist praktisch symptomfrei, doch ist die Prognose auf die Dauer ungewiß, da sich wegen der Inkongruenz mit den Jahren eine Arthrose entwickeln wird.

Das Ziel der Perthes-Behandlung wäre, Subluxation und damit präarthrotische Deformitäten zu verhindern, was versucht wird durch Entlastung und Zentrierung des gefährdeten Kopfes (containment).

Vergleiche dazu die günstigere Verlaufsserie von Abb. 31.6, wo das Gelenk nach dem Kopfumbau wieder weitgehend kongruent ist und somit eine bessere Prognose hat.

Klinischer Verlauf:

Die geringen Beschwerden entsprechen der Schwere der Krankheit nicht. Nach einiger Zeit gehen die Schmerzen ganz zurück. Nicht selten wird die Diagnose im Kindesalter gar nicht gestellt.

Der Perthes ist eine Krankheit, welche an sich *von selbst heilt.* Die Hüftfunktion bleibt meist gut erhalten, und in den nächsten 20–30 Jahren sind die Patienten in der Regel wieder gesund und voll leistungsfähig (Abb. 64.58).

Prognose

Die Prognose auf lange Sicht jedoch hängt davon ab, wie das Hüftgelenk *am Schluß der Wachstumsperiode* konfiguriert und wie weit es *kongruent* ist.

Dies ist nicht leicht vorauszusagen. Tatsächlich sind die Unterschiede der Langzeitresultate sehr groß. Neben praktisch vollständiger anatomischer Wiederherstellung gibt es schwerste Deformitäten:

1. Während des Umbaues ist die Knochenstruktur der mechanischen Beanspruchung nicht gewachsen. Es kommt zu einem Zusammenbruch der nekrotischen Knochenpartien, zu einer *subchondralen Fraktur.* In dieser Phase wird der Kopf mehr oder weniger stark *deformiert* und wächst nicht mehr normal.

2. Der abgeplattete, verbreiterte Kopf *subluxiert* langsam, drückt auf den Pfannenerker, deformiert dabei die Pfanne und wird selbst deformiert. Wenn lateral eine Verknöcherungsinsel auftaucht, als Zeichen der Subluxation dieses Kopfteiles, ist die Prognose ungünstig, indem diese Hüften inkongruent werden (Abb. 64.54 und Abb. 64.55).

3. In vielen Fällen ist die *Epiphysenwachstumszone geschädigt,* wenn nicht nur die Epiphyse, sondern auch noch ein Teil der Metaphyse am Schenkelhals betroffen ist. Das epiphysäre *Wachstum* am Hüftkopf kommt weitgehend *zum Stillstand,* während der Trochanter maior ungestört weiter wächst. Daraus entwickelt sich bis zum Abschluß des Wachstums eine für den Perthes *typische schwere Deformierung* des proximalen Femurendes: Pilzförmige Verbreiterung und Abplattung des Hüftkopfes (Coxa magna), schwere *Coxa vara,* Hochstand des Trochanter maior und Beinverkürzung von evtl. mehreren cm (Abb. 64.56 und Abb. 64.60).

Andererseits hat sich herausgestellt, daß auch ausgedehnte Nekrosen ohne schwerere Deformitäten ausheilen können. Auch bleiben manche Hüftgelenke trotz erheblichen Deformitäten bis ins Alter erstaunlich funktionstüchtig und beschwerdefrei.

Langzeituntersuchungen (Engelhardt) haben gezeigt, daß sich die sekundäre *Koxarthrose* beim Perthes in der Regel etwa *im Alter von 40–50 Jahren* bemerkbar macht.

Welche Fälle führen nun zu Deformitäten und zur Arthrose, und welche nicht? Diese Frage ist wichtig für die Therapie. Sie ist nicht ohne weiteres zu beantworten. Genau genommen sind es zwei verschiedene Fragen: Es gilt zu unterscheiden zwischen zwei Etappen der Krankheit:

1. *Die floride Erkrankung,* die ischämische Nekrose. Sie heilt in der Regel innerhalb von 2, höchstens 4 Jahren aus. Die nekrotischen Partien werden umgebaut und durch vitalen Knochen ersetzt. Insofern ist der Perthes ein «self healing disease». Die

Hüftgelenk

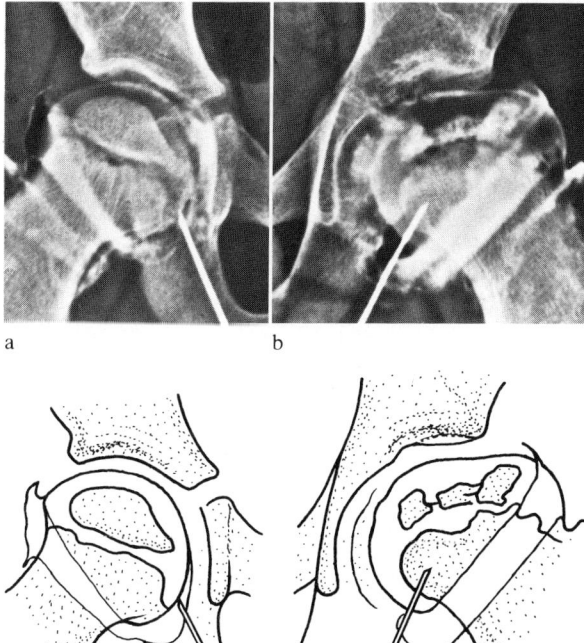

Abb. 64.55: *Die Kopfdeformierung beim M. Perthes:* Arthrographie der Hüftgelenke eines 5jährigen Knaben.

a Die *normale* rechte Hüfte ist *kreisrund,* Kopf und Pfanne sind kongruent.

b Der linke Hüftkopf ist infolge eines M. Perthes weich geworden und eingedrückt, abgeplattet und entrundet. Das Gelenk wird inkongruent. In der Folge wird auch die wachsende Pfanne deformiert, der Pfannenerker abgeflacht und der Kopf beginnt nach lateral zu *subluxieren.* Ein solcher Verlauf ist ungünstig für die Prognose. Die therapeutischen Bestrebungen sind größtenteils darauf gerichtet, eine solche Entwicklung zu verhindern, d. h. den runden Kopf in einer runden Pfanne zu *halten* (containment).

c und d: Skizze zu den Röntgenbildern.

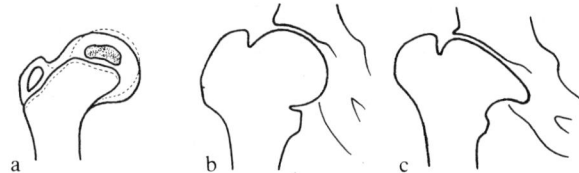

Abb. 64.56: Das Schicksal der Perthes-Hüften hängt von der Deformität ab. Dabei wirken zwei Mechanismen mit: a) Kopfdeformität durch den Druck auf den erweichten Hüftkopf. Diese Deformität ist in günstigen Fällen gering und reversibel.

b) Die Wachstumsstörung durch Schaden an der Epiphysenwachstumszone: In solchen Fällen *nimmt* die Deformität im Laufe des weiteren Wachstums *zu,* und es kommt zu schweren Veränderungen der Hüfte: Coxa vara, Coxa magna und Abplattung des Kopfes (c).

morphologischen Veränderungen sind überaus mannigfaltig und hinterlassen, zusammen mit den Wachstumsstörungen, beim Wachstumsabschluß mehr oder weniger stark deformierte Hüften.

2. Der *spätere Verlauf* im Erwachsenenalter, der je nach Art und Ausmaß der Deformität zur Arthrose führen kann.

Gibt es Anhaltspunkte für die Prognose?

Langzeituntersuchungen haben gezeigt, daß sich aus der nach Wachstumsabschluß *verbliebenen Deformität* einige Hinweise für die Langzeitprognose, d. h. für das Arthroserisiko ergeben, daß sich jedoch aus den *primären* Veränderungen nur spärliche und unsichere Anhaltspunkte für den späteren Verlauf ergeben. Immerhin hat man bisher einige Faktoren herauskristallisieren können:

1. Das *wichtigste Kriterium* für die Prognose ist das *Alter zu Beginn der Erkrankung.*

Je jünger das Kind, desto besser die Prognose. Bei Kindern unter 4–5 Jahren ist das Endresultat auch ohne Behandlung gewöhnlich gut. Kinder unter 7 Jahren haben ein wesentlich geringeres Arthroserisiko als ältere.

2. Die langsame *Subluxation* nach lateral, zusammen mit einer Impression des erweichten Kopfes durch den Pfannenerker, sowie eine Verknöcherung am lateralen Epiphysenpol führen mit großer Wahrscheinlichkeit zu einer erheblichen Inkongruenz, und diese später zur Arthrose.

3. *Die Größe des nekrotischen Bezirkes* spielt zweifellos eine Rolle. Oft ist nur der vordere Abschnitt des knöchernen Epiphysenkerns nekrotisch. Es kann aber auch die ganze Epiphyse und zudem ein Teil der Metaphyse, mithin auch die Wachstumszone betroffen sein.

Die gebräuchliche Stadieneinteilung von *Catterall* beruht auf dieser unterschiedlichen Ausdehnung der Nekrose. Langzeituntersuchungen haben allerdings gezeigt, daß die prognostische Aussagekraft dieser Einteilung begrenzt ist (Abb. 64.57).

4. Ist auch die Metaphyse und damit die Epiphysenfuge befallen, sind die Veränderungen des proximalen Femurendes wesentlich größer.

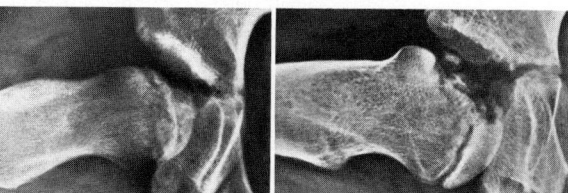

Abb. 64.57: *Der M. Perthes im axialen Röntgenbild.* Immer ist der *vordere* Kopfpol betroffen. Das *Ausmaß* der Nekrose hat – neben anderen Kriterien – für die Prognose eine gewisse Bedeutung (Catterall): Auf dem Bild rechts ist über die Hälfte der Kopfkalotte befallen, auf dem Bild links nur etwa das vordere Drittel.

5. Von den von Catterall und anderen angegebenen sog. «head at risk»-Zeichen ist die Subluxation die wichtigste. Die übrigen haben keine allzu große prognostische Aussagekraft.

6. Für die *Spätprognose* entscheidend ist schließlich die nach Ausheilung der floriden Krankheit und *beim Wachstumsabschluß zurückbleibende Form des Hüftgelenkes:*

In der Mehrzahl der Fälle sind die Hüftköpfe wesentlich größer als normal (Coxa magna), allerdings von sehr unterschiedlicher Form.

Nachuntersuchungen haben gezeigt, daß die *Kongruenz,* und insbesondere die «Sphärizität» des Gelenkes wesentlich ist für die Langzeitprognose: Röntgenologisch *kreisrunde* Hüftgelenke bleiben erstaunlich oft bis ins mittlere und höhere Alter arthrosefrei, auch wenn ihre Form im übrigen stark von der Norm abweicht. (Die zahlreichen anderen radiometrischen Indices, die meist auf das Verhältnis der Höhe zur Breite der Epiphyse hinzielen, sind von geringerer praktischer Bedeutung.)

Das Kriterium des sphärischen Hüftgelenkes beim Wachstumsabschluß hat zur Idee des «containment» geführt, d.h. zum Bestreben, den Kopf gut in die Pfanne einzupassen und dort unverschieblich zu halten. Sie ist für das Therapiekonzept der *floriden* Erkrankung wichtig geworden.

7. Langfristige Verläufe haben gezeigt, daß die Prognose des Perthes *im allgemeinen nicht so schlecht* ist, wie man oft vermutete, jedenfalls wesentlich besser als jene der Hüftdysplasien. Die therapeutische Konsequenz daraus ist eine gewisse *Zurückhaltung* mit aufwendigen und nicht immer risikolosen Therapien, deren prophylaktischer Effekt fraglich ist.

8. *Ein Einfluß der konservativen Therapie* konnte bisher *nicht eindeutig* nachgewiesen werden. Gute Spätresultate ergaben jene Fälle von Perthesscher Erkrankung, welche als Tuberkulose verkannt und entsprechend behandelt worden waren: Mit viele Monate bis Jahre dauernder Bettruhe. Geschützt vor mechanischer Einwirkung konnte sich der Umbau und Wiederaufbau des Kopfes vollziehen, ohne daß seine geometrische Form stark beeinträchtigt wurde (Abb. 64.58).

Die Operationen zur Verbesserung der Gelenkanatomie und damit der Spätprognose sind erst jüngeren Datums. Ihren Wert werden *längere Beobachtungszeiten* erweisen müssen.

Therapie

Die floride Krankheit heilt immer spontan aus. Da die Kinder wenig Beschwerden haben, drängt sich eine Behandlung nicht unbedingt auf.

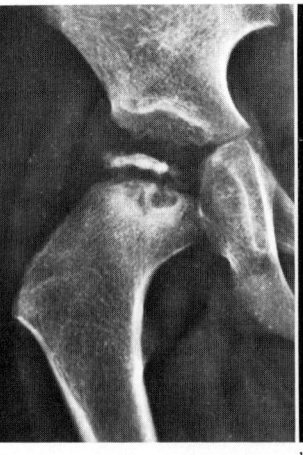 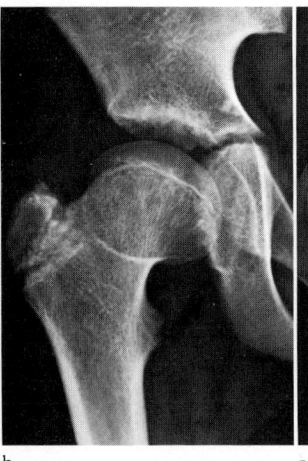 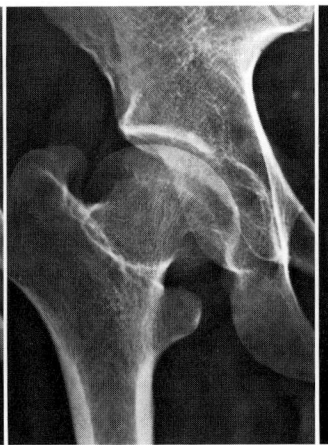 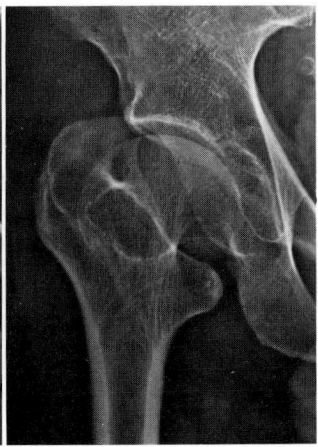

a   b   c   d

Abb. 64.58: *Langzeitkontrolle* eines M. Perthes.

a Schwere Veränderungen im Alter von 5 Jahren.

b Im Alter von 12 Jahren ist der Kopf wieder aufgebaut. Er ist vergrößert (Coxa magna), aber rund und steht gut in der Pfanne.

c Kontrolle mit 25 Jahren. Die Schädigung der Wachstumszone im Kopfbereich führte zu einer starken Varusstellung bis zum Wachstumsabschluß.

d Im Alter von 60 Jahren ist der Mann immer noch weitgehend *beschwerdefrei,* das Hüftgelenk weist nur geringfügige Arthrosezeichen auf.

Das Beispiel zeigt die Bedeutung der Gelenkkongruenz, sowie die tiefgreifenden Veränderungen im Laufe des Wachstums.

Über die Prognose orthopädischer Leiden – unbehandelt oder nach Eingriffen – können nur solche *langfristigen Verläufe* Aufschluß geben. Diese Fallstudie war möglich dank der beispielhaften Dokumentation der orthopädischen Universitätsklinik *Balgrist* Zürich, wo alle Röntgenbilder seit der Gründung des Institutes aufbewahrt wurden und zur Verfügung stehen.

Hüftgelenk

Unsere orthopädischen Bemühungen sind vorwiegend *prophylaktisch* und haben das Ziel, eine spätere Arthrose zu verhüten.

Da die präarthrotischen Deformitäten wohl entstehen durch die mechanische Beanspruchung der in der Umbauphase erweichten Epiphyse, versucht man logischerweise, die deformierenden Kräfte während dieser Zeit auszuschalten oder wenigstens zu verringern.

Voraussetzung dafür ist die rechtzeitige Diagnose, zu einem Zeitpunkt, da noch *keine* Deformität besteht.

Eine *Liegekur* von ein oder mehreren Jahren in einem Alter, da das Kind sich motorisch entwickeln und zur Schule gehen sollte, bedeutet für den kleinen Patienten und seine Mutter eine große Zumutung.

Entlastung: Man hat deshalb versucht, mit *konservativen* Mitteln die Hüften zu entlasten und die Subluxation zu verhindern: *Gehapparate* mit Beckenring (Thomasbügel, Abb. 17.32) werden häufig angewendet. Ihre entlastende Wirkung ist wohl nicht ideal, und schädliche Hebelwirkungen sind nicht ausgeschlossen. Vollständige Entlastung im Einbeingang mit Krückstöcken ist von den Kindern viel verlangt, aber doch gelegentlich möglich.

Abspreizbehandlung: Sie geht von der Beobachtung aus, daß nekrotische Hüftköpfe unter dem Schutz einer guten *Überdachung* durch die Pfanne trotz Belastung *rund* bleiben und eine kongruente Kopfform wieder aufbauen können. Dieses sog. «Containment-Prinzip» spielt in vielen Fällen spontan. Es läßt sich auch durch Abduktion verwirklichen.

Mit *Abspreizgipsen und -apparaten* soll die Hüfte gut in der Pfanne gehalten werden. Die Kinder dürfen jedoch voll belasten. Gipse und Apparate von Fuß bis Hüfte sind unbequem, zumal sie ja monate- und jahrelang getragen werden müssen. Apparate nur bis oberhalb des Knies haben kaum die nötige Wirkung.

Eine eindeutige prophylaktische Wirkung all dieser Methoden ist *nie schlüssig bewiesen worden.* Manche Orthopäden halten deshalb eine konservative Therapie des Perthes für unnötig, da unwirksam, und verzichten darauf. *G. Apley* rät seinen Patienten: «Don't play football at night».

Gibt es *operative Möglichkeiten* der Entlastung und Hüftzentrierung? Theoretisch müßte dies möglich sein nach dem Prinzip des «Containment». Die bei der kongenitalen Hüftluxation früher häufig angewandte Varisationsosteotomie des proximalen Femurendes bietet sich an für Fälle mit schlechter Prognose. Logischer noch erscheinen die *Operationen zur Verbesserung der Pfannenüberdachung* wie die Beckenosteotomie nach Salter oder eine Azetabuloplastik. Sie erlauben eine rasche Mobilisierung der

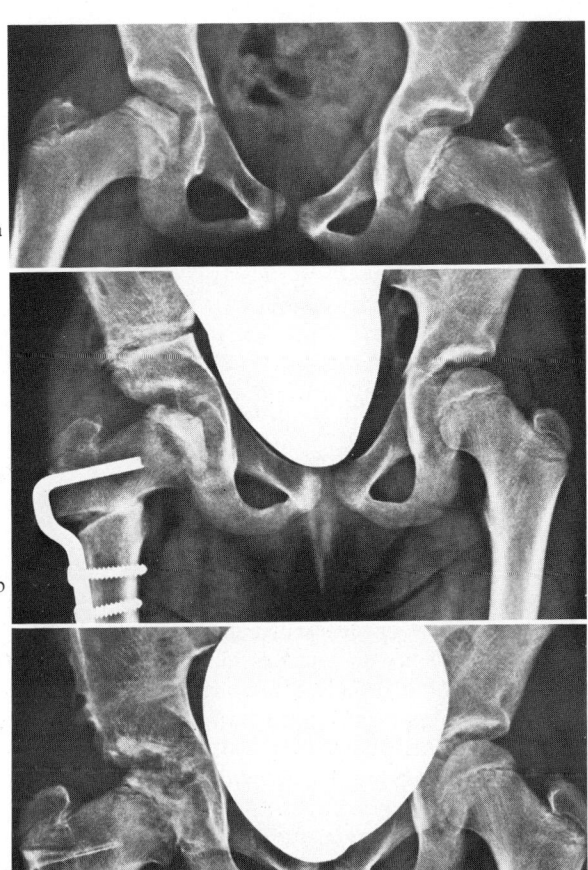

Abb. 64.59: Ein Versuch, die Deformität und Subluxation beim *Perthes* zu verhindern durch bessere Zentrierung und Überdachung des Kopfes.

a Frühphase eines M. Perthes rechts bei einem 8jährigen Mädchen. Röntgenbild in Abduktionsstellung der Hüfte: tiefe Einstellung des Kopfes in der Pfanne.

b Nach varisierender intertrochanterer Osteotomie (IO.) und Salterscher Beckenosteotomie (BO.) zur besseren Einstellung des Kopfes in die Pfanne. (Die Beinverlängerung durch die BO. wird ausgeglichen durch die IO.)

c 2 Jahre später: Perthes in Heilung bei kongruentem Gelenk. Gute Zentrierung, keine Subluxation.

Die Idee der Operation ist logisch. Ob jedoch der ziemlich große Eingriff gerechtfertigt ist, d. h. ob durch die Operation tatsächlich die Deformierung und Subluxation besser verhindert werden können, als durch die konservative Behandlung mit Entlastung, das können erst die Spätresultate *nach Abschluß des Wachstums* zeigen. Vielleicht findet sich bis dahin eine kausale Therapie bzw. Prophylaxe.

Hüftgelenk

Patienten, welche anschließend wieder voll belasten können. Die unzumutbare Entlastungszeit fällt weg. Dies ist bereits ein großer Vorteil.

Die bisherigen Resultate scheinen die Erwartungen zu bestätigen, doch werden erst die Langzeitresultate den Wert dieser Operationen erweisen (Abb. 64.59).

Ein Problem besteht darin, daß die Operation wahrscheinlich gemacht werden sollte in einem Stadium, in welchem der Kopf (noch) nicht oder wenigstens noch nicht stark deformiert ist, also in einem Zeitpunkt, da die Prognose noch nicht mit einiger Sicherheit gestellt werden kann. So bleibt die Indikation (vorläufig) weitgehend eine Ermessensfrage und ist, wie die Erfahrung zeigt, stark vom Temperament des zuständigen Orthopäden abhängig.

Spätfolgen

Nach einer längeren beschwerdefreien Periode von vielen Jahren treten Schmerzen in der Regel erstmals wieder im Alter von 30, häufiger 40 oder 50 Jahren auf, wenn die Nekrose längst geheilt, aber das inkongruente Gelenk arthrotisch geworden ist. Die Röntgenbilder sind typisch (siehe Abb. 64.58 und Abb. 64.60). Gelegentlich sieht man solche als Zufallsbefunde bei leistungsfähigen Individuen. Das klinische Bild und die Therapie entsprechen denjenigen einer schweren Koxarthrose (siehe S. 745). In solchen Fällen gibt die *intertrochantere Valgisationsosteotomie* in der Regel gute Resultate (Abb. 64.60). Im fortgeschrittenen Stadium muß oft auf die *Totalhüftendoprothese* zurückgegriffen werden.

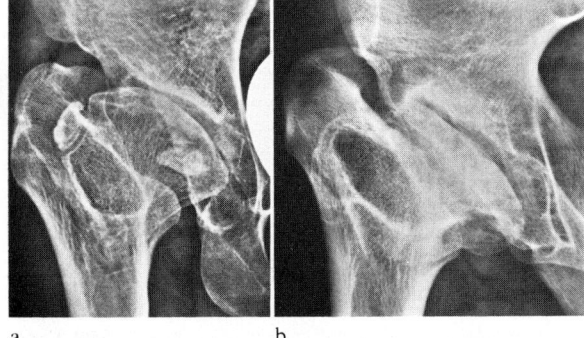

a   b

Abb. 64.60: *Das spätere Schicksal der Perthes-Hüften.*

a Diese Frau hatte, nachdem in der Jugend der Perthes ausgeheilt war, keine Symptome mehr, bis im Alter von 33 Jahren Schmerzen auftraten infolge der beginnenden Koxarthrose.

b Diese Hüfte wurde schon mit 22 Jahren schmerzhaft. Frühzeitige Koxarthrose bei schwerer Deformität. Bei diesem jungen Mann war die Wachstumsfuge der Hüftkopfepiphyse durch die Krankheit weitgehend zerstört worden.

Diese Formen der Koxarthrose haben eine breite Abstützfläche. Sie bleiben deshalb nicht selten relativ lange beschwerdefrei. Dann sprechen sie in der Regel auf die intertrochantere Valgisationsosteotomie gut an.

Juvenile Epiphysenlösung
(Epiphyseolysis capitis femoris, Coxa vara adolescentium)

Definition: Abrutschen der Hüftkopfepiphyse vom Schenkelhals in der Wachstumsfuge während des pubertären Wachstumsschubes, meist chronisch, selten akut (siehe auch Wachstumsstörungen, S. 326).

Ätiologie

Im pubertären Wachstumsschub nimmt die mechanische Festigkeit der Epiphysenfuge auch bei normalen Individuen ab, offenbar unter dem Einfluß der hormonalen Umstellung in dieser Entwicklungsphase (siehe S. 81). Diese Veränderungen spielen ätiologisch bei der Epiphysenlösung eine Rolle, findet man sie doch bei Kindern mit *gestörtem Hormongleichgewicht (hochgewachsene asthenische, resp. dicke hypogenitale)* gehäuft. Die letztliche Ursache der Epiphyseolyse ist allerdings immer noch unklar.

Die Krankheit tritt auf im Alter von etwa 9 Jahren bis zum Wachstumsabschluß, bei Knaben, entsprechend der späteren Skelettreife, etwas später als bei Mädchen, und etwa doppelt so häufig wie bei diesen (siehe Graphik, S. 325).

Bei der Natur der Krankheit ist es verständlich, daß *sehr häufig beide Hüften befallen* werden, oft in Abständen von mehreren Monaten.

Pathologie

Gewöhnlich löst sich die Kopfepiphyse nicht vollständig vom Hals, sondern gleitet langsam ab und kippt schließlich über den Schenkelhals nach dorsal. Die Gefäßversorgung über die dorsalen Periostgefäße bleibt dabei erhalten. Der Prozeß dauert in der Regel Wochen bis Monate. Gleichzeitig finden Reparations- und Umbauvorgänge statt: Resorption des hinteren Schenkelhalsstumpfes und Spornbildung (Abb. 64.61 und Abb. 64.64).

In seltenen Fällen löst sich der Kopf im Verlaufe der Krankheit *plötzlich* und vollständig vom Schenkelhals unter dem Bild eines Unfalles, allerdings meist ohne entsprechendes Trauma.

So unterscheidet man:

1. Chronische Epiphyseolyse (häufig)
3. Akute Epiphyseolyse (selten)
3. Akute Lyse im Verlaufe der chronischen Epiphyseolyse (etwas weniger selten).

Der Gleitprozeß kann in jedem Stadium zum Stillstand kommen, manchmal erst nach vollständigem Abkippen der Kopfkalotte. Nach kurzer Zeit verknöchert dann die Epiphysenfuge und der abgerutschte Kopf wird wieder fest. So heilt die Krankheit von selbst.

a

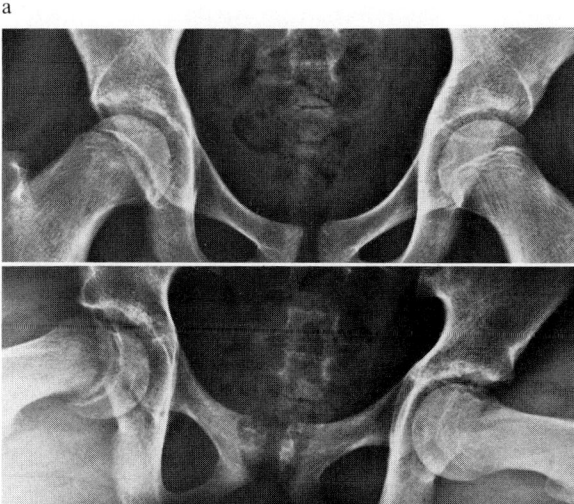

b

Abb. 64.61: *Die Diagnose der Epiphysenlösung.*

a 13jähriges Mädchen mit Hüftschmerzen rechts. Bereits im ap-Bild ist die Lyse deutlich: Die Epiphysenfuge erscheint etwas erweitert, aufgelockert, die Kopfkalotte ist ein wenig nach medial abgerutscht, so daß die kraniale Begrenzungslinie des Schenkelhalses in ihrer Verlängerung den Kopf nicht mehr schneidet, wie das bei einer normalen Hüfte (vgl. linke Hüfte) der Fall ist. (Die leichte Verdichtung der Kopfspongiosa ist *kein* obligates Zeichen, hier deutet es eine Zirkulationsstörung an.)

b Erst das *axiale* Röntgenbild (nach *Lauenstein,* oder nach *Dunn* mit 45° Abduktion), läßt das wahre Ausmaß des Gleitprozesses erkennen, welcher fast immer weiter fortgeschritten ist, als man vermuten würde. Hier beträgt der Gleitwinkel etwa 45°. In diesem Stadium ist neben der Fixation auch eine Stellungskorrektur zu diskutieren. Die Langzeitprognose ist umso schlechter, je stärker der Kopf abgeglitten ist.
Die linke Hüfte sieht normal aus.

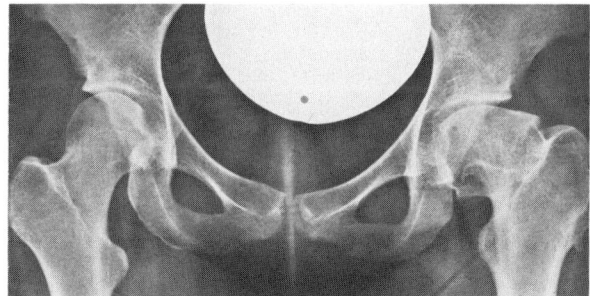

Abb. 64.62: Beginnende Koxarthrose bei 23jähriger Frau, die früher eine Epiphysenlösung links durchgemacht hatte.

Zurück bleibt allerdings die Deformität des proximalen Femurendes. Je größer diese ist, desto stärker ist die Hüftfunktion beeinträchtigt, desto rascher stellen sich auch Degenerationszeichen ein. Oft entwickelt sich im Erwachsenenalter eine *sekundäre Koxarthrose* infolge der Gelenkinkongruenz (Abb. 64.62).

Gefürchtete *frühe Komplikationen* sind

– die *Hüftkopfnekrose* und
– die *Chondrolyse*

Sie werden am Schluß besprochen (S. 737).

Diagnose

Wenn eine beginnende Epiphyseolyse früh genug erkannt wird, ist die Behandlung verhältnismäßig einfach und die Prognose gut. Die Wiederherstellung einer bereits abgerutschten Hüfte jedoch ist heikel und gelingt nicht immer. Die Prognose ist unsicher. Die *Frühdiagnose* der Epiphyseolyse ist deshalb *äußerst wichtig und dankbar.*

Wenn Knaben von etwa 12–15 Jahren, Mädchen im Alter von 10–14 Jahren über Schmerzen in *Hüfte,* Oberschenkel oder *Knie* klagen und hinken, so ist der erste Gedanke die Epiphyseolyse, und eine genaue Abklärung der Hüften einschließlich *Röntgen* in zwei *Ebenen* ist notwendig. *Knieschmerzen* können das einzige Symptom sein, und es ist deshalb wichtig, bei Knieschmerzen an die Hüfte zu denken. Es wurde nachgewiesen, daß die Diagnose im Durchschnitt etwa zehn Monate nach dem Auftreten der ersten Symptome gestellt wird!

Die *klinische Untersuchung* zeigt oft nur wenig: *Leichtes Hinken,* evtl. nur wenn die Kinder müde sind, evtl. ein positives Trendelenburgsches Zeichen, sodann eine geringgradige Bewegungseinschränkung der betroffenen Hüfte, vor allem für *Innenrotation,* am besten in Bauchlage zu prüfen (siehe S. 139). Bei der Prüfung der Flexion weicht die Hüfte in *Außenrotation* aus (Drehmannsches Zeichen). Wenn stärkere Bewegungsbehinderungen vorhanden sind, ist der Kopf meistens schon weit abgerutscht.

Ausschlaggebend für die Diagnose ist das *Röntgenbild* (in zwei Ebenen! Abb. 64.63).

Eine massive Lyse ist eindeutig erkennbar. Eine Verschiebung *im Anfangsstadium* ist aber auf der normalen antero-posterioren Aufnahme oft fast nicht zu erkennen. In diesem Stadium aber sollte die Diagnose gestellt werden! Deshalb ist immer eine *axiale Aufnahme* notwendig, auf welcher auch eine beginnende Lyse stets zu sehen ist (Abb. 64.64 und Abb. 64.68). Immer muß auch die *andere* vermeintlich *gesunde* Hüfte geröntgt werden! Nicht selten hat hier der Gleitprozeß auch schon begonnen.

Die Computertomographie bringt die Deformität ebenfalls gut zur Darstellung. Für praktische Be-

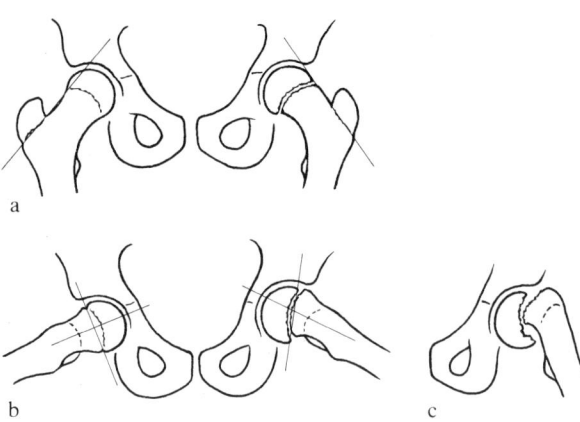

Abb. 64.63: Die *Frühdiagnose* der Epiphysenlösung ist für das Schicksal der Krankheit ausschlaggebend. Klinisch kann sie meist vermutet werden, wenn man das Krankheitsbild kennt. Bei Verdacht sind immer *Röntgenbilder in zwei Ebenen* notwendig.

a Im *ap-Bild* sind die Veränderungen oft kaum zu erkennen: Leichte Auflockerung der Struktur der Epiphysenfuge (hier: linke Hüfte), evtl. geringgradige Verschiebung der Epiphyse nach medial (normalerweise schneidet die obere Schenkelhalsbegrenzung die Epiphyse am oberen Rand gerade noch). Signifikant ist vor allem ein *Seitenunterschied*. Bei dem häufigen bilateralen Befall kann man sich aber nicht darauf verlassen.

b Entscheidend ist immer die *axiale Aufnahme* (z. B. nach *Lauenstein*, die Aufnahme nach *Dunn* ist weniger geeignet). Da die Epiphyse in der Regel nach *hinten* abrutscht, kommt die Lyse in der axialen Aufnahme praktisch immer schön zur Darstellung (hier: linke Hüfte). Auch bei relativ geringfügigem Befund im ap-Bild kann der Abrutsch im axialen Bild massiv sein (c).

lange, insbesondere auch zur Ausmessung der Kippwinkel und zur Operationsplanung genügen konventionelle Röntgenbilder in zwei Ebenen.

Wenn im Verlaufe der Krankheit oder auch ohne vorherige Symptome unvermittelt stärkere Schmerzen auftreten, der Patient stürzt oder sonst plötzlich gehunfähig wird, ist wahrscheinlich der Kopf vollständig abgelöst und abgekippt: *Akute Epiphyseolyse*. Die Hüfte ist dann schmerzhaft versteift in Außenrotation und Adduktion, das Bein ist verkürzt: Diese Fälle gehören zu den wenigen *echten Notfällen* in der Orthopädie (Abb. 64.67).

Prognose

1. *Im aktuten Stadium* besteht die Gefahr des weiteren ungebremsten Abrutschens. *Eine Therapie* ist somit notwendig, um dies zu verhindern. Anschließend heilt die Krankheit spontan aus, indem die Epiphysenfugen im Rahmen des physiologischen Wachstumsabschlusses in diesem Alter ohnehin bald verknöchern. Die durch den Gleitprozeß geschädigten Epiphysenfugen obliterieren dabei in der Regel früher als intakte.

2. *Nach Abheilung der floriden Krankheit* sind die jungen Leute in der Regel wieder beschwerdefrei, außer bei massiver Dislokation des Hüftkopfes. Eine leichte Bewegungshinderung kann bestehen bleiben, meist in Form einer Außenrotationsfehlstellung.

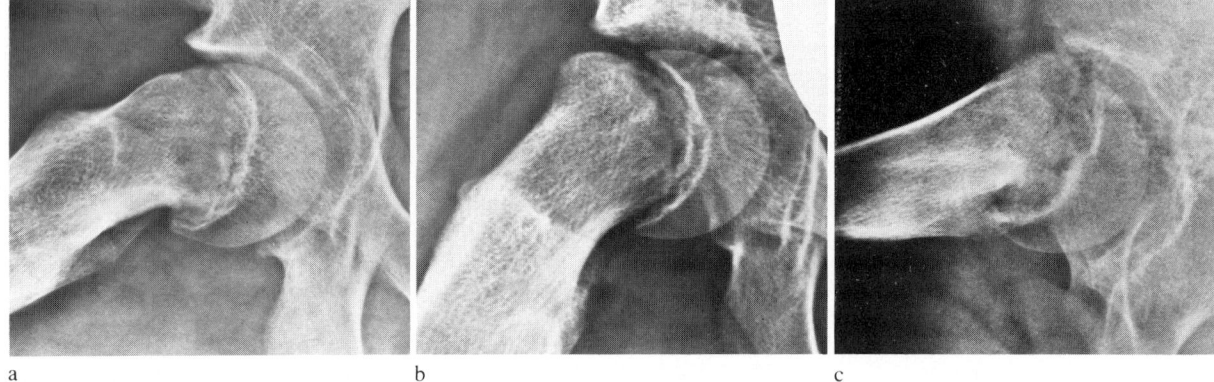

Abb. 64.64: *Verschiedene Stadien im axialen Röntgenbild.*

a Leichtes Gleiten bei einem 15jährigen Knaben. In solchen Fällen genügt eine Fixation, um ein weiteres Abgleiten zu verhindern.

b Abrutschen mit starker Verschiebung, bei 11jährigem Mädchen. Hier kommt zusätzlich eine Korrekturosteotomie in Frage.

c Bei diesem 11jährigen Mädchen ist der Kopf fast vollständig abgekippt. Ein Teil des Schenkelhalsstumpfes dorsal ist verschwunden, resorbiert. In solchen Fällen ist eine befriedigende Korrektur kaum möglich, schwierig und heikel (Schenkelhalsosteotomie: Gefahr der Hüftkopfnekrose).

Diese Reihe soll deutlich machen, wie wichtig eine *frühe Diagnose* für ein gutes Dauerresultat ist.

Bis zum Wachstumsabschluß und auch später noch macht das proximale Femurende einen *Remodellierungsprozeß* durch, der die Deformität wieder teilweise ausgleicht, doch bleiben mehr oder weniger schwere Residuen bestehen für den Rest des Lebens. Da ein Teil dieser Hüften später, im Verlaufe der zweiten Lebenshälfte, selten schon früher, arthrotisch wird, ist diese Restdeformität als *Präarthrose* anzusehen. Zeitpunkt des Auftretens und Schwere der sekundären Arthrose sind abhängig von Gleit- bzw. Kippwinkel.

Im verständlichen Bestreben, diese Spätfolgen zu vermeiden, wurden in den sechziger Jahren Operationsverfahren entwickelt und empfohlen, mit welchen jede nennenswerte Deformität des Schenkelhalses *korrigiert* werden sollte, und zwar bis zur *anatomischen Norm*. Diese Forderung entsprang der theoretischen Überlegung, daß wohl diese Norm die beste Garantie gegen eine spätere Arthrose sei. Dafür wurden ein erheblicher Aufwand und recht große Risiken in Kauf genommen.

Erst langfristige Untersuchungen an größeren Serien haben gezeigt, daß es auch bei deutlichem Abkippen und entsprechender Fehlstellung *nicht zwangsläufig* später zur Arthrose kommen muß, bzw. daß dieser Prozeß sehr spät und langsam einsetzt. Viele dieser Hüftgelenke weisen im Spontanverlauf eine erstaunliche Resistenz gegen die degenerative Zerstörung auf. Es werden offenbar stärkere Deformitäten schadlos toleriert, als man zweitweise annahm.

Dieser verhältnismäßig günstige Spontanverlauf ist wahrscheinlich einerseits mit einer gewissen Adaptation in den ersten Jahren nach der Erkrankung zu erklären, zur Hauptsache wohl aber damit, daß bei einer unkomplizierten Epiphysenlösung der Gelenkknorpel *nicht* geschädigt und die *Kongruenz* von Kopf und Pfanne erhalten ist. Die Deformität ist weniger im Gelenk selbst als im Schenkelhals lokalisiert und stört den Gelenkmechanismus erst, wenn der Schenkelhalsstumpf an der Pfanne anstößt: Die Arthrose beginnt an dieser Stelle.

Diese Beobachtungen haben *praktische Bedeutung*. Sie müssen die theoretischen Überlegungen zu den Operationsempfehlungen ergänzen und, wo nötig, modifizieren.

Für die *Indikationsstellung* ergibt sich: Wenn die Arthrose erst nach dem fünfzigsten oder sechzigsten Lebensjahr manifest wird, ist der Patient in einem Alter, in welchem ein endoprothetischer Gelenkersatz zu verantworten ist und mit gutem Gewissen empfohlen werden kann. Bei einer solchen Spontanprognose kann auf riskante operative Prophylaxe in der Jugend verzichtet werden. Ausschlaggebend ist die genaue Analyse der primären Deformität.

Therapie

Die frühere konservative Behandlung (monatelange Bettruhe, Repositionsversuche) hat weitgehend der *operativen* Platz gemacht. Damit können bessere Resultate erzielt werden. Allerdings stehen diesen oft hohe *Komplikationsraten* mit teils schweren *Folgeschäden* gegenüber.

Ziel der Therapie ist:

1. Den Gleitprozeß zu stoppen, um ein weiteres Gleiten zu verhindern.

2. Eine präarthrotische Deformität zu korrigieren und damit eine spätere Arthrose möglichst zu vermindern.

Das erste ist einfacher als das zweite.

1. Nicht oder nur wenig abgerutschte Epiphysen können «in situ», d. h. ohne Repositionsversuch, an Ort und Stelle fixiert werden (unter Bildwandler-Kontrolle). Zwei oder drei dünne Nägel (etwa 3 mm, am besten mit Gewinde) oder Schrauben genügen (dicke Schenkelhalsnägel können schwere Schäden anrichten). Die Patienten dürfen nachher wieder belasten (Abb. 64.65).

Zur Technik:

Die Nagelung des nicht oder wenig verschobenen Hüftkopfes ist verhältnismäßig einfach. Die Bohrstelle liegt lateral am Femurschaft, deutlich unterhalb der Trochanterepiphysenfuge. Das Femur wird dadurch lokal geschwächt, und Frakturen an dieser Stelle kommen vor. Man sollte deshalb mit zwei bis drei kleinen Bohrlöchern auskommen, was bei guter Planung möglich ist.

Die Nagelung einer stark abgeglittenen Epiphyse ist nicht ganz einfach, weil diese *weit dorsal* liegt. Die Nägel müssen vom *ventralen* Aspekt des Femur her eingebohrt werden, sonst stossen sie auf der Rückseite aus dem Schenkelhals hinaus und können hier die dorsalen Gefäße verletzen. Das *axiale* Röntgenbild ist für die Planung ausschlaggebend.

Die *Lage der Nagelspitzen* ist *kritisch:* Sie müssen tief genug in der knöchernen Epiphyse stecken, damit diese nicht mit der Zeit darüber hinauswächst (Abb. 64.65d). Andererseits dürfen sie nicht den Gelenkknorpel beschädigen oder gar ins Gelenk hinein ragen. Wegen der Kugelform des Kopfes können Nagelspitzen im Röntgenbild in zwei Ebenen in den Kopf hineinprojiziert erscheinen, obschon sie tatsächlich ins Gelenk hinein perforieren! (siehe Abb. 65.66). Mit dem Bildwandler sollte sich dies vermeiden lassen.

Ungünstig sind auch *Implantate unmittelbar subchondral in der Belastungszone am oberen Kopfpol*. Sie sind zweifellos in einzelnen Fällen für Knochennekrosen und Chondrolysen verantwortlich.

2. *Mittels Osteotomien* lassen sich Fehlstellungen mehr oder weniger genau korrigieren. Diese Operationen sind ziemlich aufwendig, technisch sehr anspruchsvoll und z. T. mit einem hohen *Risiko* einer *Kopfnekrose* belastet (was im Spontanverlauf praktisch nie beobachtet wird).

Für die Indikation zu derartigen Eingriffen sind deshalb strenge Maßstäbe anzulegen. Insbesondere

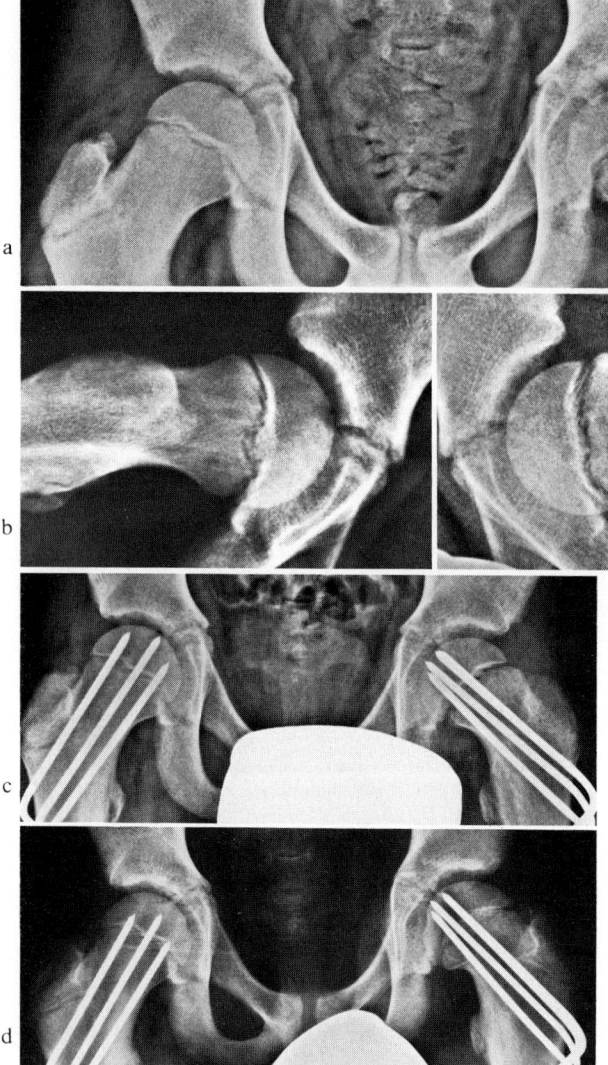

a
b
c
d

Abb. 64.65: *Epiphysenlösung* der linken Hüfte bei 13jährigem Knaben.

a Die Verbreiterung und Auflockerung der Epiphysenfuge ist in diesem Fall besonders deutlich; meist ist sie noch diskreter als hier. Die rechte Hüfte sieht normal aus.

b Der Gleitprozeß auf der axialen Aufnahme ist deutlich zu sehen. Bei diesem Knaben hat die Kopfkalotte zum Glück gerade erst begonnen nach hinten abzugleiten. Für die Prognose ist entscheidend, daß die Diagnose in *diesem* Stadium gestellt und die Epiphyse sofort fixiert wird.

c Fixation der Epiphysen mit mehreren dünnen Nägeln. Da bei der endokrin bedingten Krankheit häufig beide Hüften betroffen sind, wurde die Gegenseite prophylaktisch auch genagelt. Die Nägel müssen ein Gewinde haben oder hinten umgebogen werden, damit sie nicht wandern. Die Nägel auf der linken Seite liegen zu nahe am Gelenk, und mit dieser Aufnahme allein läßt sich nicht ausschließen, daß sie ins Gelenk penetrieren (siehe Abb. 64.66). Am oberen Kopfpol würde diese Nagellage die Gefahr einer partiellen Kopfnekrose oder einer Chondrolyse mit sich bringen.

d 1½ Jahre später ist die linke, ursprünglich gelockerte Epiphysenfuge weitgehend knöchern geschlossen, während die rechte Kopfkalotte noch normal weiter gewachsen ist, über die Nagelspitzen hinaus.

Um dieses weitere Wachstum nicht zu behindern, werden bei wenig geschädigten Epiphysenfugen Nägel den Schrauben vorgezogen, da letztere eine Epiphyseodese und damit einen vorzeitigen Wachstumsstop bewirken würden.

Hüftgelenk

Abb. 64.66: *Zur Operationstechnik.*

a *Die Lage von Implantaten im Hüftkopf.* Sowohl im *Röntgenbild* ap (oben) wie auch im axialen (unten) scheinen beide Nagelspitzen im Hüftkopf drin zu liegen. Ein Nagel liegt jedoch weit ventral. Die frontale Schnittebene, in welcher die Spitze liegt, ist schraffiert gezeichnet. Die geometrische Konstruktion zeigt, daß diese Nagelspitze den Hüftkopf im vorderen oberen Quadranten (blind area) *perforiert.* Das Röntgenbild allein kann täuschen. Ein Blick auf Abb. c zeigt das sofort. Mit dem *Bildwandler* läßt sich die Position der Nagelspitze genau *kontrollieren.*

b Ansicht von oben: Ein nach dorsal abgerutschter Kopf muß anders genagelt werden als z. B. eine Schenkelhalsfraktur. Der Nagel muß von *ventral* eingebohrt werden, damit er im Knochen bleibt (A). Wenn er von lateral her eingesetzt wird (B), penetriert er den Schenkelhals dorsal, kann dort die Gefäße verletzen und stabilisiert nicht genügend.

c *Komplikationen:* Perforation der Nägel, ungenügende Fixation und *Bruch. Penetration* eines Nagels ins Gelenk (im Röntgenbild erscheint diese Nagelspitze in den Hüftkopf hinein projiziert).

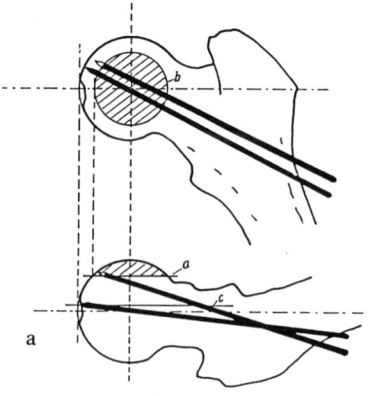

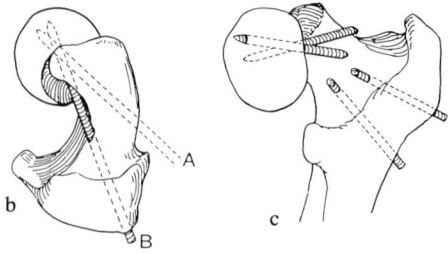

gilt es, Aufwand und Risiken gegen den zu *erwartenden Gewinn* (gegenüber dem Spontanverlauf) abzuwägen.

Aufgrund von langfristigen Nachkontrollen (Engelhardt u. a.) besteht heute (1991) eher wieder die Tendenz, eine gewisse *Deformität zu akzeptieren,* statt in allen Fällen zu versuchen, operativ die anatomischen Winkel möglichst genau wiederherzustellen und damit erhebliche *Risiken* in Kauf zu nehmen.

Zur Stellungskorrektur wurden *verschiedene Osteotomien* angegeben und empfohlen. (Sie werden in der Regel gleichzeitig mit der Fixation der Epiphyse durchgeführt):

- *Osteotomie intertrochanter* mit Korrektur in drei Ebenen (Imhäuser). Die Korrektur erfolgt nicht am Ort der Deformität, so daß eine Art «Bajonett-Stellung» entsteht. Schwierigkeit und Komplikationen dieser Operation sind nicht unerheblich, aber bei eindeutiger Indikation sowie technisch einwandfreier Planung und Durchführung vertretbar.
- *Die subcapitale Osteotomie* ermöglicht die Korrektur an der Stelle der Deformation. Der Schenkelhals wird allerdings dabei verkürzt (Abb. 64.67). Bei dieser Operation besteht ein besonders großes Risiko der *Hüftkopfnekrose,* weil bei der Reposition des Kopfes sehr leicht die dorsalen Gefäße verletzt werden. Alle Autoren betonen die technischen Schwierigkeiten dieser Operation. Es liegt in der Verantwortung des Operateurs, zu entscheiden, ob es richtig ist, im Sinne einer unsicheren Prophylaxe Fehlstellungen mit einer riskanten Operation zur Norm korrigieren zu wollen, oder ob es nicht besser wäre, eine gewisse Fehlstellung zu akzeptieren bzw. mit einem weniger riskanten Eingriff nur teilweise zu korrigieren.

• *Ein Vorschlag zur Indikation:* Aufgrund von Spätergebnissen 40 Jahre nach der Erkrankung *(Engelhardt)* wurde vorgeschlagen, Epiphysenlösungen *bis zu einem Abrutschen von etwa 50° nach dorsal* lediglich «in situ» zu *fixieren* und solche mit einem *Kippwinkel von über 50°* zusätzlich intertrochanter zu korrigieren[1].

Komplikationen und Spätschäden

1. Hüftkopfnekrosen

kommen spontan äußerst selten und praktisch nur bei akuten Lösungen vor. Die übrigen sind Folgen der Behandlung: Konservative Repositionsversuche, Operationen, häufig nach subkapitalen Osteoto-

---

[1] P. ENGELHARDT: Therapeutische Entscheidungsfindung bei der Epiphyseolysis capitis femoris vor dem Hintergrund von Langzeitverläufen. In: A. Debrunner (Hrsg.): Langzeitresultate in der Orthopädie, Enke, Stuttgart, 1990.

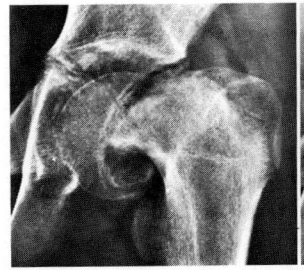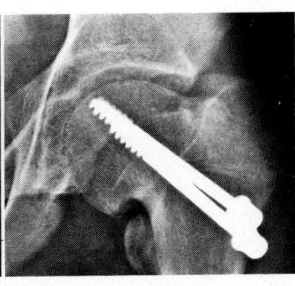

a b

Abb. 64.67: *Akute Epiphysenlösung,* nach längerem chronischem Gleitprozeß (acute on chronic). Der 15jährige Junge hatte vor dem plötzlichen Ereignis mehrere Monate lang immer wieder Hüftschmerzen, bis er nach einem unvermittelten Sturz das Bein nicht mehr bewegen konnte. Es war in Außenrotationsfehlstellung fixiert.

a Das Bild bei der Spitaleinlieferung ist (wie die Anamnese) typisch für einen akuten Abrutsch mit totaler Lyse. Sofortige offene Reposition unter Resektion des Schenkelhalssporns (Schenkelhalsosteotomie) und Verschraubung: Dadurch konnte die Blutversorgung erhalten werden.

b Ein Jahr später: Konsolidation. Keine Zeichen von Hüftkopfnekrose, einer gefürchteten Komplikation in solchen Fällen, jedoch stark verkürzter Schenkelhals.

mien und intraoperativen Komplikationen bei Nagelung und Verschraubung der Epiphyse.

Hüftkopfnekrosen machen in der Regel eine Arthrodese nötig. Endoprothesen sind in diesem Alter verpönt.

2. Chondrolysen

Diese eigentümliche Komplikation ist gekennzeichnet durch eine *Gelenkspaltverschmälerung* im Laufe der ersten Monate der Krankheit, begleitet von einer schmerzhaften Einschränkung der Beweglichkeit. Ursache und Pathophysiologie sind *nicht geklärt.* Man vermutet eine *Gelenkknorpeldystrophie.*

Solche Chondrolysen (Morbus Waldenström) traten vor allem im Laufe länger dauernder *Immobilisation* auf. Seit die Patienten operiert, sofort mobilisiert und bald entlassen werden, wird diese Komplikation während des Spitalaufenthaltes seltener beobachtet. Bei Nachkontrollen jedoch taucht sie immer wieder auf, gehäuft nach intraoperativen Komplikationen, und trübt das Resultat nachhaltig durch Schmerzen und Versteifung. Eine *progrediente Verschlechterung* führt zur Arthrose. In schweren Fällen kommt ebenfalls eine Arthrodese in Frage.

3. Weiteres Abrutschen:
Bei konservativer Behandlung oder ungenügender operativer Fixation; die «gesunde» Gegenseite! (siehe unten).

Hüftgelenk

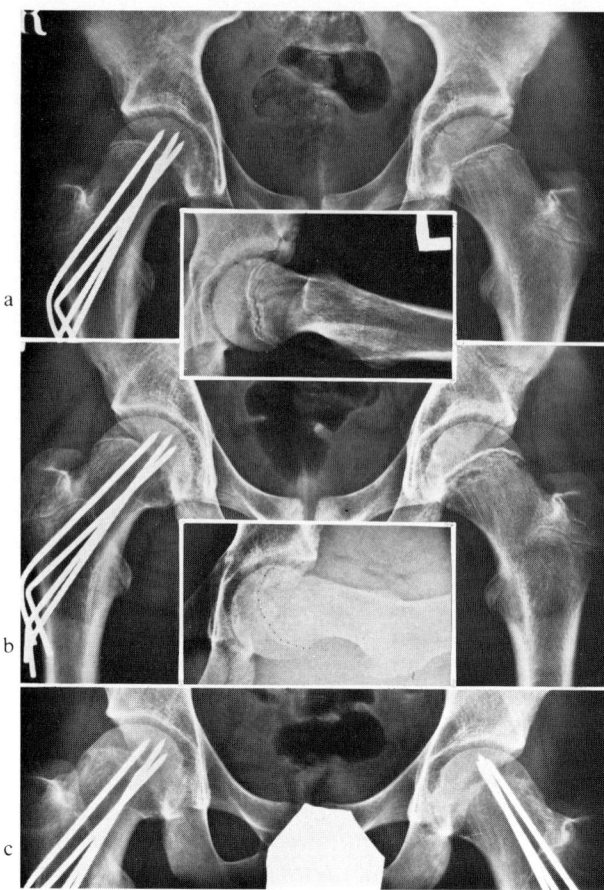

Abb. 64.68: *Die «gesunde» Gegenseite.*

a Epiphysenlösung der rechten Hüfte bei einem 15jährigen Jungen. Die Kopfepiphyse wurde mit Nägeln fixiert. Die linke Hüfte schien unauffällig, auch auf dem axialen Röntgenbild (Inset).

b 5 Monate später erscheint die linke Epiphysenfuge etwas aufgelockert. Der Junge hatte keine Beschwerden. Im axialen Bild jedoch ist die Kopfkalotte bereits über 30° nach hinten abgekippt (Inset). Auch diese Hüfte mußte operiert werden.

c 2 Jahre später sind beide Epiphysenfugen verknöchert, die Köpfe sind nicht weiter abgerutscht.

Hüftgelenk

Dieses Beispiel soll zeigen, daß es schwierig sein kann, die Epiphysenlösung der zweiten, «gesunden», Seite rechtzeitig zu erfassen. Da die Epiphyseolyse häufig beide Hüften befällt, und ein Abgleiten deletäre Folgen haben kann, scheint es gerechtfertigt, *primär beide* Hüften zu operieren.

4. *Intraoperative Komplikationen*

– *Penetration* von Nägeln, Schrauben usw. *ins Gelenk* (siehe Abb. 64.66) führen zu vermehrten Spätschäden.
– *Penetration* dorsal durch den *Schenkelhals*
– *Schenkelhals-* und *Femurfrakturen,* bei zu vielen und zu massiven Implantaten.
– *Subchondrale Lage* von Implantaten am oberen Kopfpol, in der Belastungszone
– *Bruch* von *Implantaten.* Abgebrochene Nagelspitzen u. ä. sind nicht leicht aus dem Gelenk zu entfernen.
– Komplikationen bei der *Implantatentfernung,* die im harten Knochen sehr mühsam sein kann (Nagelenden im Knochen eingewachsen, zugewachsene Gewindegänge usw.)
– *Infektion:* eine eitrige Koxitis macht in der Regel eine Arthrodese notwendig.

5. Bei *akuter Epiphyseolyse* (vollständiger Lösung) ist es innerhalb der ersten Tage manchmal möglich, eine Epiphyse zu reponieren, am besten operativ. Die Reposition muß sehr schonend erfolgen, da die Gefahr der Kopfnekrose groß ist. Das Repositionsergebnis wird mit Schrauben fixiert.

6. Bei der Hüftkopfnekrose ist eine Arthrodese in guter Stellung notwendig.

7. *Die «gesunde» Gegenseite*

In über einem Drittel der Fälle sind beide Hüften betroffen. Es kommt vor, daß im Verlaufe der Krankheit die zweite «gesunde» Hüfte auch noch abrutscht. Ein schweres beidseitiges Hüftleiden kann die Folge sein. Dies wird sicher vermieden durch die *prophylaktische Fixierung* der zweiten Hüftkopfepiphyse, d. h. wenn *immer beide* Hüften operiert werden, falls die Epiphysenfuge nicht schon geschlossen ist oder kurz vor der Verknöcherung steht. Dabei ist die Spickung mit dünnen *Nägeln* vorzuziehen, da durch eine *Verschraubung* ein Wachstumsstop und eine *Verkürzung* des *Halses* auftreten können (Abb. 64.68).

Wenn die zweite Hüfte nicht operiert wird, muß sie wenigstens genau überwacht werden bis zur Verknöcherung der Epiphysenfuge.

Vielleicht machen endokrinologische Erkenntnisse einmal alle Operationen überflüssig. Bis dahin ist die *frühe Diagnose* das Wichtigste.

Entzündliche Hüfterkrankungen (Coxitis)

Beschreibung der Arthritiden im allgemeinen Teil (siehe S. 353 und S. 362).

Entzündliche Veränderungen des Hüftgelenkes entziehen sich der unmittelbaren Beobachtung. Die *Diagnose* macht deshalb gelegentlich Schwierigkeiten. Von den klassischen Entzündungszeichen manifestiert sich nur der *Schmerz*. Er ist begleitet von einer reflektorischen Zwangshaltung der Hüfte in Beuge- und Außenrotationsstellung (diese Stellung ist am wenigsten schmerzhaft, weil der Binnendruck des Ergusses im Gelenk am kleinsten ist).

Klinische und Laborbefunde entsprechen der Grundkrankheit.

Bakterielle Arthritis

Die eitrige Coxitis kommt vor allem im *Säuglingsalter* und in den ersten Lebensjahren vor im Rahmen der hämatogenen Osteomyelitis (siehe S. 351 und S. 328). Gewöhnlich findet man Staphylokokken als Ursache. Typisch für die *Säuglingscoxitis* ist eine frühe *Luxation* der Hüfte durch den Binnendruck des eitrigen Ergusses. Im übrigen ist im Röntgenbild an dem noch kaum verknöcherten Skelett am Anfang wenig zu sehen (Abb. 28.3e, 32.7 und Abb. 64.69).

Die *Szintigraphie* mit markierten Leukozyten ist offenbar ein früher und sehr sensibler Indikator.

Bei etwas älteren Kindern ist eine starke Osteoporose der Hüftpartie ohne reaktive Sklerose verdächtig, später im Verlauf erscheinen Destruktionsherde. Bei Verdacht auf eine septische Arthritis ist die *frühe Diagnose* (durch Gelenkpunktion) äußerst wichtig.

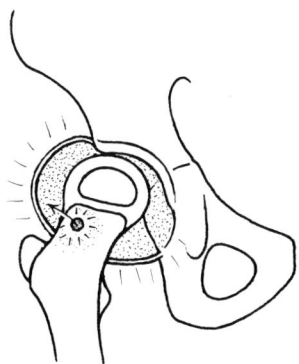

Abb. 64.69: *Säuglingscoxitis*. Der hämatogene Herd sitzt in der gut durchbluteten Spongiosa, meist in der Metaphyse, aber auch manchmal in der Epiphyse. Bricht er ins Gelenk durch, so entsteht ein eitriger Gelenkerguß, ein Empyem, dessen Druck die Kapsel ausweitet und den Kopf aus der Pfanne herausdrängt: Subluxation oder Luxation. Ohne aktive Behandlung geht das Gelenk auf diese Weise bald zugrunde. Empyem und Herd müssen rasch chirurgisch ausgeräumt werden.

Unbehandelt kann die Hüfte samt den Wachstumszonen in kurzer Zeit zugrunde gehen und eine schwere Verstümmelung infolge von Kopfnekrosen, Luxation und Wachstumsstörungen mit massiver Beinverkürzung, Atrophie und Versteifung der Hüfte in Fehlstellung zur Folge haben (Abb. 28.3 f und g).

Therapie: Bei der *Säuglingscoxitis* sind die konservativen Maßnahmen: Punktion zur Aspiration des Eiters, antibiotische Behandlung, Ruhigstellung der Hüfte in Abduktionsstellung, um die Luxation zu vermeiden, oft nicht imstande, die Zerstörung des Hüftgelenkes zu verhindern.

Bei sofortiger operativer *Herdausräumung* und Drainage des Empyems sind die Heilungschancen größer, ebenso wenn ein Infektionsherd im Schenkelhals chirurgisch ausgeräumt werden kann *bevor* er ins Hüftgelenk einbricht.

Infektiöse Coxitiden bei *Jugendlichen* und *Erwachsenen* entstehen nach intraartikulären Injektionen oder Operationen, seltener hämatogen. Im *Röntgenbild* ist die starke Osteoporose, später die Gelenkspaltverschmälerung typisch (Abb. 64.70).

Die *Gelenkpunktion* sichert die Diagnose durch den Eiter- und Erregernachweis.

Eine restitutio ad integrum kann höchstens bei wenig virulenten Keimen und sofortiger konsequenter Behandlung erwartet werden: Ruhigstellung, Spülung, Spüldrainage, Antibiotika.

Weit häufiger werden infizierte Hüften innerhalb einiger Monate endgültig steif. Das Gelenk obliteriert und ankylosiert, womit auch die Infektion ausheilen kann.

Bei der *konservativen Behandlung* mittels Ruhigstellung im Beckenbeingips ist darauf zu achten, daß die Ankylosierung in guter Funktionsstellung (siehe S. 449 und Abb. 64.70c) erfolgt.

Es ist allerdings besser, den langwierigen Heilungsprozeß abzukürzen durch die *operative* Ausräumung des Herdes und gleichzeitige Arthrodese.

Tuberkulöse Coxitis

Die tuberkulöse Coxitis war vor der Zeit der Tuberkulostatika bei Kindern recht häufig. Seit sie seltener geworden ist, wird sie eher übersehen. Der Verlauf ist protrahierter als bei der septischen Coxitis. Die *röntgenologischen* Veränderungen stehen im Vordergrund: Massive Osteoporose, evtl. Osteolyseherde im Knochen, später Gelenkspaltverschmälerung. Ohne Behandlung endet die Coxitis tbc fast immer mit einer knöchernen Ankylose.

Unter frühzeitiger tuberkulostatischer Therapie, oder wenn ein gelenknaher Knochenherd (z.B. im Schenkelhals) chirurgisch ausgeräumt werden kann, bevor die Infektion auf das Gelenk selbst übergegriffen hat, evtl. auch bei frühzeitiger Synovektomie, kann sich das Gelenk vielleicht noch erholen, vor allem bei Kindern, andernfalls sollte man mit der *Arthrodese* nicht lange zuwarten (Abb. 32.20).

Hüftgelenk

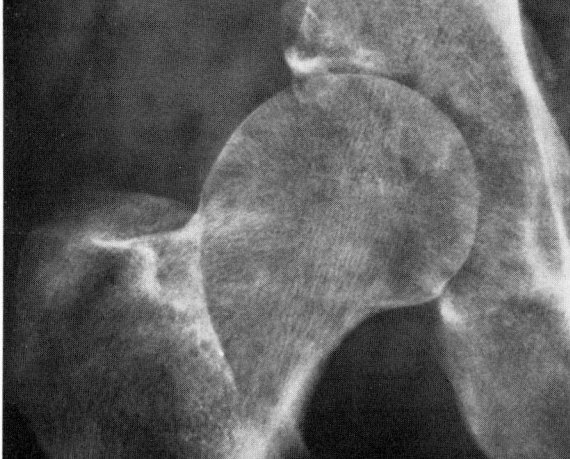

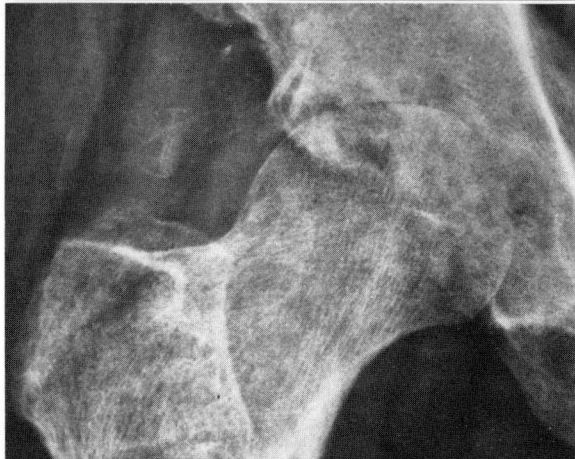

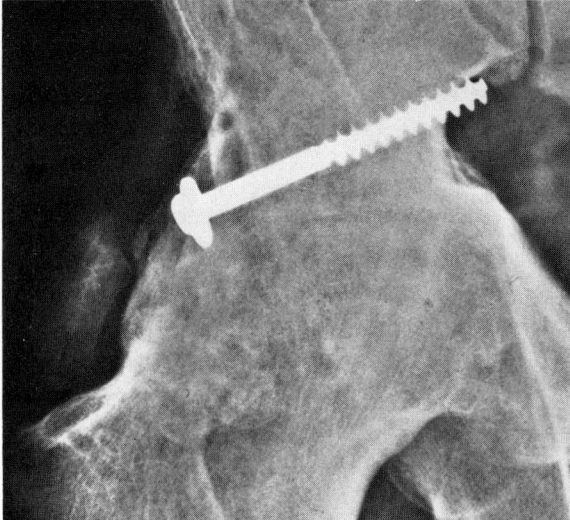

Abb. 64.70: *Septische Coxitis* durch Staphylokokkeninfektion bei 49jährigem Mann.

a Unregelmäßige, fleckige Osteoporose. Verschmälerter Gelenkspalt bei verwischter Pfannenkontur.

b Ein halbes Jahr später ist das Gelenk vollständig zerstört. Größere Osteolyseherde sind zu sehen. Jetzt wurde die Infektion ausgeräumt und das Gelenk operativ versteift.

c Röntgenbild 2 Jahre nach der Arthrodese. Knöcherne Konsolidation, Heilung des Infektes. (Die Operation ist auch ohne Verwendung von Metall möglich.)

«Rheumatische» Arthritis

Der Befall der Hüftgelenke im Rahmen der progressiv chronischen *Polyarthritis* (cP, siehe S. 414) ist häufig. Er führt in der Regel in kurzer Zeit zur Zerstörung des Gelenkes. Dieses kann versteifen oder aber völlig instabil werden. Häufig ist auch eine *Protrusion* des Kopfes weit ins Becken hinein. Meistens erschwert der Befall anderer Gelenke und vor allem der anderen Hüfte den Zustand. Deshalb bleibt sehr oft keine andere Wahl als der Ersatz des Gelenkes durch eine Totalprothese, in schwereren Fällen evtl. schon in jungen Jahren, um die Patienten vor dauernder Invalidität zu bewahren.

Außer bei der cP gibt es noch verschiedene andere Formen «rheumatischer Arthritis», welche z. T. nicht genau umschrieben und nicht eindeutig zu diagnostizieren sind. Manche von diesen rheumatischen Coxitiden sind kurz dauernde Episoden, andere gehen ohne wesentliche Entzündungserscheinungen in eine Koxarthrose über.

Eine *«transitorische Synovitis»* wurde angenommen bei Kindern, die über Hüftschmerzen klagten, für welche keine Ursache gefunden werden konnte. Wenn die Symptome nach kurzer Zeit wieder verschwanden, sprach man auch von «Coxitis fugax». Andernfalls müssen gravierende Hüftaffektionen gesucht bzw. ausgeschlossen werden, z. B. eine infektiöse Arthritis, ein Perthes oder eine Epiphysenlösung.

Andere Hüftkrankheiten

Osteochondrosis dissecans

An der Hüfte relativ selten. Gelegentlich Folge eines nicht ausgeheilten M. Perthes. Gelenkmäuse machen Einklemmungserscheinungen und können entfernt werden. Im Verlaufe der Jahre kann daraus eine Koxarthrose entstehen.

Femurkopfnekrose

Allgemeines siehe «Knochennekrosen», S. 341.

Wegen der prekären arteriellen Zirkulationsverhältnisse sind Nekrosen des Femurkopfes verhältnismäßig häufig (siehe auch S. 704 «die Hüfte im Wachstumsalter»).

Manche Nekrosen, wie z. B. beim Morbus Perthes, werden wieder revaskularisiert. Die Krankheit kann vor allem bei Kindern heilen. In vielen Fällen jedoch, besonders bei Erwachsenen, ist die Nekrose definitiv.

Ursachen

– Femurkopfnekrosen nach Schenkelhalsfrakturen, häufig (siehe S. 777).
– Caissonkrankheit, Raumfahrerkrankheit (Veränderungen des atmosphärischen Druckes, Stickstoffembolien).

– Nierenschäden (z.B. nach Nierentransplantationen).

– Ungeklärte Ursache: *«idiopathische Femurkopfnekrosen»*.

Die idiopathische Femurkopfnekrose

Warum, wann und wie die Ischämie entsteht, weiß man nicht. Befallen sind vor allem 30–40jährige Männer, gehäuft Alkoholiker, und zwar nicht selten *beidseitig,* evtl. nach einem längeren Intervall. Die Symptome entsprechen jenen einer schweren Koxarthrose. Schmerzen und Funktionsstörungen stehen im Vordergrund (Abb. 31.3 und Abb. 64.72).

Klinik

Gelegentlich findet man in der Anamnese einen akuten Hüftschmerz, der als Ischämieschmerz gedeutet werden kann. In den meisten Fällen aber entsteht die Nekrose unbemerkt und bleibt vorerst stumm. Am Anfang ist der nekrotische Knochenteil mechanisch noch durchaus tragfähig. Schmerzhaft wird die Nekrose erst Monate später, wenn der Knochen einbricht. Dadurch verliert der Gelenkknorpel sein Widerlager und geht auch zugrunde (Abb. 64.71).

Die *Diagnose*

wird im Anfangsstadium kaum je gestellt, denn klinisch sind die Symptome unspezifisch, und die ersten beweisenden Zeichen im Röntgenbild sind sehr diskret: Im *Frühstadium* scheint der Hüftkopf manchmal etwas knochendichter als seine eher osteoporotische Umgebung, etwas unregelmäßig und fleckig. Nach einiger Zeit läßt sich bei genauer Prüfung eine leichte *Abplattung* der Kopfkalotte in der Tragzone, eine *geringgradige Entrundung,* nachweisen, als erstes Zeichen einer Impression des nekrotischen Kopfes. Mit der Zeit werden weitere Zerfallserscheinungen in der Knochenstruktur sichtbar, schließlich der totale Zusammenbruch des nekrotischen Kopfteiles. Dieser Verlauf kann Monate und Jahre in Anspruch nehmen. Gleichzeitig entwickelt sich eine schwere *Arthrose* (Abb. 64.72).

In der *Kernspintomographie* werden Knochennekrosen schon sehr früh deutlich sichtbar. Die Methode ist sehr *sensitiv.* Sie eignet sich deshalb gut für die *Frühdiagnose* der Hüftkopfnekrose (siehe Abb. 64.73).

Da früher nur jene Nekrosen erfaßt wurden, welche schließlich zur Zerstörung des Gelenks führten, sind Spontanheilungen nicht bekannt. Es ist denkbar, daß es solche gibt. Mit Hilfe des MRI sollten sie zu finden sein. Tatsächlich wurden auch bald solche beschrieben. Ob es sich dabei nicht um Artefakte handelt, ist nicht sicher, jedenfalls entspricht nicht jede Signalauslöschung einer Nekrose.

Für die Therapie wäre es wichtig, in jedem Fall die genaue Prognose zu kennen.

Differentialdiagnostisch muß auch die *Algodystrophie* abgegrenzt werden, da diese ebenfalls reversibel ist (siehe Abb. 64.73b).

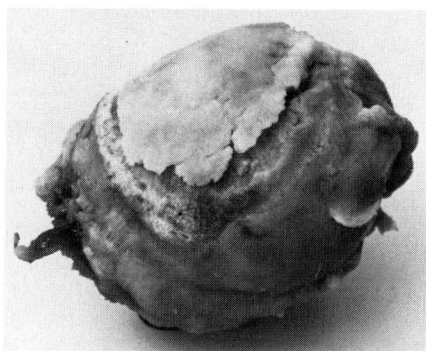

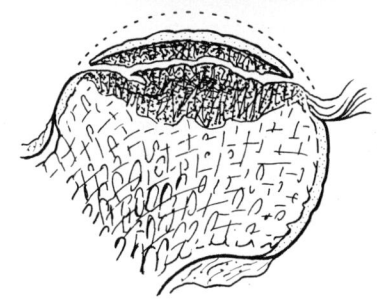

Abb. 64.71: Nekrose des subchondralen Knochens in der Tragzone bei *idiopathischer Hüftkopfnekrose*. Der noch einigermaßen intakte Gelenkknorpel liegt wie ein Deckel auf der zusammengebrochenen, eingestauchten nekrotischen Spongiosa im Bereich der Tragzone. Die rings um die Nekrose vital gebliebenen Kopfpartien haben nach dem Kollaps der Tragzone der Überbeanspruchung nicht standgehalten und wurden abgeschliffen, im Sinne einer sekundären Arthrose.

Oben: Präparat; *unten:* Skizze dazu. Der Spalt in der subchondralen Zone entspricht einer *Ermüdungsfraktur* des nekrotischen Knochens. Gelegentlich ist er auf Röntgenbildern zu erkennen.

Therapie

Die Resultate nach wiederherstellenden Operationen (intertrochantere Osteotomien, um die nekrotischen Kopfanteile aus der Tragzone hinauszudrehen, Spongiosaplastiken, gestielte Späne, um die Durchblutung zu fördern usw.) hängen weitgehend vom *Ausmaß der Nekrose* ab und sind oft unbefriedigend.

Die *Arthrodese* ist nur bei einseitigem Befall praktikabel. Auch ist der knöcherne Durchbau einer Arthrodese wegen des großen Kopfsequesters nicht leicht zu erreichen.

Das Einsetzen von *Hüftendoprothesen* bei den häufig relativ jungen Patienten ist sicher bedenklich (siehe S. 750), doch bleibt oft nichts anderes übrig.

So ist die Hüftkopfnekrose bis heute ein ungelöstes Problem geblieben.

Hüftgelenk

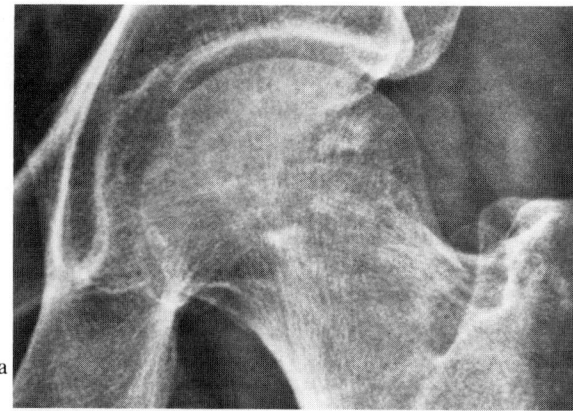

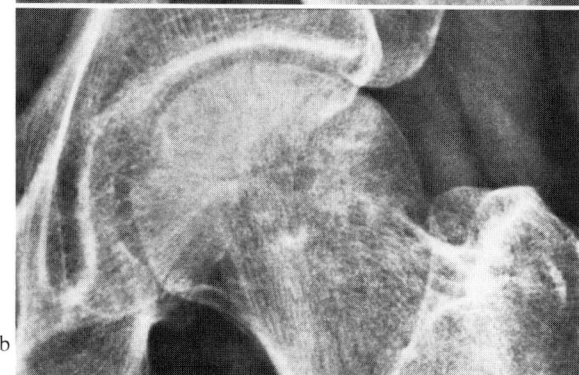

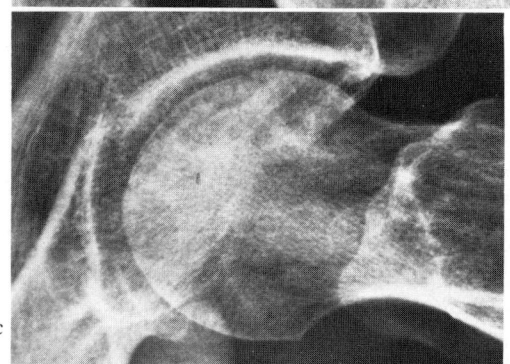

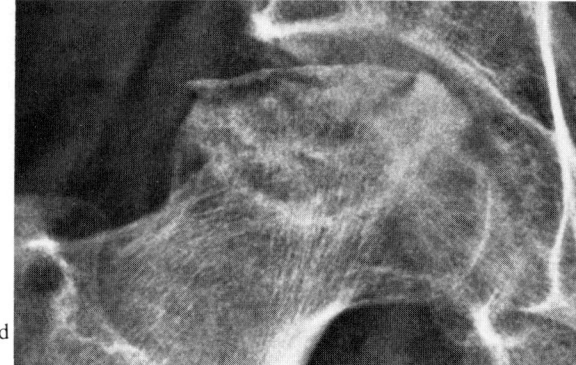

Hüftgelenk

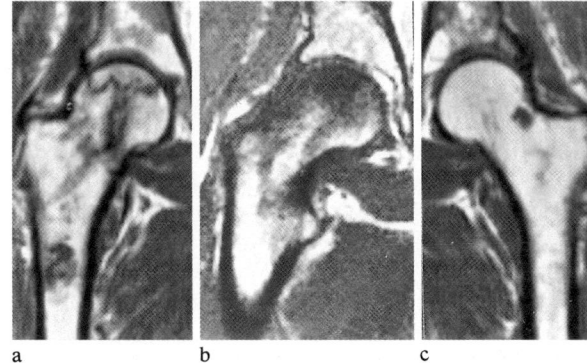

Abb. 64.73: *Hüfte im Kernspintomogramm.*

a *Hüftkopfnekrose* rechts bei einem 68jährigen Mann, nach genagelter Schenkelhalsfraktur, T1-gewichtetes MRT. Die Nekrose des oberen Kopfpols ist scharf abgegrenzt, ebenso eine Zone in der Mitte des Kopfes und eine solche im Femurschaft, wo die Fixationsplatte angelegt war. Sichtbar ist auch der Kanal, wo die Klinge lag. Die Nekrose wurde bei der Operation bestätigt.

b Unscharf begrenzte, verwaschene Signalminderung bei einem 40jährigen Mann mit schmerzhafter Hüfte. Ein Jahr später zeigte das MRI wieder normale Verhältnisse. Es handelte sich offenbar um einen *reversiblen* Prozeß. Diagnose: Algodystrophie.

c Die linke Hüfte zu Abb. a): *Normale* Verhältnisse. Die vom Adambogen zum oberen Kopfpol aufsteigenden Trabekel sind schwach sichtbar. Was die Signalminderung im Schenkelhals bedeutet, ist unklar (Artefakt?).

Abb. 64.72: *Idiopathische Hüftkopfnekrose.*

a Dieser 45jährige Mann hatte seit einiger Zeit Hüftschmerzen. Das Röntgenbild ist praktisch normal. Der Hüftkopf ist (noch) genau kreisrund.

b 8 Monate später erscheint die Knochenstruktur etwas unregelmäßig, fleckig, und die Kopfkontur ist, wenn man sie mit dem Röntgenischiometer ausmißt, nicht mehr ganz kreisrund, sondern ein wenig abgeplattet in der Tragzone.

c Auf dem axialen Röntgenbild ist der Befund deutlicher. Subchondrale pathologische Fraktur.

d Fortgeschrittener Kopfeinbruch infolge idiopathischer Hüftkopfnekrose bei einem 46jährigen Mann. Ein weiteres Beispiel siehe Abb. 31.3.

Osteoporose, Osteomalazie

Bei diesen Krankheiten (Allgemeines siehe auf S. 335 und S. 333) kann es zu *Überlastungsschäden* an besonders stark beanspruchten Stellen kommen. Eine solche Stelle ist der Adambogen, vor allem bei *Coxa vara* (siehe S. 706).

Es entstehen die sog. *Looserschen Umbauzonen* oder «schleichenden Frakturen», eindrucksvolle Beispiele biomechanischer Wechselwirkung (siehe S. 468). Eine Coxa vara kann dadurch verstärkt werden. Nach einer Aufrichtung des Schenkelhalses (z. B. durch intertrochantere Valgisationsosteotomie) bilden sich die Umbauzonen zurück (Abb. 64.22).

Die Altersosteoporose ist überdies die *Hauptursache* der Schenkelhals- und pertrochanteren Frakturen, einer der *häufigsten* Anlässe zur Hospitalisation alter Menschen (siehe S. 773). Dies scheint ein unabwendbares Schicksal des höheren Alters zu sein. Als (indirekte) Todesursache hat die Osteoporose heute eine statistisch relevante Bedeutung erlangt.

Tumoren

Becken und *proximales Femurende* sind *bevorzugte Lokalisationen* von verschiedenen Tumoren, benignen und malignen, primären und metastatischen. Die *Abklärung* erfordert gründliche klinische und röntgenologische Untersuchung (siehe S. 367 im allgemeinen Tumorkapitel). Manchmal kann die *Diagnose* erst bioptisch bei der Operation gestellt werden.

Die *Therapie* hat bei *benignen Tumoren* die Resektion des Tumors zum Ziel, wenn möglich unter Erhaltung einer tragfähigen Hüfte. Ausmaß der Resektion und Art der notwendigen *Wiederherstellung* (Osteosynthese, Spantransplantation, Endoprothese) richten sich nach Natur und Lokalisation des Tumors und müssen individuell geplant werden (Abb. 33.7).

Radikale Resektionen *maligner* Tumoren, besonders Hemipelvektomien sind heroische Eingriffe an der Grenze des Zumutbaren.

Pathologische Frakturen sind nicht selten, vor allem auch bei *Karzinommetastasen*. Eine chirurgische *Wiederherstellung* sollte auch in diesen Fällen unternommen werden (Osteosynthesen, evtl. unter Verwendung von Knochenzement, Endoprothesen), da sonst die Patienten wegen Schmerzen und Gehunfähigkeit endgültig bettlägerig werden (Abb. 33.24 und Abb. 33.26).

Degenerative Hüftleiden: Koxarthrose

Sie ist die «Verschleißkrankheit» des Hüftgelenkes par excellence.

Die Koxarthrose ist das häufigste Hüftleiden und die häufigste Arthrose überhaupt, eines der verbreitetsten orthopädischen Leiden und hat unter diesen die größte soziale Bedeutung.

Möglicherweise gibt es mehr Koxarthrosen als früher. Sicher erleben sie heute mehr Menschen, weil sie älter werden als früher.

Die allgemeinen Aspekte der Arthrosen sind in Teil II auf S. 422 f. beschrieben, hier werden nur die für die Hüfte spezifischen abgehandelt (Abb. 64.74).

Ätiologie

Die mechanische Abnützung jeder pathologisch veränderten Hüfte führt zur chronisch progredienten Degeneration, also früher oder später zur Koxarthrose. Die Ätiologie der Koxarthrose ist daher mannigfaltig:

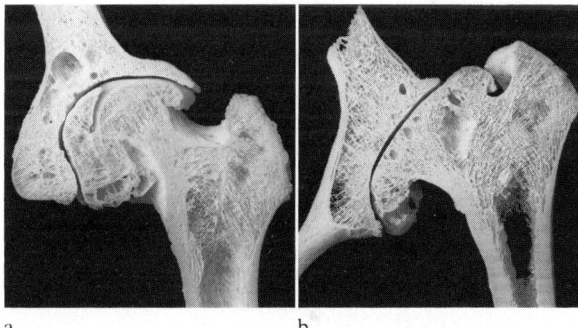

a   b

Abb. 64.74: *Knochenschliffe von Koxarthrosen*.
Verschiedene Ursachen und Formen, aber gleiche Pathogenese und Pathologie:
a Konzentrische (primäre?) Koxarthrose.
b Sekundäre Koxarthrose nach M. Perthes: Extreme Coxa vara, flache Pfanne.

Auf beiden Schliffen sind die typischen Merkmale der degenerativen Hüfterkrankung, der Koxarthrose, gleichermaßen zu sehen: Enger Gelenkspalt, Inkongruenz (Entrundung), Deformation von Kopf und Pfanne, die kräftige reaktive Sklerose in der Belastungszone mit den Resorptionszysten, sodann die ausgedehnten Osteophyten in den nicht belasteten Abschnitten (lateral und kaudal).

Beachtenswert ist das weit ausladende *Pfannendach* bei der konzentrischen Koxarthrose (a), eine durch reaktive Osteogenese entstandene Neubildung, die als ein Versuch der Selbstheilung aufgefaßt werden kann, indem die überlastete Tragzone vergrößert wird, was gleichzeitig der progredienten Subluxation des Kopfes entgegenwirkt. Tatsächlich kann bei solchen Formen der Koxarthrose spontan, unter Verlust der Beweglichkeit, eine Konsolidierung des Zustandes eintreten, der für die Patienten erträglich wird.

- *angeborene* Hüftleiden (Luxation, Dysplasie)
- *Wachstumskrankheiten* (Perthes, Epiphyseolyse)
- *Verletzungen* (Frakturen von Kopf und Pfanne, Hüftkopfnekrose)
- *Erworbene* Hüftkrankheiten (rheumatische und andere Entzündungen, Systemkrankheiten usw.)
- *Hüftdeformitäten* (Präarthrosen) z. T. unbekannter Genese:
  - enchondrale *Dysostose:* angeborene Entrundung des Kopfes (Abb. 64.75)
  - *Hüftdysplasie,* z. T. primär, z. T. Folge einer kongenitalen Hüftgelenkluxation, abnorm seichte Pfanne, Tendenz zur Subluxation
  - *Protrusio acetabuli:* abnorm tiefe Pfanne. Kopf steht tief im Becken.

Solche von der Form abweichende Hüftgelenke machen sich in der Regel erst durch eine vorzeitig einsetzende Koxarthrose krankhaft bemerkbar. Sie werden deshalb auch als «*Präarthrosen*» bezeichnet (siehe auch S. 108, S. 111 und S. 305).

In etwa der Hälfte der Fälle kann die Arthrose mit Hilfe der Anamnese oder der Morphologie der Hüfte auf einen dieser Vorzustände zurückgeführt werden: *Sekundäre Arthrosen* (Abb. 64.75 und 64.76); in der andern Hälfte ist die Ursache nicht bekannt: *Primäre Arthrosen* (Abb. 64.77).

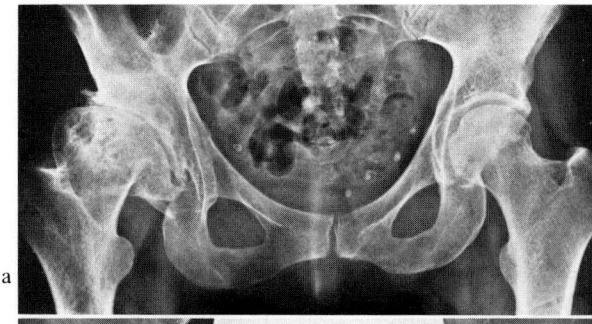
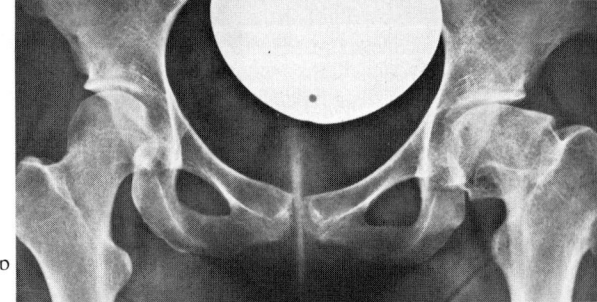
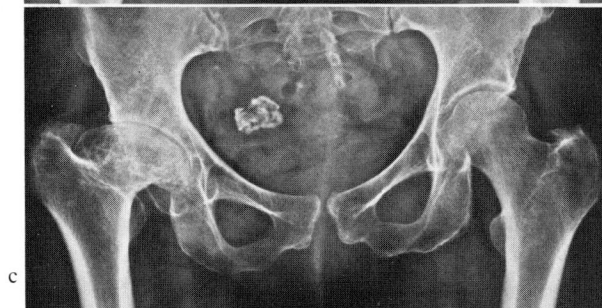
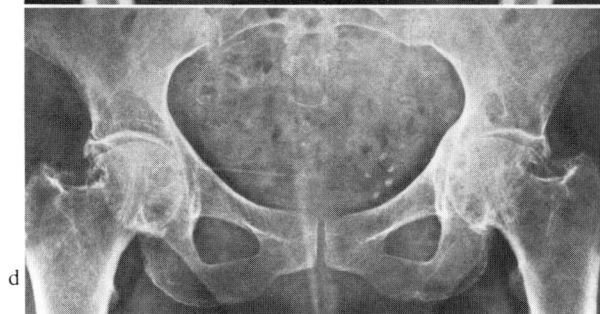

a

o

c

d

Hüftgelenk

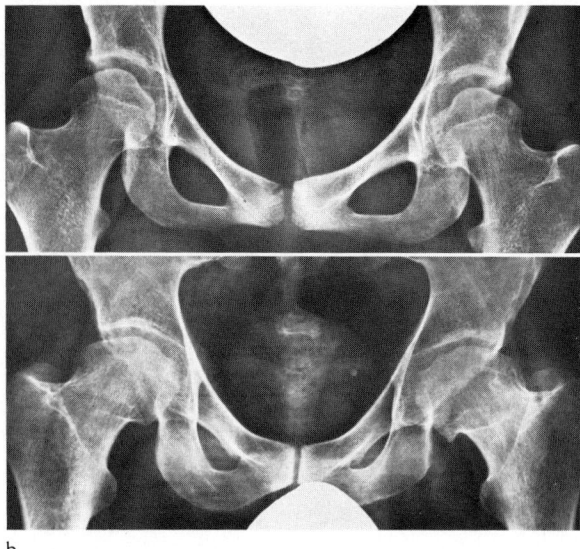

a

b

Abb. 64.75: *Inkongruenz als Präarthrose.*

a Röntgenbild der Hüften eines 15jährigen Mädchens: Beide Hüftköpfe sind unregelmäßig entrundet.
b Der Vater des Mädchens hatte bereits mit 32 Jahren eine ausgeprägte Koxarthrose mit erheblichen Beschwerden als Folge derselben Krankheit. Es handelt sich um eine familiäre, vererbbare, kongenitale Fehlbildung, eine «Dysostose» der Hüftgelenke.

Abb. 64.76: *Sekundäre Koxarthrosen.*

a Schwere Koxarthrose rechts bei 45jähriger Frau, als Folge einer Subluxation. Coxa valga, seichte Pfanne.
b Beginnende Koxarthrose links. Coxa vara. Diese 23jährige Frau hatte eine Epiphysenlösung durchgemacht.
c Koxarthrose rechts bei 60jähriger Frau mit Coxa vara und breitem Kopf, wahrscheinlich infolge eines Morbus Perthes im Kindesalter.
d 67jährige Frau mit beidseitiger Koxarthrose bei Protrusio acetabuli. Links ist der Prozeß schon weiter fortgeschritten, die innere Beckenwand ist bereits etwas eingebuchtet.

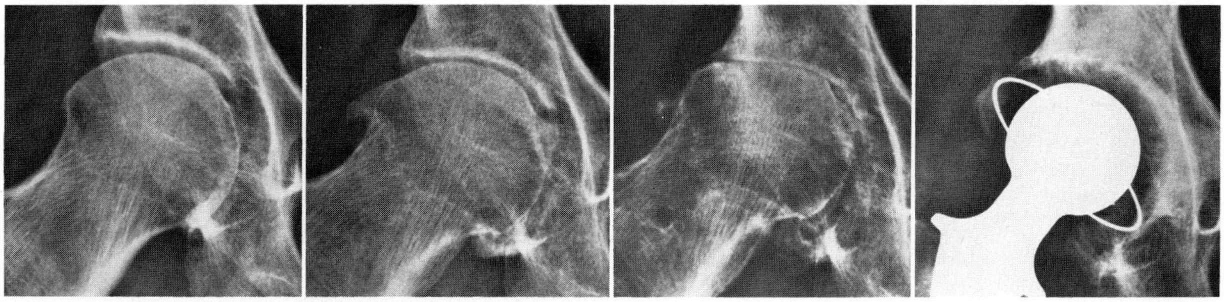

a   b   c   d

Abb. 64.77: *Progredienz* einer *primären Koxarthrose,* wahrscheinlich aus dem rheumatischen Formenkreis, bei einer 66jährigen Frau.

a Das erste Röntgenbild, das wegen beginnender Hüftschmerzen gemacht wurde, zeigt nur geringfügige Unregelmäßigkeiten.
b Fünf Jahre später starke Verschmälerung des Gelenkspaltes. Osteophytenbildung lateral und medial am Hüftkopf. Für eine rheumatische Genese spricht das weitgehende Fehlen einer reaktiven subchondralen Sklerose.
c Weitere 2 Jahre später ist der Gelenkspalt nur noch als feine Linie sichtbar. Der Gelenkknorpel ist hier verschwunden, ebenso ist der Knochen am oberen Kopfpol abgescheuert.

d Hüftgelenkersatz mit Totalhüftendoprothese. Der «Saturnring» um den Prothesenkopf herum ist eine Drahtschleife, welche die Eingangsebene der Kunststoffpfanne markiert.

Die Pfanne ist nicht sehr tief eingesetzt und steht lateral etwas vor. Eine Möglichkeit wäre, sie *tiefer* ins Becken hineinzubringen. Dazu müßte die harte subchondrale Kortikalis entfernt und die Pfanne in die schwache Spongiosa eingesetzt werden. Dort hat sie weniger Halt. Langzeitbeobachtungen zeigen, daß dann Lockerungen und Migrationen häufiger und früher auftreten.

Aber auch mangelhafte *laterale* Überdachung führt zur Lockerung. Die Pfanne wandert nach oben und kippt nach außen. Ein Mittelweg muß gefunden werden. Bei ungenügendem Pfannendach kommt eine Pfannendachplastik in Frage (siehe Abb. 64.110).

Die *sekundären Koxarthrosen* entstehen je nach der Ursache schon im frühen Erwachsenenalter, am häufigsten mit etwa 30–40 Jahren.

Die *primäre Koxarthrose* beginnt gewöhnlich nach dem 50. und 60. Lebensjahr. Sie wurde deshalb früher auch «Malum coxae senile» genannt. Eine normale Hüfte braucht jedoch bis ins höchste Alter keine degenerativen Veränderungen aufzuweisen (siehe Abb. 2.1). Primäre Arthrosen sind überwiegend *bilateral.*

Klinik

Erstes Symptom sind vorübergehende Schmerzen in der Hüfte bei größeren Anstrengungen, später auch ohne solche. Typisch ist der sog. «*Anlaufschmerz*»: Die ersten Schritte am Morgen beim Aufstehen oder nach längerem Sitzen sind mühsam und schmerzhaft. Diese Schmerzen verschwinden nach wenigen Minuten. Der Patient hat den Eindruck, die Hüfte sei «eingerostet». Wenn sie einmal richtig «durchbewegt» werde, so funktioniere sie wieder besser. Später vergehen die Schmerzen auch in der Ruhe und nachts nicht mehr. Sie werden zuerst angegeben in der *Leiste,* dann seitlich im Trochanterbereich, im Gesäß und vor allem im *Oberschenkel,* vorne und bis ins *Knie* ausstrahlend.

Bald kommt ein leichtes *Hinken* dazu, die *Gehleistung* nimmt ständig ab, ebenso die Beweglichkeit der Hüfte. Der Patient merkt dies zuerst beim Spreizversuch (z. B. beim Reiten oder Skifahren), später an seinen Schwierigkeiten, Schuhe und Strümpfe anzuziehen, an einer gebückten Haltung (Flexionskontraktur der Hüfte).

Manche Patienten berichten, daß das Bein *kürzer* (selten länger) geworden sei. Dies ist Ausdruck einer Adduktions*kontraktur* (selten Abduktionskontraktur) der Hüfte. Gelegentlich fällt eine Auswärtsdrehung des Beines auf.

Solche *Hüftkontrakturen mit Fehlstellung* führen zu sekundären Beschwerden (siehe auch Abb. 64.6 und Abb. 64.12, S. 445f.):

- *Flexionsstellung:* Beckenkippung nach vorn → Hyperlordose mit Kreuzschmerzen (siehe Abb. 64.11).
- *Adduktionsstellung:* Scheinbare Beinverkürzung, Beckenschiefstand und Skoliose, Kreuzschmerzen (siehe Abb. 64.12d und e).
- *Abduktionsstellung:* (seltener) Scheinbare Verlängerung des Beines, Beckenschiefstand und Skoliose zur anderen Seite (Abb. 64.12b und c).
- *Außenrotationsstellung:* Veränderte Beanspruchung des Beines, Hinken.
- Andere Fehlstellungen kommen kaum vor.

Wesentlich *verschlimmert* wird das Leiden durch gleichzeitige degenerative Wirbelsäulenveränderungen, weil dann die Hüftsteife nicht in der Wirbelsäule ausgeglichen werden kann. Kreuzschmerzen sind eine häufige Folge davon.

Im fortgeschrittenen Stadium wird das Gehen mühsam. Viele Koxarthrotiker greifen spontan zum *Stock,* der sich ihnen als sehr nützlich erweist. Bald

Hüftgelenk

merken sie von selbst, daß er mit Vorteil auf der *ge-sunden Seite* benützt wird (in fortgeschrittenen Stadien allerdings gelegentlich auch auf der kranken Seite).

Die Mehrzahl der alten Leute, welche einen Stock benützen, haben eine Koxarthrose. Manche Patienten brauchen zwei Stöcke. Selten führen einseitige Koxarthrosen zur völligen Gehunfähigkeit. Bei beidseitiger Arthrose tritt dies eher ein. Allerdings ist erstaunlich, wie Patienten auch mit weitgehend versteiften Hüften noch gehen können.

Der *Verlauf* der Krankheit ist *progredient.* Er zieht sich in der Regel über Jahre und Jahrzehnte hin. Er kann viele Jahre mehr oder weniger stationär bleiben und sich nur langsam verschlechtern. Seltener verschlimmert sich der Zustand innerhalb von wenigen Monaten oder Wochen. Häufig führt die Krankheit zur Invalidität. Eine spontane Heilung ist nicht möglich. Immerhin können die Schmerzen im fortgeschrittenen Stadium, mit zunehmender Versteifung, wieder zurückgehen (bindegewebige Ankylose). Zur knöchernen Versteifung kommt es allerdings nur ausnahmsweise. Eine solche Hüfte macht keine Schmerzen mehr.

Diagnose

Frühere Hüftleiden lassen eine Arthrose erwarten. Die obgenannten Symptome weisen darauf hin. Schon am *Gang* erkennt man die Störung: Schonhinken, verkürzte Standphase, Überneigen (Duchenne) als Zeichen der Schmerzen und der Insuffizienz. Der *Gebrauch eines Stockes* gibt wertvolle Hinweise: Welche Hüfte wird damit entlastet? In der Regel *die Gegenseite* in der Standphase.

Eine Beweglichkeitseinschränkung wird am ehesten bei der Prüfung der *Rotation* (Bauchlage) und der *Abduktion* entdeckt. Die *Flexion* bleibt am längsten erhalten (Sitzen!).

Der Allgemeinzustand der Patienten ist nicht beeinträchtigt, alle Laborbefunde sind negativ. Beweisend für die *Diagnose* ist das *Röntgenbild.* Im Frühstadium sind die Zeichen allerdings sehr diskret (Abb. 64.78).

Die *Veränderungen im Röntgenbild* spiegeln genau die pathologisch-anatomischen Vorgänge wider (Abb. 64.79). Sie erscheinen etwa in dieser Reihenfolge:

1. *Verschmälerung des Gelenkspaltes* als Ausdruck der Abnützung des Knorpelbelages in der Tragzone (Kopfpol, Abb. 64.81). Seltener und weniger eindeutig zu erkennen ist die *Verschmälerung des Gelenkspaltes medial,* im Pfannengrund, bei einer beginnenden Protrusion. Dabei kann der Gelenkspalt lateral sogar etwas verbreitert sein (Abb. 64.76d).

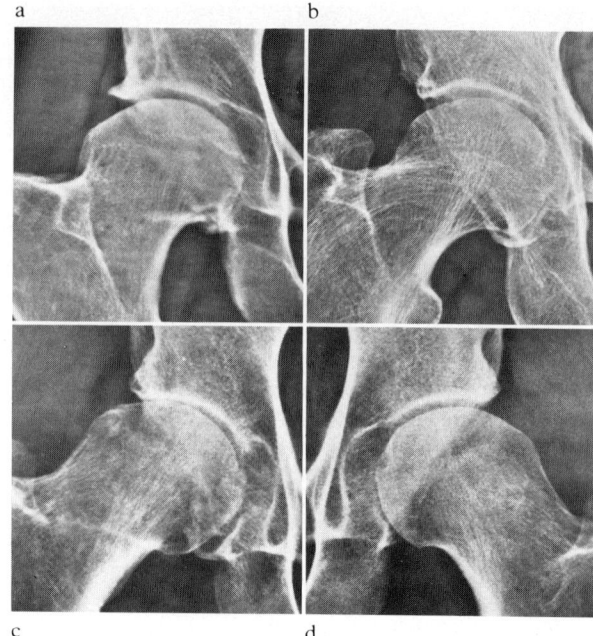

a ⎡ ⎤ b

c ⎣ ⎦ d

Abb. 64.78: *Frühe Stadien der Koxarthrose im Röntgenbild.*

a Die Hüfte dieser 36jährigen Frau ist etwas entrundet. Diese leichte Dysplasie ist wahrscheinlich angeboren. Der Gelenkspalt ist kaum verschmälert, doch sitzt am Pfannendach eine stark sklerosierte Randzacke. Auch der subchondrale Knochen von Kopf und Pfanne in der Belastungszone ist etwas sklerosiert und unregelmäßig: sichere Zeichen einer beginnenden Arthrose. Die Frau hat bereits erhebliche Beschwerden.

b Zum Vergleich die normale Altershüfte einer 75jährigen Frau: Pfanne und Kopf sind genau kreisrund und konzentrisch, die Knochenstruktur ist überall regelmäßig. Die Koxarthrose ist keineswegs eine obligate Erscheinung des Alters.

c Verschmälerter, in der Belastungszone fast verschwundener Gelenkspalt und etwas unregelmäßige Knochenstruktur. Osteophyten am unteren Kopfpol und am gegenüberliegenden Pfannenrand: Bereits ziemlich fortgeschrittene Arthrose bei einer 60jährigen Frau.

d Die andere Hüfte derselben Patientin: Wahrscheinlich auch hier beginnende Koxarthrose (Sklerose des Pfannendaches lateral eine Spur stärker als medial).

Hüftgelenk

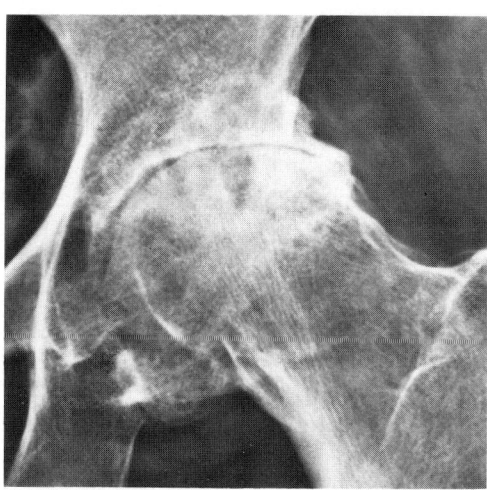

Abb. 64.79: *Die arthrotischen Veränderungen im Röntgenbild* bei einer fortgeschrittenen Koxarthrose: Der Gelenkspalt ist nur noch als feine Linie zu sehen. Hier ist die Knorpelschicht verschwunden, Knochen schleift auf Knochen. Die normale Spongiosastruktur im oberen Kopfpol und im Pfannendach ist weitgehend verschwunden infolge reaktiver Sklerosierung und Zystenbildung in der am stärksten beanspruchten Tragzone. Sklerotische Osteophyten am Pfannenerker. Im Pfannengrund überwiegt die Osteoporose. Der durch die Kopfwanderung unten frei werdende Platz wird von Osteophyten ausgefüllt (double-fond).

Pathophysiologie

Allgemeines: siehe Mechanische Beanspruchung als pathogenetischer Faktor, S. 104f.; Arthrose, S. 422f. und Biomechanik und Pathologie der Hüfte, S. 696. *Hier* wird nur kurz die *Entstehung der morphologischen Veränderungen beschrieben:*

Das *Wandern des Kopfes* erfolgt gesetzmäßig unter dem Einfluß der unphysiologischen Beanspruchung. Die mechanischen Verhältnisse werden dadurch noch ungünstiger, und die deformierenden Kräfte nehmen noch zu (Abb. 64.80 64.83). Dieser *Circulus vitiosus* unterhält die Progredienz der Arthrose:

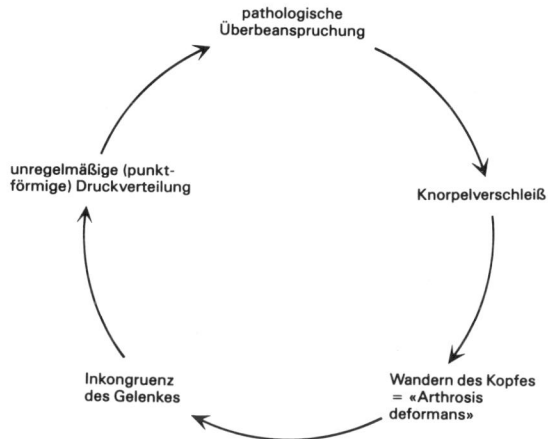

Therapie

Die im Kapitel «Degenerative Krankheiten» beschriebenen Grundzüge der Therapie (siehe S. 430f.) gelten auch für die Koxarthrose, insbesondere die unter «Prophylaxe» (siehe S. 430) gemachten Überlegungen zur Anpassung der Beanspruchung an die verminderte Belastbarkeit.

Konservativ

Alle bekannten konservativen Maßnahmen wirken nur symptomatisch. Sie können die Krankheit nicht aufhalten, sondern höchstens mildern. Das ganze Repertoire der physikalischen und medikamentösen Medizin steht zur Verfügung.

- Heilgymnastik: Lockerungsübungen, vor allem bei sekundären Muskelverspannungen. Regelmäßige unbelastete Bewegung.
- Physikalische Applikationen, vor allem Wärme in Form von warmen Wickeln, Fango, Kurzwellen, Jontophorese usw.
- Hydro- und Balneotherapie. Bäder sind sehr beliebt und bessern den Zustand häufig für einige Zeit.

2. Subchondrale reaktive *Knochensklerose.*
3. Reaktive Knochenbildung am Gelenkrand (*Randzacken,* Osteophyten) und in den *unbelasteten* Gelenkabschnitten (double fond).
4. Subchondrale *Zystenbildung* im Knochen unter den Stellen mit der größten Beanspruchung.
5. Sekundäre Deformierung der Gelenkform mit langsamem *Wandern* des Kopfes: Abplattung → Verbreiterung → Subluxation ist die eine Entwicklung, oder aber Vertiefung der Pfanne → Protrusion die andere (Abb. 64.83).
6. In seltenen Fällen spontane knöcherne Versteifung (Ankylose).

Die Differentialdiagnose ist in der Regel einfach.

Nicht selten ist jedoch eine *Abgrenzung* gegen *vertebragene* ausstrahlende Schmerzen nötig: Für ein Hüftleiden spricht die Schmerzprojektion *in die Leiste,* auch zur Vorderseite des Oberschenkels bis zum Knie, sowie belastungsabhängiger Schmerz.

Für *Ischialgie* bzw. von der Lendenwirbelsäule ausgehende Schmerzen sprechen belastungsunabhängige, jedoch stellungsabhängige Ausstrahlungen ins Gesäß, zur Rückseite des Oberschenkels und bis zum Fuß, Lasègue bei guter Hüftgelenkbeweglichkeit und radikuläre Zeichen.

Hüftgelenk

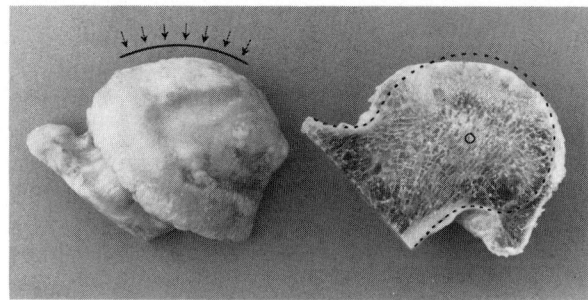

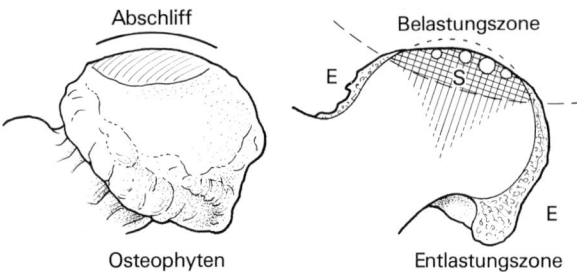

Abschliff

Belastungszone

E

S

E

Osteophyten

Entlastungszone

Abb. 64.80: *Pathologische Anatomie der Arthrose.*

Hüftkopf bei Koxarthrose: Präparat und Skizze dazu.

Links: Ansicht von vorne: oben in der *Tragzone* ist der Knorpel weggeschliffen, der glatt polierte Knochen tritt zu Tage. Unten in der *Entlastungszone* (E) ein Osteophytenkranz: Verknöcherter und gewucherter Gelenkknorpel.

Rechts: Frontalschnitt durch denselben Hüftkopf: In der Tragzone reaktiv stark sklerotische, verdichtete Spongiosa (S), an der Oberfläche schon teilweise usuriert. Hier Zystenbildung mit Bindegewebe und Detritus an den Stellen zu großer Beanspruchung. Hier kann der Knochen nicht mehr mit Knochenanbau, mit Sklerose reagieren, er wird zerstört und resorbiert.

Punktiert eingezeichnet ist die ursprüngliche runde Kontur des Hüftkopfes. Der Mechanismus der fortschreitenden Deformierung ist deutlich. Daher der ältere Name «Arthrosis deformans».

a

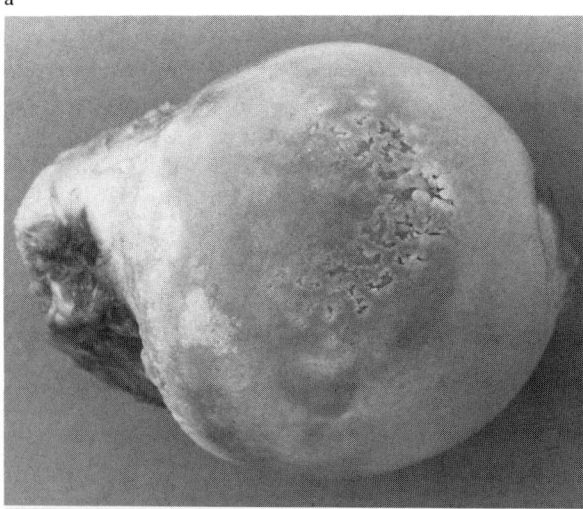

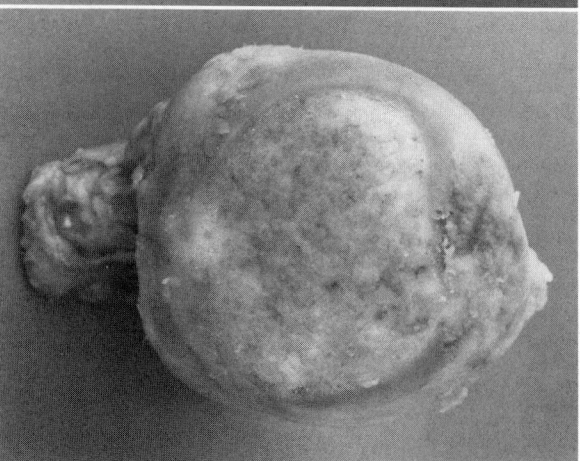

b

Abb. 64.81: Zerstörung des *Gelenkknorpels* in der *Belastungszone* bei Arthrose. Aufsicht von oben auf zwei arthrotische Hüftköpfe.

a *Beginnende Arthrose:* Auf dem Scheitel des Hüftkopfes, in der Belastungszone, ist der Knorpel zerklüftet, im Zentrum bereits bis auf den Knochen durchgescheuert und abgeschliffen.

b *Fortgeschrittene Arthrose.* In der ganzen Belastungszone ist der Knorpel weggescheuert, der nackte Knochen tritt zu Tage, sklerotisch hart und spiegelglatt geschliffen, von Bindegewebspfropfen durchsetzt, die aus der Spongiosa heraufwachsen. Hier reibt Knochen gegen Knochen, der Zerstörungsvorgang ist weitgehend *mechanisch.*

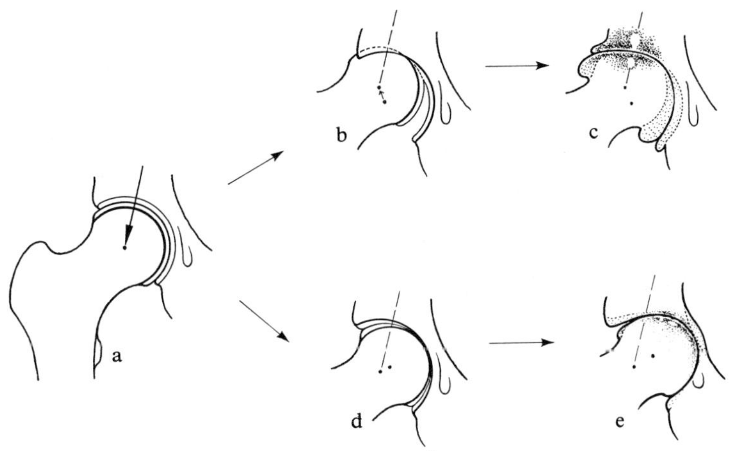

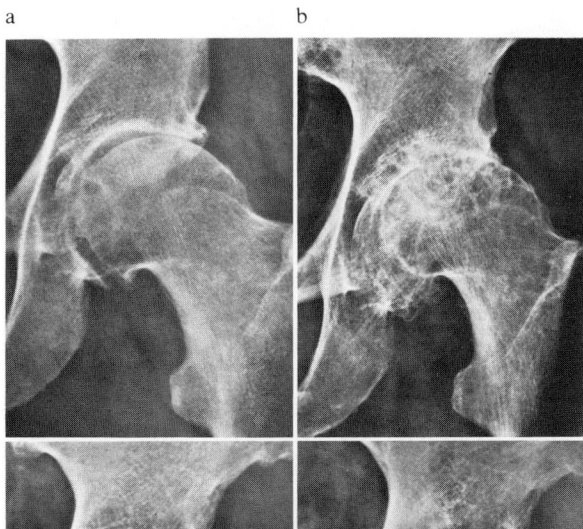

Abb. 64.82: *Wie die Deformation bei der Koxarthrose entsteht* (vgl. S. 424):

a Normales, konzentrisches Hüftgelenk. Eine Überbeanspruchung konzentriert sich am häufigsten am Pfannenerker (Subluxation, ungenügende Überdachung) → obere Reihe (Subluxationsreihe).

Seltener (bei Protrusion, rheumatischen Arthritiden) konzentriert sich der Überdruck auf den *Pfannengrund* → untere Reihe (Protrusionsreihe). In der Regel verläuft die Arthrose in einer von diesen beiden Richtungen (Pfeile).

b *Subluxation* nach oben außen, verbunden mit Substanzverlust durch mechanischen Abschliff am Ort der größten Beanspruchung. Unten medial entsteht ein Hohlraum, in welchen Osteophyten einwachsen. Die Deformität kommt primär durch das *Wandern* des Kopfes (in Richtung des kleinen Pfeiles) zustande.

c «Arthrosis deformans» mit allen zugehörigen typischen Merkmalen: Abschliff und Sklerose in der Tragzone, Resorptionszysten am Ort der größten Beanspruchung, Osteophyten in der unbelasteten Randzone lateral und medio-kaudal (sog. doublefond).

d *Protrusionstyp* der Koxarthrose: Abschliff und Sklerose im Pfannengrund, Osteophytensaum rings um den Pfannenrand. Durch die Protrusion wird die Pfanne immer tiefer. Diese Variante der Koxarthrose ist schwieriger zu erkennen, da der Gelenkspalt kranial lange Zeit normal weit bleibt und lateral sogar noch breiter wird. Der Knorpel, und damit der auf dem Röntgenbild sichtbare Gelenkspalt, verschwindet zuerst im *Pfannengrund*.

e Fortgeschrittene Protrusion. Der Kopf stößt langsam durch die Pfanne hinein ins kleine Becken. Zu einem Durchbruch kommt es aber praktisch nie, denn auf der Innenseite, im kleinen Becken, wächst neuer Knochen und bildet einen neuen Pfannengrund (vgl. Abb. 64.100).

Abb. 64.83 zeigt von beiden Verlaufsformen je ein Beispiel.

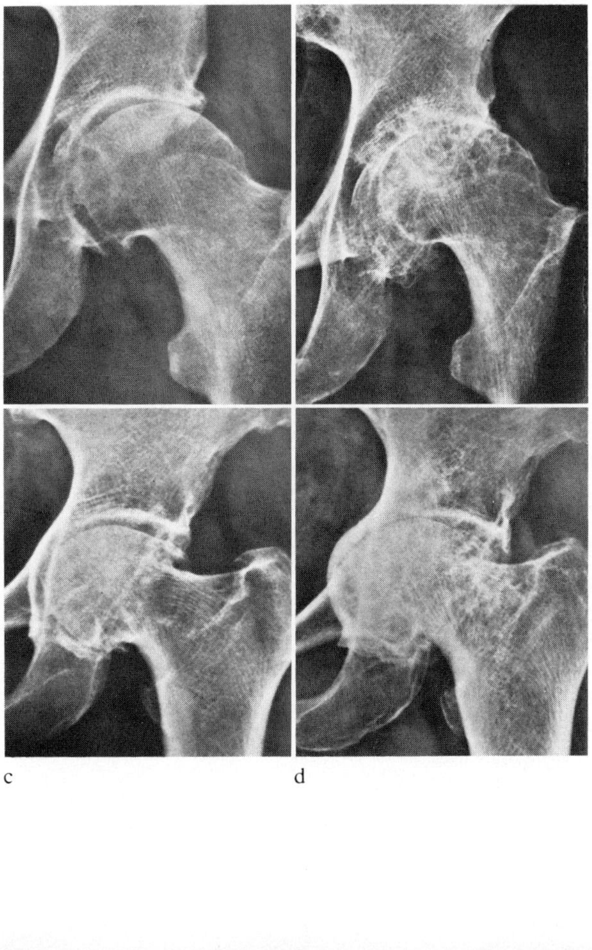

Abb. 64.83: *Beispiele zur Zeichnung von Abb. 64.82.*

Obere Reihe: Wandern des Kopfes nach oben außen.
Untere Reihe: Wandern nach innen.

a Beginnende Koxarthrose bei 52jährigem Mann. Überdruck am Pfannenerker (Gelenkspalt verschwunden, subchondrale Sklerose).

b Dieselbe Hüfte 8 Jahre später: Der Kopf ist nach oben außen gewandert. Pfannendach und Kopf sind dort abgeschliffen, während am unteren Kopfpol ausgedehnte Knochenneubildung stattgefunden hat: Osteophyten an Kopf und Pfannengrund liegen sich gegenüber (double fond).

c Protrusio acetabuli mit beginnender Arthrose bei einer 50jährigen Frau. Der laterale Gelenkspalt ist weiter als normal, als Zeichen der Inkongruenz von Pfanne und Kopf.

d Dieselbe Hüfte nach 11 Jahren: Der Kopf ist weiter ins Becken hinein gewandert. Die innere Beckenwand ist ins kleine Becken vorgebuchtet. Hier hat sich ein neuer, stark sklerosierter Pfannenboden gebildet. Der große Trochanter stößt schon fast am Becken an.

In beiden Beispielen ist das Wandern auch an der Annäherung des kleinen Trochanters ans Becken zu erkennen.

Die meisten arthrotischen Hüften «wandern» in einer von diesen beiden Richtungen.

Hüftgelenk

- Rheuma- und Schmerzmittel (Salizylate, nicht-steroidale Antirheumatika usw.) geben gute aber nur kurzfristige Linderung. Die Wirkung von sog. «spezifischen» Mitteln (z. B. tierische Knorpelextrakte usw.) läßt sich kaum einwandfrei nachweisen.
- Intraartikuläre Injektionen: vor allem Kortison. Nicht ungefährlich, da Infektionen, Hüftkopfnekrosen, rasch progrediente Destruktionen vorkommen.
- *Orthopädische Maßnahmen:* Absatzerhöhungen bei funktionellen Beinlängendifferenzen, *weiche Absätze* und *Sohlen als Puffer,* evtl. Korsett bei Kreuzschmerzen, haben beschränkte Wirkung. Eine einwandfreie Schienung der Hüfte (Hohmann-Bandage: Korsett mit beweglichem Oberschenkelteil) ist schwierig, manchmal aber doch nützlich.
- Der *Handstock* (evtl. Krückstock) ist eine große Hilfe. Die Hüfte kann damit ganz wesentlich entlastet werden. (Stock in der Regel auf der Gegenseite!) (Abb. 64.84). Manche Patienten brauchen zwei Stöcke.

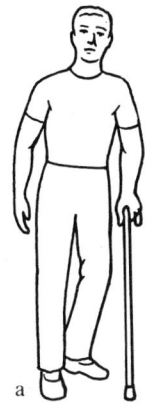
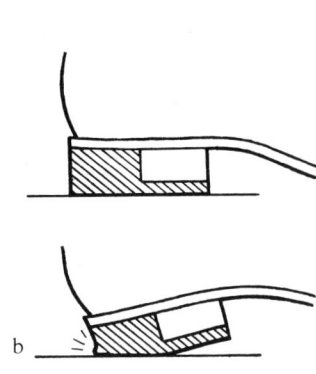

Abb. 64.84:

a Ein einfacher *Handstock* bedeutet eine große *Entlastung* für die Hüfte, wenn man bedenkt, daß der Stock dieselbe Wirkung hat wie der Glutaeus medius (Aufrichten und Ausbalancieren des Beckens), aber mit einem viel größeren Hebelarm. Die resultierende Druckkraft, normalerweise ein Mehrfaches des Körpergewichtes, kann so mit kleinem Aufwand wesentlich herabgesetzt werden. Der Stock wird in der Regel auf der *gesunden* Seite gehalten. Das tun die meisten Patienten instinktiv.

Manche genieren sich, «am Stock zu gehen», aber auch ein Wanderstab, ein Schirm oder ein elegantes kleines Stöcklein helfen schon sehr viel. Damit sehen die Patienten weniger «invalide» aus.

b Ein weicher, gummigepufferter Absatz, eine weiche Sohle, dämpfen harte Schläge auf das Gelenk beim Auftreten und vermindern so die Schmerzen beim Gehen.

Operativ

Grundsätzlich bestehen folgende Möglichkeiten (siehe auch Operative Therapie, S. 239ff. und Operationen bei Arthrose, S. 431f. und Abb. 64.85):

1. Biologische (durchblutungsfördernde) Operationen
2. Biomechanische (entlastende) Operationen: Osteotomien
3. Versteifende Operationen (Arthrodese)
4. Plastischer Gelenkersatz (Endoprothese)
5. Gelenkresektion
6. Gelenktransplantation.

Hüftgelenk

Die Indikation hat neben dem Lokalbefund vor allem die Lebenserwartung des Patienten und seine *soziale Situation* zu berücksichtigen. Praktisch von Bedeutung sind vor allem die Möglichkeiten 2, 3 und 4.

Zu 1: Die sog. biologischen Operationen an Knochen und Weichteilen (Bohrungen, Muskel- und Sehnendurchtrennungen usw.) sind weitgehend aufgegeben worden, da sie wenig nützen.

Zu 2: Osteotomien

Bei Arthrosen im *Anfangsstadium* (noch keine allzu schweren Veränderungen im Röntgenbild) gelingt es häufig, durch Verbesserung der biomechanischen Verhältnisse die Krankheit zu stoppen und ihr Fortschreiten mindestens für längere Zeit zu verhindern. In vielen Fällen werden die Patienten schmerzfrei, und auch im Röntgenbild ist eine Verbesserung des Zustandes erkennbar.

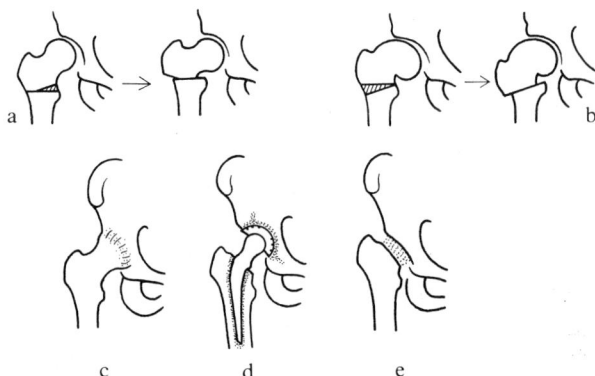

Abb. 64.85: *Die wichtigsten Operationen bei Koxarthrose.*

Obere Reihe:

Intertrochantere Osteotomie. Durch Umstellung sollen bessere funktionelle Verhältnisse im Gelenk geschaffen werden.

a Varisierende Osteotomie
b Valgisierende Osteotomie

Untere Reihe:

c Hüftarthrodese
d Totalhüftendoprothese
e Hüftgelenkresektion (Girdlestone)

Sehr verbreitet, vor allem im angelsächsischen Raum ist die *intertrochantere Verschiebeosteotomie von McMurray.* Es ist eine rein empirische Methode, deren günstige, oft viele Jahre anhaltende Wirkung, obwohl in unzähligen Fällen erwiesen, keineswegs eindeutig klar ist. «Eine typisch englische Operation: unlogisch, aber wirksam» sagte ein Franzose.

Nach der Theorie von Pauwels kann durch eine geeignete Drehung des Kopfes in der Pfanne die Beanspruchung der Tragzone vermindert werden, indem der Druck auf eine größere Fläche verteilt wird (Abb. 64.86).

Die präoperative Beurteilung der Hüftstellung und der Belastungsverhältnisse an der Tragzone anhand von Funktionsröntgenaufnahmen der Hüften (in Ab- und Adduktion) ermöglicht das Aufstellen eines geeigneten Operationsplanes, wobei die Stellungsänderung mittels einer *intertrochanteren Osteotomie* durchgeführt wird. (Allgemeines zur Osteotomie siehe S. 254.)

Vorhandene *Fehlstellungen* (bei Kontrakturen) müssen beseitigt werden.

Die intertrochantere Osteotomie hat verschiedene Entwicklungen und Abwandlungen erfahren (Extension, Rotation usw.). Sicher ist ihre Wirkung recht komplex. Neben der Verminderung der Beanspruchung spielt wohl eine Reihe weiterer Faktoren wie die Veränderung der Durchblutung, die Umstellung und Neuordnung der Trabekelstruktur in der subchondralen Spongiosa des Hüftkopfes durch Knochenumbau, die temporäre Entlastung, die Abstützung des Gelenkes auf den kaudal gelegenen Osteophyten usw. eine Rolle.

Ein großer Vorteil der Operation ist die geringe Komplikationsrate sowie der Umstand, daß der *eigene Hüftkopf erhalten* werden kann.

Bei relativ jungen Patienten (bis etwa 60 Jahre) wird wenn möglich eine solche Operation gemacht (Abb. 64.87, 64.88 und Abb. 64.89).

Weil die Rekonvaleszenz länger dauert und die Resultate am Anfang nicht so spektakulär sind wie nach einer guten Endoprothesenoperation, ist die Osteotomie bei Patienten und Ärzten nicht mehr sehr beliebt. Zu Unrecht, denn manchen jungen Patienten kann damit über viele Jahre geholfen werden. Falls früher oder später wieder eine Operation gemacht werden muß, sind alle Rückzugsmöglichkeiten noch offen, anders als bei den Endoprothesen.

Die Wiederherstellung eines *defekten Pfannendaches* bei veralteten Dysplasien und Subluxationen, analog den Operationen bei der kongenitalen Hüftgelenkluxation, kann auch noch bei jungen Erwachsenen erfolgreich sein (Azetabuloplastik, Beckenosteotomie nach Chiari, vgl. S. 723).

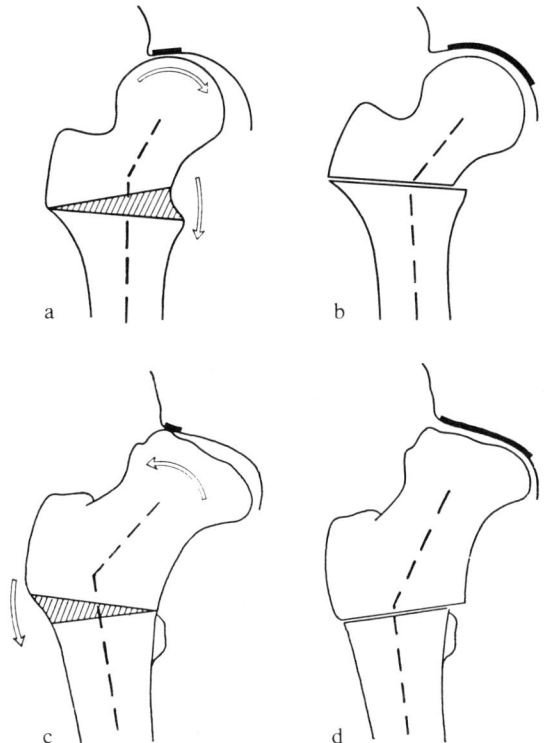

Abb. 64.86: *Die Reduktion des Gelenkdruckes mittels intertrochanterer Osteotomie, nach* F. Pauwels.

Die Vergrößerung einer zu kleinen Tragfläche (mit dickem Strich bezeichnet) bei Gelenkinkongruenz ist durch *Drehung* des Kopfes in der Pfanne möglich. Je nach der Konfiguration des Gelenkes kommt eine varisierende Adduktionsosteotomie (Pauwels I, obere Reihe) oder eine valgisierende Abduktionsosteotomie (Pauwels II, untere Reihe) in Frage.

a Druckkonzentration am Pfannenerker bei Subluxation.
b Tiefe Einstellung des Kopfes durch *Varisation.*
c Druckkonzentration an umschriebener Stelle bei verbreitertem Kopf.
d Verteilung des Druckes auf die ganze Kopffläche durch *Valgisation.*

Im konkreten Einzelfall kann mit *Funktionsröntgenaufnahmen* des Hüftgelenkes in verschiedenen Stellungen die beste Einstellung des Kopfes in der Pfanne ermittelt werden. (Aus F. Pauwels, Atlas zur Biomechanik der gesunden und kranken Hüfte, Springer, 1973.)

Hüftgelenk

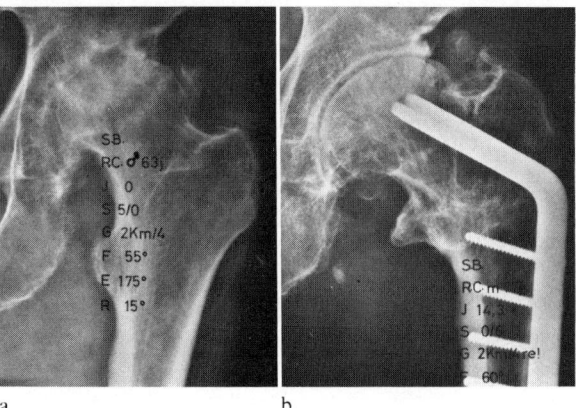

a   b

Abb. 64.87: *Spätresultat nach Varisationsosteotomie.*

a 63jähriger Landwirt mit schwerer Koxarthrose und entsprechenden Schmerzen.

b Im Röntgenbild 14 Jahre nach Varisationsosteotomie erscheint das Hüftgelenk durch einen Regenerationsvorgang wesentlich verbessert. Der Mann ist beschwerdefrei.

Der Fall entstammt einer Serie, welche R. SCHNEIDER operiert, genau dokumentiert und nach vielen Jahren nachkontrolliert hat (Schmerzen, Gehstrecke, Beweglichkeit sind eingetragen).

Solche Untersuchungen sind für die Beurteilung von Operationsmethoden in der Orthopädie sehr wertvoll und auch sehr nötig, da sich der Wert einer Operationsmethode an den *langfristigen* Resultaten mißt.

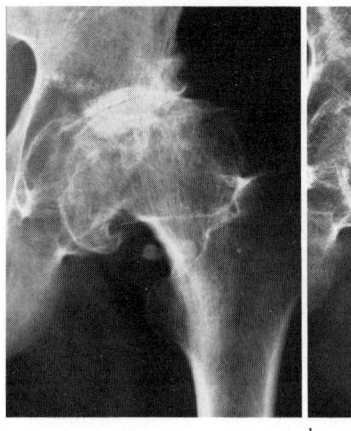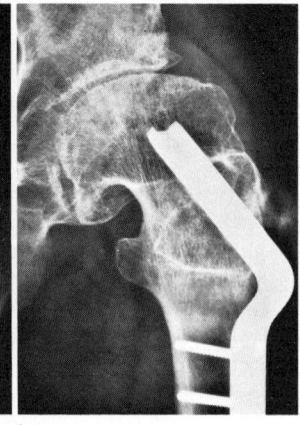

a   b

Abb. 64.88: *Valgisationsosteotomie.*

a Schwere Koxarthrose bei einem 45jährigen Mann.

b Einige Jahre nach der valgisierenden Osteotomie: Knochenstruktur und Gelenk haben eine tiefgreifende Umwandlung erfahren. Das Hüftgelenk scheint sich bis zu einem gewissen Grade regeneriert zu haben.

In günstigen Fällen können Osteotomien die Progredienz der Arthrose aufhalten und dem Patienten für lange Jahre Beschwerdefreiheit bringen unter Erhaltung des eigenen Gelenkes. Dieser wesentliche Vorteil gegenüber der Endoprothese fällt vor allem für jüngere Patienten (unter 60 Jahre) ins Gewicht.

Hüftgelenk

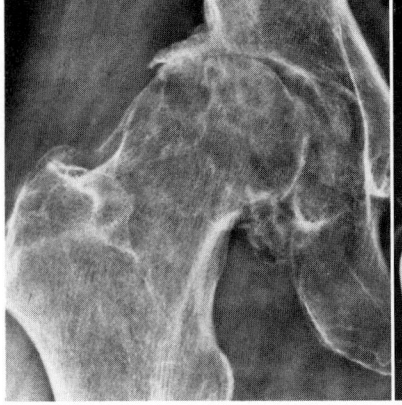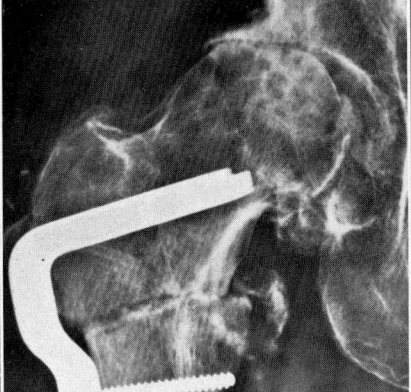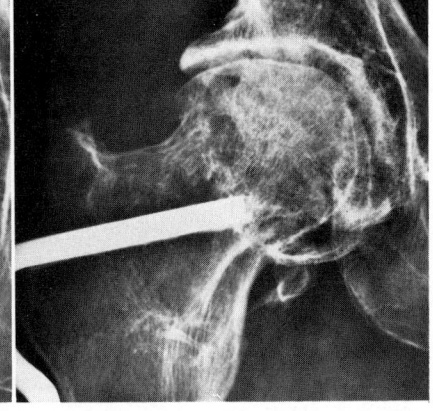

a   b   c

Abb. 64.89: *Intertrochantere Osteotomie* bei einer 59jährigen Frau.

a Koxarthrose vor der Operation. Der Gelenkspalt ist verschwunden.

b Zustand kurz nach Osteotomie knapp oberhalb des Trochanter minor, mit geringer Verschiebung und Varisation, fixiert mit Winkelplatte.

c 12 Jahre später ist wieder ein Gelenkspalt zu sehen, es hat offenbar eine gewisse Restitution des Gelenkes stattgefunden. Die jetzt 71jährige Frau hat seit der Operation nur noch geringe Schmerzen und ist gut gehfähig.

Die Wirkung der intertrochanteren Osteotomie beruht wahrscheinlich auf verschiedenen Mechanismen, unter denen der von PAUWELS beschriebene mechanische Effekt der Verminderung des Gelenkdruckes durch die Umstellung nur einer, allerdings der am besten faßbare ist.

a

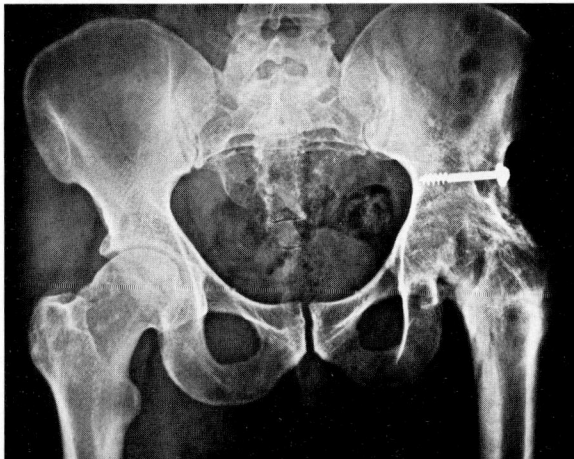

b

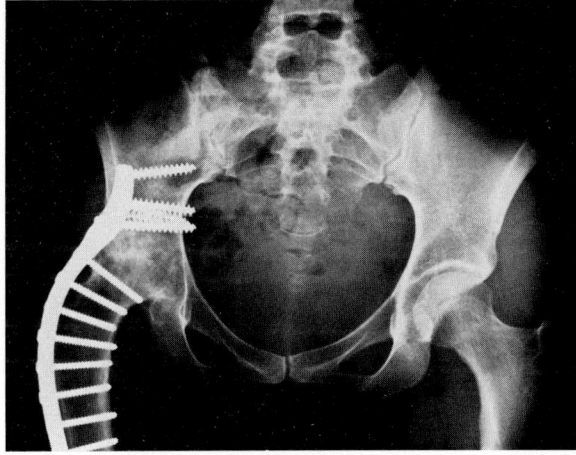

Abb. 64.90:

a *Hüftarthrodese* links, bei einem 36jährigen Mann. Diese Technik (Anfrischen der Gelenkflächen und intertrochantere Osteotomie) erfordert eine längere Fixation im Beckenbeingips, erlaubt aber noch eine nachträgliche Korrektur der Beinstellung.
Hier ist die Arthrodese knöchern fest. Der Mann ist voll leistungsfähig und beschwerdefrei.

b *Hüftarthrodese* rechts, wegen schwerer Arthrose, bei einer 31jährigen Frau. Fixation mit Plattenosteosynthese. Diese Technik erlaubt eine sofortige Mobilisation, verlangt aber das genaue Einstellen der Beinstellung während der Operation. Diese Stellung ist für den Erfolg ausschlaggebend.

Für jüngere Leute mit einseitigen Hüftleiden ist die Arthrodese nach wie vor eine empfehlenswerte Operation.

Zu 3: Hüftarthrodese

Bei jüngeren Patienten mit schweren *einseitigen* Hüftzerstörungen ist die *Hüftarthrodese* eine ausgezeichnete Lösung, sofern Wirbelsäule und übrige Gelenke eine gute Kompensation der verlorenen Hüftbeweglichkeit zulassen.

Eine *in guter Stellung* (ganz geringe Adduktionsstellung, Flexion etwa 160–170°, leichte Außenrotation) knöchern versteifte Hüfte ist schmerzfrei und ermöglicht erstaunliche Leistungen mit unbeschränkter Gehfähigkeit. Die Behinderung ist nicht groß, jedenfalls kleiner als die meisten Patienten und Ärzte glauben.

Es ist verständlich, daß Patienten keine «steife Hüfte» wollen, sondern lieber ein «künstliches Gelenk». Wenn aber noch ein größerer Teil ihres Lebens vor ihnen liegt, haben Endoprothesenträger mit Sicherheit spätere Schwierigkeiten zu erwarten. Eine gute Arthrodese hingegen bleibt zuverlässig lebenslang schmerzfrei.

Überzeugen lassen sich Patienten am ehesten von erfolgreich operierten Leidensgenossen.

Ausführlich sind Indikation, Technik usw. der Arthrodese im Kapitel über orthopädische Operationen (siehe S. 254) und im Arthrosekapitel (siehe S. 432) beschrieben, die beste Stellung in S. 449 (Abb. 64.90).

Zu 4: Totalhüftendoprothese

Allgemeines zu den Endoprothesen siehe S. 255 und S. 433.

Kaum eine Operation hat in den letzten Jahrzehnten eine Erfolgsstory erlebt wie die Totalprothese der Hüfte. Sie ist zu einer der *häufigsten* Operationen in der Orthopädie und eine der *dankbarsten* überhaupt geworden. Ausschlaggebend für regelmäßige gute Resultate ist – neben perfekter Technik – in erster Linie

die richtige Indikation

Für *ältere Patienten* mit Schmerzen und Gehbehinderung infolge einer fortgeschrittenen Arthrose ist der *Ersatz* des Gelenkes durch eine Totalendoprothese zweifellos eine *sehr gute* Operation. Ihrem Risiko (Thromboembolie, Infektion usw.) und der unsicheren Prognose auf längere Sicht (Lockerung, Verschleiß usw.) stehen bei den älteren Patienten die geringere Beanspruchung der Prothese und die kürzere Lebenserwartung gegenüber. Die Operation ist für viele alte Menschen eine Erlösung von ihren unbeeinflussbaren Schmerzen. Sie sollte ihnen nicht verweigert werden (Abb. 64.91).

Tatsächlich können diese Patienten schon wenige Tage nach der Operation wieder schmerzfrei umhergehen. Die Rekonvaleszenz ist kurz, viele Patienten können wieder eine körperlich schwere Arbeit aufnehmen und auch wieder erstaunliche sportliche Leistungen erbringen.

Hüftgelenk

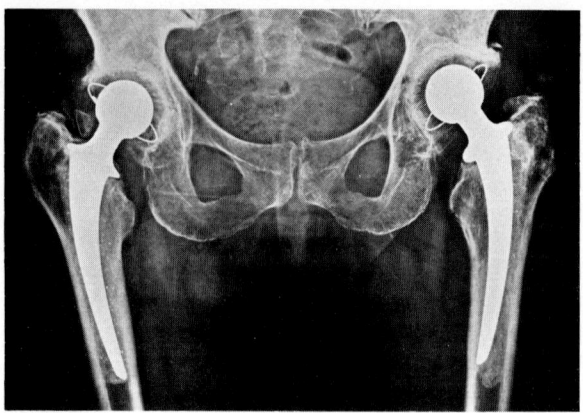

Abb. 64.91: Röntgenkontrolle von *Toytalhüftendoprothesen* bei 74jähriger Frau, welche wegen beidseitiger Koxarthrose invalide geworden war. Die Frau ist jetzt, 5 Jahre nach der ersten (links) und ein Jahr nach der zweiten (rechts) Operation, wieder weitgehend schmerzfrei gehfähig.

Eine Kontrolle weitere 6 Jahre später ergab einen unveränderten klinischen und radiologischen Befund. Wegen einer schweren Osteoporose und Kyphose hatte die nunmehr 80jährige Patientin jedoch starke Rückenschmerzen und ging gebückt. 4 Jahre später haben wir sie nicht mehr gefunden. Die Wahrscheinlichkeit ist groß, daß diese Frau zu jener Gruppe von Patienten gehört, deren Hüftprothesen ihre Träger «überleben», und die aus anderen Gründen invalid werden oder sterben.

Das Beispiel zeigt die Bedeutung des Alters und der Zeit für Indikation und Prognose, aber auch die Schwierigkeiten relevanter Langzeitstudien.

Hüftgelenk

Diese spektakulären Erfolge haben die Endoprothesenoperation so beliebt gemacht. Sie sollten aber nicht über die komplexen Probleme und Gefahren hinwegtäuschen, welche solchen Operationen innewohnen. Ein stabiler Endzustand, wie beispielsweise bei einer Arthrodese, wird nie erreicht, und grundsätzlich muß während des ganzen restlichen Lebens mit Komplikationen gerechnet werden. Immerhin sollte heute von einer guten Hüftendoprothese erwartet werden können, daß sie zehn oder fünfzehn Jahre lang beschwerdefrei funktioniert.

Keine Endoprothese aber hat die Qualität des natürlichen Gelenkes und hält auf die Dauer den Beanspruchungen stand, die ein junger, aktiver Patient ihr zumutet. Es gilt zu bedenken, daß die Langzeitresultate der neueren Prothesen noch unbekannt sind und ihre Überlegenheit spekulativ ist.

Eine große *Verantwortung* übernimmt deshalb der Operateur, welcher bei *jungen Patienten* diese Operation ausführt. Die Prognose auf längere Dauer ist unsicher, denn heute weiß noch niemand, was aus diesen Fällen in 20, 30 und mehr Jahren wird (vgl. Abb. 64.97 ff.). Man weiß jedoch, daß sich mit den Jahren viele Prothesen *lockern* und dann wegen

Schmerzen *ausgewechselt* werden müssen (Abb. 64.107 f.), was nicht beliebig oft möglich ist, und in manchen Fällen (z. B. bei Infektion, bei massivem Knochenverlust) muß die Prothese ersatzlos *entfernt* werden, wodurch der Patient meistens für den Rest seines Lebens invalid wird.

Man wird sich deshalb bei jüngeren Patienten nur zur Prothesenoperation entschließen, wenn sie bereits invalide sind und nicht mehr viel zu verlieren haben (schwere beidseitige Arthrosen, Schäden an anderen Gelenken, z. B. cP, Bechterew, vollständige Invalidität usw.), und wenn alle Alternativen, wie z. B. Osteotomien, erwogen und als untauglich verworfen wurden.

Mit dem künstlichen Gelenkersatz hat die Orthopädie in den sechziger Jahren völlig *unbekanntes Neuland* betreten. Es war ein Experiment am Patienten, dessen Ausgang niemand kennen konnte. Die ersten Erfahrungen der Pioniere (Mc Kee, Charnley, M. E. Müller, Judet) zeigten seit etwa 1960 die Möglichkeiten und Bedingungen, sowie die unmittelbaren Komplikationen und Resultate. Inzwischen kennt man auch das *längerfristige Schicksal* der Endoprothesen und die damit auftauchenden Probleme etwas besser, wenn auch noch keineswegs genügend. Bei der Bedeutung dieser Therapiemöglichkeit scheint es sinnvoll, etwas näher auf

die Problematik der Totalprothesen

einzugehen, und zwar zuerst auf:

1. die Operationstechnik sowie
2. die *Komplikationen* und ihre *Vermeidung,* sodann auf das *Hauptproblem,*
3. die *Prothesenlockerung* und
4. die *derzeitige Entwicklung* zur Lösung dieses Problems, schließlich auf
5. die infizierte Totalprothese

Zur Operationstechnik

Sie ist in Büchern, Einzelarbeiten und Operationsanleitungen zu den verschiedenen Modellen eingehend beschrieben. Hier werden nur einige wesentliche allgemeine Punkte herausgegriffen:

Zugang: von *ventro-lateral,* zwischen Tensor und Glutaeus medius (nach Watson-Jones), oder von *lateral, transglutaeal.* Letzterer gibt besseren Zugang zum Femurschaft.

Gelegentlich ist der Zugang nur durch eine *Osteotomie* des Trochanter maior möglich, etwa bei engen Verhältnissen, bei Zweitoperationen, und bei Prothesenwechseln.

Beim *dorsalen* Zugang ist die Orientierung zur Positionierung der Pfanne ungenau. Er wird oft bei Kopfprothesen (ohne Pfanne) verwendet.

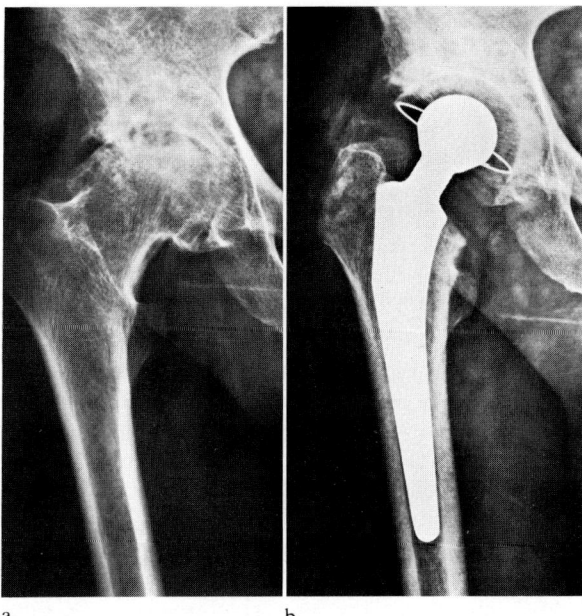

a   b

Abb. 64.92: *Hüftgelenkersatz* durch zweiteilige Endoprothese: Kopf und Schaft aus Metall, Pfanne aus Polyäthylen, die Kombination, welche die längste Bewährungsprobe mit guten Resultaten hinter sich hat.

a Koxarthrose bei 65jährigem Mann.

b 3 Jahre nach der Operation. Der Prothesenstiel soll möglichst formschlüssig in der Markhöhle liegen, er wurde zusätzlich mit Knochenzement verankert. Die künstliche Pfanne (mit Drahtring markiert, damit ihre Lage auf dem Röntgenbild genau beurteilt werden kann) liegt ebenfalls formschlüssig im Acetabulum. (Die subchondrale Knochenschicht ist bei Arthrosen in der Regel sklerosiert und somit mechanisch gut tragfähig, sie sollte bei der Operation möglichst erhalten bleiben.)

Um die Beanspruchung besser aufzufangen und damit der Lockerungstendenz wirksamer zu begegnen, wurde hier ein etwas gestreckter, dicker Schaft verwendet, der sich in der Femurmarkhöhle verklemmt (Vorspannung). Der Zement diente hier lediglich einer zusätzlichen Sicherung, besonders für die Rotationsstabilität.

Versuche mit anderen Materialien, grundsätzlich anderem «design», sowie mit zementloser Verankerung sollen bessere Dauerstabilität gewährleisten, doch ist der Beweis dafür schwierig zu erbringen, denn dazu ist eine Beobachtungszeit von 10–15 Jahren notwendig.

Stabilität: Gute *primäre Stabilität* ist Voraussetzung für ein gutes Dauerresultat. Sie wird mit verschiedenen Modellen verschieden erreicht (Zement, Pressfit, Verklemmung, Verschraubung), doch bei allen ist guter Sitz in *mechanisch tragfestem Knochen* (satter Sitz des Schaftes, gute Überdachung der Pfanne) notwendig (Abb. 64.92).

Beinlängen, Weichteilspannung: Ausmaß der Resektion und Dimension des Implantates werden so geplant, daß am Schluß der Operation die Beine gleich lang sind. Die Spannung der Weichteile sollte nicht so stark sein, daß sich das Gelenk kaum mehr reponieren läßt und dann leicht kontrakt wird, aber auch nicht so schwach, daß es leicht wieder luxiert.

Die *präoperative Planung* ist ein unentbehrliches Instrument. Sie hilft manche Fehler vermeiden (Abb. 64.93).

Zur Nachbehandlung: Die Patienten können nach wenigen Tagen *aufstehen* und mit Stöcken *gehen,* je nach Modell mit voller oder Teilbelastung. Bei den meist älteren Patienten braucht die Operationswunde zur Heilung *einige Wochen.* Passive Gelenkmobilisation ist *nicht* notwendig und kann schädlich sein (Hämatom, Schwellung, Ödem, Schmerzen,

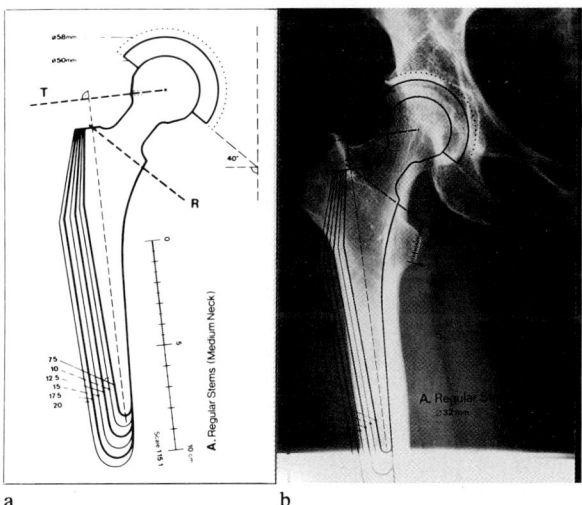

a   b

Abb. 64.93: *Planung einer Hüftendoprothese.*

a Durchsichtige *Schablonen* dienen der Planung der Resektion (R) und der Auswahl der Implantate. Die Mitte des Kopfes steht meist auf Höhe des Trochanter maior (T). Die Implantate sind auf der Schablone im Verhältnis 1,15 größer dargestellt, als sie in Wirklichkeit sind. Dies entspricht der Vergrößerung des Skelettes auf dem Röntgenbild. Für jeden Prothesentyp gibt es besondere Schablonen.

b Die Schablone wird zuerst auf das Röntgenbild der gesunden Seite gelegt, damit die normalen anatomischen Verhältnisse so gut als möglich wiederhergestellt werden können.

Lage, Orientierung und Größe der *Pfanne* werden bestimmt, sodann Lage und Dimension des *Schaftes,* der am besten in die Femurmarkhöhle paßt. Referenzpunkte dabei sind die Trochanteren.

Hüftgelenk

Versteifung, Luxation oder Auslockerung der Prothese usw.). Wichtig sind hingegen die *Gehschule* und das *Üben* der *Gebrauchsfunktionen:* Aufstehen, Gehen, Stockgebrauch, Sitzen, Stufen, Treppen steigen, Ankleiden, Toilette. Beim Spitalaustritt brauchen die meisten Patienten noch einen Strumpfanzieher und einen langen Schuhlöffel.

Die nötige Gelenkbeweglichkeit stellt sich bald von selbst ein. Wichtig ist lediglich die *Flexion* (zum Sitzen).

Komplikationen

1. Die Infektion

Sie ist nach wie vor die gefürchtetste Komplikation. Sie zwingt in etwa der Hälfte der Fälle schließlich zur *ersatzlosen Entfernung der Prothese.*

Infektionen sind weitgehend *vermeidbar.* Erstes Gebot für die Operation ist deshalb eine lückenlose *Asepsis* im Operationssaal, die es erlaubt, die Infektionsrate *unter 1%* (Zweitoperationen: unter 3%) zu halten. Ohne diese Voraussetzung sind Endoprothesenoperationen nicht zu rechtfertigen.

Eine *Infektion im Frühstadium,* d. h. innerhalb des ersten Jahres (Frühinfekt) erfolgt praktisch immer *während der Operation,* durch Kontamination der Operationswunde. (Späte Infektionen siehe S. 758.)

Der Weg der Prophylaxe

ist somit vorgezeichnet:

- *Peinlich genaues Vermeiden* jeder direkten Kontamination während der Operation: Hautdesinfektion, steriles Abdecken des Operationsfeldes, Händedesinfektion, 2 Paar Handschuhe, steriles Arbeiten usw.
- Vermeiden der *Kontamination durch die Luft:* Masken, Kopf- und Gesichtsbedeckung. Die Luft im Operationssaal soll durch einen kontinuierlichen Strom von steriler Luft ständig erneuert werden. Verschiedene Systeme sind möglich und in Gebrauch.
- *Gewebeschonendes Operieren,* Blutstillung usw., damit keine Gewebsnekrosen und Hämatome entstehen, die einen Nährboden für Bakterien und Ausgangspunkt von Infektionen sein können.
- Eine Abschirmung durch ein *Breitspektrumantibiotikum* in genügend hoher Dosierung während und kurz nach der Operation (perioperativ) ist als *Infektionsprophylaxe* wirksam und zweckmäßig, vor allem bei Zweitoperationen und allgemein erhöhter Infektionsgefahr. Länger dauernde prophylaktische Anwendung von Antibiotika scheint nicht sinnvoll zu sein. Wesentlich ist ein genügend hoher Spiegel im Wundhämatom.

Der *Verdacht auf Infektion* nach einer Operation drängt sich auf bei stärkeren Schmerzen, übermäßigem Fieber, sodann bei den lokalen Entzündungszeichen wie Rötung, Schwellung, Fluktuation und schließlich Sekretion aus der Operationswunde. Infektionen können aber auch sehr langsam, schleichend sich entwickeln. Die BSR ist in der Regel erhöht (vgl. Abb. 13.5). Eine *Gelenkpunktion sichert die Diagnose.*

Röntgenologische Zeichen (periostale Reaktion, Osteolyseherde, Lockerungszeichen) treten erst spät auf.

Therapie des Frühinfektes:

Ruhigstellung, ein Antibiotikastoß, vielleicht eine Spüldrainage, können bei günstigen Fällen im Frühstadium die weitere Ausbreitung verhindern. Hat sich einmal eine Fistel gebildet, kann mit einer Heilung kaum mehr gerechnet werden. Durch Osteolysen kommt es unaufhaltsam zur Lockerung der Prothese. Ihre Entfernung mitsamt allem Fremdmaterial wird notwendig. Das (sofortige oder spätere) Wiedereinsetzen einer neuen Prothese ist auf die Dauer längst nicht immer erfolgreich (siehe auch S. 771).

Spätinfektionen (nach Ablauf von etwa einem Jahr und später) entstehen auch *hämatogen* (siehe S. 758 und Abb. 64.114).

2. Intraoperative Komplikationen

Ihr Spektrum ist groß. Die meisten sind mit korrekter Technik und umsichtigem Operieren *vermeidbar:*

- *Gefäßverletzungen* (Arteria und Vena ilica)
- *Nervenverletzungen* (N. femoralis, N. ischiadicus)
- *Frakturen* von Trochanter, Femurschaft; Schaftsprengung oder -perforation (Abb. 64.94a und b), Pfannenperforation.
- *Falsche Positionierung* von Prothese und/oder Pfanne (Torsionsfehler) können zu Fehlstellungen, Bewegungsbehinderungen mit Anschlag des Halses an der Pfanne und konsekutiver *Lockerung* oder zur *Luxation* führen.
- *Falsche Beinlänge* (oft zu lang!).
- *Ungenügende Fixierung* der Prothese, auch unzweckmäßige *Zementbehandlung* führen bald zur Lockerung.
- *Interponate* oder *Beschädigung* der *Kopfoberfläche* führen zu frühzeitiger Pfannenusur.
- Zu frühes Einbringen von *Knochenzement* in noch halbflüssigem Zustand kann zu toxischen Allgemeinreaktionen führen.
- Eine *gute Planung* der Operation (zeichnerisch auf Röntgenpausen) ist wichtig und hilfreich (Abb. 64.93).

Hüftgelenk

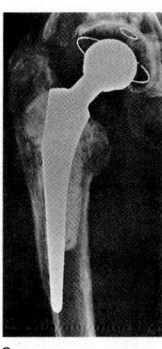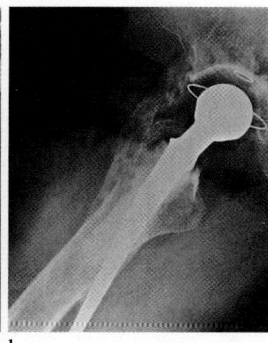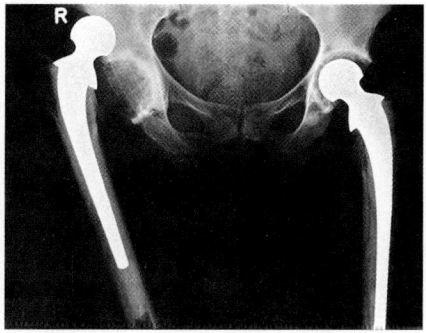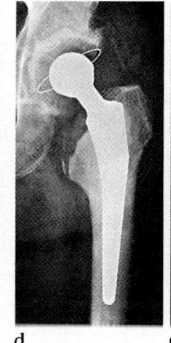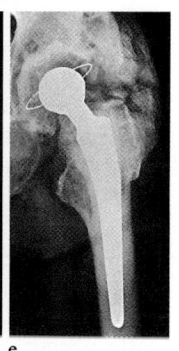

a b c d e

Abb. 64.94: *Komplikationen bei Hüftendoprothesen.*

a) und b) *Perforation* des Femurschaftes während der Operation. Dies kommt vor allem bei ungenügender Exposition, z.B. bei adipösen Patienten und bei Osteoporose vor. Da der Prothesenschaft die Femurkortikalis meist *dorsal* perforiert, übersieht man sie auf dem ap-Bild leicht (a). Im axialen Bild ist sie dann eindeutig (b).

c) *Luxation* der Prothese in den ersten Tagen nach der Operation.

Sofortige Reposition durch Zug am Bein in der Längsrichtung ist meist möglich. Anschließend Fixation der Rotation mit einem Unterschenkelgips im Bett für ein paar Wochen. Wenn die Hüfte dann wieder luxiert, liegt meist ein Fehler vor, und eine Reoperation ist notwendig.

Hier ist die Pfanne außergewöhnlich steil gestellt, was die Luxation erleichtert hat. Andere Ursachen sind schwache oder fehlende Spannung der Weichteile, besonders des M. glutaeus medius, Rotationsfehler und falsche Plazierung der Prothese.

d) und e): *Periartikuläre Verkalkungen* sieht man auf vielen Röntgenbildern, Wochen und Monate nach der Operation. Nur bei besonderer Disposition des Patienten sind sie so massiv wie hier, und selten beeinträchtigen sie das Operationsresultat wesentlich.

d) Bei diesem 73jährigen Mann erscheinen *vier Wochen* postoperativ die ersten wolkigen Kalkschatten im Bereich des M. glutaeus medius.

e) Bild *ein Jahr später.* Die diffusen Verkalkungen sind inzwischen strukturiert und verknöchert. Derart ausgedehnte Verkalkungen sind vor allem am Anfang schmerzhaft und blockieren die Beweglichkeit. Da man lediglich weiß, daß Männer häufiger eine Disposition zu solchen Verkalkungen haben als Frauen, andere Risikofaktoren aber nicht kennt, ist eine gezielte Prophylaxe nur für Zweitoperationen möglich.

3. Postoperative Komplikationen

Allgemein:

- *Thrombosen* und *Thromboembolie:* Eine Prophylaxe irgendwelcher Art (Heparin, Antikoagulantien o. a.) ist allgemein üblich. Sie bietet nur einen bedingten Schutz. Beide Komplikationen sind auch heute noch *häufig.*
- Eine *Dekubitusprophylaxe* (Gesäß, Fersen) in den ersten Tagen ist vor allem bei alten Leuten (über 70–80 Jahre) unbedingt notwendig (Lagerung).
- Die Erhaltung eines guten *Allgemeinzustandes* ist für die frühe Mobilisation und als Komplikationsprophylaxe wesentlich.

Lokal:

- Eine gewisse *Schwellung,* ein *Ödem* im Operationsbereich, evtl. bis zum Knie ist meist vorhanden. Die Wundheilung braucht eine gewisse Zeit, in welcher eine intensive Physiotherapie kontraindiziert ist.
- *Nachblutung, Hämatom.* Die dadurch erhöhte Infektionsgefahr kann evtl. durch sofortige operative Ausräumung vermindert werden. Manchmal findet man zu tiefe Quickwerte.

- *Luxationen* kommen gelegentlich in den ersten Tagen oder Wochen vor. Frühzeitige Mobilisation bei zu schwacher muskulärer Sicherung kann die Ursache sein, oder aber eine falsch positionierte Prothese (Pfanne oder Schaft) (Abb. 64.94c). Die Reposition ist in der Regel geschlossen möglich. Bei korrekter Operationstechnik kommen Luxationen kaum vor.
  Späte Luxationen sind selten, denn durch die postoperative Vernarbung entsteht wieder eine derbe Gelenkkapsel.
- *Steifigkeit* der Hüfte kann durch *Verkalkung* bedingt sein. Mehr oder weniger starke Verkalkungen im Operationsgebiet (Kapsel, Muskulatur) findet man fast auf jedem Röntgenbild nach längerer Zeit, meist ohne wesentliche Beschwerden. Nur in einem sehr kleinen Prozentsatz bilden sich massive Verkalkungen, welche schmerzhafte Versteifungen zur Folge haben (Abb. 64.94d und e). Dies scheint eine Disposition der betreffenden Patienten zu sein, eine spezifische Ursache wurde bisher nicht gefunden. Mobilisationsversuche verschlimmern in diesen Fällen den Zustand eher.
  Prophylaktisch hat die frühe Röntgenbestrahlung einen Effekt, auch nichtsteroidale Antirheuma-

Hüftgelenk

tika und Salicylate scheinen wirksam zu sein. Da die Diagnose in der Regel erst später gestellt werden kann, ist eine solche Prophylaxe nur bei Zweitoperationen anwendbar.

Werden die Verkalkungen im akuten Stadium operativ entfernt, so bilden sie sich leicht wieder. Sobald sie verknöchert sind (nach etwa einem Jahr) ist diese Gefahr weniger groß.

– *Trochanterpseudarthrose:* Bei engen Verhältnissen bricht während der Operation gelegentlich der Trochanter maior. In solchen Fällen ist es besser, ihn vorher geplant zu *osteotomieren*. Aber auch dann sind Pseudarthrosen nicht selten. Sie haben eine Insuffizienz der Abduktorenmuskulatur (Glutaeus medius) zur Folge mit Trendelenburg- und Duchenne-Hinken, mit oder ohne Schmerzen. Eine neuerliche Operation ist jedoch selten nötig.

4. Späte Komplikationen

– *Ermüdungsbrüche* von Prothesenschäften nach Jahren waren früher nicht ganz selten, sind jedoch mit den derzeitigen Prothesen kaum mehr zu befürchten (Abb. 64.95 a).

– *Femurschaftfrakturen* auf Höhe oder unterhalb des Prothesenschaftes kommen bei stärkerer Osteoporose im höheren Alter gehäuft vor. Eine stabile Osteosynthese mit Platten und Schrauben ist meist noch möglich (Abb. 64.95 b und c).

– *Spätinfekte* können noch nach vielen Jahren auftreten (siehe unten).

– *Die aseptische Lockerung.* Sie bestimmt auf lange Sicht *das Schicksal* der Endoprothesen (siehe unten).

Spätinfekte

Plötzliches Auftreten, nach vielen Jahren, vor allem im Verlaufe irgend einer Infektionskrankheit, legt den Verdacht auf eine *hämatogene Entstehung* nahe. Bakteriämien sind offenbar häufiger als früher angenommen wurde.

Nachweis der gleichen Erreger im Hüftpunktat ist Beweis.

Alle möglichen Mikroorganismen wurden schon nachgewiesen, doch nicht immer findet man einen Erreger. Staphylococcus epidermidis und schleichender Verlauf sprechen eher für Infektion zur Zeit der Operation.

Bei wenig virulenten Keimen ist eine Heilung manchmal möglich, anderenfalls tritt bald die *Lockerung* ein, und die Prothese muß schließlich doch entfernt werden (siehe Abb. 64.114). Prognose und Behandlung siehe S. 771 ff.

Die Tatsache, daß hämatogene Infekte nicht ganz selten sind und auch viele Jahre nach der Implantation auftreten können, bedeutet für den Träger doch ständig eine gewisse Bedrohung. Es stellt sich deshalb die Frage nach prophylaktischer Abschirmung von Prothesenträgern bei Infektionskrankheiten.

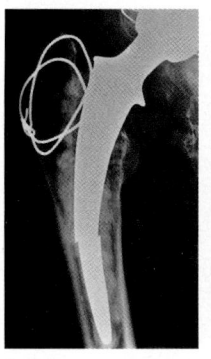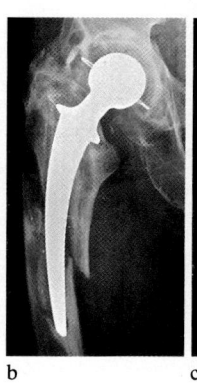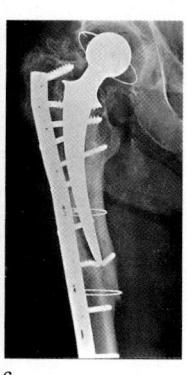

a   b   c

Abb. 64.95: *Späte Komplikationen.*

a *Prothesenbruch.* Bei dieser 77jährigen Patientin brach der Prothesenschaft nach zehn Jahren. Offensichtlich war er mit dem Zementmantel an der Spitze im Femurschaft stabil verankert, hatte aber proximal zu wenig Halt. Dadurch kam der *Materialermüdungsbruch* zustande, ohne Trauma. Die Patientin bekam wieder Schmerzen.

Solche Prothesenbrüche sind schwierig zu erkennen auf Röntgenbildern, z. B. wenn keine Stufe, sondern lediglich ein leichter Knick darauf hinweist. Wenn man ganz flach über das Röntgenbild hin schaut, sieht man den Knick besser.

Die Prothesenschäfte sind heute so dimensioniert, daß sie kaum mehr brechen.

Femurschaftfraktur

b Frische Spiralfraktur auf Höhe der Prothese bei einer 88jährigen Frau, zehn Jahre nach der Prothesenoperation.

c 67jähriger Mann. Ein Spiralbruch auf Höhe der Prothesenspitze war mit einer Plattenosteosynthese stabilisiert worden und heilte auch. Das Bild ein Jahr später zeigt aber, daß die Prothese weiter in den Femurschaft eingesunken ist und dabei mit ihrer Spitze eine Schraube entzweigebrochen hat.

Solche Femurfrakturen sind vor allem bei alten Frauen mit Osteoporose *nicht so selten.* Sie lassen sich oft mit einer Plattenosteosynthese wieder reparieren. Falls die Prothese aber bereits vorher gelockert war, kann es besser sein, sie durch eine neue Prothese mit langem Schaft zu ersetzen, womit die Fraktur gleich mitgeschient werden kann wie mit einem Marknagel.

Die aseptische Prothesenlockerung

Sie ist und bleibt *auf lange Sicht* das *größte Problem* der Endoprothesen. Es ist in erster Linie ein *biomechanisches:*

Für ein gutes Funktionieren ist die *Stabilität* der Prothese im Knochen eine unabdingbare Voraussetzung. Primär, während der Operation, ist es technisch möglich, die Prothesenteile *stabil im Knochen zu verankern.* Beim derzeitigen Stand der Technik sollte jede Hüftendoprothese mindestens fünf oder zehn bis zwölf Jahre lang einwandfrei funktionieren, d. h. eine mehr oder weniger beschwerdefreie volle Belastung erlauben und im Röntgenbild einen stabilen Sitz im Knochen aufweisen (Abb. 64.96).

Langzeituntersuchungen über 10 und 15 Jahre (20-Jahresresultate liegen noch kaum vor) haben jedoch gezeigt, daß die Anzahl der guten Spätresultate mit den Jahren kontinuierlich *abnimmt* (Abb. 69.97). So wie die Funktions- und die Lebensdauer von Autos und Geschirrspülmaschinen, aber auch aller Lebewesen, einschließlich des Menschen *begrenzt* sind, scheinen auch Hüftprothesen und ihre Verankerung langsam fortschreitendem Verschleiß unterworfen zu sein.

Der Vergleich der frühen mit den späteren Röntgenbildern ein und desselben Patienten bei solchen Nachkontrollen hat gezeigt, daß auch in den Jahren nach der Operation *an der Grenze zum Implantat ständig Veränderungen im Knochen vor sich gehen,* die in vielen Fällen langsam aber stetig zur Lockerung und Instabilität führen (Abb. 64.98, 64.99 und Abb. 64.100). Die steigende Zahl von *Revisionsoperationen* illustriert diese Situation deutlich.

Die Vorgänge, die sich dabei abspielen, sind wenig spektakulär, sie verlaufen sehr langsam und meist kaum bemerkt, bis eine sukzessive Verschlechterung des Zustandes mit zunehmenden Schmerzen, stärkerem Hinken und verminderter Belastbarkeit der Hüfte darauf hinweisen.

Das Phänomen der Lockerung ist inzwischen in seinen klinischen, radiologischen und histologischen Erscheinungsformen ziemlich gut bekannt. Es handelt sich um ein komplexes Problem, das nur teilweise erklärt und verstanden ist.

Die *entscheidende Frage* ist: Wie können mechanische Kräfte von einem körperfremden Implantat auf den Knochen übertragen werden? Wie verhält sich der lebende Knochen an der Grenzfläche, am sog. «interface»?

Gute *Gewebsverträglichkeit* des Implantates ist die *erste Voraussetzung.* Sie ist bei den derzeit verwendeten Materialien gewährleistet. Allerdings bestehen Unterschiede. Zwischen einer gewissen Fremdkörperreaktion, in Form einer Bindegewebsmembran, welche das Implantat vom körpereigenen Gewebe ausgrenzt im Sinne eines Fremdkörpergranu-

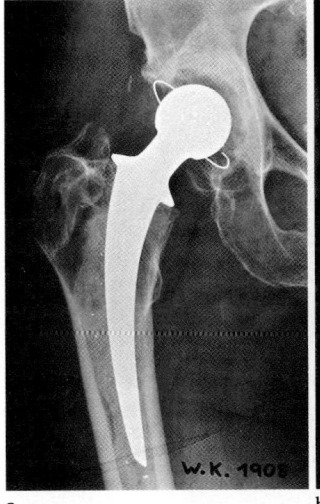
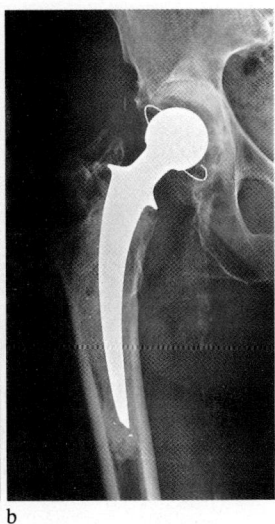

a   b

Abb. 64.96: *Langzeitresultat.* a) TP. bei einer 66jährigen Frau, zementiert. b) Kontrolle 14 Jahre später. Die jetzt 80jährige Patientin kann ohne Schmerzen und ohne Hinken gehen. Die Prothese sitzt unverschoben noch genau am selben Ort wie unmittelbar nach der Implantation.

Das Skelett ist erheblich porotischer geworden. Im Kontrast dazu ist der Zement im Pfannengrund jetzt deutlicher zu sehen. Der Kopf ist ganz leicht in die Pfanne eingesunken, erkennbar am «Saturnring». Dies entspricht dem Abrieb des Polyäthylens in der Pfanne.

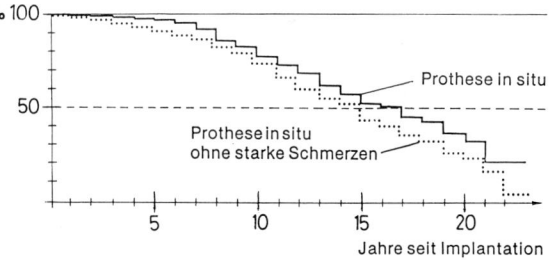

Abb. 64.97: Die Lebensdauer der Hüftprothesen läßt sich am besten mit einer *survival curve* beschreiben (vgl. dazu S. 305, S. 312 und Abb. 25.4f.). Hier ein Beispiel aus einer größeren orthopädischen Klinik. Die Anzahl der guten Resultate nimmt mit der Laufzeit der Prothese *kontinuierlich ab.* Die ausgezogene Linie gibt die Anzahl der Prothesen an, die noch «in situ», d. h. (noch) nicht ausgewechselt sind. Die punktierte Linie zeigt die Prothesen «ohne starke Schmerzen» eines bestimmten Kollektivs. Diese Kurve fällt verständlicherweise rascher ab. Mit 15 Jahren funktionieren nur noch die Hälfte aller Prothesen ohne stärkere Schmerzen, und nach zwanzig Jahren strebt die Kurve zur Nullinie.

Mit neuen Entwicklungen hofft man, die Überlebensdauer der Prothesen zu verlängern, was bis zu einem gewissen Grad möglich ist, doch ist sie grundsätzlich *beschränkt.* Die damit zusammenhängenden Probleme sind ausführlich beschrieben auf S. 767f.).

Hüftgelenk

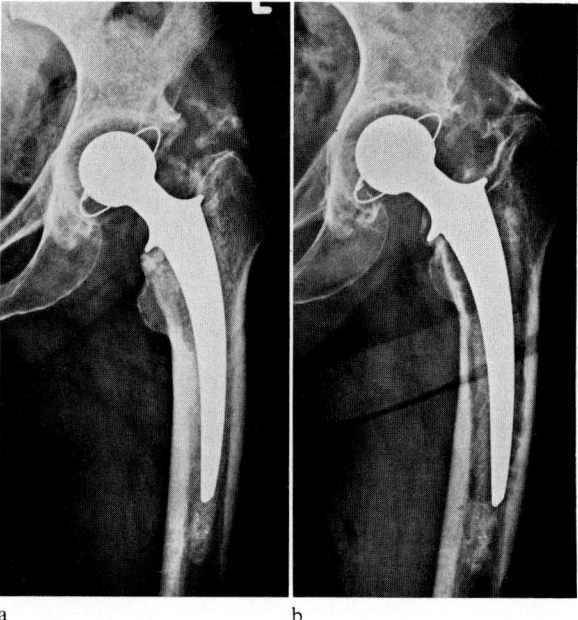

a   b

Abb. 64.98: *Prothesenlockerung,* die *häufigste Spätkomplikation* des Gelenkersatzes.

a Totalprothese der linken Hüfte bei einer 75jährigen Frau, ein Jahr nach der Operation. Außer einigen periartikulären Verkalkungen, wie man sie nicht selten sieht, scheint die Verankerung der Prothese in Ordnung.

b 3 Jahre später: Lockerung und Varisierung des Schaftes, Osteolysezone rings um den Schaft. Auch die Kortikalis ist bereits an einigen Stellen, die der mechanischen Biegebeanspruchung besonders ausgesetzt sind (oben medial und unten lateral) etwas resorbiert. Wenn die Prothese einmal gelockert ist, geht die Knochenresorption unaufhaltsam weiter. Solche Hüften werden in der Regel zunehmend schmerzhaft und instabil, bis die Patienten kaum mehr gehen können. Dann muß die Prothese wenn möglich ausgewechselt werden. Diese Operation ist schwieriger und wesentlich aufwendiger als die Erstoperation; im Durchschnitt sind die Resultate auch schlechter, überdies läßt sich ein Prothesenwechsel nicht beliebig wiederholen.

Im vorliegenden Fall wurde der Prothesenschaft ausgewechselt (siehe Abb. 64.107a), doch verstarb die Patientin ein Jahr später. Viele Hüftprobleme alter Menschen finden auf diese natürliche Art ihre Lösung. Bei *jungen Patienten* müssen andere Lösungen gefunden werden. Dies ist nicht immer einfach. Die Endstation ist der «Girdlestone», die ersatzlose Entfernung der Prothese (siehe S. 771 f.). Um diese Probleme auf ein Minimum zu reduzieren beobachten die meisten Operateure eine *untere Altersgrenze* für die Indikation zur Endoprothese.

(Prothesenlockerung als obligate Folge bei *Infekt:* siehe Abb. 32.14 und Abb. 64.114).

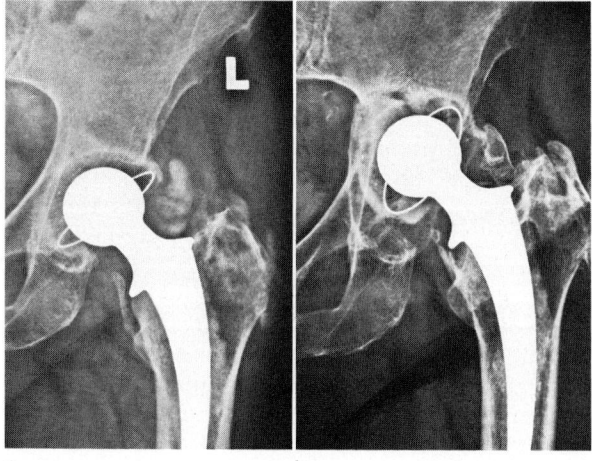

a   b

Abb. 64.99: Die *Pfannenlockerung* bei Totalhüftendoprothese ist annähernd so häufig wie die Stiellockerung oder die Lockerung beider Teile.

a Hüfte einer 72jährigen Frau kurz nach Operation. Die Kunststoffpfanne, am Drahtring zu erkennen, in richtiger Lage.

b 6 Jahre später: Die Prothese hat sich gelockert und tief ins Becken hineingebohrt, wobei eine große Osteolysehöhle entstanden ist. Im Vergleich der beiden Röntgenbilder ist deutlich zu erkennen, wie die Kunststoffpfanne gekippt und nach oben (kranial) gewandert ist. Die Pfanne mußte wegen der zunehmenden Schmerzen ausgewechselt werden.

Pfannenlockerungen werden vor allem bei Osteoporose und beim Fehlen der subchondralen Sklerosezone beobachtet. Die unterschiedliche Elastizität von Kunstpfanne und Becken spielt dabei eine Rolle.

Oft wird mit der Zeit so viel Knochen vom Becken resorbiert, daß eine neuerliche Verankerung auf große, evtl. kaum zu überwindende Schwierigkeiten stoßen kann.

Auf lange Sicht ist vermutlich der *knöcherne Widerhalt* der Pfanne die *schwächste* Stelle des ganzen Systems. Nicht zuletzt aus diesem Grund haben sich Methoden, bei denen die Pfanne tiefer ausgebohrt wird (frühere Techniken, Doppelcup usw.) nicht bewährt. Heute wird auf Schonung der subchondralen Kortikalis bei der Präparation der Pfanne und eine gute primäre Verankerung (Vorspannung) besonderen Wert gelegt.

Hüftgelenk

a

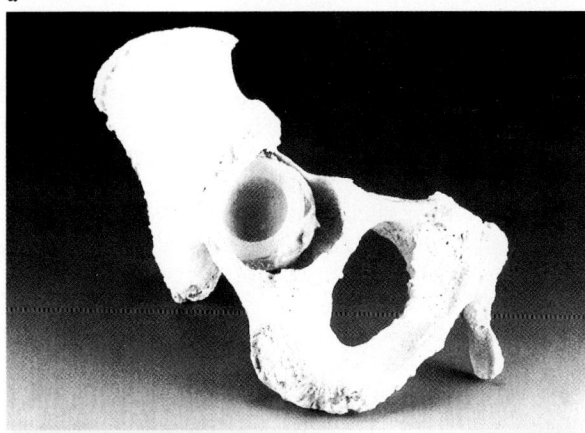

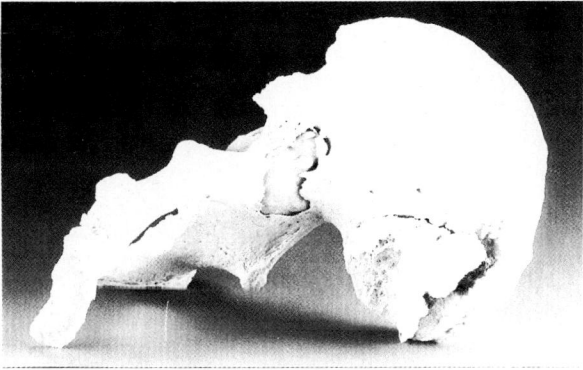

b

Abb. 64.100: Präparat der linken Beckenhälfte eines Patienten, der 13 Jahre nach Implantation einer Totalprothese aus anderer Ursache ad exitum gekommen war. a) Ansicht von außen: Die Pfanne samt dem intakten Zementmantel ist nach kranial ins Becken hinein gewandert. b) Ansicht von innen: Die Pfanne ist nach innen perforiert. Es handelt sich um eine sehr langsam fortschreitende *Osteolyse.* In der Umgebung hat sich auch reaktiv wieder neuer Knochen gebildet. Allerdings ist diese Reaktion ungenügend. Die Pfanne hat durch ihren satten Sitz immer noch eine gewisse Stabilität. Die Beschwerden waren einigermaßen erträglich, so daß ein Prothesenwechsel nicht dringlich erschien.

loms, und dem engen Anwachsen der Osteoblasten an die Implantatoberfläche, gibt es alle Abstufungen.

Eine *zweite unabdingbare Voraussetzung* für dauerhafte Stabilität des Implantates im Knochen ist eng mit der ersten verknüpft: Das *vollständige Fehlen von Mikrobewegungen* zwischen den beiden Oberflächen (vgl. Abschnitt «Stabilität», S. 53 f.). Jeder *intermittierende* Druck bringt den Knochen zum Verschwinden, sei es durch Osteolyse (Osteoklasten) oder durch unmittelbare Zerstörung.

Zwischen zwei elastischen Körpern (wie sie Knochen und Implantate darstellen) treten bei der Kraftübertragung *immer* Relativbewegungen auf infolge der elastischen Verformung unter Belastung (vgl. Abb. 3.11). Diese Mikrobewegungen können die lebenden Knochenzellen zerstören. Je größer die Bewegungsausschläge sind, desto rascher schreitet die Osteolyse voran und desto schneller lockert sich das Implantat.

Theoretisch gibt es nur einen einzigen Ort an der Berührungsfläche, an welchem keine Relativbewegungen stattfinden. *Röntgenologisch* läßt sich das regelmäßig *nachweisen:* In den meisten Fällen erscheinen im Laufe der Jahre an bestimmten Abschnitten (am Pfannenrand, proximal am Schaft) schmale Säume zwischen Knochen und Implantat, als Zeichen einer Knochenresorption infolge größerer Relativbewegungen an diesen Stellen.

Solange an den Kraftübertragungsstellen *keine* Knochenresorption nachzuweisen ist, kann in der Regel ein stabiler Sitz der Prothese angenommen werden.

• *Welche Faktoren sind für die Stabilität bzw. Lockerung einer Prothese ausschlaggebend?*

Auch größere statistische Auswertungen konnten viele Probleme nicht eindeutig klären. Folgende Faktoren scheinen eine Rolle zu spielen:

– *Die Zeit:* Das klinische Resultat einer Prothesenoperation ist, statistisch gesehen, in erster Linie abhängig von der *Laufzeit der Prothese:* Mit jedem Jahr wird der Prozentsatz der Prothesen, die immer noch schmerzfrei funktionieren, *kleiner.* Dies drückt sich in der «Survivorship Analysis» aus (Abb. 64.101).
Auf diese Langzeituntersuchungen und die Probleme, die sich daraus ergeben für die *Indikation* zur Operation, wurde im Abschnitt «Langzeitresultate als Grundlagen orthopädischer Indikationen», siehe S. 305 f. ausführlich eingegangen.
– *Die Beschaffenheit des Knochens:* Dichter, kräftiger Knochen erhöht die Stabilität der Prothese, Osteoporose vermindert sie, wohl auch infolge der größeren Deformierbarkeit osteoporotischen Knochens. So sind z. B. Lockerungen bei cP, bei

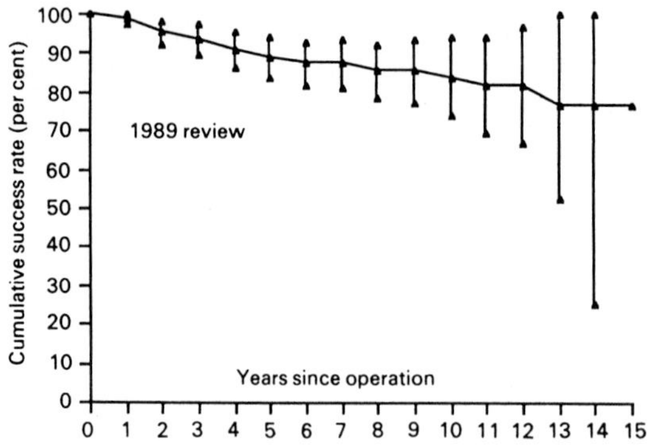

Abb. 64.101: *Überlebenskurve* von Hüftendoprothesen eines geschlossenen Kollektivs aus einer englischen Langzeitstudie[1]. Die «Überlebensrate» ist, wie bei den meisten vergleichbaren Arbeiten, definiert als die Anzahl der Prothesen, die noch *«in situ»*, also nicht ausgewechselt oder entfernt wurden. Dies ist natürlich nicht gleichbedeutend mit einem «guten Resultat», wie der Text «Cumulative success rate» suggeriert, denn viele Patienten haben sich trotz Beschwerden keiner neuerlichen Operation unterzogen, und viele Prothesen sind radiologisch bereits gelockert bei Patienten die (noch) keine oder nur geringe Schmerzen haben. Trotzdem wird für solche Statistiken in der Regel die *Reoperation* als das entscheidende Kriterium verwendet, denn sie ist das einzige eindeutig definierbare.

Als senkrechte Strecken sind die 95% Vertrauensintervalle eingetragen. Es wird deutlich, daß etwa ab dem zehnten postoperativen Jahr die Daten sehr *unsicher* werden. Dies hängt damit zusammen, daß im Laufe der Zeit immer mehr Patienten des ursprünglichen Kollektivs durch Tod, oder weil sie nicht mehr erreichbar sind, aus der Studie fallen, und die Anzahl der noch auswertbaren Fälle sehr klein wird. *Langzeitstudien über 15 und 20 Jahre sind deshalb auch heute noch außerordentlich rar.*

[1] A. W. LETTIN et al.: Survivorship Analysis and Confidence Intervals. J. Bone Jt. Surg. [Br] 1991; *73-B:* 729.

Hüftgelenk

den postmenopausalen Osteoporosen usw. eher zu erwarten.
- Ein nicht restlos geklärtes Phänomen sind einzelne *Osteolysezonen* in der Kortikalis, die im Laufe der Jahre immer größer werden. Die langsame Zerstörung des Knochenlagers kann schließlich zum Auslockern der Prothese führen. Histologisch wurden mikroskopische *Polyäthylenabriebpartikel* gefunden in einem *Fremdkörpergranulationsgewebe*. Makrophagen usw. scheinen hier osteoklastisch zu wirken.
- *Das Alter: Jüngere Patienten* haben eine *höhere* Lockerungsrate als Ältere. Es ist anzunehmen, daß die größere Beanspruchung der Prothese in dieser Altersgruppe dafür verantwortlich ist.
- Allgemein läßt sich lediglich sagen, daß die Prothesen stabil sind, solange die *Beanspruchung* die *Belastbarkeit nicht übersteigt.*

• *Lassen sich Lockerungen durch geeignetes Verhalten vermeiden?*

Eine praktische Konsequenz wäre das Verbieten von größeren körperlichen Beanspruchungen in Arbeit und Sport. Diese Aktivitäten haben jedoch im Leben vieler Patienten einen hohen Stellenwert, und viele Prothesenträger erbringen auch ohne Schwierigkeiten große körperliche Leistungen (Wanderungen, Skifahren, Tennisspielen, Schwerarbeit). Umgekehrt kann Inaktivität die Osteoporose und Lockerung fördern. Manche Operateure empfehlen den Prothesenträgern deshalb, Sport zu betreiben.

Vermutlich trifft ein *Mittelweg* zwischen den beiden Extremen am ehesten das Richtige. Solange wir nichts genaueres wissen, ist es wohl auch nicht nötig, dem Patienten detailliertere Anweisungen zu geben.

Als *Prophylaxe* ist zweifellos das *Beachten der Schmerzgrenze* sinnvoll, ebenso das Tragen von Schuhen mit *weichen Sohlen* und der Gebrauch eines *Stockes* bei Wanderungen und anderen größeren Gehleistungen.

Die wichtigste und *wirksamste Prophylaxe* der Prothesenlockerung ist zweifellos eine *untere Altersgrenze.*

Manche Autoren setzen sie bei 60 Jahren an. Bei der heutigen Lebenserwartung von über 80 Jahren müßte eine Prothese dann immerhin noch wenigstens 20 Jahre lang funktionieren. Es gibt *keine* Statistiken, die dies wahrscheinlich machen, weder für die älteren noch für die neueren Modelle – und Prothesenwechsel sind problematisch und können nicht beliebig wiederholt werden.

Trotzdem wird man jeden Fall individuell beurteilen wollen. Altersgrenzen können nicht starr gehandhabt werden. Sind sie deshalb überflüssig? Aus mehreren Gründen sind sie es *nicht:* Grundsätze zwingen zu *grundsätzlichen Überlegungen.* Sie zwingen auch dazu, *Ausnahmen* zu *begründen,* statt willkürlich zu entscheiden. Sie erleichtern schließlich die *Überprüfung* und gegebenenfalls *Anpassung* eben dieser Richtlinien.

Klinik der Prothesenlockerung

Ursachen

- *Primäre Instabilität* (inadäquate Operationstechnik)
- *Infektion* (evtl. schleichender Infekt mit wenig virulenten Keimen)
- Übermäßige *lokale Beanspruchung des Prothesenlagers:* ungünstige mechanisch-anatomische Verhältnisse, z.B. ungenügende Pfannenüberdachung, punktuelle statt gleichmäßig verteilte Auflage, Beanspruchung des Prothesenschaftes auf Biegung statt axial (Varusstellung), Drehmoment auf die Prothese infolge zu großer Reibung oder durch Anschlag (impingement) des Prothesenhal-

ses an der Pfanne (Retrotorsion, andere Fehlstellungen, Osteophyten usw.).

– *Knochenumbau* und *-abbau* durch Krankheiten, Inaktivitäts- und Altersosteoporose (z.B. physiologische Ausweitung des Femurmarkkanales im Alter: siehe Abb. 21.6)

– *Fremdkörpergranulome*, möglicherweise durch Polyäthylenabriebpartikel induziert, sind an der Osteolyse des Knochenlagers beteiligt. Solche werden in der Nähe des Kapselansatzes fast immer beobachtet, gelegentlich auch in der Schaftkortikalis.

– Denkbar, aber nicht bewiesen ist auch eine *traumatische Auslockerung* durch einmaliges Ereignis. Allerdings kann eine symptomlose Lockerung durch ein Trauma schmerzhaft werden.

– Die *Laufzeit der Prothese* ist der wichtigste Faktor. Der Prozentsatz der stabilen Prothesen in einem gegebenen Kollektiv *nimmt von Jahr zu Jahr ab.*

Diagnose

Geringfügige Lockerungen bleiben oft lange Zeit symptomlos. Massive Lockerungen verursachen zunehmend Schmerzen, vor allem bei Beanspruchung und bei brüsken Bewegungen, sodann eine langsam progrediente Hüftinsuffizienz: Schwäche, Trendelenburg- und Duchennehinken (Überneigen zur kranken Seite, verkürzte Standphase). Schließlich müssen die Patienten wieder zum Stock greifen. Typisch sind auch plötzlich einschießende Schmerzen, die wohl auf Verschiebungen der Implantate zurückzuführen sind. Wenn die Prothese sich wieder «setzt», können die Beschwerden auch wieder zurückgehen.

Der Verdacht einer Lockerung ergibt sich *aus der Klinik.* Ein Hinweis auf eine Schaftlockerung ist der «Innenrotationsschmerz» beim brüsken Innendrehen des Oberschenkels. Gelockerte Pfannen machen oft keine oder wenig Beschwerden. Diese werden dann eher im Gesäß lokalisiert.

Beweisend ist das Röntgenbild: Säume, d.h. Spalten zwischen Implantat und Knochen, sind ein Hinweis auf Relativbewegungen an diesen Stellen. Säume an unbelasteten Stellen (kaudal an der Pfanne, am Prothesenkragen) finden sich aber auch bei stabilen Prothesen. *Säume breiter als etwa 2 mm in den lastübertragenden Zonen* sprechen jedoch eindeutig für eine Lockerung.

Umschriebene Osteolyseherde (außer am Adambogen, wo solche normal sind) sind verdächtig, aber nicht beweisend. Ihre Ursache ist unklar. Vielleicht spielen Abriebpartikel eine Rolle.

Weniger auffällig, jedoch für die Diagnose *von größerer Bedeutung* ist das *Wandern von Schaft oder/und Pfanne im Laufe der Zeit (Migration).* Eindeutig nachgewiesene Positionsveranderungen sind sichere Lockerungszeichen. Sie lassen sich einwandfrei nur im *Vergleich* mit dem ersten *postoperativen Röntgenbild* feststellen: Durch *Superposition* der beiden Bilder (siehe Abb. 64.102) oder durch *Ausmessen* der Lage der Implantate von Bezugspunkten

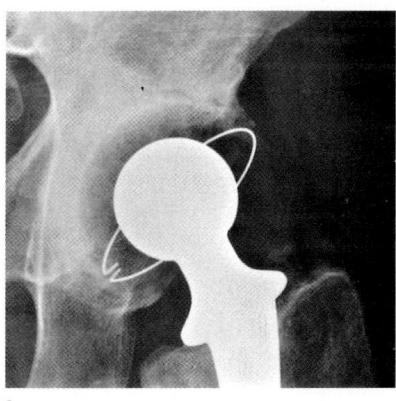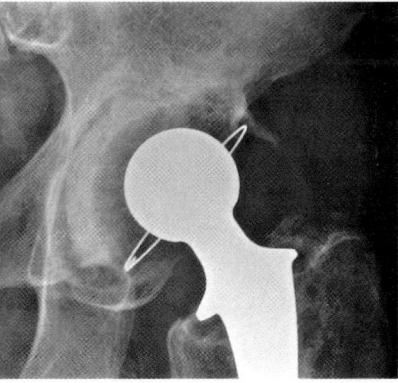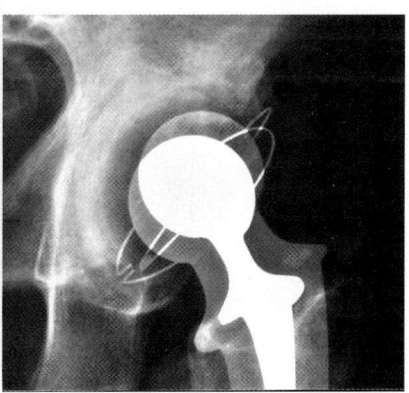

a   b   c

Abb. 64.102: *Pfannenmigration.*

a Zementierte Pfanne ein Jahr nach der Operation, bei einem 62jährigen Mann. Die Lage der auf dem Röntgenbild nicht unmittelbar sichtbaren Kunststoffpfanne kann am ovalen Drahtring, der die Pfanneneingangsebene markiert, abgelesen werden.

b Kontrolle *14 Jahre später*. Die Polyäthylenpfanne ist leicht nach oben verschoben und etwas gekippt. Signifikant ist der größere Abstand der Zementschicht von der Tränenfigur am Pfannenboden. Auch ist der Metallkopf ein wenig in die Pfanne eingedrungen, eine Folge des Polyäthylenabriebs in 13 Jahren.

c Die beiden Röntgenbilder so *übereinanderprojiziert,* daß die wichtigen Referenzpunkte im Becken, in erster Linie die *Tränenfigur,* genau aufeinanderpassen. Jetzt wird die Migration von Kopf und Pfanne erst im vollen Ausmaß deutlich. Trotzdem die Röntgenbilder nie ganz genau gleich aufgenommen werden, ist dies eine der genauesten Methoden.

aus (Tränenfigur für die Pfanne, Trochanter maior und minor für den Schaft, siehe Abb. 64.103 und Abb. 64.104).

Computergestützte röntgenologische Meßverfahren sollen diese Diagnostik verbessern helfen.

Trotz Unterschieden in der Aufnahmetechnik läßt sich eine Wanderung des Prothesenschaftes oder der Pfanne recht genau feststellen: Eine *Migration von über 5 mm* bedeutet ziemlich sicher eine *Lockerung.*

• Solche Verschiebungen lassen sich bei *Langzeituntersuchungen* in einem *hohen Prozentsatz* der Fälle nachweisen. *Längst nicht alle diese Patienten haben Schmerzen.*

Möglicherweise kommt es vor, daß eine Prothese langsam etwas in den Femurschaft einsinkt und nach einiger Zeit wieder einigermaßen stabil wird: Weniger Schmerzen und gute Belastbarkeit sowie Stabilisierung des Röntgenbefundes sprechen dafür.

Grundsätzlich ist jedoch damit zu rechnen, daß der Knochen an der Grenze zum Implantat ständigen mikroskopischen Veränderungen unterworfen ist im Sinne der im Teil I. A., S. 43 und S. 53f. beschriebenen Umbauvorgänge und wohl nie ganz zur Ruhe kommt.

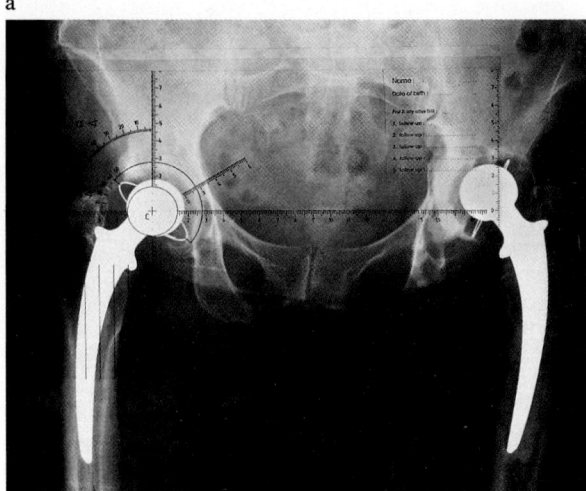

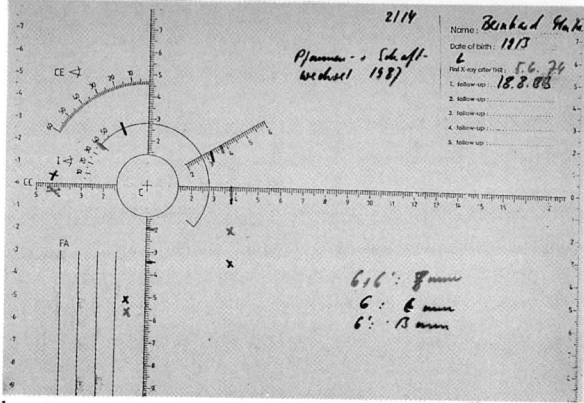

b

Abb. 64.104: *Ausmessen der Prothesenlage.*

a Eine durchsichtige Schablone wird so auf das Röntgenbild gelegt, daß ihr Kopfzentrum genau auf die Mitte des ovalen Drahtringes zu liegen kommt. Die horizontale Grundlinie muß dabei parallel zur Verbindungslinie der beiden Tränenfiguren liegen. Jetzt lassen sich horizontaler und vertikaler Abstand der Pfannenmitte vom untersten Punkt der Tränenfigur ablesen und vergleichen. Die Differenz zwischen dem postoperativen und dem Kontrollbild entspricht der Migration.

Die Penetration des Kopfes in die Polyäthylenpfanne hinein entspricht dem Abrieb.

Für das Ausmessen der Prothese im Femurschaft muß die Folie genau auf das Implantat gelegt werden. Als Meßpunkte gelten die beiden Trochanteren.

b Folie nach M. E. Müller mit eingezeichneten Meßpunkten.

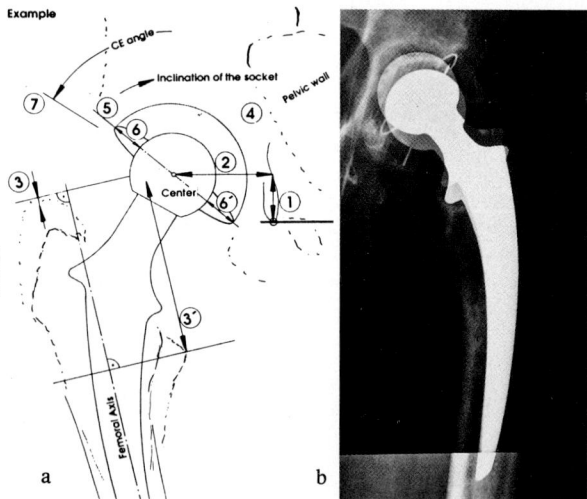

a   b

Abb. 64.103: *Bestimmen der Migration.*

a Gemessen wird der Abstand zwischen Kopf- bzw. Pfannenzentrum und verschiedenen Referenzpunkten im Knochen: 1 = vertikale und 2 = horizontale Distanz zum untersten Punkt der Tränenfigur. 3 und 3': vertikaler Abstand von Trochanter maior bzw. minor. 4: Dicke der inneren Beckenwand. 5: Neigung der Pfanne, 6 und 6': Die Differenz der Pfannendicke oben und unten gibt ein Maß für die Exzentrizität des Kopfes in der Pfanne und damit für den Polyäthylenabrieb.

b *Einsinken der Prothese im Femurschaft.* Wenn das postoperative und das letzte Kontrollbild so aufeinandergelegt werden, daß die beiden Trochanteren zur Deckung kommen, läßt sich ein Einsinken der Prothese im Femurschaft leicht erkennen.

Hüftgelenk

Dafür spricht vor allem auch die Beobachtung, daß die meisten *Pfannen* im ersten Jahrzehnt weitgehend stabil bleiben, daß aber nach 8 und mehr Jahren die zuerst kaum sichtbare kraniale Migration stärker in Erscheinung tritt und dann auch zunehmende Beschwerden verursacht: In erster Linie Schmerzen und verminderte Belastbarkeit. Bei genauer Ausmessung der Röntgenbilder findet man in vielen Fällen eine langsame aber stetige Wanderung der Pfannen ins Becken hinein, wodurch große Knochenhöhlen entstehen (Abb. 64.100 und Abb. 64.109). Eine neuerliche Pfannenimplantation kann dann recht schwierig, im Extremfall unmöglich werden.

Theoretisch gibt es somit wohl *keine absolute Stabilität* (definiert als das Fehlen jeglicher Wackelbewegung und Migration auf mikroskopischer Ebene). Damit ist auch *Lockerung* ein *relativer Begriff.*

Die entscheidende Frage ist, wie viel Mikrobewegung vom lebenden Knochen noch toleriert wird, ohne daß es zu einer Zerstörung und Resorption kommt. Der Übergang zwischen *kompensierter* und *dekompensierter Instabilität* ist *gleitend.*

• Für die *praktische Beurteilung* und die *Therapie* jedoch ist diese Unterscheidung zweckmäßig und ausreichend, und die *Diagnose* kann somit in den meisten Fällen aus der klinischen *Symptomatologie* und dem *Röntgenbild* (inkl. Ausmessung, seitliches Bild) *allein* gestellt werden.

Zusätzliche Untersuchungen sind höchstens bei Schmerzen, klinischem Verdacht auf Lockerung, aber negativem Röntgenbefund angezeigt:

- *Szintigraphie:* Nach Einbau von Hüftendoprothesen ist eine gesteigerte Knochenaktivität im Femurschaft und im Acetabulum während längerer Zeit nachweisbar. Bei komplikationslosem Verlauf geht sie langsam zurück und normalisiert sich in der Regel nach etwa ¾–1½ Jahren wieder. Komplikationen wie Infektion, ausgedehntere periartikuläre Verkalkungen und Prothesenlockerungen jedoch manifestieren sich mit weiterhin oder erneut gesteigerter Aktivität bzw. mit dem Ausbleiben der Normalisierung (Abb. 64.105). Allerdings braucht leicht erhöhte Aktivität im Pfannen- und Trochanterbereich, oder an der Prothesenspitze auch nach Jahren nicht pathologisch zu sein. Eine negative Szintigraphie schließt andererseits eine Lockerung weitgehend aus.
- *Arthrographie:* Wenn Kontrastmittel zwischen Knochen und Implantat einfließt, ist eine Lockerung anzunehmen (Abb. 64.106). Als invasive Methode, mit der zusätzlichen Gefahr einer Infektion, ist diese Untersuchung wohl heute obsolet.
- CT und MRI sind wegen der Metallartefakte kaum brauchbar.

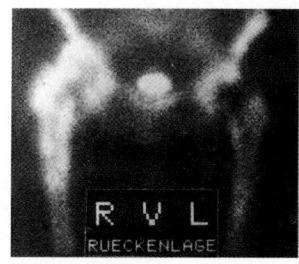
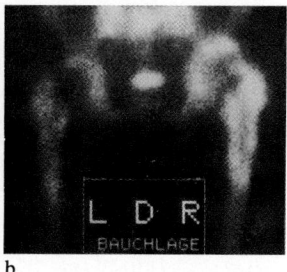

a   b

Abb. 64.105: Die *Szintigraphie* in der Diagnostik der Prothesenlockerung.

Bei diesem 58jährigen Mann war vor 7 Jahren rechts und vor 5 Jahren links eine Totalprothese eingesetzt worden. Rechts hatte er erhebliche Beschwerden, links nicht.

a) Szintigraphie in Rückenlage, b) in Bauchlage: Die *linke Hüfte* zeigt einen normalen Befund bei stabil liegender Prothese, mit der Aussparung des Implantates und wenig erhöhter Aktivität im Knochen. *Rechts* stark vermehrte Aktivität an mehreren Stellen im Femurschaft, im Trochanter, periartikulär und auch in der Pfanne. Die Anreicherung des Isotops entspricht einer starken Knochenneubildung bei *Lockerung von Schaft und Pfanne.*

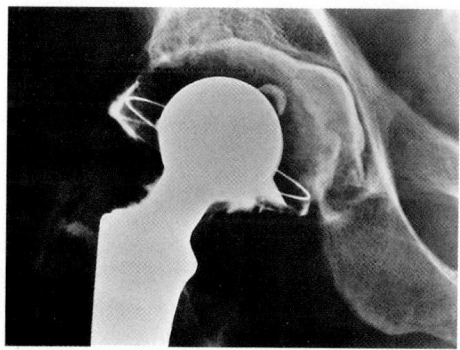

Abb. 64.106: *Arthrographie bei Prothesenlockerung.*

Das Röntgenkontrastmittel zeigt die Eingangsebene der Polyäthylenpfanne, fließt aber auch *hinter* den Zementmantel in den Pfannengrund, als Zeichen, daß die Pfanne nicht mehr satt am Knochen sitzt. Kein Kontrastmittel entlang dem Prothesenschaft.

Hüftgelenk

Therapie

Eine kausale Behandlung kann nur im Auswechseln der Prothese bestehen. Die *Indikation* zu diesem recht großen Eingriff ergibt sich bei nachgewiesener Lockerung bzw. Migration auf dem Röntgenbild aus dem Grad der Behinderung und vor allem der *Schmerzen.*

Es hat sich gezeigt, daß die *Schaftlockerungen* in den ersten Jahren nach der Operation häufiger sind, bzw. waren, daß jedoch die *Pfannenlockerungen* in der Regel erst im zweiten oder dritten Jahrfünft auftreten, dann aber sich zu häufen beginnen.

Andererseits führen Lockerungen des *Schaftes* meistens bald zu stärkeren *Schmerzen,* während *Pfannenlockerungen* sehr häufig lange *symptomlos* oder wenigstens symptomarm bleiben.

Die Revisionsoperation besteht im Entfernen der gelockerten Prothese und dem Einsetzen und stabilen Befestigen einer neuen Prothese (Abb. 64.107–64.109).

Die Operation ist ein wesentlich *schwererer* und auch *riskanterer* Eingriff als die Erstimplantation. Man wird sie älteren Menschen nur bei starken Beschwerden zumuten wollen, denn auch die *Resultate* sind statistisch gesehen weniger gut und weniger dauerhaft als nach Erstoperationen.

Lockerungen machen oft massive Osteolysen, sowohl am Femurschaft wie am Becken. Wegen ungenügender Knochensubstanz kann dann die Fixierung einer neuen Prothese Schwierigkeiten bereiten. Damit stellt sich die Frage, ob der Prothesenwechsel (insbesondere der Pfanne) nicht besser *frühzeitig* vorgenommen werden sollte, solange noch genügend Knochensubstanz zur Verankerung eines neuen Implantates vorhanden ist. Wenn alte Patienten aber, wie es häufig beobachtet wird, relativ wenig Beschwerden haben und sich mit dem Zustand abfinden können, ist es vielleicht besser, eine konservative Therapie (symptomatisch, medikamentös, Stockhilfe, Einschränkung der Aktivität) zu versuchen, zumal da auch die Komplikationsrate der Prothesen-Wechsel-Operationen wesentlich höher und die Rekonvaleszenzzeit länger ist als bei Ersteingriffen. Überdies kommen spontane Frakturen oder Pfanneneinbrüche auch bei ausgedehnten Osteolysen kaum vor.

• Zurückhaltung in der Indikationsstellung zum Prothesenwechsel ist deshalb wohl gerechtfertigt. *Entscheidend für den Entschluß zur Operation sind die Beschwerden des Patienten.*

Zur Technik der Revisionsoperationen

Aus den oft sehr großen Knochenhöhlen muß alles Granulationsgewebe entfernt werden. Wie weit der Ersatz des verschwundenen Knochens notwendig, möglich und sinnreich ist, bleibt eine offene Frage.

(Autologer Knochen steht kaum zur Verfügung, homologer wird schlecht integriert.)

Gelockerte Prothesenschäfte müssen ausgewechselt und neu verankert werden. Dazu sind meist voluminösere oder längere Schäfte notwendig. Oft ist der Zugang nur durch eine Trochanterosteotomie möglich (Abb. 64.107). Die wichtigsten *Komplikationen* sind: Perforation und Fraktur des Femurschaftes, Trochanterpseudarthrose, neuerliche Prothesenlockerung.

Gewanderte und ausgebrochene *Pfannen* müssen entfernt und ersetzt werden. Die Rekonstruktion erfolgt zweckmäßigerweise mit metallenen Pfannendachschalen, welche im Becken festgeschraubt werden. Ein Knochenersatz zur Wiederherstellung des Knochenlagers bei großen Defekten dient der besseren Stabilität (Abb. 64.108).

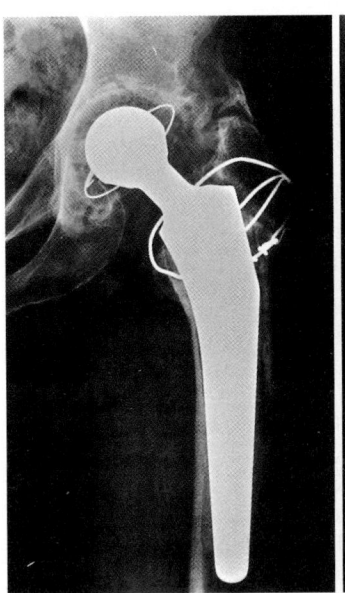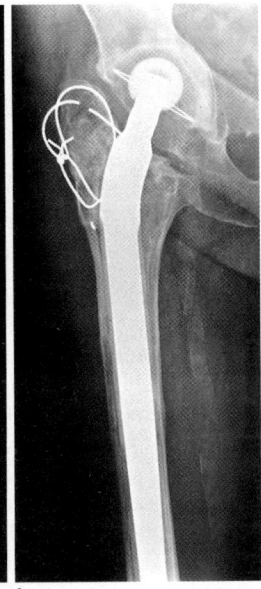

a   b

Abb. 64.107: *Totalprothesen-wechsel (Schaft).*

a Gleiche Patientin wie Abb. 64.98. Bereits 4 Jahre nach der ersten Operation mußte die Prothese ausgewechselt werden. Die Wackelbewegungen des Prothesenschaftes hatten die Femurmarkhöhle ausgeweitet. Die Pfanne saß fest.
Bei genügend gutem Knochenlager kann nach Ausräumen der gelockerten Zementreste und des Granulationsgewebes aus der Markhöhle eine neue, voluminösere Prothese eingesetzt, verklemmt und fixiert werden wie hier.

b Bei größeren Knochendefekten kann es notwendig werden, die neue Prothese mit einem langen Schaft *distal* in der Femurmarkhöhle zu verankern.

Oft ist der Zugang nur nach Osteotomie des Trochanter maior möglich. Er wird am Schluß der Operation wieder befestigt, hier mit Drahtnaht. Die Osteotomie ist inzwischen wieder konsolidiert.

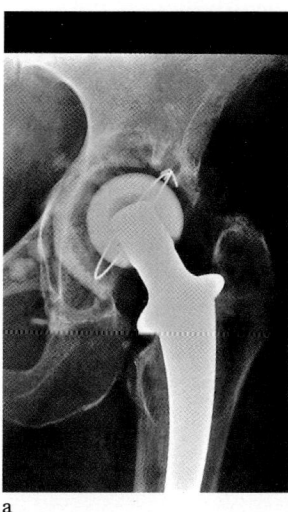
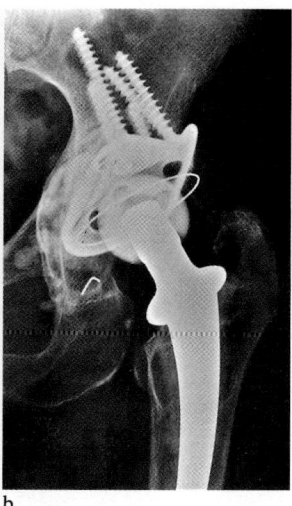

a   b

Abb. 64.108: *Prothesenwechsel (Pfanne).*

a Gelockerte, nach oben gewanderte Pfanne.

b Nach Entfernen der Pfanne, Säubern und Anfrischen der Rest-
  höhle wurde zuerst eine *Metallschale* im Pfannendach festgeschraubt. Der große Defekt medial kann mit Knochenmaterial
  abgestopft werden. Die neue Polyäthylenpfanne wurde hier mit
  Zement in der Metallschale befestigt. Der Schaft samt dem
  Keramikkopf war fest und mußte nicht ausgewechselt werden.

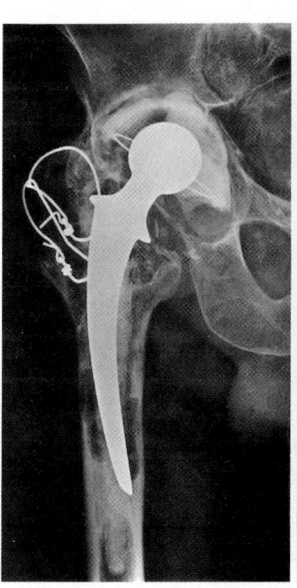
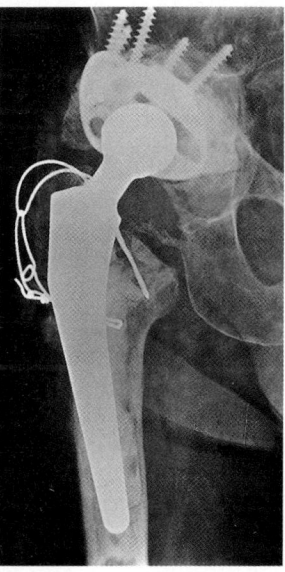

a   b

Abb. 64.109: *TP-Wechsel:* Oft müssen *beide Komponenten* ersetzt
werden.

a Gelockerte, nach oben und bis ins kleine Becken gewanderte
  Pfanne. Die innere Beckenwand ist durchbrochen, der Beckenring instabil. Ausgedehnte Osteolysen im Femur, der Prothesenschaft ist eingesunken. Der massive Knochenverlust erschwert die Fixierung einer neuen Prothese.

b Ersatz durch voluminöse Implantate. Ihre Fixation im Rest-
  knochen ist manchmal schwierig und in schweren Fällen kaum
  mehr möglich.

Wie weit eine Knochentransplantation (homologe Bankspäne)
notwendig und sinnreich ist, scheint nicht eindeutig geklärt. Die
primäre Stabilität kann manchmal damit verbessert werden, doch
werden die Späne nicht ohne weiteres biologisch integriert.

Gefürchtete *Komplikationen* sind: die Perforation
des oft sehr dünnen oder ganz fehlenden Pfannen-
bodens ins kleine Becken hinein, mit der Gefahr der
Verletzung großer Gefäße und intrapelviner Blutungen, Verletzungen der Inguinalgefäße und der großen Nervenstämme des N. ischiadicus und des N. femoralis, Perforation der Schrauben ins kleine Bek-
ken, ungenügende Fixierung im os ileum, erneute
Lockerung.

Oft müssen *beide* Komponenten ausgewechselt
werden (Abb. 64.109). Bei zu großem Knochenverlust
kann eine neuerliche Fixierung sehr schwierig werden. Im Extremfall bleibt nur das ersatzlose Entfernen der Prothese («Girdlestone») als Ausweg.

Die Lockerung als biomechanisches Problem: Ansätze zu seiner Lösung

Die heutigen Bestrebungen in der *Entwicklung der
Hüftendoprothetik* sind in erster Linie auf eine stabilere und vor allem *dauerhaftere Fixation* der Prothesen im Knochen gerichtet:

1. Femurschaft

Die bisher verwendeten Prothesen sitzen fast immer
im *distalen* Bereich stabil und unbeweglich fest, während im proximalen Abschnitt regelmäßig geringfügige Relativbewegungen stattfinden. Dies zeigt sich
mit der Zeit auf dem Röntgenbild: Osteoporose und
schmale Säume im proximalen Bereich (Adambogen, Trochanter), jedoch satter Sitz der Prothesenspitze in der kräftigen Kortikalis des Femurschaftes,
als Zeichen dafür, daß Kraftübertragung an dieser
Stelle stattfindet.

Ob es möglich ist, die Prothesen *proximal* fest zu
verankern, was gewisse Vorteile hätte, läßt sich zur
Zeit noch nicht sagen. Manche neuere Modelle sind
so konzipiert.

Charnley, der eigentliche Erfinder der Hüftendoprothese, verwendete erstmals das damals bereits in
der Zahnmedizin gebräuchliche Methylmetacrylat,
eine aus zwei Komponenten zu mischende, schnell
härtende Masse, welche dann einen Ausguß des
Knochenlagers bildet, in welchem der Prothesenschaft unverrückbar festsitzt. Dieser «Knochenzement» ermöglichte erst den weltweiten Erfolg der
Endoprothesen. Lockerungen traten jedoch nach
Jahren durch Überbeanspruchung und Zerrüttung
des Zementlagers auf. Durch bessere *Zementie-
rungstechniken* (Ausräumen der weichen Spongiosa,
Zementpression, Markraumsperre usw.) konnten die
Resultate verbessert werden.

Einen Fortschritt brachte das *Verkeilen* der Prothesenschäfte in der Femurmarkhöhle, womit eine
Vorspannung erreicht und Nulldurchgang unter
Wechsellast vermieden werden kann (siehe «Stabilität» S. 53f.). Dies machte die Verwendung verschie-

Hüftgelenk

den dicker Schäfte für einen satten Sitz im Knochen nötig (Abb. 64.93 und Abb. 64.110).

Um einige Nachteile des Knochenzementes zu eliminieren, wurde versucht, Prothesen mit diesem Verkeilungsprinzip *ohne Zement* zu fixieren. Eine große Anzahl von Modellen wurde entworfen und empfohlen. Voraussetzung ist ein absolut stabiler, satter Sitz der Prothese im Knochen mit einer breitflächigen Abstützung, d.h. eine einwandfreie «primäre Stabilität». Dies setzt eine genaue Bearbeitung des Knochenlagers, oder aber nach Maß hergestellte Prothesen voraus (Abb. 64.110b).

Die unmittelbaren Operationsresultate der «zementlos» implantierten Prothesen sind eher weniger gut als jene der zementierten. Die Patienten klagen oft noch lange Zeit über Schmerzen im Oberschenkel. Die mittelfristigen Resultate sind gut, die *langfristigen* sind noch ungenügend bekannt.

Einen eindeutigen Vorteil haben die zementfreien Prothesen gewiß: Sie lassen sich leichter wieder entfernen, wenn ein Wechsel nötig wird (Das Entfernen des Zementes aus dem Knochen ist gelegentlich mühsam und schwierig, da der Zement oft härter ist als der ihn umgebende Knochen.)

Zementfreie Prothesen wurden für *jüngere Patienten* empfohlen, mit dem Argument, man könne die Prothese ja immer wieder leicht auswechseln. Angesichts der Problematik von Wechseloperationen und der Lebenserwartung der jüngeren Patienten scheint eine solche Empfehlung etwas kühn. Das Ziel der Endoprothetik sollte wohl vielmehr eine bessere, dauerhafte Fixation sein. Ob es mit zementlosen Prothesen erreichbar ist, werden erst Resultate über 10 und 20 Jahre zeigen.

Da verantwortungsvolle Indikationen doch eher auf Erfahrung als auf Spekulation gründen sollten, scheint das Anpreisen «zementloser» Prothesen «für Ihre jungen Patienten» (Werbung in Fachzeitschriften) zumindest verfrüht.

Ein Weg zur besseren Fixation, auf dem zur Zeit experimentiert wird, ist die Gestaltung der Grenzfläche des Implantates, um die Auflagefläche zu vergrößern und die Verankerung durch Verzahnung zu verbessern. Eine Vielzahl von Modellen ist in Erprobung und Gebrauch (aufgerauhte, unregelmäßige Oberfläche, Beschichtungen, «Porous coating» usw.) Gewebefreundlicheres Material (z.B. Titan) soll ein Ein- und Anwachsen des Knochens (ingrowth, ongrowth) an die Prothesenoberfläche ermöglichen, womit eine «sekundäre Stabilität» erzielt werden könnte (vgl. Abb. 64.111). Histologische Untersuchungen lassen solche Vorgänge als möglich erscheinen (Abb. 64.112). Voraussetzung dazu ist allerdings die «primäre Stabilität» durch die Fixation bei der Operation.

Erstrebenswert wäre natürlich ein möglichst inniger Kontakt zwischen Implantat und Knochen, eine Haftverbindung, die nicht

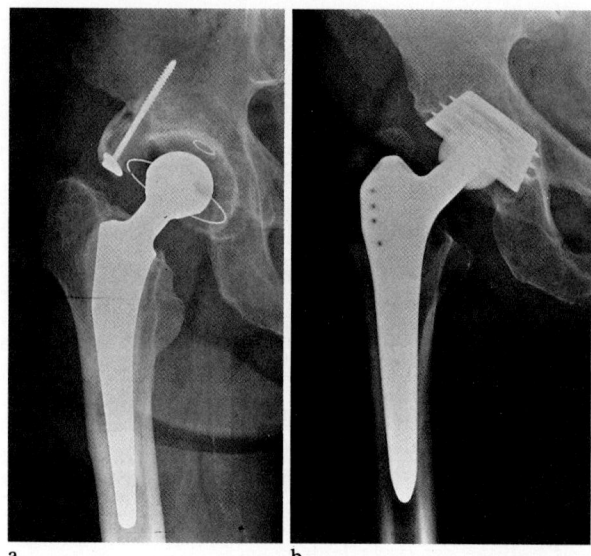

a   b

Abb. 64.110: *Auf der Suche nach dauerhafteren Verankerungen.*

a Geradschaftprothese und Pfannendachplastik mit einem Knochenspan aus dem resezierten Hüftkopf, wegen ungenügender Pfannenüberdachung.

b *Zementlose Totalhüftendoprothese.* Der Schaft wird satt in die vorpräparierte Markhöhle eingeschlagen, wo er sich festklemmt und damit *primäre Stabilität* gibt. Die *sekundäre Stabilität* soll durch das Anwachsen von neuem Knochen an die Titanoberfläche der Prothese gewährleistet werden.

Die Titanpfanne wird mit einem Gewinde in die vorpräparierte knöcherne Pfanne eingedreht. Auf diesem Bild sind die Gewindegänge gut zu sehen. Beim konischen Vorbohren der Pfanne muß Knochen am Pfannenboden geopfert werden, um die nötige Tiefe zu erreichen, damit das Gewinde gut faßt (System Zweymüller).

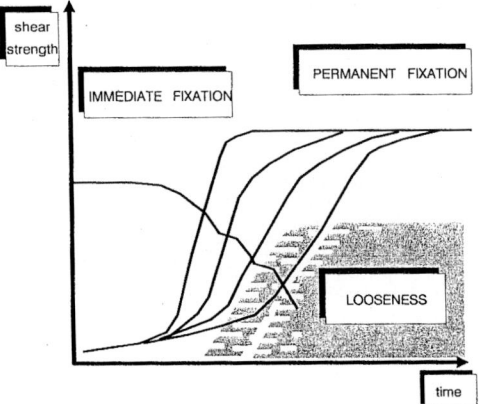

Abb. 64.111: Graphik zur Demonstration, wie man sich die Stabilität zementloser Prothesen vorstellt. Bei der Operation werden die Prothesen mittels Vorspannung durch Verklemmen («press fit») im Knochen stabilisiert *(primäre Stabilität).* Durch Anwachsen des Knochen an die Prothesenoberfläche (ongrowth) soll in der nächsten Zeit eine *sekundäre Stabilität* entstehen. Die Gefahr einer Lockerung besteht in der kritischen Periode, wenn die primäre Stabilität zusammenbricht, bevor eine sekundäre erreicht ist.

Wie weit eine solche sekundäre Stabilität dann auch auf längere Frist dauerhaft ist, weiß man noch nicht.

Hüftgelenk

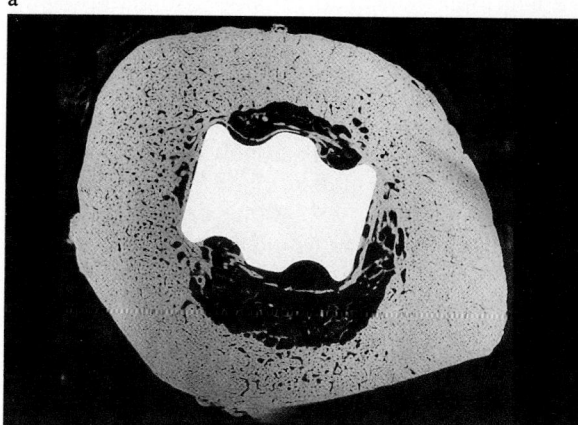

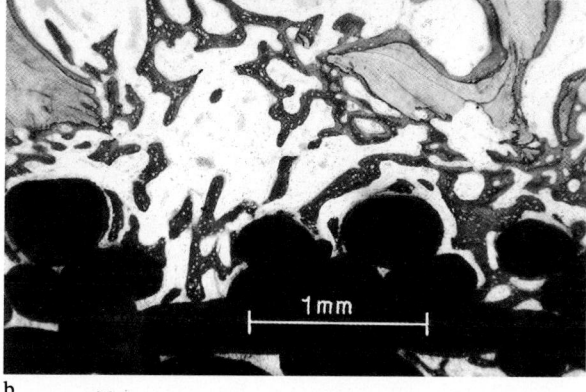

1mm

b

Abb. 64.112:

a Mikroradiographie des *Femurquerschnittes* eines 80jährigen Mannes, dem 6 Jahre vorher eine *Titanprothese* eingesetzt worden war.

An der Kontaktstelle der Kortikalis mit der Prothese und an einzelnen anderen Stellen hat sich offensichtlich neuer Knochen gebildet unmittelbar an der Oberfläche des Implantates (ongrowth). Man hofft und nimmt an, daß hier Kräfte direkt übertragen werden, d.h. daß dieser Knochen Tragfunktion hat. Solche Knochenbildung ist nur möglich, wenn intraoperativ eine gute *primäre Stabilität* der Endoprothese im Knochen erreicht wurde, wie hier durch Verkeilung des Schaftes in der Markhöhle. Man sieht, daß dies Kontakt nur an verhältnismäßig wenigen Punkten (hier an drei Kanten) bringt.

b *Histologie* der *Knochen-Implantatgrenze*, 35 Tage nach Implantation einer Polyäthylenpfanne, deren äußere Oberfläche von einem Netz aus Titandrähten bedeckt ist («Sulmesh»®). Zwischen den alten, breiten Knochentrabekeln (hell) und dem Titannetz (schwarz) sind bereits dünne Trabekel von frischem Faserknochen eingewachsen (dunkel). Dies ist nur möglich bei guter primärer Stabilität (Press-fit-pfanne).

nur Druck- sondern auch Schub- und Zugkräfte übertragen könnte. Es zeigte sich beim Entfernen von Implantaten, daß Knochen an bestimmten Oberflächen (z.B. Titan) recht kräftig haften kann. Dieses Phänomen beruht auf enger Verzahnung der aufgerauhten Implantatoberfläche mit dem Knochen.

Eine eigentliche *Verklebung* wäre noch besser. Hydroxyapatit scheint dafür günstige Eigenschaften zu haben. Vielleicht ist damit der Schritt von der makroskopischen zur molekularen Mechanik möglich. Allerdings sind bis dahin noch viele Probleme zu lösen, so z.B. die Verbindung des Hydroxyapatits mit dem Metallschaft (coating).

Eine Garantie für unbegrenzte Stabilität könnte aber auch damit nicht gegeben werden: Fälle von später Lockerung unzementierter Prothesen, trotz gutem An- und Einwachsen von neuem Knochen an die Prothesenoberfläche, sind bekannt und beschrieben[1]. Als Ursache kommen Ermüdungsfrakturen der Knochentrabekel in Frage.

Weiteres zur Frage «Zement versus zementfrei» siehe auch bei «Knieendoprothesen», S. 830.

2. Pfanne

Die konventionelle Fixierung der Kunstgelenkpfanne im Becken erfolgte ebenfalls zuerst mit Knochenzement. Eine Verkeilung zur Erzeugung einer Vorlast ist hier allerdings kaum möglich. Die Fixation wird durch Löcher im Knochen erreicht, welche nach Einpressen des Zementes eine Verzapfung und Verzahnung mit Hinterschneidungen bildet.

Es hat sich gezeigt, daß der harte, bei der Arthrose stark *sklerotische Knochen* des Pfannendaches für die Fixation wesentlich ist und *erhalten* bleiben sollte. Ein tiefes Ausbohren der Pfanne bis auf weiche Spongiosa führt oft frühzeitig zur Protrusion der Kunstgelenkpfanne ins Becken hinein (vgl. auch Abb. 64.110a).

Bereits erwähnt wurde, daß die Pfannen oft während vieler Jahre im Becken stabil sind, jedoch zu einem großen Teil, ab dem 8.–10. Lebensjahr ganz langsam aber stetig nach kranial ins *Becken hineinwandern,* so daß es dann nur noch eine Frage der Zeit ist, bis sie instabil werden.

Eine bessere, dauerhafte Fixation drängte sich auf. Verschiedene Systeme zementfreier Verankerung wurden versucht: Mit Metallpfannen, welche sich entweder mittels Gewinde in die knöcherne Pfanne einschrauben (Zweymüller, u.a., siehe Abb. 64.110b) oder mit einer Spreizvorrichtung verklemmen lassen (Balgrist), läßt sich Vorspannung erzeugen. Diese Pfannen haben einen Polyäthyleneinsatz, welcher dann mit dem Kopf des Prothesenschaftes artikuliert. Nachteile dieser Pfannenkonstruktionen sind, daß relativ viel Knochen am Becken entfernt werden muß, um sie einzupassen, und daß die effektive Auflagefläche an den Gewindegängen recht klein ist, was zu Spannungsspitzen und Überbeanspruchung führen könnte.

[1] J. Bone Jt. Surg. *73-A,* 1331; 1991.

a

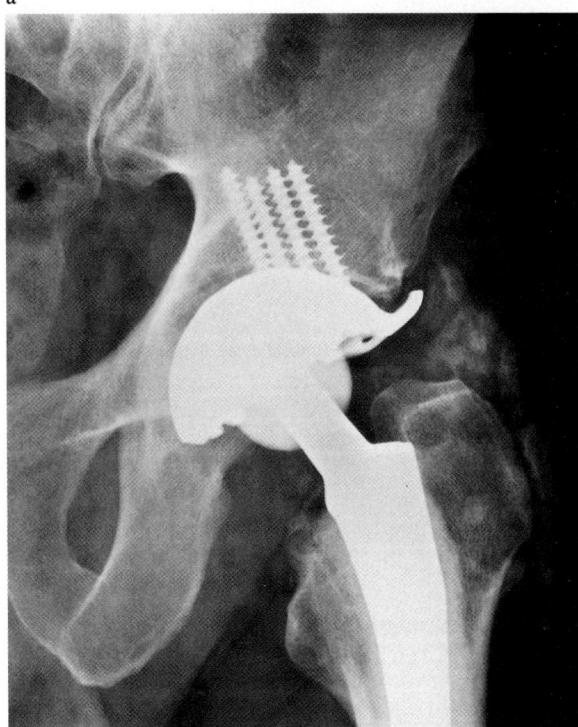

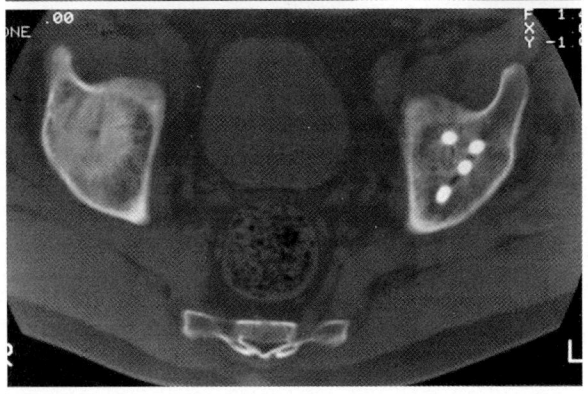

b

Abb. 64.113: Primäre Stabilität der Pfanne mittels *Verschraubung.*

a Eine Metallschale (Titan) wird im Pfannendach festgeschraubt. Die Schrauben verringern gleichzeitig die Deformierbarkeit der knöchernen Pfanne unter Belastung. Ihre
beste Wirkung haben sie, wenn sie axial belastet werden, d. h.
steil, in der Richtung der wirkenden Kraft, eingebracht werden.
Das Gelenk selbst besteht aus einem Polyäthyleneinsatz und
einem Keramikkopf, die Kombination mit dem geringsten Abrieb. (System M. E. Müller).

b *Computertomogramm* durch das Becken, oberhalb der Prothese. Die Schrauben müssen intraossär liegen, sonst besteht
die Gefahr der Verletzung von Weichteilen, wie größeren Gefäßen, Nerven usw.

Ein grundsätzlich anderer Weg besteht darin, eine
Metallpfanne mittels einzelner Schrauben im Bek-
ken zu befestigen (M. E. Müller, siehe Abb. 64.113),
was eine Versteifung des knöchernen Pfannendaches
und damit eine Verminderung der Relativbewegungen zur Folge hat («Pfahlschrauben»). Bei allen diesen Systemen hofft man auf eine sekundäre Stabilität durch eine enge Verbindung des Knochens mit
dem Implantat. Wie weit solche zementfreien Pfannen längerfristige Stabilität garantieren können,
werden erst Spätresultate nach 10 und mehr Jahren
zeigen.

Wie funktioniert das künstliche Hüftgelenk?

Gesunde menschliche Gelenke haben *minimale Reibung,* ihre *Schmierung* ist *ideal* gelöst. Künstliche
Gelenke sollten ähnlich gute Eigenschaften haben.
Charnley erkannte bereits, daß die Kombination
einer Pfanne aus *hochmolekularem Polyäthylen* mit
einem *Metallkopf* gute und langfristig funktionie-
rende Gelenke ergibt: Sehr kleine Reibung,
Selbstschmierung, gute Pufferwirkung, sehr geringer Abrieb. Andere Materialien haben sich weniger
bewährt. Das Polyäthylen wurde bisher praktisch für
alle Pfannen verwendet, entweder mit Zement oder
als Einsatz in Metallpfannen. Unmittelbar in Kontakt mit dem Knochen wird es durch Abrieb zerstört,
denn das Polyäthylen ist ausgesprochen *weich* und
somit leicht zu beschädigen. Deshalb muß auch die
Oberfläche des Kopfes spiegelglatt und kreisrund
sein. Die Toleranz ist außerordentlich klein. Ein Zer-
kratzen der Kopfoberfläche, etwa durch ein Instrument oder Zementreste im Gelenk, kann die Pfanne
rasch durch Abrieb zerstören. Entsprechende Sorgfalt bei der Implantation ist angezeigt.

Die normale *Abriebrate* beträgt etwa 1–2 Zehntel-
millimeter pro Jahr, was eine Bildung von mikroskopischen Abriebpartikeln sowie eine sehr langsame
Protrusion des Kopfes in die Pfanne hinein zur Folge
hat. Die Abriebpartikel induzieren *Fremdkörper-
reaktionen,* das Wuchern von Granulationsgewebe,
und leisten einer *Osteolyse* an der Knochen-Implan-
tatsgrenze und damit einer Lockerung Vorschub.
Keramikköpfe geben etwas weniger Abrieb als solche aus Metall, doch sind schon Brüche von Kera-
mikköpfen vorgekommen.

Die *Paarung Metall/Metall* hat außerordentlich
wenig Abrieb. Sie scheiterte früher an der ungenügenden Genauigkeit der exakten Kugelform von
Kopf und Pfanne. Solche Prothesen verklemmten
sich. Mit größerer Präzision in der Fertigung ist dieses Problem heute lösbar. Es besteht große Hoffnung, daß damit bessere Langzeitresultate erreicht
werden können.

Die *Kopfgröße* hat ebenfalls einen Einfluß auf die
Gelenkfunktion: Das durch die Reibung hervorgerufene Drehmoment überträgt sich auf die Prothese

und wirkt im Sinne der Auslockerung. Je kleiner der Kopfdurchmesser ist, desto kleiner ist die Reibung und damit das Drehmoment. Bei größeren Köpfen wird überdies der Platz knapp: Entweder muß die knöcherne Pfanne weiter ausgebohrt werden, was unerwünschten Knochenverlust bedeutet, oder aber es läßt sich nur eine dünne Polyäthylenpfanne einsetzen. Solche haben jedoch zu geringe Pufferwirkung und führen bald zur Lockerung. Dies war mit ein Grund, weshalb sich die Schalenprothese (der «Doppelcup»), bei welcher der knöcherne Hüftkopf erhalten blieb, nicht bewährte.

Schließlich bestimmt das *Design* von Pfanne und Prothesenhals die Funktion der Prothese insofern, als ein dicker Hals schon bei geringen Bewegungsausschlägen am Rand einer tiefen Pfanne zum Anschlag kommt und damit die Lockerung des Implantates provoziert, während andererseits ein kleiner Kopf leicht aus einer flachen Pfanne luxiert.

Charnley verwendete bei seiner «Low Friction Arthroplasty» Köpfe von 22 mm Durchmesser und hatte gute Resultate. Die bisher überwiegend gebrauchten Köpfe haben 32 mm Durchmesser. Sie luxieren zwar weniger leicht, doch hat man inzwischen erkannt, daß kleinere Köpfe tribologische Vorteile haben.

Neuerungen bringen nicht nur Lösungen, sondern auch *neue Fragen* und *Probleme*. Oft wurden und werden die Nachteile neuer Materialien und Techniken erst *spät* erkannt. *Regelmäßige Evaluation der Ergebnisse ist deshalb unabdingbar.*

Dazu ist eine *standardisierte Dokumentation* notwendig. Die Internationale Orthopädengesellschaft (SICOT) und weitere internationale Gremien (The Hip Society, The AAOS Task Force on Outcome Studies) haben sich dieses Problems angenommen und ein «Standing Committee on Documentation and Evaluation» ins Leben gerufen, welches ein «International Documentation and Evaluation System» (IDES) geschaffen hat. Mit diesem Instrument erst ist eine objektive Kontrolle möglich und damit eine zielgerichtete Weiterentwicklung.

Infizierte Totalhüftendoprothesen

Unterschieden wird zwischen

1. *Frühinfektion* (postoperativ durch Kontamination der Operationswunde), *im ersten Jahr* (siehe «Komplikationen», S. 756), und
2. *Spätinfekt,* noch nach Jahren: Schleichende subklinische Infektionen oder *hämatogen* (siehe auch S. 758f.).

Diagnose: Während die frühe Infektion in der Regel mit deutlichen lokalen und auch allgemeinen klinischen *Entzündungszeichen* einhergeht, können diese bei späten Infektionen manchmal weitgehend *fehlen*

(einzig die BSR ist meist *über 30 mm/h,* siehe Abb. 13.5). Im Vordergrund stehen dann *Schmerzen* und die Zeichen der *Prothesenlockerung.*

Das erste Symptom kann aber auch eine *Fistel* sein.

Der *Bakteriennachweis* im steril entnommenen Punktat ist beweisend (Wund- und Fistelabstriche können Verunreinigungen enthalten). Neben staphylococcus aureus werden oft auch virulent gewordene Erreger gefunden, die früher als harmlos galten, wie staphylococcus epidermidis, aber auch weniger virulente Keime und Mischflora. Oft findet man aber trotz eindeutigem klinischem Infekt *keine* Erreger.

Der *radiologische* Aspekt ist suspekt: Alle Zeichen der Implantatlockerung sind zu finden, dazu jene der Osteitis, mit Osteolysen, periostalen Auflagerungen usw. (Abb. 64.114).

Die *Szintigraphie* ist stark positiv.

Bei einer *Fistulographie füllt* sich das *Gelenk.* Wenn das Kontrastmittel auch zwischen Knochen und Implantat hinein läuft, ist auch die Lockerung bewiesen. Sie ist eine zwangsläufige Folge der Infektion, durch welche das Implantatlager sukzessive zerstört wird.

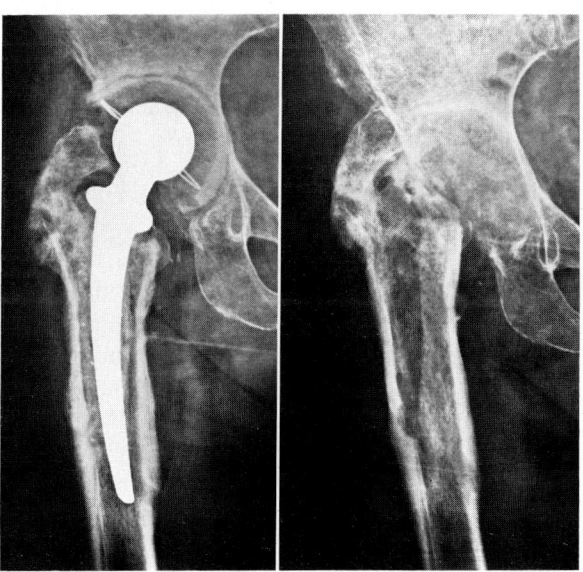

a   b

Abb. 64.114: *Infektion einer Totalhüftendoprothese* (a) und Zustand nach Entfernung der Prothese (b) (Fortsetzung von Abb. 32.14). Auf längere Sicht bringt bei schweren Infektionen meist nur dieser radikale Eingriff eine akzeptable Lösung: Eliminierung der Infektion, Schmerzfreiheit und Belastbarkeit, so daß die Patienten wenigstens am Stock ordentlich gehen können, wenn auch mit einer erheblichen Beinverkürzung.

4 Jahre nach der Entfernung der Prothese berichtete die inzwischen 76 Jahre alt gewordene Frau, sie brauche zwar Stöcke, habe aber keine Schmerzen. Das Ein- und Aussteigen in der Trambahn sei allerdings mühsam wegen der hohen Tritte.

Therapie: Bei *frischen postoperativen Infektionen* kann vielleicht die *operative Ausräumung* des Infektes und eine *Spüldrainage* in Kombination mit systemisch applizierten Antibiotika das Gelenk retten.

Bei *Spätinfekten* ist die Prothese *praktisch immer gelockert* und muß *entfernt* bzw. *ersetzt* werden.

Unter günstigen Bedingungen (guter Allgemeinzustand, geringe klinische Infektzeichen, schwache Virulenz, gutes Knochenlager) kann die Prothese in *einer* Sitzung ausgewechselt werden (unter Antibiotikaschutz, Fixation mit antibiotikahaltigem Zement, wenn nötig Knochenersatz), andernfalls wartet man mit dem Wiedereinsetzen besser, bis sich der Infekt beruhigt hat.

Solange die Prothese als *Fremdkörper* in situ liegt, ist mit Rezidiven zu rechnen, in etwa der Hälfte der Fälle schon in der ersten Zeit. Man kann dann erneut die Prothese wechseln, auch mehrmals. Auf längere Sicht ist die Prognose zweifelhaft.

Mit der endgültigen *Entfernung* der Prothese, samt allem infizierten Gewebe, allen Nekrosen, Zementresten usw., kann die Infektion ziemlich sicher geheilt und die Hüfte schmerzfrei gemacht werden («Girdlestone», siehe Abb. 64.114b). Es bleibt die Verkürzung und die Instabilität. Der Patient ist auf Stockhilfe angewiesen. Die Schuhsohle wird erhöht.

«An exzision arthroplasty is unacceptable» ist im Schrifttum zu lesen. Für wen? Für den Patienten oder den Chirurgen? Wie oft akzeptiert der Patient das abwechselnde Entfernen und Wiedereinsetzen der Prothese? Es gibt Patienten, die eine Beinverkürzung, einen Stock und damit die definitive Entfernung der Prothese akzeptieren, um endlich mit einer schmerzfreien, beweglichen Hüfte in Ruhe leben zu können.

Zu 5: Die *Gelenkresektion*

Die ersatzlose Resektion des Hüftkopfes (Girdlestone) wurde früher häufig durchgeführt. Sie hinterläßt eine instabile, aber immerhin nach längerer Zeit meist wieder einigermaßen tragfähige, weniger oder nicht mehr schmerzhafte Hüfte. Für manche Fälle ist die Resektion die bestmögliche Lösung geblieben: Infizierte Prothesen, große Knochendefekte, bei Osteolysen, Tumoren usw. (vgl. S. 257).

Um die Abstützung des Femurstumpfes am Becken zu verbessern wurde oft eine hochdiaphysäre Valgisationsosteotomie hinzugefügt (Milch-Batchelor). Diese (mancherorts routinemäßig primär durchgeführte) Operation ergab erstaunlich gute Resultate (Abb. 64.115).

Zu 6: Hüftgelenktransplantationen wurden schon durchgeführt, bisher allerdings ohne dauerhaften Erfolg.

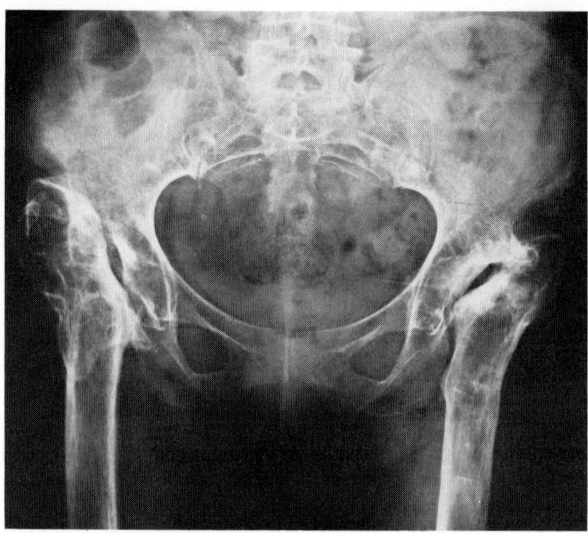

Abb. 64.115: Zustand 10 Jahre nach Resektion beider Hüftgelenke und Angulationsosteotomie subtrochanter, wegen schwerer ankylosierender Koxarthrose, bei einer 66jährigen Frau. Relativ gute Beweglichkeit, keine Schmerzen. Die Patientin ist mit Stöcken gut gehfähig, über kurze Strecken auch ohne Stock.

Anstelle der Hüftgelenke hat sich eine derbe, tragfähige Narbe gebildet, welche schmerzfrei belastbar ist.

Wenn keine Endoprothese eingesetzt werden kann, ist die Resektion oft die einzige und auch gar nicht die schlechteste Lösung, etwa bei Infekten, mangelnder Abstützmöglichkeit am Knochen (Tumor), und, in zunehmender Zahl, wenn infizierte oder gelockerte Endoprothesen entfernt werden müssen und nicht mehr ersetzt werden können.

Extraartikuläre Hüftleiden

Differentialdiagnostisch müssen sie von den Hüftgelenkerkrankungen abgegrenzt werden.

«Schnellende Hüfte»

Wenn ein junger Mensch über Schmerzen im Trochanterbereich klagt, erfährt man nicht selten auf Befragen hin, daß er häufig «die Hüfte ausrenke». Manchmal kann er das demonstrieren: Tatsächlich schnellt der angespannte Tractus ileo-tibialis bei jedem Schritt mit einem deutlich spürbaren und manchmal hörbaren Schnappen über den Trochanter maior von hinten nach vorn und zurück. Das Phänomen ist nur bei belasteter Hüfte auslösbar, also im Stehen und Gehen. Bei der Untersuchung im Liegen findet man nichts pathologisches. Mit der Zeit können ziehende Schmerzen im Trochanterbereich auftreten, wahrscheinlich als Folge der ständigen mechanischen Reizung des Gleitgewebes. Andererseits produzieren manche Jugendliche das Schnellen mit der Hüfte willkürlich, bis es zum eigentlichen «Tic» wird.

Hüftgelenk

Therapie: Ein Beckenhochstand auf der befallenen Seite mit Adduktion der Hüfte läßt den Trochanter stärker vorspringen und unterhält nicht selten das «Schnellen». Eine Absatzerhöhung zum Ausgleich der Beinlängendifferenz bringt es manchmal zum Verschwinden.

Mit dem Hinweis auf die schmerzhaften Folgen kann man den Patienten raten, das Schnellen möglichst zu vermeiden. Meist können sie das.

In hartnäckigen Fällen kommt eine kleine Operation in Frage: Teilweises Durchtrennen der Faszia lata über dem Trochanter, wodurch die Spannung und das Schnellen verschwinden.

Nicht immer ist der Eingriff erfolgreich.

Bursitis trochanterica

Blande Entzündungen der Bursa über dem Trochanter maior können auch ohne «Hüftschnellen» Schmerzen verursachen. Die Behandlung ist konservativ, kaum je operativ (Exzision der Bursa). Selten einmal können tiefere Schleimbeutel im Hüftbereich Ursache von Schmerzen sein.

Periphere Nerven im Hüftbereich

Ein recht typisches Krankheitsbild ist die «*Meralgia paraesthetica*», wahrscheinlich durch eine mechanische Schädigung des *N. cutaneus femoris lateralis* an seiner Durchtrittsstelle durch das Leistenband hervorgerufen, z. B. durch enge Kleider. Schmerzen und Sensibilitätsausfälle im Ausbreitungsgebiet des Nerven, ventro-lateral am Oberschenkel, oft durch Hüftstreckung verstärkt, durch Beugung gemildert, gehören dazu. Infiltrationen des Nerven knapp medial der *Spina ilica ventralis* bringen die Symptome zum Verschwinden.

Gelegentlich können *Kompressionserscheinungen anderer Nerven* im Hüftbereich ähnliche Symptome hervorrufen (Piriformis-Syndrom, N. ileo-inguinalis, N. obturatorius). In seltenen Fällen ist eine Neurolyse angezeigt (vgl. S. 403).

Verletzungen im Hüftbereich

Sie haben große praktische Bedeutung: Sie sind *häufig* und führen nicht selten zur *Invalidität*. Ihre Behandlung stellt schwierige Probleme, chirurgische und soziale. Hier wird die Traumatologie der Hüfte nur soweit dargestellt als sie orthopädische Probleme aufwirft.

Azetabulumfrakturen

Beckenfrakturen werden zweckmäßigerweise eingeteilt in *extraartikuläre* und *intraartikuläre* Frakturen, d. h. solche mit Beteiligung der Hüftgelenkpfanne. Die extraartikulären Beckenfrakturen sind auf S. 680 besprochen. Hier interessieren nur die intraartikulären, d. h. die Pfannen- oder Azetabulumfrakturen.

Es handelt sich in der Regel um schwere Verletzungen. Wenn sie mit Verschiebung der Bruchfragmente ausheilen, ist das Hüftgelenk inkongruent, d. h. über kurz oder lang entsteht notwendigerweise eine *sekundäre Koxarthrose*. Bei schweren Zerstörungen ist diese Entwicklung fast unvermeidlich.

Aussicht auf eine günstigere Prognose gibt die genaue Wiederherstellung der anatomischen Pfannenverhältnisse.

Auf konservativem Weg ist dies selten exakt möglich. Mit frühzeitiger offener Reposition und Osteosynthese lassen sich relativ einfache Fälle (z. B. Luxationsfrakturen mit Ausbruch eines dorsalen Pfannenstückes, Fraktur mit wenigen großen Fragmenten) befriedigend wiederherstellen.

Bei der Operation erweisen sich die Frakturen allerdings oft als komplizierter, als man nach dem Röntgenbefund vermutet hatte. Computertomogramme zeigen das volle Ausmaß und die Art der Fragmentierung (Abb. 64.116).

Von verschiedenen Schulen (*E. Letournel*, Arbeitsgemeinschaft für Osteosynthesefragen und andere) wurden die Beckenfrakturen genauer studiert, klassifiziert und auch operiert. Die anatomisch einwandfreie Reposition und Osteosynthese von Beckenfrakturen ist schwierig. Sie erfordert ausgedehnte Freilegung der betroffenen Beckenpartien. Es handelt sich um ausgesprochen *große Eingriffe* mit den entsprechenden *Risiken*. Ob sich spätere Arthrosen mit einer anatomisch genauen Reposition, d. h. mit einer Operation längerfristig verhindern lassen, weiß man (noch) nicht genau, doch weiß man, daß dies nicht immer der Fall ist.

Bei Mehrfragment- und Trümmerbrüchen, aber auch bei geringfügigen Verschiebungen ist die *Indikation relativ* bis fragwürdig. Eine Operation hat nur einen Sinn, wenn damit die Gelenkflächen auch wirklich anatomisch genau wiederhergestellt werden.

Bei *zentralen Hüftgelenkluxationen* ist die Hüftpfanne meist in mehrere Stücke zerbrochen und eine exakte operative Wiederherstellung wird selten möglich sein, eine spätere Arthrose kaum zu verhindern. Die (konservative) approximative Reposition der zentralen Dislokation ist trotzdem wichtig, da die statischen und anatomischen Voraussetzungen für die Hüftfunktion und allfällige spätere Hüfteingriffe dadurch wesentlich verbessert werden können.

Manche Pfannenfrakturen machen aus den genannten Gründen *später* eine Hüftoperation erforderlich. Bei jüngeren Patienten kommt die Arthrodese in Frage, bei älteren eine Totalhüftendoprothese.

Hüftgelenk

Abb. 64.116: *Beckenfraktur mit Fraktur des Acetabulum,* 43jähriger Mann.

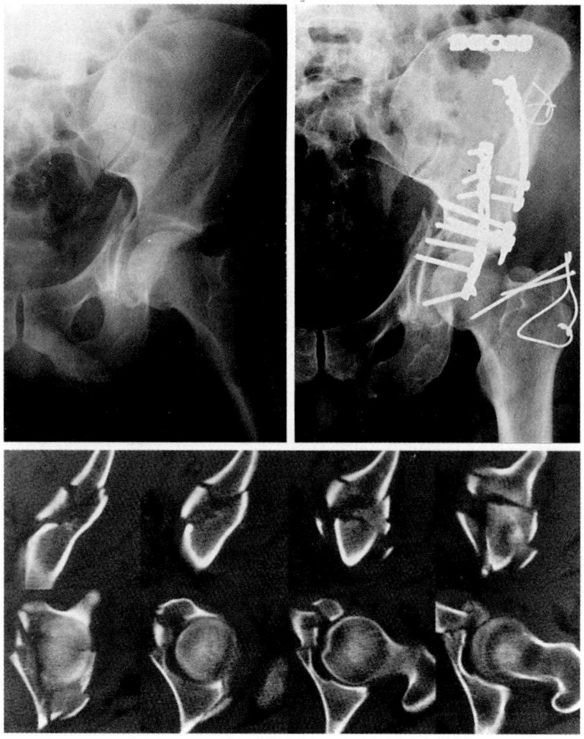

a Das *gewöhnliche Röntgenbild* zeigt einige Frakturspalten und eine Verschiebung zweier Fragmente im Pfannengrund, auch eine geringfügige, aber deutliche Verschiebung des Hüftkopfes nach medial.

b Erst das *Computertomogramm* (eine Serie horizontaler Schnitte von kranial nach kaudal) zeigt die vollen Ausmasse der Fraktur: Mehrere Fragmente im Os ileum, mindestens acht auf Höhe des Pfannendaches. Dieses scheint durch den Aufprall des Hüftkopfes auseinandergesprengt worden zu sein. Gebrochen ist sowohl der ventrale wie der dorsale Pfeiler. Die Dislokation der einzelnen Fragmente ist vergleichsweise klein.

c *Röntgenkontrolle* nach offener Reposition und Osteosynthese. Der Zugang erforderte ausgiebige Freilegung des Beckens, der Trochanter maior war dazu abgesetzt worden.

Die Reposition der medialen Fragmente ist nicht gelungen. eine ideale Reposition ist bei solchen Trümmerfrakturen technisch kaum möglich und nicht zu erwarten. Ob das langfristige Resultat besser sein wird, als es mit konservativer Behandlung gewesen wäre, können nur vergleichende Langzeituntersuchungen klären. Bis dahin bleibt die Operationsindikation in diesen Fällen wohl relativ.

Schenkelhalsfrakturen

Zwei Formen lassen sich deutlich unterscheiden:

1. Schenkelhalsfraktur bei *Kindern* und *jungen* Erwachsenen: Fraktur eines normalen Knochens durch massives Trauma.
2. Schenkelhalsfrakturen bei *alten Leuten,* vor allem *Frauen:* Frakturen bei *Osteoporose,* durch relativ geringfügige Traumen.

Die Unterscheidung ist *für die Behandlung wichtig.*

Schenkelhalsfrakturen im Alter

Zusammen mit den pertrochanteren Brüchen gehören sie zu den häufigsten Frakturen überhaupt (vgl. Abb. 21.7). Bei älteren Leuten, vor allem bei Frauen, ist die allgemeine *Osteoporose* manchmal so ausgeprägt, daß ein unbedeutendes Trauma genügt. Alte Menschen, welche nach einem Sturz Schmerzen in der Hüfte haben und nicht mehr gehen können, haben praktisch immer eine Fraktur des proximalen Femurendes. Eine eingekeilte oder unverschobene Fraktur kann leicht übersehen werden, da die Patienten damit oft noch gehen können.

Schenkelhalsfrakturen haben eine ausgesprochene Neigung zu

Komplikationen:

1. *Verzögerte Heilung* und *Pseudarthrose* hängen weitgehend mit den mechanischen Verhältnissen im Frakturbereich zusammen. Diese sind im Kapitel «Mechanische Beanspruchung als pathogenetischer Faktor» (S. 109) beschrieben. Daraus ergibt sich, daß die (selteneren) *Abduktionsbrüche* (Valgusstellung) *mechanisch stabil* sind. Tatsächlich sind sie meist eingekeilt, und die Patienten können damit noch herumgehen. Sie brauchen in der Regel *keine Behandlung* und heilen gut.

Die *Adduktionsbrüche* (Varusstellung) hingegen heilen spontan nur sehr langsam oder gar nicht. Häufig entstehen *Pseudarthrosen* (siehe S. 777). Bei der Reposition dieser Brüche ist deshalb eine Valgusstellung anzustreben (Abb. 9.11).

2. *Hüftkopfnekrosen* entstehen ebenfalls recht häufig, vor allem nach *proximalen* Schenkelhalsfrakturen. Die Blutzirkulation ist durch die Fraktur oft vollständig unterbrochen, und bei einem Teil der Fälle ist die Ischämie irreversibel. Für die Therapie wäre es wichtig zu wissen, bei welchen Brüchen später eine Hüftkopfnekrose entsteht und bei welchen nicht. Dann könnten die Alternativen, nämlich Osteosynthese oder prothetischer Ersatz des Hüftkopfes, *gezielt* ausgewählt werden. Kopfnahe (subkapitale) Frakturen neigen eher dazu, doch läßt es sich im Einzelfall nicht voraussagen.

Leider gibt es (noch) keine praktikable Diagnostik, welche es erlauben würde, eine *sichere Prognose in den ersten Stunden* zu stellen: Venographie, Arteriographie, Punktion mit intraartikulärer Druckmessung und chemischen Analysen, nuklearmedizinische und kernspintomographische Untersuchungen haben keine eindeutigen Resultate gebracht. Einfacher, aber kaum verläßlicher ist es, den Hüftkopf während der Operation anzubohren und zu schauen, ob es aus dem Bohrloch blutet.

Klinisch tritt die Kopfnekrose erst nach vielen Monaten, oft nach über einem Jahr in Erscheinung (siehe S. 777, Abb. 64.122).

So bleiben als *Kriterien für die Indikation* Lokalisation und Dislokation, sowie in erster Linie *das Alter*.

Die Behandlung mit *konservativen Methoden* ist (außer bei den Abduktionsbrüchen) nahezu aussichtslos. Für die alten Leute bringt das lange Krankenlager in einem großen Teil der Fälle schwere Komplikationen (Thrombosen, Embolien, Dekubitus, Lungenentzündung, Marasmus, Tod). Deshalb wird auch im hohen Alter und bei nicht einwandfreiem Allgemeinzustand die Fraktur nach Möglichkeit *operiert*.

Die *Operation* hat den Zweck, die Hüfte so zu stabilisieren, daß die Patienten *sofort mobilisiert werden können*.

Zwei Methoden stehen zur Verfügung:

1. Die *Fixation* der Fraktur mit Nägeln, Schrauben oder Platten usw.
2. Die *Entfernung* des abgebrochenen Femurkopfes und sein Ersatz durch eine *Kopfprothese*.

Die *Osteosynthese* ist heikel: Reposition und Lage der Implantate müssen genau stimmen, damit sie in dem relativ kleinen Kopf guten Halt haben und die Fraktur stabil wird. Kein Zweifel besteht, daß grobe intraoperative Manipulationen und massive Implantate dicht unterhalb der tragenden Knorpelschicht die Nekroserate erheblich erhöhen.

Um dem häufig beobachteten *Zusammensintern* der Fraktur Rechnung zu tragen, werden mit Vorteil Implantate mit einem eingebauten *Gleitmechanismus* verwendet (Abb. 64.117).

Da es sich um eine Routineoperation im Notfalldienst handelt, sollte sie nicht übermäßig kompliziert und schwierig sein. Dazu eignen sich Implantate, z.B. Hohlschrauben, die über *Führungsdrähte* und mit *Bildwandlerkontrolle* eingebracht werden können.

Offene Reposition wurde empfohlen, um den Hämarthros zu entleeren, was wichtig sei, da der erhöhte intraartikuläre Druck die Gefahr der Kopfnekrose vergrößere. Bei jüngeren Patienten mag dies eine Rolle spielen, bei Alten kaum. Bei ihnen wird

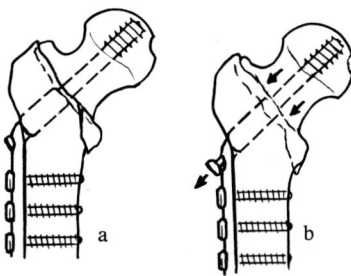

Abb. 64.117: *Zur Osteosynthese der Schenkelhalsfrakturen im Alter.*

Schon die *Reposition* ist heikel: Gute *Abstützung* des proximalen Fragmentes auf dem distalen ist notwendig, doch bei groben Manipulationen steigt die Gefahr der Femurkopfnekrose.

Die Verankerung des Implantates im Kopffragment muß gut *greifen*. Dazu ist eine *exakte Plazierung* notwendig: Die Spitze des Nagels oder der Schraube muß genau in der Mitte des Kopfes liegen. Ein zu kurzes Implantat faßt nicht richtig, ein zu langes perforiert das Gelenk, oder, bei unmittelbar subchondraler Lage, bringt die Gefahr einer Knochennekrose oder einer Arthrose an dieser Stelle mit sich (die hier eingezeichnete Schraube ist etwas zu lang). Der Spielraum in dem relativ kleinen Kopf ist sehr klein (a). Durchbohrte Implantate (z.B. Hohlschrauben) lassen sich über Führungsdrähte unter Bildwandlerkontrolle gezielt einführen.

Häufig sintert die Fraktur später noch zusammen, das proximale Fragment rutscht ab und kippt, wobei die Implantate brechen, ausreißen oder ins Gelenk durchstoßen können. Eine stabile Fixation ist deshalb oft schwierig.

Es werden verschiedene Implantate (Nägel, Platten oder Schrauben) verwendet. Alle haben Vor- und Nachteile, keines ist ideal.

b) Ein wichtiges *Prinzip* ist hier dargestellt: Die Fixationsschraube ist mit der Platte *nicht* fest verbunden. Sie kann *zurückgleiten* und ermöglicht damit ein *Zusammensintern* und ein *Einstauchen* der Fraktur, ohne daß diese abkippt.

Eine Schwäche dieser Fixation ist ihre *mangelhafte Rotationsstabilität*.

allgemein das *geschlossene* Verfahren bevorzugt, weil einfacher und schonender.

Weil trotz der Osteosynthese die Heilung lange dauert und die Komplikationsrate groß bleibt, wird vor allem bei medialen, dislozierten Brüchen gerne die radikale Lösung, die Endoprothese gewählt. Sie erlaubt *sofortige Mobilisation und volle Belastung*. Die Prognose auf lange Sicht ist jedoch unsicher, da durch Abnützung des Knorpelbelages in der Pfanne später eine *Protrusion* und *Pfannenarthrose* entstehen kann. Um dieser Komplikation zu begegnen ist es wichtig, die Größe des künstlichen Hüftkopfes genau der Pfanne anzupassen. Dann wird die Umwandlung der Kopfprothese in eine Totalprothese wegen Schmerzen relativ selten notwendig werden. Trotzdem sollte die Endoprothese *ausschließlich* für *alte* Patienten reserviert bleiben (Abb. 64.118).

Hüftgelenk

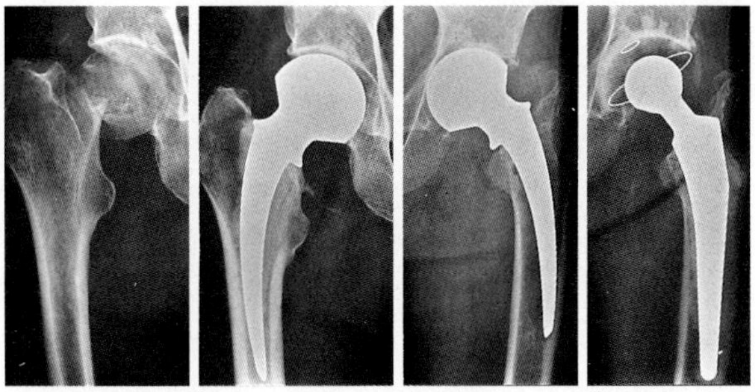

a   b   c   d

Abb. 64.118: *Zur Operationsindikation bei Schenkelhalsfrakturen.*

a) Bei dieser Fraktur (Lokalisation subkapital, Kopf nach unten abgekippt, erhebliche Dislokation) wurde die Gefahr einer Kopfnekrose als hoch eingeschätzt. Deshalb entschied sich der Chirurg, den Kopf primär durch eine *Kopfprothese* zu ersetzen (b). Die Patienten können rasch mobilisiert werden und sind bald wieder schmerzfrei gehfähig, vorausgesetzt, der Kopfdurchmesser wurde genau zur Pfanne passend gewählt. Daß dies hier der Fall ist, erkennt man am überall gleich weiten «Gelenkspalt», entsprechend der Knorpelschicht der Pfanne.

Solche «Kopfprothesen» funktionieren in der Mehrzahl der Fälle während der letzten Lebensjahre, und bis zum Schluß, befriedigend. Diese einfache Lösung sollte nur in der *obersten Altersgruppe* (z. B. über 70 Jahre) gewählt werden.

c) Bei dieser Patientin ist nach 7 Jahren der Gelenkspalt verschwunden und der Kopf etwas nach innen gewandert (Protrusion). Auch ist hier die Prothese gelockert. Sie mußte wegen Schmerzen durch eine Totalprothese (d. h. inkl. Pfanne) ersetzt werden (d). (Die neueren Kopfprothesen haben einen auswechselbaren Kopf, so daß der Schaft, falls er noch stabil ist, belassen werden kann).

Ein Prothesenwechsel wegen schmerzhafter «Pfannenarthrose» ist relativ *selten* notwendig. Es besteht somit kein Anlaß, bei Schenkelhalsfrakturen statt einer Kopfprothese schon primär eine TP einzusetzen.

Es wurde vorgeschlagen, auch die Pfanne primär zu ersetzen, also eine Totalhüftendoprothese einzusetzen. Dieser Eingriff ist aber größer, meist unnötig, und die Resultate sind schlechter als bei der Koxarthrose, weil – anders als bei dieser – das Pfannendach ausgesprochen osteoporotisch ist.

Schenkelhalsfrakturen bei Kindern und jungen Erwachsenen

Anders als bei alten Leuten ist in der jüngeren Altersgruppe die Spongiosa des Schenkelhalses noch ausgesprochen hart und bricht nur als Folge eines *massiven Traumas*. Es handelt sich um relativ seltene, aber schwere Verletzungen. Die Gefahr der Entstehung einer *Kopfnekrose* ist groß. Sie hängt weitgehend von der *Therapie* ab. Wichtig sind folgende Punkte:

1. Sofortige Operation: Beseitigung des Hämatoms im Gelenk zur Erhaltung der Zirkulation.
2. Schonende und genaue Reposition des Bruches.
3. *Verschraubung* gibt eine gute Stabilisierung der Fraktur. (Beim Versuch, einen Nagel mit Gewalt in die sehr harte Spongiosa des Schenkelhalses einzuschlagen, würden die Fragmente auseinandergetrieben und die restlichen Gefäße zerrissen, was die sichere *Nekrose des Kopfes* zur Folge hätte.)

Pertrochantere Frakturen

Im *hohen Alter* sind Frakturen in der Trochantergegend sehr häufig. Für Notfallstationen und Bettenabteilungen stellen sie eine zunehmende Belastung dar.

Anders als Schenkelhalsfrakturen haben pertrochantere Brüche eine gute spontane Heilungstendenz.

Schenkelkopfnekrosen und Pseudarthrosen kommen kaum vor, da die Fraktur extrakapsulär liegt. Trotzdem wird die *operative Behandlung* bevorzugt: Die wochenlange Bettruhe ist für die alten Patienten in der Regel gefährlicher als eine Operation. Das Ziel der Operation ist deshalb wie bei der Schenkelhalsfraktur: *Stabile Fixation der Fraktur,* damit die Patienten sofort aufstehen und, wenn möglich *belasten* können.

Die Fixation ist allerdings oft *problematisch:*

– Das *Biegemoment* (in Varus) ist infolge des langen Hebelarmes sehr groß.
– Bei der schweren *Osteoporose* finden die Implantate nur ungenügend Halt.
– Bei den häufigen *Mehrfragmentefrakturen,* besonders beim Ausbruch des Trochanter minor, bleibt die *knöcherne Abstützung medial* am Adambogen prekär.

Hüftgelenk

Eine *häufige Komplikation* ist das Abkippen des proximalen Fragmentendes unter der Belastung im Sinne einer *Varisierung,* wobei die Fixationsnägel sich lockern, brechen oder ins Gelenk penetrieren. Sie läßt sich nicht immer vermeiden (Abb. 64.119).

Erfindung, Propagierung und Diskussion von zahllosen Implantaten (Winkelplatten von 130° und 95°, Lamellen-, Bündel- und Marknägel, Gammanägel, Schrauben-Platten-kombinationen) und immer wieder neuen Operationsmethoden sind deshalb ein ständiges Hauptthema in der Traumatologie. Die ideale Methode und das ideale Implantat gibt es (noch) nicht.

Als *Prinzip* der biomechanisch richtigen Stabilisierung der Fraktur gilt eine gute *mediale Abstützung der Fragmente* im Bereiche des *Adambogens.* Im übrigen eignen sich für verschiedene Frakturtypen besondere entsprechende Operationsverfahren (anatomische Reposition oder Aufrichteosteotomie, speziell geeignete Art der Fixation). Wesentlich scheint, daß die Methode eine *hinreichende Stabilität* (Übungsstabilität) ohne allzu großen Aufwand ergibt, wenn schon eine absolute Stabilität nicht möglich ist. Trotzdem bleibt die Osteosynthese dieser Brüche ein großes Problem.

Verletzungsfolgen

Koxarthrosen

Häufige Traumafolge nach Frakturen im Hüftbereich, vor allem nach Pfannenfrakturen. Klinisches Bild und Therapie entsprechen den Koxarthrosen im allgemeinen (siehe S. 743 ff.).

Pseudarthrosen

Typisch und relativ häufig ist die *Schenkelhalspseudarthrose.* Ihre Entstehung ist auf S. 109 sowie S. 774 beschrieben. Klinisch besteht neben den Schmerzen eine *Insuffizienz* der Hüfte (Trendelenburgsches Hinken). Die Diagnose wird aus dem Röntgenbild gestellt, gelegentlich erst mit Hilfe einer *Tomographie.*

Mit adäquater *operativer Behandlung (Aufrichteosteotomie nach Pauwels)* können Schenkelhalspseudarthrosen zuverlässig zur Heilung gebracht werden (Abb. 64.120 und Abb. 64.121).

Hüftkopfnekrose

Unberechenbare, relativ häufige Folge einer Schenkelhalsfraktur (siehe S. 774). Sie wird meist erst manifest, d. h. schmerzhaft, wenn die nekrotischen Kopfpartien zusammenbrechen (Ermüdungsbruch). Dies ist oft erst nach ein bis zwei Jahren der Fall.

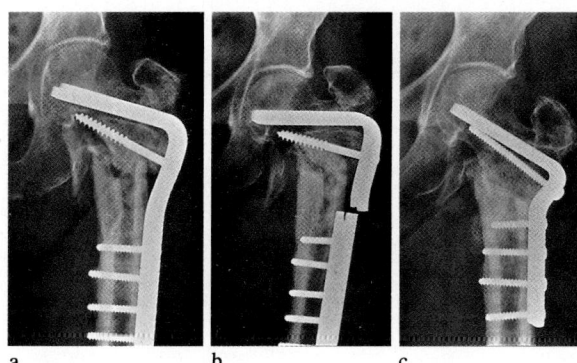

a b c

Abb. 64.119: *Biomechanik der proximalen Femurfrakturen im Alter.*

Am Beispiel einer 64jährigen Frau:

a Röntgen 9 Monate nach per- und subtrochanterer Fraktur und Osteosynthese mit Kondylenplatte. Fehlende mediale Abstützung, nekrotische Fragmente, keine Anzeichen einer Heilung. Die ganze Belastung ruht auf der Platte, die auf Biegung beansprucht wird.

b Weitere 6 Monate später: *Ermüdungsfraktur* der Platte, Varusfehlstellung, der in solchen Fällen übliche, fast *zwangsläufige* Verlauf.

c Aufrichteosteotomie unter Entnahme eines lateralen Keiles (für die 130° Doppelwinkelplatte konnte der alte Klingensitz verwendet werden). Entscheidend ist die knöcherne *mediale Abstützung* am Adambogen. Jetzt hat der Knochen *selbst* wieder Tragfunktion. In der Folge heilte die Fraktur problemlos.

Pertrochantere Brüche sind die typischen Sturzverletzungen *alter Frauen.* Die Knochen sind fast immer überaus *brüchig* infolge einer schweren *Osteoporose.* (Daher ja auch der Bruch bei einem einfachen Sturz in der Wohnung.)

Für die verschiedenen Bruchformen wurde eine große Anzahl von Fixationsmethoden und Implantaten erfunden. *Voraussetzung* für die Stabilität aller dieser Osteosynthesen ist jedoch die *mediale Abstützung* des proximalen Fragmentes am *Adambogen,* ohne welche keine Reposition auf die Dauer hält.

Allerdings findet an einer massiven Osteoporose jede Osteosynthese ihre Grenze.

Hüftgelenk

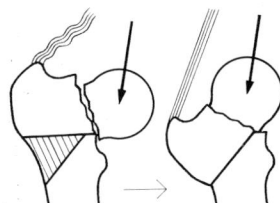

Abb. 64.120: *Aufrichteosteotomie* bei vitaler Schenkelhalspseudarthrose (Pauwels). Eine biomechanisch gut begründete Operation. Die guten Resultate haben die biomechanischen Überlegungen von Pauwels einwandfrei bestätigt. Durch Umstellung (Keilentnahme lateral, Valgisierung) werden die schädlichen Scherkräfte in Druckkräfte umgewandelt, und die Pseudarthrose heilt (vgl. S. 110).

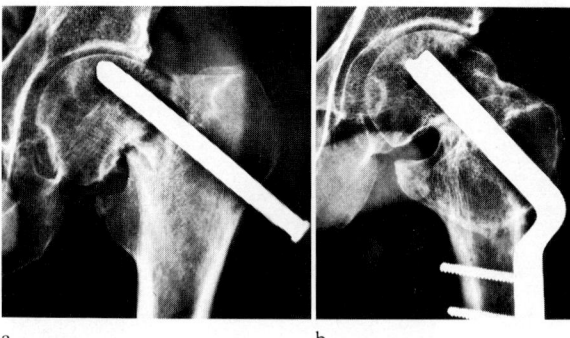

a   b

Abb. 64.121:

a *Schenkelhalspseudarthrose* mit typischer Varusstellung bei 59jährigem Mann. Die Nagelung hatte bei dieser Schenkelhalsfraktur nicht genügt. Die Nagelspitze liegt überdies dicht unter der tragenden Knorpelschicht statt zentral, was zusätzlich die Gefahr von Kopfnekrose und Arthrose mit sich bringt.

b 1 Jahr nach valgisierender Osteotomie ist die Pseudarthrose fest.

Die *Diagnose* ist auf dem Röntgenbild schwierig und erst spät möglich. Das MRI ist bei liegenden Implantaten durch Artefakte gestört.

Die *Röntgenkriterien* sind dieselben wie bei der idiopathischen Hüftkopfnekrose (siehe S. 741 und Abb. 64.122).

Auch *Symptomatologie* und Verlauf entsprechen ihr.

Therapie: Eine *operative Behandlung* wird unumgänglich, wenn der Kopf zusammenbricht und die Patienten Schmerzen haben und invalid werden. Bei jungen Patienten ist die *Arthrodese* in der Regel die Therapie der Wahl, da die posttraumatische Hüftkopfnekrose einseitig ist, bei älteren Patienten ist es die *Totalhüftendoprothese.*

Fehlstellungen

Wegen der starken Biegekräfte, welche im Hüftbereich wirken, neigen alle Frakturen im proximalen Femurabschnitt zur *Varusstellung.* Diese ist mechanisch ungünstig: Insuffizienz der Hüfte (Trendelenburgsches Zeichen) mit Hüfthinken, Beinverkürzung sowie O-Bein. Bei stärkerer Deformität ist im jugendlichen und mittleren Alter eine *Korrekturosteotomie* (intertrochanter) notwendig, bei älteren Leuten nicht mehr.

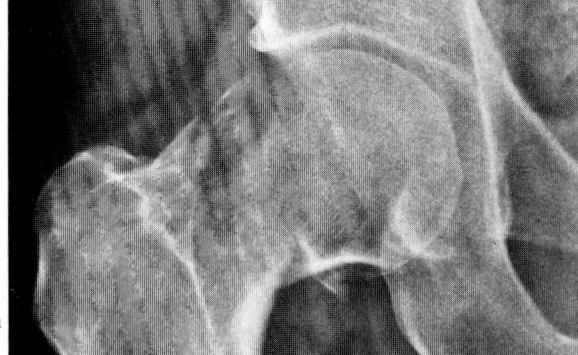

a

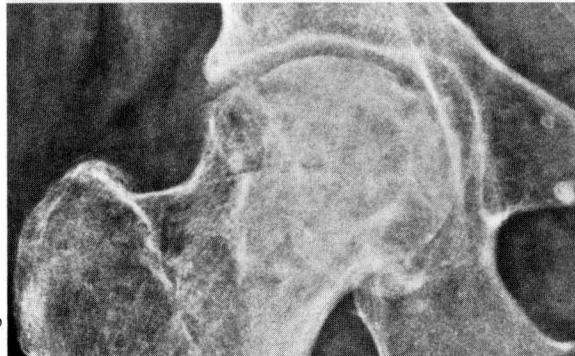

b

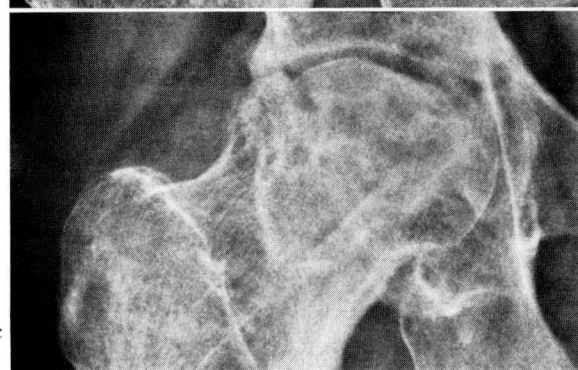

c

Abb. 64.122: *Posttraumatische Hüftkopfnekrose.*

a Frische Schenkelhalsfraktur bei einer 53jährigen Frau. Die Fraktur wurde mit einer Winkelplatte fixiert und heilte innerhalb weniger Monate.

b 2 Jahre später wieder Schmerzen. Im Röntgenbild unregelmäßige sklerosierte Knochenstruktur und leichte Erniedrigung der Hüftkopfkalotte.

c Nach einem weiteren Jahr ist der Hüftkopf zusammengebrochen. Der nekrotische obere Kopfquadrant ist in den Kopf eingesunken. Der Unterbruch der Kopfkontur ist jetzt deutlich. Beginnende Arthrose (Klinik siehe S. 741).

Hüftgelenk

65. Der Oberschenkel

Pathologische Veränderungen betreffen hauptsächlich *Femur* und *Quadrizeps,* die größten Einzelgebilde des ganzen Bewegungsapparates. Zur Anatomie vgl. Abb. 65.1.

Skelettaffektionen

Infektionen

Osteomyelitiden im Femur sind schwere Krankheiten, welche auch den Allgemeinzustand stark beeinträchtigen können.

Seit die schweren Verkehrsunfälle ständig zunehmen hat die *posttraumatische Osteitis* des Femur große Bedeutung bekommen. Die Behandlung dieser Zustände, besonders nach Marknagelung und bei Pseudarthrosen, gehören zu den schwierigsten Aufgaben in der Knochenchirurgie, doch gelingt es in den meisten Fällen mittels radikalen, ausgedehnten Ausräumungen, die Infektion schließlich zu beherrschen (*Behandlung der Osteitis,* siehe S. 354ff., Abb. 32.10 und Abb. 65.1).

Tumoren

Das *Femur,* insbesondere sein *distales Ende,* ist die *häufigste* Lokalisation primärer *maligner Tumoren* des Bewegungsapparates überhaupt, aber auch *benigne Tumoren* sind häufig. Die distale Femurepiphysenfuge hat die größte Wachstumsrate aller Wachstumszonen. Es ist anzunehmen, daß die damit verbundene große Zellaktivität und die Häufigkeit der Tumorbildung in dieser Gegend in einem kausalen Zusammenhang stehen.

Unklare Knochenveränderungen am Femur, namentlich an seinem distalen Ende, im jugendlichen Alter, sind deshalb auf tumoröse Prozesse verdächtig. Natur und Ausdehnung eines Tumors müssen abgeklärt werden nach den allgemeinen Richtlinien der Tumordiagnostik, wie sie im *Kapitel über Tumoren des Bewegungsapparates,* S. 367 beschrieben sind. Erst dann kann ein *Therapieplan* aufgestellt werden:

– Bei *malignen* Tumoren kann mit Hilfe kombinierter onkologischer Therapie, mit radikalen Exzisionen und entsprechenden Wiederherstellungsoperationen, das Bein erhalten werden. Große Knochentransplantationen, Tumorprothesen, Umkehrplastiken und Osteosynthesen können nötig werden.

– *Benigne Tumoren* können meistens unter Erhaltung der funktionell wichtigen Gelenkteile, der Epiphysenwachstumszonen und der Tragfunktion des Skelettes auscurettiert oder reseziert werden. Der Defekt wird am besten mit einer autologen *Spongiosaplastik* ausgefüllt (Abb. 33.10).

Frakturen

(siehe auch allgemeines Frakturenkapitel, S. 472ff.)

Femurfrakturen sind schwere Verletzungen. Im Oberschenkel finden riesige *Hämatome* Platz. Der *Blutverlust* wird in der Regel unterschätzt. Häufig kommen die Patienten in einen *Schockzustand.* Die meisten *Fettembolien* entstehen nach Femurfrakturen.

An sich heilen Femurbrüche gut, allerdings brauchen sie dazu lange Zeit, etwa 4–6 Monate oder mehr.

Die *konservative* Behandlung ist für erwachsene Patienten und Personal mühsam: Dauerextension auf einer Schiene im Bett. Fehlstellungen sind nicht so selten, vor allem nach vorzeitiger Mobilisation.

Die *operative Behandlung* vereinfacht die Nachbehandlung erheblich und kürzt den Spitalaufenthalt ab, nicht aber die Heilungsdauer. Bis zum knöchernen Durchbau der Fraktur steht das Fixationsmaterial (Marknägel, Platten und Schrauben, Fixateur externe) unter einer großen mechanischen Beanspruchung, vor allem wenn die Osteosynthese nicht ganz genau den mechanischen Prinzipien entspricht, d. h. wenn die Kortikalis auf der medialen Seite nicht mitträgt (siehe S. 63, Abb. 4.4 und Abb. 4.5). Dieser Beanspruchung hält das Metall nur eine gewisse Zeit lang stand, dann kommt es unweigerlich zu Ermüdungserscheinungen. Zwischen Knochenkonsolidation und Ermüdungsbruch tritt eine Art Wettlauf ein. *Refrakturen* nach Osteosynthesen sind deshalb am Femur besonders *häufig.*

Marknägel geben eine tragfähige Osteosynthese, vor allem nach Aufbohren des Markkanales, und erlauben frühzeitige Belastung. Allerdings eignen sich z. B. Trümmerbrüche sowie proximale und distale Frakturen nicht dafür. Zudem hat die Marknagelung eine Reihe von technischen Tücken: Intraartikuläre Lage des Nagels im Hüftgelenk, Aufsplittern der Kortikalis beim Einschlagen des Nagels, Aus-

Abb. 65.1: *Computertomogramme des Oberschenkels.*

40jähriger Mann. *Osteomyelitis nach Marknagelung.*

a *Scan 1: Leitscan 1* (Scoutview): Die Schnittebenen sind markiert. Es sind nicht weniger als 53. Die Höhe der *abgebildeten* Schnitte ist eingezeichnet. Ohne diese Übersichtsaufnahme als *Orientierungshilfe* ist eine Beurteilung von Computertomographien nicht möglich.

b *Scan 2: Schnitt auf Höhe des proximalen Femurendes.* Symphyse (links oben), Sitzbein (unten Mitte), Trochanter (rechts), Schenkelhals. Der Kanal, wo der Marknagel eingeschlagen worden war, ist deutlich sichtbar: Verkalkungen und Verknöcherungen.

Die Einschlagstelle liegt knapp an der Umschlagfalte der Gelenkkapsel. Dies bringt die Gefahr mit sich, daß eine Infektion im Nagelbereich auch zu einer septischen Arthritis des Hüftgelenkes führt.

c *Scan 10: Femurschaft im proximalen Drittel:* Hier ist der Kanal für den Marknagel zu erkennen. Im übrigen ist hier das Femur normal konfiguriert, als Röhrenknochen mit einer in diesem Alter dicken Kortikalis. Im höheren Alter wird sie zunehmend dünner.

d *Scan 22: Femurschaft mittleres Drittel:* Ausgedehnte periostale Auflagerungen, vor allem medial, infolge einer durchgemachten Osteomyelitis.

Hier ist die Markhöhle am engsten. Marknägel finden guten Halt. Beim Aufbohren wird die *Zirkulation* erheblich in Mitleidenschaft gezogen. Deshalb versucht man, von dieser Technik wieder wegzukommen, etwa mit dem Verriegelungsnagel (siehe S. 489).

e *Scan 40:* Wegen einer ausgedehnten Infektion mit Markraumphlegmone mußte das Femur eröffnet werden. Es wurde ventral eine lange Rinne ausgehoben, um den Infektionsherd offenzulegen und die Kortikalissequester auszuräumen, um eine Heilung zu ermöglichen. Der hier sichtbare Knochen ist zum größten Teil *neu* gebildet aus dem Periost.

f *Scan 22,* (gleiche Höhe wie Abb. d), *im Weichteilfenster:* Hier sind die Knochen gleichmäßig weiß, doch kommen die *Weichteile* besser zur Darstellung: Die *Muskelpakete* (hellgrau) deutlich gegeneinander abgesetzt. Fett und Interstitium dunkel, Gefäße hell.

Narbengewebe (dunkel) anstelle des Vastus lateralis und Vastus intermedius, als Folge der Osteomyelitis und mehrfacher chirurgischer Interventionen.

Dorso-medial als großes dreieckiges Paket die Adduktoren, dorsal Bizeps und Semitendinosus.

g *Scan 42:* (Gleiche Höhe wie Abb. e). Im Weichteilfenster *ausgedehnte Narben* ventrolateral. Das subkutane Gewebe ist stark verändert. Derartige Vernarbungen können schwere Kontrakturen des Kniegelenkes (Strecksteife) zur Folge haben.

Anatomie, dorsal: Das Muskelpaket des Semimembranaceus mit dem größten, runden Querschnitt, dorsal eingelagert der kleine runde Semitendinosus, lateral dreieckförmig der Bizeps, dazwischen der N. ischiadicus.

medial: Sartorius und Grazilis deutlich abgesetzt. Am voluminösen Vastus medialis dorsal angeschlossen und querliegend der unterste Abschnitt des Adductor longus, und im Adduktorenkanal die Gefäße. Im Subkutangewebe medial einige verdickte Venen.

h *Scan 44: Querschnitt durch das Femur im distalen Drittel,* knapp oberhalb des Knies: Der Markraum weitet sich hier trompetenförmig aus. Der Marknagel findet hier nicht mehr viel Halt. Die Höhle, wo er lag, ist noch zu sehen. Die Höhlen ringsum entsprechen einem *Abszeß:* Der Eiter fließt nach *unten* entsprechend der Schwerkraft: *Senkungsabszeß.* Dieser mußte von der Rinne aus ebenfalls ausgeräumt werden.

Der Infekt kam bedrohlich nahe ans Kniegelenk heran.

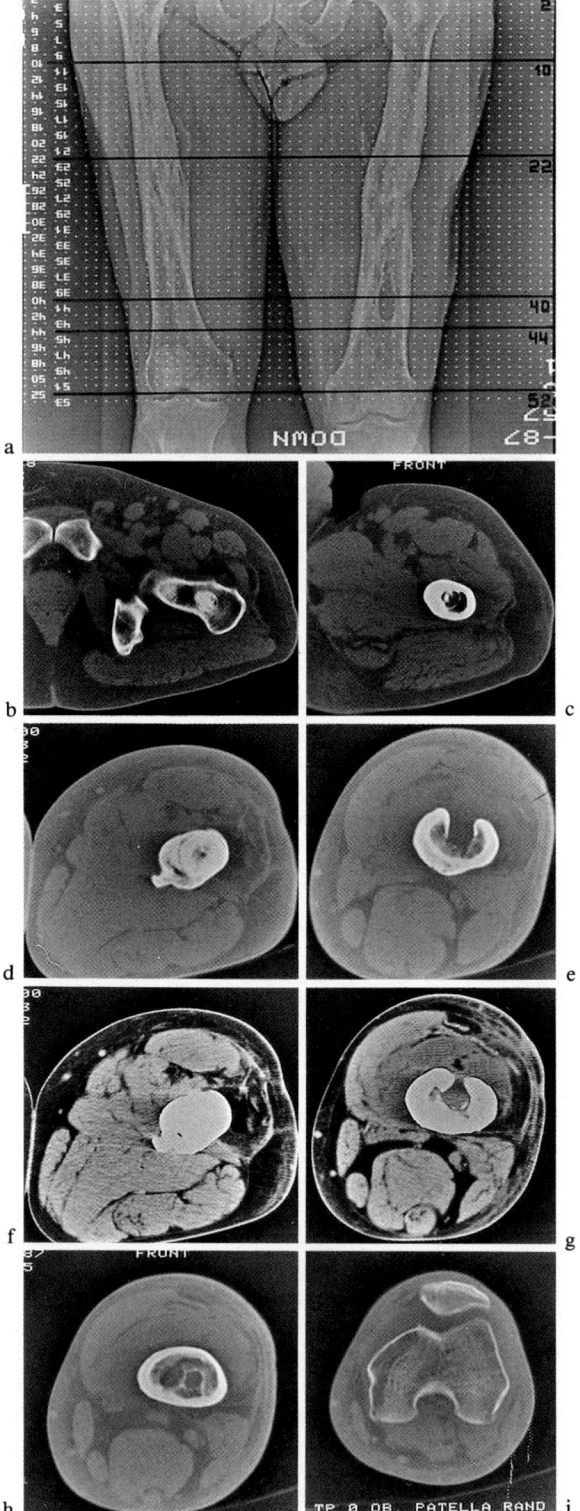

i *Scan 52: Schnitt auf Höhe der Patella:* Gut erkennbar ist die Form der *Femurkondylen* und des *Femoropatellargelenkes.* Hier ist die Kortikalis nur noch sehr dünn, die Spongiosastruktur hingegen kräftig und deutlich, der mechanischen Beanspruchung entsprechend angeordnet. Dies ist der erste Schnitt, der keine Veränderungen durch die Infektion mehr zeigt.

Oberschenkel

brechen des Nagels aus der Kortikalis, Eindringen der Nagelspitze ins Kniegelenk, Rotationsfehlstellung, Verklemmen des Nagels im Femurschaft usw. Das *Aufbohren* bringt weitere Nachteile: Beschädigung der endostalen Zirkulation, Knochennekrosen (siehe Abb. 4.19) in der angrenzenden Kortikalis.

Die Marknagelung kann sehr gute Resultate geben, hingegen ist eine Osteitis nach Marknagelung eine Katastrophe, da dann die ganze Markhöhle von oben bis unten infiziert ist (Abb. 32.10 und Abb. 65.1).

Plattenosteosynthesen erlauben keine volle Belastung. Wenn der osteosynthetisierte Knochen nicht mitträgt (Platte auf der Druck- statt auf der Zugseite, fehlende Abstützung der Kortikalis, fehlende interfragmentäre Kompression) kommt es zwangsläufig zur *Refraktur*. Die Plattenosteosynthese verlangt genaue Beachtung der biomechanischen Gesetze (siehe S. 49f. und S. 63). Kurze Platten, Schrauben ohne Platten, Drähte usw. genügen bei Femurfrakturen nicht (Abb. 42.5).

Die breite Eröffnung der Fraktur und die Darstellung der einzelnen Fragmente zur genauen anatomischen Reposition und Osteosynthese schädigt die Blutversorgung erheblich und kompromittiert damit die Frakturheilung. Bei Mehrfragment- und Trümmerbrüchen wird deshalb heute nur noch eine Überbrückung mit guter Achsenstellung angestrebt, wobei die Fraktur selbst möglichst wenig tangiert wird (vgl. S. 484ff.). Ein Distraktor erleichtert die Reposition (Abb. 41.10 und Abb. 41.11).

Für Femurfrakturen im *proximalen* und im *distalen* Bereich, d. h. mit Beteiligung der Hüfte, der Trochanteren und der *Kniekondylen,* sind *Plattenosteosynthesen* (mit Winkel- oder Kondylenplatten, in Kombination mit Zug- oder Gleitschrauben) die am besten geeigneten und deshalb bevorzugten Behandlungsmethoden. Sie erlauben die anatomisch genaue *Reposition* und Fixation von *intraartikulären* Frakturen.

Für Brüche im *Schaftbereich* hat sich weitgehend der *Verriegelungsmarknagel* (siehe S. 489, Abb. 41.13) durchgesetzt: Mit der proximalen und distalen Verriegelung kann die *Stellung der Fraktur kontrolliert* und gesichert werden. Spätere Rotationsfehler und Verkürzungen lassen sich so vermeiden. Ein weites Aufbohren ist nicht mehr notwendig.

Die *Indikation* zur Marknagelung kann damit ausgeweitet werden auf die *ganze Diaphyse* (nicht nur für das mittlere Drittel wie bei der gewöhnlichen Marknagelung).

Die *distale Verriegelung* ist ein technisch schwieriges Problem, das befriedigend nur mit einem röntgendurchlässigen Zielgerät zu lösen ist (siehe Abb. 41.13).

Bei *offenen Frakturen* und solchen mit schweren *Weichteilschäden* ist der Marknagel gefürchtet wegen der Gefahr der *Infektion,* welche sich dann in der ganzen Markhöhle ausbreitet (siehe Abb. 65.1). Besonders groß ist diese Gefahr nach dem Aufbohren der Markhöhle.

Bei diesen Brüchen wird deshalb in der Regel einer möglichst *gewebeschonenden* Methode der Vorzug gegeben. Als solche bietet sich in erster Linie die *äußere Fixation* an. Allerdings ist sie am Femur nicht ideal, kaum belastbar, und muß meist nach einiger Zeit durch eine stabilere Fixation ersetzt werden.

In Frage kommen auch überbrückende Plattenosteosynthesen oder vielleicht ein dünner kompakter Verriegelungsnagel.

Bei Kindern im Wachstumsalter ist die *konservative Behandlung* die Methode der Wahl! Osteosynthesen, vor allem Marknägel, sind mit wenigen Ausnahmen *kontraindiziert* (siehe Frakturen bei Kindern, S. 500).

Relativ häufig sind folgende *Komplikationen nach Femurfrakturen:*

Refrakturen

Refrakturen nach Femurschaftfrakturen sind in den ersten zwei bis drei Jahren nicht so selten, meist nach (zu früher) Plattenentfernung. Gefährdet sind besonders Frakturen mit ausgedehnten *Zirkulationsschäden,* sei es durch das primäre Trauma, sei es durch eine ausgiebige Freilegung der Fragmente bei der Plattenosteosynthese. Die Heilung einer Femurfraktur dauert länger als oft angenommen: 2 bis 3 Jahre; bei ausgedehnten Nekrosen, nach mehrfachen Operationen, ist sie evtl. gar nicht mehr möglich. Dann helfen nur noch (autologe) Knochentransplantationen.

Die *Metallimplantate* sollten deshalb, wenn überhaupt, *erst entfernt* werden, wenn die Fraktur eindeutig geheilt und tragfähig ist, jedenfalls nicht vor Ablauf von *zwei* bis *drei Jahren.*

Pseudarthrosen
(siehe auch Allgemeiner Teil, II., S. 512)

Am häufigsten entstehen sie nach Osteosynthesen (atrophische Pseudarthrose, S. 513).

Nicht infizierte Femurpseudarthrosen sind mit einer geeigneten Operation praktisch mit Sicherheit zur Heilung zu bringen.

- In der Diaphyse bei anatomisch guter Stellung: *Marknagelung* nach Aufbohren der Markhöhle.
- Im Metaphysenabschnitt und bei Fehlstellungen: Kompressionsosteosynthese mit Platte lateral.

Infizierte Pseudarthrosen (fast immer nach infizierten Osteosynthesen) stellen schwierige aber nicht unlösbare Probleme dar: Mit einer *stabilen Fixation* (äußere Spanner, evtl. Platten) und nach Ausräumung des Infektes ist die Pseudarthrose fast immer zur Heilung zu bringen. Anschließend läßt sich auch die Infektion eher beherrschen (siehe Behandlung der infizierten Pseudarthrosen, S. 516).

Fehlstellungen

Zu Beschwerden und Gangstörungen geben sie vor allem Anlaß, wenn sie eine bereits *vorbestehende,* unbeachtet gebliebene Deformität *verstärken.* Größere Fehlstellungen können erhebliche Beschwerden verursachen. Ungünstig sind vor allem:

- Innenrotationsfehlstellung: ein auch nur wenig nach innen gedrehter Fuß stört beim Gehen beträchtlich.
- Außenrotationsfehlstellung: stärkere Außendrehung des Beines stört den Gang und ermüdet.
- Varusstellung (O-Bein): Insuffizienz von Hüften und Knie, evtl. später Gonarthrose.
- Beinverkürzung siehe S. 687f.
- Überlänge nach Osteosynthesen im Kindesalter.
- Die übrigen Fehlstellungen sind selten oder haben weniger Bedeutung.

Die *Indikation* zur *operativen Korrektur* einer Fehlstellung hängt nicht nur von der Größe des Winkels ab, sondern vor allem von der klinischen Auswirkung: Knieschmerzen, Schmerzen im ganzen Bein, Überlastung des medialen Kniegelenkspaltes bei O-Bein (siehe S. 813) und Gonarthrose (siehe S. 819).

Rein prophylaktische Korrekturen sind wohl nur bei größeren Abweichungen von der Norm angezeigt.

Korrekturosteotomien können am Ort der Fehlstellung, vorteilhaft aber im Spongiosabereich der proximalen oder distalen Metaphyse gemacht werden (raschere, sicherere Heilung).

Myositis ossificans des Quadrizeps
(siehe auch S. 94 und S. 507)

Hauptsächlich nach einem massiven stumpfen Trauma, wo sich ein *Hämatom* gebildet hat, auch nach Frakturen. Der ganze M. intermedius kann verkalken. Der Prozeß dauert viele Monate bis zur Abgrenzung und eigentlichen Verknöcherung des betroffenen Muskelabschnittes. Erst wenn der Umbauprozeß zur Ruhe gekommen ist, besteht Aussicht, daß nach einer chirurgischen Exzision kein Rezidiv entsteht. Selten wird eine Operation notwendig, bei Schmerzen und stärkerer Einschränkung der Kniegelenkbeweglichkeit.

Die Myositis ossificans kann röntgenologisch und histologisch u. U. schwierig von einem Sarkom zu unterscheiden sein. Die *Differentialdiagnose* ist wegen der einzuschlagenden Therapie besonders wichtig (Abb. 65.2).

Ober-
schenkel

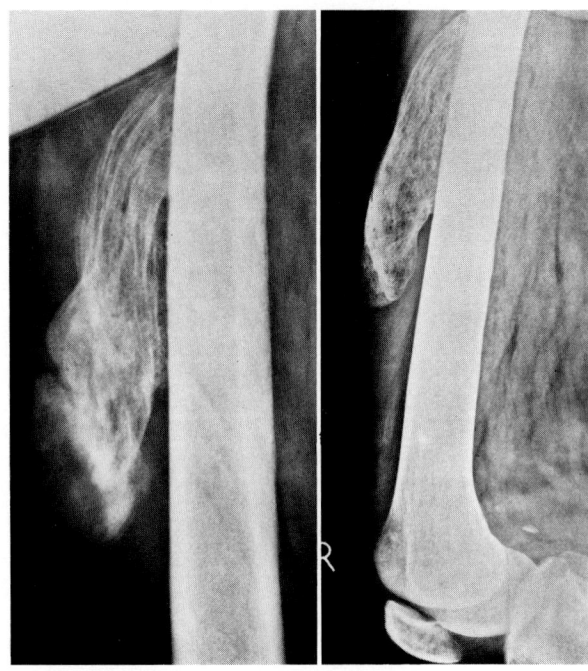

Abb. 65.2: *Myositis ossificans traumatica.*
Ausgedehnte Verkalkung im Quadrizepsmuskel als Folge eines stumpfen Schlages auf die Vorderseite des Oberschenkels. Die Verkalkung liegt in den Muskelsepten, deren Verlauf deutlich sichtbar ist. a) der Zustand wenige Wochen nach dem Trauma. Distal ist der Kalkschatten noch unregelmäßig wolkig, als Zeichen der Aktivität des Prozesses. Klinisch hat man den Eindruck einer Entzündung mit Schmerzen.

b) der Zustand ein Jahr später. Die Verkalkungen sind regelrecht verknöchert. Der Umbauprozeß ist zur Ruhe gekommen. Auf dem Röntgenbild ist die Knochenstruktur erkennbar. Keine Spontanschmerzen mehr. In diesem Stadium kann der neugebildete Knochen, wenn er mechanisch stört, reseziert werden, da die Gefahr des Rezidivs nicht mehr so groß ist wie am Anfang. Eine postoperative Röntgennachbestrahlung soll neue Verkalkungen verhindern.

66. Das Kniegelenk

Es ist das *größte* und am meisten *exponierte* Gelenk des Körpers. Seine drei Abschnitte: *mediales* und *laterales Tibio-Femoralgelenk* mit je einem Meniskus und das *Femoro-Patellargelenk* bilden eine Einheit, sind aber doch in mancher Hinsicht unabhängig voneinander und können auch einzeln erkranken.

Anatomie und Funktion

Für die Übereinstimmung von Form und Funktion im Bewegungsapparat ist das Kniegelenk ein besonders schönes Beispiel. Die beiden wichtigsten Aufgaben jedes tragenden Gelenkes, nämlich Kraftübertragung und Stellungsänderung, erfordern Eigenschaften, die sich weitgehend *zuwiderlaufen: Stabilität* und *Beweglichkeit.*

Der außerordentlich große Bewegungsumfang von bis zu 160° erlaubt keine knöcherne Führung. Die Stabilität wird durch einen komplizierten *Bandapparat* gesichert.

Im Gegensatz etwa zum Hüftgelenk, einem einfachen Kugelgelenk, oder zum Ellenbogengelenk, einem einachsigen Scharniergelenk, ist das Kniegelenk deshalb ein sehr *komplexes* Gebilde. Um den komplizierten Bewegungsablauf bei jeder Beanspruchung reibungslos zu garantieren, müssen die verschiedenen Elemente des Gelenkes: Knochen, Knorpel, Menisken, vor allem auch die Bänder, morphologisch genau *aufeinander abgestimmt* sein.

Es ist deshalb begreiflich, daß schon relativ geringfügige Änderungen der normalen Anatomie starke Störungen der Funktion nach sich ziehen können.

Andererseits fällt auf, daß die *individuellen Unterschiede normal funktionierender Knie recht groß* sein können. Eigentliche «Normwerte» (Winkel, Längenabmessungen usw.) gibt es nicht, und wo solche in der Literatur angegeben werden, sind sie mit Vorsicht zu gebrauchen: Sie haben alle eine erhebliche Variationsbreite. Wesentlich ist, daß die *einzelnen Elemente* eines normal funktionierenden Knies *genau zueinander passen.*

Gelenkmechanik

Das Kniegelenk ist im Prinzip ein *Scharniergelenk* mit nur *einem* Freiheitsgrad: für Beugung und Streckung in der sagittalen Ebene. Bei genauem Zusehen ist die Bewegung des Kniegelenks jedoch viel komplizierter: Die Femurkondylen sind nicht kreisrund, sondern haben eher Spiralform: Ventral flacht

sich die Krümmung ab, der Krümmungsradius wird größer. Bei zunehmender *Streckung* geht die Drehbewegung in eine Rollbewegung über (wie ein Rad auf dem Boden) und kommt schließlich, bei voller Streckung, zum Stillstand, da der vordere Anschlag der Kondylen und die zunehmende Spannung des hinteren Kapsel-Bandapparates eine weitere Überstreckung verhindern. Der Anschlag in Streckstellung ist außerordentlich stabil. Überstreckungsverletzungen sind relativ selten.

Eine volle *Beugung* des Knies bis zu einem Winkel von etwa 20° oder weniger (normalerweise kann man sich auf die eigenen Fersen setzen) ist jedoch nur möglich, wenn die Femurkondylen bei stärkerer Beugung zuerst auf dem Tibiaplateau etwas nach hinten rollen und dann dort eine Drehung im Sinne eines Scharniergelenkes ausführen. Die Bewegung des Kniegelenks geht also bei stärkerer Beugung in ein Gleiten bei reiner Drehung über (siehe Abb. 66.1 und Abb. 6.8).

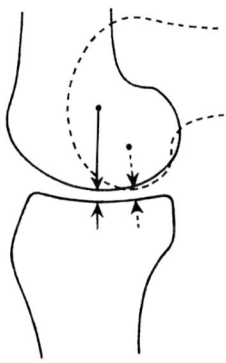

Abb. 66.1: *Roll- und Gleitbewegungen des Kniegelenkes.*
Bei weitgehend *gestrecktem* Kniegelenk rollen die Femurkondylen auf der Tibiafläche wie ein Rad auf dem Boden. Bei voller Streckstellung kommen sie vorne an der Tibia zum Anschlag, weil ihre Krümmung vorne abflacht, und die Bänder dorsal das Aufklappen des Gelenkes verhindern. In dieser Stellung wird das Knie zusätzlich durch eine «Schlußrotation» der Tibia nach außen bzw. des Femur nach innen von etwa 5–10° stabilisiert, damit es unter Belastung tragfähig ist.
Bei stärkerer *Beugung* (punktiert gezeichnet) rollen zuerst die Femurkondylen auf dem Tibiaplateau nach hinten, dann erst beginnt eine *Drehbewegung* der stärker gekrümmten hinteren Femurkondylenanteile um einen hinteren Drehpunkt in der Art eines Scharniergelenkes. Die Menisken machen diese Vor- und Rückwärtsbewegung der Femurkondylen mit und tragen so zur Kongruenz des Gelenkes in jeder Stellung bei. Die Pfeile bezeichnen Drehpunkt und Belastung in Streck- und Beugestellung.

Eine vollständige *Kongruenz* der Gelenkflächen ist bei einer derartig komplexen Bewegung nicht möglich: Das Tibiaplateau ist medial nur wenig konkav, lateral sogar leicht konvex. Zudem wandern die Femurkondylen darauf vor und zurück. Betrachtet man das Kniegelenk jedoch als Ganzes, dann läßt sich sofort eine Kongruenz erkennen: Die *Menisken* formen mit dem Tibiaplateau zusammen eine konkave Gelenkfläche, welche die konvexen Femurkondylen aufnimmt. In Streckstellung, d. h. bei Belastung, ist die Berührungsfläche zwischen den im vorderen Abschnitt flacheren Femurkondylen und dem Tibiaplateau bzw. den Menisken am größten. Bei Beugung wandern die Menisken mit den Femurkondylen auf dem Tibiaplateau nach hinten und passen die tibiale Gelenkfläche wiederum den hinten stärker gekrümmten Femurkondylen an.

Stabilität und Sicherung der Gleitbewegung durch Kreuz- und Seitenbänder

Dieser kinematisch komplexe Bewegungsablauf des Kniegelenkes: Stufenloses Roll-Gleiten ohne falsche seitliche, antero-posteriore oder Rotationsbewegungen ist nur möglich dank eines ausgeklügelten komplizierten *Bandapparates*. Die *seitliche* Führung wird hauptsächlich durch *Seitenbänder* gewährleistet, während die *Kreuzbänder* das Knie in *anteroposteriorer* Richtung stabilisieren (vgl. Abb. 66.65).

Die Bänder müssen in jeder Stellung ungefähr gleich stark angespannt sein: Zu straffe Bänder würden die Bewegung behindern oder blockieren, zu schlaffe haben Instabilität, falsche Bewegungen und Subluxationsphänomene zur Folge.

Ein reines Scharniergelenk kann nur frei drehen, wenn die Seitenbänder *genau* im Durchstoßpunkt der *Drehachse* ansetzen. Nur so bleibt der Abstand zwischen den Bandansätzen, und damit die Spannung der Bänder, bei jeder Bewegung genau *gleich*. Bei einem kombinierten Rollgleiten, wie es der Funktion des Kniegelenkes entspricht, *ändert* die *Drehachse* während der Bewegung ständig, so daß Gelenkführung und Anordnung der Bandsicherung einem anderen Prinzip folgen muß. Dies ist tatsächlich der Fall:

Der regelrechte Bewegungsablauf wird im Wesentlichen durch die *Kreuzbänder* geführt, und diese sind, wie der Name sagt, *übers Kreuz* angeordnet. Eine solche Anordnung (überschlagene Koppel: siehe S. 87 f.) ergibt eine spiralförmige Bewegungskurve, die geometrisch eindeutig festgelegt ist und die auch genau der anatomischen Krümmung der Femurkondylen entspricht (siehe Abb. 6.11 und Abb. 66.2).

Eine *Insuffizienz der Kreuzbänder* kann deshalb schwere Störungen des Bewegungsablaufes im Knie zur Folge haben, welche sich klinisch schmerzhaft und behindernd auswirken können.

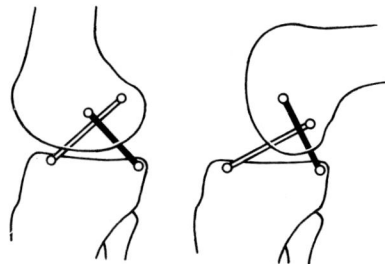

Abb. 66.2: *Die Mechanik der Kreuzbänder.*
Von der Seite gesehen: a) in Streckstellung, b) in Beugestellung. Weiß gezeichnet das *vordere,* schwarz das *hintere* Kreuzband, beide mit ihren Ansatzpunkten.

Die geführte Roll-Gleitbewegung gestattet neben der Scharnierbewegung auch eine *Verschiebung* der *Kniekondylen* nach *hinten* bei Flexion. Dadurch wird diese frei bis über 150°. Gleichzeitig ist die nötige Stabilität in jeder Stellung gewährleistet. Dies bedeutet: maximale Stabilität bei gestrecktem Knie, zunehmende Bewegungsfreiheit (Rotation, seitlich) bei zunehmender Beugung (vgl. Abb. 66.66 und Abb. 6.11).

Aber auch die *Seitenbänder* mit ihren Insertionspunkten sind nach einem komplizierten genauen geometrischen Muster angeordnet (Burmesterkurven), welches allein ihre isometrische Spannung während des ganzen Bewegungsablaufes garantiert.

Für die *Wiederherstellungschirurgie* von *Bandverletzungen* sind diese *anatomischen Details* überaus *wichtig:* Genähte bzw. ersetzte Bänder können nur funktionieren, wenn sie wieder *genau* an ihren normalen Ansatzstellen befestigt sind: Nur dann haben sie über den ganzen Bewegungsumfang immer dieselbe Spannung (sind isometrisch). Schon bei kleinen Abweichungen zerreißen sie unter größeren Bewegungsausschlägen, oder sie werden schlaff.

Nach einer Bandnaht bzw. einem Bandersatz läßt sich das intraoperativ sofort prüfen und gegebenenfalls korrigieren (vgl. auch S. 843).

Absolut stabil ist das Kniegelenk allerdings nur in *voller Streckstellung.* Mit zunehmender Beugung besteht eine gewisse seitliche, vor allem aber eine zunehmende *Rotationsbeweglichkeit,* wobei die Menisken stärker beansprucht werden. Dies, sowie die Rollenbewegung um eine wandernde Kniegelenksachse machen die Gelenkmechanik recht kompliziert und störungsanfällig.

Die Stabilität bei voller Streckung und Belastung wird vor allem durch die sog. *Schlußrotation* (Außenrotation der Tibia um etwa 5°), ein Mechanismus, der ähnlich wie ein Bajonettverschluß funktioniert, gewährleistet.

Kniegelenk

Aktive und passive Stabilisierung

Eine rein *passive* Stabilisierung des Kniegelenks durch Bänder allein *genügt* allerdings *nicht*. Dies zeigt das Beispiel der schlaffen Lähmungen, z. B. beim Poliomyelitisknie: Die der Belastung ungeschützt ausgesetzten Bänder dehnen sich mit der Zeit und erschlaffen, es entstehen schwere Genua recurvata (siehe S. 451 f., Abb. 38.14 und Abb. 34.4).

Die Bänder haben wohl eher eine Schutzfunktion bei *kurzfristigen* Überbeanspruchungen sowie eine Warnfunktion mittels ihrer propriozeptiven Sensibilität, wodurch die *Muskulatur* aktiviert wird (siehe Abb. 66.64).

Die *aktive Stabilisierung* hat deshalb besondere Bedeutung. Eine gut trainierte Muskulatur kann eine erhebliche Bandinsuffizienz kompensieren und sogar sportliche Leistungen ermöglichen. Es gibt auch eine ganze Reihe von Verbindungen zwischen dem Bandapparat und verschiedenen Muskeln, welche die Stabilität erhöhen (retinacula, pes anserinus, tractus ileo-tibialis). Diese Strukturen und Möglichkeiten sind in die Behandlung von Bandläsionen mit einzubeziehen.

Der *Schlüssel zum Kniegelenk* ist aber zweifellos der *Quadrizeps*. Es ist der *wichtigste* aktive Stabilisator. Ein gut trainierter kräftiger Oberschenkelmuskel ist für eine gute Funktion sowohl des gesunden wie des kranken und verletzten Knies von größter Bedeutung. Etwas vereinfacht läßt sich sagen: guter Quadrizeps = gutes Knie, schlechter Quadrizeps = schlechtes Knie. Dies gilt für die *Diagnostik:* Der Quadrizeps spiegelt den Zustand des Knies wider: Er atrophiert sehr rasch bei einer Kniegelenkaffektion und zeigt damit an, daß das Knie nicht in Ordnung ist. Es gilt aber auch für die *Therapie:* Nur ein kräftiger Quadrizeps ist imstande, eine mechanische Störung, insbesondere eine Instabilität, wirksam zu kompensieren. Das *aktive Quadrizepstraining* steht deshalb im Zentrum aller Therapie für das Kniegelenk (Abb. 66.3 und Abb. 66.4) (siehe auch S. 207 f., Abb. 17.7, 17.8 und Abb. 17.10).

Hier liegt auch die wichtigste Aufgabe der *Physiotherapie* des Knies.

Der Streckapparat

Zum Quadrizeps gehört ein ganzer «Streckapparat», bestehend aus der Quadrizepssehne, der Patella, welche mit den Femurkondylen das dritte Gelenk im Knie bildet, und der Patellarsehne samt ihrer Insertion an der Tuberositas tibiae. Für eine ungehinderte Beweglichkeit ist ein freier *Rezessus suprapatellaris* wichtig. Verwachsungen oder Erguß stören die Funktion des Quadrizeps.

Der Streckapparat mitsamt der Gleitrinne zwischen den Femurkondylen und der Patella ist *nicht ganz symmetrisch* angeordnet: Wegen des physiolo-

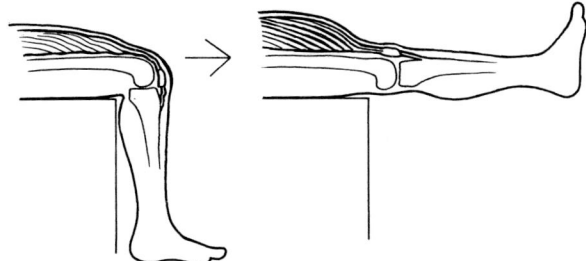

Abb. 66.3: *Aktives Quadrizepstraining,* gegen zunehmenden Widerstand, ist bei fast allen Knieaffektionen, besonders auch nach Verletzungen und Operationen, die wichtigste Therapie.

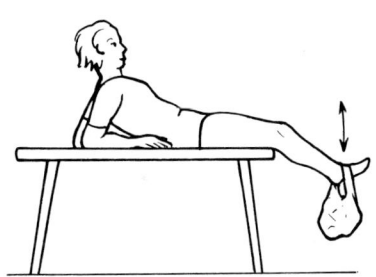

Abb. 66.4: Am einfachsten und besten läßt sich das Knie *zu Hause* trainieren: Knie strecken, kurz warten, dann *langsam* wieder senken. Ein Sack wird entsprechend dem Trainingszustand zunehmend mit mehr Gewicht beschwert.

Kontrollierte exzentrische Muskelaktionen (langsames Verlängern des Quadrizeps ohne Nachlassen der Muskelkraft) sind besonders wichtige Übungen.

gischen leichten Genu valgum hat der Sehnenzug normalerweise die Tendenz, die Patella etwas nach *lateral* zu ziehen. Entsprechend ist die vordere Kante des lateralen Femurkondyls, gegen welche die Patella gedrängt wird, *höher* als auf der medialen Seite. Damit hängt wohl zusammen, daß es Patellaluxationen praktisch *nur nach lateral* gibt, aber auch, daß beim Schmerzsyndrom der Patella manchmal eine Lateralisierungstendenz eine Rolle spielt. Die Asymmetrie (etwa auf axialen Röntgenbildern der Patella zu erkennen) entspricht jedoch der *normalen Anatomie* (Genaueres siehe S. 797 f.).

Diagnostik
(siehe auch Allgemeine Diagnostik, S. 113 ff.)

Anamnese

Sie ist die *wichtigste Informationsquelle.* Das *Alter* der Patienten weist die Richtung: Die meisten Knieaffektionen sind altersspezifisch, d. h. man findet sie vorwiegend oder ausschließlich in bestimmten Altersgruppen.

Kniegelenk

– *Neugeborene:*
  – Kongenitale Schäden (Streckapparat)
– *Kinder:*
  – Achsenabweichungen
  – Wachstumsstörungen (M. Schlatter)
  – Patellapathologie (kongenital, konstitutionell)
  – Epiphysenverletzungen
  – Meniskusläsionen vor dem 20. Altersjahr sind selten!
– *Jugendliche:*
  – «Patellasyndrom» (vor allem bei Mädchen)
  – Osteochondrosis dissecans
  – Bandverletzungen
– *Junge Erwachsene:*
  – Meniskusläsionen (Sport!)
  – Trauma, Frakturen, Distorsionen, Bandverletzungen
– *Erwachsene:*
  – Rheumatische Arthritiden
  – Degenerative Veränderungen (posttraumatische und andere)
  – Rupturen des Streckapparates
– *Ältere Erwachsene:*
  – Arthrosen (besonders bei Frauen, oft idiopathisch)
  – Fehlstellungen mit mechanischer Insuffizienz (häufig adipöse Frauen mit Genu varum).

Es lohnt sich, die *Beanspruchung der Knie im täglichen Leben,* bei Arbeit und Sport sowie durch Unfälle genau zu erfragen: Fußballer zerschleißen sich ihren Meniskus, ebenso Berufsleute, die dauernd in gebückter Stellung arbeiten müssen. Bodenleger bekommen eine Bursitis patellaris usw.

Nächtliche Schmerzen bei Männern in mittlerem Alter mit entsprechender Berufsbelastung können durch eine Meniskusläsion bedingt sein.

Frühere Unfälle und Operationen muß man gezielt erfragen. Aber auch akute Bewegungsstörungen durch Einklemmungserscheinungen (Menisken, freie Gelenkkörper usw.) Krankheiten der Patella (habituelle Luxation, Chondropathie) und Instabilitäten werden am besten anamnestisch erfaßt: Hinweise sind: Unvermittelte Schmerzattacken, Blockierungen, «Ausrenken», plötzliche Schwäche, Nachgeben, Einsinken oder Einknicken des Knies («giving way»), bei bestimmten Bewegungen mit oder ohne eigentlichen Unfall.

Schmerzen beim Treppabgehen sind typisch für ein Patellasyndrom, dann auch für Arthrosen.

Bei Unfällen gibt die Beschreibung des genauen Herganges, des unmittelbaren und weiteren Verlaufes, sowie die Geschichte früherer Unfälle und allfälliger Operationen wichtige Hinweise (Abb. 66.5).

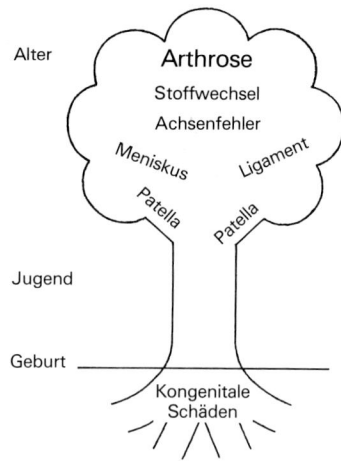

Abb. 66.5: Die Kniepathologie hat TRILLAT mit einem Baum verglichen: Sie hat ihre Wurzeln z. T. in kongenitalen Schäden, welche später zu verschiedenen degenerativen Veränderungen und schließlich im Alter allesamt zur Arthrose führen. Es lohnt, sich diese Verhältnisse vor Augen zu halten. Damit ist eine erste diagnostische Einordnung der meisten Knieaffektionen bereits möglich.

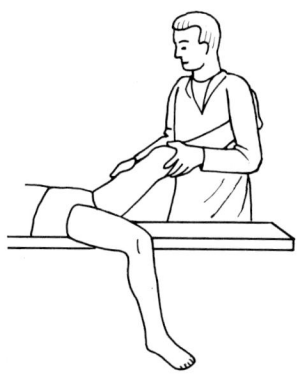

Abb. 66.6: *Prüfung der seitlichen Stabilität:* Der Untersucher fixiert den Fuß des Patienten unter dem Arm und prüft mit den Händen die seitliche Aufklappbarkeit des Knies in leichter Beugestellung. Nur bei vollständig erschlaffter Muskulatur läßt sich eine falsche Beweglichkeit nachweisen.

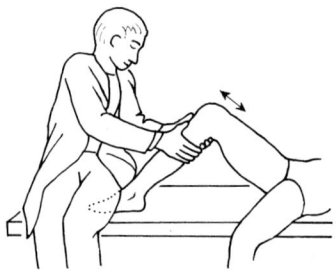

Abb. 66.7: Prüfung des «*Schubladenphänomens*» und der Rotations*stabilität:* Der Untersucher fixiert den Fuß des Patienten, indem er darauf sitzt. Er prüft die Verschieblichkeit des rechtwinklig gebeugten Knies nach vorn und hinten in Mittelstellung, sowie bei Innenrotation und Außenrotation des Unterschenkels bzw. Fußes. Daraus lassen sich Schlüsse auf den Zustand der Kreuzbänder sowie der hinteren Kapselanteile ziehen (siehe auch Abb. 66.67).

Kniegelenk

Klinische Untersuchung

Inspektion

Der *Aspekt* des Kniegelenkes ist aufschlußreich: *Schwellungen* (Kniegelenkerguß, Kapselschwellung, Bursa praepatellaris, Meniskusganglion) sind leicht zu erkennen, ebenso eine Atrophie des Quadrizeps. Umfangmaße werden festgehalten zum Vergleich (auf Höhe der Patella und 10 cm oberhalb der Patella) (Abb. 66.8b und Abb. 66.62).

Die *Beinachse* wird registriert, Abweichungen (O- bzw. X-Beine) werden in Winkelgraden gemessen sowie mittels Kniekondylenabstand (bei Genu varum) bzw. Malleolenabstand (bei Genu valgum) (Abb. 66.36 und Abb. 66.38 und S. 813f.).

Stellung und Funktion der Patella (Hoch- bzw. Tiefstand, Achse des Streckapparates, Subluxation) lassen sich klinisch erkennen.

Narben weisen auf frühere Verletzungen und Operationen hin.

Von der Seite gesehen hat das normale Kniegelenk eine *typische Kontur*. Abweichungen davon weisen auf pathologische Veränderungen hin: einen M. Schlatter (Abb. 66.28), eine hintere Schublade (Abb. 66.67), auch eine vordere Schublade, sowie eine Ruptur des Streckapparates (siehe S. 847).

Beweglichkeitsprüfung

Der normale Bewegungsumfang (aktiv oder passiv) in der *Sagittalebene* soll volle Streckung oder etwas mehr und eine Beugung bis etwa 135° oder 150° erreichen. Vor allem in Streckstellung sind auch geringe *Seitendifferenzen* (Streckdefizit, Überstreckbarkeit, Abb. 17.11) bedeutsam.

Kann das Knie weder voll gestreckt noch gebeugt werden, besteht Verdacht auf eine beginnende Arthrose, bei stärkeren Schmerzen auch auf einen Kniegelenkerguß. Blockierungen, etwa bei Meniskusläsionen, sind manchmal an einem federnden Widerstand zu erkennen.

Seitendifferenzen bezüglich Flexion lassen sich am Fersen-Gesäß-Abstand ablesen.

Während das Kniegelenk in *Streckstellung* vollständig *stabil* ist, läßt es bei zunehmender Flexion auch leichte *Rotationsbewegungen* zu, die dann beim rechtwinklig gebeugten Knie eine Innenrotation von etwa 10° und eine Außenrotation von etwa 25° erlauben.

Seitliche Bewegungen sind bei gestrecktem Knie eindeutig pathologisch. Sie weisen auf eine Instabilität des Gelenkes, eine *Bandinsuffizienz* hin. Zur Prüfung der Seitenbänder wird die *seitliche Aufklappbarkeit* getestet: Sie muß auch bei *leicht gebeugtem* Knie vorgenommen werden (in dieser Stellung hat es ein wenig «Spiel», während ein durchgestrecktes Knie sich auch bei schwerer Seitenbandinsuffizienz nicht aufklappen läßt, solange die hintere Gelenkkapsel das Knie stabilisiert) (Abb. 66.6).

Das «*Schubladenphänomen*» gibt Aufschluß über die Stabilität des Knies in der sagittalen Ebene. Neben den Kreuzbändern gewährleisten laterale Bänder und Kapselanteile diese Stabilität.

Vordere bzw. *hintere Schublade* dienen zwar vorwiegend der Prüfung des vorderen bzw. hinteren Kreuzbandes, weisen aber – je nach Rotationsstellung und Ausmaß der Verschiebbarkeit – auch auf eine mehr oder weniger schwere Insuffizienz einzelner oder mehrerer Kapsel- und Bandstrukturen hin (Abb. 66.7). Die Prüfung der antero-posterioren Stabilität bei *annähernd gestrecktem* Knie (Lachmann-Test) ist besonders aussagekräftig, ebenso der «Pivot-shift» (siehe S. 839f., Abb. 66.68 und Abb. 66.69).

Diese Prüfungen auf Stabilität lassen sich auch *röntgenologisch belegen*, mit *gehaltenen Aufnahmen*, evtl. mit Hilfe einer *Anästhesie*. Die *Beurteilung* der Kniegelenkbänder, bzw. ihrer Insuffizienz ist nur möglich im *Vergleich beider Knie*, da die individuellen Unterschiede recht groß sein können. (Weiteres zur Diagnostik der Bandläsionen, siehe auch S. 836f.)

Bei der *Palpation* wird nach Temperaturunterschieden gesucht, nach druckschmerzhaften Stellen (Gelenkspalt mit Menisken, Seitenbandansätze usw. lassen sich genau lokalisieren), nach Schwellungen: Leicht läßt sich ein Gelenkerguß (Fluktuation zwischen Kniegelenkspalt und Recessus suprapatellaris) von einer Zyste oder Bursa und von Weichteilverdickungen (Kapselschwellung) unterscheiden (Abb. 66.8 und Abb. 66.9).

Form, Lage und Beweglichkeit der *Patella* werden festgestellt, ein Reiben oder Knarren unter der Patella bei Bewegungen, vor allem unter Belastung. Schmerzen im Patellabereich, vor allem unter Beanspruchung, d.h. Bewegung unter Belastung (abwärtsgehen!) oder auf Druck weisen auf eine Störung im Femoro-Patellargelenk hin (patellares Syndrom). Während früher zu häufig Meniskusschäden diagnostiziert wurden, ist heute eher die Chondropathie eine «Modekrankheit» geworden.

Bei allen Untersuchungsbefunden am Kniegelenk sind besonders *Seitenunterschiede* zwischen links und rechts von Bedeutung! Weitere diagnostische Hinweise finden sich bei den einzelnen Knieaffektionen (Patella, S. 797f. und Abb. 66.22, Meniskusdiagnostik: S. 811 und Abb. 66.34. Instabilität, Bandläsionen: S. 836f.).

Kniegelenk

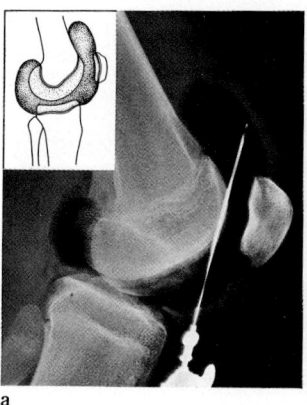
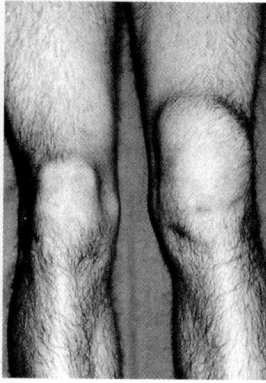

a   b

Abb. 66.8: Ein *Kniegelenkerguß* weitet die Gelenkkapsel aus wie hier die Luftarthrographie (a). Die Patella ist nur bei sehr massivem Erguß vom Femur abgehoben. Dann kann man mit dem palpierenden Finger das «Tanzen» der Kniescheibe nachweisen. Neben und *oberhalb der Patella,* im *Recessus superior,* ist der Erguß als Schwellung zu sehen(b) und seine Fluktuation kann man tasten, auch in der Kniekehle.

In leichter Beugestellung ist der intraartikuläre Druck am kleinsten. Diese Stellung wird bei Schmerzen eingenommen. Kleine Ergüsse machen Schmerzen bei maximaler Beugung, weil dann der Binnendruck im Knie ansteigt.

Punktiert wird das Knie am besten seitlich am oberen Rand der Patella (a). Die Spitze der Punktionsnadel liegt im Recessus suprapatellaris. (Am unteren Pol des medialen Femurkondylus erkennt man eine Osteochondrosis dissecans.)

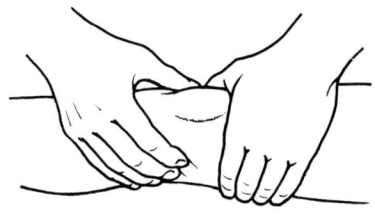

Abb. 66.9: *Untersuchung auf Kniegelenkerguß.*

Nur bei sehr großem Erguß «tanzt» die Patella. Sonst drückt man mit einer Hand den Recessus suprapatellaris aus und damit den Erguß nach unten. Dort kann man ihn mit der anderen Hand fühlen und als Fluktuation zwischen äußerem und innerem Kniegelenkspalt hin und her bewegen (vgl. auch Abb. 66.8 und Abb. 66.12).

Zusätzliche Untersuchungen

Röntgen

Standardaufnahmen von vorne (antero-posterior) und seitlich, genau in der Kniegelenkachse. Nur solche Bilder sind einwandfrei beurteilbar. Dem, der sie lesen kann, geben sie fast alle Informationen, die er zur Diagnose noch braucht. Gute Seitenbilder erkennt man daran, daß sich *beide Femurkondylen genau aufeinander* projizieren (siehe Abb. 12.1).

Spezialaufnahmen:

- *axiale* Aufnahmen der Patella und des Femoro-Patellargelenkes (in Rückenlage), tangential, bei etwa 45° Flexion des Knies (Abb. 66.10).
- *Tunnelaufnahmen* (Knie etwa 30°–45° gebeugt, Röntgenstrahl senkrecht zum Unterschenkel), zur besseren Beurteilung der Femurkondylen und der Interkondylärgrube (Osteochondrosis dissecans)
- Schräge Aufnahmen (45°) bei Frakturen,
  - evtl. Weichteilaufnahmen.

• *Funktionsaufnahmen:*
- Seitliche *Aufklappbarkeit* (siehe Abb. 66.76),
- evtl. Schubladen (Abb. 66.67)
- *Aufnahmen ap im Stehen* (evtl. im Einbeinstand) werden empfohlen zur Beurteilung einer Gonarthrose: Verschmälerter Gelenkspalt, oft nur einseitig, medial bzw. lateral bei Varus- bzw. Valgusfehlstellungen. Dieser Befund ist wichtig für Therapie: siehe S. 822f.
- Zuverlässiger sind allerdings zwei gehaltene *Funktionsaufnahmen,* je in Valgus- und Varusstreß (siehe Abb. 66.11).

Die *Arthrographie* mit einem Röntgenkontrastmittel, evtl. kombiniert mit Luft (Doppelkontrastarthrogramm) dient der Darstellung des Kniebinnenraumes, vor allem auch der *Menisken* (Abb. 66.8 und Abb. 66.35). Ihre Beurteilung verlangt besondere Erfahrung. Sie ist zunehmend durch die Arthroskopie und das MRI abgelöst worden.

Das *Computertomogramm* kann vor allem bei unklaren Knochenläsionen und Veränderungen der umgebenden Weichteile zusätzliche Informationen liefern (siehe Abb. 66.12).

Die *Kernspintomographie* ist eine vielversprechende Methode. In der Diagnostik der Mensikus- und Bandläsionen kann sie, als nichtinvasive Untersuchung, vielleicht bald die diagnostische Arthroskopie überflüssig machen (siehe Abb. 66.13 und Abb. 66.14).

Punktion

Unter streng aseptischen Bedingungen und nach lokaler Anästhesie wird eine dicke Punktionsnadel von der Außenseite her in den oberen Rezessus einge-

Kniegelenk

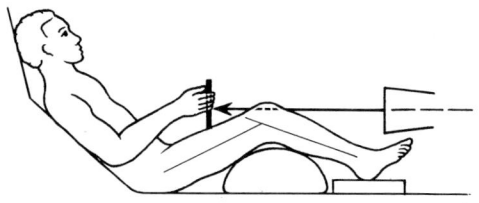

Abb. 66.10: *Axiale Aufnahme der Patella.*

Zur Beurteilung der Patella und des patello-femoralen Gelenkes sind *axiale Aufnahmen* geeignet. Gute Bilder gibt die Technik in Rückenlage, Knie um etwa 45° gebeugt. So wird auch die ventro-kraniale *femorale Gleitfläche,* welche mit der Patella artikuliert, abgebildet, was auf Bildern mit stark gebeugtem Knie (z. B. in Bauchlage) nicht gelingt.

Zweckmäßig ist die gleichzeitige Aufnahme *beider Knie* auf dem gleichen Bild, aus Symmetriegründen und zum Vergleich.

(Der umgekehrte Strahlengang als auf dem Bild ergibt etwas kleinere Strahlenbelastung, erfordert aber ein spezielles Gerät.) Bilder bei verschiedener Kniebeugung (sog. Defiléeaufnahmen) bringen kaum zusätzliche Informationen, ebensowenig die Arthrographie des Femoro-Patellargelenkes.

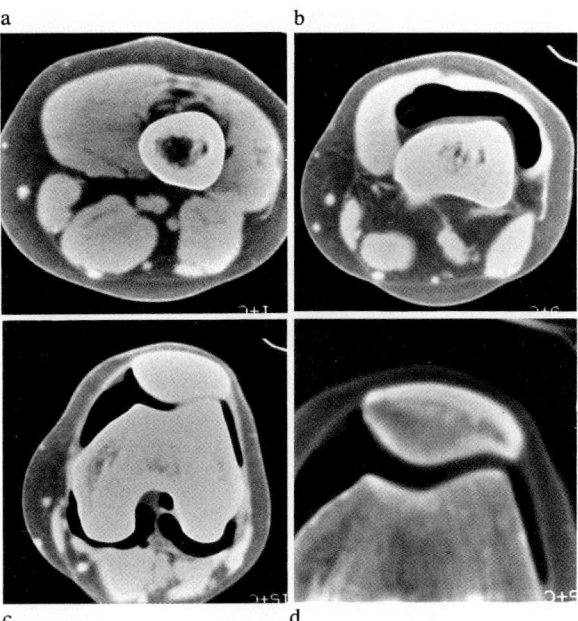

a   b

c   d

Abb. 66.12: *Anatomie des Kniegelenkes im CT.*

a *Der Quadrizeps oberhalb des Kniegelenkes.* Er umfaßt das Femur vorne fast vollständig.

Dorsal zu sehen Semimembranaceus, groß und rund in der Mitte, lateral der Bizeps, medial Sartorius und Grazilis. Im Interstitium zwischen den Muskeln der N. ischiadicus.

b *Femur, knapp oberhalb der Patella.* Luftarthrographie: Die Luft im großen *Recessus suprapatellaris* dehnt Kapsel und Streckapparat mit der Quadrizepsmuskulatur erheblich. Ein *Erguß* hat die gleiche Wirkung (vgl. Abb. 66.8). Der Vastus medialis ist deutlich dicker als der Vastus lateralis.

c *Querschnitt auf Kniehöhe,* im Luftarthrogramm.

Schön ist die Form der *Femurkondylen* zu erkennen. Sie liegen fast vollständig interartikulär. Eine Verbindung mit den Weichteilen besteht nur seitlich, an den Epikondylen, am Bandansatz, wo auch viele Gefäße eintreten, und dorsal in der fossa intercondylica.

Mit solchen horizontalen Schnitten können auch die Rotationsverhältnisse beurteilt werden (siehe Abb. 64.5).

d *Die Asymmetrie des Femoropatellargelenkes ist deutlich:* Die Patella liegt ebenfalls asymmetrisch. Sie hat eine Tendenz, sich nach *lateral* zu verschieben und sich auch vorwiegend auf die laterale Femurkondylenvorderfläche abzustützen. Sie ist gut verschieblich und kann auch im normalen Knie nach lateral etwas abweichen, z. B. im nicht angespannten Zustand im Liegen. Bei der Interpretation von axialen Röntgenbildern ist das zu beachten.

Auch ein *Erguß* verschiebt die Patella, wie hier das Luftarthrogramm zeigt.

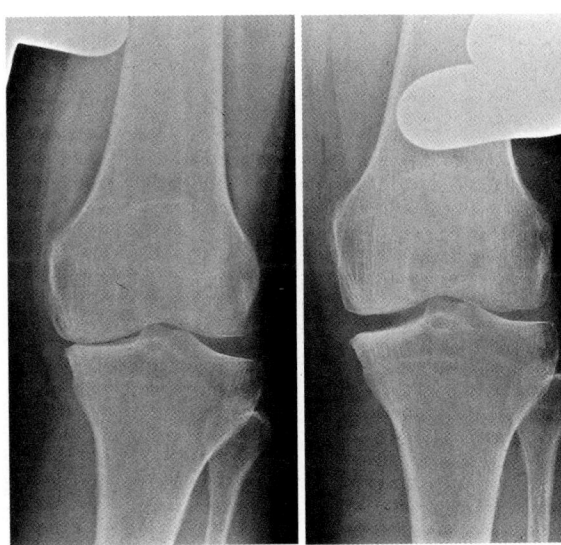

Abb. 66.11: *Funktionsaufnahmen des Knies.*

Gehaltene ap.-Röntgen in Varus- (a) und Valgus- (b) -stellung. Der Bleihandschuh, mit dem das Femur gehalten wird, ist als weißer Schatten erkennbar. Solche Bilder dienen

1. dazu, eine Seitenbandläsion nachzuweisen, bzw. auszuschließen (vgl. Abb. 66.75). Zu diesem Zweck muß das Knie in einer ganz leichten Beugestellung gehalten werden.

2. Bei Gonarthrosen läßt sich die Beteiligung der einzelnen Kniekompartimente genauer feststellen. Hier ist der mediale Gelenkspalt (der Gelenkknorpel) weitgehend verschwunden, der laterale noch intakt. Dies ist für die Operationsplanung wichtig (siehe S. 822).

Kniegelenk

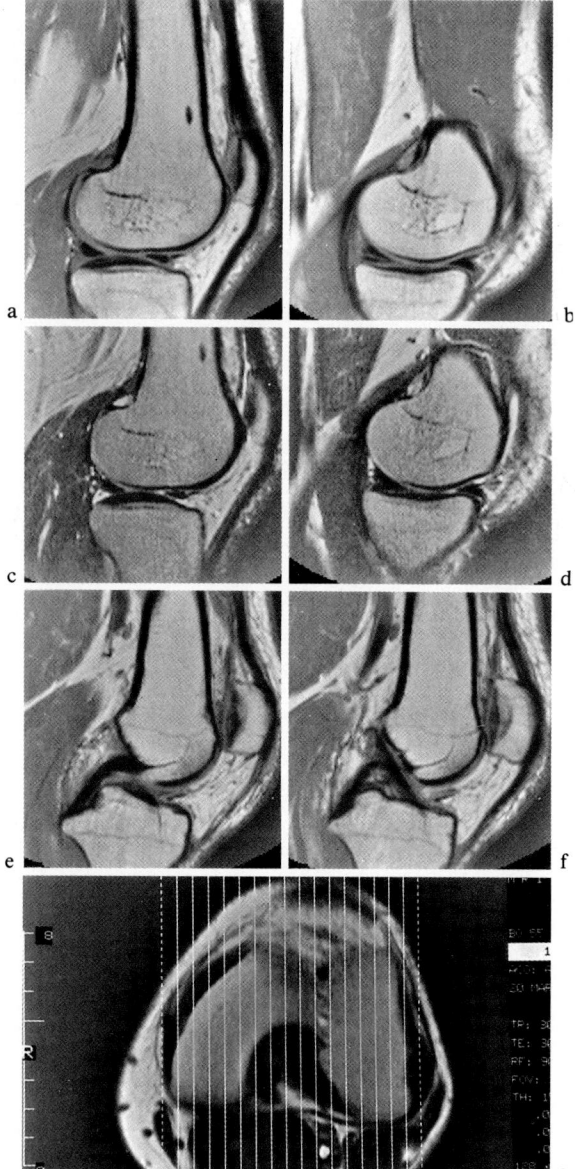

a

b

c

d

e

f

g

Abb. 66.13: *Anatomie des Kniegelenkes im Magnetresonanzbild.*
Sagittale Schnitte, T 1-gewichtet (TR = 1200 ms, TE = 20 ms).

a *Schnitt durch lateralen Femurkondylus und Femurschaft:* Kortikalis schwarz, Spongiosa und Markraum hell. Darin eine kleine Kompaktainsel und die Reste der verknöcherten Epiphysenwachstumszone schwarz. Die Form der Kondylenrolle ist schön zu sehen.

Die laterale Tibiagelenkfläche ist leicht *konvex* gekrümmt. Der *Gelenkknorpel* erscheint in einem mittleren Grauton. Der laterale Meniskus ist ventral und dorsal quer getroffen und stellt sich in Form zweier schwarzer Dreiecke dar.

Schwarz ist auch die Sehne des Quadrizeps. Sie verläuft ohne Unterbruch über die vordere Kortikalis der Patella in das Ligamentum patellae und zur Tuberositas tibiae, wo sie inseriert. Der Hoffasche Fettkörper ist als weiße Aussparung dahinter deutlich zu sehen.

Die Muskelbäuche von Bizeps und Gastrocnemius sind dunkelgrau.

b *Schnitt durch den medialen Femurkondylus.* Er hat eine etwas andere Form als der laterale. Das mediale Tibiaplateau ist leicht *konkav,* im Gegensatz zum lateralen. Vorder- und Hinterhorn des Meniskus sind getroffen. Letzteres weist einen *horizontalen Riß* auf.

Kranial verläuft der Schnitt – der physiologischen Valgusabweichung des Femurschaftes entsprechend – durch die Muskulatur: Der Vastus medialis des Quadrizeps, der Semimembranaceus hinten, dazwischen das Septum: Faszie schwarz, interstitielles Fett weiß. Zwei kleine Gefäße darin zeichnen schwarz.

c und d: *Die gleichen Schnitte auf T2-gewichteten Bildern.* (TR = 2,5 sec., TE = 80 ms). Alle Kontraste sind etwas geändert, die *wichtigste* Information ist der Nachweis von *freiem Wasser,* also Gelenkflüssigkeit, Zyste, frisches Blut usw., nämlich dort, wo im T1-gewichteten Bild *graue* Partien jetzt im T2-gewichteten *weiß* erscheinen. Hier im Bild sind sie im Kniegelenkspalt und im Recessus suprapatellaris zu sehen. Die Menisken heben sich davon deutlich ab.

e und f: *Sagittale Schnitte durch die Regio intercondylaris, die Mitte des Kniegelenkes* (T1-gewichtete Bilder).

Der vordere Abschnitt des Femurkondylus trägt die patellare Gelenkfläche. Dorsal ist die Fossa intercondylica getroffen, die Aussparung, wo die Kreuzbänder liegen.

In Abb. e) ist das *hintere Kreuzband* in seiner ganzen Länge, vom Ursprung am Femur bis zu seinem Ansatz dorsal an der Tibiakante sehr schön zu sehen in seinem schrägen Verlauf.

In Abb. f) ist auch das *vordere Kreuzband* zu erkennen, gestreckt von hinten oben nach vorne unten zur Eminentia intercondylica der Tibia. Diese ist ebenfalls in der Mitte genau getroffen: Sie ist hinten höher als vorne.

Das *hintere* Kreuzband läßt sich im MRI immer gut darstellen, das vordere weit weniger gut. Dieses Bild ist schon ein wenig eine Ausnahme.

In der Kniekehle ist die Arteria poplitea angeschnitten.

g Der horizontale «*Scout view*» zeigt die Lage der dargestellten Schichten. Jede Schicht ist 5 mm dick.

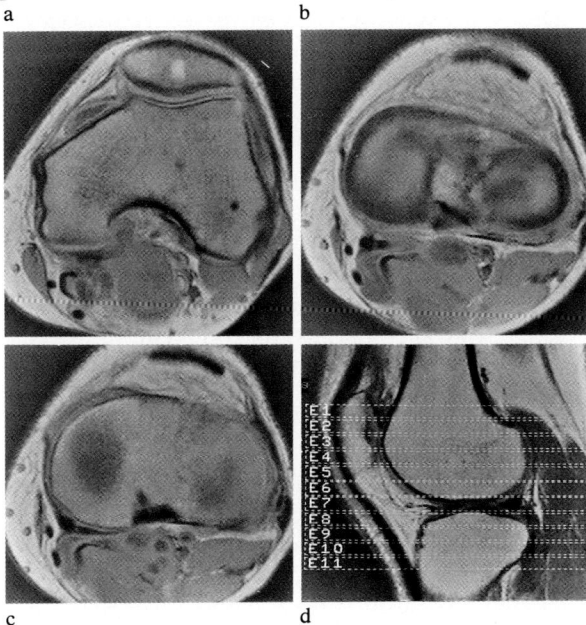

a   b

c   d

Abb. 66.14: *Horizontale MRI-Schnitte durch ein normales Kniegelenk.*

a *auf Höhe der Patella.* Die *Asymmetrie* der Patella und ihrer Gelenkflächen ist deutlich zu sehen. Die Gelenkknorpelschicht ist dicker an der Patella als an der Vorderfläche des Femur, ein *normaler Befund,* mit welchem möglicherweise die Chondromalacia patellae etwas zu tun hat (erschwerte Diffusion). Die *Asymmetrie* der Femurkondylen ist ebenso deutlich: Der *mediale* ist stärker *gekrümmt.*

In der Fossa intercondylica ist das vordere Kreuzband an seinem Ansatz erkennbar. Die bindegewebige Kniegelenkkapsel (schwarz) umgibt das ganze Gelenk.

Dorsal in der Kniekehle sind die Sehnen des medialen Gastrocnemiuskopfes (hufeisenförmig schwarz), daneben die Sehnen des pes anserinus (punktförmig schwarz) zu sehen. Sie lassen sich auf den tiefergelegenen Schnitten weiter verfolgen.

b *Eine 6 mm dicke Schicht auf Höhe des Kniegelenkspaltes.* Man ahnt die Umrisse der Menisken: Weit der mediale, enger der laterale. Der Ansatz des hinteren Kreuzbandes dorsomedial, schwarz. Ebenfalls schwarz vorne der Querschnitt durch die Patellarsehne, dahinter weiß der Hoffasche Fettkörper. Lateral schwarz der Tracus ileotibialis und die lateralen Seitenbänder als kleine schwarze Flecke, vom Gelenk deutlich abgesetzt, im Gegensatz zu den medialen.

Dorsal in der Kniekehle die Muskelpakete des Gastrocnemius. Dicht *hinter dem Kniegelenk,* ein wenig lateral gelegen, *Arteria* und *Vena poplitea,* sowie der *N. tibialis.* Die unmittelbare anatomische Nachbarschaft dieser heiklen Gebilde ist bei Operationen am Kniegelenk (auch arthroskopischen) gebührend zu berücksichtigen. Verletzungen von Gefäßen und Nerven an dieser Stelle können schwere irreversible Folgen haben bis hin zur Amputation.

c *Eine Schicht 7 mm tiefer, ganz oben durch den Tibiakopf:* Hellgrau die Spongiosa. Die dunkelgrauen Flecken entsprechen der angeschnittenen subchondralen Kortikalisschicht: Medial in der Mitte, lateral hinten, entsprechend der konkaven bzw. konvexen Gelenkfläche.

Im (weißen) subkutanen Fettgewebe medial einige Venen (grau).

d *Leitscan:* Die Schichten sind 6 mm dick und haben einen Abstand von 1 mm, was Serien von Bildern im Abstand von 7 mm ergibt.

stochen (vgl. Abb. 66.8). Farbe und Trübung des Punktates werden beurteilt (seröser Erguß, Blut, Eiter), dieses sodann bakteriologisch, evtl. auch zytologisch, serologisch und auf Kristalle (Chondrocalzinosis) untersucht.

Bei Verdacht auf eine *Infektion* ist die Gelenkpunktion die *erste* und *wichtigste* Maßnahme.

Die Arthroskopie

Sie ist in den letzten Jahren zu einer der gebräuchlichsten Untersuchungsmethoden des Kniegelenkes geworden. Sie erlaubt *Einblick in den Knieinnenraum wie keine andere Methode.* Zudem kann der Eingriff ambulant durchgeführt werden, und die Patienten können schon nach kurzer Zeit wieder arbeiten und – besonders populär – Sport treiben.

Diese Möglichkeiten verleiten leicht zu ausgedehnter, gelegentlich kritikloser Anwendung der Arthroskopie. Aber sowohl die *technisch einwandfreie Durchführung* wie auch die *Interpretation* mancher Befunde ist *schwierig* und ausschließlich von der Übung und Erfahrung des Operateurs abhängig. Als *invasive* Methode kommt die Arthroskopie bereits einer kleinen *Operation* gleich, mit all ihren Gefahren und Nachteilen. Sie kann deshalb nicht beliebig eingesetzt werden, sondern verlangt jedesmal eine

• *klare Indikation*

Vier Voraussetzungen müssen dazu erfüllt sein:

1. Die übrigen diagnostischen Mittel (Anamnese, klinische Untersuchung, Röntgen) sind *ausgeschöpft.* (In der Mehrzahl der Fälle ist mit diesen einfachen Methoden bereits eine Diagnose möglich, welche die Wahl der weiteren Therapie erlaubt.)
2. Der Zustand ist so *gravierend,* daß eine eingreifendere Therapie notwendig erscheint. (In vielen Fällen ist dies nicht nötig.)
3. Aus der Arthroskopie ergeben sich voraussichtlich *therapeutische Konsequenzen.* (Längst nicht immer ist dies der Fall). Das Erzwingen einer Diagnose um ihrer selbst willen ist nur ausnahmsweise gerechtfertigt.
4. Der Arthroskopeur hat lange *Erfahrung* in der *Beurteilung* der *Befunde* und in der technischen Durchführung. (Nicht immer steht ein solcher zur Verfügung.)
5. *Sinnreich* ist überdies eine Arthroskopie vor allem, wenn im gleichen Eingriff die *Therapie* – als *arthroskopische Operation* – angeschlossen werden kann.

Die diagnostische Arthroskopie gehört *nicht* zu den Routineuntersuchungen des Knies. Anamnese und klinische Untersuchung stehen an erster Stelle und *genügen* in der überwiegenden Mehrzahl der Fälle.

Kniegelenk

Eine invasive Methode wie die Arthroskopie ist nur bei ganz *bestimmten Fragestellungen* angezeigt.

Um die *Indikation zur Arthroskopie gezielt* stellen zu können, ist es wichtig zu wissen, *was sie leisten kann und was nicht,* und die möglichen *Komplikationen* zu kennen.

Was leistet die diagnostische Arthroskopie?

Die *intraartikulären Oberflächen* können unmittelbar eingesehen werden. (Die «Probearthrotomie» ist durch die Arthroskopie ersetzt.)

Insbesondere ist die *Inspektion folgender Strukuren* möglich:

1. Die *Menisken.* Unter Zuhilfenahme der *Palpation* (mit Häkchen) ist die Beurteilung von Rissen möglich.

Der wesentliche Vorteil dieser Methode liegt darin, daß die arthroskopische Meniskektomie unmittelbar daran angeschlossen werden kann. Die größte Bedeutung hat die Arthroskopie denn auch in der *Meniskuschirurgie* (siehe S. 812). Gelegentlich kann es allerdings Mühe machen, den mittleren Abschnitt des *medialen Hinterhornes* einzusehen, und gerade dieser ist besonders häufig verletzt.

2. Die *Gelenkoberflächen:* Der Zustand des *Gelenkknorpels* läßt sich durch Inspektion und Palpation eindeutig feststellen: frische, alte Verletzungen, Läsionen, degenerative Veränderungen usw. Nicht immer einfach ist die *Interpretation* der Befunde, etwa bei malazischen Herden, besonders an der Patella: Haben sie klinische Bedeutung oder nicht? Überdies lassen sich relativ *selten* sinnvolle therapeutische Konsequenzen daraus ziehen, was den Wert der Untersuchung natürlich einschränkt (siehe S. 795). Das gilt auch für die degenerativen Veränderungen bei der Gonarthrose.

3. Die *Synovialmembran.* Eine entzündliche Infiltration läßt sich erkennen, doch differenzieren läßt sie sich nicht. *Biopsien* sind möglich und werden gemacht, doch ihre Aussagekraft ist gering und auf einige seltene Krankheiten beschränkt. Die histologischen Befunde sind, vor allem bei rheumatischen und posttraumatischen Synovitiden, meist enttäuschend unspezifisch.

Eine völlig *normale,* nicht infiltrierte Synovialmembran läßt eine intraartikuläre Ursache für anhaltende Beschwerden praktisch *ausschließen.*

4. *Bandverletzungen.* Sichtbar ist das *vordere Kreuzband.* Mittels Palpation kann sein Zustand geprüft werden. Das hintere Kreuzband ist weniger gut zu sehen, die Seitenbänder gar nicht, sie liegen extraartikulär. Die Prüfung der *Stabilität* erfolgt *klinisch,* zweckmäßigerweise während der Arthroskopie in *Narkose.*

Das *frisch verletzte Kniegelenk mit Hämatom* ist eine wichtige Indikation zur Arthroskopie, indem intraartikuläre Begleitverletzungen (an Gelenkflächen, Menisken) erfaßt und operative Rekonstruktionsmaßnahmen geplant werden können. Diese sind dann in der Regel wohl besser offen, via Arthrotomie, zu bewerkstelligen.

5. Freie Gelenkörper, Plicae synoviales, Verwachsungen usw.

– Freie Gelenkkörper muß man *suchen, finden und sehen,* was auch im Arthroskop nicht immer einfach ist. Dann kann man sie auch gleich (arthroskopisch) entfernen.

– Im Arthroskop sieht man eine «plica synovialis medio-patellaris», eine normale anatomische Struktur, die das Bild gelegentlich etwas irritiert. Ob und wann sie pathologisch sei und klinische Bedeutung habe, als «Plica-Syndrom» die Ursache von ähnlichen Schmerzen sei wie beim «Patella-Syndrom», ist generell und im Einzelfall schwierig zu entscheiden. Die Falte arthroskopisch zu resezieren ist natürlich einfach und angeblich gelegentlich erfolgreich.

– *Verwachsungen* im Kniegelenk machen die Untersuchung schwierig oder unmöglich. Falls solche die Bewegung einschränken, sind sie besser mit einer Mobilisation in Narkose zu lösen als mit dem Arthroskop.

6. Das Femoro-Patellargelenk

Es ist gut einsehbar, doch etwas zu sehen und es richtig zu deuten sind zweierlei. Die chondromalazischen Befunde sind noch ungenügend geklärt, der Gleitmechanismus der Patella noch wenig verstanden, therapeutische Möglichkeiten fehlen weitgehend. So gibt es derzeit auch keine eindeutigen Indikationen für arthroskopische Eingriffe. Immerhin ist es möglich, arthroskopisch eine Chondromalazie eindeutig auszuschließen.

7. Fremdkörper, unklare posttraumatische oder postoperative Situationen.

Der *Arthroskopiebefund* wird normalerweise schriftlich niedergelegt wie ein Operationsbericht, eine andere Dokumentation ist im Routinebetrieb nicht üblich. Fotos können gemacht werden (siehe Abb. 66.15), sind aber Momentaufnahmen, ausgewählt vom Untersucher, und Videobänder sind nur für die Lehre geeignet. Der zuweisende Arzt muß sich im Klaren sein, daß die Arthroskopie eine weitgehend subjektive Methode ist und ihre Aussagekraft in erster Linie von der *Erfahrung des Arthroskopeurs* abhängt. Nur dieser selbst kennt die Möglichkeiten und Grenzen seiner Methode.

Die Überweisung eines Patienten «zur Arthroskopie» statt «zur Abklärung» ist deshalb auch wenig sinnvoll und unzweckmäßig.

Kniegelenk

Abb. 66.15: *Arthroskopie des Kniegelenkes.*

a ein *Kniepräparat,* zur Orientierung, was mit dem Arthroskop zu sehen ist: Einblick in den medialen (rechts) und den lateralen (links) *Gelenkspalt* mit den Menisken. Hier ist der mediale *Femurkondylus* über das Hinterhorn des *medialen Meniskus* zurückluxiert, wie bei einem typischen Außenrotationstrauma (vgl. Abb. 66.33), weshalb man den *freien Rand dieses Hinterhorns* gut sieht. Bei intakten Kniebändern gelingt solche Sicht nicht so leicht.

Der *laterale* Meniskus wurde vorne abgelöst, was den Blick auf die Vorderkante des lateralen *Tibiaplateaus* freigibt.

In der Mitte ragt das vordere *Kreuzband* ins Gelenk hinein. Gut sichtbar sind die *Femurkondylen,* oben die Gleitbahn für die *Patella.*

b im Arthroskop erscheinen alle Strukturen stark *vergrößert.* Hier Einblick in den medialen Gelenkspalt, auf den etwas stumpfen, sonst unauffälligen *freien Rand* des Meniskus.

c erst mit dem *Tastinstrument* kann der *horizontale Riß* entdeckt, der abgerissene Lappen umfahren und nach vorne gezogen werden.

d *Korbhenkelriß* des medialen Meniskus, der nach vorne luxiert und zwischen Femurkondylus und Tibiaplateau *eingeklemmt* ist. Rechts die Interkondylärgrube. (Luftfüllung). Das Knie war blockiert.

e *Chronisch degeneriertes,* zerfetztes und ausgewalztes *mediales Meniskushinterhorn* bei einem 46jährigen Handwerker, ein typischer Befund.

f Blick in die Interkondylärgrube eines 18jährigen Fußballers, 7 Wochen nach einer «Distorsion» mit nachfolgendem Hamarthros. Vom *vorderen Kreuzband* ist nur noch ein abgerundeter, zusammengesinterter weißer Stummel übriggeblieben.

g Frischer *traumatischer,* bis auf den Knochen reichender *Knorpeldefekt* im medialen Femurkondylus, bei einem 42jährigen Fußballer.

h Blick von unten ins *Patellofemoralgelenk.* Ausgedehnte, schwere *Chondromalazie* der Kniescheibe (oben), bei intaktem Patellagleitlager. Der distale Patellapol (ganz oben) ist von einer dunkleren geschwollenen Synovialzotte verdeckt.

i *Knorpelschaden* am medialen Femurkondylus bei einer beginnenden *Gonarthrose.*

k Einblick auf die Hinterseite des medialen Femurkondylus, dorsale Kapsel und *Kapselansatz des medialen Hinterhorns* (unten). Dieser reißt bei Riß des vorderen Kreuzbandes häufig ein, eine typische Außenrotations-Abduktionsverletzung («unhappy triad», siehe S. 842).

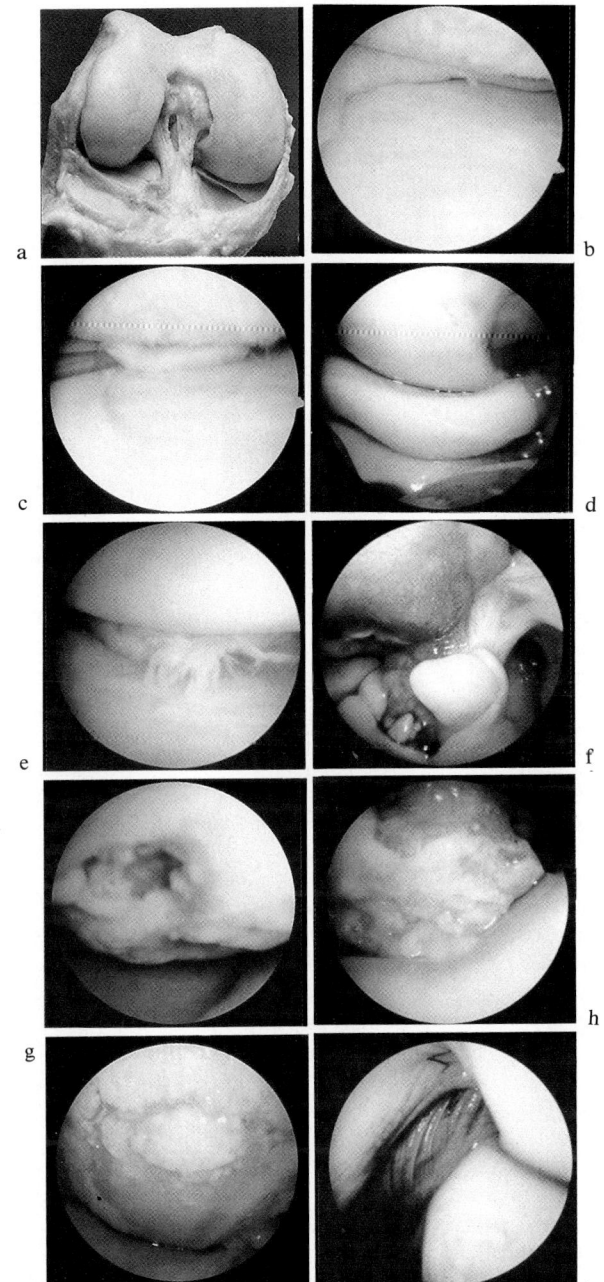

Kniegelenk

Indikationen

Die Indikation zur diagnostischen Arthroskopie ist nicht automatisch bei jedem schmerzhaften Knie gegeben. Wie bei jeder invasiven Methode ist zu überlegen, was man von ihr erwartet, bzw. welche Konsequenzen sich voraussichtlich daraus ergeben. Eine Arthroskopie, die nur aus Bequemlichkeit oder Verlegenheit angeordnet und gemacht wird, aber nicht weiterhilft, führt leicht zu Enttäuschungen bei Patient und Arzt. Zudem besteht die Gefahr, daß geringe oder unklare arthroskopische Befunde überinterpretiert und dann überflüssige Operationen gemacht werden, die mehr schaden als nützen.

Eindeutige Indikationen ergeben sich vor allem nach *Verletzungen:*

1. Frische traumatische Knieverletzung mit Hämarthros

Die Diagnose der einzelnen Schäden am Knorpel, an Kreuzbändern und Menisken, und damit der Entscheid für konservative Behandlung, arthroskopische oder offene Operation ist nur arthroskopisch einwandfrei möglich.

Die Chancen für das Gelingen einer Reparatur (Bänder, Menisken, Skelett) sind bei frischen Verletzungen günstig, werden dann aber täglich schlechter, infolge von Retraktion der Bänder, Gewebsreaktion usw.

2. Akute Blockaden nach Verletzungen

Eine Diagnose, oft auch die Therapie, ist in der Regel arthroskopisch besser möglich als mit anderen Methoden. Als Ursache finden sich neben Meniskusverletzungen gelegentlich Kreuzbandrisse, Knochen- und Knorpelabsprengungen.

Weitere gute Indikationen sind:

3. Verdacht auf Meniskusläsion

Die Therapie, d.h. die Meniskektomie ist anschließend in der gleichen Sitzung ebenfalls arthroskopisch möglich.

Bei relativ geringen Beschwerden wird man allerdings zuerst einmal einige Zeit abwarten und einer spontanen Heilung eine Chance geben.

4. Chronische, therapieresistente Kniebeschwerden ohne erkennbare Ursache, vor allem nach Verletzungen

Wenn nach 1–2 Monaten die Beschwerden, bzw. ein Erguß, nicht zurückgehen, ist ein Entscheid fällig, ob eine Behandlung möglich und nötig sei.

5. Manchmal kann eine *genaue Diagnose* wichtig sein, auch wenn nicht beabsichtigt ist, operative Konsequenzen daraus zu ziehen, so z.B. um behandlungsbedürftige Schäden auszuschließen, um für die Zukunftsplanung der Patienten die Prognose besser abschätzen zu können, oder zur Begutachtung.

Ernsthafte *Konkurrenz* erwächst der diagnostischen Arthroskopie durch die nichtinvasiven bildgebenden Verfahren, in erster Linie durch das MRI. Möglicherweise wird sie schon bald von diesen abgelöst.

6. Zur *Operationsplanung* kann die Arthroskopie gelegentlich von Nutzen sein.

7. Arthroskopische *Operationen.*

Komplikationen

Die Arthroskopie gilt als harmlose Methode, ist es aber längst nicht immer:

– *Todesfälle* infolge von Thromboembolien kommen vor, da Phlebothrombosen trotz sofortiger Mobilisation nicht ganz selten sind. Auch tödliche Luftembolien gab es, nach Luftfüllung, weshalb kaum mehr Luft verwendet wird.
– *Infektionen* sind bei der diagnostischen Arthroskopie selten, bei komplizierteren Operationen bzw. unmittelbar angeschlossener offener Arthrotomie häufiger.
– Unvorsichtiges Hantieren im Gelenk mit den *Instrumenten,* besonders unter schlechter Sicht, ist *nicht ungefährlich:*
– Die schlimmste Komplikation ist wohl die Verletzung der Arteria poplitea, denn sie führt meist zur Amputation.
– Verletzung von Nerven, vor allem N. fibularis und N. saphenus.
– Verletzung von Bändern durch Manipulation des Knies, durch Kniehalter oder Instrumente.
– Das *Abbrechen eines Instrumentes* im Gelenk ist gar nicht so selten. Das abgebrochene Fragment muß dann irgendwie wieder herausgeholt werden.
– *Der iatrogene Knorpelschaden* durch das Instrument, diese weitaus *häufigste Komplikation,* hat keine unmittelbaren Folgen und bleibt deshalb meist *verborgen:* Es ist nicht immer leicht, mit den harten, teils scharfen Instrumenten im engen Kniespalt, oft unter schwierigen Platz- und Sichtverhältnissen, zu arbeiten und dabei den weichen Gelenkknorpel nicht zu verletzen.

Solche iatrogene Knorpelschäden werden entweder nicht bemerkt oder nicht beachtet, auch «verdrängt» (Glinz) und als harmlos bagatellisiert. Sie erscheinen in keiner Statistik und auf keinem Kontrollröntgenbild. Auch der Patient spürt vorerst davon nichts. Knorpeldefekte heilen jedoch nicht aus. Sie bleiben bestehen als «Monogramm» des Arthroskopeurs (Kieser). Daß sie zu frühzeitigen *degenerativen Arthrosen* führen, ist zu befürchten und nach unserer Kenntnis der Knorpelphysiologie auch zu erwarten.

Besonders gefährlich sind auch maschinengetriebene Instrumente («Shaver»).

Arthroskopische Operationen

Ihre Bedeutung hat die Arthroskopie heute vor allem auch wegen der Möglichkeit, unter *arthroskopischer Kontrolle Operationen* im Kniegelenk durchzuführen. Diese haben den Vorteil geringer Morbidität und rascher Rehabilitation, was ihre ambulante Anwendung gestattet und sie sehr populär gemacht hat.

Andererseits sind sich die Pioniere der Arthroskopie bemerkenswert einig in der Einschätzung der *Schwierigkeiten* dieses Verfahrens: Enge Verhältnisse, eingeschränkte Sicht, mühsame Manipulationen, ungewohnte Darstellung usw. bedingen einen für den Anfänger oft mühseligen, gelegentlich frustrierenden Lernprozeß von längerer Dauer, mit langen Operationszeiten, intraoperativen Komplikationen und unbefriedigenden Resultaten. Gilt dies schon für die einfache diagnostische Arthroskopie, dann ganz besonders für arthroskopische Operationen, das erstrebenswerte Ziel.

Die Auswahl der *richtigen Instrumente* und ihre *technische Beherrschung* sind selbstverständliche Voraussetzungen für ein knorpelschonendes Arbeiten.

Sodann gibt die *Beschränkung* auf diejenigen Eingriffe, welche ein Operateur tatsächlich besser und zweckmäßiger arthroskopisch ausführen kann als offen, die Gewähr dafür, daß die Arthroskopie die schonende Methode bleibt, als die sie gilt.

Die *Technik* der Arthroskopie ist erlernbar, allerdings nicht allein aus Büchern und – heute kaum mehr zu verantworten – autodidaktisch. Nach der initialen Frustration komme die Euphorie, meinen erfahrene Arthroskopeure, dann die Ernüchterung: dann nämlich, wenn Zweifel an der klinischen Bedeutung der beobachteten Befunde auftauchen und damit die Grenzen der Methode deutlich werden.

Der nächste Schritt – von der diagnostischen Arthroskopie zur *arthroskopischen Operation* – ist nach übereinstimmendem Zeugnis groß, aber logisch und *sinnvoll*.

Die Entwicklung geht, wie nicht anders zu erwarten, von den einfachen zu immer anspruchsvolleren Eingriffen: Der Ehrgeiz der Pioniere ist es, möglichst alle Knieoperationen arthroskopisch durchzuführen (Meniskusnähte, Bandrekonstruktionen, Operationen am Knochen usw.). Die Schwierigkeiten und Komplikationen nehmen damit jedoch rasch zu. Für kompliziertere Eingriffe werden wohl die meisten Operateure die Arthrotomie vorziehen.

Indikationen

Die hauptsächliche *Indikation* zur *Arthroskopie,* und insbesondere zur *arthroskopischen Operation,* sind zweifellos die *Meniskusverletzungen.*

Indikationen zu anderen arthroskopischen Operationen sind *seltener:* Sie erwachsen aus den technischen Möglichkeiten (siehe oben): Freie Gelenkkörper, selten vielleicht einmal eine Plica, ein «störender Osteophyt» usw. Sogenannte «Gelenktoiletten» sind kaum je sinnvolle therapeutische Maßnahmen.

Eingriffe am Gelenkknorpel sind problematisch, ihr Effekt nicht kontrollierbar, Erfolge bisher nicht nachgewiesen. Auch bei *degenerativen Veränderungen* ist arthroskopisch wenig Gutes auszurichten.

Die durch die Optik stark vergrößert erscheinenden Strukturen verleiten dazu, manche unklare bzw. normale Befunde als pathologisch einzustufen und sie mit dem potenten Instrumentarium, das auf dem Markt angeboten wird (inkl. motorgetriebene «Shaver» usw.), anzugehen und damit den Eingriff als «therapeutisch» zu rechtfertigen.

Die Versuchung ist groß, doch die Indikationen sind beschränkt: Sinnvoll ist die Arthroskopie vor allem in der *Diagnostik* und in der *Meniskuschirurgie.* Dort wird deshalb noch einmal darauf eingegangen.

Zur Technik der Arthroskopie

- Eine wesentliche Hilfe bringt die *Videokamera:* Der Operateur ist freier, die Handhabung der Instrumente einfacher, und die Umgebung (OP-Personal, Helfer, Lehrer, Schüler) kann teilnehmen am Erfolgserlebnis bzw. an der Frustration des Operateurs, was ein nicht zu unterschätzender Vorteil ist.
- Die Arthroskopie in *Narkose* hat eine Reihe von Vorteilen: Die Relaxation erleichtert die Untersuchung, auch die Prüfung der Bandstabilität, ermöglicht das Anlegen einer Blutsperre und eine anschließende arthroskopische Operation.
- *Gute Sicht* ist das Wichtigste, aber auch das Schwierigste. Auch hier liegt der Teufel im Detail: Lagerung, Stellung und Manipulation des Knies während der Untersuchung, um die bestmögliche Einsicht in die einzelnen Kompartimente zu gewinnen (am besten von der Gegenseite her), gleichbleibende Füllung des Gelenkes mit Flüssigkeit, genaue Lokalisation von Einstichstelle, -richtung und -tiefe, knorpelschonendes Operieren mit geeigneten Instrumenten, standardisierter Untersuchungsgang usw. All dies erheischt exakte Beachtung, wenn man im Kniegelenk etwas sehen will, ohne den Knorpel zu verletzen.

Die *Technik des Arthroskopierens,* insbesondere des *arthroskopischen Operierens,* ist von der sonst in der Orthopädie und Traumatologie üblichen Operationstechnik stark verschieden. Sie erfordert eine lange Ausbildung, viel Geschick, noch mehr Geduld und führt wahrscheinlich zu einer Subspezialisierung: Dem «Arthroskopieoperateur», mit allen Konsequenzen für Orthopädie und Traumatologie, für Spitalorganisation und Patienten, aber auch für den Operateur selbst, der sich vielleicht für die eine

oder die andere Richtung entscheiden muß, ob er
will oder nicht. Diese Entwicklung liegt in der Natur
der Sache und ist wohl unausweichlich, denn heute
hat die rein diagnostische Arthroskopie nur noch
relativ wenige Indikationen: *Die Bedeutung und Berechtigung der Arthroskopie* liegt in der Möglichkeit
der *gleichzeitigen, gezielten Therapie.* Wo die *arthroskopische Meniskektomie* in der Hand eines geschickten und erfahrenen Operateurs ein Routine-
eingriff geworden ist, hat die Arthroskopie zweifellos ihre Berechtigung.

Wenn man andererseits einer Landesstatistik
glauben soll, daß die Arthroskopie zur Zeit (1992)
die vierthäufigste Operation *überhaupt* sei, drängt
sich der Gedanke auf, daß die Indikation dazu vielleicht nicht in jedem Fall über alle Zweifel erhaben
gewesen sei. «Ein Rohr in ein Gelenk schieben, einen
Blick hinein werfen und etwas Knorpel abschaben»
ist keine Kunst. Es wäre schade, wenn eine gute Methode auf diese Weise in Mißkredit käme.

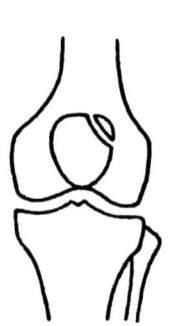
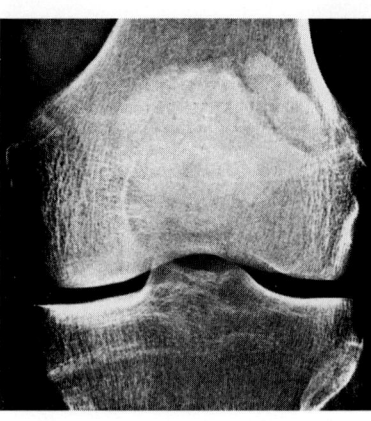

Abb. 66.16: Die angeborene *Patella bipartita,* ein isolierter, syn-
chondrotisch mit der Patella verbundener Knochenkern, macht
gelegentlich Beschwerden, vor allem nach direkter Traumatisierung. Sie darf nicht mit einer Fraktur verwechselt werden.

Angeborene Knieaffektionen

Angeborene Kniegelenkluxation

Sehr seltene komplexe Mißbildung mit Verkürzung des Streckapparates, starker Überstreckbarkeit (Rekurvation) und Luxation
des Gelenkes. Die Behandlung ist schwierig, operative Lösung der
Streckkontraktur gehört dazu.

«Scheibenmeniskus» (Meniscus discoides)

Bei Kindern unter 15 Jahren kommen Meniskusverletzungen
praktisch nicht vor, hingegen kann der laterale Meniskus angeboren «scheibenförmig» verdickt sein statt ringförmig. Ein deutliches Schnappen beim Beugen und Strecken des Knies kann zu
spüren und zu hören sein. Wenn stärkere Beschwerden auftreten
(meist bei Adoleszenten) kann der Meniskus entfernt werden. Die
Affektion ist recht selten.

Patella bipartita

Isolierter, mit der Patella nicht verschmolzener Knochenkern, manchmal sind es mehrere (Patella par-
tita). Häufiger Zufallsbefund auf Knieröntgenbil-
dern, meist am oberen äußeren Patellapol. In der Regel keine Beschwerden, außer nach direkter Traumatisierung. Sollte nicht mit einer Fraktur verwechselt
werden (Abb. 66.16). Operationen selten nötig. Eine
Verschraubung ist der Resektion vorzuziehen.

Angeborene Patellaluxation

Seltene, komplexe Mißbildung. Die Patella ist nicht
nur nach lateral luxiert, sondern auch kleiner als
normal oder fehlt ganz. Der Streckapparat und sein
Ansatz liegen auf der Knieaußenseite. Die Femurkondylen sind dysplastisch abgeflacht, vor allem auf
der lateralen Seite. Oft besteht ein Genu valgum. Es
gibt alle Übergangsformen von der Norm über die
leichte Dysplasie und Dystopie (laterale Verlagerung, Hochstand: Patella alta) ohne Luxation bis zur
permanenten Luxation (Abb. 66.17).

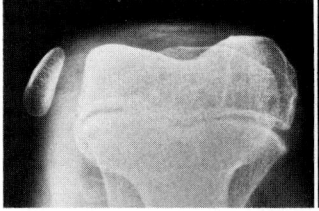
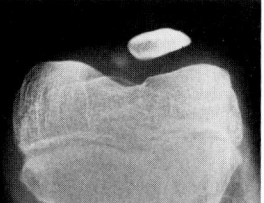

Abb. 66.17: *Angeborene Patellaluxation* im axialen Röntgenbild
bei einem 11jährigen Mädchen.

Die linke Patella samt der Quadrizepssehne liegt permanent auf
der Knieaußenseite. Die bestehende Valgusdeformität nimmt deshalb im Verlaufe des Wachstums noch zu, falls der Streckapparat
nicht mit einer (recht komplizierten) Operation nach vorne verlagert wird. Die rechte Patella ist ebenfalls stark dysplastisch.

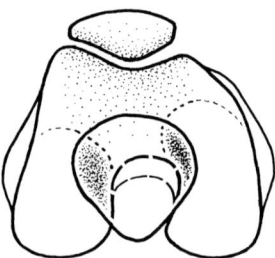

Abb. 66.18: *Die patellare Gelenkfläche* der Femurkondylen (hell
gepunktet). Bei *nur leicht gebeugtem* Knie gleitet die Patella auf
der Vorderfläche der Femurkondylen. Hier ist das femoro-patellare Gelenk einigermaßen kongruent. Bei *stärkerer Beugung*
rutscht die Patella nach unten und schließlich in die Interkondylärgrube, wo sie nur noch randständig aufliegt (dunkel gepunktet)
(vgl. auch Abb. 66.21 und Abb. 66.26). Die tibio-femorale Gelenkfläche ist weiß. Sie überschneidet sich nicht mit der patellaren.

Kniegelenk

Häufig manifestieren sich *leichtere* Fälle von kongenitaler *Patelladysplasie* erst im Laufe des Wachstums mit einer plötzlichen spontanen Luxation, welche sich leicht wiederholen kann: *Habituelle Patellaluxation* (S.799).

Das Patello-femoralgelenk

Funktionelle Anatomie

Die Patella kann als ein Sesambein im Kniestreckapparat aufgefaßt werden. Sie hat den Effekt, seinen *Hebelarm* zu verlängern und die bei der Umlenkung der Quadrizepssehne entstehenden *Druck-* und *Scherkräfte aufzufangen.* Die Kniescheibe ist also im *Zusammenhang* mit dem gesamten Streckapparat zu sehen.

Gleichzeitig bildet sie aber auch ein *Gelenk* mit der vorderen patellären Gleitfläche der Femurtrochlea. Diese bildet eine Rinne, in welcher die Patella geführt gleitet, und zwar über eine Strecke von gut 10 cm hinweg von voller Streckung bis zur vollständigen Beugung des Knies. Diese Führung wird im mittleren und distalen Abschnitt, also bei Beugung des Knies, zunehmend straffer, während die Patella proximal, d.h. in Streckstellung, eine gewisse seitliche Bewegungsfreiheit hat. Pathologische Instabilität und Luxation zeigen sich denn auch in diesem Abschnitt.

Die recht komplizierte Anatomie des patello-femoralen Gelenkes ist dadurch gekennzeichnet, daß die Patella normalerweise in jeder Stellung absolut *kongruent in die gelenkbildende Gleitrinne der Femurtrochlea hinein paßt.* Die Patella kann somit nicht isoliert betrachtet werden, sondern ist im Rahmen des patello-femoralen Gelenkes zu beurteilen (Abb.66.18).

Form und Stellung der beiden Gelenkanteile zueinander sind deshalb am besten auf *axialen Röntgenbildern* bei leicht gebeugtem Knie zu erkennen (siehe Abb.66.10).

Die *Kongruenz* der beiden Gelenkflächen bestimmt die *Druckverteilung,* welche *allein für die Beanspruchung des Knorpels maßgebend* ist. Diese Beanspruchung ist einerseits von der Anatomie der Gleitrinne und der Physiologie des Streckapparates, andererseits von der Stellung des Kniegelenkes unter Belastung abhängig.

Die Asymmetrie des Streckapparates

Wegen der physiologischen leichten *Valgusstellung* des Knies ergibt sich bei angespanntem Quadrizeps eine nach lateral wirkende Kraftkomponente auf die Patella (siehe Abb.66.37). Dieser seitliche Druck wird von einem ventral normalerweise stärker prominenten *lateralen Femurkondylus* aufgenommen,

während die medialen Gelenkflächen weniger beansprucht sind (Abb.66.19).

Dieser funktionellen Asymmetrie entspricht als anatomisches Äquivalent eine *asymmetrische Form* von Patella und Trochlea, eine Tatsache die zur Kenntnis zu nehmen offenbar immer Mühe gemacht hat und noch macht, z.B. bei der Beurteilung axialer Patella-Röntgenbilder: Die *laterale Gelenkfläche* ist in der Regel *größer,* aber auch regelmäßiger ausgebildet als die mediale, welche wesentlich variabler ist im bezug auf Größe, Richtung und Form.

WIBERG hat in einer grundlegenden Arbeit die Morphologie der Patella untersucht und aufgrund des axialen Röntgenbildes eine *Einteilung* in vier Gruppen unternommen, wobei er in Gruppe I die symmetrischen Patellagelenkflächen eingereiht hat, in Gruppe IV diejenigen mit der stärksten Asymmetrie (kleinere und steiler gestellte mediale Gelenkfacetten). Dazwischen liegen die Gruppen II und III (siehe Abb.66.25). Trotzdem WIBERG bereits festgestellt hatte, daß in der normalen Bevölkerung symmetrische Kniescheiben *selten* sind und die Gruppen II und III am *häufigsten* vertreten sind, wurde in der Folge oft nicht nur Gruppe IV, sondern auch Gruppe II und III, also *alle* asymmetrischen Kniescheiben, als dysplastisch bezeichnet, was sicher nicht zutrifft. WIBERG selbst hat nie von Dysplasie gesprochen.

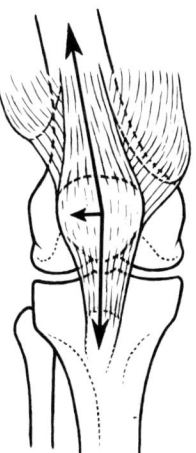

Abb.66.19: *Die Zugrichtung des Kniestreckapparates* verläuft leicht geknickt und entspricht damit dem *physiologischen Valguswinkel* des Femurschaftes. Daraus resultiert eine seitliche Kraft, welche die Patella nach *lateral zieht.* Diese Tendenz spielt eine Rolle bei der habituellen Patellaluxation und wahrscheinlich auch beim Patellasyndrom. Schließlich macht sie oft Schwierigkeiten nach Kniegelenkersatz.

Der *M. vastus medialis* hat besondere Bedeutung, indem er dieser Tendenz *entgegenwirkt.* Er sollte deshalb gut *trainiert* werden.

Kniegelenk

Diese physiologische Besonderheiten sind für das Verständnis des Streckapparates von Bedeutung. Sie erklären:

- *die Asymmetrie normaler* Kniescheiben, welche vor allem auf axialen Röntgenbildern sichtbar wird.
- die *laterale Luxationstendenz* dysplastischer und instabiler Kniescheiben.
- die Tatsache, daß *Patellaarthrosen* fast immer *lateral* beginnen und gehäuft bei *Genua valga* auftreten.

Die praktische Beanspruchung der Patella

Es ist vielleicht interessant, die Beanspruchung der Patella bei verschiedener körperlicher Belastung kurz zu betrachten:

Der axiale *Druck auf die Patella* wird durch die Umlenkung der Quadrizepsstreckkraft erzeugt, ist also vor allem von der *Kniebeugung* abhängig (Abb. 66.20).

Dies bedeutet, daß in Streckstellung kein oder nur geringer axialer Druck auf die Patella wirkt. Damit stimmt der anatomische Befund überein, daß die Patella bei gestrecktem Knie nicht der femoralen Knorpelfläche sondern unmittelbar dem Recessus suprapatellaris aufliegt (siehe Abb. 66.13e). Es ist anzunehmen, daß der Schmerz bei einem positiven *Zohlenzeichen* (siehe S. 804) von hier und nicht vom Knorpel ausgeht.

Beim *Gehen* wird die größte Quadrizepskraft zu Beginn der Standphase, beim Aufsetzen der Ferse zum Abfangen des Körpergewichtes benötigt. In dieser Phase ist das Knie lediglich um etwa 10–20° gebeugt, der Druck auf die Patella deshalb verhältnismäßig gering.

Wesentlich größere Beanspruchung erfährt sie etwa beim Treppabgehen, wenn das *belastete Knie gebeugt* werden muß, sowie beim Bergabgehen, wenn das Körpergewicht im Knie federnd aufgefangen werden sollte. Dies entspricht auch der klinischen Erfahrung, daß beim «Patellasyndrom» meist zuerst über *Schmerzen beim Abwärtsgehen* geklagt wird.

Besonders groß ist die Belastung bei stark gebeugtem Knie. Davon kann man sich überzeugen, indem man versucht, auf *einem* Bein aus der Hocke aufzustehen. Solchen Beanspruchungen sind vor allem bestimmte Berufsgruppen und Sportarten (Skiabfahrt) ausgesetzt (Abb. 66.20c).

Bei Beugung über 90° wird die Patella jedoch im allgemeinen, besonders bei unserer sitzenden Lebensweise, wenig beansprucht. (In der dritten Welt, wo man weniger auf Stühlen als auf dem Boden sitzt, ist dies anders.)

Trotzdem sind Schmerzen nach längerem Sitzen mit stark gebeugten Knien ein typisches Symptom beim «Patellasyndrom». In dieser Stellung liegt die Patella in der Interkondylärgrube, während die Qua-

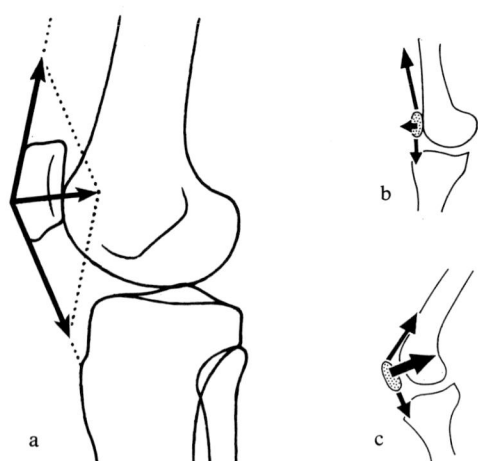

Abb. 66.20: Der *Druck* im patello-femoralen Gelenk hängt von der *Beugestellung* des Knies ab (a). Bei *vollständig* gestrecktem Knie (b) ist er praktisch gleich *null* und bei *leicht* gebeugtem Knie, wie z. B. beim normalen Gehen, nicht allzu groß. *Sehr groß* wird er bei starker Flexion (c), etwa bei tiefen Kniebeugen.

Schonen kann man die Patellagelenkfläche, indem man Kniebeugen vermeidet (ebenso Kraftübungen mit gebeugten Knien), nicht in die Knie abwippt und abfedert, sondern eher mit gestreckten Knien steht und geht.

Die Vorverlagerung der Tuberositas tibiae nach ventral (von Maquet und Bandi empfohlen), in der Absicht, durch Verkleinern des Hebelarmes den Druck in der Patella zu verringern, hat mehr Nachteile als Nutzen: Schon die Biomechanik ist wesentlich komplexer als das simple Modell, und die Resultate sind im allgemeinen langfristig nicht gut.

drizepssehne der femoralen Gelenkfläche direkt aufliegt. Auch diese Schmerzen gehen wahrscheinlich nicht vom Knorpel, sondern von den umgebenden Weichteilen aus.

Gleitweg und Kontaktflächen der Patella

Bei vollem Bewegungsumfang des Kniegelenks überstreicht die Patella einen mehr als 10 cm langen Weg auf der vorderen Femurgelenkfläche (siehe Abb. 66.57). Bei gestrecktem Knie liegt die Patella dem Recessus suprapatellaris direkt an. In dieser Stellung wirkt praktisch kein oder nur sehr geringer axialer Druck. Auch ist die Kniescheibe seitlich noch ziemlich *locker verschieblich*. Luxationen und Subluxationen ereignen sich in dieser Stellung am leichtesten.

Bei Beugung kommt zuerst der distale Pol der Patella mit der knorpeligen *Femurgleitrinne* in Berührung, wird dadurch zentriert und gewinnt zunehmend eine *seitliche Führung*. Die Kontaktfläche auf der Patella wandert weiter nach kranial, liegt bei 60° Flexion ungefähr in der Mitte und erreicht schließlich den oberen Patellarrand. Bei Beugung über 90°

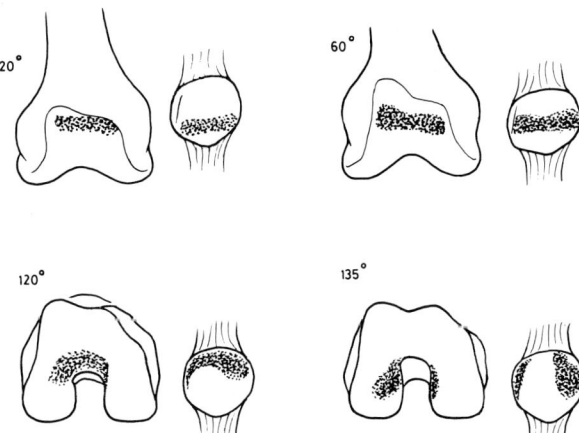

Abb. 66.21: *Die Kontaktflächen im femoro-patellaren Gelenk.*

Bei vollständig gestrecktem Knie liegt die Patella *oberhalb* der Kniegelenkflächen im Recessus suprapatellaris.

– Bei *20° Beugung* liegt der *untere* Patellapol dem *oberen* Abschnitt der femoralen Gelenkfläche auf.
– Bei *60°* verschieben sich beide Berührungsflächen zur Mitte hin. In dieser Stellung ist das Gelenk einigermaßen kongruent (siehe auch Abb. 66.15a).
– Bei *120°* Flexion berührt der *obere* Patellapol den Rand der Interkondylärgrube, und
– bei 135° stützt sich die Patella nur noch mit den *seitlich* gelagerten Gelenkflächen ab. Die mediale Gelenkfacette der Patella kommt genau an diejenige Stelle des medialen Femurkondylus zu liegen, wo die Osteochondrosis dissecans am häufigsten beobachtet wird. Zufall?

Die genaue Analyse zeigt, daß Mechanik und Kongruenz des patello-femoralen Gelenkes sehr *komplex* sind. Werden sie verändert durch Eingriffe an Sehnen oder Sehnenansätzen, so ändert sich auch der ganze Mechanismus in einer Weise, die *nicht vorauszusehen* ist. Solche Störungen können deletäre Folgen haben (so wirkt sich z. B. eine *Distalisierung* der Patella auf die Dauer sehr ungünstig aus).

beginnt die Patella in die Fossa intercondylica einzusinken, wobei nur noch der bis dahin unbelastete medial gelegene Anteil der medialen Gelenkfacette, die sog. «odd facet» mit der lateralen, gegen die Fossa intercondylica gewandten Seite des medialen Femurkondyls in Kontakt kommt, während die lateralen Gelenkflächen weiter kongruenten Kontakt haben (Abb. 66.21).

Bei Beugewinkeln von über 90° wird zudem ein Teil der axialen Kraft nicht über die Patella, sondern über die Quadrizepssehne auf das Femur geleitet (siehe Abb. 66.3).

Mit diesen Belastungsverhältnissen hängt möglicherweise der eigentümliche Aspekt der ganz medial gelegenen patellaren Gelenkfacette zusammen: Diese weist große individuelle Unterschiede auf, häufig auch Knorpelveränderungen: Die «Chondromalazie» wird besonders häufig an dieser Stelle beobachtet (siehe S. 818).

Habituelle Patellaluxation und Patelladysplasie

Pathologie

Eine normale Patella luxiert selten und nur bei massivem Trauma. Bei der habituellen Patellaluxation ist eine Anlage dazu *angeboren:* eine *Dysplasie,* vor allem der Patella selbst und des lateralen Femurkondylus, der mehr oder weniger stark abgeflacht ist. Oft findet sich auch eine *Dystopie* der Patella, ein Hochstand (Patella alta) und eine Verschiebung nach lateral. Häufig kommt ein Genu valgum, manchmal auch eine Abnormität im Kniestreckapparat dazu. Typisch ist eine Atrophie des Vastus medialis. Die Veränderungen können verschieden stark ausgeprägt sein. Oft findet man sie, entsprechend der angeborenen Anlage, an *beiden Knien.*

In typischen Fällen ist die habituelle Patellaluxation ein gut umschriebenes und eindrückliches Krankheitsbild:

Klinik

Ohne eigentliches Trauma, bei irgend einer brüsken Bewegung, knickt das Knie plötzlich ein unter einem scharfen Schmerz. Der Patient, in der Regel ein Kind oder Jugendlicher, häufiger ein Mädchen als ein Knabe, stürzt unvermittelt und kann nicht mehr aufstehen. Manchmal findet man die Kniescheibe noch luxiert. Sie liegt auf der Außenseite des Knies, die normale Kniekontur ist verändert. Meistens ist die Patella leicht zu reponieren (in Streckstellung). In vielen Fällen springt sie sofort wieder in ihre normale Lage zurück, so daß der Arzt nur noch ein schmerzhaftes Knie mit einem großen blutigen Erguß findet und die

Diagnose

leicht verpaßt, wenn er sich nicht durch die *Anamnese* auf die Patellaluxation hinweisen läßt: Die Patienten schreiben den Sturz und die Knieschmerzen einem Unfall zu und sprechen von einer «Knieverrenkung». Auf genaueres Befragen geben sie aber oft eine Knieschwäche, ein plötzliches «Nachgeben» («giving way») und «Einsinken» des Knies an. Bei mehrmaligen Luxationen ist die Diagnose leichter.

Bei der Untersuchung fällt die Dysplasie und die leichte Verschieblichkeit der Patella nach *lateral* auf. Versucht der Arzt, sie zu luxieren, spannen die Patienten das Knie ängstlich an («apprehension sign», Abb. 66.22). Eine vollständig luxierte Patella bekommt man selten zu sehen.

Die *Röntgenbilder* zeigen manchmal die Dysplasie, besonders gut auf *axialen Aufnahmen der Patella*. Diese werden mit Vorteil in Rückenlage bei etwa 45° Kniebeugung gemacht, damit auch die patellaren Gelenkflächen des Femur zur Darstellung kommen (Abb. 66.10, 66.23 und Abb. 66.24). Wenn der laterale Femurkondylus vorne abgeflacht erscheint, ist die Ursache der Luxation offensichtlich: der fehlende seitliche Widerhalt (Abb. 66.23e).

Verlauf

In der Regel luxiert die Patella erstmals in der Kindheit oder Adoleszenz, in einigen Fällen nur ein oder wenige Male, in anderen folgen sich die Luxationen in immer kürzeren Abständen. Der Vorgang kann sich jederzeit wiederholen. Diese ständige Bedrohung ist es, mehr als das Ereignis selbst, welche schließlich die Operation erfordert. Nur eine solche kann die Luxationsbereitschaft beseitigen.

Auch in der Zeit zwischen den Luxationen kann der Zustand Beschwerden machen. Andererseits können unklare Knieschmerzen nicht selten auf eine Patelladysplasie und -dystophie zurückgeführt werden, *ohne* daß es jemals zur Luxation gekommen wäre. Diese Fälle werden durch die Operation oft gebessert. Es lohnt sich also, die Diagnose zu stellen, obwohl diese Zustände nicht leicht faßbar sind.

Die veränderten Verhältnisse in der femoro-patellaren Gleitfläche führen häufig mit der Zeit zur *Arthrose* in diesem Gelenk. Auch die operative Beseitigung der Luxation kann diese Entwicklung nicht mit Sicherheit aufhalten (siehe S. 818).

Therapie

Die akut luxierte Patella kann – falls sie sich nicht schon spontan eingerenkt hat – bei *gestrecktem* Knie ohne Schwierigkeiten nach medial reponiert werden. Nach kurzer Zeit gehen Erguß und Schmerzen unter Ruhigstellung zurück.

Die ständige Bedrohung durch eine unvermittelte Luxation *ängstigt* die Patienten, kann aber auch *ge-*

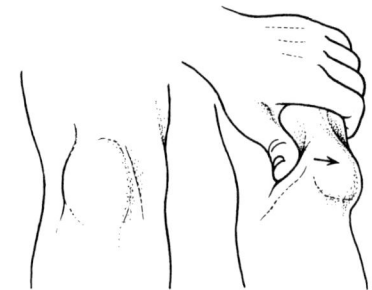

Abb. 66.22: «*Apprehension-Test*».

Beim passiven *Verschieben* der Patella nach lateral haben Patienten mit instabiler Patella plötzlich das Gefühl, diese *luxiere* im nächsten Augenblick. Sie versuchen, dies mit Abwehrspannung zu verhindern. Patienten mit habitueller Patellarluxation haben Angst vor diesem Manöver.

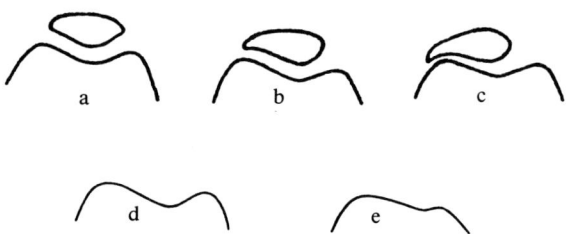

Abb. 66.23: *Die Patella im axialen Röntgenbild.*

Die *Form* der Patella ist – im Gegensatz etwa zum Hüftgelenk, das kreisrund sein muß – in ziemlich weiten Grenzen *variabel*. Wiberg hat verschiedene Formen unterschieden: Von der *symmetrischen* Patella, bei welcher mediale und laterale Gelenkfläche etwa gleich groß erscheinen, und der Winkel zwischen beiden sehr stumpf ist (über 120°) (a), bis zu stark asymmetrischer Patella, mit breiter lateraler und schmaler medialer Gelenkfläche und kleinerem Winkel zwischen beiden (bis etwa 100°) (b), gibt es alle Varianten. Die Mehrzahl der Kniescheiben ist asymmetrisch und muß als *normal* angesehen werden. Von einer *Patelladysplasie* kann wohl nur bei stärkerer Asymmetrie, Verplumpung, oder bei ausgeprägter Hypoplasie der medialen Gelenkflächen gesprochen werden (vgl. «Die Asymmetrie des Streckapparates», S. 797).

Gelegentlich findet man damit verbunden eine *Lateralisierung*, eine Kippung nach lateral oder ein Übergreifen des lateralen Patellapoles über den lateralen Femurkondylus hinaus (c). Hier zeigt sich der Zusammenhang zwischen habitueller Patellaluxation und -dysplasie. Solche Fälle sind eindeutig pathologisch und zeigen in der Regel bald auch degenerative (Knorpelusuren) und reaktive (Sklerosierung, Osteophyten) Veränderungen und gehen in das Bild der *femoro-patellaren Arthrose* über (siehe Abb. 66.41).

Die Beurteilung der Weite des Gelenkspaltes ist meist nicht einwandfrei möglich wegen projektionsbedingter Überschneidungen.

Die Patella kann natürlich nur im *Zusammenhang* mit der ihrem Gegenpart, der *femoralen Gleitrinne,* beurteilt werden. Erst *gemeinsam* bilden sie ein *kongruentes Gelenk.*

d *Die patellare Gelenkfläche der Femurkondylen* im axialen Röntgenbild, einigermaßen normale Verhältnisse, *lateraler* Kondylus *breiter* und *höher* als medialer. Die Patella gleitet in einer *Rinne*.

e abgeflachte Rinne, lateraler Kondylus niedrig, dysplastisch. Solche Veränderungen spielen wahrscheinlich eine größere Rolle in der Pathologie der instabilen Patella als die Form der Patella selbst.

fährlich werden, etwa beim Überqueren einer ver-kehrsreichen Straße.

Häufige Luxationen und chronische Beschwerden sind daher eine Indikation zur *Operation.*

Verschiedene Verfahren werden je nach dem Einzelfall angewendet.

1. Ein *Genu valgum* verstärkt die Luxationsbereitschaft, indem die Gleitbahn der Patella mehr lateral zu liegen kommt. Hier ist eine *Korrekturosteotomie* notwendig.

2. *Bei Kindern* und Jugendlichen *im Wachstumsalter* sind *Weichteiloperationen* angezeigt: Spalten der lateralen und Raffen der medialen Retinacula patellae, Kapselplastiken (z.B. nach Ali Krogius), Verpflanzen eines Teils des Ligamentum patellae nach medial usw.).

3. *Nach Abschluß des Wachstums* ist die *Transposition der Tuberositas tibiae* mitsamt dem Ansatz des Lig. patellae *nach medial* (nach Roux) eine gute Operation.

Zur Operationstechnik: Ein häufiger Fehler ist, daß die Tuberositas zu weit nach distal verschoben wird.

Bei noch offenen Epiphysenfugen führt diese Operation zu Wachstumsstörungen an der proximalen Tibiaepiphyse mit späterem Genu recurvatum. Der «Roux» ist deshalb für Kinder nicht geeignet, ebensowenig wie andere Knochenoperationen im Bereiche der Wachstumsfugen (vgl. Abb.28.6).

4. Bei schwerer Dysplasie des lateralen Femurkondylus kann dieser durch einen Knochenspan (Albee) angehoben werden. Diese Operation ist kaum mehr im Gebrauch.

5. Eine femoro-patellare Arthrose erfordert gelegentlich die *Patellektomie.*

Die habituelle Patellaluxation, bzw. die Dysplasie ist ein relativ gut faßbares Krankheitsbild, im Gegensatz zur sog. Chondropathia patellae (Abb. 66.24):

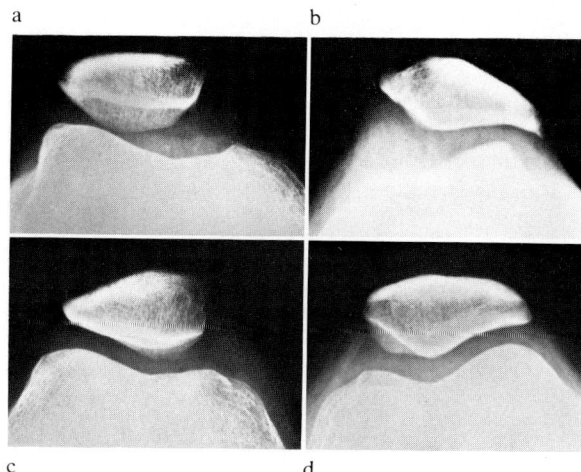

a   b

c   d

Abb. 66.24: *Pathologie der Patella,* 4 axiale Röntgenaufnahmen.

a Angeborene Dysplasie von Patella und Femurkondylen bei 11jährigem Knaben. Deutliche Subluxationsstellung der Patella nach lateral.

b Kippstellung bei Subluxation, 21jährige Frau. Je nach Stellung des Knies bei der Röntgenaufnahme kann die Patella auch beim Normalen ein wenig gekippt erscheinen. Lateral bereits Zeichen einer beginnenden Arthrose.

c Erhebliche Dysplasie, keine Verschiebung, bei einem 17jährigen Mädchen mit habitueller Patellaluxation. Auch ihre Schwester mußte wegen der gleichen Krankheit operiert werden.

d Patella einer 22jährigen Frau, die schon jahrelang Kniebeschwerden hatte: «Chondropathia patellae». Die Patella ist etwas asymmetrisch, aber nicht eigentlich pathologisch, doch hatte man klinisch den Eindruck, daß sie stärker auf den lateralen Femurkondylus drückt («Hyperpressionssyndrom»). In solchen Fällen mit hartnäckigen, therapieresistenten Schmerzen kann eine Operation (zur Beseitigung des asymmetrischen Druckes lateral) vielleicht helfen.

Das Patello-femorale Schmerzsyndrom (Chondropathia patellae)

In den letzten Jahren scheint die Zahl der *jungen Leute,* die über *Schmerzen im Bereiche der Kniescheibe* klagen und deshalb ärztliche Hilfe suchen, stark zugenommen zu haben. Damit hat ein früher wenig beachtetes Problem erhebliche Bedeutung bekommen. Was ist die Ursache? Und wie können wir diesen Patienten helfen?

Eine rätselhafte Krankheit

Es ist vielleicht nicht falsch, sich von Zeit zu Zeit daran zu erinnern, wie wenig wir Ärzte eigentlich wissen und wie hilflos wir in manchen Belangen sind. Gute Gelegenheit dazu bietet die *Patellapathologie:*

1. Die genaue *Wirkungsweise des Streckapparates,* seine *Biomechanik,* ist nur teilweise geklärt. Unsere Modelle, von denen einige im Abschnitt «Funktionelle Anatomie» zu beschreiben versucht wurden, stellen nur grobe Vereinfachungen dar, die den tatsächlichen komplexen Verhältnissen nicht leicht gerecht werden. Diese entziehen sich immer wieder einer Quantifizierung, auch durch radiologische Meßmethoden.

Es entspringt unkritischem Wunschdenken, wenn therapeutische Eingriffe oder prophylaktische Operationen lediglich aufgrund theoretischer biomechanischer Modelle und morphologischer Meßwerte den meist jungen Patienten empfohlen und an ihnen ausgeführt werden, wie es während einiger Zeit Mode war (siehe S. 803 und S. 805).

2. Die *anatomische Form der Patella* und ihres femoralen Gleitlagers ist in weiten Grenzen *variabel*. Offensichtlich sind die Übergänge zwischen «normal» und «pathologisch» gleitend. Zwar ist der Prozentsatz der *stark* asymmetrischen Kniescheiben unter den schmerzhaften Knien und jenen mit eindeutigen pathologischen Knorpelveränderungen *höher* als bei den anderen. Wir wissen aber nicht genau, was als morphologisch «normales» Knie zu gelten hätte und was als «abnormal» zu bezeichnen wäre, d.h. welche Formvarianten zu Symptomen führen und welche nicht.

Querschnittsuntersuchungen zeigen wohl einigermaßen die Verteilung der einzelnen Varianten in der Durchschnittsbevölkerung auf, sagen aber noch nichts über ihre krankmachende Wirkung auf lange Sicht. Dazu wären *Längsschnittuntersuchungen über Jahre und Jahrzehnte* hinweg notwendig, doch solche fehlen fast vollständig (siehe S.299ff.).

Somit kennen wir die prognostische Bedeutung der zahlreichen morphologischen Varianten nicht und wissen auch nicht, welche und wie sie prophylaktisch zu behandeln wären (Abb. 66.25).

Wir müssen uns darauf beschränken, nur die eindeutigen, relativ massiven Veränderungen festzustellen, deren Krankheitswert und Prognose bekannt sind. Dies heißt allerdings noch nicht, daß wir in jedem Fall eine kausale Therapie oder gar eine wirkungsvolle Prophylaxe anzubieten hätten. Jedenfalls sind Operationen, die lediglich aufgrund von rein theoretischen Hypothesen ausgeführt werden, problematisch.

3. Die *Physiologie des Gelenkknorpels,* des wichtigsten Gewebes im Gelenk, seine physikalischen und biologischen Eigenschaften, seine Funktion unter Beanspruchung, seine Verletzlichkeit, Resistenz und Reaktion sowie seine Veränderungen im Alter sind weitgehend unbekannt, bzw. noch nicht verstanden (siehe S.83f. und S.90).

Wir kennen zwar morphologisch eine Reihe von Knorpelläsionen, doch wissen wir nicht, welche klinisch stumm bleiben und nicht weiter fortschreiten, somit als harmlos anzusehen sind, und welche langsam aber stetig progredient sich zur Arthrose entwickeln, und worauf diese Unterschiede beruhen.

Zwei Dinge allerdings sind unbestritten:

1. *Knorpelschäden heilen nicht,* und Knorpeldefekte werden nie durch gleichwertigen hyalinen Knorpel ersetzt.

2. *Knorpelschäden bleiben symptomlos,* solange sie innerhalb der Knorpelschicht lokalisiert sind. Sie werden erst symptomatisch, wenn sie bis auf den *darunterliegenden Knochen reichen.*

Diese Erkenntnis gibt Anlaß zu Skepsis gegenüber den meisten Theorien, welche die Schmerzen auf Knorpelveränderungen (nicht arthrotische) zurückführen, und gegenüber chirurgischen Eingriffen an solchem Knorpel. Es gibt keine wissenschaftlich gesicherte Grundlage, die dazu berechtigen würde, davon einen therapeutischen Effekt zu erwarten.

4. Eine *Korrelation* zwischen *Symptomen* (Schmerzen) und *objektiven* (morphologischen) *Befunden* kann bei der Mehrheit der Fälle *nicht* gefunden werden: Ebenso häufig lassen sich bei Patienten, die über Knieschmerzen klagen, keine objektivierbaren Ursachen finden, wie andererseits auch erhebliche Knorpelveränderungen symptomlos bleiben. Dies deckt sich mit der Erkenntnis, daß Knorpelschäden, welche nicht bis auf den Knochen reichen, in der Regel keine Schmerzen verursachen.

Andererseits spielen *muskelphysiologische* und *-pathologische* Veränderungen wahrscheinlich eine nicht zu unterschätzende, aber schwierig zu fassende Rolle.

Unter diesen Umständen erstaunt es nicht, daß:

- *Diagnosen* oft im *Unklaren* stecken bleiben, daß
- eine Vielzahl von *Therapien,* vor allem auch operativen, vorgeschlagen wurden, welche dann aber meist enttäuscht haben, und daß schließlich
- *Begriffsverwirrungen* nicht ausgeblieben sind.

Zu den Begriffen

«*Chondromalazie*» bedeutet Knorpelerweichung. Die Bezeichnung wurde erstmals in den Zwanzigerjahren dieses Jahrhunderts gebraucht für bestimmte Knorpelschäden an der Patella, wobei eine traumatische Genese vermutet wurde, sodann für eine eigenartige typische «Erweichung» des Knorpels, welche besser palpierbar als sichtbar ist. Als pathologisch-anatomischer Begriff ist die «Chondromalazie» klar und eindeutig. Allerdings ist er dann, vor allem im angelsächsischen Sprachraum, in den klinischen Gebrauch gekommen und wurde schließlich als «Diagnose» für alle unklaren Beschwerden im vorderen Kniegelenkabschnitt gebraucht. Im deutschen Sprachgebiet wird das Wort «*Chondropathie*», also «Knorpelleiden», als Synonym dafür gebraucht.

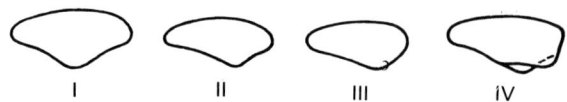

Abb. 66.25: *Die Einteilung der Patellaformen von Gunnar Wiberg.*

Gruppe I: Symmetrische Patella
Gruppe II: leichte Asymmetrie
Gruppe III: erhebliche Asymmetrie
Gruppe IV: starke Asymmetrie, mediale Gelenkfacette konvex.

Diese Einteilung ist eine rein *morphologische* und sagt noch nichts aus über die Pathologie, außer bei Gruppe IV. Asymmetrie ist nicht gleich Dysplasie. Erklärung im Text (siehe auch S.797).

Beide Wörter suggerieren einen kausalen Zusammenhang zwischen einem pathologisch-anatomischen Befund und subjektiven Symptomen und damit eine kausale Behandlungsmöglichkeit, wo keinerlei Beweise für eine solche Annahme vorliegen.

Der Wahrheit und dem Stand des Wissens eher angemessen wäre es, von «Schmerzen im vorderen Kniebereich» zu sprechen. Keine der vorgeschlagenen Bezeichnungen hat sich bisher eindeutig durchsetzen können. Die angelsächsische Bezeichnung «anterior knee pain» drückt unsere Unwissenheit deutlich aus und ist weit genug gefaßt, alle Aspekte des Phänomens einzuschließen.

Der Begriff *«femoro-patelläres Schmerzsyndrom»* beschränkt sich auf das Gelenk im engeren Sinne. Trotzdem ist er vielleicht unspezifisch und unprätentiös genug, und auch schon ziemlich gut eingeführt, so daß er hier gebraucht werden soll.

In diesem *Sammeltopf* stecken vorläufig noch mehr Fragen als Kenntnisse, doch gilt es, im Hinblick auf die *Praxis,* diese klar auseinander zu halten.

Eine Reihe von Fakten sind bekannt; von diesen ist auszugehen:

Pathologie und Ätiologie

Knorpelveränderungen an der Patellarückfläche finden sich nicht selten schon bei Jugendlichen, nehmen normalerweise mit den Jahren zu und sind im Alter *ein gewöhnlicher Befund.* Er ist vorwiegend durch Verdickung, Erweichung, Aufsplitterung und Abscherung gekennzeichnet («Chondromalazie»), welche *nicht* bis auf den Knochen hinunter reichen. Diese Veränderungen sind also offenbar bis zu einem gewissen Grad normal und nicht als pathologisch anzusehen.

Bei ihrer Entstehung sind wohl auch andere Mechanismen im Spiel als lokale Überbeanspruchung, denn sie finden sich gehäuft auch im Bereich der medialen Gelenkfacette, welche normalerweise weniger belastet ist als die laterale. Daß eine «Hypopression» als Ursache in Frage kommt, ist lediglich eine Vermutung. Andererseits spielen vielleicht Friktionen beim Abgleiten des medialen Patellarandes über die Kante des medialen Femurkondylus in die Interkondylärgrube eine Rolle (Abb. 66.26).

Jedenfalls entwickeln sich diese Veränderungen nur selten zu manifesten degenerativen Schäden (siehe S. 818).

Die *klinische* Bedeutung aller dieser Befunde am medialen Aspekt der Patella ist deshalb verhältnismäßig *gering.* Da sie in der Optik des Arthroskops vergrößert erscheinen, ist diese Feststellung vielleicht nicht überflüssig. Meist überflüssig, wenn nicht schädlich, ist hingegen das Abtragen (shaven) solchen Knorpels, in der Meinung, Therapie oder gar Prophylaxe betreiben zu können. Sie entbehrt rationaler Grundlagen.

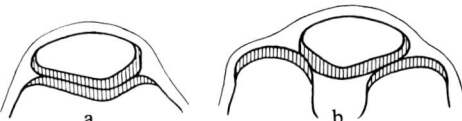

Abb. 66.26: *Die Kongruenz des patello-femoralen Gelenkes* bei annähernd gestrecktem Knie (a) ist gut, doch bei stark gebeugtem Knie (b) sinkt die Patella in die Interkondylärgrube und steht nur noch am Rande mit den Femurkondylen in Kontakt, medial überdies nur schmalbasig und schief, mit ihrer «odd facet». An dieser Stelle findet sich oft malazisch veränderter Knorpel, auch beim Gesunden.

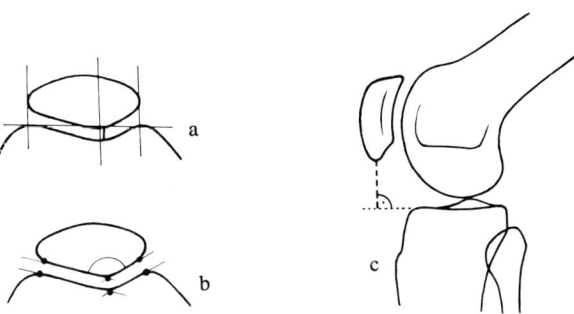

Abb. 66.27: *Röntgenologische Messungen an der Patella.*

a) und b) im *axialen* Bild: Eine Reihe von Meßpunkten, Distanzen, Quotienten und Winkeln wurden angegeben, um das femoro-patellare Gelenk besser beurteilen zu können. Keine davon sind genau: Schon die Standardisierung der axialen Aufnahmen gelingt schlecht, und die Fehlergrenzen von Messungen sind *hoch.* Überdies läßt sich nicht eindeutig definieren, was normal oder was pathologisch sei. Schließlich ist die Patella sehr beweglich, ihre Stellung im Röntgenbild zufällig.

c Die *Höhe der Patella* kann am besten im *Seitenbild* (bei gebeugtem Knie, damit die Patellarsehne gestreckt ist) beurteilt werden: Der *Abstand* der Patella von der Ebene der Tibiagelenkfläche ist der Länge der *Patellagelenkfläche* vergleichbar. Starke Abweichungen werden als Patella alta bzw. als Patella baja bzw. infera (vielleicht besser als Patellatiefstand) bezeichnet.

Hochstehende Kniescheiben findet man gehäuft bei Instabilitäten und habituellen Subluxationen, eine *tiefstehende* Patella entsteht fast ausschließlich *iatrogen,* als Folge einer Operation an der Tuberositas tibiae (Verlagerung). Sie kann erhebliche *Beschwerden* machen. Bei Operationen sollte eine Distalisierung der Tuberositas auf jeden Fall *vermieden* werden.

(Die Bestimmung der Patellahöhe aus dem Verhältnis der Länge der patellaren Gelenkfläche zur Länge des ligamentum patellae ist zeimlich ungenau. Auch die Methode von Blumensaat ist vom Beugewinkel des Kniegelenkes abhängig und deshalb unzuverlässig.)

Kniegelenk

Die *Knorpelschäden,* die zur *Arthrose* führen, sind meist von *anderer Art:* weniger durch Verdickung, Erweichung und Aufsplitterung als durch stetig fortschreitende Abscheuerung des Knorpels bis auf den Knochen gekennzeichnet. Diese Läsionen finden sich am häufigsten am First, etwas oberhalb der Mitte der Patella. Sie beginnen meist *lateral* und breiten sich dann quer über die ganze Patella aus. Sie sind Ausdruck lokaler *Überbeanspruchung,* sind in der Regel irreversibel, progredient und zeigen später die typischen Knochenreaktionen der *Arthrose.*
Man hat von «*lateralem Hyperpressionssyndrom*» gesprochen und eine anatomische Asymmetrie («malalignment») und/oder ein funktionelles (muskuläres) Ungleichgewicht im Streckapparat als Ursache dafür angesehen. Bei stärker ausgeprägten Symptomen würde dieses Bild einer lateralen Instabilität der Patella bzw. der *habituellen Patellaluxation* entsprechen mit der dieser zugrunde liegenden konstitutionellen *Dysplasie;* jedenfalls ist die Pathomechanik dieselbe (Abb. 66.27).

Diese Fälle lassen sich manchmal aus dem Sammeltopf des «patellofemoralen Syndroms» diagnostisch ausgliedern und entsprechend differenziert behandeln.

Bei manchen Patienten ist die Ursache sicher *traumatisch.* Kontusionen können Knorpelschäden setzen, die sich klinisch nicht feststellen lassen, wohl aber arthroskopisch. Allerdings ist bei diesen Fällen operativ wenig auszurichten.
Bei der großen *Mehrzahl* der *jüngeren* Patienten findet man jedoch *keine Ursache* für ihre Knieschmerzen. Für diese bietet sich das wissenschaftlich klingende Wort «*idiopathisch*» an.
Es ergibt sich folgende

Einteilung des Femoro-patellären Syndroms

1. *Laterale Instabilität* der Patella, evtl. mit *habitueller Luxation.* Ursache meist Dysplasie (kongenital) von Patella und Femurkondylen.
Von diesen wahrscheinlich nicht scharf zu trennen:
2. «Malalignment», «*Hyperpressionssyndrom*», schließlich Patellaarthrose.
3. *Traumatische* (Knorpel-)schäden.
4. *Unbekannte Genese:* «Idiopathische Chondropathie» (die Mehrzahl aller Fälle).

Das Krankheitsbild

Im Vordergrund stehen *chronische Knieschmerzen.* In der Praxis sind es vor allem *junge Mädchen,* aber auch *Jünglinge,* welche über Schmerzen im Bereiche der Kniescheiben klagen, meist nach größeren Anstrengungen. Gelegentlich ist ein stumpfes Knietrauma vorausgegangen, doch häufiger sind die Beschwerden spontan aufgetreten, vielleicht nach einer etwas ungewohnten Beanspruchung. Typisch ist die

Angabe, daß die Schmerzen beim *Treppabgehen,* aber auch *nach längerem Sitzen* (etwa im Kino) auftreten, was dann die Patienten nötigt aufzustehen und etwas herumzugehen.
Die Schmerzen werden als mehr oder weniger stark geschildert, hindern die Patienten an sportlicher Betätigung, führen aber kaum zu Arbeitsunfähigkeit. Sie haben *chronischen* Charakter, können monate- und jahrelang immer wieder auftreten.
Ein deutlicher Hinweis auf das «Patellasyndrom» ist die Angabe, daß die Schmerzen abwechselnd in *beiden Knien* auftreten.

Bei der *Untersuchung* des Knies werden Schmerzen angegeben im Patellabereich auf Druck, besonders medial, und bei Bewegungen unter Belastung, z. B. gegen Widerstand. Ein Schmerz läßt sich auch auslösen, indem man die Kniescheibe an ihrem oberen Umfang faßt, sie auf das Knie drückt und dort fixiert, während man den liegenden Patienten den Quadrizeps anspannen läßt, indem man ihn auffordert, die Ferse von der Unterlage anzuheben (*Zohlen*sches Zeichen).
Bei Bewegung gegen Widerstand kann man auch gelegentlich ein mehr oder weniger starkes *Reiben der Patella* auf der Gleitfläche spüren und auch hören. Während grobes Knacken auch bei gesunden Knien vorkommt und nicht viel zu bedeuten hat, ist das feine Reiben eher Zeichen einer Unregelmäßigkeit des Knorpelbelages der femoro-patellaren Gleitflächen.
Oft ist das der einzige objektive Befund in diesen Fällen. In manchen anderen jedoch findet man Zeichen einer Patelladysplasie und einer Instabilität mit abnormer Verschieblichkeit der Patella nach lateral, im Sinne der Vorstufe einer Patellaluxation.
Auch eine übermäßig stark nach lateral ziehende Kraftkomponente des Quadrizeps, sei es infolge einer anatomischen Asymmetrie oder wegen eines muskulären Ungleichgewichtes (Atrophie des vastus medialis), weisen in diese Richtung. Eine laterale Hyperpression läßt sich aber kaum einwandfrei objektivieren, es sei denn, es lägen bereits arthrotische Abnützungserscheinungen vor. Die Diagnose sollte nicht aus Verlegenheit zu oft gestellt werden.
Bandapparat und *Muskulatur* sind zu prüfen: Gelegentlich findet man schlecht kompensierte Knieinstabilitäten, Laxitäten bei *insuffizienter Quadrizepsmuskulatur,* oder aber versteckte *Muskelkontrakturen im Oberschenkel.* Danach sollte man suchen, denn beides ist einer *Therapie zugänglich.*

Knieröntgen ap und seitlich sowie *axiale Aufnahmen* der *Patella* bei leicht *gebeugtem Knie* in Rückenlage genügen in der Regel (Abb. 66.10). Sie zeigen in den meisten Fällen normale Verhältnisse.

Die Patellabilder sind mit Vorsicht zu interpretieren: Die Diagnose «Dysplasie» sollte nur gestellt werden, falls eine solche eindeutig erkennbar ist (siehe dazu S. 802).

Bei der *Beurteilung der Lage der Patella* muß man sich im klaren sein, daß es sich um eine *Momentaufnahme* aus einem Bewegungsablauf handelt, daß in Streckstellung der Quadrizeps die Patella schon normalerweise ein wenig nach lateral zieht, und daß der *Gelenkspalt* nur zur Darstellung gelangt, wenn er *genau tangential* getroffen ist. Sein Verschwinden kann projektionsbedingt sein.

Mit dieser *einfachen Diagnostik:* Anamnese, klinische Untersuchung und konventionelles Röntgen lassen sich spezifische Ursachen eruieren. Bei der Mehrzahl ist jedoch der *objektive Befund* – verglichen mit den geklagten Beschwerden – *gering*. Hier helfen aufwendigere Abklärungen auch nicht weiter.

In hartnäckigen Fällen kann die *Arthroskopie* wenigstens zeigen, ob Knorpelveränderungen vorliegen oder nicht.

Verlauf und Prognose

Langzeituntersuchungen haben gezeigt, daß die *Spontanprognose auf lange Sicht gut ist:* In der Mehrzahl der Fälle, vor allem bei den «idiopathischen», verschwinden die Schmerzen spontan nach Wochen, Monaten oder Jahren wieder, unter einer gewissen Schonung, und auch ohne Therapie.

Es handelt sich somit um ein «*self limiting disease*», eine Krankheit, welche sich, im Gegensatz etwa zur Arthrose, *nicht* progredient verschlechtert.

Die Therapie

des Leidens, insbesondere des «idiopathischen» femoro-patellären Schmerzsyndroms, ist daher in erster Linie *konservativ:*

Im Anfangsstadium ist eine den Beschwerden angepaßte

- *Schonung* angebracht, wenn nötig auch eine kurzfristige
- *analgetische medikamentöse* Therapie.
  Am meisten zu erwarten ist von der
- *Heilgymnastik:*
  Hier steht an erster Stelle das
- *isometrische Quadrizepstraining* (bei *gestrecktem Knie,* da in dieser Stellung die Patella entlastet ist). Nicht selten gehen die Knieschmerzen unter dem Krafttraining zurück.
  Bei Muskelverkürzungen und Kontrakturen haben sich
- *Dehnübungen (stretching)* bewährt (des Quadrizeps, vor allem des M. rectus, in Bauchlage, bei gestrecktem Hüftgelenk; der ischiokruralen Muskulatur z. B. im Stehen).
- *Wärme* (Rotlicht) kann zu Hause appliziert werden. Auch warme Bekleidung ist zu empfehlen.

Das Tragen von

- *Schuhen mit flachen Absätzen* entlastet den Kniestreckapparat und kann so nicht selten die Schmerzen zum Verschwinden bringen.
  Da diese durch vermehrte Beanspruchung ausgelöst werden, kommen die meisten Patienten um eine
- *Anpassung der Lebensgewohnheiten* nicht herum. Als *Sportarten* sind z. B. Velofahren und Schwimmen besser als etwa Ski und Fußball.
- *Verbände* (taping) werden versucht, auch Bandagen sind im Gebrauch.
- Wie *Knorpelextrakte* (Rumalonkuren) wirken sollen, ist logisch nicht zu erklären, und der Effekt von
- *Mukopolysaccharidpräparaten* (Arteparon) ist auch nicht bewiesen. Immerhin ist die wiederholte Injektion ins Gelenk *nicht unbedenklich:* Entzündungen und auch Infekte kommen vor.
- *Lokale Anästhesie* kann an umschrieben schmerzhaften Stellen, und damit auch zu diagnostischen Zwecken, angewandt werden.
- *Cortisoninjektionen* werden kaum mehr empfohlen.

Mit diesen Maßnahmen kommt man in der Regel aus.

Andererseits wurde wegen der oft hartnäckigen Schmerzen, und im Bestreben, bei den meist jungen Leuten Arthroseprophylaxe zu betreiben, eine große Anzahl von verschiedenen *Operationen* empfohlen und auch durchgeführt. Außer bei einigen wenigen gezielten Indikationen haben die *Langzeitresultate* praktisch aller dieser Operationen fast durchwegs *enttäuscht.*

Indikationen für Operationen bei Chondropathia patellae

Eine *kausale Therapie ist nicht bekannt.* Die empfohlenen Operationen beruhen fast alle auf theoretischen Spekulationen. Sie bringen die Schmerzen oft kurzfristig zum Verschwinden oder können sie wenigstens mildern, doch ist dieser Effekt wohl eher der postoperativen Schonung zuzuschreiben, denn nach einiger Zeit treten die alten Beschwerden wieder auf und manchmal neue dazu. Langfristig sind die Resultate nicht sehr ermutigend.

- *Abrasio patellae:* Abschneiden bzw. Abschleifen («shaven») der veränderten Knorpelschichten. Auf die Dauer gesehen sind die Ergebnisse dieser Operation schlecht. Sie verhindert das Fortschreiten der Krankheit nicht, beschleunigt eher die Arthrose. Das Abschaben und Abraspeln von «Knorpelteilen, die nicht normal aussehen» ist vor allem unter der Vergrößerung im Arthroskop eine starke Versuchung, doch werden mit den scharfen Instrumenten, besonders den motorgetriebenen, leicht neue, größere Schäden gesetzt.

– Das *Anbohren* der subchondralen Knochenschicht (forage) soll durch Hyperämie und invasives Zellwachstum eine Regeneration der Knorpelschicht fördern. Diese Operation kann z. B. bei der Osteochondrosis dissecans etwas nützen, bei Knorpelschäden kaum. Sie wird auch nicht mehr häufig gemacht.

Wenn eine *eindeutige dysplastische* Komponente vorliegt (die Beurteilung bleibt bis zu einem gewissen Grade subjektiv), eine *Lateralisation* der Patella (der Nachweis ist allerdings unsicher) und *deutliche* Zeichen einer *Überbeanspruchung* der *lateralen* Gelenkfacette (auch dies ist schwierig zu beweisen, solange keine Arthrosezeichen vorliegen; siehe Abb. 66.23), kommt eine der *bei der habituellen Patelluxation gebräuchlichen Operationen* in Frage (siehe S. 801). Dazu gehören die Folgenden:

– Die dosierte *Verlagerung der Tuberositas tibiae mit dem Ansatz der Patellarsehne* nach *medial* (Elmslie, Trillat). Dabei ist darauf zu achten, daß die Tuberositas *nicht gleichzeitig nach distal* verlagert wird, denn eine tiefstehende Patella stört die normale Funktion, macht neue Beschwerden und führt zu rascherer Arthrose.
– Die *Durchtrennung der lateralen Kniegelenkkapsel* (lateral release) ist einfach. Sie soll den lateralen Druck mindern und die Lateralisierungstendenz ausschalten. Die längerfristigen Resultate sind *unterschiedlich*. Vielleicht liegt das an der zu wenig strengen *Indikationsstellung*. Als alleinige, relativ kleine und «verhältnismäßig harmlose» Operation in richtig ausgewählten Fällen, oder als Zusatzeingriff zur Tuberositasverlagerung kann sie vielleicht manchmal tatsächlich helfen.
– Die *Vorverlagerung des Lig. patellae durch Ventralisierung der Tuberositas tibiae* mittels eines Knochenspanes (Maquet, Bandi) sollte nach der Idee des Erfinders eine Verbesserung der mechanischen Verhältnisse durch Vergrößerung des Hebelarmes des Quadrizeps bewirken. Dieser Effekt ist tatsächlich sehr gering. Auch sonst ist die Theorie nicht über jeden Zweifel erhaben und stellt eine unzulässige Simplifizierung dar. Die *Langzeitresultate* sind denn auch eindeutig *unbefriedigend bis schlecht* und zeigen auch eine beschleunigte Arthroseprogredienz. Ästhetisch störend und auch sehr unangenehm ist die resultierende *starke Prominenz der Tuberositas,* die das Knien verunmöglicht.

Verlagerungs- und andere Operationen greifen zumeist verhältnismäßig massiv und undifferenziert in den fein abgestimmten Gleitmechanismus der Patella ein, womit dieser kaum je gezielt «verbessert» werden kann. Die Veränderung der Kontaktflächen ist nicht voraussehbar (siehe Abb. 66.21). Hier können sich ohne weiteres lokale Spannungsspitzen ergeben, welche zur Überbeanspruchung einzelner Knorpelpartien und damit zur Arthrose führen können.

In schwereren Fällen mit *femoro-patellarer Arthrose* kommt die

– *Patellektomie* in Frage. Siehe dazu S. 818.

Wachstumskrankheiten

Hier sind einige Krankheiten zusammengefaßt, welche mit dem epiphysären Wachstum zusammenhängen und deshalb nur *bei Kindern und Jugendlichen* vorkommen.

Schädigung der Wachstumszonen

Schädigungen der Wachstumszonen, wie sie im allgemeinen Teil (siehe S. 325) beschrieben sind, können das normale Skelettwachstum stark beeinträchtigen und zu Fehlstellungen und Beinverkürzungen führen, welche im Laufe der Entwicklungsjahre *zunehmen*. Die Achsenfehler sind auf S. 813 im einzelnen beschrieben. Beinlängendifferenzen siehe S. 687.

Diese Epiphysenfugenschäden können *verschiedene Ursachen* haben:

Angeborene Dysplasie: Genu varum (Blount)

Starke Varusdeformität des Knies bei kleinen Kindern. Das Röntgenbild zeigt als Ursache eine pathologisch veränderte Epiphysenfuge am Tibiakopf medial, im Gegensatz zum gewöhnlichen «O-Bein» der kleinen Kinder. Das Wachstum ist hier gehemmt, die Ätiologie der Krankheit ist unklar. Bei stärkerer Deformität ist eine Korrekturosteotomie notwendig (siehe auch S. 817).

Erworbene Schädigungen der Epiphysenfugen am Kniegelenk

– *Traumatische Verletzungen:* Besonders starke Deformitäten entstehen, wenn nach einer Epiphysenfraktur die Epiphysenfuge durch einen Knochenkallus überbrückt wird. Am häufigsten ist ein Genu valgum bzw. recurvatum. Exakte anatomische Reposition hilft solche Komplikationen vermeiden (siehe auch Frakturen bei Kindern, S. 503, Abb. 28.6).

– *Röntgenbestrahlung:*
Schwere Deformitäten kommen auch nach Bestrahlungsschäden an den Epiphysenwachstumszonen vor, z. B. bei therapeutischen Röntgenbestrahlungen von Naevi usw. (Abb. 28.2).

– *Erworbene Knochen- und Gelenkkrankheiten.* Z. B. Osteomyelitis, eitrige Arthritis, können die Epiphysenfugen schädigen und ähnliche Störungen machen.

Therapie: Zur Korrektur der im Verlaufe des Wachstums zunehmenden *Deformitäten* sind manchmal wiederholte Osteotomien notwendig (siehe auch Achsenfehler, S. 815).

Andere Wachstumsdeformitäten

Im Gegensatz zu den genannten Achsenfehlstellungen infolge Störungen der Epiphysenwachstumszone, welche sich im Laufe der Jahre *verschlimmern,* haben die meisten übrigen Achsenfehlstellungen im Wachstumsalter eine *spontane Tendenz zur Rückbildung.* Eindrücklichstes Beispiel dafür waren die rachitischen O- und X-Beine, welche oft groteske Formen zeigten. Unter Vitamin-D-Medikation werden solche Beine in kurzer Zeit gerade. Rachitische Beindeformitäten sind heute in Industrieländern selten geworden.

Die meisten Achsenabweichungen im Kindesalter sind «physiologisch»: O-Bein in den beiden ersten Lebensjahren, im Vorschulalter X-Bein, mit beträchtlicher Schwankungsbreite. Beides korrigiert sich bis zum Wachstumsabschluß in der Regel spontan, eine Therapie ist nicht notwendig. Näheres zu den Kniegelenkachsen im Kindesalter siehe S. 813f.

Apophyseopathie der Tuberositas tibiae
(Osgood-Schlattersehe Erkrankung)

Sie wird zu den juvenilen Osteochondrosen gezählt (siehe S. 345), doch scheint auch eine chronisch-traumatische Überbeanspruchung der Insertionsstelle der Patellarsehne eine Rolle zu spielen. Im Alter zwischen 10 und 14 Jahren ist sie nicht selten Ursache von Knieschmerzen, häufiger bei Knaben als bei Mädchen.

Die Schmerzen lassen sich ziemlich genau lokalisieren auf die Tuberositas tibiae. Manchmal springt diese deutlich vor und ist druckempfindlich, das Knien macht Schmerzen.

Das *Röntgenbild* sichert die *Diagnose:* die Apophyse der Tuberositas tibiae ist sklerosiert, unregelmäßig, später in Schollen zerfallen. Die normale Verknöcherung der Epiphysenfuge ist gestört. Selten bleibt sie ganz aus, wobei einzelne Knochenkerne im Lig. patellae isoliert liegen bleiben (Abb. 66.28).

Mit dem Abschluß des Wachstums heilt die Krankheit von selbst. In der Regel genügt *konservative Therapie:* Schonung, lokale Applikationen, evtl. Ruhigstellung für einige Wochen in einer Gipshülse.

Selten bleiben Beschwerden nach Wachstumsabschluß bestehen. Dann kann eine operative Ausräumung der nicht fusionierten Knochenkerne notwendig werden.

Osteochondrosis dissecans

Auch diese Krankheit kann unter die Wachstumsstörungen eingereiht werden, denn sie entsteht im Wachstumsalter, obwohl sie manchmal erst einige Jahre später manifest wird. Patienten sind immer ältere Kinder, Jugendliche oder junge Erwachsene (allgemeine Beschreibung siehe S. 347).

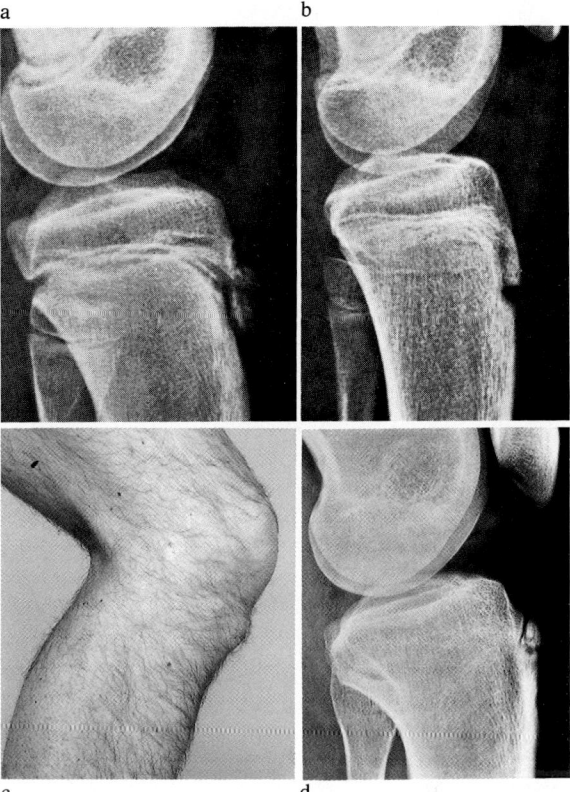

a   b

c   d

Abb. 66.28: *Apophyseopathie der Tuberositas tibiae.*

a Dieses 13jährige Mädchen hatte seit mehreren Wochen Schmerzen an der Tuberositas tibiae. Im seitlichen Knieröntgenbild erscheint die Apophyse unregelmäßig, schollig zerfallen.

b Normales Knie eines gleichaltrigen Mädchens zum Vergleich. Die Apophyse der Tuberositas gehört zur proximalen Knieepiphyse. Hier entspringt die Patellarsehne. Ihre Zugwirkung scheint in der Pathogenese der Krankheit eine Rolle zu spielen.

c Die verdickte Tuberositas ist meist deutlich zu sehen oder mindestens zu tasten.

d Bei diesem 23jährigen Mann ist die Apophyse der Tuberositas nicht wie üblich mit der Tibia verschmolzen. Solche persistierende Knochenkerne findet man in seltenen Fällen, wenn die «Schlattersche Krankheit» nicht in normaler Weise ausheilt. Diese Knöchelchen liegen im Sehnenansatz. Sie können dauernd schmerzhaft bleiben und eine Operation, ihre Exzision, nötig machen.

Kniegelenk

Das Knie ist häufiger befallen als andere Gelenke. Entweder sind unbestimmte Knieschmerzen, verstärkt durch größere Beanspruchung, die ersten Symptome, oder aber plötzliche Einklemmungserscheinungen weisen auf einen bereits freigewordenen Gelenkkörper (eine «Gelenkmaus») hin (siehe unten: «Intraartikuläre Bewegungsstörungen»). Außer bei einem solchen akuten Ereignis sind die klinischen Befunde gering und unbestimmt: Gelegentlich Kniegelenkerguß, Quadrizepsatrophie.

Die Diagnose

Sie muß aus dem Röntgenbild gestellt werden. Im Anfangsstadium ist der Herd unscheinbar, man muß nach ihm suchen: Er liegt gewöhnlich am medialen Femurkondylus, und zwar gegenüber der Eminentia intercondylica. Oft findet man ihn erst auf einer *Tunnelaufnahme* (bei etwa 30° gebeugtem Knie gelangen die Femurkondylen besser zur Darstellung) (Abb. 66.29).

Kniegelenk

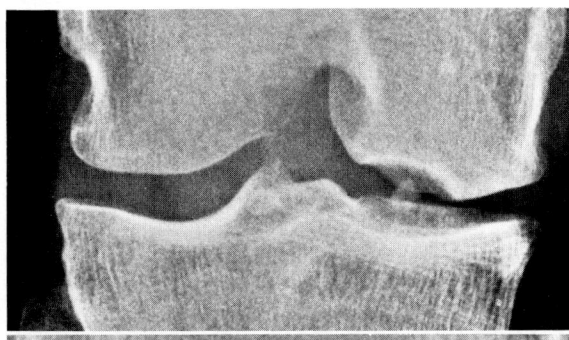

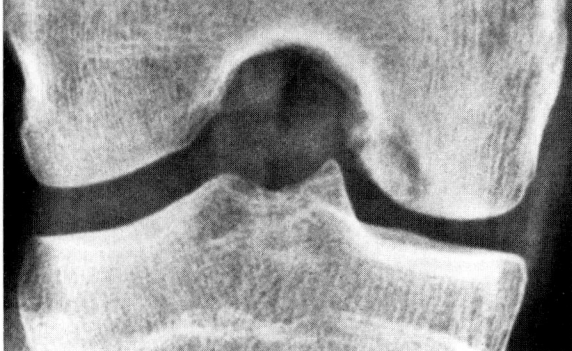

Abb. 66.29: *Osteochondrosis dissecans* an typischer Stelle: an der inneren Seite des medialen Femurkondylus.

a So deutlich wie hier sieht man den sklerotisch demarkierten Defekt nicht immer. Das Dissekat ist bereits vollständig abgesetzt.

b Oft erkennt man den Herd erst auf einer *Tunnelaufnahme* (Knie etwas gebeugt). Der Osteochondroseherd ist bei diesem 14jährigen Mädchen deutlich demarkiert, aber noch nicht disseziert. Er hat noch die Möglichkeit, wieder einzuheilen.

Abbildung 31.8 zeigt das Beispiel einer abgelösten Gelenkmaus.

Prognose

Bei *jüngeren Kindern* heilen nicht allzu ausgedehnte Herde ohne Schäden zu hinterlassen; im *Erwachsenenalter* ist die Ablösung des nekrotischen Knochenstückes die Regel. Irgendwann wird es als freier Gelenkkörper ins Gelenk abgestoßen, oft erst nach Jahren. Das Mausbett vernarbt mit einem Defekt in der Gelenkfläche, Ausgangspunkt für eine *Arthrose,* welche früher oder später Beschwerden machen kann. Allerdings ist die *Langzeitprognose,* vor allem bei nicht allzu ausgedehnten Defekten, oft erstaunlich gut.

Therapie

Bei *Kindern* mit geringem Röntgenbefund ist die *konservative Behandlung* unter ständiger Beobachtung gerechtfertigt: Schonung und Entlastung. Wenn im Röntgenbild eine Demarkation sichtbar wird, wird die *Fixierung* des Dissecates an Ort und Stelle mit Drahtstift oder Schrauben versucht: Durch diese *Operation* kann es manchmal zur Einheilung gebracht werden. Hat sich das Dissecat einmal aus der Knorpelfläche herausgelöst und macht Einklemmungserscheinungen, so muß es aus dem Gelenk entfernt werden. Es liegt nahe, das Dissecat selbst oder ein freies (autologes) Knorpel-Knochen-Transplantat ins Mausbett einzusetzen. Ob es damit gelingt, auf lange Sicht eine Arthrose zu vermeiden, ist noch nicht erwiesen. Die bisherigen Ergebnisse sind nicht überwältigend. In leichteren Fällen genügt vielleicht die Ausräumung.

Intraartikuläre Bewegungsstörungen

Im englischen Sprachgebrauch wird unter dem treffenden Begriff «*internal derangement*» eine Gruppe von Störungen zusammengefaßt, welche durch plötzliche schmerzhafte Bewegungsbehinderung gekennzeichnet sind.

Die *Anamnese* ist typisch: Das Knie kann plötzlich nicht mehr gestreckt werden. Die Blockierung verschwindet in wenigen Augenblicken, manchmal erst nach Stunden oder Tagen, kann aber immer wieder auftreten. Gelegentlich bleibt ein Reizerguß. Im übrigen ist der klinische Befund in den Intervallen gering.

Aufgrund dieser Anamnese muß man auf eine Einklemmung von Gewebselementen im Kniegelenk schließen, welche das normale Gelenkspiel zeitweilig blockieren.

In erster Linie denkt man an einen abgerissenen *Meniskus,* doch kommen auch andere *freie Gelenkkörper:* Gelenkmäuse bei Osteochondrosis dissecans (siehe S. 347), Chondromatose, traumatisch abgesprengte Knochenstücke, evtl. auch Gelenkkapselzotten usw. als Ursache in Frage, aber auch eine Instabilität (vorderes Kreuzband), oder eine Subluxation der Patella, dies vor allem bei Adoleszenten.

Zur *Differentialdiagnose* eines «internal derangement» sind neben den Einklemmungserscheinungen andere spezifische Hinweise nötig.

Meniskusläsionen

Als *nicht blutversorgtes bradytrophes* Gewebe neigen die Kniegelenkmenisken zur *Degeneration*. Zudem sind sie starker mechanischer Beanspruchung ausgesetzt. Meniskusläsionen gehören deshalb zu den häufigeren Knieaffektionen. Bei *Kindern* allerdings sind Meniskusverletzungen noch äußerst selten, doch setzen Degenerationserscheinungen im Meniskus *sehr früh*, schon nach Abschluß des Wachstums, ein.

Besondere Bedeutung haben Meniskusverletzungen in der *Sportmedizin* bekommen, einerseits weil der Spitzensport zunehmend härter geworden ist, andererseits wegen der enormen Zunahme sportlicher Aktivitäten in der gesamten Bevölkerung, oft ohne genügendes Training und in unzweckmäßiger Art und Weise.

Zur Physiologie

Die Menisken *ergänzen* das flache Tibiaplateau zu einer kongruenten und an die Kniebewegung anpassungsfähige *Gelenkpfanne* für die Femurkondylen (Abb. 66.30). Nur ihre *Basis* ist an der Gelenkkapsel festgewachsen und von hier durch Blutgefäße versorgt. Der in das Gelenk hineinragende Keil hat *keine* Blutzirkulation (Abb. 66.31).

Pathologie

1. *Akute Risse*

Menisken können bei *akuten schweren Knieverletzungen* ein- oder abreissen. Typisch ist das Flexions-Außenrotations- bzw. Valgisationstrauma, das – neben Bandverletzungen – nicht selten eine Verletzung des medialen Meniskus zur Folge hat (siehe auch S. 842). Es handelt sich meist um *Sportunfälle* (Fußball, Skilauf) *junger Männer.*

Reißt der Meniskus nicht sofort ein, dann geschieht dies häufig ein bis zwei Jahre später, wenn die Instabilität des Knies bestehen bleibt. Typisch ist der *tangentiale Längsriß*, meist im hinteren Abschnitt des Innenmeniskus, der ja straffer mit dem Bandapparat verbunden ist als der laterale Meniskus.

Bei schwereren Bandverletzungen ist der Einriß oder Abriß eines Meniskus lediglich eine Begleitverletzung und wird oft erst bei der Arthroskopie bzw. Arthrotomie erkannt. Dazu siehe S. 836f. und Abb. 66.15.

Da der Meniskus bei akuten Knieverletzungen in der Regel an der gut *vaskularisierten Basis* abreißt, kann er wieder einheilen. Deshalb wird bei solchen *frischen* Verletzungen die *Naht* des abgerissenen Meniskus empfohlen.

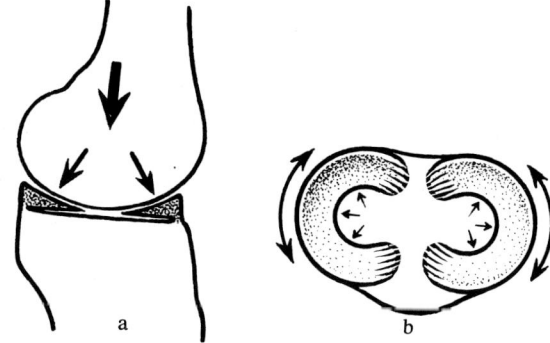

Abb. 66.30: Eine der verschiedenen Funktionen des Meniskus ist die gleichmäßige *Druckverteilung* im Kniegelenk. Damit wird die zentrale Berührungsstelle der Kondylen *entlastet* (a). Das Gelenk ist mit den Menisken «kongruenter» als ohne, und zwar nicht nur in einer, sondern in *jeder* Stellung, da sich die Menisken mitbewegen.

Durch den Druck der Femurkondylen wird der Meniskus von der Mitte her zum Rand gedrängt. Dadurch treten *Zugspannungen* parallel zur Zirkumferenz auf (b). Dem entspricht die Orientierung der Fasern im Meniskus in der Längsrichtung, parallel zum Rand. Meniskusrisse sind denn auch primär praktisch immer *Längsrisse.* In der Regel genügt es, die abgerissenen Teile zu entfernen. Die randständigen, noch funktionierenden Partien sollten wenn möglich belassen werden.

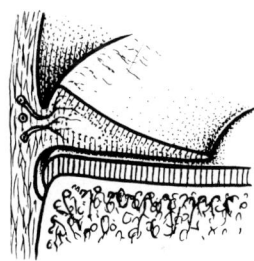

Abb. 66.31: *Querschnitt durch einen Meniskus.*

Er ist nur durch eine schmale Brücke mit der Gelenkkapsel verbunden. Über diese versorgen einige Blutgefäße seinen seitlich randständig gelegenen Abschnitt. Der keilförmige freie Rand zur Kniemitte hin wird nur durch *Diffusion* aus der Synovialflüssigkeit ernährt. In der Mitte des dreieckigen Querschnittes bleibt eine *schlecht ernährte* Zone, die denn auch zur *Degeneration* neigt. Damit hängt die Verletzlichkeit des Meniskus für chronische Risse zusammen.

Bei Meniskektomien ist es wahrscheinlich besser, die vaskularisierte Basis *zu erhalten.* Sie hat eine gewisse Regenerationsfähigkeit, im Gegensatz zum Gewebe am freien Rand.

Kniegelenk

2. Chronische Risse

Weit *häufiger* sind die *Risse chronisch degenerierter Menisken,* ohne Unfall oder bei geringfügigem Trauma, bei unphysiologischen, unkoordinierten Bewegungen. Betroffen ist eher eine *mittlere Altersgruppe.* Vorwiegend reißen die stark strapazierten Menisken von *Sportlern* aller Art, besonders Fußballer, auch Skifahrer, dann bei *Berufen,* welche viel in der Hocke arbeiten müssen, wie Bodenleger, Gärtner, Dachdecker, Bergleute usw.

Der *innere Meniskus* ist viel häufiger betroffen als der äußere. Die Risse laufen meist *tangential,* d.h. es sind *Längsrisse,* parallel zum freien Rand. Die schwächste Stelle liegt in der mittleren Zone des Meniskusquerschnittes, welche nicht vaskularisiert ist und wegen des schlechten Stoffwechsels schon früh zu *degenerativen Veränderungen* neigt (siehe Abb. 66.31). Das Heilungspotential solcher Risse ist entsprechend gering, eine Wiederherstellung praktisch nicht möglich. Wenn abgerissene Fragmente ernsthafte Beschwerden machen, bleibt deshalb nur ihre (sparsame) Resektion.

Der erste Riß entsteht mit Vorliebe *tangential am Hinterhorn,* welches der stärksten Beanspruchung ausgesetzt ist. Er kann sich zum *Lappen-* oder *Korbhenkelriß* vergrößern (Abb. 66.32). Diese Lappen und Korbhenkel können ins Gelenk hinein luxieren und sich dort einklemmen, was massive akute Symptome, vor allem die typischen *Blockierungen* zur Folge hat. Risse ohne Verschiebung von Meniskusanteilen machen eine weniger spezifische Symptomatologie.

Auch *Instabilitäten* prädestinieren zu Meniskusverletzungen. Vor allem nach Läsionen des vorderen Kreuzbandes wird das *Hinterhorn* des medialen Meniskus durch die anteriore Instabilität (vordere Schublade) unphysiologisch beansprucht, wenn der mediale Femurkondylus über die hintere Tibiakante abrutscht, wie aus Abb. 66.33 ersichtlich.

Nach Entfernung solcher Menisken nimmt die Instabilität noch zu, und der gestörte Gleitmechanismus führt mit der Zeit zu degenerativen Veränderungen, schließlich zur *Gonarthrose.* Die Langzeitprognose frischer Verletzungen ist daher besser, wenn die Instabilität behoben und der Meniskus erhalten werden kann.

3. Bei Kindern sind Meniskusläsionen äußerst selten.

Ihre Gewebe sind noch elastisch und rißfest. Lediglich der seltene angeborene *Scheibenmeniskus* macht ähnliche Symptome und erfordert die gleiche Behandlung (S. 796).

4.

Der Verschleiß der Menisken als *Begleiterscheinung* bei *Gonarthrosen,* mit Auffaserung, Zerreibung, bis zu völliger Zerstörung der Menisken hat selten eigene klinische Bedeutung. Die Zerstörung der Knorpelgelenkflächen, die Arthrose beherrscht das Bild.

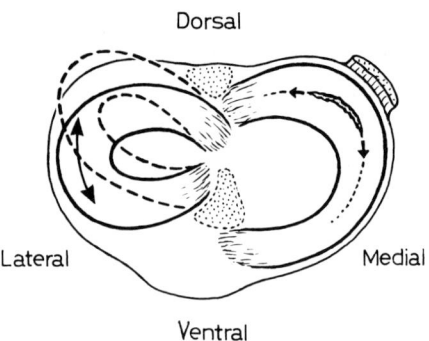

Abb. 66.32: *Meniskuspathologie.*

Der *laterale Meniskus* kann sich bei Rotationsbewegungen des Knies ziemlich weit vor- und rückwärts *verschieben.*

Der *mediale Meniskus* hingegen ist am Rande *stark fixiert.* Bei Vor- und Rückwärtsgleiten des Femurkondylus auf dem Tibiaplateau entstehen deshalb hier *leichter Risse,* meist *tangential im Hinterhorn.* Diese Risse können sich mit der Zeit ausweiten (in Pfeilrichtung), was dann zu Lappenbildung, Korbhenkeln usw. führt.

Bei massivem Trauma kann der Meniskus *in der Basis* abreißen. Solche Verletzungen im *vaskularisierten* Teil des Meniskus können heilen, chronische Risse im bradytrophen Teil nicht.

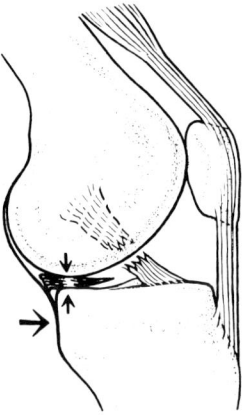

Abb. 66.33: *Kniestabilität und Meniskus.*

Bei Subluxation des medialen Femurkondylus nach *hinten,* infolge einer Insuffizienz des *vorderen Kreuzbandes,* wird das *Hinterhorn des medialen Meniskus,* das hier wie ein Bremskeil wirkt, gezerrt und gequetscht, eine häufige Ursache von chronischen Rissen.

Die Meniskektomie bessert den Zustand nur kurzfristig, weil damit der Bremskeil wegfällt und die *Instabilität zunimmt.*

Kniegelenk

Klinik der chronischen Meniskusverletzungen

Typisch ist der unvermittelte, plötzliche starke *Schmerz,* meist bei einer unkoordinierten Kniebewegung, etwa beim Aufstehen aus der Hocke, oder nach einer Schleuderbewegung (Fußball). Das Knie ist sofort blockiert in einer Beugestellung und kann nicht mehr gestreckt werden. Manchmal ist der Betroffene gehunfähig. Er empfindet das Ereignis als Unfall. Ein adäquates äußeres Unfallereignis jedoch *fehlt* in der Regel.

Die akuten Schmerzen gehen in der Regel innerhalb von Tagen bis Wochen zurück, allerdings oft nicht vollständig. Nicht selten bildet sich ein seröser Erguß im Verlaufe von Tagen. Ein *Hämarthros* entsteht innert Stunden und weist auf Begleitverletzungen im Kniegelenk hin.

Gelegentlich reponieren sich luxierte Meniskuslappen spontan. Eine persistierende Streckhemmung weist auf verbleibende Meniskusluxate hin.

Bei Rissen *ohne Einklemmung* von Meniskuslappen im Gelenk sind die Symptome weniger spezifisch. Blockaden dauern nur kurze Augenblicke oder fehlen ganz. Schmerzen können die einzigen Verdachtsmomente sein.

In vielen Fällen *verschwinden* die Symptome mit der Zeit wieder vollständig, ohne daß eine genaue Diagnose gestellt worden wäre, und auch ohne Behandlung außer einer zeitweiligen Schonung. Eine eingreifendere Therapie ist also nicht in allen Fällen nötig, und wenn Patient und Arzt etwas Geduld haben, heilen viele «Meniskusläsionen» spontan aus. Offenbar gibt es «stabile», d.h. wenig verschiebliche Risse mit besserer Spontanprognose.

Diagnose

Anamnese

Die Diagnose kann oft aufgrund der beschriebenen *typischen Vorgeschichte* gestellt oder mindestens vermutet werden. Aber auch Knieschmerzen ohne akuten Beginn können auf eine Meniskusläsion hinweisen, so etwa nächtliche Schmerzen bei Männern mit entsprechender beruflicher Exposition.

Klinische Zeichen einer Meniskusläsion

- *Kniegelenkerguß:* häufig, vor allem im akuten Stadium.
- *Schmerzen im Kniegelenkspalt,* medial bzw. lateral, verstärkt unter Belastung im Stehen, und besonders bei gleichzeitigen Rotationsbewegungen *(Merke).*
- *Druckdolenz im Gelenkspalt,* an der Stelle des verletzten Meniskus. Der Schmerzpunkt wandert bei Beugung des Knies nach hinten *(Steinmann II).*
- *Schmerzen im Gelenkspalt bei forcierter Rotation (Steinmann I, Apley),* besonders in starker *Fle-*

xion, im Schneidersitz *(Payr),* sowie bei Adduktion bzw. Abduktion *(Böhler)* und voller *Streckung.*

- Bei *allen diesen Tests* wird durch *Kompression* des Meniskus und *Zug* an seinen Ansatzstellen ein *Schmerz* ausgelöst (Abb. 66.34).
- Ein *Schnappen des Meniskus* soll ausgelöst werden beim Test von *Mc Murray:* Aus starker Flexion und Rotation wird das Knie langsam gestreckt.
- Ein *Streckdefizit,* auch von nur wenigen Winkelgraden (Vergleich mit Gegenseite), weist auf eingeklemmt gebliebene Meniskuslappen hin.
- Mit der Zeit wird der *Quadrizeps* atrophisch, ein Zeichen, daß etwas mit dem Knie nicht in Ordnung ist.
- Mit dem *Röntgenbild* können knöcherne Läsionen ausgeschlossen werden.

In vielen chronischen Fällen ist die klinische Symptomatologie jedoch nicht eindeutig. Dann kann eine *Arthrographie* (am deutlichsten mit Doppelkontrast: radioopakes Kontrastmittel und Luft) einen vorhandenen Riß zur Darstellung bringen (Abb. 66.35). Die Untersuchung und vor allem die Beurteilung sind nicht einfach und erfordern viel Erfahrung. Korbhenkelrisse lassen sich schlecht darstellen, Hinterhornrisse im Innenmeniskus jedoch manchmal besser als mit dem Arthroskop. Andererseits ermöglicht die *Arthroskopie* eine fast lückenlose und eindeutige Diagnostik der Meniskusläsionen. Das hat sie zur bevorzugten Untersuchung bei Meniskusläsionen gemacht.

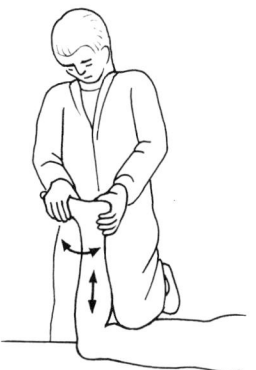

Kniegelenk

Abb. 66.34: Knieuntersuchung. Test bei Verdacht auf Meniskusläsion, nach *Apley,* ein Test unter vielen: Geprüft wird die Rotation im gebeugten Kniegelenk, zuerst unbelastet, dann unter Zug (distraction-test, bei welchem der Oberschenkel fixiert werden muß wie auf dem Bild), dann unter axialem *Druck* (grinding test). Schmerzen unter Zug sprechen für Bandläsion, Schmerzen unter Druck eher für Meniskusschaden.

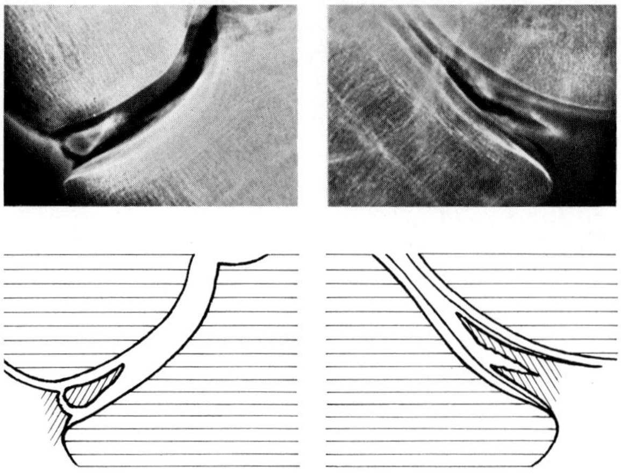

Abb. 66.35: *Meniskusläsionen* in der Doppelkontrastarthrographie (flüssiges Kontrastmittel und Luft), und Skizze dazu.

a Von der Basis abgerissener Meniskus.
b Horizontaler Längsriß.

Nicht immer ist die Läsion so eindeutig zu sehen.

Die Arthroskopie

Ihre Aussagekraft ist unbestritten. Als *invasive* und technisch *anspruchsvolle* Methode sollte sie jedoch nicht wahllos bei jedem unklaren Knie angewendet werden. Indikationen und Problematik der diagnostischen Arthroskopie sind deshalb bei der allgemeinen Kniediagnostik ausführlich beschrieben (siehe S. 791 ff. und Abb. 66.15).

Bei den *Meniskusläsionen* ermöglicht die arthroskopische Methode nicht nur die Diagnose, sondern im *gleichen Arbeitsgang die Therapie:* die *arthroskopische Meniskektomie.*

Damit ist die Meniskuschirurgie zur *wichtigsten* Domäne der Arthroskopie geworden. Umgekehrt hat die *Arthroskopie* ihre Hauptaufgabe in der *Meniskuschirurgie,* unter der Voraussetzung, daß der Schritt von der rein diagnostischen Arthroskopie zur *arthroskopischen Chirurgie* getan wird. Dieser Schritt allerdings ist groß (Glinz) (siehe auch S. 795).

Die Magnetresonanz

Sie liefert schöne Bilder des Knies und der Menisken. Ihre Aussagekraft ist noch nicht einwandfrei geklärt, die Interpretation der Befunde noch unsicher. Mit der weiteren Entwicklung werden wohl Auflösungsvermögen und Gewebsdifferenzierung noch verbessert werden können. Damit wird das MRI, als *nichtinvasive* Methode, wahrscheinlich zu einer *ernsthaften Konkurrenz* der Arthroskopie werden und diese wohl mit der Zeit *ersetzen* (siehe Abb. 66.13).

Therapie

1. *Nach schweren Unfällen* mit frischen Band- und Meniskusverletzungen, die in der Regel einen massiven Hämarthros zeigen, ist eine klinische Diagnose oft nicht möglich oder ungenügend. In diesen Fällen ist wohl eine *Arthroskopie* indiziert, zusammen mit der Stabilitätsprüfung in Narkose, zur Bestandesaufnahme und Planung einer Rekonstruktionsoperation. Diese wird zweckmäßig mit einer Arthrotomie offen durchgeführt, wobei ein an der Basis abgerissener, nicht degenerierter Meniskus wenn möglich *erhalten* werden sollte: Nach einer Naht zur Refixation ist eine Wiedereinheilung möglich.

2. *Isolierte Meniskusläsionen.* Gelegentlich soll es angeblich gelingen, einen eingeschlagenen Meniskus (evtl. in Narkose) zu reponieren. Da im übrigen in den meisten Fällen die akuten Symptome bald zurückgehen und nicht selten mit der Zeit ganz verschwinden, ist eine abwartende konservative Haltung zu Beginn durchaus am Platz. Ruhigstellung und antiphlogistische Behandlung sind immer die ersten Maßnahmen. Bei geringen Beschwerden, und wenn keine Blockaden mehr auftreten, ist Physiotherapie zweckmäßig und genügt. Wichtig ist ein intensives *Quadrizepstraining,* um die immer eintretende Muskelatrophie hintan zu halten. Zu empfehlen ist im übrigen eine gewisse vernünftige Schonung, sowie der Verzicht auf extreme Beanspruchung, vor allem im Sport (Fußball usw.).

Bleiben stärkere Beschwerden trotzdem längere Zeit bestehen, oder wiederholen sich die Einklemmungserscheinungen, so ist ein aktiveres Vorgehen zu erwägen. Bei eindeutiger, klarer Diagnose ist die *Resektion* angezeigt, offen oder arthroskopisch. Besteht lediglich Verdacht, oder ist die Lokalisation unklar, ist die *Arthroskopie* und die *anschließende arthroskopische Meniskektomie,* wo die Möglichkeit dazu besteht, das zweckmäßigste Verfahren. Ihr Vorteil gegenüber der offenen Operation ist die geringe Morbidität, d. h. die Operation kann ambulant durchgeführt werden, und die Patienten können in der Regel schon nach wenigen Tagen wieder eine Arbeit aufnehmen.

Die *Indikation* zur Meniskektomie ist selten dringlich oder absolut. Sie ergibt sich aus den *Schmerzen,* wird also eigentlich *vom Patienten selbst* gestellt. Als prophylaktische Maßnahme hat die Meniskusresektion keinen Platz, denn sie verhindert die Arthrose nicht, sondern fördert sie. Und selbstverständlich sollten nur *eindeutig abgerissene* Meniskusteile reseziert werden.

Kniegelenk

Zur Technik der Meniskektomie

Lange Zeit wurden verletzte Menisken regelmäßig total reseziert, bis es sich herausstellte, daß nach der Meniskektomie mit der Zeit Knorpelschäden und *Arthrosezeichen* auftreten, oft mit entsprechenden *Beschwerden*. Auf lange Sicht enden diese Knie fast immer mit einer *Gonarthrose*.

Daß intakte Menisken keine funktionslose, überflüssige Gebilde sind, ist eigentlich nicht erstaunlich, auch wenn ihre vielfältigen Funktionen erst teilweise verstanden sind. Erwiesen sind sie jedenfalls: Pufferwirkung, gleichmäßige Druckverteilung auf die Gelenkfläche, Führung der Gelenkbewegung und Stabilisierung des Knies sowie Walkmechanismus und Diffusionsvorgänge gehören dazu (siehe Abb. 66.30).

Logischerweise wurde deshalb die totale oder subtotale Meniskektomie verlassen, und man bemüht sich heute um eine möglichst substanzerhaltende *partielle Resektion* lediglich der *verletzten* Anteile, während die vaskularisierte Wandpartie erhalten werden soll.

Wie Untersuchungen nach Teilmeniskektomie gezeigt haben, kann sich der Restmeniskus offenbar mit der Zeit wieder in ein keilförmiges, bindegewebiges Regenerat umwandeln, womit die Meniskusfunktion wenigstens teilweise erhalten bleibt.

Die *arthroskopische Meniskektomie* ermöglicht sowohl die Evaluation der Läsion wie auch eine individuelle, dieser Läsion entsprechende partielle Resektion. Darauf beruht ihre Überlegenheit. Voraussetzung ist jedoch das Können und die Erfahrung des Operateurs. Wo diese fehlen, ist die *Arthrotomie* und *offene Resektion* vorzuziehen. Arthroskopische Operationen dauern oft länger als offene, und mühsame, lange dauernde arthroskopische Meniskektomien haben kaum Vorteile. Besser ist es dann, rechtzeitig auf die Arthrotomie umzustellen.

Rezidive nach Meniskusresektionen

Relativ häufig bestehen auch nach der Meniskektomie weiter Schmerzen, oder sie treten nach einiger Zeit wieder auf. Es liegt nahe, ein Rezidiv, «einen neuen Riß» zu vermuten und eine «Nachresektion» des Meniskus zu empfehlen. Die Erfolge sind im allgemeinen schlecht, denn erstens muß man den Patienten, vor allem den älteren, eine Heilungszeit von mehreren Monaten zugestehen, und zweitens haben die Schmerzen häufig *andere Ursachen,* wie Instabilität, Verletzungsschäden, entzündliche oder degenerative Veränderungen usw. Nicht wenige Fälle bleiben unklar.

Dies ist ein wesentlicher Grund, sich nicht zu früh zu Zweitoperationen drängen zu lassen und solche nur bei eindeutiger Diagnose zu machen, vor allem aber auch mit Meniskektomien allgemein zurückhaltend und sparsam zu sein.

Achsenfehlstellungen: Genu varum und Genu valgum (O- und X-Bein)

Allgemeines

Auch ohne medizinische Kenntnisse hat jeder Mensch eine ziemlich genaue Vorstellung wie ein *gerades Bein* aussehen sollte. Abweichungen auch von wenigen Winkelgraden sind leicht zu erkennen und werden als unschön empfunden. Sie sind deshalb für die Betroffenen oft eine große Sorge.

Zudem können Deformitäten auch krankmachende Wirkung haben. Tatsächlich ist eine physiologische (axiale) Belastung des Kniegelenkes nur bei einem geraden Bein gewährleistet. Schon geringe Achsenabweichungen verändern und erhöhen diese Beanspruchung beträchtlich, was statische Beschwerden und auf längere Zeit gesehen degenerative Veränderungen zur Folge hat. Am Beispiel des Kniegelenkes läßt sich der Zusammenhang zwischen Biomechanik und Pathologie besonders gut nachweisen (siehe Deformitäten, S. 452 und Gonarthrose, S. 819).

Anatomie

Die Verbindungslinie der drei großen Gelenke des Beines: Hüftgelenk – Kniegelenk – oberes Sprunggelenk liegt auf einer Geraden. Diese Regel kann als «Norm» gelten. Abweichungen davon werden als *Genu valgum,* X-Bein bzw. *Genu varum* oder O-Bein bezeichnet (Abb. 66.36 und Abb. 66.37).

Anmerkung: Diese sog. «Mikuliczsche Linie» entspricht im geraden aufrechten Zweibeinstand der «Traglinie». Im Einbeinstand, z.B. in der Standphase beim Gehen, verläuft die «Traglinie» des Knies (Verbindungslinie zwischen Schwerpunkt und Unterstützungsfläche) mehr medial (Abb. 8.3, 8.5 und Abb. 8.9h). Daraus ergibt sich eine leichte seitliche *Biegebeanspruchung* des Kniegelenkes im *Varussinne.* So erklärt sich wahrscheinlich, daß beim normalen Kniegelenk die Beanspruchung und die Häufigkeit degenerativer Veränderungen am *medialen Kniegelenkabschnitt* größer sind als am lateralen.

Bei der *klinischen* Messung der Kniewinkel darf man sich nicht täuschen lassen: *Außenrotation* und gleichzeitige Hyperextension täuschen einen Valguswinkel, Außenrotation mit Flexion jedoch ein Genu varum vor. Den umgekehrten Effekt hat eine *Innenrotationsstellung* des Beines: Bei leicht gebeugtem Knie erscheint auch ein gerades Bein als X-Bein, bei überstreckten Knien hingegen als O-Bein. Dies läßt sich leicht am Selbstversuch einsehen. Die Messung stimmt somit nur bei mittlerer Rotation und Streckstellung der Beine.

Die *Röntgenaufnahme* des Knies zeigt normalerweise einen leichten *Valguswinkel* zwischen Femurschaft und Tibia, der im Mittel 9° beträgt (Physiologischer Knievalguswinkel) (Abb. 66.37).

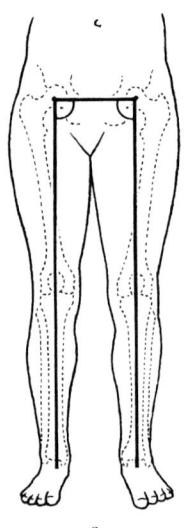 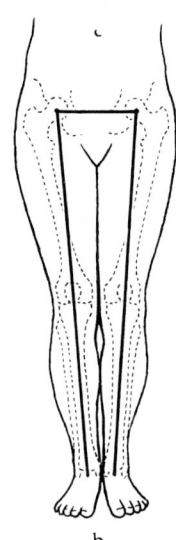

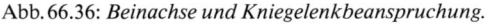

Abb. 66.36: *Beinachse und Kniegelenkbeanspruchung.*

Üblicherweise liegt die Verbindungslinie der drei großen Gelenke des Beines: Hüfte – Knie – oberes Sprunggelenk auf einer *Geraden* (sog. *Mikuliczsche* Linie).

a Im aufrechten Stand bei leicht abgespreizten Füßen ist die statische Beanspruchung der Knie eindeutig axial.

Bei Einbeinstand hingegen, und dies bedeutet praktisch: in der *Standphase* beim *Gehen,* verläuft die mechanische Achse aus dem Schwerpunkt zum belasteten Fuß, und damit *medial* vom Knie. Sie fällt also *nicht* mit der Mikuliczschen Linie zusammen. Die Beanspruchung hängt somit auch von der *Gangart* (Hinken) und von der kompensierenden Gegenkraft lateral (Tractus iliotibialis, Vastus lateralis, laterale Seitenbänder) ab (vgl. Abb. 8.5a–c).

b Bei geschlossenen Füßen berühren sich – bei mittlerer Größe und Körpergewicht – gleichzeitig Innenknöchel und Knie. Solche Beine werden als gerade angesehen. Ein Maß für das O- bzw. X-Bein ist denn auch der Kondylen- bzw. der Malleolenabstand zwischen den Beinen.

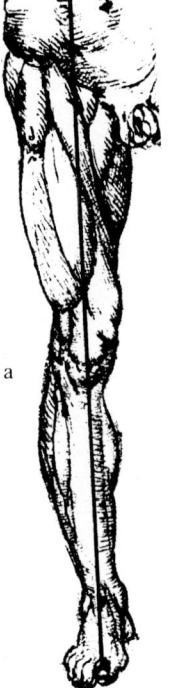 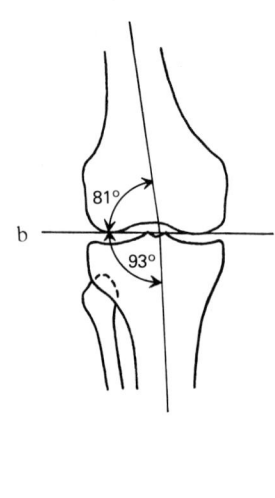

Abb. 66.37:

a Was *Leonardo da Vinci* unter einem geraden Bein verstand. Die drei großen Gelenke liegen tatsächlich auf einer (hier nachträglich eingezeichneten) Geraden. Form und Funktion sind nicht voneinander zu trennen.

b *Röntgenanatomie:* Die Kniegelenkachse bildet mit dem Femurschaft physiologischerweise einen leichten Valguswinkel, der bei der Beurteilung, sowie bei der Planung einer Operation zu beachten ist.

Kniegelenk

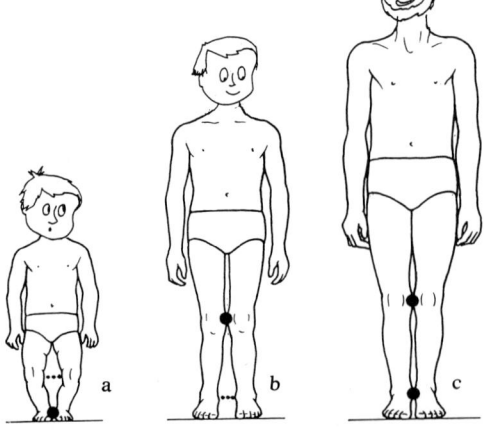

Abb. 66.38: *Die Beinachsen im Kindesalter.*

a) Beim Säugling, b) beim Kleinkind, c) beim Jugendlichen. Die Berührungspunkte der Beine sind markiert.

Üblicherweise kommen die Kinder mit leichten Genua vara zur Welt. Die O-Beine des Säuglings gehen mit dem aufrechten Stand in der Regel in das leichte X-Bein des Kleinkindes über. Das physiologische Genu valgum des 2–5jährigen gleicht sich im Verlaufe der Wachstumsperiode in den meisten Fällen aus, so daß die Beine bis zum Ende der Pubertät gerade geworden sind. Diese Entwicklung ist durch ausgedehnte Untersuchungen (*Salenius* u. a.) belegt: siehe Kurve in Abbildung 39.1.

Diese normale Entwicklung muß der Arzt kennen, damit er die Mütter in der Sprechstunde aufklären und beruhigen kann, und damit er nicht unnötige Apparate oder gar Operationen verschreibt.

Eine Achsenabweichung kann im Knie selbst oder proximal davon im Femur bzw. distal davon in der Tibia lokalisiert sein.

Je weiter weg vom Knie die Fehlstellung liegt, desto weniger stark wirkt sie sich aus. Allerdings ergibt sich dann eine stärkere Fehlstellung des nächstgelegenen Gelenkes, d. h. der Hüfte bzw. der Sprunggelenke (siehe Abb. 38.23).

Beinachsen im Kindesalter

Der tibio-femorale Winkel ändert sich von der Geburt bis zum Wachstumsabschluß ständig ein wenig. Physiologisch ist ein leichtes O-Bein in den ersten zwei Lebensjahren, später, im Alter von etwa 3–6 Jahren ein leichtes X-Bein (siehe Abb. 5.10, Achsenkorrektur durch epiphysäres Längenwachstum, S. 79f.). Beides korrigiert sich bis zum Wachstumsabschluß in der Regel spontan (siehe auch «Häufige Normvarianten bei Kindern», S. 463f.). Die Streubreite der Norm ist beträchtlich. Auch größere Schwankungen müssen noch nicht als pathologisch angesehen werden (Abb. 39.1 und Abb. 66.38).

Pathologie

Neben diesen häufigen und harmlosen physiologischen Abweichungen können X- oder O-Beine *pathologische Ursachen* haben. *Die häufigsten* sind:

1. Bei *Kindern:*
   - kongenitale Deformitäten: Crus varum congenitum, Genu varum (Blount) (S. 806 und S. 848);
   - Rachitis, Vitamin D-resistente Rachitis (Abb. 2.6);
   - Wachstumsstörungen nach Verletzungen oder Krankheiten im Bereiche der Epiphysenfugen (siehe S. 806 und S. 327);
   - Fehlstellungen nach Frakturen;
   - Patelladystopie, habituelle Patellaluxation: häufig mit Genu valgum zusammen;
   - Lähmungen (siehe S. 384ff. und Abb. 34.4 und Abb. 34.5).

2. Bei *Erwachsenen:*
   - Frakturfolgen, z. B. Impressionsfrakturen der Tibiakondylen, Fehlstellungen nach Femur- oder Tibiafrakturen;
   - M. Paget, Osteomalazie usw.
   - Gonarthrosen mit Substanzverlust im Bereiche des medialen bzw. lateralen Gelenkspaltes (Genu varum bzw. valgum) (siehe S. 820f.).

Klinik

Die klinische Bedeutung einer Achsenabweichung hängt von ihrem Ausmaß ab (Abb. 66.39). Geringe Abweichungen bleiben in der Regel symptomlos, mindestens während längerer Zeit. Stärkere Achsenfehler können

1. sog. «*statische Beschwerden*» verursachen. Auf die Dauer entstehen auch
2. *degenerative Veränderungen.*

Als *statische Beschwerden* werden unklar definierte, wechselnde Schmerzen in Muskeln, Bandapparat, Gelenken usw. bezeichnet, welche bei unphysiologischen Bewegungsabläufen und Beanspruchungen infolge von Deformitäten entstehen. Diese Beschwerden können aber nicht nur im Bereiche der Deformität, welche sie verursacht, sondern auch an anderen, mitunter weit entfernten Stellen des Bewegungsapparates auftreten (siehe auch S. 457).

Degenerative Veränderungen entstehen im Verlaufe von Jahren, oft Jahrzehnten, als Folge einer mechanischen Überbeanspruchung einzelner Gelenkabschnitte bei Fehlstellungen, wobei beim O-Bein der mediale, beim X-Bein der laterale Kniegelenkanteil betroffen ist. Dies ist die Ursache vieler Gonarthrosen (siehe S. 452f. und S. 820).

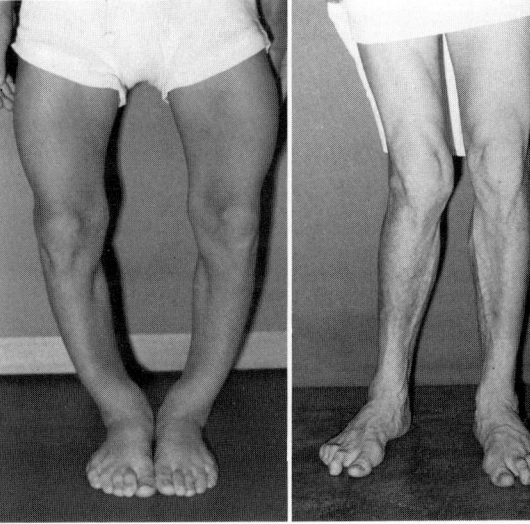

a   b

Abb. 66.39: *Achsenfehler der Beine.*

a O-Bein bei 10jährigem Knaben; kongenitale symmetrische Störung. Die Varusfehlstellung ist besonders auch im unteren Abschnitt des Unterschenkels lokalisiert.
  Derart schwere Deformitäten sah man früher häufiger, vor allem als Rachitisfolge. Heute sieht man öfter Unfallfolgen oder aber harmlosere konstitutionelle Achsenabweichungen, die oft spontan auswachsen.

b X-Bein rechts, bei 50jährigem Mann, als Unfallfolge (beachte die Quadrizepsatrophie).
  X-Beine während der Pubertät sind nicht selten eine Begleiterscheinung von Entwicklungsvarianten, etwa bei Adipösen, aber auch bei asthenischer Konstitution.

Kniegelenk

Prognose, Prophylaxe und Therapie

Im Wachstumsalter

Abweichungen von der «geraden» Beinachse werden bis zum Wachstumsabschluß noch weitgehend ausgeglichen. Ängstliche Eltern kann man mit gutem Gewissen trösten, daß sich das O- bzw. X-Bein noch «auswächst», allerdings in Jahren, nicht in Monaten.

Durch konservative Maßnahmen läßt sich das Wachstum kaum beeinflussen. Immer wieder wurde dies versucht, mit Schienen, Apparaten usw., doch ohne nachweisbaren Erfolg. Theoretisch wäre dies höchstens durch eine jahrelange, ununterbrochene Krafteinwirkung möglich. Praktisch läßt sich das kaum durchführen, so daß eine Schienen- oder Apparatebehandlung keinen Nutzen hat, der dem Aufwand entsprechen würde. Bei den meisten Achsenabweichungen in diesem Alter ist jedoch eine Behandlung auch nicht nötig. Falls nach Abschluß des Wachstums immer noch eine erhebliche Fehlstellung bleiben sollte, so kann sie durch eine *Osteotomie* korrigiert werden. Selten wird dies notwendig sein.

Kurz vor dem Verschluß der Wachstumsfugen ist es auch möglich, einen Achsenfehler durch *Epiphyseodese* der knienahen Epiphysenfugen (bei O-Bein lateral, bei X-Bein medial) zu korrigieren. Damit wird ein asymmetrisches Wachstum zu therapeutischem Zweck herbeigeführt (siehe S. 691). Das Ausmaß der sich daraus bis zum Wachstumsabschluß ergebenden Korrektur kann allerdings nicht ganz genau berechnet werden (siehe auch S. 326).

Auch bei Korrekturosteotomien im Wachstumsalter ist die genaue Berechnung des Schlußergebnisses kaum möglich. Osteotomien werden deshalb in diesem Alter nur bei schweren Deformitäten gemacht. In allen anderen Fällen ist es in der Regel besser, bis zum Wachstumsabschluß zu warten. Die Korrektur ist dann endgültig und kann genau berechnet werden.

Nach Wachstumsabschluß

Kniegelenk

Konservativ lassen sich Achsenfehler nicht beeinflussen. Eine Korrektur ist nur *operativ* mittels einer *Osteotomie* möglich. Der Zweck einer solchen Operation kann sein:

1. *Kosmetisch.* Wenn eine Patientin stark unter ihren «krummen Beinen» leidet, kann eine Korrekturosteotomie gerechtfertigt sein. Allerdings bleibt die Hautnarbe sichtbar, und es ist eine Kunst, bei der Operation genau im richtigen Ausmaß zu korrigieren, so, daß der Auftraggeber dann auch wirklich zufrieden ist (Abb. 66.40).
2. *Therapeutisch,* bei Beschwerden, z. B. statisch bedingt oder bei beginnender Arthrose.
   Hängen die Beschwerden tatsächlich mit der Fehlstellung zusammen, so sind *Korrekturosteotomien* in der Regel *dankbare* Operationen.

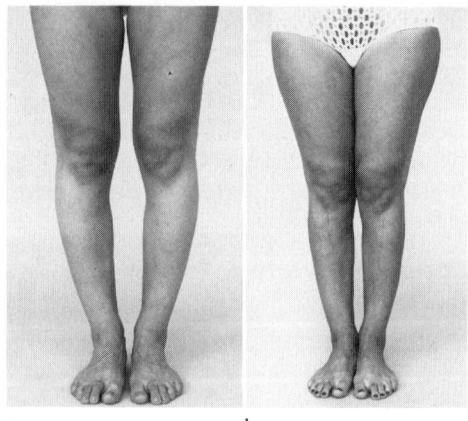

a   b

Abb. 66.40:

a Dieser O-Beine wegen hatte ihre 20jährige Trägerin, obwohl die Deformität relativ gering war, erhebliche Komplexe. Diese plagten die «Patientin» so stark, daß man sich schließlich zur beidseitigen Korrekturosteotomie entschloß. In solchen Grenzfällen (es handelt sich um eine Korrektur von wenigen Winkelgraden) sind Aufwand und Risiken der Operation in der Regel kaum gerechtfertigt.

b Trotz längerer Rekonvaleszenz und zwei Narben war die Patientin mit dem Resultat zufrieden; auch dies ist bei solchen kosmetischen Indikationen nicht selbstverständlich.

3. *Prophylaktisch,* zur Verhinderung einer späteren Arthrose. Bei dieser Indikation ist zu berücksichtigen, daß unsere wissenschaftlichen Grundlagen einer solchen Prophylaxe, insbesondere unsere Kenntnisse der Prognose der behandelten und der nicht behandelten Fehlstellungen noch spärlich sind.

Sicher führen ausgeprägte Fehlstellungen im allgemeinen früher oder später zu Beschwerden, und die Gefahr, daß eine Arthrose entsteht, ist groß, doch hängen Auftreten und Progredienz einer Arthrose keineswegs nur von der Größe des Fehlstellungswinkels ab. Es ist bekannt, daß viele Achsenabweichungen bis ins hohe Alter beschwerdefrei ertragen werden und daß die funktionelle Anpassung des Bewegungsapparates an Abweichungen von der anatomischen Norm oft erstaunlich groß ist. Wir wissen also nicht genau, welche Achsenfehler zu Beschwerden führen und welche nicht.

Die Entscheidung, welche Achsenabweichungen noch toleriert werden können und welche operiert werden müssen, ist bis heute bei Grenzfällen eine Ermessensfrage geblieben. Diese Umstände lassen eine gewisse Zurückhaltung bei prophylaktischen Korrekturen gerechtfertigt erscheinen.

Mit dem Gesagten soll deutlich gemacht werden, daß die *therapeutische* und die *prophylaktische Indikation* zu einer Korrekturosteotomie scharf auseinander gehalten und verschieden beurteilt werden sollten (vgl. auch Prophylaktische Operationen, S. 106 und S. 111, S. 241, S. 305 f. und Normabweichungen und Formfehler, S. 241 und S. 463 f.).

Im Zweifelsfall ist das Zuwarten unter regelmäßiger Kontrolle eine praktikable Lösung: Wenn erstmals Beschwerden auftreten, ist es für eine Operation nicht zu spät, und dem Patienten kann unmittelbar geholfen werden. Er wird dann eher zu einer Operation bereit und mit dem Resultat zufrieden sein.

Technisch wird eine Korrekturosteotomie wenn möglich am Ort der Fehlstellung angelegt, am besten wenig unterhalb oder oberhalb des Kniegelenkes (im spongiösen Bereich), da hier die Heilung am schnellsten erfolgt (Abb. 66.48).

Die einzelnen Fehlstellungen

Genu varum: O-Bein

Bei zusammengestellten Füßen klafft zwischen den Knien ein Spalt. Seine Breite ist ein Maß für die Schwere des O-Beines. Die Patella liegt lateral von der Verbindungslinie Hüftgelenk-Sprunggelenk, und der physiologische Valguswinkel zwischen Femurschaft und Tibia fehlt.

Unter Belastung ist der *mediale Gelenkspalt* überbeansprucht, das *laterale Seitenband* wird überdehnt.

Ein O-Bein wird statisch schlechter kompensiert als ein X-Bein gleichen Ausmaßes und führt früher zu Beschwerden und zur Arthrose des Knies (siehe Anmerkung auf S. 813). Varusstellungen müssen deshalb häufiger korrigiert werden als Valgusfehler.

Frakturen von Ober- und Unterschenkel haben häufig die Tendenz, in Varusstellung abzuweichen. Dieser Tendenz sollte bei der Frakturbehandlung entgegengewirkt werden im Sinne der Arthroseprophylaxe.

O-Beine sind nicht selten ein Merkmal einer pyknischen Konstitution. Auffällig ist die Häufigkeit von schweren Genua vara *bei älteren Frauen.* Sie sind zum großen Teil erworben und erst im Klimakterium entstanden. Die mechanische Beanspruchung, eine Osteoporose, sowie eine Gonarthrose mit Substanzverlust am medialen Gelenkspalt spielen die Hauptrolle (siehe S. 820) (Abb. 66.42).

Genu valgum: X-Bein

Wenn sich die Knie berühren, bleibt zwischen den Innenknöcheln ein Zwischenraum. Seine Breite ist – bei nicht allzu ausgeprägter Adipositas – ein Maß für das X-Bein.

Der physiologische Valguswinkel ist vergrößert. Bei Belastung wird das *mediale Seitenband* überbeansprucht und der *äußere Gelenkspalt* steht unter vermehrtem Druck.

X-Beine sind oft Ausdruck einer *asthenischen* Konstitution. Sie werden im allgemeinen besser ertragen und kompensiert als O-Beine und müssen entsprechend seltener korrigiert werden.

Genua valga und bestehende Knickfüße verschlimmern sich gegenseitig. Vor allem bei Kindern ist diese Kombination häufig. In diesen Fällen soll eine supinierende (medial aufrichtende) *Einlage* verschrieben werden (siehe S. 460, Abb. 38.23 und S. 880 f., Abb. 38.23 und S. 880 f.).

Genu recurvatum

Das Knie ist überstreckbar und wird unter Belastung hinten hinausgedrückt (siehe Abb. 38.14). *Ursachen:* Fehlstellungen nach Frakturen (z. B. hohe Tibiafrakturen, Frakturen der Epiphysenwachstumsfuge im Bereiche der Tuberositas tibiae [siehe S. 329]), iatrogen nach Rouxscher Operation (siehe S. 801) im Wachstumsalter und nach Knielähmungen (Quadrizepslähmung).

Eine Hyperextension nach Knietrauma kann auch auf eine postero-laterale Bandinsuffizienz, mit Verletzung des hinteren Kreuzbandes, hinweisen. Eine beidseitige leichte Überstreckbarkeit der Knie kann aber auch Ausdruck einer konstitutionellen allgemeinen Bandlaxität sein. *Pathogenese:* siehe S. 451 und S. 842 (Abb. 28.6, 34.4 und Abb. 38.13).

Ein leichtes Genu recurvatum wird toleriert. Es kann durch die aktive Muskelkraft des Quadrizeps kompensiert werden. Bei stärkerer Deformität und Beschwerden kommt eine Korrekturosteotomie in Frage.

Bei *Knielähmungen* ist ein leichtes Genu recurvatum als eine Art Kompensation aufzufassen, weil dadurch das Knie im Stehen stabilisiert werden kann. Allerdings ist es eine rein passive Stabilisierung durch den dorsalen Kapsel- und Bandapparat. Dieser wird mit der Zeit überdehnt und das genu recurvatum nimmt zu. Überschreitet es ein gewisses Ausmaß, so wird die Beanspruchung unerträglich, schmerzhaft, und das Gehen wird unmöglich. Eine Osteotomie darf das Recurvatum nicht ganz korrigieren, weil sonst das gelähmte Knie wieder instabil wird. Evtl. muß ein Apparat mit Anschlag zur Verhinderung der Rekurvierung getragen werden (siehe S. 384 f., Abb. 34.5, 34.6 und S. 387).

Genu flexum

Viele Knieaffektionen, insbesondere die Gonarthrose, gehen mit einer leichten *Flexionskontraktur* einher: das Knie kann nicht mehr voll gestreckt werden. Oft werden Stehen und Gehen dadurch beschwerlich (siehe S. 445 ff., Liste S. 458 und Abb. 38.7).

Zur Stabilisierung eines gebeugten Knies muß der Quadrizeps ständig angespannt werden. Ein Genu flexum führt deshalb beim Gehen und Stehen vorzeitig zu Ermüdung und häufig zu Beschwerden.

Als *Prophylaxe* ist es wichtig, bei jeder Knieerkrankung und nach jeder Knieoperation durch *gestreckte Lagerung* und Bewegungsübungen die volle *Streckstellung* des Kniegelenkes zu erhalten (Abb. 17.1, 17.11, 34.8 und Abb. 38.11).

Die *Therapie* ist jene der Grundkrankheit. Eine Korrektur ist selten konservativ (Quengel, siehe Abb. 17.23), meist nur mittels einer Osteotomie möglich. In manchen Fällen von schlaffen Lähmungen kann dadurch eine *Stabilisierung* des Kniegelenkes erreicht werden (siehe S. 384ff. und Abb. 34.5).

Degenerative Kniegelenkerkrankungen

Nach dem Hüftgelenk ist das Knie das am häufigsten von degenerativen Veränderungen befallene Gelenk. Diese treten in drei Formen auf:

1. Meniskusdegeneration: Sie manifestiert sich durch Risse: siehe Meniskusläsion, S. 809f.
2. Chondromalacia patellae.
3. Gonarthrose.

Chondromalacia patellae

Sie ist ein pathologisch-anatomischer Begriff: Herdförmige *Veränderungen des Patellaknorpels,* wie unregelmäßige, aufgerauhte Oberfläche, zottige Auffaserung, Erweichung und Verdickung des Knorpels sind charakteristisch für dieses eigentümliche Krankheitsbild. Seine Ätiologie und Pathogenese ist nicht klar, obwohl es relativ häufig vorkommt. Vergleiche dazu S. 801f. «Chondropathia patellae», und zur Nomenklatur S. 802. Vermutlich handelt es sich um einen degenerativen Abbau der Knorpelgrundsubstanz (siehe Abb. 6.15 und Abb. 6.16).

Klinik

Nicht immer gehen pathologisch-anatomischer Befund und Beschwerden parallel: Degenerative Erscheinungen am Knorpel sind häufig, auch ohne Beschwerden, vor allem bei älteren Leuten, während patelläre Kniebeschwerden ohne entsprechende Veränderungen am Knorpelbelag der Patella eher bei jüngeren Leuten vorkommen.

Die entsprechenden *klinischen Symptome* sind im Abschnitt «Chondropathia patellae» (S. 804) beschrieben. Gelegentlich ist ein direktes Knietrauma vorausgegangen. Typisch ist ein Reiben (Schneeballknirschen), wenn die Patella unter Belastung bewegt wird. Ein leichtes Reiben und Knacken kommt allerdings auch bei gesunden Knien vor. Im übrigen kann der Knorpelschaden weder mit klinischer noch mit röntgenologischer Untersuchung, sondern höchstens durch Arthroskopie oder -tomie nachgewiesen werden.

In schwereren Fällen geht die Krankheit mit der Zeit in eine *femoro-patellare Arthrose* über und kann Invalidität zur Folge haben (Abb. 37.4 und Abb. 66.41).

Therapie

Eine kausale Therapie ist nicht bekannt.

In den letzten Jahren sind eine Reihe von Operationen für die Chondropathia patellae empfohlen worden. Sie sind beim «Femoro-patellaren Schmerzsyndrom» auf S. 805 beschrieben. Die meisten können die Schmerzen kurzfristig zum Verschwinden bringen oder wenigstens mildern. Oft treten aber nach längerer Zeit die alten Beschwerden wieder auf. Eine befriedigende Lösung ist bisher noch nicht gefunden.

– In schweren Fällen mit *femoro-patellarer Arthrose* ist die *Patellektomie* gelegentlich zweckmäßig. Mit anschließendem intensivem Quadrizepstraining ist eine weitgehende Wiederherstellung der Kniefunktion zu erreichen.
– Bei isolierter femoro-patellarer Arthrose in höherem Alter kommt evtl. der prothetische Ersatz der Gleitflächen von Patella und Femurtrochlea in Frage.
– Die Femoro-patellare Arthrose ist aber häufig ein Teilaspekt einer *generalisierten* Gonarthrose. Bei Knieendoprothesen wird deshalb oft auch die Patellagelenkfläche ersetzt (siehe S. 830).

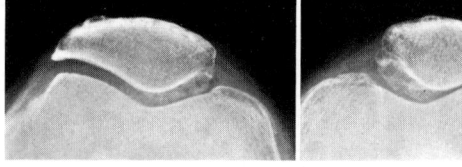

a   b

Abb. 66.41: *Patellararthrose* im axialen Röntgenbild.

a Sklerosierte Randzacken lateral, lockere, blasige Osteophyten medial, bei beginnender generalisierter Arthrose des Kniegelenkes.
b Fortgeschrittene Arthrose bei lateraler Subluxation der Patella. Subchondrale Sklerose, Gelenkspaltverschmälerung, Randzackenbildung bis weit nach lateral, die typischen Überlastungszeichen im lateralen Gelenkabschnitt. Der mediale Gelenkspalt ist erweitert und zeigt lockere, schaumartige Osteophytenbildung, als Ausdruck der fehlenden mechanischen Beanspruchung.

Kniegelenk

Die Gonarthrose (= Kniegelenkarthrose)

Die Arthrosen sind im allgemeinen Teil (S. 422f.) besprochen. Hier werden nur die für das Kniegelenk spezifischen Aspekte beschrieben.

Entsprechend der anatomischen Dreiteilung des Kniegelenkes kann die Arthrose mehr oder weniger isoliert im medialen oder lateralen tibio-femoralen Gelenkspalt oder im Femoro-Patellargelenk vorkommen (siehe S. 818). Im fortgeschrittenen Stadium jedoch sind meistens alle drei Gelenkabschnitte betroffen.

Ätiologie

Die Gonarthrosen entstehen vorwiegend auf dem Boden vorbestehender Kniegelenkschäden: Schäden am Knorpelbelag, Gelenkinkongruenzen mit mechanischer Überbeanspruchung, Fehlstellungen usw.

Die häufigsten Präarthrosen sind:

- Dysplasien und Dystopien der Patella.
- Achsenfehler (Genu varum und Genu valgum).
- Inkongruenzen und Gelenkschäden nach Frakturen.
- *Posttraumatische Knorpelschäden*, Inkongruenzen und Instabilitäten gehören zu den wichtigsten Ursachen einer Kniearthrose.
- Osteochondrosis dissecans.
- Meniskusschäden.
- Auch Arthritiden mit Restschäden (z. B. nach cP) gehen nach Abheilung der Entzündung in das degenerative Stadium über.
- Idiopathische Nekrosen von Femurkondylen bzw. Tibiaplateau (M. Ahlbäck, siehe S. 832).

Primäre Arthrosen (ohne nachweisbaren Vorzustand) beginnen meistens im *medialen* Kniegelenkkompartiment. Dieses ist schon normalerweise stärker beansprucht als das laterale (siehe S. 97 und S. 813).

Weitaus die *häufigste Form* ist die *Varus-Gonarthrose* bei *älteren adipösen Frauen* (Abb. 66.42).

Diagnose

Eine früher durchgemachte Knieaffektion in der Anamnese kann bereits auf eine Gonarthrose hinweisen. Langsam beginnende chronische Schmerzen (Anlaufschmerz, Ermüdungsschmerz), rezidivierende Reizergüsse, eine leichte Streck- und Beugehemmung sind typisch. Die Kniegelenkkapsel ist in der Regel etwas verdickt, Entzündungszeichen sind gering, außer bei Reizergüssen nach Überbeanspruchung.

Am Anfang treten die Beschwerden nur nach größeren Anstrengungen auf, später häufiger. Der Verlauf ist wechselhaft, doch langsam und stetig *progredient* wie bei allen Arthrosen.

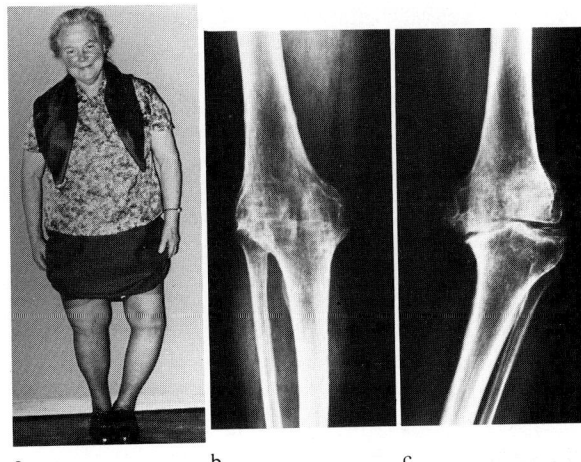

a   b   c

Abb. 66.42: *Gonarthrose und Deformität.*

a) Dieser 65jährigen Frau war bereits mehrere Jahre früher das rechte Knie wegen einer schweren *Varusgonarthrose* (siehe Abb. 66.44) arthrodesiert worden. Mit dem versteiften rechten Knie (b) war sie, besonders da sie klein ist, wenig behindert und sehr zufrieden. Inzwischen war auch das linke Bein krumm und wegen der progredienten Arthrose (c) schmerzhaft geworden, so daß es auch operiert werden mußte, und zwar wurde, da die Frau noch sehr aktiv war, und der Zustand des Knies es noch zuließ, eine Korrekturosteotomie (Valgisierung) gemacht.

Warum so viele ältere adipöse Frauen O-Beine bekommen, ist bis heute nicht hinlänglich geklärt.

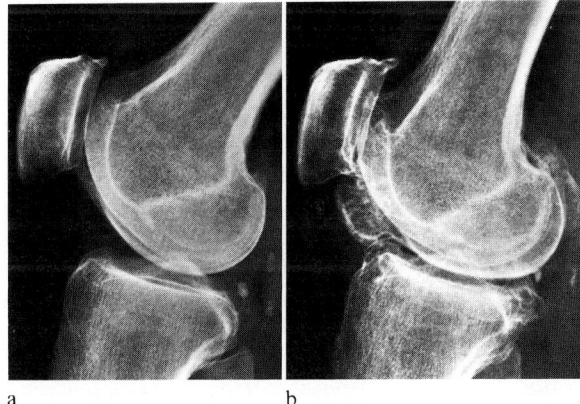

a   b

Abb. 66.43:

a Kniegelenk einer 59jährigen Frau. Einziges Zeichen einer beginnenden Gonarthrose ist eine kleine Randzacke am oberen Patellapol.

b 10 Jahre später: Gonarthrose mit Unregelmäßigkeiten in der Knochenstruktur, Sklerosierung, ausgedehnten wabigen Osteophyten.

Das *Röntgenbild* zeigt im Anfangsstadium wenig. Die obligate *Gelenkspaltverschmälerung* als erstes Zeichen kommt – anders als z. B. beim Hüftgelenk – nur auf genau orthograd getroffen, im *Stehen* gemachten oder, besser, auf *gehaltenen* Bildern zur Darstellung (siehe S. 788 und Abb. 66.50).

Weitere Zeichen sind kleine Randzacken medial bzw. lateral neben dem Gelenkspalt, leicht vermehrte Sklerosierung der subchondralen Zonen. Später kommen unregelmäßige subchondrale Knochenstrukturen mit Sklerosezonen, Aufhellungen (Zysten) und Deformierungen dazu (Abb. 66.43).

Pathophysiologie

(siehe auch «Seitliche Fehlstellungen in Gelenken» S. 452ff.).

Eine *entscheidende Rolle* für den Verlauf der Gonarthrose spielen *Achsenfehlstellungen.* Dies geht aus vielen Beobachtungen hervor:

– Achsenfehlstellungen (Genu varum und Genu valgum) sind eine häufige Ursache der Gonarthrose.
– Gonarthrosen sind oft *asymmetrisch,* d. h. sie bleiben auf den medialen bzw. lateralen Kniegelenkabschnitt beschränkt, je nach der Lokalisation der mechanischen Überbeanspruchung. Dies führt dann rasch wiederum zu Seitenabweichungen der Kniegelenkachse (Genu varum bzw. valgum). So entsteht ein *Circulus vitiosus.* Dieser ist im Kapitel «Deformitäten» (siehe S. 452, Abb. 38.16) ausführlich dargestellt.
– Viele Fehlstellungen *entstehen* und *verschlimmern* sich *erst mit der Arthrose.* Das typische Beispiel ist das zunehmende O-Bein der älteren adipösen Frauen. Auch diese Arthrosen sind in der Regel asymmetrisch, indem nur der mediale Kniegelenkabschnitt betroffen ist. Eine Ursache ist wahrscheinlich die bereits bei normalen Verhältnissen stärkere Belastung der medialen Kniehälfte (siehe S. 813f.). Beim jungen Menschen wird sie durch Muskelkraft kompensiert, vor allem auch durch den Tractus ileo-tibialis. Offenbar versagt dieser Mechanismus bei vielen älteren übergewichtigen Frauen.
– Fortgeschrittene Gonarthrosen haben fast immer eine Streckhemmung im Gefolge. Das so entstandene Genu flexum erhöht die mechanische Beanspruchung des Kniegelenkes und beschleunigt seinerseits den degenerativen Prozeß.

Am Beispiel der *Varus-Gonarthrose* ist diese biomechanische Wechselwirkung, welche rasch zu einem fatalen *Circulus vitiosus* führt, gut zu verfolgen (siehe auch S. 106) (Abb. 9.3, 66.44 und Abb. 66.45):

1. Bei einem Genu varum ist die Beanspruchung des Gelenkknorpels im medialen Gelenkspalt übermäßig groß, während der laterale Gelenkspalt weit-

Kniegelenk

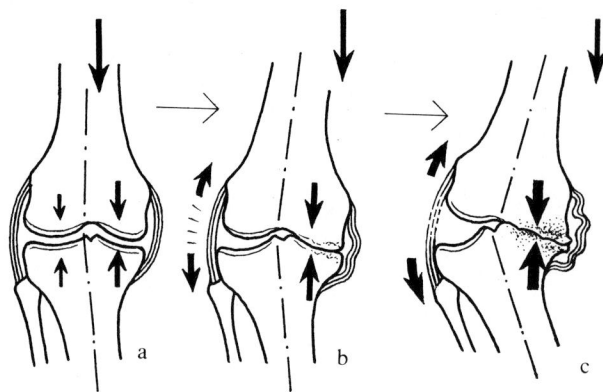

Abb. 66.44: *Fehlstellung und Arthrose.*
Progredienter Verlauf einer Gonarthrose bei Genu varum infolge eines *Circulus vitiosus* (Analoges gilt für das Genu valgum).

a Genu varum mit Überbeanspruchung des medialen Kniegelenkabschnittes, führt zu
b degenerativer Usurierung mit Substanzverlust medial und Banddehnung lateral. Damit *nimmt* die Fehlstellung *zu.*
c Fehlstellung, Deformität und Fehlbelastung verschlimmern sich gegenseitig und führen, unbehandelt, bald zu völliger Insuffizienz und Zerstörung des Gelenkes. Beachtenswert ist, daß der *laterale* Gelenkabschnitt lange Zeit *intakt* bleibt. Darauf beruhen die guten Resultate der Korrekturosteotomie.

gehend entlastet ist. Die Gonarthrose entwickelt sich deshalb fast ausschließlich medial.

2. Infolge der Abnutzung des medialen Knorpelbelages und der subchondralen Knochenschichten (bei der Eröffnung des Gelenkes sind die Schliffspuren deutlich zu sehen) entsteht auf der medialen Seite eine Verschmälerung des Gelenkspaltes und sukzessive Erniedrigung von medialem Tibiaplateau und Femurkondylus.

3. Durch diesen Substanzverlust medial knickt das Knie noch weiter in Varusstellung ab, die Achsenfehlstellung nimmt zu.

4. Im fortgeschrittenen Stadium werden unter der abnormen Beanspruchung die lateralen Seitenbänder gedehnt: Es entsteht zusätzlich ein Wackelknie mit seitlicher Instabilität.

5. Diese vermehrte Beanspruchung beschleunigt wieder die Arthrose.

Für das *Genu valgum* gilt sinngemäß dasselbe (Abb. 66.46).

Auch eine primäre Gonarthrose bei ursprünglich geraden Beinachsen bleibt selten lange Zeit symmetrisch. Es hat sich gezeigt, daß *die überwiegende Mehrzahl von Arthroseknien zu Genua vara werden.* Dies ist wohl ein Hinweis darauf, daß die normale Beanspruchung des Kniegelenkes eher im Varussinne wirkt (siehe S. 813).

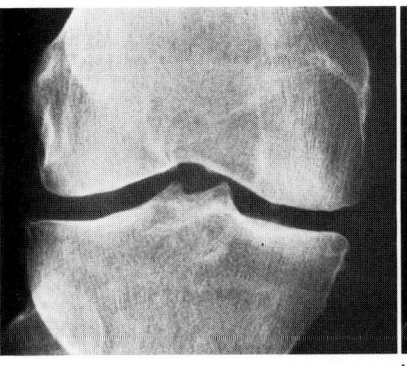
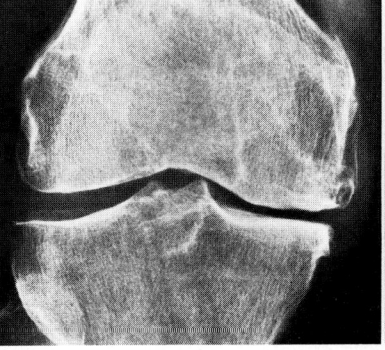
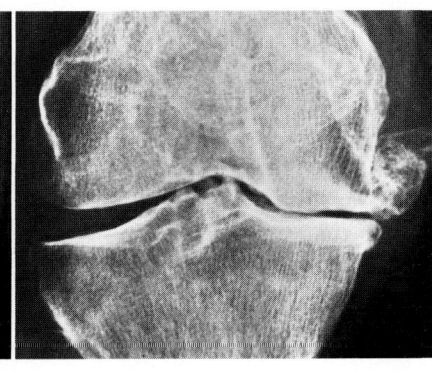

a   b   c

Abb. 66.45: *Verlauf einer Gonarthrose* bei einer 60jährigen Frau mit Genu varum.

a Geringfügig verstärkte subchondrale Sklerose der medialen Kondylen von Tibia und Femur als einzige Zeichen der beginnenden Arthrose.
b 6 Jahre später: Zunahme der Varusstellung infolge Verschmälerung des medialen Gelenkspaltes. Der laterale ist eher etwas weiter geworden. Fortgeschrittene Arthrose im medialen Gelenkabschnitt mit Sklerosierung und Osteophyten.

c Weitere 4 Jahre später: Der mediale Gelenkspalt ist unregelmäßig, praktisch verschwunden; am medialen Femurkondylus bereits Knochenusuren. Massive Sklerosierung, große Osteophyten medial. Der laterale Gelenkspalt ist unverändert. Der Knorpelbelag ist medial vollständig weggescheuert, lateral ist er noch intakt.
Jetzt wurde eine valgisierende Korrekturosteotomie gemacht. Obwohl es besser gewesen wäre, die Osteotomie früher, etwa im Stadium b zu machen, hat sie auch in diesem Stadium noch gute Aussicht auf Erfolg.

Prophylaxe und Therapie

Wie bei allen Arthrosen ist jede Therapie nur palliativ. Das Gelenk kann nicht «geheilt» werden. Umso wichtiger ist die *Prophylaxe,* d.h. die Behandlung der *Präarthrosen,* also der Grundkrankheit. Nach dem oben Dargelegten hat das Verhindern und Korrigieren von Achsenfehlern besondere Bedeutung. Immerhin genügen aber rein theoretische Überlegungen nicht für die Indikation von prophylaktischen Korrekturoperationen, denn sehr viele Knieachsenfehler werden ein Leben lang ohne Beschwerden ertragen.

Wenn aber Beschwerden vorhanden sind und Zeichen eines beginnenden degenerativen Prozesses vorliegen, sollte mit der Korrektur nicht gezögert werden.

Die konservative Therapie

ist nicht imstande, die Progredienz des Leidens aufzuhalten. Die Wirkung von Knorpelextrakten, -enzymen und ähnlichen Präparaten ist nicht erwiesen. So kann die konservative Behandlung lediglich eine *Schmerzlinderung* zum Ziel haben. Mehr kann sie nicht leisten. Solche Behandlungen sind im Rahmen der physikalischen und Balneotherapie zu finden. *Eine gewisse Schonung* ist unumgänglich. Sie wird ohnehin mehr oder weniger von den Schmerzen erzwungen.

Weiche Schuhsohlen und *Kniebandagierung* sind zu empfehlen (Abb. 64.84 und Abb. 66.47), ein *Stock* ist eine sehr nützliche und *wirksame* Hilfe. Medika-

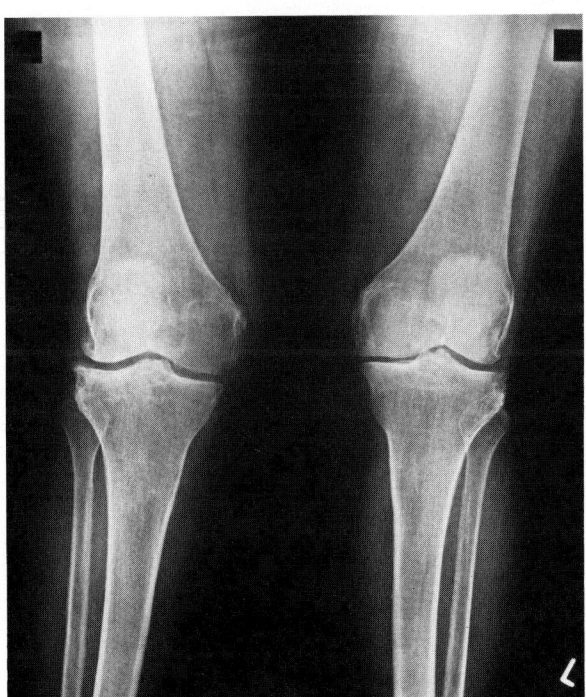

Kniegelenk

Abb. 66.46: *Gonarthrose* bei beidseitigem Genu valgum bei einer 70jährigen Frau. Die Arthrose ist am rechten Knie bereits weiter fortgeschritten als am linken. Mit Sklerose und Randzacken äußert sie sich fast ausschließlich am lateralen Gelenkabschnitt, entsprechend der Überbeanspruchung infolge der Fehlstellung.

Die Arthrose beim Genu valgum stellt das spiegelbildliche Gegenstück zur Varus-Gonarthrose dar, ist jedoch wesentlich weniger häufig. Auch hier ergibt die Korrekturosteotomie gute Resultate.

mente können systemisch oder intraartikulär angewendet werden. Vorsicht und Zurückhaltung sind bei intraartikulären Injektionen, insbesondere von Kortikoiden angebracht. Infekte und Gelenkdestruktionen als Folge davon sind nicht allzu selten.

Kniehülsen und *Knieführungsapparate* haben durchaus ihre Berechtigung zur Stabilisierung eines instabilen Knies (siehe Abb. 66.74 und Abb. 17.31 und S. 233). Schwierigkeiten mit der Apparateversorgung ergeben sich bei starken Achsenabweichungen: Die Biegekräfte sind so groß, daß sie nicht mehr von einem äußeren Stützapparat aufgefangen werden können. X-Beinapparate berühren überdies beim Gehen das andere Knie. In solchen Fällen sollte die Fehlstellung wenn möglich operativ korrigiert werden.

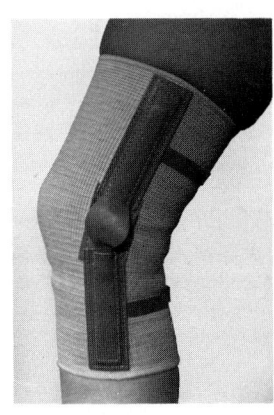

Abb. 66.47: Eine solche Kniebandage mit Führungsschiene gibt einem instabilen, schmerzhaften Kniegelenk einen *gewissen Halt,* und damit gehen oft auch die Schmerzen zurück.

Operative Behandlung der Gonarthrose
(Allgemeines siehe S. 431 ff.)

1. Gelegentlich kann eine *Gelenkrevision,* evtl. mit Meniszektomie, den Zustand etwas verbessern, vor allem bei gleichzeitigen Meniskusschäden. Abgetragene Osteophyten bilden sich allerdings bald wieder. Insgesamt bringen Eingriffe im Gelenk (auch arthroskopische) wenig.

2. Als *kausale Therapie* kann die *Korrektur einer Achsenabweichung* bezeichnet werden:

Die *knienahe Osteotomie*

hat deshalb große Bedeutung erlangt zur Behandlung der asymmetrischen, einseitigen Gonarthrosen mit seitlicher Fehlstellung, vor allem der

- *Varusgonarthrosen,* aber auch der
- *Valgusgonarthrosen.*

Sie erlaubt den circulus vitiosus von Arthrose und Fehlstellung zu durchbrechen und dadurch die sonst unerbittliche Progredienz des Leidens aufzuhalten oder wenigstens zu verzögern (siehe auch S. 454) (Abb. 66.48).

Die Wirkung der Operation ist zweifach:
1. *Korrektur der Fehlstellung* und damit der pathologischen Beanspruchung des Kniegelenkes.
2. *Verlegung* der *Belastung* vom arthrotischen Gelenkabschnitt in den noch nicht beschädigten auf die andere Seite.

Die biomechanischen Verhältnisse wurden beschrieben, sie sind klar: Bei *seitlichen Fehlstellungen* (Varus- bzw. Valgusgonarthrose) wird die eine Hälfte des Kniegelenkes infolge der Biegekraft unphysiologisch beansprucht und mit der Zeit mechanisch zerstört, während die andere Hälfte in der Regel *intakt* bleibt (vgl. Abb. 66.45). Die Korrekturosteotomie kehrt diese Verhältnisse um, so daß vorwiegend die intakte Hälfte beansprucht und die defekte entlastet wird (Abb. 66.49).

Gute Voraussetzungen für eine Korrekturosteotomie sind deshalb gegeben bei einseitiger Arthrose (entweder nur medial oder nur lateral), solange diese Arthrose im wesentlichen auf dieses Kompartiment begrenzt ist, während die übrigen Gelenkanteile noch einigermaßen intakt sind. Dies ist bei der Mehrzahl der Varus- und Valgusgonarthrosen der Fall. Mit *gehaltenen Röntgenbildern* läßt sich das gut feststellen (siehe Abb. 66.50). Solche Funktionsaufnahmen sind zur präoperativen Abklärung unerläßlich.

Sofern noch eine ordentliche *Beweglichkeit* besteht (Flexion wenigstens 90°, Streckdefizit nicht mehr als etwa 10–20°) kann auch bei erheblicher Fehlstellung und fortgeschrittener Arthrose mit einem guten Ergebnis gerechnet werden.

Besonders dankbar ist die Valgisationsosteotomie des Genu varum, während die Korrektur (Varisierung) des Genu valgum weniger konstante Besserung gibt. Behandlungsbedürftige X-Beine sind aber auch wesentlich seltener als die mediale Gonarthrose beim O-Bein.

Die Resultate der Korrekturosteotomien sind denn auch im allgemeinen sehr gut, vor allem hinsichtlich Schmerzen und Funktion, oft über viele Jahre hinweg, obwohl die Arthrose auf dem Röntgenbild nicht zurückgeht, sondern häufig weiter fortschreitet mit der Zeit.

Aber wenn die Osteotomie auch keine definitive Heilung bringen kann und die Beschwerden später wieder zunehmen, kann doch eine *Endoprothesenoperation* oft um viele Jahre *hinausgeschoben* werden. Dies ist vor allem für aktive Patienten mit einer noch längeren Lebenserwartung von entscheidender Bedeutung, denn Osteotomien lassen *Rückzugsmöglichkeiten* offen (so läßt sich z. B. jederzeit eine Endoprothese einbauen), während bei Mißerfolgen nach Endoprothesen oft guter Rat teuer ist.

Kniegelenk

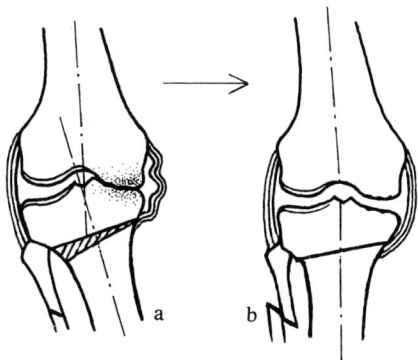

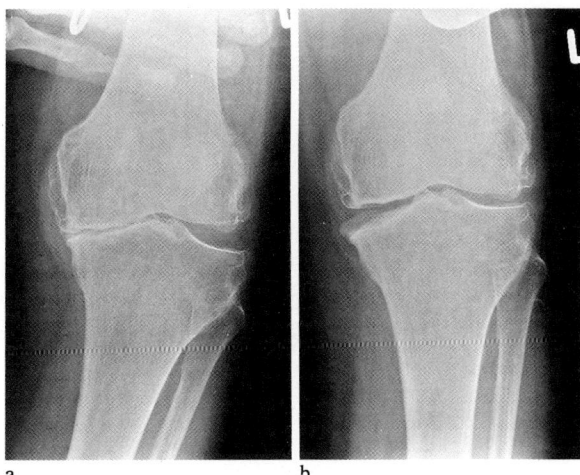

a   h

Abb. 66.48: Die *Korrekturosteotomie* ist die *Operation der Wahl* bei *Varusgonarthrose,* vorausgesetzt, daß das Knie noch nicht völlig zerstört ist, und die Patienten noch einigermaßen gehfähig und nicht allzu gebrechlich sind. Die Korrektur ist auf verschiedene Weise und an verschiedenen Orten möglich (supra- bzw. infrakondylär).

a «*Asymmetrische*» Gonarthrose, hier: «Varusgonarthrose»: Nur der mediale Gelenkabschnitt ist zerstört, der laterale ist noch intakt. Hier ist eine infrakondyläre Osteotomie mit lateraler Keilentnahme und Fibulaosteotomie eingezeichnet.

b Nach der Osteotomie sollen die Achsenverhältnisse eher etwas *überkorrigiert* sein. Damit wird erreicht, daß der *intakt gebliebene* Gelenkabschnitt jetzt zum Tragen kommt und der Bandapparat wieder die Stabilisierung des Knies übernehmen kann.

Asymmetrische Gonarthrosen (Valgus- bzw. Varus-Gonarthrosen) sind wesentlich häufiger als symmetrische, u. a. weil auch die primär symmetrischen mit der Zeit nach der einen oder anderen Seite abkippen. In sehr vielen von diesen Fällen gibt die Osteotomie langfristig die besten Resultate.

Abb. 66.50: *Die Bedeutung der gehaltenen Funktionsaufnahmen bei der Gonarthrose.*

a Röntgenaufnahme ap, in *Varusstreß gehalten.* Die Finger der haltenden Hand sind (zu Demonstrationszwecken ohne Bleihandschuh) zu sehen. Der mediale Gelenkspalt ist verschwunden, als Zeichen des vollständigen Knorpelverlustes im medialen Kniekompartiment. Der laterale Gelenkspalt ist etwas aufgeweitet, als Folge einer zunehmenden Dehnung des Seitenbandes unter der chronischen Varusbeanspruchung (Varus-Gonarthrose). Auf dem gewöhnlichen Röntgenbild im Liegen erschien der mediale Gelenkspalt normal weit!

b Gleiches Knie, gehalten in *Valgusstellung.* Medialer Gelenkspalt weit offen, als Zeichen der Knochenusur mit *Defekt* am medialen Tibiaplateau. Der *laterale* Gelenkspalt ist hingegen *normal* weit, was beweist, daß das *laterale Kniekompartiment* noch *intakt,* sein *Knorpelbelag erhalten* ist. Damit erscheint eine *Korrekturosteotomie* aussichtsreich.

Solche gehaltene Aufnahmen sind für die *Operationsindikation* außerordentlich wichtig und hilfreich. Bei älteren Patienten kommt auch ein *unikompartimentaler Gelenkersatz* (mediale Schlittenprothese) in Frage an Stelle einer ganzen Knieendoprothese.

(Aufnahmen unter axialer Belastung, im Stehen, im Einbeinstand sind weniger verläßlich, da sie von der Schwerpunktverlagerung und der Innervation der Kniemuskulatur im Augenblick der Aufnahme abhängen.)

Kniegelenk

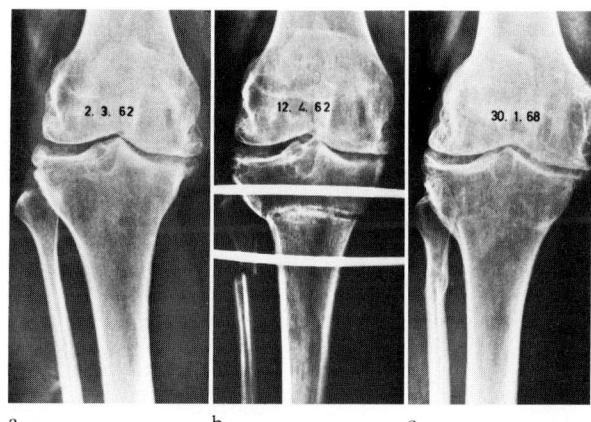

a   b   c

Abb. 66.49: *Varus-Gonarthrose* bei einer 60jährigen Frau mit zunehmenden Knieschmerzen. a) Vor der Operation, b) kurz nach der Tibiakopfosteotomie: Valgisierung und Kompression mit äußeren Spannern. c) 6 Jahre später: Die jetzt 66jährige Frau ist beschwerdefrei.

Aus dem Gesagten ergeben sich folgende

Richtlinien für die Indikation

Bei *unikompartimentalen* Gonarthrosen mit Fehlstellungen ist die *knienahe Korrekturosteotomie* für jüngere und auch ältere noch aktive Patienten (etwa 60–70 Jahre) die *Therapie der Wahl.*

Die Endoprothesen bleiben mit Vorteil für die alten und invaliden Patienten reserviert, deren reduzierte Ansprüche an den Bewegungsapparat und kürzere Lebenserwartung eher den Risiken dieses Eingriffes entsprechen (siehe S. 305 f., Abb. 25.4–6 und Abb. 66.51). Dabei kommen in erster Linie die unikompartimentalen Endoprothesen in Frage.

Zur Technik

Bei der Operation ist eine geringfügige aber deutliche *Überkorrektur* anzustreben, sonst kommt es leicht zu einem *Rezidiv der Fehlstellung* mit den entsprechenden Beschwerden. Die Gefahr, daß bei einer dosierten Überkorrektur das intakte Kniekompartiment zugrunde geht, ist offenbar kleiner.

Grundsätzlich besteht die Möglichkeit unter- oder oberhalb des Knies zu osteotomieren. Ein Kriterium für die Wahl der Osteotomiestelle ist die *Ebene des Kniegelenkspaltes:* Man wird versuchen, sie möglichst *horizontal* einzustellen.

Weil bei medialer Arthrose meist das Tibiaplateau defekt ist, bei lateraler eher der Femurkondylus, werden die Valgisationsosteotomien für die (häufigen) O-Beine üblicherweise *infrakondylär* gemacht, die Varisationsosteotomien bei den (selteneren) X-Beinen eher *suprakondylär.*

In der Regel wird eine *stabile Osteosynthese* angestrebt (Abb. 66.52). Viele verschiedene Techniken wurden angegeben. Alle haben ihre Tücken, keine ist narrensicher. Die Schwierigkeiten liegen:

1. im Bestimmen der richtigen Osteotomiehöhe
2. beim Einstellen des richtigen Korrekturwinkels
3. im Erreichen einer genügenden Stabilität
4. in der Nachbehandlung: Wenn möglich frühzeitige Mobilisation ohne die knöcherne Konsolidation zu gefährden.

Im Zweifelsfall ist die Fixation der Tibiakopfosteotomie mit äußeren Spannern und/oder Gips die sicherste Methode (Abb. 66.49).

Bei einer Tibiaosteotomie ist immer auch eine Fibulaosteotomie notwendig. Dabei ist Vorsicht am Platz: Eine Fußheberlähmung durch Verletzung des Nervus fibularis ist eine häufige Komplikation.

3. Für isolierte *Arthrosen* des *Femoropatellargelenkes*

wurde die Vorverlagerung des Lig. patellae (Maquet, siehe auch S. 806) vorgeschlagen in der Meinung, die Kraftwirkung des Quadrizeps könne dadurch verbessert werden. Diese Operation hat sich nicht bewährt. In schweren Fällen ist die Patellektomie angezeigt. Eine Alternative ist der isolierte prothetische Ersatz des Femoro-patellargelenkes.

4. *Arthrodese*

Bei stark eingeschränkter Beweglichkeit gibt nach wie vor die *Arthrodese* sehr gute Resultate: Schmerzfreiheit, Stabilität, gute Gehfähigkeit. Die Behinde-

Kniegelenk

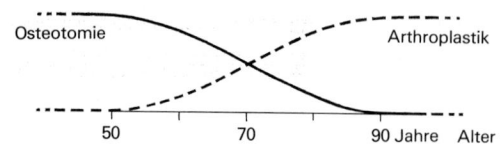

Abb. 66.51: *Differentialindikation* für Operationen bei Gonarthrose (nach einem Vorschlag von *G. C. H. Bauer*). Die *Osteotomie* ist die geeignete Operation für jüngere Patienten, während die Arthroplastik (Endoprothese) für alle alten Patienten mit kürzerer Lebenserwartung und schwereren Deformitäten reserviert bleibt, da die Resultate der Endoprothesen auf lange Sicht unsicher sind.

Auch für andere Gelenke gelten grundsätzlich ähnliche Überlegungen.

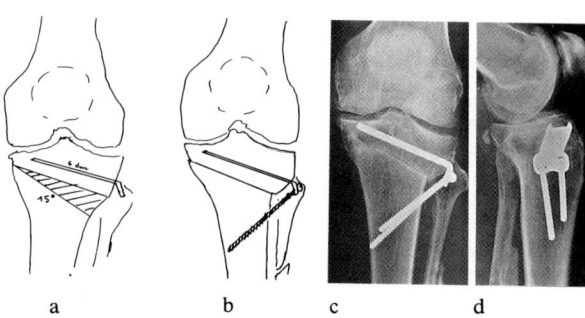

Abb. 66.52: *Planungsskizze* für eine infrakondyläre *Valgisationsosteotomie* bei Genu varum.

a vor,
b nach der Korrektur.
   Keilentnahme entsprechend der vorgesehenen Korrektur, Kompressionsosteosynthese mit Platte und Zugschrauben.
c Röntgenkontrolle ap und
d seitlich.

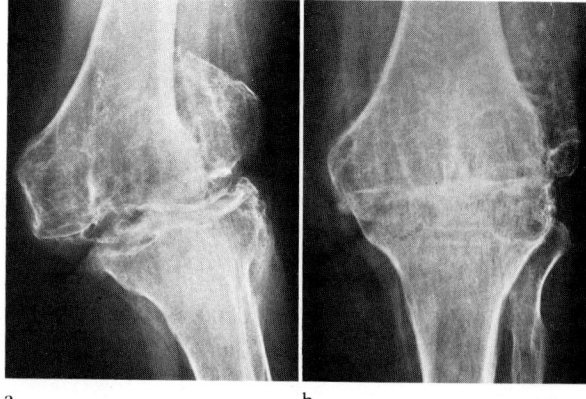

Abb. 66.53:

a *Gonarthrose* mit schwerer Deformierung des Knies bei alter angeborener Patellaluxation und entsprechender Quadrizepsinsuffizienz, eine ungünstige Voraussetzung für eine Endoprothese.
b Zustand 3 Monate nach *Arthrodese* des Kniegelenkes. Der knöcherne Durchbau erfolgt nach Resektion der Gelenkflächen und Kompression (z. B. durch äußere Spanner) in kurzer Zeit. Schmerzfreiheit und Stabilität sind von Dauer.

rung durch die Kniesteife ist weniger groß als die Patienten (und die Ärzte) glauben (Abb. 66.53 und Abb. 66.52). Kleingewachsene Menschen kommen gut damit zurecht, langbeinige naturgemäß weniger (Sitzen, Bücken, Fußpflege).

Nicht einfach ist die *Arthrodesierung* nach Mißerfolgen von Knieendoprothesen, doch bleibt, vor allem nach Infektionen, oft keine andere Wahl.

5. Kniegelenkendoprothesen

Sie sind aus mehreren Gründen wesentlich problematischer als die Hüftgelenkprothesen (siehe auch S. 255f. und S. 433f.) (Abb. 66.54).

Erst in den letzten Jahren konnten aufgrund von experimentellen und klinischen Erfahrungen mit den verschiedensten Modellen einigermaßen relevante Erkenntnisse gewonnen werden, welche für die weitere Entwicklung der Knieendoprothesen wegweisend sind.

Bisherige Resultate: Es hat sich gezeigt, daß es grundsätzlich *möglich* ist, mit Knieendoprothesen gute Ergebnisse zu erzielen, auch über mehrere Jahre hinweg (Abb. 66.55). Die klinische Anwendung kann, mit der nötigen Zurückhaltung indiziert und fachgerecht gehandhabt, heute wohl verantwortet werden.

Eine größere Anzahl von Kontrollen über 10 Jahre und mehr *fehlt* allerdings zur Zeit noch, die Prognose auf längere Sicht ist noch zu wenig bekannt. Bekannt sind hingegen die

Komplikationen. Die häufigsten sind:

- Infektion
- Instabilität
- Kontrakturen
- Luxationen und Frakturen der Patella
- Prothesenlockerung

Der *schlechteste* Ausgang ist die *Amputation*. Sie konnte offenbar nicht immer vermieden werden: *Infektionen* sind häufiger als z.B. am Hüftgelenk und können oft nicht dauerhaft saniert werden, so daß die Prothese schließlich entfernt werden muß. Die Arthrodese bleibt dann als einziger Ausweg. Wenn auch diese mißlingt, kann es vorkommen, daß der Patient selbst die Amputation wünscht.

Aber auch ohne solchen schlechten Ausgang gibt es eine Reihe von *Problemen*. Eines davon sind die starken Biege- und Scherkräfte, welche eine wesentlich *größere Beanspruchung* mit sich bringen als etwa die fast rein axialen Kräfte am Hüftgelenk.

Die Mechanik des künstlichen Kniegelenkes

Stark vereinfacht gesehen ist das Kniegelenk ein *Scharniergelenk* mit lediglich *einem* Freiheitsgrad: für Flexion/Extension. Andere Bewegungen und seitliche Verschiebungen werden bei einem stabilen Knie durch den komplizierten *Bandapparat* verhin-

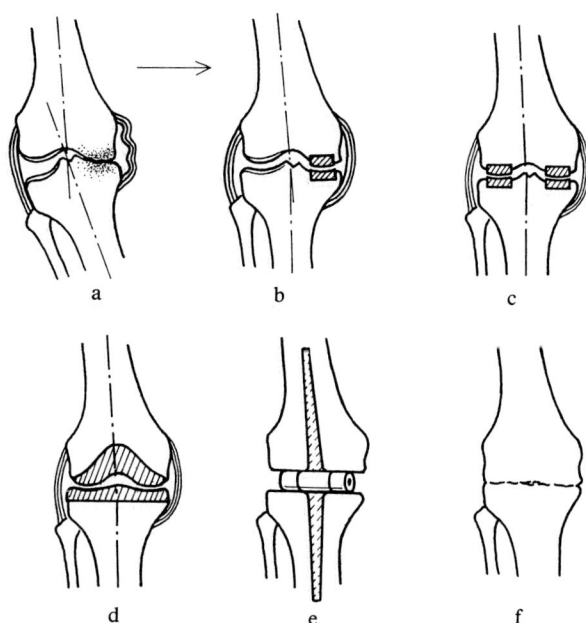

Abb. 66.54: *Weitere Operationen bei Gonarthrose.*

a und b: Bei *asymmetrischen Gonarthrosen* (hier Varusgonarthrose) kann der *Ersatz* der zerstörten Gelenkflächen (hier medial) genügen. Die Interponate müssen so hoch gewählt werden, daß sie den Substanzverlust ausgleichen und so *normale Achsenverhältnisse wieder hergestellt* werden. Wenn dies nicht gelingt, ist die Beanspruchung des Implantates zu groß.

c Totalknieendoprothese nach dem «Schlittenprinzip»: Ersatz der Gelenkflächen, kein Scharnier. Diese Prothesen können bei einigermaßen erhaltener Bandstabilität eingesetzt werden. Sie haben einige eindeutige Vorteile gegenüber den Scharnierprothesen: Die Biegebeanspruchung fällt weg und weniger Knochen muß reseziert werden.

Der Ersatz der Gelenkflächen mit vier separaten kleinen Implantaten ist aber kompliziert, und die einzelnen Teile sind bei ungenauer Gelenkgeometrie gefährdet. Deshalb wird der

d Ersatz der gesamten Gelenkflächen von Femur und Tibia in je einem Stück heute von den meisten Operateuren vorgezogen. Es gibt eine große Anzahl verschiedener Modelle; hier ist lediglich das Prinzip dargestellt.

e *Scharnierprothese:* Bei schwerer Gelenkzerstörung und Bandinstabilität muß die Scharnierverbindung der Prothese die Seitenstabilität übernehmen. Dies bedeutet Biegebeanspruchung der Prothesenstiele und der Verankerung, biomechanisch ungünstige Voraussetzungen, welche die erhöhte Gefahr der Lockerung mit sich bringen. Überdies muß mehr Knochen reseziert werden, womit man sich gute Rückzugsmöglichkeiten verbaut.

Eine befriedigende Lösung ist trotz der Vielzahl der angebotenen Systeme noch nicht gefunden.

f Die *Kniearthrodese* ist nach wie vor bei schwerer einseitiger Gonarthrose, bei jüngeren und besonders bei kleinen Leuten eine dauerhafte und funktionell gute Lösung.

In der Regel wird die Arthrodese mit einer Osteosynthese fixiert, meistens unter Druck mit äußeren Spannern (siehe Abb. 32.17).

Kniegelenk

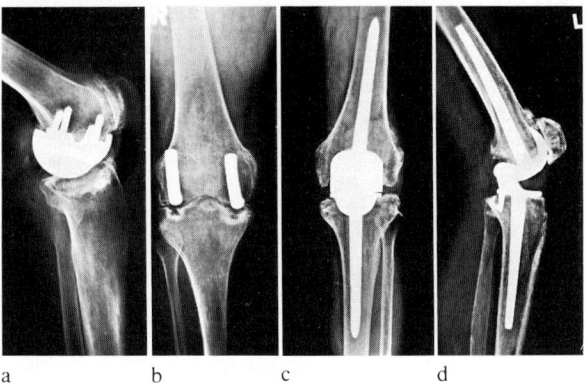

a   b   c   d

Abb. 66.55: *Beispiele älterer Kniegelenkendoprothesen.*

Grundsätzlich können Knieendoprothesen nach *zwei Prinzipien* konstruiert werden: Beide haben ihre Vor- und Nachteile und ihre Indikationen:

a) und b): *Gleitflächenersatz* (Schlittenprothese) bei einer 71jährigen Frau. c) und d): Gelenkersatz mit *eingebautem Scharnier* bei einer 77jährigen Frau.

Beide Patientinnen trugen die Prothesen seit etwa zwei Jahren und waren zufrieden. Trotzdem weisen die abgebildeten Modelle eine Reihe vom Mängeln auf, und nach längerer Zeit stellten sich oft Mißerfolge ein:

Für den *Gelenkflächenersatz* waren sehr kleine, schmale Implantate verwendet worden, in der Absicht, in einem möglichst kleinen Eingriff den Bandapparat vollständig zu erhalten und möglichst wenig Knochen zu opfern, um gute Rückzugsmöglichkeiten offen zu lassen. Wegen der Rotations- und Gleitbewegungen liefen die Femurrollen nicht immer genau in den Gleitlagern, so daß es unter Belastung zu Usuren, zu Verschleiß und Lockerung der tibialen Gleitschiene kam.

c) und d): Die starre *Scharnierprothese* hatte vorn einen harten (oft hörbaren) Anschlag gegen Überstreckung, der ebenfalls zu Usurierung führte. Zudem übertrug die starre Gelenkverbindung die Biegekräfte ungepuffert auf die Prothesenschäfte, was einer Lockerung Vorschub leistete. Viel Knochen war geopfert worden, so daß Revisionsoperationen zu großen Problemen wurden. Besonders bei Infektionen sind diese oft kaum mehr zu lösen. Sie endeten in ungünstigen Fällen mit einer Amputation.

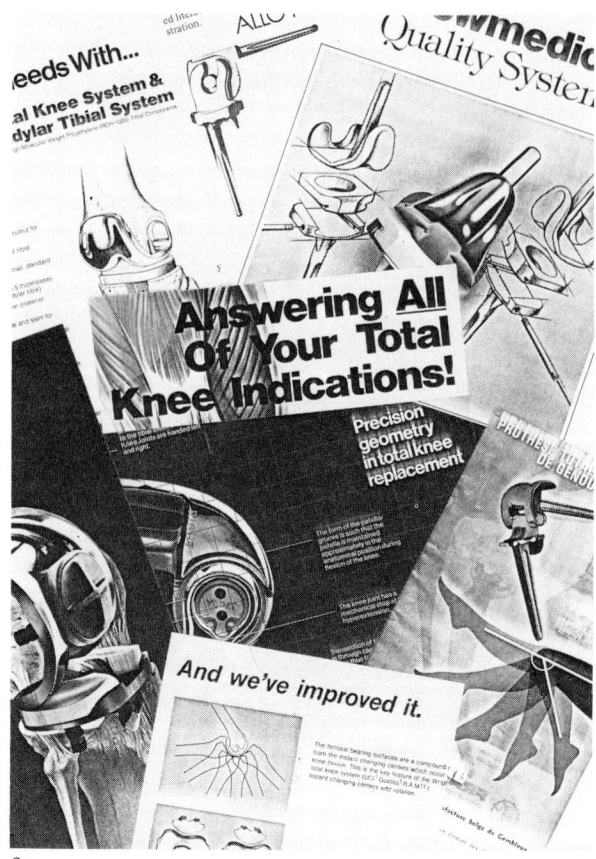

e

e) Diese *Zusammenstellung verschiedener Knieprothesenmodelle* ist dem Reklameteil einer führenden Fachzeitschrift entnommen (Jahrgang 1981). Sie kann vielleicht zeigen, daß neben rein wissenschaftlichen und medizinischen noch eine Reihe *anderer Faktoren* mit im Spiel sind, und daß die ideale Lösung für alle Probleme trotz entsprechender Anpreisung (noch) nicht gefunden ist. Die Entwicklung ist noch im Fluß. Verbesserungen sind noch möglich.

Eine *kritische Beurteilung* sowie eine gewisse *Zurückhaltung* in der Anwendung scheinen mindestens vorläufig noch angebracht.

Eine vergleichbare Zusammenstellung 1991 würde bereits einen deutlich konvergierenden Trend zu einander *ähnlicheren* Modellen zeigen, als Zeichen dafür, daß bereits viele «Kinderkrankheiten» erkannt und zu beseitigen versucht wurden.

Kniegelenk

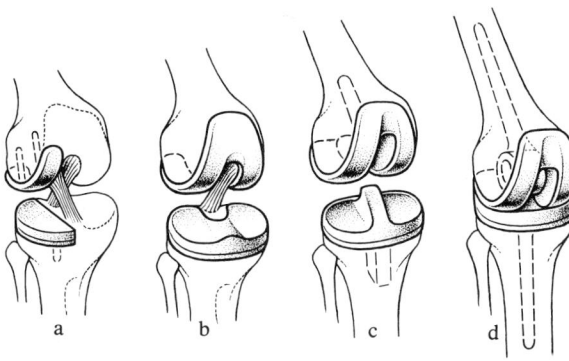

Abb. 66.56: *Verschiedene Prinzipien für Knieendoprothesen.*

a *Unikompartimentaler Oberflächenersatz* (Schlittenprothese).
   Bei Varusfehlstellung ist oft das *laterale* Kompartiment *erhalten,* so daß nur das zerstörte mediale ersetzt werden muß. Eine Fehlstellung kann mit einem dickeren Implantat ausgeglichen werden. Analoges gilt für Valgusgonarthrosen.

b *Oberflächenersatz, ganzes Knie,* «non constrained prosthesis». Die Stabilität des Gelenkes wird durch den Bandapparat gewährleistet, das hintere Kreuzband bleibt oft erhalten.
   Die Stabilität der Implantate wird durch ihren guten flachen Sitz erreicht, häufig mit Zement. Da *kein* Scharnier eingebaut ist, wirken keine starken Biegekräfte auf das Implantatlager.

c Höhere Stabilität des Gelenkes, teilweise in die Prothese eingebaut (semi-constrained): Tiefere Gleitbahn, stärker gewölbt, Führung interkondylär, Sperre gegen hintere Schublade, als Ersatz des geopferten hinteren Kreuzbandes. Aber auch die *Implantate* sind gegen Biegung stabilisiert durch intramedulläre Stiele.

d Endoprothese mit *eingebautem Scharniergelenk* und damit vollständig *eigenstabil* («fully constrained»). Wegen der starken Biegekräfte in seitlicher Richtung, welche das Scharnier auf die Implantatlager überträgt, muß die Stabilität der Prothese im Knochen durch lange *intramedulläre Schäfte* gesichert werden.

Neben diesen Grundtypen gibt es natürlich auch alle möglichen Kombinationen.

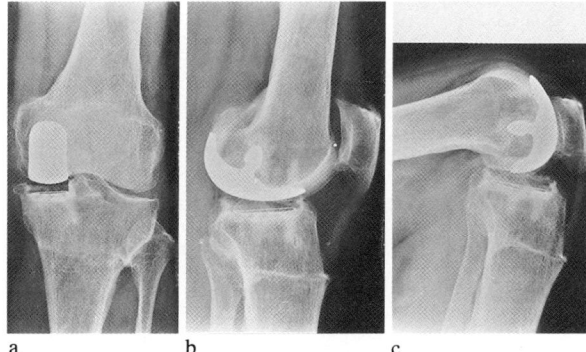

Abb. 66.57: *Unikompartimentaler Gelenkflächenersatz.*
Mediale Schlittenprothese, eingesetzt bei einer 69jährigen Patientin wegen *Varusgonarthrose.* Sitz und Bewegungsumfang der Prothese, 13 Jahre später: a) ap-Bild, b) Seitenbild bei gestrecktem, c) bei gebeugtem Knie.
Die unikompartimentalen Prothesen sind besser als ihr Ruf.

---

dert und aufgefangen. Dieser gewährleistet die für eine reibungslose Funktion notwendige *Stabilität.*

Kniegelenken mit fortgeschrittenen Arthrosen *fehlt* aber häufig diese Stabilität (Knochendefekt, Deformität, Bandinsuffizienz). Sie muß dann mit Hilfe des künstlichen Gelenkes erst wieder geschaffen werden (Abb. 66.56).

Scharniergelenke

Die einfachste Konstruktion, um eine Instabilität zu kontrollieren und eine geführte Bewegung zu erzielen, besteht darin, die Stabilität des Gelenkes *in die Prothese selbst* einzubauen, d. h. sie mit einem starren Scharnier auszustatten (constrained replacement).

Dieser radikale Weg wurde auch zuerst beschritten, doch zeigten sich bald verschiedene *Nachteile,* wie harter (auch hörbarer) Anschlag, Abrieb, mechanische Zerrüttung und Metallosen, auch Brüche, denn die starken Biege- und Schubkräfte werden auf die Prothese und ihre Verankerung im Knochen übertragen. Damit steigt auch die Gefahr der *Prothesenlockerung.*

Überdies erfordern diese Prothesen ausgedehnte *Knochenresektionen,* was schlechte Rückzugsmöglichkeiten ergibt.

Man suchte deshalb nach anderen Lösungen und reserviert wenn immer möglich die Scharnierprothesen für instabile Knie mit großem Knochenverlust, für Revisionsoperationen usw.

Oberflächenersatz

Das Problem des künstlichen Gelenkes läßt sich auch von der konservativen, also erhaltenden Seite aus angehen: Solange das Knie *durch den Bandapparat stabil gehalten und geführt wird,* genügt es, die Gelenkoberflächen, dort, wo der Knorpelbelag zerstört ist, durch eine *künstliche Gleitschicht* zu ersetzen (resurfacing). Femur- und Tibiateil sind dabei nicht miteinander verbunden (non constrained joint-replacement). Bei guter Kongruenz und kleiner Reibung sind diese Oberflächenprothesen vorwiegend reinen *Druckkräften* unterworfen, eine gute Voraussetzung für die langdauernde Stabilität des Implantates im Knochen.

Solche *«Schlittenprothesen»* (surface replacements) funktionieren allerdings nur, wenn sie sehr genau und anatomisch richtig eingesetzt werden. Stehen die beiden Komponenten nicht genau aufeinander und wirkt der Druck auf die Kante, so ist die Lockerung vorprogrammiert.

Sparsamer Gelenkersatz hat den Vorteil, daß die *normale Funktion* des Kniegelenkes weitgehend *erhalten* werden kann, und daß *weniger Knochen* entfernt werden muß. Damit verbleiben bessere Rückzugsmöglichkeiten bei Mißerfolg.

Voraussetzungen für die Indikation sind:

1. ein intakter Bandapparat,
2. eine noch weitgehend erhaltene Anatomie und
3. ein Bewegungsumfang von etwa 90°.

Schlittenprothesen bieten sich vor allem auch bei *unikompartimentalen* Gonarthrosen an.

Unikompartimentaler Gelenkersatz

Die Pathophysiologie der vorwiegend *mechanisch* bedingten Gonarthrosen bei Varus- und Valgusfehlstellungen wurde auf S. 820 beschrieben. Da das konvexseits gelegene Kompartiment meist noch *intakt* ist, genügt sehr häufig der Ersatz der Gelenkflächen des konkavseitigen Femurkondylus und Tibiaplateaus. Bei richtiger Indikation und Technik lassen sich gute Resultate erzielen.

Unikompartimentale «Schlittenprothesen» sind deshalb bei den asymmetrischen, z.B. den sehr häufigen *Varus-Gonarthrosen* eine *gute Alternative* zum Totalersatz, und bei älteren Patienten auch zur knienahen Osteotomie (siehe dort) (Abb. 66.57).

Eine Voraussetzung für den Erfolg ist die *vollständige Korrektur der Fehlstellung.* Sie wird durch Spreizen des Gelenkspaltes und genügend hohe Implantate erreicht (Abb. 66.58).

«Semiconstrained replacements»

Für die Patienten, bei denen *beide* Kompartimente arthrotisch sind, liegt die erstrebenswerte Lösung irgendwo zwischen der radikalen Methode mit eingebauten Scharnieren und dem vorsichtigeren und konservativeren Gelenkflächenersatz.

Die Entwicklung ging zu den sog. «Semiconstrained replacements», das sind Prothesen, die kein starres Scharnier, auch keine feste Verbindung, aber doch eine gewisse eingebaute Stabilität haben sollten. Es scheint, daß der anatomische Ersatz der Kondylen mit möglichst guter Erhaltung bzw. Nachahmung des natürlichen Kniegelenkmechanismus die besten funktionellen Resultate zu bringen vermag.

Hier zeigten sich dann die vielschichtigen Probleme der komplizierten Kniegelenkmechanik besonders deutlich: Wie ist gute Stabilität mit einem großen Bewegungsumfang vereinbar?

Die Stabilität des Kniegelenkes

In *vier Richtungen* ist Stabilität nötig:

1. Die *Varus-Valgus-Stabilität* in der Frontalebene wird weitgehend durch die *Kollateral-Bänder* gesichert. Beim Gelenkersatz ist dies der Fall, wenn nach der Korrektur einer Achsenfehlstellung beide Seitenbänder gleich stark gespannt sind. Dazu dient das Lösen einer allfälligen Kontraktur (medial bzw. lateral release), die richtige (horizontale) Resektion der Kondylen, sowie die richtige Wahl der Höhe des Implantates. Wenn die seitlichen Strukturen unter einer

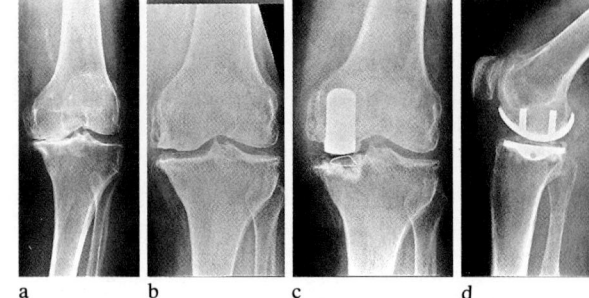

a   b   c   d

Abb. 66.58: *Varusgonarthrose* bei einer 70jährigen Frau.

a Gehaltenes Röntgenbild in Varusstellung: der mediale Gelenkspalt ist verschwunden, erhebliche Fehlstellung.
b Aufnahme in Valgusstreß: der laterale Gelenkspalt ist noch intakt.
c Mediale Schlittenprothese. Damit konnte medial der Defekt ausgeglichen und die Varusfehlstellung korrigiert werden.
d Seitenansicht eines unikompartimentalen Oberflächenersatzes. Das Tibiaplateau hat einen Metallsockel.

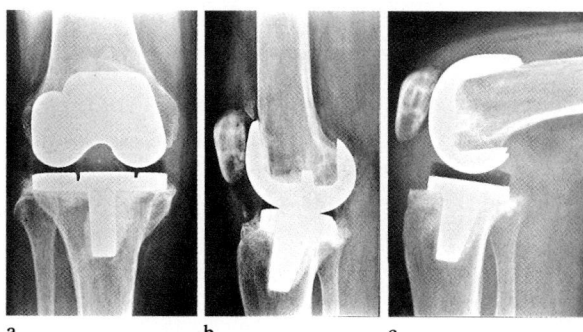

a   b   c

Abb. 66.59: *Kniegelenkersatz.*
Beispiel einer *Totalendoprothese.*
a) ap-Bild, b) Seitenbild bei gestrecktem, c) bei gebeugtem Knie.
Die normale Anatomie und Funktion soll möglichst erhalten bzw. nachgeahmt werden. Ersatz aller Gelenkflächen, auch des Patello-femoral-Gelenkes. Führung der Bewegung durch die erhaltenen Seitenbänder und das Design der Prothese: Im Seitenbild ist die Gleitrinne im Polyäthylen der tibialen Gelenkfläche zu sehen, darunter der Metallsockel, hier einzementiert.

gewissen Spannung stehen, ergibt sich die notwendige Stabilität.

2. *Medial-laterale Stabilität* gegen seitliche Verschiebung. Stabilität in dieser Richtung wird durch die anatomische Konfiguration der Kondylen, zusam-

Kniegelenk

men mit den Menisken und Bändern, sodann durch die Eminentia intercondylica, die zwischen den Femurkondylen steht, gewährleistet. Beim Gelenkersatz werden die Tibiagleitflächen entsprechend konfiguriert, und bei manchen Prothesen ist in der Mitte ein Block aufgesetzt, der diese Seitenverschiebung verhindert, ähnlich wie die Eminentia intercondylica.

3. *Antero-posteriore Stabilität* (gegen Vor- und Rückwärtsbewegung). Bei einem normalen Scharniergelenk, wie etwa dem Ellbogengelenk, wird die bewegliche Rolle (Trochlea) in einer zylinderförmigen Pfanne gehalten und geführt, was nur kreisförmige Bewegungen um eine feste Achse erlaubt. Im Kniegelenk fehlt diese knöcherne Führung weitgehend, das Tibiaplateau ist – wie der Name sagt – flach, die Femurkondylen können darauf vor- und zurückrollen, gleiten und auch rotieren. Ein komplizierter Bandapparat, beim intakten Knie hauptsächlich das Zusammenspiel der beiden *Kreuzbänder,* hält die Bewegungen in Grenzen (Abb. 66.2).

Aus diesem Grunde wurde immer wieder versucht, beim Kniegelenkersatz die *Kreuzbänder zu erhalten.*

In vielen Fällen mit schwerer Zerstörung der Kniestrukturen mit Fehlstellungen und Instabilitäten funktioniert jedoch der Roll-Gleit-Mechanismus nicht mehr richtig, und überdies ist das vordere Kreuzband oft schon zerstört oder steht einer technisch einwandfreien Operation im Weg. Bei vielen Prothesenmodellen wird es deshalb reseziert. Das hintere zu erhalten ist wahrscheinlich wichtiger (Abb. 66.66 und Abb. 66.71).

Die derzeitige Entwicklung geht dahin, die nötige Stabilität durch eine Imitation der anatomisch kongruenten Gleitflächen zu erzeugen, was eine möglichst physiologische Gelenkbewegung herbeiführen soll.

Die Stabilität wird dabei durch den *extraartikulären Bandapparat* gesichert, der durch Distraktion unter eine gewisse *Spannung* gebracht werden muß. Dann kann die passende, genügend hohe Tibiakomponente eingesetzt werden. Dabei muß auch die Spannung in Beugestellung stimmen (Abb. 66.59).

Ein Problem bleibt das Zurückgleiten der Tibia unter den Femurkondylen (eine hintere Schublade), unangenehm vor allem beim Treppensteigen. Dagegen soll ein erhöhter vorderer Rand oder eine interkondyläre Anschlagsperre schützen. Ein anderes Modell versucht die Führung der Femurkondylen beim Vor- und Zurückgleiten (bei Streckung und Beugung) durch verschiebliche Tibiagleitflächen zu erreichen, womit die Funktion der Menisken imitiert werden soll. Im allgemeinen sind jedoch kompliziert gebaute Prothesen auch entsprechend störungsanfälliger.

Das Konzept eines möglichst anatomisch funktionierenden Kniegelenkersatzes bedingt eine sehr präzise und *anspruchsvolle Operationstechnik* mit genauer Planung prä- und intraoperativ.

4. *Rotationsstabilität* wird durch das Design der Gelenkflächen und die Seitenbänder gewährleistet.

Das Material der Gleitflächen

Die Materialprobleme sind vom Hüftgelenk her einigermaßen bekannt. Die Kombination von hochpolymerisiertem Polyäthylen (H.M.W.P. = High molecular weight polyaethylen), einem relativ weichen Material, mit einem harten (Metall, Keramik) für Kopf bzw. Kondylen ist ziemlich allgemein gebräuchlich. Schwierigkeiten bereiten die eingebauten Scharniergelenke: Sowohl die Kombination Polyäthylen/Metall als auch jene Metall/Metall machen Abrieb, mechanische Zerstörung oder Metallose.

Bei den nicht verbundenen Prothesen werden die Femurkondylen durch Metall, das Tibiaplateau durch Polyäthylen ersetzt. Letzteres wird zementiert. Bei zementfreier Implantation braucht es eine Metallunterlage.

Von den Hüftprothesen ist das Problem des *Abriebs der Polyathylenteile* durch das Metall bekannt. Bei kongruentem Gelenk und damit gleichmäßiger Druckverteilung auf eine größere Fläche liegt der Verlust in der Größenordnung von wenigen Millimetern in etwa 10 Jahren. Probleme ergeben sich also daraus erst nach längerer Zeit, sind aber bei einer höheren Lebenserwartung, d.h. bei jüngeren Patienten mit Sicherheit zu erwarten. Da die Knieprothesen wegen der komplexen Gelenkgeometrie nie richtig kongruent sind und die Gelenkflächen oft nur punktförmigen Kontakt haben, können sehr hohe Kräfte auftreten, die nur durch Deformierung des Polyäthylens etwas breiter verteilt werden. Daß dies zu rascherer Abnützung und Zerrüttung des Kunststoffs führt und damit die Lebensdauer der Knieprothesen abkürzt, ist zu vermuten. Auch können *Abriebpartikel* Granulationsgewebe und damit Osteolyse und Lockerung erzeugen. Hier liegt ein weiterer Grund, den Entscheid zur Operation in erster Linie von der *Lebenserwartung der Patienten* abhängig zu machen.

Die Stabilität der Implantate im Knochen

Kein Zweifel besteht, daß die absolut *stabile Fixation* der Implantate im Knochen eine *unabdingbare Voraussetzung* für dauerhaften Erfolg ist. Prothesenlockerungen im längerfristigen Verlauf sind denn auch – nach der Infektion – das größte Problem.

Beide Komponenten können sich lockern. Gefährdet ist vor allem der tibiale Teil. Er hat ein erhebliches Kippmoment, besonders bei exzentrischer Belastung, etwa wenn die Gleitflächen nicht genau aufeinander stehen, oder bei Biegebeanspruchung,

Kniegelenk

wenn die Beinachsen nicht genau stimmen. Eine *exakte Positionierung* ist deshalb für den Langzeiterfolg eine wesentliche Voraussetzung. Die Verankerung der Kondylenprothesen im Markraum mit einem Schaft soll das Kippmoment, ein Block oder eine senkrechte Klinge das Drehmoment auffangen.

Bei allen diesen zusätzlichen Stabilisatoren ist man selbstverständlich bestrebt, möglichst viel *Knochensubstanz zu erhalten,* um die Chancen einer eventuell später nötigen Reoperation, insbesondere einer Arthrodese, nicht zu kompromittieren.

Die ersten echten Erfolge wurden alle mit *zementierten* Prothesen erreicht. *Polymethylmetacrylat* (PMMA) hatte sich bei den Hüftprothesen bewährt, hat aber einige Nachteile, vor allem wenn es nicht optimal angewandt wird: zu frühes Einbringen in noch halbflüssigem Zustand kann schwere toxische Reaktionen mit Blutdruckabfall auslösen, die in einzelnen Fällen den Tod des Patienten zur Folge hatten. Unsorgfältiges Zementieren ergibt zu wenig Stabilität und führt früher oder später zum Bruch, nicht entfernte Zementpartikel beschädigen die Gleitflächen und zerstören sie durch Abrieb.

Zementfreie Fixation?

Wegen dieser Nachteile wurde die *zementfreie* Implantation gesucht und propagiert. Histologisch ließ sich eine sehr gute Verträglichkeit von Titan mit Knochen nachweisen. Tatsächlich können neue Knochenzellen unmittelbar am Implantat beobachtet werden. Dies weckte Hoffnungen auf eine sekundäre, bessere Verankerung durch Anwachsen neuen Knochens an das Implantat (ingrowth). Hohe Erwartungen wurden auf spezielle *Oberflächenstrukturierungen* gesetzt. Diese sollten möglichst unregelmäßig sein, um eine *enge Verzahnung* des Impantates mit dem Knochen zu ermöglichen: Kugeln, Drahtschlingen und Netze usw. wurden aufgedämpft, Löcher eingebracht usw., was aber die mechanische Festigkeit der Implantate beeinträchtigte. Überdies steht nicht fest, daß die mikroskopisch gesichteten neuen Knochenzellen auch tatsächlich einen Beitrag zur Kraftübertragung liefern. Fest steht hingegen, daß ohne eine einwandfreie *primäre Stabilität* ein Anwachsen von Osteoblasten an das Implantat und die Bildung von Osteonen nicht möglich ist. So ist die beobachtete «biologische Integration» zunächst lediglich ein Beweis für gute primäre Stabilität.

Ob tatsächlich sekundär eine festere Bindung von Knochen an Hydroxyapatit, Titan oder andere Oberflächen möglich ist, bleibt noch zu zeigen. Makroskopische Befunde bei Implantatentfernung weisen jedenfalls in diese Richtung.

Alle diese Versuche und Erfahrungen wurden zuerst beim Hüftgelenkersatz gemacht. Sie gelten aber mutatis mutandis auch für die Knieprothesen.

Die bisherigen Resultate von zementierten und unzementierten Knieprothesen scheinen vergleichbar zu sein. (Mehr zum Problem Zement versus zementfrei siehe auch bei «Totalhüftendoprothesen», S. 767.)

Stabilität ist relativ

Ein besonderes Problem wurde erst spät erkannt: Stabilität scheint ein relativer Begriff zu sein. Mit stereoradiographischen Untersuchungen an markierten Knieprothesen wurde nachgewiesen, daß praktisch *alle* Gelenkimplantate im Laufe der Zeit ein wenig *wandern*. Die Frage ist lediglich, wie rasch sie dies tun. Als *Lockerungen* sind diese Wanderungen (migration) lange bekannt, z.B. bei den Hüftgelenkpfannen. Beschwerden treten in der Regel erst auf, wenn die Lockerung makroskopisch und mechanisch deutlich wird, bei den Hüftpfannen z.B. meist erst im zweiten Jahrzehnt, betrifft dann aber die Mehrzahl aller Prothesen!

Zu wenig wissen wir noch über die *Langzeitprognose* der Ersatzgelenke: Offenbar funktionieren sie lediglich *auf Zeit*. Daß diese Zeit wenigstens seiner Lebenserwartung entspricht, ist die Hoffnung des Patienten. Für den *Operateur* stellt sich die Frage nach einer *unteren Altersgrenze* für die *Indikation*.

Patella und Streckapparat

In der ersten Zeit der Knieendoprothetik wurde der Patella wenig Beachtung geschenkt. Eine der häufigeren Komplikationen war (und ist) jedoch die *Luxation* oder *Subluxation* der Patella nach *lateral*. Häufig ist aber auch das Patello-femorale Gelenk arthrotisch und schmerzhaft. Deshalb wurde der Femurkondylenersatz vorne mit höheren Schildern ausgestattet, um die femorale *Patellagleitfläche zu ersetzen*. Um die seitliche Verschiebung der Patella zu verhindern und den Verlauf des Streckapparates besser kontrollieren zu können, wurden Gleitrinnen eingebaut und so die anatomischen Verhältnisse genauer nachgeahmt.

Schließlich ging man auch dazu über, die Gelenkfläche der Patella zu ersetzen, was aber wieder neue Komplikationen mit sich brachte: Dislokationen, Osteolyse, Lockerungen und Frakturen. Dieses Problem ist noch nicht gelöst (Abb. 66.60).

Der Streckapparat (Quadrizeps, Quadrizepssehne, Patella und Patellarsehne mit ihrer Insertion in der Tuberositas tibiae), spielt im übrigen beim Kniegelenkersatz eine große Rolle. Schon beim Zugang wird er stark strapaziert, oft auch abgelöst, und das richtige «Alignement», die richtige Zentrierung, kann ein Problem sein. Im weiteren treten nicht selten hier Wundheilungsstörungen auf, und auch Ne-

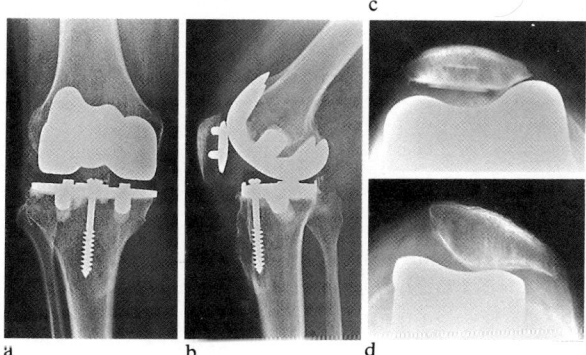

c

a b d

Abb. 66.60: *Die patellaren Gleitflächen.*

Wegen Schwierigkeiten mit dem Streckapparat wurden zunehmend auch die patellaren Gleitflächen, zuerst femurseitig, dann auch an der Patella selbst, ersetzt.

a Totalendoprothese mit hohem Schild für die Patellagleitbahn.

b Im Seitenbild ist auch die Patellaprothese sichtbar.

c *Patellaprothese* (Polyäthylen) im *axialen Bild.* Lateral artikuliert jedoch der Knochen mit der femoralen Gleitfläche der Prothese; im übrigen ist die Patella gut zentriert.

d Diese Patella *subluxiert* aus der Prothesengleitrinne, eine häufige Störung bei Knieendoprothesen. Andere Komplikationen sind Patellafrakturen, Usuren, Lockerungen der Patellaprothese. Die größten klinischen Probleme mit dem Kniegelenkersatz kommen von Streckapparat und Patella, sowohl mit als auch ohne Patellaprothese.

krosen kommen vor. Schließlich ist die *postoperative Mobilisation* nicht immer einfach: Sie muß zwischen der Wundheilung und Einheilung einer vielleicht abgelösten Patellarsehne einerseits und der Strecksteife andererseits einen Mittelweg finden. Falls die Flexion zu wünschen übrig läßt, kann mit einer Mobilisation in Narkose nachgeholfen werden, was allerdings die Gefahr einer Fraktur in sich birgt.

Komplikationen

Die Infektion ist die schlimmste und gefürchtetste Komplikation der Knieendoprothese. Die Infektionsrate ist auch unter günstigen Verhältnissen deutlich höher als z.B. bei Hüftendoprothesen. Die Erreger können durch eine schlecht heilende Operationswunde, eine Hautnekrose, einen oberflächlichen Infekt oder aber auch schon intraoperativ in die Tiefe gelangen.

Das Knie ist das *größte* aller Gelenke, es liegt allseits oberflächlich, die Haut- und Weichteildeckung ist relativ dünn, und Wundheilungsstörungen sind bei der breiten Exposition relativ häufig, vor allem bei Lappenbildung, was bei der Schnittführung vermieden werden sollte.

Eine infizierte Knieprothese zu retten ist trotz Ruhigstellung, Antibiotika, Drainage, Revision, Dauerspülung usw. nicht immer möglich. Eine längerdauernde Infektion lockert jede Prothese mit der Zeit aus. Auch das Auswechseln der Prothese ist nicht immer erfolgreich. Schließlich bleibt als einziger Ausweg die *Arthrodese.*

Je mehr Knochen zum Einsetzen der Prothese entfernt und durch die Infektion zerstört wurde, desto schwieriger ist die Arthrodese technisch zu bewerkstelligen und desto unsicherer die Konsolidation. Eine äußere Fixation ist bei den osteoporotischen Knochen oft nicht stabil genug, und lange Platten sind für die Heilung keine gute Ausgangslage. Mit vielen Monaten ist ohnehin zu rechnen. Unter diesen Umständen ist es zur Amputation nicht mehr so weit, und es kommt vor, daß die Patienten sie wünschen, bevor der Arzt sich den Mißerfolg eingestehen will.

Die *Rückzugsmöglichkeiten* nach Knieprothesen sind somit beschränkt und besonders bei voluminösen Implantaten nicht sehr erfreulich.

Dies ist vielleicht der triftigste Grund, die *Indikation* zum Kniegelenkersatz *zurückhaltend* zu stellen und auf alte Patienten zu beschränken, die invalidisiert sind und starke Schmerzen haben, und bei denen keine andere Therapie zur Verfügung steht.

Weitere Komplikationen:

– Gefäß- und Nervenverletzungen
– technische Fehler bei der Implantation
– Fehlstellungen
– Wundheilungsstörungen, Hautnekrosen
– Instabilität
– Strecksteife
– Beugekontrakturen
– Luxationen und Frakturen der Patella
– Prothesenlockerung
– Verschleiß der Implantate
– Frakturen

Viele dieser Komplikationen sind *iatrogen* und somit *vermeidbar,* andere scheinen, wenigstens teilweise, systemimmanent zu sein. Wenn beide auf ein Minimum reduziert werden, ist der Gelenkersatz am Knie – bei richtiger Indikation – eine *dankbare* und *hilfreiche* Operation.

Zur Indikation

Die oft sehr guten Frühresultate lassen die Knieprothesen für Patienten und Operateure attraktiv erscheinen, zumal die Rehabilitation schneller erfolgt als bei den Osteotomien. Da aber erst wenig Langzeitstudien vorliegen, scheinen einige Überlegungen zur Indikation angebracht.

Kniegelenk

– Die *Erstoperation* ist eine *einmalige Chance.* Zweit- und weitere Folgeoperationen sind immer Notlösungen, ihre Resultate *nie mehr so gut.* Daraus ergibt sich, daß die erste Prothese wenn möglich *lebenslänglich* funktionieren sollte.

– Die *Lebensdauer* von Endoprothesen und Menschen ist begrenzt: Diejenige der Prothesen ist statistisch wesentlich *kleiner* als die menschliche. Je *jünger* also der Patient, desto *kleiner* ist die Wahrscheinlichkeit, daß seine Prothese lebenslänglich funktioniert.

– *Ältere* Menschen beanspruchen und strapazieren ihre Prothese *weniger.*

– Für die *Indikation* zur Endoprothese ist deshalb das *Alter* des Patienten das wichtigste Kriterium.

– Die meisten Kliniken und Operateure beachten eine *untere Altersgrenze* als *Richtlinie* (z. B. 65 Jahre, siehe auch Abb. 66.51). Diese braucht nicht starr angewandt zu werden. Begründete Ausnahmen sind selbstverständlich möglich, liegen im Ermessensspielraum des Operateurs und sind sein *Entscheid,* für den er trotz aller Empfehlungen und Reglementierungen letztlich *allein* die Verantwortung trägt.

Eine gute Entscheidungshilfe ist es, die beiden Fragen, die jeder Patient stellt, zu beantworten:

• *Was habe ich für die Zeit meines Lebens zu erwarten, wenn Sie mich operieren?*
• *Was geschieht, wenn man nicht operiert?*

Richtlinien für die Indikation Zusammenfassung:

1. Starke Schmerzen und Gehbehinderung bei invalidisierten Patienten, für welche keine andere Therapie zur Verfügung steht.

2. Alte Leute, deren Aktivität eingeschränkt ist, und die somit ihre Prothese nicht mehr stark strapazieren.

3. Bei jüngeren Patienten im arbeitsfähigen Alter wäre die Knieendoprothese zu reservieren für schwer Invalide (z. B. Polyarthritis usw.), welche voraussichtlich ihre Prothese nicht mehr stark strapazieren werden, oder wenn ihre Lebenserwartung aus anderen Gründen kürzer ist als normal.

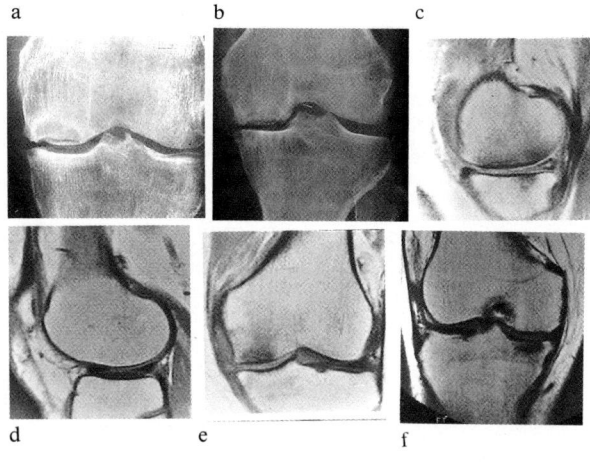

Abb. 66.61: *Subchondrale Nekrose.*

a Kollaps des *medialen Femurkondylus* mit pathologischer schleichender Fraktur des nekrotischen Kondylus. Derart deutliche Röntgenbefunde sieht man nur im *fortgeschrittenen* Stadium.

b In *früheren* Stadien sind Veränderungen im Röntgenbild sehr diskret. Hier ist die Nekrose des medialen Femurkondylus deutlich, doch war auch das gegenüberliegende Tibiaplateau nekrotisch (operativ verifiziert).

c Im *MRI* erscheinen solche subchondrale Nekrosen *früher,* hier im medialen Kondylus (die Menisken sind ebenfalls pathologisch).

d lateraler Kondylus zum Vergleich

e ap-Bild desselben Knies

f Nekrosen kommen auch unter der tibialen Gelenkfläche vor.

Andere Knieaffektionen

Osteonekrose des medialen Femurkondylus
(Ahlbäck)

Ätiologie, Pathologie und Klinik entsprechen den *subchondralen Knochennekrosen* der Erwachsenen, wie sie auf S. 343 beschrieben sind. Die Krankheit ist recht *selten,* wird aber, da das *Röntgenbild im Frühstadium negativ* ist, leicht verpaßt.

Hartnäckige Knieschmerzen älterer Menschen, am medialen Gelenkspalt, vor allem bei Beanspruchung, Steroide oder Niereninsuffizienz in der Anamnese legen den *Verdacht* nahe.

Das *Kernspintomogramm* ist früh positiv, das Röntgenbild erst spät, wenn der Kondylus kollabiert (siehe Abb. 66.61).

Wenn die Schmerzen konservativ nicht mehr beherrscht werden können, kommt praktisch nur eine (evtl. monokondyläre) *Knieendoprothese* in Frage.

Arthritiden des Kniegelenkes
Allgemeines zu den Arthritiden siehe S. 362 f.

Klinik

Entzündliche Veränderungen des Kniegelenkes sind an den klassischen Entzündungszeichen leicht zu erkennen: Schwellung, Überwärmung und Schmerzen, bei akuten Entzündungen auch Rötung. Die Schwellung ist am Anfang vor allem durch einen *Kniegelenkerguß bedingt.* Das Knie wird in einer

Kniegelenk

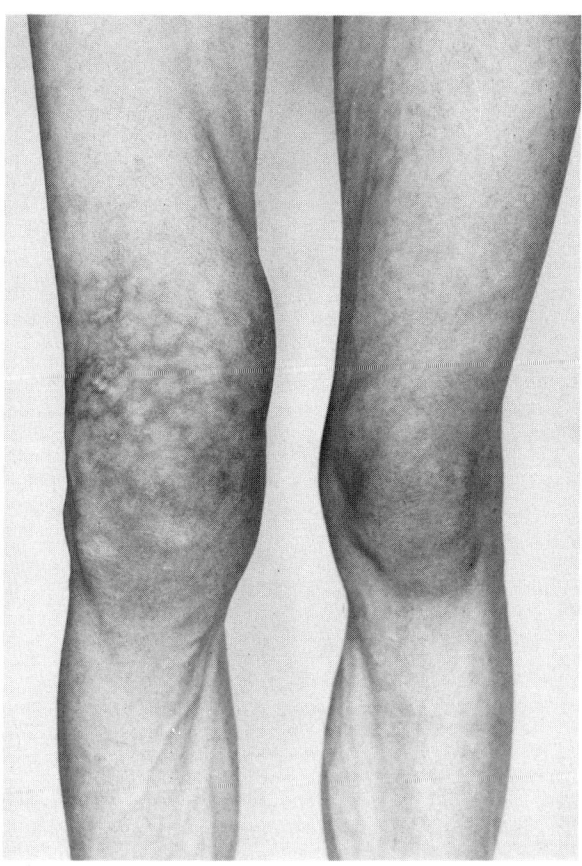

Abb. 66.62: Fortgeschrittene Knietuberkulose bei einem 21jährigen Mann, vor der Tuberkulostatika-Ära. Dank frühzeitiger Therapie – medikamentös und chirurgisch – sind derart schwere Veränderungen in Industrieländern heute selten geworden.

Die typischen klinischen Zeichen: Verdickung des Knies, verstrichene Konturen, Schwellung vor allem seitlich und oberhalb der Patella infolge des Ergusses, Marmorierung der Haut und – besonders wichtig als Frühzeichen – die Quadrizepsatrophie, in erster Linie des Vastus medialis, sind bei jeder Entzündung des Gelenkes, namentlich auch bei eitrigen Arthritiden, nach kurzer Zeit nachweisbar und für die Diagnose wesentlich.

leichten Beugestellung krampfhaft steif gehalten. Bald kommt eine mehr oder weniger starke Kapselschwellung dazu. Beide können durch Palpation festgestellt werden.

Die immer nach kurzer Zeit einsetzende Muskelatrophie des Quadrizeps macht die Knieschwellung noch auffälliger (Abb. 66.62).

Arthritiden des Kniegelenkes sind verhältnismäßig häufig, wohl wegen der Größe und Exposition dieses Gelenkes. Alle Arthritisformen kommen am Knie vor. Nicht ganz selten sind Staphylokokkeninfekte nach intraartikulären Injektionen, vor allem mit Kortisonpräparaten.

Ätiologie der Arthritiden am Kniegelenk

1. Bakteriell:
   - Staphylokokken (häufig, nicht selten iatrogen)
   - Gonokokken
   - Tbc
   - andere

2. Rheumatisch:
   - cP
   - Monarthritis anderer rheumatischer und unklarer Genese
   - abakterielle Entzündung mechanischer Ursache (Meniskus, Osteochondrose, Arthrose, Trauma)

3. Andere:
   - neurogen (Charcot) (siehe S. 437)
   - Hämophilie (siehe S. 332 und S. 834)
   - Gicht, Chondrokalzinose, Synovitis villonodularis pigmentosa usw.

Differentialdiagnose

Neben Anamnese und klinischem Befund (Temperatur, Blutbild, BSR) gibt die *Punktion des Kniegelenkes* den Ausschlag: Farbe, Transparenz, serologische, zytologische und vor allem bakteriologische Untersuchung des Ergusses lassen seine Natur erkennen (seröser Erguß, Eiter, Blut).

Veränderungen auf dem *Röntgenbild* können Hinweise geben auf die Grundkrankheit, treten aber meistens erst nach längerer Zeit auf.

Die *einzelnen Arthritisformen* unterscheiden sich vor allem durch ihren *Verlauf:* Bakterielle Infektionen (Staphylokokken, Tbc) und die cP haben die Tendenz, das Gelenk langsam aber sicher zu zerstören und heilen oft erst mit der knöchernen Ankylose des Knies. Andere Arthritisformen sind weniger aggressiv, neigen zwar zu Rezidiven, heilen aber oft aus, manchmal mit einer restitutio ad integrum, oder aber sie führen mit der Zeit zu einer *Arthrose* (Abb. 2.5). Infektionen bei Endoprothesen siehe S. 831.

Kniegelenk

Therapie

Bei allen Arthritisformen ist eine *konsequente Ruhigstellung* wesentlich: Bettruhe, Gipsschiene, bis die Symptome zurückgegangen sind.

Im übrigen richtet sich die Therapie nach der Ursache.

Bei *eitrigen Arthritiden* ist es manchmal möglich, das Gelenk durch *chirurgische Maßnahmen* vor bleibenden Schäden zu bewahren: Drainage, evtl. Dauerspülung, Ausräumung der infizierten, stark verdickten Synovialmembran (Synovektomie).

Wenn der Zerstörungsprozeß aber schon so weit fortgeschritten ist, daß eine Wiederherstellung nicht mehr erwartet werden kann, so wird der Heilungsprozeß wesentlich abgekürzt durch eine *Arthrodese*. Sie kann ohne weiteres bei floridem Infekt durchgeführt werden. Die Entzündungszeichen gehen schlagartig zurück und ein Rezidiv ist nicht zu befürchten (Abb. 66.63).

Seltenere Arthropathien

Neurogene Arthropathie: siehe S. 437

Hämophilie: Das Knie ist von allen Gelenken am meisten betroffen. Die rezidivierenden Blutergüsse (Hämathros) führen zur Knieversteifung, vorzugsweise in Beugestellung, und zur Arthrose. Es gilt, die Streckstellung als Funktionsstellung zu erhalten mit Schienen, evtl. wieder zu erreichen mit Quengeln, wobei wegen der Blutungsneigung besonders vorsichtig verfahren werden muß.

Operationen, auch nur Punktionen, bei Hämophilen sind grundsätzlich unter Ersatz des fehlenden Globulins möglich (siehe auch S. 332).

Kniedeformitäten nach Coxitis Tbc

Früher beobachtete man nach tuberkulösen Coxitiden im Kindesalter, vor allem wenn die Kinder jahrelang im Gips gelegen hatten, merkwürdige Formveränderungen am Kniegelenk: Strähnige Spongiosastruktur, knollenförmige Deformitäten an Femurkondylen und Tibiakopf, frühzeitiger Schluß der Epiphysenfugen. Möglicherweise spielen Mikrofrakturen der stark osteoporotischen Spongiosa im Bereiche der Wachstumszonen eine Rolle bei der Entstehung. Die Wachstumsstörung führt zu einer starken Verkürzung des betroffenen Beines.

Kniegelenk

Lähmungen

Schlaffe Lähmung
(Allgemeines: siehe S. 384f.)

Ein voller Ersatz des Quadrizeps durch Muskeltransplantation ist nicht möglich. Bei Ausfall des Quadrizeps *allein* ist die Kniestabilisierung möglich durch einen kräftigen Glutaeus maximus und Triceps surae (siehe S. 385). Ebenso kann das Knie mit einer Rekurvationsstellung einigermaßen stabilisiert werden. Auf diese Weise sind Kniegelähmte gehfähig, und selten wird ein Gehapparat mit feststellbarem Kniegelenk notwendig sein (Abb. 34.3). Besondere Leistungen (Laufen, Steigen, sportliche Leistungen usw.) sind hingegen erschwert.

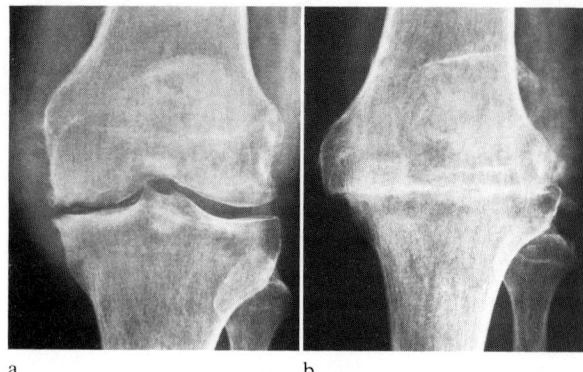

a   b

Abb. 66.63: *Septische Arthritis* des rechten Kniegelenkes: Etwas fleckige Osteoporose. Defekte an der Gelenkfläche des medialen Femurkondylus (a). Im eitrigen Gelenkerguß wurden Staphylokokken nachgewiesen.

Da mit einer Heilung mit befriedigendem funktionellem Resultat nicht mehr gerechnet werden konnte, wurde eine Arthrodese gemacht, worauf die Infektion rasch ausheilte. Das Röntgenbild 4 Monate später (b) zeigt die durchgebaute Arthrodese.

Spastische Lähmungen

Für die zerebrale Paralyse (siehe S. 405f.) ist eine mehr oder weniger ausgeprägte Flexionsstellung der Kniegelenke typisch. Diese sind aber stabil und belastbar. Nur bei schwereren Fehlstellungen und jüngeren Patienten ist der Versuch zu einer Korrektur gerechtfertigt (Transplantation der ischio-kruralen Muskeln von der Tibia auf das Femur nach Eggers). Die Gefahr besteht, daß sich der Aspekt wohl verbessert, die Gehfähigkeit aber verschlechtert.

Tumoren
(Allgemeine Beschreibung siehe S. 367ff.)

Die Kniegegend ist die *häufigste Lokalisation* des Knochensarkoms. Auch andere Tumoren bevorzugen das distale Femurende (siehe S. 779) und die proximale Tibia. Röntgenologische Veränderungen, vor allem bei Kindern und Jugendlichen müssen deshalb immer daraufhin angesehen werden (Abb. 33.13).

Früher bot bei den malignen Geschwülsten die Amputation die einzige (geringe) Überlebenschance. Mit der kombinierten onkologischen Behandlung ist die Prognose etwas weniger hoffnungslos, die gliederhaltende hochspezialisierte Tumorchirurgie steht im Vordergrund. Nach ausgedehnten Blockexzisionen werden komplizierte Rekonstruktionsoperationen mit Hilfe von voluminösen Auto- und Homotransplantaten zum Knochen- und Gelenkersatz, Umkehrplastiken und speziell hergestellten Tumorprothesen notwendig.

Affektionen der Weichteile

Zysten

Bei unklaren, dumpfen Schmerzen in der Kniekehle, vor allem beim Kniebeugen, kann man gelegentlich fluktuierende Zysten in der Fossa poplitea palpieren. Es kann eine abakterielle Bursitis der Bursa semimembranacea zwischen Gastrocnemius und Semimembranaceus sein oder eine sog. *Bakersche Zyste* in der Kniekehle, manchmal bis in die Wade hinunter reichend. Diese Bakerschen Zysten sind bei *Kindern* nicht so selten, aber meist symptomlos und gehen häufig spontan zurück.

Bei *Erwachsenen* entstehen sie als Ausstülpung der Kniegelenkkapsel bei chronischen Kniegelenkergüssen, z.B. bei einer Gonarthrose. Wenn die Zysten so groß sind, daß sie stärkere Beschwerden machen, können sie exzidiert werden.

Ein *Meniskusganglion* kommt durch Gallertbildung in einem degenerierten *lateralen* Meniskus zustande. Gefunden wird sie fast immer als Vorwölbung im Bereiche des *äußeren Gelenkspaltes,* wo sie deutlich zu sehen und zu palpieren ist. Sie kann eine unangenehme Spannung erzeugen, und oft kommen Meniskussymptome dazu.

Das Ganglion kann operativ entfernt werden. In der Regel wird der geschädigte Meniskus mit herausgenommen.

Bursa praepatellaris

Die große subkutan vor der Patella gelegene Bursa ist wegen ihrer exponierten Lage nicht selten der Sitz von Entzündungen. Ein *Erguß* der präpatellaren Bursa ist eindeutig zu unterscheiden von einem Kniegelenkerguß durch seine Lage und die umschriebene Fluktuation *vor* der Patella, während das Kniegelenk selbst frei ist.

1. Chronische Bursitis: Abakterieller Reizzustand der Bursa, hervorgerufen z.B. durch dauerndes Knien. In der verdickten Bursa bilden sich fibröse Stränge, reiskörnerähnliche Gebilde usw., welche auch palpiert werden können.

Bei der *Punktion* entleert sich ein seröser Erguß, welcher sich allerdings häufig wieder nachbildet, manchmal trotz Kortisoninjektionen. Dann bringt ihn nur die radikale *Bursektomie* zum Verschwinden.

2. Akute Bursitis: Durch Verletzungen kann leicht eine bakterielle Infektion (Staphylokokken) der Bursa praepatellaris entstehen. Alle Zeichen einer massiven lokalen Infektion: Rötung, Überwärmung, pralle Schwellung und starke Schmerzen zeigen das Empyem an. Das Kniegelenk selbst bleibt frei, doch die Flexion ist wegen der Spannungsschmerzen blockiert.

Das Bursaempyem muß wie ein Abszeß inzidiert und drainiert werden. Bei Rezidiven ist die *Bursektomie* im entzündungsfreien Intervall zweckmäßig.

Prophylaktisch kann bei der Wundversorgung von offenen Bursaverletzungen die Bursektomie indiziert sein.

Verletzungen des Kniegelenkes

Das Kniegelenk ist stark exponiert, sein komplizierter Bewegungsmechanismus anfällig für Verletzungen. Ein großer Teil der Knieschäden sind deshalb Verletzungen und Verletzungsfolgen.

Frakturen

Intraartikuläre Frakturen des Kniegelenkes bringen immer die Gefahr einer späteren Arthrosebildung mit sich, besonders wenn Stufen oder Defekte in den Gelenkflächen zurückbleiben. Dazu kommt eine Tendenz zur Versteifung, vor allem bei Frakturen im Bereiche der Femurkondylen.

Zur Vermeidung dieser Komplikationen ist es heute das Ziel der Frakturbehandlung, möglichst *anatomische Gelenkverhältnisse* wiederherzustellen und das Knie frühzeitig zu mobilisieren. Die *stabile Osteosynthese* ist deshalb für Frakturen im Kniebereich besonders wichtig geworden.

Frakturen der Femurkondylen können am besten mit Schrauben und Winkelplatten, Patellafrakturen mit Cerclagen (Drahtumschlingungen nach dem Zuggurtungsprinzip), Tibiakopfbrüche mit seitlichen Stützplatten fixiert werden.

Operationen bei *Impressionsfrakturen* des *medialen* oder *lateralen Tibiaplateaus* sind nur sinnvoll, wenn die Gelenkfläche auf ihr ursprüngliches Niveau angehoben und dort fixiert, d.h. mit einer Spongiosaplastik unterfüttert und durch eine seitliche Platte abgestützt wird. Konservativ behandelt heilen diese Frakturen an sich rasch und gut, doch bleibt eine Inkongruenz, ein Wackelknie und eine Varus- bzw. Valgusstellung, welche zunehmen und zur *Arthrose* führen können.

Kniegelenk

Verletzungen des Streckapparates

Sie kommen vor bei:

1. Patellafrakturen, wenn der Bandapparat gerissen ist und die Fragmente klaffen.
2. Abriß der Quadrizepssehne von ihrem Ansatz an der Patella (bei vorbestandener Degeneration der Sehne).
3. Abriß der Patellarsehne oder der Tuberositas tibiae.

Da die Patienten oft noch gehen können, wird die *Diagnose* gelegentlich verpaßt. Wichtigstes *Symptom:* Aktives Strecken des Knies gegen Widerstand (Schwerkraft) ist nicht möglich. Damit der Streckapparat nicht insuffizient wird, muß er so bald als möglich operativ wiederhergestellt werden, am besten mit einer belastbaren Naht, so daß mit der Physiotherapie sofort begonnen werden kann.

Verletzungen der Kniegelenkbänder

Mit der rasanten Entwicklung des *Spitzensportes* sind *Bandverletzungen,* vor allem solche des Kniegelenkes, und mit ihnen die Sporttraumatologen, ins Rampenlicht der öffentlichen Medien sowie der Fachwelt gerückt. Vor allem beim *Fußball* und *Skisport* werden die Kniegelenke extrem, und häufig pathologisch, beansprucht.

Während ältere Menschen eher ihre mehr oder weniger osteoporotischen Knochen brechen, sind es bei diesen Sportlern oft die Bänder, die reißen. Neben Verkehrsunfällen sind *Sportverletzungen die häufigste Ursache von Bandläsionen am Kniegelenk.* So handelt es sich bei diesen Patienten meist um junge, muskelkräftige, gut trainierte Leute. Viele wollen oder müssen weiter Sport treiben, sei es aus ideellen oder finanziellen Gründen oder unter dem Druck der Öffentlichkeit. Eine Restitutio ad integrum wird gewünscht, und zwar umgehend, und dieses Ansinnen ist für den Chirurgen eine verlockende Herausforderung.

Anspruchsvolle Rekonstruktionsmethoden wurden entwickelt, mit welchen in einzelnen Fällen ausgezeichnete Resultate erreicht wurden. In manchen anderen Fällen können allerdings die oft etwas unrealistischen Erwartungen nicht erfüllt werden: So kehren z. B. nur wenige Sportler nach Kreuzbandplastiken wieder zum Leistungssport zurück.

Solche Behandlungsmethoden lassen sich aus naheliegenden Gründen *nicht ohne weiteres erfolgreich auf andere Bevölkerungsgruppen übertragen.* Ältere und weniger sportbegeisterte Menschen haben weniger hochgeschraubte Ansprüche und andere Probleme. Bei ihnen stehen Schmerzfreiheit, Arbeitsfähigkeit, Sicherheit und geringeres Risiko im Vordergrund. Sie haben manchmal wohl auch weniger eigene Möglichkeiten und Motivation zur Rehabilitation, wie sie zur Erreichung eines optimalen Resultates unerläßlich sind.

Trotzdem hat diese Sportmedizin viele Erkenntnisse zur Pathophysiologie gebracht (siehe auch S. 783f. «Anatomie und Funktion») und für Diagnostik und Therapie neue Wege gewiesen.

Pathophysiologie

Beim täglichen Gebrauch in Beruf und Sport wird das Knie vorwiegend *aktiv* durch die *Muskulatur* stabilisiert. Diese wird maßgeblich durch die *Propriozeptoren* der *Gelenkkapsel* gesteuert. Wenn bei *Unfällen* die reflektorische Muskelaktion *zu spät* einsetzt, trifft die ganze Wucht der äußeren Kraft unmittelbar die *Bänder.* Ihre Aufgabe ist somit nicht nur die Führung des Bewegungsablaufes im Gelenk, sondern auch das Knie gegen plötzliche Distorsionen zu *schützen.* Dabei spielt ihre sensible Innervation eine wesentliche Rolle (siehe Abb. 66.64).

Die *passive Stabilität* beruht auf einem sehr komplexen Zusammenspiel einer Vielzahl von Bändern. Die geometrisch-anatomischen Voraussetzungen wurden im Abschnitt «Anatomie und Funktion», S. 783f., aufgezeigt. Als zentraler Führungspfeiler wirken die *Kreuzbänder,* zur seitlichen und Rotationsstabilität tragen u. a. die verschiedenen seitlichen Bänder bei, und zur Stabilisierung in Streckstellung zusätzlich die *hinteren Kapselbandstrukturen* (Abb. 66.65 und Abb. 66.66).

Kein Band hat eine isolierte Funktion, alle wirken zusammen. Der Ausfall einzelner Bänder hat in der Regel relativ geringe Instabilität zur Folge. Umgekehrt sind aber bei stärkerer Gewalteinwirkung meist mehrere (synergistische) Bänder verletzt, was dann zu schwerwiegenden Instabilitäten führt. Wichtig, allerdings oft auch schwierig, ist deshalb eine differenzierte Diagnostik, und, falls man sich zur Operation entschließt, eine vollständige und *anatomisch genaue* Reparation der zerrissenen Strukturen.

Bänderrisse erfolgen nicht nach dem «Alles-oder-Nichts-Gesetz». Die Schäden am Band sind je nach Größe der einwirkenden Kraft leichter oder schwerer. (Zur Pathophysiologie der Bandverletzungen siehe auch S. 87f., S. 91 und S. 470f.)

Üblicherweise werden die Bandverletzungen nach *Schweregrad eingeteilt* in:

1. Dehnung
2. Zerrung
3. Ruptur

Diese Einteilung entspricht auch der Stadieneinteilung I bis III. Eine scharfe Trennung der 3 Stadien ist indessen nicht immer möglich.

1. *Dehnung:* Das Band ist intakt, lediglich etwas gedehnt. Mikroskopisch findet man Risse und Blutungen. Sie sind das Substrat der einfachen «*Distorsionen*». Wenn sie nicht weiter strapaziert werden, heilen solche Verletzungen folgenlos aus.
2. *Zerrung (Teilruptur):* Einzelne Teile des Bandes sind zerrissen, doch ist seine *Kontinuität noch erhalten.* Diese Voraussetzung gehört zur *Definition* einer «Distorsion». Die erhaltenen Fasern dienen als «Ordnungsschiene» für die einwachsenden Narben mit neuen kollagenen Fasern. Unter Schutz vor weiterer Überdehnung können auch solche Verletzungen ausheilen. Allerdings dauert es oft Wochen und Monate.
3. *Zerreißung, Totalruptur:* Das Band ist völlig durchtrennt, bzw. ausgerissen, die Enden sind oft umgekrempelt, ins Gelenk eingeschlagen, sie berühren sich nicht mehr. Die einwachsende Narbe

Kniegelenk

Abb. 66.64: *Zeitlicher Ablauf eines Bänder-rizes.*

Der Riß erfolgt schon 1/20 Sekunde nach der akuten Krafteinwirkung. Der über Sehnen- und Muskelreflexe in Gang gesetzte *Abwehr-mechanismus* kommt *zu spät.* Er wird nur bei relativ langsamer Überdehnung wirksam.

Bei *physiologischer* Beanspruchung ist das Gelenk durch die *Muskulatur* geschützt, bei brüsken *Unfällen nur* durch die *Bänder.*

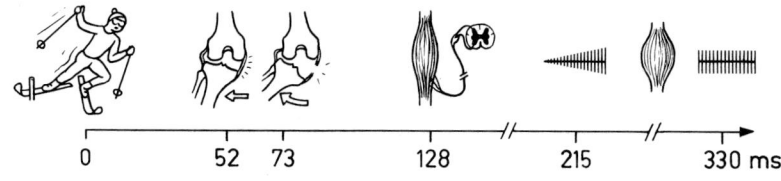

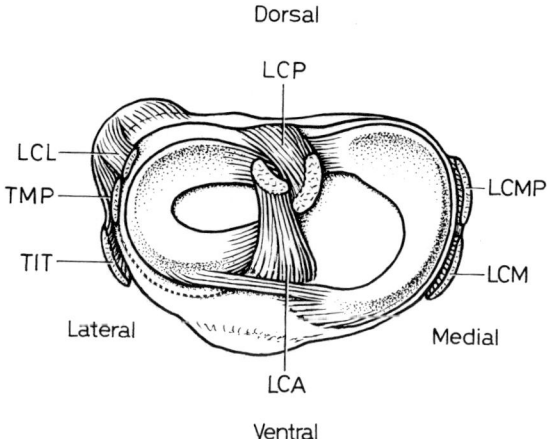

Abb. 66.65: *Der Bandapparat rings ums Knie.*

Das Tibiaplateau in Aufsicht mit den für die passive Stabilität wichtigsten Bändern

Medial:

- LCM = Ligamentum collaterale mediale
- LCMP = Ligamentum collaterale mediale posterius

Lateral:

- LCL = Ligamentum collaterale laterale
- TMP = Tendo musculi poplitei
- TIT = Tractus ilio-tibialis

Kreuzbänder:

- LCA = Ligamentum cruciatum anterius
- LCP = Ligamentum cruciatum posterius

Die Kreuzbänder sind der *zentrale Stabilisationspfeiler,* vor allem für die Vor- und Rückwärtsbewegung. Wegen ihrer intraartikulären Lage ist ihre Blutversorgung *prekär,* ihre Heilungstendenz schlecht, auch nach Nähten.

Die Seitenbänder sind keine streng isolierten Strukturen, sondern sind in die *Kapsel* integriert. Bandverletzungen heilen gut, solange die Fasern noch einigermaßen in Kontakt sind.

Der *Drehpunkt* für die (normalerweise bei weitgehend gestrecktem Knie geringe) Rotation wird hauptsächlich durch das *hintere Kreuzband,* das kräftigste der Kniebänder, fixiert (vgl. auch Abb. 66.71). Bei Verletzungen der Seitenbänder nimmt die Rotationsmöglichkeit zu. Je nach Richtung, in welcher sich die Femurkondylen dabei gegen das Tibiaplateau verschieben, kann man die sog. Rotationsinstabilität nach 4 Quadranten einteilen: Sie ergeben Schubladenphänomene in den verschiedenen Rotationsstellungen (vgl. Abb. 66.70).

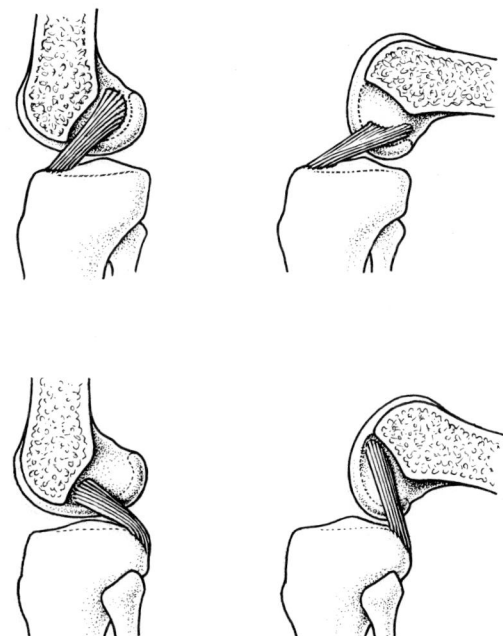

Abb. 66.66: *Die Kreuzbänder* und ihre Insertionsstellen.

Obere Reihe: das *vordere Kreuzband,* von der Fossa intercondyla-ris aus gesehen. Verlauf schräg nach vorne, von der Ansatzstelle *hinten* an der *Innenseite* des lateralen Femurkondylus zur Insertionsstelle *vorne* an der *Eminentia* intercondylica der Tibia.

Bei Flexion dreht sich das Band aus. Es erlaubt damit eine leichte dosierte Verschiebung der Femurkondylen nach hinten, blockiert aber eine weitere Subluxation. Bei Insuffizienz dieses Bandes kommt die «vordere Schublade» zustande (siehe Abb. 66.68), d.h. eine Subluxation des Tibiaplateaus *nach vorne.*

Untere Reihe: das *hintere Kreuzband* entspringt *vorne* an der Innenseite des *medialen* Femurkondylus und inseriert an der *Tibiahinterkante.* Es ist das *stärkste* Band am Knie. Es blockiert die Subluxation des Tibiaplateaus nach *hinten* («hintere Schublade»).

Beide Bänder zusammen stabilisieren das Knie in der Frontalebene, d.h. in der ap-Richtung und *führen* die komplexe Roll-Gleit-Bewegung des Kniegelenkes (siehe Abb. 66.2).

Diese Führungsfunktion hängt von der genauen *anatomischen Lokalisation* der Insertionsstellen ab. Rekonstruktionsoperationen, welche diese anatomischen Details nicht berücksichtigen, sind von vornherein zum Scheitern verurteilt.

Kniegelenk

kann den Defekt nicht richtig überbrücken, das Regenerat bleibt oft insuffizient. Solche «Bänderrisse» können, im Gegensatz zu den einfachen «Zerrungen», eine Insuffizienz des Bandapparates mit chronischer Instabilität zur Folge haben, welche bestehen bleibt und zu unangenehmen Beschwerden, nicht selten zur Arthrose führt.

Eine genaue *Abgrenzung* der drei Stadien kann schwierig sein und ist nicht immer eindeutig möglich, sollte aber immer versucht werden wegen der therapeutischen Konsequenzen.

Frisch gerissene Bänder haben bessere Voraussetzungen, zusammenzuwachsen und zu heilen, wenn sie in den ersten Tagen genäht werden. Dies gilt besonders für die Kreuzbänder mit ihrer prekären Blutversorgung im Innern des Gelenkes: Ohne operative Reparation ist eine Heilung kaum zu erwarten.

Untersuchungstechnik

Eine Bandinsuffizienz muß bei jeder Distorsion gesucht werden.

Funktionsprüfungen (siehe auch Diagnostik des Kniegelenkes, S. 787):

Die Prüfung der *passiven Kniestabilität,* d.h. des Bandapparates, erfolgt klinisch mittels einer Reihe von Handgriffen. Diese sind im Prinzip *gleich für frische und veraltete Bandläsionen,* bei frischen Verletzungen allerdings oft nur unter Anästhesie möglich. Die Untersuchung ist nicht einfach, erfordert Erfahrung und liefert nicht automatisch eine schlüssige Diagnose. *Ihre Interpretation hängt von vielen Faktoren ab:*

- Die *Instabilität* ist ein *relativer Begriff.* Sie läßt sich nicht genau messen. Ein kleines Bewegungsspiel ist bei diesen Funktionsprüfungen *normal.* Die individuellen Unterschiede sind erheblich. Deshalb sind nur *eindeutige Seitendifferenzen* zwischen links und rechts verwertbar.
- Die Stabilität hängt wesentlich vom Beugungswinkel des Knies ab: In *Streckstellung* ist das Knie normalerweise praktisch vollständig *stabil,* bei Beugung wird es zunehmend *locker.* Auch ist die laterale Seite allgemein etwas lockerer als die mediale.
- Die Untersuchung setzt eine *entspannte Muskulatur* voraus. Das ist nicht immer leicht zu erreichen: Vor allem zu Beginn der Untersuchung spannen die Patienten ihre Muskulatur reflektorisch an, im Sinne einer natürlichen Schutzreaktion, sei es wegen Schmerzen bei frischen Verletzungen, sei es wegen Angst und Mißtrauen gegen eine – trotz gegenteiligen Beteuerungen des Arztes – oft schmerzhafte Untersuchung, oder einfach weil sehr viele Leute große Mühe haben, ihre Muskulatur willentlich zu entspannen. Sie dazu zu bringen erfordert oft ziemlich viel Geduld. Andernfalls

läßt sich eine vorhandene Instabilität nicht nachweisen, da die angespannte Muskulatur allein das Knie zu stabilisieren vermag und damit die Prüfung behindert.

Bei *frischen Verletzungen* und starken *Schmerzen* kann deshalb oft nur eine *Untersuchung in Narkose* (mit Funktionsröntgen) genauere Aufschlüsse geben. Dies ist wichtig, wenn eine Operation erwogen wird.

- Isolierte Risse einzelner Bänder sind relativ selten. Entsprechend dem Verletzungsmechanismus reißen, je nach Schwere der Verletzung, häufig mehrere (synergistische) Bänder. Die Verletzungsmuster sind somit vielfältig. Es gibt keine spezifischen Tests für einzelne Bänder, es werden lediglich typische «Instabilitäten» unterschieden (siehe «Systematik», S. 840).
- Auf verschiedene Weise wird versucht, eine Instabilität *quantitativ zu objektivieren* (etwa in mm Aufklappbarkeit oder Schubladenverschiebung): Da die falsche Beweglichkeit stark von der Stellung des Kniegelenkes und der aufgewendeten Kraft abhängt, wäre eine möglichst genaue Standardisierung der Untersuchung wichtig:
- *Gehaltene Röntgenaufnahmen* ap, etwa bei 30° Flexion, für die seitliche Instabilität sind manchmal hilfreich.

Man kann dann die Aufklappbarkeit z.B. so quantifizieren:

    3– 5 mm: +
    5–10 mm: + +
    >10 mm: + + +

- Mechanische *Meßgeräte* wurden entwickelt, welche bei standardisierter Kraftanwendung eine Schublade in Millimetern ablesen lassen.

Letztlich jedoch bleibt jede Untersuchung subjektiv. Sie läßt sich trotz aller Bemühungen *nie ganz exakt* durchführen, und die Gefahr besteht, daß man sich von einer *falschen Genauigkeit* zu stark beeindrucken läßt.

Prüfung der seitlichen Stabilität

Am besten klemmt der Untersucher den Fuß in der Achsel fest und hält das Knie mit beiden Händen (siehe Abb. 66.6). So kann er es leicht in Valgus- bzw. Varusstellung bringen. Ein Aufklappen des Kniegelenkes, z.B. medial, äußert sich in einem elastischen Nachgeben bei Valgisierung und einem harten Anschlag bei Rückkehr in die Mittelstellung. Eine deutliche *Aufklappbarkeit in Streckstellung ist selten.* Dieser Befund weist auf eine schwere Verletzung hin, denn neben den Seitenbändern muß auch die *hintere Kapsel* medial gerissen sein. Intakt würde diese allein das gestreckte Knie stabilisieren. Bei stärkerer Aufklappbarkeit liegt meist auch eine *Kreuzbandläsion* vor.

Kniegelenk

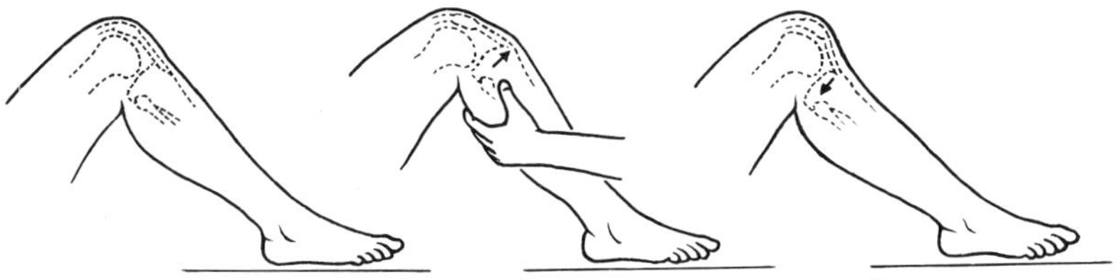

Abb. 66.67: *Diagnose der dorso-ventralen Instabilität:* im Liegen, Knie gebeugt, Fuß aufgestellt.

a In dieser Stellung hat das Knie, von der Seite betrachtet, seine normale, bekannte Kontur: Die Tuberositas tibiae springt ein ganz klein wenig vor.

b *«Vordere Schublade»:* Wenn man von Hand den Unterschenkel etwas nach vorne zieht, kommt der Tibiakopf ein wenig mit, die Tuberositas tibiae springt stärker vor: *ventrale Instabilität* (siehe S. 787; vgl. auch Abb. 66.7).

c *«Hintere Schublade»: Bei dorsaler Instabilität* fällt der Tibiakopf in Ruhestellung etwas zurück, hinter die Femurkondylen, die Tuberositas tibiae *verschwindet.* Bei *Zug* am Tibiakopf mit der Hand (wie bei (b)) kommt das Knie wieder in die richtige Lage. Seine Kontur normalisiert sich.

Mit diesem Handgriff ist eine Instabilität *deutlich zu spüren.* Es ist jedoch nicht leicht, die vordere von der hinteren Instabilität zu *unterscheiden,* denn das Gefühl ist bei beiden *ähnlich.* Es ist deshalb wichtig, den *Aspekt* der Kniekontur von Auge zu beurteilen. Auch die *Art* des Anschlages, ob hart oder weich, kann helfen.

Weniger massive Verletzungen, etwa einzelner Seitenbänder, können somit nur bei einer mehr oder weniger starken Flexionsstellung festgestellt werden. Die Prüfung wird deshalb meist bei etwa *30° Flexion* gemacht.

Prüfung der vorderen und hinteren Stabilität

Vor- und Rückverschiebung der Tibia gegenüber den Femurkondylen wird anschaulich als «Schublade» bezeichnet.

Zweckmäßigerweise sitzt der Untersucher auf dem Fuß des liegenden Patienten und zieht bei etwa 60°–90° gebeugtem Knie den Tibiakopf mit beiden Händen nach ventral (Abb. 66.7). Eine *vordere Schublade* liegt vor, wenn der Tibiakopf sich abnormal stark aus seiner normalen Lage nach vorne ziehen läßt gegen einen zunehmenden elastischen Widerstand (Abb. 66.67a und b).

Auch bei einer *hinteren* Schublade läßt sich der Tibiakopf nach vorne ziehen, allerdings aus einer spontanen *pathologischen hinteren Subluxationsstellung* in die normale Lage, wo er mit einem leichten Anschlag gebremst wird (von einem gespannten intakten vorderen Kreuzband). Da die beiden Schubladen ähnliche Phänomene ergeben, muß *zuerst* immer *eine hintere Schublade ausgeschlossen* werden, bevor eine vordere diagnostiziert wird. Das läßt sich vor allem bei veralteter hinterer Kreuzbandinsuffizienz an der unnatürlichen Kniekontur in Ruhestellung erkennen: Beim unverletzten, rechtwinklig gebeugten Knie springt die Tuberositas tibiae etwas vor. Bei Insuffizienz des hinteren Kreuzbandes verschwindet diese typische Kontur (siehe Abb. 66.67c).

Funktionell sind *anteriore Instabilitäten bei stärker gestrecktem Knie* («Tiroir en extension») oft von größerer klinischer Bedeutung, denn sie können schwe-

rere Störungen machen. Manchmal, bei frischen Verletzungen, ist die Untersuchung in Flexion gar nicht möglich.

Deshalb ist

• *der Lachmann-Test,* d. h. die *Prüfung der vorderen Schublade in annähernder Streckstellung,* zu einer besonders wichtigen Untersuchung geworden (Abb. 66.68). Auch isolierte vordere Kreuzbandverletzungen lassen sich damit ziemlich sicher diagnostizieren. Dabei werden (bei etwa 20°–30° Flexion) Tibiakopf und Femurkondylen mit je einer Hand gefaßt und gegeneinander nach vorne und hinten verschoben.

Auch dieser Test funktioniert nur bei vollständig erschlaffter Muskulatur. Manchmal gelingt er besser in Seitenlage (Slocum). So läßt sich die Subluxationsbewegung nicht nur fühlen, sondern auch besser sehen.

Die Schubladen lassen sich auch im Sitzen, bei hängenden Unterschenkeln prüfen, der Lachmann auch aktiv im Liegen (mit einem Kissen unter dem Oberschenkel): Beim aktiven Anheben des Unterschenkels zieht der Quadrizeps den Tibiakopf nach ventral. Daraus wird ersichtlich, daß er ein Antagonist des vorderen Kreuzbandes ist.

Bei Insuffizienz des vorderen Kreuzbandes ist die normale stufenlose Roll- Gleitbewegung gestört, und es können vor allem an den lateralen Kondylen, die konvex und ohnehin weniger straff geführt sind, *Subluxationsphänomene* auftreten, die auch *klinisch* geprüft werden können, z. B. mit dem

• *Lateral Pivot shift sign* (Mc Intosh): Der Untersucher hebt mit einer Hand das gestreckte Bein des liegenden Patienten am Fuß hoch, dreht es in Innen-

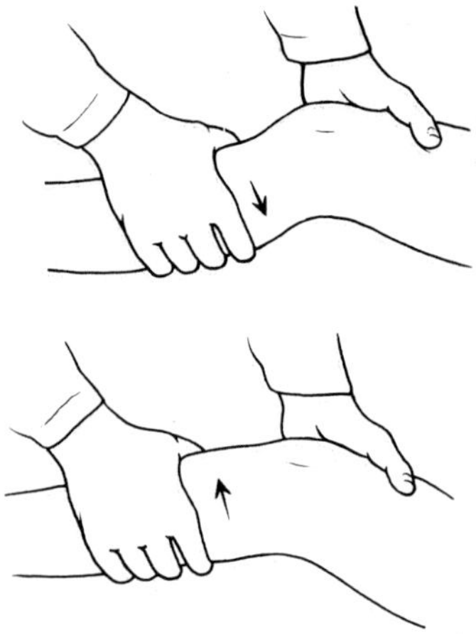

Abb. 66.68: Die Prüfung der *anterior-posterioren Instabilität* bei *wenig gebeugtem* Knie *(Lachmann)* entspricht den funktionellen Verhältnissen *besser* als der «Schubladentest» bei 90°, denn eine Instabilität äußert sich klinisch beim *Gehen,* d. h. bei wenig gebeugtem Knie. Die Aussagekraft des «Lachmanntests» für die Schubladenphänomene ist deshalb besonders groß.

Die Stabilität des Knies wird geprüft, indem man mit beiden Händen den Tibiakopf und die Femurkopfkondylen abwechslungsweise nach *vorne und hinten gegeneinander verschiebt.* Auch hier ist der *Aspekt* der Kniekontur mit der Tuberositas tibiae wichtig.

Wichtig ist aber auch eine entspannte Muskulatur, sonst läßt sich keine Instabilität nachweisen. Die *Kunst* des Tests besteht darin, den Patienten dahin zu bringen, seine Muskulatur erschlaffen zu lassen. Oft, vor allem bei frischen Verletzungen, ist das nur in *Narkose* möglich.

rotation und bringt durch Druck der anderen Hand von lateral das Knie in *Valgusstellung.* Jetzt beugt er langsam das Knie. Bei einer vorderen Kreuzbandinsuffizienz rollt dabei der laterale Femurkondylus über das Tibiaplateau nach hinten in eine Subluxationsstellung, bis er bei etwa 20°–30° Flexion mit einem deutlich spürbaren Schnappen wieder in die normale Lage springt, in dem Augenblick, da der Tractus ileo-tibialis über den Femurkondylus nach hinten gleitet, hier wieder als Kniebeuger funktioniert und die Tibia in ihre richtige Lage zurückzieht (Abb. 66.69).

Der «*Pivot-shift-Test*» ist *pathognomonisch* für eine Insuffizienz, bzw. für einen *Riß des vorderen Kreuzbandes.*

Das Luxationsphänomen kann auch in Seitenlage geprüft werden (Slocum, siehe oben), manchmal läßt es sich auch bei Extension aus der Flexion auslösen (Hughston, Losee).

Die *Schubladen* können auch bei Innen- bzw. Außenrotation des Unterschenkels geprüft werden, wobei der Untersucher den Fuß im Sitzen in der entsprechenden Stellung fest hält. Damit erhält man etwas genaueren Aufschluß über die *Rotationsinstabilitäten* (siehe unten).

Genauere funktionell-anatomische Studien sowie die Analyse der Verletzungen haben gezeigt, daß die Stabilisierung des Kniegelenkes durch seine Bänder und Kapselanteile ein recht *komplizierter Mechanismus* ist: Seitenbänder, Kreuzbänder und Kapselanteile haben keine einfachen, voneinander unabhängigen Aufgaben, sondern spielen in vielfältiger Weise zusammen. Unfälle haben denn auch meist nicht isolierte Läsionen eines einzelnen Bandes, sondern komplexe Läsionen des Kapselbandapparates zur Folge.

Neben den seitlichen Kippungen und den anteroposterioren Verschiebungen spielt die *Rotation* eine große Rolle als Verletzungsmechanismus, bei den Instabilitätssymptomen und für die Wiederherstellungsstrategien.

Mit einer verfeinerten Diagnostik wurde deshalb versucht, aus einzelnen Tests auf Lokalisation und Ausmaß einer Bandverletzung zu schließen. Die Zusammenhänge sind aber recht komplex, und einfache, narrensichere Schemata gibt es nicht.

Systematik der Bandrupturen

Sowohl für die Diagnose als auch für die Therapie der vielfältigen Verletzungsformen wird eine einheitliche *Einteilung* angestrebt. Verschiedene wurden vorgeschlagen. Eine der heute Gebräuchlichen bezieht sich auf die Achsen und Ebenen im Raum (Abb. 66.70):

In der *Frontalebene:*

- mediale Instabilität: Aufklappbarkeit medial
- laterale Instabilität: Aufklappbarkeit lateral

In der *Horizontalebene:*

- vordere Instabilität: vordere Schublade: vorderes Kreuzband
- hintere Instabilität: hintere Schublade: hinteres Kreuzband

Rotationsstabilität: Kreuzbandinsuffizienz verbunden mit vermehrter Rotationsmöglichkeit (d. h. die Tibia kann sich gegenüber dem Femur zu stark in den betreffenden Quadranten hineinverschieben):

- anteromedial: vordere Schublade in Außenrotation (häufigst)
- anterolateral: vordere Schublade in Innenrotation
- posterolateral   selten und schwieriger zu erfassen
- posteromedial

Die Verletzungen werden überdies nach Schwere und Ausdehnung eingeteilt, je nach dem, wie viele und welche Bänder dabei gerissen sind.

Ausschlaggebend für die Kniefunktion ist jedoch die Stabilität in der *anterio-posterioren* Richtung und diese wird weitgehend durch die *Kreuzbänder* gewährleistet. Ihnen kommt deshalb für Prognose und Therapie die *größte Bedeutung* zu. Die wichtigsten Tests zu ihrer Prüfung sind *Pivot shift* und *Lachmann.*

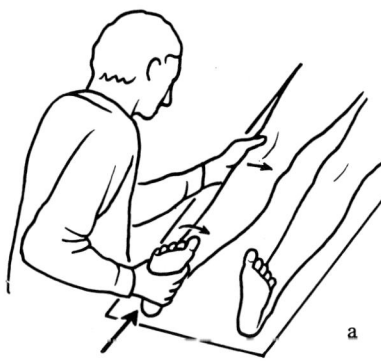

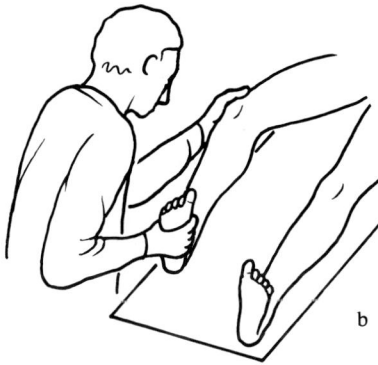

Abb. 66.69: *Testen des vorderen Kreuzbandes.*

Das «*Pivot-shift*»-*Phänomen* ist im Text erklärt (siehe S. 839).

Zu seiner Prüfung wird das gestreckte Bein außen am Knie und unten am Fuß gefaßt (a). Bei Druck gegen das Knie (Valgisierung) und Innenrotation des Fußes, sowie Druck auf das Bein in Längsrichtung von der Fußsohle her, wird das Knie *langsam* flektiert (b).

Bei instabilem Kniegelenk spürt man bei etwa 30° Flexion ein «Einschnappen» des Kniegelenkes. Dabei springt der laterale Femurkondylus aus einer hinteren Subluxationsstellung in die Normalposition zurück.

Ein positives «Pivot-shift»-Phänomen ist praktisch beweisend für eine Insuffizienz des vorderen Kreuzbandes. Auch dieser Test funktioniert nur bei *erschlaffter* Muskulatur.

Es gibt noch eine Reihe weiterer Tests. Dies ist der Wichtigste.

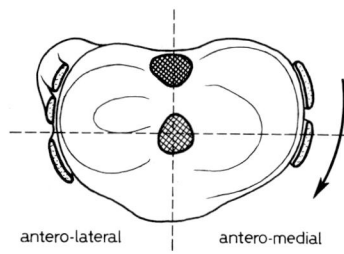

antero-lateral | antero-medial

Abb. 66.70: *Systematik der Instabilitäten.*

Die Kreuzbänder bilden einen *zentralen* Pfeiler, um welchen herum das Knie mehr oder weniger *rotieren* kann. Viele Bandverletzungen kommen durch forcierte *Rotation* zustande. Dabei *verschiebt* sich das Tibiaplateau gegenüber dem Femurkondylus.

Die *häufigste* Verletzung ist die Außenrotation der Tibia, z. B. wenn die Fußspitze hängen bleibt (Ski, Fußball). Der Tibiakopf verdreht sich in Pfeilrichtung und verschiebt sich in den antero-medialen Quadranten. Dadurch können schwere Verletzungen entstehen: Zuerst reißen die *medialen Seitenbänder* von hinten her (Semimembranosuseck), dann das *vordere Kreuzband*. Nicht selten reißt auch der Meniskus im Bereiche des Hinterhornes aus. *O'Donoghue* bezeichnet diese Verletzung als «unhappy triad», eine «unglückliche Kombination» (vgl. Abb. 66.15a). Die Systematik kennt auch Instabilitäten in alle anderen Quadranten. Sie sind *seltener,* vor allem die posterioren, sind aber ebenfalls schwere Verletzungen.

Das Ausmaß des Schadens ist sehr unterschiedlich: von einfachen Seitenbandzerrungen bis zur Kniegelenkluxation mit Zerreißung der meisten Bänder gibt es alles. *Die Diagnostik* im Detail und die Therapie dieser Verletzungen sind schwierig. Sie sind die Herausforderung der Sportchirurgen und -orthopäden. Das Ziel ist eine *anatomische* Wiederherstellung, die eine reibungslose *Funktion* garantieren soll.

Viele, besonders auch ältere Menschen haben weniger hohe Ansprüche an ihr Kniegelenk als Spitzensportler. Geringfügige Instabilitäten können sie, bei einigermaßen gut trainierter Quadrizepsmuskulatur, gut und in der Regel ohne wesentliche Beschwerden oder Behinderungen *kompensieren,* so daß keine operativen Maßnahmen nötig sind.

Diagnose der frischen Bandverletzungen

Schwere frische Knieverletzungen sind in der Regel durch *Blutungen ins Gelenk hinein* gekennzeichnet. Ein rasch nach dem Unfall sich bildender Kniegelenkerguß entspricht deshalb fast sicher einem *Hämarthros.* In solchen Fällen muß die klinische Untersuchung oft ergänzt werden, etwa durch eine

- *Gelenkpunktion,* mit der sich eine intraartikuläre Blutung verifizieren läßt (Fettaugen im Punktat stammen aus dem Knochenmark und weisen auf eine zusätzliche Fraktur hin), eine
- *Untersuchung in Narkose* (evtl. gehaltene Aufnahme) und wenn nötig eine
- *Arthroskopie,* um eine genaue Diagnose der Bandverletzungen sowie der begleitenden Binnenverletzungen zu bekommen. Für die Therapie ist vor allem der Zustand der *Kreuzbänder* wesentlich, denn Rupturen sollten wenn möglich in *frischem Zustand* repariert werden.
- Die *Magnetresonanztomographie* ermöglicht eine Darstellung der Kniebinnenstrukturen auf nichtinvasive Weise: *Kreuzbänder,* aber auch Knorpel und Menisken, sind auf einwandfreien Bildern gut erkennbar (siehe Abb. 66.13). Dieses Verfahren löst vielleicht mit der Zeit die Arthroskopie ab.
- *Röntgenbilder* des Knies (ap und seitlich) sind *obligatorisch* um eine Knochenläsion zu erkennen bzw. auszuschließen.

Klinik

Weitaus am häufigsten sind Verletzungen der *medialen Bänder* sowie des *vorderen Kreuzbandes,* während Rupturen des hinteren Kreuzbandes und solche der lateralen Bänder ungleich *seltener* sind.

Eine der *häufigsten Verletzungen* kommt zustande durch eine *Außenrotation* des Unterschenkels unter *Valgusstreß* bei gebeugtem Knie, typisch etwa beim Hängenbleiben der Fuß- (bzw. Ski-)spitze in vollem Lauf (siehe Abb. 66.64).

Dabei reißen zuerst die medialen Kapsel-Bandstrukturen, von hinten beginnend, und nicht selten reißt hier auch der mit diesen verwachsene *mediale Meniskus* ab, schließlich, bei größerer Krafteinwirkung, das *vordere Kreuzband* («unhappy triad» von O'Donoghue). Dies hat eine

- *antero-mediale Rotationsinstabilität* zur Folge. Zur Untersuchung dieser Läsionen wird die vordere Schublade in Außenrotation geprüft.

- Die *antero-laterale* Instabilität ist das Spiegelbild der antero-medialen, aber wesentlich seltener, entstanden durch forcierte Innenrotation und Varusbeanspruchung: Verletzt sind die lateralen Strukturen, evtl. das vordere Kreuzband. Die vordere Schublade wird bei Innenrotation geprüft.

- Die *hinteren Instabilitäten,* bei Verletzungen des *hinteren Kreuzbandes* und hinterer Kapselanteile,

mit hinterer Schublade, sind viel seltener, aber auch schwieriger zu finden und zu beurteilen. Es handelt sich um schwere Verletzungen mit ungewisser Prognose. Oft ist eine *Überstreckung* ursächlich beteiligt. Sie läßt sich bei der Untersuchung auch als passive *Hyperextension* nachweisen, z.B. indem man das liegende Bein an den Zehen hochhebt. Bei chronischer Insuffizienz sieht man sie schon im Stehen.

Bei Überstreckung ist aber auch das vordere Kreuzband angespannt und kann reißen.

Die Therapie der frischen Bandverletzungen

Wenn Therapieempfehlungen in der Traumatologie oft weit auseinandergehen, gilt das in besonderem Maß für Bandverletzungen. Als eine Selbstverständlichkeit möchte erscheinen, daß sich die Therapie *an ihren Resultaten* orientiert. Offenbar sind diese schwer zu erfassen, teilweise kontrovers, und stichhaltige *Vergleiche* zwischen konservativer und operativer Behandlung sind außerordentlich *rar* in der Literatur.

Über einige wenige anerkannte Regeln hinaus besteht lediglich ein gewisser Konsens darüber, daß die Behandlung sich nach der Art und dem *Ausmaß* der Verletzung richten sollte. Dieses ergibt sich aus der ausführlich dargestellten *Diagnostik.*

Als *Grundlage* für die *Indikationen* gilt die *Einteilung* von S. 836:

1. *Einfache Distorsionen* mit lediglich etwas gedehnten Bändern heilen in einigen Wochen spontan aus. Ruhe, Eis und eine Kompressionsbandage genügen.

2. *Leichtere* Zerrungen und Zerreißungen des Kapsel-Bandapparates rings ums Knie können ebenfalls ausheilen. Eine gepolsterte Bandagierung, evtl. dosierte funktionelle Behandlung mit einer Führungsschiene ist adäquat.

Bei etwas *ausgedehnteren* partiellen Rissen von Kapselbändern allein ist eine Ruhigstellung, z.B. im Gips oder mit einer Orthese, während 6–8 Wochen angezeigt, damit die beschädigten Bänder nicht noch vollständig einreißen, sondern heilen können.

3. Experimentell wurde nachgewiesen, daß richtig adaptierte Bänder besser heilen. Mit dieser Begründung wurde bei *vollständigen* frischen *Seitenbandrupturen* die *sofortige Naht* empfohlen, und allgemein wurden auch gute Resultate gemeldet. *Vergleiche* zwischen konservativer und operativer Therapie sind jedoch sehr spärlich publiziert worden. Aus den wenigen prospektiven, randomisierten und kontrollierten Studien geht allerdings hervor, daß die Ergebnisse der *konservativen Behandlung* von isolierten Seitenbandrissen *ebenso gut* sind und sogar in kürzerer Zeit erreicht werden.

Kniegelenk

Die Indikation
zur operativen Wiederherstellung von akuten Kapselbandverletzungen ist somit relativ und kann wohl restriktiv gestellt werden.

Sie hängt stark vom *Alter* und der *Aktivität* des Patienten, sodann von der *Ausdehnung und Schwere* der Verletzung ab: Je größer die Instabilität ist, desto mehr Bänder sind gerissen, desto eher ist die Reparatur angezeigt, desto leichter ist sie aber auch zu bewerkstelligen, denn dank der Aufklappbarkeit ergibt sich besserer Einblick ins Innere des Kniegelenkes.

4. *Entscheidend* für die regelrecht geführte Roll- und Gleitbewegung des Kniegelenkes und damit für seine *Stabilität* sind letztlich jedoch nicht die Kapselbänder, sondern die *Kreuzbänder,* welche den zentralen Pfeiler bilden.

Im letzten Jahrzehnt, seit man diese Zusammenhänge dank der Sportverletzungen deutlicher erkannte, trat

das vordere Kreuzband
ins Zentrum des Interesses. Außer wenn das Band mit einem Knochenstück ausgerissen ist, ergibt die einfache Naht eines gerissenen Kreuzbandes nach allgemeiner Übereinstimmung *keine* besonders guten Resultate. Der Grund liegt nicht nur in den technischen Schwierigkeiten, sondern wohl in erster Linie in der prekären *Blutversorgung* des Kreuzbandes: Im Gegensatz zur Kniegelenkkapsel, die gut durchblutet ist und deshalb auch gut heilt, liegen die *Kreuzbänder intraartikulär* (Abb. 66.71). Ihre Vaskularisation ist dort stark gefährdet und ihre *Heilungstendenz* nach Rupturen *schlecht.* Zerrissene Kreuzbänder wachsen spontan kaum, und auch nach einfacher Naht nicht ohne weiteres wieder zusammen.

Dies führte zu einer Reihe von Versuchen, das Band zu *verstärken* («augmentieren»), zu schützen oder zu *ersetzen* mit synthetischen Fasern, mit autologen Transplantaten, mit Sehnentranspositionen usw. Von diesen Verfahren ist praktisch nur die Kreuzbandplastik mit Hilfe der Patellarsehne übriggeblieben (siehe Abb. 66.72).

Wie weit die relativ aufwendigen Wiederherstellungsoperationen nützlich und notwendig sind, ist noch unklar. Einigkeit darüber scheint zu bestehen, daß die *konservative Behandlung* der *partiellen* Risse des vorderen Kreuzbandes *ebenso gute Ergebnisse* zeitigt wie die operative.

Sehr unterschiedlich sind die Angaben in der Literatur hinsichtlich der *vollständigen* Risse. Auch solche brauchen später keine Beschwerden zu machen. Manche Leute können eine leichte Instabilität ohne weiteres kompensieren. Probleme tauchen meist erst bei erhöhter Beanspruchung im *Sport* auf. Dies ist für eine relativ kleine Gruppe von Verletzten von Belang, die Übrigen sind weniger gestört.

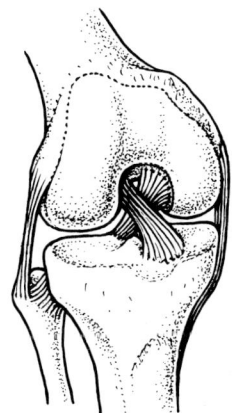

Abb. 66.71: *Die Kreuzbänder.*
Auf diesem Bild sind Verlauf und Ansätze der Kreuzbänder gut zu sehen, und man kann sich ungefähr ein Bild machen, wie sie zur Stabilität des Kniegelenkes beitragen. Sie erlauben eine gewisse Rotation um den zentralen «Pfeiler». Bei Außenrotation erschlaffen sie etwas, bei Innenrotation werden sie straffer: Bei voller Streckung bewirkt die «Schlußrotation» eine vollständige Stabilisierung.

Entscheidend für eine reibungslose Funktion ist die anatomisch genau *bestimmte Lokalisation* der *Insertionsstellen.* Diese sind bei Reparations- und Ersatzoperationen genau zu beachten, sonst sind Rezidive vorprogrammiert.

Die Kreuzbänder liegen *intraartikulär,* ihre *Gefäßversorgung* erfolgt nur über eine hintere Falte der Synovialmembran (vgl. Abb. 66.12c). Gerissene Kreuzbänder heilen deshalb schlecht.

Auch die *Indikation* zur *primären Naht* eines vollständig *gerissenen Kreuzbandes* ist somit *relativ* und sollte vor allem von der Aktivität des Patienten und dem Vorzustand des Knies abhängig gemacht werden. Bei *älteren* Leuten und *vorgeschädigten* Knien hat die rasche Mobilisierung unter konservativer Behandlung in der Regel Priorität.

Andererseits können die Instabilitäten bei Kreuzbandinsuffizienz erheblich und vor allem für Sportler recht unangenehm sein. Sie können zudem *Spätfolgen* haben wie

- *Meniskusläsionen* (vor allem mediales Hinterhorn, siehe Abb. 66.33) und
- *degenerative* Gelenkveränderungen.

Da auch *veraltete* Bandrupturen sich schlechter und mit *weniger Erfolg* reparieren lassen als frische, erscheint es sinnvoll, bei aktiven Patienten mit schwereren frischen Knieverletzungen auf eine Diagnose zu drängen mittels *Abklärung* der Stabilität *in Narkose* und Arthroskopie, und ein *zerrissenes Kreuzband* (in der überwiegenden Mehrzahl das *vordere*) *möglichst rasch wiederherzustellen.*

Kniegelenk

Die *Erfolgschancen* einer Reparatur hängen von *mehreren Voraussetzungen* ab:

– Das Band muß *mechanisch stabil* sein und *bleiben.* Es muß also nicht nur fest genug sein, sondern darf sich auch *nicht dehnen* mit der Zeit.
– Die *Bandansätze* müssen *anatomisch genau richtig liegen,* damit der Roll-Gleitmechanismus wieder regelrecht funktioniert und das Band in *jeder Bewegungsphase* des Gelenkes genug gespannt ist, aber auch nicht reißt.
– Das Band muß *einheilen* können und darf nicht verschleißen. Deshalb spielt die *Blutversorgung* der intraartikulär gelegenen Kreuzbänder eine wesentliche Rolle.
– Ein frisch abgerissener *Meniskus* bei jungen Verletzten sollte wieder *angenäht* und *nicht* reseziert werden, da er für die Stabilität von Bedeutung ist, indem er ein Zurückgleiten des medialen Femurkondylus über das Tibiaplateau verhindert (siehe Abb. 66.33).
– Während die meisten frischen Läsionen von Bändern in der Kniegelenkkapsel mittels primären Nähten repariert werden können, ist dies bei Kreuzbandverletzungen nicht immer möglich, z.B. wenn die Stümpfe stark zerfetzt sind. Dann können auch *Ersatzplastiken* nötig werden.

Alle diese Erfordernisse sind nicht leicht zu erfüllen. Die Technik der Bandrekonstruktionen am Kniegelenk ist deshalb zu einer Spezialwissenschaft geworden. Die Entwicklung der Operationstechnik zielt vor allem auf anatomisch richtige Platzierung, richtige Spannung, Verstärkung, Vaskularisation, sowie Dauerhaftigkeit der Bänder hin.

Auch *Fremdmaterialien* wurden versucht, bisher allerdings mit wenig Erfolg, da die künstlichen Bänder auf die Dauer der Beanspruchung nicht gewachsen waren. Das beste Material ist bis heute *autologe Sehne* geblieben: Die Transplantate aus der Patellasehne, deren Knochenansätze zu beiden Enden an den anatomischen Insertionsstellen des zu ersetzenden Kreuzbandes verankert werden, scheinen in günstigen Fällen gute Dauerresultate zu geben (Abb. 66.72).

Die Nachbehandlung

dauert mehrere Monate und muß differenziert erfolgen: Geführte, schonende, wenig belastete Bewegung wird durch Knieführungsgipse bzw. -apparate oder Bandagen erreicht, die mit einem Scharnier versehen sind, welches genau auf Höhe der Bewegungsachse des Kniegelenkes liegen sollte. Kontrollierte Bewegung («continuous passive motion», siehe Abb. 66.73) und Muskeltraining spielen eine große Rolle; später, bei Wiederaufnahme des Sporttrainings, werden flexible Bandagen (braces) zum Schutz des Knies getragen (Abb. 66.74).

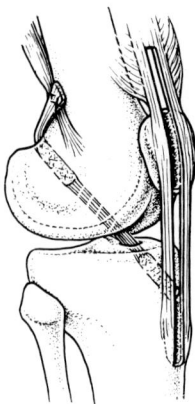

Abb. 66.72: *Ersatz des vorderen Kreuzbandes.*

Die normalen Insertionsstellen des Bandes müssen genau beachtet werden. Autologes Sehnengewebe kommt wohl der Natur am nächsten hinsichtlich der mechanischen und biologischen Eigenschaften.

Hier findet der *mittlere* Streifen des *Ligamentum patellae* als Transplantat Verwendung. Die knöchernen Ansätze werden dabei mitverpflanzt und dienen zur *Verankerung* im Knochen von Tibiakopf und lateralem Femurkondylus.

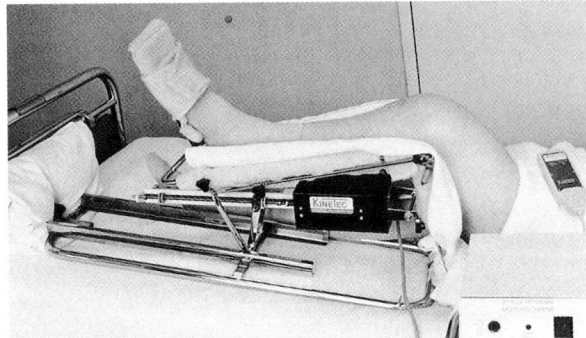

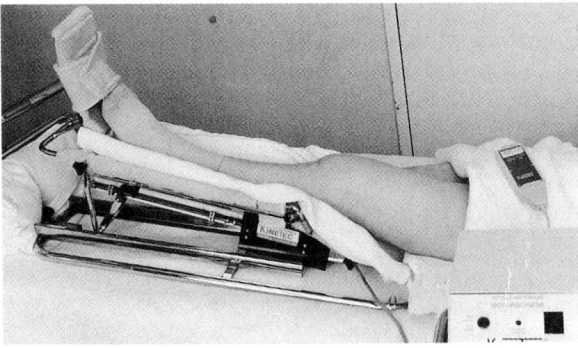

Abb. 66.73: Passive Mobilisation *(«Continuous passive motion»)* mittels motorgetriebener handgesteuerter Schienen. Diese geben regelmäßige kontinuierliche begrenzte Bewegungsausschläge, die vom Patienten selbst entsprechend der Schmerzgrenze eingestellt und gesteigert werden können. Von solchen regelmäßigen langsamen passiven Bewegungen wurden überdies günstige trophische Wirkungen auf den Gelenkknorpel festgestellt (Salter).

Kniegelenk

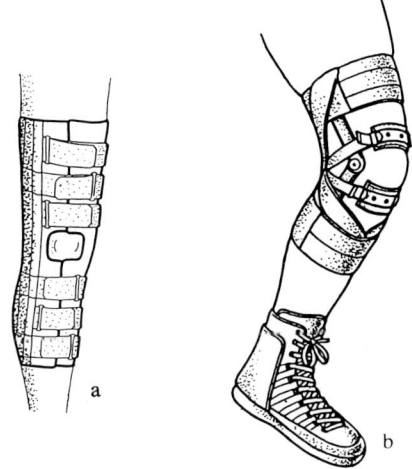

Abb. 66.74:

a *Kniebandage zur Stabilisierung. Knieorthesen* sind bei vielen Knieproblemen eine ausgezeichnete Hilfe: bei *Instabilität* jeder Genese und Form (Achsenabweichungen, Schubladen), zur Ruhigstellung bei *Schmerzen,* Entzündungen, Gonarthrose, nach Verletzungen und Operationen. Je länger der Hebelarm und je besser angepaßt, desto besser die Wirkung. Weich ist bequemer, starr stabiler. Alle Orthesen und Bandagen schränken die Flexion des Kniegelenkes je nach Bedarf mehr oder weniger stark ein.

b *Kniebandage* für den *Sport* (functional bracing). Sie dient der Stabilisierung und geführten *Bewegung* des Kniegelenkes. Solche Bandagen dürfen nicht behindern, sondern sollen höhere Leistung ermöglichen. Die eingebauten Zügel und Bänder geben einen gewissen Schutz. Sie haben vor allem in der Nachbehandlung von Verletzungen einen wichtigen Platz.

Der Sportschuh hat eine Stabilisierungshilfe für das obere Sprunggelenk eingebaut und bietet einen beschränkten Schutz vor Distorsionen.

Das hochgesteckte Ziel, die Restitutio ad integrum, das bei jungen Leuten Sportfähigkeit und Arthroseprophylaxe mit einschließt, setzt intensive Mitarbeit des Patienten voraus. Es läßt sich nicht immer zur allgemeinen Zufriedenheit erreichen.

Verletzungsfolgen

Veraltete Bandläsionen, Wackelknie

Instabile Kniegelenke, bei veralteten, nicht diagnostizierten oder nicht adäquat behandelten Bandverletzungen, aber auch nach operativer Versorgung, sind nicht so selten. Viele Patienten haben dank guter muskulärer Kompensation keine Beschwerden und kaum funktionelle Einbußen.

Ausgeprägte Seiten- oder Kreuzbandinsuffizienzen, besonders Kombinationen davon, können erhebliche Störungen verursachen. Sie können auch die Menisken, vor allem das mediale Hinterhorn, schädigen und mit der Zeit zu Verschleißerscheinungen, zur *Arthrose,* führen.

Schmerzen stehen nicht im Vordergrund, doch können Beschwerden in Form von *Schwäche* und Unsicherheit, vor allem beim Abwärtsgehen, auf unebenem Boden und bei Richtungswechsel, als *plötzliches Einknicken* des Knies («giving way»), sowie als Schwellungen, Ergüsse, rezidivierende Distorsionen, gelegentlich als Einklemmungserscheinungen auftreten.

All dies macht sportliche Betätigung unmöglich und auch das normale Gehen oft recht beschwerlich. Selten führen in schweren Fällen stärkere Schmerzen und die Unmöglichkeit, das Knie zu belasten, zur Invalidität.

Die *Diagnose* wird gleich gestellt wie bei frischen Bandläsionen. Eine Anästhesie ist in der Regel jedoch nicht notwendig (Abb. 66.75).

Therapie

Als erste Maßnahme muß immer der meist stark atrophische *Quadrizeps* auftrainiert werden. In leichteren Fällen gelingt es, aktiv durch *Muskelkraft* die Bandinsuffizienz zu *kompensieren* und die Beschwerden zu beseitigen.

Falls trotz kräftigem Quadrizeps die Insuffizienz stört, kommen *operative Maßnahmen* in Betracht: Zahlreiche *Ersatzplastiken* mittels Sehnen- und Muskeltranspositionen, auch künstliche Bänder, sind vorgeschlagen und ausprobiert worden. Die meisten haben auf die Dauer *enttäuscht.* Sie sind weitgehend durch die *autologe Ersatzplastik* des vorderen Kreuzbandes, zweckmäßigerweise mit einem gestielten Transplantat aus der Patellarsehne, abgelöst worden (Abb. 66.72).

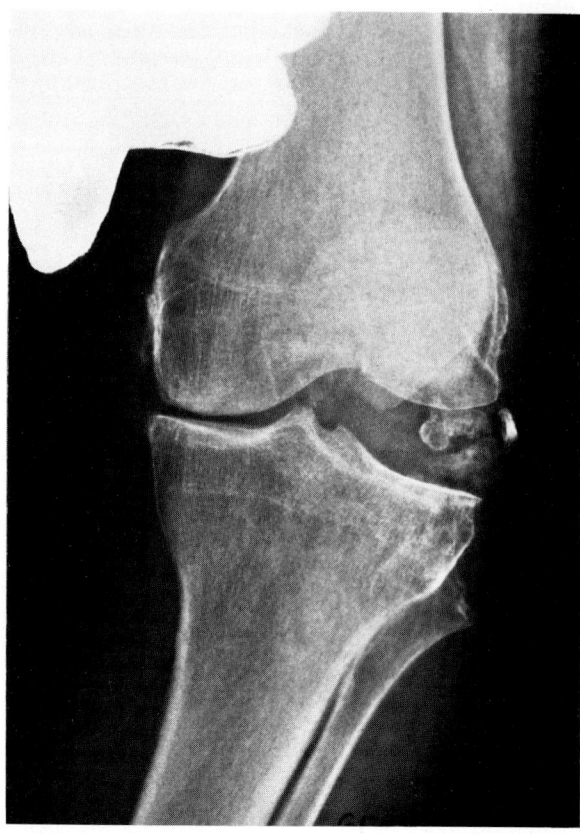

Abb. 66.75: *Funktionsaufnahme* des linken Knies eines 54jährigen Mannes, in Varusstellung gehalten (die Hand, welche das Knie in Varusstellung drückt, ist links oben als weißer Schatten des Bleihandschuhes zu erkennen). Die starke seitliche Aufklappbarkeit zeigt eine vollständige Insuffizienz von Seitenbändern und hinterer Kapsel, als Folge einer schweren Bandverletzung des Knies. Zu sehen sind auch abgesprengte Knochenfragmente und Weichteilverkalkungen.

Kniegelenk

Ein Erfolg ist nur zu erwarten bei guter Motivation und Mitarbeit des Patienten in der Nachbehandlung. Trotzdem sind spektakuläre Resultate eher die Ausnahme als die Regel.

Die Indikation zur Operation sollte deshalb *mit Zurückhaltung* gestellt werden. Gewünscht wird sie vor allem von *aktiven,* meist *jüngeren* Menschen, die auf ihre sportlichen Betätigungen nicht verzichten wollen oder können. Die meisten älteren Leute haben weniger hohe Ansprüche, sind im täglichen Leben weniger gestört und können sich mit einigen Einschränkungen leichter abfinden.

Auch bei vorgeschädigten Knien (Meniskus, Arthrose) sind die Resultate von Bandrekonstruktionen nicht gut. In allen diesen Fällen ist eine abwartende und begleitende Haltung vorzuziehen.

Der Verzicht auf eine Operation bedeutet *nicht* Resignation: Auch

konservative Therapie
kann substantielle Hilfe sein:

- *aktive Heilgymnastik* mit dem Ziel, durch (isometrisches) Krafttraining den Quadrizepsmuskel in die Lage zu versetzen, die Bandinstabilität einigermaßen zu kontrollieren für den praktischen Gebrauch. Hier liegt ein wichtiges Potential, dessen Möglichkeiten ausgeschöpft werden sollten, bevor man sich zu aufwendigen und nicht risikolosen Operationen entschließt.
- *Anpassung der Lebensweise* an die Behinderung. Viele *jüngere Patienten* erhoffen sich von einer Operation, daß sie nachher wieder Sport treiben können wie früher. Tatsächlich ist dies aber z. B. nach Kreuzbandplastiken selten möglich. Andererseits ist ein instabiles Knie den normalen Anforderungen des täglichen Lebens oft durchaus gewachsen, und viele Patienten lernen, ihre Lebensweise der Leistungsfähigkeit ihres Knies anzupassen. Es ist deshalb oft vernünftiger, ihnen zu helfen, sich im täglichen Leben zurechtzufinden, ihr Knie richtig zu gebrauchen, ihre Arbeitskraft zu erhalten, z. B. wenn nötig einen Arbeitsplatzwechsel, eine Umschulung zu veranlassen. Neben dem radikalen, aber oft etwas unrealistischen Anspruch auf vollständige (operative) Wiederherstellung läuft die Erinnerung, daß
- *orthopädische Technik* vielen Patienten gut helfen kann, Gefahr, vergessen zu werden. Tatsächlich ist eine für ihre praktischen Bedürfnisse ausreichende Stabilisierung mit geeigneten *Bandagen* und *Orthesen* in den meisten Fällen möglich (Abb. 66.47).
Jüngeren Leuten ermöglichen sie sogar oft eine sportliche Betätigung (Abb. 66.74). Vor allem aber viele ältere Patienten sind froh darum und dankbar dafür. In der *Nachbehandlung* frischer Verlet-

zungen und Operationen sind sie ebenfalls unentbehrlich.

In leichteren Fällen kann eine *einfache Bandagierung* genügen, entweder mit einer elastischen Binde oder mit einer der zahlreichen käuflichen Kniebandagen.

In schwereren Fällen ist deshalb manchmal ein orthopädischer *Knieführungsapparat* notwendig (siehe Abb. 17.31).

Bei gleichzeitig vorliegenden anderen Kniegelenkschäden, wie sie nach schweren Knieverletzungen vorkommen, oder bei Schmerzen, kann eine *Arthrodese* oder eine *Endoprothese* nötig werden.

Kniestecksteife

Nach Knie- und Femurbrüchen, vor allem bei gleichzeitiger Verletzung des Streckapparates (Quadrizeps), bleibt manchmal die Kniebeugung ganz oder teilweise blockiert. Ursache ist eine ausgedehnte *Vernarbung* der Kniegelenkkapsel und eine narbige Verwachsung des *Quadrizeps* mit dem Femur.

Therapie: Durch forcierte *Mobilisation* des Knies in Narkose (nach Konsolidierung des Bruches) können die Kontrakturen manchmal gelöst werden, doch ist die Gefahr einer Refraktur oder einer Patellafraktur nicht klein.

Nach einwandfreier, reizloser Ausheilung der Unfallverletzung, wenn über längere Zeit eine intensive Physiotherapie keine Verbesserung der Beweglichkeit gebracht hat und ein harter Anschlag beim Beugen besteht, kommt eine *Arthrolyse* in Frage: Nach großzügiger Durchtrennung aller Verwachsungen zwischen Kniegelenk und Streckapparat, sowie der Ablösung des Quadrizeps vom Femur, evtl. bis hinauf zum Trochanter maior (Myolyse nach *Judet*), ist eine Flexion bis zum rechten Winkel oft wieder möglich, ohne daß der Streckapparat verlängert werden muß. Die so gewonnene Beweglichkeit postoperativ zu erhalten ist Aufgabe einer intensiven aktiven Heilgymnastik.

Bei der Kniegelenkmobilisierung ist allerdings zu beachten, daß ein gewisses Flexionsdefizit weniger hinderlich ist als eine auch nur geringe *Streckhemmung* (siehe S. 446 und Abb. 38.7). Deshalb sind Quadrizepstraining und Lagerung in Streckstellung nach allen Verletzungen und Operationen im Kniebereich besonders wichtig (Abb. 17.11 und Abb. 38.7).

Posttraumatische Fehlstellungen und Gonarthrose

Nach intraartikulären und knienahen Frakturen sind Spätschäden nicht selten. Grobe Fehlstellungen lassen sich durch sachgerechte Osteosynthesen vermeiden, eine posttraumatische Arthrose jedoch längst nicht immer. Beurteilung und Therapie siehe bei «Fehlstellungen» (S. 452f.) und «Gonarthrose» (S. 819f.).

Insuffizienz des Streckapparates

Nach ungenügend behandelten Quadrizepssehnenläsionen. Die Patienten stürzen leicht. Falls eine operative Wiederherstellung nicht möglich ist, kommt ein Oberschenkelgehapparat (mit feststellbarem Kniegelenk: «Schweizerschloß», wie bei einer Lähmung, siehe Abb. 17.31) oder eine Kniearthrodese in Frage.

67. Der Unterschenkel

Die überaus häufigen sog. *«Beinleiden»* spielen sich vor allem am Unterschenkel ab: Varikosis, Thrombophlebitis, Ödeme, Hautveränderungen wie Ulcera cruris, Ekzeme usw. Sie begleiten, überdecken und komplizieren nicht selten orthopädische Leiden.

Daneben sind *Frakturen* und ihre Folgen die häufigsten Schäden am Unterschenkel. Andere Affektionen sind selten. Mechanisierung, Mobilität, Verkehr und Sport haben die *Hochenergieverletzungen* des Unterschenkels mit schweren *Weichteilschäden* zu einem großen und schwierigen Problem gemacht.

Tragender Knochen des Unterschenkels ist die *Tibia* allein. Die *Fibula* hat keine Tragfunktion, doch ist eine einwandfreie Funktion des *oberen Sprunggelenkes* nur bei intakten anatomischen Verhältnissen zwischen distaler Tibia und Fibula gewährleistet.

Kongenitale Krankheiten

Crus varum congenitum und angeborene Tibiapseudarthrose

Die Verkrümmung (Crus varum) ist wahrscheinlich eine Vorstufe der Pseudarthrose. Es handelt sich um eine angeborene Fehlbildung der Tibia mit Varus- und Rekurvationsfehlstellung im mittleren und unteren Drittel. Ist die Kontinuität des Knochens erhalten, kann sich die Deformität auswachsen. In schwereren Fällen ist der Knochen so minderwertig und dünn, daß unter der Biegebelastung schon vor oder bald nach der Geburt eine Pseudarthrose entsteht.

Beim *einfachen Crus varum congenitum* genügt eine Schienenbehandlung. Korrekturosteotomien sind gefährlich, weil leicht daraus eine permanente Pseudarthrose entsteht.

Eine einmal etablierte *Pseudarthrose* heilt spontan nicht aus. Ohne Behandlung nehmen Fehlstellung und Verkürzung des Beines ständig zu bis zum Wachstumsabschluß. Verschiedene Operationsverfahren sind angegeben worden (Bypaß-Span nach McFarland, Sandwich-Span nach Boyd). Es ist jedenfalls recht schwierig, die Pseudarthrose endgültig zur Ausheilung zu bringen. Refrakturen und erhebliche *Beinverkürzungen* sind häufig (siehe S. 690f.). Oft ist eine Apparateversorgung notwendig. Die Behandlung erheischt viel Erfahrung und die Möglichkeit einer jahrelangen Kontrolle (Abb. 67.1).

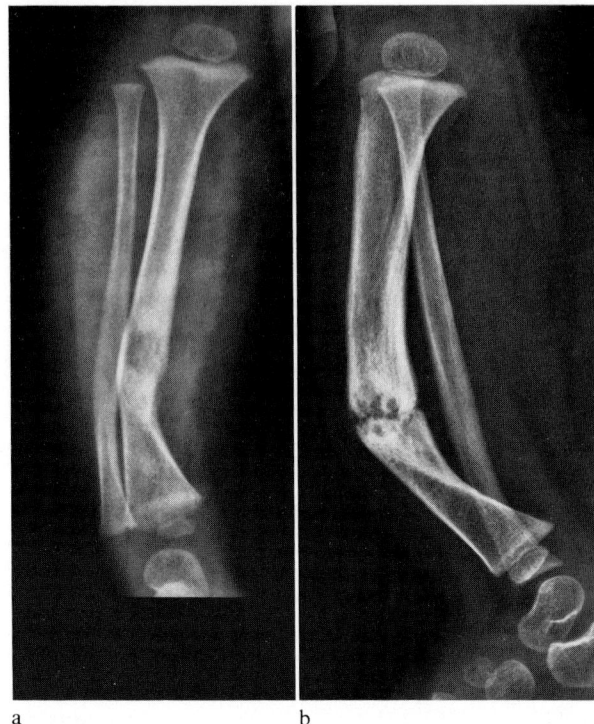

a   b

Abb. 67.1:

a) *Crus varum congenitum* bei einem einjährigen Mädchen. Es handelt sich bei dieser seltenen Affektion um eine Anlagestörung des Knochengewebes in der unteren Tibiadiaphyse, aus welcher leicht eine *«angeborene Tibiapseudarthrose»* entsteht, wie bei diesem Kind: b) Pseudarthrose und Zunahme der Deformität im Alter von 1½ Jahren.

Die Therapie dieses Schadens ist wegen der schlechten Heilungstendenz des Knochens recht schwierig, doch unbehandelt verschlimmert sich die Deformität progressiv.

Kongenitale Fibulaaplasie

Eine Defektmißbildung, bei der ein größerer oder kleinerer Teil der Fibula fehlt. Wegen des asymmetrischen Wachstums kommt der Unterschenkel mehr und mehr in Valgusstellung, das untere Sprunggelenk ist stark deformiert. Operative Korrekturen, evtl. prothetische Versorgung werden notwendig.

Verletzungen

Achillessehnenriß

Am häufigsten bei Sportleistungen (Skifahren, Lauf, Tennis). Nur eine schon degenerierte Sehne reißt. Deshalb sind vor allem Männer *mittleren Alters* betroffen.

Die Diagnose wird manchmal verpaßt, vor allem wenn der Verletzte noch gehen kann, was nicht selten ist. Sie wird gestellt aus Schmerzen, Schwellung und einer Schwäche beim Versuch, den Fuß gegen Widerstand plantar zu flektieren (Zehengang!). Der Riß kann oft als Delle palpiert werden, etwa am Übergang vom Muskel zur Sehne.

Um eine längere oder dauernde Invalidität zu vermeiden, wird die Sehne in der Regel genäht.

Frakturen

Wegen seiner Exposition ist das Schienbein besonders gefährdet. Komplikationen entstehen vor allem bei Verletzungen der dünnen Hautdecke von außen oder von innen her durch die Bruchfragmente: Hautnekrosen und Infektionen sind gefürchtete Komplikationen von Unterschenkelbrüchen (vgl. S. 475f., Abb. 41.3, 41.8, 41.20, 32.13, 32.16, 42.5 und Abb. 42.10).

Stabile Brüche

Je nach Bruchmechanismus, Bruchform und Weichteilverletzung (Periost) sind viele Unterschenkelfrakturen einigermaßen «*stabil*» (siehe Frakturbehandlung, S. 472f.): Frakturen ohne oder mit geringer Dislokation, bei welchen der Periostmantel wenigstens auf einer Seite erhalten ist, isolierte Tibiafrakturen mit intakter Fibula, einzelne quere Biegefrakturen.

Solche Brüche können *bei Kindern* immer, aber auch oft bei Erwachsenen gut mit primärem *Gipsverband* versorgt werden. Achsenfehler können verhindert werden, wenn der Gips nach dem 3-Punkte-Prinzip so angelegt wird, daß er gegen eine Abweichungstendenz wirkt (z. B. gegen Varisierungstendenz bei intakter Fibula). Korrekturen sind mittels *Keilen* des Gipses möglich (siehe Abb. 41.24 und Abb. 41.26). Nach Möglichkeit soll der Patient im *Gehgips* belasten.

Instabile Brüche

Sie haben eine Tendenz sich unter dem Muskelzug zu *verkürzen:* Es sind vor allem Schräg- und Spiralbrüche beider Unterschenkelknochen, sowie Stück- und Trümmerbrüche. Bei konservativer Behandlung müssen sie deshalb während einiger Zeit im *Längszug* gehalten werden. Dieser darf *nicht zu kräftig* sein, weil er sonst zur *Distraktion* der Fragmente, verzögerter Heilung und Pseudarthrose führt.

Sobald als möglich, d. h. sobald der Bruch eine gewisse Festigkeit erreicht hat (Test: Aktives Anheben des gestreckten Beines von der Unterlage), wird ein *satt anliegender Gehgips* angelegt, in welchem das Bein *belastet* werden kann und soll. Dies ist für die Trophik des Fußes und seiner Gelenke wesentlich.

Die *konservative* Behandlung von Unterschenkelfrakturen erheischt viel Sorgfalt und Geduld.

Vielfach wird der radikalere Weg beschritten, die Unterschenkelbrüche durch eine *Osteosynthese* zu fixieren. Die Schwierigkeiten der mühsamen konservativen Behandlung fallen damit weg, doch treten andere Gefahren auf: Die Infektionsgefahr ist vor allem wegen der oft prekären Hautverhältnisse an der Schienbeinvorderfläche nicht zu unterschätzen: Die Operation durch eine gequetschte Haut hindurch führt fast zwangsläufig zu einer Hautnekrose mit der Gefahr einer Infektion des Frakturgebietes und allen Folgen (Osteitis, infizierte Pseudarthrose). Das Risiko ist besonders hoch bei der großzügigen *Freilegung* der Fraktur zur anatomischen Reposition und Osteosynthese mit Zugschrauben und Platten, aber auch beim *Aufbohren* des Markkanales für dicke und damit besser verklemmende und stabilere Marknägel. Solche Osteosynthesen sind bei Unterschenkelbrüchen selten absolut notwendig. In den lezten Jahren wurden sie abgelöst durch *gewebeschonendere*

«biologische» Verfahren, unter denen
- *die Verriegelungsnagelung* für die geschlossenen Schaftfrakturen,
- *der Fixateur externe* für offene Frakturen und für alle Brüche mit Haut- und Weichteilschäden

Bedeutung gewonnen haben (siehe S. 489f. und S. 492f.). Sie eignen sich vorzüglich auch für Mehrfragment- und Trümmerbrüche.

Marknägel können dank des Verriegelungseffektes relativ dünn gewählt werden. Die Markhöhle muß *nicht* oder nur wenig aufgebohrt werden. Für die Frakturheilung ist dies ein großer Vorteil.

Die Schrauben für den *Fixateur externe* werden wenn möglich nur von der Schienbeinkante her eingebohrt, dort, wo sie keine Weichteile durchstoßen (Klammerfixateur, siehe Abb. 67.2, Abb. 41.15 und Abb. 41.20).

Unter-
schenkel

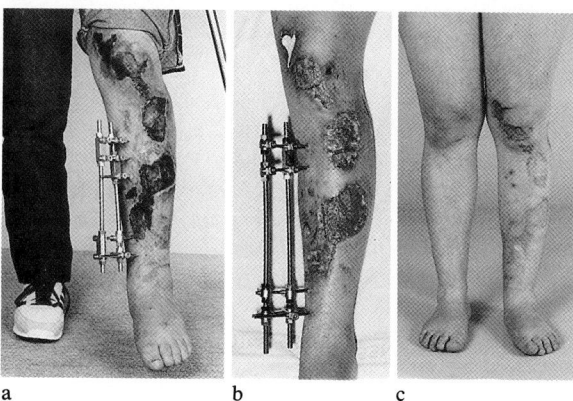

Abb. 67.2: *Unterschenkelfraktur mit schwerer Weichteilschädigung.*

a Eine offene Frakturbehandlung verbot sich hier von vornherein wegen den ausgedehnten *Hautkontusionen.* Diese werden oft *nekrotisch,* schwarz, wie hier. Mit dem *Fixateur externe* können Reposition und Stabilität erreicht werden, ohne die Fraktur und die Weichteile zusätzlich zu schädigen. Der Patient ist mit Stöcken mobil.

b Die beste Schraubenlage ist vorne medial am *Schienbein,* wo der Knochen unmittelbar unter der Haut liegt und keine weiteren Weichteile durchbohrt werden müssen. Dazu eignet sich der *Klammerfixateur.* Er ermöglicht eine offene Wundbehandlung. Die Hautnekrosen sind abgelöst, darunter liegt gut durchblutetes Granulationsgewebe, das mit Haut bedeckt werden kann.

c Schlußresultat.

Bei Schrauben- und *Plattenosteosynthesen* wird besonders auf die Erhaltung der Zirkulation und einer lebensfähigen Hautdeckung geachtet (siehe S. 484).

Schwierige Probleme stellen die direkten Brüche mit Trümmerzonen, ausgedehnten Haut- und Weichteilzerstörungen, die «*Hochenergieverletzungen*» des Unterschenkels. Hier sind eine minimale, möglichst schonende Fixation der Fraktur, zur Ruhigstellung, und eine adäquate Behandlung der Weichteilschäden und Hautdefekte notwendig, wobei mikrochirurgische und plastische Wiederherstellungsoperationen einen wichtigen Platz haben (vgl. S. 479f.).

Bei *sehr schweren* Verletzungen muß entschieden werden, ob Aussicht auf ein funktionsfähiges Bein besteht, oder ob die Rehabilitation nicht rascher, sicherer und besser mit einer *Amputation* erreicht werden kann (vgl. S. 480f.).

Tibiaplateaubrüche sind in der Regel intraartikuläre Impressionsfrakturen, wobei das mediale oder das laterale Tibiaplateau *eingestaucht* und mehr oder weniger zertrümmert ist. Sie lassen sich konservativ kaum, und auch operativ nur schlecht und selten ideal reponieren. Häufig bleiben Stufen im Gelenk zurück.

Konservativ behandelt heilen diese Brüche gut aus, doch fast immer mit einer Valgus- oder Varusfehlstellung. Um dies zu vermeiden, wird versucht, das eingedrückte *Plateau operativ anzuheben.* Damit es nicht wieder zusammenbricht, muß es mit Spongiosa unterfüttert und mit einer Platte seitlich abgestützt werden. Daß damit eine spätere Arthrose verhindert werden kann, ist jedoch nur bei einfachen Brüchen zu erwarten.

Die *Menisken* dürfen nicht entfernt werden.

Distale Tibiafrakturen siehe Kapitel Sprunggelenk, S. 858.

Die Osteosynthese der Tibiafrakturen setzt Erfahrung, genaue Beurteilung der Verletzung, vor allem auch der Weichteile, sowie einwandfreie Sterilität und Operationstechnik voraus. Dann kann sie Vorteile und gute Resultate bringen.

Brüche bei Kindern

Bei Kindern sind Osteosynthesen von Unterschenkelbrüchen mit ganz wenigen Ausnahmen kontraindiziert (siehe S. 500f.).

- Frakturen durch die *Tuberositas tibiae* tragen als Epiphysenfrakturen die Gefahr von Wachstumsstörungen in sich (siehe S. 326f. mit Abb. 28.6).
- *Proximale Tibiafrakturen,* bei denen der mediale Bruchspalt klafft, haben eine starke Tendenz, im Verlaufe des weiteren Wachstums noch weiter zu *valgisieren.* Anatomische Reposition scheint dies verhindern zu können.

Komplikationen bei Unterschenkelbrüchen

Ischämie der Muskulatur der Extensorenloge (Tibialis anterior-Syndrom)

Ihre *Pathogenese* entspricht der «Volkmannschen Kontraktur» (siehe S. 93 und S. 507). Sie kommt vor nach schweren Frakturen oder Operationen im proximalen Tibiabereich, auch bei *Kindern.* Ein Ödem oder Hämatom ist in der vorderen Faszienloge zwischen Schien- und Wadenbein gefangen und drosselt durch seinen starken Druck die Blutversorgung der Muskulatur. Innert wenigen Stunden entsteht eine irreversible Ischämie der Streckmuskeln des Fußes.

Zeichen der drohenden Gefahr sind starke Schmerzen und eine Lähmung der Zehen- und Fußheber. Geschlossene Gips- und andere Verbände müssen sofort vollständig *geöffnet* werden. Den intrakompartimentalen Druck kann man messen.

Oft hilft nur die sofortige ausgiebige Spaltung der vorderen Faszien *in den ersten Stunden,* um die Ischämie zu beheben. Wenn diese schon zu lange gedauert hat, geht die Muskulatur zugrunde, fibrosiert und verkürzt sich, es entsteht mit der Zeit eine eigentliche Tenodese der Fuß- und Zehenheber mit weitgehender Versteifung des oberen Sprunggelenkes. Später auftretende Zehendeformitäten machen oft erhebliche Beschwerden und müssen operativ beseitigt werden.

Spitzfuß und Hammerzehen

Diese Komplikationen sieht man nicht selten nach Unterschenkelbrüchen, bei verzögerter Heilung oder unzweckmäßiger Behandlung. Wenn der Fuß längere Zeit nicht belastet wird, hat er automatisch die Tendenz, eine Spitzfußstellung einzunehmen (meist mit leichter Supination), welche bald einmal irreversibel wird. Dieser Tendenz muß schon während der Frakturbehandlung aktiv begegnet werden: entweder durch *Fixierung* des Fußes in *Rechtwinkelstellung* (Gips, Schienen) oder durch aktive *Fußhebergymnastik* (siehe S. 203, Abb. 17.10c und S. 448f.).

Gleicherweise können bei länger dauernder Immobilisierung und trophischen Störungen die *Zehen versteifen* und in eine Hammer- oder Krallenstellung kommen (siehe S. 896), welche starke Beschwerden macht, nicht selten als einzige Spätfolge einer Unterschenkelfraktur. Eine *zweckmäßige Nachbehandlung* (Gehgips, Zehengymnastik, Hochlagerung) hilft, Bewegungsarmut und Ödem und damit diese unangenehmen Zehendeformitäten vermeiden. Kontrakte Hammerzehen müssen operiert werden (siehe S. 897).

Hautdefekte, Infekte, Osteitis

Viele Knocheninfekte entstehen auf dem Weg über Hautdefekte: Bei primär offenen Frakturen, durch Hautnekrosen nach Kontusionen und – nicht ganz selten – nach Osteosynthesen (vgl. S. 357 und S. 479).

Bei günstigen Verhältnissen wird man den frischen *Hautdefekt* möglichst sofort über dem Knochen *schließen,* evtl. mit Hilfe von Entlastungsschnitten oder Hautplastiken. Ebenso wichtig ist allerdings eine rigorose *Stabilisierung* der darunter liegenden Fraktur. Die Infektionsgefahr wird dadurch zweifellos herabgesetzt.

Andererseits führt das Einlegen von Fremdmaterial (Platten) unmittelbar unter eine geschädigte Haut mit großer Wahrscheinlichkeit zu einer Hautnekrose und damit leicht zur Infektion.

Ist einmal der Knochen infiziert, so genügt es nicht, die Haut darüber zu verschließen (etwa mit Hautplastiken). Zuerst müssen die infizierten Gewebe chirurgisch ausgeräumt werden, vor allem die sequestrierten Knochenteile. Sobald der Knochen geheilt ist, ist der Hautschluß leichter möglich.

Pseudarthrose

Sie entsteht vor allem nach Trümmerbrüchen, gelegentlich nach ausgedehnten Knochenfreilegungen zum Zweck der Osteosynthese und bei Osteitis. Seit der Einführung der Osteosynthese ist sie nicht seltener geworden (Abb. 42.5 und Abb. 42.10).

Ihre *Behandlung* hingegen ist durch die *Druckosteosynthese* wesentlich verbessert worden. Sie ist auch am Unterschenkel die Methode der Wahl: Bei nicht verschobener Pseudarthrose: Marknagelung; bei dislozierter Pseudarthrose: Platte auf der konvexen Seite (Allgemeines siehe S. 515).

Die *infizierte* Pseudarthrose stellt besondere Probleme (siehe S. 516). Im Prinzip muß zuerst die *knöcherne Heilung* erreicht werden, durch Stabilisierung (Fixateur externe), Spongiosaplastik, evtl. Fragmenttransport (nach Ilisarow, siehe Abb. 41.12). Die Infektion kann erst nach radikaler Ausräumung aller nekrotischen Gewebe ausheilen. Die Deckung von Hautdefekten verlangt oft besondere plastische, evtl. mikrochirurgische Techniken (Abb. 32.13, 32.16, 42.9 und Abb. 42.11).

Fehlstellungen (siehe auch S. 473 und S. 306)

Fehlstellungen nach Frakturen machen sich gewöhnlich zuerst *in den Sprunggelenken* unangenehm bemerkbar. Die relativ häufige *Varusstellung* kann nur in geringem Ausmaß in diesen Gelenken kompensiert werden. Daraus können Schmerzen, Knickfuß, Kontrakturen in den Sprunggelenken, evtl. später Arthrosen entstehen. Eine *Valgusstellung* wird im allgemeinen etwas besser ertragen.

Rotationsfehlstellungen, vor allem die Innenrotation, äußern sich in *Gangstörungen* (siehe S. 458f.).

Falls die Beschwerden erheblich sind, ist eine *Korrekturosteotomie* zu erwägen. Mit Vorteil wird sie im Bereiche der metaphysären Spongiosa angelegt. Die Heilung erfolgt leichter als in der Kortikalis des Schaftes (siehe Abb. 42.2).

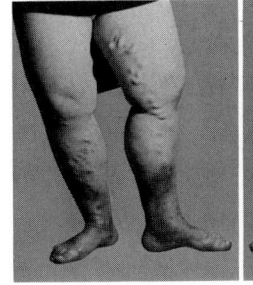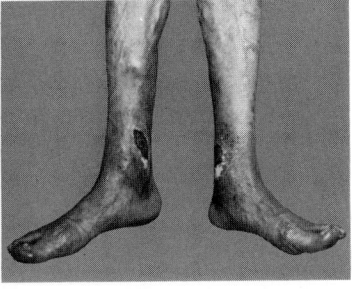

a   b

Abb. 67.3: *Varicosis* (a) und *Ulcera cruris* (b), was man gemeinhin unter «Beinleiden» versteht, sind sehr häufig, unangenehm, hartnäckig und auch schwierig zu behandeln. Die *Zirkulation* der Beine und Füße, venös und arteriell, ist im Alter, bei Adipositas und bei vielen Allgemeinerkrankungen sehr oft gestört. Bei der Beurteilung orthopädischer Krankheiten muß immer die Zirkulation mit berücksichtigt werden, besonders aber im Hinblick auf die Therapie, denn die «Beinleiden» sind eine *Hauptursache* von *Komplikationen* bei orthopädischen Operationen (Ödeme, Thrombosen, Embolien, Ulzera, Hautnekrosen).

Arterielle Zirkulationsstörungen

Bei Schmerzen in Beinen und Füßen müssen arterielle Durchblutungsstörungen *differentialdiagnostisch* von orthopädischen Leiden und radikulären Ausstrahlungen (Ischias) abgegrenzt werden. Die Anamnese (Claudicatio intermittens), die Prüfung der Fußpulse (A. dorsalis pedis und A. tibialis post.) und die Lagerungsprobe (Farbwechsel bei Hoch- und Tieflagerung, Ratschow) geben rasch wichtige Anhaltspunkte, die das weitere Vorgehen bestimmen.

Ödeme, Thrombosen, Ulcus cruris sind recht häufige Unfallfolgen und erfordern oft langwierige Behandlungen. Sie müssen bei der *Begutachtung* gebührend berücksichtigt werden (Abb. 67.3). (Tarsaltunnelsyndrom: siehe S. 859).

Unter-
schenkel

68. Das obere Sprunggelenk

Allgemeines

Das obere Sprunggelenk ist ein *Scharniergelenk*, geführt und gehalten durch die Malleolen, die Syndesmose und kräftige Seitenbänder.

Die *Bewegungen* im oberen Sprunggelenk finden deshalb nur in einer Ebene statt, sie werden als

- *Dorsalextension* (Fußheben in Hackenfußstellung)
- *Plantarflexion* (Senken der Fußspitze in Spitzfußstellung)

bezeichnet und werden von der *Rechtwinkelstellung* (90° zwischen Unterschenkelachse und Fußsohle) aus gemessen. Diese ist die *Funktionsstellung* des Fußes, d. h. die normale Stellung beim Stehen und die günstige Stellung bei versteiftem Fuß (Abb. 17.10, 68.1 und Abb. 69.23).

Die *Diagnostik* des oberen Sprunggelenkes ist im übrigen im Fußkapitel S. 862f. beschrieben.

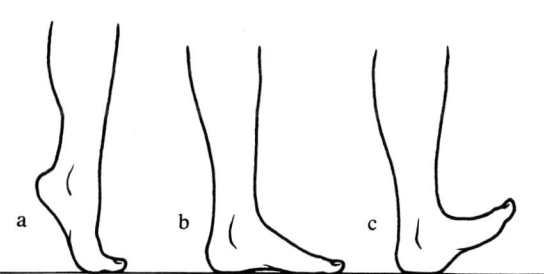

Abb. 68.1: *Die Beweglichkeit des oberen Sprunggelenkes* ist für Stand und Gang von besonderer Bedeutung und ist auch im Stehen am besten zu prüfen: a) Die *Plantarflexion* ist zum Abstoßen beim Laufen und Springen nötig. Sie ermöglicht den Zehenstand. Andererseits ist eine *Spitzfußkontraktur* für das Stehen und Gehen sehr ungünstig. b) Wenn bei geradem aufrechtem Stand die Fußsohle plantigrad auf dem Boden steht, bilden Unterschenkel und Fuß einen Winkel von 90°. Diese Mittelstellung ist die *Funktionsstellung*, welche bei steifem oberem Sprunggelenk zum Stehen und Gehen am günstigsten ist. Zur temporären Fixation des Fußes, etwa im Gipsverband, sowie für Arthrodesen des oberen Sprunggelenkes ist diese Stellung anzustreben. c) Die *Dorsalextension* ist für das Abrollen wichtig. Sie ist leicht im Hackengang zu prüfen. Sie setzt einen kräftigen M. tibialis anterior voraus.

Die genaue *Messung* des Bewegungsumfanges geschieht am besten wie auf Abb. 11.17.

Pathophysiologie

Die straffe *Syndesmose* gibt dem oberen Sprunggelenk eine gewisse Elastizität: Bei *Dorsalextension* wird die *Malleolengabel* durch die vorne etwas breitere Talusrolle gespreizt, und die Syndesmose wird angespannt. Dadurch wird das Gelenk, analog dem Kniegelenk, in der Standphase *stabilisiert*.

Bei *Plantarflexion* ist das obere Sprunggelenk hingegen etwas locker. Bleibt es während längerer Zeit in dieser Stellung (Spitzfußstellung), *schrumpft die Syndesmose*, und das Gelenk kann nicht mehr dorsal extendiert werden. Es entsteht eine Spitzfußkontraktur:

Spitzfußkontraktur

Wegen des Überwiegens der kräftigen Wadenmuskulatur kommt der Fuß bei längerem Nichtgebrauch (z. B. nach Unter- oder Oberschenkelbrüchen, bei Erkrankungen des Fußes), fast immer automatisch in Plantarflexion. Der fixierte Spitzfuß ist deshalb nicht selten die Folge einer Verletzung oder Krankheit, welche das Gelenk gar nicht direkt betroffen hatte.

Prophylaktisch muß diese schwere und vermeidbare Komplikation durch tägliche aktive oder passive Bewegungen und Ruhigstellung (Gips, Schiene, Apparat) in *Funktionsstellung*, d. h. mindestens Rechtwinkelstellung des Fußes, vermieden werden. (Klinik und Therapie des Spitzfußes, siehe S. 873.)

Seitliche Instabilität

Die seitliche Führung der Talusrolle in der Malleolengabel wird durch drei Bänder gesichert: Mediales und laterales Seitenband und Syndesmose. Insuffizienz infolge Ruptur oder Dehnung eines dieser Bänder führt zu Instabilität, was sich unmittelbar in Schwäche, Unsicherheit und Umknicken (habituelle Distorsion) äußert.

Die Instabilität hat aber auch eine *Inkongruenz* des Gelenkes zur Folge, welche unter der Belastung mit der Zeit zu degenerativen Erscheinungen, zur Arthrose führt (siehe S. 855).

Allgemein läßt sich sagen, daß wegen der Exposition der Knöchelgegend *Verletzungen* des oberen Sprunggelenkes (Bandläsionen, Frakturen) zu den häufigsten Verletzungen überhaupt gehören, und daß bei der großen Beanspruchung *degenerative Erscheinungen* häufig sind.

Arthritiden

Als *Ursachen* kommen in Frage:

- eitrige Arthritis, selten hämatogen, häufiger direkt durch Verletzungen, Spritzen, Operation. (Staphylokokken, selten andere Erreger, z.B. Tbc.)
- Arthritis bei cP
- seltener andere Ursachen.

Die Arthritiden des oberen Sprunggelenkes entsprechen in ihrem Verlauf dem allgemeinen Bild (siehe S. 362). Schwellung und Druckdolenz vor und hinter den Malleolen weisen neben den übrigen typischen Befunden einer Arthritis auf die *Diagnose* hin. Bei akuter Entzündung wird der Fuß wegen des Gelenkergusses gern plantar flektiert gehalten. Die Spannung der Gelenkkapsel ist in dieser Stellung am geringsten und schmerzt am wenigsten.

Die *Gelenkpunktion* sichert die Diagnose. Auf dem *Röntgenbild* ist im Anfangsstadium nichts zu sehen. Später erscheinen eine Osteoporose und evtl. Destruktionsherde, und mit der Zeit verschwindet der Gelenkspalt (Abb. 32.18).

Der *Verlauf* hängt von der Ursache ab. Eitrige *Arthritiden* heilen auch unter aufwendiger konservativer Therapie selten. Sie zerstören und versteifen das Gelenk. Wichtig ist, daß es in einer *Funktionsstellung* und nicht in Spitzfußstellung versteift (Schienen, Gips, siehe oben). Allerdings sollte nicht so lange gewartet werden. Die langwierige Krankheit kann sofort geheilt werden durch *operative Ausräumung* des Infektes und gleichzeitige *Arthrodese*. Dies ist auch im floriden Stadium gefahrlos möglich. Nach wenigen Wochen ist der Patient beschwerdefrei wieder gehfähig.

Auch die *cP* zerstört das Gelenk. Es wird aber oft nicht steif, sondern völlig instabil, so daß es nicht mehr belastet werden kann. Auch hier ist die frühzeitige *Arthrodese* angezeigt, sobald röntgenologische Zeichen einer Gelenkdestruktion sichtbar sind.

Osteochondrosis dissecans

Befallen sind die oberen Kanten der *Talusrolle,* etwas häufiger die mediale als die laterale. Das Bild entspricht der Beschreibung im allgemeinen Teil (S. 347). Allerdings kommt es praktisch nie zur Ablösung eines Dissekates und damit auch nicht zu Einklemmungserscheinungen.

Während bei der *typischen* Osteochondrosis (rundliche Dissekate in der *medialen* Taluskante) keine Ursache gefunden werden kann, ist in manchen Fällen, besonders bei *lateraler* Lokalisation, ein *Trauma* in der Anamnese zu finden, z.B. eine Verstauchung oder eine Abscherfraktur (flake fracture). Meistens treten die Schmerzen allerdings langsam auf. Außer einer Druckdolenz ventral im Gelenk findet man bei der Untersuchung nicht viel.

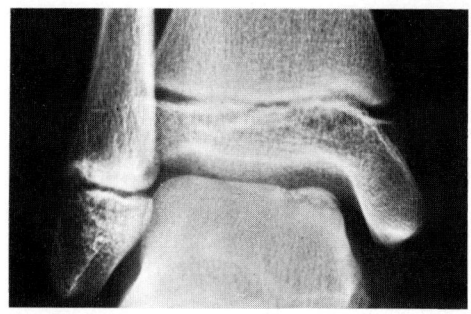

Abb. 68.2: *Osteochondrosis dissecans tali,* hier an der medialen Kante der Talusrolle bei einem 10jährigen Kind. Der Befund ist unscheinbar, manchmal nur im Tomogramm nachzuweisen.

Auch im *Röntgenbild* wird der Defekt leicht übersehen. Auf nicht besonders guten oder etwas verkanteten ap-Bildern ist er meist gar nicht zu sehen, ebensowenig auf Seitenbildern. Auch auf technisch einwandfreien Bildern (bei leichter Innenrotation genau auf den Gelenkspalt gezielte ap-Aufnahme) ist der Befund manchmal so diskret, daß er nur vermutet werden kann. Auf *Tomographien* wird er am besten sichtbar. Wenn man nach der Krankheit sucht, findet man sie nicht so selten (Abb. 68.2).

Therapie: Längere Ruhigstellung (Gehgips, evtl. Gehapparat) kann manchmal die Beschwerden soweit reduzieren, daß sie erträglich werden. Oft verschwinden sie auch spontan wieder, so daß *keine* Therapie mehr notwendig ist. Die Prognose bei nicht traumatischen Osteochondrosen ist verhältnismäßig gut, besser als bei traumatisch entstandenen Schäden.

Bei stärkeren Schmerzen ist die *operative Ausräumung* des Sequesters zu erwägen. Selten wird es möglich sein, ein Dissekat wieder zu befestigen. Dazu ist es zu klein. Man hofft, daß nach der Ausräumung der Defekt wieder vernarbt und es so weniger zur Arthrose kommt als ohne Operation. Um besser zum Krankheitsherd zu gelangen, wurde gelegentlich der Malleolus temporär osteotomiert. Nachkontrollen haben jedoch gezeigt, daß in diesen Fällen gehäuft Arthrosen auftraten[1].

[1] Z. Orthop. *125,* 194, 1987.

Oberes Sprunggelenk

Arthrose des oberen Sprunggelenkes

Wegen der großen Beanspruchung dieses Gelenkes führen Inkongruenzen, Fehlstellungen und andere Schäden rasch zu Degenerationserscheinungen, also zur Arthrose. Besonders häufig ist diese nach Luxationsfrakturen des oberen Sprunggelenkes, und zwar hauptsächlich nach Verletzungen der Syndesmose mit Gabelsprengungen, nach Stauchungsbrüchen sowie ungenügend reponierten Knöchelbrüchen. Die *Prophylaxe* der Arthrose beginnt mit der Behandlung von Frakturen, Fehlstellungen und Krankheiten im Knöchelbereich (Abb. 9.8–9.10).

Pathophysiologie, Verlauf und Symptome entsprechen der Arthrose in anderen Gelenken (siehe S. 422f.).

Klinik

Langsam zunehmende unbestimmte Schmerzen im Knöchelbereich, vor allem bei längerem Gehen und Stehen, Anlaufschmerzen, evtl. beginnende Versteifung sind typisch. Entzündliche Zeichen fehlen oder sind gering.

Im *Röntgenbild* erscheinen in der Regel zuerst kleine Randzacken am medialen Malleolus und an der vorderen Tibiakante, später subchondrale Sklerose und Gelenkspaltverschmälerung. Bei genauem Hinsehen erkennt man nicht selten eine Inkongruenz, z. B. eine Fehlstellung des Malleolus fibularis, eine erweiterte Malleolengabel, eine leichte Verdrehung der Talusrolle (Abb. 68.3).

Im fortgeschrittenen Stadium können Schmerzen und Gehbehinderung sehr stark werden. Das Gelenk versteift mit den Jahren, wird aber kaum je von selbst knöchern fest.

Therapie

Im Anfangsstadium wird man versuchen, den Zustand mit konservativen Maßnahmen erträglich zu halten (Physiotherapie, Bäder usw.), diese haben aber nur eine palliative Wirkung.

Wichtig sind eine steife dicke Sohle mit Abrollrampe (siehe S. 902f.), evtl. hohe Stiefel. Bei Arbeitern kann ein *Unterschenkelapparat,* evtl. mit blockiertem Gelenk, die Arbeitsfähigkeit über längere Zeit erhalten. Eine Wiederherstellung des Gelenkes ist nicht möglich. Bei einer schweren Fehlstellung kann im Frühstadium eine *Korrekturosteotomie* die Progredienz bremsen (siehe Deformitäten, S. 452f. und Abb. 42.2).

Im fortgeschrittenen Stadium ist die *beste Operation* nach wie vor die *Arthrodese* des oberen Sprunggelenkes, vorausgesetzt, daß sie in *Funktionsstellung,* mit der Fußsohle im rechten Winkel zum Unterschenkel, angelegt wird, evtl. mit einer leichten Valgusstellung. Varus und Spitzfuß sind für das Stehen und Gehen ungünstig (Abb. 68.4).

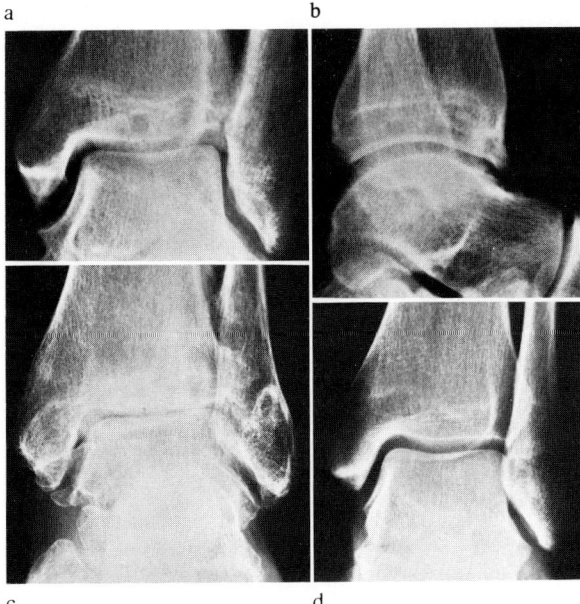

Abb. 68.3: *Die Arthrose des oberen Sprunggelenkes.*
a Oberes Sprunggelenk von vorn und
b seitlich, mit posttraumatischer Arthrose. Der Gelenkspalt ist noch erhalten, doch sieht man Randzacken am Malleolus und an der vorderen Tibiakante. Der subchondrale Knochen in der Tibia zeigt unregelmäßige Sklerosierung und zwei Geröllzysten. Die Talusrolle ist in der Malleolengabel eine Spur nach lateral und vorne verschoben. Der 27jährige Mann hatte vor einigen Jahren eine Luxationsfraktur des oberen Sprunggelenkes erlitten mit Syndesmosesprengung. Jetzt hat er Beschwerden.
c Stark fortgeschrittene Arthrose bei einer 60jährigen Frau mit starken Schmerzen und weitgehend steifem Gelenk. Der Gelenkspalt ist kaum mehr zu sehen. Osteophyten an der Spitze der Malleolen und starke reaktive Sklerosierung des vom Knorpel entblößten Knochens kennzeichnen die reaktive Komponente des chronischen degenerativen Prozesses.
d Normales oberes Sprunggelenk einer jungen Frau zum Vergleich.

Abb. 68.4: *Arthrodese des oberen Sprunggelenkes,* die Operation der Wahl bei schweren Arthrosen und Arthritiden.

a Kompression und Fixation mit äußeren Spannern.

b Kompressionsarthrodese mit *Zugschrauben.* Der Schlüssel zur Operation ist die erste Schraube. Sie muß sehr genau, knapp oberhalb des Sinus tarsi, gesetzt werden (Wagner).

Bei dieser 57jährigen Patientin wurden wegen schweren Arthrosen beide oberen Sprunggelenke versteift. Sie konnte sofort mobilisiert werden. Zwei Jahre nach den Operationen bestieg sie den Kilimandjaro.

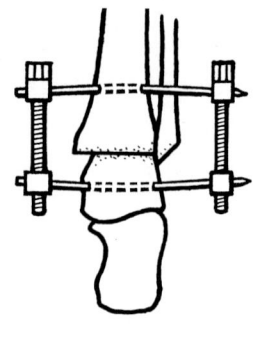
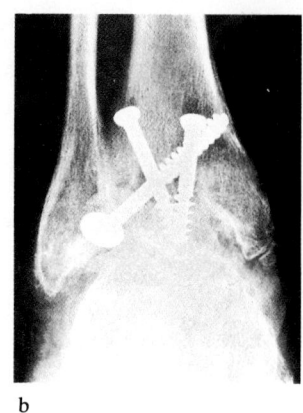

a   b

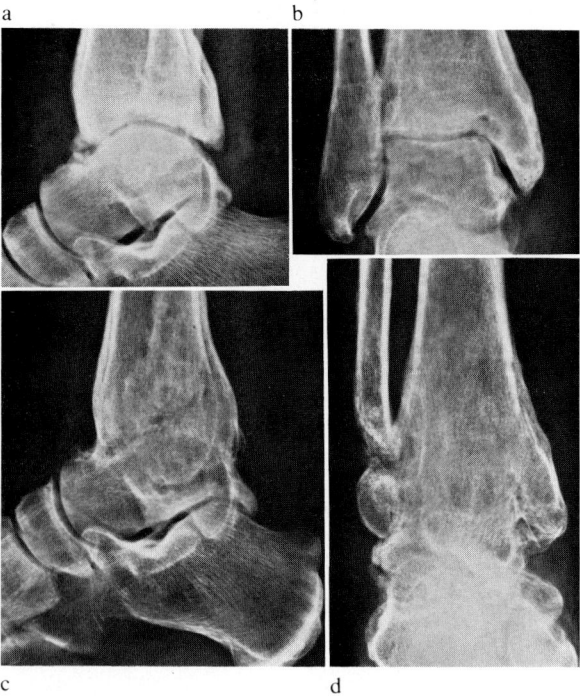

a   b

c   d

Abb. 68.5: *Die beste Behandlung eines schwer geschädigten oberen Sprunggelenkes.*

a) und b): Fortgeschrittene posttraumatische Arthrose des oberen Sprunggelenkes einer 54jährigen Frau. Wegen der Schmerzen, welche das Gehen sehr beschwerlich machten, wurde eine Arthrodese durchgeführt.

c) und d): Zustand 2 Jahre nach der Operation. Das obere Sprunggelenk ist in Funktionsstellung, d. h. plantigrad in Rechtwinkelstellung, knöchern versteift. Die Frau kann wieder beschwerdefrei und praktisch ohne zu hinken gehen. Die Versteifung wird durch die Beweglichkeit im unteren Sprunggelenk und im Mittelfuß weitgehend kompensiert, evtl. zusätzlich mit einer Abrollrampe an der Sohle (siehe Abb. 69.74), so daß niemand die Versteifung bemerkt, was besonders für Frauen wichtig ist.

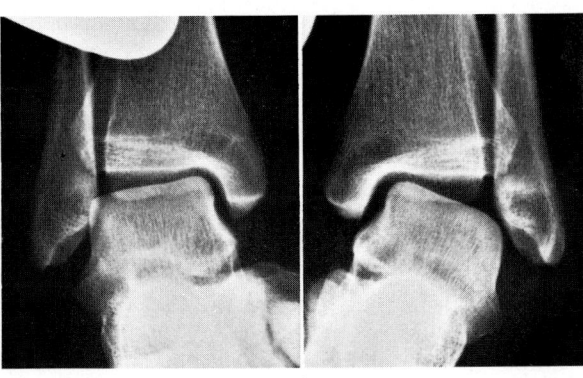

a   b

Abb. 68.6: *Funktionsaufnahmen* des oberen Sprunggelenkes, der Fuß in maximaler Adduktionsstellung gehalten, bei einem 15jährigen Mädchen mit rezidivierenden Distorsionen des linken Fußes (b): Starke Aufklappbarkeit des oberen Sprunggelenkes; die lateralen Seitenbänder sind insuffizient, größtenteils gerissen.

a Auch bei intaktem Bandapparat kippt der Talus oft ein wenig in der Gabel bei der Funktionsaufnahme, bei diesem Mädchen allerdings etwas stärker als normal. Eine leichte konstitutionelle Bandschwäche liegt hier auch auf der rechten, beschwerdefreien Seite vor.

b Ob bei einer *frischen* Bandläsion mit einer Aufklappbarkeit dieses Ausmaßes die Bänder mit Vorteil genäht werden, oder ob besser konservativ behandelt werden soll, ist offenbar nicht eindeutig zu entscheiden. Die Gelehrten streiten sich noch bzw. wieder darüber (vgl. «Bandläsionen», S. 471).

Oberes Sprung-gelenk

Mit einer guten Arthrodese in richtiger Stellung ist die funktionelle Einbuße bemerkenswert gering. Die subtalaren und Mittelfußgelenke können die verlorengegangene Beweglichkeit weitgehend ersetzen. Die Leute können sogar wieder Sport treiben. Der Gang ist so wenig gestört, daß auch der Untersucher oft Mühe hat, zu erkennen, auf welcher Seite die Arthrodese gemacht wurde. Die Patienten sind durchwegs leistungsfähig, schmerzfrei und zufrieden. Die bei Laien und Ärzten verbreitete Angst vor der «Fußversteifung» und damit die Abneigung gegen die Arthrodese sind unbegründet (Abb. 68.5).

Endoprothesen wurden auch versucht, wegen schlechter Resultate aber wieder aufgegeben.

Habituelle Distorsion

Manchmal nach einer oder mehreren traumatischen Distorsionen, gelegentlich auch bei einer konstitutionellen Lockerung des oberen Sprunggelenkes (dann häufig beidseitig), klagen die Patienten über ständiges Abkippen des Fußes nach außen. Diese Verstauchungen sind jedesmal recht schmerzhaft und machen Schwellungen am Außenknöchel und mit der Zeit auch im Intervall ständig Schmerzen.

Bei der *Untersuchung* läßt sich das obere Sprunggelenk lateral mehr oder weniger stark aufklappen, die fibularen Seitenbänder sind insuffizient. «Gehaltene» ap-Aufnahmen des Gelenkes (die Ferse wird von Hand oder in einem speziellen Gerät in Varusstellung gedrückt) zeigen die Talusrolle in der Malleolengabel nach außen gekippt. Eine Aufklappbarkeit von einigen wenigen mm ist physiologisch, Vergleichsaufnahmen auf der Gegenseite sollten immer gemacht werden (Abb. 68.6).

Therapie: Im akuten Stadium gibt ein straffer Klebeverband (Taping) den nötigen Halt (Abb. 68.7a).

In manchen chronischen Fällen hilft die heilgymnastische Kräftigung der Pronatoren, vor allem der Fibularismuskulatur, sowie die Erhöhung des äußeren Randes der Schuhsohle und besonders die *Versetzung* und *Verbreiterung* des *Absatzes* nach lateral. Wenn nötig muß die Ferse durch eine Filzeinlage lateral im Schuh am Ausrutschen zur Seite gehindert werden (Abb. 68.7b).

Genügt dies nicht, so ist der Ersatz des fibulotalaren Seitenbandes durch eine *Bandplastik,* sei es mittels eines freien Transplantates (Plantarissehne) oder der Fibularis-brevis-Sehne (Evans, Watson-Jones) eine erfolgversprechende Operation.

Luxation der Fibularissehnen

Ein seltenes Ereignis. Nach Unfall oder spontan bei einer Anspannung schnellen die beiden Sehnen der Fibularismuskeln aus ihrer Rinne hinter dem Au-

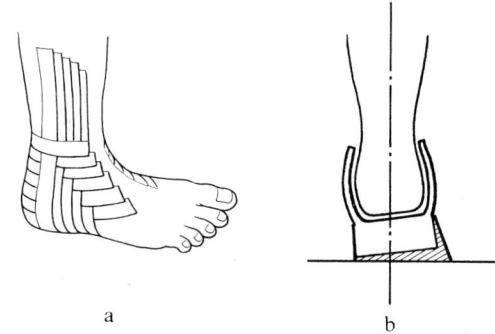

a   b

Abb. 68.7:

a Gekreuzter Klebeverband (Gibney) für leichtere Distorsionen des oberen Sprunggelenkes. Andere Möglichkeiten sind: elastische Verbände, Taping, Zinkleimverbände, Knöchelbandagen, in schwereren Fällen temporärer Gipsverband.

b Erhöhung und Verbreiterung des Absatzes nach lateral hilft in manchen Fällen von habitueller Distorsion, indem sie der Kipptendenz entgegen wirken.

ßenknöchel nach vorne heraus. Sie springen ebenso leicht wieder zurück, aber die Luxation kann sich jederzeit wiederholen. Sie macht starke Schmerzen, welche nur langsam verschwinden. Der Zustand ist unangenehm und läßt sich nur durch eine Operation endgültig beseitigen.

Die *Diagnose* ist bei luxierten Sehnen leicht zu stellen. Manchmal kann der Patient die Luxation produzieren. Sonst ist man auf die genaue Anamnese angewiesen.

Bei der *Operation* findet man eine Ausweitung der Sehnenscheide bis weit vor den Außenknöchel. Man versucht diese zu raffen. Eine andere Möglichkeit ist die Verriegelung durch einen kleinen Knochenspan am Malleolus fibularis.

Verletzungen des oberen Sprunggelenkes

Knöchelbrüche

Unverschobene Malleolarfrakturen heilen in der Regel folgenlos aus. Die eigentlichen Luxationsfrakturen des oberen Sprunggelenkes – um solche handelt es sich bei allen verschobenen Knöchelbrüchen – sind jedoch oft schwere intraartikuläre Verletzungen, denen die Gefahr eines bleibenden Schadens, vor allem einer späteren Arthrose, innewohnt (vgl. S. 108 und S. 474).

Besonders gefährdet sind Frakturen, bei denen nach Verschiebung der Gelenkflächen eine intraartikuläre Stufe zurückbleibt, z. B. nach Abbruch eines größeren hinteren (Volkmannschen) Dreiecks oder nach ungenügend reponierten Malleolarfrakturen, sowie Frakturen mit *Gabelsprengung,* d. h. Zerreißung der Syndesmose. Es hat sich gezeigt, daß einer genauen anatomischen Wiederherstellung der Gelenkverhältnisse für das Schicksal des Gelenkes große Bedeutung zukommt (siehe Abb. auf S. 109).

Die *Osteosynthese,* welche allein eine anatomisch genaue Reposition und Retention erlaubt, wurde deshalb bei den Knöchelbrüchen schon früh systematisch angewandt. In die verwirrende Fülle von Bruchformen bringt die einfache Einteilung von *B. G. Weber* Klarheit und eine therapeutische Richtlinie (Abb. 68.8).

Bei der Operation soll zuerst die *Fibula,* und wenn diese oberhalb des Gelenkes gebrochen ist, die *Syndesmose* repariert werden, anschließend die übrigen Knochen- und Bandverletzungen. Besondere Sorgfalt wird der Wiederherstellung der gesprengten Malleolengabel bei hohen Fibulafrakturen gewidmet.

Sowohl Theorie und Praxis der systematischen Osteosynthese bei instabilen Knöchelverletzungen, vor allem vom Typ B und C, überzeugen und haben sich bewährt. Die Operation ist die beste Prophylaxe gegen Spätschäden. Langzeitresultate haben allerdings gezeigt, daß auch gut operierte Knöchelbrüche nicht immer gegen spätere Arthrosen gefeit sind.

Einfache Außenknöchelbrüche vom Typ A haben bei konservativer Behandlung eine gute Prognose, auch bei nicht ganz anatomischer Reposition, und können gut im Gips behandelt werden.

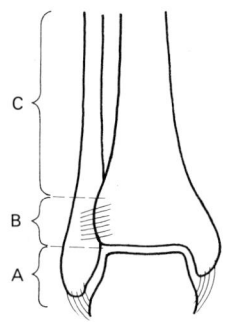

Abb. 68.8: Eine zweckmäßige *Einteilung der Knöchelbrüche* im Hinblick auf die Therapie hat die *Lokalisation der Fibulafraktur* zur Grundlage *(B. G. Weber).* Sie unterscheidet drei Typen: A, B und C, entsprechend der Mitbeteiligung der Syndesmose:

A: Fibulafraktur *unterhalb* der Syndesmose, diese bleibt intakt. In der Regel sind dies Adduktionsfrakturen.

B: Fibulafrakturen *auf Höhe* der Syndesmose. Diese ist mehr oder weniger geschädigt. Meist sind es Torsionsfrakturen. Sie stellen an Reposition und Fixation bereits höhere Anforderungen.

C: Fibulafraktur *oberhalb* der Syndesmose. Diese ist total gerissen. Solche schweren Verletzungen kommen durch Abduktion oder Torsion zustande. Die Wiederherstellung einer stabilen Malleolengabel ist wesentlich, stellt aber oft nicht ganz einfache Probleme.

Die meisten Knöchelbrüche werden heute operativ behandelt, sicher aber alle vom Typus C, wobei der Wiederherstellung der Fibula Priorität zukommt.

Knöchelbrüche im Wachstumsalter

Sie können zu schweren Deformitäten führen, weil die *Epiphysenfugen* mitbetroffen sind. Die Behandlung solcher Frakturen ist deshalb heikel. Sie sind auf S. 503f. beschrieben, die Wachstumsstörungen selbst auf S. 327f. (Abb. 28.5).

Stauchungsfrakturen des oberen Sprunggelenkes («Pilon tibial»)

Oberes Sprunggelenk

Häufig Skiunfälle. Oft handelt es sich um Berstungsbrüche mit Impression der Spongiosa, vielen kleinen Fragmenten und starker Zerstörung der Gelenkfläche. Eine anatomische Wiederherstellung der Gelenkverhältnisse ist technisch außerordentlich schwierig, wenn nicht unmöglich. Die Prognose dieser Brüche ist deshalb auch mit Osteosynthese unsicher. Ein durch die Stauchung entstandener Defekt muß mit Spongiosa aufgefüllt werden. Vorsicht im Umgang mit der geschädigten Haut (Kontusion → Fixationsplatten → Hautnekrose → Infekt) ist geboten.

Bandläsionen

Hinter einer schweren «Distorsion» ist nicht selten ein Bandriß verborgen: Starke Schwellung, ausgedehntes Hämatom sprechen dafür. Die Aufklappbarkeit des Gelenkes in Adduktion, welche die Bandruptur beweist, kann maskiert sein durch eine schmerzhafte Abwehrspannung der Fibularismuskulatur. Mit einer Lokalanästhesie oder Narkose kann sie überwunden werden. Eine *gehaltene Röntgenaufnahme* ermöglicht die Dokumentation (siehe Abb. 68.6).

Wenn das gerissene Band nicht während einiger Zeit *ruhiggestellt* wird, kann eine chronische habituelle Distorsion entstehen (siehe S. 857).

Da adaptierte Bänder besser heilen, werden frische Bandrisse oft primär genäht. Vergleichende Untersuchungen haben jedoch gezeigt, daß die Spätresultate nach *konservativer* Behandlung *ebenso gut* sind wie nach Operation! Eine eindeutige Indikation zur Naht von Seitenbändern am Sprunggelenk ist deshalb wahrscheinlich *selten* gegeben, und wohl nur bei vollständigen Rissen mit massiver Instabilität (Aufklappbarkeit). Vergleiche dazu Abb. 68.6b.

Syndesmosenverletzungen ohne Knochenverletzungen sind selten. Meist ist gleichzeitig die Fibula gebrochen, entweder im mittleren Abschnitt oder unterhalb des Köpfchens (Knöchelbruch Typ C). Auf einer einfachen Röntgenaufnahme des Sprunggelenkes wird die Schwere der Verletzung oft nicht erkannt: Totale Syndesmosenrupturen, d.h. Sprengung der Malleolengabel, gehören zu den schwersten Verletzungen des oberen Sprunggelenkes. Wenn sie nicht einwandfrei heilen, bleibt eine Insuffizienz und Inkongruenz, welche zu Schwäche, Schmerzen und mit den Jahren zur schweren Arthrose führt (Abb. 9.10).

Die genaue Wiederherstellung der Malleolengabel ist deshalb wichtig. Bei der *Verschraubung* der Syndesmose besteht die *Gefahr,* daß die Gabel starr und zu eng wird, was ebenfalls rasch zur Arthrose führt. Deshalb sollten nur Stellschrauben (die der Fibula eine gewisse Bewegungsfreiheit lassen) verwendet und nach wenigen Wochen wieder entfernt werden. Wichtig ist hingegen die *Bandnaht* und eine genügend lange Ruhigstellung.

Bei chronischen Gabelsprengungen haben Bandplastiken nicht immer Erfolg. Deshalb wird in Ausnahmefällen die *Arthrodese* der Syndesmodese gemacht, als Versuch, ein bewegliches Gelenk zu retten.

Verletzungsfolgen

Fehlstellungen im oberen Sprunggelenk können langsam entstehen, im Laufe von Jahren, nach Knöchelbrüchen im Wachstumsalter (siehe dort), oder unmittelbar als Folge schlecht verheilter Frakturen. Bei Beschwerden und einigermaßen intaktem Gelenk kommen supramalleoläre *Korrekturosteotomien* in Frage (siehe Abb. 42.2).

Ist allerdings das *Gelenk selbst* beschädigt, infolge Inkongruenz, Versteifung, Arthrose, Infektion usw., gibt die *Arthrodese* gute Dauerresultate (siehe auch bei «Arthrose»).

Tarsaltunnelsyndrom (siehe auch S. 403)

Nach schweren (offenen) Knöchelbrüchen sieht man in seltenen Fällen Symptome, welche auf eine *Einklemmung* des Nervus tibialis hinweisen: Schmerzen hinter dem Innenknöchel, in die Fußsohle ausstrahlend, mit Hyp- und Parästhesien (trockene Fußsohle), evtl. Lähmungserscheinungen der kleinen Fußmuskeln. Eine *Neurolyse* kann manchmal helfen.

Oberes Sprunggelenk

69. Der Fuß

Mehr als die Hälfte aller Patienten suchen den Orthopäden wegen *Fußbeschwerden* auf. Dies liegt z.T. an der alten Vorstellung von Laien und auch Ärzten, der Orthopäde sei der «Fußarzt». Zum anderen Teil sind tatsächlich Fußbeschwerden überaus häufig. Der Grund ist einerseits die große Belastung durch den *aufrechten Gang,* eine phylogenetisch junge Errungenschaft, an welche der menschliche Fuß vielleicht noch nicht ideal angepaßt ist, andererseits unsere wenig physiologische Lebensweise, vor allem das Tragen von *Schuhen,* nicht immer sehr zweckmäßigen.

Anatomie und Physiologie

Das Stehen

Statisch gesehen kann der Fuß verglichen werden mit einem asymmetrischen Dreibeinstativ: Durch diese Konstruktion wird die Standfläche vergrößert (Abb. 69.1).

Kalkaneus, erster und fünfter Strahl entsprechen den drei Beinen. Drei «Fußgewölbe» tragen als «Schlußstein» den *Talus:* Die mediale und die laterale *Längswölbung* und die vordere *Querwölbung.*

Diese «Gewölbe» stützen sich ab auf dem *tuber calcanei* sowie den *Metatarsalköpfchen* des *ersten* und des *fünften Strahles.* Diese drei Stellen der Fußsohle tragen gleichmäßig verteilt die ganze Körperlast. Eine *andere Belastungsverteilung* führt fast immer zu Beschwerden. An der Art der *Fußsohlenbeschwielung* ist die Belastungsverteilung leicht zu erkennen! (Abb. 69.2).

Häufig sind Abweichungen von der Norm statisch bedingt: Abflachung der medialen Längswölbung = Senk-Plattfuß, Verlust der vorderen Querwölbung = Spreizfuß.

Eine Überhöhung der Längswölbung wird als Hohlfuß bezeichnet (weitere Definitionen: S. 873, vgl. Abb. 69.5 und Abb. 69.7).

Eng mit der Ausbildung der Fußwölbung hängt die *Torsion des Fußes* zusammen: Phylogenetisch gehört der Talus zu den beiden medialen Strahlen, der Kalkaneus zu den drei lateralen. In der Fußwurzel steht der Talus *auf* dem Kalkaneus, im Vorfuß liegen die fünf Strahlen *nebeneinander.* Dazwischen liegt eine physiologische Verwindung von annähernd 90°. Ist diese vermindert, so kommt ein Knick-Senkfuß

zustande, ist sie vermehrt, ein Hohlfuß. Beides hat eine Fehlbelastung und Beschwerden zur Folge (Abb. 69.3).

Das Gehen

Bei einem normalen Schritt wird der Fuß *abgerollt* von der Ferse über den äußeren Fußrand, und dann vom Fußballen über die Zehen vom Boden abgestoßen, Das «Abrollen» in dieser sog. «Standphase» des Schrittes erfolgt bei normalen Verhältnissen vor allem im *oberen Sprunggelenk.* Ist dieses steif, so ist die Abrollbewegung erschwert, vor allem wenn eine *Fehlstellung* (Spitzfuß, Hackenfuß) dazukommt. Das Abrollen erfolgt dann unmittelbar zwischen Fuß und Boden und muß gegebenenfalls mit einer Abrollrampe am Schuh (siehe S. 902f.) erleichtert werden (Abb. 69.4 und Abb. 69.72).

Unebenheiten der Unterlage, vor allem eine seitliche schiefe Ebene werden im *unteren Sprunggelenk* ausgeglichen durch Pro- und Supinationsbewegungen. Bei Schädigung dieses Gelenkes bereitet vor allem das Gehen auf unebenem Boden Beschwerden. Bei einer fixierten Pro- oder Supinationsstellung (Knick- resp. Klumpfuß) wird der Fuß nicht mehr plantigrad aufgesetzt sondern nur noch auf dem inneren resp. äußeren Fußrand. Diese falsche Belastung ist schmerzhaft.

Folgende automatische *Muskelaktionen* kennzeichnen den normalen Gang: In der *Schwungphase* heben die *Fußhebermuskeln* den Vorfuß an, und beim Aufsetzen des Fußes auf den Boden *bremsen* sie ihn (siehe auch Myokinesigramm, S. 103). Sind sie gelähmt (Hängefuß), entsteht ein sog. *Steppergang:* Der Fuß muß höher angehoben werden als normal, damit die Fußspitze den Boden nicht berührt, und beim Auftreten wird sie vor der Ferse aufgesetzt, (siehe auch S. 875).

In der *Standphase* und vor allem zum *Abstoßen* ist hauptsächlich der *Trizeps* wichtig, in der letzten Phase auch die *Zehenbeuger.* Ohne die Kraft dieser Muskeln bleibt der Gang lahm und langsam, kräftiges Abstoßen, Laufen oder Springen sind nicht mehr möglich (vgl. Physiologie des Stehens und Gehens, S. 99ff. und Abb. 69.4).

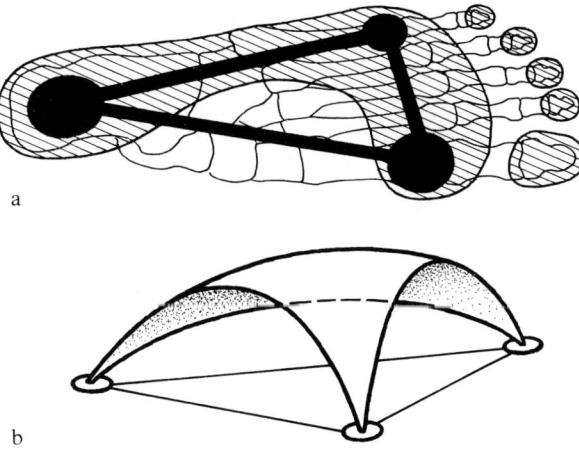

a

b

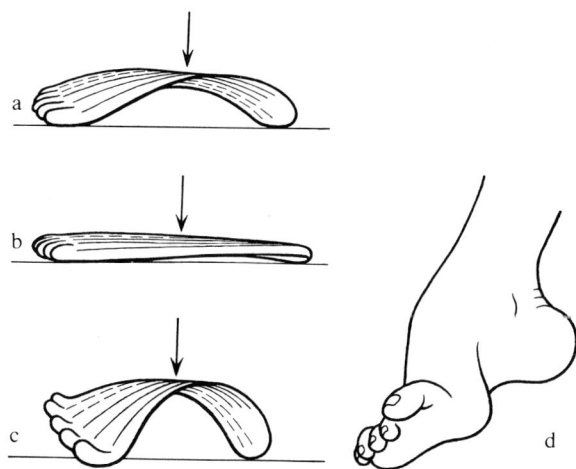

a

b

c

d

Abb. 69.1: *Die Belastung des Fußes* stützt sich auf drei Punkte: Ferse, Großzehen- und Kleinzehenballen, mit den entsprechenden drei Knochenstützpunkten: hinten Tuber calcanei, vorn die Metatarsalköpfchen des ersten und des fünften Strahles (a).

Auf diesen drei Stützpunkten stehen *drei Fußgewölbe,* welche auf ihrer Kuppel (Talus) das Bein mit der Körperlast tragen. Das ganze ist einem Dreibeinstativ vergleichbar (b).

Jede dieser Wölbungen hat Tragfunktion. Statische Beschwerden treten am häufigsten bei Insuffizienz, beim Einknicken dieser Bogen auf, und zwar beim Absinken der medialen Längswölbung, in Form des Senk- und *Plattfußes,* und beim Abflachen der vorderen Querwölbung, was als *Spreizfuß* bezeichnet wird.

Eine Eigenart der Fußsohle ist, daß sie nur an den drei genannten Stützpunkten den ganzen Bodendruck der Körperlast tragen kann. An *anderen* Stellen wird der Druck schlecht ertragen. Sofort entstehen Schmerzen, Druckstellen, Schwielen und die typischen Hühneraugen (Clavi), wie man sie bei jeder unphysiologischen Druckbeanspruchung der Fußsohle findet. Die *Inspektion der Fußsohle* gibt daher den besten Aufschluß über die statischen Verhältnisse des Fußes.

Abb. 69.3: *Die Fußtorsion.*

Im Vorfuß liegen die fünf Strahlen des Fußskelettes *nebeneinander* auf der Unterlage. Verfolgt man die Strahlen nach proximal, erkennt man, daß die beiden lateralen Strahlen in den Kalkaneus sich fortsetzen, die drei medialen hingegen in den Talus. Im Mittelfuß hat somit eine *Verwindung* von fast 90° stattgefunden: Der Kalkaneus liegt unten, als alleiniger Stützpunkt auf dem Boden, während der Talus auf dem Kalkaneus reitet, mit dem Sprunggelenk artikuliert und so das Körpergewicht trägt (a) (vgl. Abb. 69.5).

Aus dieser Torsion ergibt sich erst die mediale Längswölbung, und diese ist offenbar auch ein schwacher Punkt in der Statik des Fußes: Zu geringe Torsion mit abgeflachter Längswölbung ist das Kennzeichen des Senk- und Plattfußes (b), während die spiegelbildliche Deformität, der Hohlfuß (c), wegen zu starker Torsion statische Beschwerden macht.

Aufgehobene oder übermäßige Torsion bedeutet mangelnde oder zu starke *Verwindung des Vorfußes gegen den Rückenfuß,* d.h. Hochstand, bzw. Tiefstand des ersten Strahles, des Großzehenballens. Im aufrechten Stand wirkt sich dies paradoxerweise im *Rückfuß* aus, weil der Fußballen immer flach auf dem Boden aufliegen muß und dann der Rückfuß nicht mehr gerade aufgesetzt werden kann: Beim Knickplattfuß kommt er in eine Valgusstellung, bei Hohlfuß dagegen in Varusstellung mit entsprechender Überlastung des medialen bzw. des lateralen Fußrandes.

d: Übermäßige Verwindung mit Varusstellung der Ferse und Tiefstand des Großzehenballens.

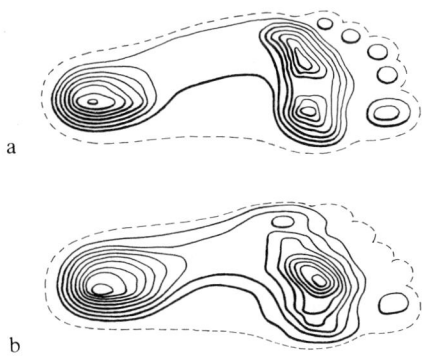

a

b

Abb. 69.2: *Druckpodogramme* mit Kurven gleichen Druckes auf der Fußsohle.

a *Podogramm mit normaler Druckverteilung.* Deutlich sind die drei Abstützpunkte zu sehen. Die dazwischen liegenden Fußwölbungen sind weitgehend *unbelastet.* Andere als diese normale Druckverteilung auf die Fußsohle ist fast immer schmerzhaft (siehe Abb. 69.7 und Abb. 69.29).

b *Druckpodogramm* bei *Spreizfuß:* Die Belastung des Fußballens ruht fast ausschließlich auf den Metatarsalköpfchen II bzw. III. Dies ist die Ursache der unangenehmen Metatarsalgie (siehe S. 884).

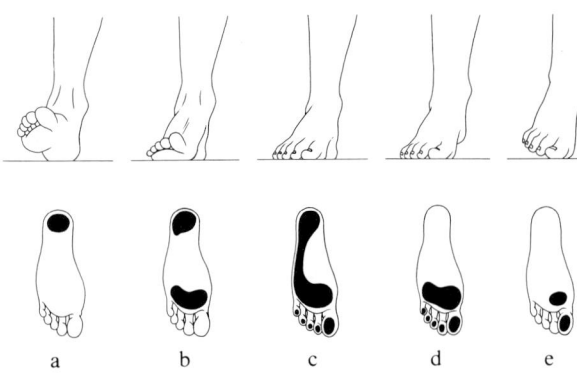

Abb. 69.4: *Das Abrollen beim Gehen.*

a Beim Aufsetzen der Ferse steht der Fuß in leichter Varusstellung. Entsprechend sind bei den meisten Leuten die Absätze hinten außen abgewetzt.

b Abrollen über den Außenrand des Fußes.

c Erst zuletzt wird die Großzehe abgesetzt.

d Hochheben der Ferse und Abstoßen mit dem Fußballen.

e Kräftiges Abstoßen mit dem Großzehenballen. Die Großzehe wird zuletzt vom Boden abgehoben, der Fuß steht jetzt leicht valgisiert.

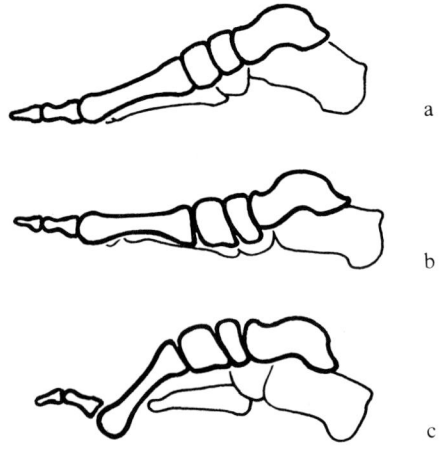

Abb. 69.5: Die *mediale Längswölbung*, der Schlüssel zur Statik des Fußes.

a Normalerweise bildet die mediale Fußwölbung, als wichtigste Tragstruktur des Fußes, einen leicht geschwungenen Bogen.

b Abflachung und Einknicken der medialen Längswölbung ist Ausdruck einer Fußinsuffizienz: *Senk-* und *Plattfuß* sind die morphologischen Korrelate. Die normale Torsion des Vorfußes gegenüber dem Rückfuß ist aufgehoben: Valgusstellung des Rückfußes.

c Die Überhöhung der medialen Längswölbung ist verbunden mit einer übermäßigen Torsion (Verwindung) im Fuß: Der Rückfuß steht in Varusstellung, der erste Strahl steht steil, das Köpfchen des Metatarsale I ist überlastet. Dies sind die Merkmale des *Hohlfußes.*

(Vgl. auch Abb. 69.3.)

Der Fuß

Funktionsstellung des Fußes
(vgl. S. 440 und S. 449)

Die *plantigrade* Stellung des Fußes ermöglicht das aufrechte Stehen: Die Fußsohle liegt horizontal, der Unterschenkel steht senkrecht dazu. Das obere Sprunggelenk steht dabei in Mittelstellung bei 90°, das untere in einer Mittelstellung zwischen Pro- und Supination. Diese Funktionsstellung des Fußes ist Voraussetzung für eine befriedigende Steh- und Gehfunktion. Ein in Funktionsstellung versteifter Fuß ist noch erstaunlich funktionstüchtig und für seinen Träger meist besser als ein Fuß mit noch teilweise beweglichem Sprunggelenk, aber mit einer Fehlstellung, welche ein plantigrades Aufsetzen des Fußes verhindert (Abb. 69.23). (Prophylaxe der Spitzfußkontraktur, siehe S. 853).

Diagnostik des Fußes

Aus *Anamnese, Inspektion* und *klinischem Befund* läßt sich in der überwiegenden Mehrzahl aller Fälle eine Diagnose stellen. Der Fuß ist einer sorgfältigen *manuellen Untersuchung* gut zugänglich, und mit einiger Übung lassen sich an feinen Zeichen die meisten Störungen erkennen. Natürliche Ergänzung ist das konventionelle *Röntgenbild,* das genaueste Abbild des Skelettes und seiner Veränderungen. Wer mit diesen einfachen Mitteln nicht auskommt, hat wenig Aussicht, mit komplizierten Hilfsmitteln zum Ziel zu gelangen. Außer in einzelnen besonders gelagerten Fällen wird er die Situation eher verwirren als klären.

Anamnese

Wichtig ist, nach früheren Verletzungen zu fragen (Frakturen, Distorsionen), nach Art und Dauer der Beschwerden und ihrer Abhängigkeit vom Stehen und Gehen. Beruf und sportliche Betätigung des Patienten können Anhaltspunkte geben, ebenso die Form und *Abnützung der Schuhe.*

Für die Diagnose am wichtigsten ist die *klinische Untersuchung.* Dazu sollten beide Beine wenigstens bis über die Knie freigemacht werden, das gesunde Bein zum Vergleich. Die Untersuchung erfolgt im Stehen, im Gehen und im Liegen oder Sitzen (vgl. auch S. 127ff.).

Untersuchung im Stehen

Die Form des Fußes unter *Belastung* (Abb. 69.5 und Abb. 69.22):

- Mediale Fußwölbung zu flach = Senkfuß
- Ganz abgeplattet = Plattfuß
- Zu hoch = Hohlfuß
- Quere Wölbung des Vorfußes verbreitert und eingesunken = Spreizfuß.
  Rückfuß von hinten gesehen:

– Kalkaneus in Valgusstellung = Knickfuß
– Kalkaneus in Varusstellung = Klumpfuß (vgl. auch Begriffsbestimmung, S. 873).

Zehenstellung: Die Zehen sollten im Stehen den Boden berühren und gut beweglich sein.

Untersuchung im Gehen

Hinken wegen Lähmung, Versteifung oder Schmerzen (eine schmerzhafte Fußsohlenpartie wird nicht auf dem Boden aufgesetzt, eine schmerzhafte Bewegung vermieden: Schonhinken).

Störungen des normalen Abrollvorganges, Verdrehung oder Verkantung des Fußes beim Gehen, sowohl in der Standphase wie in der Schwungphase werden geprüft.

Zehengang: nicht möglich bei Trizepslähmung oder Achillessehnenriß. Schmerzen im Großzehengrundgelenk bei Hallux rigidus.

Hackengang: nicht möglich bei Fußheberlähmung (Hängefuß) oder fixiertem Spitzfuß (fehlende Dorsalextension im oberen Sprunggelenk) (Abb. 17.10c).

Untersuchung im Sitzen und Liegen

Beweglichkeit der Fußgelenke: Die Bewegung des Fußes ist eine Kombinationsbewegung mehrerer Gelenke. Jedes Gelenk wird einzeln geprüft und mit der Gegenseite verglichen.

Oberes Sprunggelenk: Am besten bei *gebeugtem* Knie (um die Spannung des M. gastrocnemius auszuschalten). Dorsalextension normal etwa 30°, Plantarflexion etwa 40° von der Mittelstellung aus, in der Sagittalebene gemessen zwischen vorderer Tibiakante und Fußsohle am Rückfuß (Abb. 68.1 und Abb. 11.17).

Die *seitliche Stabilität* kann am besten im Sitzen bei hängendem Bein geprüft werden: Die eine Hand umfaßt die Ferse, die andere hält den Unterschenkel fest. Eine geringgradige Aufklappbarkeit, vor allem lateral, ist physiologisch. Aussagekräftig sind vor allem *Seitenunterschiede.*

Eine *Gabelsprengung* (Insuffizienz der Syndesmose) gibt sich durch spürbaren Anschlag der Talusrolle gegen die Malleolen bei raschen seitlichen Rüttelbewegungen kund.

Unteres Sprunggelenk: Bewegungen um eine schräge Achse: Einwärtsdrehung (Supination) mit etwas Adduktion und Plantarflexion kombiniert: Inversion (Maulschellenbewegung).

Auswärtsdrehung (Pronation) mit etwas Abduktion und Dorsalextension kombiniert: Eversion.

Der Vorfuß wird mit der einen, die Knöchelgegend mit der anderen Hand gehalten, und die Drehbewegungen des Fußes um den Talus herum werden

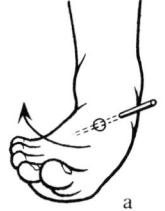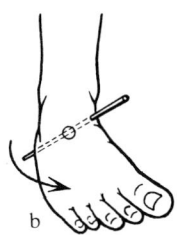

Abb. 69.6: Die Messung der *seitlichen Bewegungen* im Rück- bzw. im Vorfuß sind in Abb. 11.18 dargestellt. Tatsächlich sind die *Bewegungen im unteren Sprunggelenk* aber keine einfachen Bewegungen in der Frontalebene, sondern eine kombinierte Bewegung in *drei Ebenen,* da die Bewegungsachse dieses Gelenkes schräg, von vorne medial oben, nach hinten lateral unten, verläuft. Die *Eversion* (a) ist somit eine Kombination von Pronation mit Abduktion und Dorsalextension des Vorfußes, während die *Inversion* (b) eine Supination mit gleichzeitiger Adduktion und Plantarflexion ist. Die drei Bewegungen sind nicht zu trennen. Die Kombinationsbewegung kann gut als «Maulschellenbewegung» des ganzen Fußes um den Talus herum beschrieben werden.

Diese Bewegung ist für die Statik des Fußes von wesentlicher Bedeutung und hängt eng mit der auf S. 860 beschriebenen und in Abb. 69.3 dargestellten Fußtorsion zusammen, indem Torsionsvarianten und -fehler im unteren Sprunggelenk ausgeglichen werden müssen, damit der Vorfuß plantigrad auf dem Boden steht. Daraus ergeben sich statische Deformationen, insbesondere der auswärts gedrehte Knickfuß bei abgeflachter Längswölbung (Senkplattfuß) und der nach innen gedrehte Klumpfuß bei erhöhter Längswölbung (Hohlfuß).

geprüft bei fixiertem oberem Sprunggelenk (Abb. 69.6 und Abb. 11.18).

In der Regel gibt sie Supination einen größeren Ausschlag als die Pronation.

Mittelfußgelenke: Im Chopart- und im Lisfrancgelenk sind beträchtliche dorsoplantare Bewegungen möglich. Sie werden geprüft, indem mit der einen Hand der Rückfuß (Kalkaneus), mit der anderen der Vorfuß (die Metatarsalia) gehalten werden (siehe Abb. 11.18). Diese Gelenke können eine mangelnde Beweglichkeit des oberen Sprunggelenkes teilweise ausgleichen (z. B. nach einer Arthrodese).

Zehen: Gute aktive Beweglichkeit der Zehen ist für einen leistungsfähigen Fuß wesentlich. Zehenversteifungen, zumal in Fehlstellung (Hammerzehen, Hallux rigidus) sind sehr häufige Ursachen von Fußbeschwerden.

Der Fuß

Inspektion

Unbelastet sieht die Fußform oft anders aus als im Stehen, so ist bei schlaffen Knickfüßen z.B. die mediale Längswölbung nur im Stehen abgeplattet, ohne Belastung ist sie normal.

Die *Dicke der Hornhaut* an der Fußsohle, die Art und Ausdehnung von Gehschwielen, sowie *Clavi* (Hühneraugen) geben guten Aufschluß über die Belastung und ihre Verteilung. Mit einem Fußabdruck (Podogramm, S. 866) kann die Belastungsverteilung objektiviert werden (Abb. 69.2, 69.7 und Abb. 69.11):

Normalerweise sind in erster Linie die Ferse und die Metatarsalköpfchen I und V belastet, weniger der Fußaußenrand und die Fußballenmitte. Stärkere Belastung der Metatarsalköpfchen II und III ist fast immer mit Schmerzen verbunden (Spreizfuß). Der mediale Fußrand berührt normalerweise den Boden *nicht*. Ist er belastet, so spricht man von *Plattfuß*.

Auch kleinere Abweichungen von einer «normalen» Fußform (Hammerzehen, kleinere knöcherne Vorsprünge, «Exostosen») machen wegen *Schuhdruck* leicht Schmerzen in gewöhnlichen Serienschuhen. Druckstellen sind zu erkennen an Druckempfindlichkeit, Rötung, Schwielen und Clavi.

Ohne *Inspektion der Schuhe* ist die Untersuchung des Fußes unvollständig. An den neuen Sonntagsschuhen ist nicht viel zu sehen. Die Patienten sollten ältere, viel getragene Schuhe zeigen. Die Sohle ist normalerweise am meisten unter dem Fußballen, etwas medial von der Mitte abgewetzt und am Absatz hinten mehr auf der Außenseite (lateral). Bei Knickplattfuß wird der Schuh vor allem medial, bei Klumpfuß am Außenrand abgenutzt. Gelegentlich wird bei einem Knickfuß paradoxerweise der Absatz auf der Außenseite abgelaufen (vgl. S. 880f., Abb. 69.8).

Auch das Oberleder wird entsprechend der Fußform seitlich ausgetreten. Beschwerden können allein schon durch zu kleine und unzweckmäßige Schuhe entstehen.

Zirkulation

Zirkulationsstörungen beginnen häufig an den Füßen, besonders an den Zehen. Die Prüfung der Zirkulation gehört zur Fußuntersuchung: Palpation des *Pulses* der A. dorsalis pedis und der A. tibialis. Bei guten Fußpulsen kann eine arterielle Durchblutungsstörung praktisch ausgeschlossen werden, außer bei einem Diabetes.

Ödeme treten in der Regel zuerst an den Füßen auf. Einseitiges Ödem spricht für lokale Ursache, beidseitiges für allgemeine.

Sensibilität

Eine genaue Prüfung ist wichtig, u.a. weil eine Ischias häufig Fußschmerzen macht, und weil eine

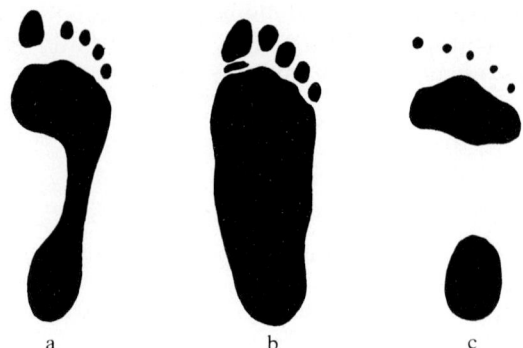

Abb. 69.7: *Fußsohlenabdrücke*, wie man sie in der Badeanstalt auf den nassen Steinen sieht, und wie sie der Orthopädimechaniker für die Konfektion der Einlagen abnimmt.

Die Belastung ruht auf Ferse und Fußballen, äußerer Fußrand und Zehen liegen normalerweise auch auf dem Boden auf. Auffällig ist die Aussparung der medialen Längswölbung.

Die gewöhnliche Fußspur gibt bereits weitgehende Auskunft über die Belastungsverhältnisse am Fuß.

a Normale Fußspur.

b Plattfußspur: Die mediale Fußwölbung liegt ganz auf dem Boden auf.

c Hohlballenfußspur: Belastet ist fast nur der Fußballen, oft berühren die Zehen den Boden nicht.

Sehr gut sind die Belastungsverhältnisse bei der Inspektion der Fußsohle zu erkennen an der Hautbeschaffenheit, Dicke, Farbe, Beschwielung usw.

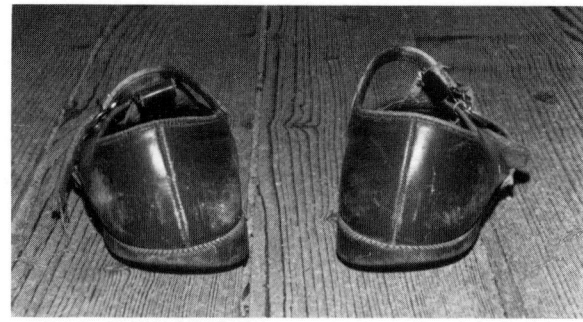

Abb. 69.8: *Schuhinspektion*.

Bei diesen Schuhen ist der Absatz stark auf der *Außenseite* abgelaufen, obwohl der Knabe, der sie trug, erhebliche Knickfüße hatte. Die schiefen Fersen drückten seitlich aus den Schuhen gegen den Schaft, so daß der Knabe schließlich fast «neben» dem Schuh stand. Hier hilft keine gewöhnliche Einlage, sondern nur ein gerader Schuh mit kräftigem Schaft, evtl. mit Schaleneinlage (vgl. S. 881 und Abb. 69.36 und Abb. 69.35).

So kann die Inspektion der (getragenen) Schuhe wertvolle Hinweise für die Therapie geben.

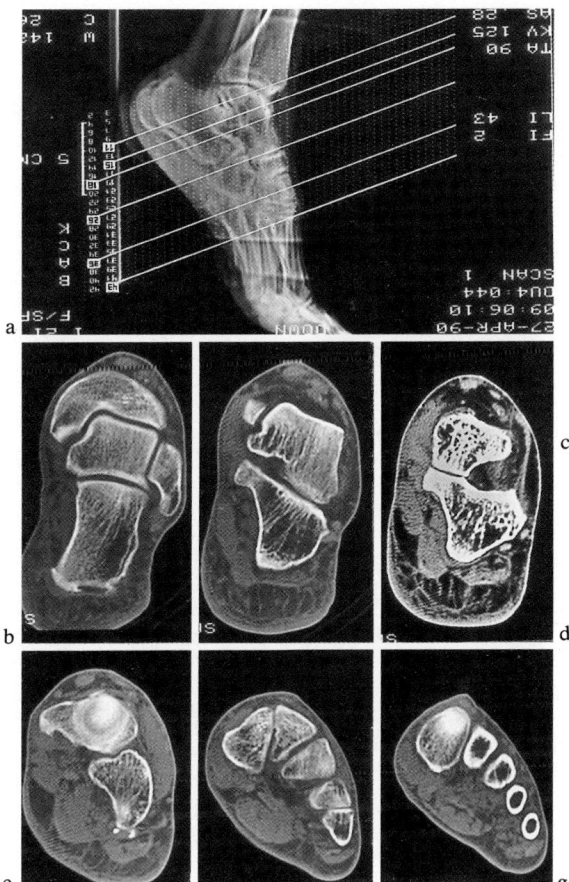

Sensibilitätsstörung der Fußsohle schwere trophische Störungen zur Folge hat.

Röntgen

Standardaufnahmen des Fußes umfassen: oberes Sprunggelenk ap und seitlich, ganzer Fuß seitlich, Vorfuß dp, evtl. schräge Aufnahme (Mittelfuß und unteres Sprunggelenk).

Gelegentlich sind *Spezialaufnahmen* notwendig: axiale Kalkaneusaufnahme, gehaltene Aufnahme des oberen Sprunggelenkes in Inversion, resp. Eversion, um eine Bandinsuffizienz aufzudecken, axiale Aufnahmen der Sesambeine.

Gezielte Aufnahmen (lateraler Gelenkspalt) und Tomographien des oberen Sprunggelenkes sind manchmal notwendig, um eine Osteochondrosis tali erkennen zu können (siehe S. 854).

Die Bilder mit den vielen übereinanderprojizierten Knochen und Gelenken sind nicht immer einfach zu lesen. *Vergleichsaufnahmen* beider Füße und *Tomogramme* (in der Sagittalebene) können sehr hilfreich sein.

Andere bildgebende Verfahren

Das *Computertomogramm* zeigt die komplizierten anatomischen Verhältnisse der kleinen Fußgelenke in der dritten Ebene, und in manchen Einzelheiten besser, als dies auf gewöhnlichen Röntgenbildern möglich ist. In unklaren Fällen (Arthrosen, Frakturen) kann dies eine große Hilfe sein. Die *Interpretation* ist allerdings auch nicht einfach. Gutes Vorstellungsvermögen und ein *Leitscan* zur Lokalisation der einzelnen Schnitte sind Voraussetzung (siehe Abb. 69.9).

Abb. 69.9: *Anatomie des Fußes im Computertomogramm.*

a *Leitscan* mit eingezeicheneten Schnittebenen, ungefähr senkrecht zur Längsachse des Fußes. (Das Bild steht Kopf zur besseren Orientierung.)

b *Schnitt 11 auf Höhe der Talusrolle:* Oberes Sprunggelenk mit Tibia und Malleolus fibularis, sowie hinteres unteres Sprunggelenk, nach oben *konvex,* unten das Tuber calcanei. Alle Gelenke sind *kongruent.* Der Talus hat praktisch allseitig *Gelenkflächen.* Nur an wenigen Stellen treten Gefäße ein. Er ist deshalb stark ischämiegefährdet und neigt bei Frakturen zu *Nekrosen.*

c *Schnitt 15:* Vorderes unteres Sprunggelenk, nach oben leicht *konkav.* Der Sinus tarsi ist ausgespart. Oben ist der Innenknöchel angeschnitten.

d *Schnitt 18, durch den vorderen Abschnitt von Talus und Kalkaneus.* Das Sustentaculum tali des Kalkaneus bildet medial noch die einzige Gelenkfläche. Lateral der Sinus tarsi.
Auf diesem Schnitt sind die *Einstellungsparameter* so gewählt, daß die *Weichteile* kontrastreich zur Darstellung kommen. Man sieht das *gekammerte Fettpolster* der Fußsole, das als straffes und unverschiebliches Druckpolster dient, neben den Handflächen die *einzige Struktur* des Körpers, die *permanent* starken Druck aufnehmen kann. *Verletzungen* oder Infektionen dieses Polsters und der Fußsohlenhaut können schwerwiegende Folgen haben. Auch *Operationen* an diesen Strukturen sind heikel und mit einem erhöhten Risiko belastet (Nekrosen von Haut, Unterhaut und Fettgewebe, Infektionen, Vernarbungen mit Schmerzen, die das Stehen und Gehen beschwerlich bis unmöglich machen können).

e *Schnitt 26 auf Höhe von Navikulare und Kuboid.* Als helle Zone erkennt man das tangential geschnittene Gelenk des Navikulare mit dem Taluskopf.
Auffällig ist die *Torsion,* die im Verlaufe der Längsachse des Fußes stattfindet: Auf den bisherigen Schnitten stand der Kalkaneus *unter* dem Talus, sogar eher etwas medial. Jetzt steht das Kuboid (als Fortsetzung des Kalkaneus) bereits etwas *lateral vom Navikulare.* Auf Höhe des Vorfußes erreicht die Torsion 90°, so daß die Metatarsalköpfchen *nebeneinander* stehen (vgl. auch S. 860 und Abb. 69.3).

f *Schnitt 36 durch den Mittelfuß.* Die Ossa cuneiformia haben ihren Namen zu Recht: Keilbeine. Sie bilden einen *Bogen* ähnlich einer römischen Brücke, das anatomische Substrat der *Querwölbung* des Fußes (vgl. Abb. 69.41).

g *Schnitt 43 durch die Metatarsalia:* Die Querwölbung ist erhalten, der mediale Fußrand steht hoch, der laterale tief. Die Mittelfußknochen sind Röhrenknochen mit einer harten Kortikalis.

Im *MRI* sind vor allem die *Weichteile* zu sehen: Sehnen, Bänder, Muskeln, Tumoren, Zysten, intra-ossäre Veränderungen. Die Schwierigkeit liegt auch hier in der *Interpretation:* Die Anatomie der verschiedenen Schnittebenen, die Identifizierung der Strukturen, das Unterscheiden von Normal und Pathologisch.

Die *Szintigraphie* kann gelegentlich einen heißen Herd zeigen, der die Pathologie zu lokalisieren erlaubt. Gelegentlich führt sie aber auch auf eine falsche Fährte.

Alle diese Spezialuntersuchungen sind nur bei ganz bestimmten, *gezielten Fragestellungen* hilfreich, sonst produzieren sie mehr Probeme als sie lösen (Abb. 69.10).

Podogramme sind Sohlenabdrücke, welche auf verschiedene Weise, am einfachsten mit Stempelfarbe auf Papier, gemacht werden können. Schon die Spuren nasser Füße auf trockenem Stein lassen schön die belastete Sohlenfläche erkennen. Differenziertere Verfahren zeigen die Belastungsverteilung auf der Fußsohle, z.B. eine Überbelastung der mittleren Metatarsalköpfchen beim Spreizfuß. Für praktisch-therapeutische Zwecke genügt in der Regel die *Inspektion der Fußsohle:* An den Druckschwielen ist eine Fehlbelastung leicht zu erkennen (siehe S. 860 f., Abb. 69.7, 69.11 und Abb. 69.12).

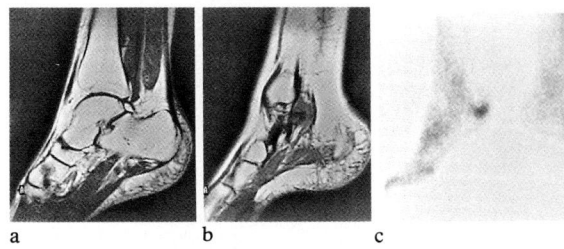

Abb. 69.10: *Weitere bildgebende Verfahren.*
a) und b): MRT (Längsschnitte) des Fußes (die Querschnitte sind auf S. 173 abgebildet).

a Schnitt in der Mitte durch Tibia, Talus, Kalkaneus, Navikulare, Cuneiforma. Zu sehen sind weiter: Sprunggelenke; Muskulatur dunkelgrau, Fettgewebe weiß, Sehnen schwarz: Achillessehne, M. tibialis anterior schräg geschnitten. Daran wird einsichtig, daß die Kontinuität einer Sehne sich auf schmalen Schnitten nicht feststellen läßt.

b Längsschnitt in einer medialen Ebene, durch den Innenknöchel. Auch hier Sehnen und Bänder schwarz. Hinter dem Malleolus medialis, neben der Sehne des M. tibialis posterior, eine Zyste (dunkelgrau). Diese ließ sich aber auch sehr leicht *tasten.*

c *Szintigramm* der Füße eines 50jährigen Mannes, der über Fersenschmerzen klagte. Ein Herd in der rechten Ferse, wahrscheinlich entzündlicher Natur. Klinisch und radiologisch sonst keine pathologischen Befunde. Mit der Zeit verschwanden die Beschwerden wieder.

Kongenitale Fehlbildungen

Unter den angeborenen Fußdeformitäten ist der *Klumpfuß* die wichtigste. Der angeborene *Plattfuß* ist selten, aber nicht weniger harmlos. Angeborener *Pes adductus* und *Pes calcaneus* sind häufigere aber gutartigere Fehlbildungen (Abb. 69.13).

Die *Ursache* dieser Krankheiten ist nicht bekannt. Der angeborene Klumpfuß ist erblich.

Der angeborene Klumpfuß (Pes equino-varus congenitus)

Die Art der Vererbung ist nicht genau bekannt. Knaben sind etwa doppelt so häufig betroffen als Mädchen. Vielfach sind beide Füße verkrüppelt.

Tatsächlich ist der Klumpfuß der Inbegriff des «Krüppelfußes». In schweren Fällen gehen die Patienten auf dem Fußrist, und die Fußsohle schaut nach innen oben.

Morphologie

Immer hat die Deformität *vier Komponenten:*

1. *Pes equinus* = Spitzfuß: Steilstellung im oberen Sprunggelenk, Hochstand der Tuber calcanei bei Verkürzung der Achillessehne.
2. *Pes varus:* extreme Supinationsstellung des unteren Sprunggelenkes.

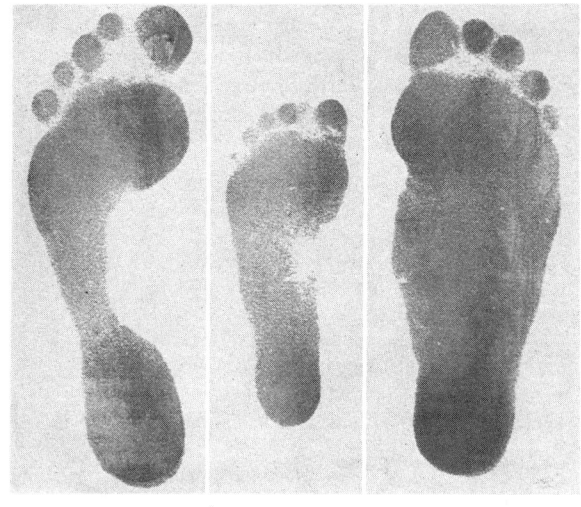

Abb. 69.11: Auf einfache Art gibt der *Fußsohlenabdruck,* von einem *Stempelkissen* genommen, guten Aufschluß über Form und Belastung der Einlagen. Der Sohlenabdruck eignet sich dazu besser als ein Gipsabdruck.

a Normaler Fuß eines Erwachsenen.
b Normaler Kinderfuß. Die Fußwölbung ist bei Kindern oft noch nicht ausgeprägt.
c Plattfuß.

Solche «Podogramme» sind gute objektive Dokumente.

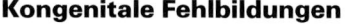

Der Fuß

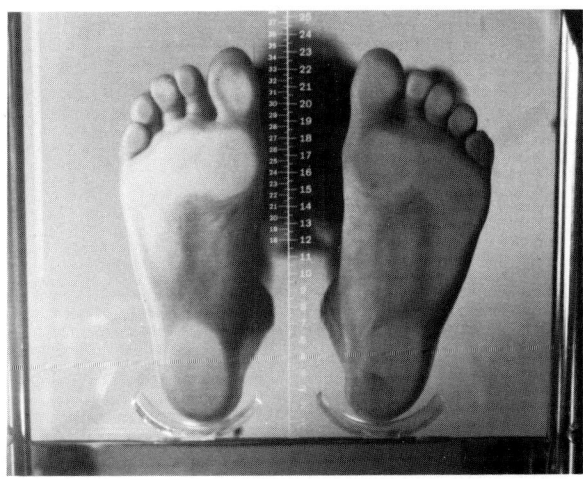

Abb. 69.12: Im Spiegel des Podometers, eines einfachen Gerätes, kann man die Fußsohlen des auf einer Glasplatte stehenden Patienten von unten sehen. Die belasteten Sohlenpartien sind flach eingedrückt.

a   b

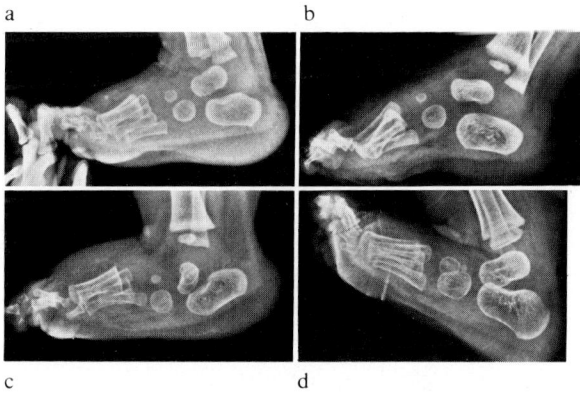

c   d

Abb. 69.13: *Zur Untersuchung des Fußes beim Neugeborenen.* Wichtig ist die *Beweglichkeit,* vor allem im Rückfuß, im Bereiche von Talus und Kalkaneus. Die meisten angeborenen Störungen sind *Kontrakturen.*

a *Normales* Fußskelett eines Säuglings. Talus und Kalkaneus stehen in einem Winkel von etwa 30° zueinander. Bei Dorsalextension durch Hochklappen des Vorfußes sollte die Ferse tiefer treten.

b *Kongenitaler Klumpfuß* im Seitenbild. Talus und Kalkaneus stehen parallel, die Ferse steht hoch, der Fuß kann nicht dorsal extendiert werden (Spitz- und Hohlfußkomponente).

c *Kongenitaler Plattfuß.* Hier steht der *Talus vertikal,* der Taluskopf zeigt gegen die Fußsohle, der Vorfuß kann wohl angehoben werden, doch die Ferse kommt nicht herunter, sie *bleibt hoch* infolge einer Verkürzung der Achillessehne. Eine ähnliche Deformität kommt zustande bei unzweckmäßiger Redression des kongenitalen Klumpfußes: der sog. «Tamponfuß». In beiden Fällen ist der Vorfuß im Chopartschen Gelenk nach oben abgeknickt, die Fußsohle durchgedrückt, und schließlich bleibt eine kontrakter Plattfuß zurück (siehe S. 884). In allen diesen Fällen ist die frühzeitige *Verlängerung der Achillessehne* wesentlich.

d Fuß in starker Dorsalextension. Wenn auch die Plantarflexion ohne Schwierigkeiten gelingt, ist dieser Fuß in Ordnung.

3. *Pes adductus* = Sichelfuß: der Mittelfuß und die Zehen sind einwärtsgedreht.
4. *Pes cavus* = Hohlfuß: die Längswölbung ist erhöht.

Es handelt sich aber nicht nur um eine Fehlstellung der Gelenke, sondern um eine schwere *Fehlbildung des Fußgelenkes,* vor allem der Fußwurzel, also des Talus und seiner Umgebung, sowie der *Bänder und Sehnen,* welche *medial und dorsal* stark *kontrakt* sind. Auch einzelne Muskeln sind anatomisch verändert: Regelmäßig besteht z.B. eine Atrophie des Trizeps, welche zeitlebens bleibt und nicht Folge einer Gipsbehandlung ist, wie die Mütter häufig glauben (Abb. 69.14 und Abb. 69.17).

Diagnose

Die Fehlbildung ist augenfällig schon bei der Geburt. Allerdings haben Säuglinge oft eine der Form nach ähnliche, jedoch harmlose Gewohnheitshaltung. Bei dieser kann der Fuß jedoch aktiv und passiv normal bewegt werden. Im Gegensatz dazu ist der echte Klumpfuß weitgehend *kontrakt* und *steif,* und die Fehlstellung läßt sich durch den Druck der redressierenden Hand nicht korrigieren. Typisch ist die dünne kurze Wade, ebenso wie das Röntgenbild (Abb. 69.15).

Manchmal ist der Klumpfuß nur eine Manifestation multipler Mißbildungen, z.B. bei der Arthrogrypose. Solche «teratologische» Formen sind in der Regel besonders schwer und therapieresistent.

Ist nur der Vorfuß deformiert und kontrakt, aber die Fußwurzel frei, so handelt es sich um einen Pes adductus, eine gutartige Variante (siehe S. 871).

Verlauf

Unbehandelt bleibt die Fehlbildung bestehen oder nimmt im Laufe des Wachstums noch zu. Die Gelenke (oberes und unteres Sprunggelenk, Chopart) subluxieren, die Knochen wachsen schwer deformiert, die Kontraktur der Weichteile nimmt noch zu und der Fuß versteift vollständig. Er bleibt wesentlich *kleiner* als ein normaler. Viele Patienten gehen *auf dem äußeren Fußrand,* manche sogar auf dem Fußrist, die Sohle nach oben. Daß sie trotzdem oft noch erstaunlich gut gehen können, ist ein weiteres Beispiel für die Wirksamkeit der funktionellen Anpassung (Abb. 69.29).

In der Regel aber macht die fehlerhafte Belastung des äußeren Fußrandes Beschwerden, und mit der Zeit werden auch die deformierten Gelenke arthrotisch und schmerzhaft (Abb. 69.16 und Abb. 69.20).

Frühbehandlung

Man hat erkannt, daß die fortgeschrittene Deformität weder konservativ noch operativ befriedigend korrigiert werden kann. Nur die Behandlung im *Säuglingsalter* gibt Aussicht auf ein gutes Resultat,

Der Fuß

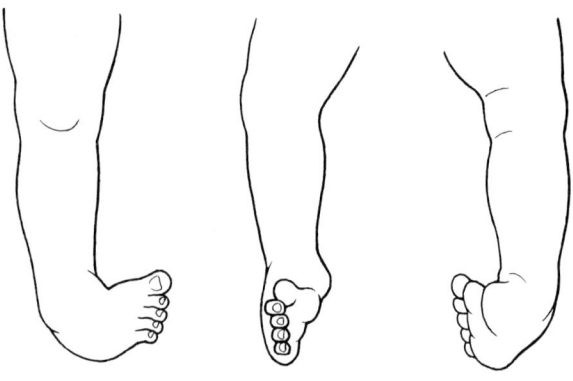

Abb. 69.14: *Kongenitaler Klumpfuß.*
Der Fuß ist bereits bei der Geburt in dieser Stellung fixiert. Die Deformität hat vier Komponenten: 1. Die *Varusstellung des Rückfußes* ist die schwerwiegendste. 2. Der *Spitzfuß* (Equinus) ist meist stärker ausgeprägt als auf diesem Bild. 3. *Hohlfuß* (Cavus) und 4. *Adduktion* des Vorfußes. Dünne, hohe Wade. Der Fuß steht auf dem äußeren Fußrand.

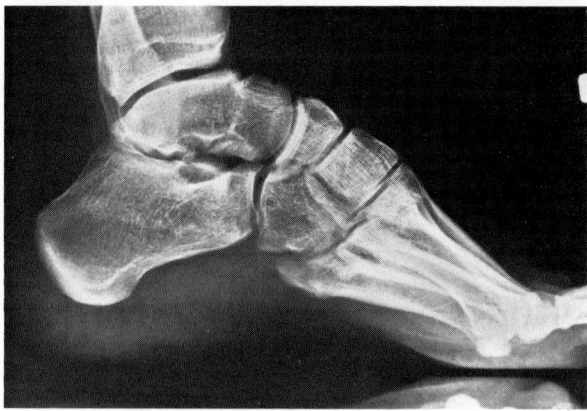

Abb. 69.16: *Residueller Klumpfuß* eines 15jährigen Mädchens, das seit der Geburt behandelt worden war; doch die Korrektur von Hohlfuß und Spitzfuß war ungenügend. Der Talus ist überdies deformiert, die Talusrolle entrundet, und beide Sprunggelenke lassen bereits die beginnende Arthrose erkennen. Ihre Beweglichkeit ist stark eingeschränkt. Das Mädchen hat keine Beschwerden, doch ist damit zu rechnen, daß solche später unter Belastung, beim Gehen, auftreten. Dann wird möglicherweise eine Arthrodese des unteren Sprunggelenkes und des Choparts («Double-Arthrodese», siehe Abb. 69.71), unter Korrektur der Fehlstellung, notwendig werden. Bei geduldiger konsequenter Behandlung von Geburt an lassen sich solche Spätfolgen in einem großen Prozentsatz der Fälle vermeiden, doch gibt es immer wieder rebellische Klumpfüße, die sich nicht vollständig, oder nur unter Verlust der Beweglichkeit, korrigieren lassen.

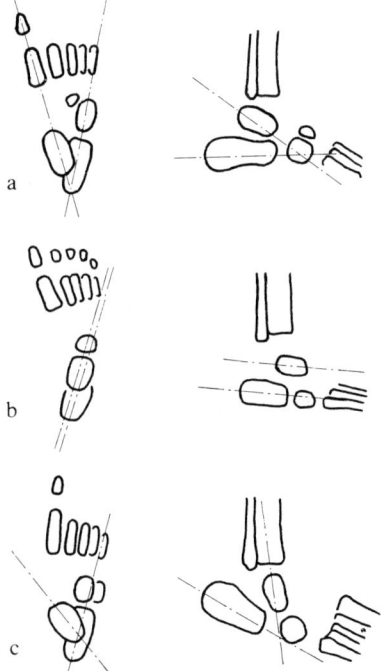

Der Fuß

Abb. 69.15: *Röntgenpausen von Neugeborenenfüßen,* in ap- bzw. seitlicher Projektion zeigen, daß die Deformation im Rückfuß, vor allem im unteren Sprunggelenk, sitzt.

a *Normale Verhältnisse:* Deutlich offener Winkel zwischen den Längsachsen von Talus und Kalkaneus.
b Beim *kongenitalen Klumpfuß* ist der Winkel zwischen Talus und Kalkaneus weitgehend oder vollständig aufgehoben. Das untere Sprunggelenk ist in maximaler Supinationsstellung fixiert. Hochstand der Ferse.
c Das *Gegenstück* bildet der angeborene *Plattfuß.* Der Winkel zwischen Talus und Kalkaneus ist stark *vergrößert,* der Taluskopf zeigt zum Boden. Starke fixierte Pronationsstellung im unteren Sprunggelenk, doch steht auch hier die Ferse *zu hoch.*

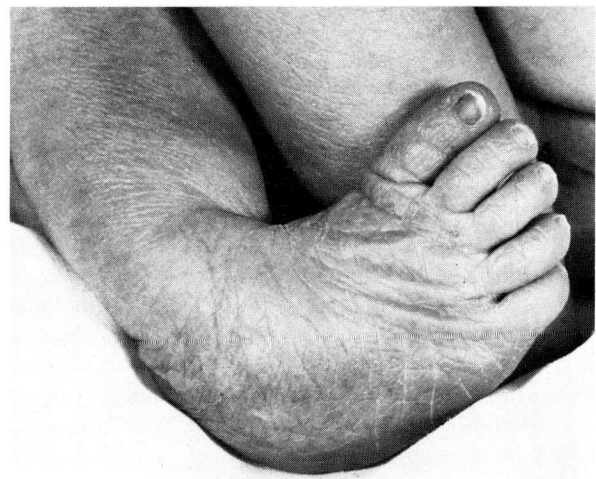

a

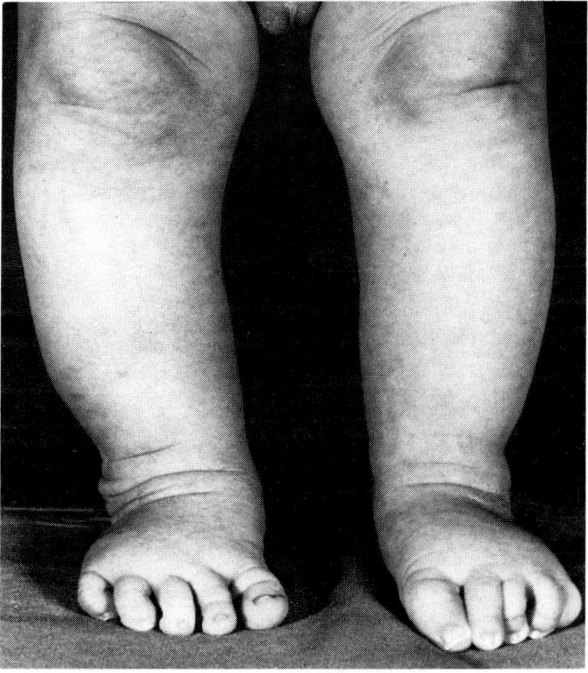

b

Abb. 69.17:

a *Kongenitaler Klumpfuß* kurz nach der Geburt. Der Fuß war in dieser Stellung steif und konnte von Hand nicht in eine normale Stellung gebracht werden, doch ließ er sich innerhalb der ersten Lebensmonate schrittweise redressieren. Die durch Manipulation erreichte Korrektur wurde mit kleinen Gipsen erhalten, welche wöchentlich erneuert wurden.

b Beim ersten Aufstehen konnte der Knabe richtig auf die Fußsohle stehen. Von der ursprünglichen Deformität sieht man noch deutlich die relativ harmlose Vorfußadduktion. Die Korrekturstellung muß mit Nachtschienen und Einlagen noch lange Zeit erhalten werden. Mit regelmäßigen Kontrollen sollen Rezidive frühzeitig erkannt werden. Der linke Fuß war normal.

d. h. einen anatomisch korrigierten und funktionstüchtigen Fuß, der auch in späteren Jahren keine Beschwerden macht. Die Forderung nach der *Frühbehandlung* (Beginn in den ersten Tagen nach der Geburt) hat sich durchgesetzt. Das Skelett ist noch zur Hauptsache knorpelig, der Fuß noch einigermaßen formbar. Es gilt, die prospektive Potenz der noch nicht voll ausdifferenzierten Gewebe im Stadium des intensivsten Wachstums auszunützen (Abb. 69.17).

Die Korrektur in einem Akt ist nicht möglich. Die Zerstörungen wären zu groß und ein Rezidiv oder eine Überkorrektur fast sicher zu erwarten.

Das *Prinzip der Behandlung* besteht darin, die Deformität *mit kleinen Kräften über längere Zeit* hinweg *schrittweise* zu korrigieren und die gewonnene Korrekturstellung ununterbrochen zu erhalten, damit sie nicht sofort wieder verloren geht.

Dieses Ziel wird am besten mit der manuellen *Redression,* und die Erhaltung der damit erzielten Korrektur mit einer *Etappengipsbehandlung* erreicht. Auf diese Weise gelingt es, leichte Fälle voll auszukorrigieren, die schwereren wenigstens teilweise, und vor allem die besonders schädliche Varusdeformierung zu beheben (siehe auch S. 223, Abb. 2 und Abb. 69.18).

Eine starke Kontraktur der Achillessehne kann hingegen oft manuell nicht überwunden werden. Stattdessen würde beim Versuch, auch den Spitzfuß manuell zu redressieren, der Vorfuß zu stark aufgebogen, während die Ferse nicht herunterkommt. So entsteht der gefürchtete *Tamponfuß,* eine schwere, meist iatrogene Form des Plattfußes.

Um dies zu vermeiden muß in etwa ¾ aller Fälle nach einigen Monaten die *Achillessehne operativ verlängert* werden. Gleichzeitig wird durch eine *hintere Kapsulotomie* die Kontraktur der Sprunggelenke gelöst; anschließend muß die *Gipsbehandlung* noch einige Zeit *weitergeführt* werden. In schwereren Fällen sind weitere Operationen notwendig, am häufigsten die Lösung der Kontrakturen (inkl. M. tib. post.) am medialen Fußrand *(mediale Weichteillösung)* (Abb. 69.19). Allzu radikale «Release»-Operationen können allerdings leicht über das Ziel hinausschießen und hinterlassen dann schwere schmerzhafte Deformitäten.

Die Behandlung kann nach scheinbar guter Korrektur nicht als abgeschlossen betrachtet werden. Die Deformität hat eine *starke Tendenz zu rezidivieren,* besonders, wenn sie nicht wirklich vollständig korrigiert wurde. Eine leichte Überkorrektur, vor allem der Varuskomponente, ist deshalb notwendig. Auch dann muß die Erhaltung der korrigierten Stellung mit Apparaten, Nachtschienen und Einlagen noch längere Zeit fortgesetzt werden. Eine regelmäßige Kontrolle während der ersten Lebensjahre, ja bis

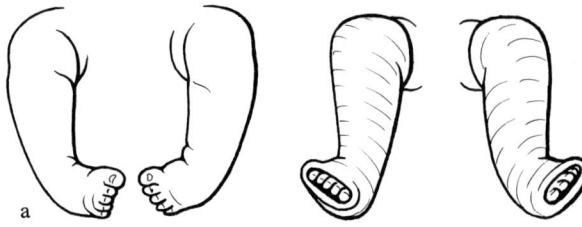

Abb. 69.18: *Frühbehandlung* des angeborenen Klumpfußes (a) mit *Etappengipsen* (b). Die Füßchen werden zuerst manuell redressiert, darauf wird ein Gips in Korrekturstellung für wenige Tage, später Wochen, angelegt. Dieses Prozedere wird solange wiederholt, bis die Stellung vollständig korrigiert ist.

Die Kunst besteht darin, eine wirksame Korrektur am richtigen Ort zu erreichen, ohne daß Druckstellen im Gips entstehen.

In der Regel genügt es, die Gipse nur bis unterhalb des Knies anzulegen.

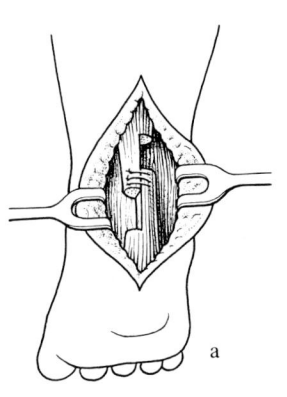
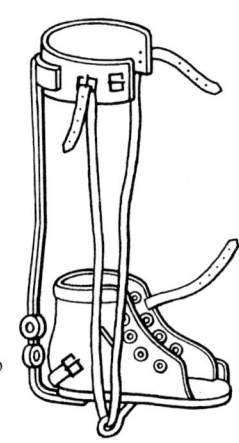

Abb. 69.19: *Therapie des Klumpfußes.*

a In bis zu drei Vierteln aller Fälle läßt sich der Fersenhochstand nicht konservativ beheben. Dann ist eine Z-förmige Verlängerung der Achillessehne mit Seit-zu-Seit-Naht angezeigt.

b Eine konsequente *Nachbehandlung* ist unerläßlich, weil sonst unweigerlich Rezidive entstehen. Nach einer längeren Gipsperiode sind *Nachtschienen* zweckmäßig mit Fersengelenk und Seitenzügel, damit gleichzeitig der Varus- und der Spitzfußtendenz begegnet werden kann.

Eine andere zweckmäßige Nachtschiene für beidseitige Klumpfüße ist in Abb. 17.30 gezeigt.

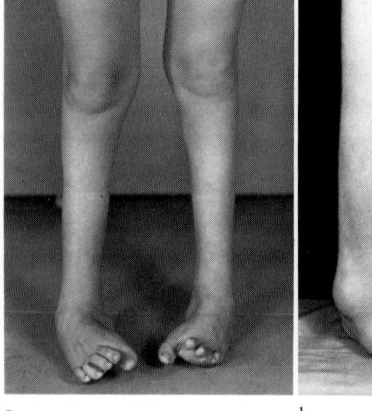
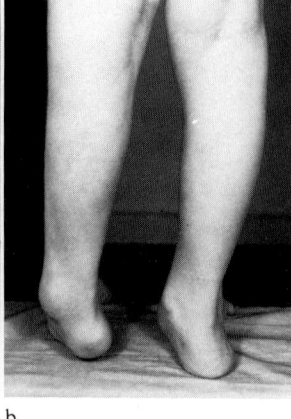

a   b

Abb. 69.20: *Residuelle bzw. rezidivierende Klumpfüße.*

a) beidseits, b) links. Von hinten ist die Varusstellung des Rückfußes deutlich zu sehen. Das Gehen auf der Außenkante macht erhebliche Beschwerden.

Diese Füße sind zu spät oder zu wenig konsequent behandelt worden, oder die Behandlung wurde zu früh abgebrochen ohne weitere Kontrollen.

In diesem Stadium ist eine konservative Korrektur nicht mehr möglich. Auch Weichteiloperationen genügen nicht. Korrekturen am Skelett sind notwendig. In der Regel ist eine *Arthrodese* des unteren Sprunggelenkes und des Chopart (Double-Arthrodese) nach Wachstumsabschluß die beste Lösung zur Korrektur der Fehlstellung.

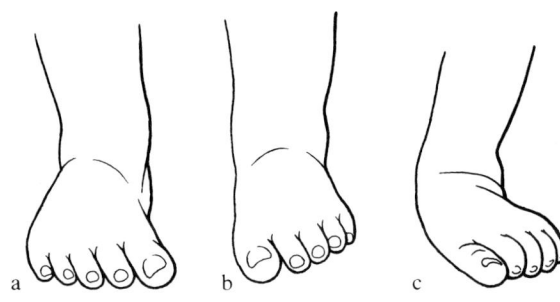

Abb. 69.21:

a Beim *Sichelfuß* (Pes adductus) schauen Vorfuß und vor allem Zehen nach einwärts. Das Kriterium der relativen Harmlosigkeit dieser Deformität ist der gut bewegliche, normal konfigurierte Rückfuß.

b Normaler Säuglingsfuß.

c Sehr häufig sieht man den relativ harmlosen, weichen kindlichen Knicksenkfuß. Nur in sehr seltenen Fällen liegt ein echter Pes planus congenitus mit fixiertem Fersenhochstand vor.

Der Fuß

zum Wachstumsabschluß, ist wichtig, damit man Rezidive, welche plötzlich den Zustand wieder verschlechtern können, frühzeitig erkennen und wieder behandeln kann (Abb. 69.20).

Das bisher Gesagte gilt für den günstigen Fall einer früh begonnenen und konsequent über Monate und Jahre durchgeführten Behandlung eines redressierbaren Klumpfußes.

Oft genug aber kommen die kleinen Patienten zu spät, sind unsachgemäß und unzweckmäßig anbehandelt oder zu früh aus einer ungenügenden Behandlung entlassen worden. So erklärt sich der große Teil der *residuellen Klumpfüße* nach dem ersten Lebensjahr. Ein anderer Teil sind *spätere Rezidive* oder aber schon von Anfang an *rebellische Klumpfüße,* welche jeder manipulativen Therapie trotzen (Abb. 69.20).

Bei dieser Sachlage ist die Tendenz zu radikalen Weichteiloperationen verständlich. Die Versuchung, das komplexe Problem auf *einen* Schlag ein für alle Male zu lösen, endet jedoch leicht in einer Katastrophe, mit einem verkrüppelten, schmerzhaften Plattfuß. Geduld ist erste Voraussetzung für eine erfolgreiche Klumpfußtherapie.

Behandlung des residuellen Klumpfußes

Für diese Fälle ist *eine ganze Reihe von Operationen* im Gebrauch: Weichteildurchtrennungen zur Lösung der Kontrakturen am medialen und hinteren Fußrand, Sehnentransplantationen von medial nach lateral, um einzelne Supinatoren (Tibialis anterior oder posterior) in Pronatoren zu verwandeln. Später, wenn das Knochenskelett weiter entwickelt ist, kommen Knochenoperationen in Frage: Korrekturosteotomien von Kalkaneus, Kuboid, Talus, der Metatarsalia oder der Tibia; und schließlich, wenn gegen Abschluß des Wachstums das Skelett weitgehend verknöchert ist, *Arthrodese* der subtalaren Gelenke (Double-Arthrodese): Durch entsprechende Keilentnahme kann praktisch jede Deformität, insbesondere die ungünstige *Varusstellung* vollständig korrigiert werden (Abb. 69.71).

Trotzdem bleiben in vielen Fällen schwierige Schuhprobleme zu lösen. Immer ist der Fuß *kleiner* als ein normaler. Absatzerhöhungen wegen Spitzfuß, Abrollrampen (siehe S. 901 f. bei steifen Gelenken, Stützeinlagen, Erhöhung des medialen oder lateralen Schuhrandes können an Konfektionsschuhen angebracht werden. Oft kann aber nur ein anspruchsvoller orthopädischer *Maßschuh* befriedigen.

Aus dem bisher Gesagten wird klar, wie mühsam und schwierig die Klumpfußbehandlung sein kann. Leichtere Fälle, welche sich durch einige manuelle Redressionen und Etappengipse korrigieren lassen, mögen in der pädiatrischen Praxis zu behandeln sein. Die Mehrzahl der Klumpfüße erheischt aber eine kombinierte konservative und operative Behandlung. Ein individueller Behandlungsplan kann nur aufgrund großer Erfahrung und genauer Kenntnis des einzelnen Falles aufgestellt und auch konsequent durchgeführt werden. Deshalb ist es wesentlich, daß die *Behandlung während ihrer ganzen Dauer in denselben Händen liegt.* Diese Voraussetzung ist in größeren Kliniken nicht immer gegeben. Der Orthopäde in der Praxis ist hingegen gut in der Lage, eine solche oft jahrelange Behandlung zu übernehmen und auch zu Ende zu führen.

Pes adductus congenitus (Sichelfuß)

Relativ häufige aber harmlosere Mißbildung als der Klumpfuß. Der *Vorfuß* und die *Zehen,* vor allem die Großzehe, schauen stark einwärts. Der Fuß ist sonst frei beweglich. Er steht plantigrad und der *Rückfuß* ist im Gegensatz zum Klumpfuß *normal.* Ist der Vorfuß weich und leicht redressierbar, so ist die *Prognose* in der Regel *gut.* Manipulationen, welche die Mutter nach Anweisung selbst machen kann, evtl. Redressionsgipse, selten Apparate, genügen, wenn sie in den ersten Wochen nach der Geburt angewendet werden, und meistens mildert sich die Adduktionsstellung. Ganz verschwindet sie allerdings nicht mehr. Beschwerden macht sie aber praktisch nie (Abb. 69.21 a).

Gleitende Übergänge bestehen zwischen einer habituellen Supinationshaltung des Säuglings (zumal bei Bauchlagekindern), welche eine Adduktionsstellung lediglich vortäuscht und einer *kontrakten Adduktionsstellung des Metatarsus,* welche sich nicht über die Mittelstellung hinaus redressieren läßt. In solchen Fällen, vor allem wenn sie schon einige Monate alt sind, ist eine entsprechend energische *Therapie,* ähnlich wie beim kongenitalen Klumpfuß, angezeigt mit Etappengipsen, Apparaten, Schienen und, selten, sogar Operationen: bei Kleinkindern Lösung der Weichteile am medialen Fußrand, später evtl. Osteotomien der Metatarsalia.

Nicht selten werden Kinder zum Orthopäden gebracht mit starkem *Einwärtsgang.* Man muß dann versuchen, herauszufinden, ob es sich um eine harmlose Gewohnheit handelt, wie man sie bei kleinen Kindern, wenn sie die ersten Gehversuche machen, sehr häufig sieht (siehe S. 464), oder eine Torsionsvariante im Bereiche von Hüften, Knie oder Unterschenkel (siehe S. 708), oder einen Pes adductus (Metatarsus varus).

Die Differenzierung ist oft nicht leicht und nicht selten hat man den Eindruck, daß eine Kombination verschiedener Faktoren die Einwärtsdrehung der Füße bewirkt. Beschwerden haben die Kinder in der Regel nicht, und meist mildert sich der Einwärtsgang im Laufe der Jahre. Bei Erwachsenen ist er selten stark ausgeprägt.

Der Fuß

Wenn die Füße aber beharrlich stark einwärts schauen, vor allem bei rebellischen Klump- oder Sichelfüßen, und wenn eine konservative Behandlung mit einer Nachtschiene (Ponsetischiene: durch Querstab verbundene Schuhe, Abb. 17.30) oder mit Gipsen keinen Erfolg bringt, ist eine Drehosteotomie im distalen Unterschenkel besser in der Lage, die Fehlstellung zu korrigieren, als ein Eingriff am Fuß selbst.

Andere angeborene Deformitäten

Pes calcaneo-valgus congenitus
(angeborener Hackenfuß)

Die Hackenfußstellung ist schon bei der Geburt auffällig: der Fußrist und die Zehen liegen der vorderen Tibiakante an. Auch beim normalen Säugling kann der Fuß stark dorsal extendiert werden, aber doch nicht in diesem Maß. Der schlaffe Plattfuß ist in Pronation abgeknickt (Valgusstellung), die Ferse steht tief, in der Verlängerung der Tibiaachse, im Gegensatz zur hochstehenden Ferse beim sog. «angeborenen Plattfuß» (siehe unten), der *kontrakt* ist.

Vielleicht spielen eine Hyperlaxität und die Stellung im Uterus eine Rolle bei der Entstehung dieser Deformität, sie ist ebenfalls in der Regel recht *harmlos*: einige Redressionen und evtl. Gipse in Spitzfußstellung genügen fast immer. Der Fuß entwickelt sich normal weiter (Abb. 69.21 c).

Pes planus congenitus
(angeborener Plattfuß)

Es handelt sich um eine recht schwere kontrakte Fehlbildung, auch schwierig und wenig dankbar zu behandeln. Glücklicherweise ist sie selten, die Mehrzahl der Plattfüße bei Kindern sind schlaff und gehören zur Kategorie «Pes calcaneo-valgus» (siehe oben) (wichtig wegen Invalidenversicherung).

Diagnose: Der Fuß ist stark in Pronation abgeknickt, der Taluskopf springt am medialen Fußrand gegen die Fußsohle vor. Beim Versuch, den Fuß vorne anzuheben, bleibt die Ferse hoch stehen wegen einer starken Verkürzung der Achillessehne. Der Vorfuß ist im Chopart aufgebogen. Im Röntgenbild ist das Tuber calcanei nach hinten oben gerichtet, der Taluskopf hingegen schaut nach plantar (Abb. 69.13 c und Abb. 69.15 c).

Die *Behandlung* ist im Prinzip ähnlich wie jene des Klumpfußes, nur in umgekehrter Richtung. Sie ist oft langwierig und nicht immer ganz erfolgreich. Eine Achillessehnenverlängerung ist immer notwendig.

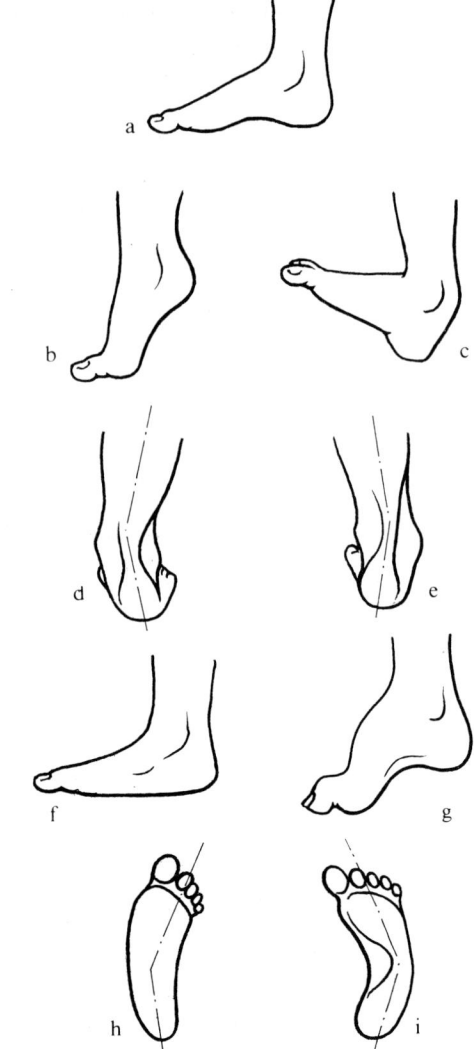

Abb. 69.22: Klassierung von Fußdeformitäten in Gegensatzpaaren.

a *Normale* Fußform.

b *Spitzfuß* und c) *Hackenfuß:* gegensätzliche Fehlstellungen des oberen Sprunggelenkes. Der Fuß ist fixiert in einer Stellung, bei welcher die Fußspitze resp. die Ferse nach unten weist.

d *Knickfuß* und e) *Klumpfuß:* Valgus- bzw. Varusfehlstellung im Rückfuß.

f *Senk-* bzw. *Plattfuß* und g) *Hohlfuß:* abgeflachte bzw. überhöhte mediale Fußwölbung (aufgehobene bzw. übermäßige Torsion des Vorfußes gegenüber dem Rückfuß).

h *Pes abductus* (meist als Begleitsymptom beim Knickfuß) und i) *Pes adductus* (Sichelfuß).

Erworbene Fußdeformitäten – Lähmungen

Begriffsbestimmung – Morphologie

Die folgenden Definitionen beziehen sich auf die *anatomische Fußform,* unabhängig von Ätiologie oder Pathogenese (Abb. 69.22).

1. *Spitzfuß* (Pes equinus): fixierte Plantarflexion im oberen Sprunggelenk. Im Stehen kann die Ferse nicht auf den Boden gestellt werden, deshalb nur Zehenstand möglich (S. 873 f.).
   Wenn die passive Dorsalextension möglich ist, nur die *aktive* nicht (Fußheberlähmung), spricht man von *Hängefuß* (S. 875).
2. *Hackenfuß* (Pes calcaneus): Gegenstück des Spitzfußes: der Fuß steht in Dorsalextension. Nur die Ferse ist belastet. Zehenstand nicht möglich (S. 876).
3. *Klumpfuß* (Pes varus): fixierte Varusstellung im Rückfuß, nur die Außenkante des Fußes ist belastet. Pronation nicht möglich. (Ein reiner pes varus ist selten, meist wird mit Klumpfuß eine Kombination von Pes varus, equinus, adductus und cavus bezeichnet) (S. 878).
4. *Knickfuß* (Pes valgus): Valgusstellung des Rückfußes. Im Extremfall steht der mediale Fußrand am Boden auf: Knickplattfuß. Meist kommt dazu eine Abduktionsstellung des Vorfußes (S. 880 f.).
5. *Plattfuß* (Pes planus): die Längswölbung des Fußes ist aufgehoben, die ganze Fußsohle liegt auf dem Boden auf, insbesondere das Naviculare und der Taluskopf (S. 882 f.).
   Ist die mediale Längswölbung nur etwas abgeflacht, nicht ganz aufgehoben, spricht man von *Senkfuß.*
6. *Hohlfuß* (Pes cavus): die Längswölbung, vor allem die mediale, ist überhöht, die Fußsohle hohl, nur Ferse und Fußballen berühren den Boden (S. 876).
7. *Spreizfuß* (Pes transverso-planus): die vordere Querwölbung ist abgeflacht, der Vorfuß dadurch verbreitert, die Metatarsalköpfchen II und III werden stärker belastet (S. 884 f.).

Die genannten Deformitäten können angeboren oder auf verschiedene Weise erworben sein, z. B. durch Lähmungen, als Verletzungsfolge, andere entstehen unter der Last des Körpergewichtes (Statische Deformitäten) (siehe Tab. 35 und 36 und Abb. 69.22).

In der Folge werden die *einzelnen Deformitäten besprochen.* Der Einfachheit und Übersicht halber ist eine Einteilung nach dem rein morphologischen Aspekt gewählt, welche die Ätiologie nicht berücksichtigt. Die Behandlung der einzelnen Deformitäten richtet sich oft mehr nach der Form, und wo sich Unterschiede aus der Ursache ergeben, sind sie in den einzelnen Abschnitten aufgeführt:

Tab. 35: Übersicht über die häufigste Ätiologie von Fußdeformitäten.

1. Spitzfuß: spastische Lähmung, posttraumatisch, schlaffe Lähmung, iatrogen (ungenügende Prophylaxe bei Bettlägerigen)
2. Hackenfuß: schlaffe Lähmung
3. Klumpfuß: angeboren, Lähmungen, posttraumatisch
4. Knickfuß: statisch, Lähmungen
5. Hohlfuß: neurogen
6. Plattfuß: statisch, posttraumatisch, Lähmungen
7. Spreizfuß: statisch, cP

Tab. 36: Typische Kombinationen.

1. Spitzfuß – Varus – Hohlfuß = *Klumpfuß:* angeboren; Lähmungen
2. Hohl – Spreizfuß = *Hohlballenfuß:* neurogen
3. *Knick-Plattfuß:* Lähmungen, statisch, posttraumatisch

Spitzfuß (Pes equinus)

Fixierte Plantarflexion (Flexionskontraktur) des Fußes. Die Fußspitze kann weder aktiv noch passiv angehoben werden. Der Fuß steht nur auf dem Fußballen, die Ferse berührt den Boden nicht. Die Fehlstellung ist im oberen Sprunggelenk fixiert.

Pathogenese

Der Spitzfuß ist eine der *häufigsten Kontrakturen.* Die mannigfaltigen Ursachen und der Entstehungsmechanismus sind im Kapitel «Kontrakturen», S. 445 f., ausführlich beschrieben. Mehrere Faktoren wirken zusammen, daß eine Spitzfußkontraktur so häufig entsteht, während das Gegenteil, ein Hackenfuß, überaus selten ist. Die *wichtigsten Faktoren* sind:

– Die Plantarflexoren des Fußes (v. a. der Trizeps) überwiegen schon normalerweise den einzigen Dorsalextensoren des Fußes, den Tibialis anterior (die Zehenextensoren allein sind nicht einmal imstande, den unbelasteten Vorfuß anzuheben).
– Bei Inaktivität, Ruhigstellung und Schmerzen, vor allem auch im Bett (Bettdecke!), nimmt der Fuß praktisch immer automatisch eine Spitzfußstellung ein. Diese wird sehr rasch kontrakt und fixiert (Abb. 38.12).
– Die Anatomie des oberen Sprunggelenkes prädestiniert zur Spitzfußkontraktur (siehe S. 853).

Der Fuß

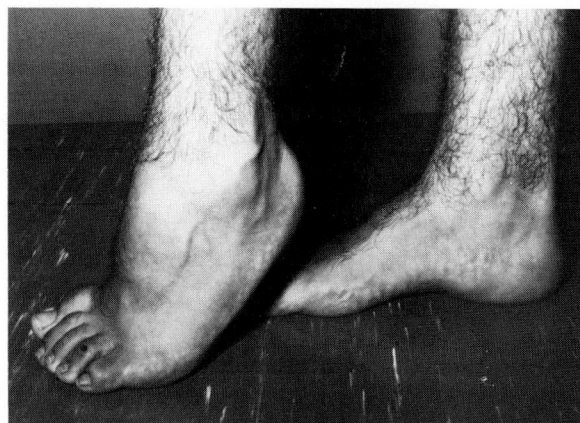

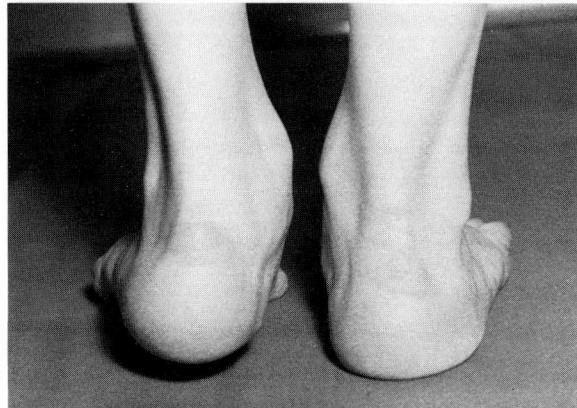

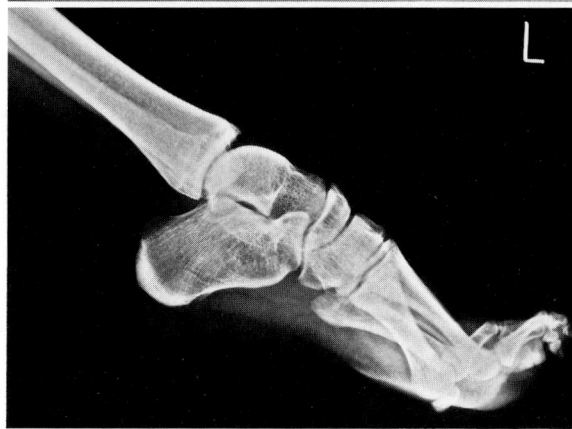

Abb. 69.23:

a Der *Spitzfuß* (im Bild links) bedeutet eine erhebliche Funktionsstörung. Beim Gehen und Stehen wird nur der *Vorfuß* belastet und der Fuß kann nicht über die Ferse abgerollt werden. Dadurch wird das Bein auch funktionell *zu lang.*

b Auch ein *Spitzfuß leichten Grades,* wie links auf dem Bild, läßt sich leicht entdecken im *aufrechten Stand:* Die Ferse berührt den Boden nicht.

c Röntgenbild des linken Fußes eines 15jährigen Mädchens mit *spastischem Spitzfuß:* Die Fehlstellung ist hauptsächlich im oberen Sprunggelenk fixiert.

Der Fuß

Ätiologie

- Angeboren (als Komponente beim kongenitalen Klumpfuß, selten isoliert).
- Spastische Lähmungen (C.P., Hemiplegie) (Abb. 34.12).
- Schlaffe Lähmungen (Poliomyelitis, manchmal nach Peronaeuslähmung) (Abb. 34.7 und Abb. 34.8).
- Posttraumatisch: nach Verletzungen des oberen Sprunggelenkes, aber auch nach Unterschenkelfrakturen, Fußverletzungen usw. Die posttraumatische Spitzfußstellung entsteht oft iatrogen (Gips oder andere Fixation in Spitzfußstellung, Inaktivität, Vernachlässigung der Erhaltung einer guten Funktionsstellung) (Abb. 32.16 und Abb. 41.15).
- Im Anschluß an andere Affektionen des Fußes und Beines, welche mit Inaktivität, Ruhigstellung und Schmerzen einhergehen.

Prophylaxe

Die Prophylaxe des Spitzfußes ist deshalb besonders wichtig: Erhalten der Funktionsstellung(Rechtwinkelstellung des Fußes) bei der Lagerung, Immobilisierung und Fixierung des Fußes. Aktive und, falls dies nicht möglich ist, tägliche passive Mobilisation usw. Zur Prophylaxe des Spitzfußes siehe bei «Kontrakturen»: S. 448, bei «oberes Sprunggelenk»: S. 853. Besonderes Augenmerk ist diesem Punkt bei der Frakturbehandlung der unteren Extremitäten zu schenken.

Klinik

Das erzwungene Gehen auf der Fußspitze ist beschwerlich. Schmerzen können entstehen im Fußballen durch Überbelastung, vor allem wenn gleichzeitig noch eine Varusstellung besteht. Auch ist das *Bein* durch die Spitzfußstellung *zu lang* geworden. Gelegentlich wird zum Ausgleich das Knie nach hinten durchgedrückt, was mit der Zeit zu einem Genu recurvatum führt (Abb. 38.11c und d).

Der Spitzfuß kann aber auch eine funktionelle Anpassung zum Ausgleich einer *Beinverkürzung* sein (Abb. 69.23).

Behandlung

Sie hängt vor allem vom funktionellen Zustand und von allfälligen Beschwerden, sowie von der Ursache ab. Dient der Spitzfuß dem Beinlängenausgleich und macht keine Beschwerden, soll der Absatz am Schuh soweit erhöht werden, daß der Fuß bequem mit der ganzen Sohle aufsteht. Bei stärkerer Steilstellung des Fußes muß die Längswölbung mit einer Einlage oder mit einem Schuhbett unterstützt werden, damit die Ferse gut aufliegt und der Fuß nicht nach vorne rutscht, evtl. muß der ganze Schuh geändert und angepaßt werden, manchmal ist ein Maßschuh nötig.

In den meisten anderen Fällen wäre es besser, den Spitzfuß zu beseitigen. Nicht immer ist dies leicht möglich. Höchstens Kontrakturen im Anfangsstadium, z.B. nach kurz dauernder Ruhigstellung lassen sich noch manuell oder mit einer Quengelbehandlung (siehe S. 223) korrigieren, oft aber ist eine operative Lösung der Weichteilkontrakturen notwendig. Bei Lähmungsspitzfüßen oder zur Korrektur der Spitzfußkomponente bei Klumpfüßen ist die *klassische Operation* die *Achillessehnenverlängerung*, eine der ältesten orthopädischen Operationen. Die Sehne wird z-förmig durchtrennt, damit sie wieder Seit-zu-Seit vernäht werden kann (Abb. 18.7). Oft müssen zusätzlich noch andere Weichteilkontrakturen im Bereiche der hinteren Sprunggelenkkapsel gelöst werden, und in schweren Fällen, vor allem bei posttraumatischen Spitzfüßen, führen Weichteiloperationen überhaupt nicht zum Ziel.

Falls das obere Sprunggelenk beschädigt und schmerzhaft ist, hat es keinen Sinn, zu versuchen, es wieder beweglich zu machen. Die Korrektur des Spitzfußes kann am besten mit einer *Arthrodese* des oberen Spunggelenkes erreicht werden.

Besondere Sorge bereiten die *spastischen* Spitzfüße bei zerebralen Lähmungen. Die konservative Korrektur (Gipse) ist selten dauerhaft, die Achillessehnenverlängerung unberechenbar: Rezidive oder Überkorrekturen sind häufig. Vorsichtiger ist die «Fensterung» der Sehnenplatte des M. gastrocnemius.

Der Hängefuß

Ursache ist eine Lähmung der Dorsalextensoren, vor allem des M. tibialis anterior, wie sie typisch ist für den Ausfall des N. fibularis. Die *Peronaeuslähmung* ist die häufigste Fußlähmung, ihre Ursache ist meist eine Drucklähmung durch Schienen, Gipsschalen, Unterschenkelgipse usw. (siehe S. 402 und S. 404), aber auch als Folge von Operationen an Hüfte, Knie und Unterschenkel.

Bei der *Untersuchung* kann die Fußspitze nicht gehoben werden, sie hängt vorne hinunter, z.B. in der Schwungphase beim Gehen. Der Patient ist deshalb gezwungen, bei jedem Schritt den Fuß so hoch zu heben, daß die Fußspitze nicht am Boden nachschleift. Dieser sog. «Steppergang» ist mühsam und auffällig. Die Deformität ist nur am unbelasteten Fuß zu sehen, im Stand verschwindet sie, der Hängefuß kann – im Gegensatz zum Spitzfuß – plantigrad aufgesetzt werden.

Ohne aktive Maßnahmen entsteht jedoch bald eine Spitzfußkontraktur. Solche *konservative Maßnahmen* sind: Lagerung und Fixierung in Rechtwinkelstellung, tägliche passive Dorsalextensionsübung, elektrische Muskelreizung (wenn mit einer Reinnervation in nützlicher Frist gerechnet werden kann), Schienen in Rechtwinkelstellung des Fußes, aus Gips

oder Kunststoff. Bei der sog. «Peronaeusschiene» ist eine Einlage an einer bis unters Knie reichenden Feder oder an einem Stab rechtwinklig zum Unterschenkel fixiert und stützt die Fußsohle. Sie erleichtert so das Gehen und ist auch zweckmäßig bei irreversiblen Lähmungen (Abb. 66.24).

Operativ ist eine Wiederherstellung der fehlenden Dorsalextension nicht möglich. Sehnentransplantationen vermögen den Ausfall nicht zu ersetzen. Es bleibt einzig die *Versteifung* eines der Sprunggelenke übrig. Eine subtalare Arthrodese (nach *Lambrinudi* mit Entnahme eines vorderen Keiles) wird vor allem gemacht, wenn gleichzeitig noch eine seitliche Fehlstellung besteht (Varus oder Valgus) (Abb. 69.25 und Abb. 69.71).

Spanverriegelungsoperationen, sog. «Arthrorhisen» sind weniger zuverlässig.

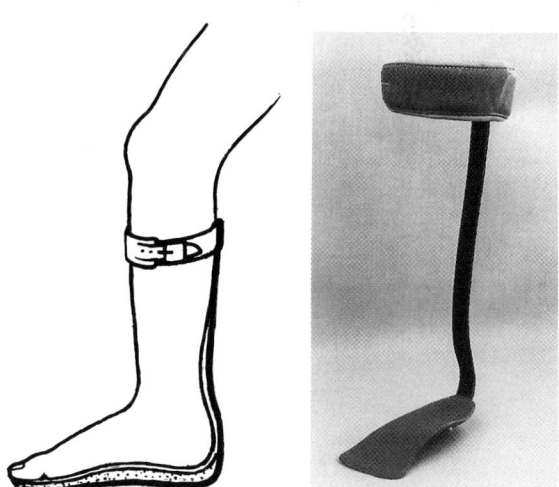

Abb. 69.24: *Hängefußschiene.*
Stützung des Vorfußes durch eine Schuheinlage, welche im rechten Winkel fest mir einem Stab verbunden ist, der am Unterschenkel angeschnallt wird. Die Einlage wird im Schuh getragen. Der Stab kann auch direkt am Schuh befestigt sein.

Der Fuß

a b

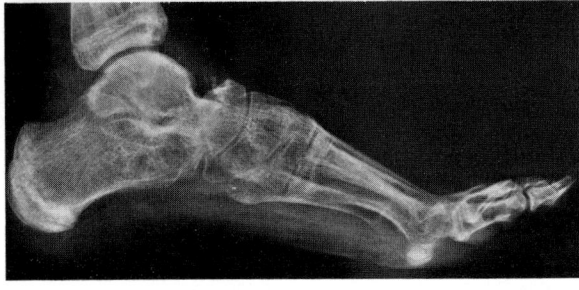

c

Abb. 69.25: *Hängefuß:* a) Im Röntgenbild, bei einem 13jährigen Mädchen mit Fibularislähmung bei Polyradikulitis: Wegen der Lähmung der Fußhebermuskeln fällt der Fuß vorne herunter. Dies hat einen sog. «Steppergang» zur Folge (b): Damit die herunterhängende Fußspitze nicht am Boden hängen bleibt, wird das Bein bei jedem Schritt abnorm hochgehoben. Beim Auftreten wird die Fußspitze zuerst auf den Boden aufgesetzt, was oft ein klappendes Geräusch erzeugt.

c) Kontrollbild des Fußes von Abb. a), 1 Jahr nach Stellungskorrektur im Chopartschen Gelenk mit subtalarer Arthrodese.

Die «Double-Arthrodese» (siehe Abb. 69.71) gestattet, mittels geeigneter Keilentnahme, verschiedene Fußdeformitäten zu korrigieren. Hier war der Keil ventral entnommen worden (Operation nach *Lambrinudi*).

Der Fuß

Der Hackenfuß (Pes calcaneus)

Die Ursache ist eine Lähmung des Trizeps im Entwicklungsalter. Mit dem Verschwinden der Poliomyelitis ist auch der Hackenfuß selten geworden. Das Tuber calcanei bleibt kurz und steil, es steht fast senkrecht unter dem Unterschenkel, der Vorfuß wird kaum aufgesetzt. In schweren Fällen knickt der Fuß nach hinten ab. Die Propulsion beim Gehen fehlt (Abb. 69.26).

Mit Maßschuhen, bei welchen der Absatz nach hinten verlängert ist, kann der Zustand verbessert werden. Bei Beschwerden, stärkerer Deformität und Fußinstabilität kommt nur die *Arthrodese der Sprunggelenke* in Frage..

Eine Trizepslähmung im Erwachsenenalter hat kaum mehr eine Deformität zur Folge. Lediglich die Kraft zum Abstoßen fehlt, der Gang ist lahm. Bei Instabilität kann ein Stützapparat nötig sein.

Hohlfuß (Pes cavus) und Hohlballenfuß

Morphologisch etwa das Gegenstück zum Plattfuß. Die Längswölbung, vor allem die mediale, ist übermäßig hoch, der *Rist* entsprechend *hoch* gesprengt. Auf seinem Scheitel können Druckstellen vom Schuhoberleder entstehen. Der *Rückfuß* steht meist mehr oder weniger stark *in Varusstellung*. Dies rührt von einer übermäßigen Verwindung (Torsion, siehe S. 860) des Vorfußes in Pronation gegenüber dem Rückfuß, mit starker Steilstellung des ersten Strahles her: Unbelastet steht das Köpfchen des Metatarsale I tiefer als dasjenige des Metatarsale V. Beim Stehen auf dem Boden kippt dadurch der Fuß leicht nach außen (Abb. 69.3c und d, 69.5c und Abb. 69.27).

Ätiologie: Leichtere Fälle von hochgesprengtem Rist können konstitutionelle Varianten sein. Ausgeprägte Hohlfüße haben fast immer eine *neurologische* Ursache (hereditäre, familiäre Krankheiten, andere Systemerkrankungen des ZNS, amyotrophische Lateralsklerose, neurogene Muskelatrophie, Friedreichsche Ataxie usw., siehe Kapitel Neurologische Erkrankungen, S. 409). Wahrscheinlich spielt eine Parese der kleinen Fußmuskeln eine Rolle in der Pathogenese: Das Überwiegen der langen Zehenbeuger und -strecker über die kurzen führt immer zu einer *Krallenbildung der Zehen.*

Klinik: Entsprechend der Ursache entwickelt sich die Deformität sehr *langsam,* während Jahren, im Adoleszenten- und bis ins Erwachsenenalter. Auch die Beschwerden treten schleichend auf. Schuhprobleme führen den Patienten zum Arzt: Druckstellen oben auf dem Rist, an der Fußsohle des Ballens, an den Zehen.

Die meisten Beschwerden gehen in der Regel vom *Vorfuß* aus: Die Metatarsalia stehen steil und nach vorne gespreizt, der größte Teil der *Belastung* liegt

Abb. 69.26: *Hackenfuß.*

a Die Ferse steht weit vorne. Die Hohlfußkomponente ist deutlich.

b Hackenfuß bei poliomyelitischer Fußlähmung. Der Kalkaneus steht steil.

Abb. 69.27:

a *Hohlfuß* eines 13jährigen Knaben. Die
Längswölbung des Fußes ist überhöht.
Der hohe Rist kann zu Beschwerden infolge Schuhdruckes Anlaß geben. Hohlfüße sind häufig neurogen bedingt und
können erstes Symptom eines heredo-
degenerativen Nervenleidens sein. Dieser
Knabe hatte, wie schon seine Mutter, eine
neurale Muskeldystrophie.

b Röntgenbild eines Hohlfußes. Deutlich
zu erkennen ist die Steilstellung des ersten
Metatarsale, das fast senkrecht auf dem
Boden steht. Dies entspricht einer Verwindung des Vorfußes im Sinne der Pronation. Die Überlastung des ersten Metatarsalköpfchens ist auch an einer Umbaustörung des Sesambeines zu erkennen.
Die Zehen kommen in eine Krallenstellung. Dieser 14jährige Knabe hatte eine
spastische zerebrale Lähmung. (Vgl. auch
Abb. 69.3 und Abb. 69.5c.)

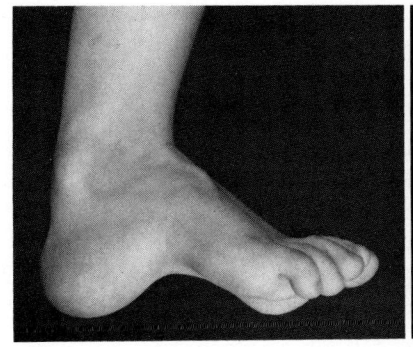
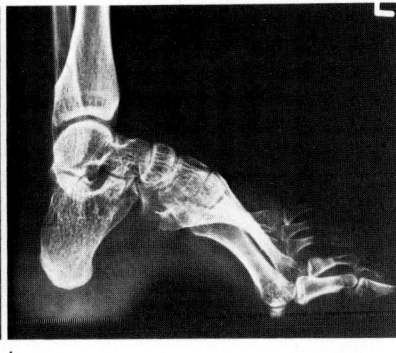

a b

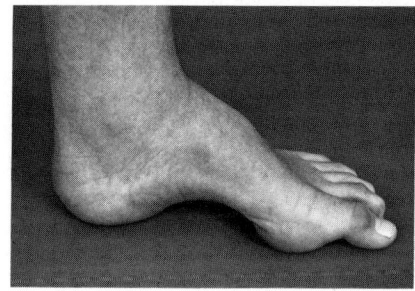
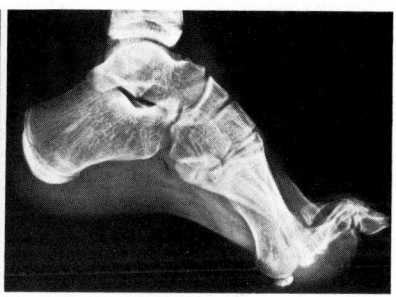

a b

auf dem *Fußballen. Druckschmerzhafte Schwielen*
an der Fußsohle sind der Ausdruck der unphysiologischen Überbeanspruchung. Sie liegen genau unter
den *Metatarsalköpfchen,* oft unter dem ersten, wenn
dieses besonders tief steht, häufiger unter dem zweiten oder dritten, als Ausdruck des gleichzeitig bestehenden *Spreizfußes: Hohlballenfuß.* Bei stärkerer
Varusstellung ist auch das Metatarsalköpfchen V
überlastet (Abb. 69.7c).

Die *Zehen* sind in der Regel stark eingekrallt und
mehr oder weniger versteift. Im fortgeschrittenen
Stadium berühren sie den Boden nicht mehr (Hammerzehen, Krallenzehen, siehe S. 896), fehlen also
zur Entlastung des Fußballens. Im gewöhnlichen
Schuhwerk entstehen schmerzhafte Druckstellen an
den Zehenkuppen (Clavi). Die Beschwerden können
so stark werden, daß die Patienten kaum noch normale Schuhe tragen können. Wegen der Varusstellung der Ferse hat der Fuß nicht selten die Tendenz
abzukippen (habituelle Distorsion, siehe S. 857).

Behandlung: Da die Grundkrankheit selten einer
Therapie zugänglich ist, muß der Fuß orthopädisch
versorgt werden. Der Schuh muß weit sein und vor
allem für den hohen Rist und die eingekrallten
Zehen genügend Platz bieten. Da die Versorgung mit
Einlagen schwierig ist (die Längswölbung sollte

nicht noch höher angehoben werden als sie schon
ist), und weil der Hohlfuß in der Regel kürzer und
breiter ist als ein normaler Fuß, ist das Problem mit
Konfektionsschuhen oft kaum mehr zu lösen. *Maßschuhe* müssen über dem nach einem Abguß des
Fußes hergestellten Leisten angefertigt werden. Besonders schwierig ist die Entlastung des schmerzhaften Fußballens. Sie erfordert eine sorgfältige Abstützung der Ferse und der Fußwölbung bis knapp hinter
die Metatarsalköpfchen. Einer Abkipptendenz muß
mit einer Versetzung des Absatzes nach *lateral* begegnet werden.

In schweren Fällen versucht man *operativ* die Fußform und damit die unphysiologische Belastung zu
normalisieren. Auch dies ist nicht einfach und die
Resultate befriedigen nicht immer. Je nach der individuellen Situation kommen Sehnentransplantationen, vor allem an der Großzehe (transmetatarsale
Verlagerung des Extensor hallucis longus, kombiniert mit der Arthrodese des Endgelenkes nach
Jones), sowie Knochenoperationen an den Zehen
(Teilresektionen, siehe bei «Hammerzehen», S. 897),
Mittelfußosteotomien, Keilosteotomie des Tuber
calcanei (Dwyer), subtalare Arthrodese, oder eine
Kombination mehrerer Eingriffe in Frage.

Der Fuß

Der erworbene Klumpfuß (Pes varus)

Neben dem angeborenen Klumpfuß (siehe S. 866) gibt es auch im Laufe des Lebens erworbene Klumpfüße. Sie entstehen wegen eines Muskelungleichgewichtes infolge *schlaffer Lähmung* der Peronealmuskulatur (z. B. Poliomyelitis), oder spastischer Lähmung bei C. P., im Erwachsenenalter vor allem nach *Hemiplegien*. Neben der Varusfehlstellung ist die Spitzfußkomponente meistens, wenn auch nicht immer, stark ausgeprägt. Morphologische Beschreibung siehe S. 866 (Abb. 69.28).

Beschwerden entstehen aus der Überlastung des äußeren Fußrandes, welche leicht zu erkennen ist an der Fußsohle, am belasteten Fuß und am Schuh. Auch hat der Fuß die Tendenz seitlich umzukippen (Distorsion in Supination) (Abb. 69.29).

Behandlung: Wie beim Hohlfuß ist die Versorgung mit gewöhnlichen Konfektionsschuhen nur in leichten Fällen befriedigend. Mit *Einlagen* läßt sich der steife Fuß nicht gerade stellen, er muß in seiner fixierten Fehlstellung gefaßt und gestützt werden. Die *Verbreiterung des Absatzes* nach lateral kann die Stabilität verbessern.

In schwereren Fällen sind nach individuellen Leisten gefertigte *Maßschuhe* notwendig. Die Schuhsohle muß senkrecht zur Beinachse, nicht parallel zur Fußsohle stehen.

Wie beim kongenitalen Klumpfuß nimmt die *operative* Therapie einen wichtigen Platz ein.

Bei *spastischen* Klumpfüßen kann evtl. die Durchtrennung der *Sehne* des Tibialis posterior, zusammen mit einer Achillessehnenverlängerung, eine schwere Kontraktur mildern, z. B. bei einer *Hemiplegie*. Falls es der Allgemeinzustand noch zuläßt, ist die *subtalare Arthrodese* (Double-Arthrodese) mit lateraler Keilentnahme zur Korrektur der Fehlstellung die Operation der Wahl (Abb. 69.71).

Knickfuß, Plattfuß und Spreizfuß

Diese drei Fußdeformitäten sind weitaus häufiger als die bisher Genannten. Wie jene können sie auch *verschiedene* Ursachen haben, z. B. Lähmungen, rheumatische Arthritiden und Fußverletzungen. Der überwiegende Teil dieser Deformitäten sind jedoch Folgen einer *statischen Insuffizienz* und werden deshalb unter diesem Titel *im nächsten Kapitel* abgehandelt.

Der Fuß

Statische Fußinsuffizienz

Die Last des Körpergewichtes und der Druck zu kleiner oder sonstwie ungeeigneter Schuhe üben eine deformierende Kraft auf den Fuß aus. Ist diese Kraft zu groß (Übergewicht, Modeschuhe) und der Fuß zu schwach, dieser Kraft zu widerstehen, so spricht man

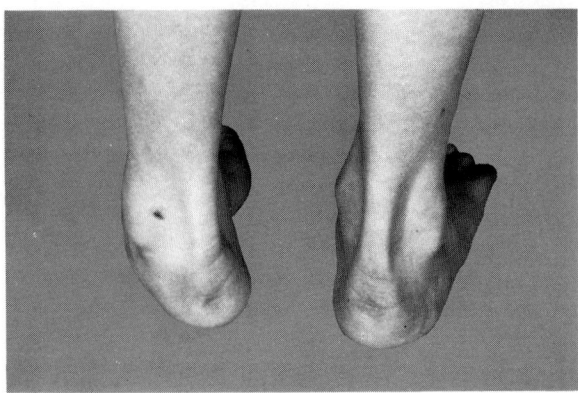

Abb. 69.28: *Pes varus* (Klumpfuß) links. In der Ansicht von hinten ist die Fehlstellung der Ferse am besten zu sehen. Der Außenknöchel springt stark vor, der Innenknöchel nicht, die Achillessehne ist medial verlagert, der Fuß steht ausschließlich auf dem äußeren Rand, was fast immer früher oder später zu Beschwerden führt. Stellung und Porfil des rechten Fußes sind normal.

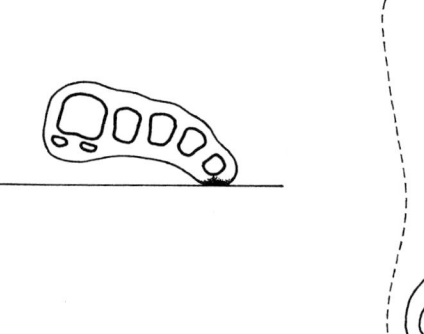
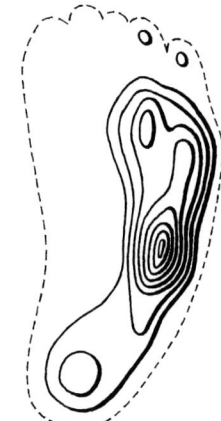

Abb. 69.29: *Fehlbelastung beim Klumpfuß.*
Wegen der fixierten Varusstellung liegt die ganze Körperlast auf dem äußeren Fußrand, der dazu nicht geeignet ist. Druckstellen, Schwielen, Hühneraugen und Schmerzen sind die Folgen. Eine Entlastung ist in der Regel nur mit fußformgerechter Einbettung im Maßschuh (ohne Korrekturversuch!) möglich. Besser ist meist die Stellungskorrektur mittels Double-Arthrodese (siehe Abb. 69.71).

von statischer Insuffizienz und von *statischen Deformitäten* (vgl. S. 456). Die Mehrzahl aller Patienten, welche die Sprechstunde des Orthopäden wegen Fußproblemen aufsuchen, haben statische Deformitäten: Viele Kinder werden von ängstlichen Müttern gebracht oder vom Schularzt beanstandet, erwachsene Patientinnen kommen mit ihren Schuhproblemen zum Arzt, wenn die Pedicure nicht mehr helfen kann.

Der Fuß im Wachstumsalter

Der *Säuglingsfuß* ist in der Regel überaus gut beweglich, seine Bänder sind noch elastisch und dehnbar. Der Fuß kann alle möglichen Stellungen einnehmen. Dies ist nicht beängstigend, solange er in allen Richtungen frei beweglich ist (die seltenen Ausnahmen siehe bei «kongenitale Deformitäten»). Die Bedenken der Mutter müssen zerstreut werden.

Beginnt das Kind *aufzustehen,* so muß sich der Fuß erst an seine neue Funktion, die Körperlast zu tragen, gewöhnen. Er ist noch recht schwach und weich und knickt leicht um. Auch dieser «Knickplattfuß» gibt zu keinen Befürchtungen Anlaß (Abb. 69.21 c).

In *den ersten Jahren* haben alle Kinder ein gut ausgebildetes subkutanes Fettpolster, auch an den Fußsohlen. Eine Fußwölbung ist deshalb noch nicht zu erkennen. Auch ein solcher scheinbarer «Plattfuß» ist natürlich harmlos (Abb. 69.11 b).

Im Schulalter werden die Füße denen der Erwachsenen ähnlich. Die Wölbungen werden deutlich. Allerdings ist das Skelett noch weicher, die Gelenke und Bänder sind noch dehnbarer. Unter Belastung knickt der Fuß im unteren Sprunggelenk leicht nach innen, der Taluskopf springt medial etwas vor, und der Kalkaneus kippt ein wenig in Valgus um. Unbelastet sieht der Fuß normal aus (Abb. 69.30).

Die Kinder haben in der Regel keine Beschwerden und sind voll leistungsfähig. Es handelt sich eher um eine Variante des Normalen als um einen pathologischen Zustand: Im Kindesalter ist ein schlaffer *Knickfuß* oder *Knicksenkfuß* bis zu einem gewissen Grad physiologisch (siehe Normvarianten, S. 463). Der Fuß wird nach Abschluß des Wachstums etwas starrer und knickt unter Belastung weniger um.

Nur bei ausgeprägter Abknickung oder bei Schmerzen ist eine *Therapie* notwendig: *Schuheinlagen* richten den Fuß auf und stützen ihn.

Die Bedeutung der Schuheinlage für die richtige Entwicklung des kindlichen Fußes ist sicher oft überbewertet worden, in Ärzte- wie in Laienkreisen. Es darf nicht verschwiegen werden, daß dieser Umstand auch kommerziell ausgenutzt wurde. Tatsache ist, daß praktisch keine Untersuchungen und Statistiken vorliegen, welche den prophylaktischen Wert

a
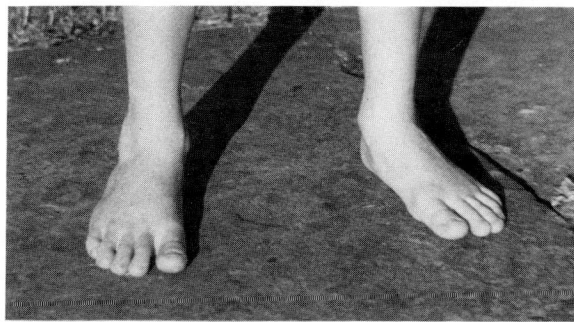
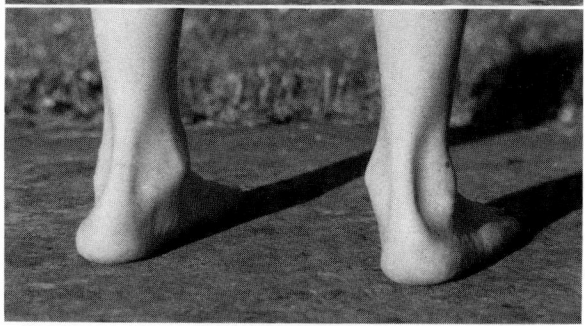
b

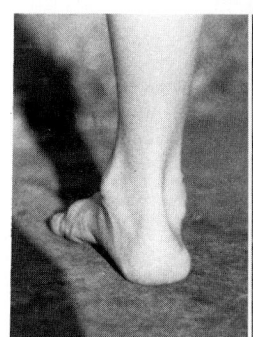
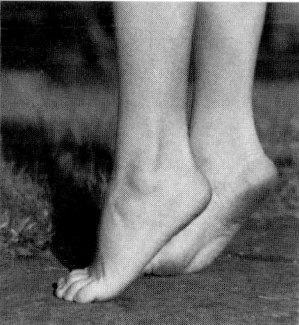
c   d

Abb. 69.30:

a und b: Dieser 8jährige Knabe hat im Stehen eine deutliche leichte Abknickung des Rückfußes in Valgusstellung. Sehr viele Kinderfüße sehen so aus, sind gesund und voll leistungsfähig.

c: Der Knabe kann den Fuß aktiv aufrichten.

d: Im Zehenstand verschwindet die Valgusstellung, und eine gut geformte Fußwölbung erscheint. Eine Therapie ist hier nicht notwendig. Die meisten Kinder haben ja einen natürlichen Bewegungsdrang und laufen auch viel barfuß. Manche Orthopäden verschreiben Stützeinlagen. Wenn z. B. die Schuhe schiefgetreten werden, oder wenn Kinder Schmerzen haben, können diese manchmal helfen.

Der Fuß

der Schuheinlage wissenschaftlich stichhaltig erweisen: *Längsschnittuntersuchungen müßten* sich über Jahrzehnte erstrecken und sind deshalb nur in Einzelfällen durchgeführt worden (siehe auch S.288, Fußnote).

Querschnittsuntersuchungen (an Schulklassen, in Rekrutenschulen usw.) zeigen lediglich, daß Knickfüße bei Kindern häufiger vorkommen als bei Erwachsenen, und daß Knicksenkfüße längst nicht immer mit einer verminderten Leistungsfähigkeit und mit Beschwerden verbunden sind.

Dies alles will nicht sagen, daß in Einzelfällen, z. B. wenn die Schuhe stark medial abgelaufen und ausgetreten werden, bei gleichzeitig bestehenden X-Beinen, bei muskel- und bänderschwachen Füßen, bei starkem Abknicken und vor allem bei Beschwerden, eine gute Einlage nicht ihren Sinn hätte (siehe unten, S.881). Bei der großen Mehrzahl der Kinder mit leichten Knickfüßen genügen allerdings kräftige, genügend große Schuhe, evtl. mit Fußbett, die Empfehlung des Barfußganges und vor allem die Beruhigung der Mutter, welche von der Verantwortung für spätere Folgen befreit werden möchte. Gelegentlich ist letzteres allerdings nur durch Abgabe einer Einlage möglich! (Vgl. S.466.)

Der Knickfuß (Pes valgus)

Morphologie

Wie wir gesehen haben hat ein *normaler* Fuß einen leichten Valgusknick. Im Stehen von hinten betrachtet ist die physiologische Achse des Kalkaneus ein wenig in Valgus gegen die Senkrechte geneigt (siehe Abb. 69.30). Im Mittel beträgt der Winkel etwa 7°. Eine Streuung von einigen Graden ist noch nicht als pathologisch anzusehen. Das Lot von der Spitze des Malleolus medialis fällt normalerweise etwas medial neben die Standfläche. Am unbelasteten Fuß ist diese Knickung nicht vorhanden.

Nur Füße mit stärkerer Abknickung des Rückfußes sind als Knickfuß zu bezeichnen. Die Übergänge sind fließend (Abb. 69.31).

Die Abknickung findet im unteren Sprunggelenk statt und entspricht einer Pronationsbewegung. Die schiefgestellte Bewegungsachse dieses Gelenkes und seine enge Beziehung zum Chopartschen Gelenk bringt es mit sich, daß gleichzeitig mit der Valgusknickung eine *Abduktion* des Vorfußes und eine *Abflachung* der medialen Längswölbung, ein *Senkfuß* entsteht. Neben dem Malleolus medialis springt auch das Navikulare als «zweiter Knöchel» stärker vor. Im Extremfall ist die Längswölbung vollkommen abgeplattet und liegt der Standfläche auf (Plattfuß) (Abb. 69.32 und Abb. 69.37).

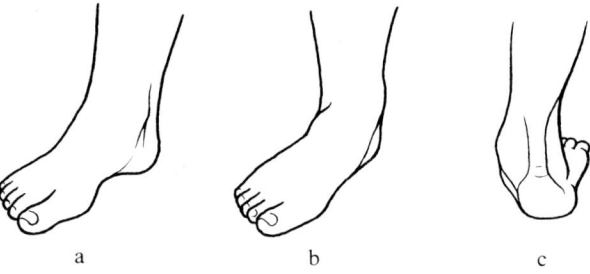

Abb. 69.31: *Schlaffer Knick- und Senkfuß.*

a Unbelastet (z. B. im Liegen) hat der Fuß normale Form, die mediale Längswölbung ist vorhanden.

b Unter Belastung, im Stehen, flacht die Längswölbung medial ab, Taluskopf und Navikulare springen stärker nach medialplantar vor, der Rückfuß knickt in Valgusstellung (c) um und der Vorfuß wird stärker abduziert.

Unter Belastung erleidet *jeder* Fuß eine gewisse Deformation in diesem Sinne. Aber auch stärkere Knick- und Senkfüße machen längst nicht immer Beschwerden (vgl. Abb. 69.5b und Abb. 69.7b).

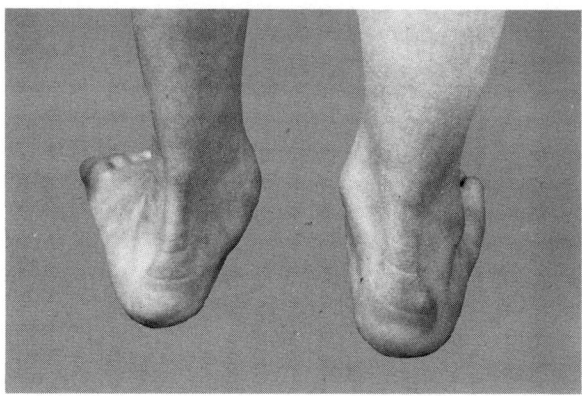

Abb. 69.32: Ausgeprägter *Knickfuß* links bei einem 11jährigen Knaben. Der mediale Knöchel steht stark vor, der laterale verschwindet.

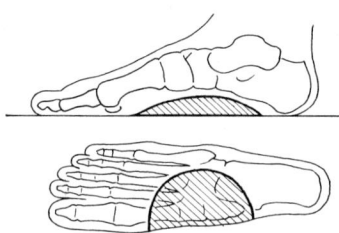

Abb. 69.33: *Stützung der medialen Fußwölbung,* bei leichten und mittelschweren schlaffen Knick- und *Senkfüßen,* mit einer einfachen Einlage. In vielen Schuhen ist bereits ein entsprechendes «Fußbett» eingebaut.

Bei schweren und vor allem bei kontrakten Plattfüßen ist eine solche Aufrichtung nicht möglich. Auch erträgt der mediale Fußrand den Druck der Einlage nicht. In solchen Fällen muß die Einlage der Fußform angepaßt werden; eine Korrektur soll nicht angestrebt werden, es geht lediglich um das Hohllegen der schmerzhaft überlasteten Stellen an der Fußsohle.

Ätiologie

Neben dem rein statischen Knickfuß, bei welchem konstitutionelle Faktoren eine Hauptrolle spielen (asthenischer Habitus, Adipositas usw.), kann eine Valgusknickung auch durch *Lähmung* (vor allem des M. tibialis posterior), durch eine *spastische Kontraktur* (v. a. der Peronealsehnen: siehe Spastischer Knick-Plattfuß, S. 884) oder posttraumatisch entstehen.

Auch die *Ruptur* der Sehne des M. tibialis posterior führt zu einem progredienten Knick-Plattfuß. Eine Rekonstruktionsoperation muß erwogen werden.

Klinik

Der statische Knick- und Knicksenkfuß an sich ist meistens eine recht harmlose Angelegenheit. Zur Beurteilung im Einzelfall sind die *Beschwerden* wichtiger als der morphologische Befund. Auch stärkere Deformitäten machen selten Beschwerden. Klagen Patienten mit Knickfüßen über Schmerzen, muß man, besonders bei Kindern, immer auch nach anderen Ursachen suchen.

Therapie

In der Mehrzahl der Fälle ist keine Behandlung nötig. Der Wert der *Stützeinlage* im *Kindesalter* wurde im vorigen Abschnitt erörtert. Während des *zweiten Lebensjahres* genügen gute Schuhe mit Fußbett. Beim *Erwachsenen* ist eine Stützung des Fußes mit einer Einlage nur sinnvoll, wenn Beschwerden (rasche Ermüdbarkeit, gelegentlich Wadenkrämpfe, Fußsohlenschmerz am Abend) als Zeichen der Überbeanspruchung bestehen, was relativ selten vorkommt. Diese Beschwerden können damit meist beseitigt werden.

Die *Schuheinlage* muß die mediale Längswölbung stützen. Die üblichen, überall käuflichen Konfektionseinlagen haben alle eine solche *mediale Abstützung* (Abb. 69.33). In einfachen, leichteren Fällen genügt sie. Daneben sollte die Ferse aufgerichtet werden. Dazu dient ein medialer *Fersenkeil*. Dieser muß ausdrücklich verordnet werden. Die Einlage soll den Fuß supinieren, sie kann deshalb auch einfach als «supinierende Einlage» verordnet werden zu Handen des Orthopädiemechanikers. Gelegentlich wird der mediale Fußkeil am Absatz angebracht (Abb. 69.34 und Abb. 69.36).

Wird die Einlage durch den Keil stark schräg gestellt, so muß sie lateral mit einem angehobenen Rand versehen werden, damit die Ferse nicht seitlich von der Einlage abrutscht (Abb. 69.35).

Manche Kinder und Jugendliche mit Knickfüßen treten paradoxerweise die Absätze auf der *Außenseite* aus: Dies hat den gleichen Grund: Die abgeknickten Fersen drücken seitlich aus dem Schuh heraus. Manchmal wird zum Kummer der Mutter ein

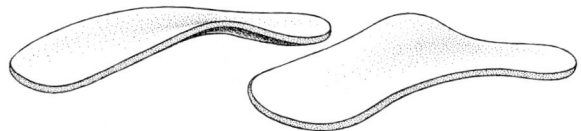

Abb. 69.34: Solche *einfache* anspruchslose *Stützeinlagen* bringen vielen Leuten mit leichten statischen Fußbeschwerden Erleichterung. Eine eigentliche Aufrichtung ist nicht angestrebt (ein medialer Fersenkeil fehlt hier).

Viele solche Einlagen werden aus Serienfabrikation ohne Umweg über den Arzt direkt an das Publikum verkauft. Sie helfen oft und schaden selten, kosten allerdings an manchen Orten mehr als sie wert sind.

Wenn Probleme auftauchen, etwa weil vorhandene Beschwerden nicht verschwinden, muß sich der Arzt einschalten und dem Patienten zu einer individuell angefertigten Einlage verhelfen.

Kinder brauchen in der Regel etwas anspruchsvollere, maßgemachte Schaleneinlagen, oder, weit häufiger, gar keine Einlagen. (Vgl. dazu auch S. 288 f. «Prophylaktische Maßnahmen bei Kindern».)

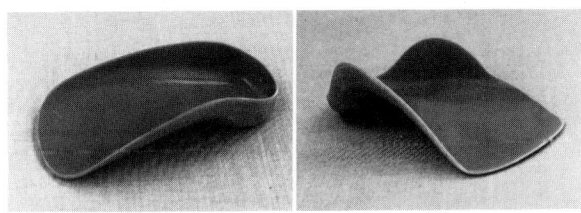

Abb. 69.35: Knickfußeinlagen für Kinder: Links Schaleneinlage, rechts Einlage mit hochgezogenem seitlichen Rand.

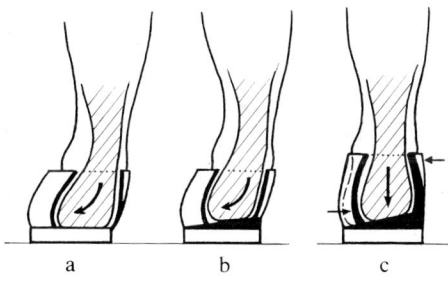

Abb. 69.36: *Aufrichtung des Knicksenkfußes im Schuh.*

a Schiefstellung der Ferse in weichem Schuh (vgl. Abb. 69.8).

b Eine Einlage mit *medialem Fersenkeil* kann die Ferse aufrichten, aber sie rutscht leicht nach außen ab.

c Neben dem Fersenkeil ist ein seitlicher Halt der Ferse wesentlich: Entweder in einem kräftigen Schuh oder in einer *schalenförmigen* Einlage, wie sie für Kinder gerne verschrieben werden (siehe Abb. 69.35).

Schuh nach dem anderen in wenigen Wochen schiefgetreten und abgelaufen. In diesen Fällen hat der
Fersenkeil paradoxe Wirkung. Er muß erniedrigt
oder entfernt werden. Auch hier braucht die Einlage
auf der Außenseite einen hohen Rand. Die Schuhe
sind offensichtlich auch zu weich und sollten durch
stärkere ersetzt werden (Abb. 69.8 und Abb. 69.36).

Der *Lähmungsknickfuß* (z.B. nach Poliomyelitis)
erfordert im Kleinkindesalter gelegentlich einen
Gehapparat, wenn mit einer Schaleneinlage die Abknickung nicht verhindert werden kann. Sobald das
knöcherne Skelett einigermaßen entwickelt ist, so
kann eine *extraartikuläre Arthrodese* mittels eines
Knochenspanes im Sinus tarsi *(Grice)* gemacht werden. Nach Wachstumsabschluß ist die *Double-
Arthrodese* (unteres Sprunggelenk und Chopart) das
beste Verfahren, den Fuß zu stabilisieren (auch bei
spastischen Lähmungen) (Abb. 69.71). Weiteres siehe
auch bei «Plattfuß».

Der Plattfuß (Pes planus)

Der Name bezeichnet einen Fuß, dessen Längswölbung völlig plattgedrückt ist. Im Gegensatz zum
Knicksenkfuß ist die Deformität *fixiert* und richtet
sich auch im unbelasteten Zustand nicht wieder auf.
Der statische Plattfuß ist der Endzustand eines dekompensierten Knicksenkfußes, das Fußskelett hat
der Körperlast nicht standgehalten.

Die *Ursache* dieser Insuffizienz ist mannigfaltig:

- kongenital (selten)
- statisch (konstitutionelle Band- und Muskelinsuf-
  fizienz)
- Lähmungen: schlaff (z.B. Polio), spastisch (z.B.
  C.P.)
- enzündlich: cP – Arthritis
- posttraumatisch: z.B. nach Kalkaneus- und anderen Fußfrakturen (abb. 69.77)
- Arthrose subtalar und im Mittelfuß (siehe S. 901)
- der «kontrakte Plattfuß» (siehe S. 884)
- andere Ursachen.

Form und Funktion

Ein *Fußabdruck* zeigt, daß die ganze Fußsohle den
Boden berührt (Abb. 69.11c). In extremen Fällen ist
die Längswölbung umgekehrt und nach unten konvex (Tampon). Neben der abgeplatteten Längswölbung fällt wie beim Knickfuß eine *Abduktion* des
Vorfußes und eine *Valgusstellung* des Rückfußes auf.
Anstelle der medialen Längswölbung steht der Taluskopf oder das Navikulare am Boden auf. An dieser Stelle können Schmerzen auftreten. Sonst macht
der Plattfuß, wenigstens der rein statisch bedingte, in
der Mehrzahl der Fälle keine oder relativ wenig Beschwerden. Auch die Leistungsfähigkeit braucht
nicht eingeschränkt zu sein. Viele Leichtathleten

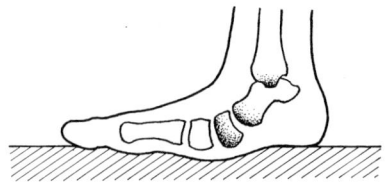

Abb. 69.37: Beim *Plattfuß* ist die mediale Fußwölbung abgeflacht, in schweren Fällen nach unten durchgebogen. Typisch ist
das Vorspringen des *Navikulare,* seltener des Taluskopfes, nach
medial und plantar, wo diese Knochenvorsprünge gegen den
Boden drücken und schmerzhaft werden können.

Mit einer Einlage die mediale Fußwölbung anzuheben und
wiederherzustellen ist natürlich *nicht* mehr möglich und würde
nur die Schmerzen verschlimmern. Einlage oder Fußbettung können nur den Zweck haben, die schmerzhaften Partien zu entlasten, d.h. hohlzulegen und abzupolstern.

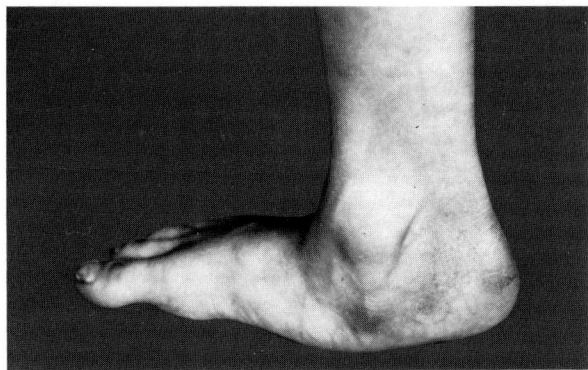

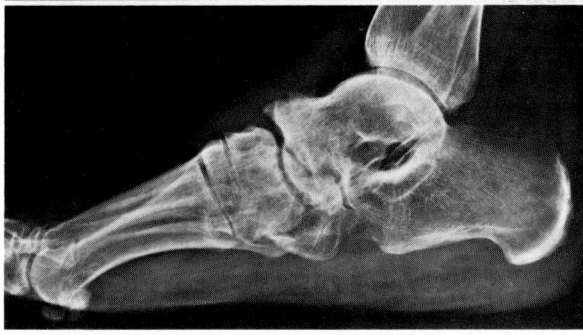

Abb. 69.38:

a Extremer *Plattfuß.* Die Fußwölbung ist völlig durchgetreten,
konvex statt konkav. Die Belastung der Fußsohle medial, wo
Taluskopf und Navikulare der Unterlage aufliegen, kann starke
Schmerzen verursachen.
Mit Stützeinlagen zur *Korrektur* ist hier nichts zu erreichen, da
der Druck zur Aufrichtung der Wölbung die Schmerzen in der
Fußsohle nur verstärkt. Solche Füße brauchen Einlagen oder
Maßschuhe, welche der Deformität genau *angepaßt* sind, den
Auflagedruck gleichmäßig verteilen und die schmerzhaften
Druckstellen *entlasten.*
b *Posttraumatischer Plattfuß* einer 48jährigen Frau, welche bei
einem Schlittelunfall in der Jugend sich multiple Frakturen im
Bereich des Mittelfußes zugezogen hatte und als Folge davon
eine schwere Arthrose im Chopartschen Gelenk. Die Schmer-
zen der Patientin rühren teils von der Arthrose, teils von der
Fehlbelastung des Plattfußes her.

haben Plattfüße. Wichtig ist, zu wissen, daß die Beschwerden keineswegs mit der Schwere der Deformität parallel gehen. Für die *Beurteilung* und Therapie sind *weniger* die morphologischen Befunde als die *tatsächlichen Beschwerden* und etwaige Nebenbefunde (Arthrosen) ausschlaggebend.

Solange keine Beschwerden bestehen, ist keine Therapie notwendig (Abb. 69.37).

Schmerzen

Plattfüße, vor allem die nicht rein statisch bedingten, sind oft mehr oder weniger *versteift*. In diesem Fall sind Beschwerden häufiger. Schmerzen können ausgehen von verschiedenen Stellen:

1. Überlastung einer Sohlenpartie: Dann ist die Abstützung und Aussparung dieser Druckstelle im Schuh, evtl. durch eine Einlage, notwendig. In schweren Fällen ist dies nur in Spezialschuhen mit Korkfußbett oder Maßschuhen möglich.
2. *Überlastung der Bänder und Gelenke* (statische Beschwerden), häufig durch vermehrtes ungewohntes Stehen und Gehen. Auch hier ist gute Abstützung mittels Einlagen, Fußbett oder Maßschuhen wesentlich. Eine Entlastung durch Einschränkung der Beanspruchung des Fußes kann notwendig werden.
3. *Arthrose* in einem oder mehreren subtalaren oder Mittelfußgelenken. Eine Ruhigstellung dieser Gelenke mittels Spezialeinlage, Abrollrampe am Schuh, kräftigem Maßschuh, evtl. Gehapparat, oder die operative Versteifung der arthrotischen Gelenke sind erforderlich (Abb. 69.38).

Bei allen drei Formen muß man versuchen, eine bessere Belastungsverteilung und Stützung zu erreichen. Bei *versteifter Deformität* sind Einlagen mit dem Zweck einer Korrektur der Deformität (z.B. Anheben der medialen Fußwölbung) meist nicht zweckmäßig. Besser ist eine gleichmäßige weiche Abstützung der *bestehenden* Fußform, ohne Korrekturversuch. In manchen Fällen genügen Einlagen nicht und Maßschuhe sind notwendig. Wichtig ist, daß der Fuß so eingestellt wird, wie er in seiner Deformität auf dem Boden auftritt. Die Schuhsohle muß senkrecht zur Unterschenkelachse stehen, unabhängig von der Stellung der Fußsohle.

Eine *gute Schuhversorgung* kann recht schwierig sein. Eine gewisse Hartnäckigkeit im Verfolgen des Zieles und im Umgang mit Handwerkern lohnt sich. So gelingt es in manchen Fällen, nach einer Vielzahl von Versuchen, gelegentlich nach Monaten und Jahren, schließlich doch noch, eine Lösung zu finden.

Eine Alternative ist in schweren Fällen die operative Versteifung des unteren Sprunggelenkes und des Chopartschen Gelenkes, die *subtalare Arthrodese* (Double-Arthrodese), z.B. bei Plattfuß nach Kalkaneusfraktur oder kontraktem Plattfuß (Abb. 69.71 und Abb. 69.77).

Der schwere kindliche Plattfuß

Trotzdem die Bedeutung des Knickfußes im Wachstumsalter nicht überbewertet werden darf, bleiben die (seltenen) schweren Knickplattfüße bei Kindern und Jugendlichen ein leidiges Problem, zumal da sie gelegentlich (nicht immer) hartnäckige Beschwerden machen. Manchmal genügt eine gute supinierende Schaleneinlage, den Fuß einigermaßen aufzurichten und die Beschwerden zum Verschwinden zu bringen. Die Deformität allerdings verschwindet auch nach jahrelangem Einlagetragen nicht und bleibt oft ein Ärgernis für die Mutter des kleinen Patienten, über das Geduld und aufklärende Worte hinweghelfen müssen (Abb. 69.39).

Eine große Anzahl von *Behandlungsmethoden* ist ersonnen worden, den Knickplattfuß bei Kindern zu korrigieren: Mit konservativen Maßnahmen ist wenig zu erreichen. Operationen an Sehnen (Rückverlagerung des Tibialis anterior), an Kapseln und Bändern (Transposition des Talus über den Kalkaneus nach Faggiana), extraartikuläre Arthrodesen (Grice, siehe S. 882) und andere mehr wurden mit mäßigem Erfolg versucht. Als Methode der Wahl hat sich keine zu halten vermocht. Bis heute ist die Behandlung des *schweren* schlaffen Knickplattfußes im Kindesalter unbefriedigend geblieben. Am besten ist es wohl, die Deformität durch eine Einlage abzustützen und sie im übrigen zu lassen wie sie ist, solange sie keine oder nur wenig Beschwerden macht. Über die Behandlung *nach* Wachstumsabschluß siehe oben und im nächsten Abschnitt.

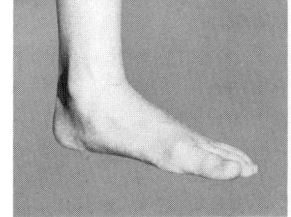 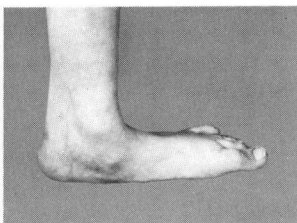

a b

Abb. 69.39:

a Dieser Fuß eines 8jährigen Knaben hat, wie die Füße sehr vieler Kinder, im Stehen eine etwas abgeflachte Längswölbung. Das ist bei Kindern im Bereiche der Norm. Am unbelasteten Fuß oder im Zehenstand erscheint die Wölbung wieder (vgl. Abb. 69.30). Solche Füße sind gesund und voll leistungsfähig.

b *Plattfuß* eines 11jährigen Mädchens. Diese Deformität kann Beschwerden machen. Sie braucht eine gute Abstützung, doch läßt sie sich kaum befriedigend korrigieren.

Der kontrakte Knick- oder Plattfuß des Jugendlichen

ist ein typisches Krankheitsbild: Im Adoleszentenalter wird ein vorher symptomloser Knickfuß plötzlich im Verlaufe von Stunden und Tagen schmerzhaft, meistens im Anschluß an eine größere Belastung (stundenlanges Stehen, «Lehrlingsplattfuß», im Militärdienst usw.). Das Stehen und Gehen ist überaus beschwerlich, und oft werden die Patienten dadurch für längere Zeit arbeitsunfähig. Von selbst bessert sich der Zustand kaum.

Die Untersuchung deckt eine fast vollständige *Blockierung* des *subtalaren Gelenkes* in Pronationsstellung auf. Die Kontraktur ist, wenigstens im Anfangstadium, myogen, d. h. durch eine Dauerkontraktur der Fibularismuskulatur und der Zehenextensoren bedingt. Sie läßt sich nicht überwinden. Der Patient kann die Muskeln nicht willentlich entspannen, und jeder passive Supinationsversuch löst Schmerzen aus. Nur eine Ausschaltung der Pronatoren durch eine Leitungsanästhesie des Peroneusnervs oder eine Narkose zeigt, daß das untere Sprunggelenk selbst an sich noch beweglich wäre.

Der *pathogenetische Zusammenhang* ist nicht genau bekannt, doch besteht sicher ein Circulus vitiosus zwischen der Überlastung des Plattfußes, einem schmerzhaften Reizzustand im subtalaren Gelenk und der krampfartigen Verspannung der Muskulatur zur Blockierung dieses Gelenkes, welche ihrerseits wieder Schmerzen verursacht und dadurch die Kontraktur verstärkt (siehe auch Kontrakturen, S. 445 f.).

Als Ursache des Reizzustandes im unteren Sprunggelenk findet man gelegentlich *Skelettveränderungen* auf dem Röntgenbild:

- Eine knöcherne Verbindung zwischen Kalkaneus und Navikulare. Diese «Coalitio calcaneo-navicularis» ist angeboren.
- Eine angeborene Verkürzung und Verbreiterung des Taluskopfes und -halses evtl. mit Randzacken als Zeichen einer Arthrose.
- Andere Arthrosezeichen im unteren Sprunggelenk oder Chopart (Abb. 69.70).

Als Ausdruck einer Störung im subtalaren Gelenk, meist einer Arthrose, oft als Traumafolge, kommen myogene Kontrakturen dieser Gelenke nicht nur bei Jugendlichen, sondern auch im *mittleren Erwachsenenalter* und *ohne Plattfußdeformität* vor.

Man spricht dann besser von *Pronationskontraktur.*

Die *Behandlung* ist mühsam und langwierig: Bei leichten Fällen können im Anfangstadium eine gut stützende Schaleneinlage (ohne Versuch die Deformität zu korrigieren) und eine gewisse Schonung genügen, sonst wird eine längerdauernde Ruhigstellung (Gips, Gehapparat, evtl. Liegekur) notwendig. Vorsichtige Mobilisierungsversuche, auch im Was-

serbad und in Dauerextension, evtl. nach Lokalanästhesie im Sinus tarsi, sollen die Kontrakturen lösen und damit den Circulus vitiosus unterbrechen. Nicht immer sind diese Maßnahmen erfolgreich. Gelegentlich ist ein Berufswechsel notwendig. In behandlungsresistenten Fällen bleibt als Ausweg die *Operation:* Die Arthrodese des ohnehin weitgehend versteiften schmerzhaften unteren Sprunggelenkes *(Double-Arthrodese,* Abb. 69.71).

Lassen sich bei einer Fußkontraktur röntgenologische Zeichen von Veränderungen am unteren Sprunggelenk wie oben beschrieben finden, wird man sich leichter und früher zur Arthrodese entschließen.

Der Spreizfuß

Weit häufiger als der Knickplattfuß macht die *Insuffizienz des Vorfußes,* der *Spreizfuß,* Beschwerden. Bei den Patienten handelt es sich größtenteils um Frauen im mittleren und vorgerückten Alter, welche über Schmerzen in Vorfuß und Zehen und Schwierigkeiten mit ihrem Schuhwerk klagen.

Die *Ursache* des Spreizfußes ist weitaus am häufigsten *konstitutionell* und *statisch.* Daneben findet man Spreizfußbeschwerden regelmäßig bei Hohlfüßen (siehe S. 876) und nicht selten nach schweren Verletzungen von Unterschenkel und Fuß. Besonders hartnäckige Spreizfußbeschwerden treten bei chronischer Polyarthritis auf, aber auch gelegentlich bei anderen Fußerkrankungen mit Versteifungen im Bereich der Mittelfußknochen: siehe Kontrakter Spreizfuß, S. 891.

Der morphologische Befund

beim statischen Spreizfuß ist eindeutig:

1. Die normalerweise vorhandene *Querwölbung des Vorfußes* ist unter dem Gewicht der Körperlast zusammengebrochen und völlig *abgeflacht.*
2. Dadurch werden die fünf Metatarsalknochen fächerförmig gegen vorne auseinander gespreizt (Spreizfuß), der Vorfuß ist verbreitert (Abb. 69.40 und Abb. 69.56).

Jede dieser beiden Deformitäten macht besondere *Beschwerden,* welche auf verschiedene Art zu behandeln sind:

1. Die eigentlichen *Spreizfußbeschwerden (Metatarsalgie)* entstehen durch die unphysiologische Belastung des Vorfußes: Die Hauptbelastung tragen nicht mehr die Köpfchen des *ersten* und *fünften Metatarsalknochens,* sondern jene des *zweiten* oder *dritten.* Sie springen nach plantar vor und können hier leicht getastet werden. Druck auf diese Stelle löst den typischen Spreizfußschmerz aus, sowohl beim Gehen wie bei der Palpation. Die Fußballen-

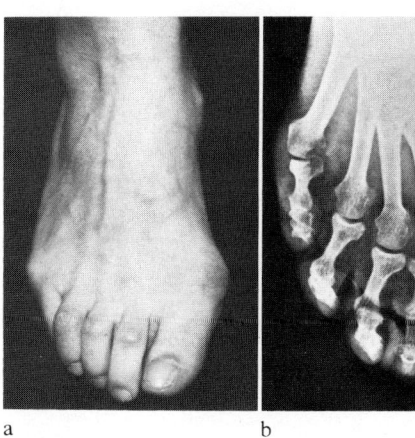

a   b

Abb. 69.40: *Spreizfuß.*

a Vorfuß breiter als Rückfuß.

b Die Metatarsalia weichen vorne fächerförmig auseinander. Am breitesten ist der Fuß auf Höhe der Metatarsalköpfchen (Weichteilschatten).

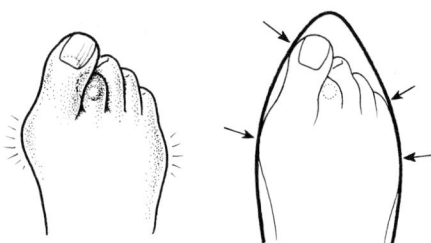

Abb. 69.42: *Zehendeformitäten* führen, neben den Metatarsalgien, am häufigsten zu Beschwerden beim Spreizfuß, und zwar praktisch immer durch *Druck im Schuh:* Der breite Vorfuß hat im schmalen Schuh keinen Platz mehr und wird von beiden Seiten zusammengequetscht. Das gibt Druckstellen und Schmerzen vor allem seitlich am medialen Metatarsalköpfchen (dem «Hallux», wie er landläufig bezeichnet wird) oder auch am lateralen. Vorne werden die Zehen in den engen Schuhspitzen zusammengepreßt, eingestaucht und kommen einander in die Quere. Dadurch kommt eine typische Zehendeformität zustande: die Hammerzehe.

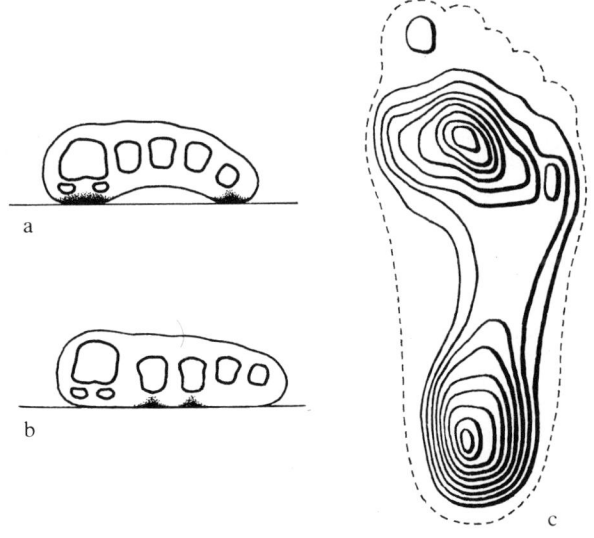

Abb. 69.41: *Metatarsalgie beim Spreizfuß.*

a *Normalerweise,* bei erhaltener vorderer Querwölbung, ruht die Fußballenbelastung nur auf den Metatarsalköpfchen des ersten und des fünften Strahles.

b Ist die *quere Fußwölbung abgeflacht,* aufgehoben oder gar konvex, so drückt das ganze Gewicht auf die Metatarsaleköpfchen des zweiten und des dritten Strahles. Die Sohlenhaut bekommt an dieser Stelle Druckschwielen, Clavi (Hühneraugen) und wird sehr schmerzhaft.

c Das *Druckpodogramm* des Spreizfußes zeigt deutlich, daß die Fußballenbelastung hauptsächlich unter dem Metatarsalköpfchen II und/oder III liegt. Diese Stellen müssen entlastet werden.

haut weist hier *Hornhautverdickungen,* Schwielen, und in fortgeschrittenen Fällen äußerst druckempfindliche *Clavi* («Hühneraugen», S. 889) auf. Diese machen das Gehen zur Qual. Die normale Gehschwiele unter dem I. Metatarsalköpfchen fehlt hingegen oft ganz (Abb. 69.41 und Abb. 69.43).

2. Die *sekundären Spreizfußbeschwerden* sind vor allem *Zehenbeschwerden* und kommen zustande, weil der durch die Abflachung *breiter* gewordene Fuß samt den Zehen nicht mehr in normale Schuhe hineinpaßt (Abb. 69.42, Abb. 69.55 und Abb. 69.44).

Die randständigen Metatarsalköpfchen I und V drücken seitlich nach außen gegen den Schuh (Groß- resp. Kleinzehenballen, «bunion»). Auch hier entstehen mit der Zeit Druckstellen, Schwielen, Hühneraugen und damit starke Schmerzen.

Durch den Druck der sich verengenden Schuhspitze werden die randständigen Zehen vorne wieder gegen die mittleren Zehen gedrängt:

- Die Großzehe nach auswärts (gegen die Fußachse): Hallux valgus (siehe S. 892f.).
- Die Kleinzehe nach innen: Digitus quintus varus (siehe S. 897).
- Die mittleren Zehen werden von vorne zusammengedrückt und krallen sich ein: Hammerzehen (siehe S. 896f.).

Alle diese *Zehendeformitäten* sind typische Begleiterscheinungen des Spreizfußes und gehören zu den häufigsten Ursachen von Fußbeschwerden überhaupt (Abb. 69.62 und Abb. 69.63). Sie sind mehr oder weniger zwangsläufig Folge des *Mißverhältnisses* zwischen der *Insuffizienz des Vorfußes,* welcher in die Breite drängt, und dem *Druck* zu enger, modi-

Der Fuß

scher *Schuhe*. Die Zehen werden vorne im Schuh zusammengepreßt, bedrängen sich gegenseitig und drücken aufeinander, was Fehlstellungen und schmerzhafte Clavi zur Folge hat. Gleichzeitig verlieren sie ihr Bewegungsspiel und mit der Zeit auch ihre Beweglichkeit. In schweren Fällen entstehen groteske Deformitäten (Abb. 69.43).

Lange Leidensgeschichten

kennzeichnen die Anamnese solcher Füße. Immer wieder werden neue Schuhe ausprobiert, doch keine passen. Regelmäßig werden die «Hühneraugen» von der Pedicure weggeschabt, geätzt oder geschnitten, und immer bilden sie sich von neuem. Salben und Pflaster, Filzstücke und Gummiringlein werden mit großer Geduld täglich appliziert. Überall suchen diese Patientinnen Rat, doch der simplen Erkenntnis, daß ihre Schuhe vorne viel zu eng sind und ihre breiten Füße einfach nicht hineinpassen, verschließen sie sich hartnäckig. An dieser Tatsache läßt sich wohl so wenig ändern, wie an der Schuhmode, welche die Form des Frauenschuhes seit jeher bestimmt hat und weiterhin diktieren wird. Schon Aschenbrödels Schwester wollte sich lieber die Füße zurechtschneiden lassen, als auf elegante Schuhe verzichten. Bis heute ist dies kaum anders geworden: Viele Frauen lassen sich lieber ihre Halluces valgi operieren, als daß sie unförmig große Schuhe tragen (Abb. 66.44 und Abb. 66.45).

Tatsächlich entspringt diese Haltung nicht einfach mangelnder Einsicht oder individueller Verschrobenheit, sondern ist ein gesellschaftlich-kulturelles Phänomen, an dessen Entstehen das männliche Geschlecht vermutlich größeren Anteil hat als die Frauen selbst. Dies zeigt z. B. die Behandlung der Füße der jungen Chinesinnen (Abb. 69.46): Der Frauenfuß wird in höheren Gesellschaftsschichten (und bei Leuten, die dazu gehören möchten) umfunktioniert zum Schmuckstück, Luxusobjekt und Zeichen des Reichtums, aber auch zu einer Fessel: Mit solchen Füßen kann die Frau nicht arbeiten, aber auch nicht weglaufen.

Die westliche Schuhmode zeigt dieselben Merkmale, wenn auch in gemilderter Form. Die Klagen der Patientinnen können deshalb nicht einfach bagatellisiert werden. Der Wunsch nach einer Operation ist verständlich. Ihm unbesehen zu entsprechen wäre jedoch ebenso verkehrt, wie ihn grundsätzlich abzuschlagen. Echte Hilfe kann nur eine auf die individuellen Bedürfnisse der Patientin zugeschnittene *Indikation* bringen. Im Abschnitt über Zehenoperationen wird näher darauf eingegangen (siehe aber auch S. 889, S. 890 und S. 891).

Behandlung

Die Behandlung der schmerzhaften *Zehendeformitäten* (Hallux valgus, Hammerzehen usw.) wird in den entsprechenden Abschnitten beschrieben (siehe

Der Fuß

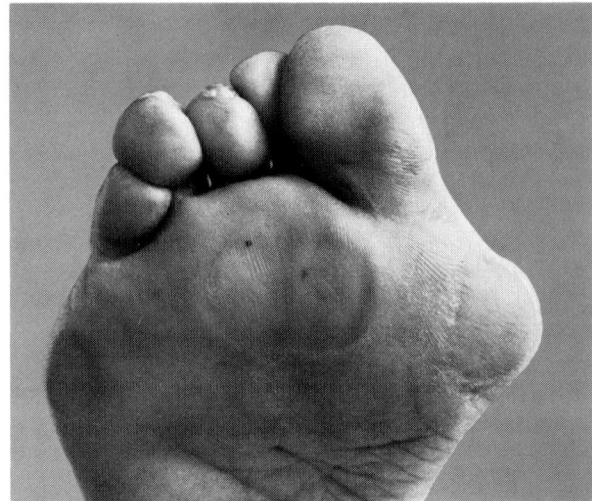

a

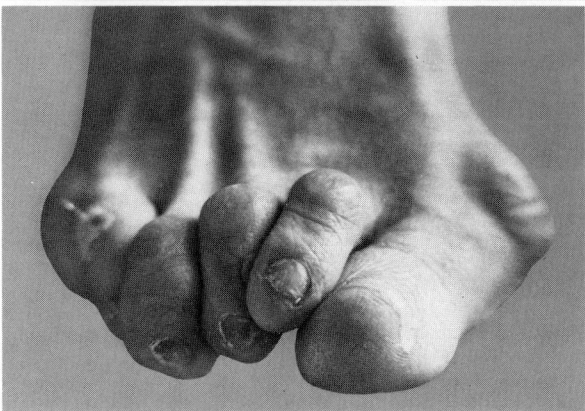

b

Abb. 69.43: Die *Ursachen* der *Spreizfußbeschwerden*.

a Schwielen unter den Köpfchen der Metatarsalia II und III, die typische, umschriebene Stelle, wo die Schmerzen bei Belastung, also beim Stehen und Gehen, und auch bei der Palpation auftreten: «Metatarsalgie».

b Vorne im Schuh haben die Zehen zu wenig Platz und werden in der Schuhspitze zusammengepreßt. Die äußeren Zehen verdrängen die inneren, welche in eine Krallenstellung geraten (Hammerzehen). Durch den Druck des Schuhes und der Nachbarzehen bilden sich Schwielen, schmerzhafte Hühneraugen.

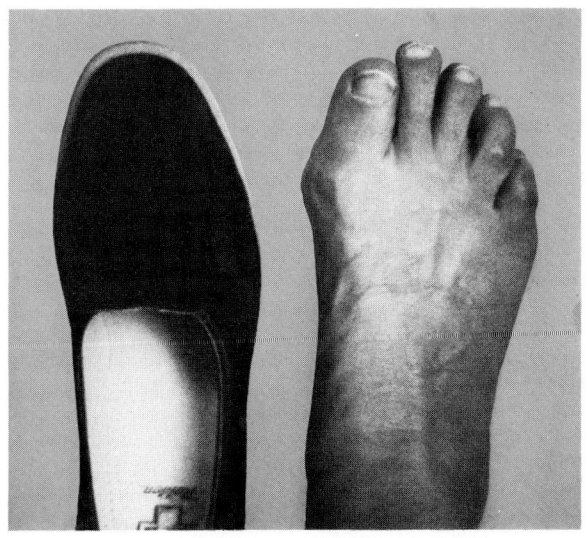

Abb. 69.44: Diesen Schuh bezeichnete die Patientin, die sich ihren Hallux valgus schon vor Jahren hat operieren lassen, als «bequem», den breitesten, den sie besitze. Sehr viele Frauen mit Spreizfüßen tragen noch wesentlich engere Schuhe und sind empört, wenn der Arzt einen Zusammenhang zwischen Schuhform, Zehendeformitäten und Beschwerden vermutet. Der Zwang der Mode ist derart, daß diese Frauen, auch wenn sie sich zu breiteren Schuhen bequemen würden, im Handel kaum solche finden.

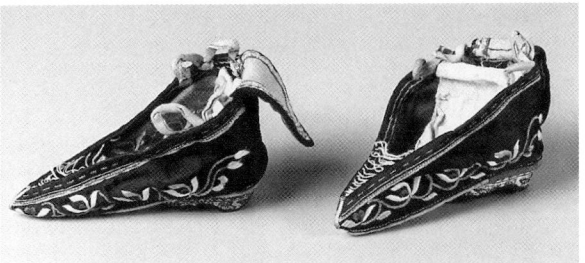

Abb. 69.46: Traditionelle Schuhe einer erwachsenen Chinesin. Diese Schuhe sind genau 13 cm lang. Von Geburt an werden die Füße straff bandagiert, damit sie klein bleiben. Mit derart verkrüppelten Füßen können die Frauen nicht weit laufen.

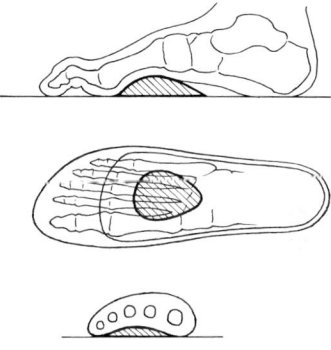

Abb. 69.47: Die *Behandlung* der *Metatarsalgie* beim Spreizfuß ist in der Regel *konservativ*. Das Prinzip ist die *Entlastung* des *schmerzhaften Fußballens* mittels retrokapitaler Pelotte.
Die schmerzhaften Metatarsalköpfchen des 2. und 3. Strahles müssen hohlliegen. Die Abstützung muß weiter *hinten* erfolgen. Im Bild ist die richtige Stelle der Pelotte in bezug auf das Fußskelett eingezeichnet.

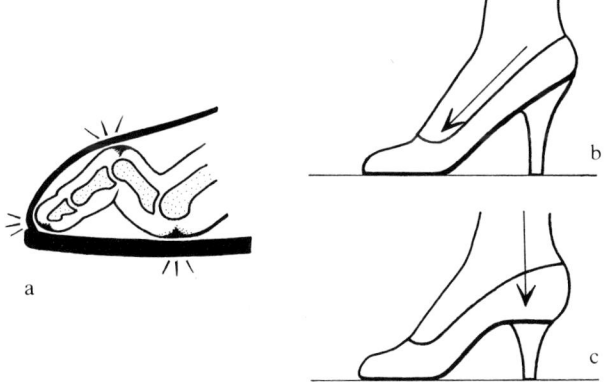

Abb. 69.45: *Zehen und Schuh.*

a Im engen und zu kurzen Schuh eingeklemmte und gestauchte Zehen verkrüppeln, sie haben keine Bewegungsmöglichkeit und kommen in eine typische verkrampfte Fehlstellung hinein: *Hammerzehen* sind eine der häufigsten Ursachen von Fußbeschwerden, vor allem bei Frauen.

b Im engen Schuh mit hohem Absatz rutscht der Fuß auf der schiefen Ebene nach vorne ab, der ganze Druck kommt vorne auf die Zehen.

c Schuhe mit hohen Absätzen müssen eine gute Fußwölbung mit einem *Plateau für die Ferse* eingebaut haben, damit das Körpergewicht auf dem Absatz ruht und nicht auf die Zehen drückt.

Der Fuß

S. 894 resp. S. 897), sie ist vorwiegend *operativ*. Die eigentlichen *Spreizfußbeschwerden* (Metatarsalgien) hingegen sollten, wenn immer möglich, *konservativ* behandelt werden.

Die *permanente Aufrichtung* einer plattgedrückten vorderen Querwölbung ist nicht mehr möglich, weder durch Muskeltraining noch mit Operationen. Das Ziel der Behandlung ist die *Entlastung* der druckschmerzhaften Partien der Fußsohle, in der Regel der Metatarsalköpfchen II und III in der Mitte des Fußballens. Die *Last* muß auf andere Partien der Fußsohle *verteilt* werden, vor allem auf die Ferse, die Längswölbung und die Gegend *knapp hinter den Metatarsalköpfchen* (Abb. 69.47).

Einlagenbehandlung: Eine solche «*retrokapitale Abstützung*», eine sog. «*Spreizfußpelotte*» ist in vielen Konfektions- und «Gesundheitsschuhen» fest eingebaut oder als isolierte Gummipelotte («Fußbett») käuflich. In den meisten serienmäßig hergestellten normalen Schuheinlagen ist eine solche Abstützung mindestens rudimentär vorhanden. Sie wird von einem normalen Fuß wohl als angenehm empfunden, genügt aber in der handelsüblichen Ausführung kaum, einen schmerzhaften Spreizfuß richtig zu entlasten. Dazu sind die Pelotten in der Regel zu niedrig und zu weich. Eine gute Abstützung muß *hoch* und darf *nicht eindrückbar* sein, damit die Belastung richtig aufgenommen und vom schmerzhaften Fußballen abgehoben wird. In nicht allzu schweren Fällen ist eine individuell angefertigte Spreizfußeinlage

die beste Lösung. Besonders muß darauf geachtet werden, daß die Pelotte nicht zu weit *vorn* sitzt und auf die Metatarsalköpfchen drückt, welche ja entlastet werden sollen, und daß der *vordere Rand* der Einlage nicht genau unter den schmerzhaften Fußballen zu liegen kommt und drückt. Ein bis zu den Zehen vorgezogener Lappen an der Einlage verhindert dies (Abb. 69.48).

Als Ergänzung ist eine *Abrollrampe* am Schuh zweckmäßig (Abb. 69.74). Bei der sog. «Schmetterlingsrolle» bleibt unter dem oder den schmerzhaften Metatarsalköpfchen eine Delle ausgespart.

Man darf nicht erwarten, daß eine Spreizfußeinlage nach der ersten Anprobe schon genau paßt. Gegebenenfalls muß sie mehrmals *abgeändert* und *besser angepaßt* werden, bis der richtige Abstützeffekt erzielt wird und die Schmerzen verschwinden. Metalleinlagen können mit dem Hammer zurecht geklopft werden, Kork- und Ledereinlagen lassen sich abschleifen und aufstocken, verschiedene starre Kunststoffe sind in erhitztem Zustand plastisch formbar. In jedem Fall muß der Orthopädiemechaniker imstande und willens sein, eine Einlage nicht nur zu verkaufen, sondern auch individuell anzupassen und bei Bedarf wieder abzuändern (Abb. 69.49).

Fußgymnastik zur Lockerung von Versteifungen im Vorfuß sowie Fußbäder ergänzen die Behandlung.

Ausgeprägte *Hammerzehen* können durch ihre Steilstellung das Metatarsaleköpfchen nach unten

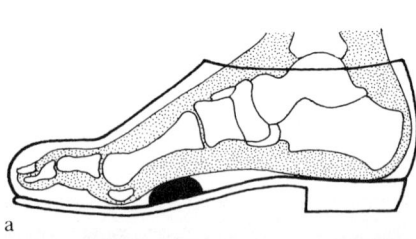

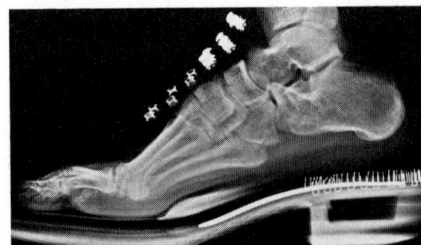

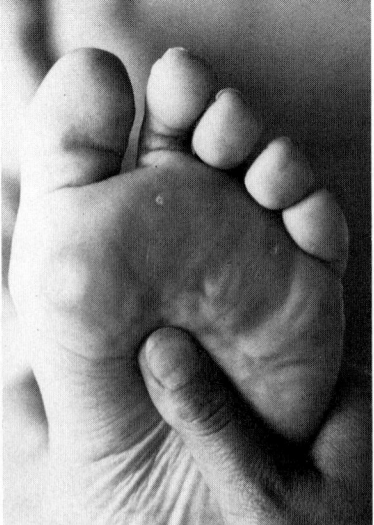

a

b

c

Abb. 69.48: *Die Wirkung der Spreizfuß-einlage.*

a Die Spreizfußpelotte im Schuh ist schwarz gezeichnet. Es muß eine «retro-kapitale Abstützung des Fußes sein, sie muß also *hinter* den Metatarsalköpfchen liegen, damit diese entlastet werden.

b Die (im Röntgenbild weiße) Pelotte an richtiger Stelle im Schuh. Ein häufiger Fehler ist eine Pelotte, die zu weit vorne liegt und auf die Metatarsalköpfchen drückt, statt sie zu entlasten.

c Hinter dem Fußballen läßt sich die Fußsohle mit dem Daumen leicht eindrücken. An dieser Stelle muß die Pelotte zu liegen kommen.

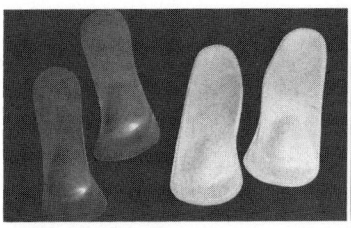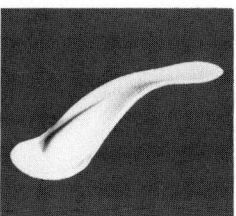

Abb. 69.49: *Spreizfußeinlagen* verschiedener Ausführung mit retrokapitaler Pelotte, gegen Metatarsalgie. In einfachen Fällen genügt eine schmale Pelotte, gelegentlich ist eine breite Abstützung quer über die ganze Einlage günstiger. In schwierigeren Fällen muß die Form der Einlage der Fußform individuell angepaßt werden, wobei die Druckstellen gezielt hohl gelegt werden sollen. Rechts eine Einlage für Schuh mit hohem Absatz.

Leder ist immer noch ein sehr gutes Material, vor allem bei stärkerer Schweißbildung.

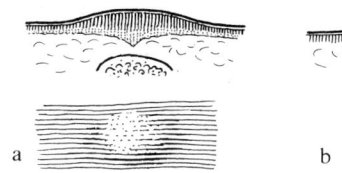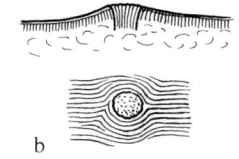

Abb. 69.50:

a *Hühnerauge* (Clavus), oben im Querschnitt, unten Aufsicht. Stark verdickte Hornschicht an der Stelle der größten Belastung, d.h. genau über dem darunter liegenden Knochen. Dort bildet sich mit der Zeit ein Dorn aus verhornter Haut, der ins Fleisch sticht und sehr schmerzhaft ist. Man kann den ganzen Clavus, d.h. die verhornte Haut mitsamt dem Dorn mit dem Skalpell herausschneiden, ohne daß es blutet. Das ist die Spezialität des Fußpflegers; aber auch dem Arzt, der es macht, ist der Patient sehr dankbar, denn er wird damit schlagartig von seinen Schmerzen befreit. Ohne gleichzeitige kausale Behandlung bilden sich die Clavi allerdings bald wieder.

b *Differentialdiagnose: Dornwarze* (Verruca plana): In der Regel *nicht* genau über dem belasteten Knochen, scharf gegen die Umgebung abgegrenzt (die Hautlinien machen einen Bogen darum herum). Die Warze selbst besteht aus weichen Papillen mit kleinen schwarzen Stippchen, und wenn man hineinschneidet, blutet es stark (siehe auch Abb. 69.63 und Abb. 69.75). Behandlung: siehe S. 904.

drücken und dadurch den plantaren Druck erhöhen (Abb. 69.62b). In solchen Fällen kann eine *Hammerzehenoperation* auch die Metatarsalgie zum Verschwinden bringen oder die Schmerzen an der Fußsohle wenigstens mildern.

In relativ wenigen Fällen genügen die beschriebenen Maßnahmen nicht, die «Metatarsalgie», d.h. die Schmerzen unter den Metatarsalköpfchen zu beseitigen. Spezialschuhe mit steifer Sohle und Korkeinlagen zur belastungsfreien Einbettung des Vorfußes oder entsprechende Maßschuhe werden notwendig.

Gewarnt werden muß vor Operationen (Osteotomien) zur Anhebung der mittleren Metatarsalköpfchen bei *gewöhnlichen* Spreizfüßen. Sie sind heikel in der Dosierung, nicht ungefährlich und sollten erst in Betracht gezogen werden, wenn alle anderen Möglichkeiten mit Geduld ausgeschöpft wurden. Indiziert sind sie in der Regel nicht bei beweglichen, sondern nur bei *kontrakten* Spreizfüßen. Dort sind sie auch beschrieben (siehe S. 891).

Mit diesen konservativen Mitteln ist es möglich, die große Mehrzahl der eigentlichen Spreizfußbeschwerden am Fußballen zum Verschwinden zu bringen. Zurück bleiben die durch den Spreizfuß verursachten *Zehenbeschwerden* (siehe S. 892ff.), welche mit einer Einlage kaum vollständig zu beheben sind, die seltenen Ausnahmefälle, bei denen Operationen an den Metatarsalknochen angezeigt sind (siehe Kontrakter Spreizfuß, S. 891), sowie einige besondere Probleme, welche den gewöhnlichen Spreizfuß gelegentlich komplizieren. Sie werden im folgenden besprochen:

Clavi (Hühneraugen)

sind eine überaus häufige Erscheinung beim Spreizfuß. Die Haut der Fußsohle und der Zehen hat eine eigentümliche Art, auf lokalisierten chronischen Druck zu reagieren: Die *Hornhautschicht verdickt sich* und bildet mit der Zeit eine harte Schwiele. An der Stelle des größten Druckes, d.h. wo dicht unter der Haut ein Knochenvorsprung liegt, wächst die Hornschicht, das Stratum corneum, auch ins Subkutangewebe hinein. Mit der Zeit bildet sie einen nach innen gerichteten, oft mehrere Millimeter tiefen *harten Dorn* aus, welcher bei Druck richtig «ins Fleisch sticht» und überaus starke Schmerzen verursachen kann. Solche «Clavi» oder «Hühneraugen» entstehen überall, wo ein Knochen unter der Haut gegen den Schuh drückt (Abb. 69.62 und Abb. 69.63).

Fußsohlenwarzen (Verruca plana) werden gelegentlich mit Hühneraugen verwechselt. Die *Differentialdiagnose* ist aber fast immer möglich (Abb. 69.50 und S. 904, Abb. 69.75). Unzweckmäßig ist das Herausschneiden, Ausbrennen, Verätzen usw. von «Hühneraugen», etwa weil die Diagnose nicht klar ist. Im Zweifelsfall kann der Dermatologe helfen.

Beim Spreizfuß sind es etwa ein Dutzend Stellen, wo solche Clavi mit Vorliebe sitzen:

1. Fußsohle unter dem Metatarsalköpfchen II und/oder III.
2. Medial am Metatarsalköpfchen I (sog. «Exostose» am Hallux valgus, siehe S. 892).
3. Lateral am Metatarsalköpfchen V (sog. «Exostose beim «Digitus V varus», dem Gegenstück des Hallux valgus, siehe S. 897).
4. Dorsal auf den Köpfchen der Grundphalangen der Zehen II–V bei Hammerzehen (siehe S. 896 f.) (Abb. 69.51).
5. An der Spitze der Zehen II–V bei Hammer- oder Krallenzehen.
6. Zwischen zwei Kleinzehen, wenn Knochenvorsprünge gegeneinander drücken (Interdigitalclavus, siehe S. 896).

Behandlung: Die Schwielen können mit dem Skalpell schichtweise weggeschnitten werden. Der ebenfalls dem Stratum corneum zugehörige Dorn wird dann gut sichtbar als gelblicher, weißer, glasiger Pfropf in der gut durchbluteten, roten Fußsohlenhaut. Bei sorgfältigem Vorgehen kann man ihn *herausschneiden,* ohne daß es blutet, bis überall das rosarote Stratum germinativum durchschimmert. Sofort lassen die Schmerzen nach. Diese Behandlung wird – mehr oder weniger gründlich – auch von der Pedicure durchgeführt; sie ist rein symptomatisch. Wenn der Schuhdruck nicht beseitigt wird, bilden sich die Dorne in kurzer Zeit nach und die Beschwerden beginnen von neuem.

Zu der symptomatischen muß also eine *kausale* Behandlung kommen. Sie besteht entweder in der *Entlastung* der Druckstelle (entlastende Einlage, besser angepaßtes, genügend weites Schuhwerk, welches nicht drückt, evtl. umschriebene Ausweitung des Oberleders durch den Schuhmacher, ringförmige Filz- oder Gummipolster, kleine weiche Kissen hinter den Hammerzehen über den Grundgelenken usw.), oder in der *operativen Entfernung* (Resektion) der unter der Druckstelle liegenden Knochenvorsprünge. An den *Zehen* ist dieses Vorgehen einfach und zweckmäßig. Die *Metatarsalköpfchen* sollten jedoch bei gewöhnlichen Spreizfüßen *nicht reseziert* werden, weil sie einen wichtigen und unentbehrlichen Stützpunkt des Fußes bilden. Ihr Verlust kann schwere Insuffizienzerscheinungen, Funktionsstörungen und Beschwerden zur Folge haben (Ausnahmen siehe beim kontrakten Spreizfuß, S. 891).

Die Mortonsche Interdigitalneuralgie

Gelegentlich klagen Spreizfußpatienten über eigenartige, stechende, bohrende, oft plötzlich einschießende heftige *Schmerzen* in der Fußballe, welche manchmal in die kleinen Zehen ausstrahlen. Die Schmerzen können auch nachts im Bett auftreten.

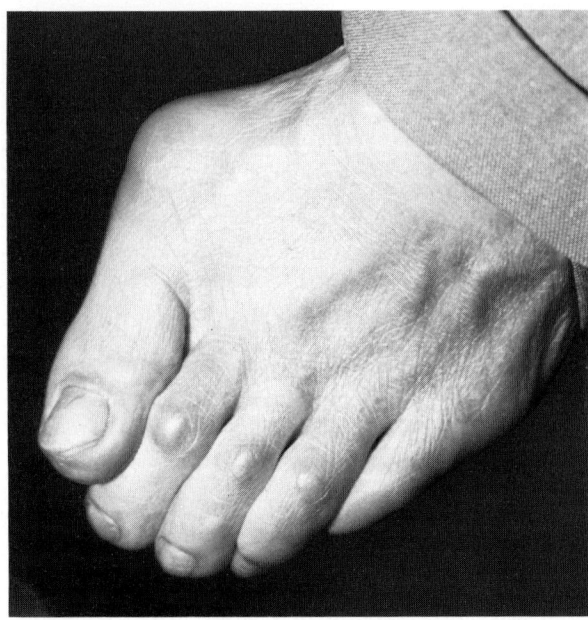

Abb. 69.51: *Hühneraugen* (Clavi) entstehen überall dort, wo der Schuh drückt, bei diesem Spreizfuß an typischer Stelle, auf den Köpfchen der Kleinzehengrundphalangen. Diese Zehen werden zu Hammerzehen (vgl. Abb. 69.45).

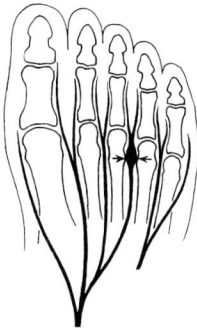

Abb. 69.52: *Mortonsches Neurom* des dritten Interdigitalnerven, die häufigste Lokalisation. Der sensible Nerv wird zwischen zwei Metatarsalköpfchen gequetscht und bildet hier eine narbige Verdickung, die bei der Operation gut zu erkennen ist. Durch queres Zusammendrücken des Fußes können die stechenden Schmerzen oft ausgelöst werden, gelegentlich findet man einen kleinen Sensibilitätsausfall an den benachbarten Zehen.

Wenn die Spreizfußeinlage nicht hilft, erreicht man durch die Exzision des Nerven mit dem Neurom in der Regel Schmerzfreiheit.

Diese Symptome sind für gewöhnliche Spreizfußbeschwerden nicht typisch, wohl aber für eine Inter-
digitalneuralgie.

Bei der Untersuchung findet man eine Druckdolenz in der Grube zwischen den Metatarsalköpfchen III und IV, seltener in einem benachbarten In-
terspatium, manchmal einen Druckschmerz bei seitlicher Kompression des Vorfußes oder eine leichte
Sensibilitätsstörung an den schmerzhaften Zehen
(Abb. 69.52).

Eine gute Spreizfußeinlage kann die Schmerzen
meistens lindern. Bringt sie keinen Erfolg, so sollte
man mit der *Operation* nicht lange zuwarten.

War die Diagnose richtig, so findet man bei der
Exploration des Interdigitalraumes zwischen den
Metatarsalköpfchen eine kolbenförmige *Verdickung*
des *Interdigitalnerven,* knapp vor seiner Aufgabe-
lung. Das veränderte Nervenstück wird reseziert. Die
histologische Untersuchung zeigt eine narbige Verdickung des Nerven, ein Neurom. Die Schmerzen
verschwinden in der Regel sofort.

Die *Ursache* der Neurombildung ist nicht bekannt. Es lohnt sich aber, das Krankheitsbild zu kennen und nach ihm zu suchen, weil die Behandlung
einfach und dankbar ist.

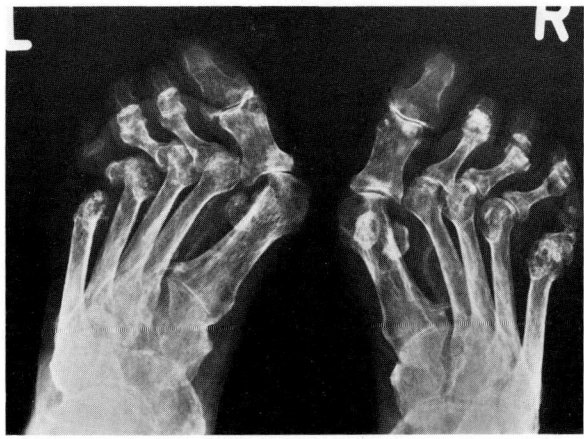

Abb. 69.53: *Kontrakter Spreizfuß* als Folge einer cP. Die Zehen
sind deformiert und steif, daneben macht das Auftreten starke
Schmerzen an den Fußballen unter den mittleren Metatarsalköpfchen. In solchen schweren Fällen kann die Osteotomie der betroffenen Metatarsalia oder ausnahmsweise eine Resektion aller
Metatarsalköpfchen (Lelièvre, Clayton) angezeigt sein.

Der kontrakte Spreizfuß

Ein gewöhnlicher Spreizfuß ist beweglich. Am hängenden Fuß läßt sich die Querwölbung passiv leicht
wieder formen. Es gibt aber auch vollständig *versteifte* Spreizfüße, bei welchen die Beweglichkeit der
Metatarsalia gegeneinander aufgehoben ist. (Normalerweise sind besonders die lateralen Metatarsalknochen ziemlich beweglich.)

Meistens findet man an solchen Füßen mehr oder
weniger schwere *Gelenkveränderungen* im Mittelfuß
und an den Zehengrundgelenken. Das bekannteste
Beispiel ist der Spreizfuß bei der chronisch *progredienten Polyarthritis* (Avantpied plat triangulaire).
Aber auch posttraumatische und statische Arthrosen der kleinen Gelenke können solche kontrakten
Spreizfüße machen. Häufig sind die Zehen im
Grundgelenk nach *dorsal luxiert,* sie sitzen in Ham-
merstellung dem Vorfuß oben auf und drücken die
mittleren Metatarsalköpfchen zusätzlich nach unten. Fast immer besteht auch ein schwerer Hallux
valgus (Abb. 69.53 und Abb. 69.62b).

Behandlung: Einlagen genügen in diesen Fällen
kaum mehr, weichgepolsterte Maßschuhe sind kein
Luxus. Die *operative* Sanierung der Zehen ist
manchmal imstande, den Zustand zu bessern, aber
nicht immer. Verschiedene Operationen zur Spreiz-
fußsanierung wurden angegeben. Weichteiloperationen (Bandplastiken usw.) nützen nichts, Osteotomien an den mittleren Mittelfußknochen (II, III und
IV), um die schmerzhaften Metatarsalköpfchen anzuheben schon eher. Das *Gleichgewicht* zwischen

den fünf Metatarsalköpfchen ist allerdings sehr heikel, und grobe Verschiebungen haben sog. «Transfer-
beschwerden» zur Folge: Wenn die zwei oder drei
mittleren Metatarsaleköpfchen stark angehoben
werden, können sehr schmerzhafte Überlastungser-
scheinungen unter den randständigen Köpfchen I
und V auftreten, welche kaum mehr zu beheben
sind. Vorsicht mit diesen Operationen ist am Platz.
Die Metatarsalköpfchenreihe muß harmonisch verlaufen und darf nicht brüsk unterbrochen werden.

Im Gebrauch sind die *subkapitale* Osteotomie, bei
welcher die Köpfchen spontan ihren richtigen Platz
einnehmen sollen (Helal) und die *Basisosteotomie,*
bei welcher die Verschiebung dosierbar ist. In schweren Fällen, wenn die Patienten kaum mehr gehen
können, bei Invaliden und Polyarthritikern, ist *ausnahmsweise* die *Resektion der Metatarsalköpfchen*
erlaubt (Alignement nach Le Lièvre, Clayton). Dabei
werden alle Metatarsalköpfchen auf gleicher Höhe
reseziert. Die Schmerzen gehen zurück und die Gehfähigkeit wird besser.

Statische Zehendeformitäten

Die überaus häufigen statischen Zehendeformitäten
entstehen in erster Linie beim *Spreizfuß* und wurden
dort bereits erwähnt (siehe S. 885).

Wesentliche, aber nicht ausschließliche pathogenetische Bedeutung haben die *vorne zu engen
Schuhe,* welche den Zehen keinen Spielraum lassen.

Der Fuß

Diese verlieren dadurch ihren ursprünglich großen aktiven Bewegungsumfang und versteifen langsam in einer Zwangsstellung. Der Vergleich mit Füßen von Kindern und Menschen, welche normalerweise barfuß gehen, macht erst richtig klar, wie weit Füße in engen Schuhen verkrüppeln und sich vom Naturzustand entfernen können (Abb. 69.54, 69.55 und Abb. 69.56).

Die typischen Deformitäten sind im folgenden beschrieben:

- Hallux valgus
- Hammerzehen (Zehen II–V)
- Digitus quintus varus.

Meistens kommen sie zusammen vor bei Spreizfüßen, und häufig verschlimmern sie sich gegenseitig.

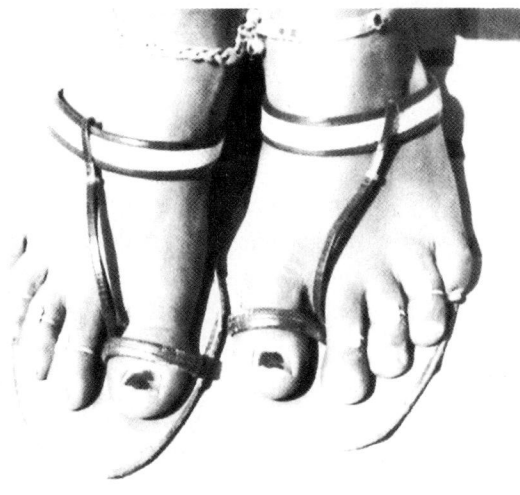

Abb. 69.54: In manchen wärmeren Ländern tragen die Frauen *Sandalen* statt *Schuhe* oder gehen barfuß. Hallux-valgus-Probleme kennen sie nicht. Sie haben, wie diese *Inderin,* gerade Großzehen. Auch die Kleinzehen lassen sich sehen, besonders wenn sie mit Zehenringen geschmückt sind, wie hier. Die Knöchel ziert eine kleine Kette.

Das Gegenstück waren die kleinen schmalen Füße der Frauen im alten China, welches zeigt, wie weit Füße durch Schuhe deformiert werden können (Abb. 69.46).

Nicht nur die Form der Schuhe, sondern auch *die Form der Füße* ist weitgehend von der *Mode* abhängig.

Hallux valgus

Pathogenese

Von Natur aus ist der Normalfuß im Zehenbereich am breitesten und die Großzehe bildet die gerade Fortsetzung des Metatarsale I. In dieser Form paßt der Fuß in keinen geschlossenen Konfektionsschuh hinein. Eine gewisse Abweichung der Großzehe nach lateral (gegen die Fußachse hin) ist deshalb als *Begleiterscheinung der Zivilisation* praktisch immer vorhanden.

Solange die Zehe aktiv gerade gerichtet (adduziert) werden kann, wird wohl kein Hallux valgus daraus entstehen. Die meisten Erwachsenen, vor allem Frauen, können diese Bewegung jedoch nicht mehr willkürlich ausführen, sie ist im Verlaufe der Zeit verloren gegangen.

Dem Druck der Schuhspitze, welche die Großzehe in Valgusstellung drängt, steht keine aktive Kraft mehr entgegen. Ist die Deformität erst permanent geworden, so zieht die lange Strecksehne die Großzehe noch mehr in Valgusstellung (Abb. 69.55 und Abb. 69.58).

Der Hallux valgus ist in der Damenwelt *weit verbreitet,* doch macht er in den meisten Fällen wenig Beschwerden. Wenn Schmerzen auftreten, so beginnen sie in der Regel an der Stelle, wo das Metatarsalköpfchen I nach medial vorspringt («Exostose», «Pseudoexostose», «bunion»). Hier ist jetzt der Fuß am breitesten, entsprechend drückt der Schuh am stärksten. Leicht kommt es zu mechanischen Reizerscheinungen an der Haut und am darunterliegenden Schleimbeutel, zu Entzündungen, Schwellungen, abakteriellen und sogar eitrigen Bursitiden. Der Schuhdruck unterhält sie, so daß daraus ein chronisch rezidivierender, schmerzhafter Zustand wird.

Aber auch das Großzehengrundgelenk wird wegen der Schiefstellung oft schmerzhaft, seine Beweglichkeit nimmt ab, es wird inkongruent und mit der Zeit arthrotisch. Die Deformität nimmt progredient zu und kann im Endstadium einen Valguswinkel bis zu 90° erreichen (Abb. 69.43 und Abb. 69.56).

Behandlung

Sicher hat das Tragen von Schuhen, welche den Zehen genügend Spielraum für aktive Bewegungen lassen, eine große prophylaktische Bedeutung. Aktives Abspreizen der Großzehe vom Fuß als regelmäßige Übung schützt weitgehend vor der fixierten Deformität.

Bei *Beschwerden* helfen eine Zeitlang lokale antiphlogistische Applikationen, ringförmige Polster, bei akuten abakteriellen Entzündungen evtl. auch einmal lokale Infiltrationen von Hydrokortison. Solche Entzündungen sind sehr häufig, heilen aber fast immer rasch unter richtiger Behandlung, d.h. vor allem, wenn der Schuh nicht mehr drückt. Mit Einlagen allein verschwinden die Schmerzen kaum.

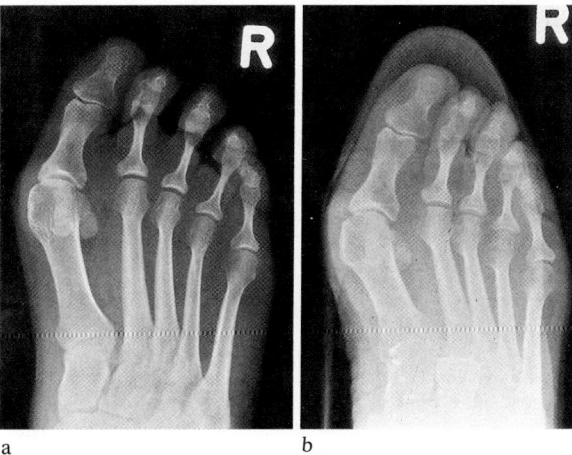

a　　　　　　　b

Abb. 69.55: *Fuß im Schuh.*

a Leichter Spreizfuß. Die 50jährige Frau hatte zeitweise Beschwerden.

b Der *gleiche* Fuß im Schuh. Die Verschmälerung durch den seitlichen Druck auf die Metatarsalköpfchen I und V ist deutlich, ebenso die stärkere Konvergenz der Zehen und die Akzentuierung des Hallux valgus.

Die Schmerzen beim Hallux valgus gehen fast immer von der seitlichen Druckstelle am ersten Metatarsalköpfchen aus. Oft bildet sich dort eine Bursa, die sich durch das ständige Reiben infizieren kann.

Durch die Fehlstellung der Großzehe kommen die kleinen Zehen in Raumnot, werden ihrerseits deformiert und geraten oft über oder unter die Großzehe, was alles ebenfalls schmerzhaft ist.

Enge Schuhe spielen eine wesentliche Rolle bei der Deformierung des Spreizfußes. Die Schmerzen entstehen fast immer durch den Druck des Schuhes. Schmale, spitze Schuhe sind aber eines der wichtigsten Attribute der Damenmode, und nur wenige Frauen möchten darauf verzichten. Wenn sie wenigstens zu *Hause* Pantoffeln, und bei der *Arbeit* breite Schuhe tragen, ist ihnen schon viel geholfen.

Weitgehende Beschwerdefreiheit erzielt man natürlich mit geeignetem Schuhwerk (vorne besonders weite Schuhe, seitliches Ausweiten des Oberleders, offene Schuhe wie Sandalen usw., Maßschuhe), doch sind solche Schuhe auf dem Markt nicht leicht zu finden und werden auch selten gewünscht. Immerhin lassen sich oft gute individuelle Lösungen finden, z. B. mit verschiedenem Schuhwerk für verschiedene Aktivitäten, für im Haus, im Garten, in der Stadt, für gesellschaftliche Anlässe, Freizeit und Sport.

Allerdings geht es häufig darum, den Patienten wieder zu ermöglichen, «normale», d. h. modische Konfektionsschuhe zu tragen. Dies kann nur mit einer *Operation* erreicht werden. Da die Hallux-valgus-Operationen nicht immer befriedigend ausfallen, eine erhebliche Komplikationsrate und nicht so selten schlechte Spätresultate haben, ist Zurückhaltung geboten, vor allem bei jungen Patientinnen.

a

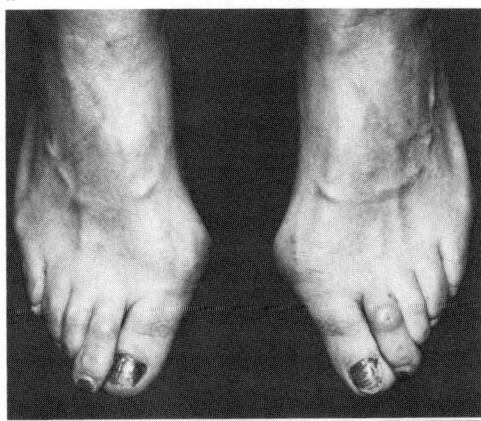

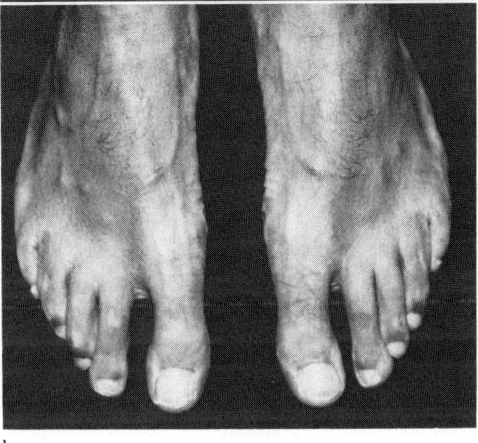

b

Abb. 69.56: *Die Stellung der Großzehe.*

a Typischer Hallux valgus mit Spreizfüßen bei einer 48jährigen Dame, welche sich, wie die meisten Frauen, den Schuhmodeströmungen nicht entziehen konnte und wollte. Die Deformität hat seit der Jugend ständig etwas zugenommen. Zuerst war sie reversibel, jetzt ist sie fixiert. Schmerzhaft ist der mediale Vorsprung des Metatarsalköpfchens der Großzehe, wo oft eine entzündete Bursa zu finden ist («bunion»), seltener auch das Großzehengrundgelenk.

b Die Füße eines 40jährigen Mannes. Solche völlig gerade Großzehen, wie sie der barfuß gehende Mensch natürlicherweise hat, sieht man in unseren Breiten noch bei Kindern und bei Erwachsenen mit schmalen Füßen. Die meisten Frauen haben eine mehr oder weniger stark ausgeprägte Valgusstellung der Großzehe, zuerst nur im Schuh, später fixiert.

Der Zusammenhang mit der Spreizfußdeformität, d. h. mit dem fächerförmigen Auseinanderweichen der Metatarsalstrahlen, wird deutlich im Vergleich zwischen a) und b).

Der Fuß

Die *Indikation zur Operation*

Sie sollte nur wegen Beschwerden, nicht aus rein kosmetischen Gründen gestellt werden. Um echte Hilfe zu bringen, muß sie auf die individuellen Bedürfnisse der Patientin zugeschnitten sein. Dazu müssen zuerst ihre *Vorstellungen* und *Wünsche,* aber auch ihre Füße, genau *analysiert* werden:

Stehen die Schmerzen im Vordergrund oder aber die Probleme mit der Ästhetik, mit der Schuhmode, mit der Umgebung (Gesellschaft, Geschäft, Ehemann usw.) oder die Leistungsfähigkeit (Wandern, Sport, Tanz usw.)?

Dies abzuklären erfordert ziemlich viel *Zeit,* ermöglicht aber erst einen sinn- und hilfreichen Entscheid, ob eine und gegebenenfalls welche Operation Aussicht auf einen für die Patientin befriedigenden Erfolg hat.

Zu berücksichtigen sind dabei auch die individuelle Form des Fußes, die Längenverhältnisse der einzelnen Strahlen (siehe Abb. 69.57).

Zehenoperationen sind differenzierte Eingriffe, die nicht am Schluß eines Operationsprogrammes einem unerfahrenen Assistenten überlassen werden können. In der orthopädischen Sprechstunde sehen wir zu viele unzufriedene und gehbehinderte Patienten mit schlecht operierten, z.T. verkrüppelten Füßen.

Die Hallux-valgus-Operation ist eine der häufigsten orthopädischen Operationen überhaupt. Schon die Vielzahl der Operationsmethoden zeigt, daß es kein absolut zuverlässiges Verfahren gibt.

– Am einfachsten wäre es, die vorspringende «Exostose» zu resezieren. In leichten Fällen, bei jungen Patienten mit beweglichen Gelenken, mag dieser kleine Eingriff zweckmäßig sein, doch wird das Großzehengrundgelenk dabei tangiert, und es kann zu seiner schmerzhaften Versteifung kommen. Auch wird die Valgusstellung nicht korrigiert, und Rezidive sind daher nicht selten. Deshalb wird diese Operation meist mit Sehnentransplantationen zur Stellungskorrektur kombiniert (de Vries, Mc Bride). Allerdings kommt es vor, daß dann das Gelenk luxiert, vor allem dann, wenn auch das laterale Sesambein entfernt wurde. Der daraus entstehende *Hallux varus,* eine stark abstehende Großzehe, ist eine sehr unangenehme Komplikation.
– Operationen, bei welchen das Metatarsalköpfchen teilweise oder ganz reseziert wird, berauben den Fuß eines seiner wichtigsten Stützpunkte und sind deshalb ungünstig.
– Gut bewährt hat sich bei älteren Patienten (etwa jenseits des 30.–40. Altersjahres) die *Operation nach Brandes* (in Amerika nach Keller benannt): Neben der sog. «Exostose» wird die Basis der Grundphalanx (je nach Fall ein Drittel bis die Hälfte der Gesamtlänge der Grundphalanx) rese-

ziert. Die Zehe kann dadurch gerade gerichtet werden. An der Stelle der resezierten Knochen bildet sich eine zuerst schlaffe, später mehr oder weniger stabile, aber doch einigermaßen bewegliche und schmerzfreie Pseudarthrose aus. Der Fuß ist wegen der verminderten Kraft der Plantarflexion der Großzehe etwas geschwächt, im übrigen aber funktionstüchtig. Vor allem paßt er wieder in «normale» Konfektionsschuhe hinein (Abb. 69.58).

Bei der Operation spielt das Ausmaß der Resektion eine Rolle: Die Zehe sollte nachher weder als schlaffes Anhängsel am Fuß schlottern, noch in einer neuen Fehlstellung versteifen. Um letzteres zu vermeiden, wird ein Interponat gebildet, indem die Kapsel über dem Metatarsaleköpfchen gerafft und vernäht wird. Zweckmäßig ist es dabei, die Sesambeinchen aus ihrer lateralen Fehlstellung herauszulösen (Lelièvre). Zusätzlich ist es in der Mehrzahl der Fälle angebracht, die lange Strecksehne etwas zu verlängern. Wesentlich für den Erfolg ist die sorgfältige Nachbehandlung: Postoperative Fixierung in guter Stellung, später Zehengymnastik und zweckmäßiges Schuhwerk.

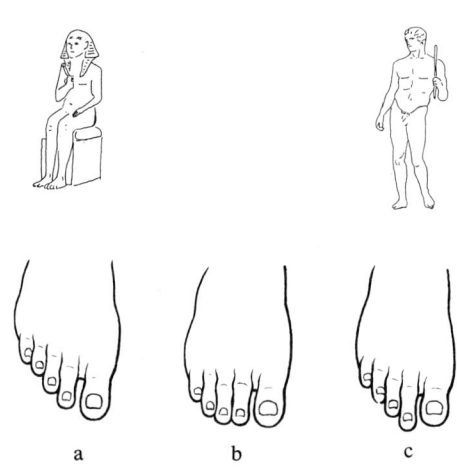

Abb. 69.57: *Zehen gestern und heute.*

Im *alten Ägypten* scheint eine *lange Großzehe* als *Schönheitsideal* gegolten zu haben (a), während bei den *altgriechischen* Plastiken meist *die zweite Zehe* die längste ist (c). In unseren Breiten sind häufig erste und zweite Zehe *gleich lang* (b).

Diese Unterschiede spielen nicht nur in der Kunstgeschichte, der Ästhetik und der Mode eine erhebliche Rolle, sondern auch bei der *Operationsindikation:* Eine kurze Großzehe sollte wenn möglich nicht noch weiter verkürzt werden. Bei einer überlangen Großzehe wirkt sich eine Verkürzung hingegen eher günstig aus. Dies ist bei der Wahl der Operationsmethode zu berücksichtigen.

Die fünf Zehen sollen nicht nur einzeln, sondern müssen auch als eine harmonische *Reihe betrachtet* werden. Das Längenverhältnis der Metatarsalia ist ebenfalls zu beachten.

Der Fuß

In allen Fällen mit stärkerer Deformität, und vor allem wenn das Grundgelenk bereits geschädigt ist (Versteifung, Arthrose), sowie bei älteren Patientinnen, ist diese Operation das Verfahren der *Wahl* (Abb. 69.59 und Abb. 69.60).

Ihre Nachteile sind die Verkürzung und Schwächung der Zehe sowie eine gewisse Unsicherheit hinsichtlich des Langzeitresultates.

– Bei jüngeren Patientinnen (etwa 20–30 Jahre) mit nicht allzu schlimmer Deformität und unbeschädigtem Gelenk sollte mit einer Operation die *Wiederherstellung* normaler *Fußverhältnisse* angestrebt werden. Die *retrokapitale Verschiebeosteotomie* des Metatarsale I nach *Hohmann* oder in einer anderen Modifikation hat sich dafür gut bewährt. Sie ist technisch heikler und erfordert eine wesentlich längere Heildauer (6–10 Wochen). Bei richtiger Indikation und Technik sind jedoch klinisch und kosmetisch gute Dauerresultate zu erreichen (Abb. 69.61).

– Gelegentlich, besonders auch nach mißglückten anderen Eingriffen, kann mit einer *Arthrodese* des Großzehengrundgelenkes ein kosmetisch und funktionell befriedigendes Resultat erreicht werden. Wichtig ist die *richtige Stellung* der Zehe. Sie muß zum Schuh passen.

– Manche Operateure haben ihre *eigene* Operationstechnik und berichten über gute Erfolge damit. Nicht immer haben andere Chirurgen, die diese Techniken übernehmen oder modifizieren, ebenso gute Resultate.

Fuß- und Zehenoperationen sind keine Bagatellen: Komplikationen wie Zehendeformitäten, Versteifungen, Schmerzen und Gehbehinderung sind zu häufig. Nur längere Erfahrung, sorgfältige Indikation und Technik ergeben gute Resultate. Um die notwendige Erfahrung zu sammeln und zu vermitteln ist als Subspezialität die *Podologie* entstanden.

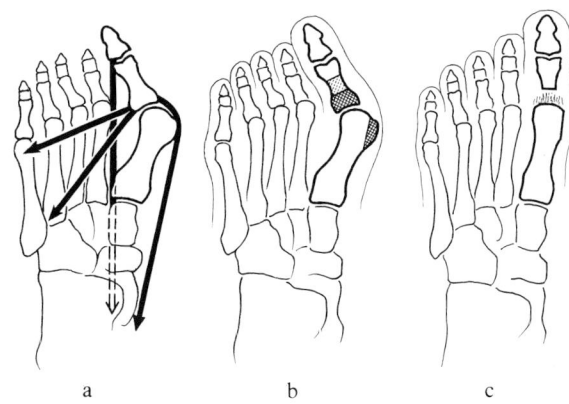

a   b   c

Abb. 69.58:

a *Die Dynamik des Hallux valgus.* Zwei starken, kurzen Adduktoren steht nur der Abductor hallucis als Antagonist gegenüber. Nur wenige Erwachsene können jedoch die Großzehe noch aktiv abspreizen.
Ist die Valgusstellung einmal entstanden, so wird der Zug der langen Großzehenstrecksehne ebenfalls zu einer deformierenden Kraft.
Bei geringer Fehlstellung und intaktem Großzehengrundgelenk kann es gelingen, durch Sehnentranspositionen die Stellung zu korrigieren. Allerdings sind die Resultate nicht immer genau voraussehbar.

b Trotz immer wieder neuen Versuchen ist die *Resektionsoperation* nach *Brandes* bzw. *Keller* eine der besten Operationen geblieben: Je nach Deformität wird ein größeres oder kleineres Stück aus der Grundgelenkbasis reseziert (²/₃, wie Brandes vorschlug, sind in der Regel zu viel), zudem die störende «*Pseudoexostose*» medial am Metatarsalköpfchen. Dieses selbst soll als Fußstützpunkt erhalten bleiben. Häufig ist es nötig, die lange Großzehenstrecksehne zusätzlich zu verlängern.

c Durch die Resektion verschwindet die schmerzhafte seitliche Druckstelle, die Großzehe wird kürzer und läßt sich leichter gerade richten. An der Stelle des Gelenkes entsteht eine mehr oder weniger straffe Narbe, eine Pseudarthrose, die ein schmerzfreies Abrollen beim Gehen ermöglicht.

Abb. 69.59: Die *Hallux-valgus-Operation* nach *Brandes* bzw. *Keller*.

a Hallux valgus mit Spreizfuß bei einer 47jährigen Frau. Das Grundgelenk ist infolge der starken Abknickung der Großzehe bereits subluxiert und weist die ersten Zeichen einer Arthrose auf. Wegen der Schmerzen wurde dann die Zehe operiert.

b Zustand nach Resektion der Basis der *Großzehengrundphalanx* und der medial vorspringenden «*Exostose*». Der Fuß ist schmäler, die Großzehe gerade und kürzer. Auch an der besonders langen zweiten Zehe war eine Resektion, und zwar des *Köpfchens* der Grundphalanx (nach *Hohmann*) gemacht worden.

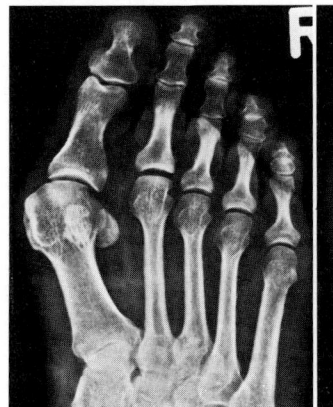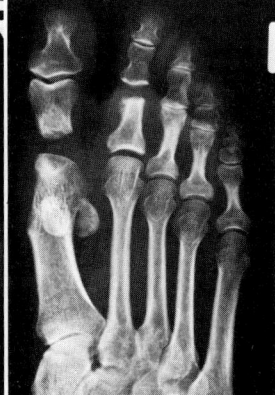

a   b

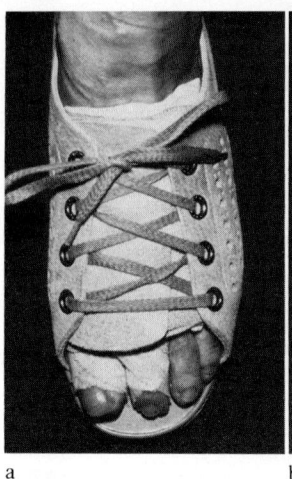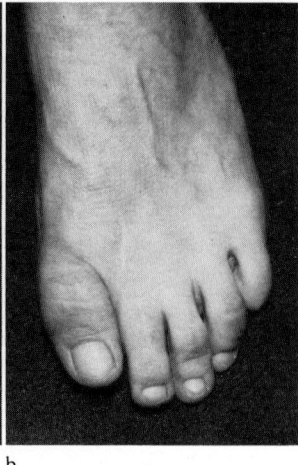

a   b

Abb. 69.60:

a *Nachbehandlung* nach Brandesscher Operation: Verband der Großzehe in Korrekturstellung. In dieser Zeit tragen die Patienten zweckmäßigerweise vorne offene Schnürschuhe.

b Fuß einer 48jährigen Frau, einige Jahre nach *Brandesscher* Operation: Der schmerzhafte Vorsprung ist verschwunden, die Großzehe steht gerade, ist allerdings etwas verkürzt. Dafür ist die Patientin beschwerdefrei gehfähig und kann wieder marktgängige Schuhe tragen. An der zweiten Zehe war die Hammerzehenstellung operiert worden.

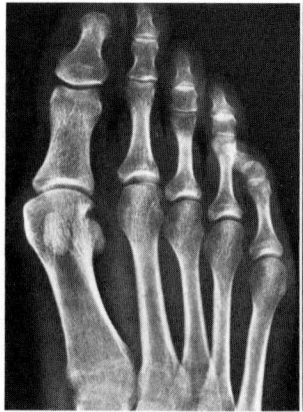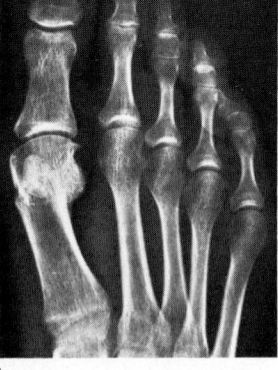

a   b

Abb. 69.61: *Gelenkerhaltende Hallux-valgus-Operation.*

a In Fällen wie bei dieser 22jährigen Frau mit mäßiger Fehlstellung und intaktem Großzehengrundgelenk ist eine Korrektur unter Erhaltung des Gelenkes möglich mittels einer Osteotomie des ersten Metatarsale (nach *Hohmann*).

b Zustand 1 Jahr später: Das Metatarsalköpfchen ist etwas nach lateral verschoben, die Osteotomie knöchern fest, auch ist der Fuß etwas schmaler geworden.

Hammerzehen

Ursachen

Hallux valgus und Hammerzehen kommen als *die typischen statischen Zehendeformitäten* meistens zusammen vor. Sie sind Folgen der gleichen Fußinsuffizienz. Im zu engen Schuh stoßen die Zehen vorne an und werden verkrümmt. Infolge der Bewegungsarmut verkümmern die kleinen Fußmuskeln, welche die Zehen strecken sollten. In diesem Stadium wird die Verkrümmung noch verschlimmert durch den Zug der langen Zehenbeuger und -Strecker, welche sich immer mehr verkürzen.

Gelegentlich sieht man

– angeborene Zehendeformitäten; häufiger entstehen Hammerzehen:
– bei *neurologischen* Störungen, vor allem beim Hohlfuß (siehe S. 876) und bei spastischen Lähmungen,
– als Folge von *Fuß- und Beinverletzungen,* besonders nach längerer Immobilisation, auch wenn die Zehen selbst nicht unmittelbar betroffen waren, und
– bei entzündlichen Erkrankungen des Fußes, wie bei der *chronischen Polyarthritis.*

Entstehungsmechanismus und *Aspekt* sind in allen Fällen ähnlich, auch die *Therapie* ist gleich.

Morphologie

Die *Hammerzehenstellung* ist charakteristisch: Dorsalextension im Grundgelenk und starke Flexion im proximalen Interphalangealgelenk. Das Endgelenk kann flektiert, extendiert oder gerade stehen. Die Deformität nimmt in der Regel langsam aber stetig zu. Die Zehen werden kürzer, beanspruchen aber mehr Platz in der *Höhe.* Das Köpfchen der Grundphalanx steht am Oberleder an und hier entsteht der erste schmerzhafte Clavus, häufig an einer der mittleren Zehen, doch folgen die übrigen Zehen in der Regel nach (Abb. 69.62).

Bei manchen Hammerzehen sitzen die schmerzhaften Clavi an der *Zehenspitze,* vor allem bei stärkerer Flexionsstellung im Endgelenk, wodurch die Zehenspitze gegen die Schuhsohle gedrückt wird (Krallenzehe). Gelegentlich findet man einen Clavus *seitlich* an einer Zehe, gegen welchen ein Knochenvorsprung der benachbarten Zehe drückt: *Interdigitalclavus.* Da er zwischen den Zehen im feuchten Milieu liegt, ist er weich (soft corn), im Gegensatz zu den harten Hühneraugen (hard corn) an den Akren.

Bei fortgeschrittenen und schweren Fällen schieben sich benachbarte Zehen über- und untereinander, vor allem auch wenn ein Hallux valgus gegen die Kleinzehen drückt. Manchmal *luxieren* die Zehen im Grundgelenk nach dorsal, sitzen dem Metatarsalköpfchen oben auf und drücken es hinunter. Da-

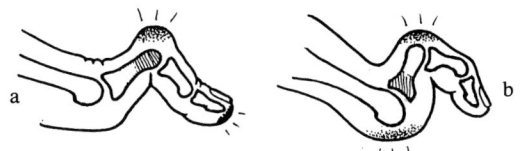

Abb. 69.62: *Hammerzehen, Krallenzehen.* Zehengrundgelenk stark nach oben dorsalextendiert, proximales Interphalangealgelenk übermäßig flektiert. Endgelenk manchmal gebeugt, oft auch gestreckt. Die Zehen sind oft richtig verkrüppelt, kontrakt, kaum mehr beweglich, in den Schuhen und zwischen den übrigen Zehen eingeklemmt und gequetscht. An allen Vorsprüngen sitzen schmerzhafte Clavi, Hühneraugen, vor allem auf dem Grundphalanxköpfchen, aber auch auf der Zehenkuppe (punktiert).

Wenn die Patienten keine weiten Schuhe tragen wollen und das Abpolstern nicht hilft, ist die ausgiebige Resektion des Grundphalanxköpfchens in der Regel die beste Lösung (a) (schraffiert gezeichnet).

Abb. b) zeigt, wie eine steil gestellte Grundphalanx durch Druck von oben auf das Metatarsalköpfchen die Schmerzen am Fußballen verschlimmert. Die Hammerzehenoperation (wie bei a) kann durch Streckung der Zehe auch die Metatarsalgie mildern.

Bei Subluxation des Großzehengrundgelenkes, wenn die Grundphalanx oben auf dem Metatarsalköpfchen steht, ist eine Reposition anzustreben. Die Resektion der Basis (b) (schraffiert) gibt schlechte kosmetische Resultate und ist nur selten angezeigt.

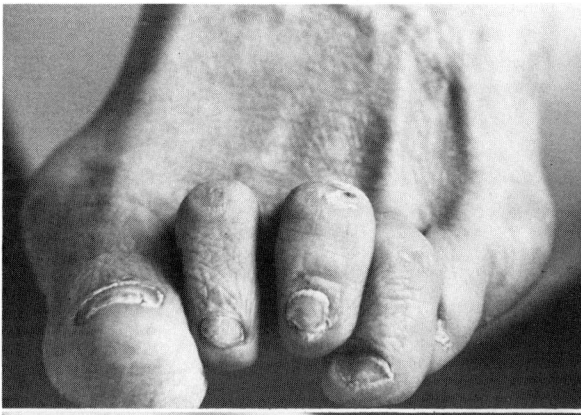

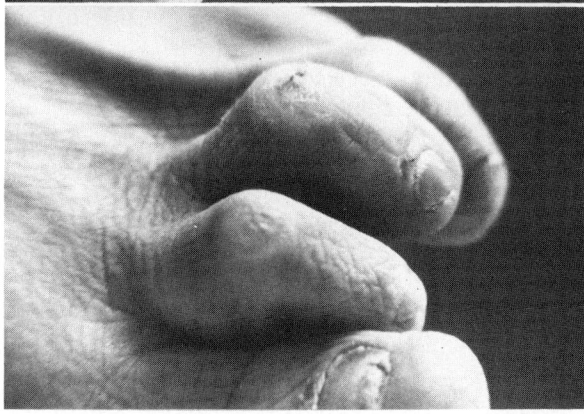

Abb. 69.63: *Hammerzehen* bei einer 65jährigen Frau. Diese Zehen sind in einer Flexionskontraktur versteift. Oben auf dem Köpfchen der Grundphalanx sitzen schmerzhafte Hühneraugen, *Clavi.* Man kann diese entfernen, doch bilden sie sich unter dem Druck des Schuhes immer wieder neu. Für solche schmerzhafte Zehen ist die Resektion des Köpfchens der Grundphalanx (nach *Hohmann*) eine zweckmäßige Operation (Abb. 69.62a).

durch werden die Abplattung der vorderen Querwölbung und die Schmerzen am Fußballen verstärkt. Beschwerden machen bei allen Zehendeformitäten vor allem die Druckstellen am Schuh, die Clavi (siehe S. 890, Abb. 69.45 und Abb. 69.63).

Behandlung

Manche Frauen tragen vorne offene Schuhe und sind damit beschwerdefrei. Geschlossene Konfektionsschuhe mit weichem Oberleder, welche für die Hammerzehen genügend Platz haben, sind auf dem Markt nicht leicht aufzutreiben. Viele Frauen behelfen sich mit kleinen Filz- oder Gummipolstern, mit Verbändchen oder käuflichen Schlingen, womit die Zehen herunter gebunden werden können. Die regelmäßige Pedicure muß die immer wieder neu sich bildenden Hühneraugen entfernen. In vielen Fällen genügen diese palliativen Maßnahmen. Bei hartnäckigen Beschwerden kann nur die *Operation* wirklich helfen.

Sie besteht üblicherweise in der *Resektion* des nach oben vorspringenden Köpfchens der Grundphalanx, wo der Clavus sitzt (Hohmann) (Abb. 69.62a). Die Zehe muß genügend *gekürzt* werden, damit kein Rezidiv entsteht. Deshalb wird ein Stück des Grundgliedschaftes mitreseziert. Jetzt kann die Zehe manuell gerade gerichtet werden. Diese Stellung soll am Schluß der Operation fixiert werden, am besten mit einem Achtertourenverband nach Hohmann. Vor allem bei älteren Leuten ist darauf zu achten, daß der Verband nicht drückt und stranguliert, weil sonst Drucknekrosen und Gangrän entstehen können. Aus demselben Grunde ist es vorsichtiger, bei der Lokalanästhesie kein Adrenalin zu verwenden.

Besteht eine *Luxation* im Grundgelenk, so wird die *Reposition* angestrebt, mittels Weichteillösungen usw. Die Knochenresektion erfolgt ebenfalls am besten am Köpfchen der Grundphalanx. Die Korrekturstellung muß intra- und postoperativ gesichert werden.

Selten muß die *Basis* der luxierten Grundphalanx entfernt werden; die Zehe sitzt dann als kraftloses Anhängsel oben auf dem Fuß, was häßlich aussieht.

Bei Zehenoperationen geht es in der Regel nicht nur um eine einzelne Zehe, sondern darum, die ganze *Zehenreihe* möglichst wieder in eine Linie zu bringen. Deshalb muß die *Länge* der einzelnen Zehen berücksichtigt werden, und deshalb vermeidet man auch Zehenamputationen wenn immer möglich, damit die Deformität der übrigen Zehen nicht noch zunimmt (Abb. 69.57).

Digitus quintus varus

Diese Deformität ist das genaue Spiegelbild des Hallux valgus an der Kleinzehe, kommt allerdings seltener vor. Ursache und Beschwerden sind die gleichen:

Der Fuß

Spreizfuß und Druck an der Seite des vorspringen-den Köpfchens des Metatarsale V.

Auch die Behandlung ist ähnlich wie beim Hallux valgus: Bei jungen Mädchen kann mit einer *retroka-pitalen Osteotomie* des Metatarsale V, ähnlich der Operation bei Hallux valgus, die Deformität korri-giert werden. Bei älteren Frauen kommt eine Opera-tion in Frage, welche der *Brandesschen* an der Groß-zehe entspricht.

Hallux malleus

So wird die Hammerzehenstellung der Großzehe be-zeichnet. Das Endgelenk ist in einer Flexionsstellung fixiert. Die Ursache ist meistens ein Hohlfuß (siehe S. 876), eine Kontraktur der langen Großzehenmus-keln nach Verletzung, z. B. nach offenen Unterschen-kelfrakturen mit Verklebung der Sehnen im Wund-gebiet, oder trophischen Störungen. Schmerzhafte Druckstellen im Schuh entstehen über dem Endge-lenk und an der Spitze der Großzehe. Hilft das Ab-polstern im Schuh nicht, so kann die Fehlstellung der Zehe korrigiert werden mittels einer *Arthrodese* des Endgelenkes in Streckstellung. Bei einer Steilstel-lung des Metatarsale I (Hohlfuß) kann die Rückver-lagerung der langen Strecksehne auf dieses Metatar-sale angeschlossen werden.
Hallux rigidus: siehe S. 903.

Lokalisierte Veränderungen am Fußskelett

Am Fuß gibt es mehrere genau umschriebene Stel-len, wo charakteristische Knochenveränderungen, manche davon harmlose Skelettvarianten, beträcht-liche Schmerzen verursachen können. Schuhdruck ist in der Regel die auslösende Ursache.

Die Haglundsche Fersenexostose

Bei Kindern und Jugendlichen, welche über Fer-senschmerzen klagen, springt gelegentlich das Tuber calcanei hinten oben, neben dem Ansatz der Achil-lessehne, stark vor. Vom *Druck des hinteren Schuh-randes* ist die Haut gerötet, entzündet, und manch-mal entsteht eine Bursitis zwischen Achillessehnen-ansatz und Kalkaneus oder eine Fußblase. Klinisch hat man den Eindruck einer echten Exostose, im Röntgenbild ist aber höchstens der hintere obere Kalkaneuspol etwas stärker ausgeprägt, eine an sich belanglose Skelettvariante.

Die Beschwerden werden manchmal nur durch be-stimmte Schuhe, z. B. Skischuhe ausgelöst, und es genügt, diese zu wechseln oder den Schuh an der be-troffenen Stelle auszuweiten oder abzupolstern. Hilft die Versorgung mit geeignetem Schuhwerk nicht, so kann ein Knochenstück aus dem hinteren oberen Pol des Tuber calcanei hinter der Achilles-sehne abgemeißelt werden. Dies ist ohne weiteres

möglich, denn der Ansatz der Achillessehne liegt weiter distal. Bei zu sparsamer Resektion kann ein Rezidiv entstehen.

Neben guten sieht man auch immer wieder schlechte Resultate. Die *Indikation* zur Operation sollte deshalb, auch wegen der recht langen Rekon-valeszenz, zurückhaltend gestellt werden.

Apophysitis calcanei

Fersenschmerzen *im Wachstumsalter* werden manchmal auf eine Umbaustörung der knöchernen Apophyse des Tuber calcanei zurückgeführt. Unre-gelmäßigkeiten und Sklerosierung der Apophyse erinnern röntgenologisch an osteochondrotische Veränderungen, wie man sie etwa beim Morbus Schlatter an der Tuberositas tibiae sieht. Sie gehören aber zum normalen radiologischen Aspekt des Apo-physenkernes am Tuber calcanei. Die Schmerzen sind möglicherweise Ausdruck einer Überbeanspru-chung der knorpeligen Wachstumszone, vielleicht durch den Zug der Achillessehne; sie verschwinden nach einiger Zeit spontan wieder. Eine gute Stützein-lage hilft meistens rasch (Abb. 69.64a).

Fersensporn

Typisch sind stechende Schmerzen an der Fußsohle unter dem Kalkaneus bei Auftreten, genau dort, wo die plantare Faszie entspringt, also etwas medial und vor dem Hauptbelastungspunkt der Ferse. Im seitli-chen Röntgenbild sieht man an dieser Stelle einen knöchernen, nach vorne gerichteten Sporn, und es liegt nahe, diesem die Schuld an den Schmerzen zu-zuschreiben. Allerdings findet man solche «Fersen-sporne» häufig auch ohne Beschwerden. Wahr-scheinlich ist eine mechanische Entzündung an der Insertion der Plantarfaszie die Ursache der Schmer-zen (Abb. 69.64b und Abb. 69.10c).

Behandlung: In erster Linie wird der Schmerz-punkt entlastet, etwa mit einem ringförmigen Pol-ster am Schuh selbst oder mit einer Einlage, so, daß die druckdolente Stelle unbelastet in die Delle zu liegen kommt. Kurzwellen und in hartnäckigen Fäl-len lokale Kortisoninfiltrationen werden zusätzlich angewandt. Diese konservativen Maßnahmen genü-gen in der Regel, die Schmerzen mit der Zeit zum Verschwinden zu bringen, Nur selten wird man zu einer Operation Zuflucht nehmen. Dabei wird der Ursprung der Plantarfaszie vom Kalkaneus abge-trennt.

Der dorsale Fußhöcker («Silfverskjöld-Exostose)

Ein umschriebener Knochenvorsprung am Fußrist ist gelegentlich Ursache von Schuhdruck und Schmerzen bei älteren Kindern und Jugendlichen. Meistens lassen sie sich beseitigen durch kleine Än-derungen am Schuh, etwa durch Ausweitung des Oberleders oder eine weichgepolsterte Zunge im Schuh. Wenn dies nicht genügt, kann der knöcherne

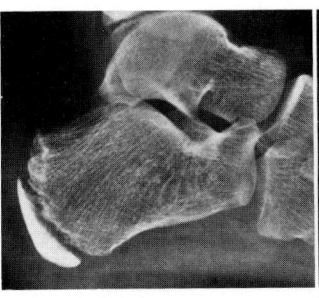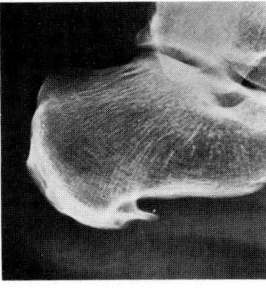

a   b

Abb. 69,64:

a *Kalkaneusapophyse* bei einem 12jährigen Knaben. Eine dichte Struktur des Knochenkernes, wie hier, auch unregelmäßige Auflockerungen, gehören oft mit zum radiologischen Bild der *normalen* Fersenentwicklung. Fersenschmerzen bei Kindern haben möglicherweise manchmal hier ihre Ursache, in anderen Fällen ist vielleicht ein leichter Knickfuß oder eine Überlastung des Achillessehnenansatzes die Ursache. Fast immer heilt die Sache von selbst, spätestens wenn der Apophysenkern mit dem Kalkaneus knöchern verschmilzt.

b *Fersensporn* bei einem 51jährigen Mann, an der Insertionsstelle der Plantaraponeurose am Kalkaneus. Nicht selten Zufallsbefund ohne Symptome. Schmerzen an dieser Stelle kommen aber auch vor ohne Sporn.

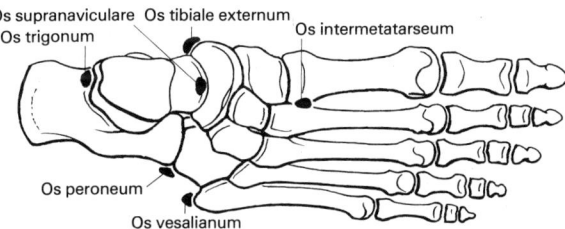

Os supranaviculare   Os tibiale externum
Os trigonum   Os intermetatarseum
Os peroneum
Os vesalianum

Abb. 69.65: *Akzessorische Fußknochen* (nicht verschmolzene Knochenkerne) haben in der Regel nur für die Diagnostik Bedeutung: Man muß sie als harmlose Varianten auf dem Röntgenbild erkennen.

Manchmal können sie schmerzhaft werden, etwa nach einem Trauma. Außer dem Os tibiale externum gibt kaum eines dieser Knöchelchen zu Operationen Anlaß.

Vorsprung, welcher dem Metatarsale I und dem Os cuneiforme I zugehört, abgemeißelt werden. Allerdings ist zu bedenken, daß dabei ein Gelenk verletzt wird, was möglicherweise später zur Arthrose führen könnte.

Überzählige Fußknochen

Sogenannte akzessorische Knochenkerne sind auf Fußröntgenbildern häufig zu sehen, ohne daß sie Beschwerden machen.

Diese Zufallsbefunde sind von Frakturen oder anderen pathologischen Zuständen zu unterscheiden (Abb. 69.65).

1. Das *Os tibiale externum* macht als einziger akzessorischer Knochen manchmal spontan Beschwerden. Es sitzt einem stark vorspringenden Naviculare medial auf, ist aber von diesem selbst durch eine Synchondrose, eine knorpelige Verbindung, abgesetzt. Im dorso-plantaren Röntgenbild des Fußes ist dies gut zu sehen, ein häufiger Zufallsbefund ohne Beschwerden (Abb. 69.66).
Bei einem gleichzeitig bestehenden *Knicksenkfuß* springt der Knochen stark nach medial-plantar vor und kann durch Schuhdruck schmerzhaft werden. Auch die Traumatisierung der Synchondrose kann Schmerzen auslösen.

Eine *Schuheinlage* kann helfen. Sie muß die mediale Wölbung stützen, darf aber nicht auf das schmerzhafte Os tibiale externum drücken.

Bei hartnäckigen Schmerzen kann es *operativ entfernt* werden. Die Insertion der Sehne des M. tibialis posterior liegt unmittelbar daneben und darf nicht verletzt werden.

2. Ein *Os trigonum,* unmittelbar hinter dem Talus gelegen, ist ebenfalls kein seltener Befund. Er muß gelegentlich in einem Gutachten von einer Fraktur des Talus abgegrenzt werden. Möglich ist allerdings auch, daß seine Traumatisierung hartnäckige Schmerzen verursacht.

3. Außer den beiden genannten sind Zusatzknochen an anderen Stellen des Fußskelettes relativ selten.

Die Osteochondrose des Os naviculare (Köhler I)

Sie ist ein typisches Beispiel einer juvenilen aseptischen Knochennekrose, wie sie im Teil II auf S. 345 beschrieben wurden. Die Krankheit erscheint im Alter von 3–5 Jahren mit meist geringfügigen Fußschmerzen. Im Röntgenbild können die typischen Stadien des Knochenumbaues im Verlaufe des etwa 2 Jahre dauernden Prozesses gut verfolgt werden. Dieser endet mit der weitgehenden Wiederherstellung der Knochenstruktur des Naviculare (Abb. 69.67). Da die Krankheit von selbst heilt, ist höchstens wegen der Schmerzen einige Zeit lang Scho-

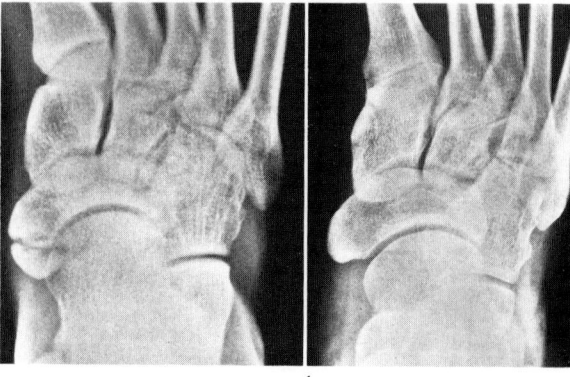

a   b

Abb. 69.66:

a *Os tibiale externum,* ein vom Navikulare abgesetzter akzessorischer Knochenkern, der häufigste überzählige Fußknochen, ist auf dem dp-Bild besser zu erkennen als auf einer Seitenaufnahme. Der stark vorspringende Höcker medial kann im Schuh drücken.

b Normales Bild zum Vergleich. Bei diesem Fuß springt allerdings das Os naviculare stark nach medial vor. Dies ist vor allem bei Knick- und Plattfüßen der Fall und kann auch zu Schmerzen Anlaß geben.

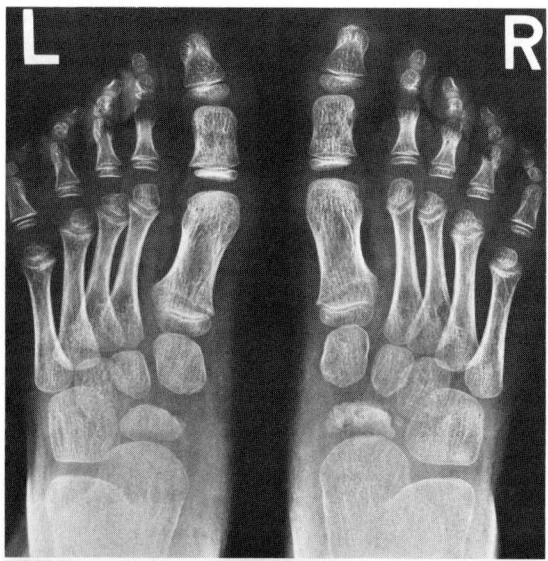

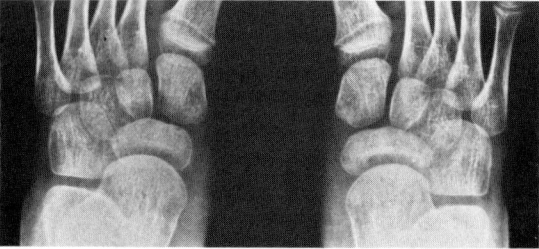

Abb. 69.67: *Osteochondrose des Os naviculare pedis* rechts bei einem Kaben im Schulalter (Köhler I).

Oben: Mit 7 Jahren: Schollenartige Auflockerung des Knochenkernes (links normale Verhältnisse).

Unten: 2 Jahre später ist die Spongiosastruktur wieder aufgebaut. Die durchgemachte Krankheit ist noch an einer leichten Deformierung zu erkennen.

nung oder Ruhigstellung notwendig. Zurück bleibt manchmal eine gewisse Deformität, welche zu späteren arthrotischen Veränderungen führen kann.

Die Osteochondrose an den Metatarsalköpfchen (Köhler II, Freiberg)

Auch diese Krankheit ist wie die vorige eine juvenile Osteochondrose (siehe S. 345). Sie beginnt im Adoleszentenalter mit Spreizfußbeschwerden. Das Röntgenbild zeigt die charakteristischen Veränderungen der Nekrose der vorderen oberen, gelenkknorpeltragenden Hälfte des Metatarsalköpfchens II, selten III. Der nekrotische Abschnitt kann sich als Dissekat demarkieren. Das Metatarsalköpfchen erleidet dann mit der Zeit eine erhebliche Deformation und Verbreiterung und Verkürzung. Die Heilung hinterläßt einen Defekt (Abb. 69.68).

Klinisch entsteht langsam eine etwas schmerzhafte Verdickung und eine mehr oder weniger starke *Versteifung* des Zehengrundgelenkes. Sie ist Ausdruck einer Arthrose und tritt manchmal erst nach Jahren auf. Daraus entstehen Schmerzen vor allem beim Abrollen des Fußes beim Gehen, d. h. gewaltsamer Dorsalextension der Zehe.

Konservativ kann man mit einer *Abrollrampe* und einer festen, langen Einlage, bei der das betroffene Metatarsalköpfchen ausgespart bleibt, versuchen Abhilfe zu schaffen. Bei stärkeren Restbeschwerden ist eine *Operation* angezeigt, wenn möglich unter *Erhaltung* des Gelenkes (Toilette), evtl. mit Osteotomie des Metatarsale, um die Nekrosezone aus dem Gelenkbereich zu bringen.

Marschfraktur

Typisches Beispiel eines *Ermüdungsbruches* (siehe S. 469). Nach größeren Marschleistungen ohne Unfall auftretende Schmerzen im Mittelfuß bei untrainierten Menschen, z. B. Rekruten, lassen an eine solche «schleichende Fraktur» denken. Die Schmerzen werden verstärkt durch Belastung, so daß das Gehen beschwerlich wird.

Auf die *Diagnose* weist neben der Anamnese der lokale Druckschmerz im Bereiche eines Metatarsalschaftes, evtl. eine umschriebene Verdickung hin. Ein frühes *Röntgenbild* zeigt oft noch keine Veränderungen oder nur eine haarfeine Fissur und evtl. eine kaum sichtbare periostale Auflagerung an der Diaphyse eines der mittleren Metatarsalknochen. Im Verlaufe der nächsten Tage und Wochen entsteht ein großer spindelförmiger Kallus. Wenn dieser auf dem Röntgenbild erscheint, ist nicht nur die Diagnose, sondern auch die rasche spontane Heilung der Fraktur gesichert (Abb. 69.69).

Behandlung: Eine kurzfristige Schonung genügt, zweckmäßig ist eine Stützeinlage. Die Heilung dauert selten länger als zwei Monate.

Die Krankheit ist nicht besonders häufig, wichtig ist deshalb, sie zu erkennen und richtig zu beurteilen.

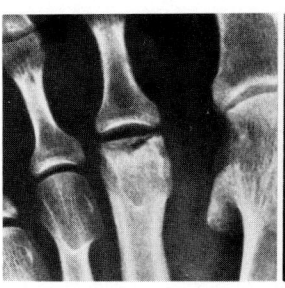 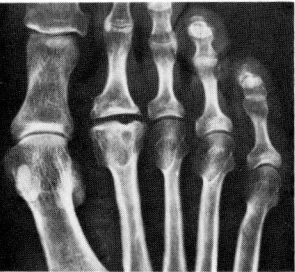

a   b

Abb.69.68: *Osteochondrose des 2.Metatarsalköpfchens* (Freiberg-Köhler II).

a Bei einer 20jährigen Frau. Am gelenkbildenden Ende des Metatarsalköpfchens ist ein Dissekat zu erkennen.
b Bei einer 36jährigen Frau. Spätstadium mit Arthrose des Zehengrundgelenkes. Die Gelenkfläche der Grundphalanx ist auch deformiert und arthrotisch verändert. Das Gelenk ist ziemlich steif, und vor allem das Abrollen ist schmerzhaft.

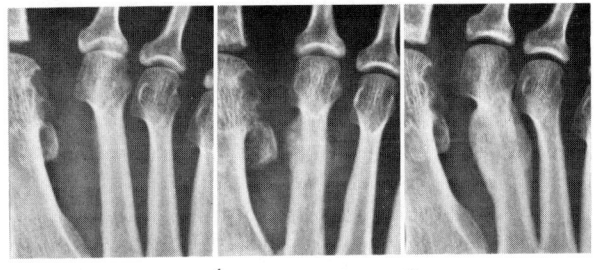

a   b   c

Abb. 69.69: *Ermüdungsfraktur des 2.Metatarsalknochens,* auch «Marschfraktur» genannt, kommt nicht nur bei Rekruten, sondern nicht so selten auch bei älteren, untrainierten Leuten, bei Osteoporose, vor. Hier das Beispiel einer 35jährigen Frau:

a Auf dem ersten Röntgenbild, das wegen der Schmerzen gemacht wurde, ist nur bei genauer Betrachtung ein feiner periostaler Schatten zu sehen.
b 3 Wochen später ist bereits eine ausgedehnte Kallusbildung deutlich.
c Nach 2 weiteren Monaten ist die Fraktur mit einem dicken Kallus ausgeheilt. Der Frakturspalt selbst war kaum zu sehen.

Arthritiden und Arthrosen der Fußgelenke

Arthritis

Die chronische Polyarthritis befällt alle Fuß- und Zehengelenke und kann schwere Deformitäten mit Gangstörungen und Schmerzen machen: siehe oberes Sprunggelenk, S.854; Kontrakter Spreizfuß, S. 891; Hammerzehen, S.896 (Abb.69.53).

Die Gicht (siehe auch S.419) befällt mit Vorliebe das *Großzehengrundgelenk.* Typisch sind schmerzhafte Anfälle mit akut entzündlichen Erscheinungen, wie bei einer akuten Infektion. Die Usuren im Röntgenbild sind charakteristisch.

Die *Behandlung* ist medikamentös. Im akuten Stadium ist Ruhigstellung notwendig.

Infektiöse Arthritiden und Osteomyelitiden am Fuß sind relativ selten. Sie können durch offene Verletzungen entstehen, und besonders durch lokale Infektionen (Wunden, Gangrän, Malum perforans) bei *Diabetes,* schließlich auch hämatogen (Osteomyelitis, Tuberkulose).

Die *Behandlung* erfolgt nach den allgemeinen Richtlinien (siehe Infektionen, S.362f.).

Eitrige Arthritis- und Osteomyelitisherde müssen meist chirurgisch ausgeräumt werden. Zerstörte *Gelenke* werden am Mittelfuß (unteres Sprunggelenk, Chopart, Lisfranc) *arthrodesiert,* an den Zehen *reseziert.*

Arthrosen im Mittel- und Rückfuß

Arthrosen an den Fußgelenken sieht man vor allem nach Verletzungen, sodann nach angeborenen und erworbenen Krankheiten, aber auch spontan.

Am häufigsten ist die *Arthrose des unteren Sprunggelenkes* nach Kalkaneusfraktur (siehe S. 905), seltener aus anderen Ursachen.

Das untere Sprunggelenk ist weitgehend steif und schmerzhaft, vor allem bei seitlichen Bewegungen, etwa beim Gehen auf unebenem Boden. Das klinische Bild und die Behandlung entspricht dem *kontrakten Fuß* (siehe S.884) (Abb.69.70)

Bei der Schuhversorgung sind die *steife Sohle* und die *Abrollrampe* (Fußrolle) wichtig.

Bei starken Beschwerden ist die *Arthrodese* des unteren Sprunggelenkes und des *Chopartschen Gelenkes* (beide Gelenke bilden funktionell eine Einheit) angezeigt: *Double-Arthrodese* (Abb.69.71).

Bei ausschließlichem Befall eines einzelnen Fußgelenkes kann auch die isolierte Arthrodese desselben in Frage kommen.

Arthrosen im Bereiche des *Mittelfußes* (Lisfranc) sieht man gelegentlich nach Frakturen. Die Gelenke müssen dauerhaft entlastet und ruhiggestellt werden: Im Schuh mit steifer Einlage und Abrollrampe (Abb.69.72 und Abb.69.74a), in hartnäckigen Fällen mit einer *Arthrodese* dieser Gelenke.

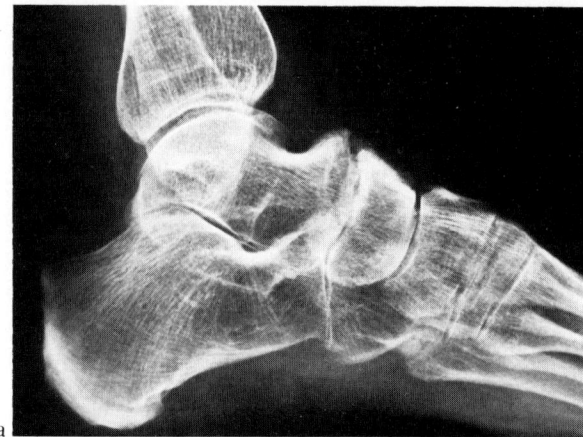

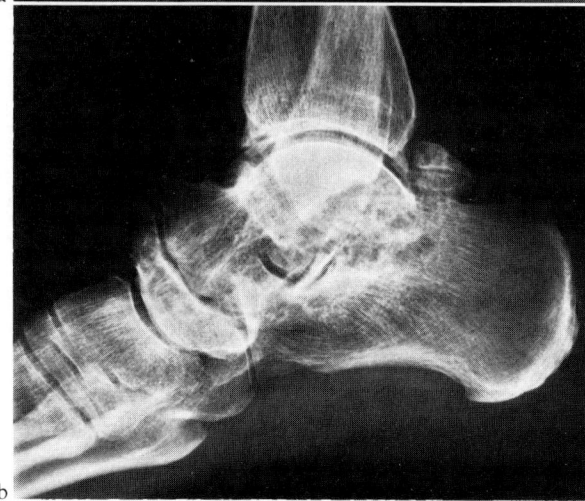

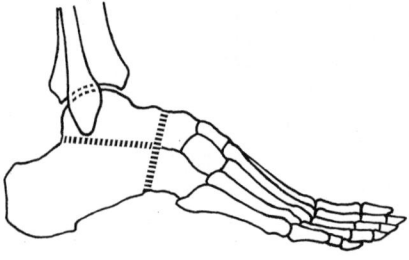

Abb. 69.71: Die sog. *Double-Arthrodese*.

Die Arthrodese des unteren Sprunggelenkes und des Chopart-schen Mittelfußgelenkes, die sog. Double-Arthrodese (im englischen Sprachraum: Triple arthrodesis) ist wohl eine der wichtigsten orthopädischen Operationen am Fuß: Bei Arthrosen und anderen, etwa posttraumatischen Schäden des unteren Sprunggelenkes dient sie der Beseitigung der Schmerzen (die subtalare Arthrodese, d. h. des unteren Sprunggelenkes allein, genügt in diesen Fällen in der Regel nicht).

Durch geeignete Keilentnahmen bei der Operation können fast alle *Fußdeformitäten korrigiert* werden, insbesondere die Varusstellung, so daß die Double-Arthrodese die geeignete Operation bei veralteten Klumpfüßen ist.

Abb. 69.70:

a *Arthrose im Chopartschen Gelenk* bei einer 61jährigen Frau. Der Fuß ist steif und schmerzhaft, das Gehen stark behindert. Wenn mit geeignetem Schuhwerk (evtl. Maßschuhe) die Beschwerden nicht erträglich gemacht werden können, ist die *Arthrodese* des Chopartschen Gelenkes und des damit zusammenhängenden unteren Sprunggelenkes angezeigt (Double-Arthrodese).

b *Arthrose* des unteren Sprunggelenkes bei 60jährigem Mann, der wegen der Schmerzen kaum mehr gehfähig ist. Auch hier ist die subtalare *Arthrodese* (inkl. Chopart: Double-Arthrodese) indiziert.

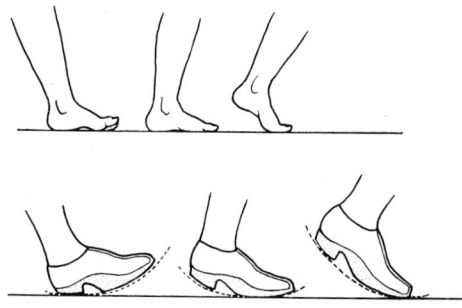

Abb. 69.72: Die *Wirkung der Abrollrampe* beruht auf dem Prinzip des wandernden Drehpunktes. Während des Abrollen beim Barfußgang durch Bewegung in den Fußgelenken geschieht, bewegt sich der Schuh mit starrer Sohle und Abrollrampe wie ein Tintenlöscher auf dem Boden, wobei der Fuß während des ganzen Schrittes in derselben Stellung bleibt, was eine Ruhigstellung der Gelenke im Mittel- und Vorfuß bewirkt.

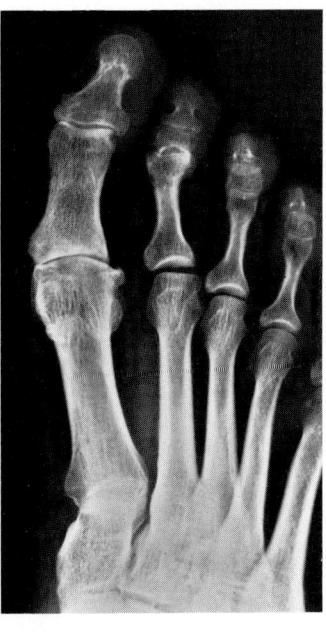

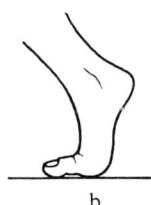

Abb. 69.73:

a Das Röntgenbild des «Hallux rigidus»: Arthrose des Großzehengrundgelenkes bei 50jähriger Frau. Der Gelenkspalt ist
fast verschwunden, die Zehe hat nur noch geringe Beweglichkeit. Das Gelenk ist schmerzhaft beim Gehen.

b Beim *Hallux rigidus* ist die *Dorsalextension,* und damit der
Zehenstand, nicht mehr möglich. Dies ist ein einfacher Test.
Schmerzen treten vor allem auf beim Abrollen, weil dabei auch
die Großzehe in Dorsalextension gedrückt wird. Oft macht der
Patient deshalb Ausweichbewegungen, etwa eine Außenrota-
tion des Fußes.

Eine Abrollrampe (Zehenrolle) hilft in manchen Fällen. In den
übrigen muß mittels der *Brandesschen* Operation das Grundgelenk reseziert und damit wieder flexibel gemacht werden.

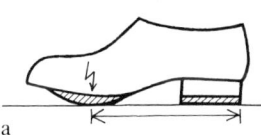

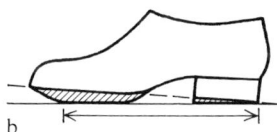

a

b

Abb. 69.74: *Abrollrampe* (Rolle) bei Arthrosen, Metatarsalgien
und anderen Beschwerden im Mittelfuß. Sie ermöglicht das Abrollen des Fußes mit steifer Sohle, wirkt also als Ruhigstellung der
Fußgelenke.

a Eine Abrollrampe relativ weit hinten ergibt Schutz der Gelenke
des Mittelfußes, leichtes Abrollen, aber weniger Halt, während

b eine Rolle weiter *vorn* (Zehenrolle, etwa bei Hallux rigidus,
siehe oben), das Abrollen eher etwas bremst, aber mehr Stabilität für das Kniegelenk gibt.

Arthrosen im Großzehengrundgelenk

sieht man gelegentlich als Folge von Trauma, Osteochondrose oder Gicht, nicht selten aber auch *ohne
ersichtliche Ursache.* Sie sind unter dem Bild des

Hallux rigidus bekannt: Wenn Patienten, vor allem
Männer, über Schmerzen im Bereiche des ersten
Strahles klagen, welche besonders beim Gehen zunehmen, lohnt es sich die *Beweglichkeit* des *Großzehengrundgelenkes* zu prüfen, z. B. indem man den
Patienten auffordert, auf den Zehen zu gehen. Wenn
dabei die Dorsalextension behindert und schmerzhaft ist (normalerweise ist sie bis 90° möglich), liegt
ein «Hallux rigidus» vor.

Im *Röntgenbild* findet man immer eine mehr oder
weniger fortgeschrittene *Arthrose des Großzehengrundgelenkes* als Grund der Versteifung. Die Ursache der Arthrose kann ein Trauma gewesen sein, meistens ist es nicht möglich, sie zu ermitteln (Abb.
69.73).

Das Abrollen des Fußes beim Gehen wird vermieden, der Fuß wird stattdessen nur auf der Ferse oder
auf dem äußeren Fußrand aufgesetzt, damit die
Großzehe den Boden nicht berührt.

Behandlung: Eine durchgehend starre Sohle mit
einer *Abrollrampe* hat oft erstaunliche Wirkung.
Das Abrollen erfolgt dann zwischen Schuh und Boden und nicht mehr im Zehengelenk. Solche Abän-
derungen lassen sich an Konfektionsschuhen anbringen (Zehenrolle) (Abb. 69.74 b).

Wenn diese Lösung nicht befriedigt, ist die Operation anzuraten. Durch Resektion der Basis der Groß-
zehenphalanx kann das versteifte Gelenk mobilisiert
werden: Operation nach Brandes wie beim Hallux
valgus (siehe S. 894), evtl. Arthrodese.

Weichteilerkrankungen am Fuß

Gleitgewebe

Peritendinitis der Achillessehne

Als Überlastungsschaden nach ungewohnten Anstrengungen (Sport, Militärdienst) und durch Reiben von unzweckmäßigem Schuhwerk (hoher
Schaft) ensteht eine mechanische Entzündung des
Gleitgewebes um die Achillessehne. Dieses schmerzt
bei Druck und Dehnung, d. h. bei Dorsalextension
des Fußes. Bei Bewegungen ist ein deutliches Knirschen zu palpieren, welches die Diagnose sichert.

Bei prompter Schonung, evtl. vollkommener Ruhigstellung und antiphlogistischer Behandlung klingen die akuten Symptome bald ab. Eine temporäre
Absatzerhöhung zur Entlastung der Achillessehne
kann nützlich sein.

Chronische Verdickungen und Infiltrationen können überaus hartnäckig und therapieresistent sein.
In solchen Fällen kommt die Exzision des entzündlichen peritendinösen Gewebes in Frage.

Der Fuß

Tendovaginitis crepitans

Am häufigsten ist die Sehnenscheide des *M. tibialis anterior* betroffen, selten andere Sehnen. Ursache und Symptome sind gleich wie bei der Peritendinitis der Achillessehne (siehe oben).

Die Krepitation, ein «Schneeballknirschen», ist bei Bewegung deutlich zu spüren.

Die *Behandlung* besteht ebenfalls in Ruhigstellung (Gehgips) über längere Zeit und antiphlogistischen Maßnahmen.

Bursitiden am Fuß

Kleine Schleimbeutel enstehen an Orten chronischer Reizung des Fußes am Schuh, also vor allem über Skelettvorsprüngen wie beim Hallux valgus, bei der Haglundexostose (zwischen Achillessehne und Kalkaneus), über dem Fußrist usw. Diese Schleimbeutel können sich akut entzünden und machen dann starke Schmerzen, die Patienten können die Schuhe kaum mehr anziehen.

Lokale antiphlogistische Behandlung und Schonung bringt die akute Entzündung rasch zum Verschwinden. Sie kann aber jederzeit wieder auftreten, solange der Schuh drückt. Schuhabänderungen oder Maßschuhe können hier Abhilfe schaffen. Die radikale Kur ist das operative Entfernen der Knochenvorsprünge (siehe bei Hallux valgus, Hammerzehen, lokale Sklettveränderungen).

Krankheiten der Fußsohle

Verrucae plantares, Dornwarzen

Gewöhnliche *Hautwarzen* (Viruswarzen) kommen auf der Fußsohle ziemlich häufig vor, hauptsächlich bei Kindern und Jugendlichen, welche Hallenbäder usw. besuchen. Sie machen recht starke Schmerzen beim Stehen und Gehen. Sie sind nicht erhaben wie etwa die Warzen an den Fingern, sondern vom Belastungsdruck eigeebnet (Verruca plana). Leicht werden sie deshalb für *Clavi* gehalten (siehe S. 889), können aber deutlich von diesen unterschieden werden bei genauerem Hinsehen, und wenn man die Fußsohlenhaut etwas spreizt mit den Fingern: Warzen wachsen an allen möglichen Orten, nicht nur an Druckstellen. Sie sind scharf abgesetzt von der normalen Fußsohlenhaut, sind weniger hart und bestehen aus vielen kleinen Papillen mit einzelnen kleinen schwarzen Stippchen. Beim Versuch, sie zu schneiden bluten sie sofort stark, ebenfalls im Gegensatz zu den Clavi (Abb. 69.50 und Abb. 69.75).

Behandlung: Warzen verschwinden in der Regel mit der Zeit von selbst. Wenn sie aber das Gehen trotz abpolstern und evtl. Entlastungseinlagen stark behindern, müssen sie entfernt werden: Mit wiederholten Salicylsäureapplikationen, evtl. vorsichtig mit dem Elektrokauter, mit Kurettage oder Kryotherapie. Keine Therapie sollte Narben hinterlassen. Mißerfolge und Rezidive sind aber nicht selten.

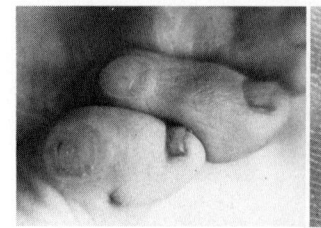
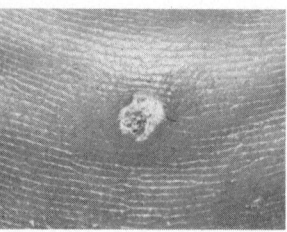

a   b

Abb. 69.75: a) *Calvi* (Hühneraugen) an typischer Stelle bei Hammerzehen, b) Verruca plana (Dornwarze) auf der Fußsohle. Während die Clavi immer an Druckstellen über Knochenvorsprüngen sitzen, findet man die Warzen auch an anderen Stellen (vgl. Abb. 69.50).

Sklerodermie

Bei dieser Krankheit atrophiert das subkutane Fettpolster und die Haut wird papierdünn. An der Fußsohle wirkt sich das natürlich sehr unangenehm aus. Diese Patienten haben starke Schmerzen beim Stehen und Gehen. Auch ohne Sklerodermie sieht man gelegentlich derartige schmerzhafte Fußsohlen. Nur die sorgfältige weiche Abpolsterung mit einer genau angepaßten, von feinem Leder überzogene Einlage, und dazu weiche Gummisohlen, machen das Gehen einigermaßen erträglich.

Malum perforans

Eine Störung der normalen Innervation der Fußsohle, wie sie bei Systemerkrankungen des ZNS (Spina bifida, diabetische Neuropathie, Lues usw.), aber auch nach peripheren Läsionen (z. B. Verletzungen des N. ischiadicus oder des N. tibialis) vorkommt, kann schwere trophische Störungen zur Folge haben. Das Fehlen der normalen Schmerzreaktion führt leicht zu Ulzerationen an Belastungspunkten der Fußsohlenhaut, welche kaum mehr spontan ausheilen, weil die Patienten ohne große Beschwerden darauf herumgehen.

Immer besteht die Gefahr einer *Infektion,* vor allem beim *Diabetes.* Es ist jedoch außerordentlich schwierig, oft unmöglich, solche Defekte zur Heilung zu bringen. Der Versuch einer operativen Sanierung macht die Sache oft noch schlimmer. Eine vollständige Ruhigstellung und Entlastung über Wochen und Monate ist praktisch schwierig. Am besten ist es wohl, mit einem *Maßschuh* die ulzerierte Druckstelle hohlzulegen und so zu entlasten. Liegt das Ulkus unter einem Metatarsalköpfchen, kann die Resektion dieses Knochens notwendig werden.

Die Zehennägel

Zehennagelfalzinfektionen (Paronychien) sind sehr häufig, vor allem an der Großzehe. Schuhdruck begünstigt und unterhält sie. Fast immer entstehen diese Infektionen bei einem *eingewachsenen Zehennagel (Unguis incarnatus)*. Diesem Übel wird oft abzuhelfen versucht durch Zurückschneiden der Nagelecken, worauf sie nur noch tiefer einwachsen. Als Prophylaxe ist es wichtig, die Großzehennägel *gerade* statt gebogen zu schneiden, und die Ecken vorne vorstehen zu lassen. Sie können dann nicht mehr einwachsen.

Sind sie bereits eingewachsen, so hebt man sie mit einer Nagelfeile heraus und klemmt ein alkoholgetränktes Wattebäuschchen darunter (Abb. 69.76a und b).

Zehennagelprobleme sind häufig, lästig und oft sehr schmerzhaft. *Podologen* und *Podologinnen* (Pedicure) haben eine Ausbildung und viel Geduld. Bei vielen Fußübeln ist ihre Hilfe unentbehrlich, und man nimmt sie gern in Anspruch.

Paronychien, welche mit Fußbädern nicht heilen, müssen operiert werden. Im *akuten Stadium* kann der Zehennagel, evtl nur eine Hälfte, entfernt werden. Er wächst wieder nach. Im *chronischen Stadium* wird eine *Keilexzision* gemacht, bei welcher der seitliche Nagelrand bis zur *Basis* und mitsamt dem Nagelbett tief aufgeschnitten wird. Nur wenn wirklich die ganze Matrix bis zur Wurzel entfernt wurde, wächst der Nagel nicht mehr nach (Abb. 69.76c).

Bei der *Onychogryphose* ist der Großzehennagel mißgebildet wie eine Tierkralle. Der Nagel kann ausgerissen werden, wächst aber wieder nach. Die Mißbildung wird endgültig entfernt, indem das ganze Nagelbett mit der Matrix ausgeschnitten wird.

Nagelmykosen sind zwar nicht schmerzhaft, aber oft lästig. Ihre Behandlung ist undankbar: Lokale Applikationen erreichen den Pilz im Nagel nicht, systemische Behandlungen mit Antimycotica dauern viele Monate, und auch die zusätzliche Entfernung des Nagels bringt keineswegs immer den erhofften Erfolg.

Eine kleine kaum erkennbare *subunguale Exostose* kann starke Schmerzen unter dem Zehennagel machen. Auf einem seitlichen Röntgenbild ist sie manchmal zu erkennen. Sie muß entfernt werden.

Fußverletzungen

Kalkaneusfraktur

Beim Sturz aus großer Höhe wird das Fersenbein oft so zusammengestaucht, daß ein Plattfuß entsteht. Bei Kalkaneusfrakturen ist auch fast immer das *untere Sprunggelenk* beteiligt. Eine anatomische Reposition ist bei diesen Trümmerbrüchen auch operativ selten möglich, und somit bleibt als Verletzungsfolge in der Regel – neben einem Plattfuß – eine *Inkongruenz des Gelenkes.* Häufig entsteht deshalb eine Versteifung, später eine Arthrose, welche vor allem das Gehen auf unebenem Boden schmerzhaft machen (Abb. 69.77).

In der Behandlung der frischen Fersenbeinbrüche wurde versucht, mit Extensionen, Nagelaufrichtungen, Phlepsschen Zwingen usw. die Fersenform wieder herzustellen. Dies bedingt eine lange Ruhigstellung und Entlastung. Wahrscheinlich sind die Er-

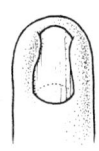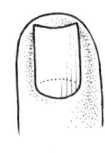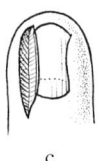

a   b   c

Abb. 69.76: *Eingewachsene Zehennägel* sind eine sehr häufige Ursache von Infektionen am Nagelfalz: *Paronychien.*

a Um dem Einwachsen des Nagels vorzubeugen, schneiden viele Patienten die Nagelecken ab, was das Übel nur verschlimmert: Das Fleisch wuchert über den Nagel und dieser wächst noch tiefer ein.

b Durch sorgfältige Nagelpflege und das *Geradeschneiden* der Nägel, wobei die Ecken *stehen gelassen* werden, kann das Einwachsen und damit die Infektion verhütet werden.

c Chronische Paronychien heilen meist erst, nachdem der Nagelfalz *mitsamt der Wurzel* exzidiert worden ist.

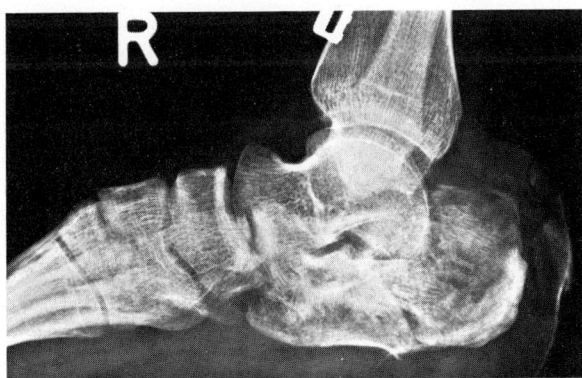

Abb. 69.77: Posttraumatischer *Plattfuß* und *Arthrose* des unteren Sprunggelenkes mit Versteifung, nach massiver *Kalkaneusfraktur.* Solche Verletzungen machen häufig sehr hartnäckige Schmerzen, teils vom Gelenk, teils vom Plattfuß ausgehend (siehe S. 882). Einlagen, gut angepaßtes Schuhwerk sind immer nötig, oft auch die subtalare Arthrodese, doch gelingt es nicht immer, die Beschwerden zu beseitigen. Die erste Behandlung der Kalkaneusfraktur ist deshalb besonders wichtig. Allerdings besteht keine Einigkeit, welches die beste Methode sei (primäre Mobilisation, konservative Reposition, Osteosynthese). Art und Ausmaß der Verletzung spielen eine wesentliche Rolle.

Der Fuß

gebnisse eher besser, wenn auf Repositionsmanöver verzichtet, sofort mit der Mobilisation und frühzeitig mit der Belastung begonnen wird.

In der Hoffnung, diese ungünstige Prognose der intraartikulären Kalkaneusfrakturen zu verbessern, hat man versucht, sie *offen* zu *reponieren* und mit kleinen Platten zu stabilisieren. Bei den meist ausgedehnten Trümmerzonen mit vielen kleinen Fragmenten ist dies nicht einfach, oft auch gar nicht anatomisch genau möglich (Abb. 69.78). Die Gefahr von *Hautschäden und Infektionen* nach Operationen ist allerdings nicht klein, denn die Gewebe im Bereiche der Fußsohle sind straff und wenig dehnbar.

Die ideale und gefahrlose Behandlung der stark gestauchten sowie der intraartikulären Fersenbeinbrüche ist noch nicht gefunden. Das Resultat hängt wohl in erster Linie von der Art und Schwere der Verletzung ab.

Die orthopädische Versorgung des posttraumatischen *Plattfußes* erfolgt mit einer individuell angefertigten Einlage. Sie soll nur die Fußsohle gleichmäßig abstützen, denn die Korrektur einer Fehlstellung ist damit nicht möglich wegen der Versteifung. Ein kräftiger hoher Schuh mit starrer Sohle und Abrollrampe gibt guten Halt und stellt das schmerzhafte untere Sprunggelenk wenigstens teilweise ruhig. Bei stark schmerzhafter *Arthrose* ist die Double-Arthrodese angezeigt (Abb. 69.71).

Luxationen und Luxationsfrakturen im Fuß

Durch massive Gewalteinwirkung entstehen manchmal schwere Verletzungen der Fußwurzel- und Mittelfußknochen:

- Talusfrakturen
- Luxationsfrakturen des unteren Sprunggelenkes
- Luxationsfrakturen im Chopart oder Lisfranc
- Multiple Metatarsalfrakturen.

Solche Verletzungen werden nicht selten übersehen oder falsch interpretiert. Die Röntgenbilder des Fußes mit den vielen kleinen Knochen und Gelenken sind nicht leicht zu lesen. Aufnahmen in mehreren Ebenen evtl. Vergleichsaufnahmen der Gegenseite helfen, ebenso das CT (siehe Abb. 69.78).

Es ist wichtig, solche Verletzungen zu erkennen und die Dislokation so gut als möglich sofort zu *reponieren*. Veraltete nicht reponierte Fußfrakturen und -luxationen können schwere statische Beschwerden machen: Schmerzen wegen Fehlstellungen mit Druckstellen, Plattfuß, versteiften Gelenken, Zehendeformitäten und Arthrosen. Korrekturoperationen sind später oft schwierig und unbefriedigend. Besser ist die *Arthrodese* eines geschädigten Gelenkes in guter Stellung.

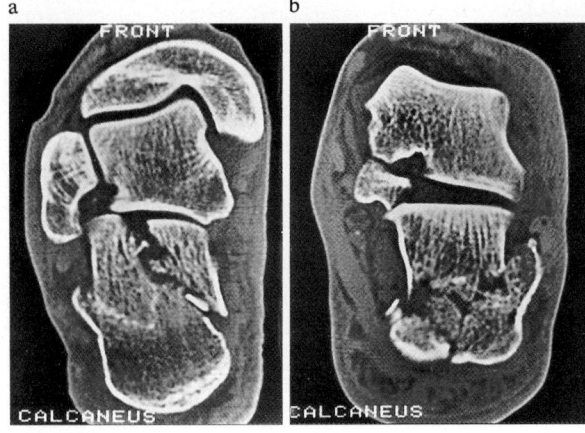

Abb. 69.78: *Kalkaneusfrakturen im CT.*

Auf konventionellen Röntgenbildern sieht man hauptsächlich die Einstauchung des Tuber calcanei und die Abflachung der Längswölbung des Fußes. Erst im CT kommen die Details dieser meist komplexen Frakturen zum Vorschein. Die Beteiligung des *unteren Sprunggelenkes* wird deutlich.

a *Einstauchung des Tuber calcanei.* Der gelenktragende Teil des Fersenbeines ist auseinander geborsten, das hintere untere Sprunggelenk inkongruent, das laterale Fragment des Kalkaneus ist verschoben und stößt gegen den Außenknöchel. Dies führt oft zu permanenten Beschwerden an dieser Stelle.

b *Stauchungsbruch des Tuber calcanei* und Abbruch des Sustenaculum tali. Dieses ist zum Sinus tarsi hin disloziert, das *untere Sprunggelenk* klafft, es ist *inkongruent*. Auf konventionellen Röntgenbildern ist die Schwere der Verletzung nicht eindeutig zu erkennen. Eine anatomisch genaue Reposition ist kaum möglich. Solche Brüche enden meist mit weitgehend steifen unteren Sprunggelenken und bleiben oft dauernd schmerzhaft bei voller Belastung.

Das CT ist für die Beurteilung von Frakturen im Fuß eine wertvolle Hilfe. Dank genauerer Analyse der Verletzung ist die Behandlung differenzierter möglich.

Der Fuß

Posttraumatische Fehlstellungen und Versteifungen

Nach Zehenverletzungen, Frakturen und Quetschungen, aber auch im Verlaufe einer länger dauernden Immobilisation bei Unterschenkelfrakturen und Fußverletzungen, vor allem bei unzweckmäßiger Behandlung, versteifen sehr häufig einzelne oder alle Zehen. Beschwerden entstehen hauptsächlich bei gleichzeitigen Fehlstellungen.

Als *Prophylaxe* ist intensives Zehenspiel und wenn möglich der funktionelle Gebrauch des Fußes (Gehen mit Belastung im Gips!) bei allen diesen Verletzungen wesentlich.

Fixierte steife posttraumatische Hammerzehen werden gleich behandelt wie die statischen Hammerzehen (siehe S. 897): operativ mit Teilresektionen.

Nicht ganz selten sind *traumatische Tenodesen:* Sehnenverklebungen im Bereiche einer inneren Narbe, z.B. der Sehne des Flexor hallucis longus, was zu einem *Hallux malleus* (siehe S. 898) und anderen Fehlstellungen (Spitzfuß) führt. Gelegentlich ist dann eine operative Tenolyse dieser verwachsenen Sehnen notwendig.

Posttraumatische *Hautdefekte,* besonders an Ferse und Sohle, stellen schwierige, gelegentlich unlösbare Probleme, wenn der Fuß nicht belastet werden kann wegen schmerzhafter Narben, bei schlechter Heilungstendenz und fehlender Sensibilität. Falls mit geeigneter Schuhversorgung und plastischen Operationen kein befriedigender Zustand erreicht werden kann, ist ein *Entlastungsapparat,* in extremen Fällen die *Amputation* zu erwägen.

Der Fuß

70. Amputationen und Prothesenversorgung

Allgemeines

Ursachen

Amputationen können

1. angeboren oder
2. *traumatisch* entstanden sein, oder aber
3. *chirurgisch* durchgeführt werden müssen, am häufigsten wegen Störungen der arteriellen Zirkulation, sodann nach schwersten Verletzungen oder bei malignen Tumoren.

Diese verschiedenen Gruppen stellen auch *ganz verschiedene Probleme* für Patient und Arzt (siehe S. 909 und Tab. 37).

Die Indikation zur Amputation

Sie ist gegeben:

1. Wenn ein Bein, seltener ein Arm, oder ein Teil davon *nicht erhalten werden kann:* Ischämische Nekrose, Gangrän (am häufigsten bei Arteriosklerose und Diabetes), irreparable Gefäßverletzung usw.
2. Als *lebensrettende* Operation bei bestimmten *malignen Tumoren,* schweren, infizierten *Verletzungen* usw.
3. Wenn das Glied oder ein Teil desselben derart geschädigt ist, daß es *mehr stört als nützt* und auch mit orthopädischen Apparaten usw. nicht mehr funktionstüchtig gemacht werden kann, also etwa ausnahmsweise bei schweren Schmerzzuständen, bei ausgedehnten Sensibilitätsausfällen oder Hautdefekten an der Fußsohle, nur sehr selten bei schweren unheilbaren Infektionen.
4. Nachamputationen, *Stumpfkorrekturen,* wenn die Prothesenversorgung dies erfordert.
5. Bei *schweren frischen Verletzungen* steht man oft vor dem verantwortungsvollen Entscheid, ob ein Versuch zur Erhaltung des Gliedes sinnvoll ist, oder ob primär amputiert werden soll:

Der Versuch zur Erhaltung ist *nicht ungefährlich.* Das Leben des Patienten kann durch unstillbare Blutung oder durch Intoxikation bei beginnender Gangrän ernsthaft bedroht sein. Ein schwer verletztes und verstümmeltes, schmerzhaftes Glied kann auch später eine schwere, vor allem auch psychische Belastung werden, wenn der Patient lange Zeit arbeitsunfähig bleibt, die Wiederherstellung nicht gelingt, und später die Amputation doch noch erwogen werden muß. Der Entschluß dazu ist nach den langwierigen Mühen für Patient und Arzt nicht leichter als am Anfang. Die Amputation unmittelbar nach dem Unfall wird in der Regel leichter akzeptiert, und die Rehabilitation kann sofort an die Hand genommen werden, ein physiologisch und sozial nicht zu unterschätzender Vorteil.

Damit soll nicht der Sofortamputation das Wort geredet werden. Vielmehr geht es darum, frühzeitig die Prognose und die Chancen einer Restitution möglichst genau abzuschätzen:

Bei *Skelettläsionen* wie Pseudarthrosen, Fehlstellungen, Gelenkzerstörungen, Infektionen sind die Aussichten einer *Wiederherstellung* und Rehabilitation verhältnismäßig *günstig* (stabile Osteosynthese, Korrekturosteotomien, Arthrodesen, Infektausräumung). Auch das Schicksal schwerer Weichteilschäden ist dank der Mikrotechnik der plastischen und Gefäßchirurgie besser geworden. Ungenügende Blutversorgung, sensible Lähmungen mit Ulzera und Infekten, sowie ausgedehnte Hautdefekte an Fußsohle und Ferse hingegen haben eine schlechtere Prognose und erfordern eher einmal eine Amputation. Auch Hautplastiken (Verschiebelappen) an Fußsohle oder volar an Hand und Fingern befriedigen wegen der fehlenden Sensibilität oft nicht.

Körperintegrität und Psyche

Alle Menschen haben ein tief verwurzeltes, intensives Gefühl ihrer eigenen körperlichen Integrität, aber (als Gesunde) auch eine genaue Vorstellung, wie ihre Mitmenschen aussehen sollten.

Kaum ein körperlicher Schaden verletzt diese Gefühle und Vorstellungen so stark wie eine Amputation. Die daraus entstehenden Probleme belasten den Betroffenen in doppelter Weise: Schwerer noch als die eigene körperliche Verstümmelung ist die offene oder versteckte Ablehnung – oft auch in Form von Mitleid kompensiert – zu ertragen, zu verarbeiten und zu überwinden.

Die psychologischen Probleme spielen denn auch eine große Rolle, vor allem bei Kindern, Jugendlichen und Frauen, und zwar sowohl beim Entschluß zu einer Amputation wie bei der Prothesenversorgung, der Rehabilitation und Reintegration in ein normales Leben.

Die Amputation darf nicht als Resignation und Eingeständnis einer erfolglosen Behandlung betrachtet werden, wie das noch zu oft geschieht.

Das Behandlungsziel

Die Amputation ist nicht das Ende, sondern ein Beginn, nämlich der *erste Schritt zur Rehabilitation.* Die psychologischen Probleme für den Patienten sind ohnehin groß genug. Wenn der Arzt ihm die richtige Einstellung zur Amputation und für ein sinnvolles Leben danach vermitteln kann, ist viel gewonnen. Deshalb wird schon vor der Operation die Prothesenversorgung und die Rehabilitation geplant und vorbereitet.

Das *Ziel* ist:

1. Die Wiederherstellung der *Funktion:*
   - für Beinamputierte das *Stehen und Gehen*
   - Für Armamputierte das *Greifen*
2. eine akzeptable *kosmetische Versorgung,* vor allem bei jüngeren Patienten und Frauen.

Beinamputierte sollten wenn immer möglich und so rasch als möglich wieder *gehfähig* gemacht, also mit einer *Prothese* versorgt werden. Das *Ziel* der operativen Stumpfversorgung ist deshalb ein

- schmerzfreier
- gut durchbluteter
- frei beweglicher
- formgerechter (konischer) und
- tragfähiger *Amputationsstumpf.*

Anschließend soll *frühzeitig* die Prothese angepaßt werden, damit der Amputierte so bald als möglich in einer intensiven *Gehschulung* wieder stehen und gehen lernt.

Obere Extremitäten: Nach Amputation an den oberen Extremitäten ist die Rehabilitation komplizierter. Das Ziel ist ein guter *Griff.* Nicht in jedem Fall ist eine Prothesenversorgung notwendig. Manche Patienten können ihren Amputationsstumpf dank erhaltener *Sensibilität* besser gebrauchen als eine Prothese.

Bei Ohnhändern ist eine Versorgung notwendig. Es stellt sich das Problem, ob mit einer plastischen Operation der Stumpf greiffähig gemacht werden kann (Krukenbergsche Zange), oder welche Prothesen am zweckmäßigsten sind (siehe S. 916).

Das Alter der Patienten

Das Alter spielt für Beurteilung, Behandlungsplan und Prognose eine wesentliche Rolle: Deutlich lassen sich drei Altersgruppen unterscheiden, welche sich weitgehend mit den ätiologischen Gruppen decken: angeborene, traumatische, gefäßbedingte Amputationen.

1. Der *Erwachsene jüngeren und mittleren Alters* im Vollbesitz seiner psychischen und physischen Kräfte bringt gute Voraussetzungen für die Rehabilitation mit. Amputation und Prothesenversorgung können meist nach einem bestimmten Schema erfolgen und sind vergleichsweise einfach.

2. Am häufigsten müssen *geriatrische Patienten* amputiert werden, und zwar wegen *Gefäßerkrankungen.* Ihnen fehlen in der Regel diese günstigen Voraussetzungen. Die Rehabilitation stellt schwierige, oft kaum lösbare Probleme.

Die Amputation ist nur *eine* Folge der Grundkrankheit, und diese schreitet unaufhaltsam weiter fort. Oft muß früher oder später auch auf der Gegenseite amputiert werden. Beidseitig im Oberschenkel Amputierte z.B. haben kaum eine Chance, je wieder gehfähig zu werden, solche mit Unterschenkelamputationen jedoch schon. Deshalb sollte *sparsam* amputiert werden. Das Bestimmen der Amputationshöhe erheischt gerade bei Gefäßpatienten große *klinische Erfahrung.* Höher oben zu amputieren als unbedingt nötig, in der Meinung, damit Wundheilungsstörungen sicher vermeiden zu können, läßt sich heute nicht mehr vertreten.

Bei *Diabetikern* sind vor allem die peripheren Abschnitte betroffen. Hier sind oft lokal *begrenzte* Amputationen (z.B. im Fuß) möglich. Mit der Entfernung der Gangrän bessert sich auch ein schlechter Allgemeinzustand.

3. Bei *Kindern* ist die Aufgabe noch schwieriger und vielfältiger, dafür aber besonders dankbar. Wachstum, psychomotorische Entwicklung, Umwelt, speziell die Rehabilitation von Kindern mit multiplen Mißbildungen, stellen besondere Probleme, welche nicht schematisch gelöst werden können. Die Anforderungen an die Betreuung solcher Kinder sind besonders groß (siehe Tab. 37).

Amputationshöhe

Vorbemerkung

Es mag banal und selbstverständlich klingen, wird aber oft über komplizierten Diskussionen vergessen: *Je mehr vom Bein erhalten bleibt, desto besser kann der Amputierte gehen.*

Nicht oder nur schlecht ersetzbare Strukturen sind besonders:

- Die *Fußsohle* (Haut mit subkutanem Polster). Sie trägt problemlos das volle Körpergewicht. Kein auch noch so guter Stumpf kann das. Auch *Teile* der Fußsohle sind deshalb erhaltenswert.
- Das *Kniegelenk* ermöglicht erst den sicheren, kraftvollen, ästhetisch leichten Gang. Kein künstliches kann das eigene Kniegelenk auch nur annähernd gleichwertig ersetzen.

Auf welcher Höhe soll nun amputiert werden? *Grundsätzlich* soll *so sparsam wie möglich,* aber *so viel wie nötig* amputiert werden.

Ältere Schemata stammen aus Kriegszeiten, wo nur radikale Chirurgie Leben retten konnte, und nur bestimmte geeignete Stümpfe in die damals verfüg-

Amputationen und Prothesen

Tab. 37: Amputation und Rehabilitation: Die drei Lebensalter.

	Kinder	Erwachsene	Alte
Ätiologie (hauptsächliche)	– kongenital – traumatisch – Tumoren	– traumatisch – Tumoren	– Gefäßkrankheiten (Arteriosklerose, Diabetes
Ausgangslage – physisch	– sehr gute Heilung – sehr gute funktionelle Anpassung – weiteres Wachstum verändert Stumpfform	– gute Heilung – meist gute funktionelle Anpassung	– häufig Wundheilungs- – störungen – geringe funktionelle Anpassung – verminderte Kraft – oft beidseitig
– psychisch	– ausgezeichnete Adaptation und Umstellung – Kooperation meist noch mangelhaft – noch starke Abhängigkeit von der Umgebung	– gute Kooperation	– Anpassungsfähigkeit beschränkt – oft abhängig und hilflos
Konsequenzen für die Therapie 1. Amputation	– möglichst sparsam! – evtl. endgültige Versorgung erst nach Wachstumsabschluß – am besten in speziellen Zentren	– sparsam – gute Stumpfversorgung möglich und nötig – evtl. plastische und Mikrochirurgie	– Substanz möglichst erhalten – Amputationshöhe bestimmen braucht Erfahrung – überlange Unter- und Oberschenkelstümpfe sind bei Gefäßpatienten ungünstig
2. Prothesenversorgung	– anspruchsvoll	– meist gut möglich	– oft schwierig
3. Rehabilitation	– braucht viel Kenntnis, Einfühlung, Geduld – Teamarbeit – große Möglichkeiten, lohnt sich immer, Erfolg aber stark von der Einstellung der Umwelt abhängig	– meist gut möglich	– oft sehr mühsam, Beschränktes Ziel: Patient soll möglichst unabhängig werden. Auch dies oft nicht mehr zu erreichen

Amputationen und Prothesen

baren Prothesen paßten. Diese Richtlinien gelten nicht mehr, denn die moderne Orthopädietechnik kann fast jeden Stumpf adäquat versorgen, und je weiter peripher die Amputation liegt, desto besser und sicherer kann der Patient nachher gehen. Heute gilt deshalb die Forderung, so viel Länge als möglich zu *erhalten.*

Die offenbar immer noch mancherorts vorhandene Tendenz, möglichst hoch zu amputieren, aus Angst vor den relativ häufigen Wundheilungsstörungen, und um die Rekonvaleszenz abzukürzen, entspricht nicht mehr dem heutigen Standard.

Allerdings haben auch ausgeklügelte technische Untersuchungsmethoden keine eindeutigen Kriterien für die optimale Amputationshöhe liefern können, und der Operateur ist in erster Linie auf seine *klinische Untersuchung* und die *Beurteilung der Gewebe während der Operation* angewiesen. Je größer seine *Erfahrung* ist, desto besser werden seine Resultate sein. Jedenfalls sind Amputationen keine Eingriffe für Anfänger. Wesentlich ist nicht nur, was weg

muß, sondern vor allem, was und wie es *erhalten* werden kann.

Der Stumpf muß *schmerzfrei tragfähig* und *prothesengerecht* geformt sein. Daraus ergeben sich die zweckmäßigsten Amputationshöhen.

Allgemein gilt: Lange Ober- und Unterschenkelstümpfe bringen funktionelle *Vorteile* für das Gehen (langer Hebelarm, mehr Kraft), sind jedoch bei *Gefäßpatienten* ungünstig.

• *Zehengrundgelenk* (Exartikulation): Großzehe: Abstoßen beim Gehen gestört. Zehen II bzw. III: führt zu Hallux valgus. Zehen IV und V: stört wenig. Evtl. kleine Zehenprothese im Schuh.

• *Vorfuß* (transmetatarsal): Wenn die Ansatzpunkte der langen Fußmuskeln (Peronei, Tibiales) erhalten sind, bleibt der Fuß im Gleichgewicht. Eine Vorfußprothese verhindert das Rutschen im Schuh.

Je weiter rückwärts amputiert wird, desto stärker ist die Spitzfußtendenz, weil der Zug der Achillessehne überwiegt.

• *Rückfuß:* Vorteil: *voll belastbarer* Stumpf dank Fußsohlenhaut. Kalkaneus (evtl. auch Talus) können mit der Tibia arthrodesiert werden, damit die Ferse nicht umkippt (Pirogoff). Versorgung mit Prothese in Form eines Innenschuhes genügt oft, und der Patient kann zur Not auch ohne Prothese gehen.

Exartikulation im oberen Sprunggelenk (Syme) mit Erhaltung der Fußsohle (Ferse), und, bei Kindern, der Epiphysenwachstumszone. Auch bei Diabetes geeignet. Technisch anspruchsvoll.

• *Unterschenkelamputation:* Die Erhaltung des Kniegelenkes ist ein unschätzbarer Vorteil.

Amputation z. B. etwa 15 cm unterhalb des Kniegelenksspaltes. Längere Stümpfe verbessern dank dem *längeren Hebelarm* die Führung der Prothese und das Gehen wesentlich, neigen aber zu trophischen Störungen und sind deshalb für Gefäßpatienten *ungeeignet.* Kurze Stümpfe sind schwieriger zu versorgen, sind aber trotzdem wertvoll. Ein gut belastungsfähiger Stumpf wird im Normalfall mit einer Unterschenkelprothese ohne Oberschenkelteil versorgt werden: Vollkontakt mit Soft-socket = weiche Abstützung des Stumpfes selbst, ohne Hohlraum. Ein Teil des Gewichtes wird am Tibiakopf und auf der Patellarsehne abgestützt (PTB-Prothese: **P**atellar **T**endon **B**earing). Aufhängung evtl. mit Kondylenbettung möglich (Abb. 70.1).

In seltenen Fällen muß eine durch ein mechanisches Kniegelenk mit der Prothese verbundene *Oberschenkelhülse* einen Teil des Gewichtes tragen und die Prothese führen helfen.

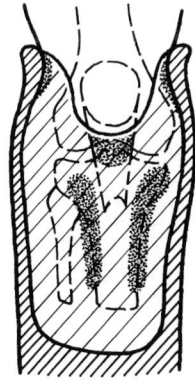

Abb. 70.1: *Unterschenkelprothesenschaft.* Punktiert sind die Stellen, wo der Stumpf im Schaft abgestützt werden kann: Beidseits der Tuberositas tibiae an den Tibiakondylen und auf der Patellarsehne. Diese Abstützpunkte ermöglichen meistens eine Unterschenkelprothese ohne Oberschenkelschaft: P. T. B.-Prothese (**P**atellar **T**endon **B**earing). Bei der sog. K. B. M.-Prothese (**K**ondylen-**B**ettung-**M**ünster) ist der Schaft seitlich über das Knie hochgezogen, wodurch er ohne Aufhängung hält und man auf Tragriemen verzichten kann.

• *Amputation im Kniegelenk (Exartikulation):* Statt im Oberschenkel zu amputieren, kann man in geeigneten Fällen (Kind: Epiphysenwachstumsfugen, aber auch bei Gefäßpatienten) die Femurkondylen als Stützpunkt erhalten. Vorteil: Gute Belastbarkeit des Stumpfendes. Die Versorgung solcher Stümpfe ist erst möglich geworden, seit das mechanische Kniegelenk so konstruiert werden kann, daß es *unter* oder *neben* dem distalen Femurende im Prothesenschaft Platz findet.

• *Oberschenkelamputation:* Wenn sich eine Amputation unterhalb oder im Kniegelenk nicht mehr realisieren läßt, ist man gezwungen – vor allem bei arteriellen Durchblutungsstörungen – das Bein im Oberschenkel abzusetzen. Der Verlust des Kniegelenkes macht das Gehen jedoch zu einem Balanceakt. Manche Amputierte werden nicht mehr gehfähig.

Das Stumpfende soll etwa 15 cm oberhalb der Femurepikondylen liegen. Längere Stümpfe sind kolbig statt konisch und haben schlechtere Zirkulation und sind weniger gepolstert, doch gibt jede zusätzliche Länge mehr Stabilität und Sicherheit beim Gehen. Je kürzer hingegen der Stumpf, desto stärker kommt er in Abduktions- und Flexionsstellung, und desto schwieriger ist er im Prothesenschaft stabil zu fassen.

Wenn möglich wird eine den Stumpf im Schaft eng umschließende Prothese (Kontaktschaft, soft socket) angepaßt. Der Stumpf soll mindestens einen Teil des Körpergewichtes tragen, ein Teil wird im Schaft aufgenommen und das restliche Gewicht am oberen Schaftrand vom sog. *Tubersitz* (Abb. 70.2a): Der Schaftrand wird am Gesäß so modelliert, daß das Sitzbein richtig auf dem Prothesenrand reitet. Die *Aufhängung* ist oft ein Problem: Eine kräftige *Muskulatur* kann in günstigen Fällen die Prothese tragen *(Haftprothese).* Weniger günstig ist die *Saugprothese,* welche durch Vakuum hält: Zirkulationsstörungen am Stumpf sind nicht selten. So bleibt gelegentlich nur das Aufhängen mit einem Riemen über die Schulter (Suspensionsprothese) (Abb. 70.2).

Bei sehr kurzem Stumpf ist ein Beckenkorb zur Führung notwendig.

• *Exartikulation im Hüftgelenk und Hemipelvektomie.* Es sind außerordentlich große und verstümmelnde Operationen, welche höchstens bei Sarkomen und schweren Verletzungen einmal in Frage kommen. Die Prothese braucht einen Beckenkorb.

Amputationen bei Kindern

Bei *Kindern* wird man versuchen, *möglichst sparsam* zu amputieren. Auch unkonventionelle Stümpfe können wertvoll und funktionstüchtig sein.

Solange das *epiphysäre Längenwachstum* noch andauert, kommt es vor, daß ein knöcherner Amputationsstumpf aus dem Weichteilstumpf heraus-

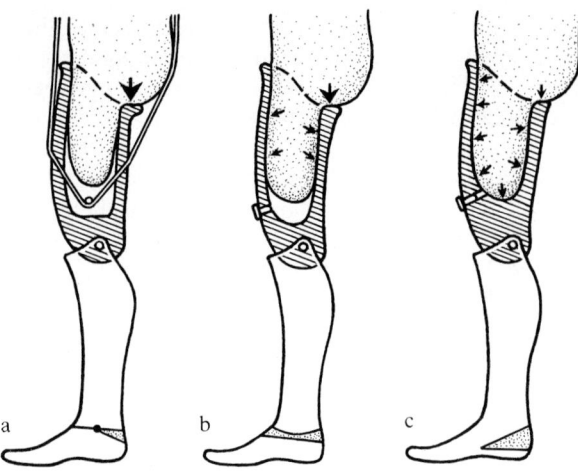

Abb. 70.2: *Oberschenkelprothesen.*

a Bei diesem älteren Modell ist der Stumpf vom Köcher nur im oberen Teil richtig gefaßt. Es benötigt deshalb eine Aufhängung mit Gurten über die Schulter. Das Körpergewicht ruht fast ausschließlich auf dem «*Tubersitz*». Der Amputierte «sitzt» regelrecht auf dem Köcherrand.

b *Haftprothese* mit Kontaktschaft, wobei das Stumpfende nicht aufliegt. Dank dem Kontakt haftet die Prothese beim Anheben des Beines, eine Aufhängung ist nicht nötig. (Ein Ventil sorgt für das Vakuum.) Ein kleiner Teil des Körpergewichtes wird vom Stumpf selbst übertragen. Die Saugwirkung des Vakuums kann Schäden an den Weichteilen des Stumpfendes hervorrufen (siehe S. 916).

c *Vollkontaktschaft:* Die beste Lösung, wo sie möglich ist. Der Stumpf hat überall engen Kontakt mit der Prothese und trägt Gewicht, wodurch der Tubersitz entlastet wird. Durch den guten Kontakt werden auch die Nachteile der Sogwirkung vermieden.

Unten: Verschiedene *Prothesenfüße:* a) Fuß mit Sprunggelenk. b) Fuß mit Pufferring (Greißinger), erlaubt eine geringgradige Bewegung in allen Richtungen. c) SACH-Fuß (**S**olid **A**nkle **C**ushioned **H**eel), ohne Gelenk, mit gepuffertem Absatz, eine zweckmäßige, robuste Konstruktion.

wächst (v.a. am Oberarm und Unterschenkel, siehe auch S. 331, Abb. 28.8), was dann eine Nachamputation notwendig macht.

Am *Oberarmstumpf* kann eine Winkelosteotomie dies evtl. verhindern (siehe S. 916).

Kinder sollten eine Prothese bekommen, sobald sie sie brauchen, d.h. bei Gehbeginn. *Einfache* Konstruktionen sind zweckmäßig, sie können leichter dem Wachstum angepaßt werden.

Mit Prothesen für die *obere* Extremität eilt es weniger: siehe S. 917.

Die Technik der Amputation

Sie richtet sich nach den Erfordernissen der vorgesehenen Prothese. Der Stumpf muß schmerzfrei und *belastbar* sein. Bei *arteriellen Durchblutungsstörungen* muß auf einer Höhe amputiert werden, wo die Zirkulation für eine Primärheilung des Stumpfes ausreicht. Stumpfnekrosen infizieren und machen eine Nachamputation nötig.

Bei der *Schnittführung* ist bereits die Prothesenversorgung zu berücksichtigen: Narben stören vor allem dort, wo der Stumpf das Körpergewicht auf die Prothese übertragen soll. Schmale Hautlappen sind gefährdet. Eine gewebeschonende Technik ist selbstverständlich.

Die *Form* des Stumpfes soll *konisch* und nicht am Ende kolbig verdickt sein, damit er gut in den Prothesenköcher eingeführt und eingepaßt werden kann. Überschüssige Weichteillappen machen trophische Störungen und sind ebenso ungünstig wie zu geringe Polsterung des Knochenstumpfes. Die Haut soll ohne Spannung über dem gepolsterten Stumpf liegen. Zur Versorgung des Knochenstumpfes hat sich die *myoplastische Amputation* bewährt: Die Muskulatur wird über das Knochenende gezogen. Sie polstert den Knochen gut ab und kann Druck übertragen. Dies ergibt einen «aktiven» Stumpf. Dieser ist kräftig und die Führung der Prothese besser. Schließlich ist durch die Muskulatur eine gute Zirkulation des Stumpfes gewährleistet. Dies ist besonders wichtig, da *Zirkulationsstörungen* im Stumpf zu den häufigsten Komplikationen nach Amputationen gehören.

Die Nervenstümpfe sollen tief genug in der Muskulatur eingebettet liegen, damit keine schmerzhaften Neurome entstehen.

Primärheilung und saubere Hautverhältnisse sind wesentlich, denn adhärente Narben sind empfindlich und erschweren die Prothesenversorgung.

Das Risiko von *Wundheilungsstörungen* ist allerdings bei Amputationen deutlich größer als bei anderen Operationen. Breite Wundflächen, geschädigte Gewebe, gestörte Blutversorgung und nicht selten Infektionen sind die Ursachen. Im Zweifelsfall,

Amputationen und Prothesen

und bei Infektionen *immer,* soll die Amputationswunde *offen* behandelt und erst bei sauberen Wundverhältnissen sekundär verschlossen werden.

Die *Nachbehandlung* hat vor allem die Aufgabe:

1. *Wundheilungsstörungen* zu *vermeiden* bzw. früh zu *erkennen:* Leicht komprimierende Verbände, die aber weder drücken noch strangulieren dürfen, Flachlagerung, Drainage, täglicher Verbandwechsel usw.
   Nach abgeschlossener Wundheilung:
2. *Kontrakturen* zu verhindern durch Lagerung und Bewegungstherapie (siehe S. 916).
3. Die unvermeidliche *Atrophie* des Stumpfes zu beschleunigen durch Bandagieren, damit der Stumpf bald seine endgültige Form bekommt.
4. Schon vorher, d.h. sobald es die Wundheilung zuläßt, wird eine *Behelfsprothese* angepaßt. Ein Gipsköcher mit einer Stelze genügt. Damit wird der Patient *sofort auf die Beine gestellt.* Die Anpassung der *definitiven Prothese* ist erst möglich, wenn der Stumpf seine endgültige Form angenommen hat, d.h wenn die Schwellung zurückgegangen und der Stumpf etwas atrophiert ist. Dieser Schrumpfungsprozeß dauert einige Wochen. Er wird unterstützt durch kräftiges Umwickeln mit elastischen Binden. In dieser Zeit wird bereits intensive *Gehschulung* und aktives Stumpftraining betrieben (Abb. 70.3).

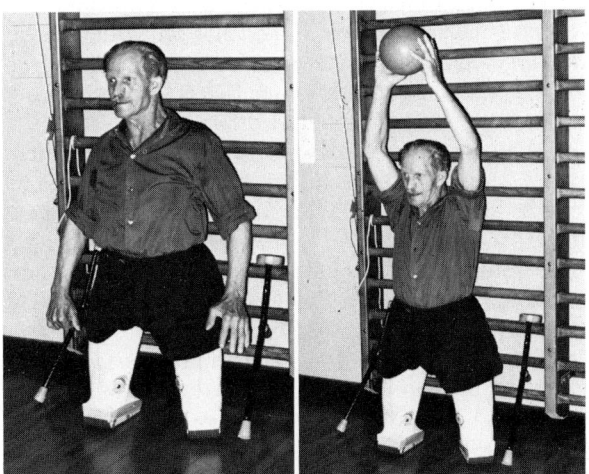

Abb. 70.3: *Rehabilitation* eines Doppelamputierten: So früh als möglich wird mit *einfachen Behelfsprothesen* das *Gleichgewicht* im *Stehen* trainiert. Mit kurzen Stümpfen geht es leichter. Der Wille des Patienten, das Ziel zu erreichen, nämlich gehen zu lernen, ist an seiner gespannten Aufmerksamkeit zu erkennen. Es gilt, den Patienten schon vor der Operation auf dieses Ziel hin zu lenken.

Auch *Einfachamputierte* werden so bald als möglich mit einer provisorischen Prothese ausgerüstet, damit die Gehschulung sofort beginnen kann.

Läßt man den Patienten im Bett liegen, bis die endgültige Prothese fertig ist, so entstehen Kontrakturen, er verliert den Mut und lernt unter Umständen nie mehr, mit einer Prothese zu gehen.

Aus den genannten Gründen ist die sog. *Sofortprothesenversorgung* propagiert worden, d.h. das Eingipsen des Amputationsstumpfes und Anlegen einer Behelfsprothese unmittelbar nach der Operation. Dieses Verfahren setzt aber große Erfahrung, Beherrschung der Technik und genaue postoperative Überwachung voraus. Fehlen diese Voraussetzungen, so ist die Methode gefährlich (Zirkulationsstörungen, Nekrosen, Wundheilungsstörungen).

Das gleiche Ziel wird jedoch erreicht mit der

Frühversorgung

Nach Wundheilung, d.h. nach wenigen Wochen, wird eine Prothese angepaßt, damit der Stumpf möglichst rasch *belastungsfähig* wird und der Patient *gehfähig.* Die erste Prothese ist praktisch immer ein provisorischer Behelf. Es gibt viele Möglichkeiten, vom Gipsköcher mit Stelze über aufblasbare «Prothesen» bis zur Definitiven (als Testprothese).

Prothesenversorgung und Rehabilitation

Allgemeines

Daß ein Kunstglied das eigene bei weitem nicht in jeder Beziehung ersetzt, merkt der Patient erst, wenn er es bekommt: Es ist leblos, kraftlos, gefühllos, schlecht steuerbar, es klappert, fühlt sich anders an und sieht nie wie ein Lebendiges aus. Diese erste Enttäuschung muß der Arzt dem Amputierten überwinden helfen. Auch eine gut passende Prothese wird er zwar nie so empfinden können «als wär's ein Stück von mir», doch ist sie ihm ein unentbehrliches Mittel zum Zweck: Sein eigenes Leben unabhängig zu führen. Dies zu erkennen hilft ihm am besten das Beispiel eines Leidensgenossen, der mit seiner Prothese vollständig integriert ist. Dieser kann ihm auch Ratschläge und Tricks vermitteln, die andere nicht aus Erfahrung kennen.

Prinzipien

- Einwandfreie *Funktion* ist erste Voraussetzung. Mit einer Beinprothese soll der Amputierte ohne Schmerzen und übermäßige Anstrengung sicher gehen können. Der Bewegungsablauf sollte möglichst flüssig und natürlich sein. Dies ist im Normalfall mit den heutigen Prothesen weitgehend realisierbar.
- *Kosmetik:* Hier sind die Anforderungen naturgemäß unterschiedlich. Die moderne Orthopädietechnik kann aber auch gehobenen Ansprüchen weitgehend gerecht werden.
  Rasche Herstellung: Es ist sehr wichtig, daß die Patienten nicht wochen- und monatelang auf ihre Prothese warten müssen. Technisch ist die Ferti-

gung einer Beinprothese in wenigen Tagen möglich.

- *Dauerhaftigkeit, Wartung, Reparaturen.* Prothesen sind ständiger großer Beanspruchung und somit auch entsprechendem Verschleiß unterworfen. Trotz den modernen Materialien und Konstruktionen ist die Prothese auf *Pflege* und der Patient auf einen funktionierenden *Service* angewiesen (Weiteres siehe im Kapitel «Orthopädietechnik», S. 225 f.).

Indikation

Amputierte können zwar mit zwei Krückstöcken auch ohne Prothesen gehen, doch in unseren Breiten sollte ihnen eine solche zustehen, falls sie damit auch wirklich *gehen* können und wollen. Nicht alle können, so z. B. manche Alte, Kranke, Gelähmte, Doppelamputierte oder anderweitig Behinderte. Diesen ist vielleicht mit einem Rollstuhl besser geholfen.

Wenn der Amputierte den Willen hat, wieder gehen zu lernen und ein normales Leben zu führen, finden sich auch die technischen Möglichkeiten für eine adäquate Versorgung und Rehabilitation. Andernfalls sind alle noch so gut gemeinten Bemühungen umsonst.

Im Weiteren hängt die Prothesenversorgung vom Stumpf ab. Auch ungünstige Stümpfe kann der Orthopädiemechaniker heute oft befriedigend versorgen. Wo seine Kunst dazu nicht ausreicht, sollte ihm der Chirurg mit einer Stumpfrevision helfen.

Materialien

Holz, Leder, pflanzliche und tierische Textilien, als natürliche organische Materialien dem Menschen seit jeher vertraut und angenehm zu tragen, sind auch die Werkstoffe des traditionellen Prothesenbaus. Die moderne Orthopädietechnik hat jedoch fast vollständig auf Kunststoffe umgestellt. Die technischen Möglichkeiten und Vorteile sind ungleich größer: Festigkeit, geringes Gewicht, Leichtbauweise, gute Formgebung, bessere Kosmetik, Haltbarkeit und Verarbeitung, leichtere Pflege usw. Darauf will man nicht verzichten. Die *Wahl* liegt weitgehend beim Handwerker und beim Kunden, dem Patienten. Dem Arzt verbleiben Planung und Kontrolle der «reibungslosen» *Funktion.*

Die *endgültige Prothesenversorgung*

ist ein *Spezialgebiet* der technischen Orthopädie geworden. In dafür eingerichteten Zentren werden Versorgung und Rehabilitation in *enger Zusammenarbeit* zwischen *Prothesenbauer, Orthopäden* und *Rehabilitationsspezialisten* (Gehschulung, Physiotherapie, Fürsorge, Berufsschulung) von der Amputation bis zur Wiedereingliederung in den Arbeitsprozeß durchgeführt. Der Orthopäde sollte soviel davon verstehen, daß er Stumpfkrankheiten behandeln und den Sitz der Prothese kontrollieren kann.

Aufbau der Prothese

Damit die Prothese richtig ins Lot kommt, richtet sie der Prothesenbauer von *unten nach oben,* d. h. vom Fuß hinauf zum Amputationsstumpf und nicht umgekehrt. Die Prothese muß den Gesetzen der «Statik der aufrechten Haltung» genügen (siehe S. 95 f.) (Abb. 70.4).

Da die Muskeln fehlen, müssen die Gelenke ähnlich stabilisiert werden wie bei einer Lähmung (siehe Passive Gelenkstabilisierung, S. 97 und Kniestabilisierung bei schlaffer Lähmung, S. 385). Daraus folgt, daß das Kniegelenk ein wenig hinter dem Schwerpunktlot liegen muß, ebenso das Fußgelenk. Letzteres hat in der Regel eine geringe allseitige Beweglichkeit, damit der Gang weich wird, und eine Sperre gegen Dorsalflexion zur Stabilisierung des Knies, oder einen Gummiabsatz zur Pufferung (SACH-Fuß, Abb. 70.2c).

Das *Kniegelenk* hat eine Extensionssperre und mehr oder weniger komplizierte Gelenkmechanismen, um einen möglichst physiologischen Gang zu ermöglichen. Einfache Prothesen sind oft besser als komplizierte.

Die *Stumpfeinbettung*

Sie ist das Schwierigste bei der Prothesenversorgung. Der *Schaft* wird nach einem *Gipsmodell* gefertigt. Er muß satt und unbeweglich sitzen und darf unter Belastung weder drücken noch «pumpen». Modelle zu nehmen ist eine besondere *Kunst.* Die tragenden Flächen müssen sehr genau ausgeformt und modelliert werden (siehe auch Abb. 70.1). Ein kontrakter, nicht achsengerecht stehender Stumpf muß wenn nötig *abgewinkelt* in den Schaft eingebettet werden, damit die Prothese im Lot steht (Abb. 70.4).

Der Stumpf selbst soll so viel Gewicht wie möglich tragen, sonst müssen höher oben Abstützpunkte gesucht werden (siehe einzelne Amputationshöhen und Abb. 17.27).

Der Stumpf wird möglichst gut gefaßt, damit er im Stehen nicht in den Prothesenschaft einsinkt. Es sollen keine Hohlräume, aber auch keine Druckstellen entstehen, da sonst leicht Zirkulationsstörungen und dermatologische Probleme auftauchen (siehe S. 916).

In der *Schwungphase* muß der Stumpf die Prothese *tragen,* was besondere Probleme aufwirft (siehe Unterschenkel- bzw. Oberschenkelamputation). Die Prothese sollte beim Gehen nicht «pumpen».

Angestrebt wird somit eine *möglichst feste Verbindung zwischen Stumpf und Schaft.* Dies ist am besten erreichbar mit einem engen Kontakt auf der *ganzen* Berührungsfläche, ein sog. *«Vollkontakt».* Überdies soll auch die *Endbelastung des Stumpfes* bis zur Grenze der Belastbarkeit ausgenützt werden.

Die Prothese sollte so konstruiert sein, daß sie die Patienten ohne fremde Hilfe *selbst* anziehen können.

Fußprothesen müssen individuell angepaßt werden, in der Form von Innenschuhen, wobei die verbliebenen Fußsohlenabschnitte voll tragen sollen.

Keine Prothese paßt auf Anhieb. Patient und Arzt müssen *hartnäckig darauf drängen,* daß *Nachanpassungen* vorgenommen werden, bis die Prothese *so gut* sitzt, daß der Amputierte *schmerzfrei* gehen kann. Druckstellen müssen entlastet und abgepolstert und Hohlräume aufgefüllt werden. Da sich der Stumpf auch *später* immer wieder *ändert,* ist die Prothese nie endgültig fertig. Der Amputierte darf und soll darauf bestehen, daß der Orthopädiemechaniker jederzeit auch später die Prothese zu seiner Zufriedenheit revidiert.

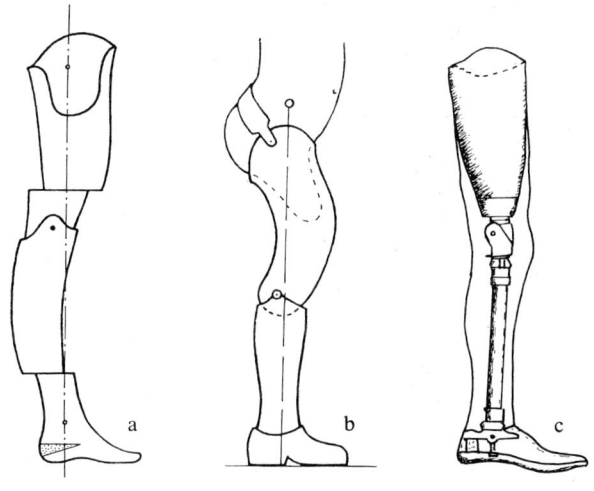

Abb. 70.4:

a Der *Aufbau der Prothese* erfolgt von unten nach oben. Er muß der Statik und Dynamik des Stehens und Gehens genügen (siehe S. 99f.). Um die Kniestabilität zu verbessern, kann das Kniegelenk etwas nach dorsal hinter das Schwerpunktslot versetzt werden.

b Einbettung eines Oberschenkelstumpfes mit *Flexionskontraktur:* Körperachse und Prothese müssen im Lot sein. Besser ist allerdings, durch zweckmäßige Nachbehandlung eine Kontraktur zu vermeiden.
a) und b) *Schalenbauweise:* die Außenwand (aus Holz oder Gießharz) bildet das tragfähige Skelett.

c *Rohrskelettkonstruktion.* Sie wird mit Schaumstoff verkleidet. So entspricht sie eher dem menschlichen Vorbild. Die tragenden Teile werden in Modularbauweise zusammengesetzt. Damit sind Länge und Achse leicht *verstellbar.* Allerdings sind diese Prothesen weniger robust.

Gehschule und Rehabilitation

Diese sind, nach Chirurgie und Prothesenversorgung, das dritte Glied in der Behandlung Amputierter. Krankengymnastik und Gehschule sind sehr anspruchsvoll und erfordern *besondere Kenntnisse:* Stumpf und Prothese sind ungewohnte Vorgaben in der Physiotherapie. Der Stumpf selbst braucht Bandagierung und Training, und der Gang mit der Prothese ist asymmetrisch, zumindest am Anfang unsicher, mühsam und schwierig, und jedenfalls anders als mit zwei Beinen (vgl. S. 102 im Allgemeinen Teil). Aufstehen, Stehen, Hinsetzen, der Gebrauch der Stöcke, aber auch die alltäglichen Bewegungen und Verrichtungen wie ankleiden, das Anziehen der Prothese usw. müssen beigebracht, gelernt und geübt werden («Gehschule»: siehe S. 99f. und S. 210). Das Ziel ist ein normales Leben, das bis hin zu Tanz und Sport für Amputierte reicht.

Die Vorbereitung darauf ist am besten möglich in einem *spezialisierten Zentrum,* wo alle Fachleute, vom medizinischen Personal über die Handwerker bis zum Rehabilitationsteam zur Verfügung stehen, mit ihrer *Erfahrung* und ihren *Möglichkeiten.* (Weiteres dazu im Abschnitt «Rehabilitation», S. 264ff.)

Stumpfkrankheiten

Die Prothesenversorgung ist manchmal erschwert oder unmöglich wegen eines unzweckmäßigen oder kranken Stumpfes. Es ist Aufgabe des Orthopäden, in Zusammenarbeit mit dem Prothesenbauer, Abhilfe zu schaffen

Narben: Hautnarben von Verletzungen oder Infektionen, vor allem wenn sie mit dem Knochenstumpf verwachsen sind, auch indurierte Unterhautpartien, sind manchmal sehr empfindlich auf Druck oder Zug. In der Regel ist eine operative Stumpfkorrektur nötig.

Infektionen nach Amputationen sind nicht selten. Entzündungen, Fisteln und Sequester *(Kronensequester)* verhindern eine Prothesenversorgung. Sie müssen operativ ausgeräumt werden.

Schlechte Stumpfform: Der Orthopädiemechaniker wird versuchen, auch schlechte Stümpfe gut zu versorgen. Er stößt dabei auf Grenzen. Zu dicke, zu lange und unförmige Stümpfe müssen auf die richtige konische Form nachamputiert werden.

Amputationsstümpfe ändern oft mit der Zeit ihre Form (Atrophie, Wachstum), was einen neuen Schaft nötig macht.

Das *Stumpfödem* ist eine häufige Komplikation, zuerst im Anschluß an die Amputation selbst, sodann

Amputationen und Prothesen

infolge von äußerem Druck und Strangulation durch Verbände oder Prothesenschaft, durch Abflußbehinderung äußerer und innerer Genese. Eine Verdickung des Stumpfes kann auch in lokalen Zirkulationsstörungen (siehe unten) oder einer Herzinsuffizienz ihre Ursache haben.

Druckstellen: Am Stumpfende von Femur oder Tibia, an der vorderen Tibiakante und am Fibulastumpf entstehen häufig Druckstellen von der Prothese. An diesen Stellen muß natürlich zuerst der Schaft gut ausgefräst und weich abgepolstert werden. Weniger günstig ist es, unter dem Stumpfende einen Hohlraum im Prothesenschaft auszusparen, weil durch das Vakuum eine sehr unangenehme venöse Stauung im Stumpf entsteht, welche ihn ödematös auftreibt (siehe unten). Wenn trotz einwandfreier Prothesenanpassung die Druckstellen nicht verschwinden – manche primäre Stümpfe sind schlecht, weil die Amputation notfallmäßig durchgeführt werden mußte – so ist eine *Nachamputation,* wenn möglich mit *myoplastischer Versorgung* angezeigt.

Zirkulationsstörungen und dermatologische Probleme: Eine sehr häufige Komplikation des Prothesentragens sind *venöse Rückflußstörungen* im Amputationsstumpf mit tiefblauer Verfärbung, starker ödematöser Auftreibung des Stumpfes, Schmerzen, übermäßiger kalter Schweißbildung und sekundären Hautschädigungen wie Ekzemen, Dekubitus, Ulzera usw. Die Patienten können die Prothese nur kurze Zeit oder gar nicht mehr tragen.

Ursachen dieser Zirkulationsstörungen sind: zu lange Stümpfe, vor allem größere Weichteillappen ohne Knochen und Muskulatur, das Tragen von Saugprothesen mit Vakuum in einem Hohlraum unter dem Stumpf, schmerzhafte Stümpfe, welche deshalb zu wenig gebraucht werden, Allergien sowie mangelnde Stumpfhygiene.

Eine *myoplastische Stumpfkorrektur* sowie ein zweckmäßiger Prothesenschaft, welcher überall in Kontakt mit dem Stumpf steht (Kontaktschaft), ebenso eine peinlich genaue, regelmäßige *Stumpftoilette,* sind Voraussetzungen für eine Verbesserung. Eine Herzinsuffizienz wäre zu beheben. Oft widersetzen sich solche Zirkulationsstörungen aber hartnäckig allen Behandlungsversuchen.

Kontaktdermatiden entstehen durch direkte chemische Irritation oder Allergien. Wenn ein Material des Prothesenschaftes sich mittels Test eindeutig als Allergen erwiesen hat, muß darauf verzichtet werden. Im übrigen können saubere Anpassung des Schaftes und *Stumpfhygiene* meist helfen.

Auch das häufige und sehr lästige *Schwitzen* kann Folge von ungünstigen Zirkulationsverhältnissen

am Stumpf sein. Dann bringt bessere Stumpfbettung (Vollkontakt, konische Bettung) manchmal Abhilfe.

Stumpfschmerzen: Als sog. *Phantomschmerzen* werden solche bezeichnet, welche der Amputierte in seinem nicht mehr vorhandenen Fuß empfindet. Sie sind gefürchtet wegen ihrer Intensität und ihrer Resistenz gegenüber Behandlungsversuchen. Bei Kindern kommen sie nicht vor.

Ihre genaue Ursache ist nicht bekannt. Narbenneurome, Zirkulationsstörungen, schmerzhafte Narben usw. können eine Rolle spielen. Eine Nachresektion des betroffenen Nerven (N. tibialis, N. ischiadicus) und eine Stumpfkorrektur mit myoplastischer Stumpfversorgung können vielleicht helfen.

Kontrakturen: Nach Amputationen im Oberschenkel fallen Muskelansätze von Adduktoren und Beingewicht weg. Der Stumpf hat dann die Tendenz, in *Abduktions-* und *Flexionsstellung* zu gehen. Schon in den ersten Wochen nach der Amputation kann eine Kontraktur in dieser Stellung entstehen, wenn sie nicht *aktiv bekämpft* wird mit Lagerung in *Streckstellung* (keine Kissen unter dem Stumpf!), Bauchlage und aktiver Gymnastik (vgl. S. 445f.).

Einmal vorhandene Kontrakturen sind schwierig oder nicht mehr zu beseitigen. Sie erschweren die Prothesenversorgung und das Gehen später außerordentlich

Für *Kniekontrakturen* in *Flexionsstellung* nach Unterschenkelamputation gilt Ähnliches. (Über die Einbettung kontrakter Stümpfe, siehe S. 914 und Abb. 70.4b).

Amputation und Prothesen an der oberen Extremität

Grundsätzlich soll so *wenig als möglich* amputiert werden. Jede erhaltene Stumpflänge ist wertvoll, besonders an Hand und Fingern.

Die Funktion von Hand und Arm sind wesentlich *komplexer* als jene der unteren Extremitäten, vor allem weil die *Sensibilität* eine überragende Rolle spielt. Eine prothetische Versorgung kann deshalb auch im besten Fall nur einen bescheidenen Ersatz geben. Je nach Situation ist auch dieser für den Patienten nützlich (Ohnhänder, Schwerarbeiter), oder aber er behilft sich besser mit seinem sensiblen Stumpf und der gesunden Hand.

Ziel einer *funktionellen Versorgung* ist ein *Griff.*

Gelegentlich wird aber lediglich eine kosmetische Versorgung gewünscht. Je nach individuellen Anforderungen und Möglichkeiten kommen *grundsätzlich vier Prothesenarten* in Betracht:

1. Die *Schmuckhand* mit beschränkter Funktion.
2. Die *passiven Greifarme:* Stabile Prothesen mit verschiedenen Ansatzstücken (Haken, Haltern, Klauen), welche unter Umständen auch passiv in Pro- bzw. Supinationsstellung gebracht werden können. Sie sind einfach, strapazierbar und eignen sich deshalb vor allem für Schwerarbeiter, Landwirte usw.
3. *Aktive Greifarme:* Greifmechanismen werden durch *körpereigene Bewegungen* (z. B. der Schulter) betätigt. Unterarmstümpfe eignen sich am besten. Je höher die Amputation (Oberarm) desto geringer die Wirkung (Abb. 70.5).
4. *Fremdkraftprothesen* werden mit Servomotoren (pneumatisch, elektrisch) betrieben und durch Körperbewegung oder eigene Muskelkontrakturen gesteuert (Abb. 70.6).

Die beiden letzten Gruppen gestatten zunehmend feinere Bewegungen, jedoch keine schwereren Arbeiten. Sie sind kompliziert und anspruchsvoll, aber für manche Patienten (Ohnhänder!) außerordentlich wertvoll.

Gerade bei Ohnhändern ist die operative Umwandlung des *Vorderarmstumpfes* in eine Greifzange (Krukenberg) als Alternative in Erwägung zu ziehen.

Die Versorgung von *Oberarmstümpfen* ist schwierig, v. a. wegen der Rotation. Die Stabilität kann verbessert werden durch eine Winkelosteotomie des Humerusstumpfes (Marquart).

Dysmeliekinder haben uns interessante Einblicke in die Lern- und Sinnesphysiologie von Ein- und Ohnhändern vermittelt. Die Prothesen werden von den Kindern als Spiel- und Werkzeuge betrachtet und entsprechend behandelt. Als solche sind sie wertvoll, doch ins Körperschema einbezogen werden sie nicht. Näheres darüber im Kapitel «Angeborene Störungen», S. 321 und Abb. 27.6.

Wer sich weiter für Amputationen und Prothesen interessiert, dem sei das ausgezeichnete Buch von R. BAUMGARTNER empfohlen, das sich auch leicht und mit Genuß liest, was in der deutschen Fachliteratur nicht alltäglich ist (siehe Literaturverzeichnis).

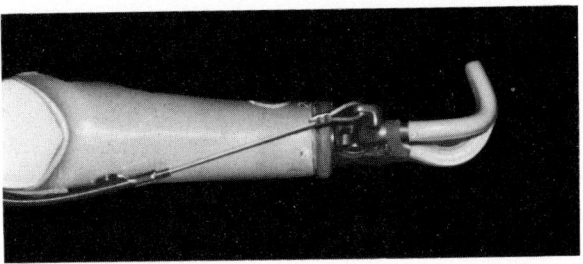

Abb. 70.5: Für viele Armamputierte ist der *einfache, kräftige Haken* das beste Werkzeug. Er läßt sich in jede Drehstellung bringen und durch Schulterzug öffnen.

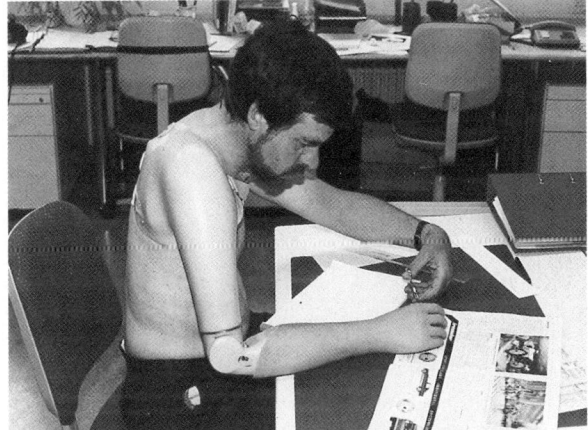

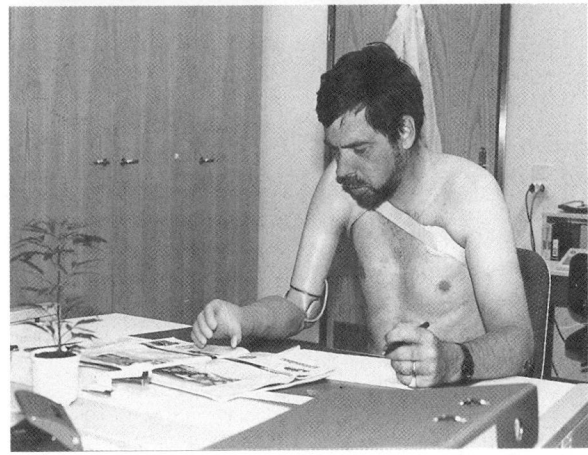

Abb. 70.6: Layouter bei seiner Arbeit, mit *Oberarmprothese.* Ellbogengelenk mit Servomotor, gesteuert durch Schulterbewegungen. Damit kann er die Hand von der Unterlage hocheben, wieder hinlegen und auf diese Weise Papier, Lineal usw. auf dem Tisch festhalten, so daß sie sich nicht verschieben, während er mit der anderen Hand arbeitet.

Ebenfalls motorgetrieben und elektrisch von der Schulter aus durch Druckkontakte gesteuert läßt sich die Hand öffnen und schließen und kann so einen Gegenstand mit einer einstellbaren Kraft (z. B. 4 kg) festhalten.

Die frühere pneumatische Prothese war zu schwach, zu unbequem und zu schwer, so daß ihr Besitzer sie bei der Arbeit meist weglegte und sich mit allerlei Tricks zu helfen suchte.

Amputationen und Prothesen

Literaturverzeichnis

Dieses ist als *Wegweiser zum weiterführenden Schrifttum* gedacht. Es kann sich im folgenden nur darum handeln, aus der unübersehbaren Literaturflut eine rudimentäre Auswahl anzubieten. Notgedrungen bleibt diese Auswahl subjektiv und willkürlich. Sie richtete sich nach folgenden Kriterien:

- Grundsätzlich sind wo immer möglich *Bücher* aufgeführt, und zwar eine Auswahl von Lehrbüchern, Handbüchern und Monographien, welche eine umfassende Darstellung eines umschriebenen Themas bringen, und von welchen aus auch die weitere Literatur aufzufinden wäre. Die zitierten Bücher sollten käuflich und/oder in den einschlägigen Bibliotheken greifbar sein.
  Hilfreich für die Auswahl war auch eine *Umfrage* unter praktizierenden *Schweizer Orthopäden*, wofür ich diesen zu Dank verpflichtet bin.
  Für die englische Literatur wurden u. a. die Buchbesprechungen im *Journal of Bone and Joint Surgery* der letzten Jahre zu Rate gezogen.
- *Zeitschriftenartikel:* Es sind nur solche aufgeführt, die im Text zitiert oder von besonderer Bedeutung sind.
- *Neuere Literatur* wurde bevorzugt, soweit sie umfassende Übersichten, neuere Erkenntnisse und/oder ausführliche Literaturverzeichnisse enthält.
  Ältere Werke wurden wegen ihrer grundlegenden Bedeutung und Kompetenz aufgenommen. Sie entstanden oft unter weniger Zeitdruck als manche neuere, was sich in fundierter Argumentation und überzeugender Präsentation niederschlägt.
  Einzelnen Titeln habe ich kurze Kommentare beigefügt.
- Die *Gruppierung* der Literatur entspricht derjenigen des Stoffes im Text gemäß Inhaltsverzeichnis. Eine solche Anordnung schien dem Zweck dieses Literaturverzeichnisses besser zu entsprechen als ein alphabetisches Autorenregister, dessen Benutzung bereits eine Kenntnis der Autorennamen voraussetzen würde.

Bibliographie

RATLIFF, A. H. C.: *Selected References in Elective Orthopaedics.* Springer, London 1991. Wesentliche Arbeiten zu orthopädischen Themen, ausgewählt und kommentiert von einem Gremium führender englischer Orthopäden.
RATLIFF, A. H. C.: *Selected References in Orthopaedic Trauma.* Springer, London 1989. Zwilling von Obigem.
COHEN, J., BONFIGLIO, M., CAMPBELL, C. J.: *Orthopedic Pathophysiology in Diagnosis and Treatment.* Churchill Livingstone, New York 1990. Enthält eine «Critical Bibliography», eine gute Wegleitung zur englischsprachigen orthopädischen Literatur.

Zeitschriften

Journal of Bone and Joint Surgery (J. Bone Jt. Surg.). American and British Volumes, 10 bzw. 6mal jährlich. Seit 1919.
Die führende englischsprachige Zeitschrift für orthopädische Chirurgie. Offizielles Organ der meisten amerikanischen und britischen orthopädischen Fachgesellschaften. Hohes Niveau dank strenger Selektion durch die Herausgeber. 5jährliches Sach- und Autorenregister.
Clinical Orthopaedics and Related Research (Clin. Orthop.) monatlich, in Buchform. Lippincott, Philadelphia. Nach dem J. Bone Jt. Surg. das bedeutendste orthopädische Publikationsorgan (nordamerikanisch). Vor allem auch für Grundlagenforschung oft zitiert. «each volume has a single topic, guest edited by leading specialists, and original articles on orthopaedics and basic sciences».
Zeitschrift für Orthopädie und ihre Grenzgebiete (Z. Orthop.). Enke, Stuttgart. Gegründet 1892 von *A. Hoffa* als «Zeitschrift für orthopädische Chirurgie». Organ der Deutschen Gesellschaft für Orthopädie und Traumatologie.
Revue de Chirurgie Orthopédique et reparatrice de l'appareil moteur (Rev. Chir. Orthop.). Organe de la Société Française de Chirurgie Orthopédique et Traumatologique.
Acta orthopaedica scandinavica (Acta Orthop. Scand.). englisch. Schwerpunkt Grundlagenforschung.
Der Orthopäde. Springer, Heidelberg. Seit 1972. Jedes Heft ein Thema. Übersichtsinformation zum aktuellen Stand, durch Fachspezialisten.
Archives of Orthopaedic and Traumatic Surgery (gegründet 1903 als: «Archiv für Orthopädische und Unfallchirurgie»), seit etwa 1980 fast ausschließlich englisch.

Zeitschriften für bestimmte Spezialgebiete, z. B.:
- *Spine.* die führende internationale Zeitschrift für Orthopädie und Chirurgie der Wirbelsäule
- *Unfallheilkunde – Traumatology.* Springer, Berlin.
- *Arthroskopie*
- *Osteoporosis International*
- *Journal of Hand Surgery* (British and European Volume)
- *European Spine Journal*
- *Knee Surgery, Sports Traumatology and Arthroscopy*
und viele andere.

Periodica, Jahrbücher

Instructional Course Lectures. American Academy of Orthopaedic Surgeons, Park Ridge, Ill. yearly. Commissioned lectures by the AAOS. «The state of the art», zu aktuellen orthopädischen Themen, geschrieben von Autoritäten in ihrem Fach. Cumulative Index f. Vols. XXVI–XL (1977–1991) in Vol. XL (1991).

The Year Book of Orthopaedics. Mosby – Year Book Medical Publishers, St. Louis. Selected (english) articles of the year, from the world literature, summarized and commented by one of the editors, all of them distinguished US surgeons.

Orthopaedic Knowledge Update 3. American Academy of Orthopaedic Surgeons. 1990. Etwa alle 3 Jahre.

Current Orthopaedics. Churchill Livingstone. In Vierjahreszyklen werden die einschlägigen orthopädischen Themen referiert (seit 1986).

Current Medical Literature: Orthopaedics. The Royal Society of Medicine. Citations and Comments on important articles selected from the current international literature.

Current Opinion in Orthopaedics: Revue Journal. Abstracts von Originalartikeln aus anderen Zeitschriften.

– Auch viele andere Zeitschriften bringen ausschließlich oder nebst anderem kurze *Zusammenfassungen* (Abstracts) von *Originalarbeiten* aus anderen Quellen, mit oder ohne Kommentar, für den eiligen Leser.

Lehrbücher

Hier sind die gebräuchlichsten deutschsprachigen Orthopädielehrbücher in der Reihenfolge zunehmenden Umfanges vom kleinen Taschenbuch zum mehrbändigen Werk aufgeführt.

In der Regel dienen die ersteren den Studenten, für Prüfungen und als Gedächtnisstütze, die letzteren als Nachschlagewerke dem bereits Erfahrenen.

Wer aber während der Fachausbildung, zur «postgraduate» Weiterbildung einen Begleiter braucht, ein Lehr- und Lesebuch, wird ein umfassendes Werk mittleren Umfanges, wie das vorliegende, wählen, in welchem er auch die Grundlagen und die Zusammenhänge findet.

EXNER, G., EXNER, G.U.: *Kleine Orthopädie,* Grundriß für Unterricht und Praxis, 12. Aufl. Thieme, Stuttgart 1993.

COTTA, H.: *Orthopädie,* ein kurzgefaßtes Lehrbuch. Mit 150 Prüfungsfragen und Schlüssel zum Gegenstandskatalog, (Taschenbuch) 4. Aufl. Thieme, Stuttgart 1984.

KRÄMER, J.: *Orthopädie,* Begleittext zum Gegenstandskatalog, 3. Aufl. Springer, Berlin 1993.

BAUMGARTNER, R., OCHSNER, P.E.: *Checkliste Orthopädie,* 3. Aufl. Thieme, Stuttgart 1993.

MORSCHER, E. et al.: *Orthopädie.* In: Allgöwer, M. (Hrsg.): *Allgemeine und spezielle Chirurgie,* 5. Aufl. Springer, Berlin 1992.

PITZEN, P., RÖSSLER, H.: *Lehrbuch der Orthopädie,* 16. Aufl. Urban & Schwarzenberg, München 1990.

IDELBERGER, K.: *Lehrbuch der Orthopädie,* 4. Aufl. Springer, Berlin 1984.

NIETHARDT, F.U., PFEIL, J.: *Orthopädie,* 2. Aufl. Hippokrates, Stuttgart 1992. Für Studenten didaktisch gut geeignet.

JÄGER, M., WIRTH, C.J. (Hrsg.): *Praxis der Orthopädie,* 67 Autoren, 1104 S. 2. Aufl. Thieme, Stuttgart 1992.

LANGE, M., HIPP, E.: *Lehrbuch der Orthopädie und Traumatologie,* 3 Bände, 2. Aufl. Enke, Stuttgart. Band I: Allgemeine Orthopädie. Angeborene Erkrankungen 1971. Band II: Erworbene Erkrankungen. 1. Allgemeiner Teil 1976, 2. Spezieller Teil 1981. Band III: Traumatologie. 2. Aufl. 1986.

Prüfungsfragen zum Selbststudium

HEIMKES, B.: *GK3 Orthopädie,* Original-Prüfungsfragen mit Kommentar, 7. Aufl. Ed. Medizin VCH, Weinheim 1991.

DIXON, J.H.: *Orthopädie,* Prüfungsfragen, Reihe Meditest, Ed. Medizin, Weinheim 1991.

GROB, D.: *Fragenkatalog zur Orthopädie.* Zur Selbstprüfung. Springer, Berlin 1985.

Für die praktische Arbeit

MÜNZENBERG, K.J.: *Orthopädie in der Praxis,* 2. Aufl. Edition Medizin. Weinheim, Basel 1988. Ein Buch für den praktischen Arzt.

KRÄMER, K.-L., STOCK, M., WINTER, M.: *Klinikleitfaden Orthopädie,* Untersuchung, Diagnostik, Therapie, Notfall. Jungjohann, Stuttgart 1992. Für die Kitteltasche des Klinikassistenten.

Englischsprachige Lehrbücher

Aus dem reichhaltigen Angebot sind einige besonders empfehlenswerte hier angeführt:

ADAMS, J.C., HAMBLEN, D.L.: *Outline of Orthopaedics,* 11th ed. Churchill, Livingstone, Edinburgh 1990.
  deutsch: *Orthopädie.* Eine Einführung für Studierende der Medizin. Springer, Berlin/Heidelberg/New York 1982.

SALTER, R.B.: *Textbook of Disorders and Injuries of the Musculoskeletal System.* Introduction to Orthopaedics, Rheumatology, Metabolic Bone Disease, Rehabilitation and Fractures. 2nd ed. Williams and Wilkins, Baltimore 1984.

APLEY, A.G., SOLOMON, L.: *Apley's System of Orthopaedics and Fractures,* 7th ed. Butterworths, London 1993. In England das beste Lehrbuch für Studenten und Assistenten.
  – deutsch als «*Orthopädie*» bei Ed. Medizin, Weinheim 1991.

APLEY, A.G., SOLOMON, L.: *Concise System of Orthopaedics and Fractures.* Butterworth 1989. Kurzfassung des Obigen.

HARRIS, N.H. (Ed.): *Postgraduate Textbook of Clinical Orthopaedics.* Churchill Livingstone, London 1983.

DEE, R., MANGO, E., HURTS, L.C.: *Principles of Orthopaedic Practice,* 2 Vols., Mc Graw-Hill, New York 1989. single source text, review of current literature.

Kinderorthopädie

BERNBECK, R., DAHMEN, G.: *Kinderorthopädie,* 3. Aufl. Thieme, Stuttgart 1982.

RANG, M.: *Kinderorthopädie.* Aus dem Amerikanischen von R.P. Meyer und J. Löhr. Huber, Bern/Göttingen/Toronto 1988. Knapp, informativ, gut geschrieben.

WENGER, D.R., RANG, M.: *The Art and Practice of Children's Orthopaedics.* Raven Press, New York 1992. Hervorragend geschrieben und illustriert, ein reiner Lesegenuß! Mit kommentierter Literatur.

BLOCKEY, N.J.: *Children's Orthopaedics. Practical Problems.* Butterworths, London 1976.

SHARRARD, W.J.W.: *Paediatric Orthopaedics and Fractures,* 2 Volumes, 3rd ed. Blackwell, Oxford 1993.

LLOYD-ROBERTS, G.C., FIXSEN, G.A.: *Orthopaedics in Infancy and Childhood,* 2nd ed., 224 p., Butterworth, London 1990. This classic reflects the practice at Great Ormond Street, London.

TACHDJIAN, M.O.: *Pediatric Orthopedics,* 2nd ed., Vols., 3373 pp., W.B.Saunders, Philadelphia 1990. Umfassendes amerikanisches Standardwerk. Ein «Einmannbuch».

MORRISSY, R.T. (Ed.): *Lowell and Winter's Pediatric Orthopaedics,* 3rd ed., 39 contributors, 2 Volumes. Lippincott, Philadelphia 1990.

Handbücher

HOHMANN, G., HACKENBROCH, M.: *Handbuch der Orthopädie,* in 4 Bänden. Thieme, Stuttgart 1962.

WITT, A.N. et al.: *Orthopädie in Praxis und Klinik* (Fortsetzung des Handbuches der Orthopädie, von G.Hohmann, M.Hackenbroch), 2.Aufl., in 7 Bänden. Thieme, Stuttgart. Bd.I 1980, Bd.II 1981, Bd.IV 1982, Bd.VI 1982, Bd.III 1984, Bd.VII 1985 und 1987, Bd.V 1990.

TUREK, S.L.: *Orthopaedics: Principles and their Application,* 4th ed. Lippincott, Philadelphia 1984. Bekanntes Einmannbuch, gute Darstellung der Grundlagen.

SCHINZ, H.R. et al. (Hrsg.): *Lehrbuch der Röntgendiagnostik.* Siehe S.923.

AUFDERMAUR, M. et al.: *Pathologie der Gelenke und Weichteiltumoren,* 2 Bände. (Spezielle pathologische Anatomie, Bd.18, Teil 1 + 2) Springer, Berlin 1984.

Allgemeines

Geschichte der Orthopädie

VALENTIN, B.: *Geschichte der Orthopädie.* Thieme, Stuttgart 1961. Nachdruck 1991.

RANG, M.: *Anthology of Orthopaedics.* Livingstone, Edinburg/London 1969.

HACKENBROCH, M.: *Zur Entwicklungsgeschichte der Orthopädie.* In: Witt, A.N. et al.: *Orthopädie in Praxis und Klinik,* Handbuch, Band 2. Thieme, Stuttgart 1981.

RÜTT, A.: *Geschichte der Orthopädie im deutschen Sprachraum.* Enke, Stuttgart 1992.

Geschichte der Schweizerischen Gesellschaft für Orthopädie 1942–1965, von H.Debrunner.

– *1967–1992,* von H.Fredenhagen (Hrsg.). Huber, Bern 1992.

Anatomie des Bewegungsapparates

Sie ist die *Grundlage* der orthopädischen Chirurgie.
– Für die Darstellung der Zugangswege siehe auch S.925, bei «Operationslehre».
– Für die bildgebende Diagnostik siehe auch S.923 «Orthopädische Radiologie».

BENNINGHOFF, A., GOERTTLER, K.: *Lehrbuch der Anatomie des Menschen,* Band 1: Allgemeine Anatomie und Bewegungsapparat, 13.Aufl. Urban & Schwarzenberg, München/Berlin 1980.

KAPANDJI, I.A.: *The Physiology of the Joints,* 3 volumes. Churchill Livingstone, Edinburgh/London/New York. Vol. 1:

Upper limb, 5th ed. 1982. Vol. 2: Lower limb. 2nd ed. 1970. Vol. 3: Trunk an vertebral column, 2nd ed. 1974.

VON LANZ, T., WACHSMUTH, W.: *Praktische Anatomie,* 3 Bände. Springer, Berlin 1938. Fortgeführt von LANG, J., WACHSMUTH, W.: *Bein und Statik* (Band I/4). Springer, Berlin/Heidelberg/New York 1972. *Rücken* (Band II/7) 1982.

WILLIAMS, P.L. et al.: *Gray's Anatomy,* 37th ed. Churchill Livingstone, Edinburgh 1989. Hervorragend bebilderte, umfassende Darstellung.

NETTER, F.H.: *Farbatlanten der Medizin,* The Ciba Collection of Medical Illustrations. Band 7: *Der Bewegungsapparat.* Thieme, Stuttgart 1992.

HALL, M.C.: *The Locomotor System, Functional Histology.* Thomas, Springfield 1966.

Atlanten

RUSSE, O., GERHARDT, J., KING, PH.: *An Atlas of Examination, Standard Measurements and Documentation in Orthopaedics and Traumatology,* 2nd ed. Huber, Bern/Stuttgart/Vienna 1976.

MATZEN, P.F., FLEISSNER, H.K.: *Orthopädischer Röntgenatlas,* 2.Aufl. Thieme, Stuttgart 1980.

PAUWELS, F.: *Atlas zur Biomechanik der gesunden und kranken Hüfte.* Springer, Berlin/Heidelberg 1973.

Die wissenschaftliche Basis der Orthopädie

TRUETA, J.T.: *Studies of the Development and Decay of the Human Frame.* Heineman, London 1978.

ALBRIGHT, J.A., BRAND, R.A. (Eds.): *The Scientific Basis of Orthopaedics.* 2nd ed. Appleton-Century-Crofts, New York 1987.

COHEN, J., BONFIGLIO, M., CAMPBELL, C.J.: *Orthopedic Pathophysiology in Diagnosis and Treatment.* Churchill Livingstone, New York 1990. Mit einer ausgewählten, kommentierten Bibliographie.

BULLOUGH, P.G.: *Atlas of Orthopaedic Pathology,* with Clinical and Radiological Correlations, 2nd ed. Butterworth, New York 1992. Grundlagen. Gut bebildert, z.T. farbig.

OWEN, R., GOODFELLOW, J., BULLOUGH, P. (Eds.): *Scientific Foundations of Orthopaedics and Traumatology.* Heineman, London 1980.

UHTHOFF, K.H.: *The Embryology of the Human Locomotor System.* Springer, Berlin 1990.

Biomechanik

PAUWELS, F.: *Gesammelte Abhandlungen zur funktionellen Anatomie des Bewegungsapparates.* Springer, Berlin 1965 (Franz. 1979, Engl. 1980). Die Arbeiten von Pauwels bilden die Grundlage der orthopädischen Biomechanik.

COCHRAN, G.V.: *A Primer of Orthopaedic Biomechanics.* Churchill Livingstone, New York 1982. dtsch.: *Orthopädische Biomechanik,* Enke, Stuttgart 1988.

FROST, H.M.: *Orthopaedic Biomechanics,* Orthopaedic Lectures, Vol. V. Thomas, Springfield 1973.

MOW, V.C., HAYES, W.C. (Eds.): *Basic Orthopedic Biomechanics.* Raven Press, New York 1991.

FRANKEL, V.H., BURSTEIN, A.H.: *Orthopaedic Biomechanics, the Application of Engineering to the Musculoskeletal System.* Lea and Febiger, Philadelphia 1970.

– 2nd ed., by M.Nordin and V.H.Frankel: *Basic Biomechanics of the Skeletal System,* 1989.

RADIN, E.L. et al.: *Practical Biomechanics for the Orthopaedic Surgeon,* 2nd ed. Wiley, New York 1992.
ENLOW, D.H.: *Principles of Bone Remodeling.* Thomas, Springfield 1963. Wie die Knochen ihre makroskopische Form bekommen.
FROST, H.M.: *Bone Remodeling Dynamics.* Thomas, Springfield 1963. Die zellulären Veränderungen.

MOW, V.C. et al. (Eds.): *Biomechanics of Diarthrodial Joints* 2 Vols. Springer, New York 1990.
BLACK, J.: *Orthopaedic Biomaterials in Research and Practice.* Churchill Livingstone, New York 1988. 2nd ed. 1992.

INMAN, V.T., RALSTON, H.J., TODD, F.: *Human Walking.* Williams & Wilkins, Baltimore 1981.
EBERHARD, H.D., INMAN, V.T.: *Fundamental Studies of Human Locomotion and other Information Relating to Design of Artificial Limbs.* Univ. of California, Berkeley 1947.
PERRY, J.: *Gait Analysis. Normal and Pathological Function.* SLACK Inc., Thorofare, New Jersey 1992. Die grundlegenden Arbeiten aus dem Rancho los Amigos Medical Center in Kalifornien.
KUMMER, B.: *Bauprinzipien des Säugerskelettes.* Thieme, Stuttgart 1959.
KNESE, K.: *Knochenstruktur als Verbundbau.* Thieme, Stuttgart 1958.
KNESE, K.: *Stützgewebe und Skelettsystem.* In: Handbuch der mikroskopischen Anatomie des Menschen, Band 2, Teil 5. Springer, Berlin/Heidelberg/New York 1979.

Einige grundlegende ältere Bücher zur Biomechanik

MEYER, G.H.: *Die Statik und Mechanik des menschlichen Knochengerüstes.* Leipzig 1873.
ROUX, W.: *Gesammelte Abhandlungen über Entwicklungsmechanik der Organismen.* Leipzig 1895.
WOLFF, J.: *Das Gesetz der Transformation der Knochen.* Berlin 1892.
– engl. Übers. 1986: *The Law of Bone Remodelling.*
FISCHER, O.: *Der Gang des Menschen.* Leipzig 1896–1903.
– engl. Übers. 1987: *The Human Gait.*
STEINDLER, A.: *Kinesiology of the Human Body.* Thomas, Springfield 1955.

Physiologie der Gewebe des Bewegungsapparates, Frakturheilung

KROMPECHER, ST.: *Die Knochenbildung.* Jena 1937.
MCLEAN, F.C., URIST, M.R.: *Bone – An Introduction to the Physiology of Skeletal Tissues.* University of Chicago Press 1961.
URIST, M.R. (Ed.): *Fundamental and Clinical Bone Physiology.* Lippincott, Philadelphia 1981.
VAUGHAN, J.: *The Physiology of Bone,* 3rd ed. Clarendon Press, Oxford 1981.
SUMNER-SMITH, G. (Ed.): *Bone in Clinical Orthopaedics.* A Study in Comparative Osteology. Saunders, Philadelphia/London/Toronto 1982.
SCHENK, R.: *Histologie der Frakturheilung und der Pseudarthrosen.* AO-Bulletin, Bern 1977.
SEVITT, S.: *Bone Repair and Fracture Healing in Man.* Livingstone, Edinburgh 1981.
HAM, A.W., CORMACK, D.H.: *Histophysiology of Cartilage. Bone and Joints.* Lippincott, Philadelphia/Toronto 1979.

BARNETT, C.H., DAVIES, D.V., MAC CONAILL, M.A.: *Synovial Joints – Their Structure and Mechanics.* Thomas, Springfield 1961.
SIMON, W.H. (Ed.): *The Human Joint in Health and Disease.* Univ. of Pennsylvania Press, Lizard Town 1978.
FREEMAN, M.A.R. (Ed.): *Adult Articular Cartilage.* Pitman Medical Publ., London 1979.

Orthopädische Diagnostik

Zur Anamnese

ADLER, R., HEMMELER, W.: *Praxis und Theorie der Anamnese.* Fischer, Stuttgart 1986.
DAHMER, H. und J.: *Gesprächsführung.* Eine praktische Anleitung. 2. Aufl. (Taschenbuch) Thieme, Stuttgart 1989.
WILLI, J., HEIM, E.: *Psychosoziale Medizin.* 1. Teil: *Grundlagen.*
HEIM, E., WILLI, J.: *Psychosoziale Medizin.* 2. Teil: *Klinik und Praxis.* Springer, Berlin 1986.
GUARDIOLA, P.M., GRUBER, U.: *Wie sagt's der Arzt auf Deutsch, Französisch, Italienisch, Spanisch und Englisch?* Huber, Bern/Göttingen/Toronto 1991.

Untersuchungstechnik

DEBRUNNER, H.U.: *Orthopädisches Diagnostikum,* 5. Aufl. Thieme, Stuttgart 1987.
– engl.: *Orthopaedic Diagnosis.* 1982.
HOPPENFELD, S.: *Physical Examination of the Spine and Extremities.* Appleton-Century-Crofts, New York 1976.
– deutsch: *Klinische Untersuchung der Wirbelsäule und der Extremitäten,* 2. Aufl. Fischer, Stuttgart 1992. Ein systematischer Untersuchungsgang. Text und Zeichnungen.
MC RAE, R.: *Clinical Orthopaedic Examination,* 3rd ed. Churchill Livingstone, London 1990. Ein Bilderbuch mit über 700 Strichzeichnungen des Autors.
– deutsch: *Klinisch-orthopädische Untersuchung,* 2. Aufl. Fischer, Stuttgart 1989.
KESSEL, L., BOUNDY, U.: *Diagnostic Picture Tests in Orthopaedics,* Wolfe Medical, London 1988.
– deutsch als *Orthopädie,* in der Reihe *Diagnostische Übungen,* Ed. Medizin, Weinheim 1988.

BERNBECK, R., SINIOS, A.: *Vorsorgeuntersuchungen des Bewegungsapparates im Kindesalter.* Urban & Schwarzenberg, München 1975.
RUSSE, O.A., GERHARDT, J.J.: *Taschenbuch der Gelenkmessung, mit Neutral-Null-Methode,* 2. Aufl. Huber, Bern/Stuttgart/Wien 1982 (engl. 1975).
JOSENHANS, G. (Hrsg.): *Funktionsprüfungen und Befunddokumentation des Bewegungsapparates.* Thieme, Stuttgart 1978.
MORSCHER, E. (Hrsg.): *Funktionelle Diagnostik in der Orthopädie.* Enke, Stuttgart 1979.
DANIELS, L., WORTHINGHAM, C.: *Muscletesting,* 4th ed. Saunders, Philadelphia 1980.
– deutsch: *Muskelfunktionsprüfung.* 6. Aufl. Fischer, Stuttgart 1992.
DVORÁK, J., DVORÁK, V.: *Manuelle Medizin, Diagnostik.* 4. Aufl. Thieme, Stuttgart 1991.

Zusammenhänge

ADLER, C.-P.: *Knochenkrankheiten,* Diagnostik makroskopischer, histologischer und radiologischer Strukturveränderungen des Skelettes, Thieme, Stuttgart 1983. Die pathologisch – anatomische Basis.

RESNIK, D., NIVAYAMA, G. (Eds.): *Diagnosis of Bone and Joint Disorders,* 6 Vols. 2nd ed., Saunders, Philadelphia 1988. Ein ausgezeichnetes Nachschlagewerk.

Orthopädische Radiologie, Röntgendiagnostik

Erste Voraussetzung für eine treffsichere Diagnostik ist die richtige *Einstelltechnik,* sodann eine gute Kenntnis des *normalen Skelettröntgenbildes* und normaler, nicht pathologischer *Varianten.* Für die *Beurteilung* müssen zuerst *abnormale Befunde* als solche erkannt und beschrieben werden. Erst dann lassen sie sich *klassifizieren,* d.h. einer *Diagnose* zuordnen. Für jeden dieser Schritte gibt es geeignete Bücher. Einige sind in dieser Reihenfolge hier aufgelistet.

HAFNER, E., MEULI, H.C.: *Röntgenuntersuchung in der Orthopädie. Methode und Technik,* 2. Aufl. Huber. Bern/Stuttgart/Wien 1976.

BERNAU, A.: *Orthopädische Röntgendiagnostik – Röntgeneinstelltechnik,* 2. Aufl. Urban & Schwarzenberg, München 1990. – engl.: 1983.

ZIMMER, E.A., ZIMMER-BROSSY, M.: *Röntgenfehleinstellungen erkennen und vermeiden,* 2. Aufl. Springer, Heidelberg 1979.

ZIMMER, E.A., ZIMMER-BROSSY, M.: *Lehrbuch der röntgendiagnostischen Technik.* Für Röntgenassistentinnen und Ärzte, 4. Aufl. Springer, Heidelberg 1992.

KEATS, TH.E.: *Atlas of Normal Roentgen Variants that may Simulate Disease.* 5th ed. Year Book Medical Publishers, Chicago 1992.
– deutsch: *Röntgenatlas der Normvarianten. Röntgenbilder, die Krankheiten vortäuschen.* Fischer, Stuttgart 1990.

KÖHLER, A., ZIMMER, E.A.: *Grenzen des Normalen und Anfänge des Pathologischen im Röntgenbild des Skelettes,* 13. Aufl. Thieme, Stuttgart 1989.

BIRKNER, R.: *Das typische Röntgenbild des Skelettes. Standardbefunde und Varietäten vom Erwachsenen und Kind,* 2. Aufl. Urban & Schwarzenberg, München 1990.

SIMON, G.: *Principles of Bone X-Ray Diagnosis,* 3rd ed. Butterworths, London 1973.

VOEGELI, E.: *Praktische Skelettradiologie,* 2. Aufl. Huber, Bern/Göttingen/Toronto 1989.

HELMS, C.A.: *Fundamentals of Skeletal Radiology.* Saunders, Philadelphia 1989.

RENTON, P.: *Orthopaedic Radiology: Pattern Recognition and Differential Diagnosis.* Martin Dunitz, London 1990.

COWELL, H.R.: *Radiographic Measurements and Clinical Decisions (Editorial).* J. Bone Jt. Surg. *72–A,* 319–333, 1990.

FREYSCHMIDT, J.: *Skeletterkrankungen. Klinisch-radiologische Diagnose und Differentialdiagnose.* 2. Aufl. Springer, Berlin/Heidelberg 1993.

MATZEN, P.F., FLEISSNER, H.K.: *Orthopädischer Röntgenatlas,* 2. Aufl. Thieme, Stuttgart 1980.

DIHLMANN, W.: *Gelenke – Wirbelverbindungen,* Klinische Radiologie einschl. Computertomographie. Diagnose, Differentialdiagnose, 3. Aufl. Thieme, Stuttgart 1987.

GREENSPAN, A.: *Orthopedic Radiology – Practical Approach.* Lippincott, Philadelphia 1988.
– deutsch: *Skelettradiologie,* 662 S. Ed. Medizin VCH, Basel 1990.

MURRAY, R.O. et al.: *The Radiology of Skeletal Disorders,* 2nd ed. 4 Vols. Churchill Livingstone, London 1989.

DALINKA, M.K.: *Arthrography.* Springer, Berlin/Heidelberg/New York 1980.

SCHINZ: *Radiologische Diagnostik in Klinik und Praxis.* Hrsg. von Dihlmann, W., Frommhold, W. Handbuch in 6 Bänden, 7. Aufl.: Band V/2: Wirbelsäule, Rückenmark. Bände VI/1 + 2: *Knochen, Gelenke, Weichteile I und II.* Thieme, Stuttgart 1990.

DIETHELM, L. et al. (Hrsg.): *Handbuch der medizinischen Radiologie,* Band V/1: Röntgendiagnostik der Skeletterkrankungen. Springer, Berlin 1976.

Bildgebende Diagnostik

Der *Vergleich* von computertomographischen und kernspintomographischen mit *anatomischen* Schnittbildern bildet die Grundlage der bildgebenden Diagnostik.

In den letzten Jahren sind viele instruktive Bildbände und Atlanten dazu erschienen, z.B.:

BERQUIST, T.H. (Ed.): *MRI of the Musculoskeletal System.* 2nd ed. Raven Press, New York 1990.

STOLLER, D.W. (Ed.): *Magnetic Resonance Imaging in Orthopaedics and Sports Medicine.* Lippincott, Philadelphia 1993.

FIROOZNIA, H. et al.: *MRI and CT of the Musculoskeletal System.* Mosby, St. Louis 1992. Die verschiedenen apparativ generierten Bilder im Vergleich mit anatomischen Schnittbildern.

FOGELMAN, I. (Ed.): *Bone Scanning in Clinical Practice.* Springer, London 1987.

GRAF, R., SCHULER, P.: *Sonographie am Stütz- und Bewegungsapparat bei Erwachsenen und Kindern.* Ed. Medizin VCH, Weinheim 1988.

Diagnostische Arthroskopie

In den letzten Jahren ist eine Reihe von Lehrbüchern über Arthroskopie erschienen; hier sei nur eines als Beispiel genannt. Weitere siehe bei «Operationstechnik», S.925 und bei «Kniegelenk», S.935.

HEMPFLING, H.: *Einführung in die Arthroskopie.* Fischer, Stuttgart 1988.

NOBLE, J.: *Unnecessary arthroscopy* (Editorial). J. Bone Jt. Surg. *74–B,* 797, 1992.

Orthopädische Therapie

Allgemeines, Beurteilung

KRÄMER, K.-L., STOCK, M., WINTER, M.: *Klinikleitfaden Orthopädie,* Untersuchung, Diagnostik, Therapie, Notfall. Jungjohann, Stuttgart 1992. Für den Klinikassistenten.

KÖHLE, K., RASPE, H.-H. (Hrsg.): *Das Gespräch während der ärztlichen Visite.* Empirische Untersuchungen. Urban & Schwarzenberg, München 1982.

HUTSON, M. et al.: *Patient's Recall of Preoperative Instructions for Informed Consent for an Operation.* J. Bone Jt. Surg. *73–A,* 160, 1991.

HÖFLING, S.: *Psychologische Vorbereitung auf chirurgische Operationen.* Untersuchungen bei erwachsenen Patienten mit elektiven Eingriffen. Springer, Heidelberg 1988.

Literatur-verzeichnis

EISNER, B.: *Die Aufklärungspflicht des Arztes, Die Rechtslage in Deutschland, der Schweiz und den USA.* Huber, Bern/Göttingen/Toronto/Seattle 1992.

BUCHOLZ, R.W. and others: *Orthopaedic Decision Making.* Decker Inc., Toronto 1984. Entscheidungsbäume (Flußdiagramme für ein rationales diagnostisches und therapeutisches Vorgehen).

Weiteres siehe auch: Zwischen Wissenschaft und Patient, S. 926.

Begutachtung, Haftpflicht

ROMPE, G., ERLENKÄMPER, A.: *Begutachtung der Haltungs- und Bewegungsorgane,* 2. Aufl. Thieme, Stuttgart 1992. V. a. deutsches Recht.

FREDENHAGEN, H.: *Das ärztliche Gutachten. Ein Leitfaden für Ärzte, Experten, Versicherer, Rechtsanwälte, unter spezieller Berücksichtigung der Traumatologie des Bewegungsapparates,* 2. Aufl. Huber, Bern/Stuttgart/Wien 1985.

HIERHOLZER, G. et al. (Hrsg.): *Gutachtenkollegium 5,* Springer, Berlin 1990.

FOY, M.A., FAGG, P.S.: *Medicolegal Reporting in Orthopaedic Trauma.* Churchill-Livingstone, London 1990.

VARIAN, J.P.W.: *Handbook of Medicolegal Practice.* Butterworth, London 1991.

DEBRUNNER, H.U., RAMSEIER, E.W.: *Die Begutachtung von Rückenschäden* in der schweizerischen sozialen Unfallversicherung. Huber, Bern/Stuttgart 1990.

Rehabilitation

JOCHHEIM, K.-A. et al. (Hrsg.): *Rehabilitation.* Band I: *Grundlagen,* Maßnahmen, Methoden. Band III: *Orthopädie,* Traumatologie, Neurologie u. a. (Taschenbuch) Thieme, Stuttgart 1975.

FICHTNER, H.J.: *Berufliche Rehabilitation bei Erkrankungen des Haltungs- und Bewegungsapparates.* Band 3 von: *Rehabilitation und Prävention,* Springer 1977.

NICKEL, V.L., BOTTE, M.J.: (Eds.): *Orthopaedic Rehabilitation.* 2nd ed. Churchill, Livingstone 1992.

GUTTMANN, Sir L.: *Textbook of Sport for the Disabled.* Alden Press, Oxford 1976.

LOWMAN, E., LANNEFELD, J.: *Aids to Independent Living.* Selfhelp for the Handicapped. McGraw-Hill, New York 1969. Alle denkbaren Hilfsmittel. Ein Fotoatlas.

Rehabilitationseinrichtungen, Verzeichnis der medizinischen Einrichtungen, Sonderschulen, Eingliederungsstätten, Werkstätten, Wohn- und Pflegeheime für Behinderte. Zentralsekr. Pro Infirmis, Zürich.

– Weiteres bei: «Orthopädietechnik», S. 925 und bei «Amputationen», S. 936.

Ratgeber für Patienten

Viele Patienten wünschen mehr Ratschläge und Verhaltensanweisungen, als der Arzt Zeit hat, ihnen selbst zu geben. Neben Adressen von Selbsthilfegruppen sind Broschüren und kleine Bücher oftmals hilfreich, von denen es z. B. bei Ed. Medizin, Weinheim, eine Reihe gibt:
– «*Hinweise und Ratschläge*», dort u. a.:

MÜNZENBERG, K.J.: *Erkrankungen der Gelenke und Knochen im Alter.* Ed. Medizin 1992.

– eine weitere Reihe «Sachbücher Ratgeber» im Trias-Verlag, Stuttgart.

Konservative Therapie

MORGAN, W.L., ENGEL, G.L.: *The Clinical Approach to the Patient.* Saunders, Philadelphia 1969.

– deutsch: *Der klinische Zugang zum Patienten.* Huber, Bern/Göttingen/Toronto 1977.

VENBROCKS, R.: *Medikamentöse Therapie in der Orthopädie.* Enke, Stuttgart 1991.

TILSCHER, H., EDER, M.: *Infiltrationstherapie (therapeutische Lokalanästhesie),* Hippokrates, Stuttgart 1990.

BERNAU, A., KOTTLER, B.M.: *Notfallbehandlung in der Praxis bei Zwischenfällen nach Injektionen.* Z. Orthop. *128,* 322–327, 1990.

Physiotherapie

SALTER, R.B.: *Continuous Passive Motion.* A Biological Concept for the Healing and Regeneration of Articular Cartilage, Ligaments, and Tendons – from Origination to Research to Clinical Applications. Williams & Wilkins, Baltimore 1993. Eine Revolution in der Behandlung der Gelenke. Vom Erfinder selbst.

Gillmann, H.: *Physikalische Therapie,* Grundlagen und Wirkungsweisen. Thieme, Stuttgart 1981.

DREXEL, H. et al.: *Physikalische Medizin.* 4 Bände. Hippokrates, Stuttgart 1990.

KNAUTH, K., REINERS, B., HUHN, R.: *Physiotherapeutisches Rezeptierbuch.* Vorschläge für physiotherapeutische Verordnungen, 5. Aufl. Springer, Berlin 1991.

DANIELS, L., WILLIAMS, M., WORTHINGHAM, C.: *Muscle Testing. Techniques of Manual Examination,* 4th ed. Saunders, Philadelphia/London 1980.

– deutsch: *Muskelfunktionsprüfung,* 6. Aufl. Fischer, Stuttgart 1992.

SCHARLL, M.: *Orthopädische Krankengymnastik. Lexikon und Kompendium,* 6. Aufl. Thieme, Stuttgart 1980.

COTTA, H., HEIPERTZ, W., ROMPE, G. (Hrsg.): *Krankengymnastik.* Taschenlehrbuch in 12 Bänden. Für Krankengymnasten. Thieme, Stuttgart 1961 – 1985.

KLEIN-VOGELBACH, S.: *Therapeutische Übungen zur funktionellen Bewegungslehre,* 3. Aufl. 1984.

SPRING, H. et al.: *Dehn- und Kräftigungsgymnastik,* 3. Aufl. Thieme, Stuttgart 1990.

BOBATH, K.: *A Neurophysiological Basis for the Treatment of Cerebral Palsy.* 2nd ed. Spastics Internat. Med. Publ., Heineman, London 1980.

EGGERS, O.: *Ergotherapie bei Hemiplegie,* 2. Aufl. Springer, Berlin 1982.

CYRIAX, J.: *Textbook of Orthopaedic Medicine,* Vol. 2: *Treatment by Manipulation, Massage and Injection,* 11th ed. Baillière Tindall, London 1984.

CYRIAX, J.H., CYRIAX, P.J.: *Cyriax' Illustrated Manual of Orthopaedic Medicine.* 2nd ed. Butterworth Heinemann, London 1993. Der Altmeister und seine Frau in Wort und Bild.

HOFFA, A., GOCHT, H., STORK, H., LÜDKE, H.J.: *Technik der Massage,* 16. Aufl. von U. Stork. Enke, Stuttgart 1993.

JENTSCHURA, G., JANZ, H.-W.: *Beschäftigungstherapie,* 2 Bände, 3. Aufl. Thieme, Stuttgart 1979.

DVORÁK, J., DVORÁK, V.: *Checkliste manuelle Medizin.* Thieme, Stuttgart 1990.

SCHNEIDER, W.J., DVORÁK et al.: *Manuelle Medizin, Therapie,* 2. Aufl. Thieme, Stuttgart 1988.

EICHLER, J.H.: *Manuelle Medizin (Chirotherapie).* In: Witt, A.N.: Orthopädie in Praxis und Klinik, Band II: Allg. Orthopädie, 2. Aufl. Thieme, Stuttgart 1981.

Orthopädische Technik

FREULER, F., WIEDMER, U., BIANCHINI, D.: *Gipsfibel 1. Geläufige Fixationen und Extensionen bei Verletzungen im Erwachsenenalter* (Kliniktaschenbuch), 2. Aufl. Springer, Heidelberg 1986.

STRACHE, D.: *Moderne stabilisierende Verbände. Gips und Kunststoff.* Springer, Berlin 1987.

HOHMANN, G.: *Orthopädische Technik. Bandagen und Apparate. Ihre Anzeigen und ihr Bau,* 6. Aufl. Enke, Stuttgart 1975.

HOHMANN, D., UHLIG, R.: *Orthopädische Technik,* 8. neu bearbeitete Auflage. Enke 1990.

American Academy of Orthopaedic Surgeons (BUNCH, W.H., Ed.): *Atlas of Orthotics. Biomechanical Principles and Applications,* 2nd ed. Mosby, St. Louis 1985.

ROSE, G.K.: *Orthotics, Principles and Practice.* W. Heinemann, London 1986.

BAUMGARTNER, R.: *Orthesen.* In: Witt, A.N.: Orthopädie in Praxis und Klinik, Band II: Allg. Orthopädie, 2. Aufl. Thieme, Stuttgart 1981.

BAUMGARTNER, R. (Hrsg.): *Die orthopädietechnische Versorgung des Fußes.* Thieme, Stuttgart 1972.

EICHLER, J.H.: *Orthopädisch-technische Hilfsmittel.* In: Witt, A.N.: Orthopädie in Praxis und Klinik, Band II: Allg. Orthopädie, 2. Aufl. Thieme, Stuttgart 1981.

– Prothesenversorgung: siehe S. 936.

Operationslehre

Zugänge

Anatomisch richtige Zugangswege sind das A und O für gute Planung und Durchführung orthopädischer Operationen. Anatomiebücher und -atlanten sind die notwendige Basis im täglichen Operationsbetrieb.

NICOLA, T., TORKLUS, D.: *Atlas operativer Zugangswege in der Orthopädie,* 4. Aufl. Urban & Schwarzenberg, München 1992.

HOPPENFELD, S., DE BOER, P.: *Surgical Exposures in Orthopaedics.* The Anatomic Approach. Lippincott, Philadelphia 1984. Didaktisch gut.

MC RAE, R.: *Practical Orthopaedic Exposures.* Churchill Livingstone, London 1988.
 – deutsch: *Zugänge in der chirurgischen Orthopädie,* mit Originalillustrationen des Autors. Fischer, Stuttgart, 1989.

BAUER, R., KERSCHBAUMER, F., POISEL, S.: *Operative Zugangswege in Orthopädie und Traumatologie,* 2. Aufl. Thieme, Stuttgart 1990.
 – englische Ausgabe: *Operative Approaches in Orthopedic Surgery and Traumatology.* Hervorragende Darstellung.

HENRY, A.K.: *Extensile Exposures,* 2nd ed. Churchill Livingstone, Edinburgh/London 1973. Ein Klassiker.

COLTON, C.L., HALL, A.J.: *Atlas of Orthopaedic Surgical Approaches.* Butterworth, London 1991.
 «An atlas is like the chart of the navigator, showing the structures which may be encountered and warning of the dangers to be avoided. Keyhole surgery should only be permitted, when a thorough knowledge has been acquired of the essential clockwork at risk» (A.N. Henry).

Operationstechnik

Da diese Techniken ständig wechseln, sind die Bücher meist nur kurze Zeit aktuell. Einige werden regelmäßig nachgeführt.
Im übrigen muß Neueres in den einschlägigen Zeitschriften gesucht werden.

LANGE, M.: *Orthopädisch-chirurgische Operationslehre.* Springer, Berlin/Heidelberg/New York 1962, Ergänzungsband 1968. Ein älteres Standardwerk.

BAUER, R., KERSCHBAUMER, F., POISEL, S.: *Orthopädische Operationslehre.* 3 Bände. Thieme, Stuttgart.
 Band I: Wirbelsäule: 1991
 Band II und III in Vorbereitung.

Campbell's Operative Orthopaedics. Ed. by CRENSHAW, A.H. 5 Vols., 8th ed., Mosby, St. Louis 1992. *Das* Standardnachschlagewerk. Operative Technik, aber auch Krankheiten, Indikationen. Schule Memphis, USA. Seit der ersten Auflage 1939 ständig nachgeführt.

MCCOLLISTER EVARTS, C. (Ed.): *Surgery of the Musculoskeletal System,* 2nd ed., 5 Vols. Churchill Livingstone, New York 1990. Mit Campbell vergleichbar, international.

BAUMGARTL, F. (Hrsg.): *Spezielle Chirurgie für die Praxis.* Band III: *Haltungs- und Bewegungsapparat.* Teile 1 und 2: Traumatologie, Teil 3: Krankheiten. Thieme, Stuttgart 1976 bzw. 1980 und 1982.

MÜLLER, M.E., ALLGÖWER, A., WILLENEGGER, H.: *Manual der Osteosynthese. AO-Technik,* 3. Aufl. Springer, Berlin/Heidelberg/New York 1992.

CHAPMAN, M.W., MADISON, M.: *Operative Orthopaedics.* 3 Vols. 2nd ed. with 286 contributors. Lippincott, Philadelphia 1988. Operationstechnik pure.

CHARNLEY, J.: *Compression Arthrodesis.* Livingstone, Edinburgh 1953.

SWANSON, S.A.V., FREEMAN, M.A.R. (Eds.): *The Scientific Basis of Joint Replacement.* Pitman Medical, Tunbridge Wells 1977 (deutsche Übersetzung: Die wissenschaftlichen Grundlagen des Gelenkersatzes. Springer, Berlin/Heidelberg 1979).

PETRAČIĆ, B.: *Funktionelle Nachbehandlung operierter Knochenbrüche,* 2. Aufl. Thieme, Stuttgart 1983.

HARDEGGER, F., BIANCHINI, D.: *Nachbehandlungsfibel. Verbände, Lagerungen und Procedere nach traumatologisch-orthopädischen Operationen* (Kliniktaschenbuch). Springer, Heidelberg 1979.

BLÄSIUS, K., KAPS, H.-P.: *Nachbehandlungsfibel Orthopädie.* Thieme, Stuttgart 1992.

KREMER, K., KÜMMERLE, F., KUNZ, H., NISSEN, R.: (Hrsg.): *Intra- und postoperative Zwischenfälle. Ihre Verhütung und Behandlung,* 3 Bände. Band III: Extremiäten, Urologie und plastische Chirurgie. Thieme, Stuttgart 1983.

EPPS, CH.H. (Ed.): *Complications in Orthopaedic Surgery* (2 Volumes), 2nd ed. Lippincott, Philadelphia 1986.

LEACH, R.E., HOAGLUND, F.T., RISEBOROUGH, E.J. (Eds.): *Controversies in Orthopaedic Surgery.* Saunders, Philadelphia 1982.

ROTHMAN, R.H., HOZAK, W.J.: *Complications of Total Hip Arthroplasty.* Saunders, Philadelphia 1988.

MC GINTY, J.B. (Editor in Chief), CASPARI, R.B., JACKSON, R.W., POEHLING, G.G. (Section Editors): *Operative Arthroscopy.* Raven Press, New York 1990. Standardwerk der amerikanischen Pioniere.

SPRAGUE, N.F. III. (Ed.): *Complications in Arthroscopy.* Raven Press, New York 1989. Gibt es! Aus den Fehlern anderer lernen.

MEYER, V.E., BLACK, M.J.M.: *Microsurgical Procedures.* Vol. 8: *Hand and Upper Limb,* Churchill Livingstone, Edinburgh 1991.

WEBER, U. (Hrsg.): *Orthopädische Mikrochirurgie.* Thieme, Stuttgart 1993.

AEBI, M., REGAZZONI, P. (Eds.): *Bone Transplantation.* Springer, Berlin 1989.

Vgl. auch: «Operative Frakturbehandlung», S. 929.

Rehabilitation

siehe bei: Orthopädische Therapie, Allgemeines, S. 924.

Zwischen Wissenschaft und Patient

siehe auch bei: Orthopädische Therapie, Allgemeines, Beurteilung. S. 923.

BURSTEIN, A.H., COHEN, J.: *Measurements in the Conduct of Research.* (Editorial). J. Bone Jt. Surg. *75–A,* 319, 1993. Das Dilemma.

RUDICEL, S. et al.: *The randomized Clinical Trial in Orthopaedics: Obligation or Option?* J. Bone Jt. Surg. *67–A,* 1284, 1985.

LABELLE, H. et al.: *Lack of Scientific Evidence for the Treatment of Lateral Epicondylitis of the Elbow.* An Attempted Meta-analysis. J. Bone Jt. Surg. *72–A,* 646, 1992.

LORENZ, W., ROTHMUND, M.: *Chirurgische Entscheidungsfindung und Methoden klinischer Forschung.* In: Allgöwer, M.: Chirurgie, 5. Aufl. Springer, Berlin 1992. Schulung kritischen Verhaltens.

LIPPERT, F.G., (Ed.): *Psychomotor skills in orthopaedic surgery.* Williams & Wilkins, Baltimore, London 1984.

Ethik

JASPERS, K.: *Der Arzt im technischen Zeitalter.* Technik und Medizin, Arzt und Patient. Piper, München 1986.

VON TROSCHKE, J., SCHMIDT, H. (Hrsg.): *Ärztliche Entscheidungskonflikte,* Falldiskussionen aus rechtlicher, ethischer und medizinischer Sicht. Enke, Stuttgart 1983.

HIERHOLZER, G. und S. (Hrsg.): *Chirurgisches Handeln.* Fragen – Überlegungen – Antworten. Thieme, Stuttgart 1989.

NISSEN, R.: *Randbemerkungen zur ärztlichen, besonders der chirurgischen Berufsführung.* Huber, Bern/Göttingen/Toronto 1974.

BLEULER, E.: *Das autistisch-undisziplinierte Denken in der Medizin,* 5. Aufl. Springer, Berlin, 1919 (Nachdruck 1985).

ADDS Guide to the ethical Practice of Orthopaedic Surgery. American Academy of Orthopaedic Surgeons, 1990.

Weiteres siehe bei: Anamnese, S. 922, und Therapie, Allgemeines, S. 923.

Langzeitforschung

DEBRUNNER, A.M.: *Einführung zum Thema.* Orthopäde *8,* 1–4 und 93–97, 1979.

RINEBERG, B.A.: *A Call to Leadership. The Role of Orthopaedic Surgeons in Musculoskeletal Outcomes Research.* (Editorial). J. Bone Jt. Surg. *72–A,* 1439, 1990.

GARTLAND, J.J.: *Orthopaedic Clinical Research, Deficiencies in Experimental Design and Determinations of Outcome.* J. Bone Jt. Surg. *70–A,* 1357–1371, 1988.

COWELL, H.R.: *Hard Decisions from Soft Data.* (Editorial). J. Bone Jt. Surg. *72–A,* 1441, 1990. «Outcomes Studies will be used in the future to determine medical practice».

PYNSENT, P., FAIRBANK, J., CARR, A.: *Outcome Measures in Orthopaedics.* Butterworth and Heinemann, Oxford 1993. Critical analysis of surgical results.

ENGELHARDT, P.: *Das Risiko der sekundären Arthrose* nach Hüftluxation, Morbus Perthes und Epiphyseolysis capitis femoris. Thieme, Stuttgart 1988. Eine ausgezeichnete Studie von Spontanverläufen über viele Jahrzehnte.

ENGELHARDT, P.: *Therapeutische Entscheidungsfindung bei der Epiphyseolysis capitis Femoris vor dem Hintergrund von Langzeitverläufen.* In: Debrunner, A.M. (Hrsg.): Langzeitresultate in der Orthopädie. Enke, Stuttgart 1990.

BLAUTH, W., ULRICH, H.-W.: *Spätergebnisse in der Orthopädie.* Springer, Berlin 1986.

10-Jahresergebnisse in der Orthopädie. I. Teil: Das Hüftgelenk. Orthopäde *8,* 1–92, 1979.

10-Jahresergebnisse in der Orthopädie. II. Teil: Knie – Fuß – Wirbelsäule – Schulter. Orthopäde *8,* 93–222, 1979.

DEBRUNNER, A.M. (Hrsg.): *Langzeitresultate in der Orthopädie. Grundlagen für orthopädische Operationen.* Enke, Stuttgart 1990.

DEBRUNNER, A.M.: *Langzeitforschung in der SGO.* In: Geschichte der Schweizerischen Gesellschaft für Orthopädie. Huber, Bern 1992.

KOCH, P., MÜLLER, M.E.: *Langzeitresultate von Hüftoperationen.* In: Debrunner, A.M. (Hrsg.): Langzeitresultate in der Orthopädie. Enke, Stuttgart 1990.

MEYER, H.R.: *Vergleichsstudie Hallux-valgus-Operation.* In: Debrunner, A.M. (Hrsg.): Langzeitresultate in der Orthopädie. Enke, Stuttgart 1990.

LETTIN, A.W. et al.: *Survivorship Analysis and Confidence Intervals.* J. Bone Jt. Surg. *73–B,* 729, 1991.

CARR, A.J. et al.: *Survival Analysis in Joint Replacement Surgery.* J. Bone Jt. Surg. *75–B,* 178, 1993 (mit Literatur).

CHUNG, S.M.: *Methods for locating the «missing patients» in long-term follow-up studies.* J. Bone Jt. Surg. *53–A,* 1448–1451, 1971.

KRÄMER, K.-L., MAICHL, FR.-P.: *Scores, Bewertungsschemata und Klassifikationen in Orthopädie und Traumatologie.* Thieme, Stuttgart 1993.

Statistik

DEBRUNNER, H.U.: *Dokumentation und Statistik.* In: Witt, N.: Orthopädie in Praxis und Klinik, Band II: Allg. Orthopädie. 2. Aufl. Thieme, Stuttgart 1981.

NORMAN, G.R., STREINER, D.L.: *PDQ Statistics.* B.C. Decker, Toronto 1986. By reading this book, you won't actually be able to do any statistics, but you will understand what researchers are doing, and may even be able to tell when they are doing it wrong. Ein kritisches Büchlein zum Verständnis von Statistiken in wissenschaftlichen Arbeiten.

Kinderorthopädie

Lehrbücher: siehe S. 920.

HOTCHKISS, B.L.: *A Selected Bibliography of Pediatric Orthopaedics.* 2nd ed., AAOS, 1985.

WENGER, D.R., RANG, M.: *The Art and Practice of Children's Orthopaedics.* Raven Press, New York 1992. Hervorragend. Praxisbezogen.

FLEHMIG, I.: *Normale Entwicklung des Säuglings und ihre Abweichungen,* 4. Aufl. Thieme, Stuttgart 1991.

EXNER, G. U.: *Normalwerte in der Kinderorthopädie.* Wachstum und Entwicklung. Thieme, Stuttgart 1990.

HENSINGER, R. N.: *Standards in Pediatric Orthopedics.* Tables, Charts, and Graphs Illustrating Growth. Raven Press, New York 1986.

WENGER, D. R. et al.: *Corrective Shoes and Inserts as Treatment for Flexible Flatfoot in Infants and Children.* J. Bone Jt. Surg. *71–A,* 800, 1989.

– siehe auch bei «Deformitäten und statische Störungen», S. 929 und bei den einzelnen Lokalisationen.

Sportorthopädie

BALLREICH, R.: *Grundlagen der Biomechanik des Sports.* Enke, Stuttgart 1988.

HOLLMANN, W., HETTINGER, T.: *Sportmedizin. Arbeits- und Trainingsgrundlagen,* 3. Aufl. Schattauer, Stuttgart 1990.

WILLIAMS, J. G. P.: *Diagnostic Picture Tests in Injury in Sport.* Wolfe Medical, London 1988.
– deutsch als *Sportverletzungen,* in Reihe *Diagnostische Übungen,* Ed. Medizin, Weinheim, 1989.

REID, D. C.: *Sports Injury – Assessment and Rehabilitation.* Churchill Livingstone, New York 1992.

HUTSON, M. A. (Ed.): *Sports Injuries: Recognition and Management.* Oxford University Press, Oxford 1990. Photographs of the famous, unnamed but instantly recognisable, add authority as well as entertainment, and the measured analysis of mechanisms make management logical.

O'DONOGHUE, D. H.: *Treatment of Injuries to Athletes.* Saunders, Philadelphia 1976.

KREJCI, V.: *Muskelverletzungen und Tendopathien der Sportler,* 3. Aufl. Thieme, Stuttgart 1987.

EINSINGBACH, T., KLÜMPER, A., BIEDERMANN, L.: *Sportphysiotherapie und Rehabilitation.* Thieme, Stuttgart 1988.

Geriatrische Orthopädie

NEWMAN, R. J.: *Orthogeriatrics. Comprehensive Orthopaedic Care fo the Elderly Patient.* Butterworth Heinemann, London 1992.

GOLDSTEIN, T. S.: *Geriatric Orthopaedics:* Rehabilitative Management of Common Problems. Aspen Publ. 1990.

Orthopädische Krankheiten

AEGERTER, E., KIRKPATRICK, J. A.: *Orthopaedic Diseases. Physiology, Pathology, Radiology,* 4th ed. Saunders, London 1975.

COHEN, J., BONFIGLIO, M., CAMPBELL, C. J.: *Orthopedic Pathology in Diagnosis and Treatment.* Churchill Livingstone, New York 1990. Mit kommentiertem Literaturverzeichnis!

BULLOUGH, P. G.: *Atlas of Orthopaedic Pathology,* with Clinical and Radiological Correlations, 2nd ed. Butterworth, New York 1992. Grundlagen. Gut bebildert, z. T. farbig.
– deutsch: BULLOUGH, P. G., VIGORITA, V. J.: *Orthopädische Krankheitsbilder, Pathologie – Radiologie – Klinik.* Ein Farbatlas. Thieme, Stuttgart 1987.

Angeborene Krankheiten

BEIGHTON, P.: *Inherited Disorders of the Skeleton,* 2nd ed. Churchill Livingstone, London 1988.

WYNNE-DAVIES, R., HALL, C. M., APLEY, A. G.: *Atlas of Skeletal Dysplasias.* Churchill Livingstone, Edinburgh/London 1985.

Siehe auch einzelne Lokalisationen.

Wachstumsstörungen

MATTHIASS, H. H.: *Entwicklung, Wachstum und Reifung des Haltungs- und Bewegungsapparates.* In: Witt, A. N.: Orthopädie in Praxis und Klinik, Band 1. Thieme, Stuttgart 1980.

TANNER, J. M.: *Wachstum und Reifung des Menschen.* Thieme, Stuttgart 1962.

RANG, M.: *The Growth Plate and its Disorders.* Livingstone. Edinburgh/London 1969.

PFÖRRINGER, M., ROSEMEYER, B. (Hrsg.): *Die Epiphysenfugen.* Perimed, Erlangen 1987.

EULERT, J., THOMAS, W.: *Der partielle Verschluss der Epiphysenfuge.* Klinische und experimentelle Untersuchungen. Enke, Stuttgart 1980.

Skeletterkrankungen

ADLER, C.-P.: *Knochenkrankheiten,* Diagnostik makroskopischer, histologischer und radiologischer Strukturveränderungen des Skelettes. Thieme, Stuttgart 1983. Die pathologisch – anatomische Basis.

LICHTENSTEIN, L.: *Diseases of Bone and Joints,* 2nd ed. Mosby, St. Louis 1975.

JAFFÉ, H. L.: *Metabolic, Degenerative and Inflammatory Diseases of Bones and Joints.* Lea & Febiger, Philadelphia 1972.

WYNNE-DAVIES, R., FAIRBANK, T. J.: *Fairbank's Atlas of General Affections of the Skeleton,* 2nd ed. Livingstone, Edinburgh 1976.

DAMBACHER, M. A.: *Praktische Osteologie.* Thieme, Stuttgart 1982.

WAGNER, H.: *Präsenile Osteoporose.* Thieme, Stuttgart 1965.

ROSEMEYER, B.: *Immobilisationsosteoporose.* Tierexperimentelle Untersuchungen zur Reversibilität der Immobilisationsosteoporose nach Ruhigstellung im Gipsverband. Enke, Stuttgart 1977.

SMILLIE, I. S.: *Osteochondritis Dissecans. Loose Bodies in Joints.* Livingstone, Edinburgh 1960.

FICAT, R. P., ARLET, J., HUNGERFORD, D. S.: *Ischemia and Necroses of Bone.* Williams & Wilkins, Baltimore 1980.

ARLET, J., MAZIÈRES (Eds.): *Bone Circulation and Bone Necrosis.* Springer, Berlin/New York 1990.

Knocheninfektionen

BURRI, C., NEUGEBAUER, R. (Hrsg.): *Infektion von Knochen und Gelenken,* 2. Aufl. Huber, Bern/Göttingen/Toronto 1990. Prophylaxe – Therapie. Eine gute Übersicht über den aktuellen Stand.

COTTA, H., BRAUN, A. (Hrsg.): *Knochen- und Gelenkinfektionen.* Diagnose und Therapie. Springer, Berlin 1988.

SCHLOSSBERG, D. (Ed.): *Orthopedic Infection.* Springer, New York 1988.

GUSTILO, R. B. et al.: *Orthopaedic Infection. Diagnosis and Treatment.* Saunders, Philadelphia 1989.

MARTINI, M. (Ed.): *Tuberculosis of the Bones and Joints.* Springer, Berlin 1988. Aus einem Entwicklungsland.

FRIEDRICH, B.: *Biomechanische Stabilität und posttraumatische Osteitis.* Experimentelle Untersuchungen zur Ätiologie und ihre Konsequenzen für die Klinik. Hefte zur Unfallheilkunde, Heft 22. Springer, Heidelberg 1975.

Tumoren

Pathologie

LICHTENSTEIN, L.: *Bone Tumors,* 5th ed. Mosby, St. Louis 1977.
UEHLINGER, E.: *Pathologische Anatomie der Knochengeschwülste.* In: Knochentumoren, Helv. Chir. Acta *40,* 5, 1973.
JAFFÉ, H. T.: *Tumors and Tumorlike Conditions of the Bones and Joints.* Lea & Febiger, Philadelphia 1961. Ein Klassiker.
SPJUT, H. J. et al.: *Tumors of Bone and Cartilage,* fasc. 5 of «Tumor Pathology». Armed Forces Institute of Pathology, Washington 1971. Ein Atlas.
SCHAJOWICZ, F.: *Tumors and Tumorlike Lesions of Bone,* 2nd ed. Springer, New York/Heidelberg/Berlin 1993.
DAHLIN, D. C.: *Bone Tumors,* General Aspects and Data on 6221 Cases, 3rd ed. Thomas, Springfield 1978. Die Erfahrung der Mayoklinik.

Klinik

GRIMER, R. J., SNEATH, R. S.: *Diagnosing Malignant Bone Tumours* (Editorial). J. Bone Jt. Surg. *72–B,* 754-6, 1990.
FREYSCHMIDT, J., OSTERTAG, H.: *Knochentumoren: Klinik, Radiologie, Pathologie.* Springer, Berlin 1988.
LODWICK, G. S.: *A Systemic Approach to Roentgen Diagnosis of Bone Tumors.* Yearbook Medical, Chicago 1965.
CAMPANACCI, M.: *Bone and Soft Tissue Tumors.* Springer, Wien, 1990. Die Erfahrung der größten Orthopädischen Klinik in Italien, des Istituto Ortopedico Rizzoli in Bologna.
ENNEKING, W. F.: *Musculo-skeletal Tumor-Surgery.* Churchill Livingstone, Edinburgh 1983. Die Erfahrung des führenden Tumorchirurgen in USA.
ENNEKING, W. F. (Ed.): *Limb salvage in musculoskeletal oncology.* Churchill Livingstone, New York 1987.
LANGLAIS, F., TOMENO, B. (Eds.): *Limb Salvage.* Major Reconstructions in Oncologic and Nontumoral Conditions. Springer, Berlin 1991. Dr. Johnson might have described such revision surgery as «the triumph of hope over experience» (JBJS *74–B,* 324).
PRITCHARD, D. J. (Guest Ed.): *Current Management of Soft-Tissue Sarcoma.* Clin. Orthop. *289,* 2–112, 1993.

Neurologische Affektionen

HOPPENFELD, S.: *Orthopaedic Neurology,* a Diagnostic Guide to Neurological Levels. Lippincott, Philadelphia 1977.
– deutsch: *Orthopädische Neurologie* (mit Zeichnungen des Autors). Enke, Stuttgart 1980.
MUMENTHALER, M.: *Neurologie. Ein Lehrbuch für Ärzte und Studenten,* 9. Aufl. Thieme, Stuttgart 1990.
MUMENTHALER, M.: *Neurologische Differentialdiagnostik. Symptome – Syndrome,* 3. Aufl. Thieme, Stuttgart 1988.
HUCKSTEP, R. L.: *Poliomyelitis. A Guide for Developing Countries – Including Appliances and Rehabilitation for the Disabled.* Livingstone, Edinburgh/London/New York 1976.

ILLINGWORTH, R. S.: *The Development of the Infant and Young Child Normal and Abnormal,* 7th ed. Livingstone, Edinburgh 1980.

FELDKAMP, M., MATTHIASS, H. H.: *Diagnose der infantilen Zerebralparalyse im Säuglings- und Kindesalter,* 2. Aufl. Thieme, Stuttgart 1988.
BLECK, E.: *Orthopaedic Management in Cerebral Palsy.* Blackwell, Oxford 1987.
BOBATH, K.: *Neurophysiological Basis for the Treatment of Cerebral Palsy,* 2nd ed. Heineman, London 1980.
BOBATH, B.: *Abnormale Haltungsreflexe bei Gehirnschäden,* 4. Aufl. Thieme, Stuttgart 1986.
HOWER, J.: *Reflexe im Säuglingsalter.* Enke, Stuttgart 1977.
VOJTA, V.: *Die zerebralen Bewegungsstörungen im Säuglingsalter.* Frühdiagnose und Frühtherapie. Enke, Stuttgart 1981.
THOM, H.: *Die infantilen Zerebralparesen,* 2. Aufl. Thieme, Stuttgart 1982.
AEBI, U.: *Das normalbegabte zerebral bewegungsgestörte Kind.* Huber, Bern/Stuttgart/Wien 1974.
BAUMANN, J. U.: *Operative Behandlung bei infantilen Zerebralparesen.* Thieme, Stuttgart 1970.
BOBATH, B.: *Die Hemiplegie Erwachsener,* 4. Aufl. Thieme, Stuttgart/New York 1985.
JAY, P. E.: *Hilf Dir selbst. Ratschläge für Hemiplegiker und ihre Angehörigen,* 2. Aufl. Huber, Bern/Göttingen/Toronto 1981. Ein sehr praktisches nützliches Büchlein.

MUMENTHALER, M., SCHLIAK, H.: *Läsionen peripherer Nerven, Diagnostik und Therapie,* 6. Aufl. Thieme, Stuttgart 1993.
SEDDON, H. J.: *Surgical Disorders of the Peripheral Nerves,* 2nd ed. Livingstone, Edinburgh/London 1975.
SUNDERLAND, S.: *Nerves und Nerve Injuries,* 2nd ed. Livingstone, Edinburgh 1978.
– Nerve Injuries and their Repair, a Critical Appraisal. 1991.
TERZIS, J. K., SMITH, K. L.: *The Peripheral Nerve, Structure, Function, and Reconstruction.* Raven Press, New York 1990.
MILLESI, H.: *Unfallschäden peripherer Nerven.* In: v. Zenker, R., Deucher, F., Schink, W. (Hrsg.): Chirurgie der Gegenwart, Band IV. Urban & Schwarzenberg, München 1975.
BUCK-GRAMCKO, D. (Hrsg.): *Motorische Ersatzoperationen an der oberen Extremität,* Bd. 2: *Hand und Unterarm.* Hippokrates, Stuttgart 1991.
KOPELL, P. H., THOMPSON, W. A.: *Peripheral Entrapment Neuropathies,* 2nd ed. Williams und Wilkins, Baltimore 1976.

GUTTMAN, L.: *Spinal Cord Injuries.* Comprehensive Management and Research. Blackwell Scientific Publ. Oxford, London 1976.
GERNER, H. J.: *Die Querschnittlähmung.* Erstversorgung, Behandlungsstrategie, Rehabilitation. Blackwell, Berlin 1992.
HARDY, A. G., ROSSIER, A.: *Spinal Cord Injuries.* Orthopaedic and Neurological Aspects. Publishing Sciences Group, Acton, Massachusetts 1975.
HARDY, A. G., ELSON, R.: *Practical Management of Spinal Injuries,* 2nd ed. Livingstone, Edinburgh 1976.
MOBERG, E.: *The Upper Limb in Paraplegia.* A New Approach to Surgical Rehabilitation. Thieme, Stuttgart 1978.
PARSCH, K. D., SCHULITZ, K. P.: *Das Spina-bifida-Kind.* Klinik und Rehabilitation, 2. Aufl. Thieme, Stuttgart 1972.
MENELAUS, M. B.: *The Orthopaedic Management of Spina Bifida,* 2nd ed. Livingstone, Edinburg/London 1980.

JERUSALEM, F.: *Muskelerkrankungen,* 2. Aufl. Thieme, Stuttgart 1991.

Rheumatische und degenerative Gelenkerkrankungen

MASON, M., CURREY, H. L. F., ZINN, W.: *Einführung in die klinische Rheumatologie, ein Lehrbuch für Studenten und Ärzte.* Huber, Bern/Stuttgart/Wien 1973.

Fehr, K. et al.: *Rheumatologie in Praxis und Klinik*. Thieme, Stuttgart 1989.

Kelley, W.N. et al.: *Textbook of Rheumatology*. Saunders, Philadelphia 1989.

Schumacher, H.R.: *Primer on the Rheumatic Diseases*, 9th ed. Edition Arthritis Foundation, Atlanta 1988.

Müller, W., Schilling, F.: *Differentialdiagnose rheumatischer Erkrankungen*, 2.Aufl. Aesop, Basel 1992.

McCarthy, D.J. (Ed.): *Arthritis and Allied Conditions. A Textbook of Rheumatology*, 10th ed. Lea and Febiger, Philadelphia 1989.

Gschwend, N.: *Die operative Behandlung der chronischen Polyarthritis*, 2.Aufl. Thieme, Stuttgart 1977.
– engl.: *Surgical Treatment of Rheumatoid Arthritis*. Thieme, Stuttgart 1989.

Beddow, F.H.: *Surgical management of Rheumatoid Arthritis*. Butterworth, London 1989.

Clayton, M.L., Smyth, Ch.J. (Eds.): *Surgery for Rheumatoid Arthritis, a Comprehensive Team Approach*. Churchill Livingstone, London 1992.

Flatt, A.E.: *The Care of the Rheumatoid Hand*, 4th ed. Mosby, St.Louis 1982.

Hackenbroch, M.H.: *Degenerative Gelenkerkrankungen*. In: Witt, A.N. et al.: Orthopädie in Praxis und Klinik, Band IV. Thieme, Stuttgart 1982.

Grasset, E.J.: *La coxarthrose, étude anatomique et histologique*. Georg, Genève; Masson, Paris 1960.

Harrison, M.H.M., Schajowicz, F., Trueta, J.: *Osteoarthritis of the hip: a study of the nature and evolution of the disease*. J. Bone Jt. Surg. *35–B*, 598, 1953.

Pauwels, F.: *Atlas zur Biomechanik der gesunden und kranken Hüfte*. Springer, Berlin/Heidelberg 1973.

Morrey, B.F. (ed.): *Joint Replacement Arthroplasty*. 61 contributors, 1252 pp. Churchill Livingstone, New York 1991. The Mayo experience. Umfassend, aber naturgemäß wohl schon bald wieder out of date.

Swanson, S.A.V., Freeman, M.A.R.: *The Scientific Basis of Joint Replacement*. Pitman Medical, London 1977.

Gartland, J.J.: *Orthopaedic Clinical Research, Deficiencies in Experimental Design and Determinations of Outcome*. J. Bone Jt. Surg. *70–A*, 1357–1371, 1988.

Deformitäten und statische Störungen

Russe, O.A., Gerhardt, J.J.: *Taschenbuch der Gelenkmessung mit Darstellung der Neutral-Null-Methode*, 2.Aufl. Huber, Bern/Stuttgart/Wien 1982.

Pauwels, F.: *Gesammelte Abhandlungen zur funktionellen Anatomie des Bewegungsapparates*. Springer, Berlin 1965.

Müller, M.E. (Hrsg.): *Posttraumatische Achsenfehlstellungen an den unteren Extremitäten*. Huber, Bern/Stuttgart/Wien 1967.

Clark, J.M.P.: *Tether, Contracture and Deformity*. Heineman, London 1976.

Hardegger, F., Bianchini, D.: *Nachbehandlungsfibel. Verbände, Lagerungen und Procedere nach orthopädisch-traumatologischen Operationen*. Springer, Berlin/Heidelberg 1979.

Maquet, P.: *Bioméchanique du genou, application à la pathogénie et au traitement chirurgical de la gonarthrose*. Springer, Berlin/Heidelberg/New York 1977 (Engl. 1978).

Debrunner, A.M.: *Biomechanische Wirkungen der posttraumatischen Achsenfehler der unteren Extremitäten*. In: Müller, M.E.: Posttraumatische Achsenfehlstellungen. Huber, Bern/Stuttgart/Wien 1967.

Beighton, P. et al.: *Hypermobility of Joints*, 2nd ed. Springer, Berlin 1988.

Exner, U.G.: *Normalwerte in der Kinderorthopädie. Wachstum und Entwicklung*. Thieme, Stuttgart 1990.

Jani, L. et al.: *Verlauf der idiopathischen Coxa antetorta*. Orthopäde *8*, 5, 1979.

Salenius, P., Vankka, E.: *The Development of the Tibiofemoral Angle in Children*. J. Bone Jt. Surg. *57–A*, 259, 1975.

Staheli, L.T. et al.: *Lower-extremity rotational problems in children. Normal values to guide management*. J. Bone Jt. Surg. *67–A*, 39, 1985. The basis of scientific treatment.

Weichteilaffektionen, vaskuläre Probleme

Abramson, D.I., Miller, D.S.: *Vascular Problems in Musculoskeletal Disorders of the Limbs*. Springer, Berlin/Heidelberg/New York 1981.

Mubarak, S.J., Horgens, H.R.: *Compartment Syndromes and Volkmann's Contracture*. Saunders, Philadelphia 1981.

Lanz, U.: *Ischämische Muskelnekrosen*. Hefte zur Unfallheilkunde, Heft 139. Springer, Heidelberg 1979.

Becker, W., Krahl, H.: *Die Tendopathien*. Grundlagen, Klinik, Therapie. Thieme, Stuttgart 1978.

Traumatologie des Bewegungsapparates

Überlastungsschäden

Müller, W.: *Überanstrengungsschäden des Knochens*. Barth, Leipzig 1944.

Devas, M.: *Stress Fractures*. Livingstone, Edinburgh/London 1975.

Cotta et al. (Hrsg.): *Die Belastungstoleranz des Bewegungsapparates. Grundlagenforschung in der Sportmedizin*. Thieme, Stuttgart 1980.

Wirth, C.J.: *Überlastungsschäden im Sport*. Thieme, Stuttgart 1993.

Bandverletzungen
siehe auch bei den einzelnen Gelenken

Jäger, M., Wirth, C.J.: *Kapselbandläsionen. Biomechanik, Diagnostik und Therapie*. Thieme, Stuttgart 1979.

Chapchal, G. (Ed.): *Injuries of the Ligaments and their Repair. Hand-Knee-Foot*. Thieme, Stuttgart 1977.

Frakturbehandlung

Die Literatur ist unüberblickbar und wächst ungebremst. Hier sind zuerst einige der wegweisenden grundlegenden Werke aufgeführt, sodann einige zur Diagnostik, zu allgemeinen Fragen und zu speziellen Themen der konservativen und der operativen Frakturbehandlung. Technische Details ändern sehr rasch und müssen in der aktuellen Literatur gesucht werden.

Grundlegende Werke und Lehrbücher

Böhler, L.: *Die Technik der Knochenbruchbehandlung*, 3 Bände und Ergänzungsband. Maudrich, Wien 1929. 13.Aufl. 1957, Reprint 1977. Der Klassiker der konservativen Frakturbehandlung.

BÖHLER, L.: *Bericht über die bei 3308 Unterschenkelbrüchen in den Jahren 1926–1950 im Wiener Krankenhaus erzielten Behandlungsergebnisse unter Benützung des Hollerithverfahrens* (Heft 54 der Hefte zur Unfallheilkunde). Springer, Berlin/Heidelberg/New York 1957.

WATSON-JONES, R.: *Fractures and Joint Injuries,* 2. Volumes, 4th ed. Livingstone, Edinburgh/London 1955.
– 5th ed. by J. N. Wilson 1976. *The Classic* of British conservative fracture treatment.

CHARNLEY, J.: *The closed treatment of common fractures,* 3rd ed. Livingstone, Edinburgh/London 1970. Ebenfalls ein Klassiker.

DANIS, R.: *Théorie et pratique de l'ostéosynthèse,* Masson, Paris 1949.

MÜLLER, M. E., ALLGÖWER, M., WILLENEGGER, H.: *Technik der operativen Frakturbehandlung.* Springer, Berlin/Heidelberg/New York 1963.

MÜLLER, M. E., ALLGÖWER, M., WILLENEGGER, H.: *Manual der Osteosynthese. AO-Technik,* 3. Aufl. Springer, Berlin/Heidelberg/New York 1992.
– engl.: *Manual of Internal Fixation,* Techniques Recommended by the AO – ASIF Group. Contribution on Biomechanics by S. M. Perren. 1991.

MC RAE, R.: *Practical Fracture Treatment.* 2nd ed. Churchill-Livingstone, Edinburgh 1989. Ein Bilderbuch.

ADAMS, J. C.: *Outline of Fractures.* 8th ed. Livingstone, Edinburgh 1983.

ROCKWOOD, CH. A., GREEN, D. P., BUCHHOLZ, R. W. (Eds.): *Fractures.* Vol. 1 and 2: *Fractures in Adults;* Vol. 3: *Fractures in Children,* ed. by ROCKWOOD, CH. A., WILKINS, K. E., KING, R. E. 3rd ed. Lippincott, Philadelphia 1991. Was der «Campbell» für die Orthopädie ist der «Rockwood» für die Frakturen.

HEIM, U., BALTENSWEILER, J.: *Checkliste Traumatologie,* 3. Aufl. Thieme (Taschenbuch), Stuttgart 1989.

CONOLLY, J. F.: *De Palma's The Management of Fractures and Dislocations: An Atlas,* 3rd ed. 2 Volumes. Saunders, Philadelphia 1981.

SARMIENTO, A., LATTA, L.: *Closed Functional Treatment of Fractures.* Springer, Berlin/Heidelberg/New York 1981.
– deutsch: *Nichtoperative funktionelle Frakturenbehandlung.* 1984.

Allgemeines zu Prophylaxe, Diagnostik und Klassifikation

TAIMELA et al.: *The Relation of Low Grade Mental Ability to Fractures in Young Men.* Internat. Orthopaedics (Sicot) *15,* 75, 1991.

BERQUIST, T. H. (Ed.): *Imaging of Orthopedic Trauma,* 2nd Ed., Raven Press, New York 1992. «The authors obviously place much emphasis upon good communication between radiologists and orthopaedic surgeons» (JBJS *74–B,* 636).

LONDON, P. S.: *The Anatomy of Injury and its Surgical Implications.* Butterworth, London 1991. Anatomy is still the basis in diagnosis and treatment of injury.

MÜLLER, M. E., NAZARIAN, S., KOCH, P., SCHATZKER, J.: *The Comprehensive Classification of Fractures of Long Bones.* Springer, Berlin 1990. Die verbreitetste Frakturklassifikation. Sie basiert auf den Studien der AO.
– Deutsche Ausgabe: *Klassifikation der Frakturen,* 1991.

Konservative und operative Frakturbehandlung

TSCHERNE, H., NERLICH, M. L. (Hrsg.): *Repositionstechnik bei Frakturen und Luxationen.* Springer, Berlin 1988.

SCHATZKER, J., TILE, M.: *The Rationale of Operative Fracture Care.* Springer, Berlin 1987. Die Praxis zum AO-Manual.

MAST, J., JAKOB, R., GANZ, R.: *Planning and Reduction Technique in Fracture Surgery.* Springer, Berlin/New York 1989. «Biologische Osteosynthesen».

BROWNER, B. D., JUPITER, J. B., LEVINE, A. M., TRAFTON, P. G.: *Skeletal Trauma, Fractures, Dislocations, Ligamentous Injuries.* 2 Vols., Saunders, Philadelphia 1992. The main difference between this and other AO-texts is the emphasis on the broader, modern philosophy of the biology of fracture care as opposed to the older, stricter teaching of anatomical reduction and rigid internal fixation (JBJS *75–A,* 798).

HEIM, U., PFEIFFER, K. M.: *Periphere Osteosynthesen,* 4. Aufl. Springer, Berlin 1991.

BUNKER, T. D., COLTON, C. L., WEBB, J. K.: *Frontiers in Fracture Management:* Martin Dunitz, London 1989. «This is a splendid book» (A. G. Apley, JBJS *72–B,* 159).

KESSLER, S. B., SCHWEIBERER, L.: *Refrakturen nach operativer Frakturbehandlung.* Springer, Berlin 1988. Die Schädigung der Vitalität des Knochens ist die entscheidende Ursache.

WEBER, B. G., MAGERL, F.: *Fixateur Externe.* AO- Gewindespindel-Fixateur, Wirbelfixateur. Springer, Berlin 1985.
– englisch 1985: *The External Fixateur.*

ILIZAROW, G. A.: *Transosseous Osteosynthesis. Theoretical and Clinical Aspects of the Regeneration and Growth of Tissue.* Springer, Berlin 1991. Ilizarows scientific life's work.

GOLYAKHOVSKY, V., FRANKEL, V. H.: *Operative Manual of Ilizarov Techniques.* Mosby, St. Louis 1993.

RITTMANN, W., MATTER, P.: *Die offene Fraktur.* Huber, Bern/Stuttgart/Wien 1977.

PETRAČIČ, B.: *Funktionelle Nachbehandlung operierter Knochenbrüche.* Thieme, Stuttgart 1979.

BORDER, J. R. et al. (Eds.): *Blunt multiple Trauma.* Comprehensive Pathophysiology and Care. M. Dekker, New York 1990.

STOBER, R.: *Chirurgische Therapie des Weichteilschadens.* Huber, Bern/Göttingen/Toronto 1991. Ein kompetentes Buch.

Beurteilung

JEFFREYS, E.: *Prognosis in Musculoskeletal Injury: A Handbook for Doctors and Lawyers.* Butterworth, Oxford 1991. Every time we make a prognosis, we make an «informed guess» at the prognosis. How do we know?

FOY, M. A., FAGG, P. S.: *Medicolegal Reporting in Orthopaedic Trauma.* Churchill Livingstone, London 1990.

Frakturen bei Kindern

BLOUNT, W. P.: *Fractures in Children.* Williams and Wilkins, Baltimore 1955, Reprint 1977. Deutsch 1957: *Knochenbrüche bei Kindern.* Thieme, Stuttgart.

WEBER, B. G. et al.: *Die Frakturbehandlung bei Kindern und Jugendlichen.* Springer, Berlin/Heidelberg/New York 1979.
– engl.: *Treatment of Fractures in Children and Adolescents.* 1980.

RANG, M.: *Children's Fractures,* 2nd ed. Lippincott, Philadelphia 1983. Gut geschrieben. Das Wesentliche. Für den praktischen Gebrauch.

VON LAER, L.: *Frakturen und Luxationen im Wachstumsalter,* 2. Aufl. Thieme, Stuttgart 1991.

CHRESTIAN, P.: *Kinderfrakturen.* Ein illustrierter Führer durch die Knochentraumatologie der Kinder und Jugendlichen. Aus dem Französischen übersetzt. Huber, Bern/Göttingen/Toronto 1988.

Rockwood, Ch. A. et al. (Eds.): *Fractures in Children,* 3rd ed. Lippincott, New York 1991. Umfassend.

Aitken, A. P., Magill, H. K.: *Fractures involving the distal epiphyseal cartilage.* J. Bone Jt. Surg. *34–A,* 96, 1952.

Salter, R. B., Harris, W. R.: *Injuries involving the epiphyseal plate.* J. Bone Jt. Surg. *45–A,* 587, 1963.

Pseudarthrosen

Weber, B. G., Čech, O.: *Pseudarthrosen.* Pathophysiologie, Biomechanik, Ergebnisse. Huber, Bern/Stuttgart/Wien 1973 (Engl. 1976).

Chapchal, G. (Ed.): *Pseudarthroses and their Treatment.* Thieme, Stuttgart 1979.

Bassett, C. A. L., Mitchell, S. N., Gaston, S. N.: *Treatment of Ununited Tibial Diaphyseal Fractures with Pulsing Electromagnetic Fields.* J. Bone Jt. Surg. *63–A,* 511, 1981.

Brighton, C. T.: *Present and Future of Electrically induced Osteogenesis.* In: Straub, L. R., Wilson, P. D. (Eds.): Clinical Trends in Orthopaedics. Thieme-Stratton, New York/Stuttgart 1982.

Verletzungsfolgen
Siehe auch Liste S. 509.

Müller, M. E. (Hrsg.): *Posttraumatische Achsenfehlstellungen an den unteren Extremitäten.* Huber, Bern/Stuttgart/Wien 1967.

Hierholzer, G., Müller, K. H.: *Korrekturosteotomien nach Traumen an der unteren Extremität.* Springer, Berlin 1984.

Burri, C., Neugebauer, R. (Hrsg.): *Infektion von Knochen und Gelenken,* 2. Aufl. Huber, Bern/Göttingen/Toronto 1990.

Gordon, L.: *Microsurgical Reconstruction of the Extremities,* Springer, 1988.

Mubarak, S. J., Horgens, H. R.: *Compartment Syndromes and Volkmann's Contracture.* Saunders, Philadelphia 1981.

Obere Extremitäten

Hohmann, G.: *Arm und Hand, ihre Erkrankungen und deren Behandlung.* Bergmann, München 1949.

Schulter, Arm

De Palma, A. F.: *Surgery of the Shoulder,* 2nd ed. Harper and Row, New York 1973.

Kessel, L.: *Clinical Disorders of the Shoulder.* Livingstone, Edinburgh/London 1982.

Rockwood, Ch. A., Matsen, F. A.: *The Shoulder.* 2 Volumes, Saunders 1990. Das umfassende Werk über das Schultergelenk.

Hodler, J., Wirth, W.: *Gelenkdiagnostik mit bildgebenden Verfahren: Schulter.* Huber, Bern/Göttingen/Seattle 1992.

Detrisac, D. A., Johnson, L. L.: *Arthroscopic Shoulder Anatomy.* Slack, New Jersey 1986.

Bunker, T. D., Wallace, W. A.: *Shoulder Arthroscopy.* Martin Dunitz, London 1991.

Resch, H., Beck, E.: *Arthroskopie der Schulter.* Diagnostik und Therapie. Springer, Berlin 1991.
– engl. 1992.

Watson, M. S. (Ed.): *Surgical disorders of the Shoulder.* Churchill Livingstone, London 1990.

Habermeyer, P., Krüger, P., Schweiberer, L. (Hrsg.): *Schulterchirurgie.* Urban & Schwarzenberg, München 1990.

Mumenthaler, M.: *Der Schulter-Arm-Schmerz. Leitfaden für die Praxis,* 2. Aufl. Huber, Bern/Stuttgart/Wien 1982.

De Sèze, S., Debeyre, J., Patte, D., Elmelick, E.: *Repair of ruptures of the rotator cuff of the shoulder.* J. Bone Jt. Surg. *47–B,* 36, 1965.

Neer, C. S.: *Shoulder Reconstruction.* Saunders, Philadelphia 1990. Geschrieben von einem Pionier der Schulterendoprothetik.

Morrey, B. F.: *The elbow and its disorders.* Saunders, Philadelphia 1985. 2nd ed. 1992.

Wadsworth, T. G. (Ed.): *The Elbow.* Livingstone, Edinburgh 1982.

Hand

Aus der unübersehbaren Literatur sind nur einige wenige Bücher ausgewählt.

Schmidt, H.-M., Lanz, U.: *Chirurgische Anatomie der Hand.* Hippokrates, Stuttgart, 1992.

Landsmeer, J. M. F.: *Atlas of Anatomy of the Hand.* Churchill Livingstone, London.

Zancolli, E. A., Cozzi, E. P.: *Atlas of Surgical Anatomy of the Hand.* Livingstone, New York 1992. Hervorragende Abbildungen (Präparate).

Meals, R., Seeger, L.: *An Atlas of Forearm and Hand.* Cross-Sectional Anatomy with Computed Tomography and Magnetic Resonance Imaging Correlation. Deutscher Ärzte-Verlag, Köln 1991.

American Society for Surgery of the Hand: The Hand. Examination and Diagnosis, 3rd ed. Churchill Livingstone, New York 1990.
– The Hand. Primary Care of Common Problems. 2nd ed. Churchill Livingstone, New York 1990.
– Die Hand. Klinische Untersuchung und Diagnostik, Primärtherapie häufiger Erkrankungen und Verletzungen. Springer, Berlin 1990. Übersetzung der amerikanischen Taschenmanuale.

Boyes, J. H.: *Bunnell's Surgery of the Hand.* Lippincott, Philadelphia 1964.

Lister, G.: *The Hand. Diagnosis and Indications,* 3rd ed. Livingstone, Edinburgh/London/New York 1993.

Blauth, W. F., Schneider, F.: *Handfehlbildungen.* Atlas ihrer operativen Behandlung. Springer, Berlin 1976.

Flatt, A.: *The Care of Congenital Hand Anomalies.* Mosby, St. Louis 1977.

Buck-Gramcko, D.: *Die handchirurgische Sprechstunde:* Leitfaden für Chirurgen, Orthopäden und Allgemeinmediziner. Hippokrates, Stuttgart 1992.

Moberg, E.: *Dringliche Handchirurgie,* 3. Aufl. Thieme, Stuttgart 1972.

Chase, R. A., Laub, D. R.: *Die Hand. Strategisches Vorgehen in der Behandlung akut-traumatischer Handprobleme.* Huber, Bern/Stuttgart/Wien 1968.

Flatt, A. E.: *The Care of minor Hand Injuries,* 4th ed. Mosby, St. Louis 1979.

Foucher, G. (Ed.): *Fingertip and nailbed Injuries.* Churchill Livingstone, London 1991. «It describes the anatomy and the functions of the fingertip, the considerable merits of conservative treatment, the limitations of skin grafting and replantation, every conceivable kind of flap and also the special problems of injuries in children.» (A. G. Apley, JBJS *74–B*, 480).

FLATT, A. E.: *The Care of the Rheumatoid Hand,* 3rd ed. Mosby, St. Louis 1974.

NIGST, H., BUCK-GRAMKO, D., MILLESI, H. (Hrsg.): *Handchirurgie.* 2 Bände. Thieme, Stuttgart 1981 und 1983.

GREEN, D. P. (Ed.): *Operative Hand Surgery.* 2 Volumes, 3rd ed. Churchill Livingstone, London 1993.
Ein gutes Nachschlagewerk, mit der persönlichen Meinung der Autoren am Schluß jedes Kapitels.

WYNN-PARRY, C. B. (ed.): Management of Pain in the Hand and Wrist. Churchill Livingstone, London 1991. «A masterpiece» (*74–B*, 168).

SENNWALD, G.: *Das Handgelenk.* Springer, Berlin 1988.

SEGMÜLLER, G.: *Operative Stabilisierung am Handgelenk.* Huber, Bern/Göttingen/Toronto 1973.
– engl.: 1977.

WYNN PARRY, C. B.: *Rehabilitation of the Hand,* 4th ed. Butterworths, London 1981.

STURZENEGGER, M., BOHLI, E.: *Schienenbehandlung an der Hand.* Huber, Bern/Göttingen/Toronto 1991.

Wirbelsäule

Anatomie, Pathologie, Diagnostik

KAPANDJI, I. A.: *The Physiology of the Joints, annotated diagrams of the mechanics of the human joints.* Vol. 3: The Trunk and the Vertebral Column. 2nd ed. Livingstone, Edinburgh/London 1974.

TÖNDURY, G.: *Entwicklungsgeschichte und Fehlbildungen der Wirbelsäule.* Hippokrates, Stuttgart 1958. 2. Aufl. 1990.

WHITE, A. A., PANJABI, M. M.: *Clinical Biomechanics of the Spine,* 2nd ed. Lippincott, Philadelphia 1990. Grundlagen und Klinik sind auf überzeugende Weise verknüpft.

SCHMORL, G., JUNGHANNS, H.: *Die gesunde und die kranke Wirbelsäule in Röntgenbild und Klinik,* 5. Aufl. Thieme, Stuttgart 1968.

BROCHER, J. E. W.: *Die Wirbelsäulenleiden und ihre Differentialdiagnose.* Thieme, Stuttgart 1959.
6. Aufl. 1980: Brocher, J. E. W., Willert, H. J.: *Differentialdiagnose der Wirbelsäulenerkrankungen.*

BROCHER, J. E. W.: *Die Prognose der Wirbelsäulenleiden,* 2. Aufl. Thieme, Stuttgart 1973.

DVORAK, J., DVORAK, V.: *Manuelle Medizin, Diagnostik,* 4. Aufl. Thieme, Stuttgart 1991.

Allgemeines, Therapie

ROTHMAN, R. H., SIMEONE, F. A. (Eds.): *The Spine.* 2 Vols. 3rd ed. Saunders, Philadelphia 1992. «This classic book ... will be the standard reference text for the nineties» (A. Nachemson).

FRYMOYER, J. W. et al. (Eds.): *The Adult Spine. Principles and Practice.* 2 Vols. Raven Press, New York 1991.

BODEN, S. D., WIESEL, S. W. et al.: *The Aging Spine.* Essentials of Pathophysiology, Diagnosis and Treatment. Saunders, Philadelphia 1991.

Konservative Therapie

MAYER, T. G., MOONEY, V., GATCHEL, R. J.: *Contemporary Conservative Care for Painful Spinal Disorders.* Lea & Febiger, Philadelphia 1991.

TILSCHER, H., EDER, M.: *Der Kreuzschmerz im Wechsel der Lebensabschnitte.* Hippokrates, Stuttgart 1991. Konservative Therapie, klassische und andere.

NENTWIG, CH. G., KRÄMER, J., ULLRICH, C. H. (Hrsg.): *Die Rückenschule.* Aufbau und Gestaltung eines Verhaltenstrainings für Wirbelsäulenpatienten. 2. Aufl. Enke, Stuttgart 1993.

KAISSER, P. J., HÖFLING, S.: *Münchner Manual zur Orthopädischen Rückenschule.* Springer, Berlin 1990.

MAITLAND, G. D.: *Manipulation der Wirbelsäule.* Deutsche Übersetzung des bekannten englischen Lehrbuches. Springer, Berlin 1990.

Operative Therapie

HACKENBROCH, M., WITT, A. N. (Hrsg.): *Orthopädisch-chirurgischer Operationsatlas.* Band III: *Wirbelsäule und Becken.* Thieme, Stuttgart 1974. Die älteren Verfahren.

BAUER, R., KERSCHBAUMER, F., POISEL, S.: *Orthopädische Operationslehre,* Band 1: *Wirbelsäule.* Thieme, Stuttgart 1991. Zugänge und Techniken. Ein hervorragender Bildatlas.

LOUIS, R.: *Chirurgie du rachis. Anatomie chirurgicale et voies d'abord.* Springer, Berlin/Heidelberg/New York 1982.
– englisch 1983
– deutsch: *Die Chirurgie der Wirbelsäule,* 1985.

BRIDWELL, K. H., DE WALD, R. L. (Eds.): *The Textbook of Spinal Surgery.* 2 Vols. Lippincott, Philadelphia 1991. The American approach: Everything about every operation.

DICKSON, R. A.: *Spinal Surgery, Science and Practice.* Butterworth, London 1990. The British approach: Principles, and more conservative.

TSUJI, H., DAWSON, E. G.: *Comprehensive Atlas of Lumbar Spine Surgery.* Mosby Year Book Inc., St. Louis 1991. Eher ein Manual als ein Atlas.

FINDLAY, G., OWEN, R. (Eds.): *Surgery of the Spine, a Combined Orthopaedic and Neurosurgical Approach.* 2 Vols. Blackwell, Oxford 1992.

TORRENS, M. J., DICKSON, R. A. (Eds.): *Operative Spinal Surgery,* 333 p. Churchill Livingstone, London 1991. Ein Gemeinschaftswerk von Orthopäden und Neurochirurgen.

KRAG, M. H.: *Biomechanics of Thoraco-lumbar Spinal Fixation, a Review.* Spine *16,* 3S. pp. 84–99, 1991.

BALDERSTON, R. A., AN, H. S. (Eds.): *Complications in Spinal Surgery.* Saunders, Philadelphia 1991.

STÖHR, M. et al.: *Evozierte Potentiale,* 2. Aufl. Springer, Berlin 1989.

Halswirbelsäule

JUNG, A., KEHR, P., MAGERL, F., WEBER, B. G.: *The cervical Spine, primary and posttraumatic disorders.* Huber, Bern/Stuttgart/Wien 1974.

TORKLUS, D., GEHLE, W.: *Die obere Halswirbelsäule,* 3. Aufl. Thieme, Stuttgart 1987.

JEFFREYS, E.: *Disorders of the Cervical Spine.* Butterworths, London 1980.

Wirbelsäulenschäden im Wachstumsalter

JENTSCHURA, G.: *Haltungsschäden bei Kindern und Jugendlichen.* Enke, Stuttgart 1977.

TAILLARD, W.: *L'exploration clinique fonctionelle de la colonne vertebrale.* In: Funktionsprüfungen, Hommel AG, Zürich 1971 und 1981.

HENKE, G.: *Die Rückenverkrümmungen bei Jugendlichen.* Für den praktischen Arzt. Huber, Bern/Stuttgart/Wien 1982.

BERQUET, K. H.: *Zwillingsuntersuchungen über die menschliche Haltung und Formelemente der Wirbelsäule.* Ergebn. Chir. Orthop., Springer, Berlin 1965.

BRADFORD, D., HENSINGER, R. N. (Eds.): *The Pediatric Spine.* Thieme, Stuttgart 1985.

STADELMANN, A., WALDIS, M.: *M. Scheuermann – eine prognostische Diagnose?.* In: Debrunner, A. M. (Hrsg.): Langzeitresultate in der Orthopädie. Enke, Stuttgart 1990.

BRADFORD, D. S., WINTER, R. B. et al.: *Moe's Textbook of Scoliosis and other Spinal Deformities,* 2nd ed. Saunders, Philadelphia, 1987. Gute Zusammenfassung aus dem führenden Minneapolis Scoliosis Center. Ein Klassiker, neu aufgelegt.

COWELL, H. R.: *Radiographic Measurements and Clinical Decisions* (Editorial). J. Bone Jt. Surg. *72–A,* 319–333, 1990.

MORRISSY, R. T.: *Measurement of the Cobb Angle on Radiographs of Patients Who Have Scoliosis.* J. Bone Jt. Surg. *72–A,* 320, 1990.

STAGNARA, P.: *Spinal Deformity.* Butterworths London 1987. Übersetzung des Buches des französischen Altmeisters der Skoliose.

BUNCH, W. A., PATWARDHAN, A. G.: *Scoliosis. Making Clinical Decisions.* Mosby, St. Louis 1989. The principles of decision-making can be applied to orthopaedic surgery in general.

DUCKER, T. B., BROWN, R. H.: *Neurophysiology and Standards of Spinal Chord Monitoring.* Springer, Berlin 1988.

SCHEIER, H.: *Prognose und Behandlung der Skoliose.* Thieme, Stuttgart 1967.

WEINSTEIN, S. L. et al.: *Idiopathic Scoliosis. Long-Term Follow-up and Prognosis in Untreated Patients.* J. Bone Jt. Surg. *63–A,* 703, 1981.

TAILLARD, W.: *Les Spondylolisthesis.* Masson, Paris 1957.

SUEZAWA, Y., JACOB, H. A. C.: *Zur Ätiologie der Spondylolisthesis.* Die Wirbelsäule in Forschung und Praxis, Band 94. Hippokrates, Stuttgart 1981.

FELLMANN, N., SPRING, H. (Hrsg.): *Spondylitis ankylosans/ Morbus Bechterew.* Huber, Bern/Göttingen/Toronto 1989.

Degenerative Wirbelsäulenleiden, Kreuzschmerzen, Neurologische Komplikationen

ZUCKSCHWERDT, L. et al.: *Wirbelgelenk und Bandscheibe. Ihre Beziehungen zum vertebragenen Schmerz.* Hippokrates, Stuttgart 1960.

DEBRUNNER, H.: *Lumbalgien, eine Darstellung für den praktischen Arzt.* Huber, Bern/Stuttgart/Wien 1948.

BAUD, B.: *Leben mit der Bandscheibe,* ein Brevier für Bandscheibengeschädigte, 5. Aufl. Huber, Bern/Stuttgart/Wien 1990.

MACNAB, J., McCULLOCH, J.: *Backache,* 2nd ed. Williams and Wilkins, Baltimore 1990.

MAURICE-WILLIAMS, R. S.: *Spinal Degenerative Disease.* J. Wright and sons, Bristol 1981.

JAYSON, M. I. V.: *The Lumbar Spine and Back Pain,* 4th ed. Churchill Livingstone, New York 1992.

WEINSTEIN, J. M., WIESEL, S. W. (Eds.): *The Lumbar Spine.* Saunders, Philadelphia 1990. Annual meeting of the International Society for the Study of the Lumbar Spine.

SPITZER, W. O. et al.: *Scientific Approach to the Assessment and Management of Activity-related Spinal Disorder.* A Monograph for Clinicians. Report of the Quebec Task Force on Spinal Disorders. Spine *12,* Nr. 7S (Europ. Ed., Suppl. *I*), S1–S59, 1987.

WADDELL, G.: *A New Clinical Model for the Treatment of Low-Back Pain.* Spine *12,* Nr. 7, 632, 1987.

FRYMOYER, J. W., GORDON, S. L. (Eds.): *New Perspectives on Low Back Pain.* AAOS, 1989. Research projects.

POPE, M. H., ANDERSON, G. B. J., FRYMOYER, J. W., CHAFFIN, D. B.: *Occupational Low Back Pain. Assessment, Treatment and Prevention.* Mosby, St. Louis 1991.

BENINI, A., MAGERL, F. (Hrsg.): *Die degenerative Instabilität der Lendenwirbelsäule.* Ursachen – Symptome – Diagnose – Therapie. Huber, Bern/Göttingen/Toronto 1991.

KRÄMER, J.: *Bandscheibenbedingte Erkrankungen.* Ursachen, Diagnosen, Behandlung, Vorbeugung, Begutachtung. Thieme, Stuttgart 1986.
  – engl.: *Intervertebral Disk Diseases,* 2nd ed. Thieme, Stuttgart 1990.

ARMSTRONG, J. R.: *Lumbar Disc Lesions.* Pathogenesis and Treatment of Low Back Pain and Sciatica, 3rd ed. Churchill-Livingstone, Edinburgh/London 1965.

McCULLOCH, J. A.: *Principles of Microsurgery for Lumbar Disc Disease.* Raven Press, New York 1989.

BENINI, A.: *Ischias ohne Bandscheibenvorfall: Die Stenose des lumbalen Wirbelkanales,* 2. Aufl. Huber, Bern/Stuttgart/Wien 1986.

NIXON, J. E., with 20 contributors: *Spinal Stenosis.* Edward Arnold, London 1991.

BENINI, A. (Hrsg.): *Komplikationen und Mißerfolge der lumbalen Diskus-Chirurgie.* Huber, Bern/Göttingen/Toronto 1988.

WILKINSON, H. A.: *The Failed Back Syndrome, Etiology and Therapy,* 2nd ed. Springer, Berlin 1992. Ein gutes Buch zu einem immer wichtiger werdenden Thema.

Verletzungen, Becken

BURRI, C., RÜTER, A. (Hrsg.): *Verletzungen der Wirbelsäule.* Hefte zur Unfallheilkunde Nr. 149. Springer, Heidelberg 1980.

MEYER, P. R. (Ed.): *Surgery of Spine Trauma.* Churchill Livingstone, New York 1989. Die persönliche Erfahrung des Leiters eines der größten Zentren für Wirbelsäulenverletzungen in USA.

DICK, W.: *Innere Fixation von Brust- und Lendenwirbelfrakturen,* 2. Aufl. Huber, Bern/Göttingen/Toronto 1987.
  – engl. 1989: *Internal Fixation of the Thoracic and Lumbar Vertebrae.*

DEBRUNNER, H. U., RAMSEIER, E. W.: *Die Begutachtung von Rückenschäden* in der schweizerischen sozialen Unfallversicherung. Huber, Bern/Göttingen/Toronto 1990.

TILE, M.: *Fractures of the Pelvis and the Acetabulum.* Williams & Wilkins, Baltimore 1984.

LÜSCHER, N. J.: *Decubitus Ulcers of the Pelvic Region.* Diagnosis and Surgical Therapy. Hogrefe and Huber, Toronto 1992.

Untere Extremitäten

HOHMANN, G.: *Fuß und Bein.* Ihre Erkrankungen und deren Behandlung. Bergmann, München 1951.

WEIL, S., WEIL, H. U.: *Mechanik des Gehens.* Thieme, Stuttgart 1966.

Beinlängendifferenzen

MENELAUS, M. B. (Ed.): *The Management of Limb Inequality.* Churchill Livingstone, London 1991.

MORSCHER, E., TAILLARD, W.: *Beinlängenunterschiede.* Karger, Basel 1965.

SCHEIER, H.: *Die Korrektur von Beinlängendifferenzen.* Therapeutische Umschau *30,* 274, 1973.

BREDEMEIER, H., DAHMEN, G.: *Behandlung von Beinlängendifferenzen.* Hippokrates, Stuttgart 1974.

GREEN, S.A. (Ed.): *Limb Lengthening.* In: The Orthopedic Clinics of North America, Vol. 22, no. 4, 1991. Saunders, Philadelphia.

ANDERSON, M., GREEN, W.T., MESSNER, M.B.: *Growth and predictions of growth in the lower extremities.* J. Bone Jt. Surg. *45–A,* 1, 1963.

GREULICH, W.W., PYLE, S.I.: *Radiographic atlas of skeletal development of the hand wrist,* 2nd ed. Stanford University Press, Stanford 1976.

DE ROO, T., SCHRODER, H.J.: *Pocket Atlas of Skeletal Age.* Williams & Wilkins, Baltimore 1977.

Operative Techniken: siehe S. 925 und S. 930.

Hüfte, allgemeines

PAUWELS, F.: *Atlas zur Biomechanik der gesunden und kranken Hüfte.* Springer, Berlin/Heidelberg/New York 1973 (Engl. 1976, Franz. 1977).

MÜLLER, M.E.: *Die hüftnahen Femurosteotomien.* Thieme, Stuttgart 1957. 2. Aufl. 1970.

10-Jahres-Ergebnisse in der Orthopädie. 1. Teil: Das Hüftgelenk. Heft 1 von: Orthopäde, Band 8, 1979.

Hüfterkrankungen beim Kind

LLOYD-ROBERTS, G.C., RATLIFF, A.H.C.: *Hip Disorders in Children.* Butterworths, London 1978.

MÜLLER, M.E. (Hrsg.): *Hüfterkrankungen beim Kind.* Huber, Bern/Stuttgart/Wien 1978.

GRAF, R., SCHULER, P.: *Die Säuglingshüfte im Ultraschallbild: ein Atlas.* Edition Medizin, VCH, Weinheim 1986.

ENGELHARDT, P.: *Das Risiko der sekundären Arthrose,* nach Hüfluxation, Morbus Perthes und Epiphyseolysis capitis femoris. Thieme, Stuttgart 1988. Eine ausgezeichnete Studie von Spontanverläufen über viele Jahrzehnte.

JANI, L. et al.: *Verlauf der idiopathischen Coxa antetorta.* Orthopäde *8,* 5, 1979.

TÖNNIS, D.: *Die angeborene Hüftdysplasie und Hüftluxation im Kindes- und Erwachsenenalter.* Grundlagen, Diagnostik, konservative und operative Behandlung. Springer, Berlin 1984.

TÖNNIS, D. (Hrsg.): *Die operative Behandlung der Hüftdysplasie. Technik und Ergebnisse.* Enke, Stuttgart 1985. Sammelstatistik des Arbeitskreises für Hüftdysplasie der DGOT.

STAHELI, L.T.: *Surgical Management of Acetabular Dysplasia.* Clin. Orthop. *264,* 111–121, 1991.

BERTRAND, P.: *Malformations luxantes de la hanche.* Doin, Paris 1962.

KRÄMER, J.: *Funktionelle Behandlung der Hüftdysplasie und Hüftverrenkung,* 2. Aufl. Bücherei des Orthopäden, Band 14. Enke, Stuttgart 1982.

SOMERVILLE, E.W.: *Displacement of the Hip in Childhood,* Aetiology, Management and Sequelae. Springer, Berlin/Heidelberg/New York 1982.

SCHREIBER, A., MEYER, H.R.: *Spätresultate konservativ behandelter kongenitaler Hüftluxationen,* 40 Jahre nach der Reposition. Z. Orthop. *100,* 265, 1965.

CATTERALL, A.: *Legg-Calvé-Perthes' Disease.* Churchill Livingstone, Edinburgh 1982.

SCHULITZ, K.P., DUSTMANN, H.O.: *Der Morbus Perthes.* Ätiopathogenese, Diagnostik und Therapie. Springer, Berlin 1988.

ENGELHARDT, P.: *Therapeutische Entscheidungsfindung bei der Epiphyseolysis capitis femoris vor dem Hintergrund von Langzeitverläufen.* In: Debrunner, A.M. (Hrsg.): Langzeitresultate in der Orthopädie. Enke, Stuttgart 1990.

WALTERS, R. et al.: *Joint destruction: A sequel of unrecognized pin penetration in patients with slipped capital femoral epiphysis.* Proceedings of the hip society, Mosby, St. Louis 1980.

DEBRUNNER, A.M.: *Prophylaktische Spickung der «gesunden» Seite bei Epiphyseolysis capitis femoris.* Arch. orthop. Unfallchir. *57,* 243, 1965. Ins Gelenk penetrierende Nägel werden im Röntgenbild nicht ohne weiteres erkannt.

BOITZY, A.: *La fracture du col du fémur chez l'enfant et l'adolescent.* Masson, Paris 1971.

Hüfterkrankungen beim Erwachsenen

HACKENBROCH, M.: *Die Arthrosis deformans der Hüfte.* Thieme, Leipzig 1943.

GRASSET, E.J.: *La coxarthrose, étude anatomique et histologique.* Georg, Genève; Masson, Paris 1960.

HARRISON, M.H.M., SCHAJOWICZ, F., TRUETA, J.: *Osteoarthritis of the Hip: A study of the nature and evolution of the disease.* J. Bone Jt. Surg. *35–B,* 598, 1953.

TRONZO, R.G. (Ed.): *Surgery of the Hip Joint.* 2 Vols., 2nd ed. Springer, New York 1984 and 1987.

SCHATZKER, J. (Ed.): *The Intertrochanteric Osteotomy.* Springer, New York 1984.

SCHNEIDER, R.: *Die intertrochantere Osteotomie bei Coxarthrose.* Springer, Berlin/Heidelberg/New York 1979.

MORSCHER, E. (Hrsg.): *Die intertrochantere Osteotomie bei Coxarthrose.* Huber, Bern/Stuttgart/Wien 1971.

LIECHTI, R.: *Die Arthrodese des Hüftgelenkes und ihre Problematik.* Springer, Berlin/Heidelberg/New York 1974.

CHARNLEY, J.: *Low Friction Arthroplasty of the Hip.* Theory and Practice. Springer, Berlin/Heidelberg/New York 1979.

WAUGH, W.: *John Charnley, The Man and the Hip.* Springer, Berlin 1990. Eine Biographie.

GRISS, P. et al. (Eds.): *Results of Ten Years of Total Hip Replacement.* A retrospective multicenter study. Huber, Bern/Stuttgart/Wien 1982.

SCHNEIDER, R.: *Die Totalprothese der Hüfte, 2. Aufl.* Huber, Bern/Stuttgart/Wien 1987.

AMSTUTZ, H.C. (Ed.): *Hip Arthroplasty.* Churchill Livingstone, New York 1991. Die amerikanische (kalifornische) Erfahrung, zusammengetragen von einem Pionier, mit einem Kapitel über survivorship analysis.

MORSCHER, E. (Hrsg.): *Die zementlose Fixation von Hüftendoprothesen.* Springer, Berlin 1983.

ZWEYMÜLLER, K. (Hrsg.): *10 Jahre Zweymüller-Hüftendoprothese.* 2. Wiener Symposium. Huber, Bern/Göttingen/Toronto 1990.

LETTIN, A.W. et al.: *Survivorship Analysis and Confidence Intervals.* J. Bone Jt. Surg. *73–B,* 729, 1991.

GROSS, M.: *A Critique of the Methodologies Used in Clinical Studies of Hip-Joint Arthroplasty Published in the English-Language Orthopaedic Literature.* J. Bone Jt. Surg. *70–A,* 1364, 1988.

WROBLEWSKI, B.M.: *Revision Surgery in Total Hip Replacement.* Springer, London 1990. John Charnleys Spätresultate in der Sicht seines Nachfolgers.

ROTHMAN, R.H., HOZACK, W.J.: *Complications of Total Hip Arthroplasty.* Saunders, Philadelphia 1988.

ZINN, W. (Ed.): *Idiopathic ischemia of the femoral head in adults.* Thieme, Stuttgart 1971.

WEIL, H. U. (Ed.) *Segmental Idiopathic Necrosis of the Femoral Head.* Springer, Berlin 1981. Die Hilflosigkeit diesem Krankheitsbild gegenüber kommt hier zum Ausdruck. Sie hat sich seither kaum geändert.

PAULWELS, F.: *Der Schenkelhalsbruch, ein mechanisches Problem.* Enke, Stuttgart 1935 (auch in: PAUWELS, F.: Gesammelte Abhandlungen zur funktionellen Anatomie des Bewegungsapparates. Springer, Berlin/Heidelberg 1965) (Franz. 1979, Engl. 1980).

MARTI, R., DUNKI JACOBS, P.B.: *Proximal Femoral Fractures.* Operative Techniques and Complications. 2 Vols. Medical Press, France 1993.

LETOURNEL, E., JUDET, R.: *Fractures of the Acetabulum,* 2 nd ed. Springer, Berlin/Heidelberg/New York 1993.

Kniegelenk

SMILLIE, I.S.: *Diseases of the Knee Joint,* 2nd ed. Livingstone, Edinburgh/London 1980.

HELFET, A.: *Disorders of the Knee,* 2nd ed. Lippincott, Philadelphia/Toronto 1982.

DEBRUNNER, H.: *Das Kniegelenk.* In: Hohmann et al.: Handbuch der Orthopädie, Band IV/l. Thieme, Stuttgart 1961.

STROBEL, M., STEDTFELD, H.W.: *Diagnostik des Kniegelenkes,* 2. Aufl. Springer, Berlin 1991.
– engl · *Diagnostic Evaluation of the Knee, 1990.*

SICK, H., BOURGUET, J.-L.: *Imaging Anatomy of the Knee Region.* Anatomy – CT – NMR. Frontal – Sagittal – Horizontal Slices. Springer, Berlin 1988. Anatomie als Basis der bildgebenden Diagnostik.

STROBEL, M., EICHHORN, J., SCHIESSLER, W.: *Arthroskopische Untersuchung des Kniegelenkes.* Grundprinzipien – Normale und pathologische Befunde. Springer, Berlin 1989.
– engl.: *Basic Principles of Knee Arthroscopy.* Normal and Pathological Findings, Tips and Tricks. 1991.

DANDY, D.J.: *Arthroscopic Surgery of the Knee.* Livingstone, Edinburgh 1981.
– *Arthroskopie des Kniegelenkes.* Ein diagnostischer Farbatlas. Thieme, Stuttgart 1989.

GLINZ, W.: *Diagnostische Arthroskopie und arthroskopische Operationen am Kniegelenk,* 2. Aufl. Huber, Bern/Göttingen/Toronto 1987.

JOYCE, M.J., MANKIN, H.J.: Caveat Arthroscopos: Extra-articular lesions simulating intra-articular pathology of the knee. J. Bone Jt. Surg. *65–A,* 289, 1983.

FICAT, R.P., HUNGERFORD, D.S.: *Disorders of the Patello-femoral Joint.* Masson, Paris/New York 1977.
– 2nd ed.: FULKERSON, J.P., HUNGERFORD, D.S. Williams & Wilkins, Baltimore 1990.

HEHNE, H.-J.: *Das Patellofemoralgelenk. Funktionelle Anatomie –Biomechanik – Chondromalazie und operative Therapie.* Enke, Stuttgart 1983. Gute Übersicht und eigene Untersuchungen zu diesem komplizierten Gelenk, kritische Wertung einiger Operationsmethoden, Literatur.

PICKETT, J.C., RADIN, E.L. (Ed.): *Chondromalacia of the Patella.* Williams & Wilkins, Baltimore 1983.

INSALL, J.N. (Ed.): *Surgery of the Knee.* 2nd ed., 2 Vols. Churchill Livingstone, New York 1993.

BLAUTH, W., SCHUCHARDT, E.: *Orthopädisch-chirurgische Operationen am Knie.* Thieme, Stuttgart 1986.

LÖHNERT, J., RAUNEST, J.: *Arthroskopische Operationslehre des Kniegelenkes.* Biermann, Zülpich 1990.
– *Arthroscopic Surgery of the Knee.* Thieme, Stuttgart 1988.

RICKLIN, P., RÜTTIMANN, A., DEL BUONO, M.S.: *Die Meniscusläsion.* Diagnostik, Differentialdiagnostik und Therapie, 2. Aufl. Thieme, Stuttgart 1980.

HENDERSON, R.C. et al.: *Variability of radiographic measurement of bow leg deformity in children.* J. Pediatr. Orthop. *10,* 491, 1990.

NICOD, L. (Hrsg.): *Die Gonarthrose.* Biomechanik, Pathologische Anatomie, Klinik, Therapie. Huber, Bern/Stuttgart/Wien 1970.

MAQUET, P.: *Bioméchanique du genou.* Application à la pathogénie et au traitement chirurgical de la gonarthrose. Springer, Berlin/Heidelberg/New York 1977 (Engl. 1978).

FREEMAN, M.A.R. (Ed.): *Arthritis of the knee.* Clinical Features and Surgical Management. Springer, Berlin 1980.

KRACKOW, K.: *The Technique of Total Knee Arthroplasty.* Mosby, St.Louis 1990.

RAND, J.A. (Ed.): *Total Knee Arthroplasty.* Raven Press, New York 1993. The very latest information. How long shall the results last?

LASKIN, R.S. (Ed.): *Total Knee Replacement.* Springer, Berlin 1991. an almost incredible 98.9% success.

HASSENPFLUG, J.: *Das Patello-femoralgelenk beim künstlichen Kniegelenkersatz.* Springer, Berlin 1989.

GOLDBERG, V.M. (Ed.): *Controversies of Total Knee Arthroplasty.* Raven Press, New York 1991.

SMILLIE, I.S.: *Injuries of the Knee Joint,* 5th ed. Livingstone, Edinburgh/London 1978.

MÜLLER, M.E. (Hrsg.): *Posttraumatische Achsenfehlstellungen an den unteren Extremitäten.* Huber, Bern/Stuttgart/Wien 1967.

Bandverletzungen

LIORZOU, G.: *Knee Ligaments: Clinical Examination.* Springer, Berlin 1990. Ein etwas saloppes Bilderbuch. Alle Tests haben Namen.

JÄGER, M., HACKENBROCH, M.H., REFIOR, H.J. (Hrsg.): *Kapselbandläsionen des Kniegelenkes.* Experimentelle Grundlagen der Diagnostik und Therapie. Thieme, Stuttgart 1981.

MÜLLER, W.: *Das Knie. Form, Funktion und ligamentäre Wiederherstellung.* Springer, Berlin/Heidelberg 1982.

FEAGIN, J.A. (Ed.): *The Crucial Ligaments. Diagnosis and Treatment of Ligamentous Injuries About the Knee.* Churchill Livingstone, New York 1988.

JAKOB, R.P., STÄUBLI, H.-U. (Hrsg.): *Kniegelenk und Kreuzbänder.* Anatomie, Biomechanik, Klinik, Rekonstruktion, Komplikationen, Rehabilitation. Springer, Berlin 1990.

DANIEL, D.M., AKESON, W.H., O'CONNOR, J.J.: *Knee Ligaments.* Structure, Function, Injury and Repair. Raven Press, New York 1990.

American Academy of Orthopaedic Surgeons: *The Athlete's Knee. Surgical Repair and Reconstruction.* Mosby, St.Louis/Toronto/London 1980.

BOCHDANSKY, T. et al.: *Rehabilitationsprogramm nach Knieoperationen:* Springer, Berlin 1991.

Unterschenkel, oberes Sprunggelenk

MAU, H.: *Die ischämischen Kontrakturen der unteren Extremität und das Tibialis-anterior-Syndrom.* Enke, Stuttgart 1969.

MÜNZENBERG, K.J., THOMALSKE, G.: *Beinschmerz.* Ed. Medizin VCH, Weinheim 1986.

BRUNNER, U.V.: *Der Unterschenkel. Diagnostische und therapeutische Aspekte der Arteriologie, Phlebologie und Lymphologie.* Huber, Bern/Göttingen/Toronto 1987.

HEIM, U.: *Die Pilon-tibial-Fraktur.* Klassifikation, Operationstechnik, Ergebnisse. Springer, Berlin 1991.

INMAN, V. T.: *The Joints of the Ankle.* Williams & Wilkins, Baltimore 1976.
2nd ed. 1991 by STIEHL, J. B.: *Inman's Joints of the Ankle.*

WEBER, B. G.: *Die Verletzungen des oberen Sprunggelenkes,* 2. Aufl. Huber, Bern/Stuttgart/Wien 1972.

GANZONI, N.: *Die gestielte Muskellappenplastik am Unterschenkel.* Enke, Stuttgart 1991.

HANSEN, JR., S. T.: *The Type – III C Tibial Fracture.* Salvage or Amputation? J. Bone Jt. Surg. *69–A,* 799, 1987.

JEROSCH, J., GESKE, B.: *Das funktionelle Kompartment-Syndrom am Unterschenkel.* Enke, Stuttgart 1993.

Der Fuß

FOOT AND ANKLE. The Official Journal of the American Orthopaedic Foot and Ankle Society. Williams and Wilkins, London.

MILEL, M., PFEFFER, G. (Eds.): *Selected Bibliography of the Foot and Ankle with Commentary.* AAOS 1992.

SARRAFIAN, S. K.: *Anatomy of the Foot and Ankle. Descriptive, Topographic, Functional,* 2nd ed. Lippincott, Philadelphia 1993.

LELIÈVRE, J.: *Pathologie du pied. Physiologie – Clinique. Traitement médical, orthopédique et chirurgical,* 5. ed. Masson, Paris 1981.

RABL, C., NYGA, W.: *Orthopädie des Fußes,* 6. Aufl. Enke, Stuttgart 1982.

CAILLET, R.: *Foot and Ankle pain.* Davis, Philadelphia 1979.

KLENERMAN, L. (Ed.): *The Foot and its Disorders,* 3rd ed. Blackwell Scientific Publ., Oxford/London 1991.

HELFET, A. J., GRUEBEL, D. M.: *Disorders of the Foot.* Lippincott, Philadelphia 1980.

ALEXANDER, I. J.: *The Foot.* Churchill Livingstone, Edinburgh 1990.
– deutsch: *Der Fuß, Untersuchung und Diagnostik.* Springer, Berlin 1991. Gut illustrierte Propädeutik.

DU VRIES' *Surgery of the Foot,* ed. by MANN, R. A., 5th ed. Mosby, St. Louis 1986.

JOHNSON, K. A.: *Surgery of the Foot and Ankle.* Raven Press, New York 1989.

JAHSS, M. H. (Ed.): *Disorders of the Foot,* 2nd ed. 3 Volumes. Saunders, Philadelphia 1991.

GANLEY, J. V. (Guest Editor): *Symposium on Podopediatrics.* Clinics in Podiatry, Vol. 1, Nr. 3, p. 445, Saunders, Philadelphia 1984.

COHEN, J., COWELL, H. R.: *Corrective Shoes* (Editorial). J. Bone Jt. Surg. *71–A,* 799, 1989.

STAHELI, L. T. et al.: *The longitudinal arch. A survey of 882 Feet in normal children and adults.* J. Bone Jt. Surg. *69–A,* 426, 1987.

WENGER, D. R. et al.: *Corrective Shoes and Inserts as Treatment for Flexible Flatfoot in Infants and Children.* J. Bone Jt. Surg. *71–A,* 800, 1989.

HENKEL, H.-L.: *Die Behandlung des angeborenen Klumpfußes im Säuglings- und Kindesalter.* Bücherei des Orthopäden, Band 12. Enke, Stuttgart 1974.

TURCO, V.: *Clubfoot.* Livingstone, Edinburgh 1981.

ROSE, G. K.: *Pes planus.* The Foot – An Instructional Course. British Orthopaedic Foot Surgery Society, Glasgow 1982.

KELIKIAN, H.: *Hallux Valgus and allied Deformities of the Foot and Metatarsalgia.* Saunders, Philadelphia 1965.

MEYER, H. R.: *Vergleichsstudie Hallux-valgus-Operationen.* In: Debrunner, A. M. (Hrsg.): Langzeitresultate in der Orthopädie. Enke, Stuttgart 1990.

American College of Foot Surgeons: Complications in Foot Surgery – Prevention and Management. Williams & Wilkins, Baltimore 1976.

TILLMANN, K.: *Der rheumatische Fuß und seine Behandlung.* Enke, Stuttgart 1977.

ZOLLINGER, H.: *Osteonekrosen der Metatarsalköpfchen.* Enke, Stuttgart 1988.

ZOLLINGER, H. (Hrsg.): *Sehnenschäden am Rückfuß.* Huber, Bern/Göttingen/Toronto/Seattle 1992.

MÜNZENBERG, K. J.: *Der orthopädische Schuh, Indikation und Rezeptur.* Ed. Medizin, Weinheim, Basel 1983.
– engl.: *The Orthopaedic Shoe,* 1985.

BAUMGARTNER, R. (Hrsg.): *Die orthopädietechnische Versorgung des Fußes.* Thieme, Stuttgart 1972.

BRUNNER, U. (Hrsg.): *Der Fuß. Diagnostische und therapeutische Aspekte der Arteriologie, Phlebologie und Lymphologie.* Huber, Bern/Stuttgart/Wien 1982.

TSCHERNE, H., SCHATZKER, J.: *Major Fractures of the Pilon, the Talus, and Calcaneus.* Springer, Berlin 1992.

FORGON, M., ZADRAVECZ, G.: *Die Kalkaneusfraktur:* Springer, Berlin 1990.

Amputationen

BAUMGARTNER, R., BOTTA, P.: *Amputation und Prothesenversorgung der unteren Extremität.* Indikationsstellung – operative Technik – Nachbehandlung – Prothesenversorgung – Gangschulung – Rehabilitation. Enke, Stuttgart 1989.

BAUMGARTNER, R.: *Beinamputationen und Prothesenversorgung bei arteriellen Durchblutungsstörungen.* Bücherei des Orthopäden, Band 11. Enke, Stuttgart 1973.

BAUMGARTNER, R.: *Amputation und Prothesenversorgung beim Kind.* Bücherei des Orthopäden, Band 16. Enke, Stuttgart 1977.

GERHARDT, J. J., KING, P. S., ZETTL, J. H.: *Amputations. Immediate and Early Prosthetic Management.* Huber, Bern/Stuttgart/Wien 1982.

KOSTUIK, J. P.: *Amputation Surgery and Rehabilitation. The Toronto Experience.* Churchill Livingstone, New York/Edinburgh/London 1981.

American Academy of Orthopaedic Surgeons: Atlas of Limb Prosthetics, Surgical and Prosthetic Principles, 2nd ed. Mosby, St. Louis 1992.

KRISTEN, H., MARTEN, G., WINKLER, W.: *Die Mobilisierung Beinamputierter.* Maudrich, Wien 1986.

BAUMGARTNER, R., BIEDERMANN, W.: *Amputation und Prothesenversorgung der oberen Extremität.* Enke, Stuttgart 1993.

ATKINS, D. J., MEIER, R. H.: *Comprehensive Management of the Upper Limp Amputee.* Springer, Berlin 1989.

Abbildungsnachweis

Für alle Abbildungen, die mir Kollegen und Freunde zur Verfügung gestellt haben, möchte ich herzlich danken. Die Nummern hinter den Namen entsprechen den Abbildungsnummern im Text. Die übrigen Abbildungen stammen vom Autor, aus seiner früheren (orthopädische Universitätsklinik Balgrist, Zürich, Kantonsspital St. Gallen, Universitätsspital Bern) und jetzigen (Stadtspital Triemli, Zürich; private Praxis) Tätigkeit.

Aufdermaur, M., Prof., Pathologisches Institut, Luzern: 6.15, 30.4, 37.7, 56.1

Bähler, A., Orthopädie-Technik, Zürich: 59.18, 64.38b, 70.5

Balmer und Krauer, Orthopädisches Atelier, Zürich: 59.17, 64.38a, 66.47, 69.8, 69.11, 69.12, 69.35, 69.45

Berquet, K.-H., Prof., Schweinfurt: 55.2

Blount, W. P., «Fractures in Children», Baltimore, 1955: 41.22

Brügger, A.: «Die Erkrankungen des Bewegungsapparates und seines Nervensystems». G. Fischer, Stuttgart 1977: 27.6

Burri, C., Neugebauer, R.: «Infektion von Knochen und Gelenken». Huber, Bern/Göttingen/Toronto: 32.11, 32.13, 32.15, 32.16, 41.8, 41.14, 41.15, 41.17, 41.20, 42.11, 67.2

Caron, J., Prof., Hôpital orthopédique, Université, Lausanne: 34.10

Cech, O., Prof., Prag, CFR: 38.24, 63.12, 63.13, 63.23

Dambacher, M., Prof., Orthopädische Universitätsklinik Balgrist, Zürich: 30.6

Debrunner, H. Prof., Basel/Zürich: 60.5, 66.62

Debrunner, H. U., PD, Bern: 21.6

Dvorak, J., Prof., Zürich: 13.1, 13.18

Engelhardt, P., Orthopädische Universitätsklinik, Balgrist, Zürich: 33.13b, 64.22, 64.58

Engelhardt, P., St. Gallen: 15.4, 25.1, 26.4

Exner, G. U., PD, Zürich: 33.18, 64.31

Flumenbaum, W., «Terre des Hommes», Lausanne: 34.4

Frenk, E., Prof., Lausanne: 69.75b

Ganz, R., Prof., Leiter der Klinik für orthopädische Chirurgie, Universität, Bern: 33.12, 33.13a, 43.4, 64.47

Grob, D., PD, KWS, Zürich: 59.22

Güntert, H., Chefarzt, Spital Wil, SG: 48.4

Heinzel, F., Leiter der Nuklearmedizinischen Abteilung, Stadtspital Triemli, Zürich: 2.10, 13.33b, 33.14

Henke, G., Dr. med. Bern: 36.7, 57.6, 57.9

Jucker, A., Leiter des Radiolog. Institutes, Kantonsspital, Schaffhausen: 33.4

Klinik für orthopädische Chirurgie, Universität, Bern, Direktor: Prof. R. Ganz: 27.4, 28.3e–g, 32.7

Klinik für orthopädische Chirurgie, Kantonsspital, St. Gallen, Leiter: Prof. B. G. Weber: 2.8, 5.4, 27.3, 28.2, 28.5, 28.6, 28.7, 32.17, 32.20, 33.7, 33.10, 33.17, 33.22, 33.26, 34.15, 38.6, 38.8, 40.1, 40.4, 41.21, 42.5, 60.3, 60.4, 61.4, 64.24, 64.40, 64.48, 64.60, 64.62, 64.67, 64.70, 64.88, 64.121, 64.122, 65.2, 66.42, 66.49, 66.63, 67.1, 70.3

Kundert, H. J., Leiter der Kinderchirurg. Abteilung Stadtspital Triemli, Zürich: 15.2, 33.5, 33.6

Lintner, F., Prof., Wien: 64.112a

Magerl, F., Klinik für orthopädische Chirurgie, Kantonsspital, St. Gallen: 61.1

Matter, P., Prof., Davos: 4.19

Mattmann, E., Leiter der Neurochirurg. Abteilung, Stadtspital Triemli, Zürich: 59.40

Meuli, Chr., Prof., Klinik für orthopädische Chirurgie, Universität, Bern: 4.4, 5.12, 17.37

Meyer, H. G., «Die Statik und Mechanik des menschlichen Knochengerüstes» Leipzig 1873: 2.2, 2.4b

Meyer, H. R., Dr. med., Zürich: 25.3, 69.40, 69.46, 69.51, 69.56, 69.60, 69.69

Morscher, E., Prof., Direktor, Orthopädische Universitätsklinik, Basel: 63.9, 64.112b

Müller, M. E., «Die hüftnahen Femurosteotomien», 2. Aufl. Thieme, Stuttgart 1971: 9.7

Müller, Maurice E., Prof., Bern: 18.5, 41.4, 41.5

Mumenthaler, M., Prof., Direktor, Neurologische Klinik, Universität, Bern: 46.4b, 69.25b

Orthopädische Universitätsklinik Balgrist, Zürich, Direktor: Prof. A. Schreiber: 1, 5.7, 25.1, 33.18, 38.3a–d, 64.18, 64.19, 64.68, 66.17, 70.6

Pauwels, Friedrich, «Atlas zur Biomechanik der gesunden und kranken Hüfte», Springer, Heidelberg 1973: 9.12

Pauwels, Friedrich, «Gesammelte Abhandlungen zur funktionellen Anatomie des Bewegungsapparates», Springer, Berlin 1965: 2.3, 3.5, 3.6, 3.7, 5.10, 8.5, 9.11, 64.1, 64.4

Pellaton, M., Dr. med., La Chaux de Fonds: 66.57, 66.59, 66.60

Perren, St., Prof., Davos: 3.9, 4.9

Petri, Ch., Dr. med., Zürich: 27.1

Rauschning, W., Prof., Uppsala: 13.2, 13.11, 13.19, 51.12, 59.28, 59.36

Rüttimann, B., Prof., Zürich: 70.6

Scheier, H., Prof., Klinik Wilhelm Schulthess, Zürich: 56.5, 57.7, 57.13, 57.14, 57.15, 57.16

Schenk, R., Prof., Anatomisches Institut, Universität, Bern: 1.4, 1.5, 2.7, 2.11, 2.13, 2.15, 3.8, 3.14, 4.13, 4.15, 4.17, 5.3, 6.1, 6.2, 31.2, 37.14

Scherz, H., Hausen am Albis, ZH: 1.7

Schneider, R., Prof. Dr. med., Biel: 64.87

Scholder, P., PD, Dr. med., Lausanne: 2

Schreiber, A., Prof., Zürich: 13.17

«Schweizer Illustrierte», Zürich: 17.8, 34.23

Schweizerische Rheumaliga, Zürich: 36.3

Schweiz. Stiftung für das cerebral gelähmte Kind, Bern: 34.14, 34.16, 49.16

Segmüller, G., Dr. med., St. Gallen: 13.33a, 49.19

Siebenmann, R., Prof., Pathologisches Institut, Stadtspital Triemli, Zürich: 6.17, 30.5, 37.4, 37.5, 59.7, 64.74

Stadtspital Triemli, Zürich:
– von Büren, U., Institut für Röntgendiagnostik: 66.35
– Kieser, Ch., Chirurgische Abteilung: 66.15
– Siegrist, H., Klinik für Rheumatologie: 36.2, 36.5, 60.2

Taillard, W., Prof., Clinique orthopédique et de traumatologie, Université, Genève: 34.12, 34.24, 55.9, 69.23, 69.26, 69.28, 69.32, 69.38a, 69.39b

Uehlinger, K., Dr. med., Zürich: 12.3, 13.12, 13.16, 53.10, 59.26, 59.27, 59.41, 61.7, 61.110b

Venel, Jean-André, 1788 (Bibliothèque cantonale, Universitaire
    de Lausanne), von P. Scholder, Lausanne: 2

Weber, B. G., Prof., Chefarzt, Klinik für orthopädische
    Chirurgie, St. Gallen: 41.32, 52.1

Weiss, H., Zürich/Meilen: 49.12

Wolff, J., «Das Gesetz der Transformation der Knochen»,
    Berlin 1892: 2.5a

Zirkus Knie, Rapperswil: 27.2

Sachregister

Fett gedruckt sind **Kapitelüberschriften.**
Kursive Zahlen kennzeichnen einschlägige, wichtige und
ausführliche Abschnitte, u. a. dort, wo mehrere Hinweise stehen.

Sach-register

Sach-
register

Sach-register

Schlüssel zum Gegenstandskatalog

für die ärztliche Prüfung GK 3 Orthopädie